珍本医书集成

（第二册）通治、内科、外科、妇科、儿科类

（精校本）

裘庆元 辑

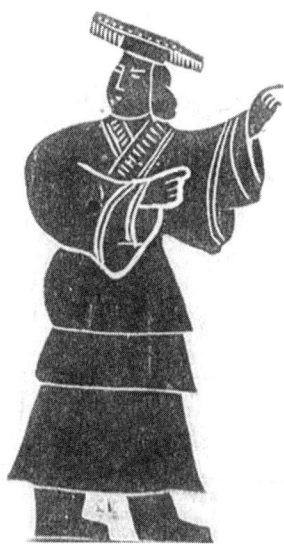

中国医药科技出版社

内 容 提 要

《珍本医书集成》是裘庆元先生晚年所辑的一部医学巨著，共收录古今医书 90 种，均是从其所藏的 3000 余种中医古籍文献中，精选实用的孤本、善本、珍本等。本书将 90 种医籍分隶 12 类，即医经、本草、脉学、伤寒、通治、内科、外科、妇科、儿科、方书、医案、杂著。这种分类既符合中医的学术特点，又便于后人对中医理、法、方、药的学习与掌握。全书内容丰富，校勘严谨，具有非常重要的文献和实用价值。

图书在版编目（CIP）数据

珍本医书集成：精校本. 1 ~ 4/裘庆元辑. —北京：中国医药科技出版社，2016.7

ISBN 978 - 7 - 5067 - 8513 - 6

Ⅰ.①珍… Ⅱ.①裘… Ⅲ.①中国医药学 – 古籍 – 汇编 Ⅳ.①R2 – 52

中国版本图书馆 CIP 数据核字（2016）第 122441 号

美术编辑 陈君杞

版式设计 郭小平

出版　中国医药科技出版社

地址　北京市海淀区文慧园北路甲 22 号

邮编　100082

电话　发行：010 – 62227427　邮购：010 – 62236938

网址　www. cmstp. com

规格　787 × 1092mm $\frac{1}{16}$

印张　294

字数　6431 千字

版次　2016 年 7 月第 1 版

印次　2016 年 7 月第 1 次印刷

印刷　三河市万龙印装有限公司

经销　全国各地新华书店

书号　ISBN 978 – 7 – 5067 – 8513 – 6

定价　488. 00 元（全四册）

出版者的话

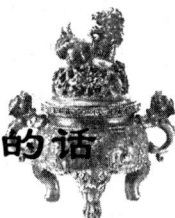

《珍本医书集成》是近代医家裘庆元1935年所辑的一部医学丛书。裘氏从其所藏的3000余种中医古籍文献中，精心选择切合临床的孤本、善本、珍本、稿本、精刻本、精校本、批注本等90种，分为12类（即医经5种、本草5种、脉学3种、伤寒4种、通治8种、内科12种、外科3种、妇科4种、儿科2种、方书17种、医案15种、杂著12种）汇编而成，内容丰富，校勘严谨，具有非常重要的文献和实用价值。

裘庆元（1873～1947年），字激声，后改吉生，浙江绍兴人，近代著名医家。16岁因患肺病，遂闲暇时间自学中医，后转而从医。1908年与著名医家何廉臣、曹炳章创办"绍兴医药学报"。1923年在杭州成立"三三医社"，组织杭州施医所。编纂了《国医百家》《医药杂著》《医药集腋》《古今医学评论》《三三医书》《杏林文苑》等书。还曾积极参加反对废止中医药的救亡事业，在我国近代中医史上贡献卓著。

本次整理，底本为1936年上海世界书局刊本，校本为1986年上海科技出版社重印本及2008年中国中医药出版社重印本。有文字互异处，择善而从。

1. 采用简体横排，底本中繁体字、异体字改为简化字，方位词左、右改为上、下。

2. 书中凡例、各书提要、插图等遵循原貌，予以保留。

3. 底本中明显讹字，经核实无误后予以径改，不再出注。

4. 底本中《内经素问校义》《难经古义》《难经正义》《古本难经阐注》《伤寒括要》《伤寒捷诀》《伤寒法祖》《松崖医径》《湿温时疫治疗法》《重订温热经解》《疯门全书》《医便》《丛桂草堂医案》《黄澹翁医案》《也是山人医案》《药症忌宜》等原无目录，今据正文厘定目录。

5. 书中中医专用名词规范为目前通用名称。如"藏府"改为"脏腑"、"龟板"改为"龟甲"、"白藓皮"改为"白鲜皮"、"兔丝子"改为"菟丝子"、"淮牛膝"改为"怀牛膝"等。

1

6. 底本中"症""证"混用，不影响原意者，保留原貌。

7. 凡入药成分涉及国家禁猎和保护动物的（如犀角、虎骨等），为保持古籍原貌，原则上不改。但在临床运用时，应使用相关的代用品。

书中难免出现疏漏之处，敬请读者指正。

中国医药科技出版社

2016 年 4 月

凡　例

1. 编者搜求医书四十余年，积三千数百种。兹于三千数百种中，选定九十种，辑成本集。名曰《珍本医书集成》。

2. 珍本包括孤本、精刻本、精抄本、批校本、稀有本、未刊稿。当时因搜求一书，有费时累年，费银四五百金者，皆海内不可多得之书。其中土已佚者，往往从日本求得之。

3. 本集中，间有数种曾收入《三三医书》中，皆以初印不多，为四方学者来函要求再版之书。又在坊间或有同样名目之本数种，皆已重加校订。且增补关于各书之文字。

4. 本集选辑，全以切合实用与可供参考为主。其不切实用者，即版本名贵，如《玄珠密语》《子午流注经》《绀珠经》《素女经》等，概不选入。

5. 本集凡辑入医经类五种，本草类五种，脉学类三种，伤寒类四种，通治类八种，内科类十二种，外科类三种，妇科类四种，儿科类二种，方书类十七种，医案类十五种，杂著类十二种。各科皆备，为学医者必读之书。即使不知医者家庭，亦可备参考检查之用。

6. 本集诸书，均经详细校订，并加句读，俾免鲁鱼帝虎之讹。惟孤本遗稿，无对勘之书，间有阙疑，幸祈读者有以匡政之。

7. 本集各书。卷帙浩繁，校雠厘订相助为理者，有周毅人、董志仁、沈仲圭、谢诵穆、包元吉、蔡燮阳、汤士彦、蒋抡元、桂良溥、陆清洁、刘淡如、马星樵、李锦章、徐志源、裘韵初、裘吟五诸医士，合志感纫。

8. 编者藏书尚多珍本，仍当陆续选辑，以饷学者。区区提倡国医之意，幸鉴及焉。

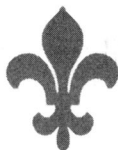

总目录

第一册

医经类 (凡五种)

本草类 (凡五种)

脉学类 (凡三种)

伤寒类 (凡四种)

第二册

通治类（凡八种）

内科类（凡十二种）

外科类（凡三种）

妇科类（凡四种）

儿科类（凡二种）

第三册

方书类（凡十七种）

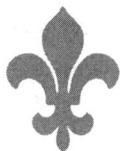

《珍本医书集成》第二册　目录

通 治 类

（凡八种）

松 崖 医 径

（明） 程松崖 著

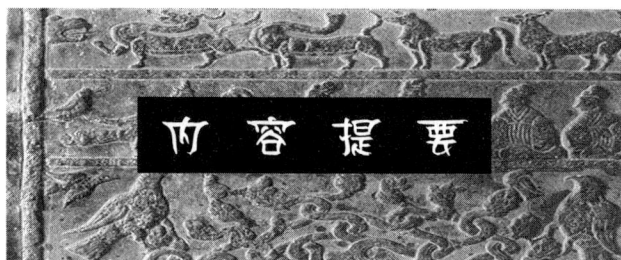

内 容 提 要

　　本书二卷，程松崖著。其著有《脉法指明》《医论集粹》二书，未刊行。本书虽刻本，罕见流传。扬州叶氏石林书屋原藏。嗣为绍兴裘氏所得，爰刊入本丛书，以公同好。

广传程松崖先生医径序

古昔圣神，御极海内，熙熙焉如登春台，人臻寿域，此曷由故。太和融液，沦肌理，浃肠肾，六气不侵而灾眚不作，禀气含生之属，靡不百体坚强，而相愉佚于耄耋期颐。中世虐政日逞，上薄天和，而民乃有夭札疵疡。自非诊脉候，治方药，霜露之羔，何所底止。故扁鹊曰：越人非能生死人。此自当生者，越人能生之耳。古来医术，自岐黄卢扁而下，如河间、东垣、丹溪、仲景、节庵、钱、薛诸氏，无虑数十家，大都神术妙解，几于见垣，不可轩轾。而我歙宗人松崖公，夙蕴弘猷，蜚英甲第，抱康济斯民之念，扶颠持危之情，肫肫无已，镌有《医径》，探本推原，条分缕析，精入三昧，直与河间、东垣诸君，并驱争先。久而板蠹散遗，未广其传。予幡阅诸书中，得其存帙，抚髀叹曰：何事使仁者寸腔恻隐，救世热肠，不为弘敷哉？盖径者，径约直捷之谓也。取途便而奏效速，用力微而成功博。矧其分门别类，有一病则次一脉，按一脉则著一方，病者千变万态，而或汤或散，或饮或丸，治法层见叠出。不必远稽古籍，近搜旁门，惟按类推求，如持左券。夫天之生爱万物，靡不欲其皆荣而无瘁，皆息而无消。然合辟相乘，时序必至，所恃有体天之心，培物之命，为医药者救疗之，调摄之，令上苍生爱常存，而王者熙皞不坠云尔。是书也，药无不投之剂，人无不医之疾，即素不谙医者，时一展卷，治方黎然毕具，信乎初学之指南，涉海之斗杓，而穷原探本之捷径乎。今天子方垂悯黎元，而万方喜更生之会，得《医径》之书而广传之，是亦寿域春台之一助也。予不事纂辑，不为校订，但循其旧式而更新之，以俟同志者采焉。

龙飞天启乙丑春月之吉方叔居士程开社撰

凡　例

治病之要，不过切脉、辨证、处治三者而已。三者之中，又以切脉为先。苟切脉有差，则临证施治，未免有实实虚虚之患。但脉有七表八里九道，形状颇多，形同实异，未易尽之。今将各脏脉证，姑举其要，括而为图，虽不能强遂奥妙，以尽古人之本指，初学据此而行，由是而驯至乎古圣人之全书可也。

脉名二十有四，非深于其道，及有所授受者，未易识也。先贤谓脉道虽多，而浮沉迟数四目，足以该之。然迟数之中，又有虚实冷热之分。今以迟数属浮沉，以虚实冷热属迟数，曰滑，曰实，曰紧，曰弦，曰洪，曰长，曰促，曰牢，曰动，实热之候也。曰芤，曰微，曰缓，曰涩，曰伏，曰濡，曰弱，曰短，曰虚，曰结，曰代，曰细，虚冷之候也。今括为图说，各具其证与处药治病之方于下。

以五脏及命门，分为六图，各以腑附之。俱分浮中沉三候，浮沉之中，又分迟数平，迟数之中，又分虚实冷热，至于中与平，则随其高下而准。准于肌肉之上，为浮为表。肌肉之下，为沉为里。肌肉之间，为半表半里，是之谓中。各以类相从，徐者为迟，疾者为数，无力者为虚，有力者为实。迟为阴，阴冷也，郁则生热。数为阳，阳热也，郁则生寒。初学据此以求其病，亦庶几矣。

古人方，固有为一病而设者，亦有数处用者。如四君子汤，可以补气，可以调气，又可以降气，凡涉于气证者，皆可用之。四物汤，可以补血，可以调血，又可以止血，凡涉于血证者，皆可用之。前辈云肝肾同归于一治，愚谓心肺亦当同归于一治。有如八味丸之类，既可以补肾，又可以补肝。金花丸之类，既可以治心，亦可以治肺。肾也，肝也，心也，肺也，既可以通治，而脾也，独不可以通治乎。脾居中州，贯乎四脏。故善治四脏者，未有不治乎脾。此承气汤之类，又能治四脏之邪者，为是故也。引而伸之，触类而长之，无不如是。故此一书，皆摘人所常用之方，互可相通者，填注于各证之下，编成序次，使人易于披阅。或病证时有出入，又当以意消息，互相假借而用可也。

如旧方分两与今不同。谓一分者，即今之二钱半也。谓一字者，即今之二分半也。谓一升者，即今之一茶盏也。又皆总开若干，仓卒用药，未免有布算之劳。今于各方之下，悉准今之权量，作一剂折算。

人有大小老少，病有新久浅深，故医者因之而酌为衡量。是以旧方汤液剂量，有用二三钱者，有用四五钱者，有用七八钱者至一两者。用药概用大剂，病者请药，辄喜大剂，殊失古人之意。按局方中劫药至多而剂量至少，如嘉禾散、隔气散，以二钱为剂，五香散、秘传降气汤，以三钱为剂，他方中多不过四钱五钱而止。又按东垣《脾胃论》，于除风湿羌活汤，每服称三钱，升阳散火汤，每服称半两。古人制方，或增损，或应病，率以轻剂为则。治之不愈。然后用重剂焉。于偏寒偏热，峻下之方，既以中剂为率，又在用药者临时制宜，以加减云。

按仲景活人书，为医方之祖，其用姜皆有分两，及有不用姜者。今世药剂，每服皆用姜三片，无服无者。故于用姜条下，必开其数，不开者不须用。于本方外加药有合用姜者，又在临时去取。

炮制药料，自古各有法制。今不别立篇目，就于各方当制之药下细注，临用之际，必须依法制度，不可厌烦而轻率忽略，以误人也。

云用水一盏，即今之茶盏也，约计半斤许。凡用水，仿此为准。

布列五脏命门六图并系方之外，又立各证，散购诸家秘藏妙方，皆愚尝试应效，备录于后，欲使学者执衡之有权耳。谚云：传方优于施药。同志君子，知忧之非沽名也欤。

集是书外，又集《脉法指明》一帙，《医论集粹》一帙，有志未梓，姑俟优暇云。

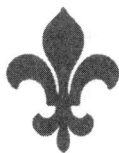

目 录

松崖医径

松崖医径卷上

新安古歙松崖程玠著　杭州董志仁校刊

杂病准伤寒治法

人病不止于伤寒，而特立伤寒一法。凡有病而治之，皆当准此，以为之绳度也。

伤寒伤风辨证

伤寒无汗，恶寒，面色惨，脉浮紧，鼻壅闭而干。伤风自汗，恶风，面色光泽，其脉浮而缓，鼻流清涕。凡遇新得之病，须要如此别之。

伤寒证

足太阳经，头项痛，腰脊强。以少阳、阳明、太阳三经通论，则此经为表。以本经专论，又当分表之表、表之里之异焉。此经受邪最先，外来之邪，莫甚于寒。寒不伤卫，而伤荣，卫不受伤则强。寒主收敛闭藏，所以无汗。无汗卫强，表之实也。太阳之经，有标有本，标病则身热，本病则恶寒。凡伤寒邪，其候必头项痛，腰脊强，脉浮疾，大略与内伤同。内伤则右关以上，脉大于左，口腹为之不利。伤寒则左关以上，脉大于右，鼻息为之不利。一二日，宜麻黄汤主之。此特举其常数而已，然有一日之内，就传经者。亦有二三日，只在一经者，不可越经而治。

伤风证

风，阳邪也。风喜伤卫，卫既受伤，则腠理为之不密，所以自汗而恶风，与寒邪伤人不同，寒为肃杀之气，其色必惨，风为鼓舞之气，其色必和，各从其类也。卫者，外卫也。对荣而言，为表之表，对无汗而言，为表之虚，脉来浮缓，然其所可对者，经络标本而已。是以头项、腰脊俱疼，身表亦为之热，一二日间，宜用桂枝汤主之。其传经与伤寒无异，当以脉证辨之。但桂枝汤颇燥，非通于脉者，不可用也。遇此经证，莫若用易老神术汤，尤为稳当。

伤寒见风伤风见寒

太阳证，头痛，腰脊强，发热，恶寒，无汗，本伤寒也。又感风邪，其脉浮缓，是伤寒见风也。太阳证，头项腰脊俱疼，发热，恶风，自汗，本伤风也。又感寒邪，其脉浮紧，是伤风见寒也。旧用各半汤，今用九味羌活汤。

伤寒、伤风，始得之症不同，至传经皆同，故此后混为一治。

伤寒伤风传至肌肉

太阳经，伤寒，伤风，失于解表，则传肌肉之间。肌肉之间者，卫荣之下是也。卫荣属太阳之标，肌肉属阳明之标，邪传至此，当三二日发。其经夹鼻，络于目眦额中，从头下至足，行身之前。以太阳一经而论，则卫为表之表，荣为表之里，以太阳少阳阳明三经而论，则少阳为半表半里，阳明为表之里，太阳为表之表也。去太阳未远，其脉尚浮，已入阳明，其脉乃长，未至阳明之本，是以几几而热，目疼鼻干，不得卧也。恶寒证已罢，不可纯用辛热之剂以发之。若误用麻黄桂枝，则有发黄等症，葛根汤主之。

传筋

风寒之袭人，有伤经之邪，有传经之邪。其伤经之邪，在卫则桂枝汤，在荣则麻黄汤。其传经之邪，在肌肉则葛根汤，在筋则用大青龙汤。高下浅深各不同。盖荣卫为表之表，肌肉为表之里，至于筋，邪入深矣，特其未入腑，故亦属表之里焉。表证未已，故头项腰脊强痛，身发热，脉浮紧，里证将作，故烦躁引饮。过饮则停水，所以大青龙汤内，用石膏以解烦躁，用杏仁以去水逆。其有身热呕哕，脉来浮而滑者，则用小青龙汤主之。

传少阳

身之后属太阳，身之前属阳明，身之侧属少阳。邪之袭人，在太阳则恶寒，在阳明则恶热。少阳居中，介乎二者之间，其经循胁，络于耳，始于目锐眦，终于窍阴，交膻中。邪传至此，一寒一热，胸胁痛，耳聋，呕逆，脉弦。太阳在标，可汗而解，麻黄汤是也。在本可渗而解，五苓散是也。阳明在标，可以解肌，葛根汤是也。在本可下而解，三承气汤是也。独少阳居中，不表不里，开窍于胆，有入无出，故禁发汗，禁下，禁利小便，惟宜和之，以小柴胡汤。然此方冷热均平，从乎中而治也。苟里证居多，表证居少，又非此方所能也，当治之以大柴胡汤。

传阳明经

邪之伤经，有高下之不同，邪之传经，有

浅深之不一，高则桂枝汤，下则麻黄汤，浅则葛根汤、青龙汤，半深半浅，则小柴胡汤，深则大柴胡汤、三承气汤。自柴胡汤以前，皆表之剂也。自小柴胡汤以后，皆下之剂也。未入腑发之，固有微甚矣，已入腑下之，岂无轻重乎。故大柴胡汤，治二分里一分表。小承气汤，治痞、实两证。调胃承气，治痞、燥、实三证。大承气，治痞、满、燥、实四证。各各不同也。苟不审而行之，不失之过，则失之不及矣，夫岂可乎。

传三阴经

阳经有太阳、少阳、阳明，阴经有太阴、少阴、厥阴。治阳经顺而易，治阴经逆而难。所以易者，以其治可得而一也。所以难者，以其治不可得而一也。何也，阳经之邪，始寒而终热，有一定之法，人所易知。阴经之邪，或寒而或热，无一定之法，人所难和。苟无所辨，欲下之，则有可温之说以拒之于中。欲温之，则有可下之说以挠之于内。二者交战于胸中，殊无定见，岂不误人性命乎？殊不知阴经之邪有二，有自阳经而传来者，有不自阳经而直中者。自阳经而传来，则为为热邪。不自阳经来而直中，则为寒邪。热邪为病，在太阴，则腹满而嗌干；在少阴，则口燥，舌干而渴；在厥阴，则烦满而囊缩，脉皆沉疾而有力，是其经虽阴而证则阳矣。其少阴厥阴，虽有厥逆之证，而内则实恶热而欲得凉也。寒邪为病，在太阴，则腹满而吐利，不渴。在少阴，则吐利欲寐，足胫寒而小便色白，恶寒蜷卧，或脐腹间痛；在厥阴，则手足厥冷，小腹痛，吐利而寒，脉皆沉细而无力，是其经既阴而证又阴也。其少阴、厥阴，虽有燥有烦干渴之症，终是恶寒而大小便利也。二者之邪，其始之所得既不同，其终之所至亦不同，以此别之，若睹黑白，何难之有哉？大凡临临在两似之间，必须审其得病之始，自阳经传来，或六七日，或十数日得，已上阳邪之候，必须下之，以承气辈。不自阳经传来，而直中之，初病之间遂得，已上阴邪之候，必须温之，以四逆之辈。庶免实实虚虚之祸，而人无夭札之患矣。

结胸以下皆坏证也

病属于阳，脉必浮数动滑，当以汗解，医反攻里，里虚则邪气因之而入，动于膈中而为结胸，心下硬满痛，脉沉疾有力，或如柔痉状，或心中懊恼，或喘，或舌上燥，而或汗出际颈而还，或水结心下，其兼见之证虽不同，而为结胸之证则一，按之而痛，或痛甚，手不可近。太阳标发热，与本经头痛所传者，大陷胸汤。太阳标与阳明经潮热所传者，大陷胸丸。太阳标与少阳经胁痛所传者，小陷胸汤。临证务要审详。

痞

痞病属于阴，脉必沉涩微弱弦。误下之为痞气，按之不痛，谓之虚邪。其状心下妨满，惟所兼之证不同，故所用之方，亦不得而同也。兼热，则用黄连大黄泻心汤；兼冷热不调，则用黄连大黄附子泻心汤；兼阴盛阳虚，则用半夏泻心汤、甘草泻心汤、生姜泻心汤。盖结胸之脉沉实，其病谓之实邪，故下之也急。痞气之脉，关脉必浮，其病谓之虚邪，故下之也缓。彼用大黄则煎之，乃取其气味厚。此用大黄则渍之，取其气味之薄。虽然，亦必脉疾而证热，然后用此法。否，亦不得以易而试之。其余悉皆阴多阳少者，盖为病发于阴，是以然也。名为泻心，非泻心火之热，泻心下之痞也。读者毋以辞为主焉。

蓄血

阳明证，禁利小便，误之则蓄血下焦。禁发汗，误之则蓄血上焦。未至太阳本，五苓散不中与也。而与之，则亦成蓄血焉。外此又有不当汗而汗之，为衄血，为唾血。当汗而不汗之，为呕血，为吐血，种种各异。蓄血上焦，必显血证，不待辨而可明也。蓄血中下二焦，本证多有不显，不容以不辨焉。大凡得此证候，小便自利，一也。大便褐色，二也。狂言见鬼，小便淋，三也。小腹满痛，四也。其人如狂喜忘者，五也。不思水，或漱水不欲咽，六也。轻则桃仁承气汤，重则抵当汤。在上则犀角地黄汤、凉膈散加地黄。中则桃仁承气汤。下则生地丸，或抵当汤丸。务以一方对一病，毋容差失。

发黄

脾属土，其色黄，其性湿，以是知黄为脾病也。湿气在里，复瘀热于外，脾胃蒸湿不散而生，谓之湿黄。当汗不汗，当利小便而不利小便之过也。病属阳证，而误用温药而生，谓之干黄。湿黄则一身尽痛，色如黄金样，小便不利，四肢沉重，渴不欲饮。干黄则一身不痛，色如橘样，小便自利，四肢不沉重，渴而引饮。阳明则茵陈蒿汤。兼太阳，麻黄连翘赤小豆汤。兼少阳，柏皮汤。若夫阴证发黄，亦当有辨，引而伸之，触类而长之可也。

发斑阴证附条下

斑之为病，其候至重。有下之太早，热气乘虚入胃而发；有下之太迟，热蓄胃中而发；有病属阳，用热过多而发；有冬月太暖，人受不正之气，至长夏而发。凡得此证，切不可发汗，若误汗，重令开泄，更增斑烂必矣。在肌，葛根橘皮汤；在面，阳毒升麻汤；在身，阳毒玄参升麻汤；若黑斑，非药所能也。辨此证，当于胸腹求之。若手足之间，或有蚊子所啮，则难凭据。果是斑证，病人两手脉来浮洪紧数，必有所苦，其斑先红后赤。果是蚊子所啮，病人两手脉来恬静和缓，必无所苦，其斑先红后黄。以此求之，不能遁其情矣。

痉病 阴痉附条下

痉病，属太阳经，先曾中风，又感寒湿二气而然。大发湿家汗，亦致此焉。发热恶寒与伤寒似，但项背反强硬，口禁如痫状，此为异耳。身热足寒，项颈强急，恶寒面赤，目赤，头摇，口噤，背反强者，属太阳。头低视下，手足牵引，肘膝相据，属阳明。一目或左右视不正，并一手一足搐搦者，属少阳。无汗，刚痉也，大黄加独活防风汤。有汗，柔痉也，桂枝加川芎防风汤。太阳兼阳明，防风当归散。所谓汗之、止之、和之，各随其强，此之谓也。

伤寒治法

太阳标病，身热，恶寒，头痛，腰背强，无汗，脉来浮紧，麻黄汤主之。

太阳经病，与阳明标病，鼻干，恶热不恶寒，脉浮而长，葛根汤主之。

太阳经病，身热，头痛，项脊强，恶寒，烦躁饮水，脉浮紧，大青龙汤主之。

太阳经病，身热，头痛，项背腰脊强，恶风，心下有水气而呕哕，脉来浮紧，小青龙汤主之。

以上四条皆表证发汗药也。

伤寒五六日，胸胁满痛，喜呕，往来寒热，脉弦而数，少阳经病也。小柴胡汤主之。

伤寒至十余日不解，胸胁满痛而呕，少阳经病也。日晡潮热，大便结而燥，脉数而颇沉，大柴胡汤主之。

目疼，鼻干，发热而不恶寒，大渴而大便未结，脉浮而长，白虎汤主之。

若脉来长而带浮，背微恶寒，无他表证而渴者，阳明经病也。白虎汤加人参主之。

伤寒头痛，项背腰脊强，恶寒，渴而饮水，小便不利，脉来浮紧，太阳本病也，五苓散主之。

以上五条和解药也。

身热，鼻干，身重，气短，腹满，潮热，不恶寒，谵言谵语，心下痞，胸满，大便难，口渴，心烦，自汗，小便赤涩，脉沉而疾滑实长大，大承气汤主之。

身热，鼻干，内热，胃中燥，大便不通，小便赤涩，谵语，心下痞而实，腹中无转矢气，脉沉疾而有力，小承气汤主之。

谵语，身热，小便赤涩，渴而内热，大便难而不满，腹中有转矢气，脉沉而疾滑实大，调胃承气汤主之。

以上三条入里下药也。

前此传阳经之邪，用药法也。失治则传入阴经，又具三阴经治例于后。

腹满实痛，嗌干，手足温，脉沉细实有力，桂枝加大黄汤主之。

口燥，舌干而渴，足胫冷，脉沉疾有力，大承气汤主之。

烦满而囊缩，脉沉疾而有力，大承气汤主之。

以上三条，三阴经下药也。

心下结硬而痛，兼项背强，如柔痉状，自汗直视，脉沉实而疾，大陷胸汤主之。

心下结硬而痛，兼懊憹不宁者。

心下结硬而痛，直至小腹，兼舌燥而渴，潮热而烦者。

心下结硬而痛，兼头汗自出，头以下无之，小便不利，或发黄者。

心下结硬而痛，兼连胸胁满痛，但微汗出而无大热者。

心下结硬而痛兼喘者。

以上六证，俱大陷胸汤主之。若非脉沉实而疾，与大便闭结，则不可行也。

心下结硬，按之而痛，兼有热者，小陷胸汤主之。

心下结痛，无热证而脉弱者，此寒实结胸也，枳实理中丸主之。若脉沉实者，三物白散主之。

以上八条，治结胸之药也。

心下满而不痛，半夏泻心汤主之。

心下痞，按之濡，关上脉浮而疾，兼热者，大黄黄连泻心汤主之。

心下痞，兼恶寒汗出者，附子泻心汤主之。

心下痞硬，胃中不和，兼干呕噫食臭，胁下有水气，腹中雷鸣下利者，生姜泻心汤主之。

心下痞硬，兼干呕心烦不得安者，甘草泻心汤主之。

以上五条治痞之药也。

小便利而赤，大便下如豚肝黑色，即褐色也。其人如狂状，桃仁承气汤主之。

小便赤而利，其人欲狂，大腹满痛，抵当汤主之。

身黄少腹硬，小便自利，其人如狂状。

身热而烦喜忘，大便黑色。

有热，小腹满，小便大便自利，四证俱抵当汤主之。

血结胸中心下，手不可近，为中部蓄血，及无寒热胸满，饮水不欲咽，喜忘昏迷如狂二证，俱桃仁承气汤主之。以上蓄血下药也，必脉沉疾，方可投之。

胸中痛，手不可近，实者，犀角地黄汤主之。若虚，不能饮食，黄芩芍药汤加生姜、黄芪主之。以上必脉虚洪细数，方可投之。

以上七条治蓄血之药也。

小便不利，四肢沉重，似渴不欲饮，大茵陈汤主之。

小便不利，发热而渴，茵陈调五苓散主之。

小便自利，四肢沉重，渴欲引饮，栀子柏皮汤主之。

寒热往来，一身尽黄，小柴胡加栀子汤主之。

少阳太阳阳明三经合病，身热不去，小便自利而烦，麻黄黄连连翘赤小豆汤主之。

将欲发黄，急用瓜蒂散搐入鼻中，出黄水可也。

以上六条，治黄之药也。

伤冷中寒，脉弱气虚，变而为阴黄者，理中汤加茵陈蒿主之。

小便不利，烦躁而渴，茵陈蒿汤加茯苓、猪苓、滑石、当归、官桂主之。

烦躁喘呕不渴，茵陈蒿汤加陈皮、半夏、白术、生姜、茯苓主之。

四肢遍身疼者，茵陈蒿汤加附子、甘草主之。

肢体逆冷，腰上自汗，茵陈蒿汤加附子、甘草、干姜主之。

身冷汗不止者，茵陈蒿汤加附子、干姜主之。

服前药未已，脉尚伏者，茵陈蒿汤加吴茱萸、附子、干姜、木通、当归主之。

以上七条，治阴证发黄之药也。若脉微气弱，俱依仲景三经药方，加一味茵陈蒿，尤为稳当。

肌中斑烂，多咳而心烦，但呕清汁，脉浮洪，葛根橘皮汤主之。

面上斑烂多，阳毒已成，腰背痛，烦闷不安，狂言见鬼，下利咽喉痛，下脓血，脉浮大数，阳毒升麻汤主之。

身上斑烂多，热甚烦躁，谵语喉痹肿痛，阳毒玄参升麻汤主之。

少阳阳明合病发斑，浑身壮热，百节疼痛，升麻栀子汤主之。

通治斑证，消毒犀角饮子主之，或麻黄葛根汤至稳。

阴证有斑，阴毒升麻鳖甲汤主之，大建中汤尤妙。

以上六条，治斑之药也。

项背反张，口噤发热无汗，反恶寒，脉浮紧者，名刚痉。麻黄加独活防风汤主之。

项背反张，口噤发热，自汗不恶寒，脉浮缓者，名柔痉。桂枝加川芎防风汤主之。

汗下后不解，乍静乍躁，目直视，口噤，往来寒热，脉浮弦，少阳经病，小柴胡加防风汤主之。

发热头面摇，卒口噤，背反张，脉浮长，太阳兼阳明病，防风兼当归散主之。

项背反张，脉沉而细，口噤，太阴痉也。心腹痛，桂枝加芍药防风防己汤主之。

阴痉脉微弱，手足厥冷，筋脉拘急，汗出不止，头胀目摇口噤，附子散主之。

阴痉手足厥冷，筋脉拘急，汗出不止，脉来微细，桂心白术汤主之。

阴痉闭目，手足厥逆，筋脉拘急，汗出不止，脉来微弱，附子防风汤主之。

阴痉一二日，面肿手足厥冷，筋脉拘急，汗不出，阴气内伤，脉来微弱，八物白术散主之。

小续命汤，共治痉病之要药也。须看虚实经络加减用之。

以上九条，治痉之药也。

虚邪传于胸中，结痛懊侬不得眠，栀子豉汤主之。

身热邪气内传，心中烦而不眠，栀子干姜汤主之。

以上二条，治懊侬之药也。

伤寒坏病变证

太阳标病中风，身热头痛，项强恶风，误下之，前证仍在，加以自汗而喘，胃气不和，脉浮而弱，桂枝加厚朴杏子汤主之。

太阳标本病，头痛项强，自汗恶风，身寒，脉浮而微，误汗之遂漏不止，小便难而清，四肢拘急，难以屈伸，桂枝加附子汤主之。

太阳标本病，头痛自汗恶风，误下之，胸满脉促，前证仍在，桂枝加芍药主之。若脉微而迟，桂枝去芍药加附子汤主之。

伤风误汗下，脉浮而缓，反浮而洪，自汗，用桂枝不能止，形似疟，一日再发，桂枝二麻黄一汤主之。

太阳病，身热头痛，脉浮而紧，无汗，医发汗过多，其人叉手自冒心，心悸欲得按者，桂枝甘草汤主之。

伤寒已经发汗，表证未除，协热而利，其脉尚浮，桂枝加人参汤主之。

太阳病，身热恶风，项背强而脉浮，误下之，腹满痛而利，桂枝加芍药汤主之。

腹满而痛实，不自利，桂枝加大黄汤主之。

太阳标病，头项腰背疼，脉浮紧，已发其汗，多漏不止，加喘而无大热者，不可用桂枝，宜麻黄杏子甘草石膏汤主之。

厥阴标病，伤寒阴结，不大便六七日，大下之，结已去，脉不浮，反沉而迟，手足厥冷，咽喉不利，吐脓血，利不止，为难治也。若温之则咽喉痛，惟麻黄升麻汤主之。

太阳脉浮，自汗恶风，伤寒误下之，利不止，脉浮大而长，葛根加黄芩黄连汤主之。

太阳病伤寒，已发其汗而少瘥，过经十三日不解，胸胁满而呕，日晡潮热，大便结硬，柴胡加芒硝汤主之。

太阳经伤寒，误下之，里未实，胸满气痞，小便清而不利，不当渴而渴，头汗出，往来寒热，柴胡桂枝干姜汤主之。

太阳病伤寒，发汗后解，其人脐下悸，欲作奔豚也，当散之。茯苓桂枝甘草大枣汤主之。

太阳经伤寒，吐下后，心下逆满，气上冲胸，起则头眩，及脉沉紧，而误汗之，以动其经，身如振摇，桂枝茯苓白术甘草汤主之。

太阳经病伤寒，传里未实，反吐下之而不解，热结于内而微恶风，脉尚浮，白虎加人参汤主之。

伤寒表未解，当汗，误下之，利不止，心下痞，当以理中丸和之。与理中丸益甚，邪在下焦也，赤石脂禹余粮汤主之。

伤寒头痛，当以药汗之。误以火迫劫而致亡阳，必惊狂，起卧不安者，桂枝去芍药加蜀漆牡蛎龙骨救逆汤主之。

伤寒自汗，当与桂枝汤，服药后不解，胸中痞气上冲不得息，寸脉浮，胸中有寒也，瓜蒂散主之。

伤寒发表攻里，表证解，心下痞硬，噫气未除，旋覆代赭汤主之。

阳明经病自汗，医又攻之，小便当不利，今反自利，津液内竭，虽大便硬干燥，宜蜜煎导之。

少阴病，下利咽痛，胸满心烦，猪肤汤主之。

少阴病二三日，咽喉痛，甘草汤主之。不愈，桔梗汤主之。

少阴病，咽中生疮，言语声不出者，苦参汤主之。

少阴病，咽痛下利脉微，白通汤主之。利不止，厥逆无脉干呕者，白通加猪胆汁汤主之。

少阴病四五日，腹痛小便不利，四肢沉重，或咳或呕，真武汤主之。

少阴病，三四日以上，经病渐好，但心中烦，不得卧者，黄连阿胶汤主之。

病人手足厥冷，心下满而烦，寸脉作紧，瓜蒂散主之。

厥阴四肢逆冷，心下悸者，内伤冷水故也，茯苓甘草汤主之。

伤风附

伤风，面色光泽，发热，头背腰脊疼，自汗恶风，脉浮缓，桂枝汤主之。非恶风不可用，设在两疑之间，莫若用神术汤主之。

辨伤寒潮热形证死诀

合汗不汗，令病人九窍闭塞而热闷乱者，死。

合泻不泻，令病人腹胀满，身虚肿者，死。

合灸不灸，令病人阴疝凝，待上冲者，死。

不汗强汗，令病人鼻塞吐血，心肝受损者，死。

不泻强泻，令病人肠滑者，死。

不灸强灸，令病人火气入肠，五脏受邪者，死。

辨外证九候死诀

患人头有汗，身体不凉，焦躁极者，死。

患人自觉骨髓热，口出气粗，肤虚肿者，死。

患人肠胀大呕者，死。

患人汗出如油，转出不流，口噤战者，死。

患人先手足焦，口唇裂，舌黑，鼻塞者，死。

患人心下闷，上气喘粗，胃气逆者，死。

患人汗不出，鼻塞不通者，死。

入患门察形证诀

凡入患人门，到床前，病人自在冷笑者，死。

患人四肢沉重，昏咳噫慢者，死。

患人扶着，身重如石，强叫者，死。

患人眼目盲，谓之神光脱者，死。

患人小肠荣卫不行胞络者，死。

六经分属病证

心图病证

风

头风热　半身不遂　手足战　风眩晕　肩胛风　拘挛顽麻疼痛　痫证

寒

冷气痛　寒干胞络痛　不耐风寒

热

五心烦热　内热

火

煎厥

气

气短　气促

血

吐血　咳血　咯血　嗽血　衄血

诸痛

胃口痛　胸背胀痛　肩背项痛　痞满

虚

虚烦　不能劳役　心悬如饥　盗汗

呕

兀兀欲吐　呕哕

疟

干渴　疮疡　疥癣　丹瘰癞疹　口舌疮

眼目

弩肉烂弦　瞖膜　昏蒙

闷乱

神不宁

积

伏梁

肝图病证

风

牙关不利　半身不遂　瘫痪　中风　面热头大腮肿

寒

冷泪　小腹冷痛　厥煎

湿

通身骨痛

热

热气上攻头目　发热日间潮作

火

目暴发赤肿

痿

筋脉缓弱　筋弛无力　四肢不收

痰

痰气壅塞　腹中辘辘有声

气

腹胁虚胀　小腹胀满

血

胁下有死血痛　左边发热死血停滞

诸痛

心下满痛　胁痛应心背　疝气　胁肋走痛

积

痃癖　癖积发热

虚

头晕　夜梦鬼交

目

烂弦倒睫　常欲瞑目

肾图病证

虚

腰腿膝无力　遗精淋沥白浊　阳事不举少精　眼黑昏暗　劳则小水赤　精滑不耐久咯血困乏脚弱　手足酸盗汗

遗精白浊

小便如泔精出如膏　得热则梦遗　精脱白浊

气

冷气冲逆　小肠气

胀满

小肠胀满　小腹痛满　小腹满　小腹坚硬

诸痛

骨节腰疼　背膊酸疼足麻　偏坠寒疝　小腹冷痛　耳重偏正头风　腰痛

淋

癃闭　小水赤　尿血　小水频

积

痃气癥瘕　奔豚气

耳

聤耳　耳鸣

肾泄

肺图病证

风

垂肩风　顽麻

寒

痰嗽　怯寒　牙冷痛　内热外热

暑

发热闷乱

热

烦躁　四肢热　骨蒸

火

大便不通　胸中热壅

痰

嘈杂吐水

气

胸中气滞　气逆　气促　上焦胀　热喘

虚

自汗　气短　瘦弱　寒热交作　肺痿　津液不到咽

咳嗽

嗽　嗽脓血　喘嗽

呕逆

呕逆吞酸

喉

喉肿痛

积

右胁积气

疮

丹疹　疮疡　疥癣

脾图病证

暑

吐泻喘渴燥　热烦

热

上饮下便　夜间发热　黄疸　气喘烦热欲吐　大便不通热壅　消中

虚

脏腑不调　口失滋味　不能动作　不思饮食　精神短少　发热好眠

胀满

浮肿　气不升降　腹胁胀满　水肿皮黄　心腹胀满

伤食

伤冷食　宿食不化

呕吐

咳逆哕　吐逆

吐泻

腹中不实常泻　吐水　泻下完谷　脾泄反胃　暴泄　霍乱　干霍乱

痢

噤口痢　赤白痢　里急后重

疟

疟　痎疟

寒热

肌热怯寒　寒热身体消瘦

积

当脐有积

诸痛

四肢痛　骨节烦疼　牙痛　腹痛肤冷

痰

嘈杂恶心　寒痰停聚

口唇生疮　牙齿宣露

命门图病证

冷

下元冷　小腹下冷冲心　背恶寒

热

自汗发热　小水热痛　脚热红肿　足下热　小水赤五心烦热

气

癖气　气上呕逆

虚

羸弱少力　脱精　面色痿黄　阴虚发热　精神短少　昏花耳鸣寐汗多惊　下虚头面如火　唇口干燥　痿软劳瘵

火

足下有火冲入小腹昏冒

水气

腰脚浮肿　身体沉重　脐内声吼大小便不利　脐下动悸　下黑粪　小水遗沥　小水不通　多吐痰

臀尻足腿疮肿

心部证治之图

〔心经〕手太阳、手少阴 〔引经药〕藁本 独活【腑脏平脉】手小肠脉洪大而紧，手心经脉浮大而散。

〔虚〕补药：当归 熟地黄 紫石英 〔实〕泻药：山栀子 赤茯苓

〔冷〕温药：桂心 细辛 〔热〕凉药：黄连 生地黄

手太阳〔浮〕下指即见。〔迟〕一息一至、二至、三至。〔虚〕无力。（冷）盗汗，汗出过多。〔大建中汤〕四、〔小建中汤〕廿四 肩背无力，不能久坐。〔十全大补汤〕廿七 气短气促，上焦虚。〔十全大补汤〕廿七 七情内伤，冷气痛，痰塞咽。〔四逆汤〕七、〔四七汤〕四十二 （热）寝时头汗，五心烦热。〔十全大补汤〕廿七 虚烦口干。〔十全大补汤〕廿七 〔实〕有力（冷）风气拘挛，手足顽麻不仁。〔乌药顺气散〕九十三、〔八味顺气散〕九十七 心下胃口痛，满闷。〔草豆蔻丸〕一百三十八 （热）头痛，风热耳聋。〔彻清煎〕八十六 肩背项骨疼。〔通气防风汤〕六十四

手太阳〔浮〕下指即见。〔数〕一息六至以上。〔虚〕无力。（冷）皮肤灼热，不耐风寒。〔补中益气汤〕六十一 （热）风眩头晕。〔川芎散〕一百十四 手足战掉，语言謇涩，神昏气乱。〔羌活愈风汤〕二十九 血腥气，吐血咳血咯血。〔易老门冬饮〕七十九 〔实〕有力。（冷）疥癣疮肿，丹瘰瘰疹。〔复元通气散〕一百十一 疟病。〔小柴胡汤〕十四 半身不遂，口眼㖞斜〔省风汤〕三十九 （热）胬肉侵睛，赤眼烂弦。〔散热饮子〕八十一 口舌生疮。〔导赤散〕八十八 疟疾发渴。〔小柴胡汤加天花粉〕十五 口干舌苦，闷乱烦厥。〔导赤散〕八十八 胸中热闷，兀兀欲吐。〔凉膈散〕一百九

〔心〕小肠附。〔中〕微按而见。〔平〕四至五至。

手少阴〔沉〕重按始见。〔迟〕一息一至、二至、三至。〔虚〕无力。（冷）多言则咳，气短神昏。〔十全大补汤〕二十七 健忘，神不宁。〔归脾汤〕四十六 不能劳役，手足酸软，动作多汗，肌热。〔十全大补汤〕二十七 （热）翳膜遮睛，视物昏花。〔蝉花无比散〕九十九 〔实〕有力（冷）伏梁积。〔助气丸〕百二十六 胸中如刀刺痛。〔七气汤〕三十五 〔四七汤〕四十二 胸背胀痛，不能转侧。〔七气汤〕三十五 气逆呕哕，饮食不下。〔苏子降气汤〕三十 心下痞满。〔半夏泻心汤〕一十三 （热）垂肩风，肩痹疼。〔通气防风汤〕六十四 咽干，津液少〔八物汤〕五十五

手少阴〔沉〕重按始见。〔数〕一息六至以上。〔虚〕无力。（冷）手足战，筋惕肉瞤似风。〔十全大补汤〕二十七 （热）心悬，如大饥之状。〔平补镇心丹〕百五十七 嗽血面赤。〔易老门冬饮〕七十九 衄血。〔犀角地黄汤〕二十二 〔实〕有力。（冷）客寒干胞络，痛而呕。〔七气汤〕三十五 （热）头面如火燎，视物昏蒙。〔凉膈散〕百九 五痫〔朱砂滚痰丸〕一百二十五 内热引饮。〔凉膈散〕一百九 郁冒闷乱。〔金花丸〕一百四十五

〔妇人〕诸病属心，准男子治。经事又见肝。血崩见肝肾。

〔小儿〕诸病属心，准大人治。惊热又见肝。

肝部证治之图

〔肝经〕足少阳，足厥阴 〔引经药〕柴胡【腑脏平脉】胆脉弦大而浮，肝脉弦而长。

〔虚〕补药：当归 阿胶 酸枣仁 苦参 〔实〕泻药：桃仁 柴胡 青皮

〔冷〕温药：吴茱萸 山茱萸 〔热〕凉药：龙胆草

足少阳〔浮〕下指即见。〔迟〕一息一至、

二至、三至。〔虚〕无力。〔冷〕 胁痛应心
背。〔木香顺气汤〕六十 腹胁虚胀。〔当归四
逆汤加吴茱萸〕六 目迎风冷泪。〔明目细辛
汤〕七十三 （热） 赤眼烂弦，拳毛倒睫。
〔神效黄芪汤〕七十五〔实〕有力。（冷） 风
寒稽留，痰气壅塞。〔青州白丸子〕百三十一
胁下痛。〔草豆蔻丸〕百三十八 〔丁香楝实丸〕
百三十九 牙关不利，四肢拘急。〔小续命汤〕
九 半身不遂。〔小续命汤〕九 胁下痃癖，起
自小肠。〔肥气丸〕百四十九 〔助气丸〕百二
十六 （热） 筋痿骨痛，五心热。〔十全大补
汤〕二十七

足少阳〔浮〕下指即见。〔数〕一息六至
以上。〔虚〕无力。（冷） 筋弛无力，眩晕。

〔十全大补汤〕廿七 （热） 筋软不能行
履。〔清燥汤〕七十一 目睛不和，头重晕。
〔地黄丸〕百十八 左瘫右痪。〔补阴丸〕百五
十一〔羌活愈风汤〕二十九〔四白丹〕百六十
四〔二丹丸〕一百五十六〔实〕有力。 （冷）
通身骨节疼痛。〔羌活胜湿汤〕六十九 心下满
痛，或寒或热。〔小柴胡汤加青皮枳实山栀子〕
十六 （热） 目暴发赤肿。〔洗肝散〕九十
胁下有死血痛。〔犀角地黄汤〕二十二 中风眩
晕，语言謇涩，牙关紧急，便溺阻碍。〔防风通
圣散〕百五

〔肝〕胆附。〔中〕微按而见。〔平〕四至
五至。

足厥阴〔沉〕重按始见。〔迟〕一息一至、
二至、三至。〔虚〕无力。〔冷〕 胀逆拘急而
黑筋露。〔当归四逆汤〕五 肾不足，精自出，
夜梦鬼交。〔八味丸〕百十九 筋脉弱，不能
劳，视物不明，阴痿，阴囊湿痒。〔八味丸〕百
十九 身体痛如被打。〔真武汤〕二十一 小腹
结硬，冷气冲上。〔当归四逆汤加吴茱萸〕六
（热） 身体重痛。 〔羌活胜湿汤〕六十九
〔实〕有力。（冷） 小腹胀满。〔吴茱萸内消
丸〕百二十七 疝气。〔蟠葱散〕九十四〔盐
煎散〕九十一 （热） 身体左边头面热，死血

停滞。〔桃仁承气汤〕二十三〔左金丸〕百四
十七〔泻青丸〕百五十三 痞积发痛，吐酸醋。
〔左金丸〕百四十七

足厥阴〔沉〕重按始见。〔数〕一息六至
以上。〔虚〕无力。（冷） 伏阴在内，常欲闭
目。〔四物汤加桂〕五十一 （热） 四肢不收，
不能起于床，手足渐麻。 〔八物汤〕五十五
〔大秦艽汤〕四十 疟疾发作，吐逆烦渴。〔小
柴胡汤〕十四〔实〕有力。 （冷） 胁下走痛，
手不得近。〔小柴胡汤加枳壳〕十七 悬饮支
饮，腹中辘辘有声，逆气。〔二陈汤加黄连〕四
十五〔热〕 左边瘀血发热，日间静，晚下甚。
〔防风通圣散〕百五 客风面热，头大腮肿。
〔防风通圣散〕百五 热气上攻头目，赤肿痛
苦。〔洗肝散〕九十 〔消毒散〕一百

〔妇人〕诸病属肝，准男子治。经事又见心
肾命门。带下又见肾命。血崩又见心肾命。癥
瘕又见肾命。

〔小儿〕诸病属肝，准大人治。惊风热又
见心。

肾部证治之图

〔肾经〕足太阳，足少阴〔引经药〕藁本
羌活 独活 肉桂【脏腑平脉】膀胱脉洪滑而
长，肾脉沉而软滑。

〔虚〕补药：熟地黄 胡芦巴 五味子 山
茱萸〔实〕泻药：猪苓 泽泻

〔冷〕温药：附子 吴茱萸 肉桂 益智
〔热〕凉药：知母 黄柏 地骨皮

足太阳〔浮〕下指即见。〔迟〕一息一至、
二至、三至。〔虚〕无力。（冷） 下虚，阳事
不举。〔还少丹〕百五十八 冷气冲逆，吐痰不
已。〔黑锡丹〕百五十九 腰腿膝无力，阴囊湿
痒。〔八味丸〕百十九〔牛膝丸〕百四十六
脏寒，真气不足，少精。〔还少丹〕百五十八
夜梦鬼交，遗精淋沥，白浊怯劳。〔巴戟丸〕百
二十 （热） 劳则小水赤少，涩滞。〔地黄丸〕
百十八〔八味丸百十九〕 小便色如米泔，精

自出如脂膏。〔小菟丝子丸〕百三十〔八味丸〕百十九〔实〕有力。（冷）腰膝痛。〔牛膝丸〕百四十六　小腹内胀痛。〔木香蹋气丸〕百四十〔丁香楝实丸〕百三十九（热）小便赤涩，不通。〔六一散〕九十六　便毒疳疮。〔六一散〕九十六〔滋肾丸〕百五十二

足太阳〔浮〕下指即见。〔数〕一息六至以上。〔虚〕无力。（冷）眼赤暗，少精神。〔补益肾肝丸〕百十七（热）得热则梦遗，精自出。〔三才封髓丹〕百六十三　背膊酸疼，足麻痹。〔大羌活汤〕七十二　咯血，困乏无力。〔四物汤〕五十〔四物汤加炒蒲黄〕五十四〔地芝丸〕百四十八〔实〕有力。（冷）上焦虚，耳作脓。〔补益肾肝丸〕百十七（热）淋癃闭。〔六一散〕九十六〔导赤散〕八十八阴卵肿大色变。〔滋肾丸〕百五十二　小水数而赤，甚则尿血，膀胱蓄热，溺则茎中痛。〔四物汤加木通〕五十二

〔肾〕膀胱附。〔中〕微按而见。〔平〕四至五至。

足少阴〔沉〕重按始见。〔迟〕一息一至、二至、三至。〔虚〕无力。（冷）脚弱胫酸。〔无比山药丸〕百十六　腰痛〔青蛾丸〕百十五　精气不足及不固。〔离珠丹〕百六十一〔金锁镇元丹〕百六十　小腹虚寒作痛。〔沉香鹿茸丸〕百二十八　肾泄。〔无比山药丸〕百十六（热）耳重，偏正头疼。〔补益肾肝丸〕百十七　白浊〔巴戟丸〕百二十〔实〕有力。（冷）偏坠寒疝。〔天真丹〕百六十二　阴疝，疝气癥瘕。〔蟠葱散〕九十四〔盐煎散〕九十一　石肾。〔丁香楝实丸〕百三十九〔川苦楝散〕百十二　小肠气。〔川苦楝散〕百十二（热）足下时热如火，表则恶寒。〔黄连黄柏知母丸〕百五十五

足少阴〔沉〕重按始见。〔数〕一息六至以上。〔虚〕无力。（冷）耳作蝉鸣，须发脱落。〔八味丸〕一百十九〔热〕手酸脚软，盗汗。〔地黄丸〕百十八　精滑，不耐久。〔三

才封髓丹〕百六十三〔实〕有力。（冷）奔豚气。〔奔豚丸〕百五十四　小腹满痛，应心背〔川苦楝散〕百十二（热）小腹满，上支两胁痛。〔四物汤加青皮〕五十三　小水频而少，或赤涩。〔导赤散〕八十八　小腹坚硬，关格不通。〔茯苓琥珀汤〕七十六

〔妇人〕诸病属肾，准男子治。经事又见心肝命。带下又见肾。血崩又见心肝命。

〔小儿〕诸病属肾准大人治。疳又见命。

肺部证治之图

〔肺经〕手阳明，手太阴〔引经药〕葛根白芷　升麻　葱白【脏腑平脉】大肠脉浮短而滑，肺脉浮涩而短。

〔虚〕补药：阿胶　天门冬　麦门冬　人参五味子〔实〕泻药：桑白皮　杏仁

（冷）温药：白豆蔻　藿香　〔热〕凉药：黄芩　石膏

手阳明〔浮〕下指即见。〔迟〕一息一至、二至、三至，〔虚〕无力。（冷）腠理疏，自汗。〔十全大补汤〕二十七〔黄芪建中汤〕三〔桂枝汤〕一　水气气短，不足以息。〔四君子汤〕四十七（热）虚热，或寒热反作。〔十全大补汤〕二十七〔实〕有力。（冷）背膊劳强，垂肩风。〔羌活胜湿汤〕六十九　胸中壅滞。〔温中汤〕五十六　寒痰作嗽。〔参苏饮〕八十五〔二陈汤〕四十四〔理中丸加半夏〕百二十三〔热〕胸中痰火，嘈杂吐水。〔二陈汤加黄连〕四十五〔小半夏汤〕二十六

手阳明〔浮〕下指即见。〔数〕一息六至以上。〔虚〕无力。（冷）皮肤疮疡，得汤则快。〔败毒散〕八十九（热）虚喘气促。〔易老门冬饮子〕七十九　皮肤不仁，丹毒瘾疹。〔大羌活汤〕七十二　伤暑发热，呕吐闷乱。〔清暑益气汤〕六十七　咳嗽，多痰吐。〔参术调中汤〕七十四　咽喉干。〔麦门冬饮子〕八十〔实〕有力。（冷）呕逆。〔小柴胡汤加竹茹〕十九　丹毒，疥癣痛痒。〔败毒散〕八十

九〔治风煎〕八十七（**热**）　喉肿痛。〔甘桔汤〕三十四　胸中出血，烦躁。〔犀角地黄汤〕二十二

〔**肺**〕大肠附。〔**中**〕微按而见。〔**平**〕四至五至。

手太阴〔**沉**〕重按始见。〔**迟**〕一息一至、二至、三至。〔**虚**〕无力（**冷**）　皮毛聚而落，瘦弱。〔十全大补汤〕二十七　少气肺痿。〔四君子汤加五味子〕四十八　肤冷怯寒。〔桂枝汤加人参〕二〔**热**〕　四肢困热。〔十全大补汤〕二十七　津液不到咽。〔四君子汤加五味子桔梗〕四十九〔**实**〕有力。（**冷**）　右胁有积。〔助气丸〕百二十六　上焦寒，浊气在上，膜胀。〔木香顺气汤〕六十　大寒犯脑，牙齿痛。〔白芷散〕（**热**）　皮肤不仁，顽麻。〔疏风汤〕六十三

手太阴〔**沉**〕重按始见。〔**数**〕一息六至以上。〔**虚**〕无力。（**冷**）　呕逆吞酸。〔小柴胡汤加吴茱萸〕二十（**热**）　骨蒸劳瘦，咳嗽，潮热而赤。〔黄芪鳖甲散〕百四　嗽脓血，痰中带红丝，如线成瘘。〔补肺散〕九十八〔麦门冬饮子〕八十　皮肤干燥，日渐黑瘦。〔麦门冬饮子〕八十〔**实**〕有力。（**冷**）　内热外寒。〔大羌活汤〕七十二〔**热**〕　喘嗽。〔泻白散〕百二　热喘。〔金花丸〕百四十五　胸中热壅，喘息粗大。〔凉膈散〕百九

〔**妇人**〕诸病属肺，准男子治。

〔**小儿**〕诸病属肺，准大人治。

脾部证治之图

〔**脾经**〕足阳明，足太阴〔**引经药**〕葛根升麻　芍药【**腑脏平脉**】胃脉浮长而滑，脉缓而大。

〔**虚**〕补药：人参　黄芪　白术〔**实**〕泻药：大黄　芒硝　赤芍药

〔**冷**〕温药：干姜　吴茱萸　益智仁〔**热**〕凉药：石膏　芒硝

足阳明〔**浮**〕下指即见。〔**迟**〕一息一至、

二至、三至。〔**虚**〕无力。（**冷**）　口失滋味不美，寒热。〔理中汤〕八　腹中不实，常泻水谷。〔理中丸〕百二十二　冷泻腹疼。〔附子理中丸〕百二十九　病久不能食，脏腑不调，中气不运。〔理中丸〕百二十二　食饮不下，下即吐逆。〔橘皮汤〕五十七〔黑锡丹〕百五十九　腹冷，腹皮底下痛。〔理中汤〕八〔**热**〕　四肢骨节烦疼，劳役所伤。〔补中益气汤〕六十一　邪热不杀谷，上饮下便。〔补中益气汤〕六十一〔**实**〕有力。（**冷**）　四肢痹痛，麻木不仁。〔蠲痹汤〕三十六　咳逆哕。〔橘皮干姜汤〕三十七〔丁香散百十三〕（**热**）　宿食不消，胃口疼。〔草豆蔻丸〕百三十八

足阳明〔**浮**〕下指即见。〔**迟**〕一息一至、二至、三至。〔**虚**〕无力。（**冷**）　肌热如火，心下怯寒。〔十全大补汤〕二十七　伤冷食，成霍乱。〔四君子汤〕四十七〔**热**〕　噤口痢。〔香连丸〕百三十四　伤暑，身体烦热。〔清暑益气汤〕六十七　伤暑吐泻，喘渴烦躁。〔清暑益气汤〕六十七〔胃苓汤〕六十八〔香薷饮〕八十三　胃口痛，眩运，吐水。〔草豆蔻丸〕百三十八〔**实**〕有力。（**冷**）　浮肿，肿满如鼓。〔七气厚朴汤〕三十八（**热**）　痰作四肢痛。〔控涎丸〕百三十六　三焦填塞，气不升降。〔中满分消丸〕百四十一　风毒牙疼，牙龈肿。〔独活散〕百六　昼则明了，夜则发热。〔小柴胡汤加生地黄〕十八〔麦门冬饮子〕八十　唇干燥生疮。〔人参石膏汤〕四十三〔白虎汤〕十

〔**脾**〕胃附。〔**中**〕微按而见。〔**平**〕四至五至。

足太阴〔**沉**〕重按始见。〔**迟**〕一息一至、二至、三至。〔**虚**〕无力。（**冷**）　手足酸软，行走欹斜。〔四君子汤〕四十七〔黄芪汤〕五十八　脾泄。〔理中汤〕八　腹疼，肤冷，足胫肿。〔温中汤〕五十六　寒痰停滞，阴阳阻隔。〔理中汤〕八（**热**）　饮食所伤，劳役过甚，腹胁胀满，短气。〔升麻顺气汤加黄柏〕六十六

牙齿宣露动摇，劳役尤甚。〔十全大补汤〕二十七〔四君子汤〕四十七〔补中益气汤〕六十一虚热发，不思饮食。〔益黄散〕百三**〔实〕**有力。**（冷）** 反胃，食入即吐。〔五膈宽中散〕九十二〔桔梗汤〕三十三〔木香散〕百一十水肿皮黄，身重。〔五淋散〕九十五〔煮枣方〕百六十五 伤食，心腹疼胀。〔温中汤〕五十六〔槟榔丸〕百四十二 痰饮嘈杂，恶心。〔茯苓汤〕四十一

足太阴〔**沉**〕重按始见。〔**数**〕一息六至以上。〔**虚**〕无力。**（冷）** 水泻注水。〔胃苓汤〕六十八 冷食内伤。〔益胃散〕百一**（热）** 气喘，烦热欲吐。〔朱砂安神丸〕百二十四 日高后，身发潮热，懒动作，好眠睡。〔升阳散火汤〕七十 食后思睡，精神短少。〔补中益气汤〕六十一 热来如坐甑中，热去恶寒不已，身体消瘦。〔黄芪汤〕五十八〔**实**〕有力。**（冷）** 骨节疼痛，饮食无味。〔羌活胜湿汤〕六十九〔**热**〕 里急后重，下痢脓血。〔芍药汤〕七十七〔香连丸〕百三十四 宿食不消，当脐有积。〔痞气丸〕百五十 黄疸，小便涩。〔茵陈蒿汤〕十一 消中。〔三黄丸〕百三十七〔金花丸〕百四十五 胃大便不通，热壅。〔大承气汤〕十二〔大柴胡汤〕十五

〔**妇人**〕诸病属脾，准男子治。

〔**小儿**〕诸病属脾，准大人治。

命门部证治之图

〔**命门经**〕手少阳，手厥阴〔**引经药**〕柴胡 柴胡【腑脏平脉】三焦脉洪散而急，包络脉

〔**虚**〕补药：熟地 黄芪 白术 沉香 肉苁蓉 〔**实**〕泻药：地骨皮 青皮

〔**冷**〕温药：附子 肉桂 〔**热**〕凉药：地骨皮 牡丹皮

手少阳〔**浮**〕下指即见。〔**迟**〕一息二至、三至。〔**虚**〕无力。**（冷）** 羸弱少力，面色黧黑。〔十四味建中汤〕三十一 真气不足，脱

精。〔巴戟丸〕百二十 下焦冷，脚膝酸软。〔八味丸〕百十九 小腹下冷气冲心。〔四逆汤〕七**（热）** 小便频而少，遗沥。〔十全大补汤加益智仁〕二十八 夜梦鬼交，自汗发热。〔巴戟丸〕百二十〔**实**〕有力。**（冷）** 小腹气上，呕逆恶心。〔蟠葱散〕九十四〔茱萸内消丸〕百二十七**（热）** 腰脚重，发浮肿。〔五苓散〕一百八

手少阳〔**浮**〕下指即见。〔**数**〕一息六至以上。〔**虚**〕无力。**（冷）** 上下不交，元阳不固，惊悸健忘。〔八物定志丸〕百二十一〔**热**〕足下发热入腹，冲上头面，颈多汗。〔滋肾丸〕百五十二 癖气，由小腹贯胁下，或聚或散走移。〔黄连黄柏知母丸〕百五十五 阴虚发热，五脏齐损。〔三才封髓丹〕百六十三〔地芝丸〕百四十八。出血过多，面色萎黄。〔升阳去热和血汤〕五十九**（实）** 有力。〔**冷**〕 目中溜火，视物昏花，耳鸣，寝汗憎风，行步不正，卧而多惊。〔补益肾肝丸〕百十七 下血便红。〔四物汤〕五十**（热）** 小水热疼如沃汤。〔五淋散〕九十五 脚气发热红肿。〔清燥汤〕七十一〔当归拈痛汤〕六十

〔**命门**〕三焦附。〔**中**〕微按而见。〔**平**〕四至五至。

手厥阴〔**沉**〕重按始见。〔**迟**〕一息一至、二至、三至。〔**虚**〕无力。**（冷）** 腰背肩痹痛，头疼，不能任劳。〔十全大补汤〕二十七精神短少。〔无比山药丸〕百十六 多吐痰唾。〔无比山药丸〕百十六 时虽盛暑，背尤恶寒。〔四逆汤〕七**（热）** 小水赤，五心烦热。〔十全大补汤〕二十七〔**实**〕有力。（冷） 身体沉重疼痛。〔真武汤〕二十一 脐下动悸，内有水者。〔麝香大戟丸〕百三十二〔**热**〕 脐下声吼，大小便涩闭不利。〔麝香大戟丸〕百三十二

手厥阴〔**沉**〕重按始见。〔**数**〕一息六至以上。〔**虚**〕无力。（冷） 气血不足，颜色不意，或唇口干燥。〔双和汤〕三十二 咳嗽气

少，嗜卧，渐成劳瘵。〔地黄丸〕百十八 **(热)** 房劳损冲任肾三脉，足下有火，冲入小腹，昏冒。〔金花丸〕百四十五 〔补阴丸〕百五十一 痿软足不任，脚胫肿。〔清燥汤〕七十一 茎中作痛，小水不通。〔滋肾丸〕百五十二 肾尻足腿疮肿。〔当归拈痛汤〕六十二 **〔实〕** 有力。**〔冷〕** 下虚憎寒，每遇饮食后，头面皆如水。〔金花丸〕百四十五 **(热)** 下焦蓄血，时下黑粪。〔桃仁承气汤〕二十三

〔妇人〕诸病属脾，准男子治。经事又见心肾肝。血崩又见心肾肝。

〔小儿〕诸病属脾，准大人治。疳又见肾。

治病合用药方

汤类 饮煎附

桂枝汤 一

桂枝二钱五分　芍药　生姜各一钱五分　甘草炙，一钱

上细切，用水一盏半，大枣二枚，煎至一盏去渣温服。云用水一盏，即今之茶盏也。约计半斤许。凡用水，仿此为准。

桂枝汤加人参 二

本方加人参一钱

黄芪建中汤 三

黄芪蜜炒，一钱　桂枝二钱五分　甘草炙，一钱　白芍药一钱五分，又云三钱　生姜五片　大枣一枚

上细切，用水二盏，煎至八分，去渣，入饧糖一匙，再煎服。或呕者，中满者，勿用饧糖，以甘故也。

大建中汤 四

桂心去皮，一钱　芍药　黄芪蜜炒　半夏汤

泡，各七分　人参　当归酒洗　甘草炙，各二分　附子面裹炮，一分五厘　生姜一钱六分　大枣二枚

上细切，用水一盏半，煎至一盏，去渣温服。

当归四逆汤 五

当归酒洗　桂去皮，各一钱　芍药酒炒　细辛　通草去皮　甘草各六分五厘　枣二枚

上细切，用水一盏半，煎至七分，去渣温服。如其病有久寒者，加吴茱萸、生姜主之。

当归四逆汤加吴茱萸 六

当归酒洗　桂去皮　芍药酒炒　细辛各一钱　通草去皮　甘草炙，各六分　吴茱萸汤泡，五个　枣二枚　生姜二钱

上细切，用水一盏半，煎至八分，去渣温服。

四逆汤 七

附子炮，七分五厘　干姜炒　甘草炙，各一钱五分

上细切，用水一盏半，煎至七分，去渣服。未瘥，若急，更作一剂。

理中汤 八

人参　白术　干姜炒　甘草炙，各一钱五分

上细切，用水一盏半，煎至七分，去渣温服。

小续命汤 九

麻黄去节　人参去芦　黄芩酒炒　白芍药酒炒　甘草炙　川芎　杏仁去皮尖，另研　桂枝　生姜　防己去皮，各五分　防风去芦，六分　附子童便煮去皮脐，二分五厘

上细切，用水一盏半，煎至一盏，去渣稍热服。

白虎汤十

石膏二钱八分　知母六分　粳米九钱　甘草一钱二分

上细切，用水二盏，煎至八分热服。口燥烦渴，脉虚者，加人参一钱。

茵陈蒿汤十一

茵陈七钱五分　栀子三枚　大黄一钱五分

上细切，用水二盏，先煎茵陈减半，再入后二味，煎至八分，去渣温服。

大承气汤十二

厚朴姜汁炒，二钱　芒硝　大黄　枳实麦麸炒，各一钱

上细切，用水二盏，先煎厚朴枳实，至一盏，再入大黄，取煎六分，去渣，再入芒硝，再煎一二沸温服，以利为度，未利再投一服。

半夏泻心汤十三

半夏汤泡，一钱五分　黄连二钱五分　黄芩　人参　甘草各七分　干姜一钱　枣一枚

上细切，用水二盏半，煎至八分，去渣温服。

小柴胡汤十四

柴胡二钱　黄芩　人参　半夏汤泡七次，各七分五厘　甘草六分　枣一枚　姜五分

上细切，用水一盏半，煎至一盏，去渣温服。

小柴胡汤加天花粉十五

本方加天花粉七分五厘

小柴胡汤加青皮枳实山栀十六

本方加青皮去瓤　枳实麦麸炒　山栀炒，各五分

小柴胡汤加枳壳十七

本方加枳壳麦麸炒，五分

小柴胡汤加生地黄十八

本方加生地黄酒洗，七分

小柴胡汤加竹茹十九

本方加竹茹三分

小柴胡汤加吴茱萸二十

本方加吴茱萸汤泡七次，五分

真武汤二十一

芍药二钱　附子炮去皮，一钱　生姜七分五厘　白术　茯苓去皮，各五分

上细切，用水二盏，煎至八分，去渣温服。

犀角地黄汤二十二

犀角屑一钱二分，如无以升麻代之　芍药酒炒，七分　生地黄酒洗，二钱四分　牡丹皮一钱三分

上细切，用水一盏半，煎至七分，去渣温服。

桃仁承气汤二十三

桃仁去皮尖，研，一钱　大黄二钱　甘草炙　芒硝　桂心各六分

上细切，用水一盏半，煎至一盏，去渣纳芒硝，再煎一二沸，温服。血尽为度，未尽再服。

小建中汤二十四

桂枝一钱　甘草各一钱　白芍药酒炒，三钱　大枣一枚　生姜一钱

上细切，用水一盏半，煎至一盏，去渣入饧糖一匙，再煎化服。

大柴胡汤 二十五

柴胡去芦,二钱　黄芩　芍药　半夏汤泡七次,各七分五厘　枳实麦麸炒　大黄各三分　生姜一钱　大枣一枚

上细切,用水一盏半,煎至一盏,去渣温服。以利为度,未利再投一服。

小半夏汤 二十六

半夏汤泡,一钱　赤茯苓去皮,一钱六分

上细切,用水二盏,煎至一盏,去渣入姜汁一匙,再煎一二沸,温服。

十全大补汤 二十七

人参去芦　白术　白茯苓去皮　甘草炙　当归酒洗　川芎　熟地黄　白芍药　黄芪蜜炙　肉桂去皮,各五分　生姜一钱　大枣一枚

上细切,用水一盏半,煎至一盏,去渣温服。

十全大补汤加益智仁 二十八

本方加益智仁去壳,五分

羌活愈风汤 二十九

羌活　甘草炙　防风去芦　蔓荆子　川芎　麻黄去节　熟地黄酒洗　细辛　枳壳去瓤,麦麸炒　人参去芦　甘菊　薄荷　枸杞子　当归酒洗　知母　地骨皮　黄芪　独活　白芷　杜仲姜汁炒去丝　秦艽去芦　柴胡去芦　半夏汤泡　全胡去芦　厚朴姜汁炒　防己去皮,各二分半　白茯苓去皮　黄芩　芍药各三分五厘　石膏　苍术米泔水浸　生地黄　桂去皮,各一分五厘

上细切为粗末,用水一盏半,煎至一盏,去渣温服。如欲汗,加制麻黄三分。如欲利,加大黄三分。如天阴雨,加生姜一钱。

苏子降气汤 三十

当归酒洗　甘草炙　前胡去芦　厚朴姜汁炒

肉桂去皮　陈皮去白,各五分　紫苏子捣碎　半夏曲各一钱二分五厘　生姜一钱　大枣一枚

上细切,用水一盏半,煎至一盏,去渣,不拘时服。

十四味建中汤 三十一

当归酒洗　白芍药酒炒　白术　麦门冬去心　黄芪蜜炙　甘草炙　肉苁蓉酒浸,去甲　人参　川芎　肉桂去皮　附子炮　半夏汤洗　熟地黄酒洗　白茯苓各三分　生姜一钱　大枣一枚

上细切,用水一盏半,煎至一盏,去渣空心温服。

双和汤 三十二

白芍药酒炒　当归酒洗　熟地黄酒洗　黄芪蜜炙,各七分　川芎　肉桂去皮　甘草各五分　大枣一枚　生姜一钱

上细切,用水一盏半,煎至一盏,去渣空心温服。

桔梗汤 三十三

桔梗　白术各八分　半夏曲一钱一分　陈皮去白　白茯苓去皮　枳实麦麸炒　厚朴姜汁炒各五分

上细切,用水一盏半,煎至一盏,去渣调木香散二钱,隔夜空腹温服。吐渐止,气渐下,去木香散,加芍药一钱二分,蜜炙黄芪八分。如大便燥结不尽下,以大承气汤去芒硝微下之,再服前药补之。

甘桔汤 三十四

甘草炙　桔梗米泔水浸,各二钱五分

上细切,用水一盏半,煎至六分,去渣温服。

七气汤 三十五

半夏汤泡,一钱五分　厚朴姜汁炒　桂心各九

分　茯苓去皮　紫苏　橘红去白，各六分　人参三分　白芍药七分　生姜一钱　大枣一枚

上细切，用水一盏半，煎至一盏，去渣温服。

蠲痹汤三十六

当归酒洗　芍药酒炒，赤者　黄芪蜜炙　姜黄　防风　羌活各九分　甘草三分，炙　生姜一钱　大枣一枚

上细切，用水一盏半，煎至一盏，去渣温服。

橘皮干姜汤三十七

橘皮去白　通草　干姜炒　桂心　甘草炙，各九分　人参四分

上细切，用水一盏半，煎至一盏，去渣温服。

七气厚朴汤三十八

厚朴姜制，二钱　甘草炙　大黄炒，各一钱　枳实麦麸炒，一钱六分　桂心五分　生姜一钱　枣二枚

上细切，用水一盏半，煎至一盏，去渣温服。如呕者，加半夏三分。

省风汤三十九

防风去芦　南星生，各一钱四分　半夏生用　黄芩　甘草炙，各七分　生姜一钱　枣一枚

上细切，用水一盏半，煎至一盏，去渣温服。

大秦艽汤四十

秦艽去芦　石膏煅，各一钱　甘草炙　川芎　当归酒洗　羌活　独活　防风去芦　黄芩　白芍药　白芷　白术　生地黄酒洗　熟地黄酒洗　白茯苓各五分　细辛二分五厘

上细切，用水二盏，煎至一盏，去渣温服。

如天阴加生姜七八片，如心下痞，每服一两，内加枳实一钱，煎服。

茯苓汤四十一

茯苓去皮　人参　白术各一钱　枳实麦麸炒，六分　陈皮去白，八分　生姜三分

上细切，用水一盏半，煎至一盏，去渣温服。

四七汤四十二

紫苏叶七分　厚朴姜制，一钱　茯苓去皮，二钱四分　半夏汤泡七次，一钱七分　生姜一钱　枣二枚

上细切，用水一盏半，煎至一盏，去渣温服。

人参石膏汤四十三

人参二分五厘　半夏汤洗　栀子炒　黄芩各四分　川芎　白术　茯苓去皮　知母各七分　甘草炙，一钱四分　石膏煅，四钱一分　生姜一钱

上细切，用水二盏，煎至一盏，去渣温服。

二陈汤四十四

陈皮去白，一钱三分　白茯苓八分　甘草炙，六分　半夏汤泡，一钱三分　黄芩酒炒，七分　生姜一钱　乌梅一枚　一方加丁香二分

上细切，用水一盏半，煎至六分，去渣，不拘时热服。

二陈汤加黄连四十五

本方加黄连一钱

归脾汤四十六

白术　茯神去皮骨　黄芪　龙眼肉　酸枣仁去壳炒，各七分五厘　人参　木香各三分　甘草炙，一钱五分　生姜一钱　大枣一枚

上细切，用水一盏半，煎至一盏，去渣不拘时温服。

四君子汤四十七

人参　白术　白茯苓　甘草炙，各一钱二分五厘

上细切，用水一盏半，煎至一盏，去渣温服。

四君子汤加五味子四十八

本方加五味子五分

四君子汤加五味子桔梗四十九

本方加桔梗五味子各五分

四物汤五十

当归酒洗　川芎　熟地黄酒洗　白芍药酒浸炒，各一钱五分

上细切，用水一盏半，煎至一盏，去渣温服。

四物汤加桂五十一

本方加桂一钱

四物汤加木通五十二

本方加木通去皮，五分

四物汤加青皮五十三

本方加青皮去瓤，麦麸炒，五分

四物汤加炒蒲黄五十四

本方加炒蒲黄一钱

八物汤五十五

当归酒洗　川芎　熟地黄酒洗　黄芪蜜炙，一云人参　白芍药酒洗炒　甘草炙　白茯苓去皮　白术各六分

上细切，用水一盏半，煎至一盏，去渣温服。

温中汤五十六

丁皮一钱二分五厘　干姜炒　丁香　白术　陈皮去白，各二分五厘　厚朴姜制，一钱二分五厘

上细切，用水一盏半，葱白三寸，荆芥五穗，煎七分，去渣热服。

橘皮汤五十七

橘红去白　厚朴姜制，各二钱　藿香六分　白术　葛根各四分　生姜五分

上细切，用水一盏半，煎至一盏，去渣温服。

黄芪汤五十八

人参　黄芪蜜炙　白术　白茯苓去皮　白芍药酒炒　生姜各一钱

上细切，用水一盏半，煎至一盏，去渣温服。如吐者，加藿香、生姜、陈皮去白，各五分。

升阳去热和血汤五十九

生地黄酒洗　牡丹皮　生甘草各五分　炙甘草　黄芪各一钱　当归身酒洗　苍术米泔水浸　秦艽去芦　熟地黄酒洗　肉桂去皮，各三分　陈皮去白，二分　升麻七分

上细切，用水二盏，煎至一盏，去渣热服。一方有白芍药一钱。

木香顺气汤六十

木香　草豆蔻面裹炮煨　苍术米泔浸，各三分　厚朴姜制，四分　陈皮去白　青皮去瓤麦麸炒　益智去壳　白茯苓去皮　泽泻去毛　干生姜　半夏汤泡　吴茱萸汤泡七次　当归酒洗　升麻　柴胡去芦各一分

上细切，用水二盏，煎至一盏，去渣热服。

29

补中益气汤六十一

黄芪蜜炙，一钱五分　人参　甘草各一钱，炙
当归酒洗　白术　升麻　柴胡去芦　陈皮去白，
各五分

上细切，用水一盏半，煎至一盏，去渣食
远服。

当归拈痛汤六十二

羌活　人参　苦参　升麻　葛根　苍术米
泔浸，各五分　甘草炙　黄芩酒洗　茵陈蒿酒洗
炒，各一钱二分五厘　防风去芦　当归身酒洗　知
母酒洗　泽泻去毛　猪苓各七分五厘　白术四分

上细切，用水二盏半，煎至一盏，去渣空
心温服。以美膳咽之，临卧再进一服，不须以
膳咽。

疏风汤六十三

麻黄去节，二钱　益智去壳　杏仁制，各六分
五厘　甘草炙　升麻各三钱三分

上细切，用水一盏，煎至六分，去渣热服。
脚登热水葫芦，以大汗出，去葫芦，冬月不
可用。

通气防风汤六十四

羌活　独活各一钱　藁本去芦　防风去芦
甘草炙，各五分　川芎　蔓荆子各三分

上细切，用水二盏，煎至一盏，去渣，空
心温服。

调中益气汤六十五

黄芪一钱　人参有嗽者不用　甘草炙　苍术
米泔水浸，各五分　柴胡此味为上气不足，胃气与脾
气下溜，乃补从阴养阳也　橘红如腹中气不得运转，
更加一分　升麻各二分　木香一分或二分

上细切，用水二盏，煎至一盏，去渣空心
温服。宁心绝思，药必神效，盖病在四肢血脉，
空心在旦服是也。

升麻顺气汤去黄柏六十六

黄芪一钱　半夏汤泡，六分　甘草炙　升麻
柴胡去芦，各二分　当归身　陈皮去白　神曲炒
人参各三分　草豆蔻四分　生姜一钱

上细切，用水二盏，煎至一盏，去渣食前
温服。

清暑益气汤六十七

黄芪汗少，一钱　苍术米泔水浸，各一钱五分
升麻一钱　人参　白术　陈皮去白　神曲炒　泽
泻各五分　甘草炙　黄柏酒炒　川归酒浸　青皮
去瓤，麦麸炒　麦门冬去心　干葛各三分　五味子
九粒

上细切，用水二盏，煎至一盏，去渣温服。

胃苓汤六十八

苍术米泔水浸　厚朴姜制　陈皮去白　甘
草炙　白术　茯苓去皮　桂心　猪苓　泽泻各
五分

上细切，用水一盏半，煎至一盏，去渣
温服。

羌活胜湿汤六十九

羌活　独活各一钱　藁本去芦　防风去芦
甘草炙　川芎各五分　蔓荆子三分

上细切，用水二盏，煎至一盏，去渣食前
温服。如身重腰痛，沉沉然，经中有寒湿也。
加酒洗汉防己五分，轻者加附子五分，重者加
川乌五分。一方有以上证，用本方加制黄柏一
钱、制附子五分、制苍术二钱。

升阳散火汤七十

升麻　葛根　羌活　独活　白芍药　人参
各六分　甘草炙，一分　柴胡三分　防风三分五厘
生甘草二分　生姜三片

上细切，用水一盏半，煎至一盏，去渣热
服。忌生冷等物。

清燥汤七十一

黄芪七分五厘　黄连五分　苍术米泔水浸，五分　五味子四粒　白术二分五厘　人参一分五厘　麦门冬去心，二分　橘红制，二分五厘　当归身酒洗　生地黄酒洗　神曲炒，各一分　白茯苓去皮，一分五厘　泽泻二分五厘　猪苓　黄柏酒炒，各二分　柴胡去芦五分　升麻一分五厘　甘草炙一分

上细切，用水二盏半，煎至一盏，去渣空心稍热服。

大羌活汤七十二

羌活　独活　防己　黄芩　黄连　防风去芦　苍术米泔水浸　白术　甘草炙　川芎　细辛各三分　知母酒炒　生地黄各一钱

上细切，用水二盏，煎至一盏，去渣热服。不瘥，再投二三服。

明目细辛汤七十三

麻黄根　羌活　防风各八分　川芎二分　生地黄酒洗　蔓荆子各三分　当归身梢　白茯苓去皮　藁本各四分　荆芥穗五分　细辛少许　红花少许　川椒四粒　桃仁七个，去皮尖，研

上细切，用水一盏半，煎至一盏，去渣临卧稍热服。忌酒醋面。

参术调中汤七十四

人参　白术　茯苓去皮　炙甘草　青皮各三分　桑白皮去皮　黄芪各四分　五味子十二粒　地骨皮　麦门冬去心　陈皮去白，各二分

上细切，用水一盏半，煎至一盏，去渣大热服。

神效黄芪汤七十五

黄芪一钱五分　人参七分　甘草炙　白芍药各九分　陈皮去白八分　蔓荆子二分五厘

上细切，用水一盏半，煎至一盏，去渣临卧热服。

茯苓琥珀汤七十六

茯苓去皮　白术　猪苓　泽泻　桂各八分　琥珀一钱　滑石七分　甘草炙，三分

上细切为末，用长流水一盏半，煎至一盏，空心服。

芍药汤七十七

白芍药一钱　当归尾酒洗　黄连　黄芩各五分　大黄四分　甘草炙　槟榔　木香　桂心各二分五厘

上细切，用水一盏半，煎至一盏，去渣空心服。如初病后重窘迫甚者，倍大黄，加芒硝五分。如痞满气不宣通，加枳实五分。如脏毒下血，加黄柏五分。如大人气血胜者，本方及加减分两，每加一倍。

饮煎类

木香流气饮七十八

藿香叶　木香不见火　厚朴姜制　青皮去白　香附童便浸　麦门冬去心　白芷各三分七厘　甘草炙，二分五厘　陈皮去白，五分　大腹皮乌豆汁洗　木瓜　人参去芦　蓬莪术炮　丁香皮不见火　半夏汤浸，各一分　赤茯苓一分五厘　石菖蒲一分五厘　草果仁二分五厘　紫苏叶　槟榔　白术　肉桂去皮　木通各三分　沉香三分七厘

上细切，加生姜三片，大枣一枚，水一盏半，煎一盏，去渣温服。

易老门冬饮子七十九

人参　枸杞子　白茯苓去皮　甘草炙，各一钱　五味子　麦门冬各一钱六分　生姜三分

上细切，用水一盏半，煎至一盏，去渣温服。

麦门冬饮子八十

麦门冬去心　当归酒洗　人参各五分　黄芪蜜炙　白芍药酒炒　甘草炙，各一钱　紫菀酒洗，一钱五分　五味子十粒

上细切，用水一盏半，煎至一盏，去渣食后服。

散热饮子八十一

防风　羌活　黄芩　黄连各一钱

上细切，用水一盏半，煎至一盏，去渣食后温服。如大便燥加大黄一钱。痛甚加制当归、生地黄各一钱。如烦躁不眠，加栀子一钱。

交加饮子八十二

肉豆蔻　草果各二个，一个生，一个面炮　甘草二寸，一寸生，一寸炙　厚朴二寸，一寸生，一寸姜汁制　生姜二钱，一半生，一半湿纸煨

上细切，以银砂器，用水一盏半，煎至一盏，临发日去渣空心服。未愈，再投一服。

香薷饮八十三

香薷二钱　白扁豆　厚朴姜制，各一钱

上细切，用水一盏半，煎至一盏，去渣服。

常山饮八十四

知母　常山　草果各一钱一分　良姜七分　甘草炙，五分　乌梅去核，一钱六分　生姜二钱　大枣一枚

上细切，用水一盏半，煎至一盏，去渣未发前服。

参苏饮八十五

人参　紫苏　全胡去芦　干葛　半夏　白茯苓各三分　枳壳麦麸炒　陈皮去白　甘草炙　桔梗米泔水浸　木香各五分　生姜一钱

上细切，用水一盏半，煎至一盏，去渣温服。

彻清煎八十六

川芎　薄荷叶各一分　藁本一钱　生甘草五分　甘草炙，五分　蔓荆子　细辛各一分

上为细末，食后用茶清调服。

治风煎八十七

天麻七分五厘　荆芥穗二钱五分　薄荷叶二钱五分　白花蛇肉酒浸去骨，四分

上为细末，用好酒二升，蜜四两，共纳石器内，煎成膏子，每温服一盏，日三进。煎饼咽下，急如暖处服之，要令汗出而已。

散类

导赤散八十八

生地黄酒洗　木通去皮　甘草各一钱五分　淡竹叶七分

上细切，用水一盏半，煎至一盏，去渣服。一本无甘草，有黄芩。

败毒散八十九

羌活　独活　前胡　柴胡　枳壳麦麸炒　人参　茯苓去皮　桔梗米泔水浸　甘草炙　川芎各五分　生姜一钱

上细切，用水一盏半，煎至一盏，去渣热服。

洗肝散九十

薄荷叶　当归酒洗　羌活　防风去芦　川芎　甘草炙　山栀　大黄各二两

上为细末，每服二钱，食后滚水调服。

盐煎散九十一

草果去壳　砂仁炒　槟榔　厚朴姜汁制　肉

豆蔻炮　羌活　苍术米泔水浸　陈皮去白　荜澄
茄　枳壳麦麸炒　良姜　茯苓去皮　茴香炒　麦
芽炒去壳　川芎　甘草炙，各二分

　　上为末，用水煎，入盐少许服之。

五膈宽中散九十二

　　陈皮去白　青皮麦麸炒　丁香各四两　厚朴
姜制一斤　甘草炙，五两　白豆蔻二两　香附醋炒
砂仁炒　木香各三两

　　上为细末，每服一钱，姜盐汤调服之。

乌药顺气散九十三

　　麻黄去节　陈皮去白　乌药　白僵蚕炒，各五
分　干姜炒，三分　川芎　枳壳麦麸炒　甘草炙
白芷　桔梗各二分五厘　生姜一钱　大枣一枚

　　上为细末，用水一盏半，煎至一盏服之。

蟠葱散九十四

　　延胡索　苍术米泔水浸　甘草炙，各二分五厘
茯苓去皮　莪术　三棱　青皮去瓤，各二分　丁
皮　砂仁　槟榔各一分五厘　桂去皮　干姜炒，
各五厘

　　上为细末，加连须葱白一茎，水一盏半，
煎一盏，空心温服。

五淋散九十五

　　赤茯苓一钱五分　赤芍药　山栀子各五分
当归酒洗　甘草炙，各一分五厘　灯心草七茎

　　上细切，用水一盏半，煎至一盏，去渣
温服。

六一散九十六

　　桂府白滑石六两　粉甘草炙，一两

　　上共为极细末，每服三钱，不拘时，白水
调服之。

八味顺气散九十七

　　白术　白茯苓去皮　乌药去皮　白芷　陈皮

去白　青皮去瓤　人参各四分　甘草炙，二分

　　上为细末，用水一盏半，煎至一盏，服之。

补肺散九十八

　　阿胶蛤粉炒成珠　糯米各一钱　马兜铃七分
甘草炙，各五分　杏仁去皮尖，七个　大力子二分
五厘

　　上细切，用水一盏半，煎至一盏，去渣
温服。

蝉花无比散九十九

　　蝉蜕一分　茯苓去皮　甘草炙　防风去芦，
各二分　川芎　羌活　当归酒洗　石决明盐水煮
研为末，各一分半　赤芍药酒炒　白蒺藜炒，各五
分　苍术米泔水浸，六分　蛇蜕炒，五厘

　　上为细末，食后用米泔汤，或茶清调服之。

消毒散一百

　　黄芩　黄柏各一两　大黄五钱

　　上为细末，每用生蜜水调药如糊，摊在消
花子上，随目赤左右，贴于太阳穴上，如干用
温水频润。

益胃散一百一

　　白豆蔻　姜黄　干生姜　泽泻各三分　砂仁
炒　甘草炙　人参　厚朴姜汁制　陈皮去白　黄
芪各七分　益智仁六分

　　上为细末，用水煎服。

泻白散一百二

　　桑白皮蜜水炒　地骨皮各一钱　甘草炙，五
分　粳米百粒

　　上为细末，用水一盏半，煎至一盏，食后
服。易老方加黄芩。

益黄散一百三

　　青皮去瓤　诃子肉　甘草各一钱二分半　陈

皮去白，二钱　丁香四分，如治小儿各减一倍

上为末，用水一盏半，煎至一盏服之。愚每于本方加参、术各一钱效。

黄芪鳖甲散—百四

黄芪蜜炒　鳖甲去肋，酥炙　天门冬制，各五分　桑白皮蜜水炒　半夏汤泡　黄芩酒炒　甘草炙　知母酒炒　赤芍药酒炒　紫菀酒洗，各二分半　秦艽去芦　白茯苓去皮　生地黄　柴胡　地骨皮各三分半　肉桂去皮　人参　桔梗各一分五厘

上为粗末，用水一盏半，煎至一盏，食后温服。

防风通圣散—百五

防风去芦　川芎　当归酒洗　芍药酒炒　大黄　芒硝　连翘　麻黄去节　薄荷各四分五厘　石膏煅　桔梗米泔水浸　黄芩　甘草炙，各九分　白术　山栀炒　荆芥穗各二分五厘　滑石一钱八分　生姜一钱

上细切，用水一盏半，煎至一盏，去渣温服。一方去芒硝，加牛膝、人参、半夏各四分五厘。

独活散—百六

独活　羌活　川芎　防风　细辛　荆芥薄荷　生地黄各四分

上细切，用水一盏半，煎至一盏，灌漱咽之。

白芷散—百七

麻黄去节　草豆蔻各一钱半　黄芪　升麻各一钱　吴茱萸汤泡　白芷各四分　川归酒洗　熟地黄酒洗，五分。　藁本三分　桂枝二分五厘　羌活八分

上为细末，先用温水漱口，净后擦之。

五苓散—百八

泽泻一两五钱　猪苓　赤茯苓　白术各一两

肉桂去皮，五厘

上为细末，每服二钱，用白汤，或米饮，食前调服。服毕，多饮热汤，有汗即愈。

凉膈散—百九

大黄　朴硝　生甘草各五分　连翘一钱　栀子仁炒　黄芩酒炒　薄荷各二分五厘　淡竹叶五片

上细切，用水一盏，煎至八分，去渣，入蜜一匙，和匀服之。如退六经热，及伤寒余热不解，胸烦等证，减芒硝、大黄，加桔梗五分。同为舟楫之剂，浮而上之，治至高之分也。一方加汉防己五分。

木香散—百十

木香　槟榔各一钱

上为细末，用桔梗煎汤，调服之。

复元通气散百十一

陈皮去白　青皮去瓤，各四两　川山甲煅，二两　甘草二两五钱，炙生各半　栝楼根二两　金银花　连翘各一两

上为细末，每服二钱，热酒调服之。

川苦楝散百十二

木香另为末　茴香用盐一匙炒黄色，去盐　川楝子各一两，用巴豆十粒去壳同炒黄色，去巴豆

上为极细末，每服二钱，用温酒一盏，调匀空心服。

丁香散百十三

丁香　柿叶各一钱　甘草炙　良姜各五分

上为细末，每服二钱，不拘时用热汤调服。

川芎散百十四

山茱萸去核，一两　山药　甘菊花　人参白茯神　川芎各五钱

上为细末，每服二钱，不拘时，用酒调服，日进三服。

丸类丹附

青娥丸 百十五

杜仲姜汁炒，一斤　补骨脂炒，一斤　生姜炒，十两

上为细末，用胡桃肉一百二十个，汤浸去皮，捣为膏，炼蜜些许，杵和为丸，如梧桐子大，每服五十丸，空心用姜盐汤任下。

无比山药丸 百十六

山药炒，三两　赤石脂　茯苓去皮　熟地黄酒洗　山茱萸去核　巴戟去心　牛膝酒洗，去芦　泽泻各一两　肉苁蓉酒浸，四两　五味子去核，六两　杜仲姜汁炒　菟丝子酒浸，各三两

上为细末，炼蜜为丸，如梧桐子大，每服四五十丸，空心酒下。

补益肾肝丸 百十七

柴胡去芦　羌活　生地黄酒洗　苦参　防己去皮　附子炮，去皮脐　肉桂去皮，各一两　归身酒洗，三两

上为细末，滚水为丸，如梧桐子大，每服四十丸，食前温水服。

地黄丸 百十八

山药炒，四两　山茱萸去核，四两　泽泻去毛　牡丹皮　白茯苓各三两　熟地黄八两，用怀庆

上为细末，炼蜜为丸，如梧桐子大，每服五十丸，白滚汤送下。

八味丸 百十九

熟地黄酒洗，八两　泽泻去毛　牡丹皮　白茯苓各三两　山茱萸去核　山药各四两　附子炮，一两　桂心一两

上为细末，炼蜜为丸，如梧桐子大，每服五十丸，温酒下，或盐汤下，妇人淡醋汤下。

巴戟丸 百二十

五味子　巴戟去心　人参　肉苁蓉酒洗，去甲　菟丝子酒浸　熟地酒洗　覆盆子　白术　益智去壳，炒　骨碎补去毛　小茴香各一两，炒　白龙骨二钱五分　牡蛎炒，二钱

上为末，蜜丸，梧桐子大，服五十丸，空心盐汤送下。

八物定志丸 百二十一

人参一两五钱　石菖蒲　远志去心　茯神去心　茯苓去皮，各一两　麦门冬去心　白术各五钱　牛黄二钱，另研　朱砂一钱，另研

上为细末，炼蜜为丸，如梧桐子大，每服三十丸，米饮汤送下。

理中丸 百二十二

人参　白术　干姜炒　甘草炙，各等份

上为细末，炼蜜丸，每一两，分作五丸，每服一丸，白滚汤送下。一方干姜恐大热，以生姜制干代之。

理中丸加半夏 百二十三

本方加制半夏各等份

朱砂安神丸 百二十四

黄连一钱五分　朱砂一钱　酒生地　酒归身　甘草炙，各五分

上为极细末，汤浸蒸饼为丸，如黍米大，每服十五丸，食后津唾咽下。一方无地黄、归身，用甘草。

朱砂滚痰丸 百二十五

朱砂　白矾生用　赤石脂　硝石各等份

上为细末，研蒜膏丸，如绿豆大，每三十丸，食后荆芥汤送下。

助气丸 百二十六

三棱炮　莪术炮，各三两二钱　青皮去瓤白术各一两五钱　木香　枳壳麦麸炒　槟榔各一两陈皮去白，一两五钱

上为细末，糊丸，每服五十丸，滚白水送下。

茱萸内消丸 百二十七

山茱萸去核　吴茱萸汤泡　陈皮去白　青皮去瓤　马兰花醋炙　山药炒　茴香炒，各二两　川楝子酒煮去核　肉桂去皮，不见火　木香不见火，各一两

上为细末，酒糊丸，如梧桐子大，每服五十丸，空心酒盐汤下。

沉香鹿茸丸 百二十八

沉香一两　附子炮，四两　鹿茸酥炙，三两熟地黄酒洗，六两　巴戟去心，一两　菟丝子酒浸，五两　麝香另研，一钱五分

上为末，炼蜜丸，如梧桐子大，每服四五十丸，空心酒盐汤下。

附子理中丸 百二十九

人参　白术　干姜炒　甘草炙　附子炮，各等份

上为末，炼蜜丸，每一两作十丸，每服一丸，用水一盏，煎至七分，空心稍热服。

小菟丝子丸 百三十

菟丝子酒洗，五两　石莲肉去壳，二两　白茯苓去皮，一两　山药炒，二两七钱五分

上将山药除七钱五分为末，打稀糊，其余共为细末，以山药糊为丸，如梧桐子大，每服五十丸，空心温酒盐汤任服下。

青州白丸子 百三十一

南星生用　白附子各二两　川乌去皮脐，五钱半夏好白者汤泡，七两

上为细末，以生绢袋盛，于井花水内摆出，未出者更以手揉令出，以渣更研，再用绢袋摆尽为度，于磁盆中日晒夜露，每旦换新水，搅而复澄，春五，夏三，秋七，冬十日，去水晒干如玉片，碎研以糯米粉煎粥清为丸，如绿豆大。每服二三十丸，生姜汤送下，不拘时服。如瘫痪风湿，用酒送下；小儿惊风，薄荷汤下三五丸。一方加天麻、全蝎各制等份，为细末，用生姜自然汁煮麦粉为丸，梧桐子大，法同前。

麝香大戟丸 百三十二

川楝子酒煮，去核　诃子去核　茴香炮，各六两　胡芦巴四两　大戟制　附子炮，各五钱　麝香一钱，另研　木香　槟榔各一两

上除川楝子一味，其余共为细末，将川楝子以好酒二升，葱白七根，长四寸煮，去核取肉，和前药末杵和为丸，梧桐子大，每十丸，空心姜汤送下。

感应丸 百三十三

杏仁汤泡去皮尖，肥者，二百四十枚　百草霜用乡村人家锅底上者佳，另研细，二两　巴豆七十粒，去皮心膜油，研细如粉　干姜炮，一两　肉豆蔻二十个，煨　木香二两五钱　丁香一两五钱

上除巴豆、百草霜、杏仁三味外，余四味为细末，同研匀，用蜡匮先将蜡六两熔化作汁，以重帛滤淬，更以好酒一升，于银石器内煮蜡熔，滚数沸，倾出候酒冷，其蜡自浮于上，取蜡称用，凡春夏修合，清油一两，秋冬用清油一两半，于冷铫内熬令香熟，次下酒煮蜡四两，同化作汁，就锅内乘热拌和前项药末成剂，分作小锭子，以油单纸裹衣旋丸。服饵，每服三十丸，空心生姜汤下。

香连丸 百三十四

黄连二十两，用吴茱萸十两，二味各以酒拌湿，

同炒，去茱萸　木香四两八钱不见火

一方加石莲肉半斤，去壳，治噤口痢神效。

上为末，用醋煮麦糊丸，梧桐子大，每服三五十丸，清米饮下。

胜金丸百三十五

常山十两　槟榔十五个，用鸡心者

上为细末，用鸡卵清丸梧桐子大。每服三十丸，于发时前一日，临卧用冷酒送下便睡，不可吃热物茶汤之类，至四更尽再用冷酒送下二十丸。忌一切热物，至日午方可食温物，至晚不拘。

控涎丸百三十六

甘遂去心　大戟去皮　白芥子主上气发汗，胸胁有冷痰

上件各等份为细末，糊丸，如梧桐子大。每服五十丸，淡姜汤下，食后临卧服，量病人虚实加减丸数。一方名妙应丸，治惊痰，加朱砂为衣。痛甚者加全蝎，酒痰加雄黄、全蝎。惊气痰成块者，加穿山甲、鳖甲、延胡索、蓬莪术。臂痛加木鳖子霜、桂心。热痰加盆硝。寒痛加丁香、胡椒、肉桂。

三黄丸百三十七

黄连去须　黄芩炒　大黄各等份，炮

上为细末，炼蜜丸，如梧桐子，每服三十丸，滚白水送下。

草豆蔻丸百三十八

草豆蔻麦裹煨　泽泻小便多者减半　半夏泡，各一两　吴茱萸汤泡焙干　橘红去白　人参　白僵蚕　黄芪　益智仁各八钱　生甘草　炙甘草　当归身酒洗　青皮去瓢，各六钱　桃仁去皮尖，七十粒　麦蘖面炒，一两半　神曲炒微黄　柴胡胁不痛减半　姜黄各四钱

上为细末，汤浸蒸饼，丸如梧桐子大，每

服三十丸，食远白滚汤送下。

丁香楝实丸百三十九

当归酒洗　附子炮　川楝子去核　茴香炒，各一两

上细切，用好酒三升同煮，酒尽为度，取出焙干每称药一两，再入后项药。

丁香　木香各五钱　全蝎制，十三个　延胡索五钱

上为细末，同前药末拌匀，酒糊丸，如梧桐子大。每服三十丸，或至百丸，温酒送下。

木香踢气丸百四十

木香　陈皮去白　青皮去瓢　草豆蔻炮　萝卜子炒　胡椒各三钱　蝎尾去毒，二钱五分

上为细末，糊丸如梧桐子大，每服三十丸，食后米饮汤送下。

中满分消丸百四十一

黄芩去朽，细切，酒拌炒二次，六钱　黄连　枳实麦麸炒　半夏汤泡七次，去皮脐，五钱　厚朴姜制，五钱　姜黄　人参　白术各二钱五分　甘草炙　猪苓去黑皮，各一钱　干生姜　白茯苓去皮　砂仁各二钱　知母去毛酒炒　泽泻　陈皮去白，各二钱

上为末，蒸饼作糊，丸如梧桐子大，每服百丸焙热，白滚汤或淡姜汤送下。

槟榔丸百四十二

槟榔　木香各二钱五分　枳实麦麸炒　丑头末　陈皮去白，各五钱

上为细末，醋糊丸，如梧桐子大，每服二十丸，生姜汤送下。

厚朴丸百四十三

当归酒洗　丁皮各五钱　厚朴姜汁制，一两　细辛二钱五分　人参一钱五分　甘草炙，五厘

上为细末，炼蜜为丸，如弹子大，每服一丸，用水一盏，煎至六分，和滓热服。

枳术丸 百四十四

白术二两　枳实麦麸炒，一两

上为细末，用沸汤泡，青荷叶干者亦可，顷间去叶用汤浸，晚粳米杵粉。以原汤煮糊为丸，如梧桐子大。每服五十丸，多至七八十丸，白滚汤送下。

金花丸 百四十五

黄连　黄芩　黄柏去皮　山栀炒，各一两

上为细末，滴水丸如梧桐子大，每服五十丸，热滚水送下。

牛膝丸 百四十六

牛膝去芦，酒洗　萆薢　杜仲姜汁炒丝断肉苁蓉酒浸，去甲　菟丝子酒浸　防风　胡芦巴炒　补骨脂酒浸炒　白蒺藜各等份，一两　官桂五钱

上为细末，酒煮猪腰子，丸如梧桐子大。每服五十丸，温酒送下。腰痛甚者，服之尤捷。

左金丸 百四十七

黄连六两　吴茱萸一两，汤泡浸半时许，焙干用

上为细末，粥汤为丸，如梧桐子大。每服五十丸，用白术陈皮煎汤送下。滚白水亦可。

地芝丸 百四十八

生地黄酒洗，四两　天门冬去心，四两　枳壳麦麸炒，二两　甘菊二两

上为细末，炼蜜丸如梧桐子大，每服百丸，食后茶清送下。

肥气丸 百四十九

当归头酒洗　苍术各一两五钱　青皮炒，一两

蛇含石醋煅淬，七钱五分　三棱　莪术　铁孕粉各三两，与三棱蓬术同入醋煮，一沸时久

上为细末，醋煮米糊为丸，如绿豆大，每服四十丸，用当归浸酒下，食远温服之。

痞气丸 百五十

赤石脂醋淬火煅　川椒炒出汗　干姜炮，各二两　桂心　附子炮，各五钱　大乌头炮，去皮脐，二钱五分

上为细末，炼蜜为丸，如梧桐子大，以朱砂为衣，每服五十丸，食用清米汤送下。

补阴丸 百五十一

黄柏半斤，盐酒拌，炒褐色　知母去毛，酒制炒　熟地黄酒洗，各三两　龟甲酥炙，四两　白芍药煨　陈皮去白　牛膝酒洗去芦，各二两　虎胫骨酥炙，一两　锁阳酥炙　当归酒洗，各一两五钱

上为细末，酒煮羯羊肉为丸，如梧桐子大，每服五六十丸，空心盐汤送下。冬月加干姜半两。

滋肾丸 百五十二

黄柏酒炒阴干，二两　知母酒浸，二两　桂去粗皮，一钱

上为细末，熟水丸如梧桐子大，每服五十丸，空心百沸汤下。

泻青丸 百五十三

当归酒洗　龙胆草　川芎　山栀　大黄羌活　防风各等份

上为细末，炼蜜丸，如梧桐子大，每三十丸，熟滚水送下。

奔豚丸 百五十四

厚朴姜汁制，七分　黄连五钱　白茯苓去皮泽泻去毛　菖蒲各二钱　川乌炮　丁香各五分苦楝酒煮去核，三钱　延胡索一钱五分　全蝎　附

子　独活各一钱　肉桂一分　巴豆霜去油用，五分

上件除巴豆霜、茯苓，各另研为末，旋入外为细末和匀，炼蜜丸如梧桐子大，淡盐汤下。初服二丸，一日加一丸，二日加二丸，渐渐加至大便微溏，再服二丸起加服之。积消而止。

黄连黄柏知母丸百五十五

黄连　黄柏　知母酒制，各等份

上为末，水丸，如梧桐子大，每服七八十丸，至百丸，空心百沸汤送下，以饮食咽之。

二丹丸百五十六　治健忘养神，定志和血，安神，外华腠理。

熟地黄酒洗　天门冬去心　丹参各一两五钱茯神去皮心　麦门冬一两去心　甘草炙，一两　远志去心　人参五钱　丹砂另研为衣　菖蒲各五钱

上为细末，炼蜜为丸，如梧桐子大，每服五十丸，或加至百丸，空心愈风汤送下。

平补镇心丹百五十七

白茯苓去皮　五味子　熟地黄酒洗　天门冬去心　麦门冬去心　肉桂各一两二钱五分　远志去心　茯神去皮心　山药姜汁炒，各两半　酸枣仁去壳，二钱五分　车前子　人参　朱砂另研，各五钱龙齿制，一两五钱

上为末，炼蜜为丸，如梧桐子大，朱砂为衣，每服三十丸，空心用米饮汤，或温酒任下。

还少丹百五十八

川牛膝去芦，酒浸　山药炒，各一两五钱　杜仲姜汁炒断丝　巴戟去心　山茱萸去核　肉苁蓉酒浸去甲　五味子　白茯苓去皮　小茴香炒　远志去心，同甘草煮　柏子仁各一两　石菖蒲　枸杞子去核，各五钱　熟地黄酒洗，二两

上为细末，炼蜜同红枣肉为丸，如梧桐子大，每服七十丸，用温酒或盐汤送下，日进三服。

黑锡丹百五十九

黑锡熔化去滓　硫黄各二两　金铃子即川楝子沉香　木香　附子炮　胡芦巴　茴香　补骨脂阳起石研，水飞　肉豆蔻炮　桂各半两，自金铃子以下另为末

上将黑锡用新铁铫先熔化，以硫黄末一钱和炒黑锡结成砂子，再用慢火熔化，将所余药一两九钱，硫黄、黑锡同熔化搅冷匀，倾在地坑内，出火毒，过一夜，取出研令极细末，又将前项为末，和匀一处，再研一日，成黑光为度，酒糊为丸，如梧桐子大，阴干从布袋内擦光，每服五七十丸，空心姜盐汤任下，或枣汤下，妇人醋艾汤送下。一方有巴戟。

金锁镇元丹百六十

五倍子　白茯苓各八两　巴戟去心　肉苁蓉酒浸，去甲　胡芦巴炒，各一斤　补骨脂酒炒，十两　朱砂三两，另研　龙骨二两

上为末，酒糊为丸，如梧桐子大，每服二十丸，空心温酒淡盐汤任送下。

离珠丹百六十一

杜仲姜汁炒丝断　补骨脂制，各三两　草薢二两　诃子去核，五枚　龙骨煅　巴戟去心，各一两　胡桃肉百二十个　砂仁五钱　朱砂一钱五分，另研

上为细末，酒糊为丸，如梧桐子，朱砂为衣，每服二十丸，空心盐汤温酒任送下。

天真丹百六十二

沉香　巴戟酒浸，去心　茴香盐炒，去盐草薢酒浸炒　胡芦巴炒　补骨脂　杜仲姜汁炒黑丑盐炒，去盐　琥珀各一两　桂五钱

上为末，用原浸药酒煮糊为丸，如梧桐子大，每服五六丸，至七八丸，空心温酒送下。

三才封髓丹 百六十三

天门冬去心　熟地黄酒浸　人参各五钱　黄柏酒浸炒，三两　砂仁一两五钱　甘草炙，七钱五分

上为末，水煮糊丸，如梧桐子大，每服五十丸，用制肉苁蓉半两，切作片子，以酒一大盏，浸一宿，次日煎四沸，去滓送下。

四白丹 百六十四　清肺气养魄，中风者多昏冒，气不清利，此药主之。

白芷一两　白檀一钱五分　白茯苓去皮　白术　缩砂仁　人参　防风去芦　川芎　香附子炒　甘草炙，各五钱　羌活　独活　藿香各一钱五分　知母去毛　细辛去叶，各二钱　甜竹叶二两　薄荷三钱五分　麝香一分另研　牛黄另研　龙脑另研，各五分

上为细末，炼蜜为丸，每一两作十丸，临卧嚼一丸，分五七次嚼，以愈风汤送下。

煮枣方 百六十五

甘遂　大戟　芫花各等份

上为末，煮枣肉为丸，如梧桐子大，清晨热汤送下三十丸，以利为度，次早再服，虚人不可多服。

松崖医径卷下

新安古歙松崖程玠著　杭州董志仁校刊

中风一

中风者，专主正气虚而痰气乘之所致也。分气血而治之。经云：且如舟行于水，人遇于风，舟漏则水入，体漏则风伤。按治法，治痰先治气，气顺则痰利，治风先治血，血行风自减，先养血而后去风，必用顺气排风等剂。如左手脉来无力，属血虚，治以血药倍多。右手脉来无力，属气虚，治以气药倍多。依方随病制宜，无如胶柱鼓瑟而误察病，反嗔制方之不精也。

秘传加减省风汤

陈皮　半夏　茯苓　甘草　羌活　防风　黄芩　白芷　白术　红花有死血者加之

上细切作一服，用水二盏，生姜三片，煎至一盏，去渣。再用木香磨姜汁、竹沥入药内搅匀服。血虚者，加当归、生地黄、熟地黄，去红花。气虚者，加人参、黄芪，去白芷。痰盛者，加瓜蒌仁、枳实。大便燥闭，脉实者，加大黄。咬牙闭目者，用皂荚末、芦筒吹入鼻内，或装于纸，捻冲，有嚏痛可治，否则不治。痰盛者，重用槌法内吐痰甚良，痰大出即苏，量老幼元气虚实治之。凡中风口开手撒，眼合遗尿，吐沫直视，喉如鼾睡，肉脱筋痛，发直摇头上窜，面赤如妆，汗缀如珠，皆为中风不治之证也。

中风灸法　风府二，人中一，颊车二，合谷二各灸七壮。

中寒二

中寒者，属冬时中于寒，手足厥冷，或腹痛呕吐，甚则晕倒昏迷不省人事，脉沉迟无力，治宜辛温之剂。大法风中则身温，寒中则身冷者是也。

秘传加减理中汤　中寒轻者用此方。

人参　白术　干姜　甘草　干葛　肉桂　陈皮　半夏　茯苓　细辛

上细切，作一服，用水二盏，姜三片，煎至一盏，去渣温服。中寒重者，六脉全无，或腹痛泻痢不止，加附子。如身甚恶寒者，加麻黄，煨生姜，水煎。临服时，再加姜汁半盏服。其患者皮肤外，仍用生姜捣碎炒热，款款熨之良。

中暑三

中暑者，即夏时所受三伏火也。在天为火，在地为暑，在人脏为心。凡暑气先中于心，脉虚身热，自汗背恶寒，毛耸齿燥。避暑深堂大厦，得此证者，名中暑是也。行人冲走长途，或田野力农座倒者，名中热是也。夫中暑者，阴证内伤之为病也。中热者，阳证外感之为病也。经云治暑当降火，宜此饮随证加减。

秘传加减香薷饮

香薷　白扁豆　黄连　甘草　麦门冬　五味子　知母　陈皮　茯苓　厚朴

上细切，用水二盏，加姜、枣、灯心，煎至一盏，去渣不拘时冷服。身热者加柴胡。呕者加半夏姜汁。渴者加天花粉。元气虚者加人参、黄芪。小便短赤或涩者，加山栀仁、泽泻。自汗或水泻者，加炒白术、升麻。头痛者加石膏、川芎。

清暑益气汤　治长夏一切等证。

白虎汤　治暑热发渴。并见卷上汤类。

益元散　治中暑，身热烦渴，小便不利等证。即六一散。

五苓散　治湿热发热黄证，并见卷上散类。

若加茵陈，治湿热发热黄证最捷。若暑湿二邪交病，加平胃散，名胃苓汤。

中湿四

中湿者，须分内外而治也。内湿者，乃饮食生冷所伤也。外湿者，皆山岚露雨，水土之气所中也。其人脉俱沉细。经云：治湿不利小便，非其治也。

秘传加减渗湿汤

苍术　厚朴　陈皮　茯苓　半夏　黄连　灯心

上细切，作一服，用水二盏，姜三片，枣一枚，煎一盏，去渣纳盐二字服。

内湿者，食下必呕吐，腹中胀满，小便短赤，加山楂、枳实、黄连、炒萝卜子。

外湿者，身体必肿痛，寒热往来，小便短赤，加羌活、木通、黄芩。小便不利者，加猪苓、泽泻。发黄者，专主湿热所成，如盦曲相似。盖湿热则易为黄矣，利小便为上策，加茵陈、滑石、木通、猪苓、泽泻、山栀、黄柏。

感冒五

感风者，脉多浮数，其证身热面光，有汗恶风，鼻塞声重，头疼涕唾稠黏。感寒者，脉多浮紧，其证身热面惨，无汗恶寒，腰背拘急，头项强痛。感冒之初，治此病者，须当诊按分别之。

引方参苏饮　治感风无汗，鼻塞声重，头疼。见卷上饮类。

若冬月外感，恶寒无汗，咳嗽，鼻塞声重者，加麻黄、杏仁、金沸草，表汗散之。若春夏秋三季，咳嗽有痰者，去人参、木香，加桑白皮、杏仁。若头痛兼咳嗽者，加川芎、细辛。若气促喘嗽不止者，加知母、贝母。若肺寒咳嗽者，加五味子、干姜。若痰热者加片芩。若胸满痰多者，加瓜蒌仁。如痰唾如胶者，加金沸草。若呕逆者，加藿香、砂仁。若心下痞闷，或胸中烦热，或嘈杂恶心，或停酒不散者，倍干葛、陈皮，加黄连、枳实。若脾泄者，加莲肉、白扁豆。若似疟者，加草果、川芎。若鼻衄者，加四物汤。

藿香正气散　治时令不正，瘟疫大行，感冒等证。

大腹皮制　紫苏　藿香　白芷　茯苓各六分　厚朴制　白术　陈皮　桔梗　半夏各四分　甘草炙，二分

上细切，用水二盏，姜三片，枣一枚，煎服。

羌活冲和汤　以代桂枝麻黄青龙各半等汤，此太阳经之神药也。治春夏秋非时感冒，暴寒头痛，发热恶寒，脊强无汗，脉浮紧，此是太阳膀胱经受邪，是表证，宜发散，不与冬时正伤寒同治法。此汤非独治三时暴寒，春可治温，夏可治热，秋可治湿，治杂证亦有神也。秘之，勿与庸俗知此奇妙耳。

羌活　苍术各一钱半　防风　黄芩　川芎　白芷　甘草各一钱　生地黄二钱　细辛五分，不可多

上细切，用水二盏，姜三片，枣二枚，煎至一盏。《捶法》加葱白捣汁五匙，入药再煎一二沸。若发汗宜热服，止汗宜温服。若胸中饱闷，加枳壳、桔梗，去生地黄。若夏月加石膏、知母，名神术汤。若服此汤不作汗，加苏叶。若喘而恶寒身热，加杏仁、生地黄。若汗后不解，宜要服汗下兼行，加大黄，釜底抽薪之法。若春夏秋感冒非时伤寒，亦有头痛恶寒，身热，脉浮缓，自汗，宜实表，去苍术，加白术。汗不止加黄芪，即加减冲和汤。再不止，以小柴胡汤加桂枝、芍药一钱如神。

以上二证，如法治而未愈，或合吐，或合下，更于《伤寒论》中求之合证，若虞机之省括于度，发无不中矣。

凡伤寒传经之证，初得太阳经病，恶寒发热，头项强，腰脊痛，无汗，急用羌活冲和汤表之而愈。或诸痛悉除，亦不恶寒，但发热不解，或微汗溅溅然出，此为挟虚证，宜用补中益气汤为主治。有汗加桂枝、芍药。汗未透，脉尚浮紧，加羌活、苍术、防风、葛根，倍升麻、柴胡。满闷者去黄芪、人参。仍头痛未除，加川芎、白芷、荆芥、薄荷、细辛、葛根。若渴加五味子、麦门冬、天花粉。三四日间，不宜前药，则以小柴胡汤，验证加减。如寒热胁痛，少阳外证悉具，只以本方服之。若兼腹满自利，已见太阴证，而少阳证尤未除者，本方中加五苓散，名柴苓汤。热甚者，去桂，倍黄芩。渴甚者，本方去半夏，加五味子、天花粉。五六日不大便，潮热引饮，本方中去人参、甘草，加芍药、枳壳、厚朴、大黄，甚者加芒硝，或用河间三一承气汤。七八日过经不解，热不退，或黄连解毒汤、凉膈散，选而用之。或仍以小柴胡汤看证调治而愈。或愈后因劳役复热者，仍用补中益气汤，多服数帖自安。虽因食复病，切不可轻用大黄、芒硝之类下之。盖病后气血大虚，若复下之必死，慎之慎之。

上证治法内方，悉见前集，再不重立，此载大略未备。治此证者，须于仲景《伤寒论》中，熟览详究用药，庶无误矣。

内伤六

内伤者，皆由饮食不节，起居不时，劳役过伤，或触犯贼风，恶寒发热，宜察表里虚实、内伤外感之候。亦有外感挟内伤，有内伤挟外感，此撮要言，更遍览东垣论中，庶得详悉大法，宜以扶植胃气为本，斟酌用药，毋违东垣之指也。

引方补中益气汤 见卷上汤类，备录加减法。

若咽干，本方加干葛。若心刺痛，乃血涩不足，倍当归。若精神短少，倍人参，加五味子。若头痛，加蔓荆子，痛甚加川芎，顶脑痛，加藁本、细辛。若痰多，加半夏、贝母、生姜。若咳嗽，春加佛耳草、款冬花，夏加五味子、麦门冬，秋冬加连节麻黄。久嗽肺中伏火去人参。若恶食，食不下，乃胸中有寒，或气涩滞，倍陈皮，加青皮、木香。寒月更加益智、草豆蔻。夏月加芩、连。秋月更加砂仁、槟榔。若心下痞闷，加芍药、黄连。若腹胀，加枳实、木香、砂仁、厚朴。寒月加生姜、肉桂。若腹痛，加芍药、甘草。有寒加桂心。夏加黄芩，倍甘草、芍药。冬加益智草、豆蔻、半夏。若胁痛或急缩，倍柴胡、甘草。若脐下痛，加熟地黄。不已，乃是寒也，加肉桂。若大便闭涩，加当归梢、大黄。若脚软乏力或痛，加黄柏。不已更加防己。若气浮心乱，以朱砂安神丸镇之。

上方加减法，是饮食劳倦，喜怒不节，如病热中，则可用之。若未传寒中，则不可用。此盖甘酸适口以益其病耳，如黄芪、人参、甘草、芍药、五味子之类是也。见《脾胃论》。

朱砂安神丸

调中益气汤

草豆蔻丸　治宿食不消，胃口痛。

枳术丸　治痞满消食强胃等证。并见卷上汤类丸类。

若元气虚弱，饮食不消，心下痞闷，本方加橘皮一两，名橘皮枳术丸。若治饮食太过，致心腹满闷不快，本方加炒神曲一两，炒麦蘖曲一两，名曲蘖枳术丸。若破滞气，消饮食，开胃进食，本方加木香一两，名木香枳术丸。若治因冷食内伤，本方加制半夏一两，名半夏枳术丸。若治伤肉食湿面辛辣味厚之物，填塞闷乱不快，本方加酒炒黄连、酒蒸大黄、炒神曲、净橘红各二两，黄芩四两，名三黄枳术丸。

保和丸　治一切饮食所伤，胸腹饱闷不安，或腹中有食积癖块，多服日渐消散。若脾胃虚者，恐不可服。

山楂肉五两　神曲炒　半夏泡去皮，各三两　茯苓　陈皮去白　萝菔子炒　连翘各一两

上为细末，别用生神曲五两，入生姜汁一小盏，水调打糊为丸，如梧桐子大，每三五十丸，清米饮汤送下。若健脾胃，消食积，加麦蘖面一两，白术二两，名大安丸。一云脾虚者服之，虚虚之祸，疾如反掌。或以四君子等物作汤，使送下。盖山楂一味，大能克化食物，若胃中无食，脾虚不运，不思食者，服之则克伐脾胃之气，故云然也。

加味二陈汤　导痰补脾，消食行气。

陈皮　茯苓　神曲炒，各七分　山楂肉一钱五分　半夏泡，去皮　香附子各一钱　川芎　苍术　白术各八分　麦芽面炒　砂仁炒，各五分　甘草炙，三分

上除神曲、麦芽面，细研另包，余细切作一服，生姜三片，枣一枚，水二盏，煎一盏，调神曲、麦芽面入内搅服。

木香导滞丸　治伤湿热之物，不得施化而作痞满，闷乱不安宜用。

大黄一两　枳实制　神曲炒，各五钱　白茯苓　黄芩　黄连去毛　白术各三钱　泽泻　木香　槟榔各二钱

上为细末，汤浸，蒸饼为丸，如梧桐子大，每服七八十丸，温滚水食远送下。量强弱加减丸数，以利为度。

加减润肠丸　治伤食心腹痛，能润血燥热，通大便。

大黄倍加　黄芩　麻黄　郁李仁　杏仁去皮　厚朴　枳壳　陈皮去白　当归梢　莱菔子各等份

上为末，炼蜜丸如梧桐子大，每服百丸，食前滚白水送下。

备急大黄丸　治心腹诸卒暴痛，食积胸满，下咽气便速行。

大黄　巴豆去皮油膜　干姜各等份

上为细末，炼蜜和捣为丸，如小豆大，每服二丸，白汤送下，以利为度。

人参养胃汤　治内伤饮食，心腹胀痛，吐泻疟疾初起，疟后调理脾胃。

苍术　厚朴　陈皮去白　甘草炙　人参　白茯苓　半夏去皮　草果　藿香　加砂仁　香附子

上细切，用水二盏，生姜三片，乌梅一个，煎至一盏，去滓温服。若疟疾寒多者，加炮附子。

参苓白术散　治脾胃虚弱，饮食不进，或呕吐泻痢，或大病后补助脾胃，此药极妙。

人参　白茯苓　白术　干山药　白扁豆去壳，姜汁浸炒，各一两五钱　甘草炙　薏苡仁炒

桔梗米泔水浸　莲肉去心　砂仁各一两

若治噤口痢，用石莲肉，加石菖蒲一两。有气更加木香五钱。

上为细末，每服二钱，枣汤送下。噤口痢，用粳米汤。休息痢，用砂糖汤调送下。

郁证七

郁证者，气郁而湿滞，湿滞而成热，热郁而成痰，痰郁而成癖，血郁而成癥，食郁而成痞满。丹溪曰：气血冲和，百病不生，一有怫郁，诸病生焉。

引方六郁汤　解诸郁。

陈皮去白，一钱　香附子二钱　半夏泡，去皮　山栀仁炒　赤茯苓各七分　苍术　抚芎　砂仁炒，研细　甘草炙，各五分

上细切，作一服，用水二盏，生姜三片，煎至一盏，去滓温服。若气郁，倍香附、砂仁，加乌药、木香、槟榔、苏梗、干姜。若湿郁，倍苍术，加白术。若热郁，倍山栀，加黄连。若痰郁，加南星、枳壳、猪牙皂夹。若血郁，加桃仁、红花、牡丹皮。若食郁，加山楂、神曲、麦蘖面。

越曲丸　解诸郁

神曲炒　香附童便浸　苍术　川芎　山栀仁炒，各等份

上为细末，水丸如绿豆大，每服五七十丸，食远温滚水送下。

痰饮八

痰饮者，为患百端。夫善治痰，顺气为先，必兼实脾燥湿。王隐君有论，丹溪有方，治者于此求之，庶得详悉，不失医理之旨矣。

引方二陈汤　见卷上汤类。

导痰汤　治风湿咳嗽等证。

半夏汤泡，去皮，二钱　南星煨　陈皮去白　枳壳麦麸炒　茯苓去皮　甘草炙，各一钱　生姜五片

上细切，用水一盏半，煎至一盏，去滓温服。若久嗽，肺燥热，去半夏，加五味子九粒、杏仁五分。

加味二陈汤　治痰理脾胃。

陈皮盐水浸，八分　半夏姜汁炒，一钱五分　白茯苓去皮　白术各一钱三分　香附盐水拌炒，七分　连翘　黄芩炒　枳实麦麸炒　前胡　甘草各五分，炙　瓜蒌仁　桔梗　麦蘖炒，各一钱

上细切，用水二盏，姜三片煎，临服入姜汁三匙，竹沥一杯服。

加减清膈化痰丸

陈皮去白　贝母去心　半夏曲　天南星汤泡，姜汁浸炒　白茯苓　天花粉各一两　片芩去芦，酒炒　香附子童便浸，醋炒　枳实麦麸炒　苍术米泔浸，去皮，炒　海石另研，各八钱　桔梗六钱

上为细末，烧竹沥，加生姜汁为丸，如绿豆大，每服九十丸，食远及临卧，滚白水送下。

加味化痰丸　治痰满胸膈，咽喉不利者。

橘红去白，盐水洗　半夏曲炒，各二两　桔梗米泔水浸　海蛤粉另研　贝母去心　瓜蒌仁另研如泥　香附盐水炒，各一两　片黄芩炒　枳壳麦麸炒　连翘各五钱　诃子去核　枯白矾另研，各二钱五分

上为细末，炼蜜入真生姜汁，调和为丸，如黍稷米大，每服四五十丸，淡生姜汤送下。不可多服，恐伤上焦元气。

清气化痰丸　治胸膈停痰，消饮食，理脾胃，顺气宽胸解郁。

陈皮　青皮　苏子　香附子各二两　神曲

麦芽　山楂　茯苓　莱菔子　杏仁各一两　南星半夏各四两，以皂角二两，白矾二两，生姜四两，切片同水煮，取南星、半夏焙干。

上为末，竹沥、姜汁打糊，丸如梧桐子大，每服七十丸，姜汤下。

咳嗽九

咳嗽者，须分春夏秋冬，并阴虚火动，劳嗽风痰治之。春是春升之气。夏是夏火炎上，最重。秋是湿热伤肺。冬是风寒外感。痰嗽者，嗽动便有痰出是也。劳嗽者，盗汗面赤是也。火嗽者，乍进乍退是也。风寒嗽者，鼻塞声重是也。

秘传加味二陈汤　方见卷上汤类。

春嗽，二陈汤加五味子、白芍药、杏仁、柴胡、黄芩、生姜，煎服。

夏嗽，二陈汤加黄芩、五味子、黄柏、知母。

秋嗽，二陈汤加苍术、白术、五味子、黄芩、杏仁。

冬嗽，二陈汤加桂枝、苏叶、细辛、杏仁、麻黄。

痰嗽，二陈汤加桔梗、前胡、贝母、紫菀、白芍药。

劳嗽，二陈汤合四物汤，加杏仁、紫菀、五味子、贝母、款冬花。若久嗽去款冬花，加罂粟壳，是治其本也。

火嗽，用石膏杏仁汤。石膏、杏仁、桔梗、桑白皮、芍药、真青黛、贝母、瓜蒌仁、栀子、陈皮、枳壳、甘草。

肺胀嗽，用桔梗香薷汤。桔梗、香薷、陈皮、枳壳、黄芩、贝母、桑根白皮、地骨皮、青皮、柴胡、泽泻、甘草梢、天门冬、灯心。

肺实嗽喘，两寸脉洪而有力者。用葶苈桑白皮汤。葶苈子、桑白皮、紫菀茸、款冬花、石膏、杏仁、瓜蒌仁、黄芩、陈皮、枳壳、天花粉、桔梗头、白茯苓、甘草梢。

肺虚喘嗽。两寸脉微而无力者。用五味子汤。五味子、人参、桔梗。

上半夜嗽者，属阴虚，二陈汤合四物汤，加黄柏、知母、五味子。

五更嗽者，属阳虚食积，二陈汤加枳实、神曲、山楂。

凡嗽得出者用半夏，嗽不出者去半夏，用贝母。若干嗽者，为最难治。

疟证十

疟疾者，起于内伤外感，无痰不成疟，脉自弦数迟是也。治法当看所挟客邪何如，若有风散风，有寒祛寒，有暑消暑，有湿除湿，有痰治痰，有积除积。客邪既去，寒热既准，然后可截。寒来不久则肾虚，热来不久则胃虚，若不截止，必成劳矣。经云：先补正气，后退邪气，理之必然。

秘传人参鳖甲饮

人参　鳖甲　苍术　白术　半夏　厚朴　川芎　当归　槟榔　青皮　甘草炙　生姜

上细切，若日间发者属阳，用酒水各一盏，黑豆一撮，桃枝头七个，乌梅一个，同煎至七分，露一宿，未发之先，去渣空心服。若夜间发者属阴，加升麻、桔梗；若寒多者，加桂枝，酒多水少。若热多者，加柴胡、茯苓，水多酒少。若元气不足者，加升麻。若渴甚者，加天花粉、知母。若久不瘥者，加常山、草果。

秘传平疟饮　治疟不问新久，神效。

槟榔　枳壳　陈皮　甘草炙　常山　桔梗　地骨皮　五加皮　赤芍药　白茯苓一方无茯苓，有草果

上细切，各等份，用磁碗盛之，酒浸露一宿，临发日，去渣空心热服，渣仍用酒一盏半，煎八分服。若寒多，倍加槟榔、枳壳。若热多，倍加陈皮、甘草。

加味小柴胡汤

日间发者属阳，本方合四君子汤，加川芎、葛根、苍术、陈皮、青皮，用水煎服。

夜间发者属阴，本方合四物汤，加青皮，用水煎服。

人参养胃汤 治疟后调理最妙。

平胃散，加人参、茯苓、半夏、草果、藿香、生姜、乌梅。

上细切，用水煎服。如痎疟寒多者，加炮附子。

泄泻十一

泄泻者，多因脾胃虚弱，为饮食所伤，及风寒暑湿之气所袭而成。此病治法，须分气虚食积并寒湿火，不可一概妄治。经云：虚者补之，寒者温之，湿者利之，火者降之，食积消之。此为大法。

秘传加减平胃散

苍术米泔水浸，去皮　白术　白茯苓　甘草炙　陈皮去白　砂仁　猪苓　泽泻

上细切，用水二盏，加姜枣灯心，煎至八分，去滓食远服。若泻如清水，脉来无力者属寒，加炮干姜、肉桂。甚不止，加制附子。若泻如痢，黄赤稠黏，或乍泻口渴。脉来无力者，属火，加黄连、黄芩、炒干姜少许。若泻而腹痛，右关脉来有力者，属食积，加草果、枳实、山楂。若泻腹痛，或呕吐者，加木香磨姜汁服。若泻，小便短赤，脉沉者，属湿，加滑石、灯心。若泻，腹如雷鸣者，加煨生姜五大片。若久不止者，属脾泄，脉来无力，加人参、黄芪。若甚不止者，加升麻、炒白术、苍术。

温六丸 治泄泻并痢。

六一散一料，加干姜五钱。一方去干姜，加红曲五钱，名清六丸。治证见上。

上为末，炊饼为丸，如梧桐子大，每服五

七十丸，米饮汤送下。

秘传灸法 治吐泻垂死者。

灸天枢、气海三穴，立已。天枢在挟脐二寸。气海在脐下一寸五分。

痢十二

痢者多是湿热，亦有食积者。初不可便用止涩之剂，宜早据虚实，通因通用为先，以断下为后。祛外邪，分阴阳，消积滞，淡以渗泄，苦以坚之。又中间有权变，痢久不可下，当察证调之。此乃概论，痢方纷杂，治者慎按焉。

引方感应丸 治痢初起祛逐之。此通因通用之法，见卷上丸类。

秘传万病遇仙丹 治一切痢疾，并积聚癥瘕，男子女人小儿一切腹病，惟孕妇不宜服之。

黑丑一斤取头末五两，半生半炒用　莪术生用　茵陈生用　槟榔生用　三棱醋浸煮　猪牙皂角醋浸，去皮核，另为末，各五钱。

上为细末，将皂角末用水打面糊为丸，如梧桐子大。男妇每服三钱，小儿每服一钱五分，五更初用冷茶送下。痢五六次，见秽积乃除根。忌油腻湿面生冷之物，功效不可尽述。

大承气汤 见卷上汤类。初起用之。此仲景治痢之法。

芍药汤 行血则便脓自愈，和气则后重自除，此药是也。见卷上汤类。

香连丸 治下痢脓血，赤白相杂，里急后

47

重。见卷上丸类。

六一散 治痢之圣药，功不能述。见卷上散类。

参苓白术散 治噤口痢，一切痢。见内伤类。

保和丸 治食积痢，湿热痢，看所感作汤送下。见内伤类。

秘传香连丸 治大人小儿一切痢疾。

黄连二两，以一两同吴茱萸炒，以一两同砂仁炒，凡同炒者不用 木香一两 肉豆蔻面炮 诃子面炮去核，各二钱

上为细末，醋糊丸如梧桐子大，每服二十丸，空心服。若红痢，甘草汤送下。若白痢，干姜汤送下。若红白相杂，清米汤送下。

秘传和中饮 治痢不分赤白新久，服之无不效者。若发热噤口不食者，慎勿服。

白术 陈皮去白 白茯苓 白芍药各一钱 草果去皮，七分 甘草炙，三分 陈仓米二钱 砂糖二钱 乌梅一个 罂粟壳醋炙，一钱五分

上细切，用水二盏，姜三片，枣一枚，煎至一盏，去滓温服。

三黄熟艾汤 治热积脏腑，下痢赤色，及治伤寒四五日而大小热痢，服诸药多不止，宜服之。小儿亦宜。

黄连 黄芩 黄柏各七分五厘 熟艾一钱
上细切，用水一盏，乌梅二个，用水煎服。

秘传团鱼羹

团鱼大者一个
上一味，用水煮去肠甲，加生姜七片、砂糖一小块，不用盐酱，少入米粉，作羹吃，一

二碗立愈。

胃苓汤 见卷上汤类。

呕吐恶心十三

呕吐恶心者，宜分气虚、血虚、痰火、伤食，不可妄治。经云：食顿出者名曰吐，食时欲呕不呕，欲吐不吐，名曰恶心。食后停寒在膈者，名曰伤食。若右手脉来无力者属气虚，有力属痰火，若左手脉来无力属血虚。

秘传加味二陈汤

陈皮 半夏 茯苓 白术 甘草
上细切，用水二盏，姜三片，枣二枚，煎一盏，去滓再入姜汁服。若气虚者，加人参、黄芪。若血虚者，加当归。若痰火者，加姜汁、炒黄连、黄芩、山栀。若胃口有痰火者，加姜汁、炒黄连、炒干姜。若挟食停寒者，加砂仁、枳实、山栀、姜汁。若恶心者，加黄连、炒干姜、生姜汁。若脾胃弱者，加砂仁、藿香。仲景云：呕多虽有阳明证，慎勿下。思邈云：呕家多服生姜。

吞酸十四

吞酸者，饮食入胃不化，湿热所蒸故也，法宜温药散之。若久吞酸不已，宜以寒凉药调治之。

秘传加味二陈汤

陈皮 半夏 茯苓 甘草 苍术 枳实 厚朴 黄连 黄芩 山栀
上细切，用水二盏，生姜三片，煎一盏服。

秘传正胃丸

吴茱萸 黄连各一两

上以黄连细切，同吴茱萸，以井花水浸七日，去黄连，将吴茱萸焙干，每日清晨服四十九粒，米饮汤送下。

嘈杂嗳气 十五

嘈杂者，似饥不饥，似痛不痛，主心血虚少，痰火所挠，而有懊侬不自宁之况者是也。其证或兼嗳气，或兼痞满，或兼恶心，渐至胃脘作痛，痰火之为患也。治法消其痰，降其火，健脾行湿，是治其本也。

秘传加味四物汤 治嘈杂，主补血。

当归 川芎 熟地黄 白芍药 人参 白茯苓 黄连 山栀仁 半夏 甘草炙

上细切，用水二盏，生姜三片，枣一枚煎服。若嘈杂心痛，加茯神、生地黄。

秘传加味二陈汤 治嗳气，主消痰。

陈皮 半夏 茯苓 甘草 黄连 黄芩 山栀 桔梗各以生姜汁炒

上细切，用水二盏，生姜三片，枣一枚煎服。

梅核气 十六

梅核气者，咯之不出，咽之不下，乃厉痰也。此积热过甚使然。

秘传加味二陈汤

陈皮 半夏 茯苓 甘草 黄芩 枳壳 苏子 桔梗 厚朴 肉桂少许

上细切，用水二盏，姜三片，枣一枚煎，临服姜汁磨木香服之。

水肿鼓胀 十七

水肿者，皆脾土有亏，不能防制肾水，以致泛溢于皮表也。其证先眼胞上下微肿，皮薄而光，手按成窟，举手即起满，小便短赤者是也。治法须先顺气行水，然后实其脾土，滋养肺肾，以制木火二邪，更却盐味，断妄想，以防助邪而保母气。丹溪有论最详，治者推而求之，则达其蹊径矣。

秘传助脾渗湿汤 治水肿鼓胀。

苍术 白术 人参 枳壳 枳实 黄连 山栀 厚朴 大腹皮 莱菔子炒 猪苓 泽泻

上细切，用水二盏，生姜三片，灯心一握煎，再用生姜汁磨木香同服。若大便燥结者，加大黄微利之。若小便不利者，加滑石。若皮厚气短，饱闷腹肿者，为鼓。若见脐凸，腹露青筋，手掌足背俱平者，不治。

丹溪治肿胀大法，宜补中行湿利小便，以人参、白术为君，苍术、陈皮、茯苓为臣。黄芩、麦门冬为使，以制肝木。少加厚朴，以消腹胀。气不运加木香、木通。气下陷加升麻、柴胡提之。血虚加补血药，痰盛加利痰药，随证加减，用之无不效者。

虚损 十八

虚损者，内外感损不同，甚者色欲所致。审知诸损，固非专方一剂可以兼治。今略据证设方，治加谨察用之。更当详于《难经》《机要》五脏治法，庶几毋错。

引方十全大补汤 治气血俱虚而挟寒者。以下五方，见卷上汤类。

四君子汤 治气虚。

四物汤 治血虚。

八物汤 治气血两虚。

补中益气汤 治饮食失节，劳役所伤，暴伤元气，恶寒发热，证似伤寒者。

加味虎潜丸

人参 黄芪 白芍药酒炒 黄柏盐酒炒 当归酒洗 山药炒，各一两 锁阳酥炙 枸杞子 虎胫骨酥炙 龟甲酥炙 补骨脂炒 菟丝子盐酒浸三宿，焙干 杜仲姜汁炒断丝 五味子各七钱半 牛膝去芦酒洗，二两 熟地黄酒浸，四两

上为细末，炼蜜和猪脊髓为丸，如梧桐子大，每服五六十丸，空心用温酒或姜盐汤送下。一法取紫河车即初胎产孩胞衣一具，长流水洗净，去筋膜蒸熟，同前药末捣和成剂为丸。

滋阴大补丸

川牛膝去芦 山药各两半 杜仲姜汁炒丝断 巴戟去心 山茱萸去核 肉苁蓉酒浸，去甲 五味子去核 白茯苓去皮 小茴香炒 柏子仁 远智去心，甘草同煮，各一两 石菖蒲 枸杞子各五钱 熟地黄酒浸，二两，用怀庆

上为细末，红枣肉和炼蜜为丸，如梧桐子大，每服用七十丸，空心淡盐汤，或温酒送下，与上虎潜丸，相间服之佳。所谓补阴和阳，生血益精，润肌肤，强筋骨，性味清而不寒，温而不热，非达造化之精微者，未足以议于斯也。

秘传固本牛胆丸 固本乌须发，功效不能尽述。传者得于京师文选司，购费珍贵，宜秘藏勿轻授。

人参去芦 天门冬去心 麦门冬去心 生地黄酒洗 熟地黄酒洗 当归酒洗 莲花蕊 何首乌赤白相半 槐角三月上巳采者佳

上各等份，勿犯铁器，为细末，用腊月黑犍牛胆一个，将前药末纳入胆内，悬于风凉阴处四十九日取出，每服二钱，空心白酒调下。若畏苦，就以牛胆汁为丸，如梧桐子大，每服五十丸，空心白酒送下。切忌房事，萝菔辛辣

之物。若欲多制，依前法广取牛胆修合待用，恐春夏制之不及也。

秘传一醉不老丹 养血消痰，乌须黑发，男女皆可服之。

莲花蕊 怀庆生熟地黄 槐角子 五加皮各三两 没石子六个，三阴三阳

上将前药用木石杵舂捣碎，以生绢袋盛之，同无灰好酒十斤，入不津埕内，春冬浸一月，秋二十日，夏十日，紧封埕口，浸满日，取药滓晒干，捣为细末，又用大麦面三两炒熟，和前药末炼蜜为饼子，每饼重一钱，又取薄荷为末，同前药饼入磁罐内，一层末，一层饼，每日饭后取十数饼，放在口内，待其自化咽下，药酒恁意饮之，以醉为度。须连日服尽，久则恐味变也。酒药服尽，而须发白者黑矣。若不黑，再合二三料服之。若饼难嚼，为丸以酒吞之亦可。近见祝公叙云：但饮前药酒，亦自见效，渣滓不用可也。

一云：生天门冬，不拘多寡，用滚水泡过，去皮心，捣烂绞汁，以砂锅盛之，用文武炭火煮，勿大沸，以十斤为率，熬至三斤，却入蜜四两，熬成膏，滴水中不散，取出以磁罐盛之，埋地中七日，去火毒。每早晚用一匙，白汤调下。若动大便，以酒调服。能去积聚风痰，补肺疗嗽咳失血，润五脏，除三虫伏尸瘟疫，轻身益气，令人不饥，延年不老。

抱朴子云：杜紫薇服天门冬，御八十妾，有子一百四十人，日行三百里。

班龙丸 治真阴虚损，及老人虚人，常服延年益寿。

鹿角胶炒成珠 鹿角霜 菟丝子酒浸，研细 柏子仁 熟地黄各半斤 白茯苓 补骨脂各四两

上为细末，酒煮米糊为丸，或以鹿角胶入好酒溶化为丸，如梧桐子大，每服五十丸，空心姜盐汤下。昔蜀中有一老人，货此药于市，自云寿三百八十岁矣。每歌曰：尾闾不禁沧海

竭，九转金丹都谩说，惟有班龙顶上珠，能补玉堂关下血。当时有学其道者，传得此方，彼老人化为白鹤飞去，不知其终。

秘传玉液还丹

枸杞子　五味子　覆盆子　菟丝子酒浸　巨胜子炒去皮　生地黄酒洗　熟地黄酒洗　天门冬去心　麦门冬去心　人参　钟乳粉　鹿茸酥炙　甘菊花酒洗　肉苁蓉　山药炒，各等份　沉香另研为衣

上为细末，候采降雪丹即室女初行天癸为丸，如梧桐子大，沉香为衣，每服五十丸，空心三意酒下。若无降雪丹，炼蜜为丸亦可。

秘传三意酒

枸杞子　生地黄各半斤　火麻子半升蒸

上细切，用无灰好酒一大罐，以生绢盛药入不津罐内，春秋浸十日，夏浸七日，冬浸半月。

大补阴丸　降阴火补肾水最妙。

黄柏盐酒炒褐色　知母去毛炒，各四两　熟地黄酒洗　龟甲酥炙，各六两

上为细末，炼蜜和猪脊髓为丸，如梧桐子大，每服用五十丸，空心姜盐汤任下。

六味地黄丸　治肾经虚损，久新憔悴，

盗汗发热，五脏齐损，瘦弱，虚烦骨蒸，痿弱下血咯血等证。见丸类。

人参膏　补虚羸元气最捷。

人参不拘多寡

上一味，去芦细切，量水于银石器内慢火煎如稠饧，磁器盛贮，每服一二匙，空心白汤调服。

虚损者，于卷上肾部证治图内方，按证参考，斯不重立。

劳怯十九

劳怯者，多由气体虚弱，劳伤心肾，则阴虚而生内热所致，主在痰血，水火不能既济故也。亦有外感六淫之气，失于祛散，以致乘虚入里，久不与治，遂成劳瘵。又有传疰而得者。其脉多弦虚细数，治疗之法，当究其源所受，补阴降火为要。

秘传加减八珍汤

人参　白术　茯苓　甘草　当归　生地黄　白芍药　酒黄柏　酒知母　橘红　桔梗

上细切，用水二盏，煎一盏，去滓服。若咳嗽者，去人参，加沙参、五味子、麦门冬。若久嗽者，去人参，加杏仁、罂粟壳。若喘者，去人参，加桑白皮、瓜蒌仁。若胸中满闷者，加制枳实。若有痰者，加贝母、半夏曲。若痰中带血者，加紫菀、黄芩、山栀。若吐血咳血者，加山栀、阿胶、胡黄连。若遗精者，加牡蛎粉。若盗汗者，加黄芪、半夏曲、浮小麦。若日晡及半夜热者，加地骨皮。若骨蒸劳热者，加秦艽。若寒热往来者，加柴胡。若心下惊悸，去茯苓，加茯神、远志。若声嘶及咽痛生疮者，加青黛、犀角、桔梗。若渴甚者，去芍药，加天花粉。若元气不足，大便溏者，加升麻、炒白术。若作丸剂，加酥炙龟甲。若遗精，加樗根白皮，为细末，炼蜜为丸，如梧桐子大，每服五十丸，空心盐汤温酒任下。

秘传秋石丹　治劳怯并火证极效。

用童便一大缸，以新水一半，搅和候澄清，辟去清者，留浊脚，又入新水同搅，候澄去清者，再入捣碎雪梨二十个，又入甘松半斤，熬水一小桶同搅，以白帛布一方，滤去渣滓，候澄清，辟去清者，留浊脚晒干，为细末，罗净。每服一小匙，烧酒送下。用磁罐盛贮封固，勿令泄气。

劳怯者，《内经》有曰：阴虚生内热，究斯一言，便知治法之大意也。忧每见得此证者，

多因咳嗽唾痰，咯血吐血，身热，脉弦虚细数，颧赤唇红，貌黄体瘦，是皆嗜欲过淫，劳怯之所由也。呜呼！人之有生，色欲不免。夫何耽乐忘返，昏于怯心，不思真元之亏耗，以至于甚哉！所感病有轻重之殊，死在姑延岁月，真病既出，虽费千金求疗，复生者几希矣。仙翁有诗云：可惜可惜真可惜，世间有宝人不识，真精喷与粉骷髅，却去街头买秋石。斯言至矣，信之念之。《易》曰：君子以惩忿窒欲。此之谓欤。或曰：汝何不详具治法，而谆谆切于示戒。予曰：经云不治已病治未病之意也。予承其旨，因附言于方下以自警，并告诸同志云。

头痛二十

头痛者，非止一端，大概多由风寒所袭，故经曰风从上受之。然亦有热，有气虚，有血虚，有胸膈停痰，厥气壅逆而痛者，须先调治痰厥。又有肾虚气厥而巅顶痛者，谓之肾虚头痛。或发时左右颈后筋紧掣痛，应于巅顶，甚不可忍，治法用艾灸百会、囟会、风池等穴，效应尤速。或用灯心草寻刺脑后动跳脉，按法随用。医者更宜究东垣六经头痛论，治理了然。

引方加味调中益气汤　治气血两虚头痛，其效如神。

陈皮　酒黄柏　蔓荆子各三分　升麻　柴胡各四分　人参　甘草炙　苍术　川芎各六分　黄芪一钱　细辛二分　当归五分

上细切，用水二盏煎服。一方有木香二分，无黄柏。

秘传加减川芎茶调散　治头风热痛，不可忍者。

片黄芩二两，酒拌炒，再拌再炒，如此三次，不可令焦　小川芎一两　白芷五钱　芽茶三钱　荆芥四钱　薄荷叶二钱五分

上为细末，每服二钱，茶清或滚白汤调送下。

彻清膏　治头痛风热耳聋。见卷上饮类。

心痛二十一　即胃脘痛

心痛者。虽有九种，沂其由，则皆忧郁内伤，邪气外感，结聚痰饮，停于脾胃，溢于包络所致。其有寒气郁于胃口者，有热伤死血者，有食积者，有痰饮作痛者，须各宜辨之。又有真心痛者，则手足皆青，旦发夕死，夕发旦死，不可治也。

秘传加减调中汤

苍术　厚朴　陈皮　甘草　枳实　桔梗　白茯苓　草豆蔻建宁者佳

上细切，用水二盏，姜三片，煎一盏，去滓再入木香磨姜汁服。若寒痛者，脉必无力，加干姜、肉桂。若热痛者，脉必有力，加生姜汁炒黄连、黄芩、山栀。若食积痛者，加炒砂仁、草果、山栀。若痰饮作痛者，加半夏曲、瓜蒌仁。若日轻夜重者属死血，加当归尾、桃仁、红花、延胡索。

秘传加味枳术丸　治清痰，食积，酒积，茶积，肉积，在胃脘当心而痛，及痞满恶心嘈杂呕吐等证。

白术三两　枳实麦麸炒　苍术米泔水浸二宿　猪苓去皮　麦蘖面炒　神曲炒　半夏汤泡透，各一两　泽泻去毛　赤茯苓去皮　川芎　黄连陈壁土炒，去土　白螺蛳壳煅，各七分　草豆蔻　砂仁炒　黄芩陈壁土炒，去土　青皮去白　莱菔子炒　干生姜各五钱　陈皮去白　香附子童便浸　瓜蒌仁　厚朴姜汁制炒　槟榔各三钱　木香　甘草各二钱　若久病挟虚者，加人参、白扁豆、石莲肉各五钱。若吞酸者，加吴茱萸汤泡，寒月五钱，热月二钱五分。若时常口吐清水，加炒滑石一两、牡蛎粉五钱。

上为细末，用青荷叶泡汤浸，晚粳米捣粉作糊为丸，如梧桐子大，每服用七十丸，多至一百，清米饮汤送下。

秘传灵脂遍痛汤　治妇人血刺痛。

当归酒洗　赤芍药　五灵脂醋炒　香附子醋炒　木香　艾叶醋炒　陈皮去白　半夏香油炒　枳壳　厚朴　苏梗　木通

上细切，用水二盏，生姜三片，煎至一盏，去滓服。

心痛者，于内伤方求之。治同，斯不重立。

腹痛二十二

腹痛者，须分寒热、食积、湿痰、死血，诊按病由调治。若绵绵痛者属寒。若忽痛忽止者属热。若便后痛少减者属食积。若小便不利而痛者属湿痰。若日轻夜重，作痛不移动者，属死血。

秘传加减调中汤

苍术　厚朴　陈皮　甘草　半夏　白茯苓　木香　砂仁　枳壳各等份

上细切，用水二盏，生姜三片煎，再入木香磨姜汁调服。若寒痛者，加干姜、肉桂。甚不已加制附子。若热痛者，加生姜汁炒黄连、黄芩，去木香。若食积痛者，去枳壳，加枳实、草果、大黄下之。若痛甚不已者，加柴胡、大黄，微利之。此痛随利减之法。若湿痰痛者，倍加苍术、半夏、砂仁。若死血痛者，去苍术、半夏、砂仁，加当归、桃仁、红花。重者再加大黄。若小腹痛者，加青皮。凡诸腹痛，勿用参、芪、术。盖补其气，气旺不通而痛愈甚。凡诸腹痛甚者，脉必沉伏。凡诸腹痛面上忽见红斑点者多死。

腹痛者，如以上法治而未愈，更于内伤方求之。治同，或合消，或合下。

腰痛二十三

腰痛者，男子多因肾虚，女人多因瘀血。盖由肾经虚损，而外为四气所袭，内为七情郁结而成。又有坠堕闪肭，气血凝滞而痛者。其脉多沉弦。治法云虚者补之，风者散之，寒者温之，挫闪者行之，瘀血者逐之，湿痰流注者消导之。宜各类推而治之，不可执一论也。

引方独活寄生汤　治因肾虚，坐卧冷湿当风所得。

独活一钱　桑寄生　杜仲炒丝断　细辛　牛膝　秦艽　茯苓　白芍药　桂心　川芎　防风　甘草炙　人参　熟地黄　当归酒洗，各五分

上细切，用水二盏，煎至一盏，去滓，空心温服。

青娥丸　治肾虚腰痛，常服壮筋补虚。方见卷上丸类。

牛膝丸　治腰胯痛。方见卷上丸类。

摩腰丹　治寒热腰痛，并老人虚人腰痛。

附子尖　乌头尖　南星各二钱五分　朱砂　干姜各一钱　雄黄　樟脑　丁香各一钱五分　麝香当门边取五粒　或加吴茱萸、桂皮

上为细末，炼蜜为丸如龙眼大。每用一丸，生姜汁化开，如厚粥样，烘热置掌中，摩腰上，令尽粘着肉，烘绵衣缚定，腰热如火，间三日用一丸妙。腰痛者，若因房劳辛苦而痛者，用四物汤加黄柏、知母、五味子、杜仲之类，吞补肾丸，或大补阴丸。若因风寒湿流注经络而作痛者，用二陈汤加麻黄、苍术、川芎、白芷、防风、羌活、独活之类。若因锉闪跌仆，致死血流于本经而作痛者，用四物汤加桃仁、红花、苏木之类。脉实人壮盛者，用大承气汤加桂下之。若因醉饱入房太甚，而醉食之积，乘虚流入于本经，致腰痛难以俯仰，用四物汤合二陈

汤，加麦芽、神曲、杜仲、黄柏、官桂、砂仁、葛花、桔梗之类。

灸法 取肾腧二穴，灸之尤捷。肾腧穴在脊中对脐各开寸半是穴。

气证二十四

气证者，起于七情触发怒气，伤于肝经。

凡气有余，即成火。虽气无补法，实者固不宜补，虚者或少补之，不为常例。

秘传木香化气汤 气实者用之。

苍术 厚朴 枳壳 陈皮 青皮 大腹皮 木香 砂仁 黄芩 紫苏子 香附子

上细切，用水二盏，姜三片，煎一盏，去滓服。若胁痛者，加柴胡、青皮。若小腹痛者，加青皮。

秘传补中参术汤 气虚者用之。

人参 白术 甘草 当归 白茯苓 苍术 厚朴 陈皮 枳壳少许

上细切，用水二盏，姜三片，枣二枚，煎一盏，去滓服。若妇人加香附、木香，磨水调服。

疝气二十五

疝气者，《内经》曰：肝脉大急沉，皆为疝。又曰：三阳急为瘕，三阴急为疝。《难经》曰：任脉之为病，其内苦结，男子为七疝。夫所谓七疝者，寒、水、筋、血、气、狐、癩，七者是也。医者宜分别七证而治之。

秘传马兰花丸 治七疝癩气，及妇人阴癩坠下、小儿偏坠等证，无有不效者。

马兰花醋炒 川楝子 橘核 海藻 海带 昆布三味俱盐酒洗 桃仁去皮尖，各一两 厚朴姜

汁制 木通 枳实麦麸炒 延胡索 肉桂 木香 槟榔各五钱 脉沉细，手足逆冷者，加川乌头一个，炮，五钱

上为细末，酒糊为丸，如梧桐子大，每服五七十丸，或酒或姜盐汤，任意送下。

凡治七疝，须先灸大敦穴。一名大顺，在足大拇指离如韭叶大，灸三壮，乃足厥阴井也。

痛风二十六

痛风者，肥人多因风湿，瘦人多因血虚，大率痰热所作。今列数方于下，当察受病之原，选而用之。

秘传飞步丸 治诸风湿瘫痪痛风等证，服此药须忌热物。

苍术八两 草乌不去皮尖，四两 川芎 白芷各二两 葱白连根 生姜各四两

上细切，作一处入，罐内封固，罐口倒覆阴土地上，在春停五日，夏三日，秋七日，冬十日，取出前剂晒干为细末，醋糊为丸，如梧桐子大，每服十五丸，空心茶酒任下。宜避风，孕妇勿服。

秘传乌药顺气散 此方得于河南王府，购费重价。

乌药 川芎 熟地黄酒洗 防风 枳壳去瓤，麦麸炒 桔梗 白芷 僵蚕汤洗净，姜汁炒 羌活 当归酒洗 白芍药 木瓜 槟榔 南木香 秦艽各一两 川独活 甘草各五钱

上细切，以生绢袋盛药，同无灰好酒二十五斤，入不津罐内，春冬浸一月，秋二十日，夏十日，紧封罐口，浸满日，取酒将吞捉虎丹随量饮之。如饮过一半，再添酒连绢袋煮熟饮之。须忌食猪肉。若妊娠妇，不宜服捉虎丹。

秘传捉虎丹 治风寒暑湿脚气，无问远年近日，一切走注痛风，及中风左瘫右痪，筋

脉拘急，麻痹不仁，手足不能屈伸，日夜作痛，
叫呼不已。

麝香二钱五分 京墨烧烟尽，一钱五分 乳香
没药各七钱五分 草乌去皮脐 五灵脂 地龙去
泥净 木鳖子去壳油 白胶香各一两五钱 当归酒
洗，七钱五分

上各为细末，再罗过，和匀用糯米糊为丸，
如芡实大。临发时空心用前药酒送下一丸，或
三丸。赶到脚面上，赤肿不散，再服一丸。赶
至脚心，出黑汗乃除根。凡服察病患上下饥饱
服，俱用前药酒送下，自然汗出定痛为验。若
中风不省人事，牙关紧闭，偏枯等证，研二丸，
酒调下，一省为验。

秘传加味二妙丸 治两足湿痹疼痛，或
如火燎，从足跗热起，渐至腰胯，故麻痹痿软，
皆是湿为病。

苍术米泔水浸，四两 黄柏酒浸炒，二两 川
牛膝去芦 当归尾酒洗 川草薢 汉防己 龟甲
酥炙，各一两 虎骨酥炙，一两

上为细末，酒煮面糊为丸，梧桐子大，每
服百丸，空心姜汤下。

秘传愈疯丹 治一切风疾，偏正头风，
半身不遂，常服调理，并治诸恶疮毒，赤白痢
疾，痛风等证。

防风去芦 连翘 麻黄去节 黄连酒炒 黄
柏酒炒，各五钱 川芎 川归酒洗 赤芍药酒浸
薄荷叶 石膏 桔梗 何首乌 熟地黄酒洗
羌活 细辛此味辛，宜减半 甘菊花 天麻各一
两 黄芩一两五钱 白术 荆芥穗各二钱五分
山栀仁七钱五分 滑石五两，另研 甘草炙，二两
僵蚕炒，五钱

热甚加大黄、朴硝各一两。

上为细末，炼蜜为丸，如弹子大，以朱砂
金箔为衣，每服一丸，细嚼，用茶清或酒送下。

秘传风藤造酒方

真风藤 金银花各七钱 当归酒洗 芍药男

用白芍，女用赤芍 防风 白芷 何首乌 羌活
独活

上为细末，用糯米一斗，蒸熟，将前药末
并曲拌匀，如常酿酒法酒，或入瓶内煮熟，泥
固瓶口，顿七日取用，每日分早午晚饮一盅，
随量多寡为则，察病患饥饱服。

当归拈痛汤 见卷上汤类。

阿魏万灵膏 见疮疡类。

目病二十七

目病者，虽有七十二证之殊，然皆不过风
热忧郁之所为，四气七情之所致也。治宜清热
养血为当。

秘传当归地黄汤

当归 生地黄 川芎 赤芍药 甘菊花
龙胆草 防风 黄连 知母 柴胡 陈皮
甘草

上细切，用水二盏，芽茶一撮，灯心三茎，
煎一盏，去滓食后服。

秘传明目补下丸 此方得于京师，购费
珍价。

人参三钱五分 川楝子酒煮，去核 远志去
心，各一两半 川巴戟去心 菟丝子酒浸 麦门
冬各一两 白术 白茯苓去皮 赤芍药酒浸 青
盐 补骨脂炒 小茴香 胡芦巴 肉苁蓉酒浸
黄芪 甘草炙 枸杞子 砂仁炒 黄柏盐酒炒
山药炒 知母去毛皮，盐酒炒 熟地黄酒洗，怀庆
五味子 莲肉去心，各五钱 车前子二钱五分

上为细末，酒煮糯米糊为丸，如梧桐子大，
每服八九十丸，空心用盐汤送下。

秘传开明银海丹 治一切风热上壅，两

目赤肿涩痛。风弦烂眼，及内外翳障等证。

白炉甘石一两，以炭火煅三炷香候，先以黄连半两，煎浓汁，滤去滓，淬七次，细研　硼砂二钱　轻粉五分　片脑三分，多则五分　麝香一分

若赤眼肿痛，加乳香、没药各五分。若内外翳障，加珍珠五分，鸭嘴胆矾、熊胆各二分。若烂弦风眼，加铜青、飞丹各五分。或以诸药总合为一，治诸般眼疾。

上各研为极细末，一处和匀，再研一二日无声，银瓶盛贮，蜜蜡封口，勿令泄气，点眼极妙。因调西江月以诵扬之。

体具全凭，银海百年，惟喜光明。苟因失慎致盲昏，或是风疼瞖钉。传得真方秘诀，岂同售药虚名。略将簪杪点眸睛，立效浑如响应。

秘传点眼光明丹

黄连半斤，煎汁滤净　炉甘石一斤，用紫罐盛，煅三炷香时，入黄连汁内，七浸七暴，随时听用炉甘石制过，一两　麝香　硼砂各一分　片脑二分　枯白矾五厘

若风眼加五倍子，火煅存性用，一分。

上研为极细末，用骨簪杪沾水蘸药，点眼内闭目。

咽喉二十八

咽喉者，虽有喉痹、喉痈、喉风、单蛾、双蛾、重舌、木舌之不同，然皆风热所生也。亦皆相火之所冲逆耳。经曰：一水不胜二火。火者痰之本，痰者火之标，火性急速，故病发暴悍，而喉热证作矣。间有脏寒喉缩，伏如物梗，痛痒多涎者。亦有七情郁结，咽中有物如梅核，吞吐不得者。须各究其源治之。

秘传清咽散　治咽痛并口舌生疮。

荆芥　薄荷　防风　桔梗　山栀　连翘　玄参　大力子　片芩　生甘草

若热甚，加僵蚕、犀角。

上细切，用水二盏，煎一盏，去滓服。

凉膈散　治咽痛，退六经热极妙。方见卷上散类。

秘传梨汁饮　治喉痹及喉中热痛，口舌生疮等证，极妙。

用好消梨杵汁，频频饮之。若患者能自嚼咽下亦可。多食妙，大解热毒。惟金疮产妇，及诸脱血证勿食。其余一应痈疽发背等证，多食极妙。

秘传洞关散　治喉痈等证。

珍珠五分　牛黄　片脑　麝香各三分　朱砂一钱

上研为细末，用少许吹入喉中立已。

四七汤　加桔梗、枳实。治七情所致，咽痛者。方见卷上汤类。

秘传加味二陈汤　治七情郁结咽中，如梅核吞吐不得者。方见梅核气类。

凡治诸骨鲠喉，宜研萱草根，顺流水吞下。若鱼骨鲠喉者，宜食橄榄即下，或用其核为末，顺流水下。若兽骨鲠喉者，磨象牙水咽下。

秘传蒲黄散　治舌肿大塞口，不通饮食者。

用蒲黄一味，真者罗净，频刷舌上，其肿自退。若能咽药，即以黄连一味，煎浓汁，细细呷之。以泻心经之火，则愈。

齿病二十九

齿病者，肾之标，系于手足阳明，乃胃与大肠之脉贯络也。有肾元虚者，治宜滋阴补肾。有胃中有火者，治宜安胃泻火。有风

痰上攻者，治宜祛风导痰。有虫蚀者，治宜擦牙诛虫。故其疼不一，治者须究其源以疗之。

秘传宁口散　治牙疼牙疳，口舌生疮，咽喉肿痛等证。

青黛二钱　硼砂一钱　孩儿茶　薄荷叶各五分　片脑二分

上为细末，以笔尖醮药点患处，咽疼用芦管吹入。一方加蒲黄、朴硝、生甘草各等份，片脑少许，治口内诸病。

秘传愈刚散　治风虫牙疼。

白芷　光乌　威灵仙　真川椒等份

上为细末，擦疼处立已。须先用防风、荆芥、芫花、苍耳子、白蒺藜、真川椒、小麦各等份，水二盏煎，去滓含漱疼处，再擦尤捷。

秘传加味凉膈散　治胃有实齿疼者。方见卷上散类。

本方用大黄酒蒸为君，加知母、石膏、升麻为佐，水煎徐服。

秘传神应散　治牙疳神效。

虾蟆一双，小者背绿眼光者是用　明矾二钱　小红枣二枚，去核

上共捣成膏作一丸，火煅存性，为细末，笔尖醮药点患处。

秘传乌须万应散　擦牙自坚，须自黑，其他亦自得也。

用没石子四钱　补骨脂　细辛　熟地黄酒洗，各一两半　青盐　地骨皮二两

上为末，每用一钱，空心擦牙咽下。

血证三十

血证者，脉多芤而微细者可治，芤而滑大者难治。其证大概有二，有血热郁血溢，有气郁血溢。然见血，又有上中下三部之分。衄唾呕吐为上部，皆火载血上，错经妄行。血结胸中为中部。膀胱蓄血及溺血为下部。其间不出风热壅遏，忧思郁结而然。是以从肺而上溢于鼻者曰衄血，从胃而上溢于口者曰呕血。夫所谓咯血唾血者，出于肾也。咳血嗽血者，出于肺也。又有痰带血丝出者，或从肾，或从肺来也。其血出于小便者曰溺血，曰血淋。出于大便者曰肠风痔血。治法当求其本。

秘传加减八味汤　治衄唾呕吐血。

当归　生地黄　赤芍药　阿胶珠　牡丹皮　黄连　黄芩　山栀　人参　甘草　犀角　京墨

上细切，用水二盏，茆根一握捣烂，枣二枚煎，去滓磨京墨犀角调服。若痰中带血者加知母。若血疙瘩者，加红花、桃仁、炒干姜。若凡人暴吐紫血一二碗，无事，吐出为佳，与前药治之。若后见脉大身热，必难治矣。

秘传加减芩连四物汤　治大小便血。

黄芩　黄连　当归　生地黄　白芍药　山栀　陈皮　白术　人参　甘草

上细切，用水二盏，生姜三片，枣一枚，煎一盏，去滓温服。若溺血者，加黄柏、知母、滑石。若下血及肠风脏毒者，加黄柏、子芩、槐角、阿胶、防风、荆芥。

秘传发灰丸　治溺血。

头发不拘多少，烧灰存性，用壮年无病者佳

上为细末，别用新采侧柏叶捣汁，调糯米粉打糊为丸，如梧桐子大，每服五十丸，空心白滚汤下，或煎四物汤送下。

秘传竹叶灰丸　治下血。

篁竹叶不拘多少，烧灰存性

上为细末，用米糊为丸，如梧桐子大，每服七八十丸，空心清米饮汤送下。一方以鹅卵壳为末，米饮汤下一匙。一方以干柿饼烧存性为末，用清米饮汤调下二三钱，立已。

灸法 治下血无度。灸脊中对脐一穴，永不再发。

秘传治肠风下血丸

干柿饼烧灰存性 酒瓶箬包酒过二三年者，烧灰存性 乌梅肉烧灰存性，各二两净 百药煎一两，如无，以五倍子炙焦黄色代之 槐花炒焦黑 枳壳麦麸炒黄色 槟榔各半两

上为细末，醋糊为丸，如梧桐子大，每服七八十丸，醋汤下。

汗证三十一

汗证者，有二本之殊。其自汗者，无时而澉澉然出，动则为甚，属阳虚，胃气之所司也。治宜补阳调卫为当。其盗汗者，寐中而通身如浴，觉来方知，属阴虚，荣血之所主也。治宜补阴降火为要。医者宜详辨而推治之。

秘传加味四君子汤 治自汗者。

人参 白术 茯苓 甘草 川归 生地黄 黄柏 黄连 黄芪 桂枝少许 大枣一枚

上细切，用浮小麦一撮，水二盏，煎一盏，去滓服。

秘传加味四物汤 治盗汗。

当归 川芎 熟地黄 生地黄 白芍药 人参 白术 黄芪 黄柏 知母

上细切，用浮小麦一撮，枣一枚，水二盏，煎一盏，去滓服。

心跳惊悸三十二

心跳者，属血少，如鱼无水也。治宜补血。

心惊者，心下悸动有水饮，如人将捉捕也。

秘传加味四物汤 治心跳。

当归 川芎 熟地黄 远志 白芍药 人参 甘草 茯神 山栀

上细切，用水二盏，煎一盏，去滓服。

秘传加味四物汤 治心惊。

当归 川芎 熟地黄 白芍药 白术 人参 甘草 猪苓 泽泻

上细切，用水二盏，煎一盏，去滓服。

秘传金箔镇心丸 治忧愁思虑伤心，令人惕然心跳动，惊悸不安等证。

川归身酒洗 生地黄酒洗 远志去心 茯神各五钱 石菖蒲九节者用 黄连各二钱五分 牛黄一钱，另研 辰砂二钱，另研 金箔十五片

上以前六味研细，入牛黄、辰砂二味末子，猪心血丸如黍米大，金箔为衣，每服五十丸，煎猪心汤送下。

消渴三十三

消渴者，多因快欲恣情，服食丹石，耽酗醇酒，甘嗜炙煿，遂使相火燔炽，真水耗竭而成。是故患者心脉多浮，肾脉多弱，治法当以泻火润燥、清心滋肾为先。须分上中下三焦为治。若热在上焦，舌赤唇红，烦躁引饮。若热蓄中焦，消谷易饥，引饮倍常，大便硬，小便数。若热伏下焦，阴强失精，精竭引水，小便如膏是也。

秘传黄连地黄汤

黄连 生地黄 天花粉 五味子 川归 人参 干葛 白茯苓 麦门冬 甘草

上细切，加生姜一片、枣二枚、竹叶十片，用水二盏，煎去滓温服。若上焦渴者，

加桔梗、山栀。若中焦渴者加黄芩。若头眩，渴不止者，加石膏。若下焦渴者，加黄柏、知母。若作丸剂，加薄荷炼蜜为丸，如弹子大噙化咽下。

便浊遗精三十四

便浊遗精者，皆由思虑过伤，色欲不节，心肾虚劳，水火不交之所致。治法当以清心肾为先，补阴降火为要。其因梦与鬼交而泄，谓之梦遗。若不因梦交，或随溲溺而出，谓之精滑。

秘传补阴汤　治便浊遗精并女人白带。

黄柏　知母　当归　熟地黄　人参　白术　白芍药　山栀仁　黄芪　莲肉　陈皮　白茯苓

上细切，用水二盏，生姜一片，枣二枚，煎一盏，去滓服。若作丸剂，加樗根白皮为细末，蜜为丸，如梧桐子大，每服五七十丸，空心淡盐汤送下。

淋闭三十五

淋者其名有五，本属于热。经云：清阳出上窍，浊阴出下窍，故清阳不升，则浊阴不降，而成淋闭之患矣。先儒以滴水器上下窍譬之甚当，盖淋者欲通不通，不通忽通者，是宜除其热，泄其闭塞，清肃肺金，以滋膀胱肾水之下元，此治淋之正法也。

秘传通塞散　治小便淋闭，茎中作痛。

石韦 去毛　滑石　瞿麦　萹蓄　冬葵子　木通　王不留行　地肤草各等份

上研为细末，每服三钱，滚白汤调送下。

清心莲子饮　治上盛下虚，烦渴，小便赤涩成淋。

黄芪　石莲肉　白茯苓　人参　黄芩　甘草炙　地骨皮　麦门冬　车前子

上细切，用水二盏，煎一盏，去滓服。若发热，加柴胡、薄荷。

导赤散　治小便淋闭赤涩。

六一散　治小便淋闭赤涩不通。

五淋散　治小便热痛如沃汤。并见卷上散类。

秘传木通汤　治孕妇转胞并男子小便不通。

冬葵子半两　山栀仁半两，炒研　木通三钱　滑石半两，研

上细切作一服，用水一盏半，煎八分温服。外以冬葵子、滑石、栀子为末，田螺肉和捣成膏，或用生葱汁，调贴脐中立通。

秘传治血淋方

侧柏叶　藕节　车前草各等份

上以三味同捣，取自然汁调六一散三钱服之。

秘传发灰丸　治溺血。方见血证类。

秘结三十六

秘结者，或因房劳过度，饮食失节，恣饮酒浆，过食辛热，其间种种不同，固难一类而推。慎勿以巴豆、牵牛等峻剂攻下，虽暂通快，必致再结愈甚。治者须知西北人以开结为主，东南人以润燥为要。姑撮其略，以俟详究。

加减润肠丸

木香导滞丸

备急大黄丸　见内伤类。

蜜导法

用蜜一合，微火炼，不住手搅，勿令焦，滴水成珠为度，下皂角末，再搅，捻作锐子，如小指大，纳入谷道即通。

吹油法

用香油令侍婢口含，以小竹筒一个，套入肛门，以油吹入肛内，须臾即通。一方以牙皂荚为末，投炭火上，置桶中，令患者坐，熏入肛内即通。

黄疸三十七

黄疸者，皆因湿热郁积于脾胃之中。其证有五，丹溪云不必分五，同是湿热。湿在上宜发汗，湿在下宜利小便，或二法并用，使上下分消其湿。学者详之。

引方茵陈四苓散　治诸疸。

茵陈　茯苓　泽泻　猪苓　白术各等份

上细切，用水二盏，灯心一团，煎一盏，去滓，不拘时服。

秘传褪金丸　治黄肿绝妙之剂，须煎胃苓汤送下。

苍术米泔水浸　白术各二两半　甘草炙，半两　厚朴姜汁炒，一两　陈皮去白　神曲炒黄色　麦糵曲炒，各两半　针砂醋炒红色　香附童便浸，各六两

若有块加三棱醋煮、莪术醋煮各两半。

上为细末，用面糊为丸，如梧桐子大，每服五六十丸，生姜盐汤送下。忌鱼腥湿面生冷水果等物。

秘传茵陈散　治黄疸通用。

大田螺一个连壳　山栀子七个，研　韭菜根七个　茵陈真者一大撮

上共捣烂，以滚白酒大盏投之，搅匀，去

滓顿服，其黄立退。

秘传灸法　取至阳穴灸之妙。至阳穴，在脊中第七椎节下。

痔漏三十八

痔漏者，皆肠胃蕴热而成。丹溪云：专以凉血为主，其理治本固当。常见人服凉血内剂，未获全效。切不宜用腐肉药取痔，多致殒命。今得试验一法，俱列于后。

秘传隔矾灸法　治痔漏神效，此方购费珍价。

皂矾一斤，用新瓦一片，两头用泥作一塌，再用香油刷，瓦上焙干，再着皂矾放在瓦上，微火煅枯，去砂研末。

穿山甲一钱，入紫雄内，煅存性，取出研末　木鳖子如前法去壳，火煅二钱五分，净研末　乳香没药各一钱五分，研末临灸时加入。

上件共和匀一处，以冷水调，量疮大小，作饼子贴疮上，用艾炷灸三四壮，灸毕，就用熏洗药，先熏后洗，每日六度，三五日如前法灸妙，以瘥为节。

秘传熏洗方　前法灸毕，以此方熏洗。此方购费珍价。

皂矾制法如前为末，约手规二把　知母四两，焙干为末，取一两净　贝母四两，为末，取一两净　葱七茎

上件先将葱用水煎三四沸，倾入瓶内，再入前药，令患者坐于瓶口熏之。待水温，倾一半，洗疮处，留一半，俟再灸复热熏洗，以瘥为度。

秘传涤风散　治痔漏及一切疯证。此方购费珍价。

川乌　草乌并火炮去皮尖　苍术米泔浸，各四两　人参　白茯苓各二钱　两头尖二钱　僵蚕七钱，用纸隔炒　甘草炙，三两　白花蛇酒浸三日，

弃酒火炙，去皮骨用　石斛酒浸，各一两　川芎
白芷　细辛　当归酒洗　防风　麻黄　荆芥
全蝎新瓦上焙干　何首乌米泔水浸，忌铁　天麻
藁本各五钱

上为细末，每服三分或五分，临卧酒调服
下，辄服同前。若不用酒者，茶清调服。忌多
饮酒，并一切热物。

秘传熏洗方　治痔漏神效。

黄连　黄柏　苍术　荆芥　枳壳　防风
苦参　玄明粉各等份

上细切，加过冬藤一握，水四五碗煎，至
桶中，先熏后洗。

疮疡三十九

疮疡者，有在表在里之不同。在表者，其
脉浮洪焮肿。在外治法，当先内托，使邪毒外
散，如千金托里散、败毒散之类是也。在里者，
其脉沉实，发热烦躁，当先内疏，如瓜蒌散、
连翘散、内疏黄连汤之类是也。若外无焮恶之
气，内已脏腑宣通，此为内外之中，当和其荣
卫，如十宣散、复煎散之类是也。

秘传一捷法，治发背、痈疽、疔肿、瘰疬、
便毒等疮。初起十日内，焮赤肿痛宜发散，先
服羌活保生汤，外用围药解和散，次服一味妙
济饮，或荣卫返魂汤。如虚弱人，宜复煎散，
当自消退。如日久将脓者，服妙剂饮不消，服
真人活命汤入散毒散和服之，追脓从大便出。
如脓已成将溃者，用三棱针刺破，入拔毒药线，
次日脓满放出，再换内入，脓尽洗去围药，用
千捶膏贴护风拔毒收口。如脓已溃，日久臭腐，
未肯收敛者，用除旧布新之法，俗人用刀割去
腐肉伤人，只用拔毒丹末药津调傅疮口，外用
乌金纸粘封，自然腐化矣。须先用川椒汤，或
浓茶洗净，然后傅药，外用围药涂之。再洗如
前围傅，待脓尽腐去，方用生肌散外掺，内服
十全大补汤。

秘传羌活保生汤

羌活　独活　防风　荆芥　连翘　黄连
白芷　柴胡　木通　陈皮　桔梗　甘草

上细切，用水酒各一盏，煎至一盏，去滓，
察病上下服。

秘传真人活命汤

当归尾二钱　穿山甲炒　金银花　皂角刺
陈皮各二钱五分　防风　贝母　白芷各一钱五
分　乳香五分，另研　没药一钱，另研　甘草
五分

上细切，用水酒各一盏，煎去滓，入乳香、
没药和服，得微汗良。

秘传败毒散

穿山甲火煅存性，或炒，一两　白芷五钱，一
半生，一半炒　川大黄五钱，一半生，一半煨

一方有败龟甲酒炙一两。

上为细末，每服三钱，酒下。重者煎真
人活命汤调下。觉腹中作疼，则脓毒从大便
出矣。

秘传妙济饮　治便毒，小疮节。只服此
一味，将滓罨疮上，其肿即消立效。

一枝箭水洗去土用，出贵州，考《本草》
不载。

上用生白酒煎服，得微汗为佳。

秘传围药解和散　如肿毒初起，围傅
即消。

芙蓉叶　野菊根　蒲黄　黄连　黄芩　黄
柏　连翘　白及　白蔹　白芷　乳香　没药
雄黄　孩儿茶　甘草　蛇含石煅醋淬　赤石脂
大黄

上为细末，用鸡子清调傅其疮四围肿处，
如干，以鸡子清常润。如肿毒重大，加荜茇、
水槿叶。

秘传拔毒丹

白矾三钱　雄黄　硼砂　辰砂各三分　雌黄　血竭　硇砂各五分　牛黄　乳香　没药各二分　砒霜一分，炼　斑蝥三个，去翅足　巴豆三粒，去油

上件除白矾各为细末，先将白矾用铁铫熔化后，将前药末掺矾上，候烟尽取起，置土地上出火毒，再研极细末，入麝香五厘、蟾酥一分、轻粉五分，再共研和匀，用竹筒收贮，每用旋取少许，以糯米饭捣成药线，如粗布针大，焙干，如脓已成者无眼，用三棱针刺破，将药线徐徐纳入，深至痛止，外用乌金纸剪如钱大，津粘毒上，封住，其脓自化。如已溃烂，臭腐眼大者，只以末药津调，傅疮内外，亦用乌金纸粘封。每用此法，须用围药护卫好肉。

秘传千捶膏

蓖麻子去壳，一两　松香嫩者，五钱　乳香一钱

上用铁捶，于石上捣千下成膏，傅毒上，外用纸盖之。如小疖毒，只消此贴初起即散，有脓即出不疼。

秘传生肌散

孩儿茶　赤石脂　黄连　黄柏　松香
上研为细末，先将疮口洗净，干掺疮上。

秘传返魂汤　此药顺气调血，扶植胃本。

何首乌勿犯铁　川归　木通　赤芍药炒　白芷不见火　茴香炒　乌药炒　甘草　枳壳麦麸炒，如恶心，姜汁炒

上细切，各等份，每服四钱，用水酒各一盏煎，去滓服。如血气盛者，减当归。如毒在上，及老人虚弱人，减木通。如流注，加独活。如生痰有二证，胃寒生痰加半夏，热郁成风痰，加桔梗。如有泻者不用此方，宜用蜡矾丸用米饮汤下三十丸，泻止再用此方。

神仙蜡矾丸　治一切痈毒肠痈，内托之剂，神妙。

黄蜡七钱　白矾一两，研细

上将黄蜡熔化，和矾为丸，如梧桐子大，每服二十丸，渐加至三十丸，食远用滚白汤送下。

千金托里散　治背疽并诸恶疮，如三日以内未针灸及利大便者，则可消矣。

羌活一钱五分　防风身酒洗　防风梢各五分　藁本一钱五分　川归身酒洗，三钱　川归梢五分　连翘　酒黄芩各三钱　生黄芩　人参　炙甘草各一钱半　生甘草五分　陈皮　苏木　五味子　酒黄柏　酒防己各五分　桔梗　山栀　酒生地　酒黄连各一钱　酒大黄三钱　木猪苓一钱五分　麦门冬二钱

上细切，分作二服，每服用水三大盏，浸半日，煎至一盏，稍热，服后，一服如前，并滓再煎服。忌冷水。此方如觉有病，即便忙服，无不效者。若疮势已发，三四日或成脓者，则不消矣。

托里散　治一切恶疮，发背，疗疮，便毒，始发脉洪数弦实，肿甚将作脓者，三服消尽。

大黄　牡蛎　天花粉　皂角刺　朴硝便不秘者减去　连翘各六分　金银花　当归各二钱　赤芍药　黄芩各四分

上细切，作一服，水酒各一盏，煎至一盏四分服。

内托复煎散　托里健胃。

地骨皮　黄芩　茯苓　芍药　黄芪　人参　白术　桂心　甘草　防己　当归各半两　防风一两　苍术半斤

上细切，先以苍术用水五升，煎至三升，去术入前十二味再煎，至三四盏，取清汁作三

四次，终日饮之。又煎苍术滓如前法，入诸药滓，再煎服。

托里十补散 治疮肿托里，未成者速散，已成者速溃。其脉缓涩，或弦紧细者，身倦恶寒者，宜用之。

人参 当归 黄芪各二钱 厚朴 川芎 桔梗 防风 桂心 白芷 甘草各一钱

上细切，作一服，用水二盏，煎至一盏，去滓食远服。

秘传平毒散 治痈肿初起。

取新掘天门冬三五两，洗净，入砂盆内捣细，以好酒投之，去滓顿服，未效再投，一二服必愈。

防风通圣散 治疮疡通用。见卷上散类。

十全大补汤 治疮疡已溃，气血两虚者。

败毒散 并见卷上

秘传阿魏万灵膏 治发背瘰疬疔肿，一切恶疮痈疽痛风脚气等证。

防风 荆芥 白芷 当归 黄连 黄柏 连翘 蛇蜕 蜂房 白蔹 苍耳草 接骨草 羌活 山栀 大枫子 金银花 甘草 细辛 紫河车 何首乌 黑丑 桔梗 牡丹皮 车前子 苦参 白及 蓖麻子 大黄各二两 川山甲四十片 江子肉八钱 望见消二钱 木鳖子四十个 虾蟆只 柴胡 全蝎 半夏 升麻 南星 玄参 天花粉 川乌 牛膝 黄芪 两头尖 独活 斑蝥 地榆 五灵脂 槐角 苍术 藁本 赤茯苓 桃仁 三棱 莪术 小茴香 青木香 嫩松节各一两 威灵仙 天麻 藕节 薄荷 贝母 丹参 生地黄 乌药各一两半 血余三钱，后入 八角风 叶下红各四两 槐枝六两

柳枝六两 黄丹八两，水飞过，炒紫色

上细切，用水八碗，浸一日，煎稍干，下真麻油十六斤，同煎至川山甲等药如炭黑，滤去滓，入血余煎无形影，滴水中不散，再入黄丹，徐徐顺搅，煎至滴水成珠，再入后项药。

蜈蚣二条 乌蛇肉四两 川乌 草乌 附子 白附子各一两 五加皮 紫荆皮各二两

上共研为细末，入膏药内，频频顺搅匀，退火入后项药。

沉香 雄黄各一两 南木香 血竭 轻粉 赤石脂 龙骨各二两 乳香 没药各四两 麝香五钱 阿魏一两，用水另溶化，再入膏药内

上为细末，入膏药内，顺搅匀，出火毒，磁器收贮，每用油纸摊贴，须留顶以出其毒。

疔肿方法

灸法 以大蒜捣烂成膏，涂肿四围，留露肿顶，以艾炷灸之，以爆为度。如不爆，稍难愈，宜多灸百余壮，无不愈者。

秘传妙方 治食灾牛马肉成疔肿欲死者。

以柏油木叶捣烂，绞取真汁一二碗，顿服，得大泻毒气乃愈。如冬月无叶，取嫩根研水服之一二次，以利为度。

杨梅疮方法

杨梅疮，或名绵花疮。盖因疮之形相似耳。先年惟南广有此，近年以来，处处颇多，世俗多用厉风药治之，甚得理也。每见庸医求取速效，辄以轻粉、丹、麝等药大剂投之。然其所感有浅深，资禀有壮怯，其壮受毒气之浅者，幸得平愈。其怯弱之人，因而变生坏证。又有不知禁戒者，变成疠风。亦有用轻粉太多，兼以麝香透入骨节，遂成风块。经年痛痹，脓烂可畏。然非轻粉不能取效，但不可多，量人虚实用之。

秘传加味醉仙散

胡麻子 牛蒡子 蔓荆子 枸杞子四味各炒

63

紫色 白蒺藜 苦参 瓜蒌根 防风 当归 川芎 芍药 羌活 何首乌 白芷 僵蚕炒 荆芥 连翘 黄芩 山栀 皂角刺 玄参 甘草 芙蓉叶 威灵仙各一两

上研为细末，用米糊为丸，如梧桐子大，每服七十丸，茶清送下。如有实热疮盛者，加轻粉二钱，如作煎剂亦可。如过服轻粉，成风痹疙瘩者，用山黄牛一味煎汤频服。

秘传遗粮汤　治杨梅疮风漏筋骨疼痛。

山黄牛三两二钱 五加皮 白鲜皮 防风 木瓜 荆芥穗 白芷 当归酒洗，各一钱五分 白芍药炒 生地黄酒洗 地骨皮 川牛膝 黄连 甘草 槐花炒 川芎 威灵仙 寻风藤 白茯苓各一钱 杜仲二钱，姜汁炒断丝 皂角子三粒，捣碎 白丑三粒，捣碎

上细切，作一服，用水一盅半，酒半盅，煎至一盅，察病患上下饥饱服，渣滓再煎服，一日一剂。服至三五剂，其疮愈肿，勿惧畏，以托出毒气故也。若轻者服十剂而瘥，重者服二十剂痊愈。每剂服过，渣滓日干煎水，常时浴洗患处。切忌房事、生冷、茶清、煎炒、母鸡、鹅、羊、猪首蹄肉、鱼虾、动风之物，无不效者。

秘传除厉散　治杨梅疮傅药。

陈老龟甲火煅，一钱 轻粉二钱 杏仁三十个，去皮尖

上为细末，用猪胆调傅神效。一方用轻粉一钱，胆矾八分为细末，挝破傅之，其效如神

秘传涤风散　治杨梅疮风漏，一切风证，此方购费珍价。见痔漏类。

秘传熏洗方

用防风，荆芥，川芎，白芷，连翘，苍术，黄芩，艾叶，何首乌，皂角刺，白鲜皮，地榆，威灵仙，金银花，苍耳草。

上细切各等份，用水五升煎，乘热，先熏后洗。

秘传灸法　治杨梅疮初起那一个的，灸三五壮后，不再发。

疳疮方法

秘传平移散　治下疳疮，又名妒精疮。宜禁房事，临卧含水一口，免兴阳则不痛。

瓦楞子火煅 五倍子炒 孩儿茶各一钱 片脑二分

上为细末，先以防风、荆芥、乌药、地榆、苦参各等份，用水五升煎，入小瓶内，将玉茎纳入熏洗，后傅药疮上立瘥。

癣疮方法

秘传息搔散　治虫癣。

生白矾一两 硫黄五钱 槟榔一个

上为细末，取羊蹄根捣真汁，和生蜜少许，调如粥厚，先以川山甲，抓破患处傅之。如疮过一晕立效。

秘传宁痒散　治风虫顽癣。

川槿皮一两 红娘子 青娘子各七个 斑蝥三个，去翅 贝母五钱 槟榔二个

上细切，用水浸，露三日夜擂碎，先以川山甲挝破，用鹅翎搽之立已。

疥疮方法

秘传靖肤散

大枫子四十九枚 枯白矾 真川椒 蛇床子 水银各三钱 樟脑五钱

上各为细末，入水银，共再研匀，用柏油调傅。一方用荞麦面一两，炒黄硫黄一钱，另研细，用柏油烛调傅，皆有奇效。

秘传一擦光　治疥疮，及妇人阴蚀疮，漆疮，天火丹，诸恶疮毒神效。

蛇床子　苦参　芜荑各一两　雄黄　大枫子去壳　川椒各半两　硫黄　轻粉　樟脑各二钱　枯矾一两二钱

上各为细末，用生猪油调匀傅之。

秘传愈疥散　治疥疮并小儿癞头。

牛皮岸即熏牛皮烟岸也，如无，以香炉岸代蛇床子　硫黄　黄柏　黄丹各一两　雄黄　大枫子去壳　川椒各半两　枯矾二两　轻粉二钱

上各为细末，以生猪油调匀傅之。

臁疮方法

秘传碧云膏　治臁疮神效。

真麻油四两　黄蜡三两半　铜青三钱　轻粉三分　古铜钱三文　鲜桃柳枝各七枝

上于五月五日制，先以香油煎三五沸，入蜡并钱煎，至滓落，入铜青，以桃柳枝不住手搅煎，至滴水成珠，入轻粉再煎一沸，以纸滤去滓，用磁碗盛贮，待冻扫净土地，覆地上一宿，出火毒。每用量疮大小，捻作薄饼，摊置毡上，贴患处，外以绢帛系定，过三日，打开转贴毡一面，再贴三日，换药后贴如前。

汤火疮方法

神效当归膏　治烫火伤。此方敛疮者，生肌肉拔热毒，止疼痛。

当归细切　黄蜡各一两　麻油四两

上先将当归，入油煎焦黑去滓，次入蜡，急搅放冷，以磁碗盛，出火毒，用时以故帛纸摊贴。一方用白蜡。凡初伤，必用盐罨护坏肉，后傅药则易愈。

秘传愈焦群方　治汤火疮。

用黄蜀葵花浸油内，以油敷患处，或晒干研末，油调傅之。一方用蓖麻子肉研烂，入蛤粉等份，如干，再入香油少许调傅。一方用定粉研细，入猪脂调傅。一方用绿豆粉、轻粉少许，槐树皮去粗皮焙，干为细末，香油调傅，湿则干掺。一方用荞麦面炒黄，以井花水调傅。

腮毒方法

秘传地黄膏　治嘴腮肿毒，或疮疖，或好食煎煿之物生肿毒，皆宜服之。

生地黄二斤　麦门冬半斤　败龟甲半斤，酥炙，另研为末

上为细切，用水一斗，煎至五升，滤去渣滓，再煎如稠饴，下龟甲末顺搅煎，滴水中不散为度，以磁罐盛贮，埋地下三日，出火毒取出，不时白汤调服，酒调亦可。

金疮方法

秘传桃花散　治刀刃伤破，及竹木刺皮出血，用之，则止血生肌。

川归　赤石脂　血竭　乳香　没药　滑石　炉甘石煅　或加何首乌

上各等份为细末，掺伤处。初伤者加龙骨少许，久者加樟脑少许。

正铁箍散　兼治诸般恶疮。

贝母五两，去心　白芷二两　龙骨二钱　苍耳草烧存性，醋拌，二两

上为细末，用水调，或香油调傅，湿则干掺。一方治跌仆，一时无药，急取褥中扳枝花贴处尤妙。

乳痈方法

秘传速效方　治女人内外吹奶。

鸭儿花根叶稍长而圆，有刺者是。取根一握，去皮骨　葱白连根叶，三茎

上为细切，入川椒九粒共捣，好生酒或醇酒一盏，煎至八分，去滓温服，宜少卧出微汗立瘥。渣滓加盐少许傅患处亦妙。若肿已成不消，用疔肿灸法，灸三五壮，再服前剂尤捷。

秘传羌活保生汤

秘传阿魏万灵膏　并见疮痒类

妇人不孕四十

妇人不孕者，多因经水失期，或多寡不匀。若气虚宜补气，血虚宜补血，若肥盛不受胎者，宜行湿燥痰，使经水匀行，依期男子交会，不相愆候，鲜有不孕者矣。

秘传种子方

诀云：俟女人天癸净后，男女各寝，男子日服四物汤一帖，以补血之不足，女人日服四君子汤一帖，以补气之不足，服至三十日，三十帖止。再俟天癸净乃同寝，感时偏任在体力，施精亦要偏注其左。盖子宫有二穴，左穴受之成男，右穴受之成女故也。既受精后，令女人侧左体，曲左足而卧，良久不拘。直隶无锡县，一谈姓老人无子，晚得此方，一岁生三子，今皆总角矣。极验极验。受此方者，冀当遍传以广斯道也。

又诀云：三十时中两日半，二十八九君须算，落红满地是佳期，金水过时空霍乱。霍乱之后枉费工，树头树底觅残红，但解开花能结子，何愁丹桂不成业。此盖妇人月经方绝，金水才生，此时子宫正开，乃受精结胎之候，妙合太和之时，过此佳期，则子宫闭而不受胎矣。然男女之分，各有要妙存焉。如月候方经一日三日五日交会者成男，二日四日六日交会者成女，过此则不孕矣。又云：阴血先至，阳精后冲，纵气来乘，血开裹精，阴外阳内，则成坎卦之象而为男。若阳精先入，阴血后恭，横气来助，精开裹血，阴内阳外，则成离卦之象而为女。若胎成三月之内，男女未分之时，亦有转女为男之术，其法以铁斧一柄，置于孕妇床席之下，勿令人见知，更佩雄黄一二两于孕妇身左，或佩萱花亦可。以上三法皆验，不可轻忽。传曰：不孝有三，无后为大。古诗云：无官一身轻，有子万事足。诚哉是言也。无嗣者，宜深思之无怠。

调经散　治经水不调，或前或后，或多或少，或逾月不至，或一月两来，皆可服。

当归酒洗，一钱五分　麦门冬二钱　吴茱萸择去闭口者，泡七次，焙干　肉桂各五分　人参　半夏泡，七次　白芍药　牡丹皮　川芎各一钱　阿胶珠　甘草炙，各七分五厘

上细切，用水二盏，姜三片，煎至一盏，去滓空心稍热服。

调经散　治月经过期不行宜服。

当归一钱五分　川芎　桂心　甘草各五分　熟地黄　白芍药　香附子　莪术　苏木各一钱　木通八分　红花三分　桃仁二十个，去皮尖，研细

上细切，用水一盏半，煎至一盏，去滓空心温服。

调经散　治月经先期而来宜服。

当归身一钱五分　生地黄　条芩　香附子各一钱　白芍药　黄连姜汁炒，各八分　川芎　阿胶珠　艾叶　甘草　黄柏　知母各五分

上细切，用水二盏，煎一盏，去滓空心温服。

香附调经丸　治月经不调，血气刺痛，腹胁膨胀，头眩恶心，崩漏带下，并皆治之。

香附子杵去皮毛，不拘多少，米醋浸一日夜，用砂锅煮令香熟，水洗焙干。

上为细末，醋糊为丸，梧桐子大，每服五十丸，淡醋汤下。

六味地黄丸　治妇人阴血不足，无子者服之，能致胎孕。方见卷上丸类。

妇人诸证琐琐，不及备录，医者宜恭究先

儒之论，按理先儒之方则详矣。

胎前四十一

胎前者，宜养血安胎，不可用热剂。盖血得热则行，得冷则凝。夫胎凉则安，胎热则堕，理之必然，四物汤为当。

四物汤

当归　川芎　白芍药　熟地黄

上细切，用水二盏煎服。若妊娠下血不止，本方加艾叶三十片、阿胶珠一钱，每服四钱，加乌梅肉少许煎，进三四服即止。或以本方加阿胶珠、白术、条芩、砂仁、香附、糯米。如恶阻，从痰而治，本方去地黄，加陈皮、半夏曲、砂仁、神曲、麦芽、藿香、白术、陈仓米。有热加生姜汁、炒芩、连、栀子。如子烦，脉虚大无力，或怔忡身战，及时有微热，本方加人参、白术、黄芩、甘草、酸枣仁、远志、麦门冬、地骨皮。如七八个月，面目及四肢浮肿，本方加茯苓、泽泻、白术、条芩、炒栀子、厚朴、麦门冬、甘草梢。或以本方加紫苏、桔梗、黄芩、大腹皮、枳实、滑石。如忽然口噤吐沫，不省人事，言语错乱，本方合二陈汤，加麦门冬、竹茹、远志、石菖蒲。如感冒风寒，头痛发热身痛，本方合小柴胡汤，加细辛、白芷、防风、羌活。

胎漏方法

固胎散　治胎漏下血。

条芩五钱　白术一两　砂仁炒　阿胶珠三钱
上为细末，每服二钱，煎艾汤调下。

安胎饮　治孕成之后，觉胎气不安，或腹痛，或腰疼，或饮食不美，宜服。或至五六个月，常服数帖甚好。

用白术、川归、白芍药、熟地黄各一钱，人参、川芎、陈皮、条芩各五钱，紫苏、砂仁、甘草各三分，生姜水煎服。

腹痛方法

独圣散　治胎前心腹诸痛，胎动不安，安胎止痛，行气故也。若非八九个月，不宜多服。

用砂仁不拘多少，去皮，略炒为细末，每服一匕，热酒或艾汤、米饮汤、盐汤皆可调服。如觉胎中热，即安矣。大抵妊妇不可缺此。

达生方法

引方达生散　治孕至八九个月，服十数帖甚好，则易产腹疼痛。

大腹皮原本三钱，恐太多，今用一钱，用酒洗晒干，再用乌豆汁洗净，方可用，恐熠毒害人，人参　陈皮　紫苏连梗叶，各五分　白芍药　白术　当归各一钱　甘草炙，二钱　黄杨脑七个，食少、胎痛勿用

上细切用水二盏，葱五叶，煎一盏，去滓服。春加川芎、防风。夏加芩、连、五味子。秋加泽泻。冬加砂仁。或通加枳壳、砂仁。胎动不安，加金银三五钱、野苎麻根一钱。气上逼心，加紫苏、地黄。性急加柴胡。多怒再加黄芩佐之。食少加砂仁、神曲。渴加麦门冬、黄芩。能食倍加黄杨脑。此物能瘦胎不长。有痰加半夏曲、黄芩。气虚倍加参、术。气实倍陈皮，加香附子。血虚倍当归，加地黄。形实倍紫苏。有热加黄芩。有食积加山楂。腹痛加木香。

养胎散　临月用之，能养胎元。

当归　川芎　黄芩　陈皮　白术　香附各一钱　白芷五分　甘草二分

上细切，用水二盏，煎去滓，调六一散一钱服。若虚加人参七分。

催生方法

益母丸　治妇人胎前产后，及经中诸般奇病，并赤白带，恶露时下不止，无所不疗，乃妇人之仙药也。

67

益母草一名茺蔚子，紫花方梗，是五月采，阴干用八两，手折去根，勿犯铁器　川当归七钱　赤芍药六钱　南木香五钱

上为细末，炼蜜为丸，如弹子大，每服一丸，用童便好酒各半盏，化开服。

若急用时，取益母草生者。连根捣烂去滓，再用童便好酒和匀服。

若临产时服一丸，安魂定魄，破血止痛，养血脉，调经络，诸病不生。若胎前因跌仆触动胎气，漏胎下血等证，并产后诸疾，悉见济阴方加减，作汤化下。

芎归汤　治胎前因事跌仆，子死腹中，恶露妄下，疼痛不已，口噤欲绝，一切等证，临产催生，胞衣不下。

当归酒洗，一两　川芎七钱　陈皮去白，五钱，惟催生用，胎前只用芎、归，勿用陈皮

上细切，用水二大盏，煎至一盏，入酒半盏，再煎顿时去滓服。

产后四十二

产后者，须大补气血为主，或有杂证，不可用寒凉之剂。

秘传归参汤

当归　人参　川芎　白术　生地黄　陈皮　白茯苓　甘草炙

上细切，用水二盏，姜三片，枣一枚，煎去滓温服。若腹胀痛，发寒热者，是恶露未尽，去人参，加桃仁、红花、干姜、肉桂、五灵脂半生半炒。甚不已者，加熟附子一片。此谓阳有余而阴不足，故生内热，更加炒黑干姜引入肝分，理去旧血，致生新血也。

产后杂证方法

新产不可用芍药，以其酸寒能伐发生之气。十日内忌之。故以黄芪四物汤为补虚之要药，以黄芪易芍药是也。若气虚者，本方加参、术、茯苓、甘草。发热者加干姜。若自汗多者，少用川芎，勿用茯苓，倍加蜜炙黄芪。若口渴加五味子、麦门冬。若腹痛者非芍药不可，虽新产以酒重炒用，去酸寒之毒，何害之有。若恶露不尽作痛，四物汤煎去滓，调香附、五灵脂末服。甚者加桃仁泥四五分。新产子宫未敛作痛，名儿枕痛，又名瘕母块痛，用醋炒芍药、粟壳、甘草水煎，入少米醋，或以三物为末，醋汤调服，酸以收之之义也。若产后有恶血不去，发寒热，成癥瘕者，四物汤加三棱、莪术、乳香、没药、香附、五灵脂、干漆、桃仁、红花之类。若产后腹痛不息，宜四物加乌药、香附、桂心、高良姜、陈皮、童便和醋煎服甚效。若产后月余，经水淋沥不止，四物汤加白芷、升麻，煎调血余灰服。若产后阴痛，四物加藁本、防风。若产后通身浮肿，四物加乳香、没药、桂心、木通、大腹皮、良姜、血竭、槟榔、海金沙。若产后子肠不收，八物汤加升麻、防风，须以酒炒黄芪为君。若产后中风，口眼㖞邪，八物加附子、荆芥，少加防风、羌活。若产后血晕，用鹿角一段烧存性，出火毒为末，酒调灌下即醒。或用韭叶细切，盛于有嘴瓶中，以滚醋沃之，急封瓶口，以瓶嘴纳产妇鼻中即苏。或用秤锤砖石烧红，投醋中熏之。

小产方法

补气血汤　治小产下血不止。

人参　黄芪　当归　白术　白芍药　艾叶　甘草炙　阿胶炒　川芎　青皮　香附　砂仁

上细切，用水二盏，煎一盏，去滓服。

补血定痛汤　治小产心腹疼痛。

当归　川芎　熟地黄　白芍药各钱　延胡索七分　桃仁去皮尖，研细　红花各三分　香附子　青皮炒黑　泽兰　牡丹皮各五分

上细切，用水一盏半，入童便酒各半盏，煎至一盏温服。

小儿四十三

小儿者，恭考其证，大半胎毒而小半伤食，外感风寒者什居一二。故其气体嫩弱，易寒易热，用药不可太骤，大概以四君子汤加减调治之。其有变蒸、惊搐、疳虫、疮疹等证，与大人异者。其余诸病，则准大人治，略具一二，以见治法焉。

变蒸方法

惺惺散 四君子汤，加瓜蒌根、川芎、桔梗、细辛少许，薄荷煎服。

急慢惊风方法

小儿惊啼，手足瘛疭，睡卧不宁，宜四君子汤加全蝎去头足、炒钩藤、炮白附、姜水煎服。

急惊宜四君子汤加白附、全蝎、金箔，为末，薄荷汤调服下。

慢惊宜四君子汤，加生黑附、蜈蚣末、蝎梢共一字，姜汤调下。

抱龙丸 治小儿诸惊，四时感冒，邪热烦躁，痰嗽气急，欲出痘疹，发搐等证。药性温平，常服祛风化痰，镇心神。

琥珀 人参 天竺黄 白檀香 白茯苓各七钱半 甘草炙，两半 枳实麦麸炒 枳壳麦麸炒，各半两 辰砂水飞，二两半 山药炒，八两 金箔五十片，后研 牛胆南星炒，半两

上各为细末，一处和匀，新汲水丸如芡实大，阴干，每服一丸，用薄荷汤，或葱白汤，痰嗽淡姜化下。

南星膏 治小儿精神不定，恍惚不宁，恐畏多哭，常服祛风退热，消痰镇心，除百病。

牛胆南星腊月以南星为末，填入黄牛胆中，阴干，风处百日，取用，宜亲手修制者佳，称五钱，炒用 白术 山药炒 白茯苓去皮 白茯神去心

羌活 甘草炙 白僵蚕 全蝎去毒以薄荷汁浸炙，各三钱 辰砂二钱，水飞，另研 麝香一分

上各为细末，一处和匀，炼蜜丸如芡实大，金箔为衣，每服一丸，食后用薄荷汤调化服下。

秘传泻肝汤 治小儿肝经火旺有余，目睛动摇，痰气上升，或壮热惊搐，面色红，脉有力，脾胃无伤，宜用。

川芎 白芍药炒 半夏汤泡 白茯苓各八分 当归酒洗 柴胡 橘红 枳壳炒 天麻各六分 黄连酒炒 甘草生，各四分 薄荷三分

上细切，用水一盏，生姜三片煎服。

秘传补脾汤 治小儿脾经不足，土败木来侮，目睛微动摇，微惊搐，或潮热往来，脾胃有伤，饮食少进，或泄漏呕吐，面色黄，脉无力，宜补脾胃。

白术一钱三分 黄芪蜜炙 当归酒洗 川芎 人参 陈皮 肉豆蔻煨 神曲炒 干葛各五分 白芍药一钱，酒炒 白茯苓 半夏各七分 黄连炒 甘草炙，各四分

上细切，用水一盏半，生姜三片煎服。

秘传安神汤 治小儿心血虚而火动，睡中惊动不安，或受惊吓而作主，清心安神降痰。

人参 半夏泡 酸枣仁 白茯神各一钱 当归酒洗 陈皮去白 赤芍药炒，各七分 五味子五粒 甘草炙，三分

上细切，用水一盏，煎去滓，纳生姜汁竹沥研细，用牛黄末半分服。若温暖月，及觉心经热多，加生地黄、山栀仁各五分，麦门冬七分，淡竹叶。若方饮食因惊，而食即停住不化，须先消饮食，然后治惊，惊药内仍须用白术、麦芽以理胃也。惊则气散，宜收补真气，惊则痰聚，便宜化痰。

秘传镇惊丸 治惊退后，调理安心神，

69

养气血，和平预防之剂。

天竺黄另研　人参　茯神　南星姜制，各半两　酸枣仁炒　麦门冬去心　归身酒洗　生地黄酒洗　赤芍药煨，各三钱　薄荷　木通去皮　黄连姜汁炒　山栀仁炒　辰砂另研，水飞　牛黄另研　龙骨火煨，各二钱　青黛另研，一钱

上为细末，蜜糊为丸，如绿豆大，每服三十丸，淡姜汤送下。

疳证方法

秘传槟榔丸　治小儿疳病积气成块，腹大有虫等证。

槟榔一两　三棱煨，去毛，醋炒　莪术醋炒　青皮去瓤，麦麸炒　陈皮去白　雷丸去壳　干漆炒无烟　使君子肉　山楂肉　麦蘖面炒　神曲炒黄，各半两　芜荑水洗净，二钱五分　鹤虱略炒　木香不见火　胡黄连　甘草炙，各三钱　良姜二钱，陈壁土炒　砂仁一钱

上为细末，醋糊丸，如绿豆大，每服三五十丸，空心淡姜汤下。

秘传治疳汤　治小儿大便色泔白，小便昏浊，或澄之如米泔，此泔病也。

山楂肉　白芍药炒　白茯苓　黄连姜汁炒　白术　泽泻各一钱　青皮四分　生甘草三分

上细切，用水一盏，生姜枣煎服。

秘传芦荟丸　治小儿疳积腹大，此小儿之要药也。

胡黄连　芦荟　黄连炒　使君子去壳，各五钱　神曲炒，一两　阿魏　青黛另研，各二钱　麝香另研，少许

上为细末，稀糊丸，如黍米大，每服三十丸，白术汤或米饮下。

吐泻方法 准大人治

加减参苓白术散　治小儿吐泻。

人参　砂仁　莲肉去心，各半两　白茯苓去皮，八钱　土白术一两　甘草炙，七钱　肉果炮，四钱　诃子炮，去皮　干姜炒，各二钱

上研为细末，每服三分，清米饮汤调服下。

藿香正气散　治小儿吐泻。见大人感冒类。

香砂养胃汤　治小儿伤食吐泻。见大人内伤类。

理中汤　治小儿霍乳吐泻。见卷上丸类。

痢疾方法 准大人治

秘传香连丸　治小儿赤白痢。以下三方并见大人痢类。

参苓白术散　治小儿脾胃虚弱，噤口痢疾。

三黄熟艾汤　治小儿热积脏腑，下痢赤白，及伤寒四五日大下热痢，及麻疹后下痢。

食积方法 准大人治

消食丸　又名消乳丸　治小儿腹胀腹痛，消积滞，化乳食，大人内伤亦宜。

砂仁炒　橘红炒　三棱炒　莪术炒　神曲炒　麦蘖炒　甘草炒，各半两　香附炒，一两

上为细末，汤浸蒸饼为丸，如麻子大，每服二三十丸，食远白汤送下，量儿大小加减。愚尝加土白术、红曲各五钱，为细末，每服三分，米饮调服效。

秘传保和丸　治小儿脾胃虚弱，饮食不能克化，日久羸瘦。

山楂四两　陈皮去白　白茯苓去皮　半夏曲

各五钱　萝卜子二钱五分　白术　使君子去壳

神曲炒　麦蘖炒，各一两　木香二两二钱四分　砂仁四两四钱　黄连四两零五分

上研细末，水发为丸，如萝卜子大，每服一钱，米饮汤送下。

香砂养胃汤　治小儿伤食，脾胃不和，脾痛等证。见内伤类。

秘传解肌理中汤　治小儿食积郁热，发于肌表，潮热往来，主理中而清阳明之热。

白术　山楂肉　白芍药炒，各一钱　黄连炒枳实麦麸炒　川芎　香附子炒　升麻各七分　干葛一钱二分　生甘草　炙甘草各三分

上细切，用水一盏半，生姜三片煎，去滓服。若积去后，潮热未除，减山楂、枳实、香附、川芎，加人参、黄芪、陈皮、石膏各五分，薄荷二分，白术三分，有痰加半夏六分。

腹痛方法 准大人治

理脾消食散　治小儿腹痛，多是饮食所伤，此方主之。

白术一钱五分　陈皮　青皮各七分　山楂肉神曲炒　麦芽炒　砂仁炒，各一钱　甘草炙，五分

上为细末，每服一钱七分，清米饮汤调服。痛甚者磨木香入服。若有寒，加藿香、吴茱萸各五分。有热加酒炒黄芩七分。

虫动方法

使君子丸　治小儿脏腑虚滑，及疳瘦下痢，腹胁胀满不思乳食。若常服安虫补胃，消疳肥肌。

使君子去壳，一两，面裹煨熟，去面，细切焙干。厚朴去粗皮，姜汁炙　诃子半生半煨，去核用青黛如兼惊带热渴，即入之。如脏腑不调不用。

甘草炙，各半两　陈皮去白，二钱五分

上研为细末，炼蜜和丸，如芡实大，每服一丸，米饮汤化下，或乳汁化下，不拘时服。

灵矾散　治小儿虫咬心痛欲绝者。

五灵脂酒研，飞，去沙净，为末，二钱　枯白矾五分

上共为末，每服二钱，水一盏，煎至五分，不拘时服。吐虫出愈。

感冒方法

秘传百解散　治小儿感冒风寒，身热咳嗽，欲出瘾疹，并痘后欲出麻疹，俱宜服之。

人参七钱　甘草炙，三钱五分　白术　白茯苓各六钱　黄芪炒　陈皮去白　糯米炒，各五钱升麻，二钱　川芎　白芷各三钱　天麻二钱五分降香炒，一钱五分　南星姜制，五分

上为细末，每服三分。伤风用生姜汤，或葱汤。欲出麻疹，用生姜汤。热甚用薄荷汤调服下。

加味二陈汤　治小儿感冒发热，鼻流清涕，或咳嗽痰吐，沉重者宜服之。

陈皮去白　半夏汤泡　桔梗米泔水浸　川芎各五分　白术一钱　黄芩酒炒　薄荷各三分　防风　甘草炙，各四分　白茯苓去皮　桑白皮蜜炙，各七分

上细切，用水一盏半，生姜三片，煎至八分，去滓服。

惺惺散　用四君子汤加天花粉、川芎、桔梗　细辛少许、薄荷，煎服。

参苏饮　治同前证。见大人感冒类。

藿香正气散　治小儿身热咳嗽、吐泻等

证，疑似出痘疹。见大人感冒类。

痰证方法

加味白丸子　治小儿风痰壅盛。

南星半两，细切，以白矾汤泡，日干，或生姜汁制　白附子二两，姜制　半夏汤泡，半两，生姜汁制

上为细末，面糊丸如芡实大，每服一丸，姜蜜薄荷汤任化服。

重舌木舌方法

小儿重舌木舌，乃舌下生舌也。切不可以刀剪伤之，后致言语混沌，为没齿之疾。

秘传宁口散　治小儿重舌马牙，口舌生疮，咽喉不利。方见大人齿病类。

一方用蒲黄、竹沥调匀，敷舌下神效。甚者以三棱针于舌。

古 今 医 彻

（清）怀抱奇　著

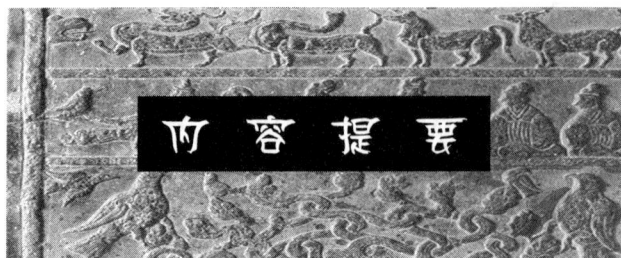

内 容 提 要

　　《医彻》四卷，清嘉庆云间怀抱奇著。历二十余载，揣摩经验而成是书。卷一为伤寒，凡两感证至夹证、坏证、遗毒。卷二、卷三为杂证，凡中风证至眼耳口鼻痹瘫。卷四为女科，凡调经治带至胎前产后。末附医箴数则，尤属疗时下医家之通病。

序 一

予始识怀子抱奇时，方治帖括，自后天下苦兵革，生齿半疮痍，予愧出而为吏，未能苏疾苦，振穷厄，及退居乡曲，知怀子隐于医以自全，生活人无算。嗟乎！不为相则为医。士君子利物济民，有志者当如是矣。然而周官之于医也，岁有考，月有稽，以其治疗之多验与否，定上中下之目，非如后世之人，自以为长桑而漫无准量者也。夫古今方伎匪一，惟医则属之。修短之数，利害攸寄。有人曰：我善用兵，兵不必孙吴，而胜之数少，败之数多矣。有人曰：我善用药，药不必卢扁，而生之徒三，死之徒七矣。轩皇涿鹿之战，开兵法之祖，乃《素问》一书，实为千古万年续命之经，天道好生而恶杀，圣人以药济兵之穷。愚者乃姑妄试之，而刀圭竟为不详之器。学医人费，可不为寒心哉。语云：习方三年，无可医之病。医病三年，无可用之方。此言良医别有慧悟，非必局于纸上陈言也。怀子则曰：长沙易水诸大家，著书立言，发所未发，以诏后人，皆大医王慈照软语，方不可执，法亦不可废，第其中若者从，若者违，争在丝发之间，必能直追所见，自言其所当然，庶免史公疾多道少之讥，而治者称至繁变莫伤寒若，故往往难之。怀子则出之以易，管令人约而可循，迄于杂证女科，爰悉举其平昔已试之法，剀切详尽，著为《医彻》。吾知其于生人之道，真可告无罪于天下，譬之为民牧者，确有治谱可传，称为众母无愧耳。

嘉庆戊辰季春青浦述庵王昶题

序　二

怀子抱奇氏，少治儒术，壮岁弃去，以家学济世几三十年，功大溥。顷之又以为施诸利济，不若垂之于言，功益大溥，爰著《伤寒医彻》一书，勒成一家言。自余杂证以次举，遂贻顾子使讨论之。顾子乃言曰：嗟夫！古之君子，皆有神明之学，上穷下际，外察五运五气之感，内洞三阴三阳五会之蕴，盖有不待切脉望色听声以至写形，莫不晓见生死。故其治人也，合表里有余不足顺逆之法，参其人动静与息相应。其道至于闻病之阳，论得其阴，闻病之阴，论得其阳。此至人之事，儒生学士，非所可与。仆中年来有志斯役，会人事间之，忽忽不竟学。然窃见世人所害，莫亟于伤寒，而其变为甚。当汉中世，有仲景氏以神功闻，而所治多冬月犯邪，病在巨阳，率用麻黄取效，间立附子救里，不数数然也。厥后刘河间氏风行北地矣，切其大指，亦泻伐之功百，温平之功一。是二公者略相若，窃独疑虚实嫌疑之辨，尚镭而未启，何也？至东垣李氏出，始发明两感，分别内伤之因，由是释表不事，而建义补中。后之作者，方悟升阳导火，能救人于垂亡，而执例误投者，往往不治。李氏之功，在《内经》岂小哉？今抱奇氏于诸家本末，详哉言之。其为书也，于所患探其受者何阳何阴，或似是而非也，必有条也。于所治策其施者何标何本，或患同而治异也，必有别也。昔贤未发者补之，今人沿谬者正之。取所尝疗治多疑难而已效者，据证案末，可不谓体理灿然，博而有要哉。其勤至矣，仆因是有感焉。向尝游京师，意公卿大夫辐辏之地，必有国工若仲氏李氏，翱翔其中。比同舍生犯疾，延某诊视，辄进大陷胸汤，越再宿结胸而逝。夫某者京师谓之良医，所以致令誉由此道也。乃一施之南人同舍生则死，斯固误下之咎，或亦南北异禀，治北者不可移而之南乎。然不然也。抑因是又有感焉。忆儿童时，我郡多名家，所主治者荡涤而已，以人参立方什不得一，勉而少用，辄问曰：服参否也？而服者亦什不得一。今天下则毋论老幼，苟有疾必参，参不已必附，非是则言草木之汁不奏效也。计相去六十余年耳，生民脆薄日以甚，视六十年前庞眉皓发之侣，终身不进参附者，若太古然，岂天地元气薄而不收，人生其时，虽大补而尚忧不足耶，然不然也。夫抱奇氏居中央斯量地气之刚柔，和物化斯相古今之厚薄，既升仲氏之堂，旋入东垣之室，兼而济之，各存其是，其书具在，倘所谓参其人动静而与息相应，将在乎此，神而明之，岂伊异人与。仆私喜鄙言之有征矣。

时嘉庆十三年在戊辰八月朔日同邑年家眷弟顾开雍拜手撰并书

凡　例

伤寒头绪最繁，予尽削去，独举大纲，晓畅厥义，而条贯自达。

伤寒向重表里，而虚实为尤要，先哲已代明之。兹编特委曲详尽，欲临证者慎焉。一是书专论伤寒，每引他证以相较，盖他证既明，则不混于伤寒，而无妄治之失矣。一凡先哲要旨，间取一二，以备参阅，盖不敢私秘，欲公好于吾党也。

医案仅举一二，就正有道，匪敢矜其所得，效步邯郸，务期有裨于大义而已。

是集坦易简直，然历二十余载，揣摩经验，凡几易稿始就，俟有识者采择焉。

杂证另附，取其明备，约于至当，不出先贤围范，而亦不囿于围范，有取之左右逢源之乐，故并载之。

妇人科，凡调经胎前产后，最费调摄，得其指归，仍易拾芥。兹编独约而该，简而明，参阅之自悉。

原方备载，以便参考。有可遵守者，有宜变通者，在临时裁酌，断不应胶执以违病机，反致遗害也。

医学与他艺不同，毋论贵贱，为性命所倚托，非小可事也。必立心贵谨，处行欲方，见闻期博，体验惟精，庶足无愧，故并致篇末，以告同志云。

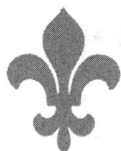

目 录

古今医彻卷之一

云间怀　远抱奇父著
后学绍兴裘韵初重校

珍藏
古今医彻

伤寒

伤寒论

经曰：人之伤于寒也，则为病热。余始读而疑之，谓既伤于寒，何以反病热乎。盖寒者天之阴气也。热者人之阳气也。天以阴气侵人，则拘急而畏寒，人以阳气被郁，则蒸冒而发热，然邪气既盛，正气不能拒之而出，须以辛温之药助之，使邪从汗解而愈，此发表之所由设也。重则麻黄，次则羌活，又次则紫苏，皆当因其轻重而施之。中病即止，毋使过剂。过则邪气既去，正气反虚，种种变迁，不易枚举。盖汗者身之液也。始由寒闭腠理，无从发越，故藉汗以疏通，令气和平斯已。今发之太过，则人身之津液既耗于外，必竭于内，无论汗多亡阳，而胃腑燥竭，肾阴消亡，烦渴秘结等症，总由一汗所致，谁谓其可泛视乎。故余尝谓治伤寒法，不可不汗，不可轻汗，不可大汗，不可再汗，不可误汗。明乎此者，庶入仲景之室而免文伯之恐也。

太阳受冬月严寒，头疼壮热，畏寒拘急，脉紧盛而无汗者，仲景用麻黄二钱，桂枝一钱，甘草五分，杏仁八粒，生姜三片，枣一枚，水煎，名麻黄汤，治冬月正伤寒。此不可不汗也。

前症虽具，或感非时暴寒，不可与麻黄汤，用羌活、紫苏、防风、荆芥、葛根、广皮、川芎、甘草等，量症加减。此不可大汗也。

前症虽具，或元气素弱，或向有杂病，及产后，痘后，失血后，兼劳倦内伤，并犯房欲者，果又冒寒，方与荆、防、苏、葛、甘草、陈皮，随症加减，微解其表。若不因寒而发热者，只治其本。此不可轻汗也。

前症虽具，曾经发表出汗，不可复用发散。盖邪既却矣，而又汗之，能不伤正气乎。此不可再汗也。

凡恶寒发热，杂证皆有，即一疮一疖亦复如是，岂可不审何证所致，概用发散。如余治一妇恶寒发热，脉得洪数，询之乃左乳肿痛，余竟治其乳，肿痛顿消，寒热亦止。举一可例其余。此不可误汗也。

余观近时风尚，凡病家、医士，及旁观者一发寒热，动以伤寒首戒，每必曰曾汗否，曾下否，使汗之下之而毙，纵无憾也。如不汗不下而痉，犹未惬志焉。此生民之厄运，末俗之波靡也。先哲代起而痛发之，相沿不觉，可胜悼哉。余习见劳倦阴虚杂证，胎前产后暑病等，妄发汗而死者，不可胜计，不得不深致焉。

两感论

伤寒一经有一经之证，则有一经之治，或伤于阳，或伤于阴，固不同也。经何以言两感哉。伤寒有并病矣，如云太阳未已，复过阳明或少阳，并之已尽，则入里，未尽，犹在表，是阳与阳并也。乌知阴不与阴并耶。有合病矣，如云太阳阳明齐病，阳明少阳齐病，或三阳合病，则自下利，是阳与阳合也。乌知阴不与阴合耶。有传经矣，如云一日太阳受之，二日阳明受之，三日少阳受之，四日太阴受之，五日少阴受之，六日厥阴受之。然有始终只在一经者，有传一二经而止者，有越经而传者，有过经不解者，是由阳传入阴也。若阴出之阳则愈矣。有直中矣，三阴受邪，始终不发热，乃不从阳经传入，是阴自受病也。则与阳不相侔矣。若此者，俱不可谓之两感，而所谓两感者，则一阴一阳同受病也。如云太阳与少阴俱病，则头痛口干而烦满；阳明与太阴俱病，则腹满身热不欲食谵语；少阳与厥阴俱病，则耳聋囊缩而厥，水浆不入，不知人。虽然，三阳之头疼身热耳聋，感于寒者，则诚有之。三阴之烦满谵语囊缩，则是传经热证。若初感于寒，则固未之或见也。且传经热证，与两感之证，既已相同，何以于传经者，曰热虽甚不死。于两感者，曰必不免于死。余不能无辨焉。盖传经者，由三阳入三阴，始终发热，乃脉与证相合者也。两感者，则一阴一阳，外受寒为表实，内受寒为里虚，必脉证不相合者也。如嗣真云：太阳证得少阴脉，少阴证反发热之例，差足以当之。故予尝谓传经之邪，感之者多实，故不即犯三阴而无虑其为甚。两感之邪，受之者必虚，故即兼及三阴而触之即不免。经虽不言虚实，而虽甚必不免之辞，不可充而见之哉。若嗣真注两感篇，则依文配释，求之病情，终不相符，故予以嗣真太阳少阴之例，推之于阳明太阴，少阳厥阴，当无不然，又何疑之有。

附：嗣真少阴证似太阳太阳脉似少阴不同论

盖太阳病，脉似少阴，少阴病，证似太阳，所以谓之反，而治当异也。今深究其旨，均自脉沉发热，以其有头疼，故为太阳病，脉当浮，今反脉不浮而沉者，以里虚久寒正气衰微所致。今身体疼痛，故宜救里，使正气内强，逼邪外出，而干姜、生附，亦能出汗而解。假若里不虚寒，则见脉浮，而正属太阳麻黄证也。均自脉沉发热，以其无头疼，故名少阴病，当无热，今反寒邪在表，但皮肤郁闭而为热，如在里，则外必无热，故用麻黄、细辛以发表间之热，附子以温少阴之经。假使寒邪惟在里，当见吐利厥逆等症，而正属少阴四逆汤证也。以此观之，表邪浮浅，发热之反尤轻，正气衰微，脉沉之反为重，此四逆为剂，不为不重于麻黄附子细辛汤也。可见熟附配麻黄，发中有补，生附配干姜，补中有发，所谓太阳少阴脉沉发热虽同，而受病有无头疼与用药自别，故并言之耳。若误治之，其死必矣。

按嗣真云：太阳证头疼身热，是太阳感寒也。脉当浮而反沉，是少阴脉，又非少阴感寒乎。用四逆汤治少阴，救里为急，不虑太阳之邪不出也。又云少阴证脉沉，是少阴感寒也。不应热而反发热，是太阳证，又非太阳感寒乎。用麻黄附子细辛汤，兼治太阳，以发表热，不虑少阴之经不温也。虽然，太阳证而脉浮，复兼吐利，将独治太阳乎。少阴脉沉而发热，不兼太阳，则又当专主少阴矣。不可不知。由此推之，如阳明身热潮热，而脉微弱下利、四肢厥冷，则又是太阴矣。宁独主阳明也乎。不得不参附子理中等汤，救太阴之里也。少阳寒热往来，而脉细、蛔厥、烦躁、腹疼，则又是厥阴矣，宁独主少阳也乎。不得不参吴茱萸等汤，救厥阴之逆也。盖阳证阳脉，易辨也。阳证阴脉，症假脉真也。又有症假而脉亦假者，如阴极发躁，欲投水中，脉来鼓指，重按全无，内真寒而外假热也。更有脉涩肢冷，呕逆便秘，伏热于中，水极似火，火极亦似水也。凡此者又岂可与两感同论哉。要之治其本者，百不一失。治其标者，百不一得。临证者慎旃。

四逆汤

附子二钱 甘草 干姜各一钱五分

水煎服。

麻黄附子细辛汤

麻黄 细辛各二钱 附子一钱

水煎服。

理中汤

人参 白术 干姜各一钱 甘草八分

水煎服，腹痛甚，加附子。寒而吐者，加生姜。小便不利，加茯苓。肾气动者，去术。

吴茱萸汤

吴茱萸 生姜各三钱 人参一钱

水盅半，枣一枚，煎七分服。

太阳论

经曰：巨阳者，诸阳之属也。其脉连于风府，故为诸阳主气也。又曰：伤寒一日巨阳受之。头项痛，腰脊强，以其经从头项下肩髆挟脊抵腰中，其所统者大，其所循者远，故易以犯，犯之则恶寒发热，独甚于他经，仲景以麻黄汤发之。此有是太阳证，用是太阳药也。若在阳明，则热多而寒少，无是症矣。在少阳，则寒往而热来，亦无是症矣。传入三阴，则有热而无寒，更无是症矣。故惟太阳一经，寒独甚，脉独紧，汗独无。未传阳明，则口不渴。未传少阳，则耳不聋。仲景用麻黄汤为太阳之正治，固非易老九味羌活汤之所能代也。若苟非太阳而阳明，则用葛根汤，非太阳而少阳，则用柴胡汤，均非麻黄汤之可假借也。虽然，太阳一经，非独冬时严寒，能触犯之，而四时寒邪，皆能犯之。如犯之而身果寒，脉果紧，其症俱在，即四时皆用麻黄可也。如犯之而寒不甚，紧不盛，其症虽具，即冬时

不用麻黄可也。况作劳辛苦之人，及本元亏损之后，而偶冒寒邪，脉紧少力者，又当从权以治，不必执用麻黄可也。盖以麻黄骁悍之性，攻邪固易，损正不难，一误投之，为变不测，可不慎乎。

按：麻黄汤，为太阳经正药。余所以谆谆慎之者，盖非其时，非其经，非其人之质足以当之，鲜不为害。请勿轻试，为天下幸甚。

治验

友积劳后，感寒发热，医者不审，以麻黄汤进，目赤鼻衄，痰中带血，继以小柴胡汤，舌干乏津。余诊之，脉来虚数无力，乃劳倦而兼阴虚候也。误投热药，能不动血而竭其液耶。连进地黄汤三剂，血止而神尚未清，用生脉散及归脾汤去芪术投之，神虽安而舌仍不生津。予曰：肾主五液，而肺为生化之源，滋阴益气，两不见效，何也？余熟思之，乃悟麻黄性不内守，服之而竟无汗，徒伤其阴，口鼻见血，而药性终未发泄，故津液不行，予仍以生脉散固其本，用葛根、陈皮引之，遂得微汗，舌果津生。后以归脾汤、六味丸而痊。

医者素自矜负，秋月感寒，自以麻黄汤二剂饮之。目赤唇焦，裸体不顾，遂成坏证。

药客感冒风寒，自谓知药，竟以麻黄五钱服之，吐血不止而毙。此二证虽进黄连解毒、犀角地黄汤，终不挽回，大可骇也。

麻黄汤

麻黄二钱 桂枝一钱 甘草五分 杏仁八粒

加姜枣水煎。

九味羌活汤

羌活 防风 苍术各一钱 甘草 白芷 川芎 生地黄 黄芩各一钱五分 细辛七分 加姜枣水煎。

阳明少阳论

经曰：二日阳明受之。阳明主肉，其脉挟鼻络于目，故身热目疼而鼻干不得卧也。三日少阳受之。少阳主胆，其脉循胁络于耳，故胸胁痛而耳聋。夫同是受寒，不曰一日，独曰二日三日者，盖传经之邪居多，而自感者少。自感则寒，传经则热，仲景用葛根汤、小柴胡汤主二经之病，节庵一曰解肌，一曰和解，又谓不从标本，从乎中治，固知非若太阳汗之而愈也。学者其可执乎。然二经亦有自感者，如阳明为邪，首面大肿，少阳为邪，耳前后肿，此不从太阳传入，而发热与伤寒无异，东垣用普济消毒饮子，及鼠黏子汤治之。盖阳明主燥，少阳主火，非比太阳属寒水之司，故治各不同也。

按：寒邪入里，未有不传阳明，乃阳明腑病，非阳明之经也。阳明者，胃也。胃为水谷之海，一受寒邪，则水谷不行，为热，为渴，为胀满，甚则谵语狂言，皆其邪也。治之者，不可过汗，以竭其液，一也。不可早下，以伤其阴，二也。不可寒凉，以阻其化，三也。宜以葛根、平胃加减调之。若少阳一经，属木有火，为呕，为聋，为寒热往来，则以小柴胡汤为主。女子临经即谓热入血室，甚则谵语，加生地、丹皮，乃至正之法也。尤不可汗下。

阳明传变至多，治之贵乎得宜。寒则凝而食不化，热则燥而液愈亡，故止渴用葛粉以鼓舞胃气，胜于花粉、知母，平胃用厚朴以温中州，非比木香、豆蔻，如在上用桔梗、枳壳，在下用枳实、青皮，而甘草调中，陈皮理气，山楂、莱菔消滞之类，虽极平和，实至当不易之常理也。然有饮食伏于中，而不显于脉症者，有脉症似乎饮食，而实非饮食为患，乃中气虚所致，则又当细问其病因，察其脉色舌苔，按其胸腹有无痛处，大便曾解不解，或补或泻，出一定之见以疗之，方为得耳。

葛根汤

葛根一钱半　麻黄一钱　桂枝　芍药　甘草各六分

加姜枣，水煎。此方治太阳无汗恶风，太阳阳明合病。如阳明腑病，不可概用。

小柴胡汤

柴胡二两　黄芩　人参　半夏各一钱　甘草五分

加姜枣，水煎服。

加味小柴胡汤　即前方加生地、丹皮各一钱。

普济消毒饮子

黄芩酒炒　黄连各八分，焙　人参　橘红玄参　甘草生用　连翘　牛蒡子炒研　桔梗　柴胡　僵蚕炒　薄荷各五分　板蓝根　马屁勃　升麻各二分

水煎服。便秘，加酒煨大黄一钱。

鼠黏子汤

牛蒡子焙研　枳壳　甘草炙　柴胡　连翘黄芩　桔梗各一钱　薄荷叶二钱

水煎。

三阴论

经言六经，而即继之曰：三阴三阳，五脏六腑皆受病，此何以说也。余请以三阴概之可乎。伤寒传入三阴，已寒变为热矣。盖太阴者脾也。其经布胃络嗌，故邪入之，则腹满而嗌干。然经既属脾，经病则脾亦病，脾主消磨，亦失其职，况布于胃则食不化，而腹满络于嗌，则热伤阴而嗌干，且但曰满，则邪犹在中焦，未可遽下，故腹满平以厚朴、陈皮，嗌干和以葛根、枳桔，此虽治太阴之经，实即治阳明之

腑也。少阴者肾也。其经络肺系舌本，故邪入之，则口燥舌干而渴。然经虽属肾，土旺则水必亏，肾为胃关，亦失传化，况络于肺，则水不升而作渴，系于舌，则津益亡而口燥，此时邪热已深，仲景所谓急下以存津液，故实则大小承气下之。虚则六味地黄润之。此虽治少阴之经，亦即治足阳明，兼手太阳、手阳明之腑也。厥阴者肝也。其经循阴器而络于嗌，故邪入之，则烦满而囊缩。厥阴者，阴之尽也。经虽属肝，此时胃邪下陷，阳亢阴竭，肾水既亏，肝火弥炽，畜热不解，则烦而且满，阴气已极，则囊缩少纵，如果大便未下，急与下之。下后不解，即与黄连解毒之类，宣散畜热，庶或有生。此虽治厥阴之经，实即治五脏六腑俱受之病也。不然，或谓邪入于脏，或谓邪入于腑，又为藏物之藏，纷纷不已，曷与正之。

按：三阴邪热，皆从三阳传入，而阳明失治尤多，始而过汗以竭其液，继而过下以损其阴。液者，气之余也。阴者，血之属也。气血既损，则烦满燥渴等症作矣。况无阳则阴无以生，无阴则阳无以化，三阴既亏，则腐熟传道化物之司，愈失其职。仲景欲急下以存津液，岂无有窥其微者耶。养葵先生出，直以六味补水，挽其源而治之矣。

三焦论

《内经》传入三阴，止曰可泄而已。仲景以下字易之；立大小调胃三承气汤，后人遵而用之。一汗之后，辄尔遽下，遗人夭殃者多矣。不知仲景分痞满燥实坚，有上中下三焦气血水谷之别，不精求其理，则其法不可得而施也。何以言之。上焦者，气分也，主纳而不出，病则不能主纳矣，于是为痞，在上者因而越之。然有可吐者，有不可吐者，有吐后不减者，须枳桔陈皮之属，泄上焦之气则得矣。中焦者，主腐熟水谷者也。病则不能主腐熟矣，于是为满，肠胃为市，无物不受，宜各随其所受而消

之磨之。加以苦温等药，是泄中焦法也。下焦者，阴分也，主出而不纳，病则不能主出矣，于是为燥实坚积，蕴热既久，津液必亡，不能传导，须以荡涤之剂下之，斯愈矣。由是观之，则上中下三焦，自有浅深次第。有治上焦而中焦得快者，或治中焦而下焦得通者，断未有不泄上中二焦，而遽用承气以下下焦之理也。观其曰：邪在中焦，不用枳实、厚朴，恐伤上焦元气，以甘草和中，名曰调胃，岂芒硝、大黄，独不伤元气乎。又岂甘草一味所能调之乎。观其曰：上焦受伤，则痞而实，去芒硝，名小承气，谓不伤下焦真阴，岂枳实、厚朴、大黄，果不伐其根本乎。观其又曰：三焦俱伤，痞满燥实坚俱全，用大承气汤，将谓上不伤元气，下不伐真阴乎。又岂可一概浪投者乎。必须以手按病人，自胸至少腹果有硬处，手不可近，不得已而施之可耳。虽然，其间有至理存焉。人之所藉以有生者，命门也。其所以禀命而运行者，三焦也。命门为生气之原，一名守邪之神。三焦者，出气以温肌肉，充皮肤，故寒邪侵犯，独赖此火以御之。使不得深入肌肤，即发壮热，而出纳腐熟之司，则不能如平人令矣。所以伤寒独不可食，食亦不化，正谓邪热不杀谷也。宜用甘苦温之药助之方可，奈何反用苦寒以伐其生气哉。否则，此火一衰，寒邪直犯则为纯阴证矣，岂能发热乎。

按：予一日读东垣《脾胃论》，其诠解黄芪，谓除躁热肌热之圣药，又云温肉分，益皮毛，实腠理，以益元气而补三焦也。似乎劳倦发热，亦本之三焦，则余以伤寒发热，归于三焦，益非无据。然内伤不能食而可食，伤寒独不可食，何欤？一则本气自病，利用补。一则客气来乘，利用攻也。

附：时珍三焦辨

时珍曰：三焦者，元气之别使。命门者，三焦之本原。盖一原一委也。命门指所居之府，而名为藏精系胞之物。三焦指分治之部，而名

为出纳腐热之司。盖一以体名，一以用名。其体非脂非肉，白膜裹之在七节之旁，两肾之间，二系着脊，下通二肾，上通心肺，贯属于脑，为生命之原，相火之主，精气之府，人物皆有之。生人生物，皆由此出。胡桃仁颇类其状，而外皮水汁皆青黑，能入北方，通命门，利三焦。愚按：即胰脂也。联络脏腑，充周一身，皆藉此。

谓胃承气汤

大黄六钱，酒洗　芒硝四钱　甘草一钱
水煎。

小承气汤

大黄四钱　厚朴二钱，炒　枳实一钱，炒。
水煎。

大承气汤

大黄五钱　厚朴二钱，炒　枳实一钱，炒
芒硝四钱
水煎。

阴证论

阴寒一证，向谓寒邪直中，便尔四肢厥逆，阳气顿竭，身如被杖，腹中绞痛，下利清谷，脉微欲绝，急投四逆、理中辈以温之，犹恐不及。窃思人之一身，有卫气、营气、宗气、元气，春升之气，水谷之气，种种护持，发源于三焦命门，以为生生之用者也。何寒邪一犯，辄尔深入至此，不知此非外中之寒，乃本身无火，命门真原，早已衰绝，即不受寒，而阴惨之象，已具于身中，偶或触之，而遂至是也。或以为阳气暴绝，或以为生冷内伤，或以为大寒侵犯，皆言其标而不言其本，所以仲景取方，止曰救里，意可知矣。况此证生气索然，变异顷刻，非姜桂参附，不足回垂绝之元阳，犹得藉口于外中也哉。

少阴下利清谷，手足厥逆，脉微欲绝，身反不恶寒，其人面赤色，或腹痛，或干呕，或咽痛，或利止脉不出者，通脉四逆汤。生附子一钱，炙甘草一钱，干姜一钱伍分，温服。面赤，加葱。腹痛，加芍药。呕，加生姜。咽痛，加桔梗。利止脉不出，加人参。

伤寒，已发汗，不解，反恶寒者，虚也。仲景用白芍药三钱，炙甘草三钱，炮附子二钱补之。黄芪建中汤亦可用。

伤寒下后，又发其汗，昼日烦躁不得眠，夜而安静，不呕不渴，无表证，脉沉微，身无大热者，干姜附子汤温之。

伤寒阴盛格阳，其人必躁热而不饮水，脉沉手足厥逆者，是此证也。孙兆用霹雳散，附子一枚，烧存性，为末，蜜水调服。节庵用回阳返本汤更胜。李东垣治冯翰林侄，阴盛格阳伤寒，面红目赤，烦渴引饮，脉来七八至，但按之则散，用姜附汤加人参投入，两服之，得汗而愈。此则神圣之妙也。

夹阴伤寒，先因欲事，后感寒邪，阳衰阴盛，六脉沉伏，小腹绞痛，四肢逆冷，呕吐清水，不假此药，无以回阳。人参、炮姜各一两，生附子一枚，破作八片，水煎分服，脉出身温而愈。吴绶曰：附子乃阴证要药，凡伤寒传变三阴，及中寒夹阴，虽身大热而脉沉者，必用之。或厥冷腹痛，脉沉细，甚则唇青囊缩者，急须用之，有退阴回阳之力，起死回生之功。近世阴证伤寒，往往疑似，不敢用附子，直待阴极阳竭而用之，已迟矣。且夹阴伤寒，内外皆阴，阳气顿衰，必须急用人参，健脉以益其元，佐以附子温经散寒，舍此不用，将何以救之。

按：阴寒之证，为害迅速。余所以详列之者，盖欲临是证者，加意焉而不敢忽也。

通脉四逆汤

四逆汤加甘草一倍

干姜附子汤

干姜二钱　附子三钱

水煎服。

回阳反本汤

熟附子　干姜　甘草　人参　麦门冬　五
味子　腊茶　陈皮

面戴阳者，下虚也。加葱七茎，黄连少许，
用澄清泥浆水煎。临服，入蜜五匙顿冷饮之。

黄芪建中汤

黄芪蜜炙，一钱五分　芍药二钱，炒　肉桂一
钱，去皮　甘草五分，炙

加姜枣，水煎，去渣，入饧一大匙，煎一
沸服。若大便溏利，或呕者，不用饧。

参附汤

人参半两　附子炮，去皮脐，一两
分作三服，姜水煎。

阴虚论

夫阴寒者，肾中之真火衰也。阴虚者，肾
中之真水亏也。真火衰，则有寒而无热。真水
亏，则有热而无寒。经曰：阴虚则发热是也。
世或不察，见其发热，动曰伤寒，舛误悖谬，
莫可言状。殊不知与伤寒二字，绝不相干。试
诊其脉，则不紧而数，不实而虚。验其症，或
头目眩晕，或引衣倦卧，或腰腿酸疼，或渴喜
热饮，身虽热而未尝恶寒，不喜食而未尝胀满。
询其因，非酒色过纵，必大劳大病后，不能谨
欲，乃致此。急与六味地黄汤大剂饮之，则热
退而病却矣。或畏寒口渴，则用七味汤。足冷
脉弱，则与八味汤。或有畏其腻膈而不敢轻尝
者，盖不知六味、八味等汤，皆是肾经本药，
直达下焦，使果阴虚，急藉以益水补火，必不
可缺，必不可缓之剂，更何疑之有。

治验

一人年五旬，得发热证，已曾服药七八日

矣。比予诊之，脉来虚数，目赤唇焦，舌肿大无
津。余曰：此肾阴水衰之候也，宜进地黄汤。彼
家犹豫，复延医者曰：脉虚甚矣。乃所用药，则
芩连栀粉清火之剂。余曰：若服此而津生，所不
待言，服此而更甚，则非此药所能疗也。及服之
愈甚，始信予言，遂进地黄汤一剂，觉少寐而舌
和，二剂而津果生，后与生脉散相间服之得痊。

一人年五旬余，素不谨欲，冒寒发热，他
医曾与解散。及余视之，则脉微细，面色通红，
目赤唇焦，舌黑而枯。予曰：此真阴衰竭，水
火两亏，宜以八味汤加五味子峻补方可。其家
虽信，未肯轻投。余曰：不用此药，则无救矣。
急延吾友唐子松声验之何如，比至诊之，谓余
曰：此八味汤加五味子候也。其言若合符节，
遂取而进服之。果舌有微津，连剂焦枯顿释。
又加人参，调理而安。后不守禁，半载后，犯
房戒，用他药以殒。

一徽商年二十八，病后不谨，发热，彼家
以过啖厚味故复，医者投小柴胡汤三剂，体倦，
腰胯痛，不能转侧。余诊之，脉微弱，曰：此
女劳复也。以七味汤加五味、杜仲，连进二剂，
即能转侧。又数剂，兼人参而痊。

六味地黄汤

怀熟地三钱　山茱萸一钱五分，去核　茯苓一钱
怀山药一钱五分，炒　牡丹皮一钱　泽泻一钱

水煎。

八味地黄汤即前方加熟附、肉桂各五分。
去附子，名七味汤。

内伤论

内伤一门，东垣先生辨之详矣。或劳役无
节，或饥饱失时，或思虑过度，皆足伤其中气
而发热焉。此与伤寒亦绝不相干，而治之者辄
藉口而妄治，真大可叹矣。诊其脉，不辨其气
口弦大无力也。察其症，头疼，不辨其时作时
止也。恶寒，不辨其得就温暖即解也。发热，

不辨其四肢乏力无气以动也。不食，不辨其口淡无味也。恶风，不辨其惟恶些小贼风也。喘急，不辨其气耗而乏也。不寐，不辨其心血不足也。神昏，不辨其神气浮越也。及用药，又乌信东垣补中益气汤，可止头疼，可除寒热，可进饮食，可定喘促。乌信济生归脾汤，可益心神，可调荣血，身虽大热，而投之辄应，其神妙有如是乎。彼犹且扬扬骄人曰：此太阳证也。此阳明少阳证也。汗之不愈，表未解也。下之不愈，里未清也。直至败坏，而医者病者，终不觉悟，尚忍言哉，尚忍言哉。但东垣补中益气汤，其加减法最详。独兼外感者，则慎用黄芪。兼停滞者，则渐进参术。惟在用之得宜耳。

按：内伤证必自汗，必体倦，必唇口淡白，必饮食无味，必脉大无力。纵使发热，即与补中。倘兼风食，则先与解散，而后补之。若骤补，则邪反炽而难为疗矣。此又不可不慎也。

补中益气汤

人参　黄芪蜜炙　白术土炒，各一钱五分　甘草炙，五分　当归一钱　陈皮五分　柴胡　升麻各三分

加姜枣水煎，空心午前服。

归脾汤

人参　白术土炒　白茯神　黄芪蜜炙　枣仁炒研，各二钱　远志肉甘草汤泡净焙　当归各一钱　木香　甘草炙，各五分　龙眼肉二钱

加姜枣，水煎服。

表证论

伤寒之用表药，固其常也。而余独鳃鳃慎之，何欤？盖药性有刚柔，人质有厚薄，喜用之则昌，不喜用之则危，匪细故也。即以麻黄论，味轻而浮，长于驱寒者也，而失之太热。羌活、独活，利关节为最胜也，而失之过燥。如太阴之苍术，阳明之白芷，厥阴之川芎、吴茱萸，少阴之细辛，太阳之藁本，气味辛烈，亦复如是。故仲景立麻黄汤，润以杏仁，和以甘草，果足敌麻黄、桂枝之辛热乎。易老九味羌活汤，汇诸燥味，以黄芩、生地监之，寡不胜众。又岂制方之善者乎。余独不然，漫立一方以平易易之。紫苏味之辛温者也，足以去寒。防风、荆芥，味之辛散者也，足以去风。柴胡性升，能除表热。葛根性润，长于解肌。广皮辛苦，能散能降。甘桔味甘，合以生姜，辛甘发散。如是而寒有不除，风有不解者乎。如是而有耗其津液，损其真阴，亡其元阳者乎。若果脉紧无汗，则加麻黄、羌活。脉细湿胜，则用苍术、独活。如吴茱、细辛、白芷、藁本之属，倘或对症，暂投则可。否则感冒轻者，禀质薄者，及病后、劳后、产后、酒色后，即恶寒发热，岂可一概不审，而漫执古方以恣浪投者邪。即予所定之方，亦未必中肯綮也。

紫苏饮

紫苏一钱五分　防风　荆芥　柴胡　葛根　广皮　桔梗各一钱　甘草炙，三分　山楂一钱五分

加生姜三片，水煎。头痛，加川芎五分。夹食，加厚朴一钱，姜制；枳壳一钱，麸炒。如咳嗽，去柴胡，加前胡一钱。

按：此方虽平易，虚者犹不能当，慎勿泛用多用，得汗即止。

里证论

伤寒传里，发热，口干，胸满，烦燥，甚则谵语揭衣，皆里实也。攻之无疑，又何慎焉。不知攻里之法，宜缓不宜速，宜平不宜峻，宜专不宜杂，宜升不宜降，宜润不宜燥。何以言之。饮食入胃，消之者脾，腐之者中焦。易易者，惟一为所阻，而藉药以化之，则不能朝饮夕效。部分有上中下，用药有深浅次第。如邪在上中二焦而遽下之，成结胸痞气是也。所谓宜缓不宜速也。人之所藉以生者，胃气耳。既

为风寒饮食所伤，而复药以克之，是重伤也。惟用辛温苦平之剂，令其克化足矣，非比大积大聚，必得蓬术、大黄等峻厉以荡之。庶胃气不大坏，而完复可俟也。所谓宜平不宜峻也。既伤于食，必审何物受伤，何药能制，如山楂制肉，莱菔制面与豆，陈皮制蛋，杏仁制粉，葛根制酒，茗制谷气之类，一物一治，用的为君，以他药佐之，庶易见功。不然，泛投取应，岂可得乎。所谓宜专不宜杂也。凡物之理，有升必有降，若降令太过，则壅塞而不行。胃气喜升，葛根能鼓舞之。胆气欲升，柴胡能条达之。而后加以内消之药，则升降之道得，而物易以化矣。所谓宜升不宜降也。大肠主津，小肠主液，肾为胃关，又主五液，其所以能变化传导者，赖此耳。若辛热躁烈之药，有以竭之，则烦躁班黄谵妄之所由作也。如平胃散中，厚朴，苦温者也，同以葛根则润。青皮、枳实，苦而下降也，缓以甘桔则不峻。楂肉味酸，能调五味而化油腻，广皮、枳壳，能理气而快膈。若妇人多怒，加香附以调之。故伤寒里药，发表在前，汗液外泄，不可又用苍术、木香、草果、豆蔻之属，复竭其液也。观其燥结，独用胆汁蜜导，又可知矣。所谓宜润不宜燥也。

枳朴汤

枳壳麸炒　厚朴姜汁炒　桔梗　柴胡　广皮各一钱　山楂　葛根各一钱五分　甘草二分，炙

加砂仁、生姜，水煎。如寒未除，加紫苏一钱。伤面，加卜子一钱。邪在下，加青皮、枳实各一钱，去枳壳。服四五剂，邪已变化，如未大便，用猪胆或蜜煎导之。

按：上表里二法，最为稳当。惟不竭其津液也，岂待清火而后愈乎。盖寒凉一蚤，食便不消，其热愈炽，所谓点沸不如抽薪也。

热证论

伤寒热证，烦躁口干，耳聋目昏，唇焦舌赤，甚则发斑发黄，谵语狂妄，皆火为之。芩、连、栀、柏、大黄之属，非正治之药乎。然而未可以骤也。如太阳表未解而脉浮数，火郁则宜发之也。少阳寒热呕而口苦，木郁则宣达之也。阳明胃实而热者，上郁则宜夺之也。惟邪热已深，蓄而不解，脉洪且数，长而有力。上焦，凉膈散。中焦，白虎汤。三焦，黄连解毒汤。虚烦，栀子豆豉汤。斑毒，三黄石膏汤。发黄，茵陈栀子汤、导赤散。皆治火之剂也。殊不知有虚火实火之分。上焦虚渴，生脉散。中焦血虚发热，症类白虎，当归补血汤。下焦真水已竭，屡清不解，六味地黄汤。仲景恐肾水干，急下以存津液，何不亟亟滋阴，尚恐不及，反用承气以下之乎。余每治伤寒发热不止，脉来虚数，大便或行或结，口燥咽干，耳聋目督，胸中觉饥无所胀满，即投六味地黄大剂饮之。无不应手获效，真百发百中之神剂也。若以芩连栀柏，大苦大寒，反伤真气。赵氏所谓以有形之水，沃无形之火，适足以伤生耳，安见其有济也。

按：清火，有直折，从治，升散，甘缓，壮水诸法，须看其形色脉候虚实，及进寒凉而弥甚者，不可不知变计也。东垣升阳散火，《内经》导火归元，固有探其微者矣。

凉膈散

大黄　朴硝　甘草　黄芩　山栀　薄荷各二两　连翘四两

各为末，每服五七钱，水煎服。

白虎汤

石膏　知母各三钱　甘草五分，炙　粳米半合

水煎服。

黄连解毒汤

黄连　黄芩　黄柏　栀子各等份

水煎。

栀子豆豉汤

肥栀子四枚　香豉五钱

水二盅，煎栀子一盅，入豉煎至七分，去渣服。

三黄石膏汤

黄连　黄芩　大黄　石膏

水煎。

茵陈栀子汤

茵陈三钱　山栀　大黄各二钱

水煎。

导赤散

生地黄　木通　甘草炙，各一钱

为末，每服一钱，竹叶汤调服。

升阳散火汤

升麻　独活　羌活　防风　柴胡　葛根　人参　甘草　白芍药

水煎。

生脉散

人参二钱　麦门冬一钱半　五味子三分，杵

水煎。

当归补血汤

黄芪六钱，蜜炙　当归四钱

水煎。

舌论

凡看伤寒传变，首辨舌色，则寒热虚实之理，昭然可见。如口之渴与不渴，津之有亡枯润，色之红赤淡白，苔之黄白焦黑，刺之多少，或易刮，或刮不去易生，肿之大小厚薄，伸缩之难易，饮之喜热喜冷，皆不可不细审也。仲

景云：邪在表不渴，传里则渴，直中三阴则口不渴，蓄血者口亦不渴，此渴与不渴之宜辨也。汗多则液亡舌干，燥热妄投，舌亦干，湿家气不化，舌亦干，热甚则津枯，阴竭津亦枯，此津之有无枯润宜辨也。心火旺，则舌色赤，脾气虚，则舌淡白，此色之红赤淡白宜辨也。胸中有寒，则苔白而滑，有食则苔黄，热甚则苔黑，肾水竭则苔亦焦黑，此苔之黄白焦黑宜辨也。邪热浅则刺少，深则刺多，真阴衰亦刺多，又刺易刮者可治，刮不去易生者难治，此刺之多少难易宜辨也。湿热甚则舌肿大，肾液亡则舌亦肿大，若干且厚语不清者难治，此肿之大小厚薄宜辨也。舌虽干，易伸如常者可治，舌缩不能伸不能言者不治，此伸缩之难易宜辨也。实渴则喜冷饮，恣而无厌，虚渴则喜热饮，少与即止，此饮之寒热多少宜辨也。以上分别，最宜详细。而其尤要者，在兼脉与症，而察其虚实，施其补泻。他不具论，只如舌黑焦枯，或肿或刺，群工视之不辨，而知其热证，非黄连解毒，则大小承气下之也。殊不知脉虚数，或微细，胸腹无胀满，舌虽黑，虽焦枯，虽肿，虽生刺，乃真水衰竭，不能制火，惟以六味地黄大剂饮之。虚寒，加桂、附、五味子，则焦黑肿刺，涣若冰释。若芩、连、花粉，愈投愈甚。此予所屡见，而亲信其必然者也。又尝治二人，入水发热，湿气大胜，舌干无津，与平胃散加葛根饮之，舌遂生津，乃知脾胃受湿，则气不化，津无以生，用苍术以燥其湿，则气化而津生耳。

治验

一妇人发热旬余，舌干生刺，诊其脉，微细而软，按其胸腹无苦。予曰：此过用克伐而胃气虚也。急进米饮，俟三日胃气当复，枯者可润，而刺自去矣。且闻药则呕，若复攻之，死在旦夕。其母从之。遂以米饮进，觉甘美而呕止舌稍和，三日而津果生。原医者来视，犹嘱曰：未可与米汤，尚宜消导。

真所谓盲人骑瞎马，半夜临深池，此辈是也。

一柴客往上海取帐，劳役而过峡，遂发寒热，及归，医与消道药三剂，舌干而不得卧，胸中如芒刺。比余诊之，脉细而数，予曰：此得之劳后使内，非关食邪也。与六味汤二剂顿愈。

附：《金镜录》辨舌黑治法

曾禧治郑汝东妹婿，患伤寒得黑舌，谓当用附子理中汤。人咸惊骇，遂止。亦莫能疗，困甚。曾往视之，谓用前药，犹有生理。其家挤从之。数剂而愈。金台姜梦辉患伤寒，亦得此舌，手足厥冷，呃逆不止，众犹作火治，几至危殆。判院吴仁斋，用附子理中汤而愈。立斋曰：舌黑之症，有火极似水者，即林学士所谓薪为黑炭之意也。宜凉膈散之类，以泻其阳。有水来克火者，即曾医士所疗之人是也。宜理中汤以消阴翳。夫有是病，必用是药，附子疗寒，其效可数，奈何世皆以为必不可用之药，宁视人之死而不救，不亦哀哉。至于火极似水之症，用药得宜，效应不异。不可便谓为百无一治而弃之也。

平胃散

苍术米泔浸透，切炒　厚朴姜汁炒　陈皮各一钱　甘草炙，四分
水煎。

附子理中汤

人参　白术土炒　甘草炙　附子炮　干姜炒，各等份
水煎。

结胸论

结胸痞气，二者皆曰下早而成，但有轻重之分，实无阴阳之别。仲景以大小陷胸及泻心汤主之。余不能不致疑其间也。夫既曰下之早，则邪或在表，或在上，皆未可遽下者也。未可下而下之，则邪气反结于胸中，有痛有不痛，或痞满而不快也。试思所下之药，必大黄、芒硝峻厉等味，苟失其宜，则外邪内陷而不复出，中气下陷而不复运，故为结为痞。岂有误下乃结，因结复下之理乎。然则仲景大小陷胸等汤，何为而设也。仲景云：大结胸，手不可按，用大黄、芒硝入甘遂末，名大陷胸汤，乃荡涤之剂，恐为失下者立。小结胸，用黄连、半夏加栝楼实，名小陷胸汤，乃痰热为患，又岂曰下早所致乎。水结胸，半夏茯苓汤入姜汁，乃水停心下也。心下痞，腹鸣下利，半夏泻心汤，人参、半夏、干姜、甘草、大枣，因中气伤也。同黄连、黄芩，或热犹未解乎。若然，则结胸何法以治之。曰：邪气尚实，仍与内消，中气伤残，只应温补，理中汤加枳实主之。或藿香、半夏、甘草、人参，加炒枳实，随症施之可耳。断无复下陷胸之法也。

大陷胸汤

大黄四钱　芒硝三钱　甘遂末二分
水煎。入甘遂末调服。

小陷胸汤

黄连一钱五分　半夏三钱　栝楼实二钱
水煎服。

半夏茯苓汤

半夏四钱　白茯苓二钱五分
水煎，入姜汁服。

半夏泻心汤

人参　半夏　干姜　甘草　黄芩各一钱　黄连五分
加姜五片，枣五枚，水煎服。

枳实理中汤

枳实麸炒　干姜　人参　白术　茯苓　甘草各等份

水煎服。或为末，蜜丸弹子大，热汤化下，连进二三服。

厚朴半夏甘草人参汤

厚朴　半夏各一钱　甘草　人参各五分

姜五片，水煎。

发狂谵语

狂者，阳明邪热所发，有实无虚也。谵语，则虚实参半焉。郑声，则虚多而实少矣。何以言之。阳明多气多血，邪又乘焉，则亢阳无制，上乱神明，躁扰狂越，不可名状，故为大实大热也。《圣惠方》用大黄五两，醋炒微赤为散，以腊雪水五升煎如膏，每服五匙，冷水下。盖取其骏快之性，定固乱以致太平，非此不能。谵语者，亦属胃邪所致，然有热入血室，或蓄血停痰，郁结惊恐，种种不一，则虚实参之。郑声者，止将一事一物，重复谆谆，乃因心有所寄，情有所偏，兼以火邪，则虚多而实少矣。昔樱宁生治一人发狂，视人为鬼，其脉累累如薏苡子，且喘且抟，曰：此得之阳明胃实，以三化汤三四下之愈。此阳明发狂也。治一女患心疾，狂歌痛哭，裸裎詈骂，问之则瞪视默默，脉沉坚而结，曰：得之忧愤沉郁，食与痰交积胸中，涌之皆积痰裹血，复与火剂清上膈。此兼郁痰而狂也。橘泉翁治吴检讨子，年十八，眩晕狂乱，医以为中寒，已而四肢厥逆，欲自投火中。有欲用乌附回阳者，翁曰：此心脾火盛，阳明内实，非热药可疗，以泻火解毒三剂得减，此兼火而狂也。汪石山治一妇，三十余，忽病狂言，披发裸形，不知羞恶，其脉浮缓而濡，曰：此必忍饥或劳倦伤胃而然耳。经曰：二阳之病发心脾，二阳者胃与大肠也。忍饥过劳，胃伤而火动矣，延及心脾，则心所藏之神，

脾所藏之意，皆为扰乱，失所依归，安得不狂。此阳明虚也，法当补之。遂用独参汤加竹沥饮之瘥。此因内伤而狂也。壶仙翁治发狂谵语，歌笑不伦，手足厥逆，身冷而掌有汗，两手脉沉滑有力，曰：阳胜拒阴，火极而伏，反兼胜己之化，亢则害，承乃制也。热胜血宛，故发狂谵语，火性炎上，故歌笑不伦，阳极则反，故身冷厥逆，泄其血则火除，抑其阳则神宁，乃用桃仁承气汤下血数升，益以黄连、竹沥、石膏之剂，大汗而解。此兼血而狂也。要知狂为危候，医者到此，未便措手，辄曰下之。岂知有如是变幻，吾故表而出之。丹溪治一少年，秋初热病，口渴而妄语，两颧火赤，医作大热治。翁诊之，脉弱而迟，告曰：此作劳后病温，惟当服补剂自已。今六脉时见搏手，必凉药所致，竟以附子汤啜之，应手而瘥。又治宪幕傅氏子，病妄语，时若有所见，翁切其脉，告曰：此病痰也。然脉虚弦而沉数，盖得之当暑饮醉，又大惊。傅曰：然。尝夏因劳而甚渴，恣饮梅水一二升，又连得惊数次，遂病。翁以治痰补虚之剂处之，浃旬愈。此二证又谵妄之异者，并载附焉。

二化汤

厚朴姜汁炒　大黄　枳实麸炒　羌活各三钱

水煎服。

独参汤

人参不拘多少，分两随症

拍破，水煎服。

桃仁承气汤

桃仁　肉桂　甘草各一钱　大黄二钱半　芒硝一钱半

水煎服。

蓄血

蓄血一证，治之非难，而辨之为难。辨之

非难，而辨之之早为难也。当其发作时，与外感无异，医者从而治之，竟不得愈，何故？盖血病而气不病也。其人或劳倦，或跌仆，或闪挫，或郁怒，皆足以阻其血，而停蓄成瘀，蓄之久必发而寒热乃作。节庵谓表邪当汗不汗，热毒内积所致，则未必然也。又曰：凡见眼闭，目红，神昏，语短，眩冒，健忘，烦躁，漱水，惊狂，谵语，鼻衄，吐红，背冷，足寒，四肢厥逆，胸腹急满，大便黑，小便数，皆瘀血证。虽有多般，不必悉俱，但见一二，便作血证主张。此言最为得之。非节庵心体熟识，乌能辨此。治之维何，实者桃仁承气汤加肉桂，虚者六味地黄汤加肉桂。盖瘀血，死血也。寒则凝，热则行，自然之理。又或用破血理气之药而效者，又或用犀角地黄汤治上焦，抵当丸治下焦，总之下尽黑物则愈尔。

按：蓄血证，面色削瘦，白而无神，四肢无力，遍身发热，用他药不效者，必是此证。以小柴胡汤加丹皮、生地、泽兰、钩藤治之，甚则加桃仁、红花。如血去多而中气寒者，以理中汤加归、芍调之。

治验

一徽商年十八，从远归，当晚忽晕倒，遍体俱冷，医一作火治，一作痰治，俱不效。余诊之，脉虚而芤，动则眩晕，不能起坐，忽吐出紫血。予曰：此瘀血证也。下出为顺。用人参二钱，肉桂一钱，泽兰二钱，丹皮、当归、广皮各一钱，一剂而血下行，三剂而身渐暖，数剂乃痊。

一男子发热，面白无神，脉得微湿欲绝，大便黑，时头眩。余曰：此瘀血证而脉如此，何敢攻之。连进地黄汤四剂，觉安甚，又加桂四剂，所去瘀血不计。但口干舌燥，加五味子四剂，又下瘀血，腹中安舒，而脉与舌犹故，痰中见血，以门冬、贝母、生地、丹皮等渐愈。盖此证兼内伤元气，赖温补而效，肺经未免受克，故以保肺收功。

和血导瘀汤

泽兰一钱五分　牡丹皮一钱　当归尾一钱　陈皮一钱　钩藤钩一钱　怀生地一钱　桃仁七粒，研　紫厚朴七分，姜制　炙甘草三分　红花五分

加生姜一片，水煎。甚者加苏木。虚者去桃仁、红花。

干姜汤　治去血而呕逆肢冷。

炮姜一钱　茯苓一钱　炙甘草三分　当归一钱　泽兰一钱　广陈皮一钱　半夏一钱　钩藤一钱五分

大枣二枚，水煎。

犀角地黄汤

犀角一钱　生地黄四钱　牡丹皮一钱　芍药一钱

水煎。

抵当汤

水蛭　虻虫　桃仁各十枚　大黄八钱

水煎。

发斑

斑者，阳明胃经邪热所化，不发于表而发于里，不发于初而发于后。故阳明当汗不汗，当下不下，不当下而下，其蓄热皆能成斑。点有大小稀密，色有红淡紫黑，或隐或现，或易出易收，或不易出不易收，总以热之微甚，为毒之轻重。无论粗者为斑，细者为疹，稀少为蚊迹，必须葛根托透为主。若仲景治赤斑，用阿胶大青汤，豆豉为君主发，而大青、阿胶、甘草，乃解毒化热者也。治温毒发斑呕逆，用黑膏，生地倍豉，又加猪膏，纯于解毒，入雄黄、麝香为使，则又兼乎发者也。学者虽不可执其方，得此意而通之，则斑之宜托与化，治法从可推矣。余治一妇，夏月饮火酒，发斑面赤烦热，诊其脉绝无，予曰：此火郁而热极，

用栀子豆豉汤加葛根、厚朴、黄连清之，斑大出而脉遂见矣。又一人伤寒，过经不解，遍体黑斑，唇口焦枯，脉大便结，以三黄石膏汤饮之痊。又一妇热入血室，后发斑点，以小柴胡汤加生地、丹皮获愈。又一友嗜烟酒，常腹痛呕逆，身发大块，余以枳壳、厚朴等平其湿热，逾日忽变头粒成斑，用解毒凉血而安。凡此皆火热之变也。至于胃邪未清而发斑者。尤多，必胀闷不堪，则当内消为主，不可骤进寒凉，恐斑不出而邪反结也。如斑既出而热不甚，无火证，则又不必化而自愈，切勿更投凉药以伤之。学者其可执乎。

干葛厚朴汤　治胃实胸膈胀满，身发红点，脉大有力，不可服凉药。

葛根　厚朴姜制　枳实麸炒　陈皮　桔梗各一钱　山楂一钱半　甘草三分

烦躁，加豆豉。实满，加莱菔子，加姜。水煎。

阿胶大青汤　治赤斑。

大青　阿胶　甘草各一钱　豆豉三钱

水煎。

黑膏　治温毒发斑呕逆，使毒从皮中出。

生地黄二两六钱　好豉一两六钱

猪膏十两，合露煎之。令三分减一，绞去渣，入雄黄、麝香如豆大搅和，分三服。忌芜荑。

阳毒升麻汤　治阳毒赤斑，狂言，吐脓血。

升麻一钱五分　犀角磨　射干　黄芩　人参　甘草各八分

水煎，入犀角汁服。

玄参升麻汤　治咽痛发斑。

玄参　升麻各一钱五分　甘草八分

水煎服。

白虎人参汤　一名化斑汤　治赤斑，口燥烦渴，中暍。

知母　石膏各三钱　人参　甘草各一钱　粳米一撮

水煎。

发疹附

疹者，太阴肺经风热所致，与斑绝不相同，而治法亦异。盖疹之发也，乘于时气，无论长幼男女，传染不一，或呼瘄子，或称麻子，吴俗则为之痧，总名曰疹，乃另一种，非斑疹之疹也。其形密似针头，其色淡若桃花，头面愈多者佳，以肺位至高也。上见咳嚏，下见泄泻，以肺与大肠为表里也。宜辛凉，不宜温热，以兑为燥胜也。宜辛散，不宜苦寒，以肺主皮毛也。温之则火烁金而毒不解，寒之则热内伏而邪不化，总以荆、防、薄荷、大力、葛根、前、桔之属，发透为主，使毒尽出皮肤，而鲜内攻之患，最为上策。冬月大寒，不易出者，稍加麻黄。夏月大热，不易解者，宜入连翘。胃气弱，以米饮助之，邪不在胃也。中气实，以枳朴平之，暂假则易也。至孕妇发痘而胎不宜堕者，痘喜内实也。发疹而胎不自固者，疹喜内虚也。然欲安之而卒不可得，又何故。盖胞系于肾，金为之母，今发疹则肺家之血，尽出于外，肾经绝生化之源，而无以自养，故胎必堕而罕留也。又岂得与斑同日语哉。且斑以二三日之间，即化为轻，疹以六七日之内，渐没为安，则又殊矣。

按：忆自己丑及壬辰、癸巳，疹证大行，无论长幼，阖境相沿。比余诊之，则咳嗽喷嚏泄泻，甚至目红鼻衄咽痛声哑，众咸作斑治。予曰：此皆属肺经证，乃疹而非斑也。考之方书，独于《幼科准绳》得之，犹未惬意。内弟孙子大起专幼科，性嗜学，乃出朱惠民《传心录》示余。余读之，见其方法井井，治验昭昭。予遵而行之，百不爽一。任其变幻，而总以发透为主。其间有停食者，有失血者，有胎孕者，略为加减，或兼消兼清，而孕未有不堕者，孕堕而疹未有不愈者。余于是时，莫不应手取效，又岂敢忘其所自哉。姑识之。

治验

一女子食面停滞，而疹甚稠密，余先与托疹，胸膈胀满，加卜子、厚朴而胸始宽，疹亦透。但能食者多，而此其百一耳。

一男人发疹，因服凉药，腹痛泄泻，疹色淡白。余与白茯苓、炙甘草、厚朴、陈皮、葛根、桔梗、薄荷、煨姜二剂，腹痛止而疹红绽乃愈。

一男子夏令发疹，幼科加麻黄、羌活，鼻衄不止，咽痛声哑。予与玄参、连翘、甘、桔、鼠黏、薄荷等清凉而安。盖疹不虑其多而虑其伏，伏则喘急鼻扇，甚则成疳痢劳瘵，多至不救。更有一人之身而二三发者，乃时气所感，非比痘证终生一次，不可不知。

荆防饮

防风　荆芥　鼠黏子焙研　前胡　桔梗苏薄荷　陈皮　葛根各一钱　甘草二分　山楂肉一钱五分

加生姜一片，芫荽一撮，无则用子。如发透，去荆防。胸膈不宽，加枳朴。痰多，加苏子。泻甚，去鼠黏。咽痛，加射干。火毒，加玄参。腹痛，加茯苓、厚朴。二剂后，去荆防，加薄荷一钱、枳壳一钱。

一疹本肺经，世俗动以羌活太阳药燥之。一失也，其害则为咽痛烦躁尤轻。又以石膏汤寒其胃，一失也，其害则变异顷刻，立致其死。含冤者可不大畏哉。

发黄

夫杂证之发黄，多由于湿。伤寒之发黄，多由于热。湿则黄色暗，而热则黄色明也。湿则酒面鱼腥之所化，故胀满而不甚渴。热则辛散燥烈之所致，故烦躁而不自宁。治之者亦不可一例而施也。胀满者，平胃散为主，加以清水之剂。烦躁者，栀子豆豉汤为要，佐以生津之味。如干葛、知母、门冬、花粉，皆所以滋阴也。山栀、黄连、黄芩、黄柏，皆所以抑阳也。苍术、秦艽、茯苓、车前，皆所以除湿也。至于食疸，则枳实、莱菔之类，必不可缺。酒疸，则解酲、五苓之中，又所急需。女劳疸，虽有矾石硝石散，不如地黄汤易生地，入车前、牛膝尤胜。阴黄，四肢冷，脉微，附子理中汤加茵陈，此先贤微妙之法也。又有蓄血发黄，桃仁承气汤，止治其血而黄自退也。盖此证受补者少，而不受补者多。不渴者易疗，而渴者难疗。久而不愈，中满腹胀，便成不治之候矣。

茵陈栀子汤　治发黄，小便赤。

茵陈二钱　栀子一钱，炒　黄连一钱　车前子一钱，炒　泽泻一钱　枳壳一钱　广陈皮一钱干葛一钱

灯心生姜水煎。或加秦艽、豆豉、花粉、知母。

平胃散　治湿郁发黄。

苍术一钱，米泔制　厚朴一钱，姜汁炒　广皮一钱　甘草三分　山栀一钱，炒　茵陈二钱　秦艽一钱　茯苓一钱　生地一钱　葛根一钱

灯心、生姜水煎。

枳实汤　治食疸。

枳实一钱五分　陈神曲一钱，炒　莱菔子一钱五分，炒研　青皮一钱　豆豉一钱　茵陈一钱广皮一钱　山栀一钱，炒　黄芩一钱　厚朴一钱，姜制

姜一片，水煎。

吐蛔

蛔者依胃为养，赞助化物之需，故古方欲其安而不欲其动，用炮姜理中汤加川椒、乌梅，所谓闻酸则静，见苦则安也。吴绶谓蛔厥却缘多饥，节庵谓妄发厥阴汗，胃冷蛔上，又谓吐蛔虽大热，勿犯寒凉，则蛔厥之用温中也必矣。及阅仲景乌梅丸，乌梅为君，人参、附子、细辛、桂枝、蜀椒、当归为佐，而柏皮之外，又加黄连，乃倍干姜，岂寒因热用，热因寒用法乎。乃余见一妇，烦热呕酸，脉数吐蛔，欲投茱制黄连、姜汁炒栀方可。奈医者执用温药，随饮随毙。益信仲景乌梅丸倍黄连，蚤已开示后学一大法门，而习俗罕究也。又治二妇，食伤胀满不堪，蛔窜十余不止，气口脉有力，竟投枳朴等，温中内消而愈。盖失饥与伤饱，又不可执一者乎。要之蛔在平人，宜有不宜无，宜少不宜多。湿热甚，蛔虫滋长，发胃脘痛，吐出则少愈。若胃败吐蛔，色黑且腐，并成族来者，在不治例。

理中汤

人参　白术土炒　干姜炮，各一钱　甘草八分　乌梅肉二个　川椒十粒

水煎。

乌梅丸　治蛔厥

乌梅七十五个　人参　附子炮　柏皮　桂枝　细辛各一两五钱　干姜二两五钱，炮　黄连四两　蜀椒　当归各一两

十味各捣末，以苦酒渍乌梅一宿，去核饭上蒸之，饭熟捣梅成泥，和匀诸药，蜜丸梧子大，米饮下十丸，渐加至二十丸。忌生冷滑物。

枳实汤　治胸满，右关脉有力，吐蛔不止。

枳实麸炒　紫厚朴姜制　广皮各一钱　山楂一钱半　柴胡七分　莱菔子炒，研，一钱

炒熟砂仁末五分，生姜一片，水煎。

清中汤　治脉数，呕酸黄水，烦躁吐蛔。

山栀炒　半夏各一钱　黄连七分　茯苓　广皮各一钱　炙甘草三分

竹茹一钱，川椒十粒，生姜一片，水煎。

厥证

阴阳二厥，节庵辨之详矣。但寒厥易辨，而热厥易忽，以其脉俱微细，四肢俱冷，则有以认热为寒者矣。但寒厥腹疼而泻，热厥腹或疼而不泻，寒厥则喜热饮，热厥则喜冷饮，寒厥喜暖与日火光，热厥畏热而不喜明，寒厥投热药或捍格而移时即安，热厥服香燥而呕逆弥甚。余一日初秋冒暑，饮食未化，即便吐逆，少顷气上壅，四肢渐冷，语言难布，及按脉则细微，自思吐之太甚，故气逆不下，当晚以铁锈水磨下，觉少平。次日又出外不避暑，逾日复作。一友教以沉香磨服，气不下，若见日光与火，便觉厌极，且终夜危坐，不能安寝。余乃思曰：此火逆冲上，四肢故冷，是热厥也。命取黑山栀三钱，冷水调下，当饮便安。复治一女子，下痢艰迫，四肢冷，脉微细。一医欲用理中加茱萸治。余曰：此火邪内伏，非寒也。竟以山栀、芍药、黄连、木香等而愈。况伤寒热厥从传经来，寒厥从直中来，又甚不侔者乎。

按：二厥之外，有气厥者，五志过极，气郁不伸，脉必沉伏，妇人多见之。苏合香丸、乌药顺气选用。有痰厥者，体肥痰盛，气壅脉滑，宜导痰汤、二陈汤。虚者倍加人参。有食厥者，发之必暴，饮食不化，填塞中焦，上部有脉，下部无脉，盐汤探吐，最妙法也。有大吐血后或产后，去血过多，阳无所附，自汗手足冷，宜益气，独参汤、理中汤之类。有真气虚寒者，参附汤、八味汤，益火之源，以消阴翳。

痉证

痉之为言痉也，痉直而不柔和也。凡病至此，实危且迫，仲景以有汗无汗分刚与柔，尤当以失汗过汗分实与虚可也。如云太阳中风，重感寒湿则成痉，盖湿伤筋则拘挛，寒入骨则强直，小续命汤，有汗去麻黄，无汗去附子治之。此因邪气盛，而筋脉为之不利。如云大发湿家汗，则成痉，盖湿流肢节，大发其汗，则湿气复袭而侵之。筋脉重伤，关节不利，宜秦艽等舒筋利湿以和之。如云发产后病后失血疮家汗，则成痉，盖气血既亏，复耗其液，则筋脉失所滋养，而角弓反张之症见，乃气血大损故也。立斋以十全大补、参附、归脾、肾气等汤，随症选用，实有卓见。若作风治，则失之矣。

小续命汤

麻黄去节　人参去芦　黄芩　芍药酒炒　甘草炙　川芎　杏仁去皮尖炒　防己　官桂各一两　防风一两半　附子炮，去皮脐，五钱

每服五钱，姜五片，水煎服。刚痉去附子。柔痉减麻黄。

秦艽升麻汤

升麻　葛根　甘草炙　芍药炒　人参各五钱　秦艽　白芷　防风　桂枝各三钱

每服一两，葱白三茎，水煎。

十全大补汤

肉桂去皮　甘草炙　芍药炒　黄芪蜜炙　当归酒净　川芎　人参去芦　白术土炒　茯苓　熟地黄各等份

每服六钱，姜三片，枣二枚，水煎。

人参养荣汤

白芍药一钱五分，酒炒　人参　黄芪蜜炙　白术土炒　炙甘草　陈皮　桂心　当归各一钱　熟地黄　五味子杵　茯苓各七分　远志肉五分

姜枣水煎。

汗下不解

夫汗之不解者，谓汗出不彻也。汗出不彻，则脉紧恶寒，而表证仍在，尤宜汗之者也。然有汗愈出而愈不解者，如汗出而肢冷，阳气衰也。汗出而脉躁，阴气竭也。汗出而烦满，胃液干也。所谓汗所当汗而不解者，失之不及者少，失之太过者多也。汗所不当汗而不解者，则认症不的，非因他证，则属虚候也。凡此者均谓之不解，而症既悬绝，则治亦异殊，岂可以其汗出不为汗衰，而复汗之，一逆再逆，以夭人命乎。下之不解者，谓下之而腹满如故，身热如故，尤宜下之者也。然有愈下而愈不解者，如结胸痞满下利等症，使复下之，则既已失下，而不可复下之。必也使不下之，则痞结不去，邪气在而正气虚也。善治者，调其元气，而佐以除邪。不善治者，惟求尽剂，不顾人命。此时而议清议攻议补，俱在所难，惟以升阳益胃，兼消兼和，庶或冀其万一。不然，则所云不解者，终不解矣。

自利

夫三阴之中寒，则下利清谷，仲景用理中、姜附汤。三阳合病，则自下利，仲景以太阳少阳用黄芩汤，少阳阳明用承气汤。盖少阳则火郁，而阳明则土郁也。虽然，三阳邪犹在表，何遽自利，以邪郁而不伸，则为飧泄也。故宜以升发之剂扬之。不得遽以黄芩、承气抑之可耳。然又有表邪未解，而早投下剂，则邪因而下陷。有表邪未清，而早用寒凉，则水因而旁及。均不可谓协热而又清之，则邪愈不出而食愈不化矣。惟当进升发内消轻缓之剂，泻上中之邪，而下焦自实矣。倘果脉数身热，而下利逼迫，火性急速，方可用芩芍，缓中清火，而以枳、朴、甘草、陈皮佐之，加柴、葛上升，

乃至当之法。今人不审所因，一遇下利，舍温中而外，辄曰协热，将何以治之而得效也。

黄芩厚朴汤　治协热下利。

黄芩一钱五分　白芍药炒　厚朴姜制　枳壳炒　广陈皮　葛根各一钱　甘草五分，炙　柴胡七分

加姜一片，水煎。

四气论

风寒暑湿，四气为病，加燥火而六焉，则不得概以伤寒混治也。盖寒伤经络，足太阳经主之。风伤皮毛，手太阴经主之。而寒亦有伤肺，风亦能犯太阳，总之以辛温者治寒，辛凉者治风，其大较也。然麻黄虽热，体轻反能入肺，故有三拗汤以泻肺邪。桂枝辛甘，性热反可祛寒，故入麻黄汤以调营卫。然世俗相沿，每用桂枝治风，不若以荆防为当。盖肺属金畏热，尝见投桂枝者，往往口鼻见红，及咽痛等候也。抑寒伤形，暑伤气。伤形者，邪有余，则宜散。伤气者，正不足，则宜补。故均有发热，而自汗气喘，体倦虚烦，及面垢前板齿燥，泄泻，种种不同。若兼感寒，则无是证矣。宜以十味香薷、清暑益气、大顺散，分别以治，岂得混于寒哉。寒伤经络，身热而痛。湿伤筋骨，身重而痛。但湿流肢节或腰脚，脉必细或缓，兼寒则拘挛，兼热则肿赤，甚为呕逆，为烦满，宜以羌活胜湿汤、苍术平胃散分内外治之，则又与寒迥别也。至于燥火二证，且甚悬绝者乎。

按：寒与风异治者，盖寒无汗而风有汗也。寒与暑异治者，寒欲发汗，而暑欲止汗也。寒与湿异治者，寒从汗解而湿不可大汗也。寒与燥火异治者，燥宜润，得风药而愈烈。火宜降，得风药而弥炽也。

荆防汤　治伤风咳嗽。

防风　荆芥　前胡　桔梗　广皮　枳壳各

一钱　甘草三分

生姜一片，水煎。

三拗汤　治肺风，痰喘初起无汗者。

麻黄不去节　杏仁不去尖　甘草不炙，各等份

生姜水煎。

参苏饮　治肺寒咳嗽。

人参　紫苏　前胡　桔梗　陈皮　枳壳　葛根　半夏　茯苓　甘草各等份　木香磨入一分

枣一枚，姜一片，水煎。

香薷饮　治一切暑毒，霍乱吐泻。

香薷三钱　茯苓　白扁豆炒　厚朴姜制　甘草各一钱

水煎服。加黄连，名黄连香薷饮。

十味香薷散　治伏暑，身体倦怠，神昏头重，吐泻等症。

香薷一两　人参　陈皮　白术土炒　茯苓　甘草炙　木瓜　厚朴姜制　扁豆炒　黄芪各半两，炙

每服一两，水煎冷服。

大顺散　治纳凉太过，饮冷太多，脾胃受寒，霍乱吐泻，水谷不入，脏腑不调，此舍时从症之剂也。

甘草二两　干姜　杏仁去皮尖　肉桂去皮，各四两

上先将甘草炙熟，次入干姜同炒令姜裂，又入杏仁同炒令杏仁不作声为度，后入肉桂为末，每服二钱，井花水调下，沸汤点服亦得。

清暑益气汤

苍术钱半，米泔浸炒　黄芪蜜炙　升麻各一钱　人参　白术土炒　当归　陈皮　神曲炒　泽泻各五分　干葛　青皮　甘草炙　黄柏　麦冬各三分

五味子九粒，杵

水煎服。

羌活胜湿汤

羌活　独活　藁本　川芎　防风各一钱　甘
草　蔓荆子各三分

水煎。

平胃散

茅术米泔浸炒　厚朴姜汁炒　陈皮各一钱
甘草三分，炙

水煎。

夹食夹气

世俗有夹食、夹气、夹惊、夹痰，而亦加
以伤寒之名者。夫既曰食气痰惊，则宜从四者
以治，又何复云伤寒为也。或者曰：因有是四
者而复感寒，故云夹也。何以见之。如脉实而
胀满者，食也，应发热而亦有恶寒者。如脉沉
而不快者，气也，不应发热而亦有发热者。如
脉弦而作呕者，惊也，不应寒热而亦有寒热往
来者。脉滑而喘逆者，痰也，不应寒热而亦有
寒热大作者。以其兼寒也，故谓之夹也亦宜。
殊不知因乎食者，消其食而寒自止。因乎气者，
下其气而热自退。因乎惊者，温其胆而寒自已。
因乎痰者，化其痰而寒热顿除。初不必沾沾于
伤寒，而亦将解其表而后治之也耶。如养葵先生
有云：凡杂证有发热者，皆有头疼项强、目痛鼻
干、胁痛口苦等症，何必拘为伤寒局、伤寒方以
治之也。夫见是诸症，尚有不因伤寒者，况不见
诸症，而欲强附之伤寒，则诚不可解者也。

厚朴汤　治因食。

厚朴姜制　枳壳麸焙　广皮各一钱　山楂二
钱　卜子一钱，焙研　甘草三分，炙　柴胡七分

葛根一钱

加熟砂仁末七分，姜一片，水煎。

顺气饮　治因气。

木香五分　乌药　陈皮　枳壳炒　茯苓各一
钱　甘草三分，炙　柴胡五分　桔梗一钱　香附
一钱，便制

加熟砂仁末一钱，姜一片，水煎。

温胆汤　治因惊。

半夏　枳实　竹茹　茯苓各一钱　甘草三
分，炙　广皮一钱　钩藤钩二钱

加枣一枚，姜一片，水煎。

二陈汤　治因痰。

苏子一钱半，焙研　半夏　茯苓　陈皮　杜
仲各一钱，盐水炒　甘草三分，炙　前胡　桔梗各
一钱　杏仁一钱，汤泡，去皮尖

加姜一片，水煎。如有火，加瓜蒌霜。

附坏证

凡伤寒时疫，不问阴阳老幼妊妇，误服药
饵，困重垂死，脉沉伏，不省人事，七日以后，
皆可服之。百不失一，此名夺命散，又名复脉
汤。人参一两，水二盅，紧火煎一盅，以井水浸
冷服之。少顷鼻梁有汗出，脉复立瘥。苏韬光侍
郎云：用此救数十人，出王璆《百一选方》。

附遗毒

凡伤寒遗毒，发于耳之前后及项下肿硬，
用见肿消草、生白及、生白蔹、生大黄、生大
苏根、野苎麻根，捣成饼，入芒硝一钱，和贴
留头，干即易之。若加金线重楼，及山慈菇尤
妙。出《伤寒蕴要》。

古今医彻卷之二

云间怀　远抱奇父著
后学绍兴裘韵初重校

杂 证

中风论

窃尝怪凡病皆以所感名之，惟中风则以其象名之。遂启后人之惑也。试观夫中风者，恒于密室中，行住坐卧之顷，卒然仆倒，或痰涎上涌，昏不知人，或肢体痿废，足不任身，或手足瘫痪，身半不遂，或口眼㖞僻，筋脉牵引，斯时未尝有风，而何从中之。即令虚邪贼风偶犯，亦不过现六经之证，侵冒肌肤已耳，何至昏倒不省，若斯之甚也。然则中风究何从而名焉。盖人身譬犹树也，人之四肢，犹树之枝干也。人之七情五志，犹天之疾风暴雨也。人之饥饱劳逸，犹树之日剥月削也。人之忧愁思虑，犹树之蠹蛀侵蚀也。人之恣欲不节，犹树之斧斤砍伐也。假令一树也，而剥之削之，侵之蚀之，砍之伐之，即不待夫疾风暴雨，而罔不倾仆矣。偶遇大风拔木，而咎之于风可乎。人之中风，不犹是乎。河间谓五志过极，言其因也。东垣谓本气自病，言其本也。丹溪谓湿热生痰，言其标也。而究其根，则在于肾元不足所致。盖肾元无亏，五志过极，即显五志之证。元气不足，即显虚损之证。湿热生痰，即显痰热之证。惟根本既亏，而五志乘之，劳役乘之，痰热乘之，而卒然仆倒，遂莫之支尔。斯时也，逐其痰，痰愈炽。降其气，气愈逆。惟牙关紧闭者，暂用稀涎散开之。究无当于实际，立斋用三生饮投人参一两，驱驾其邪而补助真气，真斩关夺门之将也。河间立地黄饮子，治舌喑不言，足痿不行，专固其本，已顶门下一针矣。余每临斯证，细求其故，未有不从心肾不交而得。盖心不下交于肾，则用归脾汤养育心神为主，而以八味丸为佐。肾不上交于心，则用地黄饮子补益真阴为主，而以独参汤为佐。又必令病人却七情，绝帏幙，轻者可复，重者可延，继以岁月，鲜不安痊。若以风药痰药间之，舍本求末，安望其能生哉。

按：中风肥人多见之，而瘦者间有。然肥人多气虚，气虚则生痰。苟根本不实，犹树之扶疏而中空，则易于倒仆矣。治之须大进参术，佐以痰药，后补其肾可也。瘦人多血虚，血虚则有火。苟忧愁太过，犹树之枝枯而叶萎，则无以滋养矣。治之须培益真阴，佐以开郁，后补其气可也。盖脾肺肾肝，既有阴阳气血之殊，自应分酌而治。矧心为神机开发之本，胃是谷气充大之标。苟心思不遂，则饮食少用，而无以益其血脉，胃气不充，则五脏少资，而无以灌其百骸，则是心与胃，又所宜讲求者也。噫，中风一证，大率膏粱者多出于逸乐，则宜固其肾肝，盖肾主闭藏而肝主疏泄也。藜藿者每见于萦愁，则宜助其心脾，盖心主忧而脾主思虑也。此孰非医者之权衡，所当潜心而体会哉。不然，一遇此证，不求其因，识浅技穷，辄进牛黄丸，几曾见有用之而得生者，不大可悟也夫。

中风五绝之证，如口开眼合，手撒遗尿，声如鼾睡者不治，治之无益。

中风㖞僻瘫痪，分左右之道路，而大补气血，佐以舒筋豁痰，十补勿一泻之。

中风废痿不用，宜八味、十补、还少等丹丸选用，佐以补中、六君、归脾等汤调之。慎勿误治，以夭人命。

中气中寒中暑中食，分别以治，不可误认作中风一例而看。

稀涎散

江子仁六粒，每粒分作两半　牙皂三钱，细切　明矾一两

先将矾熔开，入二味搅匀，待矾枯为末，每用三分。

三生散

生南星一两　生川乌半两，去皮　生附子半两，去皮　木香二钱

每用共一两，加人参一两，水煎。

地黄饮子

怀熟地　巴戟去心　山茱萸去核　肉苁蓉酒净　附子制　石菖蒲　五味子杵　茯苓　麦门冬去心　远志肉去心　甘草汤净　石斛盐水焙　紫肉桂

各等份，每服五钱，入薄荷少许，姜枣水煎。

虚损论

虚损之证，越人言之详矣，然有骤而损者，有渐而损者。骤而损者，如大劳大病脱气脱血之诊，其势疾暴可畏。然苟察阴阳偏胜而调之，往往易于见功。此无他，形体虽坏，而脏真未竭也。渐而损者，如劳役所伤阴虚火动之候，其始若不经意，其继犹或强持，日积月累，渐至于深入而不可救。此无他，脏真先亏，而形

体徐坏也。夫然则虚损之要，莫有过于阴阳，而治之者，有五失焉。方其始也，阳虚则恶寒，阴虚则发热，医者见其寒，辄思解之。见其热，辄思清之。一失也。其继也，阳虚宜补阳，而反滋阴，阴虚宜滋阴，而反补阳，则阴阳愈乖。二失也。且阳虚有火，则甘温之中，不宜燥热。阳虚无火，则甘温之中，不宜凉润。阴虚有火，则壮水之中，勿杂燥味。阴虚无火，则益火之中，切禁苦寒。治者不守大法，三失也。又有阳先病，而温之太过，阴后病者。阴先病而凉之太过，阳后病者。治者不知变计，四失也。况阳虚则阴无所统，病在阴而仍宜治其阳。阴虚则阳无所附，病在阳而仍宜治其阴。治者不窥原本，五失也。此其间缓急进退之法，非可执一，宜深思而熟计之，不致变生而易辙，斯善尔。故治损之法，惟越人为最精。其曰损其肺者，益其气，即劳役所伤，而用补中益气之类也。损其心者，调其荣卫，即思虑过度，而用济生、归脾之类也。损其脾者，调其饮食，适其寒温，即饮食失节，而用四君、六君、人参、理中之类也。损其肝者，缓其中，即七情怫郁，而用加味逍遥之类也。损其肾者，益其精，即真阴失守，而用六味、八味之类也。矧肾受五脏六腑之精而藏之，五脏盛，乃能泻。脾运水谷之精而日生之，以灌于脏腑。可见先天之精，早已易竭，后天之精，生之实难。而不知节者又妄用而不恤，于是精不能生气，气不能生神，而骨痿色悴，劳瘵之形成矣。虽有扁仓，能不却走哉。

按：虚损之证，未有不见于咳嗽，而咳嗽之因，则有多端。如形寒饮冷则伤肺，此时而即解之易易也。然有忽视而任之者，则邪内伏而正反虚。有重视而屡发者，则气益虚而嗽弥甚。于焉津液内亡，肺气不能自固，而肾绝生化之源。更加之以不谨，而子母两亏，阴益亡而竭矣。阴竭则火动，火动则金愈伤，燎原而不可遏，求其不为怵也难矣。于是疗之者，始议降火，议清金，不知苦寒又坏胃，胃伤则脾

亦伤，更绝其肺之母而死亡迫矣。故善治者，肺虚则补其气，兼补其脾，使土得以生金。肺有火，则补其肾，使子不盗母之气，而水足制火。火衰，则补其火，使不致金寒水冷而上泛为痰。仲景谓阴虚咳嗽者，用肾气丸补而逐之。东垣谓脾虚生痰者，六君子、补中益气培而养之。如忧虑而伤心脾，归脾汤主之。郁怒而伤肝脾，加味逍遥、归脾主之。气血两虚，八珍、人参养荣汤主之。此皆治咳嗽之大法，亘古而不可易者也。奈何世之医者，一见咳嗽，不求其因，不顾其本，嗽家药品，搜括无遗，发散不效，继之消痰，消痰不效，继之降气，降气不效，继之清火，清火不效，待毙而已，不亦重可哀哉。

血证

凡证之可畏者。莫甚于失血，使不急有以止之，则危亡随焉。然止之而不得止，或屡止而屡发者，何故？良由世之治者，执火载血上，错经妄行之说，不求阴阳原委，漫以寒凉投之。设在火证，偶尔获效，危亡者接踵矣。褚齐贤有服寒凉百不一生之叹，岂过甚哉。窃念人之一身，内而脏腑，外而皮肤，而血潜行于中，岂容有发越也哉。惟伤于肺，则血缕带于痰中。伤于脾，则血散漫于痰涎。伤于肝，则血凝结而紫黑。伤于肾，则血随咳唾而出。伤于心与肾，则血暴吐而成盂。其间脏腑，虽有气血多少之别，断未有真阴足而妄动者，亦未有元气充而不摄者。每见失血之人，非有大损于脏腑，则血不易以至，一至焉，则症不易以复。从可识矣，端赖求其原而疗之，或补其阳，以固脾肺之气，如面色黄白，而脉虚大空软者是也。或补其阴，以固肾肝之气，如面赤口干，而脉虚细弦数者是也。然补阳无论矣，而补阴之中，又有火衰者，其症面青白而脉迟弱，或服寒凉而脉反鼓指者，皆当以导火归元，如八味丸以消阴翳是也。不见立斋治张东谷，遇劳则吐血

一二口，用补中益气汤，加门冬、五味、山药、熟地、茯神、远志，非补肺肺乎。丹溪每用炮姜止血，缪仲仁用四君、六君加木香，谓古人治血多以胃药收功，非补中焦乎。养葵谓心主血，脾裹血，肝藏血，归脾汤，三脏之药毕俱，用之鲜不神效，非补心脾乎。余治一友，汪子轶干，应乡试过劳，及归，吐血，屡发屡止，遍服补阴药，逾年不效。余见之面色白，脉虚数无力，体中未尝畏热。余曰：此不特脾肺虚而命门之火亦衰。遂用归脾汤加炮姜、五味，倍人参，而血势少衰。偶加门冬，则又如故。继以八味丸无间服之，血遂止。若八味少弛则血又复，以后连获二子，应试如初，非补命门乎。乃知有形之血，固于无形之气。无形之气，资于命门之火。所谓精足则气旺，气旺则神生。神者血之华也，不信然哉。及观古人治脱血，必用大剂独参汤以挽之，岂血未至于脱，而反不可用人参乎。此亦余之所不解矣。故余治失血证，上必顾其脾肺，下必滋其肾元，切禁苦寒以伐之。庶几无愧于前哲，而不遗人夭枉也。

按：上治五脏法也。胃多气多血，暴吐成碗成盂，当火炽方盛时，必用四生丸，生地凉血，荷叶、柏叶破血，假艾叶辛温济之。则血不复滞而归经矣。胸中气塞，血成紫块者，此必血宛于上，宜桃仁、枳壳、陈皮、香附之属，破而降之，则气平而血止矣。小便尿血，心移热于小肠，清心莲子加柏叶、牛膝、小蓟主之。大便下血，元气下陷，补中益气加槐花、槐角、地榆主之。审其虚实而施治可也。至鼻衄，血冲清道，四生丸为最妙，虚则生脉散加黄芪、芍药以摄之。牙宣出血，六味丸加骨碎补。虚寒者，八味丸加骨碎补，生脉散亦效，此又岂法之所拘哉。

生地丹皮汤　治脉数，内热咳嗽痰血者。

怀生地　牡丹皮　川贝母去心，研　麦门冬去心　广陈皮各一钱　炙甘草三分　沙参一钱，如

不止，加阿胶一钱，蛤粉炒成珠

加焙扁柏叶一钱，水煎服。如吐血，去门冬，加荷叶、艾叶，或加藕节、童便。

当归止血汤 治脉弦，胁痛气逆者。

当归一钱 香附一钱，便制 生地一钱 白芍药一钱，酒炒 牡丹皮一钱 苏子一钱 炙甘草三分 广陈皮一钱

加焙扁柏叶一钱，水煎服。

白及汤 治内伤吐血。

白及 茜草 生地 丹皮 牛膝 广皮 归尾各一钱

加荷叶蒂五个，水煎服。

补方见论内。

咳嗽

咳嗽，微疾也。连绵不已，则又痼疾也。夫岂容渺视哉。然咳则有声无痰，虚怯者恒见之。或时咳一声，或连咳二三声，日以为常，初不经意，而尫羸已成矣。盖肺出气，肾纳气，升降往来，舒徐不迫。惟纵欲以竭之，以耗散之，而真气馁，于是假咳而上达，岂可久之道哉。嗽则有声有痰，其因多端，外则六淫，内则七情，咸足以致之。经谓五脏六腑，皆令人咳，非独肺也。而肺为之总司。然六淫之中，风寒尤易犯，以肺主皮毛，而开窍于鼻，形寒饮冷则伤之。留而不去，为寒为热，变迁不一。须审其风则解之，寒则散之，中病即止。若过于解散，则腠理疏而邪复袭，愈袭愈解，愈解愈袭，脾肺虚而元气愈，反变成他证而难疗矣。况乎暑湿七情等因，又当随感而施治者哉。窃思痰者，身之液也。外充皮肤，内滋脏腑，气为之化，血为之辅，相为灌溉而不可竭者。若久嗽不已，则脏腑精华，肌肉血脉，俱为耗引，消竭于痰，比之脱气脱血，何多逊焉。独不观久嗽者，始而色瘁，继而肉消，继而骨痿，皆

津液不能敷布乃至此，夫岂容渺视哉。故疗之者，干咳，用地黄丸峻补其肾，兼进人参以滋化源。痰嗽，风则解以辛凉，寒则散以辛温，暑则清之，湿则燥之，燥火则润之，七情则随所因而调之。而总以扶脾保肺为首务，幸毋沾沾于逐痰也。

按：痰又有酒湿而生者，六君子加葛粉、泽泻之类。有食积而生者，枳术加半夏曲、陈皮、甘草之类。有痰火而生者，二陈加瓜蒌、山栀、黄芩之类。有肺燥而生者，二冬加贝母、瓜蒌、百合之类。有气逆而生者，二陈加苏子、桑皮、杜仲之类。此皆治标之治法，随症以投，第不可过甚耳。

呕吐

凡病皆有虚实寒热，而呕吐为尤甚。良由治之者，喜温暖而利攻伐，热者热之无遗，火证临之愈剧。攻者攻之殆尽，胃气因而转伤。于是有呕之不止，而吐之勿绝，其不至危殆者几希。盖缘寒与实易辨，而虚与热易淆也。寒与实者，或内伤生冷，或客寒犯胃，或醉饱无度，或饮食失节，脉必沉紧弦滑，而中焦胀满不安。不有以温之，则寒不除，不有以攻之，则滞不化，宜乎藿香、平胃之属，奏续易易也。若夫寒郁为热，经曰诸逆冲上，皆属于火，诸呕吐酸，皆属于热，人咸知之。惟是不察其因，而漫以止吐药投之，往往喜用香燥。殊不知呕属少阳，木中有火，火性炎上，助之弥炽，甚至呕绿水或如菜叶者，则胆中之汁也。使不急与栀连降之，则呕逆何时而止耶。每见惊伤胆者，其病善呕，先哲立温胆汤，独入竹茹，降气降火，意可识矣。况乎胃属土，畏木者也。木邪凌土，胃气必伤，水谷不纳，胃中之津液，竭尽无余，而下焦之气，逆而上攻，比比胸膈痞塞，有似乎实。医者从而伐之，则一线之气立断矣。故凡遇久吐伤胃，则必于清火中加人参以扶胃气，然后徐进米饮，方能纳也。尝见

古人治虚寒吐逆，用热药恐其捍格，反入黄连、童便为向导，下安阴分。矧在热证，而反以火济火乎。虽其间声物俱出谓之吐，有声无物谓之呕，声浊恶而长谓之哕，或七情之拂郁，或六气之交乘，或水土之不和，或关格之不利，种种悬殊，疗非一致。然苟能于虚实寒热体勘精切，亦可无遗蕴矣。

治验

一女子积劳后，忽发寒热，呕吐不止，三日夜阃间。凡用藿香、二陈、伏龙肝之类，皆不效。呕至如菜叶青汁，形神俱疲。余急进山栀、人参、神曲、茯苓一剂，其呕渐止，后以人参调理而痊。

一女子因惊后，胃脘作疼，呕逆不止，亦越三日矣。胸中时叫饥，但不能纳谷味耳，且神昏谵妄，面见斑疹。及余按其脉则弦，而重取则空。弦者，惊伤胆之脉也。空者，胃气虚之诊也。斑疹者，火炎上之象也。余以远志、茯神、枣仁安神养胃，木香、陈皮止痛平气，山栀、童便降火，稍入柴胡引经，倍用钩藤止惊。一剂呕止斑退，神安思食，再剂而愈。

二陈汤

半夏　茯苓　广皮各一钱　甘草三分

姜三片，水煎。如脉数烦热呕酸，加黄芩、山栀、钩藤，甚则入黄连。如停滞，加厚朴、莱菔子、枳实。如畏寒，加藿香、木香。如因惊，加竹茹。如中气虚，加人参、石斛。虚寒，入炮姜、熟附。

疟疾

疟之为言虐也，有如凌虐者然，故云疟也。当其寒，则战栗鼓颔，汤火不能温。及其热，则烦冤少气，冰水不能寒。此无他，阴阳相并，邪正交争也。并之阴则寒，并之阳则热，正虚则怯，邪盛则肆，一身之内，有不听令而任其

摧残者乎。然则，何经主之，何药制之。曰：仲景伤寒少阳一经，寒热往来，用小柴胡汤，可假之治也。方中柴芩除表里之热，姜半除表里之寒，参甘大枣和阴阳而扶正气，非疟之的方乎。余扩而充之。寒多热少，则入藿香。寒少热多，则入知母。独寒不热，则去黄芩。独热不寒，则去半夏。气虚则加芩术，血虚则加归芍。即此方而出入之，鲜不应手取效。以是知疟之主少阳也明矣。其作有早晏，何也？经曰：卫气一日夜，大会于风府，明日日下一节，故其作也晏。此客于脊膂，凡二十五日，下至骶骨，二十六日，其气上行，九日出于缺盆之中，故作日益早。邪在阳分轻，阴分重，引出于阳分则散。其有日作间日作何也？经曰：邪入之浅则日作，入之深则间作，有三日作者。邪愈甚而正益衰也。有一日三四作，十数作，又何也？此不可作疟论，而亦未始不可以疟推之也。阳虚则寒，阴虚则热，阴阳虚则寒热交作，非大补气血，则寒热不止也。然经又言太阳之疟，腰痛头重，寒从背起。少阳之疟，寒不甚，热不甚，心惕惕然，汗出。阳明之疟，先寒洒淅，久乃热，热去汗出，喜见日火光。太阴之疟，好太息，不嗜食，多寒热，汗出，善呕。少阴之疟，呕吐，热多，欲闭牖而处，其病难已。厥阴之疟，少腹满，如癃，数便，意恐惧。则是六经又各有治法也。虽然，疟之发也，如火之热，如风雨不可当。此时而欲止之，良工不能。必从未发时，阴未并阳，阳未并阴，因而调之，真气乃安，邪气乃出。此露姜饮所由设，可推而通之也。至于邪未尽，早截之，变必作，岂若调其阴阳之为愈乎。立斋治疟发不止，用人参一两、生姜五钱，未发前服之，疟可立止，则养正除邪胜着也。岂能为疟症困哉。

按：疟有云是脾疾，长夏暑热所伤，至秋新凉束之，疟乃作。故其发也有候，而一以理脾为主。平胃散、六君子、补中益气，审虚实而施之可也。不知脾畏木者也，柴胡非疏肝乎。

脾喜甘者也，人参、甘草非补中州乎。脾恶湿者也，半夏非燥湿乎。脾畏热者也，黄芩非清热乎。使果因风与食，则疏之消之。寒与热，则温之清之。虚则补之，下陷则提之。学者神而明焉，又安得胶柱鼓瑟为也。

治验

一儒者季秋发疟，凡解表疏利之药，遍尝勿效，至四旬后，肢体俱冷，其汗如雨，犹是覆密不敢见风。比余诊之，六脉皆弱，连进归脾汤，大倍参芪，加热附子五分，数剂而痊，继以六君调理月余。

一女子疟疾，烦热呕吐，口干饮水，独热不寒，有与和解不效。余诊之，脉数且疾，此瘅疟也。得之肺素有热，用门冬、知母、黄芩、山栀、花粉、厚朴、陈皮、甘草，一剂而减，二剂而愈。

一人年五旬余，患痢半月，痢止疟作，发则昏愦不支。余诊之，脉空大无力，以补中益气汤，倍人参，加半夏，二剂而愈。

小柴胡汤

柴胡二钱　黄芩　人参　半夏各一钱　甘草五分

姜枣水煎。如口渴，加葛粉一钱。如右关有力，胸膈不宽，加厚朴、莱菔子各一钱。烦渴，去半夏；脉不数，去黄芩。如气虚，同四君子或补中益气用。如阴虚，则以六味汤继之。

痢疾论

大凡治疟之法，宜先缓而后急。治痢之法，宜先急而后缓。何哉？疟之始发也，其势猛悍，而遽欲以止之，则邪不伏而反炽，使及其既衰，即须急以培焉，除邪养正，乃不至于迁延，所谓避其来锐，击其惰归，此一法也。痢之始作也，其来弥漫，而不急以夺之，则浸淫而溃决，

即当其少缓，尤须有以调焉，邪尽气和，庶不成乎休息，所谓及锋而用，善刀而藏，此又一法也。盖痢古称滞下，又名肠澼，分明指湿热伤手太阳小肠，手阳明大肠，蕴酿而成，丙火自焚，庚金受囚，化物传道之令俱废，脓血稠黏，后重逼迫，滞而不舒也。仲景用大黄荡涤之，取其滋润轻快，一洗而空，诚妙法也。特恐元气有不胜耳。河间芍药汤，用芩、连清火，归、芍调血，木香、槟榔理气止痛，甘草和中，或加肉桂为引，所云调血则便血自愈，理气则后重自除，无论赤白，皆当遵此为法。若夫虚寒一证，腹痛频进，下积纯白，或时兼赤，滑而不禁，脉微弱而畏寒，则人参附子理中汤，必不可少。至于久痢，元气衰惫，下痢不止，肢体浮肿，脉来虚微，补中益气，倍参，加桂、附、肉果、粟壳，又岂容须臾缓哉。更有下多亡阴，大肠不行收令，虚坐努责，则于升提中，兼以滋阴为主。迨食积宜消，感寒宜发，暑湿宜清，又在临证变通，难以执一见也。

治验

徐太夫人六旬患痢，噤口不食，服开胃等药转剧，六脉虚数，余以人参二钱、黄连一钱，连进四五次，遂能食而痢止。

一人年五旬，向有冷积痛，一日患痢，初起便滑，下积纯白，诊其脉微细，余即以人参理中汤，连进而愈。此不可以常格拘也。

一儒者场后患痢，医与解表消导清热罔效，余切其脉软弱，两尺倍甚，以八味汤四剂渐减，后以人参调理，盖痢未有不伤肾，况年少不禁者乎。

芍药汤

芍药一钱半　当归　黄连　黄芩各八分　炙甘草三分　槟榔一钱　木香五分

水煎服。痛不止或加桂五分，痢不减渐加大黄。

真人养脏汤　治虚寒痢疾，久而不愈。

人参三钱　白术一钱半，土炒　当归一钱　白芍药一钱半　木香八分　炙甘草三分　肉桂八分　肉果面裹煨　粟壳醋炙　诃子肉面煨，各一钱

水煎服。

厚朴汤　治饮食停滞下积者。

厚朴一钱，姜制　枳实一钱，麸炒　莱菔子一钱，焙研　木香五分　黄芩一钱　广皮一钱　山楂一钱半　豆豉一钱　炙甘草三分　柴胡七分　槟榔一钱

加砂仁末七分，姜一片，水煎。

泄泻论

泄泻之因多端，而要以脾胃为本。脾胃者土也，处于中州，浇灌四旁，清浊以分，水谷以别，皆藉此健运之能，而升降开阖，由之布化，尚何泄泻之虞哉。惟中气稍弛，风胜则飧泻而完谷不化，寒胜则洞泻而澄澈清冷，湿胜则濡泻而糟粕不实，热胜则火泻而暴注下迫。更有食积痰饮，则腹中或痛或不痛，反得泻而减也。大瘕泻，则腹中有瘕，时作时止也。肾泻，则每于子后发，余时则安也。盖土旺则能制水，水旺亦足凌土，湿郁则能成热，热郁亦足助湿，浊气则能侵上，清气亦足陷下，故治泻之法，不可一端而竟。扶脾正也，而有时乎平胃。分利常也，而有时乎升提。温补当也，而有时乎清热。况于食积宜消，痰积宜降，瘕聚宜调，肾虚宜补。且有面色黄白，似乎脾虚，而补之不效者，以湿热之未清也。亦有久泻不止，习以为恒，而止之反剧者，亦积热之不解也。苟执脾土喜温恶寒，喜燥恶湿之说，而概以温热行之，知常而不知变，知经而不知权，使遇中虚且寒者，诚然得矣。倘或蕴隆不解，不且益其邪而成痼疾也哉。至于治泻九法，士材言之详矣，余不及赘。

胃苓汤

苍术米泔制　厚朴姜制　陈皮各一钱　甘草三分，炙　白术八分，土炒　茯苓　泽泻各一钱　肉桂三分　猪苓一钱

加姜枣水煎。或分用合用皆可。

薷苓汤　治暑泻。

香薷　黄连姜汁炒　厚朴姜制　扁豆炒　猪苓　泽泻　白术土炒　茯苓各一钱　甘草三分

姜三片，水煎。

四神丸　治脾肾两虚，饮食不思，子后泄泻。

肉果面煨，二两　补骨脂胡桃制，四两　五味子二两　吴茱萸浸炒，一两

为末，生姜八两，红枣百枚，煮熟丸。

霍乱论

霍乱之候，其来暴疾，腹中绞痛，扰乱不宁，自吐泻交作，有吐而不泻，泻而不吐，有不得吐，又不得泻，则邪有上下浅深之分，而总以得吐为愈，邪有入必有出，盐汤探吐，上妙法门，然后调其胃气可也。盖霍乱每伤于胃，虽风寒暑湿，四气相乘，而中必先虚，故邪入焉。至饮食失和，秽邪触感者尤多，胃气一伤，清浊相干，邪不去则正不安，所以攻邪尤要于扶正也。即至肢冷脉伏，转筋声哑，亦必驱邪至尽，盖邪去则正安，非比他证养正而邪自除也。及大吐泻后，元气既乏，手足厥冷，脉微欲脱者，参附理中汤，仍为吃紧。若早投之，则邪反固而难愈矣。所以当其发时，不可用米饮，先哲谆谆戒之，岂无谓哉。观于干霍乱，上不得吐，下不得泻，亦因邪不能出，所以为甚，治者愈可思其故矣。

治验

一男子恣饮梅水，吐泻无度，手足厥逆，

面色惨晦，声音不出，而脉沉伏，小水点滴不通，服药入口即吐，医告技穷。余熟思半日，忽悟及梅者，果属也，其味酸主收，故小便癃闭。因思果得麝则败，酒得麝则坏二语，且麝性香窜走窍，乃取麝半入脐中，半入鼻孔，病者即以手拂其鼻，曰此何物也。少顷小水大下二三行，忽如醉而醒，梦而觉，越日索粥渐安。

一女子大吐泻后，四肢厥逆，六脉俱无，头面带阳，而反红赤，凡药入口吐。余曰：此阴盛格阳，以仲景通脉四逆汤连剂，脉出肢暖始愈。

藿香汤　治霍乱吐利交作。

藿香　紫厚朴姜制　茯苓　木瓜　车前子焙研，二钱　泽泻　枳壳　广皮　葛根各一钱

加生姜三片。有食，加砂仁末一钱。烦渴，去藿香，加紫苏一钱。面食，入莱菔一钱。着气，入青皮七分，木香三分。切戒米饮，直待痛止觉饥，方可与之。

膈噎论

膈噎之证，《内经》止有三阳结谓之膈一句。子和从而释之，谓三阳者，大小肠膀胱也。结则二阴不利，津液不行，故逆反而上。其言病机则得矣，而三阳所以致结之故，则未始推及。至张鸡峰云是神思间病，惟内观静养，可以却之。斯乃切中病情。盖此恙多由忧愁思虑，伤于心脾，血液不生，日渐煎熬，肝火弥炽，肾水益枯，五脏之阴既竭，六腑之阳安得独足，于是槁在上而为噎，槁在下而为膈，譬之江河阻塞，而饷道不通，有仰食不获而待命矣。此时而浚其流，不若疏其源，然后水从天际而下，飞舻立送，复循故道也。故患膈噎者，欲嘘既槁之血液而复生之，莫若屏七情，绝嗜好，远帏幙，心似已灰木，身如不系舟，如枯禅老寂，而后静能胜动，水升火降，津液渐行，庶出纳有常，长享天命。谁谓治膈之大丹，不取诸身

而足哉。舍此而欲他求，惟有养血生津、开郁理气，佐以降火，或一法也。李绛《兵部手集》，用人参三两以汁，入粟米、鸡子白、薤白，煮粥与啖，取其润滑而通阳明，最称神效。至王太仆以食刹即出，食入反出，分有火无火之别，尤当参而调之。毕竟此疾多得于忧患之人，而安逸者未尝有，则知药石之不胜病也。更审矣。

地髓煎　治血枯便燥结。

生地黄一角　鹿角胶二两四钱　生姜八钱，绞汁　白蜜二合　酒四合　紫苏子四钱，酒研

文武火煮地黄成膏，去滓，即以酒研苏子入煎，一二十沸下胶，胶化，下姜汁蜜再煎，候稠，瓦器盛之，酒化下。

大半夏汤　治胃反，呕吐痰盛者。

半夏五钱　人参三钱　白蜜二钱

水二盅，和蜜扬之百遍，煎服。

和胃汤

人参一钱半　黄连六分，土炒　当归一钱　黄芩七分，土炒　白芍药一钱，酒炒　茯神一钱　石菖蒲五分　神曲七分　半夏七分　枳实麸炒，四分　红花三分　苏子一钱五分

用陈壁土研细，搅入长流水，澄清煎药，入姜汁白蜜少许，童便一二匙和服。

肿胀论

经曰：诸气膹郁，皆属于肺。诸湿肿满，皆属于脾。又曰：诸腹胀大，敲之如鼓，皆属于热。盖气郁则生湿，湿郁则生热，湿热相搏，肺失清肃之令，则水不行而为肿。脾失健运之司，则谷不磨而为胀。甚且清阳不走上窍，浊阴不走下窍，天地闭塞，金不平木，土不制水，由是肚大、青筋、脐突、背平、足心平、五脏之阴，越出于外，六腑之阳，反扰于内。斯时

而不亟泻其阳，则阴欲入而阳拒之，阳欲出而阴闭之，则阴阳愈乖，而肿胀益甚。譬之洪水泛滥，不事疏凿，乃欲以土实之，则愈隄防而愈泛溢，此必然之势也。子和出，立浚川、禹功等法，非不峻烈可畏。然不有荡涤之，则水何由而行。所蓄者，何由而泄。阴阳失位者，何由而复奠厥居乎。余每见从事温补者，一逢肿胀，辄进六君子、金匮肾气等，岂不纯正通达，卒至肿胀愈甚，迄无成功。及遇草泽医，每以大攻大泻药投之，反恒奏绩于俄顷，然后以参调之，以补济之。善其后图，乃可万全。虽然，此为实热者言也。若老人久病后，及肾元亏损者，病从阴而发，不从阳而入，前法又不可施。气喘脉弱，喜温恶寒，则金匮肾气之用桂附，以牛膝、车前为引。一则三焦为决渎之官，水道所出。一则肾为胃关，开窍二阴。谁谓补中不带泻哉。学者扩而充之可也。

一传鼓胀方

第一服

黑丑二钱，半生半熟　沉香五分

共为细末，酒调送。

第二服

陈皮　青皮　五加皮　茯苓皮　大腹皮　莱菔子　苏子　韭子　葶苈子　车前子各一钱　琥珀　沉香各五分　黑丑六分，半生半熟　朴硝三分

共为细末，酒调送。

第三服

槟榔　厚朴　益智仁　木通　泽泻　白芍药　芫花各一钱　沉香　琥珀各五分　朴硝三分　黑丑六分，半生半熟

共为细末，酒调送。

舟车神佑丸　去一切水湿痰饮。

甘遂　大戟　芫花各一两，俱醋炒　大黄二两　黑牵牛取头末　青皮　陈皮　木香　槟榔各五钱　轻粉一钱

为末，水丸椒目大，空心服五丸，日三服。痞闷者多服反烦满，宜初服二丸，每服加一丸，快利为度。戴人每令病者先服百余粒，继以浚川等药投之。五更当下，种种病出。轻者一二度，重者五六度，方愈。药虽峻急，为效极神，弱者当依河间渐次进，实者从戴人治之。

大圣浚川散

大黄煨　牵牛取头末　郁李仁各一两　木香　芒硝各三钱　甘遂五分

每服三钱，姜汁调下。戴人每言，导水丸必用禹功散继之。舟车丸必用浚川散继之。

神芎导水丸

黄芩一两　黄连　川芎　薄荷各五钱　大黄二两　滑石　黑丑取头末，各四两

为末，水丸。有血积者，加桂五钱。

禹余粮丸

蛇含石三两，铁铫盛烧通红，钳取出，倾入醋中，候冷取出，研极细　禹余粮石三两　针砂五两，淘净炒干，用醋二盏，同余粮铫内煮干，更用铫并药烧红，倾净砖地上，候冷，研极细　羌活　川芎　木香　茯苓　牛膝酒浸　桂心　白豆蔻　大茴香　蓬术炒　附子炮　炮姜　京三棱炒　青皮　白蒺藜焙研，去刺　当归酒浸，各五钱

共为末，入前三味拌匀，蒸饼丸如桐子大，食前白汤下三十丸至五十丸。前三味，非甘遂、芫花之比，又有各药扶持，虚人老人，亦可服也。最忌盐，一毫入口，发疾愈甚。服药后，即于小便内旋去，不动脏腑，每日三服，更以温补药助之。

金匮肾气丸　治脾肾虚，腰重脚肿，小便不利，或肚腹肿胀，四肢浮肿，喘急痰盛，已成蛊证，其效如神。此证多因脾胃虚弱，治失其宜，元气复伤而变症者，非此药不能救。

白茯苓三两　附子五钱，制　牛膝　桂　泽泻　车前子　山萸肉　山药　牡丹皮各一两　熟地黄四两

上为末，和地黄加炼蜜丸如梧子，每服三钱，空心米饮下。

积聚论

越人谓五脏为积，六腑为聚，积属阴故静，聚属阳故动，静则易伏，而动则易散也。然有所征验于外谓之癥，假物而成谓之瘕，否塞不快谓之痞，藏于幽僻谓之癖。或云癥主食而瘕主血，痞主气而癖主痰。四者分而言之可，合而言之亦无不可。惟在疗之者，察其脏腑之阴阳，部分之高下，气血之多寡，新久之浅深，元气之厚薄，或十攻而一补，或半攻而半补，或十补而勿一攻，握一定之算，然后能取决于必胜也。近时士材立初中末三法，未尝不善，而余则尤有商焉。积聚之生也以渐，匪朝伊夕之故，使苟元气充，脏腑调，分布周列，何隙可容其踌躇，令积聚实逼处此，妨碍于升降往来。惟其萌于有渐，如尚不觉，日以益大，渐至猖狂而不可遏。斯时缓攻之邪不去，峻攻之邪亦不去。即去矣，而邪之聚者，复散而变他症。盖攻积之药，必由脏腑肠胃，而后达病所，其清纯之气，有不伤乎。余立一法，以攻积丸累累加用，倍入人参汤监之。贫者以白术膏代之。必使元气胜乎邪气，而邪自无容留地，否则专补元气，复其健运之常，则所积者，所聚者，将不攻而自走。又必须其人，善自珍摄，爱护生命，而后可与施此术也。苟不然者，亦终无如何矣。

攻积丸

人参　京三棱醋煮　蓬术醋煮　菟丝子酒煮　桃仁　当归　香附醋煮　黄连土炒　青皮醋炒　枳实麸炒　茯苓　半夏各一两　炮姜五钱　泽泻七钱　肉桂一两，不见火

上为末，神曲为丸。浓煎人参汤下，每服二钱，不拘时服。

肝之积曰肥气，左胁下，如覆杯，呕逆，胁痛，引小腹，宜扶脾抑肝，逍遥散加连制吴茱萸、醋制鳖甲、青皮、抚芎、桃仁以破其血。

肺之积曰息奔，右胁下，如覆杯，气.逆，背痛，喘咳，宜人参、茯苓、广皮、苏子、款冬花、半夏、旋覆花、桔梗、炙甘草。兼脾弱，六君子以补其母。

心之积曰伏梁，起脐上，大如臂，上至心下，烦心，用人参、川连、远志、菖蒲、茯神、肉桂、柏子仁、丹参、干姜。

脾之积曰痞气，在胃脘，大如覆杯，痞塞，吐泻，不为肌肤，用四君子汤加麸炒枳实、山楂、炮姜、藿香、黄连、蓬术、神曲、麦芽。

肾之积曰奔豚，发于少腹，上至心，若豚状，上下无时，久则骨痿少气，宜安肾丸、地黄膏子丸、八味丸，或茯苓、肉桂、泽泻、苦楝子、杜仲、延胡索、香附、茴香、桃仁。

安肾丸

肉桂　桃仁　乌头各一分　白蒺藜　巴戟　山药　茯苓　白术　石斛　肉苁蓉　萆薢　补骨脂各三分

蜜丸，每服三钱，盐汤下。

地黄膏子丸

血竭　沉香　木香　广茂炮　延胡索　人参　蛤蚧　当归　川芎　白术土炒　续断酒炒　川楝子麸炒　全蝎　茴香　柴胡　没药　青皮　吴茱萸　桂以上分两无定数，随症加减用

为末，地黄膏子丸，如梧子大，空心温酒下二十丸，日加一丸至三十丸。

痿痹

痹之与痿，二者近似而实不同。盖痹者从

外而入，经谓风寒湿三气杂至，合而为痹是也。痿者自内而出，经谓诸痿皆生于肺热是也。痹从外入，则风寒湿之三气，由皮肤，而筋骨，而脏腑，其留皮肤间者易已，其留连筋骨间者疼久，其入脏者殆。然风寒湿之中，又分风胜为行痹，则走注疼痛，风自火出也。湿胜为着痹，则重着而关节不利也。寒胜为痛痹，则周身疼痛无已时也。三者之邪，既以杂合而至，即以杂合治之。又云痛属火，肿属湿，尤须察其所胜，而散风之中，间以清火，除湿之内，间以养血，理气之中，间以豁痰。丹溪不一其治，殆深得病情者与。虽然，此未入于五脏也。若久而不已，内舍五脏，则喘呕上气，尻肿脊蜷，筋急肢懈诸症见焉，则邪已侵入阴分，而非复风寒湿之可驱除也矣。经所以即继之曰，阴气者，静则神藏，躁则消亡。虽不言及治法，而已明示阴气将欲消亡，不可复躁动之。而当静养之，则所存一线之阴气，不几危且殆哉。且又曰饮食自倍，肠胃乃伤，又明示患痹者须薄滋味，以饮食居处为其病本故也。若痿则不然，当其发也，非有风寒湿之三气为患，而惟一本于肺热，又不独一肺热，而心肝脾胃四脏之气，亦皆热而上熏于肺，肺由是叶焦而生痿躄。原其由来，皆因于思想无穷，所求不得，或入房太甚，宗筋弛纵，或远行劳役，坐卧湿地，种种侵犯，五脏之阴日耗，五脏之热日炽，于是而为脉痿，为筋痿，为肉痿、骨痿，而肺失治节之令矣。然治之独取阳明，又何也？阳明总宗筋之会，主束骨而利机关，为五脏六腑之海，合冲脉而渗灌溪谷，又属于带脉，而络于督脉。盖阳明属燥金喜润，手太阴属兑金，恶燥，明乎此则知治痿之法，以润燥为第一义。试以天时观之，秋令主燥，则草木黄落，地坼风劲，非假雨以润之，则亢旱可虞。所以五脏之痿不同，未有不因精血亏损而得，非比痹证有风寒湿之杂合也。故以治痹之法治痹，则初终不同。以治痹之法治痿，则断乎其不可。孰谓痹之与痿，可一视之哉。

按：余向患行痹，每过劳及饮酒，便肢节肿痛，屈伸不利，手臂痛，用威灵仙、当归、秦艽、酒芩、枳壳、生地、陈皮、干葛、茯苓、甘草。足胫痛，加牛膝、木瓜、米仁、黄柏、苍术。投一二剂即减。以之治诸患痹者，有红肿甚，入连翘、花粉。痛甚，入羌活、独活。便闭，加桃仁、红花。出入加减，亦罔不效。至戊申初春，二人患此，痛不可忍，用前法，足能伸缩，独手臂拳挛不开，周身大痛异常，非人抚摩，便不能安，如此者四五旬寻愈。余自二月中旬，亦构此疾，其痛倍甚，诸药罕应，惟玄武膏熨妥，痛至五十日，肌肉尽去，日饮粥数盏，若进人参荤菜则反剧。一友以木通汤进，服之腹中疞闷，小便不利，大便反泻，当晚昏昏默默，气与俱脱矣。越二日，手足拘挛，有死无生。会一友原梅曹子，先数日诣余商定膏脂药，以痛伤精血，用苁蓉、枸杞、当归、生地、远志、茯神、枣仁、石斛、麦冬、五味、桂圆肉煎就，入玄武膏收贮。此时幸已煎成四五日矣。亟索饮之，连进三四盏，筋脉顿舒，其痛稍定，又煎三料，每日清晨饮一大盏，自后饮食倍增，阅月而起坐，又阅月而起立，又阅月而始步，肌肉方长。后进八味加苁蓉为丸，调理半载余乃瘥。此虽周痹证而以痿法治，向使不与峻补，焉能有更生之日哉。嗣后永不再发。

虎潜丸

龟甲　黄柏各四两　知母　熟地黄各二钱
牛膝三两半　芍药一两半　锁阳　虎骨酥炙　当归各一两　陈皮七钱半　干姜五钱
为末，酒糊丸。加附子更妙。

蠲痹饮

秦艽一钱　酒芩一钱　羌活六分　苍术七分
酒柏一钱　独活八分　威灵仙一钱，酒炒　木瓜一钱　米仁一钱　红花三分　当归一钱　桃仁七粒，研　枳壳一钱加姜三片，水煎。

消证

闻之一毫窍中，皆有生气。所云生气者，则津液也。皮毛得之以润，肌肉得之以滑，筋骨得之以柔，血脉得之以和，其所以充周一身者，固无乎不至也。然以含而不露者为生气，出而不反者为死气，故东坡谓涕泪汗溺皆咸，而惟舌下廉泉则甘，故藏而不竭，以灌溉于五脏六腑，则何上中下三消之有。然从何而生，从何而发源乎。或曰肾主五液，则生之者肾也。上焦如雾，中焦如沤，下焦如渎，则发之者三焦也。而不知越人所谓肾间动气者是，乃五脏六腑之本，十二经脉之根，呼吸之门，三焦之原，一名守邪之神。是气之动，则上而蒸津液，肺得之而不渴，胃得之而不饥，膀胱得之而气化。惟真火衰而真水竭，则不能上输于肺，而肺反欲借救于水矣。不能中养于胃，而胃反欲借助于食矣。不能下调膀胱，而膀胱反欲扰动于精府矣。于是引饮无度，多食肌虚，小便如膏，皆水火之不能相济，乃至此将至自焚而死矣。故治之者，急宜壮水之主，以镇阳光，兼进生脉散，滋其化源，此大法也。而尤恐寒水不能上达，立斋以大料六味，内肉桂一两，益水中之火，使之蒸动而上布，所谓地气上为云，天气降为雨，而后甘霖沛遍，生气盈宇矣，又何必分肺消、膈消、肾消，纷纷求治为哉。总之津液者，人之所赖以生，一日而不可竭者。人亦何苦自焦自烦，百计以竭之。迨竭矣，而假资于药饵，又不窥其原本，譬之树之滋膏既竭，欲灌其枯萎而复生之，不亦难之难哉。

上消麦门冬汤

人参一钱　麦门冬一钱　葛粉一钱　炙甘草三分　五味子九粒　知母一钱　天花粉一钱　原蚕茧三个　水煎服。

中消黄芪汤

黄芪二钱　人参二钱　石膏二钱，煨熟　炙甘草三分　知母一钱　粳米一撮
竹叶五片，水煎。

下消六味汤

怀熟地三钱　牡丹皮一钱　泽泻一钱　山茱肉一钱半　山药一钱半　茯苓一钱　牛膝一钱半　车前子一钱半
水煎。火衰加肉桂五味。

喘论

尝慨天地人，三才也。天地一日夜，凡二息，则亘古不弊。人一日夜，凡一万三千五百息，则度百岁乃去，何若是之相悬哉。盖天地之气合，而人之气分，天地之于人，又未始须臾而离。彼春之温，为夏之热。彼秋之忿，为冬之怒。人在气交中，一呼则以天之气而接人之气，一吸则以人之气而接天之气，所谓天食人以五气是也。况呼出心与肺，在上为阳。吸入肾与肝，在下为阴。脾居中州而调之，故徐而不迫，则合其一万三千五百息之常度也。若有所劳倦，则气耗而喘出于肺。有所忧虑，则气结而喘出于心。有所饥饱，则气馁而喘出于脾。有所暴怒，则气逆而喘出于肝。有所纵欲，则气竭而喘出于肾。故在脾肺者益其气，气得补而喘自止。在肾肝者滋其阴，阴得返而喘自定。虽有痰喘、水喘、火喘，及六淫之邪，为患最多，亦不过标者其暂，而本者宜固也。试观之天地，有时而怒涛，有时而晦冥，有时而奔溃，有时而崩陷。其暴疾之可畏，实同乎喘，而终古不坏者，不失其潮汐之常，而以清以宁者如故也。而人之患喘者，使其清升浊降，不改故常，即至诸邪交侵，亦安足虑哉。如余治喘证多矣，未有若儒者钱曾一室人，庚戌秋，患喘二旬余，始延治，比至，闻声如痰哮，按脉则微促，心肺肾肝，壅逆而上，痛不可忍，

上膈则实，下腹则空，检方药，消痰降气无遗用。余因谓曰：此阴虚发喘，因喘而阴将绝矣。约以六味汤加杜仲、阿胶，连进二十剂可愈，否则不救。当晚即进一剂，觉胸膈痛遂止。阅旦视之，谓曰：此药不胜病，亟取煎剂，余坐进之。连饮二盏，胸次觉宽，遂命以一日三剂，由是喘定索粥，五脏安和，得保其生。可见天地间之理，固有至正不易者，而岂容泛泛哉。

丙午季秋，幼儿患肺风痰喘，因避热乘凉所致，痰喘四五日，胸骨俱高，消痰降喘药，俱不效。延郡中曹子叔明视之曰：此虽天热，而肺则受寒也。以麻黄三分，杏仁五粒，桔梗、枳壳、广皮、荆防、前胡之属，进一剂而得汗，喘稍定。余以贝母、瓜蒌霜，连饮之。以保破残之肺，犹安。向非叔明见之精切，则喘何由而定哉，因录之以鸣感，且以示后之同患者。

三拗汤　治寒喘。

麻黄一钱　杏仁十粒　甘草三分

姜三片，水煎。

苏子瓜蒌汤　治痰火发喘。

苏子研　桑白皮蜜炒　川贝母去心，研　瓜蒌霜各一钱　杜仲一钱，盐水炒　茯苓一钱　广皮一钱　前胡一钱　桔梗一钱　甘草三分，炙

姜一片，水煎。热甚加黄芩。

二冬汤　治肺火而喘。

天门冬一钱半，去心　麦门冬一钱，去心　款冬花一钱　紫菀茸一钱　桔梗一钱　甘草三分　广陈皮一钱　川贝母一钱　百合一钱　马兜铃一钱　阿胶一钱

水煎。

半夏汤　治水逆而喘。

半夏一钱　茯苓一钱　炙甘草三分　桑白皮一钱　广皮一钱　泽泻七分　白术一钱

姜枣水煎。

仲景用木防己汤

木防己二钱　石膏二钱　桂枝一钱　人参二钱

水煎。

脚气

昌黎谓软脚病，江南之人，常常见之，则西北希有。盖东方滨海傍水，鱼盐之地，其民食鱼嗜咸，令人热中。南方地下，水土弱，雾露所聚，其民嗜酸食胕，病则挛痹。此则湿与热合而成病也。然湿者类水，喜就下，而热往从之。注于足胫，则赤肿而疼，乃妨步履。甚则逆而上攻，呕恶不食，作寒热而似外感，俗谓之脚气伤寒，大可嗤也。夫寒伤经络，从足走头，故头疼恶寒而名伤寒。湿从下受，害皮肉筋骨，故红肿疼重而成脚气。一天一渊，如风马牛之不相及也。然有从内而感，则酒湿乳酪之所致。从外而入，则风雨雾露之所侵。不从内不从外而得，则肥壮人气之所及，或湿痰下注，或阴火下流，种种不一，而要以祛湿热为主，养血凉血次之，舒筋除燥次之。使不辨其方宜，不别其居处，不观其勇怯，不调其气血，而概以二妙投之，恐不克副其名也。将若何。

苍术除湿汤

茅山苍术一钱，泔制　黄柏七分，酒炒　生地一钱　宣木瓜一钱　米仁二钱　牛膝一钱　当归一钱　独活七分　广皮八分　茯苓一钱

灯心一握，生姜一片，水煎。饮酒人，加葛根、泽泻各一钱，或加汉防己。

白术汤　治气血亏损，足胫疼痛。

白术一钱，土炒　人参一钱　茯苓一钱　牛

膝一钱　黄柏一钱　苍术七分　当归一钱　白芍药一钱，酒炒　木瓜一钱　柴胡五分　广皮一钱

枣二枚，姜一片，水煎。

丹溪妇人足胫痛，用

红花　牛膝俱酒洗　生地　黄柏　苍术　南星　龙胆草　川芎

水煎服。

又治脚软筋痛，用

牛膝二两　白芍药一两半　龟甲酒炙　柏板酒炒，各一两　知母炒　甘草各五钱

为末，酒糊丸。

二妙丸

苍术二两，米泔浸炒　黄柏二两，酒炒

为末，神曲糊丸。

换腿丸　治足三阴经为风寒暑湿之气所乘，发为挛痹缓纵，或上攻胸背，下注脚膝，疼痛发热，行步艰辛。

薏苡仁　南星　石楠叶　石斛　槟榔　草薢酒拌　牛膝酒浸　羌活　防风　木瓜各四两　黄芪蜜炙　当归酒拌　明天麻　续断酒炒，各一两

上为末，酒糊丸，如桐子大。每服五十丸，盐汤下。

闭证

人之九窍，阳七阴二，皆五脏主之，而六腑亡有。然清阳出上窍，浊阴走下窍，则有形无形之别。今肾既开窍于耳，何以复开窍于二阴哉。或曰膀胱者，州都之官，津液藏焉，气化则能出矣。三焦者，决渎之官，水道出焉。膀胱乃肾之腑，三焦为命门之使，故隶之也。小肠者，受盛之官，化物出焉。大肠者，传导

之官，变化出焉。肾为胃关，下部法地，故隶之也。况肺主通调水道，下输膀胱，则是又隶于手太阴矣。脾主消磨五谷，仓廪所司，则是又隶于足太阴矣，又何以独主于肾也。不知北方黑色，开窍于二阴，入通于肾者，盖阴窍不俟于阳窍，五脏主藏而不泻，故走空窍而无形，为精明之府。六腑主泻而不藏，故走浊窍而有形，为传化之路，究竟与肾何与。殆化之者阳，而所以化之者则阴，无阴则阳无以化，肾主五液是也。试观之肾虚之人，小便必淋沥，大便则燥结。又有肾泄遗尿之候，益信肾之主二便也彰彰矣。而小便闭，又甚于大便闭者，大便止苦精血亏损，艰涩之患，小便则胀闷不堪，气不化而形坏矣。然则治之者，专主于肾与，不专主于肾与。曰：因肾虚而致者，治其肾。因他脏而致者，治他脏。阴阳者，变化之父母，生杀之本始。上有病，下取之。下有病，上取之。或实或虚，或热或寒，老少异病，久暂异候，缓急异宜，神而明之，存乎其人。是可与知者道也。

一老人年七旬，酒后不谨，患小便闭，及旬日，点滴不通，少腹胀满，连至腰胯，坐卧不可，始延治。按其脉，或促或结，参伍不调。检其药，则五苓、八正、六一、补中肾气遍尝罔应。余因思虞天民用地肤草自然汁，治百药不应者曾验，即令其童采取之，时值初夏，其草尚嫩，遂收以捣汁，因以己意用盐炒川草薢一两水煎，共汁饮之，以其能去膀胱宿水故也。试尝之，小便涌决如泉，昼夜不止，其腹渐平，但阴囊为前医所熏，赤肿如斗。延吾郡疡科疗之，用砭法出水，逾日复作，又延余治。余曰：小便不利，一剂取效。此囊痈之兆，当以六十剂约两月痊愈。老人曰：日服二剂何如？余曰：则一月愈。遂以炒黑龙胆草、柴胡、山栀、当归、芍药、熟地、茯苓、泽泻、牛膝、丹皮之属，泻肝补阴，果日消一日，如期而痊。

一老人年六旬，因幼年曾恭禅，习危坐运气法，得小便闭证。比时士材、笠泽两先生，以金匮肾气丸投之不受，反觉闷绝者三日，及

晚年来，每至冬至前一日，小便遂闭，极力攻出，解血块如蚬肉状，顷之复闭，三日不通，则闷绝不醒。余曰：此少腹有瘀滞，极力欲解，则气反不化，故上攻而晕。余以人参三钱，琥珀一钱五分，牛膝一钱五分，丹皮一钱，车前子二钱，升麻五分，且攻且补，一降一升，用之辄效，以后屡发，投此无不神应。若用他药，便没干涉。

疝论

闻之男子之外肾，犹女子之两乳，皆隶厥阴而司阳明，此《灵枢》分配十二支也。厥阴者肝也，主筋而阳明主宗筋之会，犹女子乳头属肝，而乳房属胃也。盖女子类阴，故血主之。男子类阳，故气主之。此疝之为患，所以攻冲胀满，而疼痛时作，名曰疝气。然肝火下注，则患左丸，肝性急速，故痛胜于肿。脾湿下流，则患右丸，脾性缓慢，故肿胜于痛。又有外寒郁热者，气不宣通者，肾阴不足者，瘴疠所中者，劳倦所伤者，先天禀成者。所因多端，未有不本厥阴一经而述类象形，如荔枝、橘核、茴香、棠球之属。以类而推，在血分则桃仁、玄胡，在气分则枳实、青皮，寒则乌头，热则栀子，湿则苍术以燥之，气则香附以理之，虚则胡芦巴以温之。然此则散于外肾者也。若结聚于膀胱左右，攻冲时作，为患心腹，则又非前药之所能疗，须察其所因虚实，令患者戒驰驱，除恼怒，绝房事，静以调之，俟以岁月，乃可安痊。否则归咎于药饵，多见其不知谅也。

栀子汤 治疝气或左或右，疼痛肿大。

栀子一钱，炒黑　山楂二钱　橘核一钱　荔枝核一钱　泽泻一钱　枳实一钱　归尾一钱　茯苓一钱　小茴香一钱，盐水焙　柴胡七分

姜水煎。

苍术汤 治湿气郁热，睾丸肿痛。

苍术一钱，泔制　葛根一钱　山栀一钱，炒黑　茯苓一钱　泽泻一钱　广皮一钱　山楂二钱

灯心一握，姜一片，水煎。

肾气方

茴香　补骨脂　吴茱萸各五钱　胡芦巴七钱半　木香三钱半

为末，萝卜捣汁丸，盐汤下。

疝痛方

山楂炒，四两　枳核炒　茴香炒　山栀炒，各二两　柴胡　牡丹皮　桃仁炒，各一两　吴茱萸炒，五钱　八角茴香炒，一两

上为末，酒糊丸，桐子大，每服五十丸，空心盐汤下。

癫疝方

南星　山楂　苍术各二两　白芷　半夏　枳核　神曲各一两　海藻　昆布各五钱　玄明粉　吴茱萸各二钱

为末，酒糊丸。

治疝痛作腹内块痛方

三棱　莪术醋煮　炒曲　姜黄　南星各一两　山楂二两　木香　沉香　香附各三钱　黄连五钱，茱制　莱菔子　桃仁　山栀　枳核炒，各半两

为末，姜汁浸，蒸饼和丸。

丹溪治疝劫药用

乌头细切，炒　栀子仁炒黑

为末，或加或减，白汤丸。

关格

关格一证，上则格而不入，下则闭而不通，乃阴阳偏胜之候，亦阴阳离绝之证也。阳偏胜则上逆，逆之久则阴从之。上逆故水浆不受，

烦躁不宁。阴从之故出而不返，有升无降，阴阳于是乎离绝，头汗出而四肢冷，脉无而死矣。不然，丹溪谓上窍通，则下窍之水出焉，此何以上愈通而下愈不出也。然《素问》云：无阳则阴无以生，无阴则阳无以化。今阳偏胜而阴往从之，则有阳无阴，灼然可知。经又曰：上焦主纳，下焦主出。又曰：三焦者，决渎之官，水道出焉。今上不纳而下不出，则三焦之火竭尽无余，求其头无汗而阳不上越，肢不冷而阴不下绝，其可得乎。扁鹊谓不得尽其命而死，后贤谓九死一生之候，诚难乎其为治矣。余独思阴绝阳绝，诚不可疗，使当其未竭绝之际，而欲得一挽回之法，非上有以回其阳，下有以挽其阴，乌克有济，因悟仲景白通汤，用姜附纯阳之药，恐其阳上绝，而以人尿猪胆纯阴之味引之，恐其阴下绝，使阴阳协于和而后已，斯则治法之善者也。及节庵扩而充之，立回阳返本汤，亦阴阳相济，欲底于平，加黄连、腊茶以降火，姜附为反佐，而以人参、五味复其津液元气，使不致于离绝，则又法外之法也。嘉言出，立黄连进退汤，酌其阴阳之偏，而进退补救之。又从事于八味汤，复其阴阳之根，以立其命，可谓思穷而路绝矣。学者诚于此而会通焉，则关格一证，庶乎出万死于一生，济无穷之夭枉矣。

按：格之吐逆，与凡吐逆之不同。盖凡吐逆则小便利，阳气得以下荣，阴气尚能留恋，则不至于上脱矣。关之小便不通与凡小便不通之不同。盖凡小便不利，则上不吐逆，阴气纵不能化，阳气尚未离绝，则不至于下脱矣。惟格则阴绝于上，故投热药而弥炽，须以阴药济之，则不捍格。关则阳绝于下，故投阴药而厥逆，须以阳药挽之，则能气化。此阴阳俱病，须以阴阳相济之药救之，乃玄妙之门也。试验小便不通，必小腹胀闷不堪，惟关证则但有急而欲解之状，未尝胀闷，可知阳气耗而阴气并为之竭矣。此时呕逆甚而胸满或痛，亦阴气上窜之故，初非有实邪也。且肾主二便，又主水火。今气不下纳，根将绝矣，八味丸导火归元，而能复真阴，非又要着也哉。

黄连进退汤

川黄连姜汁炒　炮姜　半夏　川牛膝盐水炒　白芍酒炒，各一钱　人参钱半　大枣肉三枚　童便小半杯

水煎。如阳虚肢冷，加熟附子一钱，减连五分。阴虚躁渴，加麦门冬二钱，去半夏。

白通汤

葱白二茎　熟附子三钱　干姜钱半

水煎，加人尿猪胆汁。

回阳返本汤　见阴证论

古今医彻卷之三

云间怀　远抱奇父著
后学绍兴裘韵初重校

杂证

头风

凡头痛之候，感于六淫者，其发各以时。惟头风发不以时，或月计，或岁计，虚则愈频，独可异者。《素问》云：当先风一日则痛甚，不可出内，至其风日，则少愈。夫痛既以风而作，何先风反甚，风日反愈乎。盖础润而雨，月晕而风，凡气机之动，每先形于所感。在天为风者，在人为肝，肝者风木之脏，而血藏焉。惟血虚则发热，热甚则生风，一经感召，而病机之跃跃欲动者，则从少阳之火以上头角，故头风先患左半者以此。然木邪凌土，脾胃受克，头痛甚者，必作呕，乃由少阳入阳明，则侵及于右半者以此。可见头风之疾，乃本肝经而作，肾水不能生肝木，肝木来乘脾土。惟以补中益气、调中益气，使清阳上升，入黄柏以降阴火，土生金，金平木，水制火，东垣先生深察病机，立方神应，非后人所几及，于此见一斑云。若漫作风治，去之不啻千里，希其效也得乎。

大寒犯脑，头痛齿亦痛，用补中益气汤加麻黄、附子、细辛。

头痛耳鸣，九窍不利，肠胃之所生，用调中益气汤。

挟热头痛，烦躁不宁，用茶调散。

痰厥头痛，因误服疏风，脾胃虚损，头旋吐痰，身重肢冷，头苦痛如裂者，用半夏白术天麻汤。

头痛巅疾，下虚上实，过在足少阴巨阳，用黑锡丹。

眉棱骨痛，风热痰气上攻者，用选奇汤。

调中益气汤

升麻　柴胡　黄柏酒炒　川芎　甘草各三分，炙　苍术泔制　人参　陈皮各七分　黄芪蜜炙　当归　蔓荆子各一钱，焙研

水煎。畏寒甚，加细辛三分。

茶调散

黄芩酒浸，炒，二两　川芎一两　白芷五钱　荆芥四钱　薄荷　细茶各三钱

为细末，每服三钱，茶送下。巅顶及脑痛，加细辛、藁本、蔓荆子各三钱。

半夏白术天麻汤

半夏　麦芽各钱半　干姜三分　白术土炒　神曲各一钱，炒　黄柏二分，酒炒　人参　苍术米泔制　天麻煨　黄芪蜜炙　陈皮　泽泻　茯苓各五分

水煎。

黑锡丹

沉香　附子制　胡芦巴　肉桂各五钱　茴香焙　补骨脂　木香　金铃子　肉豆蔻　黑锡

硫黄与黑锡结砂，各一两

为末，研匀酒煮，面和丸，梧子大，阴干，每服五钱，空心姜盐汤送下。一方有阳起石五钱，巴戟一两。

选奇汤

防风 羌活各三钱 黄芩一钱，酒炒 甘草三钱，夏生冬炙

每服三钱，水煎热服。

头眩

经言诸风掉眩，皆属肝木，则眩者风之所作，而肝之所主。河间则责于火，火炎上而动摇也。丹溪则责于痰，痰流动而冲溢也。然治火并治痰，而眩如故者，何耶？良缘火之有余，本于水之不足，则壮水之主，钱氏六味丸加鹿茸是也。痰之所发，由于水之上泛，则益火之原，仲景肾气丸补而逐之是也。使根本坚实，即枝叶扶苏，孰得而震撼之哉。其次则莫如培土，木克土，而实藉土以自栽，有如思虑太过，则调以归脾。劳役不节，则益以补中。使心火宁而不盗母气，肺金旺而化源益滋，更入杜仲、枸杞、山茱萸之属，上病下取，则鲜有不安者也。盖眩为中之始基，中为眩之究竟，其所以致此者，未有不戕贼真阴而得，则又何容讳耶。

体虚之人，外感六淫，内伤七情，皆能眩晕，当以脉证别之。

气虚者，乃清气不能上升，或汗多亡阳而致，当升阳补气。血虚者，乃亡血过多，阳无所附而然，当益阴补血。此皆不足之症也。痰涎郁遏者，宜开痰导郁，重则吐下。风火所动者，宜清上降火，外感四气，散邪为主。此皆有余之症也。刘宗厚辨之颇详，要之素无病而忽眩者，当于有余中求之。素不足而眩者，当于先后天分之。不得以气血该也。

本事川芎散 治肝风眩晕。

山茱萸一两 小川芎 人参 山药 茯神甘菊花各半两

为末，每服二钱，酒调下。

钩藤散 治肝火头晕，兼有痰者。

钩藤 陈皮 麦门冬 半夏 茯神 甘菊花 人参 防风 白茯苓各半两 甘草一钱 石膏一两

每服四钱，姜七片，水煎。

许学士二方，用意颇微，不可忽视。

鼻渊

鼻渊，一名脑渊。以鼻之窍，上通脑户，脑为髓海，犹天之星宿，海奔流到底，骨中之髓，发源于此，故髓减则骨空头倾视深，精神将夺矣。李濒湖云：鼻气通于天。天者，头也，肺也。肺开窍于鼻，而阳明胃脉，环鼻而上行，脑为元神之府而鼻为命门之窍。人之中气不足，清阳不升，则头为之倾，九窍为之不利。然肺主皮毛，形寒饮冷则伤肺。治者但见其标，不求其本，往往喜于解散。散之过，则始流清涕者，继成浊涕，渐而腥秽，黄赤间杂，皆由渗开脑户，日积月累，而至尪羸矣。使非参芪益其阳，麦冬、五味敛其阴，佐以辛夷透其窍，脑户何由而固耶。虚寒少入细辛，内热监以山栀，又须六味丸加鹿茸、枸杞等，下填肾阴，则精足者髓自充，尚何漏卮之足云。

补中益气汤

黄芪一钱半，蜜水炒 人参 白术炒土 当归 麦冬各一钱，去心 广皮七分 柴胡 炙甘草 升麻 辛夷 山栀各三分，炒黑 五味子九粒杵

姜枣水煎。

补脑丸 治鼻渊久不愈者。神效。

人参 麦门冬去心 茯苓 杜仲盐水炒 肉

苁蓉酒净　山药饭上蒸切　熟地黄　山茱肉各二两　黄芪蜜水炒　枸杞子　菟丝子各三两　鹿茸酒浆微炙，切片　五味子各一两

为末，另捣苁蓉、枸杞、熟地、麦冬，略添炼蜜和丸，如桐子，每服四钱，白滚汤下。

耳病

阴阳之用，互合成体。有如阳窍七，奇数也，而五脏开之，则主受。阴窍二，偶数也，而六腑输之，则主化。然阳窍中，心肺为阴中之阳，则口鼻之气，升降往来，无形而之有形矣。肾肝为阴中之阴，则耳目之窍，虚实交参，有形而之无形矣。故五色则目收之，五味则舌辨之，五臭则鼻吸之，五音则耳纳之。然目之光犹外发，木中有火也。耳之聪惟内受，水性润下也。恒见肾气足者，耳中之墨充塞，而昕愈聪。肾气虚者，耳中空窍无碍，而听愈背。明乎此理，可见少阴之气，藏于耳中，而其外蔽者，则少阳之风火，扰乱相扇，驱其外邪斯得矣。若夫肾气不充，少阴之脉不至，惟峻补真阴，入以镇坠之品，则气不上乱，复其司听之职，则虚而能受，如空谷之音，响应立赴矣。不知者，妄以外导法，欲令气通，则阴内阳外，岂能越出而失其常经乎。或又曰：心开窍于舌，寄窍于耳。凡用心过度，火为之扰，然鸣则有之，聋则未也。究之心肾不交，水不升故火不降耳。至痰火为患，耳如蝉鸣，降气则痰下，益水则火息，亦不越摄气归元之旨也。

色欲损肾，六味丸入杜仲、牛膝、沉香、黄柏、枸杞、磁石。

耳中干结，耳鸣而聋，柴胡聪耳汤。

上焦热，耳鸣而聋，及出脓汁，蔓荆子散。耳痛生疮，鼠黏子汤。

停耳，耳中有脓，用桑螵蛸炒，入六味丸。

柴胡聪耳汤

连翘四钱　柴胡三钱　炙甘草　当归　人参

各一钱　水蛭五分，炒　虻虫三个，去壳足炒　麝香少许

上除后三味别研外，作一服，加生姜三片，水煎去渣，入三味末再煎，食远服。

蔓荆子散

甘菊　蔓荆子　桑白皮　麦门冬　生地　赤茯苓　赤芍药　前胡各一钱　炙甘草　升麻　木通各三分

姜枣水煎。

鼠黏子汤

昆布　苏木　生甘草　蒲黄　龙胆草各二分　鼠黏子　连翘　生地　炙甘草　当归　黄芩　黄连各三分　柴胡　黄芪各四分　桔梗一钱半　桃仁三个，去皮尖　红花少许

水煎。

六味丸

怀熟地八两　山茱黄　怀山药各四两　牡丹皮　泽泻　茯苓各三两　磁石一两，醋煅七次　沉香五钱　牛膝　杜仲盐水炒　枸杞子各二两　黄柏一两，盐水炒

为末，添炼蜜糊丸，每服三钱，青盐汤下。

目病

凡窍各司其一，而惟目，则五脏之精华，皆上注焉。其瞳子，则水之晶而火之用也。黑膏者，木之脂。白膏者，金之液。木火金水，合聚其彩，重重裹之，而神乃外发。故其光之所射，无远不照，无微不察，犹天之有日月也。然人但知其发之用在木火金水，而不知其藏之妙独在于土。土无光者也，而上下眼胞则主之，以司开阖。故昼则开而属阳，夜则阖而属阴。有阴之阖，正以济阳之用，木火金水，皆藏于土中，乃发露而不穷，此造化之巧，本于能藏也。试观之木膏入土，年久成珀。铜坑在土，

空青乃生。井中水，则澄澈。石中火，则光焰。无在不藉土为用。东垣云：五脏六腑之精气，皆禀受于脾土，贯于目。脾者诸阴之首，目者血脉之宗。脾病则五脏之精气，皆失所司，不能归明于目矣。苟心烦事冗，饮食失节，劳役过度，则百脉沸腾，复感外邪，而诸病生焉。善治者。必理脾胃，养血安神，而驱风清火。治标之法，可暂而不可常者。若夫色欲损肾，则肾肝之阴，真水真火，不可一日而缺，尤急宜讲求者也。

目疾感风寒，脉浮洪或紧，宜发散。后加甘菊、蒺藜、决明、枳壳。凉血，生地丹皮。

目疾红赤，不畏风寒，脉数疾者，用甘菊、蒺藜、决明、山栀、酒芩、酒连、当归、枳壳。

眼胞浮肿，防风通圣散主之，微肿而虚，用蝉壳、茯苓、决明、山药、木通、麦冬，或加白术。

目疾有星翳，用蒺藜、木贼、决明、谷精、当归、生地、蔓荆子、青葙子。

眼目昏花，视物不明，因思虑者，归脾汤。劳倦者，补中益气汤。郁怒者，加味逍遥散。肾水不足，滋阴肾气丸；真火不足，济阴地黄丸，或八味丸加沙苑蒺藜、枸杞子。

瞳神散大，用远志、茯神、枣仁、人参、枸杞、山药、五味。

肝肾气虚，两目昏暗，视物不明，用加减驻景丸。

雀盲，至夜则目不见，用补中益气汤加枸杞子、山茱肉、山药。

沿眶烂眼，用甘菊、白芷各二钱，朴硝五钱，杏仁十七粒，胆矾三分，羌活一钱，水二盅煎一盅，净洗神应。

东垣治饮食劳役所伤，视物昏花，用益气聪明汤。

楼全善治目珠疼，至夜尤甚，及点苦寒药反疼者，用夏枯草四两，香附末二两，甘草四钱，清茶调服二钱，良效。

防风通圣散

防风　川芎　当归　薄荷　芍药　大黄炒　麻黄　连翘　芒硝各五钱　石膏　黄芩　桔梗各一两　滑石六两　山栀　荆芥　白术各一两，土炒　甘草二两

为末，每服二钱，姜水煎服。

滋阴肾气丸

熟地黄三两　生地黄四两　牡丹皮　当归　山茱肉　山药　柴胡　五味子各五钱　泽泻　茯苓各二两五钱

为末，蜜丸，每服三钱，淡盐汤下。

济阴地黄丸

五味子　麦门冬　当归身　熟地黄　肉苁蓉　山茱肉　干山药　枸杞子　甘菊花　巴戟肉各等份

为末，蜜丸，每服三钱。白汤下。

加减驻景丸

菟丝子半斤，酒制　当归　熟地黄各五两　车前子焙　五味子　枸杞子各二两　楮实子　川椒炒，各一两

为末，蜜丸，每服三钱，温酒下。

益气聪明汤

人参　黄芪蜜水炒　炙甘草各五钱　升麻　葛根各三钱　蔓荆子钱半，焙研　芍药酒炒　黄柏各一钱

每服三钱，水煎。

口病

中央黄色，入通于脾，开窍于口。胃脉挟口环唇，大肠脉还出挟口，厥阴脉下颊里环唇内，又皆统之于脾矣。独其邪之所侵，火热则赤，木乘则青，气虚则白，火极似水则焦黑，

水极似火则裂坼。一寒一热，判若天渊。胃热脉洪，责于心火。内炽脾虚，脉弱本于阴寒上逼。清胃凉膈，所以彻热，附子、理中，所以温里。今人一见唇焦，便指为热，不知中气虚寒，饮食不进，中焦失守，无根之火，逼而上浮。若以寒凉投之，则火愈不归，而食愈不进，惟人参、理中，温其中气，火奠厥位，而唇口坼裂，如久旱逢霖，立时润泽矣。至乃舌为心苗，脾之络，连舌本，散舌下，肾之脉，亦系舌本。伤寒家验舌苔，以焦黑为胃热，为水枯，则本此。若别口味之辛甘咸苦酸，以察五脏之热，尤其显白者，则各以其脏治之，斯善耳。要之二阳之病发心脾，火土子母相关，岂浅鲜哉。

口病实热，脉洪数有力者，用清胃汤。

口病饮食不进，脉微细软弱者，用人参理中汤，或归脾汤加炮姜。

谋虑不决，上为口糜，用逍遥散，或升阳散火汤。大肠移热，用秦艽升麻汤。

清胃汤　治胃火血燥唇裂，或为茧唇，或牙龈溃烂，作痛。

黄连炒　生地黄　升麻各一钱　当归一钱二分　牡丹皮八分

水煎。

齿病

五行之用，无在不彰。天一生水，水之凝者为石，其至坚者为金，而石可砻物，金能断物，在人则齿应之。齿者肾之标，骨之余。上龈属胃，胃为戊土，故止而不动。下龈属大肠，大肠主庚金，故动而不休。齿禀其气，无物不摧，此造化之微，不可测也。肾中有水有火，足阳明喜寒畏热，手阳明喜热畏寒，其气不齐。凡齿落动摇，主肾。齿龈肿溃，主胃与大肠。其间有风寒乘之，湿热侵之，疳虫蚀之。或散或清，或荡涤，法亦不等。然必以寒热兼济，药乃有效者，何也？缘水火不可偏废，一胜则一负，土不可燥，金不可寒，即其所喜所畏，可得用药之权衡。如细辛，少阴之热药也。黄柏，太阳之寒药也。专用之，则各主一病。合用之，则止牙疼于俄顷。凡祛风解热凉血剂中，皆不可缺。至真阴亏而水不足，元气伤而火有余。或益水中之火，或滋火中之水，逆厥原而疗之，能以常格论哉。

东垣治刘经历之内，齿痛不可忍，须骑马外行，口吸凉风则痛止，至家复作，乃湿热为邪，足阳明多血多气，加以膏粱之味助之所致。因立方，不须骑马，当令风寒之气，生于齿间，黄连、胡桐泪之苦寒，薄荷叶、荆芥穗之辛凉，四味相合而作风寒之气，治湿热为主，新升麻之苦平，行阳明经为使，羊胫骨灰补之为佐，麝香少许为引，细末擦之。痛减半，又以调胃承气去硝，加黄连治其本，下三两行，痛不复作。

齿恶寒热，或虫疳龈肿，出血痛秒，皆手足阳明，外感风寒，内蕴湿热。风寒，用荆防汤。湿热，用清胃散，甚则承气汤。

牙齿动摇脱落，本足少阴经，用六味丸。火衰者，八味丸、还少丹。七情所伤随症调之。风毒牙痛，或大寒所犯，用独活散。

荆防汤　治畏寒畏热。

防风　荆芥　生地　枳壳　葛根各一钱　细辛三分　蔓荆子七分，焙研　黄柏五分，酒炒黑

水煎。

清胃汤　治龈肿溃烂。

生地一钱半　石膏二钱　升麻五分　丹皮防风　枳壳各一钱

水煎。

下龈甚者，加芍药、黄芩。

凉膈散　治胃有实热。

大黄酒蒸　朴硝　甘草　山栀炒黑　黄芩薄荷各一两　连翘四两

为末，每服五匕钱，水煎。

独活散

独活　川芎　羌活　防风各五分　细辛　荆芥　薄荷　生地黄各二钱

每服五钱，水煎。

丹溪治小儿走马牙疳，床一齐腐烂即死，用妇人尿桶中白垢，火煅一钱，入铜绿三分，麝香一分半，敷之立效。

立斋治中气亏损，牙齿作痛，用补中益气、归脾二汤，加酒炒黑黄柏。

喉痹

龙潜于海，雷藏泽中，则天以清，地以宁耳。及其发也，阴霾四际，光焰烛天，天气闭塞，地气冒明。所谓龙雷之火，迅不及掩，其势疾暴可畏。一至风恬雨霁，则无所施其威矣。人之喉主天气，咽主地气，为身中之橐籥，水谷之道路，使无风火相扇，则金空而鸣，谷虚而纳，何窒塞之与有。惟火发于内，风郁于外，水波沟涌，而聚为痰。在外则喉风，缠络胸膈，在内则喉痹，壅结两傍，疼痛而食不得入，声不得出，旦夕之际，危亡可待。斯时也而以阴塞药投之，则其势愈甚而火弥炽，痰弥盛矣。急须驱风豁痰，开通郁结，纠缠顿释，闭塞立开也。故喉风，僵蚕、半夏为君，佐以疏理喉痹，射干、甘桔为主，佐以辛凉，撤其风而火自息，祛其痰而风自宁，纵有龙雷之相火，安足患乎。此治之之要，首则探吐，次则解散，甚而从治。严用和蜜钱附子片，令吮其汁，因火不归元，而足冷脉微，已成危险之候，有不得已而用者。

喉痹，俗名乳蛾，生于两旁，红紫如钱，中黄如豆，或左或右曰单，左右俱有曰双，嗌以上者可见，嗌以下者不可见，水谷难下。急须点破咯吐之，或以鹅翎蘸灯油脚搅吐之。

喉痹，属外感者，发散药入射干。属七情

所伤者，归脾逍遥去芪术，加射干、桔梗、薄荷开之。阴虚火动者，六味汤入薄荷。

喉痛久不愈，甚至溃烂，素曾患时疮者，用草薢散。

喉风痰涎壅盛，联布心胸，肿大红赤，喘息难舒，用巴豆油染纸作捻子点火吹灭，取烟透鼻内，即时口角流涎，并触患处，急服僵蚕散。

射干汤　治喉痹。

射干一钱　防风　荆芥　桔梗　薄荷各一钱　大力子钱半，焙研　广皮八分　甘草三分

加灯心一握、生姜一片，水煎。火甚，加玄参、天花粉。肺虚，加川贝母、茯苓。

僵蚕散　治喉风。

僵蚕二钱，汤净　半夏　防风　前胡　荆芥　桔梗　葛根　枳壳　玄参　薄荷各一钱　大力子一钱半，焙　甘草三分

生姜一片，水煎。

草薢散　治杨梅喉癣。

土茯苓别名草薢，五钱　当归　金银花　皂角刺　米仁各二钱　白鲜皮　白芷　木瓜　木通各七分　甘草五分

水煎。

瘰疬

经云：东方实，西方虚，泻南方，补北方。此言治法也，而余取以治瘰疬，尤不易之法也。东方者，水也。足厥阴肝足少阳胆属之。阴不足，则阳有余。肝胆主筋，筋无血养，则火自甚而金不能平，木反侮之，于是喉之两傍，厥阴少阳经筋之所过，则郁结成核，始则一二，继则三五，或左或右，累累如贯珠，久则溃烂，脓血淋沥，以致月消而败矣。南方者，火也。实则泻其子也。如夏枯草、连翘、黄芩、贝母、

121

玄参之属，清火消痰，使火不得以乘金，而金得以平木，将少阳之火，不复炽矣。而厥阴之血，从何养乎？则补北方是也。北方者，水也。水乃生木，乙癸同源，肝气不宜助而肝血宜滋，况肾水既旺，而不盗金之气，西方不虚，东方独得实乎。故泻南方者，治瘰疬之始。补北方者，救瘰疬之终。余因是而悟古人立法之巧，非后人所几及，类如斯。

瘰疬女子多见之，男子间有。有血虚内热所致，有郁怒伤肝而作，或感大行暑热，或啖煎炙醇酒，热生痰，痰成核。初则泻火消痰，开郁解毒。溃则补中益气，滋养肾水。庶成者可消，而溃者可敛也。

夏枯草汤

夏枯草三钱　玄参　黄芩　土贝母　金银花　连翘　天花粉　薄荷　桔梗各一钱　甘草节三分

灯心一握，水煎。

郁怒，加香附、柴胡、钩藤、远志。血虚，加当归、白芍药。血热，加生地、牡丹皮。气虚者，加味归脾汤入夏枯草，或逍遥散加贝母、夏枯草。饮食不入者，四君子汤加广陈皮、香附、陈神曲。饮酒太过者，前方内加葛根、泽泻、青皮，去香附。肾阴不足者，六味地黄丸。

肺证

西方白色，入通于肺，位居于兑为燥金，时列于秋为燥令，燥者火之余气也。所藉乎有以润之，而不至于竭其液，则清肃下行，将天气降而云物不为之扰矣。肺位至高，风寒易侵，郁火于中，使复加之辛热，则柔脆之金，一经消烁，有不损坏者乎，而肺痈于是乎作矣。又主元气，治节一身。苟劳动喘乏用而不息，将肺气日促，口吐涎沫，无气以动，而肺痿于是乎成矣。盖二证者，一本外感，一本内伤。外感者，非遽至于痈也。良由治疗失宜，过于解

散，而以保之润之为急，多有得生者。虽破残之肺，可以复完。内伤者，则因酒色过度，酒入气分，色伤阴分，辛热之性，既以耗于上，又以竭于下，日渐月累，每成于不自觉，久乃痿躄声嘶，肺气败坏而不复支，使欲嘘其既槁而润之，诚难为功。孰谓二证可不辨哉。

肺痈能食者生，赖有胃气，土为金之母也。其症咳唾稠痰，腥秽如脓，黄赤间杂，甚则咳出白血。白血者，肺之叶也。手掌干涩，皮肤不泽，脉数而疾，急以瓜蒌仁汤，连进数剂，或一二十剂，未有不愈者。余屡治神验，不易仆数。

肺痿，咳唾涎沫，胸中隐痛，四肢乏力，无气以动，用补中益气汤去升麻、柴胡，加阿胶、桑皮、麦冬、五味、白及。

治验

一男子冬月咳嗽，自用发表，至春咳出臭痰，已七八日矣，昼夜不绝，脉得细数，展侧不能，手如枯掌，但饮食犹进。余用瓜蒌、贝母之属，连进八剂，减半，又八剂，痊愈，以六味丸调之。

一人夏月饮火酒，患赤痢，脉洪数，与芍药汤服之，未愈。更医至冬，渐变咳嗽臭痰，疡科作肺痈治，延至于春，日吐红血盂许，上结白沫，臭秽异常，又经月余，咸谓必死。复延余诊，脉犹洪大带数，见其食鸡子，连进七八枚，无恙。余因谓曰：可治，肺虽坏而胃气未败也。亦与前汤，服十六剂，果愈，继以膏子药，调理而痊。

瓜蒌仁汤

瓜蒌霜　米仁各二钱　川贝母去心　天门冬去心　金银花　麦门冬去心　百合各钱半　甘草节三分　桑白皮蜜炙　桔梗各一钱

水煎。久而不敛，加白及、阿胶，去桑皮。寒月，加款冬花、紫菀。夏月，加生地、牡丹皮。若脾虚不食，用四君子汤，或六君子汤。

但喘未除者，不可骤补。真阴不足，继以六味丸加阿胶。

乳证

经云：怒则气上，思则气结，上则逆而不下，结则聚而不行。人之气血，贵于条达，则百脉畅遂，经络流通。苟或拂郁，则气阻者血必滞，于是随其经之所属而为痈肿。况乎乳房，阳明胃经所司，常多气多血。乳头，厥阴肝经所属，常多血少气。女子心性偏执善怒者，则发而为痈，沉郁者则渐而成岩。痈之为患，乳房红肿，寒热交作，宜化毒为主，瓜蒌、忍冬之属，可使立已。岩之为病，内结成核，久乃穿溃，宜开郁为要，贝母、远志之类，不容少弛。若男子则间有，不似妇人之习见也。陈氏则云微有异者，女损肝胃，男损肝肾，肝虚血燥，肾虚精怯，血脉不得上行，肝筋无以荣养，遂结痈肿，似亦有见。至既溃之后，气血必耗。惟以归脾、逍遥、人参养荣无间调之。又必患者怡情适志，寄怀潇洒，则毋论痈证可痊，而岩证亦庶几克安矣。倘自恃己性，漫不加省，纵有神丹，亦终无如何也。

乳痈，恶寒发热，乳房红肿，用橘叶亦效散。

乳吹，乳房作胀，枳壳散，乳汁不通，膨闷，王不留行汤。

郁怒伤肝，左乳结核，加味逍遥散，入贝母、金银花、青皮、香附。思虑伤脾，右乳结核，加味归脾汤入贝母、金银花。

乳疖溃后不敛，人参养荣汤、归脾汤、八珍汤调养之。余毒未解，入忍冬花。

乳岩溃后，须前方久服勿辍，调和情性。若郁结不舒者，不治。

橘叶散

金银花 瓜蒌 青皮 当归 皂针 连翘各一钱 橘叶十片 柴胡七分 甘草节三分

水煎，心思不遂者。加远志、贝母。

枳壳散

枳壳 木通 生地 当归 广皮 金银花各一钱 甘草三分 钩藤二钱

灯心一握，水煎。

王不留行汤

穿山甲炒 麦门冬去心 王不留行炒 当归白芍药酒炒 熟地黄 茯苓 通草各一钱 川芎五分 甘草三分

用猪前蹄煮汁二碗煎药，食远服之。以热木梳梳其乳房，其乳立至。

蓬术汤 治乳核。

蓬术七分，醋煮 甘草节三分 远志肉甘草制 人参 金银花 贝母去心研 香附醋炒 白芍药酒炒 当归身各一钱

水煎。

麦蘗汤 消乳膨。

麦芽一两，炒研 川芎 白芍药酒炒 熟地 当归各一钱

水煎服。外用布紧束两乳，以手揉按，乳自消退。

一方用瓜蒌二个，炒热捣烂，酒水各半，煎服，痈肿初起者立消。

一方用蒲公英二两，连根带蒂，酒煎服，亦效。

治验

一女子发热七八日，脉数身热口干，诸医作伤寒治，用发表消导药，其势益甚。延余诊之，疑其阴血亏损，及细叩其有无痛处，则曰左乳红肿作疼。余乃笑曰：此乳痈证，而误认伤寒，焉得不至于此。急与米饮，兼进瓜蒌、贝母、忍冬、茯神、远志、钩藤、麦冬、甘草，

生津解毒，三剂而愈。

一女子产后乳痈，三四旬余，反发寒热。延余诊之，脉得软弱，气血两亏，用八珍汤数剂始痊。

胁痛

经曰：左右者，阴阳之道路。盖左属阴而右属阳也。阴为血而阳为气也。左者肝也，肝藏血，性浮，喜条达而上升。有以抑之，则不特木郁而火亦郁，故为痛，治之宜疏肝清火理血，左金兼桃仁、红花、钩藤、青皮之属。虚人及季胁下疼者，六味汤滋其水以润之，乙癸同源之意，亦由房劳所致也。右者肺也，肺主气，性沉，喜清肃而下降。有以逆之，则肺苦气上逆而为痛，治之宜降气消痰，前、桔、枳壳、陈皮之属。虚人归脾汤去芪术，加延胡主之，以补其母。若香燥破血之药，非其治也。且于中州无碍，不可克伐，与外感无涉，不可发散。犯之则汗出发喘，促其毙矣。余每怪时流，一遇胁痛，不分左右阴阳，不别气血痰火虚实闪挫之因，动称肝经受病，及用药，又以外感法治之，致死不悟，深可悲悯。殊不知胁痛之候，治之一逆，贻祸甚速。即有知者，亦守痛无补法，害亦相等。幸临证者慎焉。

王宇泰先生治一人，患左胁痛，外发红丹数十颗，有投以龙胆泻肝等汤，竟不效。先生曰：肝性燥苦急，宜甘以缓之。用单味瓜蒌二两研霜煎饮，取其甘缓润下，红丹可一洗而愈也。果如先生言。余凡遇左胁疼，烦躁通赤，脉数痰色绿者，每加之辄验。若无痰而阴亏脉虚数，汗出无气以动，六味汤加钩藤屡获奇效。若血凝气滞，以桃仁、红花、枳壳、醋制青皮、香附、延胡等，或加生地、芍药、钩藤佐之。实火左金丸，亦可选用。

一友右胁痛，以自知医，用发散药，痛愈甚，气息难布。余诊其脉则微弱，特虑其不受补，以单味贝母一两，研细煎汤饮之。保其肺气，使清肃下行，痛即如失。盖瓜蒌色绿入肝，有解毒之功，贝母色白入肺，有保残之力，故治各不同也。夫贝母亦能解毒，用之以平肝则无济，瓜蒌亦能润肺，用之于误汗则太寒。学者不可不知。

一人患右胁痛，凡旬日，医者误用香燥，致不得坐卧。又延一友不能治，反曰：胸中有滞，止宜消导，若痛止必不可救。及服其药，果愈甚。病者求死。比余适至，见其苦，慰之曰：不难疗，可一剂而愈。病者喜，伊兄云：痛未可止。余怪问其故，则曰：顷医者有是言，故云。余笑曰：令弟苦痛不止欲死，医者又苦痛止不治，何大相背也。检其药，仍用消导加半夏等燥剂。余即取素所历效自制推气散，加延胡索，命煎饮之。又适友人杨子武修至，余告其故，欣然同意。少顷，病者数日不解带，不转动，忽下榻曰：痛愈大半，欲解衣而睡矣。当晚遂安卧。越三日，痛虽愈，但因前久坐气不归原，不能安枕。余以六味汤加杜仲引气下行，二剂知，四剂已，继六味丸调理而康。盖右胁痛者，肺气之逆也。以其真阴亏损，肺不能归藏于肾水之中，故理肺之后，继以滋阴，亦一法耳。

一人患右胁前歧骨下软肉处痛，医者用破气血药加酒煎，投三四剂，遂叫号不绝。余亦以推气散，加延胡饮之瘥缓，但面赤脉数口干，加入生地、茯苓，去前桔，痛稍止。又因劳心，后加远志、当归、钩藤、杜仲，去枳壳，乃愈。或问之曰：病名为何？余曰：此名闪肭痛，肭在脐之旁，季胁之前。曰：何以知之。曰膃肭脐，乃海狗肾之别称，则肭之命名，当在脐与肾之间也。若劳倦不节，色欲不谨，气血有阻，则软胁前痛，宜补而调之。勿投燥剂可也。

疏肝饮 治左胁痛。

柴胡　当归　黄连各七分，茱制　青皮醋炒
枳壳麸炒　白芍各一钱，酒炒　川芎　红花各五分
桃仁九粒，研如泥

姜一片，水煎。如兼痰喘者，不用此药。

推气散 治右胁痛，神应胜原方。

枳壳麸炒　前胡　山楂各钱半　钩藤二钱
甘草三分　广皮　葛根　桔梗各一钱

中脘痛

胃脘近心之分，而与脾膜相连，故其疼也，俗指为心，而古则称脾耳。盖脾之脉贯于胃，而为之行其津液，故犯贼风虚邪者，阳受之，饮食不节，起居不时者，阴受之，于是发为中脘痛。方书分为九种。一曰客寒犯胃，一曰寒郁为热，则新与久之别也。一曰痰涎在膈，一曰虫积在中，则呕痰与清水之别也。一曰气，一曰食，则胀与满之分也。一曰血，一曰火，则喜热与寒之分也。一曰虚，则与实殊者，喜手按不可按之分也。然此特其大概耳。要之胃气，人之所赖而生者。依中焦以腐化，藉脾气以消磨。一或阻隔，失其健运之常，则气血食积痰饮，皆得乘之而为患，使徒知治标，而不探其本，将愈攻愈虚。虽或少宽于旦夕，实则致病于将来，以致触而即发，久而弥剧者，未必非治之失宜故也。故凡疗脾疼者，脉见软弱，中气已虚，即宜归脾暂去当归、芪、术，少加柴胡，或兼二陈。有食加枳实，有寒加炮姜，有热加山栀。先固其中气则痛不至于伤胃，脾阴不竭，而胃阳有助，心君宁而肝不敢乘，肾独能凌乎。一举而诸善备焉。若夫治实之法，方书具在。

客寒犯胃，或过食生冷，中脘疼痛，手足厥逆，脉见弦紧，用草豆蔻汤。

心痛稍久，寒郁为热，烦躁呕酸，面赤脉数者，山栀仁汤。

痰涎在胸膈，呕逆大痛不可忍，脉来洪滑者，枳缩二陈汤。

虫痛时作时止，口吐清水，或如咬状，用川楝子汤。

心痛因怒而发，心膈胀闷，胀沉伏，四肢冷者，木香汤。

心痛因面食坚硬等味，过用不化，用莱菔子汤。

心痛素喜食热物者，瘀血停于胃口也。桃仁玄胡汤。

中气不足，思虑过度，饥饱失时，劳役不节者，归脾汤、六君子汤。

草豆蔻汤

草豆蔻煨　高良姜　广皮　陈神曲炒　吴茱萸汤泡，五分　茯苓　半夏各一钱　炙甘草三分
煨姜一片，水煎。非脉实证寒者，勿轻用。

山栀仁汤

山栀炒黑　半夏　广皮各一钱　竹茹一团
木香五分　甘草炙，三分　黄连七分，茱制
灯心一握，水煎。

枳缩二陈汤

枳实麸炒　熟半夏各钱半　茯苓　砂仁炒熟
广陈皮各一钱　炙甘草三分
姜三片，水煎。

川楝子汤

川楝肉二钱　木香七分　槟榔　熟半夏　枳实曲炒　广皮各一钱　炙甘草三分
生姜水煎，入砂糖少许和服。

木香汤

木香　香附醋炒　青皮　广皮　枳实麸炒
柴胡　苏梗各一钱　炙草三分
炒熟砂仁末一钱，水煎。

莱菔子汤

莱菔子焙研　山楂各钱半　厚朴姜制　枳实

广皮各一钱　蓬术八分，醋煮　炙甘草三分

姜三片，水煎。

桃仁延胡汤

桃仁泥十粒　木香　炮姜各五分　炙甘草三分　香附醋炒　延胡索醋煮　广皮各一钱　钩藤　泽兰各钱半

砂仁五分，水煎。

归脾汤

人参　石斛盐水炒　远志肉甘草汤净焙　茯神　枣仁炒熟研　白术土炒，各一钱　炮姜　木香　石菖蒲各五分　柴胡　炙甘草各三分　当归身七分

桂圆肉五枚，水煎。

六君子汤

人参　半夏　白术土炒　茯苓　广皮各一钱　钩藤一钱　木香五分　甘草炙，三分

枣二枚姜三片，水煎。

腹痛

闻之背为阳，心肺主之。腹为阴，肾肝主之。人之初生，带系于脐，通命门，属两肾，为生气之原。此钱氏有灸脐之法，而独享遐龄也。盖肾肝居至阴，喜温恶寒，独赖此真火藏于中，而为生生不息之用。苟有以扑灭之，则有阴无阳，外无以御，内无以充，寒邪直犯，委顿呻吟，而脐腹绞痛矣。即或禀赋厚者，真元未衰，过伤生冷，留滞于中，亦能为患，而绵绵痛无已时，缘气因寒则凝，血因寒则结，痰食因寒则阻，故腹疼一症，大半从寒，而热者间出也。至外受炎暑，内伤辛热，腹痛则有休止，脉必数或促，二便闭而烦躁欠宁，又彰彰已。然而大要尤在乎虚实，虚者必寒，实者寒热间之。虚者分水火，实者辨气血。食积其间，热因寒用，寒因热用，通因通用，塞因塞

用，本缓标急，标缓本急，又在临时变通之。如仲景用芍药甘草，甲与己合，以调腹痛，寒则加桂，热则加芩，立一标准，余可类推，后学所宜取法者。

腹痛食积停滞，胀满不宋，用厚朴、木香、青皮、枳壳、陈皮、山楂、甘草、砂仁、生姜。

腹痛受寒，绞痛异常，或绵绵痛无增减，内肉桂、木香、芍药、甘草、当归、广皮、炮姜、茯苓。

腹痛乍痛乍止，或受暑热，或嗜火酒，脉数或伏匿，投温药反剧者，用黄芩、山栀、芍药、甘草、广皮、葛根、泽泻。

腹痛触犯秽气，痉痛不宁，作霍乱候，用探吐法，以霍乱治之。

腹痛劳力所伤，喜手重按，困倦自汗，补中益气汤加木香、芍药。

腹痛腰亦痛，色欲、恐惧、疾走所伤，六味汤加枣仁、杜仲、远志，少入柴胡以提之。若火衰畏寒，以八味汤投之。

治验

男子过劳，患腹痛，医与破气药益甚，余按其脉，软细且弱，视其形气，倦怠异常，竟与补中益气汤而痊。

男子患腹痛，五六日矣，延余侄视之，委顿殊甚，检前所服，惟枳、朴、木香辈毫不减可，乃连进八味汤而获愈。

少腹痛

少腹隶于厥阴，厥阴者肝也，为阴中之至阴。中寒一证，少腹绞痛，唇青囊缩，非桂、附、吴茱萸不为功。肝乃藏血之脏，凡闪挫跌仆，有所损伤凝结者，少腹必胀满而疼，小便利，大便黑，非桃仁、泽兰、红花不为效。木曰曲直，曲直作酸，肝火下流，小便频数，少腹拘急，或时作疼，非山栀、钩藤、芍药不为取。然而少腹之中，膀胱为之州都，故小便不

利而胀者，当利其小便；小便自利而胀者，当治其血。二证又迥不同也。要之足三阴经，太阴居上，则理中焦。少阴厥阴居下，则补下焦。大抵虚寒者十之七，实热者十之三也。女人患此尤多，余每以桃仁、茱萸，一取其破血，一取其同气，而调经恒效，盖有所凝滞而然也。临证者辨之。

厥阴中寒，少腹绞痛，烦燥厥逆，或呕，用仲景吴茱萸汤。

闪挫作痛，用柴胡、钩藤、当归、丹皮、茯苓、甘草、延胡索之类。若困倦甚，四物汤加白术、茯苓、牛膝、钩藤、柴胡、杜仲。

小腹蓄血，小便自利，大便色黑，桃仁承气汤。如元气弱者，去硝黄，减甘草，加生地、泽兰、红花、丹皮。

色欲过度而痛，六味汤加杜仲、柴胡。脉迟弱者加肉桂。

湿热渗注，少腹内痛小便淋沥者，用龙胆泻肝汤。

冲疝气逆上攻，少腹左痛，用木香、川芎、山栀、吴茱萸、枳实、青皮、小茴香、广皮。

膀胱气不化小便不利而痛，五苓散加减。

大便秘结，少腹胀满而痛，在伤寒脉实，用承气汤。老人血虚而秘，或病久元气弱者用滋养阴血，如麻仁、桃仁、杏仁、郁李仁之类。虚甚，六味汤加杜仲、牛膝、苁蓉、锁阳。

元气下陷，小腹重堕，多服补中益气汤。男妇奔豚气块，用地黄膏子丸。

吴茱汤

吴茱萸汤泡七次　生姜　人参各一钱
枣一枚，水煎，或入桂附。

桃仁承气汤

桃仁十个　肉桂　甘草各一钱　大黄二钱半
水煎，去渣，入芒硝一钱五分，热服。

龙胆泻肝汤

龙胆草酒炒　柴胡　车前子焙研　泽泻各一钱　木通　生地黄　归尾　黄芩　生甘草　山栀各五分
水煎。

痈证

痈之发也，上下内外，无处不有。然发于清阳之分，危者十之八九。发于浊阴之分，危者十之一二。头为诸阳之会，背隶心肺之野，以阴乘阳则逆。腹乃肠胃之司，足为筋骨之用，以阳乘阴则从。盖因膏粱之子，过服丹石暴烈之性，灼耗真阴，则水不足以制火，直干清分，脑项肩背，任其糜烂，多至于不救者有之。辛勤之人，疲乏筋骨，四气交侵，凝滞经络，则血不足以辅气，流于肢节尻股腰膝，随其阻逆，每至于缠绵者有之。要之发于肾元者至重，以丹石烁脑髓也。发于心脾者次之，以抑郁滞经络也。发于筋骨皮肉者又次之，以六淫侵肌肤也。此毒之有轻重主客之势使然，又何疑哉。余因论列诸症，而旁及疡科，偶举一二言之。缘不明乎外，不足以知内，不别其症，不足以为治，使非熟识而详辨之，其遗害可胜道耶。

肠痈

腹为阴，大小肠与之俱，乃传导化物之司，何为而成痈。良由醉饱入房，或过啖生冷，劳顿所伤，凝而不化，因遂发焉。其症身皮甲错，汗出恶风，小腹满，脉数疾，薏苡仁汤、牡丹皮、瓜蒌、桃仁，破血排脓，脓血大下即安。若溃而不敛，蜡矾丸护膜化毒，兼以补剂，鲜不愈者。

治验

一男子岁除，过啖荤茅，远行疾走，内伤于肾，至新节遂发寒振振然。其家以伤寒召诊，往候其脉，手不敢出衣被，汗泄脉数，小腹胀疼。余曰：此肠痈，非伤寒也。故头不疼而汗出，脉不紧而腹满耳。投薏苡仁汤，果得脓盂许，寒热顿止，然未透也。翌日复欲下之，会伊戚延他医，反用消食作外感治，增剧，复进以人参，遂致不起。

一女子新产过劳，积血未除，而成肠痈，少腹疼，下脓血，经月不止。有进龙胆泻肝汤，弥甚。后以八珍入阿胶，用蜡矾丸稍缓，服参至二三斤，兼地黄丸而愈。

薏苡仁汤　治初起。

薏苡仁　瓜蒌仁各三钱　牡丹皮　桃仁去皮尖，各二钱　白芍药一钱

水煎。

蜡矾丸

白矾一两生研　黄蜡七钱

上将蜡溶化和丸，梧子大。每服十丸，渐加至二十丸，熟水送下。未破者内消，已破者便合。每日中服近百粒则有效。不惟止痛生肌，能防毒气内攻，护膜止泻，托里化脓之功甚大，服至半斤，尤佳。

七贤散　治肠痈溃后疼痛，淋沥不已。

人参　茯苓　熟地黄　山药　山茱肉　牡丹皮各一钱　黄芪二钱

大枣二枚，煨姜三片，水煎。

囊痈

囊痈者，厥阴肝经湿热所注，兼以阴虚而邪袭之也。故嗜酒色者恒患此。盖肝主疏泄，肾主闭藏，过饮醇酒厚味，则湿热聚于宗筋，而肝者筋之合，下注为痈，红肿疼痛。治之者，宜泻肝经之湿热，滋肾阴之不足，切勿投香燥药，反助其邪。甚至溃烂，睾丸悬挂，如法疗之，无有不痊。

治验

一老人素好饮近色，一日囊中肿痛，疡科医作疝治，用茴香、荔枝等温药，以火济火，遂叫号不绝，身发大热。余以山栀、丹皮、龙胆草等挽之。后兼滋阴寻愈。

清肝渗湿汤

当归　白芍药　生地　柴胡　龙胆草酒炒　泽泻　山栀炒黑，各一钱　川芎　甘草各五分

灯心一握，水煎。

滋阴内托散　囊痈不能消者，用此托之。

黄芪　当归　白芍药　川芎　熟地各钱半　皂角针　穿山甲　泽泻各五分

水煎。

臀痈

臀者，足太阳经之所属。太阳一经，从足走头，行身之背，所统者大。风寒暑湿，其邪易感。何独于道远位僻之地，气血之所不及周者，而发为痈。不知久坐伤肉，久立伤骨，久行伤筋，兼之寒湿，外郁内凝，遂觉焮肿。究之起而不易成，成而不易溃，溃而不易敛，故其初时，切戒升托，惟欲疏散。如羌独活利其关节，当归、茯苓、杜仲、秦艽、续断等，活血通经，使不至于壅滞。外以葱熨法，导引其气，便可消散，非比上中诸部分气血周到，可托可攻。临是症者，幸毋好事喜功也。

治验

一人年五旬，体肥嗜酒，偶因作劳，忽发寒热，尻臀肿疼。余先与解散一剂，寒热止而肿未消，按其脉则空软不数，余曰：气血虽阻，断不成痈，用滋补中，佐行经络药，气和血行，则自散也。二旬余果如常。

行经活血汤

羌活　独活　当归　牛膝　茯苓　秦艽各

一钱　熟地二钱　杜仲一钱半,盐水炒　红花五分

加生姜一片,水煎。用二剂后,减羌活,入酒炒续断一钱。

腿痛

人之脾主四肢,肝主筋,肾主骨。下部发地,三阴主之,则腰足是也。苟或劳乏罢极,伤筋骨皮肉而风寒湿乘间入之,则腿中作疼。发于肌肉者浅,入于筋骨者深。使复加以风药,则愈耗其阴,进以寒凉,则愈伤其气,将至于穿溃而不可支矣。故治此患者,仍补勿泻,仍温勿寒,仍托勿敛。非比上三痈之喜攻喜泻喜消也。如补中益气汤、八珍汤、八味丸,或入木瓜、肉桂、杜仲、牛膝等引经药,气血充裕,筋骨坚强,则易溃易敛也。若沾沾于解毒,则败矣。

治验

一男子素勤苦,犯寒湿,腿中疼痛,半月余,除湿解散药太过,腿肿成痈,叫号不绝。余因谓曰:陈氏云此证从肾经受寒,非桂、附不能通关节,非羌活、防风、牛膝,不能行闭滞,非参、术、甘草,不能使脾气达四肢,非四物、红花,不能养血活血。令恪守其法而行之。果脓溃而痊。

大防风汤

人参二钱　防风　白术土炒　附子　当归　白芍酒炒　川芎　杜仲盐水炒　黄芪　羌活　牛膝　熟地各一钱　甘草五分

姜一片,水煎。

按:痈属阳而外发,疽属阴而内陷,阳缓而阴危,夫人而知之矣。然阳证过寒凉,则毒不外发而反危,阴证能温托,则毒反克化而得缓,又夫人而知之矣。殊不知治阳证者,疏散为上,解毒继之,调补继之。勿犯苦寒,致令倒戈。治阴证者,升托为主,温补继之,调养继之。勿过辛热,致令液竭。余虽不与是科,间尝参观其际,见有大温大补,乃得脓成易敛。

若血脉空虚,疼痛之久者,须气血兼补,佐以养育心神。盖心主血脉,脾主肌肉,脓血去多,必藉资养,不可一味热药以复耗之。是或一道也。

凡疮疡一科,竟执解毒之名,不论其发于何部,属于何经,或阴或阳,或外感六淫,或内伤七情,概以解毒为辞,即用芩、连、花粉苦寒药,致令毒不化而邪内伏,变异顷刻者有之,终不起发者有之。故败毒散中,惟人参败毒散为良,不知火郁发之开之,蕴毒托之化之,血热凉之,气虚补之,水衰益之,火衰温之,种种不同。奈何甘蹈苦寒而不悔也。

人参败毒散

人参　茯苓　羌活　独活　前胡　柴胡　桔梗　枳壳各一钱　川芎八分　甘草五分

水煎。挟劳役者,倍用人参,加当归、芍药。

化毒饮子 治七情怫郁而发。

远志肉甘草制　当归　甘草节五分　连翘　川贝母去心研　金银花二钱　白茯神　钩藤二钱　牡丹皮各一钱

姜一片,水煎。或加柴胡、木香、香附。

仙方活命饮

穿山甲蛤粉炒黄　白芷　防风　赤芍药　没药　甘草　当归尾　乳香　贝母　天花粉　角针　陈皮各一钱　金银花三钱

酒煎服。

人参内托散

人参钱半　黄芪三钱　当归　川芎　穿山甲　白芷　广皮各一钱　甘草五分

姜一片水煎。血虚,加熟地、白芍药。脾弱,加白术、茯苓。虚寒,加炮姜、附子。化毒,加金银花。

加减八味丸　治疮疽发渴神效

怀熟地八两　山药　山茱萸各四两　牡丹皮
茯苓　泽泻各三两　五味子　肉桂各一两

为末，地黄和丸。薛氏书，五味用四两，恐酸收太过也。

续肿胀论

尝观肿胀之疾，必发喘急，而喘病则有肿而不胀，胀而不肿者。又有先肿而后喘，先喘而后肿者。病情既殊，则治之者何可不为之别耶，试究详之。大抵肿胀在脾，喘满在肺。胀甚于肿，属肝乘脾。肿甚于胀，属肾乘肺。故治胀之法，先宜平肝，肝平则气调，而不中滞，次用补脾敛肝，土旺则能健运，土中泻木，白芍药酸以收之。若过于快气，则中州亦伤，而不能复其职矣。治肿之法，先宜清肺，肺清则气降，而不上逆，次用淡渗益阴，淡渗则能利窍，金藏水中，生地黄苦以坚之。若过于疏泄，则有阳无阴，而亦不能以化矣。然由肿胀而至于喘者，则求其肿胀之因而调之，不治喘而喘自宁。若由喘而至于肿胀者，则求其致喘之因而理之，不治肿胀而肿胀自愈。木火之与金水，易而为治，比之操刃。况乎土位于中，四气皆得乘之也哉。善治者，必审脏腑所属，而以苦欲补泻求之，庶得乎病之情，而不胶于成法也。

治验

一女人年三旬余，得气喘证，身发肿胀，他医疗已逾年，竟罔效。延余诊之，脉细带数，行动喘乏，所服破气药无遗。余见其肿甚，用大腹皮、陈皮、茯苓、泽泻、车前中，独入生地、白芍药、牡丹皮，以阴济阳，上收其逆气，而下得以化，不三剂减半，数剂乃愈，继以八珍调之。

一男子年十六，近除得感寒证，余与发表消食，至新正四日，竟愈矣。余令之食粥，其家过慎，止与陈米汤饮，至二十日，复延治，上则发喘，下则发肿，由足跗至膝上，不惟肿，其色红赤可怪，及按其脉，则微细，问其胸，觉饥甚，与粥饮入口便喘。余因谓曰：五气养阳，五味养阴。今半月余，止用陈久米饮，有气无味，阴不济阳，其何能化？然两足通红奈何？余乃谓曰：此必过食咸味，咸走血就下，随其水而外发，故至此。询之，乃因口淡，任啖腌菜而然。余以为不必治，急索饭及荤菜，与之半盏竟安。病者欢甚，少顷又进半盏，易以他荤亦安。余竟教以如是调理，约旬日，阴渐旺则阳化而肿自退，果然。

续膈噎论

谚云：风劳鼓及膈，四证一犯，即难为疗。噫！病则病矣，何遂至于若是耶。余请以膈申言之。人之身中，由咽至胸为上膈，由胸至心为中膈，由胃至肝为下膈。上膈者，禀上焦之气而主纳。中膈者，禀中焦之气而主腐熟。下膈者，禀下焦之气而主出。人之所以有生者，惟此出纳腐熟之司，如天之运行不息，而地道之生长化收藏，寒燠不失其宜，乃能顺令而布化也。苟或太旱而失之敦阜，则云雨不施，而孤阳独治，水泽以枯矣。苟或太涝而失之卑盐，则沉霾闭塞，而凝阴惨淡，生气索竭矣。故膈之始也，病在上，咽嗌不利，则食而噎，犯于上焦，地气不升，天气不降，将成亢旱之兆矣，然食犹能强之而使安也。继犯中焦，虽食而中脘不下，下之而痛，稍久则吐痰水，胃液不藏，肝火乘之，则味变而酸，脾阴既竭，则纳而不化，天气愈不降，地气愈不升，乃见痞塞之状矣，则食不能强之而使安也。继犯下焦，朝餐而夕吐，夕餐而朝吐，火气渐消，孤阴独存，阴阳不相为济，五脏之液既竭，六腑无以资禀升降，出纳俱废，所云天气地气者安在哉，乃至绝粒而亡矣。然则终无法以治之耶？曰：初须别其七情之所偏，继须审其气血之所竭，水火之所胜。惟在补其中气，调其怫郁，开其痰气，热者清之，寒者温之，使协于平，而又察上中下受病之浅深，而为之斟酌焉，安见其不可疗哉。独所难者，患疾之人，不知死期将迫，而反复煎熬之，必至髓竭液亡，终不悔悟，吾且奈之何也。

按：噎在咽嗌之所，膈在心胃之间，反则直从下而上矣。越人谓心肺在膈上，上焦在心下，下膈，胃上口，中焦在胃中脘，下焦在脐下。《内经》则以左附上，候肝与膈。右附上，候脾与胃。则膈之属心下也明矣。余所以推而上之，又推而下之，非以其形而言，乃以其用而言也。犹三焦为水谷之道路，气之所终始，而所云如雾如沤如渎者，不以其用哉。矧《内经》止言膈，而不及噎与反，则以膈统上中下，又复何疑。然妙在与肝为配，盖膈之一证，多由郁怒伤肝而作，郁则为热，日渐煎熬，血液枯竭，心肺之阳，不得通行，肠胃之阴，不得下传，而膈病之所由作。患者治者，从此求之，思过半矣。

开郁汤　治膈噎初起有火者。

山栀炒黑　陈神曲炒　桔梗　香附醋炒　川贝母去心，研　茯苓　广皮各一钱　抚芎五分

姜一片，荷叶蒂三个，水煎。

远志汤　第二用。

远志肉甘草制　茯神　白芍药酒炒　熟半夏　广皮各一钱　枣仁一钱半　人参二钱　钩藤三钱

桂圆肉五枚，姜一片，水煎。有热加山栀。寒加炮姜。气加木香。燥加丹参、柏子仁。

此中焦药也。若在下焦，以八味消息之。

古今医彻卷之四

云间怀　远抱奇父著

后学绍兴裘韵初重校

女科

调经论

经曰：女子二七，天癸至，任脉通，太冲脉盛，月事以时下。七七，任脉虚，太冲脉衰少，天癸竭，地道不通。《灵枢》曰：妇人有余于气，不足于血，月下，数脱血，任冲并伤。又曰：二阳之病发心脾，有不得隐曲，女子不月，其传为风消。为息贲者，不治。由是观之，天癸者，天一所生之水也。月事者，月属阴，其盈亏应潮汐，犹女子之月信也。任冲二脉，皆起于会阴，为经脉之海，故女子月事，以三经主之。经何以言二阳之病发心脾，则女子不月。盖二阳者，乃指足阳明而非手阳明。足阳明者，胃也，心为之母，脾为之助。胃乃水谷之海，病则饮食少衰，而水谷不荣。以女子心思偏执，心不生血，而月事衰少。心火偏盛，而月事暴下。脾不统血，而月事过多。脾阴不足，而月事早绝。皆谓之不月。先期过期，血崩经闭，不以时下也。其传为风消者，风属肝木，病善怒，木有余，则脾益不足，故肌肉消瘦。其传为息贲者，土不生金，心火乘之，故肺气喘促，而为不治之候也。明乎此而知天癸者，先天所禀之血脉，而冲任为之蓄泄。心脾者，后天所生之血脉，而阳明为之灌溉。故先天不足者，滋其肾阴，后天不足者，调其心脾。

其理虽殊，而实一致，治法有能外之者哉。

妇人多思虑，损伤于脾，月水过多，归脾汤主之。兼郁火，先期而至，加柴胡、山栀、牡丹皮。

妇人多怒伤肝，经水或前或后，或发寒热，或内热口苦，脉弦数，小柴胡汤加当归、香附。如月水衰少，四物汤加香附、续断。月水过多，四物汤加香附、阿胶、白术、茯苓。

妇人劳役所伤，面黄唇白，四肢乏力，经水过多，或暴下不止，补中益气汤，加阿胶珠、炮姜炭、五味子。经水衰少，十全大补汤、八珍汤、人参养荣汤。

妇人阴虚火动，禀赋素弱，或骨蒸烦热，用加味逍遥散，间进六味丸，或八珍汤加秦艽、条芩、香附、阿胶之属。

妇人气滞血凝，经水过期，至则腹痛，乃下焦有寒也。四物汤加吴茱萸、桃仁、肉桂、牛膝、泽兰、香附。

妇人肥盛多痰，经行过多，六君子汤加归芍、阿胶。或腰痛，八珍汤加杜仲、山茱肉。

妇人虚寒，脾不统血，补中益气汤加姜、附、山茱肉，兼进八味丸加五味子，或八珍汤加阿胶、蕲艾。

妇人心火炽甚，烦热脉数，经水过多，加味归脾汤加麦门冬，或清心莲子饮加山栀。

妇人临经，感冒风寒，参苏饮加减。寒热往来，名热入血室，小柴胡汤加丹皮、生地。脉不数，加当归、香附。兼停食仍与内消。

妇人临经感气，经反凝滞，逍遥散加木香、

广皮、香附，去白术，或入抚芎。

妇人临经，因饮冷水，凝结不行，平胃散加芎、归。如久而不行，少腹胀痛，四物汤加肉桂、牛膝、茯苓、广皮。

妇人受暑热，经水过多，清暑益气汤。虚者生脉散，实者香薷饮。

妇人饮食不运，或失饥伤饱，血暴下崩，先理中气，使食转化，后与补脾。

妇人血虚有火，月经耗损，渐至不通，日渐羸瘦，而生潮热，慎毋以毒药通之。宜用柏子仁丸、泽兰汤。

妇人去血过多，恶寒发热，作渴烦躁，用人参二两，枣十枚，水煎服。

师尼寡妇室女，乍寒乍热，肝脉弦长而出鱼际，用生地黄丸。

附时珍月经辨

李时珍曰：女人之经，一月一行，其常也。或先或后，或通或塞，其病也。复有变常，而古人并未言及者，不可不知。有行期只吐血衄血，或眼耳出血者，是谓逆行。有三月一行者，是谓居经，俗名按季。有一年一行者，是谓避年。有一生不行而受胎者，是谓暗经。有受胎之后，月月行经，而产子者，是谓盛胎，俗名垢胎。有受胎数月，血忽大下，而胎不陨者，是谓漏胎。此虽以气血有余不足言，而亦异于常矣。女子二七天癸至，七七天癸绝，其常也。有女年十二三而产子，如褚记室所载平江苏达卿女，十二受孕者。有妇年五十六十而产子，如《辽史》所载亟普妻，生二男一女者。此又异常之尤者也。业医者之于此类，恐亦宜留心焉。

归脾汤

人参　白术土炒　茯神　黄芪蜜炙　枣仁炒研，各二钱　远志甘草汤净焙　当归各一钱　木香　甘草炙，各五分　龙眼肉七枚

姜枣水煎。加柴胡、山栀、牡丹皮，名加

味归脾汤。

逍遥散

白术土炒　茯苓　当归　白芍药酒炒　柴胡各一钱　炙甘草三分

姜水煎。加山栀、牡丹皮，名加味逍遥散。

八珍汤

人参　白术土炒　熟地黄　当归　茯苓各一钱　白芍药酒炒，一钱　川芎五分　炙甘草三分

姜枣水煎。

四物汤

当归一钱　熟地黄一钱　白芍药酒炒，一钱　川芎五分

水煎。

六君子汤

人参　白术土炒　茯苓　半夏　陈皮各一钱　炙甘草三分

姜枣水煎。

清心莲子饮

黄芩　人参　麦门冬　莲肉　柴胡　地骨皮　车前子焙，各一钱

水煎。

柏子仁丸

柏子仁焙研　牛膝酒拌　卷柏各半两　泽兰　续断酒炒，各二两　熟地黄三两

为末，入地黄膏，丸桐子大，每服三十丸，空心米饮下。

泽兰汤

泽兰三两　当归酒拌，一两　白芍药酒炒，一两　甘草五钱

为粗末，每服五钱，水煎服。

生地黄丸

生地黄一两，酒拌杵膏　秦艽　黄芩　柴胡各五钱　赤芍药一两

上为细末，入地黄膏，加炼蜜少许，糊丸，每服三十丸，乌梅汤下，日进二服。

带证论

张子和曰：十二经与奇经七脉，皆上下周流，惟带脉起少腹之侧，季胁之下，环身一周，络腰而过，如束带之状，而冲任二脉，循腹胁，夹脐旁，传流于气冲，属于带脉，络于督脉，冲任督三脉同，起而异行，一源而三歧，皆络带脉。因诸经上下往来，遗热于带脉之间，客热郁抑，白物满溢，随溲而下，绵绵不绝，是为白带。《资生经》载一妇，患带下，有为灸气海未效，次灸带脉穴，在两胁季胁下一寸八分，有鬼附耳云：昨日灸亦好，只灸我不着，今灸着我，我去矣，遂愈。

刘宗厚曰：带下多本于阴虚阳竭，营气不升，经脉凝涩，卫气下陷，精气积滞于下焦奇经之分，蕴酿而成，以带脉为病得名，亦以病形而名。白者属气，赤者属血。多因醉饱房劳，服食燥热所至，亦有湿痰流注下焦者，肾肝阴淫湿胜者，或惊恐而木乘土位，浊液下流，或思慕无穷，发为筋痿，所谓二阳之病发心脾也。或余经湿热，屈滞于少腹之下，或下元虚冷，子宫湿淫。治之之法，或下或吐，或发中兼补，补中类利，燥中兼升发，润中兼温养，或温补，或收涩。诸例不同，亦病机之活法也。

带下一证，《素问》归于任脉，《明堂》归于带脉二穴。子和扩而充之，以带为约束诸脉，而会合冲任督诸经，郁热淫溢，皆由带脉渗漏而下，可谓原委灿然矣。而宗厚则本阴虚阳竭，及诸病机治法，至详且悉，比之丹溪专重湿痰，子和单主湿热，则悬绝也。然男子遗精之外，有赤白浊，女子崩漏之外，有赤白带，而带独重于浊者，以女子七情偏胜，抑郁为多，绵绵而下，无休止也。须察其五脏之偏甚，所感之虚实，或清或补，或升提下陷。大抵虚多而实少，热多而寒者，亦不乏也。故子和所论者寻其原，而宗厚所列者尽其变，至立斋以带分五色，则又推广言之耳。

崩带向以崩为肝虚有火，而血不能藏，带为脾虚有湿，而气不能摄。然带证而面青脉弦，多郁怒者，能不调其肝乎。崩证而面黄脉弱，多倦怠者，能不补其脾乎。则又在于临病变通矣。

带证元气虚者，补中益气汤、归脾汤加酒炒椿根皮最妙。真阴亏者，六味地黄汤加酥炙鹿茸。兼肝火，加味逍遥散入椿皮，或八珍汤加椿皮，作丸亦胜。内热者加黄芩、香附，半产者入杜仲、阿胶。

带证肥人多因气虚有痰，瘦人多因血虚有火，未有不从调补而愈者。若专主痰火，则失之矣。每见久而不止，去之过多，必致少腹重坠而痛，肌肉消瘦，虚证毕见，骨脉为枯矣。以是知带之为物，精血所摄，所云湿热者，乃言现证之标，而实本冲任带所至，焉可不求其原而之哉。

治验

一儒者内室，素患带下，时作时止，后因过劳，带遂不止，腹重坠，疼痛异常。余以补中益气汤，加肉苁蓉、山茱肉、杜仲、牡蛎粉，数剂得减。后以八珍丸加苁蓉、杜仲、椿根皮，调理而愈。

一女子带下半载，肌肉憔瘦。余以补中益气汤加酒炒椿根皮，三四十剂，以六味地黄丸相间服之。带遂止而肌肉亦长，乃愈。

补中益气汤

人参一钱半　黄芪蜜炙，一钱　白术土炒，一钱半　甘草炙，三分　当归一钱　陈皮八分　柴胡三分　升麻三分

姜枣水煎。加椿根皮一钱半，酒炒。腰痛，加杜仲、山茱肉、肉苁蓉。头风，加藁本、白芷各三分。湿热，加苍术、黄柏各五分，泽泻七分。

妊娠论

女子之有娠也，构精于肾，受先天之气以成，资养于脾，依后天之气以长，则是肾与脾者，为始终生成之本也。而治之者，独不专重二经，必始于清火而终于理气，则胎气得安而母气得健者。此何以故？殊不知天非此火，不能生万物。人非此火，不能有生。盖男女构精，俱藉此命门之火，种于无形之先，而精血聚合，结于有形之后。此虽肾阴为主，而冲任厥阴之脉，皆资养于胞，而其火独上冲而逆，所以女子重身，呕恶阻味，月事不以下。盖冲脉之血海衰，而胞络之火炽。任脉之宗气弱，而阳明亦不能独旺。《素问》所谓诸逆冲上，皆属于火。又曰少火生气，壮火食气。故当百日之内，亟亟补土而食反不下，往往清火平逆而反得安也。迨四五月来，饮食渐入，母气日衰，母气既衰，则不能约束于胎而胎气寝大，必需白术健母之气，条芩益子之阴，加以陈皮利其气，而胎始得安。又如子烦者，心火也。子嗽者，肺火也。子悬者，肝火也。子肿者，脾火也。均宜麦冬、条芩、桑皮、紫菀、生地、知母之类，随症选用，未有不从内热所致。进而七八月，母气愈弱，母血亦亏，又必须八珍兼补气血，及阿胶、条芩、陈皮、香附、缩砂之属，且固且利，则母气健旺，而胎虽长，约束有制。盖母之气血有以运之，则不致胎气滋大，母反不得展舒也。迄九十月矣，此时气血必欲补，而胎气又必欲利。盖气血不补，无以为生育之藉，而胎气不利，未免有难产之虞。故丹溪谓八九个月内，服达生散数帖甚好。盖达生散中，用大腹皮为君，使气疏达于母腹之中，运行于胞胎之外，又以紫苏、陈皮佐之，参术归芍，

补而不滞，有热则加黄芩，烦躁则入生地，滋养阴血，始终不为火所销铄，而分娩之时，犹有虑其不易产者，吾未之闻。即或受胎以及弥月，间有外邪乘袭，七情所伤，当分轻重缓急，以固胎为主，兼以解利，随症施治。《内经》所谓有故无殒，亦无殒也。若无故而诛伐之，又岂有不殒者哉。

妊娠恶食，名曰阻恶。经云女子重身，百日恶味。且妊娠一二月，足厥阴少阳脉养之。厥阴少阳，属木，有火，善呕。妇人性又易怒，肝木有余者多。肝欲收，故喜食酸物。丹溪治一妇呕逆不止，服参术反甚，以抑青丸投之，遂平。盖此意也。一方用藿香、厚朴、茯苓、炙甘草、广皮、竹茹，有热加黄芩、山栀，血虚加当归、芍药，气虚加人参、白术，或均入半夏，俗谓碍胎。盖《千金方》每用之，及汤泡油焙亦可。

妊娠三四月，手少阴太阳脉养之。少阴太阳，属火。丹溪曰：火能消物，造化自然。故有三四月而堕胎者，必于滋补中兼清火。有患子悬者，胎上抢心，用条芩、香附末各二钱调服即安。

妊娠五六月，足太阴阳明脉养之。太阴阳明，属土。胎盗脾气以自养，则土益虚，束胎丸为安胎圣药也。血虚加归芍，气虚加人参、茯苓、甘草，漏胎加阿胶。

妊娠七八月，手太阴阳明脉养之。太阴阳明属金，主气。八珍汤加黄芩、阿胶、杜仲之类，或入紫苏、陈皮以利其气。

妊娠九十月，足少阴太阳脉养之。此时受气将足，宜预服达生散及独参汤，补助真气，胎自易产。人参补肺气，金生水而少阴益得力矣。

妊娠子烦，用麦冬、知母、茯苓、黄芩。子肿，用五皮饮加白术、车前、条芩、枳壳，随症加减。子嗽，用门冬、紫菀、桑皮、知母、桔梗、竹茹，有血加阿胶。其外感嗽者，仍与解利。

妊娠外感疟痢，呕吐泄泻，俱用常法。但不可峻利，及损胎气耳。

妊娠七情所伤，及饥饱劳役，仍用补中、归脾、逍遥等汤，加减施治。

妊娠转胞，小便不利，用升提兼补气血。如肝经郁热，小柴胡汤加山栀、生地、木通。如子宫下脱，亦属肝火，兼升兼清，乃效。

妇人素有虚寒，即怀娠不可寒凉者，仍须温补。或过服寒凉，恣啖生冷而成病者，亦须以热药挽之。不得拘于常例也。

半夏汤　治妊娠阻恶不食。

半夏一钱，汤泡七次　茯苓一钱　紫厚朴五分，姜制　炙甘草三分　广皮一钱　内热　条芩一钱　胃寒　藿香一钱　或加　人参一钱

竹茹一团，姜三片，熟砂仁末七分，水煎。

束胎丸

白术　条芩　广皮

各等份，为末，水发丸。虚者人参汤下，多怒者砂仁汤下。

知母汤　治子烦。

知母一钱　麦门冬一钱　竹茹一团　广皮七分　炙甘草三分　茯苓一钱

灯心二十根，姜一片，水煎。

紫菀汤　治子嗽。

紫菀茸一钱　桑白皮一钱　桔梗七分　麦门冬一钱　前胡六分　茯苓一钱　广陈皮七分　炙甘草三分　阿胶珠一钱

姜一片，水煎。

黄芩汤　治子悬。

黄芩　香附便制

各等份，为末，水调二钱服。

大腹皮汤　治子肿。

大腹皮一钱五分　桑白皮蜜炒，一钱　生姜皮五分　茯苓皮一钱半　广陈皮一钱　白术土炒，一钱　条芩七分　车前子二钱，焙研　木瓜七分

大枣二枚，水煎。

八珍汤　六七八月，用此养胎。

人参一钱　白术一钱，土炒　条芩一钱　阿胶二钱，蛤粉炒　广皮一钱　当归一钱　杜仲一钱，盐水炒　白芍药一钱，酒炒　茯苓一钱　炙甘草三分　抚芎三分　香附一钱，酒炒

加砂仁末五分，姜一片，水煎。

达生散

大腹皮三钱　人参　陈皮各半钱　白术土炒　当归各一钱　白芍药一钱，酒炒　炙甘草三分　紫苏五分

上作一服，入青葱五叶，黄杨脑七个，或加枳壳、砂仁，以水煎。食后服，于八九个月内服十数帖，甚得力。夏月，加黄芩。春月，加川芎。气虚加参术。气实，倍香附、陈皮。血虚，加当归、熟地。形实，倍紫苏。性急，加黄芩。有热，加生地。有痰，加半夏。食积，加山楂。别有他证，以意消息。

抑青丸

连黄四两

为末，蒸饼糊丸，服。

小产论

妇人正产，犹瓜粟之熟脱，乃候至而气足。半产，如草木之催残，乃枝萎则实落。盖一顺而一逆也。顺则不计月之足否，总无碍于经络。逆则无问月之多寡，均有伤于经络。何以言之。如妊娠一二月，足厥阴少阳脉养之。三四月，手少阴太阳脉养之。五六月，足太阴阳明脉养

之。七八月，手太阴阳明脉养之。九月，足少阴脉养之。十月，则气足而生矣。苟女子性不善调，动静违和，既不遵乎胎教，乃轻率而躁妄，以致半产漏下。或三四月而堕者，则伤手少阴太阳，后至二经而必复堕。五六月而堕者，则伤足太阴阳明，后至二经而必复堕，甚且三四次、五六次，而终不成孕者有之。故凡遇半产者，必需兼补气血，加阿胶、香附，调养于被伤之余，预固于复孕之日，使至其所伤之经而不堕，则不患复堕矣。且当其欲堕时，有因暴怒而伤，有因闪挫而损，或先见红而胎未移，尚可固而安者。或腹疼甚而小腹坠，不可挽而留者。有小产后去血过多，元气虚脱，而肢冷脉微，用大温补而愈者。有小产后去之不尽，腹尚疼痛而淋沥未止，兼破恶血而痊者。种种不一，或补或泻，尤宜斟酌而不可忽耳。

小产有一二月而堕者，俗以为过期，腹痛凝结而下，殊不知足厥阴少阳，受伤而孕不固也。治者宜胶艾、八珍之类补之。不可误认为凝经也。

小产年壮气盛，跌仆而伤，宜先去瘀而后补之。质弱经伤，屡堕而下，即当大补气血，而兼以去瘀可也。

小产下血不止，用补气养血汤。心腹疼痛，用补血定痛汤。

胎气不固，时常小产，宜预服安荣汤，加人参以固胎元。

治验

儒者内室，初秋小产，去血过多，大汗如雨，肢冷脉微，以人参理中汤倍参，加黄芪、归、芍，连进二三剂，四肢渐暖，汗止脉出，继以人参调理而安。

女子小产，腹中大痛，治者误行温补而愈甚，用补血定痛汤，复下瘀滞，腹痛遂减。

胶艾汤

阿胶一两，蛤粉炒成珠　艾叶半两

水煎服。

补气养血汤

人参　黄芪蜜炙　白术土炒　当归　白芍药酒炒　阿胶珠　香附各一钱，酒炒　艾叶　川芎炙甘草各五分　青皮　砂仁各七分

水煎。

补血定痛汤

白芍药　当归　熟地　川芎各一钱　延胡索七分　桃仁泥　红花各三分　香附　青皮　泽兰牡丹皮各五分

水煎。

安荣汤

当归　白芍　熟地　川芎　阿胶　香附白术　黄芩　缩砂　糯米　桑寄生

各等份，水煎。

大产论

妇人易产，由于气血之强，则儿身之转也捷。难产，由于气血之弱，则儿身之转也滞。捷则子安而母亦安，滞则子危而母亦危。故善治者，必扶元气，而调血次之，疏利又次之。盖女人怀娠十月，虽藉五脏之阴，六腑之阳，十二经脉养成而足，其实则元气载之举之也。且胞系于肾，肺为之母，子虚则补其母，阳生阴长，气旺则期未及者能安，期既及者能送，故当弥月，必需大进人参，而临期为尤要。抑儿之居母腹，朝夕与俱，寝食与共，入息与处，加以数月之久，譬如持重物而远行，虽有勇者，我知其力怯而气懦矣。世或不察，辄畏人参不敢服，谓补助胎气，恐其娠大难产。不知气旺，则胎有所束而展舒便，气弱，则胎无所制而传送艰。徒用葵子、滑石脱颖等取其滑而利，遇气血盛旺者亦可，气血衰弱者，有不反耗其气乎。故临盆时，多服人参，佐以芎、归、杜仲、

茯苓、陈皮等，则庶乎其易产矣。

孕妇只腹痛，未产也。连腰痛甚者，将产也。盖肾候于腰，胞系于肾故也。

分娩难产，及胞衣不下等，宜预服无忧散。

妊娠因跌仆，子死腹中，恶露妄行，疼痛不已，口噤欲绝，用芎归汤。

分娩交骨不开，至五七日不下垂死者，用加味芎归汤神效。妇人年长初孕，及素难产者，宜预备服。

无忧散

当归　川芎　白芍药各七分　木香　甘草各五分　炒枳壳　乳香各一钱　血余灰四分

为末，分二服，水煎，去渣用。

芎归汤

当归一两，酒洗　川芎七钱

分四服，水煎，将干，投酒盏半，煎五七沸温服。若子死腹中，立便逐下。若腹痛随止，子母俱安。又治临产难生，胞衣不下，及产后血晕不省，恶露不止，身热头疼，一切等症。

加味芎归汤

川芎　当归各一两　血余一握，烧灰存性龟甲一个，酥炙

为末，每一两，水煎，俟人行五里许立下。盖此方觉难产，及虽产，儿不易下者，即须服之，有挽全保救之功。余曾屡试神效。幸广传之年长初产，及久患难产者，为天下幸甚。

产后论

新产之后，丹溪谓大补气血，虽有他证，以末治之。其说甚善。然此谓恶露下尽而言则可，恶露未尽而言，则不可也。妊娠十月，依经而养，其精粹则为孕育，其滓秽则为恶露。分娩之日，年壮气旺，恶露易行，以六七日为

期者有之。杂病相侵，或为阻滞，以一二十日未尽者有之。多产气弱，时行时止，以一月淋沥者有之。故其为患也，两胁作疼，少腹胀满，儿枕成块，寒热时作。甚至心神恍惚，发呕不食，败血流经等候，其害不一，故产后首重于此。其自行者所不待言，一或有阻而致他病，或因他病而致凝阻，必须芎、归、益母、楂肉去瘀为主，而佐以他药。无论虚实，皆不可缺，而参芪补气之药，切勿早投，恐恶露上攻，变异顷刻。若去血过多，恶露已尽，腹无疼痛硬满之处，半月一月以来，但见虚候，又须大补气血，兼温暖药，以复其生气，则又何疑之有哉。

产后恶露不下，少腹疼痛，用芎、归、益母、楂肉、香附、陈皮、延胡索，或加桃仁、红花、丹皮、五灵脂。腰痛，加杜仲、续断。外感，加紫苏。呕恶，加藿香、半夏、茯苓、甘草、砂仁、生姜。

产后恶露少去，用四物汤加牛膝、山楂、杜仲、益母、茯苓、陈皮、香附。

产后恶露未尽，脾气又虚，破血则碍脾，补脾则碍血，用二陈汤入川芎、益母、香附、木香，少加炒当归，或倍入车前子。

产后恶露未止，血虚发热，四物汤加炮姜、肉桂、茯苓、甘草、广皮、杜仲、续断。

产后脾虚，不进饮食或浮肿，用白术、茯苓、炙甘草、炮姜，入芎、归、益母、陈皮。

产后心神恍惚，用远志、茯神、枣仁、丹参、木香，及芎、归、益母、杜仲、甘草。

产后外感，头痛身热，用荆防、紫苏、川芎、陈皮、香附、山楂，仍入当归、茯苓。

产后停食，或因临产不化，用厚朴、枳壳、陈皮、山楂、青皮、香附、莱菔子、木香等，以轻重加减，仍入芎、归、益母、红花。

产后疟疾，或因胎前所致，用白术、茯苓、甘草、陈皮、半夏，加芎、归、益母、山楂。

产后痢疾，或因胎前所致，用当归、芍药、川芎、木香、肉桂、白术、茯苓、炙甘草、广

陈皮、阿胶。

产后诸症，恶露未尽，必须遵以上法，万无一误。但寒凉之药，切不可用。恐伐其生生之气也。

产后恶露已透，凡有杂证，随病制宜。血气亏损，或发寒热，十全大补汤、补中益气汤。怔忡惊悸，自汗不寐，归脾汤。中气虚寒，饮食不进，六君子加炮姜、益智，或人参附子理中汤。血虚大便难，八珍汤加杜仲、续断，或六味汤加苁蓉、牛膝。

胎前脉洪大滑疾为顺，微小涩滞为逆。产后脉虚软柔弱为顺，弦大急疾为逆。故胎前宜清热，而亦有用温药者，病之变也。产后宜温补，而亦有用凉润者，亦病之变也。治者守其常，而达其变，则病无遁情矣。

丹溪云：虽有他症，以末治之，非不治也。如实证多，则泻中带补。虚证多，则补中带泻。如此则正气不脱，而邪气不炽矣。此用药之权衡也。

益母草汤　产后恶露未尽，腹疼痛者。

益母草一钱五分　当归一钱　杜仲一钱，盐水炒　牛膝一钱　川芎五分　丹皮一钱　香附一钱，醋炒　茯苓一钱　山楂一钱半　广皮一钱

炒熟砂仁末一钱，姜一片，水煎。甚者加桃仁、延胡、红花。

黑神散　治产后发热，恶露不下。

黑豆三钱　黑姜一钱　牛膝二钱　当归一钱　川芎五分　熟地二钱

水煎。

加味六君子汤　治产后中气大虚，恶露不下。

人参一钱　白术一钱，土炒　肉桂一钱　牛膝一钱半　茯苓一钱　炙甘草三分　半夏一钱　广皮一钱　益母草二钱

砂仁末七分，姜一片，水煎。

远志汤　治产后心神恍惚，恶露未尽。

远志肉一钱　枣仁一钱半　茯神一钱　丹参一钱　石菖蒲五分　牛膝一钱半　广皮一钱　杜仲一钱　益母草一钱半

桂圆肉五枚，姜一片，水煎。

黄芪补气汤　治产后去血过多，自汗体倦。

黄芪一钱半，蜜炙　人参二钱　白术一钱半，土炒　当归一钱　芍药一钱　炙甘草三分　茯苓一钱　肉桂五分　附子五分，制

枣二枚，煨姜一片。

贝母汤　治产后内热咳嗽，心神不宁。

川贝母一钱半　茯苓一钱　车前子一钱半　当归一钱　炙甘草三分　广陈皮七分　远志肉一钱　枣仁一钱　钩藤钩一钱　牡丹皮七分

桂圆肉五枚，灯心一握。

八珍汤　治产后气血两虚，四肢乏力。

人参一钱　白术一钱，土炒　茯苓一钱　炙甘草三分　川芎五分　熟地一钱　当归一钱　白芍药一钱，酒炒　杜仲一钱，盐水炒　川续断一钱，酒炒

枣二枚，姜一片，水煎。

八味汤　治产后阴虚发喘，气上逆者。

怀熟地三钱　山茱肉二钱　肉桂五分　熟附子五分　牡丹皮一钱　山药二钱　川牛膝一钱半　茯苓一钱　泽泻一钱

水煎。如汗出不止，兼进生脉散。

续产后论

产后之症，变怪百出，要不越乎虚实。实则瘀血凝滞，虚则去血过多。凝滞者攻之无难，

去多者挽之匪易。此人参之可用不可用，判若天渊也。然有元气大虚，而恶血未尽，则以四君子入芎、归、肉桂、益母，或去术倍参，加二陈，一以补中气，一以通血脉，庶有当乎。夫且其因多端，不易枚举。有胎前受病而发，有坐草过艰而致，有杂病相侵而作，有本质柔弱而得。如胎前饮食停留，而产后不化，或感冒发热，而产后弥甚，或疟痢太乏，而产后益虚，或祈望得子，而不育滋戚，或产女已多，而中情鲜悦，或茹荤太早，而寒热顿作，或起居太骤，而外邪干侵，或惊恐偶得，而心神欠宁，或恼怒不谨，而肝气怫郁。凡此数者，毋论恶血之凝与不凝，皆足为产后之累。且男性急速，产母受病恒少。女性阴滞，产母受病恒多。元气强壮，产母受病易愈。元气素虚，产母受病难疗。如余内子，戊戌年，得双胎，产以前，自五月至弥月，形体削瘦，日进参三钱，可纳谷半盏，若缺参一日，食便不入，临产旬日，日进参两许，果易产而安，产后亦绝无恙。及甲辰春，复得一子，胎前未曾服参，产后大虚，二旬外，忽面青多怒，时昏晕不醒，脉得纯弦而细，饮食不入。余知其真气已衰，心脾既失所养，肝木从而凌肆，即以归脾汤入参五钱，熟附一钱，投数剂，屡止屡发。益参至一两，附二钱，亦如故。再加参五钱，附三钱，其势犹未定。乃益参至二两，附四钱，怒始解，昏晕不作。以后参附渐减，调理两月余而愈。余始叹人参之功，回元气于无何有之乡，亦能调脏气于大不平之日。若使此证临于病家，焉肯亲信而服参不辍有如是耶。余故论产后，而实举以告云。

一女子产后八朝，医妄以滚痰丸进，遂上呕下泄，昼夜不止。吴门周子云来疗之，投参八钱，加赤石脂、禹余粮，呕泄俱止。后其家，又有一生产者，医作外感治，面赤气喘，肢冷脉弱，乃延余诊，云来亦至，余见其中气空虚，欲以归脾入炮姜与之。云来曰：先补阴后补阳，何如？余曰：火气既浮，敛之有何不可，遂以六味汤入肉桂、远志、枣仁，气渐平，脉渐出。余辞归，忽复厥逆，复延余。余以他往不及，云来用人参四钱、附子八分进之。向安。因托吾友松声唐子，复与云来商温补而愈，但因年少，气血偶衰，病虽痊，后发痔漏，用滋阴降火，每致缠绵。观此知用药之不可轻也。

一女子胎前发疟，面色萎黄，余以六君子连进，疟未止而产，产而疟愈甚，恶露少行。一友进以炮姜，腹中大痛，恶血不下，余用延胡、芎、归、益母、山楂、陈皮一剂，病止血行，再以六君子倍白术，不数剂，脾气渐旺，疟乃止。

一女子产后，去血过多，乃发寒热，肢冷脉微。余以八珍汤入姜、附，一剂而寒热止，数剂而食进神旺，遂得霍然。

一女子产后，以不遂愿，兼怒而戚，恶露未透，身发寒热，自汗如雨，时见谵妄。余以远志、茯神、枣仁、木香、杜仲、当归、益母，连进而汗止，但谵妄未除。以前药入牛膝、炮姜，下积血一块。昆山郑氏至，商加葳蕤四钱、贝母二钱、车前一钱，又三剂而神安，继以调理而痊。

一女子产后发肿，加之喘满，但恶露绝不下，与消肿药不效。用五灵脂、延胡索、桃仁、泽兰、红花、牛膝，恶露大下，喘止肿退，后用调补而愈。

一女子胎前腹痛，坐卧不宁，至夜半，气息奄奄，脉遂歇止，胎亦不动。余虑其胎气已损，急服无忧散一剂，痛稍止，胎未动。以芎归汤、当归一两、川芎五钱、血余二钱，顿煎饮之。脉遂现，胎遽动。继用独参汤、无忧散相间服之，乃产而安。

一女子素有病，余虑其难产，令预备加味芎归汤，及产时，胎果下而不遽下，稳婆告急无措矣。余令急煎前药与之。未及半时，即得产矣。此皆余所亲验者，先哲立方，抑何神哉。

五大病

心

尝闻之有所云：天心者，仰而观之，浩浩焉，邈邈焉，天之大不可测也。而何从见其心。《素问》曰：南方赤色，入通于心，则疑以离为天之心矣。心果若是之虚且明乎？子思作《中庸》，首揭天命之谓性，而子与氏则曰：尽其心者，知其性也。知其性则知天矣。则是又以天心即人心矣。可见心之为物，存者其诚，而发者其明也。忠者其体，而恕者其用也。若易诚而妄，则心之病一。易明而昧，则心之病二。易忠而欺，则心之病三。易恕而忍，则心之病四。试思天之所以贵乎人，与人之所殊乎物者，非此心乎。存之为君子，去之则异类。苟或不克操之，任其出入，而莫知其乡，将何以立于天壤间耶。盖天理者，人之所以为心也。惟在摄之正之，公之平之，以之立身，以之垂后，无不由于此中，人盖可忽乎哉。

肝

喜怒者情之常，使必有喜而无怒，则矫矣。虽然，人情贵于坦适，忧贵于安和，苟乘一时之忤，执一己之偏，则未有不悔于事后者。经曰：肝者将军之官，其病善怒。毋论乖违谋虑，伤于怫郁，忧可言也。愤乱机务，败于经纬，不可言也。故古来大怒必出于大忍，则有济。轻怒必出于不忍，则多暌。任情一往，不审从违者，妇寺之见也。从容不迫，按节而动者，大度之举也。是以器识宏远之流，见天下无可嫉之事，见天下无可嫉之人。及其怒且嫉也，如天之雷霆，然偶一发焉，而天下莫不慑服者，有以畏其不测也。然则人之喜怒不常者，其亦可以自反矣。

脾

今夫块然者地耳，万物于焉资生，赖大气以举之也。所谓具坤静之德，而有乾健之运耶。于人则脾应之，而其要有三。一主饮食。人一日不再食则饥，阴之五宫，生在五味，阴之五宫，伤在五味。所云伤者，非不及之足患，而太过之足患。亦不特太过之足患，而不节之足患。惟养生者慎之。至云膏粱之变，饶生大疔，可畏夫。一主四肢。出作入息，人之常也。思邈谓运枢不坏，流水不腐。每见安享之人，筋骨恒柔，辛勤之人筋骨恒强，第不堪于竭耳。一主思虑。事不废思，凡经营赀业，鲜不从思中来，殚心之精华而运于脾者。使或竭于无益之乡，而不留意正大之规，虽穷神竭虑曷贵焉。嗟嗟！吾人止此身耳，佛印有云：三十年功名富贵，过眼成空，何不猛与一刀割断。余谓三十年功名富贵，过眼成空，何不猛与垂不朽业，否则大负此心思也矣。

肺

古人啬气，如持至宝，何若是之甚哉。孟子曰：我善养吾浩然之气。夫是气也，善养之，则塞天地，配道义。不善养之，则自馁而已矣。《素问》云：一息不运，则机缄穷，一毫不续，则穷壤判。浮屠之言曰：一气不至，何处安身立命。由是知气之所系大矣，而肺实主之。肺者相傅之官，治节出焉，治而出之以节，可见相傅之度，雍容不迫，无所事于嚣张矣。及观希夷先生，收视返听，葆神毓精，而终日蚼蚼，惟默运于一息之中，乃能寿敝天地，无有终时。今人纵不能师一二，奈何多言损气外，而所以暴殄之者，虑无不至，盍亦反而思诸。

肾

凡人有切于己者，无不珍恤，而独至精至

要之所，反不之恤者，色是也。男子二八精通，八八精绝，言其常也。以欲竭其精，以耗散其真，言其妄也。殊不知此真阴，赋于先天，则有盈怯，资于后天，则有薄厚。矧且情欲交攻，劳役并侵，益少损多，岂堪供无穷之耗哉。故无病者，嗜之而成病，有病者，犯之而致死。东坡谓伤生之事非一，而好色者，必亡也。至逐声伎，干非分，败德丧简，失业亡家，为神人所诛，隐曲难问者，尤不可言。即或禀赋过度，奉养素丰，足以乐而忘倦，胡不将此精力，立德立功立言，以垂来兹，乃耗于无用之地而为快哉，则亦不思之甚矣。

医箴

疗医

医之为道，所系非偶。人之寄也以死生，我之任也以阴隲。天下之至重惟命，一旦委付于我，则调剂之补泻，性味之寒温，草木之良毒，投之当则仆者起，骨者肉，夭者坚，夺造化之权，而不是过。否则见不审，识不精，稍或舛误，有所害于人者，即有所害于己。人之父母妻子，与我无异，非病之必不可挽，而命数有尽，我忍听其哀号也哉。故医之临病，胜于临敌。运筹帏幄之中，决胜千里之外，良将是也。存乎呼吸之间，而远退二竖之舍，良医是也。察色不可不精，审声不可不详，持脉不可不静，辨证不可不细，既责其有，又责其无，既求其始，又虑其后，既达其常，又通其变，必使有济无损，有利无害，慊于己而无怨于人，庶阴德可积，冥谴可逃矣。噫！难言哉。

心术

医本仁术也。见人疾苦，则起悲悯，伊之属望既殷，非我救之而谁哉。臣柴董先生，恒

谓余曰：凡疗疾，药救固迟，丹救亦缓，惟心救最灵。要非药与丹之缓也，苟中心不切，则视之易忽，而审之不精，安能得病之本末，握而擒之，使必从我算而无遁情。惟心之既挚，则危亡之际，痛痒攸关，彼父母妻子所不及忧者。而我代忧。彼患人所不及计者，而我代计之。甚至睡思梦觉，莫非设身伊地，或垂亡而拯之，或虑变而防之。谋深思远，视一病而又虞一病之起，奏一效而更觉效之难凭，攻之时即为守地，守之时复为攻谋，一片婆心，无少宁息，天地可鉴，鬼神可通，而灵明生焉。每见时流，择术不精，自恃炫耀，乘人之危，取人之财，不顾人命，惟思利己，为身计则得矣。其如冥报后报何？返而思之，有不通身汗下者，非夫也。

品行

夫医必自爱自重，而后可临大病而足托。盖我之学术优，而审病确，则彼之托于我者何事，而我之受于彼者何为，而敢易易出之。故凡希媚谄容，不邀而赴，以求悦于人者，其术固止于此也。或可治小疾，而不可治大疾，或可疗常病，而不能疗变病，其以轻为重，以重致危者多矣。噫！天下之人，以性命相委，而徒博此便习为哉。虽然，医亦非以是骄人也。盖我所见者，惟此病之苦而已，我所忧者，惟去此病之苦而已。将救病之未遑，奚暇为苟容之计，希幸之图哉。且医之为道，无论富贵贫贱，闺阃有疾，必藉手焉。端方者视之，纵有隐曲，必求详而始已，而患者亦直告之无惮。庶几病得其真，投治获济，故品行不可不严也。

明理

夫医理之无尽，犹之儒业。第文之不工，费其纸，医之不工，费其人，大相越也。盖古来生知者一二人，然炎帝之于百草，尝而后知，

轩辕之于经络，问而始悉，所谓上穷天纪，下极地理，中知人事，使非有以穷之极之，而能知之哉。后此名流递出，无不根究理道，参物类而尽性命，而后以术鸣当时，名垂奕祀。况下此者，智不及古人，而不穷搜博览，罕所见于中，辄以人命自司，其不偾溃者，几希。故昔贤云：读十年书，无病不可疗，更读十年书，无病可疗。知言哉。

应机

凡病可以意料也，而不可以意逆。料则任彼之情形，逆则执己之臆见。有如素实者，而有一时之虚，则暂理其虚。素虚者，而有一时之实，则微解其实。此机之从缓者也。实证而攻之过甚，宜峻补以挽之。虚证而补之太骤，宜平剂以调之。此机之从急者也。热者清之，及半即止，继以益阴。寒者热之，大半即安，继以调和。此机之从权者也。实证久而似虚，其中有实，不任受补。虚证发而似实，其原本虚，不任受克。此机之从经者也。病在上，下取

之，阳根于阴。病在下，上取之，阴从于阳。此机之从本者也。表证见，本质虽虚，犹解其表。里证见，元气纵弱，犹攻其里。此机之从标者也。况乎病之来也无方，而我之应之也亦无方，千变而出之以万虑，有能遁其情者，无之。

决择

夫医有不忍之心者，而后可以言仁。有不忍而能忍之心者，而后可以言明。盖仁所以处己，而明所以服物。凡病之必不可救者，而我从而救之，必有所见于中而验于昔，究之终不如我欲者，亦势之无如何也。与其无如何，宁决择之矣。然其所以不决之故有二。一则溺于亲爱，不忍遽舍，则百计以营之，思一虑之或得，从而腹悱者有焉。一则规以厚利，不肯遽断，则巧言以弥之，冀侥幸于偶获，从而召谤者有焉。故危笃之候，见之既确，则决之宜蚤，利与爱可勿问也。至有不明脉理，不审源流，而妄断吉凶者，此庸陋之习，不足与于决择之数者，又乌得托之以鸣高哉！

医略十三篇

（清）蒋宝素　撰

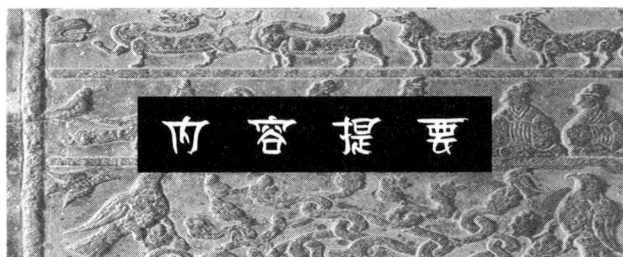

内容提要

　　王九峰、蒋椿田两医，皆名盛一时。本书著者蒋宝素，为王九峰高足弟子。蒋椿田授业令子。以《九峰医案》《椿田医话》，互相参证，加以自己经验以成本书。计十三篇，分十三卷。末附人迎辨、关格考两文，其学理方论之切合实用，可想而知。故当时潘世恩、阮元皆为之序。

序 一

《医略十三篇》，乃京口蒋君宝素手著。京口于吾吴为同里，是亦延陵一大郡会也。予自历官台省，垂四十年，于里闬奇材异能之士，鲜所知者。向闻王九峰、蒋椿田工岐黄术，名噪一时，宝素则椿田之哲嗣，而九峰之高足弟子也。近亦有声大江南北，生平好读三坟，锐志于扁卢之学，其造诣之浅深高下，虽知之未悉，然能述父师之训，折衷于三折肱诸家之说，本经义以立言，而著为是编，则其用力于《灵枢》玉板之书，概可见矣。昔范文正有言，不为良相，当为良医。宝素则谓为医等于为相，以为方家之刀圭量剂，可通于宰辅之鼎鼐和调。会予方忝任保衡，乃因其同邑及门李雨人殿撰请序于予，将以征信于时。书不云乎，若药弗瞑眩，厥疾弗瘳。史有之良药苦口利于病，忠言逆耳利于行。然则，宝素所为比例于良相良医之论，理或然与。虽然，予滋愧矣。爰书以质之宝素弁诸简端。

吴县潘世恩撰

序　二

　　阴阳风雨晦明，天之六气也。阴淫寒疾，阳淫热疾，风淫末疾，雨淫腹疾，晦淫惑疾，明淫心疾，是六气者乃人生致疾之原也。盖人生不能无病，治病必先赖乎医。是医也者，病人生死之所寄也。顾不重乎。治病者必先求之于形与神，然后求之于脏腑。能求之于形神脏腑，即有危险之证，亦莫不了如指掌，而得心应手矣。无如今之时医，于人有疾，不论其轻重虚实，概目之曰感冒风寒，饮食停蓄。不知伤寒者则恶寒，伤食者则恶食。果伤乎食，在病者自不欲食，今并能食者而亦禁之，将正气渐亏，百病从兹而入，甚可危也。抑知人之所恃者正气耳。使正气充足，则百病无由而入。如正气不足，则难言之矣。岂止于一感冒风寒饮食停蓄不能霍然而愈已耶。以是推之，则人之正气不能不固也明矣。即如书中所言人之各病之事甚伙，内有论伏邪一篇，诚可谓剀切详明，无微不至，深得夫医理，足为后世之楷模也。彼世医其能辨之耶。纵能辨之，亦仅辨夫外感之初证，而难辨夫内伏之危证也。予素不习医，于凡医家之言，无不细为留意。顾方书虽多，而其议论百出不穷，悉未能细考其实，难免无误。今因柳君宾叔见示京口蒋君宝素手著《医略》一书。蒋君，京口人也。于吾为同里，是亦延陵一大郡会也。其言人之致疾之原，无不深求其故，已非世之为医者所能及其万一，而尤详者，则莫过于《医略》中之关格考、人迎辨两篇。此可谓济世之书也。可谓传世之书也。即使扁鹊仓公复生，亦无出乎其右矣。爰此笔以书之。是为序。

时道光二十八年二月扬州阮元撰

序 三

語云：醫之爲言，意也。夫人而知之矣。然世之業俞雷者，所在而有其庸庸者無論矣，即專門名家，或拘于偏見，或泥于古方，可以偶一弋獲而未可以百發百中，誠欲得醫之意，必萬全而無害者，不數數覯，予自宣撫粵西，以四時皆夏，一雨成秋之風土，時嬰小疾，未暇延醫，間嘗就驗方以意爲之，無不應手立瘳。一日與李雨人學使相過從，談次及之。雨人爲言其錦鄉丹徒有蔣君寶素其人者，幼以貧而失學，比長乃究心經籍，銳志學醫。承其父椿田老人家傳，且得名醫師王九峰氏秘授。未幾而聲譽驟起，所至之處，其病若失。因示其所著《醫略》一書。讀之于表裏陰陽虛實之辨，與夫心肝脾肺腎之源，直可按圖而索驥。蓋其書原本經術，參考諸家，而撮其要旨，病雖萬變，理必一歸，察脈既真，斯投劑不妄。其目僅十有三篇，而方術家之能事畢矣。奚必博稱遠引，侈陳夫青囊金匱爲哉。用爲述其大略如此。

中州周之琦序

149

序　四

今之所谓学问者，吾知之矣。日手一编，咿唔不辍，阅时稍久，则援笔学为文词，雅郑不分，朱紫变色。遇有好之者，从而称道之，则名大噪。号召生徒，推演流派。甚则取青紫，持风气文章经济，彪炳一时。然而其中之为是为非，为真为伪，吾乌乎辨之哉。今欲持一民一物，以验其读书之是否有用，盖莫医若矣。医学始于神农黄帝，其书在未有六经之前。六经所以经世，而未始不与医理相发明者。人身一小天地，经脉贯注，肌髓沦浃，其理日流行于两间。道之与艺，未尝有二，均非浅学之士所能道。然而儒术犹有幸中之时，是非可否，无所凭以发其覆。惟医则按脉切理，投剂立效，轻则为离合，重则为死生。士大夫不能博施济众，其可以随分自尽，以展其有用之学者。儒固不知医也。吾友蒋子宝素，年甫志学，即学医务精其业，多读书以养其原，其诊脉也洞见癥结，言足以显其情，沉疴痼疾，应手若失。余不知医理，但观其效，以为邑有蒋子，一邑之厚幸也。比又见所著《医略》，原本家学，阐发师传，证以六经，参以各说，食古而化，因时制宜。然后知其用心之挚，非儒者剽窃所可同，出而问世，是非真伪，必有能辨之者。是书既传，庶乎医学之不坠，而人皆有生理矣。蒋子体羸瘠若不任事，而风度飒爽，神明殊胜，知其有异人者。比年患怔忡，盖思虑过甚所致。余深愿其慎自珍重，益广其业，令天下得见全书。虽不能争相延请，而缘其立说以为准则，由是伸躄起废，各为全人。是则蒋子所加惠者，固不独一邑之人已也。

道光辛丑岁抄同里愚弟李承霖序

序　五

予素不知医，亦不信医。非固也，诚以医之为道，贵能观虚实，辨阴阳，其理甚微，其效甚捷。譬诸水然，水可以载舟，亦可以覆舟，医可以活人，亦可以戕人。然水犹载舟之力居多，而医则戕人之势常胜，故不敢知而亦未尝轻信也。丹徒蒋君宝素，幼极贫，年十四始识字，述乃翁椿田老人家学，并从里中良医王九峰游，尽得其传。不数年而声华藉甚，远近争迎者纷至沓来，不啻和缓之往还于秦晋也。于是本之经术，邃于方剂，自《素问》紫书，旁及仲景、东垣诸名家，芟其芜杂，荟其精英，著《医略十三篇》。及门李雨人殿撰携之京邸，导其意问序于予。取而观之，觉理之微者无弗显，效之捷者益其神。凡君臣佐使表里寒热诸大端，举其粗略，而他本之详，都不外是。将吾意所解而口不能宣者，亦莫不能了然在目。术家脱皆由是引而伸之，触类而长之，庶乎其易知易能而亦可以深信无疑也夫。是为序。

成都卓秉恬撰

序　六

　　天覆地载，万物悉备，莫贵于人。人所生者神也，所托者形也。疾病所伤者，形与神也。形与神俱则生，形与神离则死，死者不可复生，离者不可复反，故圣人重之。神农著《本草》，黄帝著《内经》，上揆之天，下验之地，中审之人。世异时移，因机动变，使各得其所，不致夭殃。然非明哲，孰能究其文，通其意，以应万病。几千年来，得其要领者，越人设问难，仲景述伤寒而已。甚矣哉，天下疾病若彼其蕃变也。明哲如此其难得也。以天下疾病之蕃变，而求不世出之明哲，此慎疾者之所共忧也。即使明哲生于当时，无能亲身户治天下之病，即使身亲其役，又乌能使天下之人尽知明哲之为明哲也。嗟乎！古今之远，岁月之长，海宇之广，疾病之多，俗情之廖，药石无知，生死难明，脏腑不能言，扁鹊仲景不可复生也。素甚惧焉，乃因家君医话，业师医案，著《医略》八十一卷，先刻六淫门十三卷以问世，幸天下明哲，惠而教我。

时道光二十年庚子冬至日镇江蒋宝素自序于快志堂

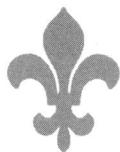

目　录

　瘴厉之气，中土本无。然日月所照，霜露所坠，皆吾同类，未可以殊方之疾而不论治也。作瘴气第十三。

医略十三篇卷第一

真中风第一

《椿田医话》曰：第一真黄风汤，主治真中风初感一切形证，可代大小续命等汤。见五绝者不治，口开心绝，手撒脾绝，眼合肝绝，遗尿肾绝，声如鼾呼肺绝。

嫩黄芪三钱　防风根八分　云茯苓三钱
炙甘草五分　制半夏钱半　福橘皮一钱　当归身三钱　赤芍药钱半　豨莶三钱

长流水煎，入竹沥三钱，姜汁五分和服。一二剂，或三五剂，至十剂后，六经形证悉退。里证未清者，接服第二方。

第二真黄风汤，主治真中风初感，服第一真黄风汤后，六经表证已解，里证未除，或二便阻隔，或变色，或神志不清，或语言蹇涩，或口目㖞斜，或半身不遂，舌苔或白滑，或黄厚，或鬶黑，胸次或舒或不舒，饮食或进或不进，皆主之。

炙黄芪三钱　防风根五分　云茯苓三钱　制半夏钱半　炙甘草五分　福橘皮一钱　当归身三钱　人参钱半　桂水炒白芍钱半　豨莶三钱　麸炒枳实五分

长流水煎服，一二剂，或三五剂，及至十剂后，里证向安。或证言微塞，或面戴阳色，或消谷善饥，或饮食少进，或浊痰未清，或肢体无力，或无故多思，或怔忡惊悸不寐等证，接服第三方调理。

第三真黄风汤，主治真中风，服前二方，表里俱和，诸证悉退，或二气未充，或余氛未尽，宜此方调理，真善后之良法也。

炙黄芪三钱　防风根三分　人参钱半　大熟地四钱　云茯苓三钱　炙甘草五分　制半夏钱半　福橘皮一钱　麸炒枳实五分　豨莶三钱

长流水煎服一二剂，或三五剂至十剂后，或更以十剂为末，水叠丸，每早晚开水服三钱。

《易》曰：挠万物者，莫疾乎风。

《庄子·内篇》曰：夫大块噫气，其名为风。

《吕氏春秋·有始觉》曰：何谓八风，东北曰炎风，艮气所生，一曰融风。东方曰滔风，震气所生，一曰明庶风。东南曰熏风，巽气所生，曰清明风。南方曰巨风，离气所生，一曰凯风。西南曰凄风，坤气所生，一曰凉风。西方曰飚风，兑气所生，一曰阊阖风。西北曰厉风，乾气所生，一曰不周风。北方曰寒风。坎气所生，一曰广莫风。

《史记·律书》曰：不周风居西北，主杀生。又曰：广莫风居北方。广莫者，言阳气在下，阴莫阳广大也。又曰：条风居东北，主出万物。条之言条治万物而出之。又曰：明庶风居东方。明庶者，明众物尽出也。又曰：清明风居东南维，主风吹万物。又曰：景风居南方。景者，言阳气道竟。又曰：凉风居西南主地。地者沉夺万物气也。又曰：阊阖风居西方。阊者，倡也。阖者，藏也。言阳气导万物阖黄泉也。

又《扁鹊仓公列传》曰：臣意常诊安阳武都里成开方，开方自言以为不病，臣意谓之病苦沓风，三岁四肢不能自用，使人喑，喑即死。

今闻其四肢不能用，喑而未死也。病得之数饮酒以见大风气。所以知成开方病者，诊之其脉法奇咳言曰：脏气相反者死，切之得肾反肺，法曰：三岁死也。

《说文》曰：痱，风病也。痱病因外感为真中，因内伤为类中。

《左传·昭元》曰：晋侯求医于秦伯，秦伯使医和视之。又曰：风淫末疾。

《东观汉记》曰：明帝行幸诸国，敕执金吾凭鲂将缇骑宿元武门复道上，诏曰：复道多风寒，左右老人且病痱，多取帷帐，东西完塞，窗牖皆令致密。

《后魏书》曰：临淮王潭孙孚好酒后遇风，患手足俱痹，口不能言，乃左手书画地作字，乞解所任。

《开河记》曰：隋大总管麻叔谋病风逆，起坐不得，炀帝命太医令巢元方视之曰：风入腠理，病在胸臆，须用嫩肥羊蒸熟掺药食之则瘥。如其言，未尽剂而痊。

《唐书》曰：许裔宗，常州义同人也。初仕陈为新蔡王外兵参军时，柳太后感风不能言，名医疗皆不愈，脉益沉而口噤。裔宗曰：既不能下药，宜以汤药熏之。药入腠理，周时可瘥。乃造黄芪防风汤数十斛，置于床下，气如烟雾，其夜便得语。

江陵府节度使成讷进豨莶丸方略曰：臣有弟讦年二十一，中风伏枕五年，百医不瘥。有道人钟针，因睹此患，曰：可饵豨莶丸必愈。其草多生沃壤，高三尺许，节叶相对，当夏五月以来收之。每去地五寸剪刈，以温水洗去泥土，摘叶及枝头，凡九蒸九暴，不必太燥，但以取足为度，仍熬捣为末，炼蜜丸如梧子大，空心温酒或米饮下二三十丸。服至二千丸，所患愈加，不得忧虑，是药攻之力。服至四千丸必得复，至五千丸当复丁壮，臣依法修合，令讦服之，果如其言。服后须吃饭三五匙压之。五月五日采者佳。奉敕宣付医院详录。

知益州张咏进豨莶丸表略曰：窃以餐石饮水，可作充肠之馔。饵松含柏，亦成救病之功。是以疗饥者不在于羞珍，愈病者何烦于异术。倘获济时之药，辄陈鄙物之形，不耻管窥，辄干天听。臣因换龙兴观掘得一碑，内说修养气术并药方二件。依方差人访问采觅，其草颇有异金棱银线，素茎紫荄，对节而生，蜀号火枚。茎叶颇同苍耳，不费登高历险，每常求少获多，急采非难，广收甚易。倘勤久服，旋见神功。谁知至贱之中，乃有殊常之效。臣自服至百服，眼目清明，即至千服，髭须乌黑，筋力轻健，效验多端。臣本州有都押衙罗守一，曾因中风坠马，失音不语。臣与十服，其病立瘥。又和尚智严，年七十忽患偏风，口眼㖞斜，时时吐涎。臣与十服，亦便得痊。今合一百剂，差贡史元奏进。

《九峰医案》曰：邪之所凑，其气必虚。卒然倾跌，识不清，口眼㖞斜，口塞涩，溲赤而浑，苔黄而厚，脉来沉数。阴亏水不涵木，七情郁结化火，风邪乘袭，厥阴横扰阳明，目为肝窍，胃脉挟口环唇，肝在声为呼，胃受疾为哕，诸汗属阳明，谨防呃逆鼾呼大汗。拟玉屏风散、升麻葛根汤，二方加减，外以桂酒涂颊。

嫩黄芪三钱 防风根一钱 冬白术钱半 绿升麻三分 葛根一钱 白芍药钱半 大生地四钱 当归三钱 炙甘草五分

桂酒涂颊法：用油肉桂三钱为细末，高烧酒二两，煎百沸，涂两颊，不必拘左右，加入马脂更妙。

昨药后，夜来神志渐清，语言渐爽，黄苔渐腐，身有微热微汗，大解一次，溲转浑黄，沉数之脉依然，口目㖞斜未正。证本阴虚火盛，情志乖违，腠理开疏，为风所袭，扰乱厥明之络，原方加减，仍以桂酒涂颊。

炙黄芪三钱 防风根一钱 冬白术钱半 煨葛根一钱 白芍药钱半 炙甘草五分 大生地四钱 当归身三钱 人参二钱

厥阴为风木之脏，阳明为十二经脉之长，真阴素亏，肝木自燥，木燥召风，虚风直袭，攻其无备，是以卒中之也。连进玉屏风散、升麻葛根汤二方加减，神识已清，语言已爽，饮食颇进，身热得微汗已解，大便如常，溲色较淡，黄腐之苔较退，沉数之脉亦缓。惟口目仍斜，风淫未尽，真阴未复，原方加减，仍以桂酒涂颊。

嫩黄芪三钱　防风根一钱　冬白术钱半　煨葛根一钱　独活一钱　白芍药钱半　大生地四钱　当归身三钱　人参二钱

诸症悉平，惟口目之斜较前虽好，未能如故。口目常动，故风生焉。耳鼻常静，故风息焉。肝气通于目，胃脉环于口，必得肝胃冲和，口目方能平复，原方加减，仍以桂酒涂颊。

嫩黄芪三钱　防风根一钱　冬白术钱半　煨葛根一钱　当归身三钱　白芍药钱半　人参钱半　大生地四钱　白蒺藜三钱

病原已载前方，惟口眼仍斜，未能如故。肝为藏血之脏，胃为水谷之海，证本血燥召风，风反胃海，气脉为之动变，霾曀上冒清空，分布不周于本络，以故口目㖞斜，斜乃风之象也。服药以来，风淫虽解未尽，阴液虽复未充，气脉未能流畅，水能生木，土能培木，当以脾肾为主，拟六味、归脾加减为丸，以善其后。

大熟地八两　粉丹皮三两　福泽泻三两　怀山药四两　白茯苓三两　人参二两　冬白术三两　炙甘草一两　当归身三两　肉苁蓉三两　酸枣仁三两　远志肉两半

为末，水叠丸。每早晚开水服三钱。

年近七旬，天令暴冷，炉炎左侧，大白频浮，酒渍于内，热炙于外，左颊汗出如浆，虚风得以乘之，扰乱三阳之络，口㖞于右，目眣于左，脉来浮数，按之则缓。拟玉屏风散加味辅正散风，是否候酌。

炙黄芪三钱　防风根一钱　冬白术二钱　云茯苓三钱　炙甘草五分　制半夏钱半　福橘皮一钱　煅牡蛎三钱　福泽泻钱半　鹿衔草二钱

又照原方加　人参一钱　老苏梗一钱

连进玉屏风加味，左颊之汗已收，口目之

斜俱正，浮数之脉亦缓，风淫已散，第尊年二气本亏，是以风邪易袭，宜常服十全丸，以杜后来之患。十全丸即十全大补汤为丸。

遍身麻痹，口目蠕眴，眉棱骨痛，按之益甚，年逾四十，形丰脉软，风袭阳明，营卫俱伤，血凝气阻，名曰肉苛。慎防倾跌。

人参三钱　炙黄芪三钱　防风根一钱　冬白术二钱　炙甘草五分　当归身二钱　福橘皮一钱　银柴胡七分　绿升麻五分　鲜生姜一片　大黑枣二枚

经以营气虚则不仁，卫气虚则不用，营卫俱虚则不仁且不用，肉如故也。服补中益气加味，半月以来，苛痹渐苏，眴动渐止，营卫风淫渐散，眉棱骨痛亦平，软散之脉亦敛，胃者卫之原，脾乃营之本，升补中州以充营卫，前贤良法，原方加减为丸缓治。

大熟地八两　当归身三两　怀山药四两　炙甘草一两　人参三两　福橘皮一两　银柴胡三钱　绿升麻三钱　嫩黄芪三两　防风三钱，煎水炒

为末，生姜三两，大枣三两，煎水叠丸，每早晚开水服三钱。

经以虚邪偏客于身半，其入深，内居营卫，营卫虚，则真气去，邪气独留，发为偏枯。身偏不用而痛，言不变，志不乱，病在分腠之间，益其不足，损其有余，乃可复也。

大熟地八两　当归身三两　川芎两半　人参三两　白芍药二两　炙黄芪三两　冬白术三两　炙甘草二两　制附子一两　桂枝木一两　防风根一两　独活一两　虎胫骨二两　乳香一两　没药一两

为末，水叠丸，每早晚开水服三钱。

形充脉弱，气歉于中，分腠不固，常多自汗，为风所引，肾水上泛，脾液倒行，凝滞成痰，机窍阻塞，卒然昏愦无知，气促痰鸣言塞，舌苔白滑，胸次不舒，木旺金衰，正不敌邪，防其汗脱。

藿香梗一钱　老苏梗一钱　白茯苓三钱　炙甘草五分　制半夏钱半　福橘皮一钱　冬白术钱

半　制南星一钱　肥桔梗一钱

自喊巅疼，问之则否，身有微热微汗，肌肤粟起，眠不竟夕，痰涎上涌，苔白滑，胸痞言蹇，欲大解，小便先行，淋沥不爽，六经浑涌，二便互阻，七情内伤，风淫外袭。昨进藿香正气加减，未见效机。正不敌邪，谨防大汗。照原方加人参八分，正气散护卫外以祛风，六君汤益中土以清痰。服后神识已清，夜来安寐，身热退，自汗收，舌强和，痰声息，弱脉起，邪退正复之机。惟右肢苟痹，乃偏枯之象，证本脾肾双亏，气虚挟痰，分布不周，风淫末疾，煎方加减为丸缓治。

人参八钱　白茯苓三两　冬白术三两　炙甘草八钱　制半夏二两　福橘皮一两　明天麻两半　嫩黄芪三两　防风三钱，煎水炒

为末，竹沥二两，生姜汁一两，和开水叠丸，每早晚开水服三钱。

二气贯于一身，不必拘左血右气，偏枯于右，痛无定止，逢阴雨烦劳益甚，乃风痹之属，延今二载有余，脉沉涩无力，食入作呕，大便恒溏，风淫于胃，湿着于脾，分布不周于脉络，致有阴阳异位，更虚更实，更逆更从之患，外以晚蚕沙煎水洗患处。

人参二两　炙黄芪八两　防风根八钱　云茯苓五两　全当归四两　虎胫骨三两

为末，羊肚一具，生姜三两，川椒三钱，粳米半升，淡竹沥三两，煮烂取浓汁为丸，每早晚开水服三钱。

五行之速，莫如风火，邪之所凑，其气必虚，风邪卒中，必挟身中素有之邪，素本阴亏火盛，火召风入，风彰火威，风火盘旋，形神如醉，消谷善饥，溲赤苔黑，心火暴甚，肾水必虚，肺金既摧，肝木自旺，宜先服泻心汤，观其进退。

制半夏三钱　黄芩钱半，酒炒　淡干姜五分　炙甘草五分　人参一钱　川黄连八分　大黑枣三枚

曾经伤风咳嗽痰多，渐至步履欹斜，语言

蹇涩，痰涎上溢，三载以来，痰嗽由渐而止。现在涎唾不禁，舌蹇难言，身形强直，脉来弦数，肾阴素亏，子窃母气，肺损于上，为风所引，传之于肝，肝主一身之筋，筋弱不能自收持，肝复传之于脾，脾伤则四肢不为人用，脾复注之于胃，胃缓则廉泉开，故涎下不禁。所服之方，都是法程。寡效者，病势苦深也。张长沙云：病势已成，可得半愈。病势已过，命将难全。勉拟一方，尽其心力。

大熟地五钱　人参一钱　当归身三钱　云茯苓三钱　炙甘草五分　制半夏钱半　福橘皮一钱　冬白术三钱　炮姜五分

蒋宝素曰：真中风者，真为风邪所中。卒然击仆偏枯，神昏不语等证，与阴亏火盛，阳虚暴脱之击仆偏枯，神昏不语等证相类，而真伪难分，却真有风形可据之证也。《灵枢·刺节真邪论》曰：虚邪偏客于身半，其入深，内居营卫，营卫稍衰，则真气去，邪气独留，发为偏枯。又九宫八风篇曰：八风皆从其虚之乡来，乃能病人。三虚相搏，则为暴病卒死。其有三虚，而偏中于邪风，则为击仆偏枯矣。又岁露篇曰：三虚者，其死暴疾也。乘年之衰，逢月之空，失时之和，因为贼风所伤，是谓三虚。《素问·风论篇》曰：风之伤人也，或为寒热，或为热中，或为寒中，或为偏枯。又曰：风者善行而数变。又曰：心风之状，多汗恶风，善怒，赤色，甚则言不可快。又六元正纪大论曰：木郁之发，太虚埃昏，云物以扰，大风乃至，甚则耳鸣眩转，目不识人，善暴僵仆。又至真要大论曰：诸风掉眩，皆属于肝。诸暴强直，皆属于风。此《内经》诸篇，言暴病卒死，击仆偏枯，言不可快，眩转，目不识人，善暴僵仆，掉眩强直，乃风乘虚入，如此其明且著也。而河间、东垣、丹溪反谓中风非外来之风，何耶？吾友孙兰亭曰：风之中人，犹矢之中鹄。人之中风卒倒，何异中矢而倒，故经曰：避风如避矢石然。若以中风非外来之风，是犹无矢而云中鹄，有是理乎？此河间以来诸贤有不得

辞其责也。至于中寒、中暑、中气、中痰等证，犹类中之中，皆仿中风中字之义。《难经》列中风与伤寒、湿温、热病、温病同归一体，《左传》言风淫末疾，即今之苛痹偏枯诸证。太仓公言病沓风，沓风，乃前后重沓受风。风伏于内，复感风而发之证。四肢不用，使人喑，喑即死，即今之中风不语。《金匮要略》言风之为病，当半身不遂，及㖞僻不识人，舌难言，口吐涎。《伤寒论》云：言迟者风也。华元化言中风之病，口禁筋急，舌强，手足不遂，偏枯失音等证甚详。《后魏书》言临淮王孙乎好酒遇风，手足俱痹，口不能言。巢元方言风证奄忽不知人，舌强不能言，口禁不开，口㖞，目不能平视，四肢不收，暴绝如死，孙思邈言偏枯、风痱、风懿、风痹，及卒暴诸病，皆从风得。诸家之论如是，上与经旨相符，下与今之中风诸证相合，岂可谓非外中于风欤。《唐书》许裔宗治柳太后感风不能言而口禁，用黄芪、防风数十斛置床下熏蒸，此从风治而愈。成讷张咏进豨莶丸表，言豨莶治中风良愈，亦从风治。由是观之，自春秋以来，至于李唐北宋，论中风皆宗《灵》《素》，作外入风淫论治。自宋金刘河间，始谓中风非外中于风，由乎将息失宜，心火暴甚，肾水虚衰，不能制之，则阴虚阳实。又云：阳实阴虚，而风热太甚以胜水湿，因而成燥。肝主于筋，而风气自甚。此河间主火立说，盖错认《内经》阴亏火盛之击仆偏枯无风似风诸证，以证有风之击仆偏枯诸证为非是。又云：风热太甚，风气自甚，兰亭注曰：风热风气谓肝木化风，则背经义，谓外来之风，则自相悖戾。遂自相予盾，而起后世之疑。李东垣曰：中风者，非外来风邪，乃本气自病。凡人年逾四旬，气衰之际，或忧喜忿怒伤其气者，多有此疾。壮岁之时无有也。若肥盛者，则间有之，亦是形盛气衰而如此耳。此东垣主气立说，盖错认《内经》阳虚暴脱之击仆偏枯无风似风诸证，以证有风之击仆偏枯诸证为非是，同于河间之误。张子和言掉摇眩运，纤曲劲直，

手足制颤，目斜口㖞，顿僵暴仆，昏不知人，为风木之象，厥阴肝木之用，肝木所以自甚者，盖肺金为心火所制，不能胜木故也。此子和明知经义中风，乃风淫外入，又惑于河间主火之说，遂以肺金为心火所制，不能平木，木火召风，两存其说，依违无决。朱丹溪曰：中风大率主血虚有痰。按《内经》以下，皆谓外中风邪，然地有南北之殊，不可一途而论。由今言之，西北二方，亦有真为风所中者，但极少耳。东南之人，多是湿土生痰，痰生热，热生风也。此丹溪主痰立说。盖不舍经义，又惑于河间、东垣之论，强分南北，曲为之解，遂以东南无中风，以附会河间、东垣之意，岂其然乎。王安道谓刘、李、朱三子，以类中风之病视为中风而立论，故使后人狐疑而不能决。殊不知因于风者，真中风也。因于火，因于气，因于湿者，类中风而非中风也。三子所论者，自是因火、因气、因湿而为暴病暴死之证，与风何相干哉。如《内经》所谓三阴三阳发病，为偏枯痿易，四肢不举，亦未尝必因于风而后能也。此安道之论，诚绝类离伦之见。然因于风，不因于风，何所凭哉，并无确证可据，为未尽善也。刘宗厚在凉州，亲见大风起自西北路，死者数人，可为中风暴死之据。王肯堂分六经形证，以小续命汤加减主之，是从风治。又云：血弱不能养筋，故手足不能运动，舌强不能语，治宜大秦艽汤。此以风药治无风之证，又云每用诸汁，以收奇功。此又以不治风之药以治风证，何其错乱。张景岳立非风门，余友左子木曰：张景岳立非风门，而诸风门又有类中之名，夫非风与类中何以分也。若以《内经》并诸贤所论类中之名，当非风门之实，则诸风门所云类中，将何所指耶。若以《内经》并诸贤所论类中之实，当诸风门类中之名，则非风门何所指耶。既以暴脱诸证为非风，则诸风门不必复立类中之名。既有类中之名，又何以有非风名也。名色既多，混人耳目，贻误后人，岂容不辨。论中风曰：单用河间、东垣之意，竟以非

风名之。又立诸风门曰：风有真风、类风，不可不辨。引九宫八风、岁露、金匮真言诸篇为真风之据，盖不敢背经义，而惑于河间、东垣之论，遂自相悖戾如此。喻嘉言谓阳虚，邪害空窍为本，而风从外入者，必挟身中素有之邪，或火或气或痰而为标耶。此亦不舍经义，又从三子，语涉两歧，混而莫辨。夫自河间一误，遂致后世依违莫定。然则，何以辨之。曰：同一击仆偏枯、神昏不语等证，有邪证邪脉可据者，真中风也。无邪证邪脉可据者，阴亏火盛，阳虚暴脱等证，即类中风也。河间以前所论者真中风也。河间以后所论者，类中风作为真中风，反以真中风为无风之证也。所谓邪证者，前列经义，言之已悉，更以苔厚溲浑为主，其苔或白或黄，或灰或黑，或滑或涩，甚则苔黑起刺，或干赤起刺，其溲或白或黄，或赤或紫，皆浑浊不清，其他如头疼身痛，憎寒发热，神烦不寐等证，与伤寒伏邪门同证者皆是也。所谓邪脉者，其脉不必深求，但见软数虚弦不静者是也。夫风之中脉也，如水之得风也。软数虚弦不静者，乃风驰水逝之象也。所谓无邪证邪脉，见类中风门，持是以往，足以破近古之疑，而得病之情实，故特立真中风门，以告夫同志者。伤风证必咳嗽，即中风之轻者。见咳嗽门，兹不赘。

略曰：金匮侯氏黑散，风引续命诸汤，治中风善矣。然世异时移，近代嗜欲无穷，忧患不止，人稠禀薄，二气常亏，多有不堪峻剂者，故业师医案，每用玉屏风散，家君医话新制黄风汤，俱宗许裔宗治柳太后之意，可以类推矣。

真中风论列方

十全大补汤一　侯氏黑散二　风引汤三　续命汤四　玉屏风散五

医略十三篇卷二

镇江蒋宝素撰　浙江周毅人校

类中风第二

《椿田医话》曰：第一类黄风汤，主治类中风、击仆偏枯、神昏不语等证，与真中风相类，但小便不浑，舌苔不厚，别无邪证邪脉可据者。惟见五绝不治。五绝见真中风门。

大熟地八钱　人参三钱　云茯苓三钱　怀山药四钱　当归身三钱　枸杞子三钱　山萸肉四钱　大麦冬三钱　五味子一钱

甘澜水取甘澜水法，以千里长流水数斗，倾于盆内，用木杓扬之数千遍至万遍更妙。煎服。若阳虚欲脱者，加制附子钱半、鹿茸二钱。若阴亏已极，加黄柏一钱、龟甲三钱。若牙关不开，药不能入者，用苏合香丸擦牙即开，或乌梅肉亦可。本方服二三剂，或五七剂至十剂后，不见病情增剧，便是药证相当，接服第二方。

第二类黄风汤，主治类中风。服第一类黄风汤后，无问诸证进退效否，但病势不见转增，宜服此方。补阳不燥，补阴不寒，且兼清气化痰之意，最切于时用。

大熟地六钱　人参钱半　怀牛膝二钱　怀山药三钱　麦门冬二钱　福橘皮一钱　山萸肉三钱　五味子八分　炙甘草五分

甘澜水煎服。若阳虚欲脱，加制附子钱半，鹿茸二钱。若阴亏已极，加黄柏一钱，龟甲三钱。本方服二三剂，或五七剂至十剂后，诸恙向安者，接服第三方。

第三类黄风汤，主治类中风。服第二类黄风汤后，诸证垂愈，宜静补真阴。第阴无骤补之法，此方补阴最得从容之理。

大熟地四钱　云茯苓二钱　怀山药三钱　大沙参三钱　大麦冬二钱　炙龟甲三钱　野黄精三钱　五味子五分

甘烂水煎服。二三剂，或五七剂至十剂后，更以十剂为末，水叠丸。每早晚开水服三钱。

《庄子·内篇》曰：民湿寝，则腰脊偏死。

《史记·魏其武安列传》曰：魏其失势，默默不得志，独厚灌将军，及论灌夫及家属，魏其良久乃闻，闻即恚，病痱不食欲死。

《晋书·皇甫谧表》曰：久婴笃疾，半身不仁，右脚偏小。

《九峰医案》曰：舌强语言蹇涩，右臂麻木不舒，言乃心之声，赖肺金以宣扬，脾主四肢，其用在右，心火盛，肾水虚，将息失宜，五志过极，湿土生痰，机窍不利，脉来三五不调，类中复萌已著。理阳明，和太阴，佐化湿痰，不致阴阳离决，方克有济。

人参三钱　白蒺藜三钱　白茯神三钱　白僵蚕二钱　福橘皮一钱　制半夏钱半　炙甘草五分　鲜竹茹钱半

类中复萌，舌强言蹇，右臂屈伸不利，心火暴甚，肾水虚衰，智意不和，湿痰阻窍，本拟泻心法，缘脉来甚慢如结代之状，尺部尤甚，仍从中治。理阳明，和太阴，亦可保其心肾。

鲜首乌三钱　白蒺藜三钱　白茯神三钱　人参三钱　福橘皮一钱　制半夏二钱　白僵蚕二钱　冬白术钱半　炙甘草五分

两进理阳明，和太阴，佐化湿痰，舌强渐

和，语言渐展，右肢麻痹亦舒，胸次反觉不畅，清涎上溢，湿痰未化，心火未平，脉仍三五不调，未宜骤补，原方加减。

鲜首乌五钱　白蒺藜三钱　白茯神三钱　福橘皮一钱　制半夏二钱　炙甘草五分　白僵蚕二钱　霜桑叶一钱　黑脂麻五钱

病原已载前方，服药以来，舌强渐和，语言渐爽，肢痹已苏，胸次亦畅，经以心脉系舌本，脾脉连舌本，肾脉循喉咙，挟舌本，太阴不营，湿痰自生，肾水不生，心火自盛，必得三经平复，水升火降，中土畅和，机窍自展，现在湿土用事，午火司权，暂以桑麻六君加味，崇土养荣，和肝息风，引益肾水。

人参二两　云茯苓二两　冬白术二两　炙甘草五钱　制半夏两半　福橘皮一两　霜桑叶两半　黑脂麻三两　黄菊花五钱

为末水叠丸，每早晚服三钱。

偏枯于左，口㖞于右，舌强言蹇，涎下不禁，脉来甚慢，大筋软短，小筋弛长，湿热不攘，中虚痰郁为患。

人参二钱　云茯苓三钱　冬白术二钱　炙甘草五分　羚羊片一钱　制半夏钱半　福橘皮一钱　淡竹沥二钱　生姜汁一钱

目盲不可视，足废不能行，小便或秘癃，或不禁，饮食如故，脏病腑不病，心肾乖违，情志郁勃，机窍阻塞。昔魏其侯伤意病此，名曰风痱。议刘守真地黄饮子。

大熟地四钱　制附子一钱　云茯苓钱半　巴戟天钱半　石菖蒲五分　远志肉一钱　山萸肉二钱　淡苁蓉二钱　五味子五分　油肉桂八分　麦门冬二钱　钗石斛二钱

经言阳之气，以天地之疾风名之。卒然昏愦无知，柔汗，溲便遗失，四肢不收，口噤不语，脉来迟慢，因烦劳太过，扰乱二十五阳，阳气动变，气不归精，精无所倚，精不化气，神无所依，乃阴阳离决之危候也。勉拟景岳回阳饮，迫敛散亡之气，未识阳能回否。

大熟地八钱　人参三钱　炙甘草一钱　制附子三钱　当归身三钱　炮姜灰一钱

午正进药，申末汗收，神志渐清，语言渐展，肢体自能徐转，脉象小驶于迟，惟心烦虑乱，莫能自主，乃阳回阴液未复，进锐退速，危证得安，乃天幸，非人力也。

大熟地八钱　人参二钱　炙甘草五分　制附子钱半　当归身三钱　炮姜灰五分　云茯神三钱

阳回阴液未复，中心愦愦不安，肢体虽和，语言尚蹇，脉象小驶于迟日缓，经以无阳则无以生，连进回阳生阴之品，颇合机宜，安不忘危，善后更宜加意。

大熟地八钱　人参二钱　炙甘草五分　当归身三钱　云茯神三钱　炮姜灰五分　酸枣仁三钱

病原具载前方，毋庸复赘。惟是心烦不安，乃阳回阴液未充，肾不交心，阴不上承，最宜持心息虑，当思静则生阴之理。

大熟地八钱　人参二钱　炙甘草五分　当归身三钱　云茯神三钱　炮姜灰三分　酸枣仁三钱　女贞子三钱　旱莲草三钱

服五剂后，更以十剂加五味子五钱为末，水叠丸，每早晚开水服三钱。

旋转掉摇，火之象也。志意烦惑，阴液亏也。肾虚无以荣肝，一水不胜二火，木横土虚，壮火蚀气，血热化风，乃痹中之渐，当以脾肾为主，水能生木，土能培木，水为物源，土为物母，水土平调，肝木自荣，则无血燥化风之患。故陈临川曰：治风先治血，血行风自灭。拟六味、四物、归脾合为偶方主治。

大熟地八两　粉丹皮二两　福泽泻三两　怀山药四两　山萸肉四两　云茯苓三两　当归身三两　川芎劳一两　大白芍二两　人参三两　炙黄芪三两　冬白术三两　炙甘草一两　煨木香五钱　酸枣仁三两　远志肉两半

为末，龙眼肉八两，煎水叠丸，每早晚开水服三钱。

阴亏于前，阳损于后，阴阳相失，子午不交，卒然昏愦无知，口开不合，涎流不止，神败于心，精败于肾，在经之气脱于阳明，在脏之气脱于太阴，脱绝已著，虽司命不可为也。勉以回阳一法，追敛散亡之气于乌有之乡，以副诸明哲，冀望回春之意。

大熟地八钱　人参三钱　制附子三钱　油肉桂钱半　炮姜一钱

经以击仆偏枯痿厥，肥贵人则膏粱之疾也。形丰，柔胜于刚，志乐气骄多欲，七情五志失其中，炙煿肥甘过其当，致令皮肉筋骨不相保，卒然倾跌，右肢偏废而不用，天产作阳，厚味发热，阳热蒸腾，动中无静，阴亏可知，法当静补真阴为主，崇经旨承制之意，仍须薄食味，省思虑，方克有济。

大熟地八钱　粉丹皮三钱　福泽泻三钱　怀山药四钱　云茯苓三钱　山萸肉四钱　女贞子三钱　旱莲草三钱

素耽酒色，心肾本亏，精损于频，气伤于渐，卒然神志沉迷，口眼㖞斜，语言蹇涩，慎防汗脱，脉来微细如丝，当从色厥论治。

大熟地八钱　怀山药四钱　山萸肉四钱　人参三钱　麦门冬三钱　五味子一钱　制附子三钱

经以暴病暴死，皆属于火，火性疾速故也。卒然昏愦无知，脉象洪空劲直，口开手撒，遗溲自汗，痰鸣气促，真阴枯竭，心主自焚，五绝之中，兹见三证，虽司令不可为也。所议人参竹沥苏合香丸极是，愚意更益以镇固之法，以副或免之望。

人参三钱　淡竹沥三钱　苏合香丸一粒

外以生铁一块，约重八两，烧红，好醋沃之，近病人口鼻，使气熏入。

蒋宝素曰：类中风者，乃阴亏火盛，阳虚暴脱之击仆偏枯神昏不语诸证，与真中风之击仆偏枯神昏不语诸证相类，而以类相从，从类相别之证也。《灵枢·本神篇》曰：脾忧愁不解则伤意，意伤则悗乱，四肢不举。又《经脉篇》曰：足阳明血所生病者，口㖞。又《五色篇》曰：大气入于脏腑者，不病而卒死矣。《素问·生气通天论》曰：汗出偏沮，使人偏枯。又《阴阳别论》曰：三阳三阴发病，为偏枯痿易，四肢不举。又《通评虚实论》曰：凡治击仆偏枯，肥贵人则膏粱之疾也。又《脉解篇》曰：所谓入中为暗者，阳盛已衰，故为暗也。内夺而厥，则为阴俳。素按：《素问》王冰注：俳，废也。此肾虚也。又《调经论》曰：血之与气，并走于上，则为大厥，厥则暴死。又《至真要大论》曰：诸热瞀瘛，皆属于火。此《内经》诸篇，言四肢不举，口㖞卒死，击仆偏枯，入中为暗，暴死，瞀瘛，乃阴亏火盛，阳虚暴脱，与真中风相似，而非关风气，如此其明且著也。而河间、东垣、丹溪执此无风之似中，以证有风之真中，为无风之证，何耶？《庄子》言民湿寝，则腰脊偏死。《史记》魏其侯救灌夫不得，伤意病痱。《伤寒论》脉病人不病，以无旺气，卒眩仆而死，《晋书》皇甫谧半身不仁。诸家之论如是，上与经旨相符，下与今阴亏火盛，阳虚暴脱之似中诸证相合，与风邪绝不相关，而形证则与真中风相似，岂可以相似而反失其真，故当以类相从，从类以相别也。刘河间曰：凡人风病，多因热甚，而风燥者为其兼化，以热为其主也。俗云风者，言末而忘其本也。所以中风瘫痪者，非谓肝木之风实甚，而卒中之也。亦非外中于风尔，由乎将息失宜，而心火暴甚，肾水虚衰，不能制之，则阴虚阳实，而热气怫郁，心神昏冒，筋骨不用，而卒倒无所知也。多因喜怒思悲恐，五志有所过极，而卒中者，由五志过极，皆为热甚故也。此河间主火立说，本是《内经》阴亏火盛诸证，与真中风相似，即类中风也。乃不知自所论者，是无风之类中，错作有风之真中为无风之证，为未合乃义也。李东垣曰：阳之气，以天地之疾风名之。此中风者，非外来风邪，乃本气自病也。凡人年逾四旬气衰之际，或忧喜忿怒伤其气者，多有此疾。壮岁之时无有也。若肥盛者，则间有之，亦是形盛气衰而如此耳。此东垣主气立说，本是《内经》阳虚暴脱诸证，与真中风相似，即类中风也。乃不知自所论者，是无风之类中，错作有风之真中为无风之证，同于河间之误。

163

朱丹溪曰：中风大率主血虚有痰。又曰：气虚卒倒者，用参芪补之。又曰：按《内经》以下，皆谓外中风邪，然地有南北之殊，不可一途而论。惟刘守真作将息失宜，水不制火极是。由今言之。西北二方，亦有真为风所中者，但极少耳。东南之人，多是湿土生痰，痰生热，热生风耳。此丹溪主湿痰立说，本是阴亏火盛、阳虚暴脱诸证，与真中风相似，即类中风也。乃不知自所论者，是无风之类中，错作有风之真中为无风之证，强分南北，谓东南无中风，以附会河间、东垣之意，可谓不揣其本，而齐其末矣。王肯堂蹈三子之辙，言元气素弱，或过于劳役，伤于酒色，而卒然厥仆，状类中风。此论本是阳虚暴脱之类中，而曰状类中风，类中上加状字，即非类中，曷不曰即类中风也。张景岳复蹈河间、东垣之辙，曰：凡非风等证，其病为强直掉眩之类，皆肝邪风木之化，其为四肢不用，痰涎壅盛，皆胃败脾虚之候。又曰：凡非风卒倒等证，无非气脱而然。此论本是阴亏火盛，阳虚暴脱之类中，而反以非风名之，

曷不曰即类中风也。由是观之，自河间、东垣一错，后世悉宗其谬，由其不知同一击仆偏枯神昏不语等证，有邪证，邪脉，可据者，真中风也。无邪证邪脉可据者，乃阴亏火盛、阳虚暴脱诸证，与真中风相似，即名类中风也。然风本无类，惟识之不真，致真伪莫辨，故名类中风者，正欲以类相从，从类以相别也。类中之证既明，则真中风形证自著。所谓邪证邪脉，见真中风门，当与此篇互阅。

略曰：自河间以下，错认中风面目，故有类中之名。然所论虽非，所治仍是。宣明之地黄饮子，丹溪之用四物人参竹沥诸法，景岳之用地黄、当归、枸杞之类，俱是峻补阴阳之剂，正合类中机宜，故所论虽偏，而不能偏废者，殆为此也。故医案仍宗其法而推广之。若医话之三黄风汤，虽约而应变无穷，名正治当，更详于昔矣。

类中风论列方

苏合香丸六　地黄饮子七　四物汤八

医略十三篇卷三

伤寒第三

《椿田医话》曰：十味羌防散，主治三冬感冒风寒，兼治三时不正寒凉之气，巅疼身痛，恶寒发热，无汗，或有汗不透，舌苔白滑，或淡黄不腐，胸次或舒或不舒，饮食或进或不进，脉浮或缓或数或紧，小便色白，或淡黄不浑，大便或解，或不解，若溲赤而浑，便黑如酱，乃伏邪证据，当从伏邪门论治。虚人本方去枳壳，加当归身三钱。

羌活一钱　防风一钱　云茯苓三钱　炙甘草五分　制半夏钱半　陈皮一钱　枳壳一钱　川芎一钱　苍术钱半　桔梗一钱　生姜一片　葱白一茎

经以辛甘发散为阳，仲景汗剂，必以温散。羌活气味辛甘苦，防风气味辛甘温，二味俱是辛甘之品，以达三阳之表。川芎气味辛温，治巅痛主药。苍术气味甘苦温，崇土行其津液，最能发汗。枳壳气味苦凉，陈皮气味苦辛，半夏气味辛平，三味利气宽中，以化宿痰宿食，推陈致新，使津液易达。桔梗气味苦辛平，为药中舟楫，载诸药上行。茯苓气味甘淡，益气以帅津液。甘草气味甘平，协和群品。葱姜通气温经。药液入胃，输于脾，营注于肺卫，达于皮毛，开腠理，致津液，通阳气，冲寒氛于大表，返正气于诸经，溉然汗出，诸证悉平，足以贯三冬风寒在表诸病。

又论麻黄汤曰：在内为血，发外为汗。汗即血也，随气以化。肺司百脉之气，脾统诸经之血，寒则伤营，为风所引，先伤皮毛，内舍于肺，同气相求，直入足太阳寒水之经。麻黄气味苦辛热，乃肺经专药，据卫驱寒，为发汗之主，以治受病之原，使肺卫之气不寒，以温分肉，充皮毛，肥腠理，而司开阖。桂枝气味甘辛热，散风救表，伐肝和脾，入营融血，为发汗之资，祛寒之援，使脾营之血不涩，溶溢于肺卫而为津液，则肺卫之津液，得气化布渗于皮毛而为汗。佐以杏仁利肺以舒气化，使以甘草和中，以缓麻桂之性，从容不迫，云蒸雨化，使在表之寒邪得汗而解，则传次原流已断，而先入足太阳之邪，孤悬自散。此仲景独得之心法，近代多畏而不用，何哉。故笔之于此，以俟识者。

《左传·昭元》曰：晋侯求医于秦伯，秦伯使医和视之。又曰：阴淫寒疾。

《范汪方》曰：故督邮顾子献，得伤寒已瘥未健，诣毕甫视脉。甫曰：虽瘥尚虚未平复，阳气不足，勿为劳事也。能劳尚可，女劳即死，临死当吐舌数寸。献妇闻其瘥，从百余里来省之。住数宿，止交接之间三日死。

《九峰医案》曰：伤寒恶寒，寒伤营，血涩无汗，皮肤闭而为热，头身腰背俱痛，脉浮紧，溲色澄清，大便五日不解，尚属太阳经证，宜麻黄汤。

麻黄一钱　桂枝一钱　炙甘草一钱　苦杏仁三钱

苔白，脉浮，巅痛，身疼，恶寒发热，溲便自调，痰嗽气促，有汗不透，风寒两伤，营卫俱病，法宜解肌兼汗，议取青龙。

麻黄八分　桂枝八分　炙甘草五分　赤芍药钱半　五味子五分　北细辛五分　干姜五分　制半夏钱半

发热恶寒者，发于阳也。巅疼身痛无汗，苔白胸痞，脉浮紧，宜先开表。

羌活一钱　防风一钱　川芎一钱　香白芷八分　苍术钱半　北细辛五分　大生地三钱　炙甘草五分　黄芩一钱，酒炒

脉体尺寸俱浮，证势头身俱痛，翕翕发热，洒洒振寒，禀赋虽充，寒邪甚厉，星驰无寐，二气乖违，正逢月郭空虚，遂罹霜露之疾，谨拟南阳败毒散，祛邪返正，得汗便解，公议如是，敬呈钧鉴。

人参一钱　云茯苓三钱　枳壳一钱　川芎一钱　炙甘草五分　桔梗一钱　羌活一钱　独活一钱　柴胡一钱　前胡一钱　生姜一钱

长流水煎服。

昨进南阳法，漐然汗出，诸证悉平。惟胸次不舒，不思饮食，溲色澄清，大便未解，余氛未尽，尚宜和里。

人参八分　云茯苓三钱　焦白术钱半　炙甘草五分　福橘皮一钱　麸炒枳实一钱　制半夏钱半　炒谷芽三钱　六和神曲二钱

蒋宝素曰：伤寒者，乃冬寒司令，从霜降以后，至春分节前，触冒霜露，体中寒邪即发之证，而为伏邪温热之原，正与夏暑司令，从谷雨后至秋分前，触冒太阳君火，炎蒸亢热之气，即发之中暑相对之此也。《素问·阴阳应象大论》曰：冬伤于寒，春必病温。又《热论篇》曰：今夫热病者，皆伤寒之类。此《内经》温热诸证，乃冬时伤寒内伏所致。余因立伏邪门，专论温热。张长沙伤寒论三百九十七法，一百一十三方，发尽伤寒奥旨，文多兹不选。言其要，一日太阳受病，太阳主气，其脉上连风府，循腰脊，故头项痛，腰脊强。二日阳明受病，阳明主肉，其脉挟鼻络于目，故身热目疼，鼻干不得卧。三日少阳受病，少阳主胆，其脉循胁络于耳，故胸胁病而耳聋。三阳经络皆受其病，未入于腑者，可汗而已。四日太阴受病，太阴脉布胃中，络于嗌，故腹满而嗌干。五日少阴受病，少阴脉贯肾络于肺，系舌本，故口燥舌干而渴。六日厥阴受病，厥阴脉循阴器而络于肝，故烦满而囊缩。三阴经络皆受其病，已入于腑者可下而已。伤寒化热在数日之后，伏邪温热化热在数月之后，乃用承气下之则一也。六日为传经尽，则病当愈。不愈者，仍自太阳经来复。七日来复，至十三日再复，俗以十四日非是。此言传次之大体，非必如是也。有间经而传者，有越经而传者，有传至二三经而止者，有始终只在一经者，有自少阳阳明而入者，有初入太阳，不传阳明，遽入少阴，变成真阴证者。有直中三阴者，有二阳三阳合病者，有二阳并病者，有少阳倒入阳明胃腑者。神而明之，存乎其人。然世转风移，近代正伤寒稀少。若大江以南，风气温和，正伤寒尤鲜，惟见伏邪温热诸证。然伏邪温热诸证，皆由冬时伏寒所致。或曰：人身营卫阴阳不失其常，虽微感风寒，病即随见，寒邪岂能伏于冬而发于春夏乎？曰：正邪可伏，贼邪不可伏，寒乃冬月之正邪也。《灵枢·邪气脏腑病形》篇曰：正邪之中人也微，先见于色，不知于身，若有若无，若亡若存，有形无形，莫知其情。《素问·八正神明论》曰：正邪者，身形若用力，汗出腠理开，逢风寒，其中人也微。故莫知其情，莫见邪形。盖冬三月阳气闭藏于内，寒邪本不能伤。因逢肾气之亏，形体之劳，精摇于内，汗泄于外，寒氛得以乘之。同气相求，深入少阴之地，真阳复敛，进不能攻，腠理返密，退无归路，逡巡进退于其间，势必盘踞膜原之分。膜原者，脏腑之外，形骸之内是也。有形积聚，尚且能容，而况无形寒气，因春之温气而发，故名温。因夏之暑热而发，故名暑热，即伏邪也。由是言之，其人肾气不虚，腠理又密，而触冒严寒杀厉之气，寒邪不能入肾，直袭足太阳膀胱寒水之经。膀胱为肾之腑，此为正伤寒，当从仲景伤寒论治。所以正伤寒罕见者，以今世之人，

肾气多亏，形体多劳，而知避严寒杀厉之气故也。若肾虚之人，不避严寒杀厉之气，则为直中三阴危证。今三冬所见感寒之证，不过恶寒发热，头疼身痛而已，如医案之用九味羌活汤，南阳败毒散，医话新制十味羌防散之类，一汗而解，甚者二三剂即愈。未闻循日以传经，依经以见证，究非真正伤寒。其辛苦之人，形劳汗泄，鼎食之家，肾虚难免，形劳伤肾，肾劳伤精，虽不触冒严寒杀厉之气，正邪由是潜伏于中，为伏邪诸病。今人但知严寒之可避，不觉正邪之潜侵，乐于以欲竭其精，不解奉闭藏之令，病患故多藏于隐微，而发于人之所忽。前哲以春夏诸病，总名伤寒者本此。此所以寒伏于冬，而蔓延于春夏及秋冬为病滋甚也。兹故略于伤寒，而详于伏邪温热诸证。

略曰：仲景因《内经》"热论篇"作《伤寒论》，后世因《伤寒论》化裁杂证。此《伤寒论》所以应万变于无穷。世多有其书，诸家多引其文，以故不录，而杂证门或援以为证云。

医略十三篇

167

医略十三篇卷四

镇江蒋宝素撰　浙江周毅人校

暑证第四

《椿田医话》曰：樾荫汤主治暑证。暑乃夏三月，从谷雨后至秋分前，触冒蒸热之气而即病者。正与冬三月之伤寒，从霜降后至春分前，触冒严寒之气而即病者，同归一体。与冬伤于寒，夏必病暑之暑不同。冬寒因暑而发之暑病，即伏邪温热，当求本门法治，不在此列。张洁古误以静而得之为中暑，盖静而得之之病，乃夏月违得凉气之感受，犹冬时非节之暖之冬温。冬温不可名伤寒，则静而得之之病不可名中暑。若以因暑贪凉，过食生冷，为静而得之之中暑，然则因寒就暖，多饮酒浆，为动而得之之伤寒乎？《伤寒论》云：君子固密，则不伤于寒。余推此意曰：君子静定则不伤于暑，又何静而得之之有。

云茯苓三钱　制半夏钱半　白扁豆三钱　老苏梗一钱　藿香梗钱半　新荷梗八寸　宣木瓜一钱　生甘草五分

热甚加黄连一钱。有表加香薷一钱。食滞加厚朴一钱。肥人多痰湿加滑石三钱。瘦人多火加黄柏一钱，或黄连亦可。虚人加入生脉散，甚则再加黄芪二钱。

《左传·昭元》曰：晋侯求医于秦伯，秦伯使医和视之。又曰：阳淫热疾。

京房易飞候曰：有云大如车盖十余，此阳渗之气，必暑有暍死也。

《淮南子》曰：暑气多夭。又曰：武王荟暍人于樾下，左拥而右扇之，而天下怀其德。

《九峰医案》曰：气虚脉虚，身热恶热，烦渴巅疼，神倦汗泄，火盛乘金，热伤元气，古名中暍，寒以取之。

人参一钱　生石膏八钱　知母二钱　生甘草五分　麦门冬三钱　五味子八分　粳米一两　淡竹叶十四片

暑必夹湿，气之熏蒸着而为病，湿寄旺于四季，随六气之变迁，因暑而为热，伤气伤阴，神倦脉软，身热自汗，恶风口渴，溲便自调，不思饮食，心脾肺三经互病，拟东垣清暑益气，略为加减。

人参五分　冬白术五分　陈橘皮五分　福泽泻五分　建神曲五分　炙甘草五分　川黄柏三分　当归身三分　麦门冬三分　蛀青皮三分　煨甘葛三分　五味子五粒　云茯苓五分

蒋宝素曰：暑证者，乃夏暑司令，从谷雨以后至秋分节前，触冒太阳君火，炎蒸亢热之气，即发之病，而为痎疟之原，非冬伤于寒，夏必病暑之暑病。正与冬寒司令，从霜降以后至春分节前，触冒严寒之气，即发之伤寒，相对之证也。冬寒因暑而发之暑病，即伏邪，当从伏邪门论治，不在此列。余友徐香海曰：伏邪因暑而发，从内之外，溲色必浑赤。即发之暑病，从外之内，溲色必清澄。《素问·生气通天论》曰：因于暑，汗，烦则喘喝，静则多言。又《阴阳应象大论》曰：夏热于暑，秋必痎疟。又《刺志论》曰：气虚身热，得之伤暑。又《五运行大论》曰：暑以蒸之。又《气交变大论》曰：岁火太过，炎暑流行。此《内经》诸篇，言因暑则汗出，伏暑为痎疟，气虚身热为伤暑。暑以蒸之，岁火太过，炎暑流行，暑为热证明矣。而张洁古谓静而得之为中暑，中暑者阴证，何耶。《难经》以中暑当身热而烦。《左传》言阳淫热疾。京房言暑有暍死者。《淮南子》言荫暍人于樾下，皆以暑暍为热证，与《内经》相合。盖以暑为夏月天令之当然，暑甚则人病为暍，暍甚则死，则暍为中暑之名，故《金匮要略》《伤寒论》巢元方、陈无择，俱以暑病名中暍。孙思邈以热死为暍，差矣。乃张洁古误以静而得之为中暑，中暑者阴证，李东垣宗之曰：或避暑热于深堂大厦，其病头痛身疼，恶寒发寒无汗，为房室之阴寒所遏，使周身阳气不得伸越，大顺散主之。盖不知此乃夏月有意违时之凉，犹冬时因寒就暖之温。香海注曰：因寒就暖太过，亦能致病。且夏月天令非时之凉致病，尚不得名中暑，犹冬时非节之暖之冬温，不得名伤寒，而况因暑贪凉之病乎。冬温不可名伤寒，则静而得之，避暑凉阴，有意违时之夏感，不可名中暑，王安道已辨其误，谓夏时阳气在外，阴气在内，岂以空视阴气为寒，而用温热之药，何以夏则饮水。所谓静而得之之证，虽当暑月，即非暑病，诚是也。然未及冬温，不可名伤寒，夏凉不可名中暑为证据，王节斋以夏至后病热为暑，此误以冬伤于寒，后夏至日为病暑之暑为中暑。戴元礼以中暑卒倒不识人名暑风。盖不知即中暍之甚，如死之状。巢元方、陈无择所谓不可得冷，以尿和土罨脐中，多有得生之证也。王肯堂谓市井之人，日间冒暑经营，夜间开窗露卧，先伤于暑，复感于凉，诚有之矣。然非静而得之可比，亦犹先伤于寒，复感冬温之意。张景岳承洁古、东垣之弊，而立阴暑之名，盖不知暑月感违时之凉，仍是感寒，犹冬时受有意之暖，即是受热。香海注曰：若以因暑贪凉致病为阴暑，然则因寒就暖致病为阳寒乎。喻嘉言是安道之论，以静而得之为中暑非是，又以避暑热反受阴湿风露，仍为暑证，盖亦不知避暑贪凉致病，不得名中暑也。由是言之，伤寒恶寒，伤暑恶热。

伤寒无汗，伤暑有汗。寒乃冬月之正邪，暑乃夏月之正邪。冬寒内伏，为四时之伏邪。夏暑内伏，为四时之痎疟。是以伏邪或转为痎疟者，兼有夏暑内伏也。痎疟或转为伏邪者，兼有冬寒内伏也。寒暑互伏，如环无端，若冬之正伤寒，夏之中暑，俱是中而即发之病，无邪内伏，故无互转之证。兰亭注曰：伏寒伏暑，互转伏邪痎疟，四时皆有。以转痎疟，即有伏暑。转伏邪，即有伏寒。伏寒因暑而发为伏邪，伏暑因寒而发为痎疟。惟内无伏，方是伤寒中暑。故伤寒无转痎疟，中暑无转伏邪之理。若伏邪转疟，疟转伏邪，是冬寒夏暑两伏于中，先后互发之证。若冬之伤寒，夏之中暑，是内无所伏即发之证，故伤寒不转痎疟，中暑不转伏邪。盖有伏为伏邪痎疟，无伏为伤寒中暑。治暑之法，《金匮》用白虎汤，清肃炎氛，加人参辅正气，可以类推矣。瓜蒂散，治饮冷水，水行皮中。大顺散，治违时凉气，皆非治暑。巢元方、陈无择治暍死谓不可得冷，用姜蒜及溺土罨脐等法，以热极则闭，寒不能入，必假温通之意，即同气相求，衰之以属，非治暑不可用冷也。刘河间宗《金匮》，用白虎不加人参，通治暑证，无问表里，盖未达白虎汤加人参之意，用补天真元气。且虚人中暑，岂可例用白虎，故东垣制清暑益气汤及生脉散，以治虚人中暑善矣。然不舍洁古静而得之为中暑，仍用大顺散，盖不知洁古所论，乃避暑贪凉，有意违时致病，不可名暑也。朱丹溪推《金匮》白虎加人参之意，用黄连香薷饮，清心发汗，随证加减。兼内伤，则宗东垣清暑益气汤固是。王节斋清心利小便亦好。王肯堂以市井之人，日间冒暑经营，夜间开窗露卧，先伤于暑，后感于寒，用六和汤、五苓散，此乃圆机。大要暑证，常人白虎加人参汤、黄连香薷饮。兼虚者，清暑益气汤、生脉散。非时之凉，有意避暑及饮冷，为夏感，犹冬温，非中暑，瓜蒂散、大顺散，或藿香正气散。先伤于暑，复感于凉，六和汤、正气散、五苓散。若医案用白虎合生脉，诚为活法。医话樾荫汤，乃中正和平之剂，可通用也。

略曰：经言寒极生热，热极生寒。此一寒字，即虚字之义。寒伤血，化为热，暑伤气，化为虚。如冬至春，万物茂，寒化热也。夏至秋，万物凋，热化虚也。故伤寒伏邪，宜攻邪为主，中暑痃疟，宜扶正为先，则暑化虚而非寒明矣。

暑证论列方

白虎加人参汤九　一物瓜蒂散十　大顺散十一　清暑益气汤十二　生脉散十三　黄连香薷饮十四　六和汤十五　五苓散十六　藿香正气散十七

医略十三篇卷五

镇江蒋宝素撰　浙江周毅人校

湿证第五

《椿田医话》曰：化湿汤，主治湿证。湿从土化，寄旺四季，在天则云雨，在地则泥沙，在人则脾胃，在时则长夏，在西北则多化为寒，在东南则多化为热，与燥相反，畏风克制，地气上为云，天气下为雨，虽有上受下受之分，其实皆中土之所化也。从化而来，亦从化而去，故以化湿名之。内受酒浆茶水，外受汗衣等湿，亦同此义。酿而为湿温，着而为痿痹，及或为之证，难以悉举，然当从而化之，以意加减，不可执一。

云茯苓五钱　炙甘草五分　制半夏二钱　焦白术二钱　薏苡仁三钱　煨木香五分　苦参二钱

在上在表，宜汗散，加羌活、独活、防风、川芎、藁本之类。

在下在里，宜分利，加猪苓、泽泻、车前子、木通、飞滑石之类。

热多加茵陈、川黄连、黄芩之类。寒多加苍术、制附子、油肉桂之类。气虚加人参，血虚加生地，实则加制大黄。

《左传·昭元》曰：晋侯求医于秦伯，秦伯使医和视之。又曰：雨淫腹疾。

《九峰医案》曰：脉来滑数无力，证本湿热伤阴，五液日耗，形神惝倦，竟若骨痿不能起于床，法宜补阴化湿，苦寒虽效，究非常服之方，拟甘露饮加减。

钗石斛三钱　天花粉三钱　淡天冬二钱　大麦门三钱　玄参钱半　地骨皮三钱　白知母二钱　川黄柏一钱　黄芩钱半

湿热蕴于阳明，熏蒸肝木，耗损肾阴，肝主一身之筋，肾统诸经之水，阳明为十二经脉之长，譬如暑湿郁蒸，林木萎弱，以故体倦多眠，热蒸气腾，上干清窍，唇疡流液，目涩羞明，颊肿咽疼，苔黄舌绛，服养阴渗湿之品，共六十余剂，病势退而复进者，证延六载之久，药浅病深故也。仍以补阴渗湿为丸，缓治。

大生地八两　大麦冬三两　天门冬二两　大沙参三两　生甘草一两　酸枣仁三两　冬白术三两　川黄柏三两　川黄连一两　人参三两　云茯苓三两　福泽泻三两

上十二味，水叠丸，每早服三钱，晚服三钱。

壮火食气，阴不潜阳，气不行水，蕴生湿热，伤阳明之阴，动少阴之火，阳明阴伤，则宗筋纵，不能束筋骨而利机关，水流湿而注下，足胫绵弱，行则振掉，便泻肠鸣，少阴火旺，则液耗金伤，不能藏精化气，以行治节，痰嗽食减，梦泄频仍，所服之方，都是法程王道，功迟难期速效，补阴当思湿热蕴结，利湿窃虑阴液愈亏，爰以四斤六味，补阴渗湿，脾肾双培，然否质诸明哲。

大熟地八两　淡苁蓉二两　怀山药四两　山萸肉四两　云茯苓三两　五味子二两　宣木瓜二两　川草薢三两　肥杜仲三两　玄武胶二两　桑螵蛸一两　人参三两

为末，捣熟地如泥，熔胶加炼蜜丸如桐子大，每早晚服三钱开水下。

蒋宝素曰：湿证者，六淫之一，中央脾土

所生，从地气上升，由天气下降，兰亭曰：经言地气上为云，天气下为雨。凡云雾雨露之属，皆是湿气。夫湿气蒸腾，愈热则愈高，愈寒则愈下。试观杯水之热，当隆冬之时，则气蒸盈尺，当盛夏则不见者，以热入热故也。则盛夏湿热蒸腾之气，高于岑楼而不见也。人居此气之中，浸润不觉，故百病之中多兼湿证。盛于夏，藏于冬，聚于东南，敛于西北。然土无成位，湿无专主，六淫湿证，归于本门。湿温归于伏邪门，或为之证，归于各门。《金匮要略》曰：太阳病，关节疼痛而烦，脉沉而细者，此名湿痹。湿痹之候，小便不利，大便反快，但当利其小便。湿家之为病，一身尽疼，发热，身色如熏黄也。湿家，其人但头汗出，背强，欲得被覆向火。若下之早则哕，或胸满，小便不利，舌上如苔者，以丹田有热，胸上有寒。渴欲得饮，而不能饮，则口燥烦也。湿家下之，额上汗出，微喘，小便利一云不利者死。若下利不止者亦死。风湿相搏，一身尽疼痛，法当汗出而解。值天阴雨不止，医云此可发汗，汗之病不愈者，何也。盖发其汗，汗大出者，但风气去，湿气在，是故不愈也。若治风湿者，发其汗，但微微似欲汗出者，风湿俱去也。湿家病，身疼发热，面黄而喘，头痛鼻塞而烦，其脉大，自能饮食，腹中和无病。病在头中寒湿，故鼻塞，纳药鼻中则愈。湿家身烦疼，可与麻黄加术汤，发其汗为宜，慎不可以大攻之。病者一身尽疼，发热日晡所剧者，名风湿。此病伤于汗出当风，或久伤取冷所致也。可与麻黄杏仁薏苡甘草汤。风湿脉浮身重，汗出恶风者，防己黄芪汤主之。伤寒八九日，风湿相搏，身体疼烦，不能自转侧，不呕不渴，脉浮虚而涩者，桂枝附子汤主之。若大便坚，小便自利者，去桂加白术汤主之。风湿相搏，骨节疼烦，掣痛不得屈伸，近之则痛剧，汗出短气，小便不利，恶风不欲去衣，或身微肿者，甘草附子汤主之。此上十一条，《伤寒论》与此同七条。乃六淫湿证，归于本门。《难经》曰：伤寒有五，

有中风，有伤寒，有湿温，有温病，有热病。《活人书》曰：湿温者，两胫逆冷，胸腹满，多汗，头痛，妄言，其人尝伤于湿，因而中暑，暑湿相搏，则发湿温。又曰：湿温与中暑同，但身凉不渴耳。《本事方》曰：一人季夏得病，胸颈多汗，两足逆冷谵语，是湿温。盖先伤暑，后受湿也。先用人参白虎汤，次服苍术白虎汤。足渐温，汗渐止，三日而愈。此上三条，言湿温证也。盖伏邪因温而发，与温热一体，故名湿温，即伏邪兼见六淫，湿证因春温气而发名温，因夏暑气而发名暑，因长夏湿气而发名湿温是也。即冬寒内伏，因湿而发。故《难经》以湿温与风寒湿热同科，《活人》以湿主长夏，遂与暑相合，以暑湿相搏为湿温。盖不知《难经》所以名湿温者，明与温热一体，即伏寒因湿而发非暑也。暑湿相搏，自有疟痢瘴气诸证，不得名湿温。后世多宗《活人》，身凉不渴为湿温，略而不辨，盖思之而未得，不知《难经》湿温之本旨，《金匮》六淫湿证之全体，伏邪因湿而发之源流也。余故论及之，以俟识者。然湿性沉潜凝滞，治宜温通。伏邪化热伤阴，法当清解。治湿温者，当以伏邪为主，参以治湿之意，如清解法中，佐以温通之品，归于伏邪门。《灵枢·邪气脏腑病形》篇曰：身半以下，湿中之也。此言湿从地升，先伤下也。归于脚气门。《素问·生气通天论》曰：因于湿，首如裹。此言湿从天降，先伤上也。归于六淫湿证本门。又曰：湿热不攘，大筋软短，小筋弛长，软短为拘，弛长为痿。此言湿从热化也。归于痿证门。《长刺节论》曰：肌肤尽痛，名曰肌痹，伤于寒湿。此言湿从寒化也。归于痹证门。《阴阳应象大论》曰：湿盛则濡泄。此湿内侵于脾也。归于泄泻门。又曰：秋伤于湿，冬生咳嗽。此湿伏于脾，酝酿生痰，上传于肺也。归于咳嗽门。《至真要大论》曰：诸湿肿满，皆属于脾。此湿归于土，脾不及运也。归于肿胀门。又曰：诸痉项强，皆属于湿。此湿过极，河间所谓风化制之也。归于痉证门。《易》曰：水流

湿。此言水流其万物之已湿，湿本属土，水亦能湿者，土无成位，湿无专主故也。《左传》曰：雨淫腹疾。四十九难曰：肾主湿，皆水流湿之意。《金匮》本《难经》肾主湿，立肾着之名。东垣推外湿内侵于脾，以酒湿伤中为内湿，犹类中之意。丹溪本秋伤于湿，脾湿生痰，多兼痰治。方约之本东垣内湿之意，以七情劳役之火，熏蒸脾胃水谷，而为湿热。盖不知内湿，犹类中之意。戴元礼辨方土之殊，内外之异，互相多少，随证施治，此土无成位，湿无专证，治无专法本是。然不知新受之湿，亦可专方以治也。张景岳以湿近东南，火土合德，化为湿热。湿近西北，水土合德，化为寒湿。兰亭注曰：以南北分湿之多少则可，以南北分湿之寒热则不可，东南岂无寒湿，西北岂无湿热乎。此以南北分寒热，未免执泥。医案以湿久多化热伤阴，治以扶阴化温为主，犹治类中之意，以补前贤之未备。医话制化湿汤，为治新受六淫湿证之专方，可谓中流砥柱矣。

略曰：内湿外湿，犹真中类中之意。西北高寒，内湿多而外湿少。东南卑湿，外湿多而内湿少。正如西北真中风多，类中风少。东南类中风多，真中风少。然东南卑湿，百病宜参湿治。

湿证论列方

麻黄加术汤十八　麻黄杏仁薏苡甘草汤十九　防己黄芪汤二十　桂枝附子汤二十一　桂枝去桂加白术汤二十二　人参白虎汤九　苍术白虎汤二十三　甘草附子汤二十四

医略十三篇卷六

镇江蒋宝素撰　浙江周毅人校

燥证第六

《素问·阴阳应象大论》，黄帝曰：燥甚则干。又岐伯曰：西方生燥，燥生金，金生辛，辛生肺。

又《脏气法时论》，岐伯曰：肾主冬，足少阴太阳主治，其日壬癸，肾苦燥，急食辛以润之。

又《宣明五气篇》曰：肾恶燥。

又《天元纪大论》，鬼臾区曰：神在天为燥，在地为金。又曰：阳明之上，燥气主之。

又《五运行大论》，岐伯曰：燥以干之。又曰：故风寒在下，燥热在上，湿气在中，火游行其间。又曰燥胜则地干。

又《气交变大论》，岐伯曰：岁金太过，燥气流行。又曰：岁木不及，燥乃大行。又曰：西方生燥，燥生金，其德清洁，其化紧敛，其政劲切，其令燥，其变肃杀，其灾苍陨。

又《五常政大论》，岐伯曰：阳明司天，燥气下临。

《易》曰：燥万物者，莫熯乎火。又曰：火就燥。

《左传》曰：晦淫惑疾。

刘河间《原病式》曰：涩物湿则滑泽，干则涩滞，燥湿相反故也。如遍身中外涩滞，皆属燥金之化，故秋脉涩，涩，涩也。或麻者，亦由涩也。由水液衰少而燥涩。

又曰：枯，不荣生也。涸，无水液也。干，不滋润也。劲，不柔和也。春秋相反，燥湿不同故也。

又曰：经所不取火化渴者，谓渴非特为热。如病寒吐利，亡液过极，则亦燥而渴也。虽病风热，而液尚未衰，则亦不渴，岂可止言渴为热而不为寒也。夫燥渴之为病也，多兼于热，故《易》曰：燥万物者，莫熯乎火。今言渴为燥，则亦备矣。

又曰：病燥过极则烦渴，反兼火化制之也。

又《宣明方》曰：燥干者，金肺之本，肺藏气，以血液内损，气虚感风，则皴揭。风能胜湿，热能耗液，皆能成燥。故经云：风热火兼为阳，寒湿燥同为阴。又湿燥亦异也。然燥金虽属秋阴，而其性异于寒湿，燥阴盛于风热火也。故风热甚而寒湿同于燥也。然中寒吐泻，亡液而成燥者，亦以此矣。故经云：诸涩枯涸，干劲皴揭，皆属于燥也。

张子和：燥于外则皮肤皴揭，燥于中则精血枯涸，燥于上则咽鼻焦干，燥于下则便溺结闭。夫燥之为病，是阳明之化也。

《丹溪心法》：消渴便结，列于燥门。消渴便结，俱见本书，兹不赘。

王肯堂曰：燥乃阳明燥金，肺与大肠之气也。燥之为病，皆属燥金之化，然能令金燥者，火也。故曰：燥万物者，莫熯乎火。夫金为阴之主，为水之源，而受燥气，寒水生化之源，竭绝于上，而不能灌溉周身，营养百骸，色干而无润泽皮肤，滋生毫毛者，有自来矣。

喻嘉言曰：春伤于风，夏伤于暑，长夏伤于湿，秋伤于燥，冬伤于寒。觉六气配四时之旨，与五运不相背戾，而千古之大疑始一抉也。然则秋燥可无论乎。夫秋不遽燥也。大热之后，继以凉生，凉生而热解，渐至大凉而燥令乃行焉。又曰：病机之诸气膹郁，皆属于肺。诸痿喘嗽，皆属于上。二条明指燥病言矣。《生气通天论》谓秋伤于燥，上逆而咳，发为痿厥。燥病之要，一言而终，与病机二条道相吻合，只以误传伤燥为湿。

蒋宝素曰：燥证者，六淫金燥之证也，与火证之燥不同。火气燥烈，烁阴耗液，百病之中皆有。各详本门论治，不得入六淫燥门。金燥之证，在《内经》本无重病，在五运六气，不过言胜复之气耳。前贤误认火证之燥，错作金燥之证。《素问·阴阳应象大论》曰：西方生燥，燥生金。又《天元纪大论》曰：神在天为燥，在地为金。又曰：阳明之上，燥气主之。又《气交变大论》曰：岁金太过，燥气流行。又《五常政大论》曰：阳明司天，燥气下临。又《至真要大论》曰：阳明司天，其化以燥。此内经诸篇言金燥也。《易》曰：燥万物者。莫熯乎火。又曰：火就燥。此《易》言火气之燥烈也。燥万物之不燥，就万物之已燥，火也。不待火而自燥，火不能就之燥，金也。兰亭注曰：以诸物试于灯下，诸物之燥，火皆就。惟金燥，火不就。若以金在上，火在下，是火烁，非火就。金只自燥，不能燥物，火不止燥，能燥万物。万物皆可湿，金不可湿。此金燥与万物之燥所以不同也。火气能燥，风亦能燥，寒亦能燥，皆非固有良能之金燥可比。试以万物与金同入于水，金独不濡。香海注曰：玉石入水亦不濡者，金石同类也。故李时珍曰：石之精为金为玉，同入于火，金独不枯。乃见金燥良能之本体，岂可与火燥混同乎？前贤不知金燥本无重病，但见火之燥烈，百病之中皆有，故误以火证之燥，错入金燥之门。盖杀考《内经》大易之旨。夫金在气则天，苍苍悠悠，星汉光明而不变也。在质则金，坚强莹洁，万古而不磨灭也。在位则西，东作而西成也。在时则秋，春华而秋实也。在病不过毛发苍陨等疾，犹秋叶之摇落，而根干精华内蕴也。此金气主

成功，燥不为重病，故《内经》诸篇，皆以秋伤于湿为病，不言秋伤于燥者是也。刘河间以渴为燥。此火燥金，非金自燥。又以血液内损为燥。此乃火烁，阴消液耗，非金燥所致。张子和以咽鼻干焦、便溺结秘为燥病。此火上炎下炽，非金燥。朱丹溪列消渴便结于燥门。香海注曰：此皆火燥，非金燥。或曰饮一溲二，大便阴结，岂非金燥乎？曰：溲多内不燥，阴结是火亏，乃水冰地坼之寒象。王肯堂言能令金燥者火也。余佺安伯曰：万物之燥，皆待火。惟金燥不待火，以火灼金，熔化为水液，反无燥象。喻嘉言以秋伤于燥，谓《生气通天论》，秋伤于湿，乃误传伤燥与湿，且漫引诸气膹郁诸痿喘呕等病为燥证。兰亭注曰：《内经》不言秋伤于燥，而曰秋伤于湿，以五行五方五位言之。东方春肝木，生南方夏心火，南方夏心火，生中央长夏脾土，中央长夏脾土，生西方秋肺金，西方秋肺金，生北方冬肾水，北方冬肾水，复生东方春肝木，五行方位相生，如环无端，脾土虽无成位，寄旺四季，然主中央长夏，由南方心火所生，而生西方肺金，然则脾土由南而中，由中而西，旺于夏末秋初之际，故曰长夏。金燥不为重病，湿亦秋之正邪，故可伏而后发，故曰秋伤于湿，冬生咳嗽。喻嘉言才宏笔肆，好作大言欺人，不知金燥玄微，谬以秋燥伤肺，谓《内经》秋伤于湿，乃误传伤燥为湿，妄改经文，不容不辨。皆未达《内经》金燥固有良能之本体也。夫秋金之气，虽燥见于外，金能生水，而金水蕴于中，内何枯燥之有。如水旺于冬，而冬水易涸者，蕴蓄于内也。岂可谓水涸于冬乎。此金燥所以不为重病者，外燥而内不枯也，而病之中外枯燥者，火也。自河间以来，诸贤所论燥证，俱是火证之燥，非金燥之证，不得入于六淫燥门。兹立燥门，以正六淫名目。略曰：在天为气，在地成形。在天为燥，在地成金。金止于燥，燥而不枯，故为病轻。火不止燥，燥即枯焚，故为病重。故《内经》有火证之燥，无金燥之证，而后世妄意之言，岂足凭哉。

医略十三篇卷七

镇江蒋宝素撰　浙江周毅人校

火证第七

《椿田医话》曰：五行有火，六淫复有火，则火于五行六淫，五脏六腑，表里虚实，百病之中俱有也。盖火形虚，离中空，显仁藏用，无所不可，无中可有，有中可无，既有有火之证，复有无火之病，无火非真无也。譬如盛火蔽障，则微渺如无也。火无定体，病亦如是，故难以专方主治。兹举其大略，治脏腑之火云尔。

犀角、黄连治心火。心，君火也。君火无自病之证，人之君火伤己，为斑疹、疮疡等证，属之脏腑。

柴胡、黄芩、龙胆草，治肝火。

芍药、胡黄连，治脾火。

石膏、山栀、沙参、天冬、麦冬、栝楼根、桑白皮、秋梨，治肺火。

黄柏、知母、地黄、玄参，治肾火。

大黄、芒硝，治胃与大肠之火。

赤茯苓、木通、滑石，治小肠膀胱之火。

瓜蒌、竹茹，治胆火。

连翘、地骨皮，治三焦之火。素友庄端士曰：焦之为言交也。虽有上中下之分，其实原于一气而已。一气为太极，动而生阳，静而生阴，阴阳交合，中虚为三，故《内经》曰：上焦如雾，中焦如沤，下焦如渎。按：如雾者，神之将见也。如沤者，气之将化也。如渎者，精之所归也。上焦轻清之气，已得其位，而神明之用未彰。中焦清阳之气欲出，而浊阴之气将有所分。下焦真阳之精气，从下而达上，生至阴之元精，回注于下，再由至阴之元精，化至阳之真火，熏蒸于内，而氤氲气液之源头，如川渎之潮汐。然则三焦之理，一以贯之矣。

牡丹皮，治心胞之火。

升麻、葛根、青黛，治郁火。附子、肉桂、硫黄，治无火。

《左传·昭元》曰：明淫心疾。

《后汉书》曰：有妇人长病经年，世谓寒热注病者也。冬十一月中，佗令坐石槽中，且用寒水汲灌，云当满百。始七八灌，战欲死，灌者惟欲止。佗令满数，至将八十灌，热气乃蒸出器器高二三尺，满百灌，佗乃然火温床，厚覆良久，汗洽出，着粉汗糁便愈。

《南史》曰：将军房伯玉，服五石散十许剂，更患冷疾，夏月常复衣。徐嗣伯诊之曰：乃伏热也。须以水发之，非冬月不可。十一月冰雪大盛时，令伯玉解衣坐石上，取新汲冷水从头浇之。尽二十斛，口噤气绝，家人啼哭请止，嗣伯执挝挝谏者。又尽水百斛，伯玉始能动，背上彭彭有气，俄而起坐，云：热不可忍。乞冷饮，嗣伯以水一升饮之，疾遂愈。自尔常发热，冬月犹单衣，体更肥壮。

《九峰医案》曰：经以有者求之，盛者责之。壮水之主，以制阳光。此治相火有余之法也。

大生地八钱　牡丹皮三钱　福泽泻三钱　怀山药四钱　云茯苓三钱　炙龟甲五钱　川黄柏二钱　白知母二钱

经以无者求之，虚者责之。益火之源，以

消阴翳。此治相火不足之法也。

大熟地八钱　粉丹皮三钱　福泽泻三钱　怀山药四钱　山萸肉四钱　云茯苓三钱　制附子一钱　油肉桂一钱　或加玉壶丹三分，研末和服

蒋宝素曰：火证者，君相二火之证也。君火以明，相火以位。天之日，人之心，君火也。万物百病之火，皆相火也。兰亭注曰：五行有火，六淫复有火，则火于五行六淫之中皆有也。推此则百病之中皆有火也。然火复有专门者，何也？以君火正位南方故也。君火本无自病之证，以心为君主之官，心火自病则死。天之君火伤人为暑暍疟痹，人之君火伤己为斑疹疮疡。然暑暍斑疹，仍是守位相火受病，而曰君火证者，证因君火所伤，不可无君故也。要之百病之火，皆相火证也。以天言之，太阳君火也。《天元纪大论》曰：君火以明。天地之内，万物之火，皆相火也。《天元纪大论》曰：相火以位。万物之有火，必资太阳之光明以化生。太阳之光明，必受南方之正气，及万火之精灵以凝结，而太阳阳和之气，塞乎天地之间者元气也。余侄怡斋曰：万物不见天日则不生，与光明元气不相接也。服桂附不能温，无生生之气也。鱼龙居水中食物能化者，生气为之也。置桂附于器中，而器不加热者，无生生气故也。太阳光明，生此元气，化生万物。万物守位，禀此元气以生化火。明位相生，君相相资，如环无端，亢变则病生焉。如溽暑流行，烁石流金，此天地六淫君火伤人之证也。龙雷震荡，光焰诣天，此天地之藏火，火不归原之证。赤旱千里，川源枯竭，此天地之府火，火从邪化之证。兰亭注曰：人身一小天地，天地亦大人身，言脏言府，不可目为怪异。阴霾四翳，交通不表，此天地无火之证。盛火有所蔽障，则微渺如无。皆相火也。以人言之。心，君火也。皮肤之内，脏腑筋骨血肉之火，皆相火也。脏腑筋骨血肉之有火，必资心君之灵明以化生。心君之灵明，必受固有良能之正气，及脏腑筋骨血肉之精华以凝结，而心君冲和之气，塞乎五内之间者元

气也。心君灵明，生此元气，化生脏腑筋骨血肉。脏腑筋骨血肉守位，禀此元气，以生化火。明位相生，君相相资，如环无端，亢变则病生焉。如斑疹疮疡，一时暴起，此人之六淫君火伤己之证也。肝肾阳升，即龙雷之火。面戴阳色，此人之藏火，火不归原之证。伏邪化热，苔刺唇焦，此人之府火，火从邪化之证。形神暗淡，食少便溏，此人无火之证。皆相火也。《素问·阴阳应象大论》曰：南方生热，热生火。又《天气纪大论》曰：君火以明，相火以位。又《六微旨大论》曰：显明之右，君火之位也。君火之右，退行一步，相火治之。复行一步，土气治之。复行一步，金气治之。复行一步，水气治之。复行一步，木气治之。复行一步，君火治之。余子端甫曰：圣人南面而立，显明，东方也。显明之右，正南方君火之位也。君火光明，元气右旋空下以生万物之相火，故曰退行一步，相火治之。其余皆复行一步，由南方行至中央生土，由中央行至西方生金，由西方行至北方生水，由北方行至东方生木，由东方复行，即显明之右，君火之位也。可见君火犹日之光明在上，相火犹五行万物守位在下。又《气交变大论》曰：岁火太过，炎暑流行。此《内经》诸篇，分明以太阳光明之火为君火，万物守位之火为相火。天之君火伤人为暑暍疟痹，人之君火伤己为斑疹疮疡。故人五内无君火自病之证，以心火自病即死。凡言火证皆相火也。后世不达经旨，火之君相明位如此，遂至议论多歧。河间每言心火暴甚，盖不知心君无自病之理。凡火之暴甚为病，皆守位之相火也。东垣言相火为元气之贼，若火从邪化，有伤冲和，则可名贼，若守位之相火，岂可以贼名乎。丹溪言君火为人火，相火为天火，以名而言，形气相生，配于五行谓之君，以位而言，生于虚无，守位禀命谓之相。盖不知君火以明之明字，犹日之光明为君火。凡万物之火皆相火也。其意欲以名易明，以名位分君相，反以君火为人火，谬矣。李时珍言火其纲凡三，其

目凡十有二，其论博而不精。盖不知太阳光明之火为君火，万物守位之火为相火。张景岳讥东垣指相火为贼，以脏腑各有君相，又何君之多乎。诸家所论虽偏，然其治火之法有足取者。王太仆以水折人火，制其燔炳，以火逐龙火，同气相求。丹溪之持心主静，使相火守位，裨补造化。张景岳效薛立斋，用八味丸料煎数碗，水浸冷服，治格阳假热之证。是皆良法。故医案宗太仆之意，壮水之主，以治相火之有余。益火之原，以治相火之不足。若医话既治其有火之火，复治其无火之火，则有无虚实，一以贯之。治火之法，无余义矣。

略曰：经言知其要者，一言而终，不知其要，流散无穷。诚哉是言也。天以日为君火，人以心为君火，其余万物百病之火，皆为相火，则一言而终矣。

火证论列方

玉壶丹二十五　薛立斋加减八味丸二十六

医略十三篇卷八

镇江蒋宝素撰　浙江周毅人校

伏邪第八

《棒田医话》曰：小金丹，主治预解伏邪温疫。夫兵荒之后，人多病疫，固在人事，不在天时。然牛疫而人不疫，鸡瘟而鸭不瘟，岂非天乎。盖天时人事两失其宜，疫疠乃作。

大块朱砂五钱　明雄黄五钱　黑沉香五钱　草果仁五钱　川厚朴一两　鸡心槟榔两半　白檀香一两　降真香一两　锦纹大黄两半

为末，神曲糊丸，桐子大，金箔为衣。凡瘟疫盛行之际，空心开水服一钱，每食后仍服三丸，亦可将此丸投入井中及水缸中，不拘多少皆妙，并治山岚瘴气、痎疟、沙蜮、霍乱、邪祟诸证。

柴胡生地汤，主治伏邪温疫，人虚证实，正不敌邪，攻补两难，或攻补失宜，日久不解，余氛未尽，阴液大亏，邪正相持，奄然待毙。

大生地四钱至八钱　柴胡根一钱　黄芩钱半　炙甘草五分　当归身三钱　赤芍药二钱　云茯苓三钱　陈橘皮一钱　活水芦根二两

虚甚加人参一钱，便结加怀牛膝三钱，中胃不开加谷芽、神曲。

柴胡白虎汤，主治伏邪温疫，身热脉浮，有汗心烦口渴等证，非羌防所宜者。

柴胡根一钱　黄芩钱半　当归身二钱　炙甘草五分　生石膏八钱　白知母二钱　淡竹叶三十片　晚米五钱

痰多加制半夏钱半，陈橘皮一钱。心下满加枳壳一钱，桔梗一钱，或加秋梨二两，或加荸荠六个。

人参大黄汤，主治伏邪温疫，日久失下，阴液枯涸，神志沉迷，溲赤而浑，大便不解，不思米饮，手足掉摇，形消脉夺，攻之元气不继，补之邪结不开，攻之不可，补之不及，两无生理，与其坐待，莫如一决，故立此方，冀其百一。

生大黄三钱至五钱，或八钱　人参一钱至钱半，或三钱

上二味，长流水另煎和服。

中承气汤，主治伏邪一切下证，虑其大承气太峻，小承气太轻，调胃承气太缓，三乙承气太浑，执其中治宜之。

生大黄三钱　玄明粉二钱　枳实一钱

蒌贝二陈汤，主治里实宜下，人虚证实，非硝黄所宜。

瓜蒌仁四钱　大贝母二钱　赤茯苓三钱　生甘草五分　制半夏钱半　陈橘皮一钱　麸炒枳实一钱　活水芦根二两　或加淡竹茹钱半　或加大荸荠六个　或加陈海蜇头二两　或加滚痰丸三钱

治疫大法，汗、下、养阴而已。然下证十居八九，下之当万举万全，下之不当，危亡立见，运用之妙，存乎一心。兹略举其应下诸证，以俟圆机之士。

舌苔起刺，其苔或黑或灰，或黄或白，其舌或强或硬，或短或裂或卷。

唇齿焦黑。

鼻煤如烟熏。

目赤如火烁。

咽喉干燥思冷饮。

心下至少腹痞满胀痛拒按。

溲赤而浑，或涓滴作痛。

大便自利纯臭水不可近，或如败酱。

大便秘结。

二便俱秘。

热厥，厥深热亦深，甚至身冷脉伏。

神昏如醉。

发狂。

消渴。

谵语烦躁。

发痉，身形强直。

未申时潮热。

呃逆腹满，二便不利。

发黄。

蓄血。

通宜犀角地黄汤合调胃承气汤下之。素禀阳虚者加制附子，阴亏已极者用生地露煎药，气虚者加人参，痰多者加陈胆星。凡下不必待七日后，有三五日即死，何可待也。有是证则投是药，大都三五日即死者，皆下证也。然有不可下者，大劳大欲之后，及宿疾先亏，年迈气衰，禀赋羸弱，适逢伏邪内发，如空城遇敌，战守两难，惟有犀角地黄汤合生脉散，冀其或免。

《周礼·天官》疾医职曰：疾医掌养万民之疾病，四时皆有疠疾。

《吕氏春秋·孟春纪》曰：孟春行秋令，则民大疫疾。又《季春纪》曰：季春行夏令，则民多疾疫，时雨不降，山陵不收。又《仲夏纪》曰：仲夏行秋令，则草木零落，果实早成，民殃于疫。又《仲冬纪》曰：发盖藏，起大众，地气且泄，是谓发天乏房，诸蛰则死，民多疾疫。

《礼记·月令》曰：孟夏行秋令，则民多大疫。

《史记·扁鹊仓公列传》曰：齐中御府长信病，臣意入诊其脉，告曰：热病气也。然暑汗脉少衰不死。曰：此病得之当浴流水而寒甚，

已则热。信曰：唯然。往冬时为王使于楚，至莒县阳周水，而莒桥梁颇坏，信则揽车辕未欲渡也。马惊即堕，信身入水中几死，吏即来救，信出之水中，衣尽濡，有间而身寒，已热如火，至今不可以见寒。臣意即为之汤液火剂逐热，一饮汗尽，再饮热去，三饮病已。即使服药出入二十日，身无病者。所以知信之病者，切其脉时并阴。《脉法》曰：热病阴阳交者死。切之不交，并阴，并阴者，脉顺清而愈。其热虽未尽，犹活也。肾气有时间浊，在太阴脉口而希，是水气也。肾固主水，故以此知之。失治一时，即转为寒热。

《说文》曰：疫，民皆疾也。

《释名》曰：疫，役也。言有鬼行役也。

《张华博物志》曰：汉武帝时，西域月氏国，度弱水贡返魂香三枚，大如燕卵，黑如桑椹。值长安大疫，西使请烧一枚辟之。宫中病者闻之即起，香闻百里，数日不歇。疫死未三日者，熏之皆活。理之所无，而事或有。芳香解疫则然也。

《通鉴·唐纪》：关中比岁饥馑，兵民率皆瘦黑，至是麦始熟，市有醉人，当时以为嘉瑞。人乍饱食，死者五之一。

《太平御览》七百四十二卷，载曹植《说疫气》曰：建安二十二年，疠气流行，家家有僵尸之痛，室室有号泣之哀，或阖门而殪，或覆族而丧，或以为疫者，鬼神所作。夫罹此者，悉被褐茹藿之子，荆室蓬户之人耳。若夫殿处鼎食之家，重貂累蓐之门，若是者鲜焉。此乃阴阳失位，寒暑错时，是故生疫，而愚民悬符厌之，亦可笑也。

《元史·耶律楚材列传》曰：材从太祖下灵武，诸将争取子女金帛，材独取遗书及大黄。既而士卒病疫，惟得大黄辄愈。

《九峰医案》曰：第二日憎寒发热，头身腰背俱痛，苔白溲赤，无汗脉数，邪伏膜原，外越太阳经也。

羌活一钱　防风一钱　川芎八分　海南槟榔

一钱　川厚朴八分　草果仁五分　酒炒黄芩一钱　炙甘草五分　赤芍钱半　生姜一片

第三日，恶寒自罢，昼夜发热，日晡益甚，头身之痛较轻，眉棱目眦痛甚，鼻干不得卧，苔白，汗不透，脉洪长而数，溲浑而赤，伏邪外越，阳明经腑不和，不致神昏呃逆为吉。

海南槟榔一钱　川厚朴七分　草果仁五分　酒炒黄芩钱半　炙甘草五分　白知母钱半　赤芍钱半　葛根二钱　生姜一片

第四日，得汗虽透，热仍不解，反觉憎寒，耳聋不寐，心烦喜呕，胸满胁痛，苔淡黄，溲浑赤，脉弦数。伏邪交并少阳阳明，小柴达原加减。

柴胡根一钱　酒炒黄芩钱半　炙甘草五分　川厚朴七分　海南槟榔一钱　草果仁五分　赤芍钱半　白知母二钱　生姜一片

第五日，烦呕稍减，夜得少寐，寒热依然，耳聋胸满，溲浑赤，脉弦数。照原方加陈皮一钱。

第六日，小柴达原加减服后，大解一次，色如败酱，浑赤之溲较淡，夜寐稍安，四更后心烦作呕，饮陈米汤少顷即止，平明自汗，身热乍退，唇燥舌干，脉仍弦数，伏邪渐溃，阴液耗伤，虑生歧变。

柴胡根一钱　黄芩钱半　炙甘草五分　赤芍钱半　知母二钱　陈橘皮一钱　当归身三钱　逆水芦根一两　大荸荠四枚

第七日，热退，脉不静，大便如败酱，溲浑如豆汁，夜寐不沉，胸否不食，心烦作呕，舌燥作渴，苔黄不腐，伏邪化热伤阴，最忌神昏，苔刺呃逆。原方加天花粉三钱。

第八日，脉数便未解，溲反浑近赤，颠前心下俱热有汗，肢微冷，苔黄，舌尖赤微有刺，口燥作渴，反欲热饮，神烦少寐。邪伏少阳，倒入阳明，化热伤阴，热极反兼寒化。肢冷，渴欲热饮，大便不解，腑气不通，邪无出路，原当承气下结存津，二气素虚，姑从缓治。

大生地五钱　当归身三钱　柴胡根一钱　黄芩钱半　知母二钱　怀牛膝三钱　赤芍钱半　枳实一钱　逆水芦根二两

第九日，服药后大解二次，色黑如漆，中有瘀血，癫前热退，苔刺回润，烦渴减，肢逆和，夜寐安，数脉缓，溲色渐淡，黄苔渐腐，伏邪赖府气宣通渐化，后阴为里之表，邪伏膜原，转入阳明，由大肠传逆变化出焉，其路甚近，与表邪从汗解之意同，故大便解，诸证减，大便闭，诸证加。六淫在表，当从汗解。伏邪在里，当从便解。攻下与发汗何殊，伏气与表邪一体。胃为多血之腑，脾为统血之藏，便黑带血，胃热迫血流入大肠，病之至阴，脾伤失统。虑其大便复闭，阳邪复聚，仍以养阴通腑。

大生地四钱　生甘草五分　当归梢三钱　怀牛膝钱半　赤芍钱半　知母二钱　黄芩钱半　黑山栀钱半　桃仁泥钱半　杏仁泥三钱　瓜蒌仁三钱　活水芦根二两

第十日，本方加大荸荠六个，用长流水煎。

第十一日，两进养阴通腑，便解三次，色紫黑有块，纯是停瘀，诸证悉除，宵眠呼吸自若，醒后神志安舒，知饥思食，身凉脉缓，惟溲色犹浑，胸前尚热，余氛未尽，伏邪解于血分，真阴五液俱伤，在内为血，发外为汗，汗即血也。病从血下而瘳，犹表邪随汗而解，后阴为里之表，于兹可见。议补阴益气，以善其后。

大生地八钱　人参一钱　怀山药四钱　炙甘草五分　当归身三钱　新会皮一钱　银柴胡五分　炙升麻三分

始得病，不恶寒，发热而渴，溲赤不寐，服发表消导等剂，汗不出，热不退，延今四十余日，形容枯削，肢体振掉，苔色灰黑，前后大解共十三次，酱黑之色，逐次渐淡，至于黄，溲亦浑黄不赤，昼夜进数十粒薄粥四五次，夜来倏寐倏醒，力不能转侧，言不足以听，脉微数，按之不鼓，年及中衰，体素羸弱，伏邪虽有欲解之势，元气渺无驱逐之权，邪热纵横，真阴枯涸，势必邪正相寻俱败，危如朝露，急宜峻补，冀其五液三阴一振，正复不能容邪，从中击外，庶几一战于表，得战汗则解。

大生地八钱　人参一钱　大麦冬三钱　辽五味八分　当归身三钱　白茯神三钱　酸枣仁三钱　远志肉一钱　逆水芦根二两

扶阴敛气，辅正驱邪，服后竟得战汗，寒战逾时，厥回身热，汗出如浴，从朝至暮，侵汗不收，鼻息几无，真元几脱，急以前方进服二剂。

前方连服二剂，侵汗旋收，诸证悉退，惟精神慵倦，酣睡若迷。此邪退正复之机，邪正相持日久，邪氛初息，正返于经，休息无为，固当如是，原方再服。是方也，本非发汗，亦非止汗。夫汗之出与汗之收，皆元气为之主宰。气为囊籥，汗为波澜。前服所以汗出者，药力辅正，从脏达腑，由经出络，驱邪于表。邪从汗解，而汗不止者，药力不继，正虚不可复收，故以原方仍从某经某络导其散亡之气，还之脏腑。若投止汗之剂，则大谬不然，或增减一味亦不可，药性有歧，途迷莫返，故曰失之毫厘，差以千里，欲发汗不知营卫之盛衰，欲止汗不知囊籥之牝牡，是犹荡舟于陆，驾车于海，仆非不能再议一方，故缕述为知者一道。

六脉俱数，浮取不足，沉取有余，十日以来，神昏如醉，间或独语，苔淡黄不润，板齿无津，目赤唇焦，不饥不渴，与汤饮亦受，心下至少腹，按之无痛满，大便如常，溲色红浑，伏邪盘踞太阳，热入膀胱，壬病逆传于丙，丙丁兄妹，由是传心，心火云金，清肃不行，犯经旨死阴之禁，虑难有济。勉拟犀角地黄汤，合导赤散，加黑山栀，取清心保肺，导引邪火屈曲下行之意。

大生地八钱　犀角钱半　白芍药三钱　粉丹皮三钱　甘草梢一钱　木通一钱　黑山栀二钱　活水芦根二两

经以心之肺，谓之死阴。不过三日而死者，不及金之生数也。服清心保肺三剂，竟过三日，生气复来，清肃令行，热氛自退，知饥欲食，

胃气渐醒，神识渐清，溲浑尚赤，导赤保肺，犀角清心以逼丁邪返丙归壬，溲清则愈。

大生地八钱　犀角二钱　白芍药三钱　粉丹皮三钱　甘草梢一钱　木通一钱　黑山栀二钱　白茯苓三钱　福泽泻三钱　黄芩钱半　活水芦根二两

身热汗自出，不欲去衣者，恶寒也。正伤寒汗出恶寒为表虚，伏气则不然，邪伏膜原，外越三阳之表，卫护失司，腠理不密，以溲浑赤为别，非寒伤于表可比。宜顺其性以扬之。不可执有汗用桂枝解肌，仲景有桂枝下咽，阳盛则毙之戒，拟活人败毒散加减。

羌活一钱　柴胡根一钱　枳壳一钱　川芎一钱　炙甘草五分　桔梗一钱　赤茯苓三钱　陈皮一钱　生姜一片

伤寒汗出淋漓，则病不除，伏邪汗出淋漓，则病将解，昨暮服药，汗更大出，发背沾衣，通宵达旦，溱溱不已，遍体凉和，六脉俱静，溲色澄清，惟中胃未醒，宜养胃生阴。

大沙参三钱　云茯苓三钱　黑脂麻三钱　鲜石斛三钱　当归身三钱　炒谷芽三钱　陈橘皮一钱　白豆蔻八分　六和神曲钱半　陈仓米一两　荷叶蒂一个

诸气膹郁，皆属于肺。诸逆冲上，皆属于火。肺司百脉之气，肾藏五内之精。肾水承制五火，肺金运行诸气。悲则伤肺，恐则精却。思为脾志，实本于心。思则气结，忧则气耗，郁损心阴。真气潜消，邪氛日进，亢则害，五志之阳，与邪浑一，俱从火化，烁阴耗液。所谓热蒸气腾，壮火食气是也。屡寐气屡升，不分左右，似呻吟而近太息，又非短气，寐则阳气下交于阴，血归于肝，气归于肾，清肃不行，蒸热不退，肾水不升，肺气不降，金水交伤，水火不济，肺热奚疑。饮入于胃，输于脾，归于肺，注于膀胱，溲赤是其明验。水出高源，拟用一味苇茎，取其清空之气，甘平之力，以达清虚而益气化，若雨露之溉，荡涤伏热，即是补阴，清金不寒，壮水非补，且兼开胃，不

亦宜乎。

活水芦根四两　甘烂水煎。

脉浮而数，巅痛身疼无汗，翕翕发热，洒洒振寒，腠理致密，玄府不开，乃三阳表证也。

羌活一钱　防风根一钱　细辛三分　苍术一钱　白芷一钱　川芎八分　黄芩一钱　大生地三钱　炙甘草五分　生姜一片　云茯苓三钱

服加减冲和汤，得汗遍身悉润，寒热顿除，巅疼亦止，浮数之脉亦缓。惟身痛不休，乃表气未和，宜桂枝汤小和之。

桂枝八分　炙甘草五分　赤芍二钱　生姜三片　大枣二枚

服桂枝汤，入夜神烦不寐，身反大热，脉反滑数，苔白如积粉，板滞不宣，汗出如浴，恶风不欲去衣，溲赤而浑，间有谵语，此伏邪内动，盘踞膜原，化热伤阴之渐。经以冬伤于寒，春必病温，夏必病热。盖始为寒，而终成热，同气相求，伤寒遇寒则发。前服冲和汤诸证乍退者，新感之寒邪从汗而解，身痛未除者，伏邪乘表虚而外越，与卫气相争，致令营卫失其常度。得桂枝诸症蜂起者，非桂枝之过，乃伏邪化热，直贯阳明，液耗阴伤，而祸乱起于萧墙之内。有神昏如醉，阴枯发痉之虑，故仲景有急下存津之旨。暂以吴氏达原饮，观其进退。

海南槟榔一钱　川厚朴八分　草果仁五分　白知母钱半　黄芩钱半　炙甘草五分　赤芍二钱　生姜一片

昨服达原饮，舌后之苔转黄，身热不从汗解，溲赤而浑，便溏色绛，竟夜不寐，神烦谵语，心下拒按，脉来滑数，腑浊虽行，液耗阴伤可虑，原方加减。

海南槟榔一钱　川厚朴七分　草果仁五分　黄芩钱半　炙甘草五分　知母钱半　赤芍二钱　枳实一钱　桔梗一钱　生姜一片

两进达原饮，大解五次俱溏，酱黑之色渐淡，溲转浑黄，胸次渐开，夜得少寐，身热减，自汗收，腑浊既行，议下从缓，依方进步。

海南槟榔一钱　川厚朴五分　草果仁五分　白知母钱半　黄芩钱半　炙甘草五分　赤芍二钱　鲜生地八钱　当归身三钱

昨药后，熟寐通宵，寅初忽觉憎寒，须臾寒战如疟，引被自覆，遍身悉冷，四肢厥逆，脉细如丝，神情萧索。卯正遍身灼热，屏去衣被，躁扰不安，欲起者再，倏然大汗淋漓，始自头项，下溉周身，汗之到处，灼热遂除，如汤沃雪。食顷脉静身凉，神清气爽，诸证如失。此非转疟，乃战汗也。得战汗者，以其人本虚，内伏之邪，既从腑气宣通而溃，则在经之邪，孤悬难守，不攻自散，仍从表解，外与正争，邪正交争则战，邪退正复则已，正气不支，是以发战，宜安神养营。

大生地八钱　白茯神三钱　酸枣仁三钱　远志肉一钱　当归身三钱　白芍二钱　炙甘草五分　陈皮一钱　桔梗一钱

诸症悉退，溲色犹浑，知饥不欲食，黄苔未尽腐，中胃未醒，余氛未尽，尚宜养胃生阴。

大生地五钱　当归身三钱　大白芍钱半　赤茯苓三钱　生甘草五分　制半夏钱半　陈橘皮一钱　炒谷芽三钱六　和曲二钱

养胃生阴，以安神志。

大生地五钱　白茯神三钱　当归身三钱　白芍药二钱　鲜石斛三钱　陈橘皮一钱　炙甘草五分　炒枣仁三钱　活水芦根二两

养胃生阴，以安神志，已服三剂，知饥欲食，二便如常。惟夜卧不安，虚里穴动，心肾不交，五液真阴未复，六味归脾加减。

大生地四两　粉丹皮两半　人参一两　云茯苓两半　怀山药二两　福泽泻两半　冬白术两半　炙甘草五钱　当归身二两　酸枣仁二两　远志肉一两

为末，龙眼肉三两，煎水叠丸，早服三钱，晚服二钱。

阴枯邪陷，邪盛正虚，谵语神昏，苔黑起刺，唇焦齿焦，溲赤目赤，汗出至腰而还，潮热日晡益甚，循衣，肢强如痉，大便九日不解，脉数疾无力。补正则邪毒愈甚，攻邪则正气不支，攻之不可，补之不及，两无生理，勉拟一方，冀其百一。

大生地八钱　人参一钱　当归身三钱　大白芍三钱　粉丹皮三钱　犀角二钱　黄芩二钱　知母三钱　生大黄五钱，另煎数沸捣汁

第七日，三投汗剂，继进麻黄，汗竟不出，潮热巅疼，肢尖反冷，脉数，苔淡黄不润，溲浑赤，神昏。此非表证，乃伏邪内壅，阳郁不伸，气液不能敷布于外，必得里气宣通，云蒸雨化，伏邪还表，方能作汗，譬如缚足之鸟，乃欲飞腾，其得可乎。

柴胡根一钱　黄芩钱半　炙甘草五分　瓜蒌仁三钱　大贝母二钱　赤芍二钱　当归身三钱　陈橘皮一钱　活水芦根二两

经以冬伤于寒，春必病温。寒乃冬月之正邪，乘肾虚潜伏夹脊之内，横连膜原，去少阴尚近，离阳明不远，故溲赤而浑，神烦不寐，身热汗自出，不恶寒而微渴，显系邪气先从内出之于外也。所服之方，多从表散，延今二十三朝，身热转为潮热，如瘅疟之状，反无汗，大便易，色如漆，中有血块，膶肉全消，筋脉动惕，苔刺唇焦，神昏如醉，伏热稽留，无由以泄，夺血无汗，夺汗无血，表液已枯，里血复竭，邪正两亡，殊难奏捷，勉拟一方，质诸明哲。

大生地八钱　乌犀角钱半　大白芍三钱　生甘草八分　当归身三钱　桃仁泥二钱　粉丹皮三钱　怀牛膝三钱　活水芦根二两

达原饮，达膜原之邪。冲和汤，开太阳之表。服后大汗淋漓，衣被俱湿，身反大热，消渴引饮，舌根黄、舌尖绛、中央苔白不润，溲浑赤，便不解，脉长洪而数，伏邪中溃，郁热暴伸，散漫经中，不传胃腑，欲作战汗，宜白虎加人参汤。

生石膏八钱　人参钱半　知母三钱　生甘草一钱　粳米五钱

过经不解，便溏色绛，苔淡黄，溲浑赤，热潮寅卯，指时而发，伏邪尚在少阳经也。

北柴胡根一钱　黄芩钱半　炙甘草五分　麸炒枳实一钱　赤芍二钱　桔梗一钱　赤茯苓三钱　大荸荠六个

伏邪盘踞膜原，内与阴争则寒，外与阳争则热，寒热往来，热多寒少，溲赤而浑，便溏色绛，虚烦少寐，汗出如浆，藏阴营液俱伤，伏热邪氛猖獗，正气不支，难以直折，避其来锐，暂以小柴陷胸，从乎中治。

柴胡根一钱　黄芩钱半　人参一钱　炙甘草五分　制半夏钱半　川黄连八分　栝楼根三钱　生姜一片　大枣一枚

小柴胡守少阳之枢，小陷胸抑纵横之热，服后熟寐移时，大便迤逦而解，从初更至平旦共六次，俱如败酱，溲频数，浑赤之色渐清，寒热往来，热势减半，溅然汗出，遍体凉和，数脉已缓，黄苔亦腐，伏邪中溃，表里分传，正复不能容邪，余氛散漫，击其惰归，宜开鬼门，洁净府。

柴胡根一钱　黄芩钱半　生甘草梢八分　赤茯苓三钱　猪苓钱半　福泽泻二钱　麸炒枳实一钱　桔梗一钱　飞滑石三钱

第八日，寒热如疟，一日数发，苔白溲红，虚烦少寐，旦慧夕加，昼轻夜甚，经水适来，热入血室，殊难调治。不可汗，不可吐，不可下，不可温，不可补，且不可和，姑拟小柴胡，加生地、丹皮、归、芍、红花、青蒿、鳖甲、茯苓、泽泻，从少阳开甲木，帅中正之气入气街，导营热归膀胱，庶不犯中胃二焦，或用犀角地黄汤近于是也。

柴胡根一钱　黄芩钱半　南沙参三钱　炙甘草五分　制半夏钱半　大生地三钱　粉丹皮钱半　青蒿梗钱半　赤芍二钱　红花一钱　当归身三钱　炙鳖甲三钱　赤茯苓三钱　福泽泻钱半

病经二十八日，口禁不语，身卧如塑，溲浑如柏汁，便解如豚肝，脉空弦无力，膶肉全消，皮肤甲错，舌卷目上视，心下热炽手，伏

邪深陷厥阴，液脱阴枯已著，攻之不可，补之不及，两无生理。勉拟黄龙法，取攻补兼施之意，以副百一之望。

人参一钱　生大黄四钱　当归身三钱　炙甘草五分　枳实一钱　大生地四钱

昨服黄龙法，燥屎仍不下，溲浑赤如故，口禁不能言，身强直，形消脉夺，目眩然不瞑，舌桥而不下，液脱阴亡，髓热发痉，化原已绝，无复资生，神机已息，枯魄独存，虽扁鹊仓公复起，乌能措其手足，或以原方再服一剂。

蒋宝素曰：伏邪者，本篇创立之名。本之《内经》，参之诸家，验之今世，即世人泛指伤寒、温疫、春邪、秋邪、时邪、温病、热病诸证之本原也。然所谓伏者，冬寒伏于膜原之间，化热伤阴，表里分传，多为热证。以始得病，溲即浑浊，或黄或赤为据，兰亭注曰：小便乃州都气化，邪在表无关于里，何至变色。色变浑浊，显是邪伏于中，化热伤阴之明验也。其证则溲赤而浑，神烦少寐，或洒洒振寒，或蒸蒸发热，或但热不寒，或汗出热不退，或潮热往来，或寒热如疟，或头疼身痛，或狂躁谵语，或渴或不渴，或反欲热饮，或有汗，或无汗，或汗不达下，舌苔或白或黄，或灰或黑，或滑或涩，或生芒刺，或反无苔而色紫赤，大便或秘或溏，或下利臭水，或如败酱，或带瘀血，或遇湿土司令，酿成湿温，则身痛异常，溲更浑浊，当与湿证门参治。然湿从土化，土无成位，湿无专证，但治伏邪为主，辅以温通治湿之意。其解或战汗自汗，躁汗狂汗，发斑发疹，其剧或发痉，或神昏如醉，或黑苔起刺，唇齿焦枯，或鼻煤舌裂，或呃逆从少腹上冲，或摇头，肢体振掉，或气急痰涌，其脉则忌紧涩细数，而喜和缓滑大。其治或先用吴氏达原饮加减，从乎中治。然后或汗或下。如见三阳表证，加羌活、葛根、柴胡之类。见三阴里证，加大黄、芒硝之类。或先汗而后下，或先下而后汗，或汗而再汗，或下而再下，或但汗不下，或但下不汗，或养阴化邪，或补泻兼施。无为夹阴

所惑，误服桂、附则死。兰亭注曰：夹阴二字，流俗相传，本无所据。若因房事致病，男子为夹阴，则女子为夹阳，殊属可笑，或谓夹虚可也。病在三阴为阴证，孩提之童亦有之，房事何与焉。阴证乃正伤寒家事，伏邪温疫无阴证，或有不过千万中之一二耳。察其证脉表里虚实，老少强弱，风土寒暄，高粱藜藿，参合为治。善后则宜和胃养阴，汗则九味羌活汤、活人败毒散、柴葛解肌汤、小柴胡汤、吴氏达原饮，加三阳表药，医话柴胡白虎汤之类。下则大小承气汤、调胃承气汤、桃仁承气汤、大柴胡汤、柴胡加芒硝汤、凉膈散、拔萃犀角地黄汤、吴氏达原饮加大黄，医话中承气汤、蒌贝二陈汤之类。养阴化邪，则犀角地黄汤、医话柴胡生地汤之类。补泻兼施，则陶氏黄龙汤、医话大黄人参汤，或半夏泻心汤、十味温胆汤之类。善后则医话归芍二陈汤，加谷芽、神曲之类。此其大略，神而明之，存乎其人。《黄帝内经灵枢·邪气脏腑病形篇》曰：正邪之中人也微，先见于色，不知于身，若有若无，若亡若存，有形无形，莫知其情。又《五变篇》曰：百病之始期也，必先生于风雨寒暑，循毫毛而入腠理，或复还，或留止。《素问·生气通天论》曰：冬伤于寒，春必病温。又《八正神明论》曰：正邪者，身形若用力，汗出腠理开，逢虚风，其中人也微，故莫知其情，莫见其形。又《热论篇》曰：今夫热病者，皆伤寒之类也。此《内经》诸篇，分明以正邪内伏，而后发为温疫。又《六元正纪大论》，六经司天之气，气温草荣民康之际，温疠乃作，远近咸若。此其先有伏邪可据。《难经》温病之脉，行在诸经，不知何经之动。此经中有伏气可知。《周礼》四时皆有厉疾。盖邪伏之深，亦可期年而发。《吕览》《礼记》，以非时之气为疫，即伏邪因感而发。兰亭注曰：外感之病卒而少，内伏之病迟而多。外受之邪，数日之间。内伏之气，数月之久，则多少可较，证名可征矣。《史记》齐中御府长信，冬时堕水濡衣，病热伏寒，化热可

证。《金匮要略》百合病，必待日数足而后解，亦伏邪之类。《伤寒论》平脉篇，直以伏气为病名。又伤寒例，以寒毒藏于肌肤，春变为温，夏变为暑。春时阳气发于冬时伏寒。冬伤于寒，发为温病，本于经旨。又太阳篇，太阳病发热而渴，不恶寒者为温病，即不恶寒，邪非在表，而渴属内热伏气显然。又阳明篇诸下证，与伏邪入胃之意同。又少阴篇之自利，心下痛，厥阴篇之厥深热亦深诸下证，与伏邪化热伤阴之意同。《太平御览》，七百四十二卷。载曹植说疫气致病，悉被褐茹藿之子，荆室蓬户之人，若夫殿处鼎食之家，若是者鲜矣。此亦饥寒伤正，邪伏而后发。巢元方以疫厉与时气温热相类，盖不知由于一气所伏，而有轻重多寡之分耳。《通鉴·唐纪》，关中比岁饥馑，兵民率皆瘦黑，至是麦始熟，市有醉人，当时以为嘉瑞，人乍饱食，死者五之一。此人饱食，非受风寒，盖有伏邪内动。刘河间《宣明方》，治疫疠不宜热药解表，而用白虎汤、凉膈散，明其伏热在内。李东垣《辨惑论》，载壬辰改元，京师戒严，受敌半月，解围之后，都人之不病者，万无一二，既病而死者，继踵不绝，将近百万。岂俱感风寒，皆伏邪所致。《丹溪心法》，温疫，众人一般病者是，治有三法，宜补，宜散，宜降，首用大黄、黄连、黄芩，先攻其里，亦见其内有伏邪。《丹溪心法附余》，附《伤寒直格》心要论，证治诸法，治伏邪甚善，当与吴氏《温疫论》互阅。方约之谓温热之病，因外感内伤，触动郁火，自内而发之于外，此明指邪伏于中。《元史》耶律楚材，用大黄治士卒病疫，足见邪伏于里。王履《溯洄集》，温病热病发于天令暄热之时，怫热自内而达之于外。又云：每见世人治温热病虽误，攻其里亦无大害，误发其表，变不可言，足以明其热之自内达外矣。张景岳以温疫本即伤寒，多发于春夏，必待日数足，然后得汗而解，此与《金匮》百合病之义同，皆有内伏之邪故也。吴又可《温疫论》，治伏邪最切，而反以冬伤于寒，春必病温为非是，盖不知寒乃冬月之正邪，正邪之中人也微，先见于色，不知于身，若有若无，若亡若存，及身形若用力，汗出腠理开，逢虚风为正邪，可伏而后发也。医案医话诸方，治得其中，切于时用，可谓备前人之未备。由是观之，伏邪所从来远矣。然人之强弱不同，攻守有异，大法有三，攻邪为上策，辅正祛邪为中策，养阴固守为下策。盖邪伏于中，犹祸起萧墙之内，邪正交争，势不两立，正气无亏，直攻其邪，邪退而正自复也。若正气有亏，不任攻邪，权宜辅正，且战且守，胜负未可知也。若正气大亏，不能敌邪，惟有养阴一法，悉力固守，冀其邪氛自解，不已危乎。是以正气不虚，伏邪虽重，治得其宜，可奏全捷。惟正虚可畏。不知者反以攻邪太峻，乐用平稳之方，致使邪氛日进，正气日亏，正不胜邪，则轻者重，重者危，卒至不起，乃引为天数，岂不谬哉。

略曰：道光壬午，余合家染疾，长幼相似，祖母氏杨年八十三，其势忧重，亦用达原饮，继进承气汤而愈，寿至九十五而卒。况年少力强者乎。

伏邪论列方

滚痰丸二十七　犀角地黄汤二十八　调胃承气汤二十九　生脉散十三　九味羌活汤三十　活人败毒散三十一　柴葛解肌汤三十二　小柴胡汤三十三　达原饮三十四　大承气汤三十五　小承气汤三十六　桃仁承气汤三十七　大柴胡汤三十八　柴胡加芒硝汤三十九　凉膈散四十　拔萃犀角地黄汤四十一　黄龙汤四十二　半夏泻心汤四十三　十味温胆汤四十四

医略十三篇卷九

镇江蒋宝素撰　浙江周毅人校

痎疟第九

《椿田医话》曰：加减柴陈汤，主治痎疟，随症加减。痎即三疟也。疟必内有伏暑，外感风寒，终归汗解。

柴胡根一钱　黄芩钱半　炙甘草五分　当归身三钱　青蒿根二钱　赤茯苓三钱　制半夏钱半　陈皮一钱　生姜一片

无汗，加羌活一钱，防风一钱，川芎一钱。

汗多，加生牡蛎三钱。

寒重，加桂枝八分，干姜五分。甚则加制附子，去生姜、黄芩。牝疟同法。

热重，加竹叶三十片，生石膏五钱。或玄参、知母之类。瘅疟同法。

气虚，加人参一钱，黄芪二钱，冬白术钱半。

阴亏，加大生地四钱，或麦冬之类。

实则加槟榔一钱，厚朴八分，草果仁五分。

便秘，加大黄三钱，玄明粉二钱。

溲秘，加车前子三钱，木通一钱。

久疟，加鳖甲三钱，怀牛膝三钱。

痰疟，加酒炒常山三钱。

食疟，加麦芽二钱，神曲二钱。或谷芽、山楂之类。

春加防风一钱，苏梗一钱。

夏加香薷一钱，川黄连八分。

秋加青皮一钱。

冬加肉桂五分。

三疟加鲜首乌五分，人参一钱，鳖甲三钱，生姜三片，黑枣三枚，去黄芩。

截疟加酒炒常山三钱，乌梅三枚。或夜光丸三钱。

疟母宜金匮鳖甲煎丸，或济生鳖甲饮。

瘴疟作时，指爪青暗，肢体麻木，宜于瘴气门及沙蜮门参法治之。

疟作数次，忽然肢冷，脉伏者，不治。气脱故也。

夜光丸，主治截一切痎疟，老少强弱男女俱宜。

酒炒常山三两　乌梅肉二钱　大块朱砂三钱　透明雄黄三钱　夜明砂五钱

共为细末，神曲稀糊和丸桐子大，每早服二钱，晚服二钱，开水下，中病即止，不必尽剂，不过七日必愈。

小儿加鸡脏脏黄皮一两，每服一钱。

孕妇常山减半。

虚人及老人鲜首乌三五钱，煎汤下，每早晚服钱半，壮人及年少每早晚服三钱。

朱月樵土龙，诗冠一时，善谈医理。其表兄孙吉人，病疟热甚，自食荸荠数斤，大泻黄水数日，疟不复作，而沉困转加，小溲浑赤，大解亦无，延至旬日，小解时忽茎中作痛，仅能涓滴，屡进通淋药不效，势转危迫，延余诊视。时月樵在坐，谓此系结粪壅逼膀胱，非癃淋可比。余因用大黄先行大便，继进龙胆泻肝汤送滚痰丸，下大便斗余，小解遂通。愈后旬日，肾囊先寒后热，小便仍前涓滴作痛，每日按期而作，其苦万状，逾时乃止，既止小解如常。月樵谓又非前证可比，盖其人素本善疟，今又疟后，当是疟邪未尽，乘州都之虚，而陷入膀胱之腑。肾囊寒热，犹疟之有寒热也。茎痛溲淋，淋止如常，犹疟之有汗，汗透乃解也。因议天水散合小柴胡，加羌活、青皮，服之遂寒战，逾时寒已复热，仍归于疟，一汗而愈。附此以广见闻。

余长孙端甫，六岁时，左目之下，患暑疖大如覆杯。捣马齿苋敷之，疖虽消而疟作，经月不已，服药不应。忽于鼻孔内涌出花红脓盈碗，疟不复作。盖暑伏于营，凝结而为疖，散布而为疟。凡遇有疖不化脓，而疟不已，诸药不应者，宜参入排脓治疖之法，书此以识一异。

《周礼·天官疾医职》曰：秋时有疟寒疾。

《吕氏春秋孟秋纪》曰：孟秋行夏令，民多疟疾。《礼记》《月令》同。

《说文》曰：疟，热寒休作也。痁，热疟也。痎，二日一发疟也。

《九峰医案》曰：疟邪之后，留热未除，先天固不足，后天亦不振，肾为先天，脾为后天，脾肾不足以化精微，酿生湿热，湿盦发黄，五液不充，热留阴分，致生潮热。阳明气至则齘齿，肾虚肝热则搐搦，脉来滑数无神，滋少阴，理阳明，化湿热，清留热，顺其性以调之。

大生地四钱　木通一钱　生甘草梢一钱　青蒿梗二钱　赤茯苓三钱　鲜石斛三钱　陈橘皮一钱　川黄柏一钱　炙鳖甲三钱

五内素虚，七情交并，结聚痰涎，与卫气邪氛相搏，发为痎疟。

人参一钱　云茯苓三钱　冬白术二钱　炙甘草五分　制半夏二钱　福橘皮一钱　柴胡根一钱　蛀青皮一钱

夏伤于暑，秋必痎疟，间二日而作谓之痎，寒热相停，溲浑而赤，汗出濡衣，胸次不畅，阳邪陷入三阴，脾伤少运，胃有痰饮，逢期腰酸腹痛，总属肾胃不和，先以小柴泻心加减。

柴胡根一钱　酒黄芩一钱　炙甘草五分　制半夏钱半　人参一钱　当归身三钱　炮姜三钱　南枣肉二枚

小柴泻心加减，共服十有二剂，疟势十去

八九，当期似有如无，口干微渴，小溲频数，黄而不浑，脉象尚带微弦，目眦黄侵白眼，湿蕴余热未清，经以疾走汗出于肾，奔驰多汗，气喘耳鸣，左疝大如鹅卵，鼻中常流清涕，乃素来本证，肺肾不足可知，拟平补三阴，为丸缓治。

制首乌八两　当归身三两　云茯苓三两　人参一两　炙甘草五钱　福橘皮一两　炙鳖甲四两　大生地八两　怀山药四两　煅牡蛎五两

为末，水叠丸，每早晚服二钱，开水下。

痎疾固属三阴，期在子午卯酉，少阴病也。服补阴益气以来，痎邪已去，尚有微热者。正气未充也。素多思虑劳心，爰拟归脾加减。

大熟地八两　人参一两　云茯苓三钱　炙甘草五钱　冬白术二两　当归身二两　煨木香三钱　酸枣仁二两　远志肉一两　制半夏二两

为末，生姜三两，大枣二十枚，煎水叠丸，早晚开水服三钱。

痎疾日久，三阴交损，土德不厚，湿踞中州，致发阴黄，色如秋叶，食减便溏，形神惝倦，培补肾阴，兼养心脾主治。

大生地四钱　鲜首乌四钱　人参一钱　云茯苓三钱　冬白术钱半　益智仁一钱　青蒿梗二钱　福泽泻钱半

进补肾，养心脾，阴黄已退，饮食颇增，二便如常，脉神形色俱起，既获效机，依方进步。

大生地四钱　人参一钱　云茯苓三钱　怀山药二钱　青蒿梗二钱　炙鳖甲三钱　草豆蔻五分　乌梅肉一个

三日痎疾，寒热俱重，已经八次，发于深秋，溲清脉软，邪伏太阴，极难奏效。

人参一钱　冬白术三钱　炙甘草五分　炮姜五分　云茯苓三钱　大白芍二钱　制附子八分　当归身三钱　陈橘皮一钱

经以夏伤于暑，秋为痎疟，间二日一发名痎，起于客秋，延今不已，脉来迟慢，寒重热轻，精神疲倦，脾肾双亏，未宜止截，拟进东垣法。

人参一钱　云茯苓三钱　冬白术三钱　炙甘草五分　当归身三钱　新会陈皮一钱　银州柴胡五分　水炙升麻五分　老生姜三片　大黑枣三枚

疟疾半载，热甚寒轻，戌正始来，亥初方退，病在少阴，热而不渴，阴伤可知，衰年可虑。

大生地八钱　粉丹皮三钱　福泽泻三钱　怀山药四钱　云茯苓三钱　山茱萸肉四钱　银柴胡钱半

疟经两月有余，屡经汗散，转为潮热，指时而发，阴伤，五液受亏，阳明有余，少阴不足，热入于营，非瘅疟可比，溲色清澄，是其明验，法当静补三阴。

大生地八钱　粉丹皮三钱　福泽泻三钱　怀山药四钱　赤茯苓三钱　大麦冬三钱　怀牛膝三钱　当归身三钱　炙鳖甲三钱　青蒿梗二钱

脉来软数无力，证本脏阴有亏，疟后中土受伤，怒郁肝阳苦逆，土不载木，肝病传脾，阴不配阳，水不济火，乃见竟夜无眠，食少无味，体倦神疲，虚阳上越等证，前进交通心肾，熟寐连宵，继服壮水之主，形神复振，曾患血崩，素多抑郁，肝木久失条舒，木郁化火，耗液伤阴，以故气从胁肋上升，贯膈冲咽，环脐作胀，仍以壮水济火为主，崇土安木辅之。

大熟地八两，橘皮水炒　粉丹皮三两　福泽泻三两　怀山药四两　云茯苓三两　人参一两　冬白术三两，土炒　炙甘草五钱　当归身三两，土炒　酸枣仁三两　远志肉两半

为末，水叠丸，每早晚服三钱，开水下。

蒋宝素曰：痎疟者，暑热内伏，风寒外乘，寒乱于卫，暑逆于营，邪正交争于少阳表里营卫之间，出表为热，入里为寒，先寒后热，作止有时，与伏邪相近之证也。伏邪乃伏寒化热，痎疟乃伏暑化虚。暑乃夏月之正邪，故可伏而后发，犹冬伤于寒，春必病温之义。《灵枢·经脉篇》曰：胆足少阳之脉，是主骨所生病者，振寒疟。又《论疾诊尺篇》曰：夏伤于暑，秋生痎疟。又《岁露篇》曰：夏日伤暑，秋病疟。又《素问·生气通天论》曰：夏伤于暑，秋为痎疟。又《金匮真言论》曰：夏暑汗不出者，秋成风疟。又《阴阳应象大论》曰：夏伤于暑，秋必痎疟。又《疟论》曰：夫痎疟皆生于风。又曰：此皆得之夏伤于暑。又《刺疟论》，少阳在太阳之后，阳明之前，以少阳为枢。又《气交变大论》曰：炎暑流行，民病疟。又《五常政大论》曰：赫曦之纪，病笑疟。又《六元正纪大论》曰：火郁之发，民病温疟。又《至真要大论》曰：少阳司天，火淫所胜，民病头痛，发热恶寒而疟。此《内经》诸篇，分明以暑热伏于前，风寒感于后，而会于少阳表里营卫之间，所受之气，本一寒一热，故病亦如是。少阳介乎表里，乃四战之地，营卫邪正之出入，必由乎此。卫为阳，营为阴，卫犹兵卫卫于外，营犹营垒营于中，营卫相维，不容邪扰。邪之所凑，其气必虚。邪正不两立，相遇必交争。暑热先伏营中，风寒后乘卫外，营阴不容暑热，逼之而外越。卫阳不容风寒，迫之而内侵。卫失外护，营失中守，邪正争，营卫乱，而寒热作。正气胜，营卫和，而寒热止。邪正复争，寒热更作。正气复胜，寒热更止。作者，邪争也。止者，正胜也。有热重于寒者，暑热多而风寒少也。有寒重于热者，风寒甚而暑热微也。有但热不寒者，暑热极甚，风寒极微，不觉其寒也。有但寒不热者，风寒极甚，暑热极微，不觉其热也。有日一作，夜一作，俗名子母疟。有一日一作，有间一日作，有间二日作，或间数日作，有连作二日，间一日，四日共三作，或间疟，当期日二作，俗名间日子母。或间日转为日作，或日作转为间日，或间疟转连日，正期止，间期作，仍为间疟，或潮热如瘅疟数次，时觉憎寒，转而为疟，或早或晏，或轻或重，或一日早，一日晏，一日轻，一日重，或依时不移，或寒热竟日，或今日之寒热未已，明日之寒热又至，或须臾即止，或数次即已，或延绵不断。盖由人之禀赋不同，受病有异，

正气化邪有迟速，邪气化尽而已。如酒醉人，醉态不一，醒有迟速也。《内经》诸论，言其常也。余之所论，言其变也。若以浅深远近而分轻重迟速，则日作之寒热，常竟日不已。三疟之寒热，常须臾即止。此深者远者之寒热，何以反轻，浅者近者之寒热，何以反重，是未可以此分也。惟在正气化邪，邪尽而已。如受病应一日一作，一月解。若一日二次，则十五日尽。若二日一作，则六十日解。若三日一作，则至九十日矣。寒热轻而愈速者，邪本少也。而愈迟者，化之慢也。寒热重而愈迟者，邪本多也。而愈速者，化之快也。如寒热大作数次愈，此化之速也。以数日大作之寒热，分为数十次，则寒热轻而化之迟也。推此虽万变可知也。有热忽不退，而转为温热者，内与伏邪相遇。有伏邪转为痎疟者，内有伏暑发动也。温疟者得之冬中于风，先热后寒，非正疟也。战汗者，正不容邪，大战于营卫之间，正胜而复，犹疟之意也。有疟邪尽而寒犹存，及产后与虚劳寒热往来如疟者，营卫乱而自相吞并也。一切内外证，发热恶寒，得汗而解者，无非邪正争而营卫乱也。但内无伏暑，不能作疟，故正伤寒无转疟之理，内无伏暑故也。《周礼》秋有疟寒疾，即风寒感于卫之意。《吕览》孟秋行夏令，民多疟疾，即暑热伏于营之意。《说文》曰痎，二日一发，疟也。即间二日一发，世俗所谓三疟也。《金匮要略》曰：病疟以月一日发，当以十五日愈。设不瘥，当以月尽解。如其不差，结为癥瘕，名曰疟母，宜鳖甲煎丸。此言所伏之邪，正气化之，当一月解。如间日则六十日尽，间二日则九十日尽，正化邪尽而

已。若化不尽，结为疟母，用鳖甲煎丸，以开治久疟之端。又曰：阴气孤绝，阳气独发，名曰瘅疟。若但热不寒者，邪气内藏于心，此言但热者，非无寒也。盖暑热极盛，风寒极微，不觉其寒也。又曰：疟多寒者，名曰牝疟。此言多寒者，非无热也。盖风寒极甚，暑热极微，不觉其热也。《伤寒论》曰：脉阴阳俱盛，重感于寒热，变为温疟。此先冬中于风，又复感寒，故先热后寒为温疟，非正疟也。又曰：邪正分争，往来寒热，小柴胡汤主之。此邪正战于少阳表里营卫之间，用和解之法，以开治疟之境。巢元方、孙思邈、刘完素、张子和俱宗经旨，以暑为主。李东垣曰：亦有非暑而感冒风寒得之者，谬矣。怡斋曰：内无伏暑，不能作疟，正伤寒无转疟之证，内无伏暑故也。丹溪始言痰疟，论治诸法皆佳。惟以日作与间日，乃受病一月与半年，乃三疟发于子午寅申辰戌之日分三阴，未免执泥。盖不知疟，犹酒徒之醉态不一，而醒有迟速也。王节斋始言日夜各一作之疟，薛立斋、张景岳证治俱得其中。吴又可所论，乃疟内与伏邪相遇。医案开旁通之路，医话制圆机之方。由是观之，治疟之法，亦云备矣。

略曰：天卫地外，地营天中，天地亦营卫也。暑蒸地气上为云，风搏天气下为雨，风云暑雨之合散，亦疟象也。人亦宜然。故疟之寒热，因暑而作，得汗而解，观乎天地，可以察人矣。

痎疟论列方

金匮鳖甲煎丸四十五　济生鳖甲饮四十六
小柴胡汤三十三

医略十三篇卷十

镇江蒋宝素撰　浙江周毅人校

痢疾第十

《椿田医话》曰：痢疾多发于三秋，显系暑湿之毒，蕴结于肠胃之间，如暑疠湿痰流注脓窠疮之类，溃流脓血，即痢之赤白里急后重者，脓血淋漓涓滴而下也。与内痈同法。忌身热脉大，禁口不食，脓血色败如烂鱼肠屋漏水。初起宜攻，虚则宜补，久则宜涩。今约三方，以见其概。

攻发汤，主治痢疾初起壅实者。

生大黄三钱　川黄连一钱　黄芩钱半　金银花三钱　生木香八分　苦参二钱　飞滑石三钱　生甘草五分　赤芍二钱

夹表，先服败毒散一剂。

表微，加羌活一钱，柴胡一钱。

夹虚，加大生地八钱，人参一钱。

热甚，加白头翁二钱，黑山栀钱半。

托补汤，主治痢疾无实证可据，及年迈体羸者。服攻发汤虽轻未已亦主之。

大熟地八钱　人参一钱　炙甘草八分　当归身三钱　生黄芪三钱　肉豆蔻二钱　冬白术三钱　椿根皮三钱

夹实，加生木香一钱，槟榔一钱。

热重，加川黄连八分。

寒重，加制附子五分。

收涩丸，主治痢疾滑脱不止，连年不愈，诸药不应者。

赤石脂　禹余粮　罂粟壳　诃子肉　五倍子　人参　大熟地砂仁水炒，以上各三两

为末，椿根皮三两，煎水叠丸，早晚服三钱，开水下。

休息痢加明雄黄猪胆汁拌，暴干　牛角灰　羊角灰　鹿角灰　虎头骨灰以上各一两

为丸，服如前法，十年不愈者亦效。

《释名》曰：泄痢，言少漏泄而利也。

《北史》齐司马膺之好读《太玄经》，每云：我欲与杨子同游，患痢十七年不愈，齐亡岁，以痢终。

《唐太宗实录》曰：太宗苦于气痢，众医不效。即下诏问殿廷左右有能治此疾者，当重赏之。金吾卫士张宝藏，曾困其疾，即具疏乳煎荜茇方。上服之立瘥。宣下宰臣与五品官，魏征难之。逾月不进拟，上疾复发。问左右曰：吾前服乳煎荜茇有功，复命进一啜，又平。因思曰：尝令与进方人五品官，不见除授，何也？征惧曰：奉诏之后，未知文武二吏。上怒曰：治得宰相不妨，已授三品官，我天子也，岂不及汝耶？乃厉声曰：与三品文官，授鸿胪寺卿。其方每用牛乳半斤，荜茇三钱匕，同煎减半，空心顿服。

《赵潜养疴谩笔》曰：宋孝宗患痢，众医不效。高宗偶见一小药肆，召而问之。其人问得病之由，乃食湖蟹所致，遂诊脉曰：此冷痢也。乃用新采藕节捣烂，热酒调下，数服乃愈。按：藕消瘀解热开胃，又解蟹毒，用酒调乃寒因热用也。若加苏梗解蟹毒更妙。高宗大喜，即以捣药金杵臼赐之。

《夷坚甲志》曰：昔虞丞相自渠川被召，途中冒暑，得泄痢连月。萝壁间有韵语云：暑毒

在脾，湿气连脚，不泄则痢，不痢则疟，独炼雄黄，蒸饼和药，甘草作汤，服之安乐，别作治疗，医家大错。如方制服，其疾随愈。

陆文量《菽园杂记》曰：痢疾最忌油腻生冷，惟白鲞鱼宜食。

《九峰医案》曰：肠澼赤白，气血俱伤，后重腹疼，溲赤脉数，暑滞俱重。河间云：溲而便脓血，气行而血止，行血则便自愈，调气则后重除，宜芍药汤。

赤芍药二钱　当归身二钱　川黄连八分　生木香五分　炙甘草五分　制大黄三钱　黄芩钱半　槟榔一钱　官桂三分

因热贪凉，人情之常，过食生冷，脾胃受伤，值大火流西，新凉得令，寒湿得以犯中，下传于肾，致成肠澼。溲色清澄，是其明验，脉来缓弱，温中为主。

藿香梗二钱　生木香八分　赤茯苓二钱　猪苓钱半　陈橘皮一钱　厚朴一钱　炙甘草五分　炮姜八分　冬白术二钱

经言：食饮有节，起居有常，饮食不节，起居不时，脾胃受伤，则上升精华之气，翻从下降而为飧泄，久则戊邪传癸，变生肠澼。延绵不已，变态多歧。见在下血或少或多，鲜瘀不一，此血不归经，气失统摄，下时里急后重，脾阳肾水俱伤，下后魄门瘙痒，中虚逼阳于下，脐旁动气有形，或左右上下，殆越人所谓动气之状，腹胁胀坠，不为便减，土困于中，魄门锁束，小溲不利，水亏于下，均非热象，矢气欲解不解，则肛门胀坠，时或燥热直逼前阴，肾囊收缩，气随上逆，皆水亏土弱之征，小腹坠，大腹膨，矢气解则舒，不解则胀连胁肋，右胜于左，以脾用在右，脾病故得后与气，则快然如衰，常觉中下二焦痞塞，大便有时畅下，则诸症较减，以肾居于下，为胃之关，开窍于二阴，大便既畅，土郁暂宣，水源暂畅，故减至于或为之，犹浮云之过太虚耳。治病必求其本，法当脾肾双培，偏寒偏热，恐致偏害。

人参一两　炙黄芪三两　冬白术三两，土炒

炙甘草八钱　煨木香五钱　酸枣仁三两　远志肉两半　炙升麻三钱　煨肉果二两　云茯苓三两　当归身三两，土炒　川芎一两

为末，以大生地十二两，大白芍六两，罂粟壳六两，石榴皮六两，乌梅肉四两，熬膏，再入龟甲胶三两，鹿角胶三两，熔化和丸，每早晚服三钱，开水下。

二气素虚，七情不节，致伤脾胃，传化失常，清不能升，浊无由降，清气在下，则生飧泄，戊邪传癸，转为肠澼。色白如脓，日十余次，下时里急后重，脾阳肾水潜伤，舌苔色常黧黑，中寒格阳于上，腹中隐痛，澼久剥及肠胃脂膏，食减神疲，夜多妄梦，肾不交心，而中虚气馁，因循怠治，希冀自瘥，反覆相仍，病情转剧，将近一载。前进补中益气、归脾、六君等汤，以行升降之令，继服胃关煎、四神丸、五味子散，温固三阴，病势退而复进，脉体和而又否，病势苦深，殊难奏捷。勉拟温固命门，引火归窟，冀其丹田暖，则火就燥，下元固，则气归精，然否质诸明哲。

怀山药三两　补骨脂二两，盐水炒　煨木香八钱　炙甘草八钱　冬白术三两，土炒　诃子肉三两　罂粟壳三两　干姜八钱　白芍药二两　石榴皮二两　缩砂仁两半　荜茇二两　赤石脂三两　煅龙骨三两　淡吴萸八钱　煨肉果二两　煨草果一两　五味子二两

为末，用大熟地十六两，大洋参十二两，嫩黄芪十二两，龙眼肉八两，熬膏和丸，每早晚服三钱，开水下。

痢成休息，本是缠绵，气伤则白，血伤则赤，痢下纯血，血分受伤，起自客冬，暮春未已，大和中土，培补胃关，共服十有六剂，痢势十减六七，第尊年胃气易伤，饮食颇减，宜停煎剂，以丸缓图。

大熟地八两　怀山药四两　人参一两　陈橘皮两半　炙升麻五钱　炙甘草八钱　五味子二两　赤石脂三两　煨木香五钱

为末，地榆六两，煎水叠丸，早晚服三钱，

开水下。

蒋宝素曰：痢疾者注下赤白，里急后重，腹痛，昼夜无度数，至圊而不能便，乃暑湿食毒，郁蒸酝酿于脏腑肠胃膜原连络之间，津液脂膏化为脓血，渗入肠中而下。盖痈疽流注疮疡之类，即《内经》肠澼之证也。《素问·生气通天论》曰：因而食饱，经脉横解，肠澼为痔。此即痢与外证相通之意。又《脉要精微论》曰：脉数动一代者，病在阳之脉也。泄及便脓血。脓血二字，明与痈疽相似。又《通评虚实论》曰：肠澼便血，身热则死，寒则生。此与痈疽逆顺相似。又曰：肠澼下脓血，脉悬绝则死，滑大则生。此与痈疽阳证阴证意合。又《太阴阳明论》曰：饮食不节，起居不时者，阴受之。入五脏则䐜满闭塞，下为飧泄，久为肠澼。可见暑湿食毒，熏蒸酝酿于脏腑膜原之间，脂液化为脓血，而为肠澼。又《六元正纪大论》曰：风湿交争，注下赤白。又《至真要大论》曰：少阳在泉，火淫所胜，注下赤白。此风湿相火伤于阴络，血液化为赤白，即痈疽化脓之意。此《内经》诸篇，分明以痢疾与痈疽相似，曰肠澼为痔，曰便脓血，尤彰明较著者。《难经》云：溲而便脓血。此以痢之赤白名脓血，即是痈疽之类。《金匮要略》云：脉数而渴，今自愈。设不瘥，必清脓血，以有热故也。《伤寒论·厥阴篇》与此同。按：《伤寒论》云：数脉不时，则生恶疮，与此意同。又云：下痢便脓血者，桃花汤主之。《伤寒论·少阴篇》同。此《难经》《金匮》，论证论治，与痈疽相合。《北史》载司马膺之，患痢十七年不愈，巢元方论休息痢之乍发乍止，肠蛊痢之先赤后白，连年不愈，此上二条，即痈疽成漏之属。孙思邈云：脏毒为痢。《唐太宗实录》云：太宗苦于气痢，服乳煎荜茇而愈。牛乳半斤，荜茇三钱煎服。雷敩云：阳虚久痢，须假草零。草零即五倍子为末调服。《赵潜养疴谩笔》云：宋孝宗食湖蟹患痢，用藕节捣烂酒调服而痊。《夷坚志》云：暑毒在脾，湿气连脚，不泄则痢，不痢则疟，

独炼雄黄，蒸饼和药，甘草作汤，服之安乐。寇宗奭云：洛阳女子耽饮，多食鱼蟹，蓄毒在脏，大便脓血，诸药不应，如此期年，垂命待尽，或教服人参散而愈。人参、椿根皮各一两为末，每服二钱，开水调下。刘河间云：下痢赤白，俗言寒热相兼，其说尤误。如热生痈疡，而出白脓，岂可以白为寒欤。由其在皮肤之分，属肺金，故色白也。次在血脉之分，属心火，故色赤也。此即痈疡化脓之理。李东垣云：肠澼为水谷与血，另作一派，如溯桶涌出。此即痈疽出头之意。朱丹溪云：赤属血，白属气，下如鱼脑者半生半死，下如尘腐色者死，下纯血者死，下如屋漏水者死。此与痈疽败证无异。张景岳云：痢之脓垢，非糟粕，乃附肠着藏之脂膏，皆精血之属也。此即痈疽化脓之理。吴又可云：温疫愈后，及战汗后，反腹痛里急，欲作滞下也。此即留热发病遗之意。又曰：下痢脓血，更加发热而渴，此疫痢兼症。此即热极生痈之意。此上十一条，论痢疾证治之理，正与痈疡机宜暗合，但未有直言痈疽流注疮疡之属，生于膜原连络肠胃之间，脓血内溃，渗入肠中，漂澼而下，为痢之赤白者。由是观之，治痢之法，当参入治痈之义。如痢之初起用芍药等汤，即痈疽初起宜攻之意也。正气偏虚，用补中益气等汤，即痈疽托里之意也。旷日持久，用收涩等法，即痈疡合口之意也。如痢之所忌，身热脉大，禁口不食，亦痈疡之所忌也。痈疡所忌，脓色清稀，尘腐如屋漏水，亦痢疾之所忌也。前贤治痢诸方已备，今参以治痈之法，无遗义矣。然治法多歧，恐滋惑乱，兹约三法，可以类推。一曰攻发，二曰托补，三曰收涩。如有表，败毒散、小柴胡汤等。无表，芍药汤、承气汤等。皆攻发之剂也。气虚四君子汤、补中益气汤等，血虚四物汤、六味地黄汤等，皆托补之剂也。滑泄休息，桃花汤、养脏汤、椿根皮、罂粟壳、乌梅、诃子等，皆收涩之剂也。若医话新制痢疾三方，探本穷源，从博反约，更无出其右者。

略曰：道光甲午，余祖母氏杨，年九十五，

凉秋九月，患痢如鱼肠屋漏水，昼夜无度，色臭腐败，脚缩不伸，足胫红肿若肠痈之状，知其不起，未敢进药，八日而卒。自九月初六至十三亥时终。又叔母氏王，年六十六，于己亥秋杪，病亦如是而卒。自九月初十至十八寅时终。又余女年甫五岁，亦于是月病此而卒。余以是知痢即内痈，赤白即脓血，而著此论也。

痢疾论列方

败毒散三十一　桃花汤五十一　芍药汤四十七　补中益气汤四十九　小柴胡汤三十三　大承气汤三十四　四君子汤四十八　四物汤八六　六味地黄汤五十　养脏汤五十二

医略十三篇卷十一

镇江蒋宝素撰　浙江周毅人校

霍乱第十一

《椿田医话》曰：黄土汤，主治霍乱吐泻。此证多在夏秋，乃暑湿食郁于中胃，传化失常，气乱味变，正不容邪，犯上则吐，犯下则泻。既吐且泻，邪有出路，故湿霍乱为轻多生。若上不得吐，下不得泻，邪无出路，故干霍乱为重多死。霍乱既因暑湿而得，而复有寒者，因暑贪凉过食瓜果故也。夏月加香薷一钱，三秋加蓼花根一两，虚则加冬白术钱半土炒，实则加鸡心槟榔一钱，寒则加理中丸五钱同煎，热则加四苓散五钱同煎。干霍乱本方两剂加炒盐一两，童子小便一小碗多服，以手指按舌根探吐，得吐即泻，吐泻后去炒盐童便，照常煎服。忌稠黏粥食，宜老米汤及老米粥，三日后方可食新米，并治转筋霍乱。

净黄土二两　广藿香二钱　生木香八分　宣木瓜二钱　陈橘皮一钱　紫厚朴八分　白扁豆三钱　活水芦根二两　长流水煎。

前哲掘壁下成坑，灌水搅浑取起，名地浆，治干湿霍乱，洗尽腹中秽浊，甚善。今用黄土为主，加藿香、木香之芳香以解秽浊，木瓜和胃舒筋，以杜转筋，陈皮调畅气机，厚朴、扁豆消暑去湿，芦根致胃清和，犹是地浆之意，而胜于墙阴之不洁远矣。

《春秋考异》邮曰：襄公朝于荆，士卒度岁，愁悲失时，泥雨暑湿，多霍乱之病。

《汉书》曰：淮南王上书云：南越多霍乱之病。见《太平御览》七百四十三卷。

柳子厚曰：元和十一年十月得霍乱，上不可吐，下不可利，出冷汗三大升许，气即绝。河南房伟传，此方入口即吐，绝气复通。用盐一大匙，熬令黄，童子小便一升，合和温服，少顷，吐下即愈也。

《九峰医案》曰：客忤霍乱，内有所伤，伤其七情，外有所感，感于六气，阴阳乖错，吐泻交作。吐则伤阳伤胃，泻则伤阴伤肾。吐泻时幸服理中得有转机。今经二十日，胸次胀满，口干非渴，脉弦无力，阳不生阴，阴不化气，阴阳俱亏，五液俱耗，乙癸同源是理，第肾阴不足以制肝阳，肝志为怒，怒则气上，气填胸膈，非食滞可比。肝无补法，补肾即所以补肝。人身之阴阳，阳者亲上而外卫，阴者亲下而内营，难成而易亏，补之非易，无阳则阴无以生，无阴则阳无以化，必得益气生阴，阴从阳化，肾气通于胃，阴精上蒸，清阳开展，自入佳境，二气两协其平，上下互相流贯，自无否象。公议生脉、八味，益火之原，壮水之主，从阴引阳，从阳引阴，是否候酌。

大熟地八钱　粉丹皮三钱　福泽泻三钱　怀山药四钱　云茯苓三钱　山萸肉四钱　制附子一钱　油肉桂八分　人参二钱　大麦冬三钱　北五味一钱

肝脉渐和，胃脉尚软，夜来半寤半寐，二气渐有和顺之机，素本肾亏，虚寒之体，真阳不健，值大病之后，二气交伤，五液互损，脏腑之气，何由骤复，补阴之品，无过熟地，但守补则中枢易钝，得桂附走而不守，达肾火之窟，蕴生中土，方能化液生阴，不独不闷不滞，且于肾胃有赞襄之功，所谓补肾则胃开，补命则脾健。清晨用原方略为加减，培补命肾之阴阳，午后以养胃生阴之品，阴阳交济之法，循理之至，似无背谬，候正诸明哲。

大熟地八钱　粉丹皮三钱　福泽泻三钱　怀山药四钱　云茯苓四钱　山萸肉四钱　制附子八分　油肉桂五分　人参一钱　淡苁蓉三钱　福橘皮一钱　大麦冬三钱

午后服养胃生阴方

南沙参八钱　野白术三钱　大白芍三钱　生甘草五分　金钗石斛五钱

夜寐初醒，偶虑事情，扰动心火，舌中作燥。照本方去肉桂、茯苓，减附子四分，加酸枣仁、白茯神各三钱，午后仍服养胃生阴方。

立秋后四日，脉神形色俱起，脾胃渐苏，大病新瘥，脏腑初和，二气未定，全在静养工夫。当守摇精劳形之戒，澄心息虑，恬憺虚无，乃善后之良谋。五内得太和之气，自臻康豫。拟方仍候酌。

大熟地八钱　怀山药四钱　山萸肉四钱　云茯苓三钱　福橘皮一钱　人参一钱　酸枣仁三钱　当归身三钱　五味子一钱

大病新瘥，脏腑初和，脾胃苏而未振，不宜思虑烦劳，七情之伤，虽有五脏之分，不外心肾，天地造化之理，无非静定，静则神藏无为自化，阴平阳秘，精神乃治，食入于阴，长气于阳，阳气者若天与日，失其所，则折寿而不彰，故天运当以日光明。前以从阴引阳，从阳引阴，水升火降，诸恙悉平。兹以黑归脾加减，从心脾肾主治，待中枢大展，饮食加增，再以斑龙丸，培补命肾之元阳，以化素体之沉寒痼冷，乃有层次，然否仍候酌。

大熟地四两　人参五钱　野白术二两　炙甘草五钱　当归身二两　酸枣仁二两　远志肉一两　白茯神二两　煨木香三钱　怀山药二两　山萸肉二两

为末，龙眼肉三两，煎水叠丸，早晚服二钱，开水下。

蒋宝素曰：霍乱者，霍然变乱非常，胸腹互痛，吐泻交作，乃湿郁于中，气机不运，升降道阻，水谷不化，气乱味变于肠胃之间，郁极而发，兼六化之证也。有不得吐泻者，即名干霍乱，乃湿郁之甚也。《灵枢·经脉》篇曰：足太阴厥气上逆则霍乱。《素问·气交变大论》曰：岁土不及，民病飧泄霍乱。又《六元正纪大论》曰：土郁之发，心痛胁䐜，呕吐霍乱。又云：太阴所至为中满，霍乱吐下。又云：不远热则热至，此即因热化热之据。热至则身热吐下霍乱。此《内经》诸篇，俱以太阴湿土动变成霍乱。盖湿从土化，土无成位，湿无专证，而有六化之别焉。遇热化热，遇寒化寒，因表化表，因里化里，因虚化虚，因实化实。故仲景《伤寒论·辨霍乱条》曰：霍乱头痛，发热身疼痛，热多欲饮水者，五苓散主之。此湿从热化也。又云：寒多不欲水，理中丸主之。此湿从寒化也。又云：吐利而身痛不休者，宜桂枝汤小和之。此因表化表也。又云：既吐且利，小便复利，而大汗出，下利清谷，内寒外热，脉微欲绝者，四逆汤主之。此因里化里也。又曰：恶寒脉微而复利，利止亡血也，四逆加人参汤主之。此因虚化虚也。又云：下利后当便硬，硬则能食者愈。此因实化实也。岂可执一乎。《易说》曰：谷雨气当至不至，则多霍乱。此亦湿从寒化也。《汉书》淮南王上书云：南越多霍乱之病。此亦湿从热化也。《春秋考异》邮曰：襄公朝于荆，士卒度岁，愁悲失时，泥雨暑湿，多霍乱之病。此亦湿从热化而兼七情也。葛稚川以饮食生冷肥腻酒鲙，而当风履湿，薄衣露坐，或夜卧失覆所致。亦从湿食动变而起。巢元方以温凉不调，阴阳清浊二气有相干乱之时，其乱在于肠胃之间，因遇饮食而变发。又宗仲景之意，以挟风而实者，身发热头痛体疼而复吐利，虚者但吐利心腹刺痛而已。又宗稚川以饮酒食肉腥脍生冷过度，因居处不节，或露卧湿地，或当风取凉，而风冷之气归于三焦，传于脾胃。又以干霍乱是冷气搏于肠胃，又以霍乱转筋，是冷气入筋，大吐下之后，阴阳俱虚，其血气虚极，则手足逆而营卫不理，冷搏于筋，则筋为之转，此湿因风寒之证，乃六化之一也。夫干霍乱不得吐泻者，乃湿郁兼六化之甚也。转筋者在吐泻之前，因实因热也。在吐泻之后，因虚因寒也。柳子厚得干霍乱，用炒盐和童便服之，取吐即泻而愈。此开湿郁之甚，治法精良。陈无择所论与巢元同。刘河间以热气甚，则传化失常而吐泻霍乱，火性燥动故也。又云：一切霍乱吐泻，通宜五苓散、益元散。又云转筋吐泻者，其气有三。曰风、火、湿也。又云：此证或先五苓、益元、桂苓甘露饮，乃吐泻之圣药也。慎毋与粟米粥。此湿因暑热之证，乃六化之一也。易水老人，亦以霍乱转筋吐泻，乃阴阳交错不和，不可与分毫粥饮。张子和以风湿暍为主，申明巢氏之非，默契河间之意，伟王冰脾热之语，盖不知霍乱皆以湿为主，而有六化之别。巢氏所论湿，因风寒化也。河间所论湿，因暑热化也。二公俱未悉六化之变。若王冰不过注《素问》经文之一端耳。《丹溪心法》，霍乱吐泻用二陈汤加减作吐，以提其气，切莫与谷食，亦有可下者。转筋不住，男子以手挽其阴，女子以手牵其乳，是皆良法。又云：转筋皆属乎血热，四物汤加酒炒黄芩、红花、苍

术、南星，亦未分转筋在吐泻前后有寒热之别。戴复庵言挥霍变乱起于仓卒，宜苏合香丸，继进藿香正气散，加木香五分，论治可采。王肯堂言霍乱转筋，舌卷囊缩，及霍乱后遗尿不语，膏汗如珠，躁欲入水，四肢不收等证皆不治，宜须详审。张景岳言夏秋之交，乍凉乍热，阴阳相驳，人于此时，凡衣被口腹，最宜节慎，少有不调，为驳杂之气所侵，则霍乱吐泻所由生也，亦宜留意。医案论霍乱之后，用补剂收功，亦因虚化虚之意。医话新制黄土汤，专以治湿为主，符于经旨，切于时用，足称良剂。

略曰：《内经》霍乱，本以太阴湿土为主，因表里寒热虚实而有六化之变，是证多见南方及夏秋之交，湿郁可据。六化之别，仲景详言之矣。后世或执寒以非热，执热以非寒，可谓不能举一以反三，而反执一以废其五也。

霍乱论列方

理中丸五十三　四物汤八　苏合香丸六　藿香正气散十七　四苓散五十四　斑龙丸五十五　五苓散十六　桂枝汤五十六　四逆汤五十七　四逆加人参汤五十八　益元散五十九　桂苓甘露饮六十　二陈汤六十一

医略十三篇卷十二

镇江蒋宝素撰　浙江周毅人校

沙蜮第十二

《椿田医话》曰：射影丸，主治射工沙虱溪毒诸证。其病与伤寒温疫霍乱瘴气相类，但手足逆冷者是，甚至手足麻木不仁，冷过肘膝。道光辛巳秋七月，沙毒流行，两足先麻木，当时流俗名麻脚瘟。继之腹痛吐泻，肢冷脉伏，剧则大汗身冷，脉脱目陷，四肢瘛疭，须臾不救。因制此方，服之良愈。外以含沙散嗅鼻取嚏。或曰闺中妇女，多罹此疾，何含沙射影之有？曰：射工沙虱，致毒于水草之间，灌田浇菜，浸润方土，潜通地脉，流入泉源，何所不可。且此气盛行之年，亦可凌空而至。南方更有蛇毒，其害尤甚。又方土沙气升腾，高于岑楼，因夏秋气候炎热，莫之能见。妇女坐受其气，非男子运行可比，且妇女阴体易感阴毒，以故发病多于男子。今人感之微者，头疼身痛，形神拘倦，欲吐不吐，四肢闭逆，或腹痛欲泻，令人挤眉心、人中、承浆、颈项胸前背后，出见红斑如枣大，重则色紫，顷刻即愈，名曰挤沙。相沿成俗，即感受风寒，亦有挤沙而愈者。盖挤沙有发汗之意，在内为血，发外为汗，汗即血故也。

香白芷一两　大贝母一两　生甘草五钱　大蒜头一两　青黛一两　明雄黄五钱　犀角五钱　山慈菇一两　苍耳子一两　厚朴一两　紫背萍一两　射干一两　白知母一两　枯矾末五钱　朱砂五钱　紫菀茸一两　槟榔一两　雷丸一两　琥珀五钱　龙齿五钱　鬼箭羽一两　羚羊角五钱　草果仁五钱　麝香五钱

为细末，水叠丸，每服三钱，开水下。

含沙散，主治沙毒吹入鼻中取嚏。

生大黄六两　公丁香一两五钱　明天麻三两　牙皂角三两　丹砂四两　明雄黄四两　麻黄三两　冰片三钱　麝香三钱　苍术三两　蟾酥一两　香白芷三钱　草果仁一两五钱

共为极细末，磁瓶收贮。

《周礼》壶涿氏，掌除水虫，以抱土之鼓驱之，以焚石投之。

《诗》曰：为鬼为蜮，则不可得。蜮，虫名。《诗注》名含沙。《诗疏》名射影，又名水弩。《广雅》名短狐。《玄中记》名水狐。《博物志》名射工。《酉阳杂俎》名抱枪，其形似蛣蜣，头有一角，长寸余，角上有四歧黑甲，下有翅能飞，足角如弩，以气为矢，因水势含沙射人影成病，沙证之因，盖由此也。《五行传》曰：南方淫惑之气所生，故谓之蜮。

《玄中记》曰：水狐虫长三四寸，其色黑，广寸许，背上有甲，厚三分，其口有角，向前如弩，以气射人，去二三步即中人，十死六七也。又曰：视其形，虫也。见其气，鬼也。

《博物志》曰：射工江南山溪水中甲虫也。长一二寸，口有弩形，以气射人影，令人发疮。不治，杀人。

《南中志》曰：永昌郡有禁水，惟十一二月可渡，余月则杀人。其气有恶物作声，不见其形，中人则青烂，名曰鬼弹。

《文选》鲍明远诗曰：含沙射流影，吹蛊病行晖。

郭义恭《广志》曰：沙虱在水中，色赤，大不过蚁，入人皮中杀人。

《录异记》曰：潭袁处吉等州，有沙出，即毒蛇鳞甲中虫，蛇被苦毒，入急水中碾出，人中其毒，三日即死。

《九峰医案》曰：客忤沙氛，挥霍撩乱，吐泻交作，三焦俱伤，身冷脉伏，柔汗不收，目赤如鸠，溲红如血，浑如中毒，危在须臾，勉拟元戎法，尽其心力。

人参二钱　冬白术三钱　炙甘草五分　炮姜灰五分　煅石膏一两　红蓼花梗一两　地浆

水煎。

沙氛袭络，遍身苛痹，肢尖逆冷，胸喉气不展舒，六脉细涩无力，正气六和加减。

藿香梗二钱　老苏梗一钱　荆芥穗一钱　云茯苓三钱　炙甘草五分　制半夏钱半　福橘皮一钱　宣木瓜一钱　川厚朴八分　大腹皮一钱

烦闷欲吐，颠痛肢尖冷，脉细涩，沙候也。

法制半夏四钱　芦根二两　甘烂水煎。

蒋宝素曰：沙毒者本书创立，《内经》所无。见于《诗》《礼》，方书所略。近代多有，乃南方沙土水湿溪涧虫蛇沙虱毒气中人为患，类乎中毒之证也。《周礼》有掌除水虫之氏。《诗》云：为鬼为蜮，则不可得。蜮乃含沙射影水狐等之总名，能致人病蜮惑也。故《金匮要略》本之于《诗》，有狐惑之证，以虫毒蚀于喉为惑，蚀于阴为狐。《博物志》言射工以气射

人影，令人发疮，不治杀人，亦本于《诗》义。《南中志》永昌郡有禁水，人不可渡，有物作声，不见其形，中人即死。此从射工而广之，则水亦能病人，不待含沙射影。鲍明远诗曰：含沙射流影，吹蛊病行晖，又从而广之，则其气亦可凌空而至。葛洪《肘后方》：溪毒中人，一名中水，一名中溪，一名水病，似射工而无物，与《南中志》禁水同。又曰：江南射工毒虫，在山间水中，人行或浴，则此虫含沙射人形影为病，此承《诗》与《金匮》《博物志》而言。又葛洪《抱朴子》云：山水间多沙虱甚细，略不可见，人入水中及阴行草中，此虫多着人，钻入皮里，令人皮如芒刺，三日后寒热发疮，虫渐入骨则杀人。又以类推而有沙虱之证。巢元方采诸家之说，有含沙、沙虱、水毒、溪温诸证甚详。《丹溪心法附余》，因腹痛有绞肠沙证，用樟木矾盐等汤探吐，并刺委中出血，论治精详。李时珍《本草纲目》，有挑沙刮沙之说，其法益备。张景岳用磁碗边蘸滚水香油，刮背心从上之下，尤为该简。医案从客忤霍乱中寻出沙证，证无逃隐。医话制含沙散射影丸，治无遗义。

略曰：沙证盖本含沙射影，沙虱着人之义，然不近含沙沙虱而染沙证者，则有禁水吹蛊溪毒之属，即含沙沙虱之类，随方土变更，其气上腾，与六淫相等，不必泥射影而着人。往古所略，近代详焉。至医话含沙散射影丸，诚对证之良方，无出其上者。

医略十三篇卷十三

镇江蒋宝素撰　浙江周毅人校

瘴气第十三

《后汉书·马援列传》曰：援在交趾，尝饵薏苡实，云能轻身资欲，以胜瘴气也。

《活人书·三昧论》曰：食饮有节，起居有常，则邪气不能为害。彼道路崎岖，人烟疏阔，水浆不洁，酒炙多腥，饮食起居，未免乖度。况复有阴阳相搏之气乎，故曰瘴气，惟染劳役伤饥之人者，此也。

《圣济总录》曰：岭南朴蛇瘴，亦名锁喉瘴，项大肿痛连喉。用赤足蜈蚣一二节，研细，水下即愈。

巢元方曰：夫岭南青草黄芒瘴，犹如岭北伤寒也。南地暖，故太阴之时，草木不黄落，伏蛰不闭藏，杂毒因暖而生。

又曰：瘴疟病生于岭南，带山瘴之气，其状发寒热，休作有时，皆由山溪原岭嶂湿毒气故也。其病重于伤暑之疟。

杨士瀛《直指方》曰：瘭疮，一名蛇瘴，蛮烟瘴雨之乡多毒，人有不伏水土风气而感触之者，数月以还，必发蛇瘴。惟赤足蜈蚣最能伏蛇为上药，白芷次之。

大梁李待诏《瘴疟论》曰：岭南既号炎方，而又濒海，地卑而土薄，炎方土薄，故阳燠之气常泄，濒海地卑，故阴湿之气常盛，二气相搏，此寒热所由作也。阳泄，故冬无霜雪，四时放花，人居其地，气多上壅，肤多汗出，腠理不密，盖阳不反本而然。阴气盛，故晨夕雾昏，春夏淫雨，一岁之间，蒸湿过半，三伏之内，反不甚热，盛夏连雨，即复凄寒。饮食衣服药食之类，往往生醭，人居其间，类多中湿。肢体重倦，又多脚气之疾。盖阴常偏胜而然。阴阳之气既偏而相搏，故人亦因之而感受其寒热不齐之病也。又阳燠既泄，则使人本气不坚，阳不下降，常浮于上，故病者多上脘郁闷，胸中虚烦。阴湿既盛，则使人下体多寒，阴不上升，常沉而下。故病者腰膝重疼，腿足寒厥。余观岭南瘴疾，证候虽或不一，然大抵阴阳各不升降，上热下寒者十有八九。况人身上本属阳，下本属阴，兹又感此阳燠阴湿不和之气，自多上热下寒之证也。得病之因，正以阳气不固，每发寒热，身必大汗，又复投之以麻黄、金沸、青龙等汤，再发其表，则旋踵受毙。甚者又以胸中痞闷，用利药下之，病人下体既冷，下之则十无一生。若此者医害之也。其时余染瘴疾，全家特甚，余悉用温中固下，升降阴阳正气之药，十治十愈。二仆皆病胸中痞闷烦躁，昏不知人，一云愿凉药清膈，余审其证，上热下寒，皆以生姜附子汤冷温服之，即日皆醒。自言胸膈清凉，得凉药而然也。实不知附子也。翌日各与丹朱丸一粒，令空心服之，遂能食粥。然后用正气、平胃等药，自尔遂得平安。更治十数人皆安。盖附子用生姜煎，既能发散，以热攻热，又能导虚热向下焦，除宿冷，又能固接元气。若烦闷者，放冷服之。若病烦躁，不好饮水，反畏冷不能饮者，皆其虚热，非真热也。宜姜附汤。沈存中治瘴用七枣汤，正与此同，亦一服而愈，有用术附汤而病益甚，盖术附相济，能固热气，不能发散，惟附子一味为最妙。

又曰：或有脉证，实非上热下寒，而目黄赤者，不可用附子。脉若浮洪而数，寒热往来，无汗，乃小柴胡汤证。若证有可疑，寒热不辨，宜服嘉禾散。若热多者冷服之。嘉禾散能调中气，升降阴阳，治下虚中满，疗四时温疫伤寒，使无变动，虽伤暑及阳证伤寒服之亦愈。若或寒多，服之尤宜。服二三日，即寒热之证自判。然后随证调治，无不愈者。大抵岭南之地卑湿，又人食槟榔，多气疏而不实，四时汗出，不宜更用汗药，此理甚明。亦有当汗下者，然终不多也，明者察之。

新安王棐《指迷方·瘴疟论》曰：棐读书之余，留意医学，幸得其传，颇识方脉。就辟入南，研究此证，谓南人凡病皆谓之瘴，率不服药，惟事鬼神。夫瘴之为病，犹伤寒之病也。岂可坐视不药耶。每为中医荏苒而致不救者有之。人过桂林以南无医药，且居南之人，往往多汗，上盈下空，不可用汗吐下三法。其业医者既鲜且庸，或妄用汗吐下者，是谓虚虚。方书皆谓南方天气温暑，地气郁蒸，阴多闭固，阳多发泄，草木水泉皆禀恶气。人生其间，元气不固，感而为病，是谓之瘴。轻者寒热往来，正类痎疟，谓之冷瘴。重者蕴热沉沉，昼夜如卧灰火中，谓之热瘴。最重者一病便失音，莫知其所以然，谓之哑瘴。冷瘴必不死，热瘴久而死，哑瘴无不死。此方书之说也。然以愚意观之，所谓哑瘴者，非伤寒失音之证乎。又岂中风失语之证乎。治得其道，亦多可生，安得谓之无不死耶。若夫热瘴，乃是盛夏初秋，茅生狭道，人行其间，热气蒸郁，无林木以蔽日，无水泉以解渴，伏暑至重，因而感疾。或有饮酒而不节者，或食煎炙而积热者，偶成此证，其热昼夜不止，稍迟二三日，则血凝而不可救矣。南中谓之中箭，亦谓之中草子。然有挑草子法，乃以针刺头额及上下唇，仍以楮叶擦舌，皆令出血，徐以草药解其内热，应手而愈，安得谓之久而死耶。至于冷瘴，或寒多热少，或

寒少热多，亦有叠日间日之作。及其愈也，疮发于唇，验其证即是外方之疟，本非重病，然每因误治而致祸，亦不可以必不死而忽之。但诊其脉息极微，见其元气果虚，即与附子汤而愈。若误投寒药，所谓承气入胃，阴盛乃亡。若脉洪盛，证候实热，宜服和解药而徐治之。若误投热药，所谓桂枝下咽，阳盛则毙。要在切脉审证，辨其寒热虚实，治之无不愈也。又人谓岭南水泉草木地气之毒，故凡往来岭南之人及宦而至者，无不病瘴而至危殆。又谓土人生长其间，与水土之气相习，外人入南必一病，但有轻重之异。若久而与之俱化则免矣。此说固若有理，但备之以将养之法，解之以平易之药，决保无病，纵病亦易愈。且瘴之为病，土人反重，外人反轻，盖土人淫而下元虚，又浴于溪而多感冒，恣食生冷酒馔，全不知节，所以重也。然则，病瘴者不可全咎风土之殊，皆人自失节养有以致之耳。君子之居是邦也，当慎起居，节饮食，适寒温，晨酒夜食，切忌太过。或有不快，即服正气散一二剂，则脾胃自壮，气血通畅，微邪速散，又何瘴之有。

吴兴章杰岭表十说：一曰岭表之俗，食槟榔，甚者日至十数枚。盖瘴疟之作，率由饮食过度，气滞痰结，而槟榔最能下气消食去痰，故人皆狃于近利，而暗于远患。此颇类北人之食酪酥，多致肤理致密。一旦病疫，当汗，则塞而不得出。峤南地热食槟榔，故脏气疏泄。若一旦病瘴，当攻发，则虚羸而不能堪。所以土人多瘠而色黄，岂全是气候所致，盖亦槟榔为患。殆勿思耳。

二曰《本草》载三人触雾晨行，饮酒者独不病。吴又可《温疫论》引此文、谓饱食者不病，所记异也。故北人度岭、率相勉饮酒，而迁客羁士，往往醺酣以自适。且岭外酒价尤廉，贩夫役卒，俱得肆饮，咸谓可以辟瘴，殊不知少则益，而多则滋瘴之源也。何以言之。盖南土暑湿，嗜酒则多中湿毒，兼以瘴疟之作，率因上膈痰饮，而酒则尤能聚痰。岭外谚云：莫

饮卯时酒，莫食申时饭，诚摄生之要也。可见酒之为物，能辟瘴以生人，亦能滋瘴以害人。然则生也死也，非酒也，顾在人也。

三曰广南每以暑毒为患者。盖一岁之间，暑滋过半，使人难避而易犯。凡起居饮食少失节度，则为暑毒所中。道途之间，尤多冒暑，故土人于暑时相戒勿出。且遐荒之境，道路崎岖，而传舍饮食，皆不如欲，所以自北初至者，皆云不习水土而病，及既还则又谓之回头瘴。大率得之道路劳倦，冒犯暑气，与夫饮食居处失度也。

四曰岭南寒暑之候不常，尤难于调摄。故凡居人与在路者，冬夏之衣，皆不可缺，随其气候，速宜增减，缓则致病。又岭外海风异常，稍中人则为病，坐卧易衣时当慎也。

五曰岭外虽以多暑为病，而四时亦有伤寒温疫之疾，其类不一。土人不问何疾，悉谓之瘴，治疗多误。或有一岁盛寒，近类中州，而土俗素无蚕绩，冬不衣绵，居室疏漏，户扃不固，忽遭岁寒，则次年温疫必兴。医者之治温疫，亦当以本法治之，此即伏邪，当详伏邪门治法治之。而随风土气候，人之强弱，酌宜可也。

六曰瘴疟之作，多因伏暑伤冷所致。纵非饮食冷物，亦必寒邪感于外，饮食伤于内也。大抵伏暑浅而寒多者易治，伏暑深而热多者难治。近时北医至此，用大柴胡汤治热瘴，须是本气壮实者乃能堪之。如土人久服槟榔，脏气既虚，往往不能服寒药，又能当此峻剂乎。然土人才见发黄，便谓不治之疾，良可哀也。

七曰北人之来岭南，婢仆多病瘴气。盖劳役之人，饮食乖度，昼多冒暑，夜多卧地，又凡事不能避忌，故先受其毙。即与之同休戚，宜加意戒之。

八曰俚俗有病，必召巫觋而祭鬼神，士大夫咸笑其信巫不信医，愚谓此可悯恻而不可笑也。夫民虽至愚，孰不思趋利避害，况性命所系，晓然易见。若医者能愈人疾，彼何不信。盖岭外良医甚鲜，药石艰难，且山谷海峡之民，何从而得医药，所以不免信巫也。岂得已哉。

九曰瘴病不一，而土人以哑瘴最为危急。其状初得之即失音，不过一二日即致不救。医家多言为极热所致，或云内蕴热而外为感寒所激。近见北医有用生附子一味愈此疾者，得非以热治热，或是发散寒气耶。此即阴盛格阳之类。予尝闻有饮溪涧水中毒，令人失音，则知凡失音者，未必皆瘴也。溪涧水毒，灼然有之。道路无井泉，而濒海之民与夫山行者，皆饮溪涧之水，岂无邂逅遇毒者。故途人所以多病，此得非是欤。与即含沙射影之类，当以沙毒门诸法治之。

十曰传云岭外多毒草，麂食之而人食其肉者亦毒人，所以北人度岭，多戒食麂。然岭南能致瘴毒者，非止一端，岂独麂哉。顺泉云：岭南之麂在市井者，食豆与酒糟，在乡村者，食糠与碎米芋苗，未有食草者。若以食草为戒，则马牛羊之肉，俱不可食耶。此其不足信也。

继洪曰：予寓岭南既久，愈知瘴疾不易用药。若身热而复寒，谓之冷瘴，不换金正气散主之。若身热胸痞，或呕或噎，大便不利者，嘉禾散。若病轻而有食积者，兼用感应丸。无食积不用。若病重者，不可妄用转利，惟当温中固下。若冬末春初因寒而作大热者，小柴胡汤。夏月因暑者，六和汤。若身极热而头极痛脉数者为热瘴，宜用南人挑草子法，亦不可不服药。第此证病深，最为难治。盖凉药多不可用，惟宜热药，须得法以用之。如附子汤冷服者是也。然此非工巧以处之则不可。如身热汗不多，头痛未解，或且与和解散。如腰已上极热，腰已下稍凉，胸膈烦渴，腰腿重疼，或大便溏滑，其脉数而按之不实，此阳浮阴闭也。惟李待诏生姜附子汤最妙。此阴盛格阳之属。凡初病者，以生姜、附子能发散耳。若病经去汗既多，虚烦潮上，则惟恐其不敛不降，宜用熟附、干姜、沉香冷服之。若便利则不用沉香，如烦甚则少加竹茹，渴甚多加人参、北五味，呃逆加丁香、淡竹茹。若烦躁而有异象眩惑，夜不安寝，可与温胆汤，惟大便利者不可服。若至四肢厥冷，两足冷甚，头额虚汗，时或呃逆，脉数而促，其证多危。惟以三建汤之属，能敛心液，能壮元阳，可以更生也。又有哑瘴，即热瘴之甚者。医书谓血得寒则凝泣，得热则淖溢，故热瘴面赤心热，舌破鼻衄，皆瘴热沸其血上涌所致，故宜用挑草子法。甚则血上塞其心窍，故昏不能言，或但噫噫作声，即哑瘴也。治此者当散其血，用局方黑神散，立见神效。其或涎迷心窍，而舌强者亦有之，却非真哑瘴也。及兼风痰之证者，俱当审察而后用药。

杨仁斋曰：瘴疟，挟岚瘴溪源蒸毒之气致然也。自岭以南，地毒苦炎，燥湿不常，人多瘴疟。其状血乘上焦，病欲来时，令人迷困，甚则发躁狂妄，亦有哑不能言者，皆由败血瘀于心，毒涎聚于脾。

戴复庵曰：近时因寒热发作，见其指甲青黑，遂名曰沙。或戛或挑，或灌以油茶，且禁其服药。此病即是南方瘴气，生料平胃散加草果、槟榔，正其所宜，岂有病而无药者哉。

蒋宝素曰：瘴气者，经旨所无，乃岭表方隅之疾。炎蒸湿郁，虫蛇毒气，上腾如雾，中人为患，类乎伏邪痎疟沙毒之证也。《后汉书》有薏苡解瘴之说，治其湿也。《圣济总录》、杨士瀛《直指》有瘴之名，用赤足蜈蚣、白芷治之，竟作蛇毒。《活人》三昧论，巢元方、杨仁斋有阴阳相搏之气，杂毒因暖而生岚瘴溪源蒸毒之语，亦以炎蒸气毒为主。王棐、继洪有寒瘴热瘴哑瘴之辨，及挑草子法，分其形证论治。沈存中、李待诏每用附子奏捷。盖岭南阳气外越，证多阴盛格阳，扶阳抑阴近理。然又云目黄赤者，不可用附子，亦有当汗下者，则此中表里寒热虚实无所不有，当以伏邪痎疟沙毒诸法参治。吴兴章杰岭表十说颇详，戴复庵言寒热作时，指甲青黑，是南方瘴气。诸家所论如是，余亦未历其境，难凭臆说。故故业师医案，家君医话，均未及此。谨录前哲精义于此，以俟国工君子。

略曰：砭曲池出血，北人谓之打寒，治伤寒温疫。刺头额上下唇出血，岭南谓之挑草子，治瘴气。挤眉心、承浆、胸前背后、出红斑，近代谓之挤沙，治感冒。或用碗蘸香油刮诸处名刮沙，亦有用针挑者。三者相似。然瘴与沙更近，则沙毒门射影丸、含沙散，治瘴可通用也。

瘴气论列方

生姜附子汤六十二　丹朱丸未考　七枣汤六十三　小柴胡汤三十三　嘉禾散六十四　附子汤六十五　正气散六十六　大柴胡汤三十八　不换金正气散六十七　感应丸六十八　六和汤十五　和解散六十九　温胆汤七十三　三建汤七十一　黑神散七十二　平胃散七十三

医略论列方

十全大补汤一

大熟地　人参　云茯苓　当归身　川芎
炙甘草　冬白术　白芍　炙黄芪　肉桂　生姜
大枣

侯氏黑散二

黄菊花　冬白术　北细辛　云茯苓　煅牡
蛎　苦桔梗　青防风　人参　枯矾　当归身
干姜　黄芩　川芎　桂枝

上十四味为末，酒服方寸匕。

风引汤三

生大黄　干姜　煅龙骨　炙甘草　桂枝
煅牡蛎　寒水石　滑石　赤石脂　白石脂　紫
石英　煅石膏

上十二味为末，取三指撮，井华水煎温服。

续命汤四

麻黄　桂枝　当归身　人参　干姜　煅石
膏　炙甘草　川芎　苦杏仁

玉屏风散五

炙黄芪　青防风　冬白术

苏合香丸六

冬白术　青木香　乌犀角　制香附　公丁
香　丹砂　河黎勒　白檀香　安息香　麝香
荜茇　龙脑　沉香　苏合香油　熏陆香各一两

上十五味为末，炼蜜丸龙眼大，蜡壳收藏。

地黄饮子七

大熟地　制附子　云茯苓　巴戟天　石斛
远志肉　山萸肉　肉苁蓉　五味子　肉桂　石
菖蒲　麦冬

上十二味等份为末，每服五钱，生姜一片，
大枣一枚，薄荷少许煎服。

四物汤八

大熟地　当归身　川芎　白芍药

白虎加人参汤九

生石膏　生甘草　知母　人参　粳米

一物瓜蒂散十

瓜蒂即甜瓜蒂，今世所谓香瓜是也。

大顺散十一

肉桂　干姜　苦杏仁　炙甘草

清暑益气汤十二

人参　冬白术　苍术　炙黄芪　当归身
麦冬　五味子　陈橘皮　青皮　葛根　黄柏
升麻　福泽泻　神曲

生脉散十三

人参　麦冬　五味子

黄连香薷饮十四

香薷　厚朴　白扁豆　川黄连

六和汤十五

云茯苓　炙甘草　人参　制半夏　藿香梗
白扁豆　宣木瓜　苦杏仁　砂仁　生姜　大枣

五苓散十六

云茯苓　猪苓　冬白术　福泽泻　肉桂

藿香正气散十七

苏叶　藿香　桔梗　白芷　大腹皮　制半
夏　云茯苓　炙甘草　冬白术　厚朴　生姜
陈皮

麻黄加术汤十八

麻黄　桂枝　炙甘草　杏仁　冬白术

麻黄杏仁薏苡甘草汤十九

麻黄　杏仁　薏苡仁　炙甘草

防己黄芪汤二十

防己　黄芪　冬白术　炙甘草

桂枝附子汤二十一

桂枝　制附子　炙甘草　生姜　大枣

白术附子汤二十二

冬白术　制附子　炙甘草　生姜　大枣

苍术白虎汤二十三

苍术　石膏　知母　生甘草　粳米

甘草附子汤二十四

炙甘草　制附子　冬白术　桂枝

玉壶丹二十五

石硫黄入猪大肠内煮肠烂为度，蒸饼为丸。

薛立斋加减金匮肾气丸二十六

大熟地　粉丹皮　福泽泻　怀山药　山萸肉　云茯苓　制附子　肉桂　车前子　怀牛膝

滚痰丸二十七

黄芩　大黄各八两　沉香五钱　煅礞石一两

水叠丸。

犀角地黄汤二十八

犀角　大生地　牡丹皮　赤芍

调胃承气汤二十九

生大黄　玄明粉　生甘草

九味羌活汤三十

羌活　防风　川芎　白芷　北细辛　苍术黄芩　大生地　炙甘草　生姜　葱白

活人败毒散三十一

羌活　独活　柴胡　前胡　人参　云茯苓枳壳　川芎　炙甘草　桔梗　生姜

柴葛解肌汤三十二

柴胡　葛根　羌活　白芷　黄芩　芍药甘草

小柴胡汤三十三

柴胡　黄芩　人参　炙甘草　制半夏　生姜　大枣

达原饮三十四

槟榔　厚朴　草果仁　知母　黄芩　炙甘草　赤芍　生姜

大承气汤三十五

大黄　芒硝　枳实　厚朴

小承气汤三十六

大黄　枳实　厚朴

桃仁承气汤三十七

大黄　玄明粉　生甘草　桃仁　肉桂

大柴胡汤三十八

柴胡　黄芩　枳实　赤芍　大黄

柴胡加芒硝汤三十九

柴胡　黄芩　人参　炙甘草　制半夏　玄明粉　生姜　大枣

凉膈散四十

黑山栀　薄荷叶　黄芩　连翘　大黄　玄明粉　生甘草

拔萃犀角地黄汤四十一

犀角　大生地　粉丹皮　赤芍　大黄

黄龙汤四十二

大黄　芒硝　枳实　厚朴　人参　大生地当归身

半夏泻心汤四十三

制半夏　黄芩　干姜　炙甘草　人参　黄连　大枣

十味温胆汤四十四

大生地　人参　白茯苓　炙甘草　制半夏　陈橘皮　熟枣仁　远志肉　麸炒枳实淡竹茹

鳖甲煎丸四十五

鳖甲　乌扇即射干　黄芩　柴胡　鼠妇　干姜　大黄　赤芍　桂枝　葶苈　石韦　厚朴牡丹皮　瞿麦　紫威　制半夏　人参　䗪虫阿胶　露蜂房　赤消　蜣螂　桃仁

酒煮鳖甲泛烂。入药末煎为丸。

济生鳖甲饮四十六

炙鳖甲　川芎　炙黄芪　草果仁　槟榔冬白术　橘红　白芍　炙甘草　厚朴　生姜大枣

芍药酒四十七

赤芍　当归身　川黄连　生木香　槟榔炙甘草　大黄

四君子汤四十八

人参　云茯苓　冬白术　炙甘草

补中益气汤四十九

人参　炙黄芪　冬白术　炙甘草　当归身陈橘皮　柴胡　升麻　生姜　大枣

六味地黄汤五十

大熟地　粉丹皮　福泽泻　怀山药　云茯苓　山萸肉

桃花汤五十一

赤石脂　干姜　粳米

养脏汤五十二

罂粟壳　人参　当归身　肉桂　诃子肉　煨木香　冬白术　肉豆蔻　白芍药　炙甘草

理中丸五十三

人参　冬白术　炙甘草　干姜

四苓散五十四

赤茯苓　猪苓　冬白术　福泽泻

斑龙丸五十五

鹿角胶　鹿角霜　柏子仁　菟丝子　大熟地　白茯苓　补骨脂

桂枝汤五十六

桂枝　炙甘草　赤芍　生姜　大枣

四逆汤五十七

炙甘草　炮姜　制附子

四逆加人参汤五十八

炙甘草　炮姜　制附子　人参

益元散五十九

桂府滑石　生甘草

桂苓甘露饮六十

滑石　石膏　寒水石　生甘草　冬白术　云茯苓　福泽泻　猪苓　肉桂

二陈汤六十一

白茯苓　炙甘草　制半夏　陈皮

生姜附子汤六十二

制附子　生姜

七枣汤六十三

制附子　大枣肉七枚　生姜

嘉禾散六十四

白茯苓　砂仁　薏仁　枇杷叶　桑白皮　黑沉香　五味子　白豆蔻　炙甘草　公丁香　人参　冬白术各五分　生木香　青皮　陈橘皮　杜仲　谷芽　藿香　大腹皮　钗石斛　半夏曲　六和神曲　随风子　槟榔各三分　生姜　大枣

附子汤六十五

制附子　人参　白茯苓　冬白术　白芍药

徐氏正气散六十六

藿香　草果仁　制半夏　陈橘皮　厚朴　砂仁　炙甘草　生姜　大枣

不换金正气散六十七

制苍术　陈橘皮　炙甘草　厚朴　制半夏　藿香　生姜　大枣

感应丸六十八

广木香　公丁香　百草霜　肉豆蔻　炮姜　苦杏仁　巴霜

为末，黄蜡熔化为丸。

和解散六十九

制苍术　陈橘皮　炙甘草　厚朴　藁本　桔梗　生姜　大枣

温胆汤七十

云茯苓　炙甘草　制半夏　陈橘皮　麸炒枳实　淡竹茹

三建汤七十一

制附子　制川乌　制天雄　生姜

黑神散七十二

黑豆　当归身　大熟地　蒲黄　白芍　炙甘草　干姜　肉桂

平胃散七十三

制苍术　陈橘皮　炙甘草　厚朴　生姜　大枣

关格考附刻

蒋宝素曰：关格者，阴关于内，阳格于外，阴阳相离，关闭格绝之危证，乃呕吐反胃噎膈诸证之终也。《灵枢·终始篇》《禁服篇》，俱以人迎气口自一盛二盛三盛至四盛以上为关格。脉度篇，不言人迎气口，直以阴气太盛，则阳气不能荣为关。阳气太盛，则阴气不能荣为格。阴阳俱盛，不得相荣为关格，则关格为证明矣。《四时气篇》，以膈塞不通，邪在胃脘，即人迎三盛，病在阳明名膈者，尚未至于格也。《邪气脏腑病形篇》，以脾脉微急为膈中，食饮入而还出。《上膈篇》，以气为上膈，食饮入而还出，虫为下膈，食晬时乃出，即反胃转膈之证。《素问·六节脏象论》，亦以人迎寸口论关格，与《终始》《禁服》二篇之义同。《阴阳别论》，以一阳发病，其传为隔。又云：三阳结为隔，即人迎一盛病在少阳，三盛病在阳明，膈塞不通，邪在胃脘之义。隔与膈通，未至于格也。《脉要精微论》，以脉反四时，阴阳不相应为关格，即《终始篇》之溢阳溢阴，《禁服篇》之春夏人迎微大，秋冬寸口微大，人迎倍于气口，气口倍于人迎之意。《通评虚实论》，以膈则闭绝，上下不通，即膈转关格之意。《难经》三难，以脉上鱼为溢，入尺为覆为关格，即《终始》《禁服》二篇溢阳溢阴之意。三十七难，不言脉，直以五脏六腑九窍阴阳不相荣为关格，与《脉度篇》同。《史记》仓公诊齐丞相舍人奴，望之杀然黄，察之如死青之兹，《素问》云：青如草滋者死，黄如枳实者死。乃内关之病，当至春膈塞不通，不能食饮，法至夏泄血死，即《脉度篇》三十七难，阴脉不和，则血留之为关格之意。《金匮要略》以膈气虚脉乃数，数为客热，不能消谷，胃中虚冷故也。此膈气虚，胃中冷，则胃病，膈膜亦病，即三阳结谓之隔，隔塞不通，邪在胃脘之意。又脉弦者虚也，胃气无余，朝食暮吐，暮食朝吐，变为胃反。夫弦脉属木，即人迎一盛，病在少阳，一阳发病，其传为膈，由反胃传膈之意。又跗阳脉浮，浮则为虚，虚则伤脾，脾伤不磨，朝食暮吐，暮食朝吐，名曰胃反。又诸呕吐，谷不得下者，小半夏汤主之。又胃反呕吐者，大半夏汤主之。即脾病及胃，病在阳明，由呕吐进为反胃之证也。《伤寒论》以心脉下为本，大者则为关格不通，不得尿，即《脉要精微论》，应太过不足为精，应不足有余为消，阴阳不相应为关格之意。又寸口脉浮大，浮为虚，大为实，在尺为关，在寸为格，关则不得小便，不得小便，人迎二盛，病在膀胱之时，津液先亏。三盛病在阳明，

饮食愈少，津液就枯。至四倍已上，则食饮不下，州都液涸。及寸口一盛，厥阴肝木盗肾水。二盛少，阴肾水自病。三盛太阴脾土克肾水。至四倍以上，则肾水与膀胱津液俱竭。故不得小便，非癃闭可比　格则吐逆。又下取跗阳脉伏而涩，伏则吐逆，水谷不化，涩则食不得入为关格，即《终始》《禁服》二篇之溢阴为关，溢阳为格，《难经》上鱼为溢，入尺为覆，为关格之意。由吐逆水谷不化，食不得入，不得小便，即由呕吐而反胃，反胃而噎膈，噎膈而关格，亦人迎一盛少阳，二盛太阳，三盛阳明，四盛以上为格，及一阳发病，其传为膈，三阳结为隔之意。由是言之，呕吐即反胃噎膈关格之始，关格即噎膈反胃呕吐之终也。自王太仆以内格呕逆，食不得入，是有火也。病呕而吐，食入反出，是无火也。然则吐逆时，或能食，或不能食，岂时或有火，时或无火，此王氏未达经义也。巢元方窃《金匮要略》之意，以停水积饮在胃脘则脏冷，脾不磨则朝食暮吐，暮食朝吐为反胃。又窃通评虚实论之意，以三焦隔绝，津液不行，由忧患则气结为噎膈，分反胃噎膈为二门。盖不知反胃进为噎膈也。张子和讥巢氏始分病派，反失其本，引《内经》三阳结为隔，三阳解作大肠小肠膀胱，又引少阳所至为呕涌溢，食不下，又引肝移寒于心为狂膈中，又引人迎四盛以上为格，且言膈亦当为格，则似知噎膈进为关格，何不以三阳之结，为人迎三盛，病在阳明之证，少阳所至，肝移寒于心，为人迎一盛，病在少阳，及一阳发病，其传为膈之证，而反谓三阳乃大肠小肠膀胱，未符经旨。刘守真以呕涌溢，食不下，火气炎上，胃膈热甚，专主于热，是关格噎膈反胃呕吐之不分也。李东垣以左为人迎，右为气口，清气反行浊道为格，浊气反行清道为关。清气反行浊道，即太阴肺之清气，反行阳明胃之浊道，即人迎四盛以上之格证。浊气反行清道，即阳明胃之浊气，反行太阴肺之清道，即寸口四盛以上之关证。清浊反行，犹良民化为盗贼。

论证则是，而反以左右分人近气口，盖不知人迎脉之所在也。朱丹溪以噎膈乃反胃之渐，而分关格另为一门，盖不知关格即噎膈之终也。陈无择、严用和分五膈五噎，创立形证，随五脏五志，犹舍尺寸而意短长，并不解关格噎膈反胃呕吐同归一体之证也。赵以德宗《灵枢》浊中有清，清中有浊之旨，而分胃有三脘，以邪在下脘，则血滞谷不消食之清浊不分为噎塞，变为呕吐。此盖知噎膈呕吐相通，而不知关格即呕吐噎膈之终也。王肯堂宗仲景关则不得小便，格则吐逆，以为格者拒扞其外入者不得内，关者闭塞其内出者不得泄，又以三阳结之隔为隔绝之证，而非关格。盖不知三阳结之隔，即人迎三盛，病在阳明之证，进而为关格也。又宗洁古呕吐即反胃膈气，又宗丹溪噎膈即反胃之渐，而又分呕吐膈气为二门，是不知呕吐进而为反胃，反胃进而为噎膈也。马仲化力辨关格为脉体，非证名，以《难经》仲景、王冰、东垣、丹溪之误更谬，以癃闭作关，则不得小便，可谓不揣其本而齐其末矣。且不知《灵枢》脉度篇及《难经》三十七难，直以关格为证名矣。张景岳蹈仲化之辙，以关格为脉体，又或为证名，又或为虚劳之别名，竟不知与呕吐反胃噎膈为一体，而分关格、噎膈、反胃、呕吐为四门。何乃诸贤互相非是，致令病情颠倒，由其不能深考人迎脉在何处也。因著人迎辨，以原其故。

人迎辨 附刻

蒋宝素曰：人迎气口，为脉之要会。关阴格阳，为证之权衡。《内经》本以人迎诊六腑之阳，气口诊五脏之阴。人迎本足阳明胃脉，在结喉两旁，气口本手太阴肺脉，在两手太渊经渠穴处。关阴格阳为证名，溢阴溢阳为脉体，人迎气口为脉位。扁鹊推上鱼为溢，入尺为覆，为关格证之脉。长沙明吐逆食不得入，不得小便，为关格证之状。《脉经》《脉诀》以左为人迎，右为气口。滑伯仁以结喉两旁分人迎气口。马仲化以左手关上为人迎，右手关上为气口。关格为脉体，非证名，谓《难经》三难及三十七难，论关格覆溢证脉为非。长沙在尺为关，在寸为格，关则不得小便，格则吐逆为误。张景岳知人迎在结喉之旁，不达《内经》扁鹊、长沙之旨，反以马氏为是，皆非也。《内经》每以人迎气口并举，而论关格，其理最微，其旨最博。文凡四见，略有参差，各有所指。盖深忧后世之不达，姑言之重复详明如此。扁鹊亦忧后人不达经义，本《禁服篇》《终始篇》关格证，而推覆溢脉之名。脉有名则关格是证。长沙亦忧后人不达经义，本覆溢脉而明关格证之状。证有状则关格非脉。盖证难辨者，莫难于关阴格阳。脉难辨者，莫难于人迎气口。是以黄、岐、扁鹊、长沙，反覆推明因证推脉之名，因脉明证之状，可谓详而密矣。观《脉度篇》及《难经》三十七难，论关格为证，忧彰明较著者，奈何不察。夫圣经垂训于后世，亦赖后贤阐发，故内经道统，扁鹊得之而讨论，长沙得之而推明。自汉以后，晋有皇甫士安，隋有全元起，唐有王冰，俱注释《内经》，多所发明，惟人迎气口诸条则略。自王叔和《脉经》，高阳生《脉诀》，不知经义人迎气口本旨，误以左为人迎，右为气口。后世悉宗其谬，如东垣、丹溪之明，亦信而不辨。人迎气口部位，尚且不明，关阴格阳证状，安能契合。遂致议论多歧，是非莫辨。至明马仲化注《内经》，人迎气口关格诸条，竭力条辨，反以扁鹊、长沙为误，亦宗左为人迎，右为气口谬说，妄言关格为脉体，非证名。张景岳集《类经》释人迎气口关格诸条，力辨人迎在结喉两旁，气口在两手太渊穴处诚是也。然又宗马氏指关格为脉体，非证名，以扁鹊、长沙论关格覆溢证脉为误。是脉体明，而证又晦。故经曰：知其要者，一言而终，不知其要，流散无穷。诚哉！是言也。谨列经义人迎气口关格覆溢证脉本旨，及诸家注释辨论，并附鄙见，条分于下。

人迎乃足阳明经胃脉，在结喉两旁，不在左手，总统三阳六腑诸证，至四盛以上，以辨关格。按：《灵枢·经脉篇》曰：胃足阳明之脉，起于鼻之交頞中，頞，鼻茎尽处，亦名山根。交頞，谓脉左右互交也。旁约太阳之脉，自鼻頞至目内眦睛明穴。下循鼻外入上齿中，自睛明，至承泣、四白、巨髎之分。还出挟口环唇，至地仓穴。下交承浆，任脉穴。欲循颐后下廉，出大迎，腮下为颔，颔下为颐，自地仓以下大迎。循颊车，本经穴。上耳前，下关穴。过客主人，少阳经穴。循发际，行悬厘、颔厌之分至头维，会于督脉神庭之次。至额颅。发际前。其支者，支犹水之有支。从大迎前下人迎，本经穴名。在结喉两旁一十五分，即人迎脉也。循喉咙入缺盆，本经穴。下膈属胃络脾。胃与脾相为表里。其直者，从缺盆下乳内廉，直谓直下而分行，从缺盆下行气户等穴至乳中乳根。挟脐，自乳根至天枢等穴。入气街中。气街即气冲。自外陵等穴至此，其支者，起于胃口，下循腹里，下至气街中而合，胃口乃胃之下口。《难经》所谓幽门是也。循腹里，过足少阴肓腧之外，此即上文支者之脉，由胃下行，与直者复合于气街之中，以下髀关，低伏兔，下膝膑中，下循胫外廉，下足跗，入中指内间，髀，股也。抵，至也。髀关、伏兔，皆膝上穴名。自此由阴市诸穴以下行。膝盖名膑，骬骨名胫，足面名跗，三者即巨虚、冲阳等穴之次，乃循内庭入中指内间，而出厉兑。足阳明经止于此。其支者，下廉三寸而别，下入中指外间。其支者，别跗上，入大指间出其端。廉，下廉也。下廉三寸，即丰隆穴是，为阳明别络。故下入中指外间。又其支者，自跗上冲阳穴，次别行入大指间，斜出足厥阴行间之次，循大指出其端，而接手足太阴经也。是动则病洒洒振寒，胃中寒则胀满。为此诸病，盛则泻之。虚则补之。盛者，人迎大三倍于气口。虚者，人迎反小于气口也。大肠手阳明之脉，起于大指次指之端，终于上挟鼻孔。是动则病齿痛颈肿。

为此诸病，盛则泻之。虚则补之。盛者，人迎大三倍于寸口。虚者，人迎反小于寸口也。小肠手太阳之脉，起于小指之端，终于至目内眦，斜络于颧。是动则病咽痛颔肿。为此诸病，盛则泻之。虚则补之。盛者，人迎大再倍于气口。虚者，人迎反小于寸口也。膀胱足太阳之脉，起于目内眦，终于至小指外侧。是动则病冲头痛。为此诸病，盛则泻之，虚则补之。盛者，人迎大再倍于寸口。虚者，人迎反小于寸口也。三焦手少阳之脉，起于小指次指之端，终于至目锐眦。是动则病耳聋。为此诸病，盛则泻之，虚则补之。盛者，人迎大一倍于寸口。虚者，人迎反小于寸口也。胆足少阳之脉，起于目锐眦，终于还爪甲，出三毛。是动则病口苦。为此诸病，盛则泻之。虚则补之。盛者，人迎大一倍于寸口。虚者，人迎反小于寸口也。按本篇以人迎胃脉，统察手足三阳六腑诸病，与寸口肺脉相较倍数，合阴阳之数，察病之所在。手足阳明为三阳，故人迎大三倍于寸口者，为病在胃与大肠经也。手足太阳为二阳，故人迎大再倍于寸口者，为病在膀胱与小肠经也。手足少阳为一阳。故人迎大一倍于寸口者，为病在胆与三焦经也。以人迎胃脉统察六阳经者，以胃为诸脉之本源也。六腑为阳，故以胃统六阳诸证，岂独以左手为言哉。若以左为人迎，则察六腑之脉，皆当在左手，孰知本经胃脉循行之处，从不至左手，其曰从大迎前下人迎，乃切指人迎在结喉两旁，不在左手一证也。又《动输篇》，帝曰：足之阳明，何因而动？岐伯曰：胃气上注于肺，其悍气上冲头者，循咽上走空窍，循眼系，入络脑，出顑音坎。《说文》：顑与颔同。下客主人，循牙车，合阳明，并下人迎，此胃气别走于阳明者也。此以人迎为阳明胃脉，其曰胃气上注于肺，是胃为肺脉之根，肺为胃脉之干。寸口肺脉，能察人迎胃脉，为其根干相通故也。其悍气者，即胃气所生之卫气，循咽上走穴窍，循眼系出睛明穴，历攒竹、曲池、五处、承光、通天、络却等穴，入络于

珍藏秘本

医略十三篇

脑，复出额下足少阳胆经之客主人，循本经之牙车，合于本经之经隧，并下本经之人迎。此虽卫气所行，即是内之胃气，出而别走于阳明之经隧。此以人迎胃脉动于结喉两旁，不在左手二证也。又《本输篇》，岐伯曰：缺盆之中，任脉也，名曰天突。一次任脉侧之动脉，足阳明也。按缺盆之中，任脉之侧，正是结喉之旁人迎脉处。又曰：足阳明，挟喉之动脉也。此明指人迎在结喉两旁，不在左手，三证也。又《病能论》，黄帝问曰：人病胃脘痈者，诊当何如？岐伯对曰：诊此者，当候胃脉。其脉当沉细，沉细者气逆，逆者人迎甚盛，甚盛则热。人迎者，胃脉也。此分明切指人迎为胃脉也。此人迎在结喉两旁，不在左手，四证也。又《阴阳类论》，黄帝以三阳之脉至手太阴。又曰：一阳者，少阳也。至手太阴，上连人迎。此即寸口以上察人迎，所谓人迎与寸口上下相应者是也。若以左为人迎，则上字无着落。若以左寸之上为人迎，则手太阴上连人迎，又作何说。手太阴，寸口也。既以左为人迎，右为寸口。寸口之上，又有人迎，是人迎又在右寸之上，更不得言左为人迎。又《平人气象论》曰：颈脉动喘疾咳曰水。颈脉即人迎也。此人迎在结喉两旁，不在左手，五证也。又《周礼》医师郑康成注，脉之大候，要在阳明寸口。贾公彦疏：阳明者，在大拇指本骨之高处，与第二指间。寸口者，大拇指本高骨后一寸是也。按：郑注，脉之大候，要在阳明寸口，阳明即胃之人迎，寸口即太阴肺脉，以二脉为百脉之根源，故为大要。贾疏，阳明在大拇指本骨之高处，与第二指间，乃阳明部所属之脉，即《素问·脉要精微论》右外以候胃是也。阳明属胃在右关外侧，故近第二指间，非阳明本部。阳明本部，即人迎脉也。在结喉两旁。寸口在大拇指本高骨后一寸乃尺中部位，即扁鹊、长沙，以两尺之下察寸口之意。大拇指本高骨为关脉，贾公彦但知两尺之下察寸口，不知两寸之上察人迎，故误以阳明本部在右关外侧，此亦人迎

不在左手之一证。

《内经》本以人迎总统三阳六腑诸证，非专论外格。《经脉篇》以人迎察手足三阳诸病，至三倍而止，为阳气未出三阳本位，固非外格。必至四倍以上，为阳气扬溢于外，离出三阳本位，不与阴气相荣，为阴阳离决之证，方为外格。故《禁服篇》《终始篇》《六节脏象论》，俱以人迎四倍以上，论关格之证。《禁服篇》曰：人迎大一倍于寸口，病在足少阳，一倍而躁，躁者，一倍之中，而有更躁之意。《素问》云：其有躁者在手。下同。病在手少阳。人迎二倍，病在足太阳。二倍而躁，病在手太阳。人迎三倍，病在足阳明。三倍而躁，病在手阳明。盛则为热，虚则为寒。又曰：人迎四倍者，且大且数，名曰溢阳。溢阳为外格，死不治。《终始篇》曰：人迎一盛，病在足少阳。一盛而躁，病在手少阳。人迎二盛，病在足太阳。二盛而躁，病在手太阳。人迎三盛，病在足阳明。三盛而躁，病在手阳明。人迎四盛，且大且数，名曰溢阳。溢阳为外格。《六节脏象论》曰：十一脏取决于胆，故人迎一盛，病在少阳，二盛病在太阳，三盛病在阳明，四盛以上为格阳。按：此三篇，所指有异。如《禁服篇》，以一倍二倍三倍察手足三阳诸证，以阳气未出三阳本位，以四位为外格，以阳气离出三阳本位，故曰死不治。《终始篇》《六节脏象论》，不论六腑诸病，直以一盛二盛三盛四盛以上论格阳，盖所重在格阳，故不论六腑诸病。然六节脏象论，加一故字，以发明诸篇精义。言人迎一盛，所以病在少阳者，十一脏取决于胆故也。以阳明胃脉与太阴肺脉较察者，盖胃为肺脉之根，肺为胃脉之干。《五脏别论》曰：胃者，水谷之海，六腑之大源也。五味入口，藏于胃，以养五脏气，气口亦太阴也。五脏六腑之气味，皆出于胃，变见于气口。《玉机真脏论》曰：五脏者，皆禀气于胃。胃者，五脏之本也。脏气者，不能自致于手太阴，必因于胃气，乃致于手太阴也。盖诊脉之道，必先明岁气，如春弦、夏

洪、秋浮、冬沉之类。然后察胃气，然后察脏气，然后察病气。以胃为肺脉之根，肺为胃脉之干，由胃以输脾，由脾以归肺。然五脏六腑之气味，皆出于胃，变见于气口。胃虽为脉之根，而变见于气口，则气口乃为要会之地，故可统察十二经之证。扁鹊欲独取寸口，又虑人迎为肺脉之根，《内经》以人迎四倍于寸口为外格证。若不诊人迎，则外格从何较察。深观经旨，推《终始》《禁服》二篇之义，而演之于三难曰：脉有太过，有不及，有阴阳相乘，有覆有溢，有关有格，何谓也？然。关之前者，阳之动也。脉当九分而浮，过者法曰太过，减者法曰不及。遂上鱼为溢，为外关内格，此阴乘之脉也。乘，凌也。阴乘，即阴凌阳散，无复相荣，乃乖离绝决之象，外关闭而内格绝也。此上鱼为溢，即《终始》《禁服》二篇所谓人迎四倍，且大且数，名曰溢阳，溢阳为外格之义。溢阳为外格证之脉，外格为溢阳脉之证。扁鹊既独取寸口，不诊人迎，推溢阳为外格之意，溢阳为阳气扬溢于外，不与阴气相荣，而关阴于内，使不得出，则阴气内覆，而格阳于外，使不得入，为阴乘阳散，阳气孤悬格绝于外，阴阳相背，无复相荣，故曰外关内格，此阴乘之脉也。阳气扬溢于外，人迎脉大四倍于寸口，则寸口脉小四倍于人迎。今不诊人迎，独取寸口，何以较人迎寸口之大小。盖非以寸口名人迎，以寸口之上察人迎。人迎为寸口肺脉之根，寸口为人迎胃脉之干。人迎脉大至四倍已上，未有不变见于气口者，以根大而干亦大，则以寸口之上察人迎脉也。若《经脉》《终始》《禁服》《六节脏象》等篇，所谓一倍二倍三倍，即以喉两旁之人迎。则寸口之上，亦渐大至一盛二盛三盛。如人迎四倍以上为外格证，则寸口之上亦溢于鱼上为溢阳脉，以应人迎之气，为其根干相通，是寸口以上可察人迎之气，而结喉两旁之人迎，亦不必诊也。此扁鹊独取寸口，以尺寸而分关格覆溢证脉，不诊人迎本意也。仲景因《内经》以人迎胃脉大

四倍于寸口肺脉，论格阳证，扁鹊不诊人迎，独取寸口，推《内经》溢阳为外格之意，以寸口之上察人迎，以溢为脉，格为证。然又云：脉有关有格。又云：是皆真脏之脉，人不病而死也。此又似只论脉而不论证，恐后人误认关格为脉体，非证名。盖脉有关有格者，以脉至四倍以上为关格证之脉也。人不病而死，甚言其证之危。虽不病而人必死，既有其脉，必有其证，故仲景云然。亦本《内经》溢阳为外格之旨，而明外格证之状。曰脉浮而大，浮为虚，大为实，在寸为格，格则吐逆。脉浮而大，即四倍之类。浮为虚，真气虚。大为实，邪气实。在寸为格，以寸口之上，脉越于鱼际，溢于鱼上，以应人迎之脉，吐逆食不得入，以阳气扬溢于外，胃中全失冲和，安能腐化水谷，是必格拒，吐逆食不得入，故名曰格。《终始篇》《禁服篇》，名外格。《六节藏象论》，名格阳。《脉度》篇，名格。扁鹊、长沙，亦名格。马仲化、张景岳，误以格为脉体，非证名，反笑长沙以格误作《内经》之膈证，盖不知格乃膈之终也。乃膈食之终也。仲景犹恐以浮大为关格，而仍误认关格为脉体，复详于趺阳脉曰：趺阳脉伏而涩，伏则吐逆，水谷不化，涩则食不得入，名曰关格。按：关格可分可合，格阳亦可名关格，关阴亦可名关格，不过以内外之分。《终始篇》《禁服篇》，俱以人迎四倍且大且数，名曰溢阳。溢阳为外格。扁鹊外关内格之意本此。又论格阳证，亦以关格称之。故长沙详趺阳脉论格阳证，名曰关格。盖趺阳即足阳明胃脉之在足者。按：《伤寒论》自序云：按寸不及尺，握手不及足，人迎趺阳三部不参，即人迎在喉为上部，趺阳在足为下部，举其上下，则寸口在其中矣，为中部。足见人迎不在左手。趺阳脉伏涩，为胃气不通于下，而扬溢于上。故人迎脉大四倍已上，上之人迎脉大为关格，下之趺阳脉伏涩亦为关格，则关格为证明矣。而后世犹然不解，皆惑于《脉经》《脉诀》，妄指左手为人迎，右手为气口，及马仲化谬谓扁

鹊、长沙以尺寸分关格为误，指关格为脉体，非证名等说也。马仲化曰：按《伤寒论》云：寸口脉浮而大，浮为虚，大为实，在寸为格，格则吐逆，趺阳脉伏而涩，伏则吐逆，水谷不化，涩则食不得入，名曰关格。夫《内经》诸篇，分明以左手人迎按《内经》无左手为人迎之文。脉大，自一盛以至四盛，乃手足六阳经为病，其名曰格。故春夏人迎微大者为无病。今仲景曰：在寸为格。又曰：格则吐逆。是以格脉误为内经之膈证。《此事难知》集、李东垣宗之。且曰：气口之脉，大四倍于人迎，则又同于《难经》三十七难之误。按：三十七难，本《灵枢》脉度篇，推明关格为证，以申三难之义。马氏不知关格为证，误以为脉，故言之颠倒如此。据马氏此论，以左手为人迎，关格为脉体，故不得不以扁鹊、长沙为误。左手为人迎，则尺寸不能分关格。在尺为关，在寸为格。若以左为人迎论格，则右为气口论关，与尺无涉。盖不知寸口以上察人迎，尺中以下察气口，无分左右也。关格为脉体，则吐逆食不得入，不能为格证。盖不知《内经》本以关格为证名，故扁鹊恐后人误认关格为脉体，推覆溢脉之名。脉有名，则关格是证，上鱼为溢，入尺为覆。长沙亦恐后人误认关格为脉体，明关格证之状。证有状、则关格非脉，关则不得小便，格则吐逆，而马氏犹然不悟，反以为非。且曰《内经》诸篇，分明以左手为人迎。今偏考《内经》，并无左手为人迎之说，吴鹤皋亦曰：此家脉法法象，阳左阴右，自为一家，左手关上为人迎，此盖思之而未得其解，遂曰自为一家。殊属可笑。皆为《脉经》《脉诀》所误，且曲为之解，何其谬信如此。张景岳曰：人迎，足阳明胃脉也，在颈下夹结喉旁一寸五分。一盛二盛，犹言一倍二倍，谓以人迎寸口相较，或此大于彼，或彼大于此，而有三倍四倍之殊也。《禁服篇》曰：寸口主中，人迎主外，两者相应，俱往俱来，若引绳大小齐等。春夏人迎微大，秋冬寸口微大，如是者，命曰

平人。故人迎寸口而至于盛衰相倍者，乃不免于病矣。然人迎候阳，故一盛在少阳胆与三焦也。二盛在太阳膀胱小肠也。三盛在阳明胃与大肠也。四盛以上者，以阳脉盛极，而阴无以通，故曰格阳。又曰：愚按关格脉证，本经垂训极明，世人病此不少，而历代医师每各立名目，以相传训，甚至并其大义而失之。其谬甚矣。夫所谓关格者，阴阳否绝不相荣运，乖赢离败之候也。故人迎故盛者，病在三阳之脏也。阳明行气于三阳，而人迎之脉，在结喉之旁也。故古法诊三阳之气于人迎，如《四时气篇》曰：人迎候阳，正谓此也。又曰：又按关格之脉，如《六节藏象》《脉度》《终始》《禁服》《经脉》等篇，言之再四，盖恐其难明，故宣而又宣，诚重之也。而后世诸贤，鲜有得其旨者，岂皆未之察耶。夫人迎在颈，系阳明表脉，故人迎倍大者曰格阳。此以阴阳否绝，气不相营，故名关格，不可易也。而三难曰：脉有太过，有不及，有阴阳相乘，有覆有溢，有关有格，何谓也？然。关之前者，阳之动也。脉当九分而浮，过者法曰太过，减者法曰不及，遂上鱼为溢，为外关内格，此阴乘之脉也。故仲景宗之曰：在寸为格，格则吐厥。夫人迎四倍，既非寸口之谓，寸口以上察人迎，故曰在寸为格。景岳盖未知此。而曰吐厥者，即膈食一证耳。景岳不知膈食，进而为关格。此证未必至死，何《内经》谆谆特重之若是耶。继自叔和以后，俱莫能辨，悉以尺寸言关格，景岳盖不知寸口以上察人迎，尺脉以下察寸口。而且云左为人格，以致后世惑乱，遂并阴阳表里大义，尽皆失之。迨及东垣之宗《脉经》者，则亦以左为人迎，曰气口之脉，大四倍于人迎，此清气反行浊道也。故曰格。气口之脉大四倍于人迎，即寸口以上渐大至四倍，以应喉旁之人迎，已将达《内经》扁鹊长沙之旨，而不舍左为人迎谬说，此东垣将悟未悟，为《脉经》《脉诀》所误，遂不能悟。惜哉！甚至丹溪特立关格一门，曰此证多死，寒在上，热在下，脉两寸俱

盛四倍以上。夫两寸俱盛四倍，又安得为寒在上，热在下耶。其说愈乖，其义愈失，致使后学茫然莫知所辨。欲求无误，其可得乎。独近代马玄台知诸子之非，谓关格之义，非膈食闭癃之证，癃闭，乃津液不通，一时阻塞而闭。关则不得小便，乃津液枯涸而闭。膈食乃关格之始，马仲化盖未知此。曰：呜呼痛哉！轩歧之旨乎。秦张王李朱，后世业医者所宗，尚与《内经》渺然如此，况能使后世下工，复知关格为脉体，而非病名也。又焉能决关格脉之死生，治关格脉之病证，及治膈证闭癃证而无谬也哉。此马子之言诚是也。然观其诸篇之注，则亦未详经义，谬宗叔和，仍以左为人迎，竟置阳明胃脉于乌有，而仍失本经表里阴阳，根本对待之义，此其复为误也。据张氏此论，谓人迎在结喉两旁，诚过人之见，然不知两寸之上察人迎，而私淑玄台之谬说，故反以扁鹊、长沙为误，致令关格证脉不分。如曰愚按关格脉证，又曰又按关格之脉，则关格曰证可也。曰脉可也。关格为覆溢脉之证，覆溢为关格证之脉。若以关格为证，不应指丹溪为非，亦当悟仲景明关格证状之意。若以关格为脉，不合《内经》

本旨，亦当悟扁鹊推覆溢脉名之意。此景岳不敢背经义，而惑于仲化谬论，不达扁鹊、长沙之旨，以故议论多歧。且言如《六节藏象》《脉度》《终始》《禁服》《经脉》等篇，言之再四，盖恐其难明，故宣而又宣，亦不言《内经》所以宣人格在喉旁之义。自矜其辨，执人迎在结喉两旁，以证诸家之误，而不达扁鹊以寸口之上论格阳，推格阳脉名，以上鱼为溢，为格阳证之脉名。长沙以寸口之上论格阳，明格阳证状。以吐逆食不得入，为格阳证之症状，反以为非是，脉体明而证又晦，证既晦则脉亦不明，证脉不符于理则悖，反使人迎复晦，可为痛惜。故著人迎辨以证之。

略曰：关格为证，覆溢为脉，证脉皆见于人迎气口。气口以上，察结喉之人迎。上鱼为溢，在寸为格。尺中以下察太渊之气口，入尺为覆，在尺为关。寸口穴至尺泽穴，长一尺一寸，除去一尺便是一寸，故名寸。除去一寸便是一尺，故名尺。阴得尺中一寸名尺脉，阳得寸内九分名寸脉，余中一分为关脉。九分之上应人迎，一寸以下应气口。能辨乎此，则黄岐、扁鹊、长沙关格复溢证脉意旨，一以贯之矣。

跋

　　医为九流之一，自神农赭鞭，岐伯素问而后，厥用甚伟。周官医师上定二人，疾医治内，疡医治外，厥后越人、仲景，史不绝书。医虽小道乎，而能通天地之变，类万物之情，知死生之说，非是则业不精而效亦不著。善哉！范希文之言曰：不为良相，必为良医。相能燮理阴阳，医能调和营卫，博施济众，民不夭札，其功用均也。镇江蒋君承其家学，医名噪于时。尝著《医略》八十一卷，卷帙繁多，先梓六淫门十三卷。首列形证，次列医方，终以己意辨难折衷之。卷后附古方及关格考人、迎辨，剖晰毫芒，详明精确，不泥于古，亦不戾于古，于诸证镠辘疑似处皆了然数计，如洞垣一方人。夫古之医者，皆刀锥针砭挢引毒熨之，非徒恃汤液也。故药瞑眩而效亦易征。今则专藉草木之滋，以争呼吸之际，而又不能于九窍九脏之脉，两之参之，以抵其变与动定，诩诩然以为卢扁复生。得君是书熟读而深思，其亦可以戢虚侨之气而进乎道矣。

道光癸卯吴江愚弟殷寿彭跋

医 经 小 学

(明) 刘 纯 撰

内容提要

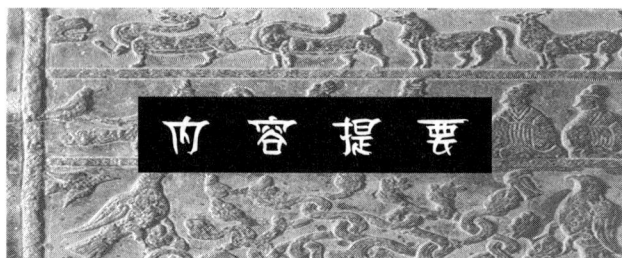

本书六卷,明吴陵刘纯著。刘氏字宗厚。其父叔渊,朱丹溪之高足也。纯家学渊源,早年辑有《玉机微义》行世。本书分本草、脉诀、经络、病机、治法、运气六门,皆以韵语为文,便利于学,故曰《医经小学》。书只万历刻本,原为慈溪耕余楼珍藏。绍兴裘氏自维扬旧书肆中,重金购藏于读有用书楼。今既印行,世必皆有先睹为快之感焉。

序　一

　　尝谓吴陵刘氏纯所辑《玉机微义》，以发明之，复采集名论为初教之资也，并刻之，名曰《医经小学》，以传其书。首本草，次脉诀，次经络，次病机，次治法，次运气，凡六卷。一本于《素问》《灵枢》《难经》，及张仲景、王叔和至近代刘守真、张洁古、李明之、朱仲修诸家之书，撮其切要，缀为韵语、类粹，以便初学。本末条理，明切简备，医学之指南，而端本之书也。凡善学者，皆务本，况医人之司命，其可昧本而苟乎哉？学医者诚能熟究是编，融会于心，将所行皆正途，所用皆正法，触类长之，于岁论十全何有哉？此书非刘氏莫之为，非陈公亦莫之传，学医之幸，生民之幸也。纯字宗厚，吴陵人，其父叔渊，仲修之高弟，授受有自云。

正统三年己未岁九月甲子光录大夫柱国少师兵部尚书兼
华盖殿大学士国史总裁同知经筵事卢陵杨士奇序

序　二

医，意也，临病立意以施治也。其书《内经》载运气病源靡不悉备，候天地之变，究疾病之机，尽调治之理。此神圣爱人之仁，拯羸救枉济物之至道也。医道斯立，秦越人演其精义述《难经》；汉张仲景论伤寒，用药定方；晋王叔和集次及撰《脉经》以示后学，意亦至哉！经去圣远，遗文错简，后学专方而惑意，幸唐太仆令王冰重整其义，启大法之幽玄，释神运之奥妙，析理于至真之中，俾学者遇证审脉，用药去病，根本无贬损医之道明矣。而其为法，制胜伐其势，资化助其生，扶危定乱之功，本诸经论，知气识病，治理得焉。嗟乎！学必本于经，病必明于论，治必究于方，而能变通而无滞，斯能尽夫立医之意矣。昔丹溪朱先生，以医鸣江东，家君亲从之游，领其心授，纯生晚学陋，承亲之训有年矣。其于经论，习而玩之。颇尝得其指归，不自揆度，窃以先生之旨，辑其医之可法，本诸经论之精微，节目更为定次，歌语引例具图以便记习。至于《脉诀》之未备者，亦为增正，名曰《医经小学》。盖欲初学者，得以因流寻源而不蹈夫他歧之惑，有志于古神圣爱人济物之道者。其无诮愚以管窥而蠡测，或有未至，矜其志而加正焉。则不惟医道之幸，亦斯民之幸也。

洪武二十一年冬十一月朔旦吴陵刘纯序

医之可法为问

李东垣先生曰：自伏羲、神农、黄帝而下，名医虽多，所可法者有几人哉？至于华氏之剖腹，王氏之针妖，术非不神也，后人安得而仿之。非若岐伯之圣经，雷公之炮炙，伊挚之汤液，箕子之洪范，越人之问难，仲景之伤寒，叔和之脉诀，士安之甲乙，启玄子之传注，钱仲阳之论议，洁古之方书，皆活法所可学者。岂千方万论，印定后人眼目者所能比哉！其间德高行远，奇才异士，与夫居缙绅、隐草野者，虽有一节一法之可观，非百代可行之活法，皆所不取也。予岂好辨哉，欲使学者观此数圣贤，而知所向慕而已。或有人焉，徒知广览泛诵，自以为多学，而用无益者，岂其知本欤？

或问丹溪朱彦修先生曰：医之为事，切脉察病用药，先生必以读儒书者能之，何也？曰：非四书无以穷理尽性，成格物致知之功；非易无以穷阴阳造化功用，消长生成之道，升降浮沉之理。孙真人曰：不知易者，不足以言太医。

问曰：医书何先？曰：必须先读《内经》《本草》《脉经》。非《内经》无以识病，非《本草》无以识药，非《脉经》何以诊候，然后却参诸家之说。

又问：仲景伤寒，出证见方，为医书之祖，亦先须看否？答曰：凡先入者为主。《内经》尽阴阳之妙，变化无穷，诸书皆出于此。如越人演八十一难，止得《内经》中一二，仲景取其伤寒一节，河间以热论变仲景之法，东垣以饮食劳役立论。恐先仲景书者，以伤寒为主，恐误内伤作外感；先东垣书者，以胃气为主，恐误外感为内伤；先河间书者，以热为主，恐误以寒为热。不若先主于《内经》，则自然活泼泼地。

问曰：今之医但看《脉诀》，以为诊视，越诸方书，便可治病，以为简便。先生之教读《内经》，虽识病无方可据，《脉经》千条万绪，难以抚寻。曰：正欲如此。人之生命至重，非积岁月之功，岂可便视人之疾。前人立论制方，有与《内经》意合者，有穿凿者，有立意偏者，有因病而以病人之虚实形气脉证而制方者。病之变化无穷，人之形志苦乐不一，地土所宜，证有相似，治有不同，不读《内经》，便欲据方施治，若有差误，死不复生，人虽不知，于心安乎？脉理精微，通阴阳造化之理，千变万化，圣人尚论其端绪，秘其蕴奥。善为脉者，从而推广，岂高阳生数语之脉诀能尽无穷之病邪？

先生曰：刘张之学，其论脏腑气化有六，而于湿热相火三气致病为甚多，以推陈致新，泻火之法疗之。此固高出前代矣。然有阴虚火动，或阴阳两虚，湿热自甚者，又当消息而治之。东垣之谓饮食劳倦，内伤元气，则胃脘之阳，不能升举，并心肺之气陷入于中焦，而用补中益气等药治之。此亦前人所无也。然天不足于西北，地不满于东南，天阳而地阴。西北之人阳气易降，东南之人阴气易升，苟不知此，而徒取其法，则于气之降者，固可以获效，而于气之升者，亦从而用之，吾恐反增其病矣，当以三家之论，去其短而取其长。又曰：阴不足而阳有余，因而思之，故人病气升者多，气降者少，是其验也。补其阴与阳齐等，则水火自然升降，所谓乾坤定位，而坎离交也。

凡治病用药，以前人方论未可者，切不宜孟浪，须沉潜思绎。千条万绪，必求气之所在而取之。不过格物致知之功，久久自入穷通变化之妙。

论曰：五运六气，《内经》备论，诸方所略，其理奥妙，未易造入，愿发明焉。曰：学医之初，且须识病机、知变化，论人形而处治。若便工于气运，恐流于马宗素之徒，而云某生人于某日，病为某经，用某药治之之类也。人之脏腑，外应天地，司气司运，八风动静之变，人气应焉，岂不切当。苟不知此，为医未造其理，何以调之？杨太受常云：五运六气，须每日候之，记其风雨冥晦。而有应时作病者，有伏气后时而病者，有故病冲而动者。体认纯熟，久则自能造其至极。

治病用药犹权衡，不可毫厘轻重也。若以执古方而治今病，更不酌量，吾不知其不能无少差也。

先生曰：吾每治病，用东垣之药，效仲景处方，庶品味数少，则药力专精也。

问曰：读《素问》有不晓者奈何？曰：乃上古之书，中间多有阙文讹舛，且通其所可通，缺其所可疑，又王冰释于强解，及失经意者亦有之。须自要着力熟读玩味。

问曰：《素》《难》之外，更看何书为要？曰：外感法仲景，内伤法东垣。则仲景治法，更合《内经》，然于读书皆须览过，以长识见。

问曰：先生治病有证同而异治者，又非地土不同，老幼苦乐之异何也？曰：阴阳气运，参差不齐，赋生有厚薄，五气有偏胜，脏腑刚柔不同，用药以抑强扶弱，取中而治，岂得而同也。

问曰：诸方立论，有多用热者，有多用寒者，时之异耶，地势之然也？曰：看方须要知其立意，取其所长，去其所短。人性偏执，其通疏者，自古及今，宁几人欤？

问曰：一人之证，久伏床枕，处方既定，前后又有加减者何也？曰：内有初中虚实之异，外有八风之变，四时更易，气运迭迁，七情所动，是以主病之药虽不更，佐使岂无加减也。

问曰：何以谓之通疏？曰：无先入之主，能穷变化之神，识时措之宜，致二五之精，妙合为冲和之气。虚则补之，实则泻之，寒者热之，热者寒之，上者抑之，下者举之。无所偏负，则自然天地位而万物育矣。

尝看成无己注伤寒论曰：夫伤寒之病，以阳气为主，只此一句，已见深造圣蕴。盖天之邪气感，则伤人气也；饮食起居七情动，则伤人形也。然此其深者，气病形乃应，形气病乃从，治病必求其本。

先生曰：仲景治伤寒以寒字为主，用辛热甘热等药者，主即病而言；河间治热病，以热字为主，用辛凉等剂者，主不即病，寒毒藏于肌肤，至春变温，至夏变为热病之意也。

问曰：阴阳之体用，先生尝以阴不足，而阳有余，远取诸天地日月为譬其体也，近取呼吸升降为喻其用也，则得闻命矣。然阴阳虚实之体虽不同，而其升降之用，所乘之机，既无降杀，则阴之体本虚，曷用补哉？

先生曰：邵子谓天地自相依附，天依形，地附气，其形也有涯，其气也无涯。人之形质有涯者也，天癸绝后，形则衰矣。苟不益阴以内守，则阳亦无以发扬为健运之能，是天失所依也，而为飘散飞荡如丧家之狗耳。阳既飘散，则地愈失所附也，形气不相依附则死矣。人其补养残衰伤朽之质，又何云哉。

先生曰：治病必分血气，如气病补血，虽不中病亦无害也。血病补气，则血愈虚散，散则气血俱虚，是谓诛罚无过也。病或昼轻夜重者，血病也；昼重夜轻者，气病也。盖昼阳夜阴也。

座右铭曰：学问所以别理欲，开昏闭；衣食所以防饥寒，广恩惠；言行要留好样与儿孙；心术要不得罪于天地。

卫生药室铭曰：治病之方，先顾元气。攻病击邪，斟酌药剂。邪轻剂轻，邪峻剂峻。元气或虚，峻剂当慎。必求其本，如流有源。泥标忘本，白首不痊。血病治血，气病治气。脏腑经络，逐一点视。虚的施补，实的施泻。察色听声，勿差纤芥。属寒治寒，属热治热。风湿燥火，细心分别。气微则逆，气甚则从。逆为正治，从乃反攻。从少从多，各观其事。其始则同，其终则异。必先岁气，毋伐天和。违时伐化，夭殃斯多。寒热温凉，用之远之。升降浮沉，顺时为宜。厥逆厥顺，道理玄微。或有所假，不必拘之。在表治表，在里治里。汗下之间，反掌生死。上制以缓，下制以急。缓急不分，无过受击。新病猛除，久病宽治。不久不新，宽猛相济。求治不诚，必当自宝。毋得苟就，轻此至道。病不可治，必当速已。毋得容情，启人之毁。凡此数条，圣师至训。洞然于胸，正行无问。

广陵丘克容先生曰：今医之专门于刘张者，率以发汗吐下施治。盖本诸张子和十形三疗，若曰风、寒、暑、湿、燥、火，内伤、外伤，内积、外积。视其中人，身之上若下，必三法之可已，果子和之遗意欤，何其与《内经》、仲景之言大不相似也，《内经》曰：邪气盛则实，精气夺则虚；又曰：虚则补之，实则泻之。邪盛而实当泻，三法或可已也。精夺而虚当补，将无他治欤。第曰：木郁则达之，火郁则发之，土郁则夺之，金郁则泄之，水郁则折之。是亦发汗吐下之别称也。向使此无彼遏，果例用欤。仲景治外感，分六经、别腑脏，亦尝发汗吐下也。而太阳有解肌，少阳则三禁，并病用刺法，岂无其故欤？子和亦曰：不读本草，焉知药性？又曰：识病得法，工中之甲，仗三疗疗十形，又何必知药性求得法哉？岂子和真书亡于金源氏之南迁，此特后人附会其说，而执迷妄意者。遂以卤莽之言为的确之论，甚至认虚为实，假寒为燠，其于适事为故，与夫各安其气之说，略不加究，志古之士，独无憾焉！

夫医道之有《内经》以来，历代名医著述之藏有司者，至有元时得一百七十九家，二百九部，一千二百五十九卷，不为不多矣。然其要者宁几欤？惟七书而下，所可法者，如有宋成无己《伤寒明理论》，金之刘守真《原病式》，元李明之《内外伤辨》《医学发明》《活法机要》，王好古《此事难知》，罗谦甫《卫生宝鉴》，朱彦修《局方发挥》，及圣朝滑伯仁《十四经发挥》，徐用诚《本草发挥》，皆启七书之精奥，为体用之本领云。

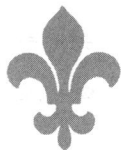

目 录

医经小学卷之一

明吴陵刘纯撰　后学东阳周毅人校

医学指南总诀

二首，并出《玉匮金钥》

不读本草，焉知药性，专泥药性，决不识病，假铙识病，未必得法。识病得法，工中之甲，能穷《素问》，病受何气，便知用药，当择何味。

不诵十二经络，开口动手便错，不通五运六气，检遍方书何济。经络明，认得标，运气明，认得本，求得标，只取本，治千人，无一损。

本草第一

药本五味一首，集次见《内经》至真大论诸篇

酸为木化气本温，能收能涩味肝经；苦因火化气终热，能燥能坚心藏丁；甘始土生气化湿，能开缓掺从脾行；辛自金生气带燥，能散润濡通肺窍；咸从水化气生寒，下走软坚足肾导；淡之其为五行本，运用须知造化要。

药性指掌九十首，集次见《东垣珍珠囊》增六十三味

羌活苦温散表风，利肢节排巨阳痈，更除新旧风寒湿，手足太阳表里通。升麻苦除阳明风，引石膏能治齿疼，挟诸药行四经分，升阳气于至阴中。柴胡苦寒除胁疼，更安潮热往来生，在脏调经内主血，在肌主气上行经。白芷辛温去面风，阳明经药引能通，治及痹疼肤燥痒，止足阳明头痛攻。防风甘辛气本温，明睛亦疗脑门疼，以其气味能泄肺，以全体用治诸风。当归甘辛头止血，身还养血润于中，梢能破血流而下，全用能调荣气充。独活苦甘风可除，更安颈项自难舒，疗风寒湿痹痿足，肾经药引得斯钦。木香味苦气微温，和胃行肝气有功，调和诸气为神妙，泻肺无斯治不中。槟榔苦辛气性温，滞气攻开又杀虫，坠诸药性若铁石，治后重时如马奔。吴茱萸味苦辛热，除咽嗌塞寒气噎，脾胃停冷冷闭胸，心腹作痛而不歇。藿香叶甘气本温，温中快气治心疼，开胃口能进饮食，止霍乱除呕逆攻。川芎气温味本辛，上行头角清阳经，止头痛能行血室，养新生血有神灵。黄连味苦气寒沉，主治便澼混杂红，消痞泻心除目病，疗疮疡肿有深功。黄芩苦味枯飘者，泻肺除风热在肌，坚者大肠除热用，膀胱得助化源宜。大黄味苦气寒沉，瘀血消之结热分，夺土涤肠通郁滞，令名因是号将军。黄柏苦寒调痿厥，下焦伏火大能除，上安虚哕蛔虫出，下腹消疼补肾虚。玄明粉有酸辛味，宿垢留肠用此蠲，软积开痰消癖瘕，大除胃热保神全。白术利水味甘温，去湿强脾健胃经，佐黄芩可安胎气，君枳实能消痞膨。人参甘温能止渴，甚生津液又和中，肺寒可服热犹忌，定魄安魂至有功。黄芪甘温益元气，温肉分而实腠理，补三焦更托诸疮，虚劳自汗服即

止。甘草甘平生泻火，炙之健胃可和中，解诸药毒无争竞，养血通经更有功。半夏辛温治湿痰，大和脾胃吐能安，寒痰更有肠鸣者，痰厥头疼并速餐。陈皮味苦性辛温，留白和脾健胃经，去白消痰能泄气，膈开痰热气须凭。青皮苦寒攻滞气，削坚积治下宜良，厥阴经药斯能引，下食安脾得此强。枳壳微寒味苦酸，消心下痞化痰涎，胃中宿食兼壅气，去逐仍消积聚坚。枳实苦酸能削积，胸中虚痞又能除，心间宿水宜斯逐，日久稠痰亦可祛。桔梗微温味辛苦，止咽痛治肺之痈，宽胸利鼻无壅塞，引药须知入肺中。知母苦寒除肾火，能蠲有汗之骨蒸，补虚可疗阳明热，益肾滋源化气澄。藁本微温味苦辛，治头痛在巅顶中，太阳寒客能消散，妇女阴寒痛可通。生地黄寒甘苦味，瘀血衄血皆捣碎，凉血泻脾之湿热，清心乃治五心烦。熟地黄温味甘苦，封填骨髓滋肾阴，疗伤寒后胫股痛，除新产罢腹脐疼。五味酸温滋肾水，更收肺耗散之金，消烦止渴生津液，益气充虚乃壮阴，川乌味辛热有毒，浮也阳中之少阳，能开脏腑寒邪气，破诸积冷痛尤良。白芍酸寒有小毒，扶阳气治腹间疼，堕胎通血强脾脏，能损肝经却缓中。白茯苓温味甘淡，和中益气湿能行，安惊利窍生津液，白入壬癸赤丙丁。泽泻甘咸性本寒，收阴汗乃止虚烦，去胞垢又生新水，湿肿淋癃作圣丹。薄荷之叶味辛凉，新病瘥时勿更餐，治热清阳于头面，除风痫证不能安。麻黄甘苦性微温，发汗除寒去节根，根节将来还可用，止虚盗汗作汤餐。厚朴用之随气味，苦除湿满胀而膨，性温益气能攻湿，散结调中可济生。杏仁有毒苦甘温，定喘安惊气自任，大肠闭燥能通润，冷嗽投之散肺阴。巴豆大毒味辛热，脏腑沉寒坚积结，治之水谷道能通，戒慎方中勿轻设。黑附子辛热有毒，其性走而浮不沉，补三阳之厥逆证，除六腑之寒病深。苍术气温其味甘，调脾更治湿之痰，宽中发汗功过白，除湿之功白术戡。秦艽辛苦性微温，利水施之亦有功，疗遍体之金色

疸，除风湿在四肢中。白僵蚕咸更辛平，阴内生阳其性温，去肤风动如虫状，治黑酐生于面门。地榆酸苦性微寒，血痢投之即可安，入下部能消积热，更安不禁血崩难。白豆蔻味本辛温，退翳还除冷在胸，上焦元气尤能补，却消滞气于肺中。连翘微寒味苦平，消诸经热有深功，心间热与疮疡肿，功效柴胡黏子同。阿胶甘温能益肺，又能止嗽唾如脓，补虚更可安胎气，治痿强阴壮骨隆。桃仁甘苦性还寒，润大肠经之秘难，破经久蓄之陈血，去滞生新治血干。生姜辛制半夏毒，佐大枣有厚肠功，温经散表除风气，止哕之能效最工。石膏甘辛性大寒，清金制火肺宁安，除头痛渴日晡热，更安胃热夺其餐。官桂味辛热有毒，堕胎止汗补劳伤，用枝气薄能开表，用肉生温补肾良。细辛辛温乃无毒，升也为阳有二功，除风数变三阳证，去首少阴合病疼。栀子大寒其味苦，疗心胸闷不能眠，通脐下血滞便秘，象肺资阴降火炎。葛根甘寒能发表，胃虚消渴服之安，解除中酒之苦毒，更止温疟之往还。栝楼根味苦沉寒，止渴之功若圣丹，退热消烦清气血，补虚通济月经安。猪苓味淡更甘平，大燥功为治湿能，利小水还除湿肿，常人多服肾虚增。干姜生辛炮则苦，利肺气入气血行，生逐寒邪而发表，炮除胃冷可调中。草龙胆苦性沉寒，退散肝经之热烦，若病下焦之湿肿，服之即可得痊安。苏木甘咸升可降，产停败血逐能行，疮疡死血用之散，散处还滋新血生。杜仲甘辛其性温，壮筋骨脉强精神，止腰疼痛滋阴肾，酥炙除丝用自灵。天门冬苦性大寒，保肺不得热相干，涸枯荣卫宜斯润，定喘宁神躁闷安。麦门冬寒味甘辛，消肺隐伏之火禁，补金不足润燥渴，养气充虚热不侵。木通寒泻小肠火，小便热闭大能通，通经利窍宜施用，导滞无他可比功。地骨皮寒味苦平，除风无定表间乘，解肌退热能凉血，有汗传尸之骨蒸。桑白皮寒其味甘，补虚益气保神全，有余肺气宜斯泻，嗽有痰红必此蠲。甘菊苦甘除目疾，八风上注苦头

眩，目疼欲脱连头痛，热壅睛红泪不干。红花辛温能养血，腹停恶血又能除，止产败血血之晕，补虚少血血之虚。赤石脂甘酸且温，固肠胃有敛收功，胎衣不下宜斯逐，顺落不为峻急攻。通草甘通阴窍涩，更消水肿闭难行，用之涩闭俱通畅，因乃呼之通草名。乌梅酸温收肺气，生津止渴更除烦，又安泄痢调和胃，去热其来在骨间。川椒味辛热有毒，温中去冷服之安，上除两目之云膜，下治六腑之沉寒。葳蕤甘除四末风，治目泪出烂而蒙，男子湿流腰胯痛，女人黑黚面斑重。秦皮寒苦治惊痫，女子崩中带下难，青白遮睛之幻翳，风寒湿痹治居安。白头翁苦温无毒，赤痢衄血得效速，男子偏肿阴疝长，小儿膻腥头燥秃。牡蛎咸寒治便滑，除荣卫虚往来热，女人赤白带崩中，男子梦寐精遗泄。干漆味辛温有毒，削年深积破癥坚，更除秘结停留血，血气攻心亦可蠲。南星有毒味辛苦，中风不省坠痰涎，破伤身强如尸状，服此回生致引年。商陆酸辛微有毒，生之异者类如人，导疏肿气通胸腹，疗水功能效若神。葶苈苦寒消水肿，膀胱留热更能清，肺家喘促宜斯用，积饮停痰得此行。海藻咸寒通水道，能开透软结之便，气停水结通身肿，非此之功不得痊。竹叶性寒其味苦，风邪烦热服能除，上冲气胜令人喘，进此安宁气自舒。葱白辛温能解表，阳明头痛急投之。伤寒下痢服之效，止痛除风又自奇。天麻辛治惊痫药，风热头眩得此蠲，麻痹不仁风可疗，语言不遂瘫能痊。大枣甘温可壮神，又能助脉健天真，大和脾胃安中脘，中满之时忌入唇。威灵仙苦温无毒，疴痒皮肤风可消，冷痛膝腰痰出唾，腹中新旧滞皆调。鼠黏子辛消疡毒，盈肌瘾疹主风湿，退诸风热咽不通，利凝滞气入腰膝。草豆蔻温其辛味，补虚进食疗心疼，胃脾积滞寒能逐，心腹久新痛可攻。延胡索温味苦辛，破血又治小肠疼，活精血疗产后疾，安胎调摄产前经。雄黄有毒性平甘，息肉喉风用最堪，能杀精邪蛇虺毒，妊娠佩带转生男。广州出产石硫

黄，治疗坚筋去蠱疮，逐冷壮阳阴疭癖，老人风秘是仙方。水银本是朱砂液，取置炉中煅养成，消化五金除疥虮，妇人难产用催生。砒霜有毒仍酸苦，治疟除齁效若神，膈内风痰堪用吐，若还多服必伤人。牛膝为君味苦酸，主除膝痛及拘挛，月经若闭能通利，精髓如虚可补填。蒲黄无毒味甘平，行血如何又治崩，炒过用之方补涩，若还生用即通经。香薷下气除烦热，消肿调中暖胃家，霍乱转筋心腹痛，佐方煮饮服之瘥。前胡下气更消痰，推致陈新用最堪，主疗伤寒寒热病，安胎止嗽治儿痫。泽兰甘苦能行气，痈肿疮脓可内消，更治损伤并打扑，并除身面四肢浮。三棱专治消癥癖，更治阴人血不通，治气削坚除扑损，产余腹痛亦能攻。肉豆蔻温能止痢，解酲消食更调中，主除霍乱心膨痛，益气消脾虚冷攻。补骨脂名破故纸，主攻血气理劳伤，阳衰肾冷精流出，研烂胡桃合服良。缩砂下气能消食，主疗虚劳冷气频，暖胃温脾能止利，炒除腹痛保妊娠。蓬莪茂治心脾痛，消血通经理内伤，痃癖奔豚诸积聚，得同酒醋用为良。莎草根名香附子，主除胸腹热无时，妇人得此为仙药，下气宽中用最宜。常山味苦性微寒，治疟功多大吐涎，黄细形如鸡骨胜，苗名蜀漆一般看。赤皮甘遂能消水，利饮宽膨更破癥，主疗四肢头面肿，若逢甘草便相刑。白及主消痈肿毒，性同白蔹反乌头，去除白癣并破裂，更疗邪风缓不收。大戟苦寒除虫毒，专工利水治诸风，苗名泽漆同消肿，甘草逢之必反攻。牵牛名以牵牛得，下水消膨利小便，专治腰疼并脚痛，更消水肿落胎元。马兜零子如铃状，根即名为土木香，肺热咳痰成喘促，痿疮血痔用之良。白附子能除带下，更行药势主心疼，去除面上诸般病，又治风疮及中风。酸枣仁平安五脏，除风去痹骨能坚，补中益气宁心志，更治虚烦不得眠。丁香除肿消风毒，治气温中用最堪，非特益脾能止呕，更攻齿痛病风疳。沉香疗除风水肿，顺气调中用最良，又止转筋心腹痛，去除恶气壮元

阳。檀香不特消风肿，抑且能收霍乱功，肾气上攻心气痛，浓煎服饵即能通。乳香止痛消风肿，邪气能除补益精，主疗诸疮收泄澼，又调血气又催生。苏合香油能辟恶，去虫杀鬼达神明，更消蛊毒除温疟，久服令人梦不生。没药止痛仍破血，主除折跌治金疮，更宜产后诸余疾，推致新陈理内伤。山茱萸主通邪气，逐痹除风疗耳鸣，妇女得之调月水，男人补肾更添精。大腹皮功专下气，健脾开胃更通肠，气因冷热攻心腹，煎用姜盐入药良。密蒙花主能明目，虚翳青盲用最良，若是小儿麸豆毒，热疳入眼亦能医。益智和中仍暖胃，主除虚漏及精遗，若人夜起多便溺，捶碎盐煎效便奇。紫草苦寒通九窍，腹心邪气疸皆医，消膨治胀利水道，豆疹疮疱用最宜。紫菀苦辛除咳逆，热寒胸结气皆消，疗唾脓血止喘悸，婴稚惊痫亦可调。赤芍酸寒攻血痹，消癥破血逐经良，止疼解热除痈肿，益血荣脾白芍强。芒硝苦寒消积聚，蠲痰润燥性伤胎，胃中食热血结闭，大小便癃涩尽开。怀香子是小茴香，开胃调中得酒良，主治腹疼并霍乱，更通肾气及膀胱。防己除风温热邪，四肢拘急口喝斜，足疼水肿并风肿，湿嗽痛疮肿亦佳。姜黄烈似郁金功，理损消痈止暴风，主治癥瘕兼下气，月经壅滞亦能通。甘松无毒味甘香，浴体令香可作汤，下气更能除恶气，腹心痛满是奇方。阿魏无真却有真，臭而止臭乃为珍，杀虫下气除癥积，及治传尸更辟瘟。远志苦温除咳逆，益精补气壮心神，祛邪利窍止惊悸，强志聪明智慧人。五倍一名文蛤是，主除齿䘌及疮脓，更攻五痔多便血，洗眼犹能去热风。菟丝子味辛无毒，驻色延年治热中，主疗虚寒余沥病，填精补髓去腰疼，蝎即虿蝎宜紧小，主除瘾疹疗诸风，小儿惊搐方多用，酒服尤能治耳聋。龙骨涩精收泄痢，本切主治女人崩，缩便收汗阴疮蚀，齿疗癫邪又镇惊。麝香通窍攻风注，有孕催生救产难，杀鬼辟邪除腹痛，更安客忤与惊痫。牛吐生黄味苦平，主除狂躁治天行，安魂定魄除邪恶，更治风痫及热惊。羚羊角苦寒无毒，益气安心辟不祥，明目去风兼易产，更宜时气治惊狂。犀角苦寒能解毒，驱风明目镇肝家，并除心热狂言语，又治时行辟鬼邪。虎骨主除邪恶气，伤寒湿气用尤良，更攻风毒拘挛痛，治产安惊去恶疮。石蜜甘平安五脏，补中止痛养心脾，调和百药兼益气，止痢须知蜡更宜。龟甲破癥除漏下，小儿合囟治头疮，更攻疟痔并阴蚀，劳复伤寒用作汤。斑蝥主治疮疽沥，堕胎通淋破血癥，入药要知当熟炒，令人吐泻只缘生。珍珠润泽安心志，傅面令人好面容，粉点目中磨翳障，裹绵塞耳可除聋。鳖甲治崩仍疗疟，癥瘕痃癖用尤奇，又除骨节间劳热，鸡子同餐却不宜。灵脂治产昏迷证，通利阴人血不行，更治肠风并逆气，若还炒过可除崩。瓜蒂除浮仍治疸，欲消息肉鼻中吹，有人胸腹中间病，此药犹能吐下之。假苏本即名荆芥，下气除劳治血风，疮疥伤寒为要药，更除血晕与头疼。紫苏下气仍开胃，治胀消痰利大肠，煮汁饮之除蟹毒，若安喘嗽子尤良。芫花去水消浮肿，咳逆喉鸣必用之，痰唾腰疼心腹痛，恶风痹痒亦能医。诃梨勒苦能开胃，冷气奔豚是本功，消食化痰并止痢，更除崩漏及肠风。枸杞子功能补气，去风明目益元阳，根名地骨皮堪用，寒热虚劳各载方。琥珀原来是木脂，千年入地化而为，镇心定魄仍消血，若治诸淋效更奇。草果味辛消气胀，主除湿胜治脾寒，解瘟辟瘴化疟母，散逐寒痰及吐酸。牡丹皮能凉骨热，肠胃积血亦能平，止吐衄蔑泻阴火，无汗虚劳之骨蒸。麦蘖甘温消宿食，破癥结益气虚人，上焦滞血能行散，心腹满胀宜此伸。滑石利窍能泄气，利水通津入太阳，大肠与胃有积聚，推荡重令化气强。艾叶生寒熟则温，灸除百病可延生，温中暖胃和肝气，调血能令下吐平。贝母寒平咳逆气，主除烦热疗伤寒，更消腹结心下满，止汗和中解郁烦。茶茗苦消痰热渴，清神能治卒头疼，瘰疬可疗兼下气，利小便令化气微。醋敛咽疮消肿毒，治黄疸病破坚癥，妇人产后血虚晕，熏鼻收神保十全。酒通血脉厚肠胃，消忧发怒大扶肝，滋形辟恶养脾气，痛饮伤神损寿元。蓬砂消痰能止嗽，甘缓之功破结癥，喉痹初生宜进此，阴阳气散自无凝。灵砂性温通血脉，安魂养气益精神，止阴烦满杀邪魅，主五脏之百病迤。

妊娠服禁 出便产须知

蚖斑水蛭及虻虫，乌头附子配天雄，野葛水银并巴豆，牛膝薏苡与蜈蚣，三棱代赭芫花麝，大戟蛇蜕黄雌雄，牙硝芒硝牡丹桂，槐花牵牛皂角同，半夏南星与通草，瞿麦干姜桃仁通，硇砂干漆蟹甲爪，地胆茅根莫用好。

引经药报使 一首，出《本草》

小肠膀胱属太阳，藁本羌活是本乡；三焦胆与肝包络，少阳厥阴柴胡强；大肠阳明并足胃，葛根白芷升麻当；太阴肺脉中焦起，白芷升麻葱白乡；脾经少与肺部异，升麻兼之白芍详；少阴心经独活主，肾经独活加桂良。通经用此药为使，岂有何病到膏肓。

六陈

药有六味，陈久者良，狼茱半橘，枳实麻黄。

狼毒，茱萸，半夏，橘皮也。

十八反 二首，并出《儒门事亲》

本草名言十八反，半蒌贝蔹及攻乌。

谓半夏、瓜蒌、贝母、白及、白蔹，与乌头相攻。

藻戟遂芫俱战草。

海藻、大戟、芫花、甘遂，俱与甘草相反。

诸参辛芍叛藜芦。

苦参、人参、沙参、玄参、细辛、芍药，俱与藜芦相反，凡汤药丸散中不可合用也。若要令反而吐者，则不忌也。

十九畏 一首

硫黄元是火之精，朴硝一见便相争，水银莫与砒相见，狼毒最怕密陀僧，巴豆性裂最为上，偏与牵牛不顺情，丁香莫与郁金见，牙硝难合京三棱，川乌草乌不顺犀，人参又忌五灵脂，官桂善能调冷气，若逢石脂便相欺。大凡修合看逆顺，炮爁炙煿要精微。

用药法象 一首

天有阴阳彰六气。

风寒暑湿燥火。

温热凉寒总于四。

温热者，天之阳；凉寒者，天之阴。此天之阴阳四时也。

地有阴阳化五行。

金木水火土。

生长收藏五味成。

辛甘为地之阳，酸苦咸为地之阴也。

轻清成象亲乎上。

味薄者，本乎天亲上。

重浊成形本乎地。

味厚者，本乎地亲下。

辛甘发散气为阳，酸苦漏泄阴为味。

轻清重浊之分，气味厚薄之异。

清之清者发腠理，阳中之阳厚之气。

附子气之厚者，乃阳中之阳，故经云发热。

清之浊者实四肢，阳中之阴薄气使。

茯苓淡为在天之阳也。阳当上行，何为利水而泄下？经云：气之薄者，乃阳中之阴，所以茯苓利水而下行。然而泄下亦不离乎阳之体，故入手太阴。

浊之浊者走五脏，阴中之阴乃厚味。

大黄味之厚者，乃阴中之阴，故经云泄下。浊之清者归六腑，阴中之阳薄味尔。

麻黄苦，为在地之阴也。阴当下行，何为发汗而升上？经云，味之薄者。乃阴中之阳，所以麻黄发汗而升上，亦不离乎阴之体，故入足太阳。

辛散酸收淡渗泄，咸软苦泄甘缓结。

各有所能，或散或聚，或缓或急，或坚或软。四时五脏病，各随五味之所宜也。

横行直达要消详，五味之能须悉别。

药有横行者，若辛甘之类；直达者，若酸苦之类。

身半上病药取根，身腰以下梢宜用。根升梢降合天真，述类象形堪妙应。炮炙制度剂所宜，熟降生升毒须制。

药用火炮、汤泡、煨炒者，皆制其毒也；用酒蒸焙蜜炒，皆欲上腾也；酒浸洗、醋浸、姜制、酥炙，皆欲行经活血。如去皮、去心、取核、去芦节枯朽之类，皆不可违其制也。药味专精大得能，新陈粗细择须备。

品味薄则用近新者择拣，勿用腐朽之类。汤散丸方分两铢。

汤者，荡也，去新久病皆能之。散者，散也，去急病用之。丸者，舒缓而治之也。古者方剂分两，与今不同。如㕮咀者，锉若麻豆大是也；云一升者，今之大一盏也，云铢者，六铢乃一分，即二钱半；云三两者，今之一两；二两者，今之六钱半也。

君臣佐使从其制。

主病为君，佐君之谓臣，应臣之谓使。服药有法及有期。

病在上，不厌烦而少；病在下，则顿而多。病在上，先食而后药；病在下，先药而后食；病在四肢，宜饥食，而服药在旦；病在骨髓，宜饱食，而服药在夜。

升降浮沉补泻之。

如肝胆之病，以辛味补之。咸泻气，温补凉泻之类也。

重轻气味施当审，勿伐天和岁气时。

必先岁气，勿伐天和，药例见后证例中。

医经小学卷之二

明吴陵刘纯撰　后学东阳周毅人校

脉诀第二

诊脉入式一首，集次王适斋等《脉诀》

人身元气由太极，动静阴阳一如式。阴血静兮阳气动，血逐气行无暂息。周流身体似循环，荣养百骸由此力。五行五脏布其中，妙合乾坤纤芥悉。上中下体号三焦，在诊排名寸关尺。寸为阳分尺为阴，关者阴阳界限位。天真始注手太阴，百脉周流所朝会。右为气口左人迎，腑脏脉宗荣见尔。脉行三寸呼吸中，呼吸定息行六寸。十二时周数几何，一万三千五百息。气行八百一十丈，脉循五十度周身。复还会于手太阴，此是平人形之道。度合阴阳昼夜停，不大不小脉曰平。呼吸来停至脉匀，数迟数至违呼吸。损曰离经与夺精，一息四至号平和。更加一至大无痾，三迟二败冷所谓。六数七极热之多，八脱九死十命尽。十一十二魂入墓，三至为迟一二败，两息一至死非怪。迟寒数热古今传，难经越度分明载。

意见九难。

寸关尺内十二经，腑脏阴阳合五行，惟有君火更相火，母子相通真气生。

意见十八难。

失正邪干乃相克，各有刚柔位相逢。

意见十难。

阴阳变病脉危殆，关格覆溢与相乘。

意见三难，后有图。

太过不及分轻重，诊后先须部分定。左心小肠肝胆肾，右肺大肠脾胃命，即心主包络也。

女人反此背看之。尺脉第三同断病。

言男子面南受气，则两寸居前亦阳，脉之三阳从上走下；女人面北受气，则两尺居前亦阴，脉从下走上。经所谓男阳生，脉在关上，寸脉常盛；女阴生，脉在关下，尺脉常盛，是其常也。

心与小肠居左寸，肝胆同归左关并，肾居尺脉合膀胱，用意调和审安静。肺与大肠居右寸，脾胃脉从关里认。三焦心包络脉同，尺中子细须寻趁。若诊他脉覆手取，要自看时抑手认，三部须教指下明，九候了然心里印。

上部头，候听会、迎香、人迎之动脉也，以察头面之疾。中部手，候合谷、神门、经渠之动脉也，以察头下至脐上之疾。下部足，候太溪、冲阳、太冲之动脉也，以察脐下至足之疾。

大肠共肺为传送，心与小肠为受盛，脾胃相通五谷消，膀胱肾合为津庆。三焦无状空有名，寄在胸中膈相应，肝胆同为津液腑，能通眼目为清净。智者能调五脏和，自然察认诸家病，掌后高骨号为关，骨下关脉形宛然，以次推排名尺泽，三部还须仔细看。关后为阴乃是尺，关前为阳名寸口，阳弦头痛定无疑，阴弦腹痛何方走。阳数即吐兼头痛，阴微即泻脐中吼，阳实应知面赤风，阴微盗汗劳兼有。阳实大滑应舌强，阴数脾热并口臭，阳微浮弱定心寒，阴滑食注脾家咎，关前关后辨阴阳，察病根源应不朽。

经云：谨熟阴阳，无与众谋。此之谓也。

病脉传见举要中，脉经素难尤宜究。

见后方脉举要。

春弦夏洪秋似毛，冬石依经分节气，阿阿缓若春杨柳，此是脾家居四季。浮芤滑实弦紧洪，七表还应是本宗，微沉缓涩迟并伏，濡弱相兼八里同。九道脉名长短是，虚促结代劳动细，在意专心察脉理，二十四种真玄微，互须脉证参虚实，勿失于邪病脉机。

右手　大肠庚　金涩　胃戊　土缓　三焦相火洪
　　　　肺　辛　　　　脾己　　　　心包络
左手　心　丁　火洪　肝乙　木弦　肾癸　水　沉
　　　　小肠丙　　　　胆甲　　　　膀胱壬

腑主表，脏主里

脉所当然之图

凡在左者皆克诸右，凡在右者皆受左克，此脏腑五行自相克制，脉所当然也。至如太过不及，当视本位及邪干自异尔。

左

尺關寸
水木火

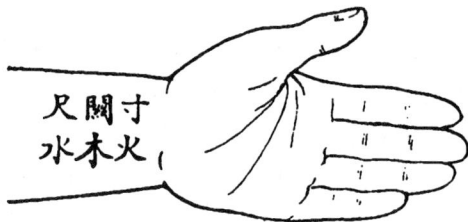

五行子母相生之图

两手交叉，则六脉五行，子母互相生养，本心包络与三焦二脉，皆系右尺。今脉诀以两肾分两尺，则遗失心包络一经矣。

右

寸關尺
金土相火

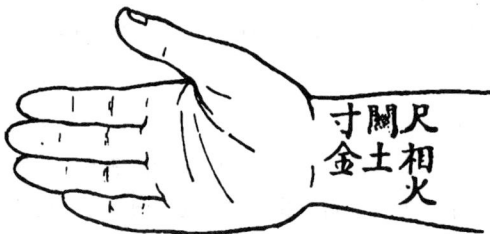

右寸手太阴阳明金，生左尺足太阳少阴水；太阳少阴水，生左关足厥阴少阳木；厥阴少阳木，生左寸手太阳少阴火；太阳少阴火，通右

尺手心主少阳火；手心主少阳火，生右关足太阴阳明土；足太阴阳明土，复生右寸手太阴阳明金。此皆五行子母更相生养者也。

歌 曰

左手头指火之子，五行造化岂虚偏，若将两肾脉分二，何独三焦经独专，水火相生滋养处，土金涵育委和全，自然神气存斯理，不识天真道不传。

《素问》脉类五十余种，后世类为二十四种。至如拒格者，《素问》谓阴胜格阳，阳胜拒阴，非死脉也。皆宜详审。

歌 曰

脉是人身造化机，要须指下识其微。浮洪动滑弦如紧，微涩濡虚缓类迟，覆溢代牢诚莫疗，细芤实弱可扶持，短长促结沉伏别，寒热参差必误医。

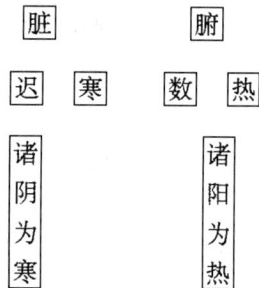

脏　　　　腑
迟　寒　　数　热
诸　　　　诸
阴　　　　阳
为　　　　为
寒　　　　热

脏腑阴阳寒热图

关

脉见一寸而沉。
过曰太过，减曰不及。
入尺为覆，内关外格。

脉见九分而浮。
过曰太过，减曰不及。
上鱼为溢，外关内格。

死病平　　平病死

关格覆溢脉例图

二十四种脉体

浮脉不足举有余，芤脉中空两畔居，滑体如珠中有力，实形愊愊与长俱。弦如始按弓弦状，紧若牵绳转索初，洪举按之皆极大，此名七表不同途。浮为中风芤失血，滑吐实下分明别，弦为拘急紧为疼，洪大从来偏主热。

浮为在表：

为风。应人迎 为气。应气口 为热，为痛，为呕，为胀，为痞，为喘，为厥，为内结，为满不食。浮大为鼻塞，浮缓为不仁。浮大长，为风眩癫疾，浮滑疾，为宿食。浮滑为饮为走刺，浮大而涩，为宿食滞气，浮短为肺伤诸气，浮细而滑为伤饮。浮滑疾紧，为百合病，浮数、大便坚小便数 浮紧为淋为癃闭。

芤为血：

寸芤为吐血，微芤为衄血，关芤为大便出血，尺芤为下焦虚小便出血。

滑为吐：

为满，为咳，为热，为伏痰，为宿食，为蓄血，为经闭，为鬼疰，为血气俱实。滑散为瘫缓，滑数为结热，滑实为胃热。滑而大小不匀，必吐，为病进，为泄利。滑而和为妊娠，滑而浮大小腹痛，弱则阴中痛，大便亦然。

实为热：

为呕，为痛，为气塞，为喘咳，为大便不禁；实紧为阴不胜阳，为胃寒，为腰痛。

弦为寒：

为痛，为饮，为疟，为水，为中虚，为厥逆，为拘急，为寒癖。弦紧为恶寒，为疝瘕，为癖，双弦胁急痛，弦为钩，为胁下刺痛，弦长为积随左右上下。

紧为寒：

为痛，为咳，为喘，为满。浮紧为肺有水，紧滑为蛔动，为宿食，为逆吐；紧急为遁尸，紧数为寒热。

洪为胀：

为满，为疮，为热，为烦。洪实为癫，洪紧痛疽，为喘急，亦为胀。洪大为祟，洪浮为阳邪来见。

微来如有又如无，沉举都无按有余，迟缓息间三度至。诀云，缓脉一息四至，迟脉一息三至也。濡来散止细仍虚，伏须切骨沉相类，弱脉沉微指下图。诊而细，沉按之乃得，举之若无为弱。涩脉如刀轻刮竹，分明入里坦如途。涩脉体细而迟，往来难而散。

迟寒缓结微为痞，涩因血少沉气滞，伏为物聚濡气虚，弱则筋痿须审记。

微为虚：

为弱，为衄，为呕，为泄，为亡汗，为拘急。微弱为少气，为中寒。

沉为在里：

为实，为水，为寒，为喘，为癥，为瘕。沉弱为寒热，沉滑为风水，为下重。沉细为少气，臂不能举。沉紧为上热下冷，沉重而直前绝者，为瘀血。沉重而中散，为寒食成瘕。沉重不至寸，徘徊绝者为遁尸。沉紧为悬饮，沉迟为痼冷，沉重为伤暑发热。

缓为在下：

为风，为寒，为弱，为痹，为疼，为不仁，为虚，为气不足，为眩晕。缓而滑为热中，缓而迟，虚寒相搏，食冷则咽痛。

涩为少血：

为亡汗，热气不足，为逆冷，为下痢，为恶寒，为心痛。

涩而紧为痹，为寒湿，涩细大寒。

迟为寒为痛：

迟而涩，为癥瘕咽酸。迟而滑为胀，迟而缓为寒。

伏为霍乱：

为疝瘕，为水气，为溏泄，为停痰，为宿食，为诸气上冲，为恶脓贯肌。

濡为虚：

为痹，为自汗，为气弱，为下重。濡而弱为内热外冷，自汗为小便难。

弱为虚

为风热，为自汗。

长脉流利通三部，短脉本部不及须，虚脉迟大而兼软，促脉来数急促软，结脉时止而迟缓，代脉不还真可吁，结脉与代脉相类，但代脉不能自还。牢脉如弦而更实，动脉鼓动无定居，细脉虽有但如线，九道之形乃自殊。

细为气血俱虚：

为病在内，为积，为伤湿，为后泄，为寒，为神劳，为忧伤过度，为腹满，通刺痛。细而紧，为癥瘕积聚，细而滑，为僵仆，为发热，为呕吐。

动为痛：

为惊，为挛，为泄，为恐。

虚为寒：

为虚，为脚弱，为食不消化，为伤暑。

促脉有五：

一曰气，二曰血，三曰饮，四曰食，五曰痰。但脏热则脉数，以气血痰饮留滞不行则止促，非恶脉也。

结为痰：

为饮，为血，为积，为气。

长为热：

为痫，长而缓，病在下，《脉经》有散脉而无长脉。陈氏释曰：六腑气绝于外，主手足寒而上气；五脏气绝于内，则下不禁，甚者不仁。其脉皆散，散则不聚，病亦危矣。

短为气病：

短而急，病在上，《脉经》有数脉，而无短脉。陈氏释曰：数为热，为虚，为烦渴，为烦满。

牢《脉经》作革为满：

为急，为虚寒相搏，妇人半产漏下。三因释曰：革者，革也，固结不移之状，三部应之皆危脉也。

代为一脏气绝。

怪脉一首

雀啄连来三五啄，屋漏半日一点落，弹石硬来寻即散，搭指散乱真解索，鱼翔似有一似无，虾游静中跳一跃，寄语医家子细看，六脉一见休饵药。

脉相类二十四首

浮与芤相类。

脉浮犹如水漂木，表有余兮里不足，浮而无力则为芤。傍实中空应涊蚘。

浮与洪相类。

洪脉荡荡浮泛泛，力薄为浮厚者洪，浮洪二象由来异，迷于专言易拙工。

弦与紧相类。

弦似张弓紧似轻，经方体骇十分精，紧言其力弦言象，识此超然付老成。

滑与数相类。

脉滑往来极流利，指下如珠圆替替，数则专言至数加，分明滑数非同类。

革与实相类牢为革。

实大而长指下全，按如鼓革最牢坚，较之实脉不应别，隐指仍强幅幅然。

沉与伏相类。

举无按有脉名沉，伏极其沉深复深。沉伏要知真脉象，浅深深浅细掛寻。

微与涩相类。

小之又小号微脉，短细迟难是为涩。良工诊候倘逢之。细密精详为消息。

软与弱相类濡为软。

软脉优柔其力薄，极软如无则为弱，莫教软弱一般论，一脉才差一切错。

缓与迟相类。

脉迟一息来三至，缓比之迟仍小驶，迟为病冷缓为和，缓大虚风之病起。

软与迟相类。

力柔为软本非迟，软与形合细推之。软则但将其力取，迟来三息又何疑。

弦与长相类。

出三关者是为长，弦则非然但满张，弦脉

与长争较远，良工尺度自能量。

洪与虚相类。

脉洪真似涌波涛，细细而来气势高，虚脉廓然微旷荡，诸详分析在丝毫。

洪与实相类。

脉号于洪力不轻。其中微曲似钩形，只缘举按皆强盛，实脉于焉别立名。

滑与动相类。

厥厥动摇如豆大，脉名为动几曾停，圆圆转转底名滑，脉脉谁知有迳庭。

浮与虚相类。

表病脉浮轻手得，所以为虚为无力，毫发差殊便不同，工意之人能自识。

虚与弱相类。

脉来无力号为虚，外象豁然中则枯，弱比虚来虚更甚，按之如有亦如无。

微与细相类。

微似慈葱细似线，细大于微殊易辨，应之指下得之心，心内了然皆洞见。

微与弱相类。

依依细细为微脉，弱则虚之而又虚，弱是体虚微细小，细寻真象莫模糊。

迟与涩相类。

三五不调名曰涩，如雨沾炒短且难，迟惟一息二三至，非短非难力但宽。

短与涩相类。

短于本部为不及，短复迟难为涩脉，休将短涩一般看，短自时长滑时涩。

散与大相类。散为浮大，为洪之别名也。

脉形涣漫名为散，有表那堪里却无，大则其中还翕翕，好将二脉较锱铢。

结与代相类。

缓而时止复来者，便可将为结脉呼，止不能为方是代，结生代死必殊途。

促与代相类。

脉来既数复中止，便呼为促莫狐疑，阴盛而然非能代，须知止脉易差池。

伏与绝相类。

伏则全无绝则然，过饶厥逆命难全，按之隐隐其形伏，不觉开通病便痊。

方脉举要一首，以上出刘三点《脉诀》

人身之脉，本乎荣卫。荣者阴血，卫者阳气；荣行脉中，卫行脉外。脉不自行，随气而至，气动脉应，阴阳之义。气如橐籥，血如波澜，血脉气息，上下循环。十二经中，皆有动脉。手太阴经，可得而悉，此经属肺，上系肮嗌，脉之大会，息之出入。初持脉时，令仰其掌，掌后高骨，是谓关上。关前为阳，关后为阴，阳寸阴尺，先后推寻。寸关与尺，两手各有，揣得高骨，上下左右。男女脉同，惟尺则异，男弱女盛，反此病至。调停自气，呼吸定息，四至五至，平和之则。三至为迟，迟则为冷，六至为数，数即热证，转迟转冷，转数转热，在人消息，在人差别。迟数既得，即辨浮沉，浮表沉里，深浅酌斟。浮数表热，沉数里热，浮迟表虚，沉迟冷结。察其六部，的在何处，一部两经，一脏一腑。左寸属心，合于小肠，关为肝胆，尺肾膀胱；右寸主肺，大肠同条，关则脾胃，尺命三焦。命，即心包络脉也。不特脏腑，身亦主之，上下中央，三部分齐，寸候胸上，关候膈下，尺下于脐，直至跟踝。左脉候左，右脉候右，病随所在，不病者否。浮沉迟数，有内外因，外因于天，内因于人。天则阴阳，风雨晦暝；人则喜怒，忧思恐惊。外因之浮，则为表证，沉里迟寒，数则热甚；内因脉浮，虚风所为，沉气迟冷，数燥何疑。表浮里沉寒迟热数风浮气沉冷迟燥数。辨内外因，脉证参考。浮沉之脉，亦有当然，浮为心肺，沉属肾肝，脾者中州，浮沉之间。肺重三菽，皮毛相得，六菽为心，得之血脉，脾九菽重，得于肌肉，肝与筋平，重十二菽。惟有肾脉，独沉之极，按之至骨，举指来疾。脉理浩繁，总括于四，谓浮沉迟数也。六难七难，专衍其义，析而言之。七表八里，又有九道，其

235

名乃备。浮而无力，是名芤脉，有力为洪，形状可识。沉而有力，其脉为实。无力微弱，伏则沉极，脉迟有力，滑而流利，无力缓涩，漫同一例。数而有力，脉名为紧，小紧为弦，疑似宜审，合则为四，杂为七八。天机之秘，神授之诀，举之有余，按之不足，泛泛浮浮，如水漂木。芤脉何似，绝类慈葱，指下成窟，有边无中。滑脉如珠，往来转旋，举按皆盛，实脉则然。弦如张弦，紧如细线，洪较之浮，大而力健，隐隐约约，微脉难寻，举无按有，便指为沉。似迟不迟，是谓之缓，如雨沾沙，涩难而短。迟则极缓，伏按至骨，濡而软软，弱则忽忽。既知七表，又知八里，九道之形，不可不记。诸家九道，互有去取，不可相无，可以相有。过于本位，相引曰长，短则不及，来去乖张，形大力薄，其虚可知。促结俱止，促数结迟，代止不然，止难回之。三脉皆止，当审毫厘，牢比弦紧，转益坚劲，动则动摇，厥厥不定。细如一线，小而有力，弦大虚芤，脉曰改革，涣漫不收，其脉为散。急疾曰数，数则易见，即脉求病，病无不明。病参之脉，可决死生，然有应病，有不相应，此最宜详，不可执定。人安脉病，是曰行尸；人病脉和，可保无危。中风脉浮，滑兼痰气，其或沉滑，勿以风治。或浮或沉，而微而虚，扶危降痰，风未可疏。寒中太阳，浮紧而涩，及传而变，名状难悉。阳明则长，少阳则弦，太阴入里，迟沉必兼，及入少阴，其脉遂紧，厥阴热深，脉伏厥冷。在阳发汗，次利小便，表解里病，其脉实坚，此其大略，治法之正。至于大法，自有仲景，伤寒有五，脉非一端，阴阳俱盛，紧涩者寒，阳浮而滑，阴濡而弱，此名中风，勿用寒药。阳濡而弱，阴小而急，此非风寒，乃湿温脉。阳脉浮滑，阴脉濡弱，更遇于风，变成风湿。阳脉洪数，阴脉实大，更遇湿热，变为温毒。阳脉濡弱，阴脉弦紧，更遇湿气，变为湿温。阴阳俱盛，重感于寒，变为温疟，病同异名，同脉异经。

滑氏曰：《伤寒例》言湿疫，而无湿温，叔和言湿温，而无温疫，此亦异耳。阴阳俱盛，病热之极，浮之而滑，沉之散涩，惟有湿病，脉散诸经，各随所主，不可指名。暑伤于气，所以脉虚，弦细芤迟，体状无余，或涩或细，或濡或缓，是皆中湿，可得而断。疟脉自弦，弦迟自寒，弦数多热，随时变迁。风寒湿气，合而为痹，浮涩而紧，三脉乃备。脚气之脉，其状曰四，浮弦为风，濡弱湿气，迟涩因寒，洪数热郁。风汗湿温，热下寒熨，腰痛之脉，皆沉而弦，兼浮者风，兼紧者寒，濡细则湿，实则闪朒。指下既明，治斯不忒，尺脉虚弱，缓涩而紧，病惟足痛，或时痿痹，涩则无血，厥寒为甚，尺微无阴，下利逆冷。热厥脉伏，时或而数，便必秘难，治不可错。疝脉弦急，积聚在里，牢急者生，弱急者死。沉迟浮涩，疝瘕寒痛，痛甚则伏，或细或动，风寒暑湿，气郁生涎，下虚上实，皆晕而眩。风浮寒紧，湿细暑虚，涎弦而滑，虚脉则无。治眩晕法，尤当审谛，先理痰气，次随证治。滑数为呕，代者霍乱，微滑者生，涩数死断，偏弦为饮，或沉弦滑，或结或伏，痰饮停结，咳嗽所因。浮风紧寒，数热细湿，房劳涩难。右关濡者，饮食伤脾，左关弦短，疲极肝衰，浮短肺伤，法当咳嗽。五脏之嗽，各视本部，浮紧虚寒，沉数实热，洪滑多痰，弦涩少血，形胜脉细，不足以息，沉小伏匿，皆是死脉。惟有浮大，而嗽者生，外证内脉，参考称停，下手脉沉，便知是气，沉极则伏，涩弱难治。其或沉滑，气兼痰饮，沉弦细动，皆是痛证。心痛在寸，腹痛在关，下部在尺，脉象显然。心中惊悸，脉必代结，饮食之悸，沉伏动滑，癫痫之脉，浮洪大长，滑大坚疾，痰蓄心狂，乍大乍小，乍短乍长，此皆邪脉。神志昏乱，肝脉浮虚，或濡或涩，软散洪大，渴饮无余，遗精白浊，当验于尺。结芤动紧，二证之的，鼻头色黄，小便必难，肺浮弦涩，名为不便，便血则芤，数则赤黄。实脉癃闭，热在膀胱，诸证失血，皆见芤脉，随其上下，以验所出。大凡失血，脉贵沉细，设见浮大，后必难治。水泻之证，有阴有阳，察脉视象，问证须详，阴脉沉迟，其色青白，不渴而泻，小便清涩。脉或沉数，色赤而黄，燥屎赤溺，兼渴为阳；胀满脉弦，脾制于肝，洪数热胀，迟弱阴寒。浮为中满，紧则中实，浮则可治，虚小危急。痞脉则滑，为有痰结，弦伏亦痞，涩则气劣。肝积肥气，弦细青色；心为伏梁，沉芤色赤；脾气积痞，浮大而长，其色脾土，中央之黄。肺积息贲，浮毛色白，奔豚属肾，沉急面黑。五脏为积，六腑为聚，积在本位，聚无定处，驶紧浮牢，小而沉实，或结或伏，为聚为积。实强者生，沉小者死，生死之别，病同脉异。气口紧盛，为伤于食，食不消化，浮滑而疾。滑而不匀，必是吐泻，吐泻之脉，脉代勿讶。夏月泄泻，脉大暑湿，洪而数溲，脉必虚极。治暑湿泻，分其小便，虚脱固肠，罔或不痊。无积不痢，脉宜滑大，浮弦为死，沉细无害。五疸湿热，脉必洪数，如或微涩，其证虚弱。骨蒸劳热，脉数而虚，热而涩小，必殒其躯。如汗加嗽，非药可除，头痛阳弦，浮风紧寒，风热洪数，湿细而坚。痰气头痛，虽弦必涩，痰厥则滑，肾厥坚实。痈疽浮数，恶寒发热，若有痛处，痈疽所发，脉数发热，而疼者阳，不数不热，不疼阴疮。发痈之脉，弦洪相搏，细沉时滑，肺肝俱数。寸数而实，肺痈已成；寸数虚涩，肺痿之形。肺痈色白，脉宜短涩，死者浮大，不白而赤。肠痈难知，滑数可推，数而不热，肠痈何疑。迟紧未脓，下以平之；洪数脓成，不下为宜。阴搏于下，阳别于上，血调气和，有子之象，手之少阴，其脉动甚，尺按不绝，此为有孕。少阴属心，心主血脉，肾为胞门，脉应于尺，或寸脉微，关滑尺数，往来流利，如雀之啄，或诊三脉，浮沉一止，或平而虚，当问月水。妇人有病，而无邪脉，此孕非病，所以不月。男女之别，以左右取，左疾为男，右疾为女，沉实在左，浮大在右，右女左男，

可以预判。离经六至，胎即时脱。血瘕弦急，而大者生，虚小弱者。即是死形。半产漏下，革脉主之。弱即血耗，立见倾危。诊小儿脉，浮沉为先，浮表沉里，便知其源。大小滑涩，虚实迟驶，各依脉形，以审证治。大凡妇人，及夫婴稚，病同丈夫，脉即同例。惟有妇人，胎产血气，小儿惊疳，变蒸等类，各有方法，与丈夫异。要知妇孺，贵识证形，问始知详，脉难尽凭，望闻问切，神圣工巧，愚者昧之，明者了了。病脉诊法，大略如斯，若夫持脉，尤所当知。谓知春弦，夏洪脉钩，秋则脉毛，冬则为石，实强太过，病见于外，虚微不及，病决在内。四脉各异，四时各论，皆以胃气，而为之本。胃气者何？脉之中和，过与不及，皆是偏颇，春主肝木，夏主心火，脾土乘旺，则在长夏，秋主肺金，冬主肾水。五脏脉象，与五运配，肝脉弦长，厌厌聂聂，指下寻之，如循榆叶。益实而滑，如循长竿，是谓太过，受病于肝，急如张弦，又如循刃，如按琴瑟，肝死之应。浮大而散，心和且安，累累如环，如循琅玕，病则益数，如鸡足举，死操带钩，前曲后距。浮涩而短，蔼蔼如盖，此肺之平。按之益大，病如循羽，不下不上，死则消索，吹毛飏飏，沉濡而滑，肾平则若。上大下锐，滑如雀啄，肾之病脉，啄啄连属，连属之中，然而微曲，来如解索，去如弹石，已死之肾，在人审识。脾为中州，平和不见，然亦可察，中缓而短，来如雀啄，如滴漏水，脾脏之衰，脉乃见此。人有肥瘦，修长侏儒，肥沉瘦浮，短促长疏，各分诊法，不可一途，难尽者意，难穷者理，得之于心，应之于指，勉旃小子，日诵琅琅，造道之玄，筌蹄可忘。

伤寒脉一首，出《伤寒百证歌》

大浮数滑动阳脉，阴病见阳生可得，沉涩弦微弱属阴，阳病见阴终死厄，阴阳交互最难

明，轻重斟量当别白。轻手脉浮为在表，表实浮而兼有力，但浮无力表中虚，自汗恶风常渐渐。重手脉沉为在里，里实脉沉来亦实。重手无力大而虚，此是里虚宜审的，风则虚浮寒牢坚，水停水蓄必沉潜。动则为痛数则热，支饮应须脉急弦，太过之脉为可怪，不及之脉亦如然。荣卫太盛名高章，高章相搏名曰纲，荣卫微时名惵卑，惵卑相搏损名彰。荣卫既和名缓迟，缓迟名沉此最良，九种脉中辨虚实，长沙之诀妙难忘，瞥瞥有如羹上肥，此脉定知阳气微，萦萦来似蛛丝细，却是体中阴气衰。脉如泻漆之绝者，疾人亡血更何疑，阳结蔼蔼如车盖，阴结循竿亦象之；阳盛则促来一止，阴盛则结缓而迟。纵横逆顺宜审察，残贼灾怪要须知，脉静人病内虚故，人安脉病曰行尸，右手气口当主气，主血人迎左其位。气口紧盛食必伤，人迎紧盛风邪炽，数为在腑迟为脏，浮为在表沉在里，浮紧兼涩寒伤荣，脉浮而缓风伤卫。脉浮大忌令人吐，欲下犹防虚且细，沉微

气弱汗为难，三者要须常审记。阳加于阴有汗证，左手沉微却应未，趺阳胃脉定死生，太溪肾脉为根蒂，脉来六至与七至，邪气渐深须用意。浮大昼加并属阳，沉细夜加分阴位，九至以上来短促，状若涌泉无入气，更加悬绝渐无根，命绝天真当死矣。病人三部脉调匀，大小浮沉迟速类，此是阴阳气已和，勿药自然应可喜。

伤寒死脉 一首，同前

伤寒死脉定难痊，阳病见阴端可怜，上气脉散为形损，耳聋浮涩命难全。谵言身热宜洪大，沉细而微寿不延。腹大泄利当微细，紧大而滑定归泉。吐衄若得沉细吉，浮大而牢叹逝川。阴阳俱虚热不止，乍疏乍数命归天。如屋漏如雀啄来，如弹石去如解索，虾游鱼翔脉证乖，转豆偃刀形候恶，下不至关阳气绝，上不至关阴气铄，代脉来时不用医，必定倾危难救药。

医经小学卷之三

明吴陵刘纯撰　后学东阳周毅人校

经络第三

维道足少阳。所谓奇经之八脉，维系诸经乃顺常。

十二经本一脉一首，集次见东垣《医学发明》

中焦肺起脉之宗，出手大指之端冲；大肠即手起次指，上行环口交鼻里；胃经源又下鼻交，出足大指之端饶；脾脉就足指端上，注于心中少阴向；心经中之入掌循，手内端出小指行；小肠从手小指起，上斜络于目内眦；膀胱经就目内生，至足小指外侧停；肾脉动于小指下，起注胸中过腹胯；心包出处又属胸，循手小指次指终；三焦向手次指侧，环走耳前目锐息；胆家接生目锐傍，走足大指三毛间；足肝就起三毛际，注入肺中循不已。

奇经八脉一首，集次见《内经》骨空论等篇

督脉起自下极腧，并于脊里上风府，过脑额鼻入断交，为阳脉海都纲要；任脉起于中极底，上腹循喉承浆里，阴脉之海妊所谓；冲脉出胞循脊中，从腹会咽络口唇，女人成经为血室，脉并少阴之肾经，与任督本于阴会。三脉并起而异行，阳跷起足之跟里，循外踝上入风池，阴跷内踝循喉嗌，本足阴阳脉别支。诸阴交起阴维脉，发足少阴筑宾都；诸阳会起阳维脉，太阳之郄金门是。带脉周回季胁间，会于

十二经脉十二首，集次见《灵枢》经脉论

手太阴肺中焦生，下络大肠出贲门，上膈属肺从肺系，系横出腋臑中行，肘臂寸口上鱼际，大指内侧爪甲根。支络还从腕后出，接次指属阳明经。此经多气而少血，是动则病喘与咳，肺胀膨膨缺盆痛，两手交瞀为臂厥。所生病者为气嗽，喘渴烦心胸满结，臑臂之内前廉痛，小便频数掌中热，气虚肩背痛而寒，气盛亦疼风汗出，欠伸少气不足息，遗失无度溺变别。阳明之脉手大肠，次指内侧起商阳，循指上连出合谷，两筋岐骨循臂肪，入肘外廉循臑外，肩端前廉柱骨傍，从肩下入缺盆内，络肺下膈属大肠，支从缺盆直上颈，斜贯颊前下齿当，环出人中交左右，上侠鼻孔注迎香。此经气盛血亦盛，是动颈肿并齿痛，所生病者为鼻衄，目黄口干喉痹生，大指次指难为用，肩前臑外痛相仍。

胃足阳明交鼻起，下循鼻外上入齿，还出侠口绕承浆，颐后大迎颊车里，耳前发际至额颅，支下人迎缺盆底，下膈入胃络脾宫，直者缺盆下乳内。一支幽门循腹里，下行直合气冲中，遂由髀关抵膝膑，骱胻中指内关同；一支下膝注三里，前出中指外间通；一支别走足跗指，大指之端经尽已。此经多气复多血，是动欠伸面颜黑，凄凄恶寒畏见人，忽闻木音心震慑，登高而歌弃衣走，甚则腹胀仍贲响。凡此

239

诸疾皆骭厥，所生病者为狂疟，湿温汗出鼻流血，口㖞唇胗又喉痹，膝膑疼痛腹胀结，气膺伏兔骭外廉，足跗中指俱痛彻，有余消谷溺色黄，不足身前寒振栗，胃房胀满食不消，气盛身前皆有热。

太阴脾起足大指，上循内侧白肉际，核骨之后内踝前，上腨循骭经膝里，股内前廉入腹中，属脾络胃与膈通，侠喉连舌散舌下，支络从胃注心宫。此经气盛而血衰，是动其病气所为，食入即吐胃脘痛，更兼身体痛难移，腹胀善噫舌本强，得后与气决然衰。所生病者舌亦痛，体重不食亦如之。烦心心下仍急痛，泄水溏瘕寒疟随，不卧强立股膝肿，疸发身黄大指痿。手少阴脉起心中，下膈直与小肠通，支者还从心系走，直上咽喉击目瞳，直者上肺出腋下，臑后肘内少海从，臂内后廉抵掌后，锐骨之端注少冲，多气少血属此经，是动心脾痛难任，渴欲饮水咽干燥，所生胁痛目如金，胁臂之内后廉痛，掌中有热向经寻。

手太阳经小肠脉，小指之端起少泽，循手外侧出踝中，循臂骨出肘内侧，上循臑外出后廉，直过肩解绕肩甲，交肩下入缺盆内，向腋络心循咽嗌，下膈抵胃属小肠。一支缺盆贯颈颊，至目锐眦却入耳，复从耳前仍上颊，抵鼻升至目内眦，斜络于颧别络接。此经少气还多血，是动则病痛咽嗌，颔下肿兮不可顾，肩如拔兮臑似折，所生病主肩臑痛，耳聋目黄肿腮颊，肘臂之外后廉痛，部分犹当细分别。

足经太阳膀胱脉，目内眦上起额尖，支者巅上至耳角，直者从巅脑后悬，络脑还出别下项，仍循肩膊侠脊边，抵腰脊肾膀胱内。一支下与后阴连，贯臀斜入委中穴，一支膊内左右别，贯胛侠脊过髀枢。臂内后廉腘中合，下贯踹内外踝后，京骨之下指外侧。是经血多气犹少，是动头疼不可当，项如拔兮腰似折，髀强痛彻脊中央，腘如结兮腨如裂，是为踝厥筋乃伤，所生疟痔小指废，头囟顶痛目色黄，腰尻腘脚疼连背，泪流鼻衄及癫狂。足经肾脉属少

阴，小指斜趣涌泉心，然谷之下内踝后，别入跟中腨内侵，出腘内廉上股内，贯脊属肾膀胱临。直者属肾贯肝膈，入肺循喉舌本寻，支者从肺络心内，仍至胸中部分深。是经多气而少血，是动病饥不欲食，喘嗽吐血喉中鸣，坐而欲起面如垢，目视䀮䀮气不足，心悬如饥常惕惕。所生病者为舌干，口热咽痛气贲逼，股内后廉并脊疼，心肠烦痛疸而澼，痿厥嗜卧体怠惰，足下热痛皆肾厥。

手厥阴心主起胸，属包下膈三焦宫。支者循胸出胁下，胁上连腋三寸同，仍上抵腋循臑内，太阴少阴两经中，指透中冲支者别，少指次指络相通。是经少气原多血，是动则病手心热，肘臂挛急腋下肿，甚则胸胁支满结，心中憺憺或大动，善笑目黄面赤色，所生病者为烦心，心痛掌中热之极。手经少阳三焦脉，起自小指次指端，两指岐骨手腕表，上出臂外两骨间，肘后臑外循肩上，少阳之后交别传，下入缺盆膻中分，散络心包膈里穿，支者膻中缺盆上，上项耳后耳角旋，屈下至颐仍注颧，一支出耳入耳前，却从上关交曲颊，至目内眦乃尽焉。是经少血还多气，是动耳鸣喉肿痹，所生病者汗自出，耳后痛兼目锐眦，肩臑肘臂外皆疼，小指次指亦如废。足脉少阳胆之经，始从两目锐眦生，抵头循角下耳后，脑空风池次第行，手少阳前至肩上，交少阳右上缺盆，支者耳后贯耳内，出走耳前锐眦循，一支锐眦大迎下，合手少阳抵项根，下加颊车缺盆合，入胸贯膈络肝经，属胆仍从胁里过，下入气街毛际萦，横入髀厌环跳内，直者缺盆下腋膺，过季胁下髀厌内，出膝外廉是阳陵，外辅绝骨踝前过，足跗小指次指分，一支别从大指去，三毛之际接肝经。此经多气乃少血，是动口苦善太息，心胁疼痛难转移，面尘足热体无泽，所生头痛连锐眦，缺盆肿痛并两腋，马刀挟瘿生两旁，汗出振寒痎疟疾，胸胁髀膝至胻骨，绝骨踝痛及诸节。厥阴足脉肝所终，大指之端毛际丛，足跗上廉太冲分，踝前一寸入中封。上踝

交出太阴后，循腘内廉阴股充，环绕阴器抵少腹，侠胃属肝络胆逢，上贯膈里布胁肋，侠喉颃颡目系同，脉上巅会督脉出，支者还生目系中，下络颊里环唇内，支者便从膈肺起。此经血多气少焉，是动腰疼俯仰难，男疝女人少腹肿，面尘脱色及咽干，所生病者为胸满，呕吐洞泄小便难，或时遗溺并狐疝，临证还须仔细看。

十五络脉 一首，出《针经》

人身络脉一十五，我今逐一从头举。手太阴络为列缺，手少阴络即通里，手厥阴络为内关，手太阳络支正是，手阳明络偏历当，手少阳络外关位，足太阳络号飞阳，足阳明络丰隆记，足少阳络为光明，足太阴络公孙寄，足少阴络名大钟，足厥阴络蠡沟配，阳督之络号长强，阴任之络为尾翳，脾之大络为大包，十五络名君须记。

经脉交会八穴 一首，同前

公孙冲脉胃心胸，内关阴维下总同，临泣胆经连带脉，阳维目锐外关逢，后溪督脉内眦颈，申脉阳跷络亦通，列缺肺任行肺系，阴跷照海隔喉咙。

经穴起止 一首，同前

手肺少商中府起，大肠商阳迎香二，足胃历兑头维三，脾部隐白大包四，膀胱睛明至阴间，肾经涌泉俞府位，心包中冲天池随，三焦关冲耳门继。胆家窍阴瞳子髎，厥肝大敦期门至，手心少冲极泉来，小肠少泽听宫去。十二经穴始终歌，学者铭于肺腑记。

十二经气血 一首，集见《内经》形志篇

多气多血经须记，大肠手经足经胃，少血

多气有六经，三焦胆肾心脾肺，多血少气心包络，膀胱小肠肝所异。

大肠手阳明　胃足阳明　三焦手少阳　胆足少阳　肾足少阴　心手少阳　脾足太阴　肺手太阴　心包手厥阴　膀胱足太阳　小肠手太阳　肝足厥阴

十二经井荥输经合穴 一首，出《针经》

少商鱼际与太渊，经渠尺泽肺相连，商阳二三间合谷，阳溪曲池大阳原，少冲少府属于心，神门灵道少海寻，少泽前谷后溪腕，阳谷小海小肠经，大敦行间太冲看，中封曲泉属于肝，窍阴侠溪临泣胆，丘墟阳辅阳陵泉，隐白大都太白脾，商丘阴陵切要知，涌泉然谷大溪穴，复溜阴谷肾之经，厉兑内庭陷谷胃，冲阳解溪三里随，至阴通谷束京骨，昆仑委中是膀胱，中冲劳宫心包络，大陵间使曲泽传，焦关冲液门中渚，阳池支沟天井源。

经脉流注 一首，同前

肺寅大卯胃辰经，脾巳心午小未中，申膀酉肾心包戌，亥三子胆丑肝通。

十二经纳甲 一首，同前

甲胆乙肝丙小肠，丁心戊胃己脾乡，庚属大肠辛属肺，壬属膀胱癸肾藏，三焦亦向壬中寄，包络同归入癸方。

周身经穴赋

手太阴兮大指侧，少商鱼际兮太渊穴，经渠兮列缺，孔最兮尺泽，侠白共天府为邻，云门与中府相接。凡十一穴，左右二十二穴。

手阳明兮大肠之经，循商阳兮二三而行。二间、三间也。历合谷阳溪之腧，过偏历温溜

之腘，下廉上廉三里而近，曲池肘髎五里之程，臑髃即臂臑肩髃二穴。上于巨骨，天鼎纡乎扶突，禾髎唇连，迎香鼻迫。凡二十穴。左右共四十穴。

胃乃足之阳明，厉兑趋乎内庭，过陷谷冲阳之分，见解溪丰隆之神，下巨虚兮条口陈，上巨虚兮三里仍，犊鼻引入于梁丘阴市之下，伏兔上贯于髀关气冲之经，归来兮水道，大巨兮外陵，运天枢兮滑肉，礼太一兮关门，梁门兮承满，不容兮乳根，乳中之膺窗屋翳，库房之气户缺盆，气舍水突、人迎、大迎，地仓兮巨髎绩，四白兮承泣分，御颊车于下关，张头维于额垠。凡四十五穴，左右共九十穴。

足太阴兮脾中州，隐白出兮大指头，赴大都兮胆太白，访公孙兮至商丘，越三阴之交，而漏谷地机可即，步阴陵之泉，而血海箕门是求，入冲门兮府舍轩豁，解腹结兮大横优游，腹哀食窦兮，接天溪而同派，胸卿周荣兮，缀大包而如钩。凡二十一穴。左右共四十二穴。

追夫真心为手少阴，少冲出乎小指，少府直乎神门，阴郄通理兮，灵道非远，少海青灵兮，极泉何深。凡九穴，左右一十八穴。

手之太阳，小肠之荣，路从少泽，步前谷后溪之隆，道遵腕骨，观阳谷养老之崇，得支正于小海，逐肩贞以相从，值臑腧兮遇天宗，秉乘风兮曲垣中，肩外俞兮肩中俞，启天窗兮见天容，匪由颧髎，曷造听宫。凡十九穴。左右三十八穴。

足膀胱兮太阳，交背部之二行，穷至阴于通谷之口，寻束骨于京骨之乡，申脉命仆参以前导，昆仑辟金门于踝傍。奋跗阳飞阳之志，转承山承筋之行，至于合阳委中委阳，浮郄殷门以岐往。扶承秩边而胞肓，入志室兮肓门胃仓，开意舍兮振彼阳纲，出魂门兮隔关，乃谒谵乎神堂，膏肓兮在四椎之左右，魄门兮随附分而会阳，下中次上之髎，白环中膂之房，膀胱俞兮小肠，大肠俞兮在傍，三焦肾俞兮胃俞

接，脾胆肝膈兮心俞当，厥阴肺俞之募，风门大杼之方，天柱竖兮玉枕，络却通天溪兮，见彼承光，自五处曲差而下。造攒竹睛明之场。凡六十三穴。左右共一百二十六穴。

足少阴兮肾属。涌泉流于然谷，太溪大钟兮水泉绿，照海复溜兮交信续，从筑宾兮上阴谷，掩横骨兮大赫麓，气穴四满兮中注，肓俞上通兮商曲，守石关兮阴都宁，闭通谷兮幽门肃，步廊神封而灵墟存，神藏或中而俞府足。凡二十七穴。左右五十四穴。

手厥阴心包之络，中冲发中指之奇，自劳宫大陵而往，逐内关间使而驰。叩郄门于曲泽，酌天泉于天池。凡九穴。左右一十八穴。

手少阳三焦之脉，在小指次指之端，关冲开乎液门，中渚阳池外关，支沟会宗三阳络，四渎天井清冷渊，消泺臑会，肩髎相连，天髎处天牖之下，翳风让瘛脉居先，颅息定而角孙近耳。丝竹空而和髎倒悬，耳门既辟，夏蚋闻焉。凡二十三穴。左右共四十六穴。

足少阳兮胆经，穴乃出乎窍阴，沂侠溪兮地五会，过临泣兮丘墟平，悬钟兮阳辅光明，外丘兮阳交阳陵，西出阳关兮，抵中渎风市之境，环跳居髎兮，循维道五枢之名。考夫带脉，询至京门，日月丽兮辄筋荣，渊液泄兮肩井盈，临风池兮脑空鸣，穷窍阴兮完骨明，举浮白于天冲，接承灵于正营，目窗兮临泣，阳白兮本神，率谷回兮曲鬓出，悬厘降兮悬颅承，颔厌兮嘉客主人，听会兮童子髎迎。凡四十三穴。左右八十六穴。

厥阴在足，肝经所钟，起大敦于行间，循太冲于中封，蠡沟中都之会，膝关曲泉之营，袭阴包于五里兮，阴廉乃发，寻羊矢于章门兮，期门可攻。凡十三穴。左右二十六穴。

至若任脉，行乎腹与胸，承浆泄兮廉泉通，窥天突于璇玑，捣华盖于紫宫，登玉堂兮膻中集。履中庭兮鸠尾冲，瞻巨阙兮二脘上中，过建里兮下脘攸同，水分兮神阙缥缈，阴交兮气海鸿蒙，石门直兮关元中极，曲骨横兮。会阴

乃终。凡二十四穴。

督脉行乎背部中，兑端接兮龂交从，素髎在鼻兮水沟疏通，神庭入发兮，上星瞳朦。囟会现兮前项，百会俨兮尊崇，后项辅兮强间逢，脑户蔽兮风府空，哑门通于大椎兮，陶道坦夷，身柱缥于神道兮。灵台穹窿，至阳立下筋缩，脊中接脊悬枢，命门重重，歌阳关兮舞腰腧，愿长强兮寿无穷。凡二十七穴。

医经小学卷之四

明吴陵刘纯撰　后学东阳周毅人校

病机第四

五运主病一首，集见《原病式》

诸风掉眩乃肝木，痛痒疮疡心火属，湿肿满本脾土经，气膹郁痿肺金伏，寒之收引肾水乡，五运主病枢要目。

六气为病六首，同前

诸暴强直，支痛里急，筋缩腘戾，本足厥阴，肝胆二经，风木之气。

诸病喘呕及吐酸，暴注下迫转筋难，小便浑浊血溢泄，瘤气结核疡疹斑，痈疽吐下霍乱证，膹郁肿胀鼻塞干，衄衊淋秘身发热，恶寒战栗惊惑间，笑悲谵妄衄蔑污，腹胀鼓之有声和。少阴君火手二经，真心小肠气之过，瘈与强直积饮痄。霍乱中满诸膈痞，体重吐下胕肿痿，肉如泥之按不起，太阴湿土二足经，脾与从中胃之气。

诸热瞀瘛筋惕惕，悸动搦揣瘛疭极，暴喑冒昧躁扰狂，骂詈惊骇气上逆，胕肿疼酸嚏呕疮，喉痹耳鸣聋欲闭，呕涌溢食下不能，目眛不明眴瘛瞥。或禁栗之如丧神，暴病暴死暴注利。少阳相火手二经，心包络与三焦气，诸涩枯涸闭，干劲揭皴起。阳明之燥金，肺与大肠气，上下水液出澄冷，癥瘕癫疝坚痞病，腹满急痛利白清，食已不饥吐利腥，屈伸不便与厥逆，厥逆禁固太阳经，肾与膀胱为寒水，阴阳

标本六气里。

病机略一首，集次见凡例

病本十形，风寒燥湿暑火二分。

春温，君火之气；夏热，相火之气。

内伤外伤，内积外积，六气四因，病机以明。

内伤者，不因气动而病生于内，谓留饮、辟食、饥饱、劳伤、宿食、霍乱、悲恐、喜怒、想慕、忧结之类。外伤者，不因气动而疾生于外，谓瘴气、贼寇、虫蛇、蛊毒、蜇食、鬼击、冲薄、坠堕、风寒、暑热、斫射、刺割、捶扑之类。内积者，因气动而内成，谓积聚、癥瘕、瘤气、瘿起、癫痫之类。外积者，因气动而外成，谓痈疽、疮疡之类。六气为见病之左。

气固形实，形虚中风。

风中腑者，面加五色。有表证脉浮而恶风恶寒，拘急不仁，或中身之后，或中身之前，或中身之侧，皆易治。中脏者，唇吻不收，舌不转而失音，鼻不闻香臭，耳聋而眼昏，大小便闭结，皆难治。经云：风中腑脏之俞为偏风，风气循风府而上为脑风，入系头为目风，饮酒中风为漏风，入房汗出中之为首风，久风入中为肠风飧泄，外在腠理为泄风之类，久干于荣卫，则肌肉不仁，手足战掉。

或为寒热，或为热中，证多目黄。或为寒中。目自泣下或为历风。皮肤疡溃为癞病。或为偏枯，半身不遂。左瘫右痪。此率多痰，或属血虚。

血虚少，则血不养筋，筋不束骨。

在左死血，在右属痰，痰壅盛者。口眼㖞斜，不能言语，皆用吐法。

治法以发散顺气，祛痰清热，疏风吐下之类，更以伤中感三证别辨为治乃妙。

气虚卒倒，降痰益气，火热而甚，燥热潮热，随经治之。阴虚补虚。

阴虚火动亦发热。

勿骤凉治。

虚热勿用凉寒药为治。

轻可降散，实则可泻，重者难疗，从治可施。

此治热之例，如寒凉药正治，热不退，加热剂从而治之。

中寒感寒，阴毒阴逆，四肢厥冷，腹痛唇青。

经云：痛有不可按者，有按之无益者。乃寒气客经脉之中，与正气相搏，则脉满，故痛而不可按。寒气客于侠脊之脉，深按不能及，故按之无益。重中于寒，则痛久不能止。寒气客于肠胃之间，膜原之下，血不得散，小络急引故痛；按之则血气散，故按之而痛止。寒气客于冲脉，则脉不通，气因之，故喘动应乎。寒气客于背俞之脉，则血脉泣，泣则血虚，虚则痛，其俞注于心，故相引心背而痛。寒气客于脉中，则血泣脉急，故胁肋与少腹相引而痛，厥气客于阴股及小腹，血泣在下相引，故腹痛引阴股。寒气客于小肠膜原之间，络血之中，血泣不得注于大经，气稽留不得行，故久而成积。寒气客于五脏，厥逆上泄，阴气竭，阳气未入，故卒然痛如死状，不知人，气复反则生。寒气客于肠胃，厥逆上出，故痛而呕。寒气客于小肠，小肠不得成聚，故后泄腹痛。寒气在少腹，故痛而不得大小便，病亦名曰疝中，谓不因气动，偶然当而为病，感因形动，虚而感入。厥者，阴阳气不相顺接，便为厥而手足逆冷是也。

退阴正阳，急可温中。

治例见阴证要略。

伤寒所致。痓病有二，发热恶寒，头颈项强，腰脊反张，口噤面赤，瘛疭如痫，有汗柔痓。无汗名刚，春伤于风，夏生飧泄。

肝气乘脾，故泄利。

夏伤于暑，秋必痎疟，秋伤于湿，冬生咳嗽，冬伤于寒，春必温病。

冬时中寒而即病者为伤寒，不即病，寒毒藏于肌肤，至春变为温病，至夏变为暑病者，热极重于温也。亦先夏至日为病温，后夏至日为病暑，温暑之病，皆本于伤寒也。古人言感四时乖戾之气，通谓之伤寒。

夏月身热，汗出恶寒，身重脉微，渴乃中暍。

《伤寒论》中暍证者三，无治法，惟东垣清暑益气之法至允，宜扩充之。

春时病温，温疫温毒，温疟风温，脉证分异，五种疾因。

温疫病，如传染一家尽病是也。温毒或发斑致痓，为病至重，有寒热往来者为温疟，风温多头疼身热常自汗之类。

中湿风湿，暑成湿温，三种可别，湿热可分。

以上三证，皆自表而之里，中湿或小便不利，大便反快。风湿则一身尽痛，或热。湿温则发热头痛如伤寒状。湿热有自里而之表，发黄是也。亦有寒湿病，则肌肤不仁，或痛为痹也。

寒痰脚气，食积劳烦，要知四证，乃似伤寒。

此四形证，类似伤寒，诊视宜分别。

伤寒之病，见中风脉，中风之病，得伤寒脉，大小青龙。治例必识，调卫调荣，斯须两得。

桂枝汤则发卫之邪，麻黄汤者，并荣卫而治之。至于青龙汤，治伤寒见风脉，伤风见寒脉。仲景云：汗出恶风者服之，则筋惕肉瞤，故此证尤难用，必须形证谛当，方可行之。

疟本伤暑，或痰有食，老疟疟母。

有风暑为病，或食致，或痰病，久疟有癖块者为疟母。

久则羸疲。

谓病如凌虐人之状，久不已，令人瘦也。

三日一发，病经一岁；间日发者，受病半年；一日一发，新病所以；连二日发，住一日者，气血俱病。或用截法，或随经治。

五脏六腑疟，有图在后治例中，如但热而不寒为瘅疟，先热而后寒为温疟，先寒而后热为寒疟。夏暑汗不出，秋成风疟，连岁不已；胁下有积，是为痎疟，犹老疟也。

嗽多感寒，当分六气。

经云：风嗽者，日夜无度，汗出头痛，涎痰不利，甚则喘。热嗽者，急喘而嗽，面赤潮热，手足寒。火嗽者，咳喘上气，壅唾出血，甚者七窍血溢。燥嗽则气壅不利，百节内痛，头面汗出，寒热往来，皮肤干枯，细疮燥痒，大便涩，唾稠黏。寒嗽者，因形寒饮冷，坐卧湿地，或胃冷风寒感之，喘急而嗽。湿嗽者，胫重，或肿，或腹大，或喘，饮发于中，喘咳有声也。亦有五脏之咳，久不已，乃移于六腑。又有气嗽痰嗽劳嗽之类。

六本一标，病机所秘，风热与寒，随证治之。暑燥清金，湿则利水，有声无痰，有痰咳少。痰可降龢，咳随本治。

有声无痰为咳，当治其本。

喘有气虚，或因痰壅，或因气逆，或倚息使。

亦有热甚而喘，腹胀而喘，咳甚而喘，水乘肺而喘之类。

痢本湿热。

或暑喝郁于下焦，或热甚而不食，俗云禁口痢。

或因食致，腹痛下血。

或如豆汁、鱼脑、浊水、黄脓、血沫之类。

后重不利。

里急后重也。

治可通散。

或发散，或下。

勿便涩住。湿热未消，成休息痢。

因涩药之过，病少减则不能止，成休息痢。

泻泄多湿，热食气虚。此四证例。如本脾泄，胀而呕吐，洞泄不禁，肠泄则疼，瘕泄不便。小便不利。后重茎痛，胃泄色黄，食欲不化，太素分五。五等泄。溏泄鹜泄，飧濡滑泄。

溏则便尚稠鹜如鸭粪溏也。飧则米谷不化，濡或粪若水，滑则大便不禁。

渗秘阑门，涩实对证。

阑门为分水之道，在小肠下口也。如以上证候分治。

疸乃湿热，禽曲相似。

有食积，亦发黄疸病也。因湿热相禽出黄。

消渴热因。

渴饮水多而小便多者，名消渴。若饮食多而不甚渴，小便数而渐瘦者，名消中。渴而饮水不绝，腿消瘦，小便有脂液者，名肾消。其燥热一也。

水肿气致。

水肿治之，利小便者谓洁净府，顺气而发散其表，谓开鬼门。木气郁为病，或阴虚，或湿热，或湿胜，皆宜分治。

自汗阳亏，盗汗阴虚，东垣有法，对证可施。头风头痛，有痰者多，血虚与热，分经治可。

有气虚头痛，心烦头痛，湿热风动头痛，足少阳经少壅为偏头痛。有真头痛者，甚则脑尽痛，犯大寒则厥逆头痛，风凑于上成巅顶痛，或痰厥头痛，六经头痛者。太阳经则恶风，少阳则往来寒热，阳明自汗发热恶寒。太阴则痰盛体重，或腹痛，或痰癖，少阴则经不流行，而足寒气逆为寒厥；厥阴则项亦痛，或痰唾涎沫厥冷也。有大寒犯脑齿亦痛，名曰脑风，有眉骨痛，亦曰眉棱痛。

头眩眩运，火积其痰，或本气虚，治痰为先。腰痛湿热，本或肾虚，或兼瘀血。腰痛有寒湿痛者多，风热痛者少，大抵腰者肾之府，肾气虚，则邪气客之为痛矣。经云：诸经腰痛，太阳则引项脊尻，背如重状；少阳腰痛，如以针刺其皮中，循循然不可以俯仰反顾；阳明腰痛，不可以顾，如有见者善悲；足少阳腰痛引脊内廉；厥阴则腰中如张弓弦，其病令人言，默默不慧。有太阳散行之解脉，腰痛者。带脉腰痛，同阴之脉，足少阳之别络为腰痛，阳维之脉腰痛，冲络之脉，乃太阳之外络为腰痛，足太阳会阴之腰痛，阴维飞阳之脉腰痛，阴跷昌阳之脉腰痛，太阴别脉散脉为腰痛，少阳肉里之脉为腰痛，其本各不同也。如闪挫实痛，又不同论，以上湿热肾虚瘀血，皆当求本。

胁痛多气，或肝火盛，或有死血，或痰流注。

或感寒气郁，病多不同，必察其本。

劳瘵阴虚。

阴虚则阳无所附，火炽血涸，成劳瘵之类。

癫狂阳炽。

心热极则病癫，肝热极则病狂。

呕吐咯衄。

谓口吐，或呕或咯唾血也。衄，谓鼻中出血。

气虚脉洪，火载血上，错经妄行，溺血便血，病同所因，梦遗精滑，湿热之乘。或肾气虚脱。

便浊本热。

小便浑浊也。

有痰或虚。

痰结气郁，或肾气不足，膀胱热甚而浊。

白浊属卫，赤浊属荣。

白者气热，赤血热也。

热极成淋，气滞不通。

谓小便淋沥，有淋下痛甚者。成沙石淋也。

血虚惊悸，气虚耳聋。

经云：邪气盛则实，精夺则虚，血不足则心虚而惊悸，气不足则耳无精荣，故聋。

哕因胃病。

呕吐哕俱属胃，胃者。总司物盛满而上溢也。吐或有物无声，为血病，有声无物，为气病，有声有物，血气俱病也。如膈噎皆本于热，经云：三阳结则为膈，或有伤酒食，或因气郁，或胃感风寒，皆为病吐。故有十膈五噎之分，但十膈例不能以尽病情，如血逆干槁之类，学者自宜推格。

疝本肝经。

经云：厥阴脉滑为狐疝，少阳脉滑为肺风疝，太阴脉滑为脾风疝，阳明脉滑为心风疝，太阳脉滑为肾风疝，少阴脉滑为肝风疝。虽他脉中皆言风疝者，本足肝经之气也。亦有疝瘕、厥疝、癞疝、寒疝、水疝、筋疝、血疝、气疝之类，皆厥阴发病，所谓本一标诸也。

痿惟湿热，气弱少荣。

经云：痿者多主于肺，肺气热叶焦也。大经空虚为脉痿；思想无穷，入房太甚，宗筋纵而为筋痿；或伤于湿，发痹不仁为肉痿；劳役而大渴，渴则阳气内伐，热舍于肾则髓空，为骨痿之类。

厥多痰气，虚热所乘。

经云：阳气衰于下为寒厥，阴气衰于下为热厥，或令人腹满，或暴厥不知人，或至半日远一日，乃醒而知人也。如六经厥者，太阳则肿首头重，足不能行，发为眴仆；阳明之厥，则癫疾欲走呼，腹满不得卧，面赤而热。妄见而妄言；少阳之厥，则暴聋，颊肿而热，胁痛，胻不可以运；太阴厥，则腹满䐜胀，后不利，不欲食，食则呕，不得卧；少阴之厥，则口干溺赤，腹满心痛；厥阴之厥，则少腹肿痛，腹胀，茎溲不利，好卧屈膝，阴缩肿胻内热之类是也。

手麻气虚，手木湿痰，或死血病。

有感风湿，手膊或痛或木者。

霍乱吐泻，感风湿暍。

病则挥霍撩乱而吐泻，或风甚则转筋，或有干霍乱者不吐泻也。

心痛脾疼，阴寒之设。

有热厥心痛者，身热足寒，痛甚则烦躁而吐，头汗出。有大实心痛者。因气而实，卒然发痛也。寒厥心痛者。手足逆而通身冷汗出而不渴。有寒厥而暴痛者，其真心痛，手足青至节者即死。中脘痛者，亦属脾疼之类。

气热烦劳，令人煎厥。

煎厥则气逆，目盲耳闭。

气逆大甚，使人薄厥。

因大怒伤肝，肝气逆，胸中不和，甚则呕血衄血也。

浊气在上，则生䐜胀，清气在下，则生飧泄。

浊气不降，清气不升为病。

阴火之动，发为喉痹。

心主与三焦气热一也。一阴一阳，内结为喉痹。

阳水变病，飧泄乃是。

即清气在下生泻痢也。

三阳病结，乃发寒热，下生痈肿，及为痿厥。

大小肠膀胱之脉为三阳结，谓之隔也。

二阳之病，病发心脾，男子少精，女子不月。

手足阳明之脉为二阳结，则为消。心受之，则血不流，脾受之，则味不化。一阳发病，少气嗽泄。

三焦之脉不利，乃上为咳，下为泄利。

心火不宁，其动若掣。

心掣不定，胸中刺气痞壅，上若咳，下若泄利也。

三阴俱寒，结气化水，痿易不足，四肢不举。

脾肺肝脉为病。

二阴一阳，胀满善气。

心肾胆脉俱逆，故下虚上盛为病。

二阳一阴，病发风厥。

肝胆心主之脉变病。

结阳肢肿。

诸阳脉不行，阴腑留结成热，为四肢肿满。结阴便血。

阴气内结，不得通行，血气无宗，渗入肠，则下血也。

荣虚卫寒，病乃肉苛；肾虚身冷，名为骨痹。肉苛不仁，骨痹腰痛。

血虚则气实，肌肉不仁，致乃瘭重。肾虚，风寒湿客之，则节挛腰痛，如人身寒，汤火厚衣不能热，是肾脂枯不长，虚而身冷。

寒客在上，胃寒肠热，水谷不化，痞胀而泄；热气居上，肠寒胃热，消谷善饥，腹胀便涩。蕴热怫郁，乃生诸风，风寒与湿，合而成痹。

经云：风寒湿合疾为行痹，独阳胜者为痛痹，湿胜者为着痹。在血脉之中，乃周于身为周痹，小腹上按之内痛，若沃以汤，涩于小便，上为清涕者为胞痹。如多饮不得溲，时胀痛飧泄，食不消，或气喘者，为肠痹。阳气多，阴气少，肌内热，上如鼠行，翕然而闷为热痹。阳气少，阴气多，与病相益为寒痹。湿胜则痹多汗，筋挛节痛不可行为筋痹，骨痛不可举而酸疼者为骨痹。凡痹之客五脏者，肺痹则烦满喘而呕；心痹者，脉不通，烦则心下鼓暴，上气而喘嗌干；肝痹者，夜卧则惊，数小便；肾痹则善胀，行踵不前，头不举；脾痹者，四肢怠堕，发咳呕汁，上为大寒。痹在于骨则重，在于脉则血凝而不流，在于筋则屈不伸，在于肉则不仁，在于皮则寒。此五者，则又不痛也。凡痹之类，逢寒则屈，逢热则纵也。

膏粱之变，饶生大疔。

言饮食膏粱厚味之人，脏腑蕴积热毒，或服金石之药，毒气伤血，血结成诸疮肿也。如疔疮有发蛇眼疔者，则有两个；麻子疔，则如麻子；脐疔，多生脐上者是；刀镰疔者，因受伤成疮；茱萸疔，内凹外起；水疱疔，极痒透骨，搔则快然；红丝疔者，疮边有红络直上如线；火疔极红，三日大发肿；墨疔者，如黑疱；樱桃疔，如樱桃之状；浮沤疔，半低半高；胁疔，生胁上者是；烂疔，则疮水流到处便成疮；雌疔者，或又有一个在他处，以水噀之则见；有石疔，色黑如豆而硬，又每日添生三疔六疔之类。

荣气不从，逆于肉理，乃生痈肿。

诸恶毒肿生疮，大而浅者为痈，小而根深者为疽也。有发脑者，生头上，初如黍米，四畔燋赤肿硬，遍耳项，或发成痈也。如脑疽者，初如黄枳实，破后如盏底，深寸许。发背者，发于背俞，亦搭背之类。热毒内聚，血气不行，结而成胃脘痈，或生肺痈，或肠痈，或有着骨上生者为附骨痈，贴骨痈也。或诸恶疮，有面露疮，作脓窠如香瓣类，髭须疮则有脓窠，金腮疮能蚀透腮颊，初生如米豆大。卷毛疮在头中，初生如葡萄，痛不能止。发际疮初生如黄米大，或痒或痛。咽漏疮者，头结喉上，如痈肿，破后有眼子。绿唇疮，彻耳疮，鼻疳疮，能侵蚀鼻柱也。睛漏疮，生目大眦，必出脓汁，有孔子。颐颔疮，又名独骨疮，生腮后者是也。玉枕疮，生枕骨上，如痈，破后有筋头。粉铃疮绕项赤烂，多汁。天柱疮，生脊大椎上，如钱大，赤色，出黄汁不止。妇人为小儿吮乳所吹肿者，为吹乳。或热毒而成，乳头裂，有乳痈、乳癌、乳核，亦名乳病。有乳汁不出，蓄积内结成痈名妒也。有鱼眼疮、臁疮、透掌漏疮。反花疮，破则肉反于外；浸淫疮生于身，初生微痒，后有水出；下注疮生于脚膝间，脓水不绝，连年不愈，水毒燋肿，因伤于湿，肌肉不仁成疮也。冷疮者，因经年不愈而成，热疮初发，赤根白头瘭汁出，甚者腐为脓血，或痛或痒。月蚀疮小儿生于两耳上，及窍旁者是，或云小儿指月而生，此未必然，盖风湿热毒也。冻烂肿疮者，因寒，气血凝聚不流，则皮肉不温，成聚燋赤肿痛而成疮也。俗谓之冻烂病疮者，赤根白头，相对并生，如小豆，或如茱萸子，浸淫痒痛，抓之汁出。有漆疮者，中漆毒也；有灸疮，因为火艾过多，燋毒不依六俞，及食毒不慎房室，肿痛久不瘥者。瘘疮者，疮久脓溃不止，内经谓陷脉为瘘也。有热肿、毒肿、气肿、风肿、疮肿，小而出脓血者为疖，受风湿而肌肤中生中浸淫，或搔之汁者。或白屑起者，为癣为疥，热毒莞于四支而肿，为结阳。筋骨热甚，爪甲成疮而脱落，名伐指丹毒者。热毒之气，暴发于皮肤，其色如涂丹之赤，流移不定，晕入腹即死。痱者，经谓汗出见湿，乃生痤痱，俗谓之痱子。有恶脉者，其状赤络忽起，崒岧而聚，若死蟮之状。有留气上结如核，多生于耳旁，此留气结核及为瘰疬。有马刀挟瘿疮，蝼蛄疮，则走串。樱桃疮者，有如颗粒高起，红赤。若其状若下垂疮，便毒天疱疮，无名恶肿之类。故经云：营逆则血郁，血郁则热聚为脓，已上疮论治例，并出《圣济总录》。

疮疡凭脉，治乃不惑。身重脉缓，湿胜除湿；身热脉大，躁热发肿，退热凉荣；眩运动摇，痛而脉弦，降痰去风；气涩卫滞，燥渴脉涩，补血泻气；食少恶寒，脉紧细者，宜泻寒水。辨经部分，详审为治。

以上治疮脉诀也。

湿热生虫。

厥阴风木生虫，三焦阳火热甚，而肺金受克，金被火克，不能制木。木甚，兼脾胃温热，是以生虫如寸白长蛔血鳖之类。

水积痰饮。

如人素壮今瘦，水走肠间，沥沥有声，谓之痰饮。有饮后水流在胁下，咳唾引痛，谓之悬饮。水流于四肢，当汗出而不出汗，身体重痛，谓之溢饮。咳逆倚息，短气不得卧，其形如肿，谓之支饮。又有留饮者，背寒如手大，或短气而渴，四肢历节疼，胁下痛引缺盆，咳则转甚。则伏饮者，膈满呕吐喘咳，发则寒热腰背痛，目泪出，其人振振恶寒，身瞤惕。痰证如风痰、热痰、湿痰、酒痰、食痰、寒痰之类。

目痛赤肿，精散荣热。

目之五轮，乃脏腑之精华，宗脉之所聚，

其白人属肺金，肉轮属脾土，赤脉属心火，黑水神光属肾水，兼属肝木。如白人变赤，火乘肺也。肉轮赤肿，火乘脾也。黑水神光被翳，火乘肝与肾也。赤脉贯目，火自甚也。有雀目病，则不能夜视及内障，乃暴怒大忧所致，暴赤肿痛，羞明隐涩，肿痛不已，眼匡红烂，生眵泪下，拳毛倒睫，视物昏花，翳膜遮睛，皆精荣失守。风热盛及血热也。

牙痛断宣，寒热亦别。

牙有恶寒作痛者，有恶热作痛，有恶寒又恶热而作痛者。有恶寒饮少热饮多而作痛，有恶热饮少寒饮多而作痛。有牙齿动摇作痛，有齿袒而为痛，有齿断为疳所蚀缺血出为痛。有齿断肿起为痛，有脾胃中有风邪，但觉风雨作痛。又有牙上多为虫所蚀，其齿缺少而色变为虫牙，齿缝中有血出不止为牙宣。有胃气少不能于寒，袒露其齿作痛，有痛而秽臭不可近者。盖手阳明之脉，贯络下断，恶寒饮而喜热；足阳明之脉，贯络上断，喜寒饮而恶热。牙者肾之余，亦喜寒，寒者坚牢，为病不一。热甚则齿动，断断相脱作臭，痛不已，有风热内甚而痛，有风寒客之为痛，大寒犯脑亦连牙痛之类。

五脏本病，热争重痓。音捏

经云：肝热病者，小便先黄，腹痛多卧，烦赤身热。热争则狂，胁下满而痛，烦躁不安。心热病，则心不乐乃热，热争心痛而烦闷善呕，头痛面赤，热而无汗。脾热则头重颊痛，颜青欲呕，身热烦心，腹满泄泻，热争则腰痛。肺热则洒洒然恶寒，舌黄而身热，热争喘咳，痛走胸背，不得太息，头痛不堪，汗出而恶寒。肾热病，则腰痛胻酸，渴而身热，热争项强，胻寒且酸，足热而言懒，头痛憺憺然。如五气所病，心为噫，肺为咳，肝为语，脾为吞，肾为欠；胃为气逆，为哕为恐，大小腹为泄，下焦溢为水，膀胱不利为癃，不约为遗溺。五病所发，五邪所乱之类。

六腑不和，留结为痈，五脏不和，九窍不通，腑脏相移，传变为病，不可胜纪。

经云：心移寒于肺，则为肺消证；心移热于肺，则胸满烦心，烦躁引饮，短气；膈热为膈消证。肝移寒于心则狂，肝移热于心，心病谓之生阳，不过四日死。脾寒移肝，痈肿而筋挛；肺寒移肾，其证如囊裹浆，或遍身肿满，按腹不坚，疾行则濯濯有声，或嗽不定，为涌水证。脾热移肝，则血溢为惊衄证。胆受胃热，鼻中血妄行为衄，或血污不止；胆移热于脑，脑热渗下，则浊涕不止，久而不已，成衄血疾。肾热移脾，则传为虚肠澼，死不治。膀胱本热则为癃，病溺血，膀胱移热于小肠，隔肠不便，上为口糜证。大肠移热于胃，则善食而瘦。胃热移胆，俱为食㑊证。肾寒移脾，则痈肿少气。肠有积热，则津液壅滞，腹痛而便涩，为虑瘕证，病几治例，见《宣明论》。

间藏者存，传其所生。

经云：假令心病传脾，脾传肺，肺传肾，肾传肝，肝传心，是传其所生，故有病虽重，必生。

七传者死，传其所制。

如心病传肺，肺传肝，肝传脾，脾传肾，肾传心。火受水之传一也，肺金复受火之传再也。自心而始，以次相传，至肺之再，是七传也。故七传者死，一脏不受再伤也。是传其所胜尔。

五脏有积，肝曰肥气，在左胁下，大如覆杯，或有头足，久则变病，咳逆痎疟，连岁不已。心积伏梁，病起脐上，其大如臂，上至心下，如久不愈，令人烦心。脾积痞气，其在胃脘，覆大如盘，久而不愈，四肢不举，乃发黄疸，虽食而瘦。肺积息贲，在右胁下，覆大如杯，如久不已，令人寒热，喘发肺痈。肾积奔豚，发于小腹，上至心下，乃若豚状，下上无时，如久不已，令人喘逆，骨痿少气。

经云：积者，一脏因受胜己之邪，而传于己之所胜，适当旺时，拒而不受，复还于胜己者不肯受，因留结为积也。有食积，则酸心腹满；酒积，目黄口干；气积，噫气痞寒；涎积，咽如拽锯；痰积，涕唾稠黏；癖积，两胁刺痛；水积，足胫胀满；血积，打扑肭瘀，及肉面一切物食所积之类。在六腑为聚，鼓胀发蛊。

有腹胀、寒胀、热胀、气胀、大热胀、水肿而胀，甚则为蛊。夫胀者，由脾胃之气虚弱，不能运化精微而制水谷，聚而不散，而成胀也。有心腹胀满，旦食不能暮食，致胃逆不散者名鼓胀；有小腹急痛，便溺失精，溲而出白液，亦名为蛊病。

中满郁痞。

经云：脏寒生满病，如太阴所至为中满，为蓄满。湿土之化，脾湿有余，腹满食不消，无阳则不能生化也。如胀之类郁，如气不能消散升降，为结聚而痞闷也。心下满而不痛为虚痞，积饮隔滞为实痞也。

开提其气，升降是宜。

此治郁闭痞满之大法。

人身之本，脾胃为主，头痛耳鸣，九窍不利，胀胃所生，胃气之虚，虚极变病，五乱互作。

五脏五行之气不和，更相传变为病也。

东垣所论，王道之学。

东垣李明之先生，述脾胃盛衰论。

一虚一实。

气乱于卫，血逆于经，血气不和，故一虚一实，乃气血之并也。见《素问》调经论。

五实五虚。

五实者，脉盛为心，皮热为肺，腹胀为脾，前后不通为肾，闷瞀为肝也。五虚者，脉细为心，皮寒为肺，气少为肝，前后泄利为肾，饮食不入为脾也。谓一病五者悉具。

五劳七伤，六极乃萎。

久视伤血，久卧伤气，久坐伤肉，久立伤骨，久行伤筋。又志思忧，心与疲劳为五劳也。肝伤善梦，心伤善忘，脾伤善饮，肺伤善痿，肾伤善唾，骨伤善饥，脉伤善嗽，为七伤也。伤劳为六极，气血筋骨髓精病也。

五郁七情，九气所为，怒则气上，喜则气缓，悲则气消，恐则气下，寒则气收，炅则气泄，惊则气乱，劳则气耗，思则气结。此为九气忧愁思虑，甚则伤心；形寒饮冷，过则伤脾；恚怒气逆，过则伤肝；饮食劳倦，甚乃伤脾；坐卧湿地，强力入水，故乃伤肾。次为七情此因气动，形神自病，喜怒不节，劳形厥气，气血偏盛，阴阳相乘，阴胜阳病，阳胜阴病，阳胜则热，阴胜则寒；重寒则热，重热则寒；寒则伤形，热则伤气；气伤则痛，形伤则肿，先痛后肿，气伤形也；先肿后痛，形伤气也。阴阳变病，标本寒热，如大寒甚，热之不热。

谓以热药治寒不退。

是无火也。热来复去，昼见夜伏，夜发昼见，时节而动，是无火也。当助其心，心虚则热收于内，故外热不常。

如热而甚，寒之不寒。

调以热凉药治热病，而热不能退。是无水也。寒动复止，倏忽往来，时动时止，是无水也。当助其肾。

肾虚则寒动于中，故外寒不常。

内格呕逆，食不得入，是有火也。病呕而吐，食入反出。

调食入良久乃吐，是无火也。暴逆注下，食不及化，是有火也。溏泄而久，止发无常，是无水也。心盛生热，肾盛生寒。

此心火极而发热，肾水盛而生寒，非虚热虚寒比。

又热不寒，是无火也。寒不得热，是无水也。寒之不寒，责其无水，热之不热，责其无火，热之不久，责心之虚，寒之不久，责肾之少。

又热不寒者，或因寒胜格阳在外，本非热也。寒不得热者，或因阳极似阴，火盛拒寒在外，而不得热，本非寒也。寒之不寒，乃水之源衰，火之胜也。热之不热，火之源衰，水之胜也。

审察病机，无失气宜，纪于水火，余气可

知。妇室病多，带下赤白，癥瘕癫疝。妇人有病，六气四因，皆同男子，余胎产经水之疾，不可枚举。如带下赤者，热入小肠，白者，热入大肠，若痢下也。若经水不调，血聚为癥瘕，小腹下肿硬，为癫疝之疾。

气血为病，经闭不行。

妇人有胃热，善食瘦而津液不生，血海竭而名血枯，或脾胃久虚，或形羸气血俱衰，而致经水不行者。非以上之病，经成孕乃不行也。

或漏不止。

湿热太迫，则经漏不止；或心气不足，火热大炽，旺于血脉中。或身体困热，心烦不得眠卧，而致经水漏下，阴虚阳搏为崩。

经过作痛，虚中有热。

经水行过而腹中作痛者，血虚有热也。

行而痛者，血实之设。

将行而作痛乃血实。

如不及期，血热乃结，过期血少，闭或血枯，淡者痰多，紫者热故，热极则黑，调荣降火。

妇人经水如行不依期，非有妊娠，皆以上之病，治须调血养血，清阳降火，有寒者温之。

调理妊娠，清热养血。

妊娠有正气不足，寒热不调，阴阳不得升降，故病有发风痹。忽闷不识人而眩倒者，为子痫证；有胎气上逼而胀满或疼者为子悬，身忽如水肿多于足肿者为子肿，小便涩者为子淋，烦闷者为子烦，腹大甚者胎有水气，或发寒热，或胎漏下血，或动为转胞及不能言语之类，皆胎气不足，治须顺气清热养血也。

一当产后，如无恶阻，大补气血。

恶阻者，如恶露不尽，血上抢心腹痛之类，治可下去其败血。如虚汗不止，遍身疼痛，或虚烦，小便不禁，玉门不闭，蓐劳血虚而晕之类，皆虚甚也。皆当大补血益气。

虽有杂证，以末治之。

产后如中风伤寒六气为病之类，虽正治，亦须兼补其气血，经言切不可犯禁，谓汗下利

小便也。

大凡小儿，过暖生热，热极生风，风痰积热，随病为治，生有胎恶，月里生惊，生赤生呕，生黄不便，脐风撮口。

受胎毒甚者，则发惊搐，生赤则如丹涂肌肉。邪气上而呕吐，母受湿热，传胎而发黄，有生下日久不得大便者。脐风多在生下半月内有此证。盖受胎恶之甚也。

变蒸发热。

小儿变蒸，乃长经脉及腑脏智意也。

风痫癫痫。

钱氏分五痫，有犬痫、羊痫、牛痫、鸡痫、猪痫，其状各不同。

急慢惊风。

如身热面赤，即发搐搦，目睛上视，牙关紧急者，阳证为有余。如因吐利，或吐不泻，日渐困而色黄，脾虚冷发惊，不甚搐搦，目微上视，手足动者，阴证为不足也。

瘛疭惊愕。

惊风热甚，则手足战掉，挛瘛惊恐愕然也。

惊悸昏冒。

惊则心悸不宁，热甚则昏昧。

暴喘吐哯。

有喘甚者，俗言马脾风，吐乳食为哯。

腹胀呴嗽。

胀有寒胀、热胀、脾胀之类，伤风寒为嗽者多，或为乳食盐物所伤而发呴喘。

中恶天吊。

有中恶气卒然而病，如目直上视，搐身直强宫瞪之类为天吊。

鹅口重舌。

白屑满舌为鹅口，舌下附肿如舌而短为重舌，心脾热甚也。

木舌弄舌。

舌胀大为木舌，脾热甚，舌络紧，乃弄舌也。

客忤夜啼。

心气不足，遇人客或物，则忤而惊，脾脏

冷而痛，多夜啼。

脓耳鼻疮。

耳内生疮，脓耳汁出，三焦气热病也。鼻内有疮生疳。

眉炼丹流。

眉骨上生疮，太阳经风热也。丹流者，俗云火焰丹，肌肉上若涂丹，血热甚也。

阴肿便浊。

睾丸发肿，肝经热胜也。小便或白浊赤浊。

舌烂口臭。

心热下陷，风自盛也。胃热则口臭。

断蚀牙疳。

风热所胜，蚀牙断至快，俗言走马牙疳。

虫痛吐蛔。

小儿哭而坐卧不安，自按心腹，时大叫，或青或黄，唇慢，目无精光。虫痛也。

疳瘦解颅。

钱氏分五脏疳，筋疳骨疳之类，肾虚解颅也。

便青颊赤。

惊气内感，脾气不和，故泻；色青，心热上攻，故颊赤。

食土饮水。

食土者，胃气不足也。身热饮水，病在内，不饮水，热在外也。

吐泻青白。

泻利青白色，谷不化者胃寒，乳不化者伤食，泻黄红赤黑者，脾胃热毒故也。

昏睡露睛。

睡而露睛者胃虚热，不露睛者胃实热，睡而啮慄者，将发疮疹也。

呵欠面黄。

呵欠而面赤者风热，青者惊风，黄者脾虚，惊而睡者内热，呵欠气热者，伤风也。

呷牙咬齿。

手足阳明内热为病。

泻痢脱肛。

泻痢久则肛门纵下，湿热甚而缓纵也。

痈疡瘾疹，疮痘发斑。

钱氏论：小儿受胎恶，发疮疹，初欲发时，有五脏现证。呵欠顿闷者，肝也。时发惊悸，心也。乍凉乍热，手足冷，脾也。面赤，腮颊赤，喷嚏，肺也。惟肾在腑之下，不能食秽，胎毒不受，无候也。毒出归一证，肝水疱，肺脓疱，心斑，脾疹也。

惊疳诸积，如食积乳积之类。

大率为病，肝与脾经，此二经病多。

脉治凭允。

小儿虎口色脉，如紫，伤风；红伤寒，青惊，白色疳，黑即中恶，黄脾病也。

钱氏方论：男女病情，饮食居处，暴乐暴苦，始乐后苦，皆伤精气。先富后贫，病曰失精，先贵后贱，虽不中邪，病从内生，名曰脱营，身体日减，气虚无精，良工勿失。脉病证治，知微可已，举腹痛经，阴证治例，海藏所云，玄机之秘。中脘痛者属脾土，脐腹痛者属少阴，少腹小腹厥阴分，三部殊途细酌斟。太阴中土主理中，少阴四逆真武同，厥阴宜当归四逆，重则回阳霹雳攻。当汗不汗即生黄，当汗汗多因致痉，不当汗而若汗之。蓄血定应无改易。汗多或有变亡阳，阴证脉候须仔细。并出《此事难知》

伤寒咳逆脉散死，仲景之言不虚伪，大抵源流失下生，咳逆喉中阴不内，便软惟宜用泻心，便硬尤宜大承气，二药神功作者谁，东垣洁古为良制。

以上三病例并伤寒法出《阴证略例》

伤寒一日在太阳，头颈项痛腰脊强。

太阳传阳明，为巡经传，少阳名曰越经传，传太阴名误下传，传少阴名表传里，传厥阴名巡经得度传。

二日阳明传已受，身热目疼鼻干候，三日少阳胸胁疼，耳聋俱病在表经，三阳经络或一病，未入于脏实汗证。

经大略言之。三阳亦有入腑者。入腑则宜下。

四日阳极传太阴，腹满嗌干，脉近沉；五日少阴传向里，口燥舌干渴不已；六日病经循厥阴，烦满囊缩热剧深。三阴已病即当下。

三阴亦有在经者，在经则宜汗之温之。

若重感之未易泻，何知病为两感寒？太阳病与少阴连，头痛口干烦满渴，荣卫不通腑脏热；阳明即与太阴病，腹满身热食不进，谵语传见二日中；三日少阳与厥阴，耳聋囊缩更乃厥，水浆不入不知人，五脏已伤六腑闭，荣卫不行委和滞。凡此之际宜切思，温吐汗下须仔细，其不两感病传者，七日太阳病且愈。以下一日退一经，六经病愈脏脉通。至十二日大邪尽，病人神爽血气平，若感异气变他病，大法当如治坏证。表之表者大发汗，表之里者下且缓，里之里者下即通，里之表者润溃同，适当尽脉阴阳理，表里因之勿妄攻。

伤寒证候 一首，集次见《伤寒百证歌》

伤寒之候，悉须审别，证传唯六。

足三阴三阳为六经证。

经常有九。

六经外有太阳阳明、正阳阳明、少阳阳明三证也。

阳表阴里。

表为阳，里为阴也。

传变两感。

传为次第传经，变为不传经而成异证者。阴阳俱病曰两感，又曰双传，谓表里证俱也。

病有坏异。

有失于治之误为坏证者，有形证相应，服药间病忽变异，是灾怪也。

合病并病。

二阳俱病为合病，若二阳先俱病，后一阳自病曰并病也。

一病百合。

病有首尾，只在一经者，如百脉一宗俱病曰百合病。

辨风与暑湿温痓暍。

六证与伤寒不同。

寒本阴邪，郁而变热，怫结转盛，手经冤热。

伤寒只病足经，如不大便，烦躁发喘，斑证衄血之类，皆手经之冤热病也。又守真云：阳邪为病传手经，阴邪为病传足经。

表里虚实。

谓表虚里实，表实里虚。

表里寒热。

有外寒内热，外热内寒者。

表里停水。

表有水则多热，或咳或利，里有水则胁下痞，或硬，身凉汗出胁痛。

寒热发厥。

有寒厥热厥证。

阳证阳毒。

三阳独盛，阴虚暴绝也。

阴证阴毒。

三阴病深，陷而阳绝也。

阳证似阴。

阴证见而脉沉滑有力。

阴证似阳。

阳证见而脉沉微。

阳盛拒阴，阴盛格阳，阴阳偏盛，阳结阴结。

阳热之邪，偏结于内，阴气不能相杂，故其证能食，不大便，此为内实，名曰阳结。阴寒之邪，偏结于内，阳气不能相杂，故其证不能食，身体重，大便反硬，名曰阴结。

阴易阳易。

男子病新瘥，而妇人与之交，病曰阳易，妇人新病瘥，而男子与之交，病曰阴易也。

发热潮热。

热动复止，而热不常，或日晡发热，皆为

潮热。

恶风恶寒。

伤风则恶风，如恶寒发热者，病在阳；只恶寒，病在阴。如汗后恶寒者，表虚也。

往来寒热。

或寒或热，休作有时也。

汗后热在。

汗后复热，多内实，或他经热在。

下之仍热。

有表证未尽，或阴微而复热。

结胸与痞。

按之心下痛为小结胸，不按自痛为大结胸，按之不痛，胸中气结，或满为痞也。

脏结蛔厥。

大便闭为脏结，胃中虚冷，因成蛔厥，吐长虫也。

发黄发狂。

有蓄血发黄，太阳传本也。有结胸发黄，下之早，太阳阳明本也。有湿热发黄，阳明与太阴也。有寒湿发黄，少阳与太阴也。肝热者狂，心热者癫。

发斑隐疹。

有下早，有失下，或胃热极而发，皆阳明热甚入于手太阴。斑则红点晕，隐疹起疙瘩也。

发喘咳逆。

气逆则喘，难布息也。里病失于下，则咳逆。

衄血证谛。

鼻出血曰衄，热结下焦为蓄血，失血证谛。

唾脓咯血。

重亡津液，热在上焦，肺痿而吐脓血也。

谵语郑声。

实则谵语，虚则郑声。

烦躁发渴。

火入于肺成烦，火入于肾成躁，少阴证多渴咳水也。六经皆有渴证。

心中懊侬。

反覆颠倒不安，心乱如有所失也。

心下悸动。

振寒而动曰悸，亦曰怔忪。

气上冲胸。

若吐若下后而里虚，心下逆满，气冲上也。

外气怫郁。

汗吐或下后，虚极腹热，则外邪郁于表。

惊惕冒闷。

忽身体振动曰惊惕，昏冒如闷。

霍乱头疼。

吐利并作曰霍乱，三阳与厥阴伤寒俱有头疼多。

干呕吐逆。

哕曰干呕，食入即吐曰吐逆。

腹胁咽疼。

有腹内时发痛者。有胁下痛者，咽嗌干痛者。

膈内拒痛。

表木解，更胃中虚邪采入结于内，故痛。

身疼身重。

荣血不利为疼，湿胜也。汗后疼者。邪未尽也。

咳嗽涎盛。

火乘肺为嗽，停水伤风寒湿气，皆为嗽，脾热则涎盛。

头汗自汗。

里虚表实，阳气上行，故头上汗出，或际颈而还，病发黄也。凡伤风，风温，风湿，中暑，柔痓，霍乱，下利，四肢逆冷，及阳明证，皆自汗。

漏汗不止。

阳气不足，因发汗而益虚，皮腠不固而汗不止。

阳躁无汗。

阳极而躁热无汗。

腹满遗尿。

气涩不通，壅而为腹满，下焦不禁，遗溺出也。

舌上滑苔。

丹田有热，胃中有寒也。

下利便血。

泄泻曰下利，曰飧泄，下焦不约，热甚而便血也。

昼夜偏剧。

阴虚则夜不宁，阳虚则昼不安。

口燥咽干。

阴证内热，津液不足也。

妇人伤寒，热入血室。

发热间，经水适来，而血室空虚，故邪气乘入也。

伤寒似疟。

忽寒忽热，休作有时，或汗已复热。

邪中二焦。

清邪中于上，浊邪中于下。

有多眠证。

卫气陷于阴病，及风湿狐惑等证，皆多眠。

或不得眠。

阴躁或热甚，心烦则不能眠。

二便不通。

大便坚曰脾约，不通曰不更衣，小便不通，下焦不利也。胃中干，或热甚故尔。

耳聋喉痹。

经壅而不利为聋，清气不得上通也。热气上壅为痹。

浑身壮热。

阴微阳胜也。

食复劳复。

瘥后劳复，肉食所伤，再病曰食复也。

小腹硬满。

热气深陷，客于下焦，便小腹硬满也。甚则尿血。

大便坚黑。

热邪深陷也。

手足逆冷。阳虚阴胜，厥逆也。

漱水不咽。

热邪在经，未传里也。

肉上粟起。

发热病，因冷水噀之故也。

腹内雷鸣。

寒气相搏也。

下利溏垢。

寒则泄如鸭溏，热则垢腻。

身难转侧。

湿胜也。

或如虫行。

身痒如虫行者，久虚故也。

脐内筑动。

心气虚而肾气发动也。

项强几几。

大阳病表实也。

扬手掷足，循衣撮空。

肝热甚乘肺也。

狐惑声嗄。

虫食上部声嗄曰惑。蚀下部咽干曰狐。

筋惕肉瞤。

体惕振摇而动，痉证也。

瞪目直视。

心肾气欲绝也。

汗出如油。

正气已脱。

暗哑不言。

热伤少阴之络脉也。

舌卷囊缩。

阴邪下陷也。

鼻内煤烟。

阴毒之深也。

指甲青黑。

肝气绝也。

目盲见鬼。

脱阴脱阳也。

九窍出血。

下厥上竭也。

环口黧色。

脾气绝也。

瘛疭口噤。

变痉证也。

转筋入腹。

邪气入里，与宿积相连，引痛入阴筋也。

脚挛啮齿。

风痹甚，阴气不足也。

又手冒心。

胸中阳气不足故也。

常须识此，伤寒坏异，观其脉证，传变复逆。

传为有常之传经也。变为不常，阳忽变阴也。复如食复劳复，逆谓若汗吐下后仍不解，此犯逆也。若以上坏证之类，许叔微伤寒百证歌分类可见，并宜熟读。

谨熟阴阳，随证为治，各使其宜。

伤寒传变不常，宜熟辨阴阳之证，各得治法之宜。

可汗可和，可下可润，可吐可火，可灸可水，可针可温。

可汗者，表之证也。可和者，荣卫不谐，宜和解也。可下者，里证也。可润者，阴燥也。可吐者，食在上脘之类。可火者，阴毒证也。可灸者，阴证下陷也。可水者，热而燥也。可针者，并病也。可温者，里寒也。

详其不可，究《伤寒论》，审识病机，制法之例，之秘之。诵之无致。

致，犹厌也。

阴虚本病 一首，集见《格致余论》

夫天地物，各一太极，动而生阳，静而生阴，阳动则变，阴动则合，而生五行，各禀其性，惟人得备，形气所受，天地气生。阳气为气，阴气为血，身中之神，元气之根，根于内者，名曰神机，根于外者，名曰气立。与天地参，气正而通，气交之中，随天地气，升降浮沉。阳实阴虚，气常有余，血常不足，所与天地，日月四时，虚盈并同，阴平阳秘，形志以宁。阳本在外，为阴之卫，阴本在内，为阳之守。性或物感，精神外驰，嗜欲无节，阴气耗散，阳无所附，遂致病作，恶寒非寒，恶热非热，证类实邪，此阴虚热，热乃火动，有君相别。相火所谓，龙雷天火，君火所谓，人火暑热，故火乃二，备于六气，以名而言，形气相生。配于五行，命曰君火，以位而言，生于虚无，守位禀命，因动而见，谓之相火。天以此火，而为阳气，以生万物，人以此火，以生一身，道气冲和，助我元气。元气不足，相火独盛，火与元气，不能两立，一胜一负，乃致阴虚，阴虚火动，五乱俱施。金危木盛，土困水微，迭相为制，母子背违，阳强不密，阴气乃离，腑脏经络，偏实偏虚，遂失其正，邪悉由矣。虚邪外入，实邪内起，取经治正，补泻所宜。肝主司泻，肾主藏闭，肝为相火，有泻无补，有补无泻，肾为真水，水火变病，虚实所以。夏月阳极，其已阴虚，水少火多，阳实阴虚，虚甚伤暑；冬月阴极，其本阳虚，水多火

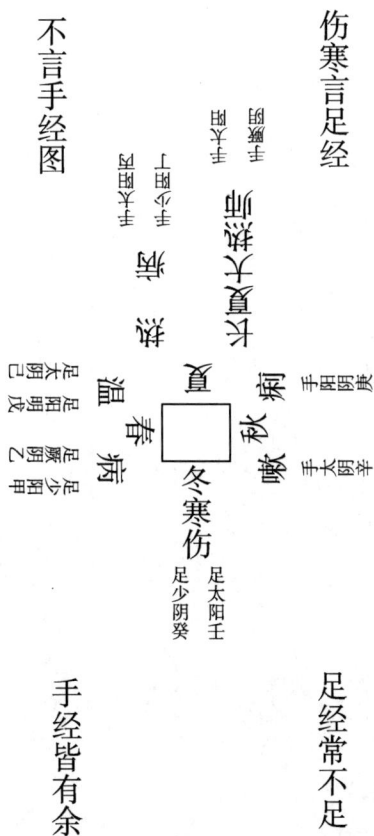

伤寒言足经

不言手经图

足经常不足

手经皆有余

冬寒伤
足太阳壬
足少阴癸

温春病

嗽秋病

足太阴己
足阳明戊

足厥阴乙
足少阳甲

手太阳丙
手少阴丁

手太阴辛
手阳明庚

手厥阴
手少阳

少，阴实阳虚，虚甚伤寒。病未传变，初治责虚，伤寒助阳，清暑益气，虚者十补，勿一泄之。除邪养正，平则守常，阳动阴静，五行之几，根本化源，由乎土水。水为物元，土为物母，人能自存，益其根本，遍相济养，是谓和平，生化不已。交互克伐，变乱失常，郁而无伸，甚而无制，造化息矣。病虽为邪，造化之道，在其中矣。

医经小学卷之五

明吴陵刘纯撰　后学东阳周毅人校

治法第五

五郁一首，集见《内经》天元正纪大论

木郁达之谓吐越，火郁发之乃汗泄，夺土下利令无壅，金泄渗利解表同，水郁折其充逆尔。治之大体须明此。

三法一首，集见《内经》至真要大论篇

法无定体，应变而施，药不执方，合宜而用，备三法焉，初中与末，乃更变权。初治之道，猛峻可先，缘病新感，大剂急蠲；中治之道，宽猛济兼，缘病少久，得中药然，去邪养正，罔或不痊；末治之道，药必宽缓，性味平善，广服必安。此其大法，所用之体，制君臣佐，各使其宜。主病为君，佐君为臣，应臣为使。适大小制，各安其气，寒者热之，热者寒之，微者逆之，甚者从之，坚者削之，客者除之，劳者温之，结者散之，留者行之，燥者润之，急者缓之，散者收之，损者温之，逸者行之，惊者平之，上者下之，摩之浴之，薄者劫之，开之发之，适事为故。逆者正治，从者反治。反治之谓，热因寒用，寒因热用，塞因塞用，通因通用。伏其所主，先其所因，其始则同，其终则异，可使破积，可使溃坚，可使气和，可使必已。其病之气，惟标与本，先受为本，次者为标，或为兼证。知逆与从，正行无问，知标本者，万举万全。不知标本，是谓妄行，六气为本。三阴三阳，经病为标，病气为本。受病经络，脏腑为标，急则治标，缓则治本，治之要极，无失色脉，用之不惑，治之大则，逆从倒行，标本不得，神亡命失。

五治一首，集见《此事难知》

夫抑火升水，养阴退阳，流湿润燥，推陈致新，渍形为汗，润肠为下，温经散寒，补中益气，调经破血，痛随利减。风从汗出，发表攻里，敛表渗泄，双解独攻。应变从权，治由有五，其细味之，和取从折，属其备分。如假小热，以凉和之，和之不已，次用取之。为热势大，寒药以取，取之不已，更用从之。因热既甚，从以温药，从之不已，以法折之。为恐冲逆，味随所为，寒因热用，或更发之。折之不已，求属衰之，求属之法，同气同声，法制之体，五治所因，经言不分，邪僻内作，工不能禁，此之谓也。

七方一首，集见《儒门事亲》，本《内经》至真大论篇

七方之法为绳墨，大小缓急奇偶复。小方剂少饮须徐，大方剂兼宜顿服，恋膈味薄自缓迟，攻下气厚乃峻促，奇谓单奇只一法，偶方相合如配匹。复重并制三四方，病谓寒温反佐术，剂和六合实类聚，各据方隅更审悉。大抵处方要在合宜而用，不可务取品味，数多过制，越此反不为效矣。本草云：三百六十五种内，

相须者止二十种，其单行者七十一，相使者九十，畏者七十八，相恶者六十，相反者十八，相杀者二十六。是以丹溪先生曰：余以某药治某病，某药监某药，某药为引经，其意则得之矣。

十剂一首，集见《儒门事亲》

十剂补泻宣与通，滑涩燥湿重轻伦，泻为泄实治闭满，补即能调虚损人。宣非泻剂乃越吐，通因开流轻义匀，滑知养窍濡结燥，涩以酸同收敛因。燥攻水液寒清冷，湿润干枯涸揭皲，重当镇坠抑而减，轻为熏扬泄汗陈。十剂由来三法中，发汗燥涩轻可怆。下本重湿通滑泻，吐惟宣剂旨须论，三法用之犹有补，驱邪扶正益天真。

望闻审切例一首，出《脉诀》

医门理法至微玄，大要胸中有转旋，望闻审切四件事，缺一偏枯不备全。第一看他神气色，润枯肥瘦起和眠，活润死枯肥是实，瘦为虚弱古今传。谦体即知腰内苦，攒眉头痛与头眩，手不举兮肩背痛，步行艰苦脚间疼，又手按胸胸内痛，按中脐腹痛相连。但起不眠痰夹热，贪眠虚冷使之然，面壁蜷身多是冷，仰身舒挺热相煎，身面目黄脾湿热，唇青面黑冷同前。第二应声清与浊，鉴他真语及狂言，声浊即知痰壅滞，声清寒内是其源，言语真诚非实热，狂言号叫热深坚，称神说鬼逾墙屋，胸膈停痰证号癫，更有病因循日久，音声遽失命归泉。三问病因经几日，日间便利几番行，饮食少多宜冷热，更兼多少不同论，饮食稍通容易治，不进之时疗必难，喜冷定知心内热，好温乃属脏中寒，尿色赤黄真内热，尿清定是冷相干。切脉是居为四末，浮沉迟数病之端，四事略陈通梗概。举隅善反一同看。

察病轻重一首，出《图经本草》

凡欲疗病，先察其源，先候病机。五脏未虚，六腑未竭，血脉未乱，精神未散，服药必活。若病已成，可得半愈，病势已过，命将难全，自非明医，听声察色。至于真脉，其孰能知，未病之病。

水火分治一首，出《玉匮金钥》

肝胆由来从火治，三焦包络都无异，脾胃常将湿处求，肺与大肠同湿类，肾与膀胱心小肠，寒热临时旋商议，恶寒表热小膀温，发热表寒心肾炽。十二经，最端的，四经属火四经湿，四经有热有寒时，攻里解表细消息，里热里寒宜越竭，表热表寒宜汗释。湿同寒，火同热，寒热到头无两说，六分分来火热寒，寒热中停直浪舌，热寒格拒病机深。亢则害，承乃制，别紧寒，数热脉，正邪标本求之真妙诀。休治风，休治燥，治得火时风燥了，当解表时莫攻里，当攻里时莫解表，表里如或两可攻，后先内外分多少。治湿无过似决川，此个筌蹄最分晓，感谢轩岐万世恩，争奈醯鸡笑天小。

三阴三阳标本分治一首，同前

少阳从本为相火，太阴从中湿土坐，厥阴从中火是家，阳明从中湿是我，太阳少阴标本从，热寒二气相包裹，风从火断汗之宜，燥与湿兼下之可，万病能将火湿分，掣开轩岐无缝锁。

辨证用药例略

一首，集见《此事难知》《元戎》《保命》等书。大抵医之用药，必本七方十剂，旋为增损，求合圣贤之旨，以自通变，今不得已而逐证具其方例，智者幸勿哂其拘执也。故附东垣先生立方本旨于后，可以求其旨趣为法。又如海藏云：凡治中风用药，止可扶持疾病，要收全功，火艾为良。《内经》言针法多于用药是也。其要并见针灸四书，《资生》等经，故不复赘云。

伤寒杂病殊非定，阴阳内外先明证。

〔阴证〕 身静重，语无声，气难布息，目睛不了了，鼻中呼不出，吸不入，往来口与鼻中气冷，水浆不入，面上恶寒如刀刮。

〔阳证〕 身动轻，语有声，目睛了了，鼻中呼吸出入，能往而能来，口与鼻中气皆热。

〔身表〕 凉，知在阴经也。名曰阴证。

〔身表〕 热，知在阳经也。名曰阳证。

〔伤风〕 鼻中气出粗，合口不开，肺气通于天也。

〔伤食〕 口无味，液不纳，鼻息气匀，脾气通于地也。

〔外伤〕 一身尽热，先太阳也。从外而之内者，先无形也。

〔内伤〕 手足不和，两胁俱热如火，先少阳也。从内而之外者，先有形也。

〔内外〕 俱伤者，人迎气口俱盛，或举按皆实，大发表热而恶寒，腹不和而口多液，此内外俱伤也。凡诊则先扪手心背，手心热则内伤，手背热则外伤，次以脉别之。

证脉伤寒无所疑，攻里解表须详订。

〔表〕 实，麻黄汤；虚，桂枝汤。

表里俱虚，汗之则愈。

腑脏之表，桂枝麻黄各半汤。

腑脏之里，芍药甘草附子汤。

〔里〕 实，大承气汤，虚，四逆汤。

〔中〕 实，调胃承气汤，虚，小建中汤。

表里俱实，下之则愈。

六腑之表，承气汤；五脏之里，承气抵当等汤。

〔表证当汗〕 脉浮，宜急汗之，用麻黄汤；脉沉，宜缓汗之，用麻黄附子细辛汤。

〔里证当下〕 脉浮，宜缓下之，用小承气汤；脉沉，宜急下之，用大承气汤。

〔三阳〕 证，汗则当急，而下当缓。

〔三阴〕 证，汗则当缓，而下当急。

热在表，黄芩。

寒在表，桂枝、黄芪、附子。

热在里，大黄。

寒在里，干姜、良姜、吴茱萸、附子。

伤寒中风，发表攻里，本自不同。如麻黄汤，太阳经表药也；五苓散，为太阳之里药也。六经皆有表里药也。因病有内外虚实、邪气深浅不同，亦不能拘，而随病变为治。如《伤寒论》方证及诸变病方，分见《保命集》中，桂枝汤二十八证，方有一十四道；麻黄汤十证，方五道；葛根汤四证，方三道；青龙汤五证，方二道；柴胡二十证，方五道；承气汤一十七证，方三道；陷胸汤十二证，方三道；泻心汤九证，方五道；抵当汤六证，方三道；栀子汤五证，方二道；发黄四证，方三道；五苓十五证，方七道；干姜四逆十五证，方七道。云岐子云：大抵脉为人之司命，故以脉为主，多从脉而少从证也。举脉证交互二法，亦当临时消息，从标本之化为法可也。详见云岐子脉诀。

有汗不得服麻黄，无汗桂枝汤岂应。

〔伤寒〕 发汗之剂，各随经用之。如太阳麻黄汤、少阳小柴胡汤、阳明葛根汤之类。止汗之剂，如太阴桂枝汤、少阴四逆汤之类。

〔杂病〕 发汗之剂，随病用之。如风证小续命汤、排风汤；风热防风通圣散；痹气寒湿不换金正气散、五积散之类。更依伤寒法各分经用之，则无犯禁逆之害矣。

止汗之剂，如二建汤、麦煎散、知母茯苓汤之类。

阳证忽得脉候弦，急宜和解莫犯禁。

如伤寒少阳证，胁痛，往来寒热而呕，或咳而耳聋，脉尺寸俱弦者，忌发汗，忌利小便，忌下，宜小柴胡汤，溃形而汗解也。谓不可犯经禁。

阴证如见脉沉迟，正阳回阴当用意。

用正阳散、附子干姜之类，温之，或灸之。

脉病当分何一经，如渴便从所制例。

太阳病渴，脉浮无汗者，用五苓散滑石之类。

阳明渴，脉长有汗者，白虎汤、凉膈之类。

少阳渴，脉弦而呕者，小柴胡加栝楼根之类。

太阴渴，脉细不欲饮，纵饮思汤不思水之类。

少阴渴，脉沉自利者，猪苓汤、三黄汤之类。

厥阴渴，脉微引饮者，可少少与之。

结胸审用陷胸三，虚痞泻心分五剂。

伤寒心下硬满，状若柔痉，宜大陷胸丸。头痛项强反下之。心中懊𢙐，邪动于膈，故阳气内陷，心下结硬，手不可近，宜大陷胸汤。如心下按之痛，脉浮而滑，表证未罢，宜小陷胸汤。

热痞用大黄黄连泻心汤，阴阳不和而痞，附子泻心汤；阴盛阳虚而痞，半夏泻心汤、甘草泻心汤、生姜泻心汤，选而随证用之。非泻心之热，泻心之痞也。

四时腹痛证不同，海藏例其玄所秘。

中脘痛，太阴也。理中、建中、黄芪汤之类。

脐腹痛，少阴也。四逆、真武、附子汤之类。

少腹痛，厥阴也。当归四逆汤。

重则正阳、回阳之类。

杂病腹痛，四物苦楝汤，酒煮当归。

丸增损当归丸、导气汤之类。

四时腹痛，芍药甘草汤之类。

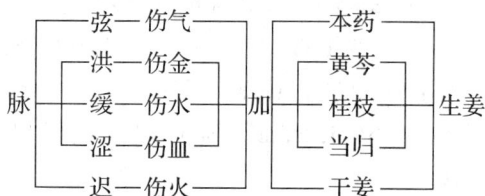

```
      ┌弦─伤气┐    ┌本药┐
      │洪─伤金│    │黄芩│
脉────┤缓─伤水├─加─┤桂枝├─生姜
      │涩─伤血│    │当归│
      └迟─伤火┘    └干姜┘
```

如腹不满者加枣，若满者不加。犯病禁也。脾虚满，黄芪汤，芍药停湿。

如中满勿食甘，二药用甘引至满所，脾实满，平胃散，苍术燥湿。如大便秘，实痞，厚朴、枳实。

如大便利，虚痞，芍药、陈皮。

痞满燥实四证全，急治可施大承气。

太阳阳明，大承气汤，如大满，则胸腹胀满，状若合瓦，大实则不大便也。

痞满燥实四证备则用之。

少阳阳明，小承气汤，痞实满者用之。

正阳阳明，调胃承气汤，实而不满，腹中转矢气，有燥屎，不大便而谵语。燥实坚证见，可用仲景小承气汤，杂病同此，名三物厚朴汤。

大黄、芒硝　大实、燥屎

浮　手足阳明　大肠、胃

沉　手足太阴　肺、脾

痞　大满，枳实、厚朴

大柴胡汤，治表复有里，或脉浮，或头痛，或恶风，或恶寒，四证或有一二尚在者。过经不解是也。或谵语妄言，或直手扬视，皆里之急者也。欲汗之，则里证已急，欲下之，则表证仍在，故以小柴胡中药加味，调和三阳，使不犯三阳禁忌。以芍药下安太阴，令邪气不内，以大黄去地道不通，以枳实去心下痞闷，或湿热自利蒸。表里证已急，通宜用之。三焦寒热药所宜，湿温中暑法犹异。

上焦热　栀子、黄芩。上焦寒，陈皮、厚朴、藿香。

中焦热　黄连、芍药。中焦寒，白术、干姜、丁香。

下焦热，黄柏、大黄，下焦寒，肉桂、附子、沉香。

有一身尽热，有一身尽寒。

地骨皮泻肾火，总治热在外。地为阴，骨为里，皮为表。

牡丹皮治胞中火，无汗之骨蒸。

知母泻肾火，有汗之骨蒸。

如平旦发热，热在行阳之分，肺气主之，故用白虎汤以泻气中之火；如日晡潮热，热在行阴之分，肾气主之。故用地骨皮散以泻血中之火。

如泻各经火热，俱有主治本经气血之药。

（肺）　气石膏，血黄芩。

（肾）　气知母，血黄柏。

（肝）　气柴胡，血黄芩。

（心）　气麦门冬，血黄连。

（脾）　气白芍药，血生地黄。

（大肠）　气连翘，血大黄。

（小肠）　气赤茯苓，血木通。

（三焦）　气连翘，血地骨皮。

（胆）　气连翘，血柴胡。

（胃）　气葛根，血大黄。

（膀胱）　气滑石，血黄柏。

（心包络）　气麦门冬，血牡丹皮。

泻各经之寒，俱有主治本经气血之药。

（肝）　气吴茱萸，血当归。

（心）　气桂心，血当归。

（脾）　气吴茱萸，血当归。

（肺）　气麻黄，血干姜。

（肾）　气细辛，血黑附子。

（胆）　气生姜，血川芎。

（胃）　气生姜，血吴茱萸。

（大肠）　气白芷，血秦艽。

（小肠）　气茴香，血玄胡。

（三焦）　气黑附子，血川芎。

（膀胱）　气麻黄，血桂枝。

（心包络）　气黑附子，血川芎。

（上焦热）　连翘饮子、清神散、凉膈散、犀角地黄汤。

（中焦热）　小承气汤、洗心散、调胃承气汤、四顺清凉饮。

（下焦热）　大承气汤、石韦散、八正散。

（上焦寒）　桂附丸、铁刷汤、胡椒理中丸。

（中焦寒）　二气丹、大建中汤、附子理中丸。

（下焦寒）　还少丹、天真丹、八味丸。

（气分热）　柴胡饮子、白虎汤。

（血分热）　清凉饮子、桃仁承气汤。

（通治大热）　三黄丸、黄连解毒汤。

（气分寒）　桂枝加芍药人参新加汤、桂枝加附汤。

（血分寒）　巴戟丸、神珠丹。

（通治大寒）　大已寒丸、四逆汤。

热蒸病有五蒸汤为主，随各证虚实加减用之。方见《医垒元戎》。

呕吐血出于胃。

实者犀角地黄，虚者小建中加黄连。

衄洟血出于肺。

犀角、升麻、黄芩、芍药、紫参、丹参、生地黄。

咯唾血出于肾。

天门冬、紫菀、知母、贝母、熟地黄、麦门冬、桔梗、远志。

痰涎血出于脾。

葛根、黄芪、黄连、芍药、沉香、甘草。

下血，先便后血，此远血也。先血后便，此近血也。仲景赤小豆当归散等方；痔漏下血及便血，子和净固丸、槐角丸。

腑脏疟法汤液图，更有吐截亦可治。

心疟令人烦心，甚欲得清水，反寒多不甚热，桂枝加黄芩汤。

肝疟令人色苍苍然太息，其状若死者，四逆汤、通脉四逆汤。

脾疟令人寒，腹中痛，热则肠中鸣，鸣已汗出，小建中汤、芍药甘草汤。

肺疟令人心寒，寒甚则热，间善惊如有见者，桂枝加芍药汤。

肾疟令人洒洒腰脊痛宛转，大便难，目眴眴然，手足寒，桂枝加当归芍药汤。

太阳证，令人腰痛头肿，寒从脊起，先寒后热，熇熇然热止，汗出难已，羌活加生地黄汤，小柴胡加桂汤。

少阳证，令人身体解㑊，寒不甚，热不甚，恶见人，见人心惕惕然，热多汗出甚，小柴胡汤。

阳明证，令人先寒洒淅甚，久乃热，热去汗出，喜见日光火气乃快然，桂枝二白虎一汤、黄芩芍药加桂枝汤。

太阴证，令人不乐，好太息，不嗜食，多寒热，汗出，病至则善呕，呕已乃衰。小建中汤、异功散。

少阴证，令人呕吐甚，多寒热，热多寒少，欲闭户牖而处，其病难已，小柴胡加半夏汤。

厥阴证，令人腰痛，小腹满，小便不利如癃状。非癃也，数便意恐惧，气不足，腹中悒悒，四物玄胡苦楝附子汤。

上以上皆各经解表和解之剂也。

治湿热燥脾之剂，宝鉴双解饮子、局方常山饮、易简七宝饮、人参养胃汤、严氏清脾汤、三因四兽饮。

消疟母之剂　仲景鳖甲煎丸、严氏鳖甲饮子。

消食疟之剂　三因红丸子。

吐疟之剂　常山饮、藜芦散。

截疟之剂　宣明辟邪丹、辰砂丹、宝鉴温脾散。

痰嗽从来本所殊，用药要知方各备。

风之嗽　防风通圣散、大人参半夏丸。

暑之嗽　白虎汤、洗心散、凉膈散。

火之嗽　黄连解毒汤、三黄丸。

湿之嗽　五苓散、桂苓甘露饮、白术丸。

燥之嗽　木香葶苈散、大黄连阿胶丸。

寒之嗽　宁神散、宁肺散、桂枝汤。

痰气嗽　二陈汤、橘苏饮、导痰汤、四七汤。

肺热嗽而自汗　人参清肺饮、知母茯苓汤。

咳嗽《素问》论玄微，各随脏腑图汤液。

心嗽　桔梗汤。

小肠失气　芍药甘草汤。

肝嗽　小柴胡汤。

胆呕　黄芩加半夏生姜汤。

脾嗽　升麻汤。

胃吐　乌梅丸。

肺嗽　麻黄汤。

大肠遗失　赤石脂禹余粮汤、桃花汤。不止可用猪苓汤。

肾嗽　麻黄附子细辛汤。

膀胱遗溺　苓茯甘草汤。

久嗽不已，三焦受之。其状咳而腹满，不欲饮食。痰聚于胃，关于肺，使人多涕唾而面浮肿，气逆也。

痰饮有解表之剂　大青龙汤、参苏饮、金沸草散。

治悬饮湿痰攻下之剂　十枣汤、三因控涎丹、三花神祐丸。

治支饮胁满者　《金匮》厚朴大黄汤。

吐剂瓜蒂散、三圣散、稀涎散之类，并出三阳可吐药例。古今吐法，以病在头，或在胸中，但在上焦皆可用也。

治风痰之剂　青州白丸子、天南星丸、玉壶丸、水煮金花丸。

治热痰之剂　小陷胸汤、机要小黄丸　人参半夏丸。

治寒痰之剂　清肺消饮丸、宝鉴温胃丸、温中化痰丸。

理气降痰之剂　局方四七汤、指迷茯苓丸。

降气坠痰温补之剂　苏子降气汤。

降痰滋阴之剂　金匮顺气丸。

中风风热与伤风，对证设施无不遂。

中风　发表之剂　宝鉴秦艽升麻汤、金匮续命汤、小续命汤、排风汤。

攻里之剂　机要三化汤、子和搜风丸。

发表攻里之剂　防风通圣散、川芎石膏汤。

调血养气之剂　大秦艽汤、羌活愈风汤、天麻丸。

理气之剂　乌药顺气散、八味顺气散。

理血之剂　六合汤、愈风汤。

通关透肌骨之剂　至宝丹、牛黄清心丸。

发明云：凡用丹剂者，为风入骨髓，不能得

出，故用龙脑牛雄等，皆入骨髓透肌骨之剂，使风邪得以外出也。若中血脉中腑之病，初不宜用龙麝牛黄，恐引风入骨髓，如油入面，莫之能出。若中脏痰涎昏冒烦热者宜用之。下痰镇坠清神。

治痰通经去风之剂　青州白丸子、三生饮、省风汤。

风热　天麻散、神芎散、防风通圣散、川芎石膏汤、宣明仙术芎散。

伤风分六经用药，可谓发诸家之本末，如足太阳经用桂枝汤，足阳明用杏子汤，足少阳用柴胡加桂汤，足太阴用桂枝芍药汤，足少阴用桂附汤，足厥阴用八物汤。其方以桂枝三味，加以各经之药，皆是辛温解表之剂，与伤寒传变相似，此六方以尽其变也。

辛平解表之剂　消风百解散、川芎茶调散、消风散。

辛凉解表之剂　柴胡升麻汤。

辛温解表之剂　小续命汤。

辛凉解表攻里之剂　钱氏大青膏、防风通圣散。

泄痢治之勿参差，升汗实肠分注利。

〔泄泻〕

治湿之剂　胃苓汤、茯苓汤、五苓散、机要白术芍药汤。

治风之剂　神术散、胃风汤、苍术防风汤、机要防风芍药汤。

治热之剂　局方戊己丸。

治暑之剂　来复丹、香薷饮、桂苓甘露饮。

治寒之剂　白术汤、理中汤、机要浆水散。

治风寒湿之剂　本事曲芎丸。

止涩之剂　仲景桃花汤、实肠散、真人养脏汤。

去积之剂　本事温脾汤。

升发之剂　东垣升阳除湿汤、益胃升阳汤、升阳除湿防风汤。

调补脾胃之剂　钱氏白术散、易简白术汤。

〔滞下诸痢〕

治热之剂　黄连阿胶丸、芍药柏皮丸、导滞汤、仲景白头翁汤、机要黄芩芍药汤。

治寒之剂　局方桃花丸、严氏当归丸、诃黎勒散。

冷热之剂　古方驻车丸、局方香连丸、戊己丸。

治风湿之剂与泄泻方选而用之。

治暑之剂黄连香薷饮、桂苓甘露饮。

攻下之剂　大承气汤、宣明玄青丸、导滞汤。

消积之剂　《脾胃论》圣饼子、《元戎》圣功丸。

止涩之剂　仲景桃花汤、真人养脏汤、水煮木香丸。《宣明》香连丸、严氏禹余粮丸。

收敛之剂　严氏乌梅丸、《元戎》乌梅散

补剂　十全大补汤。

噤口痢　仓廪汤。

百一选方澹寮方

六经头痛无牙疼，各以引经为佐使。

〔诸经头痛〕

阳明头痛，自汗发热　白芷。

少阳头痛，脉弦，往来寒热　柴胡。

太阳头痛，恶风恶寒　川芎。

太阴头痛，痰实体重腹痛　半夏、苍术。

少阴头痛，手三阴三阳经不流行，而足寒逆，为寒厥　细辛。

厥阴头痛　吴茱萸。

虚头痛　黄芪、当归。

巅顶痛　藁本。

眉棱痛　白芷、羌活。

有一身尽痛，疏风秦艽羌活汤之类，除湿守真除湿丹之类。

〔伤寒头痛〕

太阳经无汗麻黄汤、有汗桂枝汤。

阳明经　白虎汤。

少阳经　小柴胡汤。

太阴脉浮　桂枝汤、脉沉理中汤。

少阴脉沉发热　麻黄附子细辛汤。

厥阴经　桂枝麻黄各半汤。

〔诸牙齿痛治例〕

治风热牙疼，喜冷恶热，生地黄、牡丹皮、当归、升麻、黄连。

治寒多热少牙疼，草豆蔻、细辛、升麻、骨灰、当归、黄连、防风。

治大寒犯脑，牙齿疼痛，白芷、桂枝、升麻、吴茱萸、草豆蔻、藁本。

治寒邪风邪犯脑疼，牙痛，细辛、白芷、桂枝、麻黄、骨灰、羌活、升麻、防风。

治人口臭不可近，牙齿疳蚀，牙断肉脱落血不止，东垣神功丸。

治虫牙疼蚀动甚者，取虫或熏之。盖手足阳明湿热甚而生虫也。

热痛凉膈散；疳蚀出血者，桃仁大黄下之。

阳明经标有风湿客痛，大戟、芫花、细辛、苍耳叶、花椒、小麦。

标有血滞，经郁而痛，用葱白、艾叶、黑豆、花椒。

或风毒肿痛，细辛、草乌、白芷。

化虫治积本其因，甚者随例当默识。

〔诸积药例〕

肉积，礞砂、巴豆，甚者信石。

酒积，干葛、神曲、麦蘖，甚者甘遂、牵牛。

血积，当归梢、桃仁，甚者水蛭、虻虫。

气积，木香、槟榔，甚者枳壳、牵牛。

水积，牵牛、泽泻、郁李仁，甚者芫花、甘遂、大戟。

涎积，雄黄、腻粉，甚者瓜蒂、甘遂。

食积，砂仁、香附、牵牛，甚者礞石、巴豆。

痰积，半夏、南星，甚者瓜蒂、藜芦。

癖积，三棱、蓬术，甚者甘遂、蝎梢。

虫积，宝鉴化虫丸、补金散。

膈噎方随治十般，寒热明分散与丸。

〔十般膈气〕

冷膈、热膈、风膈、气膈、痰膈、忧膈、悲膈、喜膈、水膈、食膈，皆病源也。

宝鉴十膈气散、五膈嘉禾散、木香流气散。

治喘满痰嗽闷冒壅滞成热膈　宝鉴人参利膈丸。

治五噎寒膈　宝鉴汉防己散、豆蔻散。

破经调血微行卫，补气犹滋血乃安。

调诸经闭而不行方，兼行其气者：温经汤、通经丸。

经血虚实：

经因气结不通，实痛者玉烛散，血虚四物汤。

血虚寒小腹痛，增损四物汤、姜黄汤。

血虚寒热劳倦者，逍遥散。

经过作痛良方，当归散、小柴胡汤，合四物之类。

经行而痛良方，桃仁散。

去恶血活血，当归梢、苏木、红花。

经水暴下崩漏不止，蒲黄散、宝鉴凉血地黄汤、备金散。

干血气经不行，大全良方、琥珀散、桃仁散之类。

血积癥瘕良方，通经丸之类。

诸虚不足：

髓竭不足，生地黄、当归。

肺气不足，天门冬、麦门冬、五味子。

心气不足，上党参、茯神、菖蒲。

肝气不足，天麻、川芎。

脾气不足，白术、白芍药、益智。

肾气不足，熟地黄、远志、牡丹皮。

胆气不足，细辛、酸枣仁、地榆。

神昏不足，朱砂、预知子、茯神。

非天雄，不能治上焦之阳虚。

非附子，不能治下焦之阳虚。

天真丸、三建丹，皆补阳虚之剂也。

地黄丸、滋肾丸，皆补阴虚之剂也。

补阴虚阳竭，仲景八味地黄丸。

调阴阳，升降脾胃之气，饮食劳役者，补中益气汤，随证加减用之。此补气滋血之大法也。

补元气，须用人参、黄芪。

补胃虚，进饮食，陈皮、人参、甘草。

补三焦元气，调和诸药共力成功者，炙甘草。

治诸虚痛宜调理，实痛惟施下乃痊。

胁下痛，往来热，用柴胡、丹溪龙荟丸。

气刺痛，用枳壳，以引经药导之。

血刺痛，用当归。

茎中痛，用甘草梢。

胃脘痛，用草果。

内伤物食诸痛，备急丹之类。

心痛药，临时随证为用，当分寒热虚实。

寒痛，铁刷汤。热痛，泻心汤。气痛，木香、乳香之类。血痛，四物汤。臂痛，用苍术、半夏、南星、陈皮、香附、茯苓之类。

腰痛，肾虚者，杜仲、补骨脂。瘀血作痛，桃仁、红花。湿热而痛，用苍术、杜仲、黄柏、川芎之类，或子和煨肾散，痰者南星。

闪胁打击诸实痛者，宜当归承气等汤下之。

眼暴赤肿泻诸热，喉痹淋癃治亦然。

赤肿及痛：

气实而热肿，用凉膈散。

气虚而热肿，用清心莲子饮。

血实而热肿，犀角地黄汤、柴胡之类。

血虚而热肿，四物汤、黄连之类。

风热目赤，或自泪，用防风通圣散、川芎石膏汤之类。

内障青盲雀目，羊肝丸；瞖昏翳膜，明目地黄丸之类。

喉痹：

轻者甘桔汤、凉膈散。

肿痛者僵蚕、大黄。

闭者胆矾、巴豆入明矾枯过者。雄黄、尘煤、芒硝等吹之皆可选用。

淋赤白浊闷痛。

白属气热而淋　八正散、宝鉴海金砂散。

赤属血热而淋　导赤散、石韦散。

内伤痞郁及气滞，胀满当分热与寒。

东垣内伤法：

消食强胃　枳术丸、丁香烂饭丸、宽中进食丸。

伤冷物胃脘痛　感应丸、木香见睍丸、草豆蔻丸、备急丹。

虚痞者气也，实痞者物也。非白术不能行湿，非枳实不能消痞。

五志所过，非药可治者。五胜为宜。

忧胜怒，肝属木，在志为怒，过节则反自伤，故曰怒伤肝，故以所胜者制之。

恐胜喜，心属火，在志为喜，过节则反自伤，故曰喜伤心，故以所胜者制之。

怒胜思，脾属土，在志为思，过节则反自伤，故曰思伤脾，故以所胜者制之。

喜胜忧，肺属金，在志为忧，过节则反自伤，故曰忧伤肺，故以所胜者制之。

思胜恐，肾属水，在志为恐，过节则反目伤，故曰恐伤肾，故以所胜者制之。

六郁随丹溪越鞠丸加减用之。

〔气〕　香附、苍术、抚芎。

〔湿〕　苍术、抚芎、白术。

〔痰〕　海石、香附、瓜蒌、半夏。

〔热〕　香附、抚芎、青黛、苍术、山栀。

〔血〕　桃仁、香附、红花、抚芎、青黛。

〔食〕　苍术、神曲、香附、山楂、针砂。

气郁，乃因忧愁思虑甚多所成。

局方分心气饮、木香分气饮、七气汤、盐煎散、蟠葱散之类。

气虚气弱者　陈皮、黄芪、人参。

气实气结者　青皮、厚朴、木香、沉香。

热胀，及中满鼓胀，气胀、水气胀、大热胀，《宝鉴》中满分消丸。

寒胀，及中满寒疝，大小便不通，阴躁，足不收，四肢厥逆，食入反出，下虚中满，腹中寒，心下痞，脉沉虚弱者，宜中满分消丸。

大实腹满，大小承气汤选用之。

虚胀，则升降其气，陈皮、厚朴、升麻、柴胡之类。

水气实满，宣明神金散、十枣汤之类。

医经小学

十二经中但有疮，皆血结气聚，必用连翘于诸托里散内，出疮毒、消疮肿，鼠黏子。

疮出膈以上，须用防风上节，羌活、桔梗。

疮出身中以下，须用酒水各半煎药。

疮坚而溃者，昆布、广术、三棱。

疮痛者，黄芩、知母、黄连。

疮出而呕吐者，半夏、生姜。

疮出而渴闷者，黄连。

大便燥结而常难者，桃仁、麻子仁、郁李仁。

上焦有疮，须用黄芩。

中焦有疮，用黄连。

下焦有疮，用黄柏、知母、防风。疮药中用皂角针者，以其能引药直达入疮也。

疔疮恶肿，初起甚者，有用毒药攻，如穿山甲、蟾酥、枯矾、全蝎、乳香、信石、轻粉、蜗牛、蜈蚣之类也。

必先岁气分时令，三法随宜大意完。

必先岁气，无伐天和，随四时用之。为去病之药，不可犯时禁。〔春〕防风、升麻。〔夏〕黄芩、知母、白芍药。〔秋〕泽泻、茯苓。〔冬〕桂、姜。

三法药

吐剂如瓜蒂、铜绿、蓝汁、沧盐，可以吐痰；栀子、豆豉，吐伤寒懊憹；黄连、黄芩，吐风热；苦参、藜芦，吐中风；常山吐疟；木香、厚朴，吐气郁。当随证而用之。

汗剂如桂枝、麻黄，五积败毒，皆发汗辛热之药也。升麻、葛根，解肌逼毒，皆辛温之汗药也。大小柴胡饮子，苦寒之汗药也。通圣当归饮子，皆辛凉之汗药也。故外寒内热，宜辛凉，外热内寒，宜辛温之类。下剂如枳实、槟榔、杏仁，下气之痞滞也。巴豆、腻粉下诸积，大黄、朴硝下诸热，芫花、大戟、甘遂、牵牛下诸水，石蜜、郁李仁、猪羊血下燥。当择气味，随证选而用之。

欲求活要知方制，试举《元戎》掌上看。

王海藏《医垒元戎》，备见加减用药例，今以六气分方制法陈于下，临证当审内外虚实，加减如元戎用之可也。

风治法　风淫于内，治以辛凉，佐以甘辛，以甘缓之，以辛散之。

防风通圣散、防风天麻散、消风散、排风散、小续命汤、防风汤。

暑治法　热淫于内，治以咸寒，佐以甘苦，以酸收之，以苦发之。

桂苓甘露饮、白虎汤、玉壶丸、益元散、玉露散、石膏汤。

湿治法　湿淫于内，治以苦热，佐以咸淡，以苦燥之，以淡泄之。

白术木香散、葶苈木香散、橘皮白术散、桂苓白术散、大橘皮汤、益元散。

火治法　火淫于内，治以咸寒，佐以甘辛，以酸收之，以苦发之。

黄连解毒汤、凉膈散、诸承气汤、八正散、调胃散、神芎丸、泻心汤。

燥治法　燥淫于内，治以苦温，佐以甘辛，以辛润之，以苦下之。

神功丸、麻仁丸、脾约丸。

寒治法　寒淫于内，治以甘热，佐以苦辛，以辛散之，以苦坚之。

姜附汤、四逆汤、二姜汤、附子理中汤、大己寒丸、术附汤。

东垣立方本旨

夫脾胃虚者，因饮食劳倦，心火亢甚而乘其土位，其次肺气受邪，须用黄芪最多，人参甘草次之。脾胃若虚，肺气先绝，故用黄芪以益皮毛而闭腠理，不令自汗上喘气短损其元气，人参以补之。心火乘脾，炙甘草之甘温，以泻火热而补脾胃中元气，若脾胃急痛，腹中急缩者宜多用之。经云：急者缓之。白术苦甘温，除胃中热，利腰脐间血，胃中清气在下，升麻柴胡以引之。引黄芪甘草甘温之气味上升，能补卫气之散解而实其表也。又缓带脉之缩急，二味苦平之薄者，阴中之阳，引清气上升也。气乱于胸中，为清浊相干，用陈皮以理之。又能助阳气之升以散滞气，助诸甘辛为用也。脾胃气虚，不能升浮，为阴火伤其生发之气，荣血大亏，阴火炽盛，是血中伏火日渐煎熬，血气日减。心主血，血减则心无所养，致使心乱而烦，病名曰悗。悗者，心惑而烦闷不安也。故加辛甘微温之剂生阳气，阳旺则能生阴血，更以当归和之，是名补中益气汤。或少加黄柏以救肾水，能消阴中之伏火；如烦不止，少加生地黄补肾水，肾水旺而心火自降；如心气浮乱，更以朱砂安神丸镇固之。补中益气汤加减例略。

如心下痞或痛，中寒者加附子。

痞而腹胀，加枳实、厚朴、木香、砂仁。

痞而有痰，脉缓加半夏、黄连。

心下痞不能食，加生姜、陈皮。

心下痞劣，闷者，加芍药、黄连。

顶痛、脑痛，加藁本、细辛。

嗌痛、颌肿、脉洪、面赤，加黄芩、桔梗、鼠黏子。

腹中痛、加白芍药。在寒时加益智、豆蔻。

头痛加蔓荆子、川芎。

胁下痛倍加柴胡。

伤寒汗吐下禁例略 三首集见《伤寒论》

咽喉闭燥莫发汗，淋家若治同斯断，疮家发汗疮即愈，犹畏表虚作痉变。

汗多又发必恍惚，亡血发之自寒栗，荣气微或衄吐人，不可汗此夺血证，阴阳俱虚本不宜，阳盛阴虚汗之忌，心之悸者汗不须，津液和时形自渍。太阳少阳病合作，头项强痛或眩闷，时又结胸心下痞，法刺大椎汗却未。脉弦而细虽头疼，发热只属少阳经，法当下之不可汗，汗则谵烦悸不宁，上下左右有动气，如若发之他病至，诸脉得数微弱动，濡弱弦微上下易。嗽极烦吐似疟形，有寒无热虚而栗，厥而脉紧本少阴，不可汗此诸病势，咳而遗溲诸厥逆，又有病之微汗出，类中风热更头疼，汗药施之恐增剧。心中懊侬自宜吐，太阳脉细吐之

误，寸脉微浮胸痞硬，气上冲咽吐可用。少阳中风耳自聋，目赤心烦吐不中，胸中实则可越之，膈上有寒越又禁，食留上脘肢厥冷，吐法施之气自顺，中风痰实犹可施，呕吐咯血吐还忌，此其大法春所宜，中病则止不尽剂。

阳虚阴盛下勿用，外证未罢犹为禁，太阳阳明喘而满，只可汗而逆自定，下于汗后脉浮者，此为施早转逆甚。结胸脏结实可攻，脏结无热未可同，结胸烦躁脉浮大，此其危殆难所通。病先解表后攻痞，攻之早者协热利，呕多心满合面红，诸病阳明下不中，溏而不满勿大推，微和胃者小承气。汗出溏行下非闭，可下宜行蜜道剂，里证赤涩脉弦迟，勿以下之为可治，诸虚脉弱反寸关，四肢厥逆攻亦难，动气咽塞下虚极，慎勿下攻诚定式。

针法 一首，以下并出《针经》

先说平针法，含针口内温，按揉令气散，陷穴故教深。持针安穴上，令他嗽一声，随嗽归天部，停针再至人。再停归地部，待气候针沉，气若不来至，指甲切其经，次提针向病，针退天地人。

先以揉按令其气散，次掐穴定力，重些最好，右手持针，定于穴上，随令患者嗽一声，左右用针转入天部，皮肤之间也。少时左右进至人部，肌肉之间也。再少时进至地部，筋骨之间也。凡穴当一寸许，如此作三次进之。大抵疼痛实泻，麻痹虚补。经云：针法手如握虎，如待贵人。凡取穴手指，前哲又有八法：弹而怒之，迎而夺之。使经气腹满，令邪气散而正气行也。循而扣之，随而济之。抚摩上下，见动脉之处，摄而按之，推而纳之。以手指加力按所针之穴，使邪气泄而易散。病者不知其针，爪而下之，切而散之。方寸既见，其穴端正，使针易人不差，病人亦不知其痛。

补必随经刺，令他吹气频，随吹随左转，逐归天地人。待气停针久，三弹更熨温，出针

口吸气，急急闭其门。泻欲迎经取，吸则内其针，吸时须右转，依次进天人。转针仍复吸，依法要停针，出针吹出气，摇动大其门。

凡出针不可猛出，必须作两三次，徐徐转而出之，则无血。若猛出者，必见血也。有晕针者，夺命穴救之。男左女右，取左不回，却再取右，女亦然。

此穴正在手膊上，侧筋骨陷中，即是虾蟆儿上边也。从肩至肘，正在当中。凡刺之道，必须知禁忌，经云：毋刺浑浑之脉，熇熇之热，漉漉之汗，如大风大雨，严寒盛暑，卑湿烦躁，便黑吐血，暴然失听、失明、失意、失便溺、失神，及七情五伤醉饱，皆不可刺。乘车马远来，亦候气、血定，然后刺之。

太乙人神一首

立春艮上起天留，戊寅己丑左足求，春分左胁仓门震，乙卯日见定为仇。立春戊辰己巳巽，阴络宫中左手愁，夏至上天丙午日，正值膺喉离首头，立秋玄委宫右手，戊申己未坤上游，秋分仓果西方兑，辛酉还寻右胁谋，立冬右足加新洛，戊戌己亥乾位收，冬至坎方临叶蛰，壬子腰尻下窍流，五脏六腑并脐腹，招遥诸戊己中州，溃治痈疽当须避，犯其天忌疾难瘳。

血忌一首

行针须明血忌，正丑三寅二未，四申五卯六酉，七辰八戌九巳，十亥十一月午，腊子更逢日闭。

逐年尻神一首，上古尻神法，一岁起宫中，二岁来加辰，逐年飞九宫

坤踝尻神震齿牙，巽头口乳并无差，中宫

正作肩尻位，乾背那堪面目遮，兑宫手膊难砭灸，艮项腰间艾莫加，离宫膝肋针难下，坎肘都来肚脚家。

逐日人神一首

初一十一廿一晷，足拇鼻柱手小指；初二十二二十二。外踝发际外踝位；初三十三二十三，股内牙齿足及肝，初四十四廿四右，腰间胃脘阳明手，初五十五廿五并，口内遍身足阳明，初六十六廿穴同，手掌胸前又在胸，初七十七二十七，内踝气冲及在膝，初八十八廿八辰，腕内股内更在阴，初九十九并廿九，在尻在足膝胫后，初十二十三十日，腰背内踝足跗觅。

禁针穴一首

禁针穴道要先明，脑户囟会及神庭，络却玉枕角孙穴，颅囟承泣随承灵，神道灵台膻中忌，水分神阙并会阴，横骨气冲手五里，箕门承筋并青灵。更加臂上三阳络，二十二穴不可针。孕女不宜针合谷，三阴交内亦通伦，石门针灸应须忌，女子终身无妊娠。外有云门并鸠尾，缺盆客主人莫深，肩井深时人闷倒，三里急补人还平。

禁灸穴一首

禁灸之穴四十五，承光哑门及风府，天柱素髎临泣上，睛明攒竹迎香数。禾髎颧髎丝竹空，头维下关与脊中，肩贞心俞白环俞，天牖人迎共乳中，周荣渊液并鸠尾，腹哀少商鱼际位，经渠天府及中冲，阳关阳池地五会，隐白漏谷阴陵泉，条口犊鼻兼阴市，伏兔髀关委中穴，殷门申脉承扶忌。

医经小学卷之六

明吴陵刘纯撰　后学东阳周毂人校

运气第六 并出《玉匮金钥》

天元五运经天—首

甲己黅天其色黄，土运宫音长夏当，乙庚素天白色流，金运商音应秋收，丁壬苍天青色行，木运角音应春生，戊癸丹天赤色朗，火运徵音应夏长，丙辛玄天黑色彰，水运羽音应冬藏，五太甲丙戊庚壬，阳为大过速来临，五少乙丁己辛癸，阴为不及常徐起，五正如期命曰平，支干加临见之矣。

六化司十二支—首

巳亥厥阴，风木飘怒，子午少阴，君火为暑，丑未太阴，湿土为溽，寅申少阳。相火为燠，卯酉阳明，燥金清肃，辰戌太阳，寒水为主。

运与天岁德符异名—首

运同天化号天符，运临本辰名岁直，运同岁直又同天，是谓三合名太乙。太运若与在泉俱，此年名曰同天符，少运若与在泉类，此年名曰同岁会，运临四孟岁无殊，又有同天支德符，壬寅之岁斯云乎。又有同岁支德符，癸巳之年斯谓欤，运如不及虽寒气，得逢月干来相契，或当大寒气交初，日时干与运相配，三者皆名干德符，气化及期是平岁。

天地左右六步主气交时候

大寒厥阴为初气，春分少阴二气逢，小满少阳三气至，大暑太阴四气通，秋分阳明五之气，小雪太阳六气终。

天地三用时位—首

司天主一岁之天，在泉主一岁之地，司天又主上半年，在泉又主下半年，司天又主初之气，在泉又主终之气，左右间是阴阳路，每到六旬移一步，司天三位以兹分，时位初终随度数。

六十年运气相临异名—首

司天生运父临子，名为顺化当如此，运生司天子临父，名为小逆倒之故。司天克运号天刑，大过天刑运反平，五运若犯司天克，当分太少观差忒。少运胜天为不和，太运胜天为太运，少运胜天或天胜，其位反同天正化，顺化小逆无胜负，此由运与天和睦，天刑不和与天逆，灾变分争想非一。三者皆从何处来，运与司天不相得，运同天化是相符，名逐加临与消息。

定交六气时刻—首

法以四年为一纪，年遇三合周复始。申子辰为初六天，寅子亥酉申午起；巳酉丑为六二天，蛇兔虎鼠猪鸡里；寅午戌为六三天，申午

271

已卯寅子是；亥卯未为六四天，定入晡早禹出尔。每气六十日方换，常余八十七刻半，初三与五欲交时，从初一刻依期算。二四与六欲交时，从申定刻随时断，二十四步百刻周，方成一度如鱼贯。前三十日谓之初，天气用时地气伏；后三十日谓之中，地气用时天来从；天用事则地气上，地用事则天气降；地气升时入太虚，天气降时人有质；升而已降降而升，升降相因变乃出。凡言天者求之本，风暑火湿燥寒附；凡言地者求之位，二火土木金水议。凡言人者求气交，多少常差其分际，天气不足地气随，地气不足天气来。运居其中常先应，归所同和恶不胜，上胜天气降而下，下胜地气迁而上，微者小差甚大差，佐易变生观病状。

六化标本正对生成—首

午未酉戌亥及寅，正化从本其数生，子丑寅卯巳及申，对化从标其数成，正化令实胜无复，对化令虚胜复行，运从成数皆因少，生数都缘太与平。

一岁之中五运交日—首

初起大寒无改易，二起清明前三日，三起夏至前之五，四起处暑后之七，五起立冬后五朝，各七十二循环毕。主运木火土金水，运生一运周而始，阳年起太阴年少，太少之名相间起，角徵宫商羽迭排，每年自觉轮无已。欲推客气寻谁问，当年运是初之运，五音支小逐阴阳，运运相生体前论。

五太从运化—首

五太之年虽异纪，司天止有羽与徵，太角运与上商同，上徵逢时气逆冲，戊火然为太徵岁，上羽还同正徵议，大徵更见徵司天，收气

必晚难齐至，太商若更遇上徵，便与正商无少异，运或本羽见上羽，长气不化乖常度，惟大宫年本气专，更无他候夺其权，纵逢上羽及上徵，终莫亏盈土化宣。

五少从运化—首

五少之年从鬼化，司天惟有角商宫，若逢相克比和者，更逐天音与正同。

五运不及灾宫—首

辛一丁三己五中，乙七癸九是灾宫，胜从各分时与位，谁知五脏与宫同。

五郁发期—首

土火之郁发于四，金发于五为常事，木郁之发无相期，水郁二火前后至。气有多少发微甚，微厥下承如气应，盛者差三十度奇，气犹未去乖常令，运太过者其至先，运不及者其至后。当先反后后反先，发不如期是灾眚，木达火发土夺之，金泄水为之折制。观其虚盛与调之。过者折之以其畏，咸泻肾兮酸泻肝，甘泻脾兮辛泻肺，苦泻心兮自古同，客胜无妨假其气。

五脏五邪相乘

虚邪之病母乘子，心火热乘脾土是；实邪之病子乘母，肺金燥乘脾土里；微邪之病妻乘夫，肾水寒乘脾土耳；贼邪之病夫乘妻，肝木气乘脾土矣；正邪之病为本病，脾土自甚湿如此。所谓微实正虚邪，从微至甚求其理，细言各有甚与微，其余以此类推之。

六气先取化元—首

辰戌之纪号太阳，泻水补火当在九，卯酉

之纪号阳明，泻金补水六月取，寅申之纪号少阳，泻火补金在龙口，丑未之纪号太阴，泻土补水迎马首，子午之纪号少阴，泻火补金辰上候，巳亥之纪号厥阴，泻木补土年在丑。只要先时取化源，此是玄珠斡天手，启玄注素别些个，用药施针两俱可。却于四月始迎风，乍前十二先发火，玄珠五穴分明说，数有生成多少别，木泻太冲火太陵，土白金渊水溪穴，衰者还宜预补之，阴阳自有玄珠说。

天地药食所宜一首

上角或下角，治以辛凉且无驳，上下徵或火，针而寒者自来可，上宫或下宫，若加之热古今同。上宫中或角与徵，上用苦热而已矣，下宫如遇徵其中，下使甘温如喝起，下宫下若更逢宫，下主苦温随表里，下宫或值中角羽，下非甘热将何据。上商与下商，苦小温又良，下商中角徵商羽，治下酸温是正方。上羽宜苦温，下羽宜苦热，上羽中逢宫羽商，上宜甘热一言决，下羽中商角羽宫，下当甘热别无说。下属地，上属天，药食随宜慎勿偏，假若上宫宜苦热，苦若用时须发泄，苦能燥热湿能通，甚者更加夺与越，苦热如将补湿家，纵无肉溃须皮裂。

运气活法一首

病如不是当年气，看与何年运气同，便向某年求活法，方知都在至真中。

六气化变胜复淫治略一首

夫六化六变，胜复淫治，不可纲纪。六气所至，和平暄埃，炎暑清劲，时化之常。璺启舒荣，圆盈行出，庚仓藏敛，司化之常。风雨雾露，形见蕃鲜，生长收藏，气化之常。六气生终，寒温溽润，毛羽倮介，鳞生羽化，皆谓生成，德化之常。生荣濡茂，坚藏之谓，布政之常。大凉骤注，燔燎散落，自埃水霓，气变之常。高明光显，沉阴晦晦，劲切凄鸣，坚芒刚固，令行之常。为病里急，疡疼身热，积饮痞隔，噎呕疮疡，浮虚身肿，病形之常。支痛惊惑，恶寒战栗，谵妄惊躁，瞀昧蓄满，尻膝髀病，病内之常。嗌音备戾悲妄，蛆蛲呕涌，霍乱吐下，喉闭耳鸣，皴揭寝汗，经病之常。胁痛呕泄，语笑重胕，暴注瞤瘛，流注禁止，病主之常。凡十二变，报德以德，报化以化，报政以政，报令以令，气高则高，气下则下，气后则后，气前则前，气中则中，气外则外，位之常也。风胜则动，热胜则肿，燥胜则干，寒盛则浮，湿胜濡泄，甚则变病，水闭胕肿，随气所在，以言其变。六气之用，各归不胜，而故为化：太阴雨化，施于太阳；太阳寒化，施于少阴；少阴热化，施于阳明；阳明燥化，施于厥阴；厥阴风化，施于太阴。各命所在，微兆之耳。

司天胜复六诊一首

冲阳胃土足跗上，微则食减绝则丧，厥阴司天视诊。尺泽在肘内廉文，金肺内绝火邪旺，少阴司天。太溪内踝后跟中，土来克水肾家恙，太阴司天。天府肺气肘内侧，腋下三寸火应相。少阳司天。太冲在足大指后，本节三寸属肝藏。阳明司天。神门掌后锐骨端，心气难与太阳亢。经言六脉绝不治，聊为歌式备遗忘。太阳司天。

十二月七十二候一首

立却春来春气动，一夜东风能解冻，土底蛰虫已振摇，水上跳鱼相戏泳。自从交得雨水后，獭也祭天贪应候，忽闻鸿雁音声北，那知草木萌芽透。惊蛰如箭去难留，开却桃花未肯休，仓庚叫罢还重叫，催得胡鹰变作鸠。春色平分才一半，向时玄鸟重相见，三声五声天际雷，一闪两闪云间电。正芳菲里报清明，忙杀梧桐枝上英，田鼠化䴏人不见，虹桥垂泪雨初晴。洽数历日早谷雨，浮萍上断闲洲渚，鸣鸠自拂其羽毛，戴胜降在何桑树。立夏那会与物争，知他蝼蝈为谁鸣，无端蚯蚓纵横出，有意王瓜取次生。可怜小满成虚度，闲寻苦菜曾荣处，靡草于村死欲枯，微暑一帘推不去。芒种一番新换互，不谓螳螂遽如许，鸣鵙千声复万声，反舌卢都无半语。夏至始知造化功，鹿头角解养新茸，阴阴柳上鸣蜩日，细细田间半夏风。小暑乍来浑未觉，温风特特褰帘幙，屋壁才容蟋蟀居，山崖已见苍鹰学。大暑虽炎犹自好，且看萤光流腐草，匀匀润土散溽蒸，时时大雨苏焦槁。大火西流又立秋，凉风直透曲房幽，一庭新露空如玉，几个寒蝉聒树头。一瞬中间处了暑，鹰䎱鸟祭谁教汝，天地属金始肃清，禾稼登场渐清楚。无可奈何白露秋，大鸿小雁来南州，且教玄鸟都归去，教令诸禽各养羞。自入秋分转寂寞，许大雷声也收却，蛰户如何敢不坏，水痕只见从今涸。寒露人言晚节佳，鸿为宾客也离家，雀投大水化为蛤，菊绕疏篱黄几花。休言霜降非天意，豺狼用兽班秋祭，草木皆黄落叶天，蛰虫更不抬头起。谁著书来立冬信，水始成冰寒日进，地冻荒郊裂似龟，雉入大水潜为蜃。逡巡小雪年华暮，断虹不见藏何处，天胜地降雨不交，闭塞如城如禁固。入得大雪转凄迷，鹖鸥嫌谁不肯啼，虎初交后风生壑，荔挺出时霜满蹊。短日渐长冬至矣，蚓结黄泉都不起，渐渐林间角解麋，温温井底泉摇水。去岁小寒今岁又，雁声北乡春去旧，鹊寻高处始来巢，雉入寒烟时一雊。一年时尽大寒来，鸡始乳兮如乳孩，鸷心厉疾飞还劲，泽腹弥坚冻不开，五朝一候如鳞次，二岁从头七十二，达人观此发天机，多少乾坤无限事。

通俗内科学

张若霞　辑

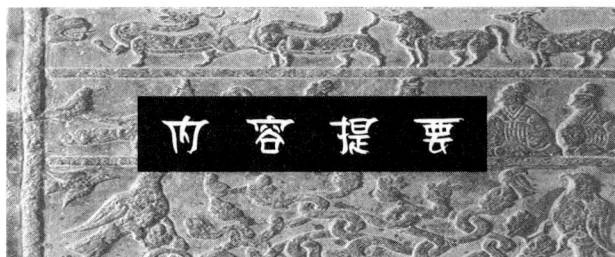

内 容 提 要

绍兴张若霞先生著。以科学的新理，说明病因病状，用中国固有之药方为治疗，而成本书。保存国粹，絜引新知，洵称融会贯通之创作。

自　序

　　医学为捍卫人类生存之一端，有人类即需求医学。因人体之仇敌，大部属于疾病，其防御方法，亦随人类之繁殖而愈感切要。吾人有史以来，医学之演进，颇多可观，上古有神农、轩辕、岐伯等之发明，中古有张机、华佗之精进。近古则有医学组织，如唐贞观之世，诸州置医药博士及学生；宋设医官院，厘订医学图籍，而民间之治疗方法，亦勃然兴起；及夫元明清以迄现在，代有名医，各科之著作如林。在社会进化过程中，吾国固有之医学，亦占相当重要之地位，惟自西医流入以来，常有中西医药之争议。习西医者，必非中医，擅中医者，多斥西学，以内科为尤甚，谓西医内科，因药不逮中医之稳妥，中医内脏之解剖，不及西医之详尽，各是其说，是皆不溯厥根源，互相贯通，为学术上推进之新机。且人类愈繁殖，物质文明愈进步，致病之原因愈形复杂，吾人健康被劫夺之机会更多。宜如何融会古今中外医学，以抵抗与消灭病菌之袭击？谋目今社会组织中吾国医药之位置，斯有冀夫吾国医界不分畛域，辨晰异同，取彼之长，以补我之不足，微特病者之幸福可期，而于人类之繁盛，固有莫大之关系也。本编汇参中西病理，多采西学，处方均用中药，于内科诸病，分节叙述，学说务求其新，文辞惟择浅显，使读者开卷了然，藉贡通俗治疗之助，亦聊以作革新国医之先驱云尔。丙辰春正月编者识。

例　　言

本书术语，悉用我国通行名词，我国所未备者，间采译名。

书中详述内科诸病，分原因、证候、经过、预后、类证、治法、处方各节，均用浅近文言，即不知医者，亦可照法施治。

本书所用参考书，古今中外共二十余种，必比较详核而后编入。

书中处方，分药方、特方二种。药方即我国古方，特方即外国之普通药方。特方中之药品，均吾人可自制者。采用既易，效验亦确，且药性和平，决无危险之虞。

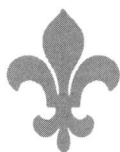

目　录

通俗内科学

张拯滋若霞编辑
裘庆元吉生校刊

传染病

伤寒（肠窒扶斯）

（原因）　为肠窒扶斯杆菌，其传染，由于饮食物、饮料水、粪便、空气等。

（证候）　本病之潜伏期，约十四日至二十一日，初发全身倦怠，饮食减少，头痛，耳鸣，睡眠不安之前驱症，继而恶寒发热，舌起白苔，便闭，或下痢，甚至大渴引饮，舌唇干裂，狂言舞跳，神识朦胧，脉搏在八十以上，或及至一百三十。热度有一定之规定，约每日上升半度，至一周之终，其热遂达四十或四十一度，稽留一周或二周日，而发热度渐降，身体渐快，食欲增进，遂复于健康之域矣。此外尚有变形者三种：（一）轻症窒扶斯（俗名小伤寒），其经过之期间极短，八日至十四日治。（二）不全窒扶斯，其发热速，而退热亦速。（三）逍遥窒扶斯，发热极微，起居如常，患者全不介意，然于第二三周间，或有便血而见危险症状。

（预后）　脉搏一百二十以上，或脉力软弱，或脉不整，或四十一度之高热，稽留不退，或发重笃之合并症，为不良。在老人、小儿、产妇，亦危险。

（治法）　宜安卧静养，病房宜流通空气，不使有剧烈之光线射入。食饵当用液体营养物，即牛乳、豆乳、肉羹汁、生卵，可饮黄酒，或葡萄酒。（轻证用少量，重证用多量）初期宜用轻粉泻剂，退热剂不可妄用，须至二周之终，体温四十度以上，稽留未退者用之。若热甚高，可用冷水缠络法，退热后，一二周日内，不得食硬固之食物，更当注意清洁病房，常换被褥，消毒衣服及粪便等。

（药方）

○ 粉霜一两　轻粉五钱　白面六钱

上水和蒸熟，分为一百二十丸，每服一丸至二丸（此方根据于《宣明方》）。

○ 麻黄十斤去节　杏仁四升去皮　大黄二十八两（大寒雪煎）

上以雪水煎成干燥胶质，作丸如弹子大，每以沸汤化服一丸，日服二丸。（《千金方》）

○ 以冰一块，置于膻中良。

上宜于第三周之后，热度未降，神志昏迷者。（时珍）

○ 以冷水浸布贴胸前。

上施用时间同前。（《活人书》）

○ 麻黄一钱二分　桂枝八分　杏仁一钱二分（麻黄汤）

上以水两盏，煮取六分服。宜于喘，而无汗、头痛、发热、恶寒者。（仲景）

○ 桂枝　芍药　生姜各七分半　甘草五分（桂枝汤）

上以水一盏四分，煎取六分服。宜于上冲头痛、发热、汗出、恶风者。（仲景）

○ 厚朴　枳实各二钱一分　栀子七分（栀子厚朴汤）

上三味以水一盏四分，煮取六分服，宜于

胸腹烦满者。（仲景）

○ 黄连四分　半夏一钱二分　栝楼实八分（小陷胸汤）

上以水一盏八分，煮取六分服，宜于结胸。（仲景）

○ 蕙草（陵零香）　当归各五分　黄连一钱（蕙草汤）

上以水一盏，煮五分服，日三服，宜于下痢。（范汪方）

（特方）

○ 轻粉一分三厘

上作一次服。本病之初期服之，能下泄，热候之下降亦速。

○ 明矾八分　白糖四钱

上为十包，每时服一包，宜于下痢及肠出血。

○ 麝香一分三厘　棒脑一分三厘　白糖二钱五分

上分六包，每二时服一包，宜于虚脱。

烂喉痧（实扶的里亚）

（原因）　为实扶的里亚杆菌传染而发，二至七岁之小儿，易罹此症。

（证候）　本症之局所病状，咽喉左右核及黏膜，肿胀焮赤而痛，生白色或微黄色之义膜，颚下肿胀，压之则痛。其全身病状，身体违和，头痛，体温高至三十九度以上，咽下困难，病愈进，则呼吸之困难愈甚，而将窒息，并发咳嗽，骨节疼痛，耳炎诸症，亦有皮肤发蔷薇疹，或红斑者。

（经过）　一二周日。

（预后）　不定。

（治法）　宜隔离患者，清洁病房，流通空气，含冰块，用冷罨法，以电气烧灼患部，或以钳钳定棉花，拭去义膜，又含嗽淡盐汤，与石灰水，可吸入热蒸气。如现衰弱之状，宜与以黄酒，或赤葡萄酒等之兴奋剂。高热，则宜用解热剂。

近时发明之血清疗法，最为有效，若施行过迟，亦无益也。其他若义膜固着气管，可送入金属管于气管之法。

（药方）

○ 鲜生地四钱　鲜石斛二钱　鲜柳根白皮四钱　苦甘草一钱　薄荷叶一钱五分　地骨皮三钱　元参二钱　丹皮二钱

上水二盏，煮取一盏服，宜于发热。（退热剂）

○ 泻叶二钱　大黄一钱五分　芒硝二钱

上水一盏五分，煮取六分服，宜于大便秘结者。

○ 龙脑三分　硼砂一钱　胆矾五分　儿茶一钱五分

上研末吹入。

（特方）

○ 樟脑酒

上十五分时涂布一次。

○ 胆矾一钱三分　白糖一钱一分　淀粉一钱一分

上分五包，每十分时一包，取吐。

○ 石灰粉一分　清水八十分

上摇动二三分时候，澄清含漱。

○ 硼砂二分　清水二分

上吸入。

霍乱（虎列剌）

（原因）　由丁虎列剌菌传染所致。其传染之媒介，为饮食物、饮料水，及患者之吐泻物传播。饮食不摄生，及胃炎感冒，亦能诱起此证。

（证候）　本病分类似霍乱、单纯霍乱、真性霍乱、干性霍乱（干霍乱）四种。类似霍乱，初发下痢，次发呕吐，吐物及粪便之色，类似米泔汁，泌尿减少，或绝止。眼珠凹陷，手足厥冷，皮肤苍白，身体疲劳，腓肠疼痛，脉搏细弱，轻者一二日即治，重者数日死。

单纯霍乱，初发肚腹雷鸣，一日下痢六七次，身体倦怠，食欲缺乏，呕吐烦渴，尿量减少等，数日即治，或引续而成真性霍乱。

真性霍乱，由于类似霍乱与单纯霍乱引续而发，或俄然特发者，呕吐下痢更甚，一日有下至二三十次之多，其色与前无异，或稍混血液。全身衰弱，体温下降，诸筋痉挛，声音嘶哑，大渴引饮，眼球陷落，呼吸困难，四肢厥冷，皮肤皱瘪，而殆无弹力，且呈青蓝色。此后大抵经一日或二日而死，或一二周而治。

干性霍乱，证候大抵与前相同，惟不发下痢。

（预后） 轻证良，重证不良。死亡之例，百人中约五十人，至七十人。

（治法） 初起时，即宜入隔离病房，可服轻粉泻剂，以泄肠内容物，而后用鸦片与兴奋剂，可温包腹部，甚者，行盐水或樟脑之皮下注射。其他对症疗法，最为紧要。

（预防） 本病流行时，宜加意摄生，饮料及食物，必经沸度而后可。病者之吐泻物，及污染物，速即烧弃，或消毒。又蝇类为本病传染之媒介，宜设法驱除之。如身体稍觉不快，即宜延医疗治。

（药方）

○ 丁香七粒　白豆蔻七粒

小腹痛者，加砂仁七粒。（神香散）

上为末，清汤调下。（景岳）

○ 党参　干姜　白术　甘草各八分（理中汤）

上水二盏，煮取六分服，不瘥频服。（仲景方）

○ 黄芩　党参　干姜各八分　桂枝三分姜半夏二钱　大枣三枚（黄芩汤）

上煮法同前。（外台）

（特方）

○ 轻粉一分　白糖五钱

上分六包，每二时服一包。

○ 樟脑五分二厘　薄荷油五分二厘　酒精五钱二分

上药调和，以二十滴浮于一杯之葡萄酒上（黄酒亦可）饮之。

○ 阿片酒五分　甘松酒二钱五分　薄荷油五滴

上每二时，服二十滴。

○ 阿片一分五厘　高粱酒二十分

上浸七日，滤去滓，加酒补足二十分，每服十五滴，日服三次。

疟疾（间歇热）

（原因） 为麻拉里亚之寄生物，存在于血中发之。而此寄生物，由蚊属一种，即亚纳非列斯蚊，螫刺人体而传染之。

（证候） 本病每发一次，分作三层，（一）发冷而寒战。（二）发热（体温达三十九度至四十一度）。脉大而数（百搏至百二十搏）。（三）出汗。汗后则体温下降，诸病消散，惟身体衰弱，尿中含有赤色之沉渣，比重甚高，又过若干时，则其病又发。有日发者，有间日发者，有间二日发者。若久不治愈，则身瘦面黄，脾脏胀大，并发脑气筋痛等症。

（预后） 良，但恶寒疟疾，或有弛张性者，颇难全治，且此证多发于热带地方。

（治法） 发冷而寒战时，行温布摩擦法，以温暖身体，又与以茶或汤等之温饮料。发热时，则可用冷罨法，及清凉饮料。此外在其发作之前，与以退热剂，又病症持久者，可用滋养强壮药，并行转地疗法。

（药方）

○ 常山一寸　草果一枚　热酒一杯

上浸一夜，早起服之。（刘长春经验方）

○ 柴胡八分　黄芩　党参　甘草各一钱半夏（姜制）一钱五分　姜一片　枣三枚

上水二盏，煮取六分服。（张仲景小柴胡汤）

○ 地骨皮二钱　防风一钱　甘草五分　姜一片（地仙散）

上水煎服。（《济生方》）

○ 砒石二钱　雄黄四钱　枣肉一两二钱

上为丸，如卜子大，每日服一丸。（验方）

（特方）

○ 黄连一钱　苏木一钱

上水一盏，煎至四分服，日服二三次。

○ 砒石一毫之十分之三　黑胡椒末一分三厘　树胶适宜

上为十丸，早餐服一丸，宜于久不愈者。

赤痢

（原因） 由于不洁之饮食物、饮料水、衣服之交换，便厕、感冒，及胃加答儿。

（胃炎） 肠加答儿（肠炎）。论其究竟，则为赤痢杆状菌传染所致。

（证候） 全身违和，腹痛，恶寒发热，食思缺损，下痢频次，泄黏液，或混血胶状之大便，与触鼻之恶臭，然其量极少，不能快通，故感里结后重，肛门灼热，痛苦不堪，一日竟有二十至七十次之多。小便减少，舌生白苔，重者发热特甚，食物不进，腹痛异常。舌苔煤黑，眼球陷落，声音嘶哑，以致衰弱而死。否则变为慢性赤痢，是症不问老幼，均不得望其全快。

（预后） 从其流行性良否不同，惟衰弱极老人、小儿，最为危险。

（治法） 主对症疗法，慎饮食，命安卧静养，病室须流通空气，清洁患者之周围，严行消毒。宜行半身浴，或下腹温罨法，而先投以下剂，使便通，既得十分之排便，即可用收敛剂，或止泻剂。

（预防） 饮食宜摄生，衣服宜清洁，身体宜勤浴，住屋宜干燥。食物及水，必经沸度而后可，瓜果凉水及冰水不可食，污水不可洗衣，精神及身体不可过劳，食物不可过量，便时宜择清洁之坑厕，有泄泻及感冒，即宜医治，病房非看护人不宜入内，病人食物之杯盘，及病人排泄之粪便，宜用石灰水严行消毒。

（药方）

○ 广泻叶一钱　元明粉二钱　姜一钱　橙皮一钱

上以水二盏，煎五分服。

○ 黑牵牛五分　白牵牛五分（生研）

上为一次吞服，甘草汤下，每日三服。

泻剂奏效后，可用下方。

槟榔二钱　白矾二钱　肉桂二钱　龙骨二钱

上研细末，分作十包，每服一包，日三服。

○ 山楂炭二钱　粟壳三钱　槟榔一钱五分　石榴皮二钱　青糖不拘

上水二盏，煎五分服。（近世验方）

○ 诃黎勒一枚（诃黎勒散）

上一味，煨熟，研末，米饮和服。（《金匮》）

（特方）

○ 蓖麻子油

上以二三钱服之。（三时间仍不快，则可再服一钱）

此油之制法，用蓖麻子五斤，冷水泡一日，用沸水煮二句钟，去水，日中晒干，捣烂，加水十斤，再用火煮之。屡次搅动，至油质上浮，收取用之。市中所售者。均属不佳，不可入药。

○ 大黄粉五分　滑石粉五分　桂皮（即肉桂）五分

上为细末作一服，日三四服，宜于小儿。

○ 没石脂一钱　阿片一分　白糖二钱

上分作十包，每一时服一包，宜于泻剂奏效后。

○ 樟脑一分　阿片一分　薄荷油一分　火酒精二两

上浸出，每服十滴至二十滴，宜于虚脱。

麻疹

（原因） 传染力极为强大，惟多袭于小儿，一发此症后，再发者甚稀。而传染之媒介，为泪液、咯痰、呼气、唾液、皮肤、蒸气及空气、器具等。

（证候）　本病之潜伏期，约五六日，以至十日，其初成三四日间，则体温升达三十八九度，发谵语、喷嚏、流泪、干咳。其后为发疹期，则体温升至三十九度五分，以至四十一度。始见发疹，最初见于眼之边傍或颜面，次则蔓延于颈，及躯干四肢，皮肤呈红色，或稍带蓝色，经一二日，则体温下降，赤疹稍苍白。至第三日，或第四日，悉行消失，至第六七日，此时身体虽全快，惟身上之皮肤剥脱，而成粗糙之形。本病发起后，大抵经八日，或十日，而得全快。

（类证）　风疹，发疹窒扶斯，梅毒疹等。

（预后）　概良。

（治法）　此证单纯者，可不用药剂，以待期疗法为最要，即命安卧静养，平均温度。（列氏七十五六度）流通空气，温和身体，切勿与以寒冷之饮食品。病室宜幽暗，大便不通者，可用轻泻剂，平日可用和缓剂，或退热剂。其他有合并症，宜各施行适宜之治法。

（预防）　隔离病儿与康健者接近。然此证如能于四五岁至八九岁之间，传染善性之麻疹，则他日可以免恶性传染之忧，亦可为不幸中之幸也。

（药方）

〇 西河一握（约三钱）

上水煎服，一日二次。

〇 薄荷　防风　连翘　牛蒡子　荆芥　大青　黄芩　黄连

上分量，随年龄酌定，水煎服之。

〇 葛根　升麻　芍药　甘草（升麻葛根汤）

上同前。

（特方）

〇 蓖麻子油一钱三分（一岁以上小儿之所用分量）

上浮于水面，或茶上服之。宜于便秘。

〇 远志四分　阿片酒二滴　糖浆四钱　清水通宜

上一日六次，二日分服。

梅毒

（原因）　此证有先天后天之别，先天由父母遗传而发，又名遗毒，后天由于交结，或接吻，或患者之烟管茶杯等，均为本病之媒介。

（证候）　先天梅毒发，全体羸弱，鼻孔充塞，足踵及肛门周围，呈赤色而有光泽。后天梅毒之潜伏期，分为数期：第一期之病状，始成硬性下疳，男子在于龟头等处，女子在于大阴唇等处，生硬结节，有时溃烂而出脓汁。经数周后，颇似治愈，随续发便毒，其始鼠蹊腺或无痛性横痃，继则颈及腋下等之腺亦肿，经二三周时间，则恶寒发热，诸关节剧痛，由是而移至第二期。本期为梅毒发疹期，则寒热头疼，四肢疼痛，贫血，不眠，神经衰弱，外皮发梅毒性蔷薇疹。（为红色之斑点，多呈圆形，比皮肤之表面稍高，压之则退色）及梅毒蕾疹（为小豆或豌豆大之红点，多发于颜面）、梅毒性干癣（所患之部，则呈白色而有光泽之鳞片，多在于手足掌上）、扁平赘肉（皮肤上现扁平之隆起，宛如覆以黏稠灰白色之沉着物，其恶臭特著。此时传染性甚强，多生于阴茎下面，与阴囊之交界，及阴囊与大腿之交界间，或大小阴唇、肛门周围、鼠蹊部、脐窝、鼻唇沟、口角、指、趾等处）、梅毒性小脓疱疹，大脓疱疹（脓疱成后，溃烂甚深，有痂皮为表在性）。此外之皮疹，种类甚多，或生如胡桃之硬结节，续流脓汁，或罹眼病而至盲目。第三期梅毒之特有症状，则发皮肤与筋肉之护膜肿，与骨膜肿，头骨、四肢骨、鼻骨发剧痛，鼻骨尤甚，或鼻之全部，全行消失。更甚者，波及内脏，竟有酿成生命之危险。亦有发脊髓实质之护膜肿，惟甚希耳。

285

通俗内科学

（治法） 先天梅毒宜禁与母乳，而与以滋养之物品。口内、阴部、肛门，行清洁法，施局部及全身疗法，宜预防传染于家族为要。后天梅毒，宜取易于消化而富于滋养之食物，切戒饮酒及房事，如在第一期之时间，宜预防第二期之发疹侵袭，即口内炎皮脂漏、脱发、湿疹、足汗、龋齿、胃痛，及习惯便秘之疗法，切勿可忽。如行水银疗法时，其口腔宜严厉保持清洁，每日用淡盐汤含漱数次。

（药方）

○ 川草薢一两

上以水三盏，煎至二盏，不拘时，徐徐温服。

○ 土茯苓八钱　水十两

上煎汁，一日数次，分服。

○ 茯苓三钱　木通三钱　金银花三钱　川芎一钱　大黄三钱　甘草一钱　土茯苓一两

上水二合，煮取一合，作二次服。

○ 轻粉　大枫子肉

上等份，研匀涂之。（岭南卫生方）

○ 轻粉一钱　胡桃仁二钱　炒槐花二钱

上枣肉为丸，分作九服，三日服尽。（杨诚经验方）

（特方）

○ 水银软膏

上轮流涂于胸侧、上膊、大腿等处。

○ 明矾四分　馏水二两

上含漱剂。

淋病

（原因） 由于与不洁之妇人交接，传染淋病球菌所致。

（证候） 此证有急慢二性之别。急性者，与有本病之妇人交接后，经三日，呈尿道灼赤肿痛，尿意频数，尿中常带脓汁，放尿时发剧痛，在男子则阴茎肿热，在女子则阴唇红烂。再经数日，则脓汁之量益增，经五六周后，或

可粗治，若治疗不适，则成为慢性，殆无疼痛，仍漏少量之脓汁，不易治愈。

（治法） 预防此证之法，宜束身自好，绝迹青楼，切戒故意延长之交接，或中止之。若已发此证后，则命安静身心，守摄生，严禁酒类，与刺激性饮食品。用缓泻剂，行冷罨法，屡屡清洁其阴部，并宜戒房事，正品行，为至要也。

（药方）

○ 赤苓三钱　白芍　山栀各二钱　当归甘草各一钱四分

上水一盏五分，煎八分服。（五淋汤）

○ 滑石二钱　木通　茯苓　车前　瞿麦各一钱

上水一盏，煎五分服。

（特方）

○ 荜澄茄末八钱

上为二十包，一日三包。

○ 檀香油

上日服二三十滴。

○ 明矾一分　茴香水二百分

上注入尿道。

○ 胆矾一分　水一千分

上注入剂，用于慢性淋疾。

癞病（麻风）

（原因） 由于癞病杆状菌而发，其传染性极弱，虽夫妇亦少传染，或谓遗传而发本病者颇多。

（证候） 此证有斑纹癞、神经癞、结节癞三种之别。斑纹癞，全体发大小不同之斑纹，呈赤或紫或褐色，皮肤失其知觉，或发生溃疡；神经癞，初发知觉过敏，及神经痛，而后知觉消失，运动麻痹，营养障害，毛发脱落，溃疡坏疽，渐及于骨与关节之间，其手足与指，宛如失去之状；结节癞，先发红赤色之斑纹，于四肢关节，及手掌足蹠之间，经数月或一年后，

其颜面生如粟米或豌豆大之硬节，此后皮肤转黄，毛发脱落，结节溃疡，此时虽似花如玉之美人，一变而为不堪之丑态。

（经过）　六年，至二十四年。

（类证）　狼疮，梅毒性结节。

（预后）　不良。

（治法）　本证虽世界名医，均无疗法。近时之治法，以内用大枫子油，外行硫黄浴，十人中或可治愈二人。或注射大枫子油于臀部，又施烧灼或灸点，或施电气疗法，溃疡可用制腐药。

（药方）

○ 大枫子油一两　苦参末三两

上酒糊丸，梧子大，每服五十丸，空心温酒下，外以苦参汤洗之。（普济方）

（特方）

○ 大枫子油一钱五分

上为丸，一日二次分服。

○ 大枫子油　椿油等份

上注射臀部。

呼吸器病

感冒

（原因）　本病由于冒寒、冒湿，体温不调，或垢污留积，有流行性者（或谓本病系霉菌传染尚未明确），曰流行性感冒。

（证候）　恶寒，发热，热在三十八度以上，鼻孔闭塞，或流清涕，头痛，咯痰，咳嗽，咽喉痛楚，甚者或发谵语，声音嘶嘎，呼吸苦促。

（治法）　预防此证之法，避冒寒，冒湿，冬日早起戒外出，用发汗剂，行蒸气浴，其他用下方。

（药方）

○ 香白芷一两　荆芥一钱

上为末，每服二钱，温茶下。（百一选方）

○ 川芎　荆芥各四钱　薄荷八钱　白芷　羌活　甘草各二钱　细辛一钱　防风一钱五分

上为末，食后温茶送服二钱，日服三次。（川芎茶调散）

○ 紫苏叶三钱　陈皮　川芎　蔓荆子　防风　秦艽　荆芥各一钱五分　甘草一钱　姜三片　葱白三枚

上水二盏半，煎一盏，温服，盖被发汗。（加味香苏饮）

（特方）

○ 远志根一钱三分　温汤二两六钱

上煎十五分时，加糖适宜，作三次，一日服尽。

肺劳（肺结核）

（原因）　本病之真原，为肺结核杆菌，常生活于咯痰呼气中，凡人偶吸此菌，则直窜肺中之组织，逐渐繁殖，肺脏遂为所伤，而成肺劳。若以病者之咯痰，令动物食之，则必发本病。其他为体质衰弱，营养不良，房劳过度，手淫，忧郁，外感等。

（证候）　初发身体瘦弱，面色光白，胸膈变窄，时有干嗽，初早起咳嗽，后昼夜俱嗽，行路气促，用力后，面色发红，上山登楼，气促特甚，咯血稠痰，亦有咳血者。脉甚数，每一分时，约一百至，此时左右肺叶，其上半已有多粒成块，尚未腐烂，次则咳嗽渐增，常有松痰，脉极细弱，呼吸愈促，常发潮热，颜色鲜红，晨起多冷汗，热度渐退，言语有沙声，或哑，咽喉发炎，胸膈常痛，此时肺胞膜已有发炎处也。大便溏泄，时有泻利，最为危险，此时结核菌已侵入肠内也。舌苔红色，谷气或佳或不佳，身愈瘦弱，久则精力耗散而死。

（经过）　数月或数年。

（预后）　不良。

（治法）　宜移居于郊外，或海滨，呼吸新鲜之空气，眺野外之风景，食滋养之物品，行适宜之运动，饮少量之黄酒，行深呼吸，施海水浴，冬季转移于和暖之地。早起宜迟，宜废止使用脑力之事，如有发热证候，亦无须禁止旅行，若肺之组织，非常伤损，而已成为空洞者，则命安静疗养。转地旅行，反为有害，但至此时期，虽有极高明之医士，仅能用法缓其死期而已，盖本病实无确效之根治药品。然有不得不用药品之时，则施行对症疗法，如咳嗽，则投以镇嗽剂；发热，则投以解热剂；胃弱，则投以健胃剂；虚弱，则投以强壮剂等。且患本病之唾壶，必须消毒（酒精或生石灰），加以覆盖，以防咯痰之干燥飞散。清洁病室，及衣衾手巾，及饮食器具，亦须时常消毒，勉戒接吻。

（预防）　防本病之法，莫妙于多吸空气，多见日光，行适宜之运动，使强壮其身体。凡遇患本病之友朋，切勿与其对坐谈笑，吸其呼出之气，手巾面盆及饮食器具，不得互换使用。又小儿不可用结核性母乳。

（药方）

芦根　麦冬　地骨皮　生姜各一钱　栀皮茯苓各五分

上水二盅，煮八分，温服。（芦根饮）

百部根二十斤

上捣取汁，煎如饴，服方寸匕，日三服。《深师》加蜜二斤，《外台》加饴一斤，宜于咳嗽。

（特方）

〇　银耳五分　白糖适宜

上水煮服。

〇　苏木膏一钱三分　阿片番红花酒二分六厘薄荷水四两　橙皮糖浆二钱六分

上二时服一调羹，下利。

〇　杏仁水一钱五分　糖浆四钱

上每二时，服一调羹。

〇　霉麦一钱五分　水二两六钱

上为浸剂，一日六回，二日分服。咯血。

〇　龙胆草二钱六分　水四两浸出　橙皮糖浆

五钱

上每二时，服一调羹。

咳嗽

（原因）　本病为气管支加答儿，有急慢二性之别，急性者，由于感冒，其他别由吸入煤烟，与刺激性之瓦斯，营养不良，肺结核之遗传，流行性感冒，猩红热，麻疹，天痘，及心肺诸病。慢性者，为急性症之延缓不愈，多发于演说、唱歌，及嗜酒者。其他为肺气肿、肋膜炎，气管支黏膜刺激，经久腺病性，武雷笃病，或慢性肺炎，结核，炎性刺激之波及等。

（证候）　急性症必发之证候，为恶寒发热，食欲不振，身体疲倦，脉搏增加，咳嗽不已，继则咯痰，初时少量黏稠，后为多量稀薄；慢性症，连发咳嗽，继则呕吐，喘息咯血，呼气咯痰，或放恶臭。

（预后）　急性者颇易治愈，慢性者轻而延缓。

（类证）　急性，类似肺炎、干性胁膜炎；慢性，类似肺结核、肺坏疽。

（治法）　急性与慢性，治法无甚相异，宜戒多言，进暖和性之饮料。室内衣衾，宜平均温度，行温水浴，胸部缠以佛兰绒，吸入食盐水之蒸气。呼吸促迫之时，则贴干角芥子泥于胸部，或背部，行转地疗法，移居于温热之海边，其他用镇嗽剂，祛痰剂，若有虚脱之虞，则可用葡萄酒、精制樟脑麝香等。

（药方）

〇　百部二钱　姜一钱

上水煎服。（葛洪方）

〇　枯梗二钱　甘草一钱

上水一盏，煎五分服。（桔梗汤）

〇　麦门冬三钱　制半夏二钱　党参一钱五分甘草一钱　大枣一枚　粳米一撮

上水二盏，煎一盏服。（麦门冬汤）

〇　紫苏一钱　桑皮二钱　青皮一钱　五味

子五分　杏仁二钱　麻黄五分　甘草一钱

上水煎服。（紫苏散）

（特方）

○ 远志一钱五分　温汤一盏

上煎五分时，一日三次分服。

○ 麻黄膏四分　甘草末适宜

上为丸，一次服尽。

○ 漂半夏五分　远志一钱　杏仁八分

上为散三包，一日服尽。

○ 远志二钱八分　沸水五两浸出　醋蜜四钱
净水二两五钱

上每二时服一调羹。

咯血（肺出血）

（原因）　为肺劳，肺体变死，肺炎，新气管支加答儿。（风寒咳嗽）肺郁血，肺脏搋状，出血等。

（证候）　初发咳嗽，及其温液涌涌于胸内，然后咯血，其血液呈鲜红色，混有泡沫，呈亚尔加里性，搋状出血，则突然起强甚咳嗽，呼吸困难，胸中苦闷，咯特异之痰，痰中有带黑色之血，身体热度不升。

（治法）　当以治疗原病为第一义，其他使患者平卧，安静身心，胸部用冷罨法或罨冰片，禁谈话及温食物，戒酒色，及精神兴奋，严摄生，用空气疗法，食滋养品。

（药方）

○ 款冬花二钱　百合二钱　百部二钱

上研末蜜丸如龙眼大，每晚服一丸。

○ 荷叶四钱

上焙干为末，一日二次分服。

○ 黄芪　麦冬　生地　桔梗　白芍各一钱
甘草八分

上水煎服。（黄芪散）

○ 紫菀一味

上炒为末，蜜丸芡子大，每服一丸。（指南方）

○ 槐花三钱

上炒研为散，米饮下。（朱氏方）

（特方）

○ 霉麦膏四钱　水二两六钱　橙皮糖浆七钱

上每二时食一匙。

○ 芥子末适宜

上温汤调和，施行手浴。

百日咳（连声咳）

（原因）　有一种特异之病毒传染而发，其传染之媒介，为咯痰与衣服，或久感寒冷。本病多发于二岁至七岁之小儿，至十岁以上，则其感受性骤减，成人则无之。

（证候）　初起之时，则发寻常咳嗽，次发发作性痉挛咳嗽，气管内若痒若痛，气促，喷嚏，发长且深之吸息，次发短呼吸，一日约三四次，至二三十次，重者六十次至一百次，痰色暗而带强黄色，吐痰之时，每连食物吐出，后则渐渐回复，窒息减少，咳嗽咯痰亦少，终而治愈。

（经过）　二月至七月。

（预后）　良。但发肺炎之合并症，则不良。

（治法）　行转地疗法为最良，宜常出户外，吸新鲜之空气。初期用镇嗽剂，一日行二次之温浴，又施湿布绷带，用佛兰绒浸于温汤后，置于胸部，外以油纸盖之。再施行绷带，此法最有效验，又发作时，介抱小儿，使咯出黏痰，平均病室温度，选易于消化之食品，勿与以有刺激性之饮料，又须行鼻孔检查。

（药方）

○ 牛蒡子二钱　山棱一钱　射干一钱　花粉一钱五分　杏仁一钱五分　细辛八分　青黛五分
麻黄四分　白蜜二匙

上水煎服。

○ 生明矾一钱　生蜜四钱

上调和，服少许。（百花矾）

○ 生姜汁半杯　白蜜二匙

上沸水冲服三四次。

（特方）

○ 明矾五厘　水五钱　橙皮糖浆五钱

上一日四次，每次一小食匙。

○ 莨菪根末八厘　白糖四钱

上为三包，每日三服。用于痉挛，若瞳孔散大者宜忌。

循环器病

心忪（神经性心悸）

（原因）　多起于神经病，神经衰弱，歇斯的里，贫血，依卜昆垤儿，手淫，过房，酒之滥饮，或胃病，及生殖器病之反射作用。

（证候）　以神经性心悸为主症，脉搏增加，一分时达于一百四十以上，并发胸部苦闷，心动不整，颜面苍白，耳鸣眩晕，失神，潮热诸症。

（经过及预后）　概良。或有顽固性。

（治法）　当施行原因疗法。贫血，则服铁剂；多血，则减其食量。发作时可行心部冷罨法，与温水浴。

（药方）

○ 辰砂（研）五分　黄连五钱　当归三钱　生地三钱　甘草二钱

上为末，酒糊丸，如麻子大，每服三十丸。

（特方）

○ 莨菪膏三厘　乳糖四钱

上分四包，一日四次，每次服一包。

真心痛（心脏痉挛，又名绞心症）

（原因）　为冠状动脉硬化，大动脉瓣闭锁不全，及筋肉偻麻质斯，大动脉始起部之动脉瘤，其他发于暴酒吸烟等。

（证候）　胸骨下际及胸部，发收缩性剧痛，兼有苦闷及窘迫之感觉，其疼痛如抽割绞榨，波及于肩胛颈及上膊指尖，其发作倏来倏去，每次无过一句钟以上，发时面色青苍，皮肤黏汗，四肢厥冷，六脉细小，其他心动，心悸，心音幽微，且多发于夜间。

（经过）　三四分至一二时间，且每多再发。

（预后）　颇不一定。虽无险危之虞，但不易治愈。

（治法）　宜施原因疗法，而发作时，浸润布片于芥子精，或芥子油，以摩擦心部及上肢。有心脏衰弱之兆，宜服樟脑赤酒等之提神剂，其他服镇痉剂，间歇时行冷水洗涤法。室内空气，宜时常交换，饮食宜择易于消化之品，并调宜便通。

（药方）

○ 桂心八分　生姜三片　饴糖三匙

上沸水冲服二三次。（千金三物汤）

○ 丹参一两　檀香一钱　砂仁一钱

上水煎服。（程福堂公选良方）

（特方）

○ 麝香酒

上一日数回，每回十五滴，乃至二十五滴。

○ 阿魏酒

上一日三回，每回二滴乃至三十滴。

消化器病

鹅口（寄生性口内炎）

（原因）　由于乳房不洁而发，或发于一种霉菌之侵袭，多起于营养不良之小儿。

（证候）　口内灼热，口腔及软口盖之黏膜，多生白色干酪样之小义膜，渐次滋蔓，重者波及咽喉、食道，局部充血肿起，妨害咀嚼咽下。

（经过）　一二周日。

（预后）　良。

（治法）　预防此病之发生，每次哺乳后，以湿布屡拭口腔全部，哺乳器，亦须保持清洁。

成人为慢性症者，则洗涤口腔，更宜加意也。

（药方）

○ 硼砂粉一分　蜂蜜一钱

上混和为涂布剂。

○ 白矾一钱　辰砂三分

上为末，日敷三次。（普济方）

（特方）

○ 硼砂一钱三分　水二两六钱

上含漱剂。

○ 硼砂一钱三分　蔷薇水五钱　玫瑰蜜一两　没药酒五钱

上口内涂布。

喉痹（扁桃腺炎）

（原因）　本证多发于寒冒，与直接刺激咽头，如吸烟饮酒之类。其他如猩红热、麻疹、梅毒、丹毒、疟疾等，均有本病之诱因。

（证候）　扁桃腺肿起疼痛，发咽下困难，妨害呼吸，开闭不随，流涎发热等症。

（经过及预后）　与咽炎同。

（治法）　轻证，咽部行冷罨法，用含漱剂；重证，使含咽冰块，用涂布剂，贴水银软膏，或硬膏于颈部。若屡发则可切除扁桃腺，惟此法非医生不能施治也。

（药方）

○ 食盐　白矾

上炒枯研末点之。（烧盐散）

○ 胆矾　醋

上调灌之。（齐东野语）

○ 桔梗　甘草　升麻　连翘　防风　牛蒡子　黄芩各一钱

上水煎服。

○ 紫蝴蝶花根一钱　黄芩　甘草　桔梗各五分（夺命散）

上为散，水调服。（便民方）

（药方）

○ 明矾一两　薄荷脑五厘

上分二十包，每包以水二合至三合，溶解含漱。

○ 明矾一钱三分　水二两六钱　阿片酒二分六厘　玫瑰蜜五钱二分

上含漱剂。

○ 蜀葵根二钱五分　水二两五钱

上煎，作含漱剂。

咽炎（咽头加答儿）

（原因）　急性症，为机械的温湿的化学的刺激，如饮酒、吸烟、吸有害瓦斯。用腐蚀药，及过度之发声，或长时谈论，与寒冒唱歌等，又续发于近邻诸部之炎症，慢性症，原因与急性同，且续发心肺诸病，与一般郁血症。

（证候）　急性，恶寒发热，头痛，食欲减少，咽下及谈话困难，疼痛，流涎，咽头黏膜潮红肿起，扁桃腺增大，或生细小之浅表溃疡，重者。其疼痛甚剧烈，如灼如刺，咽下时尤甚，慢性，疼痛减少，仅觉咽头干燥，及灼热瘙痒，频发干嗽，黏膜潮红肥厚，小静脉扩张蜿蜒等。

（经过）　急性数日至一二周日，慢性数年或至终身。

（预后）　急性良，慢性总难治愈。

（治法）　急性，使含冰块，屡行药剂吸入，或含漱，行温罨法，用解热剂，发脓疡则宜行乱刺或切开。慢性，禁吸烟饮酒，用含漱剂，若腺若赘殖，则可行搔抓术，或电气烧灼。

（药方）

○ 急性用下处方

牛蒡子　连翘　荆芥　防风　生栀　桔梗　玄参　黄连　金银花　黄芩　薄荷　甘草　大黄　朴硝各一钱

上水二盅，煎八分，食后服。（清咽利膈汤）

○ 玄明粉　硼砂各五钱　龙脑五分　辰砂六分

上吹入。

（特方）

○ 胆矾一分三厘　蒸水一两五钱　糖浆四钱

上每十分时服半食匙。（催吐）

○ 硼砂四钱　糖浆八钱

上每时服一食匙，开水适宜，调和服用，或含漱。

○ 阿片膏三毫至三厘　水二两六钱

上吸入。

○ 慢性用下处方。

天冬　麦冬各二钱　黄芩一钱　生地三钱　鲜石斛一钱五分　甘草八分

上水二盅，煎八分，食后服。（加减甘露饮）

○ 明矾五分　水五两

上吸入。

○ 明矾二分六厘至二钱六分　白糖二钱六分

上吹入。

○ 没石脂四钱　沸水五两

上泡，为含漱剂。

走马牙疳（水肿）

（原因）　发于窒扶斯，间歇热，或急性发疹病等。滋养不良之小儿，多发是病。

（证候）　口唇及颊，生小结节，外坚内溃，破溃处，现暗黑色，外面亦陷坏疽，结干痂，同时蔓延四处，全身证候，初发恶液汁，身体发热，足部浮肿，下痢虚脱等。

（经过）　一二日至三四周日。

（预后）　速治良，若失其时机，则不良。

（治法）　施滋养强壮疗法，以治恶液及贫血。局部疗法，则贴烙白金，用防腐性含漱料，其他可用解热剂、葡萄酒等。

（药方）

○ 荆芥一钱五分　防风　枳壳各一钱　粘子二钱　当归一钱五分　小青草三钱

上水煎服。（简方录）

○ 梧桐泪　黄丹

上等份，为散吹入。（医林集要）

五倍子　青黛　枯矾　黄柏等份

上为散，先以盐汤漱净，吹入。（便览）

○ 橡斗壳　盐（同煅）　麝香

上为散吹入。（全幼心鉴）

（特方）

○ 硼砂二分六厘　玫瑰蜜二钱六分

上涂布剂。

食伤（胃加答儿）

（原因）　急性为暴食过饮，与不消化之食品，及腐败肉类，或食品寒热过度，其他鱼菌中毒，肠炎波及与外伤等。又或为剧烈热性病之前驱症，慢性续发于急性食伤之后，或因饮食不摄生，其他贫血、萎黄病、胃癌，胃溃疡、胃郁血，均与本病大有关系。

（证候）　急性为食思缺乏，渐次增进，则发热头痛，睡眠不安，四肢疲倦，舌苔无味，嫌厌食饵，烦渴，嗳气，恶心呕吐，胃部觉压重饱满，知觉过敏，下痢或便秘，及口气恶臭，尿量减少等。慢性略与急性同，其胃部之血行障害，胃液减少或增加，食少许之食饵，即觉饱满，或压重钝痛，次发酸性嗳气。其余除一般营养减损外，无特种之变常。

（经过）　急性，数时至二三周日，慢性，数月至数年。

（预后）　良。

（类证）　慢性，类似胃癌，及胃溃疡。

（治法）　急性，宜检查胃中有多量之不消化物，或腐败物等之存在者，宜用吐剂，或一二日间不与饮食，或仅用易于消化之流动物，务令镇静胃机作用，或行胃洗涤。已过时期，则用下剂，施冰块咽下，胃部冷罨法。内服药，当投以苦味剂，或健胃剂、麻痹剂。慢性，宜治疗原病，调节饮食，且久使实行之。禁食含脂肪之食品，苛烈物，酒类，豆类，及制咸蔬菜，可用适当之食饵，如乳汁鸡卵，无脂肪肉羹汁，及粥汁等。坐业者，宜野外散步，每日调理便通。贫血，则与以铁剂；其他行器械的疗法，按摩法，冷水疗法等。

（药方）

○ 丁香　干姜　甘草各五分　莪术　陈皮青皮各一钱　沉香　砂仁各八分

上水煎服。（丁香汤）

（特方）

○ 龙胆草膏五分　薄荷油二分　水二两五钱

上一日三次，每次二食匙。

○ 蓖麻子油四钱

上顿服。

○ 大黄膏二分六厘

上为丸。顿服。

○ 苦味酒八钱　番木鳖酒十滴

上一日四次，乃至五次，每次十五滴，至二十滴。

○ 漂半夏二钱六分　水五两（煎）　生姜糖浆五钱

上一日二次分服。

○ 菖蒲根二钱六分　水五两　糖浆四钱

上每二时一食匙。

○ 滑石粉一两五钱　甘草二两　大黄一两甘松五钱　藏红花一钱　茴香一钱五分

上为散，一日三回，每次一小刀尖，糖水调和服用。

○ 甘草四钱　大黄八钱　茴香四钱　益智一钱

上酒浸一日，滤液十两，每次一二茶匙。

胃痛（胃痉）

（原因）　本证女子较多于男子，因神经衰弱，月经异常，脏躁，子宫病，手淫，贫血，痛风间歇热，脊髓病，及过用茶酒与烟，其他胃溃疡，胃癌，胃加答儿等。

（证候）　胃部发异常之剧痛，波及于胸背两部。重者，连发至七八日之久，上腹胀出，脉搏颇细，颜色苍白，苦闷不可言状，其最甚者，则不省人事。

（经过）　一次之发作其时间极短，然经过则因原病而不同。

（类证）　肋间神经病，胆石疝，肠管疝痛，腹筋痛，限局性腹膜炎。

（预后）　良。

（治法）　行原因疗法，守食饵摄生，疼痛，用镇痉剂，胃部涂芥子泥或发泡膏。其他原因于手淫者，行冷水按摩，高地转养，海水浴等，或饮黄酒一杯便佳。痛甚者，令患者伏卧，自背后压迫胁腹，或以怀炉热其患处。

（药方）

○ 吴茱萸　陈皮　黄芩各五钱　苍术七钱五分　黄连一两

上为末，麦糊丸，桐子大，每服十丸至二十丸，日服二三次。（丹溪咽醋丸）

（特方）

○ 薄荷油一分二厘　甘松酒五钱

上以二十滴，混合于糖水中服之。

○ 番木鳖酒一钱　苦味酒二钱

上一日三次，每次十滴。

○ 薄荷油一分　高粱酒十分　甘松酒五钱

上一次服二三滴。

泄泻（肠加答儿）

（原因）　因暴饮暴食，与多食不易消化之食，及未熟果实，或气候变更，用强烈下剂，及急性胃加答儿等。其他为中毒、蛔毒、传染病、腹膜炎等，而小儿最易罹本证。

（证候）　发腹部雷鸣，即起下痢，排稀薄粥样或黄绿之液汁，及不消化食物，一日二三次乃至十次以上，尿量减少，寻常虽不发热，然亦有发热而类似窒扶斯者。又并发急性胃加答儿，则起呕吐，侵大肠则发疝痛，或下痢已止而仍觉里急后重，下腹剧痛。本病有慢性者，由急性移转而成，其病状虽与急性相似，然不若急性之剧烈，而治愈非易也。

（经过） 急性数日，慢性数月至数年。

（类证） 肠窒扶斯，赤痢，霍乱。

（预后） 成人良。小儿重证不良。

（治法） 命安卧，腹部裹以绒布，使之温暖，施温浴，温茶剂，淀粉灌肠，黏滑饮料等，均可适宜用之。若原因在饮食物，则投以下剂，宜食清淡及流动性之食物，如牛乳等，或施饥饿疗法，一日间绝其饮食。腹痛，施以镇痛剂。燥秘，施以蓖麻子油灌肠。呕吐，可含冰块。虚脱，用兴奋剂。其他，愈后之食饵卫生，成人小儿，皆为必要，固无待言矣。

（药方）

○ 槟榔　白芍　枳实　厚朴　大黄　生姜各一钱

上水煎服。（槟芍顺气汤）

○ 罂粟壳五钱　陈皮一钱五分　肉豆蔻　炮姜　炙甘草　木香各一钱　红枣三枚

上水煎服。（固肠散）

○ 黄连　石榴皮　地榆　阿胶各二钱　当归　厚朴　干姜各一钱五分

上水煎服。（千金黄连煎）

○ 厚朴五分　车前子　焦白术各三钱

上水煎服。（济生良方集）

（特方）

○ 蓖麻子油四钱至五钱

上浮于温茶一盅。顿服。

○ 大黄酒一钱　五倍子酒五分

上混合，一日三次，每次十五滴。

○ 胡椒末一钱　硫黄华二钱

上以葛粉为丸。作一百八十丸，每服三十丸，一日三次。

○ 树胶浆二两　阿片一厘

上每时一食匙。

○ 明矾一分　茴香水二两六钱

上每一时，一小儿匙。（小儿）

吐血（胃出血）

（原因） 为胃充血，胃溃疡，胃癌，月经不调，或腐蚀药入胃等。

（证候） 发胃部压重，痞满，呕吐暗黑色之血液，内含有食物残渣。

（经过及预后） 由原因而不一定。

（类证） 咯血。

（治法） 免此病之法，预防胃溃疡，及心肝诸病，禁过食饱，饮剧热物，刺激物，调整月经。已出血者，则令平卧褥中，安静身心，严禁食物，含咽冰块，或施冰罨法于胃部，饮用冷乳，数日后则易于消化之流动食物。失神者，颜面喷注冷水，其他不能自口腔咽下食物，可施滋养灌肠，一日二三次。

（药方）

○ 生地黄不拘多少

上水煎如饴，为丸如弹子大，每服一丸，日二服。（千金地黄煎）

○ 槲叶二钱

上水煎服。（简要济众）

○ 藕节　荷蒂各七枚　蜂蜜一瓢

上水二盅，煎八分服。（圣惠）

（特方）

○ 明矾五分　阿片一毫三　桂皮末二分六厘

上为六包，每十五分时服一包。

○ 明矾五分　水五两　糖浆十两

上每五分时服一茶匙。（小儿）

便血（肠出血）

（原因） 为赤痢，窒扶斯，癌肿，器械的出血，中毒，异物，结核性，滤泡性，加答儿性溃疡，十二指肠溃疡，动脉瘤，直肠炎等。

（证候） 或便秘，或下痢，其粪便中混有赤色，或紫黑色之血液。

（治法）　施原因疗法外，宜用无刺激性之食料，即乳汁，鸡蛋，肉羹汁，局部贴冰囊，又对于大肠出血，可注入冰水于肠内。

（药方）

〇 炒槐花　炒侧柏　荆芥炭各三钱　枳壳二钱　黄连一钱

上为末，乌梅汤送服二钱。

〇 樗白皮五钱　生地三钱　炒银花　白芍　茯苓　各一钱五分　地榆炭二钱　丹皮一钱

上水煎服。

（特方）

〇 霉麦膏二钱六分　馏水一两三钱

上半筒至一筒，行皮下注射。

秘结(便秘)

（原因）　为神经衰弱，思虑太过，或不消化性粗食，及收敛性食物；肠胃等有障害，胆汁分泄减少，肠管狭窄闭塞，其他为肿疡，妊娠，贫血，与发汗，泌乳，排尿过多等。

（证候）　粪便须二三日乃至七八日一通，身体不舒，腹部压重紧满，精神倦怠，甚者发眩晕心悸，或因此而起痔疾，与吐粪症。

（经过及预后）　由原因而不一定。

（治法）　施原因疗法外，宜节饮食，行适宜之运动，以冷水摩擦腹部，或临卧时，以温水浴腰部以下，或下部按摩，及矿泉疗法，或坐药。

（药方）

〇 芒硝　大黄各二钱　枳实一钱

上水煎服。（大承气汤）

〇 生地汁一杯　大黄二钱　甘草一钱

上水煎服。（《千金翼》大便不通方）

（特方）

〇 蓖麻子油一两三钱

上服一茶匙，或一食匙，但可加用麦酒，肉羹汁，或茶汤。

〇 大黄末　芦会各一钱三分　蒲公英膏适宜

上为五十丸，每早服四丸。

〇 泻叶三分　滑石四分　硫黄华二厘　茴香油糖一分五厘

上为末，作一次服。

绦虫

（原因）　由食含此囊虫及含虫卵之生肉或半熟之肉而发。（其有钩绦虫，寄生于豚犬鹿猿之肉中；无钩绦虫，寄生于牛肉；扩节裂头绦虫，则寄生于鲑鳟等鱼肉中）

（证候）　为思食缺乏，起恶心呕吐，疝痛，流涎，鼻孔发痒，瞳孔散大。时发怔忡，或便秘下痢，耳鸣，身体衰瘦。

（经过）　迟缓。

（预后）　良。

（治法）　服驱虫药之一日或半日前，不可与以饮食物，总以空腹为良，故用药前后，与以缓泻剂及茶，或肉羹汁，次日饮茶，或咖啡少许，而后用驱虫剂。二时间后，又可用蓖麻子油，但幼儿或衰弱小儿，不可行驱虫法，若稍年长小儿，体质强壮，且无下痢者，用之无妨。

（药方）

〇 石榴根皮五钱

上水煮汁，和粥空心服之。　（崔元亮海上方）

〇 乌梅一枚　老姜二片　榧子十枚　花椒十四粒　黑糖二钱

上水煎服。（公选良方）

（特方）

〇 石榴根皮膏二分　薄荷糖一钱　蜂蜜适宜

上为舐剂，分三次服，服后可服蓖麻子油。

十二指肠虫

（原因）　此证由于误饮不洁之水所致，因

此虫卵，往往生于污水中，其饮入后，即繁殖于十二指肠。且此虫，非肉眼可能检视，热带及卑湿之地，发此证者甚多。

（证候）　为身体疲倦，筋肉瘦削，及贫血，头痛，心悸，耳鸣等。

（预后）　良。

（治法）　此证可用石榴皮根煎，与轻粉、蓖麻油等泻剂。其他贫血，则用滋养物，或铁剂，或砒石剂。

（药方）

〇　轻粉一分　砂糖适宜

上和丸，如麻子大，空腹米饮下一丸。（验方）

〇　榧子　使君子各五枚

上同时服。（公选良方）

（特方）

〇　石榴皮根一两六钱　水二十四两

上浸一日，煎沸，以煎取水之一半为度，大人每服一茶杯，小儿照减。

〇　蓖麻子油五钱　薄荷油十滴

上顿服。

蛔虫（蛔虫）

（原因）　由含蛔虫卵之粪便，作肥料拥于野菜，人取而生食之，或虽煮而未熟者。及各种果物，食之亦易染此证。

（证候）　大人概不现病状，小儿则发头痛，眩晕，腹痛，恶心呕吐，早起瞳孔散大，下痢，舌苔，鼻孔肛门发痒，面貌苍白，时起搐搦等。

（预后）　良。

（治法）　用驱虫剂，或松香油石灰水之灌肠。

（药方）

〇　使君子十枚

上空心作一次服，小儿减服。

〇　楝根白皮二钱

上煎汁加米饮服。（集简方）

（特方）

〇　松香油（即新松脂或松枝蒸出之自散油质）一钱三分　卵黄一枚　水五两

上为乳剂，灌肠。

〇　石灰水二钱　水二两五钱

上灌肠。

脾胃虚弱（消化不良）

（原因）　为一般之神经病，如脏躁多忧，神经衰弱，或暴食暴饮，烟酒过用。与手淫，过房，贫血，萎黄病，肺劳，肠虫，疟病，月经等。

（证候）　发精神郁闷，脱力头痛，上腹部压重紧满，嗳气，呕吐，便秘，或下痢。食思缺乏，恶心，有并发肠症者。

（经过及预后）　由原因而不一定。

（类证）　慢性胃加答儿。

（治法）　宜施原由疗法，整理生活，内服苦味药。贫血，则服铁剂；呕吐嗳气，则服镇痉剂，施精神疗法。又虚弱之小儿，与人工营养之小儿，宜择良母乳，调节授乳时间（每二三时）。决不可哺乳多量，若不得良母乳，则用牛乳和麦浆，犊肉羹汁，或胶溶液，蛋白水之混合，且须令肛门清洁，勿使湿烂，或湿疹等。

（药方）

〇　党参　草果　干姜　炙甘草　厚朴　橘皮　白术各一钱　茯苓二钱　麦芽四钱

上水煎服。（补脾饮）

〇　滑石六钱　麦芽二两　当归　肉桂　茴香　丁香各一钱

上研为散，分十包，一日三次，每次一包，食后服用。

（特方）

〇　牛胆膏一分　饴糖二钱五分

上混合，一日三次分服。

○ 蒲公英八钱　水十五两

上煎，朝夕各服一两五钱至三两。

○ 番木鳖酒一分　苦味酒二分

上每食后服十五滴。

泌尿器病

小便不通（膀胱麻痹）

（原因）　为全身衰弱，脊髓疾患，膀胱损伤，及久忍放尿等。

（证候）　闭尿，或利尿不全，或利尿时起疼痛，或起尿淋沥症。

（经过及预后）　由原因而不一定。

（治法）　轻证，施膀胱按摩，每二时或四时，使放尿，其他行冷水按摩。冷水坐浴，冷水灌溉法，重证，行加的儿排尿。

（药方）

○ 黄柏三钱　知母　泽泻各一钱五分　滑石茯苓各二钱

上水煎服。（东垣导气除湿汤）

（特方）

○ 霉麦膏二分六厘　茴香油糖五分二厘

上为六包，一日三次，每服一包。

○ 甜杏仁油八滴　斑蝥酒一滴

上入胶囊，一日二三次。

遗尿（小便自利）

（原因）　为全身虚弱，营养不良，膀胱弛缓，与括约筋衰弱，驱尿筋痉挛等，其他肠虫，包茎，炎症等。

（治法）　行全身强壮法，行冷水浴，或温水浴，贫血者与小儿服铁剂，或行电气疗法，贴感传电气二极于会阴部，或膀胱通强电流，每日行二三分时。其他肠虫，用驱虫剂；包茎，可施手术。

（药方）

○ 白芍一钱　黄芪一钱二分　党参　补骨脂各七分　升麻　益智仁各五分　五味子三分官桂二分

上水煎服。（束气汤）

（特方）

○ 番木鳖膏二厘六毫　樟脑一分　白糖八分

上分十包，一日三次，每次十包。

○ 霉麦一分　水八十分　糖浆二十分

上每三时，服一食匙。

阴痿

（原因）　为情欲缺乏，阴茎器质变性，恐惧，愤怒，羞耻等之精神感动，房事过度，手淫，慢性淋，白浊，脊髓劳，糖尿病等。

（证候）　男子交接不能，或射精不能，或精液内失却精虫等。

（预后）　由原因而不一定。

（治法）　施原因疗法，用兴奋剂，铁剂，行电气疗法，水治法。

（药方）

○ 熟地五钱　当归三钱　甘草一钱　干姜二钱

上水煎服。（景岳）

○ 当归二钱五分　熟地三钱　枸杞一钱　炙草五分　杜仲一钱　牛膝一钱　肉桂五分

上水煎服。（大营煎）

（特方）

○ 樟脑八厘　甘草末适宜

上分六包。一日三次，每次一包。

梦遗（遗精）

（原因）　为情欲兴奋，手淫，睡眠中膀胱紧满，阴部刺激，肠管充实，或重病后衰弱，与膀胱结石，包皮结石，痔疮，脊髓劳等。

（证候）　睡眠中得极快梦境，以致遗精，遂发贫血，倦怠，心悸，痴呆，痉挛，与头部压重，心思苦闷，意志变易，记忆减弱等。

（治法）　戒手淫，正品行，节饮食，减晚餐，禁阅淫书淫戏。就田舍与山地，就寝用硬褥轻衾，宜早起，其他禁生殖器兴奋，及身心过劳。用乳疗法，冷水浴，强壮剂，电气等。

（药方）

○ 龙骨　莲须　芡实　乌梅肉等份

上为末，山药糊丸，小豆大，每服三十丸，米饮下。（公选良方）

（特方）

○ 霉麦二分六厘　白糖一钱三分

上为十包，每日服三包至五包。

○ 樟脑一分三厘　荜澄茄末　荜澄茄膏各二钱

上为六十丸，一日四粒，乃至十二粒。

白浊 (膀胱加答儿)

（原因）　为腐败细菌自外侵入，如不洁消息子送入；或续发于附近之炎症，如尿道炎波及其他之诱因；为下腹感寒，肾积尿，外伤与松香油误用，及饮用酸败酒类等。

（证候）　急性症膀胱部疼痛，排尿时尤剧烈，尿意频数，尿带红色而呈酸性，或亚尔加里性。以显微镜窥见膀胱上皮，有无数之细菌。甚者，恶寒发热，头痛，眩晕，精神恍惚。慢性症，则以上诸候甚轻微。

（经过及预后）　急性症，数日而治愈；慢性症，多不治，以其病原不能除去也。

（类证）　肾盂炎。

（治法）　以原因疗法为主。急性症，当安静身体，于膀胱部行温罨法，或芳香巴布于下腹部，发热用解热剂。恶寒发作，用芳香性饮料；剧痛，宜行持长性温浴，或贴置水蛭于会阴部；尿意频数，可用麻醉剂之内服，或坐药，或灌

肠。此症之续发于淋疾者，禁尿道注洗，进淡泊之食饵，戒饮酒，多饮液汁，而牛乳疗法，最适宜。慢性症，宜洗涤膀胱，行全身温浴，或坐浴，且治疗淋疾，宜消毒加的的儿为至要。

（药方）

○ 滑石二钱　木通　茯苓　车前子　瞿麦各一钱

上水煎服。（万全木通散）

○ 猪苓　泽泻各二钱　滑石三钱　甘草八分　木通一钱　车前子二钱

上水煎服。

（特方）

○ 荜澄茄末一钱三分至二钱六分　荜澄茄膏一钱三分

上为五十丸，一日三次，每次三丸。

○ 胆矾五厘　明矾五分　水五两

上注入尿道。

运 动 器 病

萎黄病 (黄胖)

（原因）　为赤血球减少而起，多发于十四岁至二十三四岁之妇女。其诱因，为营养不良，心身过劳，手淫，白带，梅毒，久痢，与不良之空气，不健康之坐业等。

（证候）　发现一般贫血症状，皮肤及黏膜，呈苍白色，起下肢沉重，头痛，眩晕，肾部压重，食欲减退，时发胃痛，呼吸困难，颈静脉下部放骚杂音。其他月经不调或减少，或竟闭止等症。

（经过）　迟缓。

（预后）　概良，重者经一二月后而全治。

（类证）　慢性肾脏炎、梅毒、初期肺劳、僧帽瓣不全闭锁。

（治法）　转地疗养，改良食品及生活法，行海水浴，内服铁剂。

（药方）

○ 铁屑五分　麦粉二两　葛粉二两　硫黄五分

上为散，每服一钱，日三次，白汤下。（黄胖散）

○ 茵陈蒿四钱　麦芽　大黄各三钱　枳实二两

上水法为丸，每服三钱。（茵陈丸）

（特方）

○ 铁锈或铁屑细粉一钱　大黄末一钱　苦参末一钱　姜末四分

上糖浆和丸桐子大，每饭后服一二粒，日二三次。

消渴（糖尿病）

（原因）　为遗传及麦酒淀粉糖类之过食，精神过劳，与吸烟，梅毒，脑病，头部外伤，胰脏疾患等。又有一种过性糖尿病，尿中仅含极微之糖粉，暂时即行消散。

（证候）　发异常之饥渴，排尿过多，一昼夜间，尿量自一百五十两，至二百五十两，其尿澄清如水，呈淡黄色，而含有多量糖分。此外起倦怠，头痛，坐骨神经痛，不眠，皮肤瘙痒，屡生疖肿，或痈肿，呼吸带果实臭，色欲减损，内障，网膜炎，嗜眠等症。

（经过）　一年至十年。

（类证）　单尿崩，脊髓劳。

（预后）　如不能除去其病原，则不良。

（治法）　运动于新鲜空气中，依法操练筋肉，每日行入浴，严守饮食摄生。常食肉类，如肉贝鸟卵等，禁糖粉质，即含淀粉或糖质之物，如饭、面包、豆类，及甘味果实，其他转地静养等。

（药方）

○ 猪苓　茯苓　阿胶　滑石　泽泻各二钱五分

上水煎服。（猪苓汤）

（特方）

○ 阿片四厘　甘草粉　甘草膏各适宜

上为十丸，一日四五粒。

○ 霉麦膏四分　甘草膏适宜

上为二十丸，一日三次，每次一粒。

风痛（尿酸性关节炎）

（原因）　为遗传性，四十岁以上而发生者为多，或安居无事，饱食暖衣，亦为其主因，其他为外伤感冒，房事过度等。

（证候）　发关节剧痛（手足肩膝坐骨手指足趾等），起丹毒样潮红，恶寒发热，心机亢进，尿量减少，肠胃障害等。其痛，夜间甚于日中，休止数日或数年而再发。

（经过）　迟缓。

（预后）　无生命之危险，维不易治愈。

（类证）　肉痹，筋痹，白虎风痛。

（治法）　节饮食、戒烟酒，更变日常职务，取动植两性之混食，及果品、饮茶及含亚尔加里性矿泉，其他屋外运动。疼痛，用麻醉剂。脓疡，贴琶布。急性，命安卧静养，与以流动性之饮料。可保持患处于高位，又盐水浴、温泉浴、按摩法均有效。

（药方）

○ 红花　白芷　防风各五钱　威灵仙三钱

上加酒少许，煎服。取汗。（公选良方）

○ 当归三钱　秦艽二钱　防风一钱五分　川芎　羌活各一钱　车前子　黄芩　枳壳各五分

上水煎服。（痛风主方）

○ 麻黄　甘草　川乌各五分　芍药　黄芪各一钱五分

上水煎服。（金匮乌头汤）

（特方）

○ 乌头酒二分　橙皮糖浆五分

上一日三次，每次一茶匙。

○ 莨菪根膏二分　豚脂二十分

上涂布。

神经系病

中风（脑出血）

（原因）　本病由脑部小动脉管，生动脉瘤，骤然破裂而发者。其诱因，为血压亢进，过度劳动，心脏诸病，暴饮、暴食，严寒、酷暑，精神兴奋等，又为遗传素因。以四十岁以上者为多；在四十岁以下者，概为梅毒，其他白血病，坏血病，紫斑病，恶性贫血等。

（证候）　卒然而来，往往人事不省，沉沉昏睡，或头痛耳鸣，眼大闪发，四肢厥冷，言语困难，脉搏迟慢硬实；颊部，口唇，同时弛缓，颜面歪斜，呼吸声长而发鼾声，半身不遂等。重者，有发作时即死者；或卒倒，呼吸疾速，喉头气管等部，因唾液黏液壅塞而起喘鸣，迟脉变速，眼球陷落，角膜溷浊，数时或一二日乃死，然有死后复醒者。

（经过）　一日至数年不定。

（类证）　脑血管血塞及栓塞，酒精及雅片中毒，心脂化。重症脑充血。

（预后）　概不良，年老者，尤不易治。

（治法）　防此证之法，戒身心兴奋，禁酒茶咖啡，与房事，调理便通。发作时，当命安卧，高举上半身，清洁皮肤，注意卧床，衾褥，头痛，贴置囊。年壮者，行刺络，或灌肠，或投下剂，或贴芥子泥于胸部。脉搏成险象者，服兴奋药；麻痹，则施行电气疗法，及按摩。其他注意一般摄生法，亦最要者也。

（药方）

○　麻黄五分　独活四分　细辛二分　黄芪黄芩各一钱

上水煎服数剂。（千金三黄汤）

○　川芎　甘草　白芷各一钱　细辛五分薄荷一钱五分

上为散，每服一钱，清茶下。（通关散）

（特方）

○　大黄十分　水二百分（煎）　糖浆十五分

上一日四次，每次一食匙。

○　麝香　樟脑各二分六厘　卵黄一枚　胡麻子浆七两

上灌肠。

癫痫（羊痫风）

（原因）　为神经病素质，或末梢神经有障碍。其诱因，为身心过劳，恐怖，铅毒，房事过度，手淫，绦虫，暴饮，腺病，梅毒，便秘等。

（证候）　初发一种特发之感觉，自上向上；次觉心窝窘迫，眩晕，继则全身痉挛，卒倒于地，不省人事，颜面暗黑，大声叫号，口起泡沫，瞳孔散大等。

（经过）　发作之稀密，虽各不同，而全经过，大率遗传终身。

（预后）　概良，亦难全治，但以反射的起此证者，或有治愈。

（类证）　脑病患癫痫样发作。脏躁，卒中，急痫。

（治法）　宜安静精神，戒房事过度，尤忌手淫，行一般之摄生法，忌苛烈性之饮食物。且宜改良其体质，又发作时，防身体负伤，且以布片缠络，木片插入齿间，可防咬舌。其他续发于梅毒，或铅中毒者，宜各施原因之治疗。

（药方）

○　茯神　黄连各二钱　枣仁　石菖蒲　柏仁　远志各一钱　甘草五分

上水煎服。痰壅，加制南星、姜汁。（清神汤）

（特方）

○　甘松末　艾叶末各二钱六分

上为十包，每四时一包。

脏躁（歇斯底里）

（原因） 为遗传精神病，及罪人奇人等子孙易发之。其他思虑过度，贫血，萎黄病，月经异常，生殖器病，反射作用等，且多发于壮年之妇女。

（证候） 此证奇妙变幻，无一定之情状，如耳舌鼻眼感触过敏，且起色盲，此五官之障害也。全身、半身，或一局部之知觉亡矣，而取金属板贴之于其一侧，知觉亡失部得使于移转于他侧，其他皮肤过敏，亦有发于各部。而最易起于卵巢部，所为卵巢痛是也。又有诸神经痛，此知觉之障害也。麻痹，痉挛，挛缩，此运动之障害也。余如恶心，呕吐，吞酸，嘈杂等。

（经过） 数日至数年。

（预后） 良，但难全治。

（治法） 选易于消化之食品，行适宜之运动，避精神之感动。当怡情于山水花木间，与二三知己同游，行温浴，或冷浴，用镇痉剂，其他可行电气疗法。

（药方）

○ 茯神　怀山药各三钱　党参　黄芩　桔梗各一钱五分　远志　辰砂　甘草各一钱　木香八分　麝香一分

上为散，每服一钱，开水下。（妙香散）

（特方）

○ 甘松酒　阿魏酒各一钱　苦味酒四分　砂糖适宜

上一日三次分服。

偏头痛（半头风）

（原因） 本病多发于十五岁以上之妇女，为神经衰弱，便秘，贫血，萎黄病，悲哀愤怒，脏躁，月经异常，疟疾等。

（证候） 初觉不快，欠伸，恶心，眩晕，耳鸣，眼火闪发；次发偏侧头痛，或缓或急，起呕吐，及音响光线等知觉过敏，又有痉挛性与麻痹性偏头痛之二种。

（经过） 迟缓数年。

（预后） 概良，惟不易全治。

（治法） 贫血，宜用铁剂，与砒石剂；便秘，宜下剂，施头部冷罨法、电气疗法，以薄荷油涂布前额。其他一般食物摄生，安息静养，禁酒制欲等。

（药方）

○ 肉桂一分　麝香二厘　细辛　辛夷各五厘　胡椒十粒

上为末，用枣肉为饼，贴两额。

○ 川芎一钱五分　细辛五分　白芷一钱　甘草六分　生姜五片　茶一撮

上水煎服。（芎辛汤）

（特方）

○ 霉麦膏二分六厘　甘草粉适宜

上为二十丸，一日十次，每次一粒，乃至二粒。

眩晕（头目眩）

（治法） 勿取饮食物，静卧暗室，闭目休息，处方如下。

（药方）

○ 大黄　荆芥　防风等份

上水煎服。（荆黄汤）

（特方）

○ 甘松酒十分　龙胆酒　愈疮木酒各五分

上每二时十滴，乃至二十滴，和水服之。

中暑（日射病）

（原因） 长受酷暑，饮食不洁等。

（证候） 面红，气促，头痛，眩晕，谵语，卒倒，好睡，周身发痉，体温升腾，脉搏细小等。

（治法） 静卧冷所，脱却衣服，与以适宜之冷饮料与冷酒，施冷罨法，用热水洗足，或与以泻剂。

（药方）

　　○ 香薷　厚朴各三钱　茯苓　扁豆各二钱
丁香　甘草各五分

　　上为粗末，每服三钱，酒水各半煎，冷服。
（朱氏水沉汤）

（特方）

　　○ 蓖麻油五钱

上和水少许，一次服尽。

　　○ 轻粉八厘　白糖八分

上为十包，一日三次，每次一包。（小儿）

杂症会心录

（清）汪蕴谷　著

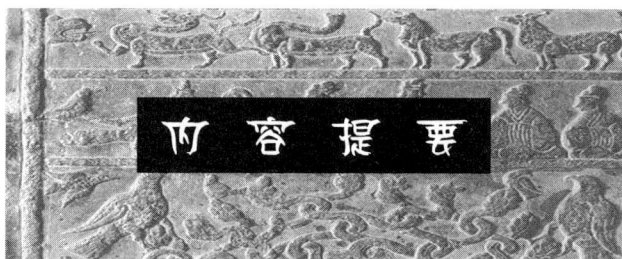

内容提要

　　著者汪蕴谷氏，生于清康熙年间。其父兄皆以名医世其家。汪氏丕承家学，上溯《灵》《素》诸经，熟研诸子百家，尤于《景岳全书》，窥其秘论，观其会通。故本书论治五十四篇，所立治法，皆宗大易扶阳抑阴为主，即外感百病，亦以养正祛邪为着手。盖本经旨邪之所凑，其气必虚之意也。汪氏学有渊源，文笔流畅，故论理颇精要。学者师其意而变通之，则应用无穷。若泥其法而概投补养，鲜有不误人者。是在读书之善用否耳。

序　一

医学之有传书，自张长沙《伤寒论》始，嗣经东垣、河间、丹溪，号为四家，历代纂述，不啻汗牛充栋焉。近惟张景岳，综百氏，分八阵，厥指祖大易扶阳抑阴，可谓彻天人之秘，洞性命之原矣。其书洋洋洒洒，不下数十万言，然其中条分缕析，间有引而不发，以待后学之体会者，苟非神而明之，变而通之，则寒热虚实，表里阴阳，鲜有不误人于反掌者。余见今之业斯术者，根柢既荒，阅历复浅，徒摭药性汤头，便署壶天自负；临病议方，而不议症，知药而不知脉，以至疾中膏肓。虽有善者，亦无如之何矣。呜呼！不死于病，而死于医，此庸医杀人，所以甚于挺刃也。若吾邑蕴谷汪君者，其十洲尊公，暨广期伯兄，皆以名医世其家。先生丕承家学，上溯《灵》《素》诸经，靡不淹贯；尤于《景岳全书》，窥其秘钥，观其会通。故每治一病，必凭脉辨症。有症同而药异者，有症异而药同者，莫不应手取效。余尝疑而问之，先生曰：是乌可执一论也。夫见症虽同，体有寒热虚实之别，脉有洪细迟数之殊，则用药不得不异。至见症本异，有阴虚阳虚，其法定当补益者；脉实证实，其法定宜攻下者，则用药概从乎同，此又万不可任臆变动者也。用是知先生师前贤之书，而不泥其迹；体前贤之旨，而更通其权。诚有如秦越人之洞见五脏癥结者，岂时流所能望其项背哉？且先生生于贫乏家，症有必须参芪，则解囊而赠之，岁不仅一二见，其用心之仁如此。兹《会心录》一书，乃先生数十年考索精研，施投应验，笔之书以授其及门。余受而观之，甚乐夫后学之有津梁也。急请付诸剞劂，以广其传，俾与景岳前后相辉映。天下之读是书者，益知折衷于一，庶不致以学医费人，贻讥当世云尔。

时乾隆十有九年岁次甲戌小春月上浣之吉春同学教弟程世法拜撰

序　二

　　方书之传尚矣，《灵》《素》最先。其文字高古简质，人苦难读，然苞孕万千，要亦医门鼻祖也。后世如华元化、徐之才，皆称善医，然未有刊书，即有书而未传，惟沈存中、张仲景有所著，然非罄心眇虑，未易窥其奥窔。自《千金》《本事》《三因》以下诸书，可类推也。海阳汪君蕴谷，夙精岐黄，求者填门限，几与书家智永等。一日诣予请曰：今日医良夥哉，然家扁人仓，实无所谓医也。夫舍脉是离中星谈天也，舍证是堪舆而释山水也。实无所谓医也。仆不揣固陋，承先父兄业，阅寒暑昕夕，钻研精久，恍然窃若有以窥其肯綮者。因著《杂症会心录》一编，幸先生为我序之。予视其书，明晰甚，如辨头痛之内外，别中风之是非，产前后有异体之虚实不同，详哉其言之。而尤于证脉三致意焉，昔人谓庞安常《伤寒论》，能与伤寒说话，君殆亦有然乎，余虽不知医，窃谓君是书足以蛾述《灵》《素》，羽翼华徐，而为《千金》诸书津梁也。医门得此，庶无扣槃扪烛之见矣。君虽隐于医，然好读书，博涉如举子业，尤喜为诗，每过予，必袖以示多佳者，萧然有意于刀圭之外也。其尊公约斋翁，广期，皆夙以医鸣盖世，而宿其业者。故言皆信有征云。

　　　　　　　　　　　乾隆二十年乙亥孟冬月史官吴以镇顿首拜撰

序　三

　　盖闻物理论云，医者非仁爱不可托，非聪明理达不可任，故曰与其自任，无宁执方，与其执方，无宁穷理，必宣畅旁通，达幽阐微，知天地万物之故，明性命精微之旨，然后随气用巧，意在筌蹄之外，而神存心手之间，固非胶柱鼓瑟，师心袭貌者，所能庶几也。余叔蕴谷先生，赋资聪敏，幼年博综典籍，喜读书穷理，继承先业，不薪仕进，酬应之暇，独寄意于诗，触景兴怀，托于咏歌，以写其自得之趣，盖其天性然也。其后本业日精，声名日盛，方之所剖，剂之所投，若行所无事者。而远近之人，争奔走恐后焉。居平篮舆远出，片帆遥指，延请之家，相望于道，而余叔闲适自如，手挥目送，于山川云物，草木之美，禽兽之观，绘声抚状，莫不争现于青囊药笼，间归而录之于集，方隐几乐其所得，而卧者起，愈者愈，神明感叹于其侧已，诵其功于巍乎莫及。嘻嘻！余叔之于医，何若是之大远乎俗，而调达其性情，洞见其癥结，曲尽其原本哉！吾闻夫昔人诗之为教，通志气，格神人，导斯民于中正和平，登之仁寿，以抒其湮郁隐伏，盖亦有天事焉。今余叔之于医，殚精竭虑，于寒暖燥湿，结蓄沉滞，七表八里，三焦六脉之道，剖析通微，一如四声五音，歌吟啸呼，写人情之难言，宣人性之至乐，无有隐显，远迩莫不神而明之，以臻其至。此诗之进而益工，愈可知医之独有千古也，又何疑哉？甲戌冬，余请假归省，今春访余叔于牡丹药栏之侧，把盏叙话，快读近日诗歌，为之神怡心醉，既而出《杂症会心录》一编相示，牢笼百家，匠心独运，盖举平昔读书穷理之功，与夫阅历参稽之验，毕露于卷帙中，其本仁爱之心，发为不可磨灭之论，辞达理举，于以信今而传后也，岂非不朽盛业哉？爰叙厥巅末，以见余叔之学，原原本本，其来有自，而非庸耳俗目所克窥见万一云尔。

　　　　　时乾隆二十年岁在乙亥秋七月立秋日愚侄存宽拜手谨序

自　叙

医者，意也。不得其意，则虽博极群书，而于医茫然莫辨；得其意，则守古法而非苟同，变古法而非立异，引伸触类，起斯人于阽危，跻生民于寿域也。余家世业岐黄，甫龆龄，即留心活人术，自《灵》《素》《内》《难》，以迄张、朱、刘、李，亦既博闻强记矣。然往往见夫读古人书，遵法奉行，卒多不验，非古人之欺我也。盖气运不齐，方隅各异，禀赋悬殊，嗜好有别。后之人诵其词而不能通其意，是以投剂寡效耳。余自顾樗栎，岂能超出古人之范围？第阅历之余，尝与伯兄广期，审脉论证，窃慨世之业此者，徒资残编断简，亹亹而谈，以欺世盗名。无怪乎坐而言者，不能起而行。于是酌古准今，凡夫外感内伤，务求至当，明其理，而不必泥其词，会其神而不必袭其迹。著论若干首，寒必明其所以寒，热必明其所以热，虚实必明其所以虚实。且真中有假，假中有真，无不推详曲尽，岂敢自矜度越前贤哉？诚以书不尽言，言不尽意，古人不能以意告今人，今人当以意会古人也。苏子云：药虽进于医手，方多传于古人，苟无所本于前，安能有所述于后。然而善师者不阵，得鱼者忘筌，得心应手，不违乎法而不拘乎法也。古人有知，应许我为知心，又何必胶柱鼓瑟，而后为善医哉？夫子云：蓍之德圆而神，卦之德方以智，方智之中，具有圆神之妙，故曰《会心录》。

时乾隆十九年岁次甲戌春王月上元之吉休宁汪文绮蕴谷氏识

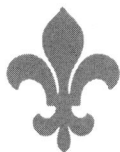

目 录

杂症会心录卷上

魂魄论

朱子云：死则谓之魂魄，生则谓之精气，天地公其德，谓之鬼神。魂者阳之神，魄者阴之神，所谓神者，以其主乎形气也。故言魂魄，而神即在其中矣。人之形骸，魄也。形骸而能运动，亦魄也。梦寐变幻，魂也；聪慧灵通，神也。分而言之，气足则生魂，魂为阳神，精足则生魄，魄为阴神；合而言之，精气交，魂魄聚，其中藏有真神焉。主于心，而虚灵不昧，聪明知觉者也。若精气衰，魂魄弱，真神渐昏，何也？本体常明，因气血衰败，则少生动之机，而神无所辅助，故本来面目敛矣。譬之于灯油与灯草即魄也，火即魂也，光芒四射即神也。油干火暗，光芒隐，魂之阳神，魄之阴神，中之真神皆散，仅存灯中之草，草即死魄耳。譬之于炉灰，炭即魄也，火即魂也，火之焰即神也。炭烬火熄焰灭，魂之阳神，魄之阴神，中之真神皆散，灰即死魄耳。人死躯壳存，亦死魄而已矣。但此真神与天地同休，如灯之光，炉之焰，人以为灭也。而不知灯复添油，炉复加炭，火焰依然，是灭者有相，而不灭者无相也。人死神无躯壳依附，魂魄无神依附，皆脱出虚空，魂魄犹有相，空则无主而飞散，散则莫知所之矣。神则绝无相，空亦无主，然散而实不散，不灵而灵机犹在，必借生人之气血藏之。魂魄生而灵机动，是与灯中之光，炉中之焰无异矣。不观小儿初生，亦一魄乎，形体未充，魄未壮。无梦寐变幻，魂未聚也；无聪慧灵通，神未明也。精气盛，魄则壮矣，魂则

聚矣，神则灵矣。《内经》曰：精者身之本，又曰：气内为实，人可不自爱惜哉？是以道家以精气为宝，借有形气血，而养无形之神，释家以自性不灭是宝，不以气血迷吾之性。性本空虚，无来无去，明心即见性。吾谓道家著实工夫，释家从空会悟，明乎此，不第知魂随神而往来，魄并精而出入，而生死机关，可以心会，作佛修仙，亦不外是矣。

魂魄之义，自大易有精气为物，游魂为变之言以后，经传诸儒，各有议论发明。兹篇前段深合圣贤之理，后幅能阐道释之微。

审虚实

经曰：五实死，五虚死，虚者固难补救，而实者亦多丧命。医家详辨之，庶虚实不致混淆，而投剂立效矣。盖外感之实，邪气实也；实中有真虚，正不胜邪，邪乘虚而内陷也。内伤之虚，根本虚也。虚中有假实，火热为害，灼津液而耗血也。如伤寒有虚实矣，病在阳者多实，病在阴者多虚；腹痛有虚实矣，痛而拒按者多实，痛而喜按者多虚；咳嗽有虚实矣，鼻塞声重者多实，痰血潮热者多虚。虚实二字，乃诸证之大纲，举三者而千万证之虚实，亦了然于心目之间也。故风寒暑湿燥火之邪，或在表，或在里，或在腑，必有所居而直指之，邪之实也。若无六淫之邪，而为病者，则惟情欲以伤内，劳倦以伤外，非实似实，及细审之，乃证之虚也。实实虚虚，安可不明其义耶？夫世人之病，百不一实，而世间之医，百不一补，

以新病为实似矣，而久病亦以为实也。以补不效为实似矣，而表散不应，犹以为实也。以外证为实似矣，而脉象空虚亦以为实也。是实而误补邪增，尚可解救；虚而误攻气散，不可救药。喜攻恶补之弊，其何以挽回哉？且实证易医，虚证难疗，真实易认，假实难辨。设内证寒热面赤，舌干口苦，牙宣鼻衄，头痛心烦，大小便不利，脉来数大，或弦细急数，当此之际，莫不以芩连知柏之属清火为先，岂知阴不维阳，内脏水亏，无根之焰不敛，病势危笃。明者急投六味汤壮水之主，八味汤益火之源，俾阴液生而阴火藏，精气回而坎离交，庶可有救也。设外证壮热不退，口渴不饮，烦躁不宁，大便不解，舌黑如墨，小便如血，两脉虚数，或沉细而数，当此之时，莫不以白虎承气汤为治，岂知阴盛格阳，内真寒而外现假热，危在顷刻。明者急用附子理中汤，或人参八味汤之属，反佐从治，俾虚阳敛而阴寒现，真元复而外邪退，方可得生。又有二三候后发潮热肌瘦，人倦力怯，胸闷少食，口渴引饮，小便赤涩，大便秘结，不能起立，斯时莫不以病久大虚拟之。及诊两脉沉细有力而数，明者速进承气汤一剂，大便通而邪解，精神旺而火除，庶可无虞也。不然，一匕之投，误人不浅。书不云乎：至虚有盛候，大实有羸状，真假之别，非诊脉之精，历症之熟，未易窥其虚实。虚者用参芪而安，实者用膏连而起。视夫以实为虚，以虚为实者，不啻霄壤之隔矣。

病有虚实，有真假，阐发至此，可谓发前贤未发之秘。

附子理中汤

人参三钱　白术三钱，炒　炮姜三钱　川附子三钱　甘草三钱，炙

每服八钱，水煎服。

人参八味汤

熟地三钱　山药三钱，炒　茯苓一钱五分　人参一钱五分　丹皮一钱　山萸肉一钱　川附子一钱　肉桂一钱　泽泻五分

承气汤

大黄四两　芒硝二合　厚朴半斤　枳实五枚

上用水一斗，先煮厚朴、枳实，取五升，去渣。再入大黄，煮取二升，去渣，内芒硝，更上微火煮一二沸，候温之。得下即止，不必尽剂。

六味汤

熟地五钱　山药二钱，炒　茯苓一钱五分　丹皮一钱　泽泻五分　山萸肉一钱

水二盅，煎七分，食远服。

八味汤

即前六味汤，加附子、肉桂各五分，水二盅，煎七分，食远服。

知生死

今夫气聚则生，气散则死，人生所赖，惟此气也。医寄死生，责任最重，若平日不能讲究精微，临证而吉凶莫辨，岂足谓之医耶。经曰：阴精所奉其人寿，阳精所降其人夭。是精能生气，气能生神，古人言之凿凿，余亦何容哓哓。第生死机关，极难确认，新久轻重，更难分别。即以暴吐而死者，先言之平日无恙，忽然呕吐，愈吐愈甚，点水不入，入则反出，大汗如雨，神识昏愦，手足厥冷，脉如悬丝，此脾胃本亏，孤阳离根，由胃而上，大吐不已，胃气暴绝矣。有呕血斗余，或鲜、或瘀，倾囊而出，冷汗如雨，手足如冰，元气暴绝矣。有咳血如泉，急冲而上，内挟血块，其大如拳，壅塞喉窍，吞之而上，逆之血又至，咯之而结块之血不出，气道不通，真气暴绝矣。有忽然泄泻，昼夜不下数百行，饮食入口，随即吐出，或已入胃，随即泻下，大汗气促，神色改变，两脉全无，脾肾暴绝矣。有忽然头痛，渐不可忍，目定神昏，手足抽掣，谵语厥冷，脉非沉细如丝，即数大无伦，此平素精血内亏，肾中之虚阳直逆巅顶，阳气暴绝矣。有房事之后，阴寒乘虚直中，小腹急痛不可耐，呕酸苦味，

喜曲喜按，渐致指甲青黑，手冷如冰，冷汗如雨，真阴真阳暴绝矣。有忽然卒中，五绝皆见，肾元败而阴阳离，两手无脉，大汗出而暴绝矣。有感受时令，二三日间，即传厥少两经，神昏目定，抽掣谵语，舌黑冷汗，正气为邪所耗，阴液灼尽，五脏六腑暴绝矣。若久病而生者，何以见之？如咳嗽、吐血、寒热等症，脉尚未数，饮食未减，河车丸以进，久服不辍，加之心静神藏，善于内养，或半载，或一载，阴液渐回，诸症渐退，久病而生矣。腹胀如鼓，两足及面皆浮，病在脾肾，尚未传肺而变喘咳，惟口渴面赤，大便秘，脉数大，病在阴亏，宜壮水之主；如手足冷，大便泻，脉细迟，病在阳亏，宜益火之原。服药两百日不断，兼之养气吞津，久病而生矣。痛痹在床，手足红肿，叫喊不休，食欲减少，半载不能步履，或滋阴养血，或阴阳两补，参地归杞，久久服之，痛除肿消，久病而生矣。三阴疟疾，延缠不已，或变阴虚而咳嗽，或变阳虚而浮肿，壮水益火，补脾生血，归地参芪，河车鹿茸，合宜而用之，久病而生矣。妇人崩漏，淋漓不止，日久面黄气浮，手足亦肿，腹中亦胀，饮食亦少，大便亦薄，脉息亦细，重进参芪，多投归地，却虑静养，久病而生矣。以上数条，此其大略也。神而明之，因此可以识彼，是在医者自勉之而已矣。虽然，医之而生者，病有元气也；医之而不能生者，脉无胃气也；病可医而终于不能医者，医伐其气也。人生之所赖，惟此气而已，彼精之与神，不又即是而可推哉！

前提后束，中分二段，生死之机，了无遗义。

河车丸

河车一具用甘草煎汤泡洗　人参一两，焙研　山药四两，人乳拌蒸晒　茯苓三两，人乳拌蒸晒

上为末，用黑枣十二两，煮烂去皮核，捣为丸，每早开水下四钱。

活命汤　治暴吐欲绝，急以此汤浓煎，徐徐饮之。随吐随饮。

人参一钱或二三钱　炙甘草一钱　制附子一钱　炮姜一钱

加炒陈米一撮，水煎服。

救元饮　治呕血斗余，鲜瘀并出，急用此饮。

白术二钱，土炒　人参二钱，多加亦可　炙甘草一钱五分　炮姜一钱五分　黄芪三分，炙　当归三钱，酒炒

水煎服。

生脉散　治咳血，真气暴绝，急用此饮。

麦冬三钱　五味子五分　人参二钱

加童便一杯，水煎服。

附子理中汤见审虚实门治忽然泄泻，不下数百行，饮食即吐。

八味地黄汤见中风门治忽然头痛渐不可忍，目定神昏等症。

六味回阳煎　治房事之后，阴寒乘虚，直中小腹等症。

熟地三钱　人参二钱　制附子一钱　白术一钱，炒　丁香五分

水煎服。

参附救生汤　救忽然卒中，五绝皆见。

附子二钱　人参三钱　炒陈米二钱

加姜一片，水煎灌之。

六味参附汤　治感受时疫，二三日即厥，神昏目定等症。

熟地三钱　生地三钱　人参一钱　当归二钱　甘草一钱　附子一钱

加稻上露水，或荷叶上露水，煎服。

中风

窃怪中风一证，古法相传，皆谓六淫之邪，外风之袭，药投表散清凉，如三化续命愈风等汤，议论纷纭，训示谆谆。后人守定此法，以为先贤必不我欺，岂料指鹿为马，遵法奉行，药下咽而即毙。呜呼！何医学之不明，而人心

之愚昧如是耶。即一二有识之士，以类风辨之，以真风目之。然类风者，犹不离乎风，而有似于风；真风者，则实指为风，不能舍六淫之外，而又有所谓风也。今中风之证，其果六淫之风乎哉？又谓中风须分闭脱两种，闭则有六经之证，脱则有五绝之险。夫脱为五绝之险是矣，而闭兼六经之证，亦不外仲景伤寒之所谓中风脉浮缓，自汗出而发热也。今中风之证，其果仲景之所谓中风乎哉？盖外风为阳邪，其中人也，必先皮毛而入，决不比阴寒之邪，不从阳经而直中三阴之速。设中属外风之说，则当入伤寒一门，何必于伤寒之外，而又立中风之条。风邪最轻，从无直中伤人之患，何中风疾发有顷刻垂绝之危？仲景《伤寒》于中风症脉，言之极详，何未闻将中病同发明于伤寒中风之内。以此辨之，则向之所谓风，为真风，谓症兼六经者，其何说之辞？况经谓虚邪偏客身半，未尝云实；营卫衰则真气去，明是云虚。其言微，知可治，甚则不能言，不可治，从根本而验生死，又何尝言及外风与六经之形症耶。即言及外风者，亦不过外感之表邪，自有头痛身痛寒热之兼症耳。明张景岳直辟前人之误，断以非风之名，可谓发千古之未发。奈病家卒不知信，医家卒不知从，旁人卒不知解，有令人读是书而不禁三叹者矣。夫风自内生，属东方之木气，气动便是火，火动便是风，是气也，火也，风也。分而言之，有三者之名；合而言之，则有一无二之别，且风亦不过气之逆火之炽耳，并非气之外而别有火，火之外而别有风也。第此火发于肾，虚多而实少；此风根于气，阴亏而阳弱。是以中证之发，大约精血内亏，元气内败者，为此证之大旨。如亏在阴则虚火无制，亏在阳则真气无根，当此之际，必有一股虚气从肾中间，上夹脊，穿昆仑，过泥丸，直到命门。而三阴三阳之气，突然而散，脏腑之气，亦随之而去，此所谓五绝之脱候也。若症之轻者，乃一半精气未败，尚可挽回于万一，苏后必半身不遂，经所谓偏枯之证者此也。其口眼歪斜

者。筋无精血荣养也。其舌喑不能言者，脾肾元亏，不能上达舌本也。其口流涎沫者，脾亏不能摄津液，肾亏不能藏津液也。其口噤不开者，阳明之筋，虚火灼而劲急，真气寒而拘挛也。治法五绝症见，宜用参附汤、参术汤、大补元煎之类，以救垂绝之危险；偏中症见，宜用地黄饮子、八味、生脉汤、六君子汤之类，以扶余生之岁月。脾肾大败，宜用六君子汤、四君子汤、归脾汤之类，以回中焦之谷气。肝血大亏，宜用人参养营汤、归芍地黄汤、八味生脉汤之类，以生肝木之汁少。倘内有燥热，风火相煽，亦令人暴厥，虽古法有白虎之方，然不若壮水补阴为稳。盖火之有余，乃水之不足；阳之有余，乃阴之不足也。噫！中年之后，始有是症，三旬以前，从无是患；形体丰肥，每遭此祸，质弱清癯，仅见此厄，不亦精血亏，真气衰之明效大验乎！倘庸医必以外风强辨，试问此风何不及于幼少，而必及于老壮；少及于清癯，而多及于丰肥者？又将何说以解之耶？故临川陈先生曰：治风先治血，血胜风自灭，旨哉言乎！

中风之论，随方书所载，人云亦云，不几误乃公事乎。本经酌议洗尽谬说，方属上工见解，后学遵而行之，阳春满眼矣。

参附汤

人参一两　川附子五钱

姜水煎服。

参术汤

人参二钱　白术二钱，炒　黄芪二钱，炙陈皮一钱　白茯苓一钱　甘草一钱，炙

水二盅，煎八分，食远服。

大补元煎

熟地五钱　人参三钱　山药二钱　枸杞子二钱　杜仲二钱　当归二钱　甘草一钱，炙　山萸肉一钱

水二盅，煎八分，食远服。

地黄饮子

熟地　巴戟肉　山萸肉　肉苁蓉酒洗　石

斛 川附子 五味子 白茯苓 石菖蒲 肉桂 远志肉 麦冬

上各等份，每服五钱，入薄荷少许，生姜同大枣煎服。

八味生脉汤

熟地五钱 人参一二钱或五七钱 麦冬二钱 山药一钱五分 山萸肉一钱五分 丹皮一钱 茯苓一钱 肉桂五分 泽泻五分 五味子五分 川附子五分

水二盅，煎七分，食远温服。

四君子汤

人参二钱 白术二钱炒 茯苓二钱 甘草二钱炙

加姜枣，水煎服，或加粳米百粒。

六君子汤

即四君加陈皮一钱五分 半夏一钱五分 或加锅心焦三钱

如前煎服。

归脾汤

人参二钱 白术二钱,炒 茯神二钱 枣仁二钱 黄芪二钱,炙 当归一钱 远志一钱 木香五分 甘草五分,炙 龙眼肉七枚

煎七分，食远服。

人参养营汤

人参一钱 白术一钱炒 黄芪一钱炙 白芍一钱五分炒 当归一钱 陈皮一钱 肉桂一钱 甘草一钱炙 熟地七分 茯苓七分 远志五分

加姜枣，水煎服。

归芍地黄汤

熟地五钱 当归三钱 山药二钱炒 萸肉一钱 白芍一钱五分炒 茯苓一钱五分 丹皮一钱 泽泻五分

水二盅，煎七分，食远服。

三化汤

厚朴姜制 大黄 枳实 羌活各等份

每服三两，水三升，煎至一升，终日服，以微利即止。

金匮续命汤

治中风肢体不收，口不能言，冒昧不知痛处，拘急不能转侧，并治伏不得卧，咳逆上气，面目浮肿。

麻黄去节 人参 当归 石膏 桂枝 川芎 干姜 甘草各三两

上九味，以水一斗，煮取四升，温服一升，当小汗，薄覆脊，凭几坐，汗出即愈，不汗更服，无所禁忌，勿当风。

千金大续命汤

即前方内去人参加黄芩。荆沥元戎方用竹沥。

小续命汤

千金 通治八风五痹痿厥等疾，以一岁为总，六经为别，春夏加石膏、知母、黄芩，秋冬加官桂、附子、芍药，又于六经分别，药内随症细分加减，自古名医，不能越此。

麻黄去节 人参去芦 黄芩去腐 芍药 甘草炙 川芎 杏仁去皮尖,炒 防己 官桂各一两 防风一两五钱 附子五钱,炮去皮脐

上除附子、杏仁外为粗末，后入二味和匀，每服五钱，水一盏半，加姜五片，煎至一盏去渣，稍温，食前服。

愈风汤

治中风诸症，当服此药以行通诸经，则大风悉去。纵有微邪，只从此药加减而治之。若初觉风动，服此不致倒仆，此乃治未病之要药也。

羌活 甘草 防风 当归 蔓荆子 川芎 细辛 黄芪 地骨皮 独活 秦艽 黄芩 芍药 枳壳 人参 麻黄 白芷 甘菊 薄荷 枸杞子 知母各三两 生地黄 苍术各四两 肉桂一两

上㕮咀，每服一两，水二盅，生姜三片，煎七分，空心临卧服。空心一服，吞下二丹丸，谓之重剂，临卧一服吞下四白丹，谓之轻剂。假令一气之微汗，用愈风汤三两，加麻黄一两，作四服，加姜七片，空心服，以粥投之，得微汗则佳。

便不通利，用愈风汤三两，加大黄一两，亦作四服，每服加生姜五七片，临卧煎服，得

利为度。

景岳曰：中风一证，病在血分，多属肝经。肝主风水，故名中风，奈何自唐宋名家以来，竟以风字看重，遂多用表散之药，不知凡病此者，悉由内伤，本无外感。既无外感，而治以发散，是速其危耳，若因其气血留滞，而少佐辛温，以通行经络则可，若认风邪，而必用取汗以发散则不可，倘其中亦或有兼表邪而病者，则诸方亦不可废，录之亦以存古人之法耳。

昏，大汗出而元神散。群医皆曰：此复中也，不可救也，药之误也，真可畏也。噫，晚矣！

透发《内经》营卫衰，则真气去之旨，足以昭示来兹。

补肾生肝饮 治肝肾精亏，经脉失荣，血不运行，气不贯通，气血两虚，不仁不用。

当归二钱　熟地三钱　白芍二钱，炒　女贞子二钱　山药一钱五分，炒　人参一钱　枸杞子一钱五分　丹参一钱　炙甘草一钱

水二盅，煎七分，食远温服。

偏中

偏风一证，名曰类中。类中者，有类于风，而实非风也。譬如树木一边叶枯，则不能灌溉而欣欣向荣，人身之四末，亦犹是也。经曰：虚邪偏客于身半，其入深者，内居营卫，营卫衰则真气去，邪气独留，发为偏枯。可见《内经》谓邪为虚邪，而非外袭之风也明矣。盖肝肾精亏，经脉失荣，血不运行，气不贯通，气血两虚，不仁不用，是以脉中脉外，皆少生动之机，或左或右，无非气血之败。善医者补肾生肝，掌得血而能握，足得血而能步矣。填实下元，肾气回而经脉通，上达舌本，语不蹇涩矣。益气生精，筋脉得血滋养，而营卫之气不失常度，口无歪斜矣。培补脾土，为胃行其津液，灌溉四脏，口涎收摄矣。夫肝邪之为害，实由肝血之亏虚，血虚则燥，气生而木从金化，风必随之。血虚则火性烈，而津为热灼，痰自生焉。治此者，当养血以除燥，则真阴复而假风自灭；补水以制火，则肾气充而虚痰自化；补阳以生阴，则元阳回而水泛自消。风痰之药，不可用断断如也。设也误认内生之风，为外入之风，而竟以外风之药进之，则枯者益枯；误认内生之痰，非津化为痰，而竟以攻痰之药进之，则亏者愈亏。诚如是也，则一边之废，已离恃其无虞，而耗气败血，势必龙火无制，从命门丹田之间，直冲髓海，斯时五绝见而人事

眩运

眩运一证，有虚运、火运、痰运之不同，治失其要，鲜不误人。医家能审脉辨症，细心体会，斯病无遁情，而药投有验矣。曷言乎虚运也？如纵欲无节而伤阴，脱血过多而伤阴，痈脓大溃而伤阴，崩淋产后而伤阴，金石破伤失血，痛极而伤阴，老年精衰劳倦，日积而伤阴，大醉之后，湿热相乘而伤阴。其症面赤耳热，口干不渴，烦躁不寐，寒热往来，大便秘而小便赤，其脉或弦细而数，或弦大而数，或细涩而数，无非精血受亏，阴虚为病。盖蒂固则真水闭藏，根摇则上虚眩仆，此阴虚之运也。如劳倦费神而伤阳，呕吐过甚而伤阳，泄泻无度而伤阳，大汗如雨而伤阳，悲哀痛楚，大呼大叫而伤阳。其症面色青惨，神倦气乏，畏寒厥冷，身面浮气，大便泄泻而小便清，其脉或沉细而微，或弦细而迟，或浮大而空，无非元阳被耗，气虚为病。盖禀厚则真火归藏，脏亏则气逆上奔，此阳虚之运也。治阴虚者，用六味归芍汤，加人参之类，壮水之主，以生精血；治阳亏者，用八味养血汤，加人参之类，益火之源，以生元气，所谓滋苗者，必灌其根也。曷言乎火运也？如房劳则火起于肾，暴怒则火起于肝，思虑则火起于脾，两耳磬鸣，两目昏黑，上重下轻，眩仆卒倒，脉象细弱，无非动乱劳扰，虚火为用。盖火藏则清明内持，动扰则掉摇散乱，此虚火之运也。若实火眩运者，

其人必强健，其症必暴发，其渴必引饮，其脉必洪数。其呕酸苦水之味，运稍定。其饮食寒冷之物，运稍缓。其大便燥结解后，运稍止。无非风火相搏，实热为害。盖有余则上盛而火炎，壅塞则火炽而旋转，此实火之运也。治虚火者，宜六味汤、逍遥散之属，滋阴以制火，疏肝以养脾。治实火者，宜三黄汤、竹叶石膏汤之属，清降以抑火，辛凉以泻热。所谓虚火可补，实火可泻也。曷言乎痰运也？如水沸水泛，则痰起于肾，风火生涎，则痰起于肝，湿饮不行，则痰起于脾。头重眼花，脑转眩冒，倦怠嗜卧，食饮不甘，脉象缓滑，无非疲劳过度，虚痰为虚。盖清升则浊阴下走，气滞则津液不行，此虚痰之运也。若实痰眩运者，其症实而脉实，其积热在阳明，其阻塞在经络，其郁遏在肠间，无非风火结聚，积痰生灾。盖液凝则浊阴泛上，饮停则火逆上升，此实痰之运也。治虚痰者，宜六味、八味、归脾之属，补脾肾之原，治痰之本。治实痰者，宜二陈汤加芩连、滚痰丸之属，逐肠胃之热，治痰之标，所谓实实虚虚，补不足而损有余也。大抵虚运者，十之六七；兼痰火者，十之二三。即伤寒眩运，虽有表散之法，亦多因汗吐下后，虚其上焦元气所致。且今人气禀薄弱，酒色不谨，肝肾亏而内伤剧，致眩运大作。望其容，则精神昏倦也；闻其声，则语言低微也；察其症，则自汗喘促也；切其脉，则悬悬如丝也。当此之时，须执一定之见，毋惑多歧之臆说，惟投参芪术附重剂，多进庶可转危为安。倘病家畏骤补而生疑，医家见骤补而妄驳，旁人因骤补而物议，以虚证为实火，以参芪为砒毒，点滴不尝，卒中之变，至危脱之象现，虽有智者。亦无如之何矣，岂不惜哉！

大呼大应，发明脉因症治之理，条分缕析，而又结出望闻问切之情，法精辞畅，气象沉雄，直逼西汉大家。

六味归芍汤 见中风门

八味养血汤

熟地五钱　当归三钱　山药二钱　炒肉桂五

分　茯苓一钱五分　白芍一钱五分炒　附子五分　丹皮一钱　泽泻五分　山萸肉一钱

水二盅，煎七分，食远服。

四君子汤 见中风门

八味生脉汤 见中风门

逍遥散

柴胡　当归　白芍炒　白术炒　茯苓　甘草各等份

上加生姜，水煎服。

六味汤 见审虚实门

三黄汤

黄连　黄柏　黄芩各等份

水二盅，煎七分，食远温服。

竹叶石膏汤

石膏一两　人参三钱　麦冬三钱　半夏二钱　甘草二钱　竹叶二十片　粳米一撮

此系今方分两，非仲景旧法。水二盅，姜三片，煎服。

归脾汤 见中风门

八味汤

熟地五钱　山药二钱，炒　茯苓一钱五分　丹皮一钱　泽泻五分　山萸肉一钱　附子五分　肉桂五分

水二盅，煎七分，食远服。

二陈汤

茯苓三钱　陈皮三钱　半夏三钱　甘草一钱

上加姜三片，水煎服。

滚痰丸

青礞石硝煅，金色一两　大黄酒蒸　黄芩各八两　沉香五钱

上为细末，滴水为丸，如梧桐子大，每服三五十丸，量人强弱加减。

补肝养荣汤 治亡血血虚，眩运心烦，如坐舟车，举头欲倒。

当归　川芎各三分　白芍炒　熟地　橘皮各一钱五分　菊花一钱　甘草五分

水煎服。

益气补肾汤 治色欲伤肾，气逆不能归元，眩运耳鸣耳聋。

人参 黄芪各一钱二分，蜜炙 白术二钱，土炒 白茯苓一钱 炙甘草五分 山药炒 山萸肉各一钱五分

加姜水煎。

羚羊角散 治一切头眩。

羚羊角 茯神各二钱五分 川芎 防风 白芷 半夏汤洗，各五钱 枳壳 附子各二钱五分

共为细末，每服四钱，水一盏，慢火煎七分温服。

燥证

燥证何自而起哉？有外因者，六淫之一也。有内因者，血液之枯也。医家往往误治，不辨脉之虚实，症之新久，体之强弱，概以燥病为外邪，而药投清凉剥削，无怪乎操刀杀人者矣。夫外因之燥，非雨露愆期，即秋日暴烈，非南方不毛，即北方风劲，气偏阳亢而燥生。大约气从皮毛而入者，则肺受之。肺受燥气，咳嗽咽痛之症见矣；从口而入者，则胃受之。胃受燥气，结胸便秘之症见矣。明喻嘉言谓秋伤于燥，冬生咳嗽，议论发前人之未发，而清燥一方，创自己意，可为治燥之灵丹。至于结胸便秘，世俗多以伤寒混治，不知燥则生火，津液耗而肠胃干，大小陷胸之法，利于体实，而不利于体虚者也。可不慎欤！若内伤之燥，本于肾水之亏，精血之弱，真阴之涸。在肺则清肃之令不行，咳逆口渴，皮聚毛落矣；在肝则将军之性不敛，胁痛暴怒，筋急拘挛矣；在脾则生血之原不运，蓄瘀便结，皮肤不泽矣。欲治其燥，先贵乎润；欲救其脾，先滋乎肾。诚以肾主水，而藏五脏六腑之精，养百骸而为性命之本。若肾阴足而及于肺，水道可以通调；肾阴足而及于肝，木气可以向荣；肾阴足而及于脾，四脏可以灌溉，燥无自而生也。第水日亏而火日炽，决非清凉之味所可疗，必须重用六味归

芍汤，合生脉散为主治。肺燥则加沙参、天冬、梨汁之属，肝燥则加丹参、枣仁、乳汁之属，脾燥则加柏子仁、松子仁、甘蔗汁之属，此燥病之正治也。倘久病而气因精虚，参芪河车及八味等汤，亦宜急投。盖阳生则阴长，气化则血润，此燥病之反治也。虽然，草木之枯，得雨滋荣；人身之燥，非血不泽，参乳汤救燥病之根，活命饮治燥病之原，又何必纷纷而他求耶？经不云乎：诸涩枯涸，干劲皴揭，皆属于燥，又曰燥胜则干，其为血液之涸，已明效大验。即如膈病之枯，胃之燥也；消病之渴，肺之燥也；爪甲之焦，筋之燥也。产后之痓，血之燥也。而敢谓治燥证为易易哉！庸医必以此证为实，不惟清凉药进，而反以燥药治燥病，不亦犯《内经》刚与刚阳气破散，阴乃消亡之旨乎。

燥则当润，经义如是，得其肯綮。治燥之效，有不捷于影响乎。

清燥汤

桑叶经霜者三钱 石膏煅，二钱五分 胡麻仁一钱，炒研 甘草一钱 阿胶八分 人参七分 麦冬七分 杏仁去皮尖炒黄，七分 枇杷叶去毛蜜炙，一片

上九味，以水一碗，煎六分，频频二三次，滚热服之。

六味归芍汤 见中风门

八味汤 见审虚实门

生脉散 见知生死门

参乳汤

人参一钱 人乳一杯

不拘时服

活命饮

人参二钱 锅焦一两

水煎和参汤服。

滋燥养荣汤 治外燥皮肤皴揭，筋爪枯焦。

当归三钱 熟地二钱 白芍一钱，炒 秦艽一钱 黄芪一钱 防风八分 甘草五分

水煎服。

肝血虚则风热而金燥，故令皮肤皱揭而筋燥爪枯也。以当归芍地滋润荣血，而以芎防参草消风燥。

活血润燥生津饮 治内燥津液枯少。

当归一钱　白芍一钱，炒　熟地一钱　天冬八分　麦冬八分　栝楼根八分　桃仁八分，烂研如泥　红花五分

水煎服。

燥者，血液少而生也。归芍地黄，沉阴可以养血；瓜蒌二冬，甘寒可以生津；桃仁红花，滋濡可以润燥。

湿证

湿之为病，有外因内因之不同，有湿热寒湿之各别，苟不辨表里、察虚实而求本施治，未有不误人于反掌间者矣。如外因之湿也，有感天地之气者，则雨露水土之属；有中阴湿之气者，则卧地湿衣之属，多伤人皮肉筋脉者也。内因之湿也，有由于饮食者，则酒酪炙煿之属；有由于停积者，则生冷瓜果之属，多伤人脏腑肠胃者也。其见症也，在肌表则为发热，为恶寒，为自汗；在经络则为痹为重，为筋骨疼痛，为腰痛不能转侧，为四肢痿弱酸痛；在肌肉则为麻木，为跗肿，为黄疸，为按肉如泥不起；在脏腑则为呕恶，为胀满，为小水秘涩，为黄赤，为大便泄泻，为后重癫疝等症。然在外者为轻，在内者为重，及其甚也，则未有表湿而不连脏者，里湿而不连经者。此湿病之变，不为不多也。况湿从内生，多由气血之虚，水不化气，阴不从阳而然，即湿从外入，亦由邪之所凑，其气必虚之故。若泥于治湿，不利小便，非其治之旨，而概以湿为实证，岂不误施而犯虚虚之戒耶。夫湿从土化而分王四季，故土近东南则火土合气，而湿以化热，如脉滑数，小便赤涩，大便秘结，引饮自汗者。方是热证治法，宜清宜利，四苓散大小分清饮，茵陈饮之类主之。土近西北，则水土合德，而湿以化寒，

如脉细迟，小便清白，大便泄利，身痛无汗者。方是寒证治法，宜温宜燥，五苓散、理中汤、金匮肾气汤之类主之。大抵湿中有火，则湿热熏蒸而停郁为热，湿中无火，则湿气不化而流聚为寒。且内湿之症，属阴虚者，因湿生热而阴愈虚，阴虚则精血内耗，而湿热反羁留而不动；属阳虚者，因湿化寒而阳愈虚，阳虚则真火内败，而寒湿更积蓄而不消。是以医家察脉，而确知其为阴虚生湿也，须用壮水补阴之品，则真水运行而邪湿必无所容；察脉而确知其为阳虚生湿也，须用益火补阳之药，则阳气流通，阴湿不攻而自走。可见内伤外感之症，皆由元气虚弱，致湿邪内而发之，外而袭之。经曰：壮者，气行则已；怯者，着而为病。彼妄行攻击，喜投推荡者，安可不兢兢自慎哉。盖脾元健运，则散精于肺，而肤腠坚固，外湿无由而入也。肾气充实，则阴阳调和，而升降有度，内湿何自而生乎。不然者，徒知表汗燥湿，利二便之法，而不惜人元气，将见肿胀泄泻之症变，而议论更多臆说矣。

开鬼门，洁净府，人以为确守经义，而不顾元气，宜其人甚多而湿病之根难拔。先生卓见，自不雷同。

四苓散

泽泻一两七钱五分　猪苓　茯苓　白术炒，各七钱五分

古法为末，今法以水煎服。

五苓散

即前方减泽泻五钱，加肉桂五钱。

古法为细末，每服二钱，白汤调下，今法以水煎服。

大分清饮

栀子炒焦　猪苓各四钱　茯苓　泽泻　木通各二钱　枳壳一钱　车前子一钱

水一盏半，煎七八分，食远温服。

小分清饮

茯苓三钱　泽泻二钱　苡仁二钱　猪苓二钱

枳壳一钱　厚朴一钱

水盅半，煎八分，食远服。

茵陈饮

茵陈　栀子焦　泽泻　青皮各三钱　甘草一钱　甘菊花二钱

用水三四盅，煎二盅，不时陆续饮之。

理中汤

人参　白术炒　炮姜　甘草炙，各一钱五分

水煎服。

金匮肾气汤

熟地三钱　茯苓一钱五分　山药一钱　牛膝一钱　山萸肉一钱　车前子一钱　丹皮八分　泽泻五分　附子五分　肉桂五分

水煎温服。

头痛

头痛一证，病家视其微疾而轻忽之，医家尽认伤寒而妄治之。药投而病渐增，病增而药愈乱，束手无策，待毙莫救，此辨之不可不早也。夫经言外感有头痛，内伤亦有头痛，岂容混治，而无所区别？第外感头痛，有痛在阳经，有痛在阴经，如太阳、阳明、少阳、头痛属阳经；厥阴头痛属阴经，然其初发，必寒热，其背必酸痛，其项必强痛，其目珠额前痛，其耳聋两胁痛，其脉必紧数，其厥阴无身热呕而吐沫。若素无头痛之患，而忽然暴发痛，兼表证，痛亦隐隐，及按之摩之、缚束之，而痛不定者，乃外感之头痛。治在风池风府，调其阴阳，汗在表而散在巅，清在阳而温在阴也。内伤头痛，有痛在阴虚，有痛在阳虚。如火升巅顶作痛者，必烦躁内热，面赤口渴，大便秘结，其脉必大数而空，或细数而弦，属阴虚；如寒冲髓海作痛者，必羞明畏寒，手足厥冷，面多青惨，大便溏泄，其脉必细迟而微，或虚大无力，属阳虚。然其初发无寒热，无急痛，不可忍，其精神必倦怠，其饮食必不甘。若素有头痛之患，忽然暴发痛，无表证，阴分痛甚，及按之摩之、

缚束之而痛稍缓者，乃内伤之头痛，治在水火二脏，调其营卫，补真阴而益元阳，病在上而治在下也。夫六腑清阳之气，五脏精华之血，皆会于头，为至清至高之处，故为天象，谓之元首至尊，而不可犯者也。凡手之三阳，从手走头，足之三阳，从头走足，以为常度，则无头痛之患；苟外因风寒雾露之触，内因痰火湿热之熏，及偏正头风之症，虽痛不见杀人于数日之间。而杀人于数日之间者，则为内伤之真头痛也。盖脑为神脏，谓之泥丸宫，而精髓藏焉，人生精气，实于下则髓海满于上，精神内守，病安从来？无如以酒为浆，以妄为常，醉以入房，以欲竭其精，以耗散其真，致肾气不充，而髓海空虚，肾阴不足，而阴火冲逆，肾阳不壮，而寒气通脑。医者不达其故，复投羌防辛芷之属温之散之，夫既亏在阴矣，我又从而温之，不益亏其真阴乎？既亏在阳矣，我又从而散之，不愈亏其真阳乎？无怪乎变症蜂起，痛极而厥。吾见神为之昏，目为之定，牙为之噤，舌为之黑，面为之戴阳，手足为之抽掣，语言为之谵妄。斯时真知其亏在阴也，则用六味归芍汤，加人参童便之属，壮水之主，以镇阳光；真知其亏在阳也，则用八味养血汤，加人参、鹿茸之属，益火之源，以消阴翳。此证尤惟妇人血海空虚者，多有此患，安可不法《内经》精则养神，柔则养筋之旨，而以补元为汲汲耶？奈何庸碌之辈，不明肝肾为髓海之原，精气为神藏之根，一见头痛，概以伤寒目之，湿热疑之，食滞谓之。人事清则曰病在伤寒三阳经，人事昏则曰病在伤寒厥阴经，及至病势危笃，险证叠见，医者尚引伤寒书需待用药，不知病者竟以头痛剧而顷刻亡。医术不精，误人性命，有令人不寒而栗者矣。夫痛在经者，轻而易治；痛在脏者，重而难疗。若头风而害目者，肝阴亏则内风动摇，邪害空窍，痛在经也。头痛而昏愦者。脑脏伤则神志失守，心火不宁，痛在脏也。头痛而痰厥者，阳虚则气寒而饮聚，阴虚则火炽而液凝，经脉不行，阴阳

之气，不相顺接也。头痛而积热在阳明，实火实痰为疟，脉洪数大而有力者，则又利于清凉攻下也。头痛而红肿壮热，口渴脉浮数而有力者，此大头天行时热之邪，宜从疫法治也。头痛而手足寒，且青至节，脉悬悬欲绝者，此危脱之症，且发夕死，夕发旦亡，不及药治，药亦不能治也。予因阅历头痛之害，病家之愚，医药之误，伤人之速，故作是篇，敢谓后学之准绳，亦令其触目惊心，不敢以人命为儿戏耳。

头痛一证，诸说纷纭，皆择焉而不精，语焉而不详，得此畅论，至言群言可废。

六味归芍汤 见中风门

八味养血汤 见眩运门

贞元饮

熟地五钱　当归三钱　炙甘草一钱

水二盅，煎服。

定痛明目饮 治头痛目生翳膜，红肿如破。

生地五钱　龟甲三钱　当归三钱　白芍一钱五分，炒　石斛一钱　丹皮一钱　菊花一钱　夏枯草一钱　羚羊角水磨冲入

加桑叶五片煎，好童便一杯冲入。

救元补髓汤 治头痛昏愦，心主不明，则十二官危，此方救之。

熟地五钱　人参三钱　当归三钱　紫河车一钱　茯苓一钱　麦冬一钱五分　枣仁一钱五分，炒研　熟附五分　鹿茸一钱　五味子七粒

加桂圆肉五枚，水二盅，煎服。

醒迷汤 治头痛厥逆，痰聚胞络，目定口噤，手足冷过肘膝，阳气虚寒者宜之。

人参三钱　白术二钱，土炒　当归三钱　茯苓一钱　白芍一钱，炒　半夏一钱　杜仲二钱，炒　陈皮八分　枣仁一钱，炒研　炙甘草八分　川附子五分

加大枣三枚，煨姜三片，水二盅，煎服。

普济消毒饮 治大头天行，红肿壮热，口渴脉有力等症，此方主之。

黄芩五分，酒炒　黄连一钱，酒炒　人参一钱　橘红五分　元参五分　生甘草一钱　桔梗一钱　鼠黏子八分，炒　柴胡五分　薄荷叶六分　连翘八分　板蓝根五分　马勃五分　升麻七分　白僵蚕七分，炒

上为细末，半用汤调，时时服之。半用蜜丸噙化，服尽良愈，或加防风、川芎、当归、薄荷、细辛，水二盅，煎一盅，食远稍温服。如大便硬加酒蒸大黄一二钱以利之。或热肿甚者，以砭针刺出其血。《心悟》云：体虚加人参五分。又云此证须用贝母、人中黄、荷叶为妙，发颐证倍柴胡、丹皮，喉咙肿痛，倍桔梗、甘草。

既济豁痰汤 治头痛厥逆，痰聚胞络，目定口噤，手足冷不过肘膝，阴虚有火者宜之。

生地三钱　白芍一钱，炒　茯神三钱　钩藤三钱　丹皮一钱五分　当归二钱　柏子仁二钱　枣仁二钱，炒研　龟甲四钱

竹沥十匙，水二盅煎服。

暑证

今夫夏日烈烈，为太阳之亢气，人触之者，则生暑病。然有静而得之者为阴暑，动而得之者为阳暑，症各不同，治法迥别，非古法香薷饮一方可以尽之也。阴暑证，富贵安逸之人多有之。因畏暑而贪凉，食瓜果而伤脏也。身贪凉者，内空虚而外寒乘之；食瓜果者，脾胃寒而吐利作焉。其症不壮热，其口不渴饮，其脉或细弱，或虚大为辨，即脉虚身热为伤暑者是也。阳暑证，藜藿劳苦之人多有之。因受暑而中热，热伤真阴，其症头痛大热，口渴大汗，其脉或洪大有力，或洪数有力为辨，即因于暑，体若燔炭，汗出而散者是也。阴暑者宜温补，补中益气汤，生脉散之属；阳暑宜清热，六一散之属；受热而体虚者，六味汤之属，为合法也。盖暑热伤气，益气而暑自消；暑热伤阴，益阴而暑自退。值此阳气外泄之时，毛窍疏通，暑气易入，不救本源，而从事于攻邪，真不明

邪之所凑，其气必虚之旨耳。

阴暑阳暑，辨别极清，益气益阴，治法尤妙。

补中益气汤

黄芪炙，一钱五分　人参一钱五分　甘草炙，一钱五分　当归一钱　白术一钱五分，炒　陈皮五分　升麻三分　柴胡三分

加姜枣，水煎服。

生脉散见知生死门

六一散

滑石水飞细，六两　甘草一两

共为细末，每用五钱，新汲水调服。

六味汤见审虚实门

八味汤见审虚实门

香薷饮　治一切暑热腹痛，或霍乱吐利，心烦等症，按此方惟治阳暑，阴暑不用。

香薷一斤　厚朴姜水炒　白扁豆各半斤炒

每服五钱，水一盅半，煎八分，不拘时温服。

五物香薷饮　治一切暑毒腹痛，霍乱吐泻，或头痛昏愦等症。

香薷　茯苓　白扁豆炒　厚朴姜汁炒　炙甘草各一两

上为咬咀，水一盅半，煎服，本方加黄连即名黄连香薷饮。

十味香薷饮　治伏暑身体倦怠，神昏头重吐泻等症。

香薷二钱　人参　黄芪蜜炙　白术土炒　茯苓　陈皮　厚朴姜汁炒　白扁豆各一钱，炒　木瓜　炙甘草各五分

水一盅，煎七分，食远服。

喘证

喘者息促，气急不能平卧也。外感邪入而为喘，属肺受风寒，其来暴，其脉实，其人强壮，数日之间，忽然壅气，喘咳不得平卧者是也。如近日哮病居多，乃肺金一经受病，药宜甘梗汤加减，此属实喘也。若内伤无外邪中入，乃肺肾受病作喘，其来渐，其脉虚，其人倦怠，或因病后，或因咳久而喘促渐甚，不得平卧者是也。如近日大富羸病，此肾元亏损，肾气不纳而上出于肺，肺为门户而主气，肾气上冲，肺不能主，出多入少，又肺叶胀大，不能收敛，卧则叶向脊，上阻塞气道之路，喘咳更甚矣，此属虚喘也，治宜大补肺肾之原。第内伤之喘，有阴虚阳虚之异，如面赤口渴，大便秘属阴虚；如面㿠白，口不渴，大便泄，手足冷属阳虚。阴虚者，六味地黄汤加减，如麦冬、沙参、苡仁、玉竹、阿胶、童便之属，皆为合法；阳虚者，八味地黄汤加减，如人参、紫河车、枸杞子、菟丝子、杜仲、鹿角胶之属，皆为合法也。然阴虚作喘而补阴是矣，第阴中有阳，服六味汤多剂不应，则又加人参、枸杞子、菟丝子、杜仲、河车之属，取阴阳互根之义也。阳虚作喘而补阳是矣，第阳中有阴，服八味汤多剂不应，则又加沙参、麦冬、玉竹、童便之属，取阴阳相济之义也。治病贵乎贯通，闻一知十，神而明之，存乎其人矣。

阴阳互根，相济之义，发喘证未发之蕴。

甘桔汤

桔梗四钱　甘草二钱

水二盅，煎八分，食后服。

六味汤见审虚实门

八味汤见审虚实门

咳嗽

咳嗽一证，有外感内伤之分，有阴阳虚实之别，医家症脉不察，混治误人，而概以表散风寒之说，尽咳嗽之治法，合病家之意见者，比比皆是也，岂不有愧司命之责乎。夫外感之咳，因偶受风寒，由皮毛而入肺，其症或头痛而身痛，或恶寒而发热，或鼻塞而声重，或鼻涕而气急，其脉或浮大而紧，或弦大而数，及

素无积劳虚咳之症，而忽病咳不已者，即外感之症也。治法宜用甘梗汤升发肺气，使邪从外达，疏通肌腠，使热从表散，此治外感咳嗽之法也。第人生气禀薄弱者居多，肾水不足者居半，肌表空虚，风邪易入。医家不明邪之所凑，其气必虚之理，非投麻桂羌芷，即用细辛荆防，尝谓人曰：肺欲辛以辛泻之，此《内经》之旨也。闭门留寇，寇欲出而无路，致穿窬而走，此医家之忌也。于是坚执逐寇之法，久进表汗之剂，不知肺属娇脏，又属燥金，升提则伤气，辛香则耗液，咳血渐热之症见，而往往症变虚损者多矣。故余治外感初咳，先用甘桔汤数剂，即进六味汤加减，壮肾水以清肺热，补正气以退客邪，屡用屡效，万举万当，非故与俗见相反，而嗜好滋补，亦为生人之性命起见耳。内伤之咳，凡肝肾阴虚于下，而木火刑金者，其症或洒寒而潮热，或形瘦而容减，或痰多而带血，或气短而喉干，其脉或弦大而空，或弦细而数，及素有酒色劳伤之患，而渐致咳嗽日增者，即内伤劳损阴亏之症也。治法宜六味汤补阴敛阳，使肺气充实，补水保元，使虚火归根，此治阴亏咳嗽之法也。又有元阳下亏，而水冷金寒者，其症或畏寒而喘促，或呕恶而泄泻，或水泛而痰冷，或腹胀而食减；其脉或细涩而微，或浮大而迟，及素有下元虚寒之患，而渐致咳嗽日甚者，即内伤阳亏劳损之症也。治法宜八味汤温补真元，使生气上布，填助真火，使阴寒冰消，此治阳亏咳嗽之法也。且内伤之咳，不独肺金为病也，经谓肾脉从肾上贯肝膈，入肺中，循喉咙，达舌本，所以肺金之虚，多由肾水之涸。而肾与肺，又属子母之脏，呼吸相应，金水相生，苟阴损于下，阳孤于上，肺苦于燥，不咳不已，是咳虽在肺，而根实在肾也。司命者，其可不兢兢耶？奈何近日庸工，每遇内伤之咳，惟投清金之药以为稳当，及变症百出，始委之莫救，盖不知肺受他人之侮，我又从而侮之，肺金岂顺王道之化乎？是以治咳而咳愈甚矣。虽然，更有说焉，脾为仓廪之

官，后天之本，散精于肺，有生金之能，灌溉四旁，有益肺之力，若久咳而滋补无功，必须培养脾元，补母以及其子。先贤有言，补肾不如补脾，诚深知肺属辛金，生于巳土，而归脾、四君之属，所宜急进也。总之外感之咳，实中亦有虚，宜寓攻于补内；内伤之咳，虚中或挟实，宜补水兼清。外感之咳，脉数易治，邪退则脉静；内伤之咳，脉数难治，愈虚则愈数。至于疫后咳嗽，热伤真阴也；疟痢咳嗽，脾胃亏虚也；肺痈咳嗽，风寒外袭，积热内发，而蓄有脓血也；肺痿咳嗽，金气外泄，肺脏内损，病剧衰靡也；疮闭咳嗽，皮毛之毒，内攻肺脏，肺受毒害也；支饮咳嗽，脾胃生痰，肺失治节，而清肃不行也；胀满咳嗽，土不制水，浸渍入肺，而关门不利也；哮喘咳嗽，内有夙根，痰塞肺窍，而太阴屡困也；干咳无痰，气不生精，精不化气，而津液枯涸也。种种咳嗽之症多端，调治之法各异，而察色按脉，分别施治者，尤必以补元气为上策也。嗟夫！内外之咳，无非金燥生痒，虚实有辨，岂容混乱而误施。有《内经》咳嗽论在，学者其可不尽心会悟乎哉。

今日治咳嗽者，在外感亦仅得其半，孰知肺肾相关，已土生金之理，惟此能阐明其奥。

甘桔汤 见喘证门

六味汤

八味汤 见审虚实门

归脾汤

四君子汤 见中风门

时气咳嗽

今夫天之杂气有各种，人之感受有重轻，其来也无时，其著也无方，有触之者，各随其气而为诸病焉。如秋冬之交，咳嗽一证，遍于四方，延门合户，众人相同者，此皆时行之气，即杂气为病也。其初起恶寒发热，咳嗽咽干，鼻塞声重，头痛身痛，脉浮而数，或细而数，

医家守五运六气之说，谓此证为风寒所中，而用药多不效，是亦不明气之所至无时，所著无方，而混施误人也。岂知寒热之候，乃杂气中之一种，较疠气疫病为稍轻，认症不确，而治不合法，病安有不转轻为重者哉？盖肺属太阴，居高位，而金体本燥，通肾气而子母相生，惟肾阴素亏之辈，肺脏阴液必虚，坚刚之体，更多燥气，加以秋冬令节，两泽愆期，天之燥气生而外入，肺之燥气动而内发，两相感召，热则风生。肺金畏火，内则咳嗽之症见，肺主皮毛，外则寒热之候作矣。治法甘桔汤加何首乌、玉竹、贝母、黑豆、枇杷叶、麦冬、桑叶、丹皮、地骨皮、梨汁之属，清肺热而润肺燥，俾外入之燥气自解，内发之燥气自平。若不明寒热咳嗽之由，混投辛温发散之药，将见肺愈燥而愈咳，肺愈咳而愈喘，是所谓火上添油者矣。如进前药不应，则用六味汤除山萸，加麦冬、沙参、童便、梨汁之属，壮水保金，益阴退热，无不立效。如体素阳虚，则用六味汤加枸杞、杜仲、炙甘草、胡桃肉之属，甘润养阴，甘温养阳，方为两全。倘素有咳血之患，哮咳之疾，及产后、老人、病人，而忽感此证，表散妄用，则无有不丧命者也。嘉言喻氏，谓秋伤于燥，上逆而咳，发为痿厥，燥病之要，一言而终。祇以误传燥病为伤湿而解者，竟以燥病为湿病，遂至经旨不明，今一以论之，而燥病之机，了无余义，真独开门户，破千古之溃溃矣。夫天之燥气入肺，金伤而受火刑，化刚为柔，燥极生痒，不咳不已，如以燥治燥，恬于操刃，曾不顾阴气消亡之旨耶。《内经》曰：秋伤于燥，冬生咳嗽；又曰：必先岁气，毋伐天和。司命者，其可不知天时人事之理，而徒泥于辛甘发散之法，竟祸人于反掌间哉。

言言是理，字字是法，轩岐复生；不过是矣，藏之金匮可也。

甘桔汤 见喘证门

六味汤 见审虚实门

吐血

血也者，总统于心，藏受于肝，生化于脾，宣布于肺，施泄于肾。为七窍之灵，为四肢之用，为筋骨之柔和，为肌肉之丰盛。滋养五脏，而神魂得以安充；实皮肤而颜色得以润调，和营卫而津液得以运行，二阴得以通畅。凡形质所在，无非以血为用，是一身百骸，表里之属，惟赖此血，以为生人立命之根者也。夫血属阴精，本纯静而不动，必随气之转动，而血亦运行而不息，如日月之丽天，而无所阻碍，如江河之行地，而无所壅塞。所谓气如橐龠，血如波澜，营行脉中，卫行脉外，阴阳和而水火藏，安有阳络受伤，血从外溢之理哉？奈何膏粱之人，暴怒而伤肝阴，忧思而伤心脾，酒热而伤肠胃，阴血无不受亏；惟色欲过度，损伤肾气者为最剧。当此之时，真阳失守于阴分而无根，虚火浮泛于上，致营行迟而卫行疾，营血为卫气所迫，而上逆肺窍，脏伤而血妄动，咳血咯血唾血之候见矣。即胃火炽盛，而血大吐，乃阳明之本病，固不待言，至若怒气上逆而呕血者，肝木之邪乘胃也。欲火上炎而呕血者，火发原泉，阴邪之乘胃也。由此观之，凡五志之火，皆能由胃而奔迫上冲，直出咽窍，腑伤而血妄溢，或暴吐而色鲜，或暴脱而色黯矣。盖血出喉窍，逆行气道，病虽在上，而根在下，病虽在肺，而源在肾，故赵氏谓咳嗽咯唾之血，皆少阴之火上奔，以子母相顾，金水相生，呼吸相应者，而尽属肾病也。若血出咽窍，虽属多气多血之海，较脏血上溢，而杀人之烈者为稍轻。然气血由此而亏，营气由此而耗，谷气由此而减，其能免虚虚之祸乎？是以医家当审病情轻重，凡偶有所伤，而根本未摇者，轻而易治；内有所损，而症剧脉数者，重而难疗。如肝肾阴虚，或为咯血，或为咳血，或为唾血，而脉静芤大，或细弱微弦，惟用甘醇补阴，培养络脉，使营气渐回，而阴火归根；如血久咳逆，阴亏已甚，而脉急浮大，或弦细紧数，虽投壮水益阴，培补肺肾，奈真元已败，而脏损无救。如咯血过多，骤伤真阴，龙火不归宅窟，斯时脉则微细无神，症则自汗喘促，声则语言低微，此危急虚脱之险症，大进参、地、鹿茸、附子、童便之属，回元气于无何有之乡，救真阳于将断绝之时，所谓引火归原，逆者从治，或冀回生于万一也。如阳明积热，吐血成块，有火证火脉可据，治宜清火而血自安，犀角地黄汤主之。如怒动肝火，载血上逆，从胃而吐出者，治宜平肝而血自安，加味逍遥散主之。如劳伤心脾，血走空窍，从胃而吐者，治宜救本而血自安，归脾汤主之。如饮酒过多，脾胃受伤，而血从胃出者，葛花解醒汤主之。如欲念妄动，肾火冲逆于胃，而血从胃出者，治宜壮水而血自安，六味地黄汤主之。如阳虚阴走，胃中脱瘀，阴分受亏者，宜补精以化气，正元饮主之。阳分受亏者，宜补气以生精，八味生脉汤主之。又尝见暴吐失血，来如涌泉，垂危于顷刻者，速以补气为主。盖有形之血，不能骤生，无形之气，所宜急固，但使气不尽脱，则命犹可保，血渐可生。须用人参二两为末，加飞罗面钱许调服，此正血脉益气，阳生阴长之法也。大抵上逆之血，宜补水以制火，而寒凉不可轻投，宜补阳以生阴，而反治多有奇效。且土为万物之母，有生化精血之能，胃为五脏之本，有灌溉一身之力，古人有言一切血证，须以四君胃药收功，盖深知阴血生于阳气，而脾土健运，则中焦取汁变化为赤。司命者，其可不惓惓于东垣《脾胃论》而加之意哉。

失血之人，非有大损于脏腑，则血不易以至，断未有真阴足而血妄动者，亦未有元气充而血不摄者。惟深明阴阳之理，议论自突过前贤。

犀角地黄汤

生地　白芍炒　丹皮　犀角镑末极细，各一钱五分

上将上三味，水煎去渣，入犀角末服。

加味逍遥散

当归一钱　白芍一钱　茯苓一钱　柴胡一钱　丹皮五分　栀子姜汁炒黑，五分　甘草五分，炙

上加生姜三片，水煎服。

归脾汤 见中风门

葛花解醒汤

葛花一钱　豆蔻一钱　砂仁一钱　青皮六分　白术四分，炒　神曲四分，炒　干姜四分　人参三分　陈皮三分　茯苓三分　猪苓三分　泽泻四分　木香三分

水二盅，煎一盅服。

六味地黄汤 见审虚实门

正元饮

熟地七八钱，甚者一二两　当归三钱　甘草二钱，炙

水二盅，煎八分，温服。

八味生脉汤

四君子汤 俱见中风门

肺痈

肺痈为病始萌之时，最易惑人，极难识认，医家误作风寒，见咳治咳，用药不应，及酝酿成脓，倾囊吐出，方知肺内生痈，已为棘手之候，是亦未尝察脉辨症，而竟以人命为草菅者也。盖肺属西方之位，为五脏之华盖，内司呼吸，外充皮毛，其色白，其时秋，肺金独旺于秋者，应其轻清之候也。倘有所克，其病自生。故患肺痈者，或因腠理不密，外邪所乘，而内感于肺；或因烟酒炙煿，内蕴积热，而熏蒸于肺。其症恶寒发热，咳嗽声重，胸膈隐痛，鼻塞项强，气血稽留，日久则鼻流清涕，咳唾脓血，腥秽稠浊，甚则胸胁胀满，呼吸不利；其脉未溃之先，或浮紧而数，或洪大而数，既溃之后，或芤大而数，或弦细而数。初发宜甘桔汤、黑豆汤加减，解毒开提，已成宜百合固金汤加减，滋水清金，溃后宜用六味汤加减，补

珍版善本　杂症会心录

阴保肺。诚以清肺之热，救肺之气，则肺不致焦腐，其生乃全。盖清一分肺热，则存一分肺气，而清热必须散其火结，涤其壅遏，以分散其势，于大肠令脓血浊沫，日渐下移，因势利导，乃为不易之良法也。夫肺为娇脏，属太阴而体燥，必被火热之毒内攻，致脏伤而脓血外泄，医者不知益肺之虚，救肺之燥，生肺之液，反恣胆妄投燥热之药，其能堪此虚虚之祸？况难成易亏之阴，日为脓血剥削，而多气少血之脏，势必熇熇不救。且今日之人，入房太过，肾水素虚，而母病及子，化源益弱，咳嗽增而虚象现，由是肺喘生胀矣，声出音哑矣，潮热口渴矣，食少下泄矣，痰如米粥，肌瘦如柴矣。病势至此，皆由医学无传，用药误治之明验；而救治之法，舍参芪补气，熟地补血，安能起垂危于万一耶？大抵血热则肉败，营卫不行，必蓄为脓，是以《金匮》以通行营卫为第一义，而脾旺则生金，津液流行，痰嗽渐减。是以《内经》有欲治其子，先建其母之旨；薛氏云：脾土亏损，不能生肺金，肺金不能生肾水，故始成则可救，脓成则多死。苟能补脾肺，滋肾水，庶有生者。若端攻其疮，则脾胃益虚，鲜有不误者矣。夫火热为害，肺气壅塞，须用升提之品，俾清虚之脏，毋致瘀滞而不通，成气血暴丧，辛金受困。更宜补元之法，俾坚刚之体，全赖血液而润枯。后之学者，于《金匮》肺痈论而熟读之，则其治是症也。庶不致误投于初病矣。

肺痈之证，初起难于辨别，既成拘于清热解毒，千人一类，用开提补元，可为万世之良法。

甘桔汤 见喘证门

黑豆汤

黑豆二钱　甘草四钱

水煎服。

甘草干姜汤　治咳嗽痰涎，咽燥而渴，肺经虚热。

甘草四两，炙　干姜二两，炒

上咀片，以水三升，煮取一升五合，分数次温服。

百合固金汤

生地二钱　熟地三钱　麦冬一钱五分　贝母一钱　百合一钱　当归一钱　白芍一钱　元参八分　桔梗八分

水二盅，煎八分，食远服。

肺痿

肺痿一证，《金匮》治法，非不彰明，奈混在肺痈一门，精意难解。然论脉条中，谓脉数虚者为肺痿，数实者为肺痈，虚实之辨，可谓详悉，医家能细心会悟，决不以肺痿之虚证，而误作肺痈之实热矣。夫肺为五脏之华盖，其位至高，其质至清，内主乎气，中主乎音，外司皮毛，人生血气充足于内，水火互藏其根，斯娇脏无畏火之炎，金水有相生之用，肺气安得受克而痿弱不振者乎？无如先天之禀既亏，复又房劳不慎，戕贼真元，根本摇动，致肾水亏而相火炽，上熏肺金，金被火刑，观其症则咳嗽失血矣，寒热往来矣，盗汗侧眠矣，音哑咽痛矣，上呕而下泄矣，切其脉或浮大空数，或弦细而涩数矣。病势至此，形体消削，咯吐瘀脓，色如桃花，或如米粥，此病剧而变肺痿之恶症，竟为百死一生之危候，医药难救，其奈之何哉？虽然，病固难救，而必欲立法以救之，则责在补肾水以镇阴火，生津液以润肺燥，更宜参芪河车之属，填实下元，补真气以通肺之小管，以复肺之清肃，所谓补其肺者益其气，补其肾者益其精，庶可起垂危于万一也。夫人身之气，禀命于肺，肺气清肃，则周身之气，莫不服从而顺行；肺气壅浊，则周身之气，易致横逆而犯上。彼肺痿之形象，与肺痈似是而实非，肺痿发在病虚之后，肺痈发在无病之初也。肺痿咳白血而吐涎沫，肺痈则咳臭脓而胸胁痛也。肺痿人肌瘦而神倦，肺痈人体实而强壮也。肺痿病久，始洒寒而潮热，肺痈初发，则毛耸而恶风也。肺痿脉苁数而无神，肺痈脉浮数而有力也。种种症脉，不同如是，是肺痿为虚，误以肺痈治之，是为虚虚；肺痈为实，误以肺痿治之，是为实实。实实虚虚，损不足而益有余，如此而死者，医杀之耳。余也察色按脉，分别虚实，审病情之吉凶，求此中之顺逆。大约从外因而成肺痈者，急宜调治，虽肺伤而尚可补救；从内因而成肺痿者，多方培补，奈肺枯而百法难疗。庸手不知仲景肺痿之论，虚实混治，两症欠明，惟用金银花清热解毒，甘桔汤极力开提，喘咳痰鸣，危在旦夕。病家情急，遍阅方书，始知肺痿之症以告医，医家蒙昧，学浅才疏，又误认痿躄之候而着想，指鹿为马，伤人性命，莫此为甚也。呜呼！以坚刚之体，忽变衰靡之象，无非木火炎于上，君火灼于中，肾气不相顾，土气不相救，而阴液内耗。白血外溢，肺脏之真气尽泄，金能保其全乎？自今以后，后学能知病之原，察病之情，熟读仲景《金匮》方论，讲究甘草干姜等汤，悉心化裁，神明运用。于肺痿一证，思过半矣。

阐发脉因症治之理，已属最上一乘，又想见作此论时，真有笔歌墨舞之药。

人参养肺汤 治咳吐痰涎，色白委顿，脉大无力，肺虚之症。

人参一钱五分　白茯苓一钱　炙甘草一钱
黄芪一钱，蜜炙　阿胶一钱　五味子二十粒
水煎温服。

甘草干姜汤 见肺痈门

人参平肺汤

人参　天冬各四钱　橘红五钱　知母七分
甘草　茯苓　地骨皮各三钱　桑白皮一两
每服五钱，入姜水煎服。

胎疟并三日疟

按疟疾一症，《内经》详言之。先贤备述之矣。至于人生初次发疟，则为胎疟，古人未有发明，患此者延缠难愈，轻则月余，重则数月，或变虚咳，或变浮肿，多致丧命。即体实之人，亦成疟母，为终身之患，是可悯也。盖疟乃暑邪，伏在募原之间，呆在少阳之界，不同伤寒温疫传里之险。常发疟者，数发之后，邪无所容，即从毛窍熟径而出，霍然愈矣。若胎疟之作，膜原忽被其耗扰，复又缠绵不已，气血由此大亏，兼之隧道少疏通之机，毛窍非熟由之路，正愈虚而邪愈陷矣。予悟此理，初发投小柴胡汤加减数剂，阴虚者改用救阴补元之法，阳虚者改用温养元阳之法，俱重加人参，俾营卫正气大盛，则膜原流变之邪，斯时急走隧道之间，肌腠虽非熟径，而自有不能不出肌腠之势矣。或问曰：胎疟之故，既得闻命矣，乃三日疟，尤难愈于胎疟，抑又何也？余曰：膜原之界限，宜分阴阳浅深之不同，营卫之气血，亦分阴阳盛衰之各异。在膜原之浅者，阳盛于阴，阳盛则正强而邪弱，随卫气出入，而疟难久留；在膜原之深者，阴盛于阳，阴盛则邪胜而正弱，居营气之间，而疟多伏藏。所以邪中浅者，一日而作；邪中深者，间日而作；邪中极深者，间二日而作也。汪机云：三日一发者，非入于脏也，由气血盛衰而然。气血未补，未至于强健，已补强健，邪无容留矣。可见邪伏募原之深界，而离肌腠之路远，须宜阳分助气之药，加血药引入阴分，方可掣起，如是则气血大盛，邪不攻而自走，经所谓邪正不两立也。或又问曰：募原之界，营卫之道，安有浅深盛衰之不同，子言得毋谬乎？余曰：经言邪气内薄于五脏，横连募原，其道远，其气深，其行迟，何得无浅深之分？经言阴阳上下交争，虚实更作，阳并于阴，则阴实而阳虚，阳盛则外热，阴虚则内热，何得无盛衰之别？但募原本是少阳表里之界，营卫既分阴阳，而在表者，又属阳中之阳，阳性动而行速，故邪出表易；在里者又属阴中之阴，阴性缓而行迟，故邪出表难。一迟一速，相拒交争，而所发之时日不同矣。经曰：阴气多而阳气少，故其发日远；阳气多而阴气少，则其发日近。又曰：其间二日者，邪气与卫气客于六腑，而有时相失不能相得，故休数日乃作，此之谓也。此证初发用补中益气，合桂枝汤升其邪；陷于阴经，久发肾阴虚而疟不止者，用六味合生脉散，以补其真水；久发肾阳虚而疟不止者，用人参养营汤，八味汤以补其真火；久发脾胃虚而疟不止者，用四君子汤，或六君子汤以补其脾土。总之此证本于根原内空，卫外之阳不密，邪有隙而可乘，惟重加参术，煎汤吞八味丸，久服自有神功。血亏甚者，加当归；气弱甚者，加黄芪；若阴虚火盛者，二母汤吞六味丸；或阴虚火盛而胃滞者，二母汤吞独何丸，治疟之法，不外乎是，舍此而他求，势必变症百出矣。

理从悟入，每遇病机，他人苦思之而不能得，即偶得之而格格不吐，一经悟思，偏出之叠叠，其神于医理者乎。

胎疟

小柴胡汤

人参二两　柴胡八两　半夏半升　黄芩三两　生姜二两，切片　大枣去核，十二枚　甘草三两，炙

上药用水一斗二升，煮取二升，去渣，再煎取三升，温服一升，日进三服，三日疟。

补中益气汤 见暑证门

桂枝汤

桂枝三两，去皮　芍药三两　甘草二两，炙　生姜三两　大枣十二枚，去核

上用水七升，煮取三升，服一升，日三服。

六味汤

八味汤 俱见眩运门

四君子汤

六君子汤

人参养营汤 俱见中风门

生脉散 见燥证门

二母汤

知母　贝母各等份

水煎服。

独何丸

何首乌黑豆拌蒸

为末，炼蜜丸，如梧桐子大，每早滚汤下四钱。

痢证

愚按痢疾一证，非六淫之邪所感，瓜果生冷所伤，而后始有此患也。余尝观古法相传，谓炎暑大行，相火司令，酷热蓄积为痢，近日医家，皆宗其说，不知暑乃六淫之一，中暑而发热者有之，受暑而发疟者有之，与痢证毫无关涉，医用其法者，往往取效少而伤人多。夫痢证即时疫中浊邪中下，名曰浑者是也。邪毒入胃脘之上焦，则浮越于肌表，而恶寒发热；邪毒中胃脘之下焦，而走入大小肠，则剥脂膏之脓血，而后重里急，邪毒出肌表，由三阳而传入三阴，入里杀人。邪毒在肠脏，致恶饮食而败脾胃，绝谷杀人，若下痢而兼寒热者，杀人尤速。此疫邪入胃之不同，而见症之各别也。盖天地不正之杂气，种种不一，而痢证疾速，亦杂气所钟，病遍于四方，延门阖户，一人病此，人人亦病，此始也感受于天，继也传染于人，其为气所感召，已明验矣。且经不云乎，夏伤于暑，秋为痎疟，未见传染也。因于暑，烦则喘喝，静则多言，未见传染也。脉虚身热，得之伤暑，未见传染也。而痢疾之传染，益信暑热之无与，况杂气所著无方，或发于城市，或发于村落，他处安然无有。杂气之所发无定，或村落中偶有一二所发，或一年中竟无一人所感，而暑热则每岁时之所必有，瓜果每夏秋之所必熟，何值此痢疾不发之年，虽暑热酷烈，瓜果多食，卒未见滞下而广行如此，则不辨而自明矣。而余谓疫邪作痢之说，亦不为无据矣。此证初治，宜用黄金汤解疫毒而救胃气，继用四君子汤扶脾土而补元气，久则用八味加参汤，补真元而生土气。经曰：肾

为胃关，主二便而开窍于二阴者也，即体实受邪，于黄金汤中加黄连一味，无不捷应；若兜涩太早，休息久痢，邪在肠间，体实余邪不下者，宜犀角地黄汤，或巴豆霜丸；体虚余邪不下者，宜六味归芍汤，或桂附八味丸，此治痢大略之法也。若症见脓血切肤，少腹必急痛也，赤白刮下脂膏有浅深也。里急后重，或寒或热而下迫，或气虚而下陷也。口渴引饮，或液少而亡阴，或胃热而火炽也。是以治痢之诀，要在虚实寒热得其法，则万无一失矣。第疫气之来，有一无二，而人生禀赋不齐，虚实寒热各殊，虚体受邪，则为虚痢；实体受邪，则为实痢；寒体受邪，则为寒痢；热体受邪，则为热痢，司命者其可不详察欤？呜呼！余曾见痢疾蜂起，医者洋洋得意，谓家人妇子曰：滞下发矣，正吾技之擅长，可操必胜之术也。及其举方，非槟朴之破气，即承气之攻下，未几呕恶恶食之变在先，冷汗呃逆之变在后，医家至此而技穷，病家至此犹不悟。推其故也，缘误认暑热瓜果之利害，不明疫邪入肠之伤人，岂知疫痢之恶，能绝人之谷，削人之脂，损人之脾，伤人之胃，耗人之气血，正气为邪毒败坏如是。而医尚惓惓于香连，切切于承气，极之不可救，而莫可如何也。吁！医过矣，医过矣。

自制黄金汤

黄土五钱 扁豆四钱，炒 谷芽二钱，炒 茯苓一钱 黑豆三钱 甘草八分 白芍一钱五分，炒 生姜三片 金银花三钱 五谷虫二钱，炒研 扁豆花十枚

水二盅，煎八分，不拘时服。

立方精确，可为一百十四方矣。

四君子汤 见中风门

八味加参汤 见审虚实门

犀角地黄汤 见吐血门

巴豆霜丸

巴豆去皮心研

饭捣为丸，每次滚汤下四五粒。

六味归芍汤 见中风门

桂附八味丸 见眩运门

挛证

愚按拘挛属肝，肝主身之筋也。古书有风寒湿热、血虚之不同，然总不外亡血，筋无荣养，则尽之矣。盖阴血受伤则血燥，血燥则筋失所滋，为拘为挛，势所必至，又何待风寒湿热相袭，而后谓之拘挛耶？且精血不亏，虽有邪干，亦决无筋脉拘急之病，而病至坚强，其枯可知。治此者，必先以气血为主，若有微邪，亦不必治邪，气血复而血脉行，邪自不能留，何足虑哉？《内经》曰：阳气者，精则养神，柔则养筋；又曰：足受血而能步，掌受血而能握，指受血而能摄，此之谓也。

挛主血虚，一洗风寒湿热之妄见。

养血舒筋汤 治血虚不能荣筋而挛证作。

当归二钱 白术二钱，土炒 茯苓一钱 沙参一钱五分 麦冬一钱 枣仁一钱，炒研 牛膝一钱 苡仁二钱 丹参二钱 何首乌二钱

加桂圆肉五枚，水煎服。

膈证

愚按膈证，病在上焦，而其原实在下焦。饮食下咽，至膈不能直下，随即吐出，乃贲门为病。血液干枯，胃口收小，初病浆粥尚可入，病久饮食俱难下。盖血液枯熇，津液不润，凝结顽痰而阻塞胃脘者有之；气结不行，血滞成瘀，而阻塞胃脘者有之。第贲门之熇，顽痰之聚，瘀血之阻者，皆由忧思过度则气结，气结则施化不行。酒色过度则伤阴，阴伤则精血耗竭；运守失职，而脾中之生意枯，五液无主，而胃中之津液涸，缘虚阳上泛，挟冲任二脉，直上阳明，贲门终日为火燔燎，迫之又迫，不熇不已，是以膈塞不通，食不得入矣。虽然，

膈之食不得入为有火，与反胃之食久复出为无火，迥乎不同。而膈证之火，其根实发乎肾，若肾中水亏，不能摄伏阳光，而虚火不藏者，治宜壮水之主，从阴引阳，而焰光自敛。若肾中火亏，不能生化元气，而龙火不归者，治宜益火之源，补阳生阴，而真气上升。如是则血液有生动之机，贲门有滋养之润。胃司受纳，而脾司传化矣，夫酒色操心之辈，多有此证，为虚为实，不辨自明。若刘氏下以咸寒之味，损胃尤烈；严氏分有五膈之名，惑人失从。不若养血益气，以通肠胃，补阴助阳，以救本原，则大便润而小便通。下既宣通，必无直犯清道，上冲贲门之患也。奈何学浅庸工，泥于气结不行，阻碍道路之故，妄投辛香破气、化痰清火之药，谓病生于郁结，而骤开之。或得效于顷刻，终必至于干枯委顿而毙者，不可胜数也。张鸡峰云：病在神思间，谓养其神，清其思，而后津液归聚于胃中，庶能稍延岁月。病膈者，其可不达观而返观内照耶？余阅历数十载，见年少者无此患，年老者有此证，其为气血之亏，水火之弱，上焦之枯，肠胃之燥，已明效大验。治此者不急急求脾肾根本而补救之，而反从事于开关诡异之法，以为捷径也，以为得计也，以为理是也，噫，医亦愚矣哉！

膈之因，本于阴阳之虚，自当补救根本，泥于气结，投以破气，去病远矣，主此论以治膈，不有春回寒谷哉！

六味地黄汤

八味地黄汤 俱见审虚实门

通幽汤 治幽门不通，上冲吸门，噎塞不开，气不得下，大便艰难，名曰下脘不通，治在幽门。

当归身 升麻 桃仁 红花 甘草炙，各一钱 生地黄 熟地黄各一钱 麻子仁三钱

水煎服。

秘方 治噎膈

童便 牛羊乳 韭汁 竹沥 蜜 姜汁 甘蔗汁

和匀温服。

又方 以手巾裹杵头糠，时时拭齿，或括下杵头糠，口内含之。

盗汗

盗汗者，乘人睡熟而出，意同盗贼之义也。盖本原充实者，睡则神气收敛于内；本元不足者，睡则神气浮越于外，汗亦因之流溢。总之由阴不平，而阳不秘耳。夫寤寐皆由卫气为主，昼行于阳，动则为寤；夜行于阴，静则为寐。卫气行里，则表中阳气不致，平人营卫调和，虽毛窍开发，而津液内藏。若肾失闭藏之职，肝行疏泄之令，水虚而火炎，卫强而营弱，内热蒸蒸，气化汗泄，亦毛窍疏豁，有隙可乘也。寤则目张，行阴之气复还于表，而肌腠秘密，汗欲出而无由矣。治法宜滋阴以荣内，益气以卫外。薛氏云：肾气虚弱，盗汗发热者，用六味丸；肾气虚乏，盗汗恶寒者，用八味丸；气血俱虚，而盗汗者，用十全大补汤；阳盛阴虚者，用当归六黄汤；伤寒盗汗，责在半表半里，胆有热也，用小柴胡汤。是在医家运用变化之妙，而不得胶乎一定之则也。

寤则目张，行阴之气复还于表数语，尽得盗汗之秘。

六味丸

八味丸 见审虚实门

十全大补汤

熟地三钱 当归三钱 人参二钱 茯苓二钱 白术二钱，炒 白芍二钱，炒 川芎一钱 肉桂一钱 黄芪一钱，炙 甘草一钱，炙

水二盅，煎八分，食远服。

当归六黄汤

黄芪二钱，炙 当归一钱 生地一钱 熟地一钱 黄柏五分 黄连五分 黄芩五分

水煎服。

小柴胡汤见胎疟并三疟门

脉间止变喘满证论

今夫脉理精微，诊切艰难。口不能言传，指不能区别，求其得于心、应于手，识病情而知生死者，盖亦寡矣。夫脉之原也，资始于肾，资生于胃；营行脉中，卫行脉外，脉不自行，随气而至，气动脉应。十二经中，皆有动脉，不独手太阴寸口一经，而诊定生死，则必不外于手太阴寸口者何也？以此经属肺，主气而司呼吸，五脏六腑之气血，皆会于此；人一昼夜，凡一万三千五百息，脉行五十度周于身，营卫行阳二十五度，行阴亦二十五度为一周，故五十度复会于手太阴寸口者。五脏六腑之所终始，故法取寸口也。是以诊脉之法，有三部九候；一部中，有浮中沉三候。诊有百五动，六部亦如之。往来不止者为无病人，而五十动有止者，又可以决生死而起垂危，切脉其可忽乎哉？《脉诀》谓间至有促代结之不同，有阴阳生死之各异，有痰积、有狂斑、有毒疽、有气衰胎堕等候，要皆真元败而气血枯，无论其促代结之分，则二三十动之间，时间一止者，其离根尚浅，犹可延缠岁月，若三五动一止、二三动一止者，其离根已近，死期将至。其见症也，岂止如《脉诀》所云痰积、狂斑、毒疽、胎堕等类者哉？余阅历多载，切脉初知，见症颇多，大约三五动一止，二三动一止之脉，初病必气短，间亦咳嗽，渐变面浮足肿，剧之则遍身浮气，腹大囊肿，不得平卧，水泛为痰，谷食日减，已成不可救药。而医者曰：间止之脉，老人不为病，即病矣，亦不过，痰阻经络，壅塞不通，不足为虑也。呜呼！病家闻此说，即深信医而任之专；医家进此说，则大剂药而攻之速，不知间止乃生死相关，攻伐骤进，气血骤竭，可以计日而亡矣。夫脉以气血为贯，间止则气血不续，三五一间、二三一间，则气血更不续矣。初病有气短之验，医独未之见乎；间止而变喘满，医独未之闻乎？盖此证由于肺肾，肺主诸气，肺气虚则喘咳，肺主皮毛，肺气虚则浮肿；肺司呼吸，肺气虚则脉不贯；肺主通调水道，肺气虚则小便短少，溢于肌肉毛窍。水出而尤根源于肾，以肾为生气之源，金水相生，子母之脏。《内经》曰：其本在肾，其末在肺，皆聚水也，即此之谓。且气短在先，浮肿在后，为母传子，即脉不间止，已属逆证，况间止而先喘后满，无胃气者乎？纵有良医，日投八味参芪之属无益矣。经不又云乎：呼出心与肺，吸入肾与肝，脉随呼吸，为性命之根蒂，生死之源头，岂容间断？庸手不悟，切脉艰难，而曰痰凝气滞，老人不为病也。其信然耶？其不然耶？

附案

洪坑洪翰思先生，年七旬有二，己巳六月患背疽，疽愈后大便泄泻，且有血，脉息沉细，三五至一间，至十二月渐变气促咳嗽，遍身浮肿，腹大囊大，夜不能平卧。诸医皆云气血凝滞，风邪未清，药投几脱，请余一诊。余辞不治，姑与参地河车之属投之，半月足流黄水，气消咳减，一月全瘳，惟间止之脉不退，延至五月复喘肿而卒。

脉至间止，无论结代，总属不治，特有迟早之异耳，得此明论，颠扑不破，而行文亦有韩苏手意，那得不压倒一时。门人敏识

两仪煎 治肺肾亏虚，脉息间止。

人参一钱　熟地三钱　陈米五钱，炒

水煎服，或倍为丸。

杂症会心录卷下

海阳汪蕴谷著　杭州董志仁校

疫证

疫病，是天地不正之异气，四时皆有，能传染于人，以气感召，从口鼻而入，不比风寒，乃天地之正气，从皮毛而入，不传染于人者也。又与疟相似，但疟乃天地暑热之正气，呆在少阳一经，不传染于人，寒热各半，不比疫病，起始凛凛恶寒，继而大热昼夜不退。寅卯二时，是疫病交关之所，此时热可暂退，过此又发大热矣。疫病亦有间日发寒热者，但发时寒短热长，不呵欠，不鼓颔为异耳。医家大病，概认作伤寒治，误谓邪从毛窍而入，药进羌防，以散太阳之邪，又谓为少阳阳明二经，药进柴葛，以散少阳阳明之邪。不知疫从口鼻而入，多在募原少阳之界，亦在胃中阳明之腑，表散不惟疫不能解，反耗一身津液元气，邪反乘虚入里，或传少阴，或传厥阴，人事昏沉，而元气败坏，血液耗灼，未有不死者矣。故余创立救阴解疫毒一方，初病即用，意谓先补正气，正旺则内脏坚固，邪无由而入，阴回则津液内生，邪不攻而自走，张仲景建中汤之意也。且内有甘豆银花黄泥之属，解热毒之邪于扶正之中，又何患热不退，而病不痊耶？若其人本体素虚，服救阴而不效，则从而用八味以救阳；其人本体脾虚，服救阴而不效，则从而用补中、异功之属以救土，此又法之变也。

治疫妙法，创自己见，真辟地开天手也。先生屡治屡效，乾隆壬申岁，活人无算，立有医案，其功伟哉！

新制救疫汤

黑豆三钱　绿豆三钱　白扁豆三钱　贝母一钱　甘草一钱　金银花二钱　丹皮一钱　当归三钱　玉竹三钱　老姜三片　大生何首乌五钱　黄泥五钱，泄泻者当归易丹参　赤饭豆三钱

补中益气汤见暑证门

建中汤

胶饴一升　甘草一两，炙　桂枝去皮，三两　芍药六两　大枣十二枚，去核　生姜切片，三两

水七升，煮三升，去渣，纳胶饴，微火消解，温服一升。日三服，呕家不用建中，以甜故也。

异功散

人参二钱　白术二钱，炒　陈皮一钱五分　甘草一钱，炙

加姜枣，水煎服。

新增医案附后外，有历年疫病危症医案一集嗣刻。

程维新，年五十二岁，乾隆辛酉九月八日，忽然微寒发热，医用发表消导药，热不退，易医用清凉之剂，不应。又易一医诊之，用达原散加黄连知母花粉之属三剂，人事渐倦，寒不成寒，热不成热，小便如血，延余视之。诊其六脉如丝舌白无胎，急进归脾汤加减，寒热始退，六脉方起，神色方转，饮食方进。再进数剂，霍然而愈，倘执脉伏为内热未解，忌用补剂，仍投承气下之，焉有生理？

余妾王氏，年二十四岁，乾隆乙丑八月十九日午间，忽恶寒发热，诊右关脉模糊鼓数，即服何首乌、丹皮、麦冬、玉竹、当归、白芍、甘草、黑豆、贝母之属。是夜发热至天明，次

早又进前药,加丹参、地骨皮,午后又进第二剂。是夜壮热到天明,早晨诊脉仍数而无伦,舌白苔,说话带硬,进六味汤加麦冬归芍玉竹之属服之。粥后余出外回,室人程氏告余曰:病者渐昏,谵语痴笑,呃逆,大便自遗,得毋传经乎?余诊之果入里也,急投人参二钱,和童便灌之。薄暮热退,呃逆止,下利亦止,人事稍清,如是热退者三日夜矣,至三日又发热如疟,仍进前药,延缠半月,寒热渐退,未几又变咳嗽,面浮喘而不得平卧,用六味合固金汤之意,加减不应,改用八味加减亦不效,事急矣。进大剂阴阳两补之药,如熟地、枸杞、人参、麦冬、菟丝之属,服至八十余剂,然后嗽止气消而愈,月事阻有半载方通。始终不服表药,得以保全,附此为发表者戒。

小女年十四岁,乾隆癸酉七月二十六日下午,忽恶寒发热,天明始退。是日余往歙西,四更方回,因未服药,次早诊其脉,弦数而大,头眩呕吐,舌心焦黑,用何首乌、当归、玉竹、黄泥、甘草、金银花、黑豆之属投之,至夜稍安。二十八日早,又大发热而不恶寒,诊脉仍数大,惟舌焦黑全退,头眩呕吐未止,于前方加参须一钱,服一刻,热退其半,二十九日再进前药,变疟疾五发而痊。汪蕴谷识

温疫论

时疫一证,何自而起哉?起于非其时而有其气,是为天地之疠气,是为不正之异气,沿门排户,传染于顷刻之间,流散四方,杀人于数日之内。医家不知疫毒之烈,而概以伤寒之法施治,无怪乎病愈急而药愈乱,不死于病,而死于医,不死于医,而死于圣经之遗亡也。夫疠气之来,有从鼻而入者,则伏于募原;有从口而入者,则中于胃腑。其间体实而受邪者有之,体虚而受邪者有之,本热而假寒者有之,本寒而假热者有之。非可尽投膏黄,纯用芩连,而专以丹溪、河间为法者也。盖时疫之初发,与伤寒似同而实异,时疫之传变,与伤寒似异而实同。当其邪在三阳也,恶寒壮热,头痛身痛,口渴引饮,呕吐下利,脉大而数,又可吴君立达原一方,乃驱邪离散直达巢穴之药;白虎、承气,乃辛凉推荡、清火逐邪之剂,惟壮实之体投之,可谓万举而万全。倘遇内虚之辈,白虎失之过寒,承气失之过攻,苟非神明变化,别会长沙公之秘旨,未有不误人于反掌间者矣。至于邪陷三阴,脏气受敌,其见症也,神昏目定,撮空捻指,谵妄舌黑,脉沉细而数,种种恶症叠出。吴君用仲景法,投承气汤,非不尽善,第恐正弱邪强,证实脉虚之辈,当此邪传三阴,元气由邪热而亏,胃气由邪热而耗,脏气由邪热而伤,不知变计,徒拘攻下一法,虚虚之戒,可不慎欤!独是今日医士,不究疫病之原,识病之情,仅以消散之品混治,至七八日间,忽然内陷,斯时既不敢用参附以回阳,又不敢用归地以生阴,展转思维,向病家言曰:与其委之莫救,不若复进膏黄芩连之属,冀厥少回而疫邪解。未可知也,斯言也。强壮而脉实者耶?痞满而燥实者耶?膏黄芩连之投,固其宜也。不然三阴之经,与脏气相近,非察脉辨症,而药味难投,其亦不知厥逆连脏之旨,而深长思矣。余兄广期,谓疫病乃热毒为害,治法以逐疫解毒为第一义,因设立乾一老人汤一方,除疫毒而退热邪。正如喻氏所谓上焦如雾,升而逐之,兼以解毒;中焦如沤,疏而逐之,兼以解毒;下焦如渎,决而逐之,兼以解毒之意同,而可称为治疫之圣药也。

乾一老人汤

黑豆五钱　甘草三钱　金银花五钱　鲜黄土五钱

水煎服。

达原饮　治疫证初起。

槟榔二钱　厚朴一钱　草果仁五分　知母一钱　白芍一钱,炒　黄芩一钱　甘草五分

水二盅,煎八分,午后温服。凡疫邪游溢诸经,当随经用引,以助升泄。如胁痛耳聋,寒热呕而口苦,此热邪溢于少阳经也,本方加

柴胡一钱；如腰背项痛，此邪热溢于太阳经也，本方加羌活一钱；如目痛，眉棱骨痛，眼眶痛，鼻干不眠，此邪热溢于阳明经也，本方加干葛一钱。

白虎汤 治疫证脉长洪而数，大渴大汗，通身发热。

石膏一两　知母五钱　甘草一两　炒陈米一撮

加姜煎服。

大承气汤 以下三承气汤，惟热邪传里，脉实证实者宜之；体素虚寒，及未传里者禁用。

大黄五钱　厚朴一钱　枳实一钱　芒硝三钱

加姜煎服，弱人减半，邪微者各复减半。

小承气汤

大黄五钱　厚朴一钱　枳实一钱

加姜煎服。

调胃承气汤

大黄五钱　芒硝二钱五分　甘草一钱

加姜煎服。

按：三承气汤，功用仿佛。热邪传里，但上焦痞满宜小承气汤。中有坚结者，加芒硝软坚而润燥。病久失下，虽无结粪，然黏腻极臭，恶物得芒硝大黄有荡涤之能。设无痞满，惟存宿结，而有瘀热者，调胃承气宜之。三承气功效俱在大黄，余皆治标之品也。不耐汤药者，或呕或畏，当为细末蜜丸汤下。

黄疸

发黄一证，有内伤阴阳之不同，外感伤寒时疫之各别。伤寒期十八日而始痊，时疫待阳明解而热退。内伤之阳黄，热湿郁在胃也，而其原本于脾虚；内伤之阴黄，寒湿蓄在胃也，而其原本于肾虚。古人虽分有五疸之名，而要不外于脾肾：盖脾气旺则能散精于肺，通调水道，下输膀胱，何热郁而生湿之有；肾气壮则火能生脾土，而中州运行，何寒蓄而生湿之有。

纵实体而受湿热，虽进清利之品在先，亦必培土之味在后，而始收功也。余尝治阳黄之证，大补脾阴之中，少加茵陈、栀子；治阴黄之证，大补肾元之中，重加参、术、炙芪，莫不应手取效。不然，徒知湿之可利，热之可清，攻伐多进，脾元败而肾元亏，中满之症变，虽长沙复起，亦无如之何矣。又有疫病发黄，邪热在阳明，脉数发热，口渴，引饮，大便秘结，小便赤涩，宜陈皮、扁豆、谷芽、神曲、黑豆、甘草、石斛、麦冬、赤茯苓、何首乌、车前子、鲜黄土之属，解疫毒而救脾胃，俾邪从阳明解而出表为顺也。若其人平日脾肾素虚，虽邪热在阳明，而脉细无力，人倦少神，冷汗自出，大便不实，小便黄赤，急宜参术归地脾肾两救，庶不致内传厥少，而有虚脱之险也。倘黄未退而瘀血先下，此阴络已伤，土气已坏，虽重进参术，万无生理者矣。盖外感之黄热解，而黄自消，内伤之黄元回，而黄始退。且外发体实者，投清凉可愈，内发元亏者，非补益不痊。经曰：中央黄色，入通于脾。如阴黄肾中元亏，胃气不升，中央之地，失健运之常，脾之真色尽现于外，欲求其黄如罗裹雄黄也，不亦难哉？彼黄疸辈，两目如金，久久不退，一以湿热，由此而现，一以真色，由此而泄。阳明主宗筋，诸脉皆属于目，而上走空窍也。外此胃脘久痛，变为黄疸，此乃脾胃大亏，非内挟瘀血，即中藏痰饮，虚热者救脾阴为急，虚寒者救胃阳为先，庶不致有胀满之患矣。

阐发疸证，无一遗义。

上渡金嘉会，年三十七，平日嗜酒。己巳十一月，因食羊肉，又值梦泄之后，右胁急痛，数日不大便，始投破滞不应，继用桂附不效，再进攻下丸药，大便虽通而痛不止。适余在渠村中，邀去一诊，两脉细数，舌黑如墨，余曰：肝脾肾皆亏，内挟瘀血作痛，非停滞，非阴证，但先用破气温热之剂，后用大攻大下之药，是泥通则不痛之说，元气受伤而误投矣。治用扶脾养元、益血救肾之品，服下稍定。次日两目及一身发黄，易医不知内伤为害，反进分利清热之药，大下瘀血斗许，呃逆而亡。盖此证乃瘀血暴脱，阴络受伤之故。其发黄者，血蓄于中，元气不运，脾之真色尽现于外也。自识

理脾阴煎 治阳黄之证。

南沙参二钱　白术二钱，土炒　茯苓一钱　山药一钱五分　白扁豆二钱，炒　陈皮一钱　甘草五分　茵陈二分　栀子五分　白芍一钱，炒　苡仁三钱　谷芽三钱，炒

水煎服。

培肾元煎 治阴黄之证。

熟地二钱　当归二钱　山药一钱　枸杞一钱　附子一钱　白术一钱五分　茯苓一钱五分　炙甘草一钱　炮姜八分　黄芪一钱五分　人参一钱

水煎服。

四君子汤

茵陈五苓散 清湿热利小便。

茵陈　猪苓　赤苓　白术土炒　泽泻各二钱

水煎服。

消渴

消渴一证，责在于下，肾水亏虚，则龙火无所留恋，而游行于中上，在胃则善食易饥，在肺则口渴善饮，亦有渴而不善食者，亦有善食而不渴者，亦有渴而亦善食者，火空则发是也。若火灼在下，耳轮焦而面黑，身半以下，肌肉尽削，小便所出，白浊如膏，较之上中二消为尤甚。亦有上中二消，而及于下消者，勿泥看也。治法壮水生津，制火保元，而尤惓惓于救脾胃，盖水壮则火熄，土旺则精生。真火归原，在上则肺不渴矣，在中则胃不饥矣，在下则肉不消矣。倘补阴之法不应，正治之法不效，不得不从反佐之法，益火之源，以消阴翳，而投八味救脾胃之药，亦不可缺也，但白术宜慎用耳。张景岳专以救肾为主，而进八味丸，

谓枯禾得雨，生气归巅，必须肾中元气熏蒸，津液生而精血旺，三消之证，方可渐愈。不然徒用白虎之方，暂解一时，多服寒凉，反能助火，真火自焚，五脏灼枯，肌肉受敌，络脉不通，荣气不从，逆于肉理，疽发而病不救矣。若其人壮实，脉洪有力，人参白虎，亦未尝不可投，但在临证者，神明变化耳。

培养元气，俾熏蒸以生津液精血，愈三消之法，莫善于此，与古法用寒凉者，奚啻霄壤之隔。若实大在胃，第患口渴，即进茶汤，亦可解免，以此思消证岂白虎所能治者哉！

八味丸 见审虚实门

人参白虎汤

石膏一斤，打碎　知母六两　人参三两　甘草二两　粳米六合

上四味，以水一斗，煮米熟去渣，温服一升，日一服。

丹溪方 治胃热善消水谷。

黄连　天花粉等份为末　生地汁　白花藕汁

二汁熬膏，入上药末，和入牛乳姜汁，白蜜为膏，徐徐留于舌上，以白汤少许送下。

六味汤 见审虚实门

壮水之主，以镇阳光，则渴饮不思。

易简地黄饮子 治消渴咽干，面赤浮躁。

人参　生地　熟地　黄芪蜜炙　天冬　麦冬　泽泻　石斛　枇杷叶去毛蜜炙　甘草炒，各等份

上咬咀，每三钱，水煎服。

忍冬丸 治消渴疾愈后，预防痈疽。

忍冬根茎花叶皆可用

上用米曲酒浸于瓶，糠火煨一宿取出，晒干，入甘草少许为末，即以所浸酒和为丸，每服五十丸，酒饮任下。

不寐

不寐一证，责在营卫之偏胜，阴阳之离

合。医家于卫气不得入阴之旨，而细心体会之，则治内虚不寐也，亦何难之有哉？夫卫气昼行于阳二十五度而主寤，夜行于阴二十五度而主寐，平人夜卧之时，呵欠先之者，以阳引而升，阴引而降，阴阳升降，然后渐入睡乡矣。若肝肾阴亏之辈，阳浮于上，营卫不交，神明之地，扰乱不宁，万虑纷纭，却之不去，由是上则两颧赤，中则胃脘胀，下则小便数，而坐以待旦，欲求其目瞑也，得乎！又尝见初睡之时，忽然跳跃似惊而醒，医以为心虚胆怯而始有此，孰知有大谬不然者，何也？缘阳升而阴降，阴阳交合，有造化自然之妙，奈营弱卫强，初入之时，契合浅而脱离快，升者复升，降者复降，形体之间，自不觉如有所坠，而斯时复寤矣。明乎此，则治阴虚不寐者，必须壮水之主，以镇阳光。盖水壮则火熄，心静则神藏，乙癸同源，而藏魂之脏，亦无相火妄动之患。倘其人本体阳虚，虚阳浮越而不寐，又宜归脾、八味之属，阴阳相济，益火之源。盖阳生则阴长，逆治则火藏而心神自安其位耳。至于外感时疫而不寐者，乃邪气之耗扰；内伤停滞而不寐者，乃胃中之乖戾。更有喘咳不休，诸痛不止，疟痢不愈，而不寐者，无非本证之累，及但治其受困之由，而无有不酣睡者矣。虽然，治外因者，投药易治；内因者，投药难效。先君子于阴不维阳，达旦不寐一证，专用纯甘之味，加入犀角、羚羊角、龟甲、虎睛、琥珀、龙齿、珍珠之属，以物之灵，而引人之灵，两相感召，神有凭依，诚法中之善者也。彼逍遥散之疏肝，补心丹之安神，温胆汤之化痰，未为不善，是在用之者为何如耳。

头头是道，言言入理，步步有法，至哉。

余夜梦同一道者谈医，于不寐证，犹记几句。云：火熄则气平，心静则神敛，营卫交而心肾通，万虑消而魂魄藏。心依于息，息依于心，高枕安卧矣，醒时思之，觉卫气不得交于阴之旨，确乎不易也。乾隆庚午嘉平月自识

归脾汤 见中风门

天王补心丹

生地四两，洗净　枣仁一两，炒　天冬一两，炒　麦冬一两，炒　当归一两，酒洗　人参五钱　元参五钱　丹参五钱，炒　茯神五钱　桔梗五钱　远志五钱，炒　石菖蒲五钱　柏子仁一两，炒　五味子一两，炒

炼蜜为丸，每两分作十丸，金箔为衣，每服一丸，灯心枣汤下，食远临卧服，或分作小丸亦可。

类方

如前方内加酒炒黄连二两。

八味汤 见审虚实门

逍遥散 见眩运门

温胆汤

陈皮　半夏汤洗　枳实　竹茹各钱　生姜　甘草四分，炙

上六味，水煎服。

酸枣汤 治虚劳虚烦不寐。

酸枣仁一两，炒研　甘草一钱　知母一钱　茯苓一钱　川芎二钱

水二盅，煎八分服。

鳖甲丸 治四肢无力，胆虚不寐。

鳖甲炙　枣仁炒研　羌活　牛膝　黄芪蜜炙　人参　五味子各等份

上为细末，蜜丸梧子大，每服三钱，温酒送下。

胃脘痛

胃与胞络近，俗谓之心痛，非心痛也。真心痛则旦发夕死，夕发旦死，无药可救者也。盖阳明中土，乃水谷之道路，多气多血，运化精微，通于脾而灌溉四脏，为后天之本。胃不綦重矣哉，无如人生酒色过度，七情乖违，饥饱不节，胃脘因之而痛，有寒热气血，痰虫食滞内虚之不同，治法虽各别，然总不外虚实寒

热气血之间，细为之详辨也。夫痛而虚者，必喜按；痛而实者，必拒按。寒痛者得温稍定，热痛者饮冷稍安。中焦寒则气虚不运，或生痰饮者有之，或蓄瘀血者有之，或蛔虫上逆者有之。中焦热则气阻不行，或吐酸味者有之，或吐苦汁者有之，或食停蛔动者有之。如真知其为虚寒痛也，则塞因塞用以补之；真知其为实热痛也，则通因通用以泻之。虚寒而挟食挟瘀，生痰生虫者，以温补药中，消之、逐之。实热而挟食挟痰，吐蛔呕酸者，以清凉药中，攻之、伐之。此治胃脘痛之成法也。倘神明变化，则存乎其人耳，虽然，胃间受病，人所易知，肝木凌脾，人亦易晓，若男子肝肾亏，挟虚火而上逆，妇人冲任弱，挟肝阳而上升，多有胃脘作痛之症，医家不察病原，不识病情，非投辛温耗气，即用清凉败血，愈治愈甚，何其庸也。《内经》曰：冲脉起于气街，并少阴之经，挟脐上行，至胸中而散；任脉起于中极，上毛际，循腹里，上关元，至咽喉。可见胃脘之痛，有自下而上，由肾而胃，隐隐示人勿泥中焦为病也。何也？冲任二脉，与阳明之脉，两相照应，冲任虚则鼓动阳明之火，结聚不散，而筋脉失荣，痛之所由生也。治法须填补真元，以生津液，导引元阳，以补真气，如此治法，非胆大心小者，安能知此中之奥妙耶？又有肝阴久亏，肝叶枯燥，抵塞胃脘，痛不可耐者，法宜六味饮，乙癸同治，参乳汤气血双救，高鼓峰之论医者，亦曾闻之乎？大抵肝主疏泄，郁则木不舒而侮所不胜；肾为胃关，虚则精气耗而累及中土。至于气分有余之痛，延胡、香附有奇验；不足之痛，人参、桂、附有殊功；血分有余之痛，桃仁、瓦楞可立应；不足之痛，当归、熟地亦取效，而敢云通则不痛者。尽病之情哉！丹溪曰：诸痛不宜补气，此惟邪实气滞者当避之。而曰诸痛皆然，吾不信也。外此有胃脘成痈，疼痛不休，食饮难入者，自必恶寒发热，脉息芤数为别，症不多见，亦不易治也。

议论透辟，一线不乱，一笔不漏。

六味饮 见审虚实门

参乳汤 见燥证门

拈痛丸 治九种心痛。

五灵脂炒　蓬术煨　木香　当归各等份

上为末，炼蜜为丸，如桐子大，橘皮煎汤送下。

肿胀辨

或问于余曰：肿与胀有辨乎？余曰：肿自肿，而胀自胀，不可不辨也。盖气血流行，脏腑调和，脉络疏通，在外安得作肿？在内安得作胀，而为有病之躯耶？缘其人肾气虚而失开阖之权，肺气虚而失清肃之令，脾气虚而失健运之常，表气虚而外邪易入，于是在肌肉则肿生，在脏腑则胀生。现于外而自知其肿，人亦知其肿也；发于内而自知其胀，人不知其胀也。其肿胀之多端，虚实之各异，风寒湿热，水虫血食之各种，不详悉言之，何以示后学，而知所适从哉？夫风寒外入之肿，则为实证，如头面之肿、发颐之肿、牙龈之肿之属是也。湿热外入之肿，多实而亦有虚证，如疮疡之肿，单腹之肿，痛痹之肿之属是也。若气水虫血之肿，则有虚实两证，如目下之肿，周身之肿，手足之肿，腹皮光亮之肿，肾囊肾茎之肿，腹有青筋红筋之肿之属是也。治法自有各门方药，而以症合脉，为尽善也。然胀病则与肿病，迥乎不同矣，肾火衰微，中土虚寒，脾元不运而胀矣，水不生肝，木郁不达，两胁不和而胀矣，阴火灼肺，金气膹郁，喘咳壅塞而胀矣。不特此也，又有湿热在脾胃而胀矣，水饮在中脘而胀矣，瘀血在中焦，及虫积在肠胃而胀矣，气滞食阻，在阳明而胀矣，大小便不通，在少腹而胀矣。外风无胀病也，而胀病亦不一也。大抵肿有形，而胀无形；胀者肿之渐，内伤者居多；肿者胀之剧，外感者无与。内伤有胀，而亦有肿；外感有肿，而却无胀。以虚胀而作实治，不肿不已，以实肿而作虚医，虽胀无害。医家务必以外肿内胀，确认亲切，则肿自肿，而胀自胀，不有了然胸中者乎，安可不与子细辨之乎。

如剥蕉叶，如抽茧丝，名士名医，兼而有之。

普济消毒饮 见头痛治风寒外入诸肿，察各证虚实加减用。

壮火温脾汤 治肾火衰微，中土虚寒，脾元不运而胀。

白术三钱，土炒 炙甘草一钱 山药二钱 陈皮八分 芡实二钱 制附子八分 茯苓一钱

水煎服。

加味逍遥散 治木郁不达，两胁不和而胀。

柴胡七分 薄荷五分 当归一钱 白芍一钱，炒 陈皮七分 甘草五分 茯苓八分 白术二钱，土炒 丹皮一钱 山栀五分

共为末，每服五钱。

热郁汤 治阴人火灼，肺金气膹郁喘咳，壅塞而胀。

熟地三钱 麦冬二钱 南沙参二钱 阿胶一钱 五味子十粒 胡桃二枚，打碎

水二盅，煎八分服。

燥湿消中饮 治湿热在脾胃而胀热，因湿燥湿，而热自除。

白术一钱五分，土炒 陈皮一钱 茯苓一钱 半夏一钱 苡仁二钱，炒 白扁豆一钱五分，炒

水煎，食后服。

小半夏汤加茯苓 治水饮在中脘而胀。

半夏五钱 生姜五钱 茯苓三钱

加佛手三片，水煎，食远服。

平中饮 治瘀血在中焦作胀。

人参一钱 白术一钱五分 丹参二钱 瓦楞子一钱，醋淬研碎 桃仁一钱 炮姜八分

水煎服。

宽中安虫丸 治虫积肠胃而胀。

使君子二两，去壳 陈皮二两 干姜七钱，煨

槟榔七钱 乌梅二十个 木香五钱 南星五钱，姜制

上研为细末，蜜丸，每晨砂糖水下，三四钱。

消胃饮 治气滞食阻，在阳明而作胀。

制半夏一钱 陈皮一钱五分 神曲一钱 厚朴一钱，姜炒 莱菔子一钱，炒研 谷芽二钱，炒 砂仁八分

加煨姜二片，水煎服。

牡蛎炮姜散 治寒秘，大小便不通，作胀，通二便则胀已。

牡蛎一两，煅研 炮姜末一两

男病用女人唾津调，手内擦热，紧掩二丸上，女病用男人唾津，紧调手内，擦热紧掩二乳上，得汗愈，或内服半硫丸。

又方 治热秘，大小便不通作胀。

取大田螺连壳打碎，入麝香少许贴脐上，以手揉按之立通，内服凉膈散。

胁痛

今夫古书论胁痛一证，不徒责在肝胆，而他经亦累之。有寒热虚实之不同，痰积瘀血之各异，支离繁碎，使后学漫无适从，而投剂不验，无怪乎变症多端，伤人性命者多多矣。尝考经旨谓肝脉挟胃络胆，上贯膈，布胁肋，胆脉贯膈络肝，循胁里，其直者循胸过季胁，是两胁之痛，皆属肝胆为病。内伤者，不外气血两端，外感者，责在少阳一经而已。盖肝为将军之官，其性暴怒，非怫意交加，则忧郁莫解；非酒色耗扰，则风寒外袭，痛之所由生也。使其人而虚寒也者，则内脏亏而痛矣；使其人而虚热也者，则隧道塞而痛矣；使其人而实热也者，或邪气入而痛，或郁火发而痛矣。痛在气分者，治在气。寒者温之，虚者补之，热者清之，实者泄之，血药不宜用也。使其人而血虚也者，则肝少血养而痛矣，使其人而血热也者，则木火内灼而痛矣，使其人而血分实热也者，或邪在半表半里而痛，或满闷惧按多怒而

痛矣。痛在血分者，治在血。血虚者以血药补之，血热者以阴药滋之，血实者以苦药通之，气药不宜用也。更有瘀血内蓄，痰饮内聚，及肥气痞气，皆属有形之积，非益血则邪不退。即令气寒而得此，亦宜补阳在先，补阴在后，阴阳两补，痰瘀除而积聚消，胁痛岂有不愈哉？虽然，操心者常有此证，房劳者每有此患，人多委之莫救，而药投罔效者何也？医家不明肝肾同源，精髓内空，相火易上之理也。故其用方，一味辛香行气，冀其奏功，不知辛能通窍，香能耗血，肝病不已，复传于肺，而咳嗽喘促，甚至血动，斯时有莫可如何者矣。是以初起确认为肝肾之病，宜乙癸合治，用六味加人乳、河车之属，以人补人，以血补血，俾水生而木荣，母实而子安，正治之法也。倘气因精虚，宜用八味加人参、河车之属，阴中求阳，坎中生火，从治之法也。或者谓内伤胁痛，逍遥散乃不易之方，外感胁痛，小柴胡为必用之药，有此二者，可以尽病之情乎而犹未也。诚以法之运用无穷，方之变化无定，通因通用者，治肝邪之有余；塞因塞用者，治肝脏之不足。而其间必以拒按喜按，探虚实之消息；喜温喜冷，验寒热之假真，更以以脉之大小迟数，有力无力为辨，是在医者神而明之，勿泥古法而不化也。且胁痛而及他脏者，亦有之矣；咳唾腥臭者，肺痈也；痛连胃脘，呕吐酸味者，木凌脾也；痛而寒热谵语，如见鬼状者，妇人热入血室也。舍气血而何所补救哉？盖甘可缓中，则木气调达，自然右降而左升；和能平怒，则疏泄令行，渐次气充而血润，胁痛云乎哉。

以韩苏之笔，写轩岐之旨，那得不压倒群英。

六味汤 见审虚实门

八味汤 同上

逍遥散 见眩运门

小柴胡汤 见肺痿并虚瘵门

痹证

痛痹一证，肝肾为病，筋脉失于荣养，虚火乘于经络而红肿疼痛。若肿痛不红，得温稍定者，又属虚寒也。初起恶寒发热，类于伤寒，多肿痛于四肢经络之间，或左右移动，或上下游行，或脉大而数，或细而数，或细而迟，或细而涩，或大而空，医家认作风寒湿三气杂至之说，概以外邪为治，病势渐增，阴液渐耗，虚虚之祸，有不可胜言者矣。盖风自内动，湿热内生者，属阴虚而有火，表之清之，症变虚损者居多。寒自内发，寒湿内生者，属阳虚而无火，表之消之，症变中风者居多。即令其人体实，果系外邪侵入，表散不应者，虽进大凉之药，痛止而肿消，亦必用扶脾益血之品，以收后效。又有服热药太过，胃中蕴热日深，筋脉不利，不能转移，手足肿痛如锥，苦楚异状，以阳明主宗筋，筋热则四肢缓纵，痛历关节而为热痹也。医家不知清热降火，泥于风寒湿三气杂至之说，非表散风寒，则温经利湿，火上添油，愈服愈热，其症口渴面赤，声高叫喊，大便秘结，小便短赤，脉数大有力，或洪大有力，所谓历节白虎风证，痛如虎啮也。治法宜黄芩、黄连、黄柏、石膏、生地、知母、元参之属，清阳明之积热，降有余之实火，然后热解筋舒，而痛方定。此种极少而慎治，不可不知而误治也。虽然，《内经》有入脏者死，留连筋骨间者痛，久留皮肤间者易已之旨，足见内生之风寒湿三气，鼓舞于经络之中者，恐用攻表耗元之药，而脏气空虚真阴欲竭，外入之风寒湿三气，鼓舞于经络之中者，恐用攻表耗元之药，而脏气受敌，真阳欲脱。况痹者闭也，乃脉络涩而少宣通之机，气血凝而少流动之势，治法非投壮水益阴，则宜补气生阳，非急急于救肝肾，则倦倦于培补脾土，斯病退而根本不摇也。倘泥于三气杂至，为必不可留之邪，而日从事于攻伐，是体实者安，而体虚者危矣，可不慎欤。

探本之论，与泥于风寒湿三气之说者，有上下床之别。

六味汤

八味汤 均见审虚实门

十全大补汤 见盗汗门

四君子汤 见中风门

清热定痛汤 治脉数有力，历节白虎痛风证，此方主之。

生地三钱　元参一钱五分　麦冬二钱　知母一钱　黄连五钱　石膏二钱　黄柏五分　黄芪一钱，蜜炙　甘草五分

加黑枣三枚，炒陈米五钱，水二杯，煎杯半，空心服。

痿证

痿证是肺热叶焦，两足软弱而不任地，不酸痛，不红肿，与痹证异也。肺气热则通阳明，阳明主宗筋，束骨利机关，阳明为热所灼，而筋脉弛长，痿病大作，是阳明之热，肺热累及之也。下部属肝肾，根由阴亏而髓空，火逆于肺，肺叶焦枯，金不生水，水益亏而火益炽，筋为热灼，未有不痿躄者也。丹溪有东实西虚，泻南补北之法，壮水之主，以镇阳光，火归窟宅，金不受火刑，而阳明亦无肺热之气乘之，宗筋柔和，机关可利耳。譬之弓逢暑月而力轻，逢寒月而力重，此证之筋痿，亦犹是也。痿手者少，痿足者多，痿而不咳，尚可延缠岁月，痿而咳嗽，虚损将成，死期近矣。愚更谓痿病之来，确在筋脉之间，肺热叶焦，亦是肺叶之脉络焦枯，不是肺脏焦枯，若是肺脏其叶已焦，火灼之甚，安有足痿在下，而肺金不咳嗽者乎？尚有十年不咳，而其人存者乎？《难经》曰：一损损于皮毛，皮聚而毛落，痿果肺脏叶枯，则身中毛发尽皆败落矣，何今日之痿病，独有不然者邪。

发明肺热叶焦之旨，真超前越后，得未曾有。

补北健行汤 治痿证足不任地，真水不定，阳明为热灼而小筋弛长，此立方效。

生地三钱　熟地三钱　茯苓四钱　丹皮一钱　龟甲三钱　女贞子二钱　生苡仁四钱　南沙参二钱　丹参一钱　阿胶二钱　山药一钱五分

水煎服。

疮闭

疮闭一证，古书不多见，病者得之，十有九死，是为极危极重之候，宜医家之所当辨者。何古人反未之言耶？及考之各方书，惟王肯堂先生有云，患生疮用干药太早，致遍身肿，宜消风败毒散。若大便不通，升麻和气饮。若大便如常，或自利，当导其气，自小便出，宜五皮饮和生料五苓散。若腹肿只在下，宜除湿汤和生料五苓散，加木瓜如泽泻之数，如此治法，亦皆治标而不求其本也，夫疮之生也。由于风湿热毒中于皮毛，不时而痒，愈痒愈发，愈发愈多，疮虽有大小之不同，必待毒气尽发，方可渐愈，安得有所谓疮闭之候哉？然任其自然而生者，则任其自然而愈，毒气外达，疮无由而闭。奈何今人不知此证之恶，一见疮发，急用水银、硫黄之属熏之擦之，望其即日而痊，不知毒气正发于皮毛之间，而反用药以禁其所出，则毒不达于皮毛，而内攻肺脏，以肺主皮毛，故毒得以入肺也。然肺脏中毒，则通身肌肉浮肿，咳嗽喘促，胸满壅塞，不能平卧，痰鸣鼻动，小便短少，是外疮虽没，而内毒更烈，当此之时，虽欲求其出而不可得也，不死何待耶？其通身肌肉浮肿者，以肺气中毒，则不能下行清肃之令，而水妄溢也。其咳嗽喘促者，以肺脏中毒，不得宣通，阻碍气道也。其小便不通者，以肺有毒而不能通调水道，下输膀胱也。其胸满不能平卧者，以毒入于肺，则肺叶生胀也。其痰鸣鼻动者，以疮毒内攻，肺气将绝也。以上恶候，极为危险，治之稍失，鲜不误人。临证

者，急宜速救肺脏，而兼以解毒，加入鲜发之物，以托毒外出，俾疮尽发于肌表，而不使内攻于肺，庶几可保无虞。倘不知此理，而徒用羌防之属，汗之散也，是人既入井，而又下之石矣。然则羌防之不可用者何也，以邪之所凑，其气必虚，其人体弱也。若实体而投羌防，又何害焉。

疮闭方法，又超人一乘矣，神化若此，能无后贤哉？

保金宣毒饮 疮证误治，毒气入肺，诸证悉急，用此方治之。其验如神。

南沙参三钱　麦冬三钱　百合五钱　贝母三钱　笋尖五钱　糯米五钱　鲫鱼一尾

水煎服。

解毒内托饮 体虚疮发，治以内托，预防陷肺，宜用此方。

何首乌三钱，生用　甘草一钱　当归一钱五分　赤芍一钱　贝母一钱　丹皮一钱　黑豆三钱　忍冬藤二钱

水二杯，煎服。

消风败毒散

人参　独活　柴胡　桔梗　枳壳面炒　羌活　茯苓　川芎　前胡　甘草　荆芥　防风各一钱

水二盅，姜三片，煎八分，食远服。

升麻和气饮 治疮肿疥疬痒痛。

甘草　陈皮各两半　芍药七钱五分　大黄五钱，煨　干葛　苍术炒　桔梗　升麻各一两　当归　茯苓　白芷各二两　干姜　枳壳各五钱

《三因方》有厚朴五钱，上咀片，每服一两，水煎。

按：此手足太阴阳明经也。五积散世俗用之，故收入。盖欲燥脾胃胜湿和气，为治疮之要剂，然临证而不通变，恐不合宜也。

五皮饮

橘红　桑白皮　生姜皮　大腹皮　茯苓皮

上各一钱，水煎服。

五苓散 治下部湿热疮毒，小便赤少。

泽泻二两五钱　猪苓一两五钱，去皮　肉桂七钱五分　白术　赤茯苓各一两五钱

上为末，每服三钱，热汤下。

除湿汤 治寒湿所伤，身体重着，腰脚酸痛，大便溏泄，小便或涩或利。

半夏曲炒　厚朴姜制　苍术米泔水制，各二两　藿香叶　陈皮去白　白茯苓去皮，各一两　甘草七钱，炙　白术生用，一两

上咀片，每服四钱，水一杯，姜七片，枣二枚，煎七分，食前服。

肿腮

肿腮一证，是疫病非伤寒也。是清邪中上焦，非风热也。何以辨之？一人病，众人亦病，一村病，村村皆病，气相感召，传染于人，与风寒迥别，为疫病之最轻者。其症初起恶寒发热，脉浮数，耳之前后作肿痛，隐隐有红色，医家不认症，往往误作伤寒施治，牙肿混医，体实者表散亦愈，体虚者不任大表，邪乘虚而内陷，传入厥阴脉络，睾丸肿痛，耳后全消。明者或投温里，或投补水，数剂可退；昧者或用疏肝，或作疝治，一服神昏，遍阅方书，又无是症，始终莫解，此中机关而伤人性命者多多矣。若世俗所称大头瘟，头面腮颐，肿如瓜瓠，乃疫病中之最重，岂非为是症之确据哉。又有时疫坏证，神识昏迷，邪陷厥少，从耳后发出，名曰遗毒，治法与肿腮不同，而医者非进甘桔，即用膏连，邪复内陷，万无生理矣。盖耳之前后，虽属少阳，而厥少部位亦会于此，经曰：颈项者，肝之俞；又曰：肾开窍于耳，甘桔牛蒡之属，非元气亏败，遗毒所宜用之药也。余于肿腮体实者，用甘桔汤加牛蒡、丹皮、当归之属，一二剂可消，体虚者用甘桔汤加何首乌、玉竹、丹皮、当归之属，二三剂亦愈。如遗毒为害，必须救阴以回津液，补元以生真气，俾邪热之毒，从肿处尽发，庶一线之生气未断也。大抵初发辛凉治标，而辛温不可妄投，变病养阴扶正，而温补亦宜善用。司命者神明

变化，辨证用药，而不以此证作伤寒治也，则得之矣。

以疫证为患，而误认伤寒为治，是欲登山而扬帆矣，一经点出，乃开千古迷途，功何伟哉！

甘桔汤 见咳嗽门

救阴保元汤 治遗毒肿腮。

熟地二钱　丹皮一钱　山药一钱　麦冬一钱五分　南沙参一钱　黄芪一钱，炙　炙甘草八分　黑豆三钱

水煎服。

口角流涎

口角流涎，医以为脾不摄也。而药投补脾，孰知不尽在脾也。而补脾药多不效，则束手无策矣。盖五液属肾，廉泉通任脉，而亦属肾。人生血液之味皆咸，惟舌下之液独甘，乃天一真水所生，身中之至宝，行经络，养筋骨，润肠胃，生精血，灌灵根者也。古人有言，远唾不如近唾，近唾不如不唾，唾即津液也。涎亦津液也，而津液不綦重哉，凡人夜卧之时，心静神敛，则肾气藏而廉泉穴闭，若老年肾阴亏，而气不摄，舌下两穴，窬寐皆开，侧卧枕间，口角流涎，液不藏矣。故道家静坐吞津，舌抵上颚，取廉泉穴开，津液易于涌出，而绵绵纳下，如是可以验涎不摄之故，皆由开而不合也明矣。第此系经络空虚，受病亦浅，然早衰之象，已见于口角之间，人其可不自惕欤？夫偏中之候多，责在肾水亏，朝夕流涎，流涎者生；设口角干燥，而涎沫不流，复中之祸立至，精液枯，肾气绝，非脾败也。曷不观小儿初生时，口涎终日不断，岂脾虚者乎？亦小儿阳常有余，阴常不足，肾气不实，故涎液妄溢，可为老人偏中之确据矣。或者谓脾开窍于口，而为涎，脾中有热，涎为火迫，上溢口角，亦常有之。然必其人肾水素虚，脾中始生虚热，若肾气壮而脾阴足，何口角流涎之与有。经又不云乎：

胃缓则廉泉开，廉泉开故涎下，补足少阴，是流涎虽在胃，而实在肾，更可知也。吾故思之，小儿流涎其常也。偏中流涎是病也。老人流涎，老转幼也，吾为老人危矣。

一证自有一证真种子，向来医家俱指脾虚，一经勘破，不啻拨云见天。噫，以予观于夫子贤于轩岐远矣。门人戴敏识

八味地黄汤 见审虚实门

脾虽开窍于口，而津液则出于肾。足少阴之气，上交阳明，戊癸相合，而后能化水谷之精微，气不上交，则水邪反从任脉而上于廉泉，故涎下。惟补足少阴以助下焦之生气上升，则任脉下盛而上之廉泉通，则涎下于内，不下于外矣。主此立议，可谓斯道中理析毫芒。

鼻渊

尝观古人谓鼻渊一证，乃寒凝脑户，太阳湿热为病，皆治标而不求其本，攻邪而反耗其元，于经旨迥乎不合，其说可足信欤。《内经》曰：胆移热于脑，则辛頞鼻渊。明明属之内伤，与外感全无关涉，何医家辛夷、苍耳、防、芷杂投，致轻者重，而重者危，无非泥古书不化，而虚实莫辨，夭枉人命，是可悲也。夫脑属神脏，藏精髓而居高位，鼻为肺窍，司呼吸而闻香臭，清阳由此而升，浊阴无由而上，是为平人。而要非论胆热及于脑，脑热及于鼻者也，盖少阳生发之气，全赖肾水为之滋养，肾水虚则胆中之火无制，而上逆于脑，脑热蒸蒸气化，浊涕走空窍而出于鼻，臭浊不堪，闻涕愈下，则液愈耗，液愈耗则阴愈亏。斯时也，头为之苦倾矣，喉为之作咳矣，身为之潮热矣，食饮为之减少矣。而医犹谓之曰风未散也，表药不可缺，寒未退也，辛味不可除。曾不知辛散伤元，有升无降，有阳无阴，肾肝虚于下，而肺气虚于上，虽有卢扁，其奈之何哉？虽然，胆之火，胡为而入脑也。经谓其脉起于目锐眦，上抵头角，下耳后，曲折布于脑后，脉络贯通，

易于感召，惟其虚也，则灼脑炙髓，阴液下漏。治法宜戒怒以养阳，绝欲以养阴，药进补水保肺，而藿香牛脑，尤为必用之药，俾水壮火熄，木荣金肃，胆汁充满，而生之气流行，火自安其位矣。倘脾胃渐亏，阳分渐弱，壮水之法，又宜变通，或脾肾双补，或阴阳两救，庶几于病有济，而不致错误也。且脑为诸阳之会，髓为至精之物，鼻属金气之路，治脑也补在髓，治鼻也清在金。脑满可以生水而制火，金空可以化液而制木，而春升少阳之气，与厥阴相为表里，上属于脑，如此则《内经》谓胆热所关，义亦明矣。冯氏有言：鼻渊乃风热灼脑而液下渗，或黄或白，或带血如脓状，此肾虚之症也。斯言极中病情，第此风非外入之风，乃肝胆火胜而热极风生也。若寒凝脑户，湿热为病，较冯氏之说，不啻霄壤之隔。治鼻渊者，其可不知清窍无壅，阳开阴合之理，而深玩味也哉。

治以肾为主，畅所欲言，可补前人之未备。

益气汤　治鼻病过于解散，其治流清涕者，继成浊涕，渐而腥秽，黄赤间杂，皆由渗开脑户；日积月累而致尪羸，用此汤治之。

黄芪一钱五分，蜜水炒　人参一钱　白术一钱，炒　当归一钱　麦冬一钱　炙甘草五分　藿香一钱　五味子十粒

虚寒少入细辛，内热监以山栀，加姜枣，水煎服。

补脑丸　治鼻渊久不愈者，神效。此上病下取，高者抑之之治也。

人参一两　麦冬二两，去心　茯苓一两五钱，人乳拌蒸　熟地二两　黄肉一两，蒸　黄芪二两，蜜炙　枸杞子二两，酒蒸　菟丝子二两，酒蒸　鹿茸一两五钱，酥炙　五味子一两，蜜水拌焙　牛脑一具，蒸熟捣入

上为末，蜜丸，桐子大，每服四钱。

失荣

失荣一证，经谓先富后贫，先贵后贱，心志屈辱，神气不伸，而忧煎日切，奉养日廉，始有此患也。夫营属阴血，卫属阳气，脉中脉外，乃往来之道路，故百骸得以荣养，经络得以流通，又何至脱营失精，而病从内生哉？无如禀赋素虚，平日以酒为浆，以妄为常，醉以入房，欲竭其精，以耗散其真，而郁火相凝，隧痰停结，乃成是症。其患多生肩之上下，初起微肿，皮色不变，日久渐大坚，硬如石，推之不移，按之不动，半载一年，方生阴痛，或破烂紫斑，渗流血水，或泛如莲，秽气熏蒸，病势至此，气血衰败，形容瘦削，未有不毙者矣。盖肝主谋虑，心主血脉，肾主五液，思虑多则伤肝，精神耗则伤心，精液少则伤肾；肝伤则筋不荣而肿，心伤则血不生而枯，肾伤则液不润而塞。漫肿无头，发在关节，病虽在经，根实在脏，譬之树木根摇，而枝叶已先萎矣。奈何医家误认流痰痈毒，药进清凉表散，愈耗阴血，是速其危也。不知流痰之发，坚而痛，痛而红，红而肿，肿而溃。在阴则平塌不红，不肿不痛，数日立毙；失荣则坚久隐痛，皮色如故，数载乃亡也。其见症之不同，治法之各异，安可不细辨乎？初起宜六味归芍汤，久久服之，救其根也；病久隐痛，阴亏者宜左归加生脉汤，补其元也；阳亏者，宜十全大补汤，培血气也。虽然，六欲不遂，损伤中气，枯于外而及于内，耗其气而伤其形，如妇人之乳岩，男妇之瘰疬，皆精血亏而真元败，大筋短而小筋挛，其症岂草根木皮所能胜任哉？若经谓陷脉为瘤，与失荣相肖，但此乃经脉为病，脏气安然，观其所发，皆非关节之处，可以验其轻重矣。

病本难疗，而立论以救之，一片婆心，和盘托出。

六味归芍汤　见中风门

左归饮

茯苓一钱五分　山药二钱　甘草一钱，炙　枸杞子二钱　熟地二三钱或加至一二两　山萸肉一二钱，畏酸者少用

水二盅，煎七分，食远服。

生脉散

十全大补汤 均见盗汗门

吐蛔

吐蛔一证，内伤者有热有寒，有虚有实，有风木所化，有湿热所生，小儿最多，胃脘胁痛者，亦复不少，必兼呕酸痰水，轻重不一。治法热者清之，寒者温之，虚者补之，风木所化者平之，湿热所生者清利之。法固善矣，第物必先腐，而后虫生，纵实热为害，先暂治标，而后求本，即虚热为灾，宜急治本，而决无标可求，否则虫可杀，而人独不可杀耶。如时令吐蛔，始得之二三日，壮热如烙，口渴引饮，喜食凉水梨浆，舌苔黄厚，手足冷不过肘，大便秘结，小便赤涩，其人壮实，年富力强，平素无病，脉洪大而数，或细数有力者，乃邪热在胃，虫为热迫，不能自容，上逆而出，宜清热逐疫，邪解热退，而蛔自安，如麦冬、丹皮、贝母、黑豆、甘草、银花、黄泥、黄连、地骨皮之属投之。此治热深厥亦深，胃热有余之吐蛔也。然亦有胃寒之人，二三日吐蛔，在胃而不在厥阴者，即投理中汤治之，勿泥胃热而概用凉药也。如七八日后，身微热，口不渴，不思凉水梨浆，舌苔虽黄厚而润，手足冷过肘膝，出冷汗，小便清，大便利，其人体弱，或平素有病，或属老人，或属幼稚，脉虚大，按之不应指，或细迟，按之全无神者，乃邪传厥阴，胃中寒冷，蛔亦不能自安，宜温胃补肝肾，余邪始退，蛔虫亦安，理中汤加人参、桂、附、丁香、乌梅之属，或八味汤加人参、菟、枸、芪、术之属投之。此治厥阴虚寒大虚之吐蛔也。夫内伤吐蛔，责在脾而先责在肾，时令吐蛔，治在邪而先治在正，不知此而遂谓之善医乎？若庸手谓余不明时令一证，而彼竟以时令吐蛔杀人，故愤愤不平，因述内伤时令吐蛔不同治，备言时令吐蛔，有胃病厥阴

病两种，立有一定之治法也。愿诸子熟读是篇，依法救人，庶不错误。倘他日遇时令吐蛔，而仍误投医药，不遵余法，岂非以人命为儿戏耶！

景岳云：凡绝处得生，皆在根本真处得之。读此足与相发明。

理中汤 见湿证门

八味汤 见审虚实门

吐屎

吐屎一证，古书所未载，大约其标在胃，其本在肾，幽门失开阖之职也。经曰：饮入于胃，游溢精气，上输于脾，脾气散精，上归于肺。食气入胃，散精于肝，淫气于筋；食气入胃，浊气归心，淫精于脉。是清者上升而运行精微，浊者下降而变化糟粕，安得秽浊之物，直透幽门，逆上反从清道出哉？无如肾水虚，则火走腑道，无形之火而冲逆者，其常也。无形之火，挟有形秽物而冲逆者，其变也。喻氏有地气加天之说，得毋与此证隐隐有合，而倒行逆施，于理法之所无，而病情之所有者，其为幽门关锁之地为病，胃气亏于中，而肾气亏于下者耶。不然者，膈噎之吐，未见吐屎也；反胃之吐，未见吐屎也；脱瘀之吐，未见吐屎也；更有呕酸苦汁，痰饮蛔虫，未见吐屎也。而兹则阴阳错乱，清浊混淆，为医家所不及逆料者，洵为幽门无权，胃液空虚，肾火迫之。又迫而不足以敌直奔之势，从小肠入胃，糟粕随之，已可知矣。治法非救胃则救肾，非正治则逆治。经曰：肾者胃之关；又曰：肾主开阖，开窍于二阴；又曰清阳出上窍，浊阴出下窍。必待肾阴回而虚火藏，大便通而机关利，清阳升而浊阴降，此理之所必然者。倘认为实热，不顾斯人元气，治标而不治本，专于攻下，如承气等汤急进，正吕氏所谓矢医，惟知通矢耳，而去生远矣。或者谓诸逆冲，皆属于火，小肠与心相表里，亦主有火，而滓秽又属火

化，可为此证实热之确据。第不知体实脉实，初病属实火者，亦或有之。若体虚脉虚，久病而属虚火者，比比皆是。《内经》病机之条，不可泥看也。彼吐尿之证，又安可概以实火治乎。

创论极确，古人复起，不易吾言矣。

清胃平逆散 治吐尿初病火者。此方主之。

生地三钱　丹皮一钱五分　茯苓一钱五分知母一钱　花粉一钱　杏仁二钱，去皮　尖扁豆二钱，炒　黑豆五钱　芦根五钱

水煎服。

救肾安逆汤 治久病体虚脉虚者，此方主之。

熟地三钱　丹皮一钱　泽泻一钱　山药一钱茯苓一钱　萸肉一钱　沙参一钱　五谷虫一钱四分，酒炒研末

水煎服。

鼓胀脉洪大者生产后脉数大者死

鼓胀者，中空似鼓，腹皮绷急是也。其症单腹作肿，四肢身面无气，多得之农夫辈。湿热为患，脾土受伤，与中满病在气分之遍身，肿在水分之皮肤亮，而根发于肾者，迥乎不同也。夫鼓胀责在脾胃，乃水谷出入之道路，较他脏之病为稍轻，虚中挟实，较中满之治为稍异，故此证专以救脾阴为主。盖脾阴足，则万邪息，脾土健而湿热消，仍宜戒盐食淡，恐助湿而生胀，是以全活者，十中有六七耳。经云：诸腹胀大，皆属于热，诸湿肿满，皆属于脾。《脉经》云：腹胀脉浮大，是出厄也。可见鼓证之脉洪大，皆由湿热积于内，阴血虚而阳气存，脾胃生火，故脉象如是，岂非不足中而属有余之症乎？舟车、禹功等汤，非为此种病而设乎？若产后脉数大者，则不然。盖产后阴血骤亏，孤阳上越，症则发热，脉则数大，最为危险之候。何也？阳浮而阴涸，营卫之气疾速，致手太阴之脉，反现数大之假象。且胎下之后，内

脏空虚，脉细弱者，于法之所宜，是虚证而得虚脉也。脉数大者，于法所不合，是虚证而得实脉也。景岳云：阴阳俱亏，气血败乱，脉必急数，愈数者愈虚，愈虚者愈数。治产后者，可不法景岳乎？倘产后而得血鼓之证，洪大亦凶，数大更危，正经所谓阳络伤则血外溢，阴络伤则血内溢之旨，而实象之脉，万不可见也。彼农夫辈湿热内结成鼓，与产后血结而成鼓者，以脉合症，又不啻天渊之隔矣。呜呼！持脉有道，虚静为保，得之于手，应之于心，庶指下了然。否则四诊且不识为何象，而欲求其鼓病，利于洪大，产后不利于数大者，吾见其茫然指下，而舌辨晓晓，假以为善诊而已矣。

或分或合，确有至理，非同浮论。

舟车丸

青皮　陈皮　木香　槟榔各五分　黑牵牛四两　大黄二两　甘遂面裹煨　大戟醋炒　芫花醋炒，各一两　轻粉一钱

上为末，水法为丸，如绿豆大，每空心温水下。初服五丸，日三服，以快利为度。

禹功散

黑牵牛四两　茴香一两，炒

上为细末，以生姜自然汁，调一二钱服。

十全大补汤 见盗汗门

妇人杂证

落三月胎论

今夫男女媾精，万物化生，二气交感，凝结成形，自有造化之妙，原从虚无中来也。《内经》云：二七而天癸至，任脉通，太冲脉盛，月事以时下，故有子。考之经旨，妇人有孕，又当责在少阴，须逐月养胎，冲任坚固，以保无虞。何至未足月而半产哉？第其间情欲感触，胎落者有之；思虑过度，胎落者有之；跌仆损伤，胎落者有之；破胆惊心，胎落者有之。此亦有所因而动，无足怪者。独叶孕三月，兢兢

自持，至期必动。医家非凉血则固气，非升举则利气。百药不效，其胎必堕，皆由易于受而后易于堕也。而堕之之故，果安在哉？盖胎系于脾，而根于肾，一年而屡孕者，相火之有余也。三月而屡堕者，相火之过旺也。屡堕而不先不后者，脾土主有信也。缪氏谓三月阳明脉养胎，其人脾土素弱，而相火摇摇，风木侮之，无故自落，岂寻常意见所能补救者耶？必也戒怒以疏肝，却虑以安脾，节欲以养肾，然后用先君子猪肚丸药，清相火以实脾土，土旺则四脏之气皆旺，精自生而气自固，不必虑难安易落之胎矣。虽然，药宜服于未孕之先，莫迟服于已孕之后，所谓未雨绸缪，不治已病，治未病也。若巢氏以三月属手少阴脉养胎，虽雄鸡汤可用，而药进不验，书其可尽信乎？余熟思之，土生万物，补脾尤急，土载万物，养胃为先，从冲任为受孕之原，亦必脾肾双补而更有益。何也？无形之土，能生无形之水，水壮相火亦静，三月易落之胎，变为足月而产矣。且胎落在单月居多，单为阳数，三月又属老阳之数，其人肾阴既亏，脾土既弱，相火又盛，肝木易泄，值此三而九之之候，阳数过亢，阴液受耗，脾中之血，亦复消灼，似难保其根深而蒂固。况庸手更不谙脾为生血之源，肾为立命之根，而徒泥当归之辛，杜仲之温，艾叶之热，以安胎散为神方，而坚守之。遂深信胎无不安也者，岂其然乎。

症无剩义，笔有余妍，缪氏之说，得此更明。

约斋猪肚丸

元参二两，酒蒸　苦参二两，酒蒸　丹参三两　山药三两，炒　谷芽二两，炒　扁豆二两，炒　石斛二两　白芍二两，酒炒　芡实二两，炒　莲肉二两，去心炒　南沙参四两　锅焦米二两　茯苓二两，人乳拌蒸　人参三两，切片研末另入　甘草一两五钱，蒸

用雄猪肚一具，将药装入，蒸熟捣烂，焙干为末，炼蜜为丸，每早白滚汤下五钱。猪肚先用水酒洗净，装药。

雄鸡汤

妊娠三月为定。形有寒，大便青；有热，小便难，不赤即黄；卒惊恐，忧愁嗔怒，喜顿仆；动于经脉，腹满绕脐苦痛，或腰背痛。卒有所下，宜服此汤。

雄鸡一只，治如食法　黄芩　白术　生姜各一两　麦冬五合　芍药　人参　茯苓　甘草　阿胶各一两　大枣十二枚，劈

上㕮咀，以水一斗三升，煮鸡减半，出鸡，内药汤中，煮取一半，内清酒三升，并胶煎取三升，分三服，一日食尽取效。

子痫

窃怪子痫为病，古人谓之风痉，印定后人眼目，牢不可破，害人不浅。即令柔痉所发，原属大虚，并非外风中入。张景岳于此证议论畅快，辨之甚悉，医人熟读，胸中变化，用之以治子痫也，又何不可哉！夫妇人有孕之后，冲任血养胎元，致肝少血而木火动，摇摇靡定，风象生焉。其症目吊口噤，角弓反张，流涎昏迷，时作时止，知内伤之痫象同，而非厥也。俗医以为外入之风，真属聋聩。试问风入皮毛，则当恶寒发热，何表证未见，而厥少之症叠出，是无孕安然，有胎反病，风果如是耶，症亦无恙耶，真令人不解也。余审其病情，无非肝肾阴虚，阴虚则血燥，血燥则筋失所滋，强直反张，有似于风，而实非风，即风亦属内动之风，而实非六淫之风也。故胎在母腹，阴血愈耗，虚火愈炽，经脉空而为火所灼，致精不能养神，柔不能养筋，而如厥如癫，神魂失守，复又误投外风之药，变症多端，岂非病者之厄哉？且痫与厥证相似，而实非厥，则终朝昏愦。痫则或有醒时，厥则昼夜无声，痫则忽然叫喊，厥回身寒热；痫醒口流涎，其见症之不同如此，而临证安可不细察耶？是以治痫之法，有在阴在阳之别，阴虚者养阴，阳虚者养阳，庶阴液足而真气回，木火藏而虚风定，子安母亦无不安矣。然考之古方，有羚羊角散，以为治子痫之圣药，不知亦错认此风为外入之风，而药多

不合。惟羚角一味，入肝舒筋，枣仁、当归，补肝益血，与症相投，奈内有防、独，则耗真元，又有薏苡，则下生胎，古方其可轻用乎。呜呼！学古不化，则生人者反杀人，方书尽信，则去疾者反增疾，真纸上谈兵，托诸空言，不能见诸行事者也。

见得明，说得透，灶下之姬，亦当领会。

羚羊角散治妊娠中风，头项强直，筋脉挛急，言语蹇涩，痰涎壅盛，或时发搐，不省人事，谓之子痫。

羚羊角　独活　枣仁炒　五加皮各八分　薏仁　防风　当归　川芎　茯神　杏仁各四分　木香　甘草各二分

加姜三片，水煎服。

宁神养荣汤　治妊娠气血两虚，因而卒倒，或时心神溃乱，恍忽昏运，此方主之。

归身二钱　人参一钱五分　麦冬一钱五分　茯神一钱　远志甘草汤炒，一钱　熟地二钱　白芍一钱，炒　白术一钱，土炒

加桂圆肉五枚，水一盅，煎八分，食远服。

产后泄泻

产后泄泻一证，有外因食滞是也，有内因脾肾虚是也。夫胎系于脾，脾中之血，为胎所耗，产后脾土失健运之常，复又食物无节，生冷不慎，致中焦不化，而噫气嗳腐，腹中肠鸣，大便下泄矣。体实辈用平胃散加减，在一二剂之间，不可多进也。体虚辈平日脾土薄弱，产后更弱，而夹食不消者，用长生活命汤投之，百试百效。设纯用楂、朴、槟、卜之属，耗其真元，其人必死。此治外因者也。若内因伤在脾肾，最为产后之恶症，盖脾司仓廪，后天根本，生血液以灌溉四脏。如脾中血虚而生火，则暴注下迫，疾走大肠；如脾中气虚而生寒，则运行失职，完谷不化。产后气血内空，食饮入胃，不能变化精微，升清降浊，而时时频泄，未免下多阴亡，泄久阳亡之患矣。至于肾为生气之源，命火能生脾土，为人生立命之根蒂，产后去血过多，则伤肾中之阴气。因血耗则伤

肾中之阳，阴虚者，火必刑金，上逆作咳，肺虚热移大肠，下通作泄。医家不知有肾阴亏虚泄泻之证，一味补土，未见奏功，若误认夹食，更为医中之庸者矣。盖阳虚泄泻，必命火衰微，己土不生，而真气不固，非如阴虚有火者。脉细数面赤，口渴为异也，况阳虚脉必迟而微，或空大而虚，面色惨淡，手足冷而浮肿，自有症脉虚寒之真象，医家宜细心体会者也。治脾阴虚而有火者，嘉禾饮为必用之药；脾气虚而无火者，六君子汤为必用之药；肾虚而有火者，六味加人参汤为必用之药；阳虚而无火者，八味加人参汤为必用之药。倘服此而泄泻不止，四神丸用参汤吞下，更为治泄之神丹，再用枯矾、附子、五倍子研末，和面人唾作饼，贴脐中，无不立验，此治内因者也。《内经》曰：肾者胃之关；又曰：肾主开阖，开窍于二阴。治脾泄者，亦宜治肾，况肾泄乎？补脾不如补肾之说，亦未之闻乎？

内因外因，分开两门，又处处提出产后与平常泄泻不同，精义不磨。

平胃散

苍术五斤，泔浸七日　陈皮三斤，去白　厚朴三斤，姜汁炒　甘草十二两，炙

上共为末，白滚汤调服三五钱。

长生活命饮见燥证门

嘉禾饮

薏仁二钱　扁豆二钱，炒　丹参一钱五分　茯苓一钱　白芍一钱，炒　山药一钱，炒　谷芽一钱，炒　沙参一钱　人参一钱　石斛一钱　陈皮八分　神曲八分　半夏曲八分　莲子七粒，去心炒　甘草五分　黑枣三枚

水煎服。

六君子汤见中风门

六味汤

八味汤均见审虚实门

四神丸

补骨脂四两，炒　肉豆蔻面裹煨　五味子各

二两　吴茱萸一两，汤炮炒

上为末，用大枣百枚，生姜八两煮烂，取枣肉捣丸，桐子大，每服七八十丸，空心或食前淡盐汤或滚汤下。

产后血晕

产后血晕，有虚实之各异。实者瘀血之假实，而虚者气血之真虚也。夫血由气化，气行则血行，气滞则血阻，是血随气流转者也。胎下之后，阴血暴行，气分骤亏，失于运动，故将下未下之血，停蓄成瘀，上冲胸腹作痛，斯时头目掉眩，迷乱心神，眼前生花，剧则人事昏愦，牙关不开。外治或烧漆器，或熏醋炭；内治宜生化汤加失笑散。体素阴虚者，加童便；体素阳虚者，加肉桂；体虚甚者，加人参。世俗惑于用参瘀反不行之说，印定后人眼目，不敢轻用，致元气下陷而脱者多矣，此假实之证也。若去血过多，气孤无偶，察其外证，眼合口张，面白手撒，气出多而入少，手足冷而厥逆，冷汗自出，脉细如丝或浮大无根，此肾气不纳，而肺气不主，根本摇摇，气虚欲脱之象也。治宜血脱益气，阳生阴长，用人参两许，而以归地姜附佐之，庶可救垂危于欲绝，此真虚之证也。要之实中有虚，瘀去而真虚自现，虚中更虚，血枯而真气亦离，切勿信古载牡丹夺命等方，以散血而损人命也。医家其慎诸。

晕因于血，血之瘀，气之弱也。粗工孰能察此？惟先生言之凿凿。

生化汤

当归五钱　川芎二钱　炮姜一钱　甘草五分，炙　桃仁十粒，去皮尖双仁不用

水二盅，加酒少许，煎好温服。

失笑散

蒲黄拣净　五灵脂拣去砂石，等份俱炒

上为末，每服二三钱，酒煎热服。

参附回生汤　治产后气血暴去过多，急用此方。

人参三钱　熟地三钱　当归二钱　炮姜一钱

附子一钱　白术二钱，土炒

陈米炒熟，水煎服。

产后发热

产后发热，有内伤，有外感，有瘀血，有食滞，症各不同，脉亦迥异，医家宜详辨之也。盖外感发热，因产后空虚，风寒乘虚而易入，其症恶寒发热，头痛身痛，脉浮紧而数，用表药一二剂可愈。若感时令疫热之邪，寒短热长，头痛身痛，口渴谵语，脉浮数，或细数，用扶正逐疫药治之。然所发与血虚发热无异，但此时必疫邪盛行，或为他人传染，或因未产之先，症虽有别，而救元则一也。若有瘀血不行，阻塞气道，或腹中作痛，或经络作肿，亦大发热，其脉芤数，宜去瘀生新药治之。若有食滞发热，必呕吐嗳腐，腹痛泄泻，脉大而滑，宜消导药治之。若下血过多，孤阳无偶，浮越于外，壮热不退，烦躁不宁，谵语不休，渴饮不绝，脉浮大空数，宜大补气血药治之。古人有言，产后类伤寒，三阳证恶寒发热头痛，毋认为伤寒；太阳证发热头痛，乍寒乍热，或兼胁痛，毋认为少阳证；潮热有汗，大便不通，毋认为阳明证。盖由气血两虚，阴阳不和，而类外感，且产后重发汗，汗发则虚，而祸至矣。产后类伤寒三阴证，腹满咽干，大便实，勿专论为太阴证；口燥咽干，勿专论为少阴证；又汗出谵语，便秘，勿专论为胃中有燥屎宜下。数证多由劳倦伤脾，运化艰难，气血枯竭，肠腑燥渴，乃虚证类实，所当补者也。夫产后之热，气血两虚者居多，药宜甘温。阴虚生热者，或有药宜壮水，丹溪大补气血之论，不可泥，丹溪大补气血之论，正可法也。先君子治产后壮热发狂，持刃杀之，用附子一枚，人参一两，童便一杯，一剂霍然，甘温能除大热也。余治侄女产后阴虚发热，口渴面赤，六味汤加童便一剂，成功壮水之主，以镇阳光也。即如产后感风寒，染时疫而发热，亦必以养正为主，盖正旺则邪不攻，而自走矣。至于仲景论产后有实证，必其人体实脉实，邪可攻者攻之。若其人体虚脉虚，

而复又攻之，则杀人之祸，在于反掌间矣，医可不自惕欤！

产后发热，用药专以温补为主，亦非确论。大约产后之热，宜从阳引阴，反佐从治者居多，以阴血骤亏，孤阳外越，非大温大补，则虚火不藏，所谓甘温能除大热是也。倘其人阳有余而阴不足之体，一遇产后发热，泥于甘温退热之法，姜桂参附多进，阴益亏而火益炽，热愈不退，宜从阴引阳，壮水正治，方可取效。古人谓芍药酸寒，以为产后忌药，而仲景谓阴气散失，正当用之，真知阴可维阳，水可制火者也。总之人生属阴阳互根，不可偏胜，一味温热，知有阳而不知有阴矣。

条分缕晰，著法立方，真是长沙复出。

六味汤 见审虚实门

人参当归散
治产后去血过多，血虚则阴虚，阴虚子午不交，非大补真阴，填实下元，不能挽回垂危于欲绝。第阴血暴脱，真气上越，草根木皮，一时难生有形之血，不若重进参附归地，及鹿茸河车之属，急生无形之气，且同类有情血肉为补，庶无根之焰，渐渐归原，而相傅之官，清肃下行矣。倘恶露未尽，败血停凝，上熏肺金，亦令人喘，须进人参生化汤，逐瘀于补元之中，元气回而瘀血通，间有得生，未可知也。若其人平素原有哮喘之疾，因胎下偶受外风，旧疾亦作，宜金水六君煎主之。《难经》曰：呼出心与肺，吸入肾与肝，今产后呼出多而吸入少，卫气无主，大补犹恐不回，而医家不悟，仍以表散之药投之，以迎合病家之意，是耶非耶？

凡喘证虚多实少，况属产后，而喘忽发，虚耶实耶，庸工何不察也。

人参生化汤
人参三钱　当归五钱　川芎二钱　炮姜一钱　甘草五分，炙　桃仁十粒，去皮尖
水二盅，加酒少许，煎一盅温服。

金水六君煎
熟地三五钱　当归二钱　茯苓二钱　半夏三钱　陈皮一钱五分　甘草一钱，炙
水二盅，姜五七片，煎八分，食远温服。

产后腹痛
大凡腹痛者，皆责在脾土。而产后耗脾中之血，非大补脾元，难以生阴液，而定痛者也。第痛有虚实寒热瘀血之不同，而用药迥别，苟非察脉辨症，细心体会，未有不杀人于反掌间者矣。夫痛之生也，喜按为虚，拒按为实，喜热饮为寒，喜冷饮为热。而瘀血之痛，则按之为更甚，勿以通则不痛之说，遂谓产后逐瘀为第一义也。盖脾主血而生血，养胎虚在先，胎下复虚在后，脾元不运，痛而面赤，口渴潮热，大便秘，按之稍定，脉细数等症，无非阴亏而火动，治宜芍药甘草汤，加丹参、沙参、熟地、当归之属投之。自然阴血生而虚火静，营卫调而痛亦止矣。若脾脏虚寒，气不运行，痛而面青，曰手足冷，冷汗出，大便泄，按之稍定，脉细迟等症，无非阳虚而火衰，治宜六君合生化汤，加桂附投之，自然元阳回而真气复，营卫调而痛亦止矣。倘瘀血内蓄，积块未消，伤在冲任，脐之上下，乃二脉所由之道，瘀血塞而不行，冲任虚而受困，按之疼痛，虽实也，而实中挟虚耳。治宜生化汤除瘀生新，俾瘀从旧路下走，腹痛亦可止，若一味逐瘀，而不顾元气，将见攻愈急，而痛愈甚，正愈亏而瘀愈阻，瘀愈阻而药愈乱，变证百出，岂能保全乎！临证者，宜视其人平素体气壮实，用生化汤加延胡、丹参，莫不应手取效；视其人平素体虚，用生化汤加人参桂附，气壮易动，此万举万当之法也。又有小腹有块作痛，名曰儿枕，宜补中逐瘀可也。旧血须当消化，新血亦当生养，如专主攻旧，新亦不宁矣。张景岳云：子宫蓄子既久，忽尔相离，血海陡虚，所以作痛，胞门受伤，必致壅肿，所以亦若有块而实非真块，肿既未消，是以亦颇拒按，但宜安养其脏，不久即愈。景岳之说，深合病情，可见少腹之痛，与脐上之痛，部位虽不同，而

瘀血为害，则一也。补中之消，消中之补，并行不悖，斯为医中之良手矣。设无血块，但小腹作痛，按之少止，此属血海空虚，生化汤加熟地、肉桂，取效亦甚速也。《内经》曰：腹为阴，阴中之阴脾也。治腹痛者，其可不知温养脾土而生阴血耶！

产后腹痛，主温养脾土而生阴血，非泛论腹痛，真产后腹痛之论也。

十全大补汤见盗汗门

参归生化汤见产后喘门

四物汤

熟地三钱　当归三钱　白芍二钱，炒　川芎一钱

水煎服。

六君子汤见中风门

补中益气汤见暑证门

八味地黄汤见审虚实门

芍药甘草汤

白芍五钱，炒　甘草一钱

水一盏，煎八分服。

定痛散　治产后恶血不止，腹中作痛。

当归四钱　白芍三钱，炒　肉桂五钱

加姜五片，水煎服。

产后呕吐

呕吐有虚实，而产后之呕吐，虚者十居其九，医家不从症脉详察，而混以寻常止呕定吐之法投之，则杀人之祸立至。虽有良工补救，亦无如之何矣？夫产后脾胃必亏，因去血过多而耗伤也。脾胃虚而热，则食入即吐，脾胃虚而寒，则食久反出，然亦不可拘也。倘其人平素脾元大虚，加之产后伤气血，脾阴枯而胃阳败，忽然食入即吐，全不纳谷，手足冷，冷汗出，气促不接，脉悬悬如丝，如此危症，乃胃绝之候也。而遂谓其暴吐为有火哉，即令呕吐酸味，虽属有火，而产后之吐酸，多责于胃寒，必须切脉之迟数，或有力，或无力，然后虚实可分。如有火而吐者，宜扁豆、谷芽、沙参、

丹参、石斛、陈壁土之类主之；如无火而吐者，宜人参、白术、茯苓、黑姜、肉桂、炙甘草之类主之。薛氏法最良也。虽然，肾者胃之关也，脾胃之病，必推原于肾，肾气壮则水谷入，胃散精于肺，而变化精微，肾气亏则完谷不化，阳火衰弱，而不生脾土，幽门少运动之机，下不通而势必上逆矣。又有肾阳无根，内真寒而外假热，虚火上冲胃口，呕吐不休者，非附子理中汤、八味地黄汤、重加人参，引火归原，而吐未必定也。或者谓败血散于脾胃，不能纳水谷而生吐逆，此说亦中病情。第败血之阻，由元气之亏，非生化汤，则二陈汤加人参、泽兰叶、丹参之属进之，数剂可愈。若用藿香、砂仁、延胡等药，一味破气，正气转伤，非其治也。大约吐而轻者，救在脾；吐而重者，救在肾。舍此求之，岂足谓之善医产后者耶！

症不因产后而生，固可以杂症之法治之。症既因产后而生，亦混投寻常之法，非治也。此呕吐又以救脾救肾为主。

八味地黄汤见审虚实门

二陈汤见眩运门

附子理中汤见审虚实门

生化汤产后血晕门

加减四君汤　治脾虚产后呕吐。

白术二钱，土炒　炮姜八分　炙甘草一钱
人参一钱　炒陈米五钱

吐甚者加附子八分，水煎服。

产后不寐

产后不寐一证，由于气血大亏，阴不维阳者居多也。夫卫气日行于阳则寤，夜行于阴则寐，凡人将睡之时，必阳引而升，阴引而降，阴阳相引，然后呵欠乃作，渐入睡乡矣。今胎下而血骤脱，阳浮于上，不入阴而常留于阳，是以达旦不寐，烦躁出汗，面赤口渴等症叠见。而医家之治此者，其法果何在哉？盖壮水则火熄而神安，益阴则血足而心宁，六味归芍汤，加童便、人参，无不应手取效。若心肾不交，

神志恍惚，补心丹加减，亦为合法。倘血去而孤阳浮越，营卫偏胜，终夜不眠，宜归脾汤或人参养营汤加减，方为尽善。大抵阴虚不寐，阳药不宜轻投，阳虚不寐，阴药岂宜混施？必须察脉辨症，心灵会悟，勿泥呆法者也。此外血块痛而不寐者，治在血也，血行而痛定，可以安卧矣。兼食滞而不寐者，治在食也，食消而痛止，可以安卧矣。兼时疫而不寐者，治在疫也，疫退而热解，可以安卧矣。兼疟痢而不寐者，治在疟痢也，疟痢止而神敛，可以安卧矣。张景岳云：心藏神为阳气之宅，卫主气司阳气之化，凡卫气入阴，则静，静则寐，正以阳有所归，故神安而寐也。又心为事扰，则神动，神动则不静，是以不寐。故欲求寐者，当养阴中之阳，及去静中之动，则得之矣。彼产后阴血亏而阳火动，非纯静之药，无以制其炎炎之势，虽欲高枕而望其酣睡也，不亦难哉。

产后去血必多，治主纯静之药，以镇动阳，阳不浮越，得其所归，则神安而寐。

六味归芍汤见中风门

补心丹见不寐门

归脾汤见中风门

人参养营汤见中风门

产后大便不通

大便不通，在杂证有阳明实热之积，有肠胃瘀血之阻，而在产后，则责在气血之虚也。夫阴血骤脱，气亦骤亏，少阴失开阖之令，大肠少津液之润，是以秘结不解。医家不穷其源，急用硝黄巴牛等药，求其暂通，取快一时，因而重虚其虚，元气更受耗伤，缓则复秘，而变胀满，速则亡阴而致虚脱，甚可悯也。夫产后空虚，新血未生，元气未回，幸得后门坚固，旬日未解，亦自无妨，虽有涩滞，当从缓治，宜用生化汤，加人乳、肉苁蓉以润枯涸。倘气因血耗，传化失职，宜用八味汤加人参、肉苁蓉，以助真气，无不应手取效者也。古人有言，产后大便日久不通，由血少肠燥，参乳汤多服，

则血旺气顺，自无便涩之病，真先得我心之同者矣。盖阴血干燥，须俟地道升，而天气降，元气衰弱，更待真阳复，而真阴生，此自然之道也。不然，徒知推下一法，而漫无变计，不亦为古人所讥谓之矢医耶。

通以治塞，印定庸工眼目，得此可唤醒其梦。

生化汤见产后血晕门

八味汤见审虚实门

参乳汤见燥证门

产后变痉

痉分刚柔，虚者十居六七，而产后之变痉，则无不本于气血大亏者也。当胎下之后，血去过多，阳孤无依，斯时类伤寒三阳证而实大异，类伤寒三阴证而实不同。医家不察脉辨症，始进表汗之剂，继投攻下之药，亡阴亡阳，致气愈虚而血愈耗，筋脉失于荣养，燥极生风，反张强直，口噤拳挛，险症叠出，而命难全矣。夫血液枯涸，大伤冲任二脉，而督脉在背，亦少柔和，因产后而重虚其虚，反有类伤寒太阳发痉之大实证耳。治法责在肝肾，阴阳两救。阴虚者人参六味汤，阳虚者加参生化汤，或十全大补汤，大剂投之。俾真气流转，精血相通，筋脉得以滋润，而恶症始退。《内经》曰：阳气者，精则养神，柔则养筋。产后亡血，而又误汗，误下亡阴，而又亡阳矣。可笑庸手复认作伤寒之证，误治错中之错，杀人之祸，可胜言哉！且伤寒汗下过多，亦变发痉，并宜大补气血为主，则产后之大补气血，更无疑矣。若不因药误，初病即汗出不止而发痉者，乃阳气顿虚，腠理不密，津液妄泄，急用人参养营汤，加附子主之。丹溪曰：产后不论脉症，当以大补气血为主，若产后而变痉症，空虚极矣，舍大补而何所取哉！

痉病多因误汗误下，虚虚之祸，谁实致之？然则实病或侪伍可疗，虚证须参问医王。

六味汤见审虚实门

加人参生化汤 见产后喘门

十全大补汤 见盗汗门

人参养营汤 见中风门

产后瘀血流注经络

今夫血主于心，资于肾，藏于肝，统于脾，而阳明又为多气多血之海，下通冲任，为女子月事，应时而下，受胎之地也。叶孕之后，禀赋虚而肝肾亏，一身气血仅仅养胎，及产后血泄过多，气因血耗，不能逐瘀下出，反流注经络，阻塞关节，斯时恶寒发热，或肿或痛。医家不明其故，概以风寒停滞目之，药非表散，即是消导，岂知血因散而益亏，气因消而益弱，变症多端，而病势危矣。余每遇此证，急进十全大补汤，大培气血，俾脉中脉外，营卫之气，得以通畅流行，而在经在络，蓄积之瘀，不待攻逐而从外自走。成脓而溃者有之，故道而出者有之，十可保全三四，若一味逐瘀，不救根本，如木香流气饮、回生丹之类妄投，未有能生者也。即体气稍实，而产有此证，法宜攻补兼施，或先补而后攻，或先攻而后补，是在临证之权衡也。盖血随气而至，气行则血行，气虚则血阻，欲求其故，可不急急于救元而加之意哉？且恶露而流注于腰臀腿足之处，漫肿结块，宜内服参归生化汤，以散血滞，外用葱熨患处，以消积瘀无缓也。憎寒恶寒，阳气虚也；日晡内热，阴血虚也；饮食呕吐，胃气虚也；食少体倦，脾气虚也；四肢逆冷，小便频数，肾气虚也。阳虚则补阳，十全大补汤，加鹿茸、河车；阴虚则补阴，四物汤加人参、白术；胃虚则益胃，六君子汤加炮姜；脾虚则补脾，补中益气汤加茯苓、半夏；肾虚则补肾，八味地黄汤加菟丝子、益智仁，此万全之法也。《内经》曰：营气不从，逆于肉理。今瘀血不从，而逆于腠理者，其为营气不从，乃此证之确据乎。

此证人所难晓，每以产后血虚混之，即知之而亦无此透彻。

十全大补汤 见盗汗门

参归生化汤 见产后喘门

四物汤 见产后腹痛门

六君子汤 见中风门

补中益气汤 见暑证门

八味地黄汤 见审虚实门

辨胸胁痛后临经变证

病本肝肾之阴亏，冲任之脉弱，血海空虚，虚火内发，瘀血阻塞，致肝火挟冲任二脉而上逆，胸胁胀痛。医投利气，胸胁之痛减，非痛减也。利气而火暂降，在腹而胀痛矣。医又投利气，腹中之痛减，非痛减也。利气而火暂降，在少腹而胀痛矣。医再投利气而痛减，非痛减也，血室为利气药所耗，血随气下，而月事亦动，变症百出矣。夫肝主藏魂，少腹乃肝之部位，与冲任及阳明相照应，阴血既行，虚火更炽，复鼓动阳明之火，乘灼胞络，故忽然厥逆，目定神昏，见鬼谵妄。诊其脉不急数，观其症不发热，非外入之疫邪，实神魂之离舍，皆由初治不得其法耳。《伤寒论》曰：妇人中风发热恶寒，胸胁下满，如结胸状，谵语者，此为热入血室，与此病临经谵语相同，岂非阴血亏而虚火为害哉！第时疫乃外邪，有虚而有实，临经乃内发，有虚而无实。彼外入者，仲景犹谓无犯胃气，及上中二焦，况内发者，更属大虚。阴血阳气，万万不可耗矣，初病用逍遥散，无后来之变症也。救逆仍用逍遥散，加枣仁、丹参、麦冬、杜仲之属，舒肝木而益阴血也。若误认风痰食滞为治，气血愈耗，不亦犯《内经》厥逆连脏之旨耶。

认定热入血室为主，故头头是道。

附案

一妇人年二十一，庚午夏六月望日，胸胁胀痛，医用二陈加延胡、川楝、香砂、黑姜之属，胸胁之痛，走入脐上痛矣。又进前药，脐上之痛，走入少腹痛矣。仍进前药，少腹痛减，是夜经动不多，人事昏沉，谵语见鬼。延余诊视，其脉右手细弱，左手弦细，全不知人事，舌常伸出，大便不解，本家疑为时疫，医家疑为停食，莫知所从。余曰：此肝肾素虚，血海有瘀未行，致虚火冲逆胞络，而为厥逆之证，与时疫经期适来适断同也。法宜补阴养血之剂，重加当归以通血室，加童便以降虚火。两剂，月事大行，大便亦下，神识清爽，霍然愈矣。盖其人前月经期五十日而动，乃半产也。不慎调摄，虚中挟瘀，至此月临经时欲动未动，火逆昏迷，如有邪祟，而庸手不识初药破气耗血之误，反谓为食阻，为风痰，岂不悖哉！岂不可畏哉！

逍遥散见眩运门

阴吹

阴吹一证，古书不多见，惟张长沙《金匮要略》云：胃气下泄，阴吹而正喧，此谷气之实也，发煎导之。夫阴器属厥阴部位，精窍通冲任之脉，尿窍通小肠之路，气道不从此出，安得有声而喧？盖由肝肾亏于下，肺气亏于上，致阳明胃气，不能鼓舞上行，而亏于中，下走阴器，直入精窍而出，岂同大肠矢气？经谓浊阴出下窍者可比耶？尝见虚损之辈，久咳经阻，胃气不升，往往多有此患。以言乎肾，则气不摄可知；以言乎肝，则气不平可知；以言乎肺，则气不主可知。是以上咳下吹，气窍相通，阴器隐隐而有声，足见精血之亏，元气之弱，根本摇摇矣。夫阳明为多气多血之海，与冲任血海之脉，同气而相应，下为经而上为乳，变化取汁，血气之实也。喧闻户外，胃气之虚也。魏氏云：谷气之实，其实胃中正气之衰，斯言极中长沙之秘旨。如必谓谷气实，向引导浊气，从大肠出，纵胃气下泄，必由浊道而不致干乱清道，是错认溺窍为病也。第胃气下泄，前阴之膀胱何异，下泄后阴之大肠而终无补于病情，岂仲景当日之深意哉？且肾主开阖，为生气之源，阴器属肝，主疏泄之令，今胃气下走，岂寻常之药，可以奏功，必须培补

肝肾，以固肺金，生精益血，以助真气。若阳分多亏，补中、归脾之属可投；阴分多亏，六味、左归之属可用；阴阳两亏，八味、右归之属可服。耗气败血之药，非其治也。倘不咳而窍有声，较咳而窍有声者为稍轻，逍遥、六味，皆合法也。虽然，膀胱有下窍而无上口，胃气何由下泄，其从精窍而来，不待辨而自明。男子从无，妇人常有，无非窍空而妄泄。况谷道后通，而前阴之吹者有之。谷道后秘，而前阴不吹者有之。谷气实，胃气安得下泄？仲景发煎导引之法，其说似属难明矣，即令胃气从溺窍下泄，小便当随气而共出，何吹时惟有声而无溺，则溺窍而来之说，更属无据。要之胃气者，乃水谷之精气，上输于脾，脾气散精，上归于肺，与肾中生气而互根，得毋因其人水谷之真气衰弱，而以脂膏益血之品，从阴引阳，填补冲任，不使气陷于子宫，直走精门，未可知也。

阴吹一证，人但知气从下泄，而昧于出自何窍，拘泥长沙之文，未有畅发其因者。先生为之条分缕析，可振聋聩，非三折肱良手，安能搜此精义？

补中汤见暑证门

归脾汤见中风门

六味汤见审虚实门

左归汤见失荣门

八味汤见审虚实门

逍遥散见眩运门

右归饮

熟地二三钱加至一二两　山药二钱，炒　杜仲二钱，姜汁炒　枸杞子二钱　肉桂一二钱　川附子一二三钱　山萸肉一钱　甘草一二钱，炙

水二盅，煎八分，食远服。

鸡 鸣 录

（清）王孟英 著

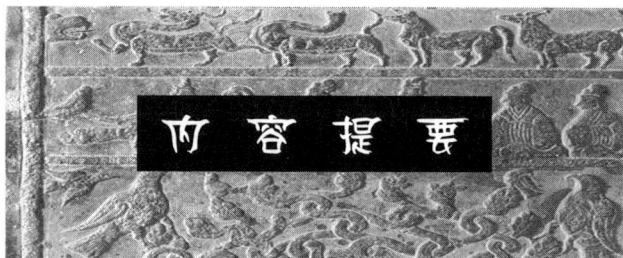

内　容　提　要

海昌野云氏，为王孟英别号。荔墙寒士，即其探讨医学之友汪谢城也。汪氏曾著《随山宇方钞》。凡王氏书，亦常经其评按。王氏著书十余种皆刊行传世，惟《圣济方选》，竟难获见。《鸡鸣录》原有上下二卷。上卷即本书，自妇女、小儿、养生，至内外各证计十七门。录方精要，论理透彻，又经汪氏评按。下卷为尤氏治例、杨氏咽喉十八证，及蓬窗录验方，皆为世人求之不得者。绍兴裘氏藏此稿本久矣，因发现下卷遗失，遂亟将上卷付诸剞劂，以免失传。

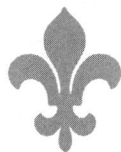

目　录

鸡 鸣 录

海昌野云氏抄

乌程荔墙寒士参
后学诸暨刘淡如校

女科第一千金宝要列妇人门于第一，殆易始乾坤、诗首关雎之义也，兹仿其例

带下带下，女子生而即有，津津常润，天赋之恒，或至太多，是病也。然古以妇人隐疾统名带下，今人但知白带、赤带等名耳，病因非止一端。属阴虚者，六味地黄丸。每晨淡盐汤送服三钱。怯弱人多阴虚，肥白者多湿，坚瘦者多火。

属湿盛者，松石猪肚丸，每早淡豆腐浆送服三钱。

火盛者，黄柏、乌贼骨等份研末，女贞子煎浓汁，法丸绿豆大，砂仁一钱研末泡汤，早晨送服三钱。

旱莲草　野苎麻根各四两　十大功劳一两　酒水各半煎服。如治血崩，加木耳炭一钱五分　血余一钱　共研细末调入服。

调经　人参　甘草　桑寄生酒炒　丹参各二两　制白术八两　黄芩　当归各六两　牡蛎煅飞　杜仲盐水炒　茯苓　菟丝饼　枳壳　白芍各四两　川芎　泽泻各三两。十五味为末，炼蜜丸，每重钱半，以一丸空心开水调服。治气虚血少，经事不调，赤白带下，腰酸胎滑，或不受孕皆效。一方去丹参、人参加西洋参、制香附、陈艾醋炒炭，各一两　尤为保胎要药。凡胎气易滑者，每交三五七月，频服之甚效。或不用蜜丸，每服散药一钱二分，开水下亦可，并治胎前恶阻亦验。

秦氏养胎法　妊娠二月，气血不足，胎气始盛，逆动胃气，恶阻呕吐不食，半夏汤主之。半夏制　橘红盐水炒　茯苓各一钱　酒芩　麸炒枳壳　紫苏各八分　炙甘草五分　生姜一薄片煎服。

野云氏曰：腹中脏腑，各有定位，受孕则多了一日长夜大之活物，脏腑觉其逼仄而不安，气血为之窒碍而不调，不但痰饮渐生，甚或不能客谷，病名恶阻，以其呕恶而阻纳也。治以通气化痰，固为扼要；若脾气素弱者，用缪氏资生丸，培运兼施，更为妥妙。此丸兼治大人小儿胃强能食，脾虚少运，饥饱失时，致生诸证，及病后老年，膏粱安逸，气机窒滞，思虑伤脾等恙，神妙不可殚述，在善用者，神明其意耳。

抑青丸，三月前十日服，川连三两　姜汁炒三次为末，米糊丸绿豆大，每三四分，或七八分，煎前方半夏汤送服。

和气饮，四月倦卧不安，或口舌头痛，脚弱及肿者。白术土炒，一钱五分　盐橘红一钱　盐香附二钱，研　茯苓八分　炒白芍　酒芩各一钱　川芎　炙草各五分　酒归身一钱六分　煎服，热多加栀炭一钱。如无恙可勿服。按各月皆然，不仅此方也　汪谢城曰：妊娠无疾，不宜服药丸，无故服药，名曰保胎，适使堕胎。富贵之家，虽劝停药，必不肯信，真庸人自扰也。盖无病不必服药，凡人皆然，岂独妊娠哉！

养胎饮，五月胎长，腹重睡卧不安者，酒洗归身　酒芍　盐泽泻各一钱　土炒白术一钱五

分　酒芩　麸枳壳　川芎各八分　炙草四分煎服
二剂。

如胜饮，六月胎气不和，或腹痛胎动不安。
归身二钱　焦白术一钱五分　酒芩　酒芍　炒砂
仁　茯苓　酒蒸续断各一钱　炙草五分　煎服，
六日进一剂。

万全饮，七月腹大重坠者。阿胶　熟地
酒芍　酒芩各一钱　酒蒸续断　土炒归身　川芎
各一钱五分　炒茯苓　炒荆芥各八分　炙草五分
煎服二剂。

调气饮，八月喘肿，不拘有无外感皆治。
炒橘皮二钱　酒芩一钱五分　土炒茯苓　焦白术
各一钱　麸枳壳八分　炙草三分　煎服二剂，七
日再服。

顺胎饮，九月虽无病，宜顺气和中，使无
难产。归身二钱　焦白术一钱五分　酒芩　滑石
末　酒苏梗　酒芍　酒洗腹皮各八分　煎服二
剂，八日进一剂。

滑胎饮。临月服，一三日进一剂，娩而止。
茯苓　归身各一钱五分　焦白术　煨川芎　制香
附　广皮各二钱　苏梗八分　酒芩五分　炙草五
分　煎服，气虚加人参一钱，胎肥加麸枳壳一钱
五分。按素患堕胎，及难产者，逐月按方服之，
可保无虞。

孕妇心腹痛甚　盐少许炒赤，取一撮淬
酒服立止。

胎气上顶　好酱油如常瀹汤饮即安。

日月未足欲　产全蛇蜕一条，绢囊之绕
系腰间。

保产催生　大黄酒蒸　益母草酒醋姜炒
艾另研，酒醋姜炒　生地酒蒸，各二两　莪术醋炒
赤芍　延胡醋姜酒炒　乌药醋酒炒　冬葵子炒
蒲黄炭　人参　川芎酒炒　刘寄奴酒炒　香附姜

酒醋炒　苍术泔水浸炒　黄芩酒炒　白芍酒炒，各
一两　当归一两一钱　三棱醋炒　青皮炒　枳壳
麸炒　丹皮　干姜炒黑，各八钱　肉桂六钱　二
十四味，为末炼蜜丸，每重一钱二分，以一丸
开水调下，能保产催生，行瘀生新。临产服之，
可免诸病，按亦惟气血有余，或奉养太过者宜
之。检方者，能量体裁衣，斯用无不效矣。如
气郁血滞，而经不调者，亦可治之。

胎衣不下　黑大豆二三合，洗净炒香，入
醋一碗，煎数沸去豆取汁，分二次服，立下，
并治死胎。

山柰二片　含口中，津生咽下自落。

产后鼻衄　若口鼻有黑气，乃不治之证，急
取红线一缕，并本妇顶心发二茎，紧缚中指上，
以冀万一。

产后昏晕　清澈童溺，乘热灌之即苏。

铁器烧红，于床内淬醋中，俾醋气冲入鼻
间自醒。此法兼治男妇神魂不敛，诸证神效，
并辟邪祟，禾人名曰醋箭。

产后呃逆不止　陈壁钱即喜儿窠，三五个
煎汤呷下立止。

乳不通　白僵蚕末二钱　酒下。

老丝瓜连子　烧存性，研末酒下，被盖出
汗自通。

麻仁　漏芦　穿山甲　鹅管石各三钱　麦冬
王不留行各六钱　六味为末，每三钱七厘，牡猪
蹄煎汤调服，其乳如泉。

儿科第二

初生不啼　鲜石菖蒲杵汁，灌入口即生。

初生溺闭 芸苔即油菜一株 葱管五寸

煎汤熏洗。

胎毒鹅白痰盛 郁金皂荚水煮干，焙切

绿豆粉各五钱 炙甘草 马牙硝各一钱 共研

细。以生地汁，对蜜煎成膏和丸，用时磨浓汁，

鹅翎扫入口内，方名黄地膏。

白矾 朱砂各二钱五分 牙硝五钱 共研极

细，先拭净口，每二分半，水调涂口舌上，名

保命散。

脐受风湿臭水时流 枯矾六钱 牡蛎煅，

三钱 海螵蛸 白螺壳各二钱 白芷一钱五分

冰片一分 为末掺之。半日后，用热水绞干布

拭去，再掺二日。

断脐后外伤风湿唇青口撮多啼不乳口

出白沫 全蝎二十一个，去头尾，酒涂炙研 麝

香少许，另研 和匀，每一分金银花汤，或麦冬

汤调服，名宣风散。

噤口撮口脐风 蜈蚣一条，酒炙 蝎梢四

条 僵蚕七条 瞿麦五分 共研细，以一字吹鼻

中取嚏，啼哭可治，仍用薄荷汤，调一字二分半

也服。名益黄散。

汪谢城曰：古人所云一钱，钱者量也。以

钱一文，取药末堆满钱上为一钱，钱半之为半

钱，钱又半之为一字，盖钱文有四字，故以四

分之一，为一字也。今人所云十分为一钱，十

钱为一两者也，每一钱为二铢四累与一钱钱大

异，此乃以二分半释一字，是衡量不分矣。

生地 生姜 葱白 莱菔子 田螺肉 杵

烂，涂脐四围一指厚，抱住泄屎即瘥，名五

通膏。

脐疮不瘥风传经络欲变痫证 黄连二钱

五分 胡粉 龙骨煅，各一钱 各另研，再合研，

每少许傅脐中，名金黄散。

诸惊 辰砂三钱 蓬砂 牙硝各一钱五分

明粉二钱 全蝎 珍珠末各一钱 麝香二分半

共研细末，和枣肉杵，自然成膏。每一豆许，

金银花薄荷汤下。潮热，甘草汤下，月内婴

儿，乳汁调涂奶上，令吮下，名辰砂膏。

天竹黄 飞辰砂各一钱五分 雄黄一钱 牛

黄四分 珍珠 麝各三分 冰片二分 制巴豆霜

四十九粒

八味研细，用钩藤钩一两、糯米一撮，煎汤

共丸，如绿豆大密储，每一丸，鲜竹叶汤调下。

附制巴豆霜法，取新川巴豆四十九粒，同

生南星 生半夏各一两 用水煮，至南星、半夏

极烂，取出巴豆，以大枣七枚去核，将巴豆包

入枣内，外以陈酒调面糊厚，放饭上蒸三次，

去面枣，将巴豆研，去油作霜。

痰热痉厥 俗名急惊风 生石膏十两，研细

辰砂末五钱 研匀。三岁内者服一钱，七岁内

者钱半，十二岁内者二钱，十六岁内者二钱五

分。大人痰厥类中风者，三五钱，均用生白蜜

调下，一服即安。

杜惊稀痘 生川大黄 生粉甘草各三分

辰砂一分 共研细，以赤砂糖一钱 开水调烊，

入药末，再调匀。凡小儿落地后一周，特用茶

匙，徐徐匀作两日内隔水顿温灌下，永杜惊风

之患，日后出痘必稀。若未服此，至五七日之

间，已动惊风，用此一服即愈。

稀痘 橄榄核拭净打碎 连仁晒干研细，

用瓶收起，每逢水闭日，将末挑二三茶匙，加

糖霜少许，开水调服，至多次，痘可不出，即

出亦稀，并治鱼骨鲠喉。

痘出珠内 麦冬一两五钱 杵烂如泥，如

珍本医籍丛刊

鸡鸣录

361

干加无根水数滴成饼，左目贴右足心，右目贴左足心，其痘自落。

痘疮倒陷毒甚便血昏睡。孵退鸡卵壳去膜 新瓦焙研，熟汤调服五分。月内婴儿，酒调抹唇上，并涂胸背，及风池穴更妙。穴在胸蓊骨下软处，左右皆是，救急便方，活人无算。

痘疔 凡痘中数粒不起，变黑而痛者，痘疔也。或紧黑而大，或黑坏而臭，或中有黑线，此十死八九之证。急用豌豆俗名寒豆，豆圆如珠，其味甜，熟于孟夏，四十九粒，煅存性 珍珠一分，入豆腐内煮过 头发灰三分 各研细末，先以簪挑破疔，哑去恶血，点药少许，即时变为红色，名四圣丹。

胎疮满头 水边乌桕树根，晒燥研末，入雄黄少许，生麻油调涂。

胎癣 明矾 松香各五钱 葱白七茎 饭锅上蒸熟，待冷研细，加东丹三钱 冰片三分 研匀，麻油调敷。

松香二两 黄丹一两 无名异炒，二钱 铅丹炒，一钱 轻粉炒，三钱 五味研细和匀，入原株葱管内，葱尖之口，用线扎，入锅水煮熟，去水。晒干去葱，再研细，凤凰油或麻油调涂。

土朱二两 乳香炙 甘草 没药 川连 牛黄各一钱 六味研细。每五分，金银花汤调服，治一切恶疮脂水淋漓，沿及遍体，乍痒乍疼，外用制甘石研细，浓煎川连调搽即愈。

胎剥 两大腿近小腹处生疮，若皮脱开近小腹则不救，此名胎剥。先用猪胆汁抹之，再用黄柏炙研敷，或加伏龙肝末等份，唾湿患处掺之。

湿疮疳癣 黄连 黄柏各五钱 黄丹水飞

一两 轻粉一钱 麝香二分半 研匀。洗净患处，掺之。名金华散。

走马牙疳 蛔虫瓦上焙干，研极细，加青黛、冰片各少许，研匀吹之。

屋楞上干猫屎以硬白结燥者佳 研细末。每一钱加冰片一分，研匀童便调敷。

蛇床子炒黑 黄丹 地龙炒黑，各五钱 青矾煅，一分 共研细，揩牙龈上，日三次，名紫金散。

口舌生疮 薄荷叶 荆芥穗各五钱 青黛 明粉 蓬砂各二钱五分 百药煎 甘草各三钱 研细，每二分半至五分点舌上，令自化，或新水入蜜调点舌上，亦治大人，名绿袍散。

黄柏蜜涂，晒十数次 甘草各一两 研细掺，或用麦冬汤调点，名黄金散。

口内多涎涎不流出乳食不下 此脾胃蕴热也。朱砂 半夏 胆星各一两 茯苓五钱 石膏六钱 飞金二十页 俱研极细，生姜汁丸，黍米大，每十丸，枇杷叶汤下，名金珠丹。按小儿不能吞丸药，调烊灌服为宜。

咽喉痹痛不能吞咽 蓬砂 冰片 雄黄 朴硝等份研细掺入。名立效散。

喉肿而痛，气塞不通 朴硝一两 生甘草二钱五分 研细吹入之。

久嗽 生西瓜子，煎浓汤常服。亦治大人，兼治吐血。

诸疳 肚大黄瘦及腹痛，虫积痰热风痉等证 雄黄三钱 胆星二钱 全蝎去足炒 僵蚕炒，各一钱 麝香 巴豆霜各五分 俱秤净末，神曲糊丸菜子大，飞辰砂为衣，每一丸白汤下。

疳积便泻 皮硝三钱　杏仁　生栀子　红枣各七枚　连须葱白七茎　飞面三钱　酒酿或浑酒脚，和捣如泥，摊贴腹上，以布缚之。腹露青黑色，五日一换，以腹白为度，重者三作必愈。

莲子　山药各五钱　使君子肉生熟各半，四钱　川连　胡连　神曲　楂炭　麦蘖各三钱　青皮炒二钱。九味，研细水法丸，每服一钱五分，开水送下。

疳膨食积虫气上攻至晚不能视物目生翳障等证 鸡肝一具不落水　竹刀切片，用牡蛎粉八分，辰砂少许水飞研细拌匀，掺入肝内，饭上蒸熟食之。如此十次，翳障退净。服药时忌茶汤油腻。

目闭不开不赤不肿不能用药 黄连煎浓汁，涂足心。

无辜卒死 葱白杵烂，纳入两鼻孔，及下部，气通有嚏即活。

养生第三

养生之道，不必旁求。大易云：慎言语，节饮食，岂非不刊之论。应休璩诗云：量腹节所受，斯得其旨矣。

孔子曰：食无求饱。随园诗话云：无求便是安心法，不饱真为却病方。

无病平人，饮食宜节，体稍不适，尤勿强食。病之初来，未必甚剧，不慎口腹，遂至结辖。变证多端，不能尽述，非遇明眼，贻误莫识。凡在病中，慎口须知，猪羊鸡鸭，外感忌之；坚硬壅滞，诸病不宜；姜茱椒蒜，热证勿施；瓜果生冷，寒病休窥；产妇痘后，发物毋沾；沉疴痼疾，禁例同严。正衰邪尽，补食宜餐，胃弱忌苦，脾困喜酸，滑涩辛甜，各有宜忌。物性多偏，不可专嗜，病从口入，膏粱莫及，厚味腊毒，古训须识，澹泊能甘，病奚能肆。撙节得宜，病愈必易，无如愚人，罕明食性，当禁不禁，禁非所禁，倒行逆施，反以加病，彼此贸贸，甚至殒命，我见实多，弊难笔竟，聊赘俚言，以为世镜。

虚劳第四

童劳 鲜百合　鲜地骨皮　红枣　藕　白粳米等份，砂甑蒸露，常服代茶，百日自效。童杖卢云：此方不但童幼适口，且无败土之虞，真妙法也。治经多人，历有成效，按大人内热津虚者亦治。

黑大枣　猪肉各一斤　地骨皮四两　煮食。薛瘦吟极言其效，按大人羸瘦内烦者亦治。

虚弱 蛤壳煅飞，五两　滴乳石水炼飞飞青黛各一两　参贝六贤散一两五钱，方见后。共研细，秋石汤调五六分。治虚火上炎，气升咳逆，时吐涎沫，为保肺清金，而不碍脾胃之要药。

生地三两　茯神三两五钱　紫石英煅飞　远志　枣仁炒，各二两　当归一两五钱　人参　麦冬　丹参　制半夏各一两　石菖蒲八钱　胆星四钱　琥珀三钱　川连二钱　十四味研细，用连血猪心一个，入辰砂三钱　煮烂打丸，如干加炼蜜，或独用炼蜜可也。每丸重一钱五分，辰砂为衣，空心枣汤，或盐汤化服，每服一丸，名通神补血丸，专治神虚血少，惊悸健忘，不寐怔忡，易恐易汗等证。

金毛狗脊去毛　王不留行各四两　冬虫夏草十大功劳各五两　紫花地丁六两　沙苑蒺藜八两八角金盘十两　七味，以甘泉桑柴火砂锅，或铜锅，煎至味尽为渣，熬膏将成。入黑驴皮胶三两收。另用八达杏仁去皮尖，一斤研末和捣为丸，如莲子大，飞金为衣，名清金养血丹，治男妇虚劳，夜热咳嗽，痰喘胸闷，咯血肠红，并治血不养心，夜不安寐，手足拘挛，步履艰难，及老年喘逆，胃闭溲短便泄等证。每服二丸，丝瓜络煎汤，或藕汤送下。小儿减半，孕妇忌服，或并八达杏仁熬膏服亦可。

西洋参龙眼肉同蒸透　沙蒺藜盐水炒　萸肉酒炒　茯苓人乳拌药，各二两　直生地　直熟地炒仁末拌砂　白术土炒，各四两　杞子酒蒸五次，一两五钱　肉苁蓉焙，五两　血余一两二钱　虎胫骨酥炙，一对　十一味为末，用羖羊肉四斤，剔净油膜，取纯精者酒水炙，取浓汁打丸，桐子大，每服四钱，淡盐汤下。治下元虚弱，腰足软，神疲色瘁，劳怯损伤诸症，神效，名培本丸。

解佚精虚髓竭也　辰砂飞　乳香去油，灯心同研，各一两　以鸡卵二枚，打一孔去其黄白，将二味各装鸡卵壳内，纸糊七层，青绢袋盛之。令精壮妇人，贴肉怀于脐间，常使温暖。辰砂怀三十五日，乳香先十四日备怀，四十九日取出，各再研细。另用茯神　赤石脂　川椒去目及闭口者，微炒出汗，各二两　三味，预为细粉，与砂乳粉和匀，以蒸熟红枣肉杵丸，绿豆大，每三十丸，空心参汤或温酒下。一月外，加至四十九，名遐龄万寿丹，又名五老还童丹，须甲子庚申夜，幽静处修合，忌妇人鸡犬见之。

阳衰胡椒五粒　母丁香三粒　黄丹三分　生矾一分　共研细，醋调涂脐中，外以膏药封之，名健阳膏。

生附子　甘草　大蒜　青葱　甘遂各二两　海马　川椒　紫梢花　沙苑子　蛇床子　狗胆　良姜　补骨脂　鹿茸　木鳖子　狗头骨　山奈　五味子　大茴香各一两　海螵蛸　韭子　木香　地龙　胡椒　穿山甲　锁阳　全蝎　当归　蛤蚧　蜈蚣　蜂房各五钱　三十一味，用麻油四斤浸。夏五日，冬半月，春秋一旬煎枯去渣，熬至滴水成珠，以铅丹收，待温搅入后十三味：肉桂

二两　公丁香一两　鸦片　阳起石　石硫黄　乳香　朱砂　干安息各五钱　元精石　蟾酥　麝香各三钱，以上俱研极细　苏合油五钱　丁香油三钱并徐徐搅入即成。治阳气虚弱，腰软脚酸，溺冷便溏，神衰瘘怠等证，以此摊贴涌泉、肾俞、丹田等穴，甚有效，名黍谷回春膏。杜仲　归身　乳香各五两　丁香　甘草　川芎　半夏　苍术　黄芪　檀香　木香各三两　附子　大茴　洋参各二两　芸香　降香　薄荷　甘松　桂枝　巴戟　杷子　山奈　辛夷　锁阳　干姜　益智　独活　五味子　干安息各一两　沉香六钱　三十味研细，或加海马一对，拌入苏合油、琼玉膏各三两　丁香油二两　和匀收储，每一剂用药四两五钱，配艾绒八钱　加肉桂、鹿茸、冰片各一钱　麝香五分　研细拌匀，铺于绵上，阔二寸半，长三尺余，再用红布包而缝之。外包以绵绸或湖绉。长四五尺，线行为带，可系于腰，名暖脐带，或作肚兜式，系之亦可，故一名暖脐兜。治阳虚体弱，食少便溏，气滞血寒，结成癥痞，男妇内疝，腹痛腰疼，诸证极效。但止宜系于冬令，春时即当解下，略焙藏锡器中，勿泄气，则一剂可用二三年。男子阴虚火盛，女子血虚内热者勿用。

唾血甘梨六十个，去心，打取汁二十盅，酸者勿用。生藕汁　白茅根汁　生地汁各十盅　麦冬煎浓汁，五盅　生芦菔汁五盅　上汁合和，重滤去渣，缓火煎之。入炼蜜一斤　饴糖　柿霜各八两　生姜汁半小杯　再熬如稀糊，收起，去火气，每挑服三五匙，日三不拘时。

咳血天冬　麦冬各二钱五分　生地　薄荷各二钱　川贝去心　茯苓各一钱　桃仁去皮尖　犀角　羚羊角各五分　水八杯，煎至三杯去渣。入梨汁　藕汁　芦菔汁　青蔗汁　白人乳各二杯。熬成膏，加炼白蜜二两收，重汤再顿半日，服法如前。按前方名元霜紫雪膏，此名五汁膏，所用取汁之物，或非全有之日，则竹沥芦根汁

之类，易一二味可也。

火嗽 梨汁 藕汁 芦菔汁 鲜薄荷汁各二杯 入酒炒枯芩细末一两，白糖霜一两，细火熬成膏，服如前法，名化痰膏。

干嗽 直生地二斤 八达杏仁去皮尖 白蜜各四两 生姜洗净，二两 共捣如泥，饭上蒸七次，每五更挑三匙咽下，名补肺膏。

久嗽 直生地 直熟地并酒浸 天冬 麦冬各二两 川黄柏盐酒炒 白芍酒炒 茯苓 山药 杞子 元参 生苡仁 川贝去心 陈皮各一两 北五味七钱 甘草五钱 各研细，白蜜丸，弹子大，空心噙化，名滋化丸。

天花粉一斤，用清水浸洗，刮去粗皮，切片晒干，磨细末，筛过，取极细者，盛绢袋内，于清水中揉洗出浆，去渣澄清换水，如此五七次，芳味去尽，晒燥，取十二两 绿豆粉水漂三五次晒干，四两 二粉共一斤，用薄荷一斤，入瓶内，叶层层间隔，装好，封瓶口，入锅内，隔水煮三炷香，取起冷定。开瓶，筛去叶取粉，配入：白檀香 白石英 白蓬砂各五钱 白豆蔻仁 元明粉各一两 白石膏二两，煅 柿霜三两 白糖霜八两 同研细末，和二粉密盛瓶内，每以一二匙噙化。消痰止渴，凉血滋阴，明目安神，涤烦解渴，醒酒辟秽，名白玉丹。

好道地橘皮陈而色红者，米泔水洗净，略去白，锉，大片晒干，一斤 初用枳壳四两，去瓤净，用水六碗，浸一宿，煎浓汁二碗，拌橘皮浸透一夜，次日蒸透晒干 次用甘草三两去皮，照前汤浸蒸晒干 三用款冬花，去芦根，净四两，用水照前汤浸晒干 四用桔梗去芦，净四两，用水浸一宿，煎浓汁二碗，去渣入白蓬砂、元明粉、青盐各四钱化开，照前拌晒，浸一宿，蒸透晒干 五用竹沥浸拌，照前蒸晒 六用梨汁浸拌，照前蒸晒 七用生姜汁、芦菔汁浸拌，照前蒸晒，名七制陈皮，能消食宽中，

化痰顺气配以百药煎。五倍子不拘多少，敲如豆瓣大，拣净，用白酒糟拌匀，置暖处，候发过不涩酸为度，晒干研末，名百药煎 天花粉制过者尤佳 人参 细茶叶红者勿用，亦勿太陈 半夏制 乌梅肉 薄荷叶 山楂末各一两 沉香 檀香各一钱 北五味 白蓬砂各五钱 共研极细，加白糖霜十两 炼白蜜十两 和匀，捣千杵，印成小饼子，名清金丹。降火生津，临卧或火升涎嗽之时，噙口中化咽。

制半夏四两 元参 甘草各三两 姜制南星二两 青盐十两 陈皮一斤，去白，略煎去辣味 六味，以好泉水同煮，候干晒燥为细末，以：西洋参 川贝母去心，各二两 蛤壳煅飞，六两 俱研细和匀，每用五六分，不拘时开水调下，名参贝六贤散，去蛤粉以叭哒杏酪。丸如龙眼核大，临卧噙之口中，听其自化，渗入咽中，尤涤痰治嗽良法，并治胸膈不舒，痰多食少极效。

中虚久嗽 饴糖二两 淡豆腐浆，一碗，煮化频服。

郁痰久嗽 川贝去心，一两 叭哒杏仁去皮尖，五钱 青黛飞，五钱 共研细，生姜汁和匀，白糖霜丸，樱桃大，噙化，名清化丸。

吐血 蚕退纸煅存性，研蜜丸，芡子大，含化咽津。

丹参一味，饭锅上蒸熟，日日泡汤代茶饮。

荆芥穗烧过，盖地下存性研末，陈米汤调服二钱，数服即效，兼治下血。今人治血证，专用补法，是一隅之见也。

白及炒炭，四两 丹参炒 黑驴皮胶蛤粉炒，各二两 大黄炭一两四钱 百草霜 三七焙 丹皮炭 桑皮蜜炙 蒲黄炭各一两 艾炭六钱 血余炭五钱 炙草四钱 十二味，共研细，每八分童便或茅根汤调下。治吐血不止，冲逆欲绝者大效，甚者以此药一钱，拌琼玉膏三钱，侧柏叶汤下。

若吐血兼有臭脓者，内有痈也。用花粉 桔梗各一钱 地榆八分 炙甲片 皂角刺 连翘各七分 银花六分 丹皮 黄芩各五分 甘草四分 十味，芦根汤煎服历验。

传尸劳 朱砂 雄黄 雌黄 硫黄 麝香各五分为末，烧酒调拥患者背上膏肓穴，分作三次，用布盖之。将熨斗盛火自下熨上，其虫从口出，预制小口纱袋一只，中撑竹丝，令病人以口就袋口，使虫入袋内，杀之勿令脱逃。若非传尸等证，内本无虫，不可擅用此法，恐阴虚内热之损怯证，误用必致动血。

烹一鸡置小盒内，晚间令病人馁腹就睡，以盒置床头半启其盒，使鸡香近鼻，如病人睡醒，急将盖罨好，紧闭而封。明日启视，必有小虫，当以火燎之。如此引数次，虫尽病自愈，按误食蜈蚣子入腹者，亦可用此法引出。

人参 赤茯苓 远志 鬼箭羽 石菖蒲 白术 苍术 当归各一两 桃奴五钱 雄黄 朱砂各三钱 牛黄 麝香各一钱 十三味为末，酒糊丸，龙眼大，飞金为衣。每一丸，临卧木香汤下，更以绛囊盛五七丸，悬床帐中，诸邪不敢近，并治邪祟疫疠，精魅蛊惑诸病甚效，名避邪丹。

哮喘第五

热哮 俗名痰火，口渴苔黄，小溲短赤是莱菔子二两 风化硝一两 共研，蜜丸芡子大，每一丸嚼化。

陈海蜇漂淡，荸荠洗净一两，劈开，二两，无则用芦菔煎至海蜇烊尽为度，频饮自愈，久服除根。但须忌油腻，生痰诸物，此方兼治胸腹饮癖，及肝火郁结，胃气壅滞，腹中大痛，痞膨食积，滞下痰停，痢后腹胀，诸证并效。病重倍用，或四倍八倍均可，以皆是食品虽有殊功，而不伤正气也。方名雪羹，王晋三制以清肝热，余为引申触类，应变无穷，凡用成方，皆须识

此，自然法古意新。

甘草一二钱煎汤，煮芦菔一二两，候熟下白糖霜、生石膏末各二钱，再滚数沸，连汤吃尽，永不再发，冷哮禁用。

甜熟大枇杷十斤，去核皮 白糖霜二斤 同入砂罐内密封，置静处一月，清澈如水，每饮一杯，连服即愈。

冷哮 姜汁和蜜少许，煎温服，火证忌施。

实哮 莱菔子蒸晒一两，牙皂烧存性三钱，共研生姜汁和竹沥，丸芡子大，每一丸嚼化，名清金丸。

多年不愈受寒即发，痰气壅塞不能着枕之证。生石膏六两 桂枝去皮 麻黄去节 甘草 细辛泡 白芍 五味子焙打，各一两 制半夏一两五钱 干姜泡二次，炒，七钱 共研末收储，病发时，用二钱加入生姜四钱 北枣劈，二枚煎去渣，临卧服。二三剂即愈。

川大黄四两，用竹沥一两、姜汁一钱、朴硝三钱，拌蒸三次蒌仁去油 蛤壳煅飞 橘红炒，各四两 茯苓 陈胆星姜制蒸 茅术炒，各三两 天麻煨 浮石煅飞 蓬莪酒炒 白芥子炒，各二两 薄荷叶一两六钱 石菖蒲 沉香 青黛飞，各一两 制半夏竹沥姜汁炒，六钱 川黄连姜汁炒，五钱 天竹黄 白蔻仁各三钱 冰片一钱 二十味为细末，以竹沥九分、姜汁一分泛丸，绿豆大，再用煨石膏五钱 牛黄二钱 辰砂一钱三味，研细为衣，每一二钱，开水下，治饮食化痰，胸膈迷闷，气逆咳呛，及哮喘中痰诸证。

醋哮 醋抢喉管，哮嗽不止，诸药无效者生甘草二两作二段，刮去皮，以猪胆五枚取汁，浸三日取出，火上炙干为末，蜜丸绿豆大，临卧清茶下四五十丸。

痰喘　胡桃肉一两　细茶末五钱　白蜜和捣，如弹子大，嚼化忌葱。

儿茶　白檀香　白豆蔻　麦冬　蛤粉　川贝去心，各一两　天冬　薄荷叶各五钱　桔梗　木香各三钱　麝香一钱　冰片五分　共研细，以甘草四两熬膏。丸芡子大，每嚼化一丸。

反胃及痛噎膈第六

反胃　大甜梨，以银簪搠孔，插入丁香十五枚，箬包好火煨熟，去丁香，日啖一枚。

文蛤煅，二两　白玉兰　二贤散各一两　生大黄六钱　紫玫瑰五钱　沉香三钱　共研细，每一钱八分，淡姜汤调下，兼治肝郁气逆，胃气不和，食少痰多，时欲呕恶。

附二贤散方。橘红一斤　甘草四两　青盐五钱　水煮烂，晒干研末。

附开胃止吐法。钱塘陈云柯中丞口传。凡病久饮食不沾，诸药不受者，仙制半夏　陈皮各四两　用砂锅好水，在病榻前煎之。令病人闻其香气，俟味尽去渣，将汁仍于病榻前熬成膏，盛入碗中，去火气，以小匙频挑入病人口中，即能止吐纳饮，试之皆验，此因痰阻膈中也。又野云自验中虚呕吐，饮食不纳者，干莲子略敲一二十粒，煎清汤呷之。

胃虚嘈杂吐水脉弱神疲，不渴能食，二便如常者生首乌肥鸡食之。

胃火嘈杂吐水　黄连姜汁炒，三分　苏叶二分　半夏制　竹茹各一钱　茯苓钱半　厚朴八分煎服。火盛加栀炭一钱。

胃痛　病发时，用艾叶十斤　揉碎在铜杓内炒。不住手以筋拨动，将盐卤须不换水者半小盅倾入，候炒干取出，研末，用烧酒一杯送服。候腹内作响，或降气或吐清水即愈。但此方须现制现服，隔夜即不效，又忌见鸡犬孕妇，服后戒鲜肉茶茗三日，愈后逢初二、十六日再送一服，淡盐汤下，永不再发。按此治积寒停饮，胃脘作痛者，其效如此；若痛时口苦或渴，小溲短热者，乃火郁，宜服雪羹立效，忌投此剂。凡传单方，或效或不效者，病因不同也。

汪谢城曰：反胃胃痛，因热者甚多，近人一概用温燥，正与病反。

苍术十两，泔水浸，脂麻酱拌炒　茯苓　制半夏各二两　蒸透西洋参　蛤壳　猪苓各二两　荸荠炒，一两五钱　白芍　泽泻各一两　沉香六钱　蓬莪酒炒，八钱　橘红盐水炒，七钱　郁金　干姜泡，各五钱　公丁香　小川连各三钱　十六味研细，竹沥二分，姜汁一分泛丸，绿豆大，名触饮丸。盖脘痛因胃寒蓄饮者多，凡饮食畏冷，恶甜吞酸吐水，心下时痛，此方主之。

制半夏　苍术蜜炙，各二两　杏仁霜炒　蒌仁霜炒　乌梅肉炒　五灵脂炒，各一两　干姜泡　甘草　木香　青皮　乳香炙，各五钱　沉香　丁香　没药炙，各三钱　十四味，研末蜜丸，每重一钱，辰砂为衣。以二丸淡姜皮汤服，治胃脘痛之兼虫注血瘀者。

苍术脂麻制，二钱　蛤壳煅，三钱　西洋参制　川连　茯苓　制半夏　制大黄各一钱　甜荸荠　干姜泡炒焦，各五分　丁香三分　十味为末，水泛丸，如绿豆大，治脘痛之有痰囊者历验。

文蛤煅，一两五钱　紫玫瑰　陈香橼各四钱　白玉兰　白芍各三钱　槟榔二钱五分　沉香　郁金各二钱　调中散方见后泄泻条，二两　共研细，每一钱开水下，治胃痛因于肝郁气滞，以致呕胀便溏，吞酸嗳气者。

辰砂九钱　鸦片三钱　沉香　木香各一钱　百草霜五分　当门子一分二厘　六味研细，寒食面丸，每重一分四厘，陈酒或开水下，名紫者丸，治肚腹诸痛，久治各药不效者，历验如神。

汪谢城曰：此即一粒金丹之变法，鸦片之入中国，本为药品，一粒金丹其祖方也。急救如神，但救平之后，仍须善为调理服药，勿使再发为妙。若专恃此方急救，久之必仍无验，并他药亦不能治矣，近人因胃痛吸鸦片，以致成瘾，而胃痛益甚，驯致不治，病皆坐此。

噎膈 糯稻根，或芦根浓煎饮，酒隔最效。

初起者用北沙参三钱 川贝一钱 茯苓一钱五分 砂仁壳 广郁金各五分 荷蒂二枚 杵头糠五分 水煎频服甚效，名启膈散。

凤凰衣四五个，煅存性研末酒下。

陈久竹蒸架，劈开炙为末，加金针菜十条煎服，酒膈尤验。

初生小鼠。新瓦上焙干为末，醇酒冲服立愈。

油透旧木梳一具，煅存性研末酒调下。

川贝 竺黄 檀香 枳实 沉香 胆星 仙夏 蓬砂 青盐等份，九味煎汁，吸入乌梅肉内收干，以一枚含口中咽汁历验。

文蛤粉一两 制半夏五钱 羚羊角 沉香 制滴乳石 花蕊石 倭硫各三钱 琥珀 郁金 辰砂 狗宝各二钱 牛黄 蓬砂 山羊血 冰片 麝香各一钱 金箔 银箔各五百张 大黄分两酌用，以巴豆去油拌蒸，去巴豆用此二味，虚证勿用共研细收储，每一分放舌上，竹沥姜汁调下，或竹沥姜汁丸如绿豆大，开水送下一二十丸，胃痛加丁香，痰稠加天竺黄。

川黄连去毛细切，二两，以水九碗煎至六碗，再加水六碗煎至三碗，下赤金、纹银各一锭，每重二两，浸汤内 大田螺五十个，洗净仰置盘中，以黄连汁挑点螺靥，顷刻化水，用绢滤收半碗 将田螺水，同黄连汁、金银共入瓷锅，煎至碗半，下芦菔汁小半碗，无芦菔时，以芦菔子煎取浓汁用煎至碗半，下韭汁小半碗，次下侧柏叶汁小半碗，次下甘梨汁小半碗，次下竹沥小半碗，次下莹白童便小半碗。俱以煎至碗半为候，将金银取起，下酽白人乳一大碗，次下羊乳一大碗，次下牛乳一大碗。俱以煎至一碗为候，成膏入瓷罐内，封口埋土内，服时

每用一茶匙，开水调服。极重者三服必愈，如汤永不能进者，将膏挑至舌上，听其渗入咽喉，自能饮食，但愈后须食糜粥一月，方可用饭。此方清火消痰，去瘀下气，养营润燥，系京口何培元家秘传，能挽回垂绝之症，故顾松园《医镜》名曰再造丹。

人参汁 人乳 牛乳 龙眼肉汁 蔗汁 梨汁 芦菔汁七味等份，加生姜汁少许，隔汤熬成膏，微下炼白蜜，徐徐点服，治血枯噎膈如神。

痞积第七

诸治 风化石灰八两，研细，瓦器炒令淡红色，提出令热稍减，再入 大黄末一两 就炉外炒，候热减，再入桂心末五钱略炒入米醋熬成膏，厚纸摊贴，名三圣膏。

朴硝 大黄各一两 麝香五分为末，大蒜杵膏，和匀作饼贴之。名硝黄膏。

葱白杵烂，蜜调匀，摊布贴之。熨斗隔布微熨。

独蒜 穿山甲洗净，瓦上炙炭 陈艾等份为末，同杵入蒜内，摊成薄饼，照痞大小，贴一炷香时。

水红花子二钱 朴硝 大黄 山栀 石灰各一钱 酒醇鸡子大一块，按当时酒曲共杵成膏，用布摊贴患处，再以汤瓶熨手帕勒之。三日后揭起，肉黑如墨，是其验也。名琥珀膏。

巴豆 干姜 良姜 白芥子 硫黄 甘遂 槟榔等份研末，饭丸如中指大，侵早先以椒汤洗手，麻油涂手中，握药一丸，少时即泻。欲止泻，以冷水洗手，名洗手丸。

臭椿树皮一大枣，在土中者佳去粗皮，止用白皮二斤切碎 入锅水煎，滤去渣，文武火熬成膏，薄摊标布上，先以姜擦去患处垢腻，后以膏烘热，微加麝香贴之。初微痛，半日后即不痛，俟其自落即愈，永不再发。贴后或周

围破烂出水，水尽自瘥，兼治胀满腹硬，一二张亦瘥，惟孕妇忌之。

制香附 当归各二两 黄芩 瓦楞子煅 桃仁各二两 鳖甲炙，四两 制半夏 三后酒姜醋炒 雷丸酒炒 胡连酒炒，各一两五钱 柴胡 制大黄 蓬莪酒姜醋炒 葶苈炒，各一两 丹皮一两二钱 元明粉五钱 肉桂心三钱 硇砂研提，二钱 干漆炒净，八分 十九味为末，水泛丸，或神曲糊丸，梧子大。每一二十丸，米饮下，虚人酌以补剂辅之。若加入百草霜一两，炼蜜丸可代鳖甲煎丸。

大黄 半夏 番木鳖 南星各三两 穿山甲二两 官桂一两 独蒜三十枚，打 七味，用麻油二斤 浸春五日，夏三日，秋七日，冬十日煎枯滤清，熬至滴水成珠，入铅丹收成，随加阿魏三钱 硇砂 冰片 麝香各二钱 四味，研细搅匀。凡诸痞攻动作痛，腹胀如鼓，摊贴之。

痰酒食积 乌梅肉 生姜各四两 白矾 半夏各二两，捣匀，以新瓦夹炭火焙三日夜 神曲 麦芽 青皮 陈皮 蓬莪 丁香皮 大腹子各一两 共研细，酒糊丸，姜汤下三五十丸，名乌白丸。

嗜药成积 胡桃壳隔炙存性 生榧肉等份研，每二钱，砂糖汤下，三月朔服起，旬日可愈。

疟痞 胡桃壳隔煅存性，三两 木香八钱共研细，每二三钱，好酒下，三五服愈。名香桃散。

血癥 獖猪肝十两 以巴豆五十粒去皮，扎肝内，醋三碗煮肝极烂，去巴豆入荆三棱末，杵和丸，绿豆大，每五丸食前酒下。

秦艽 三棱 蓬莪 黄柏 当归各五钱 大黄三钱 全蝎十四个 穿山甲十四片 蜈蚣五条

木鳖子七个 共入菜油二斤四两，内浸两日夜，煎黄色去渣熬略冷，入炒紫黄丹一斤二两，不住手搅，黑烟起，滴水不散。离火下阿魏一两 乳香 没药各五钱 风化硝三钱 琥珀末一钱收之。拔去火气，临贴加麝香少许，兼治马刀瘰疬。朝天结成石榴一枚，无些微损伤者，连枚蒂摘下，用新砂锅一只，新木杓一柄，米醋十斤愈陈愈佳陆续入锅，煮榴极透，将杓底擦滚，石榴令其皮烂，俟醋完熬，至色黑如胶，榴渣尽化作膏，起锅瓷瓶收盛。试以猪血，或羊血凝块者，置碗中，以金银簪挑榴膏一块，滴于血上，即透至血底，俱化为水，足验药力。每一二钱，开水化服，去瘀化积，而不伤新，故足珍也。

肿胀疸疟第八

水鼓 白茅根 赤小豆 煮汁频饮，溺畅肿消。

轻粉二钱 巴豆四钱 生硫黄一钱 研匀成饼，先用新绵铺脐上，次铺药饼，外以帛紧束之。约人行五七里许，自然泻下恶水，待下三五次，即去药，以温粥补之。一饼可治一二十人，久患者隔日取水。

乌牛溺一升，微火煎如饴，空心服枣许，当鸣转病出，隔日再服之。

雄猪肚一具，洗净 入蟾蜍一只 胡椒按病人年纪，每岁一粒 砂仁二钱 以酒煮烂，去蟾蜍、胡椒，但徐徐服完酒肚，其肿自消。

西瓜一个，切去盖 以大蒜按病人之年，每岁一囊 插入瓜内，仍将瓜盖好，用竹钉扦牢。入瓮内以糠火四面围，煨一昼夜取出。去瓜但食蒜即愈。愈后食淡百日，不再发，顾雨田传。

腹大有声，而皮黑者。用山豆根末，酒服二钱。

诸药不效，延久欲死者。猪獾肉作羹啖。

蛤壳粉煅，一钱五分 厚朴 槟榔各一钱 桑皮 大戟 葶苈 陈香橼 陈皮 葫芦 防

369

己　沉香各五分　黑丑四分　麻黄　芫花　甘遂各三分　十五味为末，用朴硝化水丸，黍米大，每服十丸，重证加至二十丸，小儿服八丸为止，以冬瓜皮赤小豆，煎汤送下。汪曰：赤小豆，乃赤豆之小种，俗以相思子半红半黑者为赤小豆，大误，余故改称小粒赤豆，以免蒙混。治鼓胀腹大脐凸，青筋遍绕，气逆如喘之危证。

汪谢城曰：白茯苓二两，土炒白术一两，小粒赤豆一两，大麦芒五钱，无则以麦糵代之大罐煎之。须一昼夜尽一剂，三日连服三剂，治水肿如神，如分两减轻，或两日服一剂即不效，或少加枳实、神曲、车前草等亦可。

气鼓　白杨东枝去粗皮，避风，细锉五升，炒黄　以酒一斗淋之，渣盛绢袋，还浸酒中密封再宿，每饮一合，日二合。

五谷虫洗净，炒黄色，研黄米饭杵丸，绿豆大，开水服三钱，日二服。此方兼治痞膨黄瘦。芦菔一枚，周围钻七孔，纳巴豆七粒，入土种之，待其结子，取以再种。待芦菔成，仍钻七孔，纳巴豆七粒再种，如此三次，至第四次，开花时，连根拔起，阴干待用。每一枚槌碎煎汤服，重者再服必愈。

黄疸　清米泔频饮。

头番苋菜系经割过者阴干，遇病以砂锅煎汤，大碗频服。按冬月淡风芦菔叶亦可用。

生南瓜蒂研烂，绢包塞鼻孔。男左女右。又用布围病人两肩，待黄水流尽即愈。或以干蒂炙存性，研末搐鼻亦可。

陆定圃曰：袁州杨蕉隐云：黄疸诸药不效者，以活鲫鱼数尾，剪其尾，贴脐之四围。当脐勿贴须臾黄水自脐出，鱼尾当渐干，更剪贴之，以愈为度。

汪谢城曰：青壳鸭蛋，上敲一孔，入朴硝数粒。宜多不宜少。饭锅上连壳蒸熟，去壳日食一二枚，轻者十日，重者一月必愈，虽黄疸入腹，将成鼓胀，亦可治。或疑药猛不敢服，

或服数枚即止，不知药不瞑眩，厥疾不瘳，俗所谓有病则病当之也。余体素虚，患黄疸入腹，诸法不效，因服至四十余枚始愈，此实治疸第一神方。痴仙按：此攻补兼施之法，并非猛剂，虽疸膨鼓胀，亦可取效。《愿体集》有牛肉朴硝治鼓胀法，抚剿兼施，皆为正虚邪锢者设也。

酒疸　萱花根　白茅根等份煎服。

黑疸　鲜栝楼根捣汁饮。

黄病　飞面一斤　皂矾八两，和作饼，火上煨焦　苍术泔浸　厚朴去皮，姜汁炒　陈皮　甘草各六两　川椒去闭及目，十两　共研末，用大枣三斤，去皮核煮熟　胡桃三斤　同杵成膏丸，梧子大，每七八十丸酒下，初服觉香，病愈则闻臭矣。

疟　荜茇一粒研细，置暖脐膏上，贴脐中，治寒疟甚效。

野云曰：疟因于寒者，特其一端耳。世俗不知治疟，多用温热之剂，以致绵延难已。非余邪留恋，或饮食失调，或传布单方，试辄罕效。惟邪尽正虚者，可以温补收功，否则累月经年，仍宜按证设法也。

癫狂痫厥疫第九

久癫　活壁虎一只，剪去四足，细研　冰片　麝香　朱砂各少许　共研匀，先用礞石滚痰丸，下其痰涎，次用薄荷汤，调此作一服下，名活虎丹。

狂　雄黄　朱砂各一钱五分　白附子一钱　共研细，猪心血丸，绿豆大。另以朱砂为衣，每五丸，或七丸或九丸，人参菖蒲汤下，无参用黄芪亦可，名雄朱丹。

甘遂末一钱　猪心血和匀，将猪心挑开，入药于内，线扎紧，皮纸湿包煨熟，取药出，入朱砂末一钱研匀，分作四丸，每一丸，以所煨猪心煎汤下，如大便下恶物，即止，后药不下，再服一丸，名甘遂丸。按此方治痰迷心窍实证，挟虚者宜前方。

细茶叶红者勿用，亦勿太陈　白矾各三钱　研匀饭杵丸梧子大，飞朱砂一钱为衣，每三钱竹沥或梨汁或芦菔汁送下。

汪谢城曰：白龟壳屑，治狂神效，余尝亲见之。惜白龟难得耳，如留心访求，未必不可得也。

癫痫　皂角二两，打碎，用水半碗浸透，采汁去渣，加白矾二两，煎干　白附子五钱　半夏　南星　乌蛇　全蝎各三两　蜈蚣半条　僵蚕一两五钱　朱砂　雄黄各一钱五分　麝香三分　各研和匀，姜汁糊丸，绿豆大，每三十丸，白汤下。

诸痫　人参　茯苓　麦冬　犀角　朱砂各二两　牙硝　地骨皮　桑皮　甘草各一两　冰片　牛黄　麝香各三钱　飞金二十页，为衣　研细蜜丸，芡子大，蜡匮，每一丸白汤下，日三丸，名安神丸。按此方治虚证，前方治实证。检方者，须量体裁衣也。

痰涌，气逆不省人事，手足厥冷者亦实证也。用苦参　细茶各二十两　郁金　白矾各八两　广木香　薄荷各四两　共研细末，橄榄二斤打烂，绞取汁丸，如桐子大，略以朱砂为衣，每五钱，分早晚开水下。

远志　茯神　当归　象牙屑　胆星　橘红　苦参　白芍各二两　元明粉　明矾　生军　川芎　法制半夏　石菖蒲　青黛各一两　杏仁霜一两二钱　沉香五钱　川连三钱　十八味为细末，以连血猪心一枚，入飞辰砂五钱　煮烂，再以橄榄三斤打汁熬膏，皆打入药内为丸，如干加白蜜，每丸重一钱，每一丸灯心汤化服。

象牙屑　天竹黄　远志　生大黄　胆星各

三钱　犀角　川贝　龙齿煅　安息香　郁金　乳香　石菖蒲　制半夏　礞石煅，各二钱　飞辰砂　川连　琥珀各一钱　麝香五分　冰片二分　青黛一钱五分　二十味研细，用橄榄膏加炼蜜杵丸，黍米大，牛黄为衣，每服钱许，竹叶汤送服。

飞辰砂　白芍酒炒　川芎　远志　当归　杏仁去油　生地　茯神　元明粉　石菖蒲　川贝母　胆星各五钱　川连　橘红　青黛各三钱　牛黄五分　十六味研末，以猪心一个煮烂，加蒸饼糊丸，如黍米大，食后灯心汤，送服二钱，或加皂荚炭、蒌仁霜、制半夏作大丸亦可。

皂矾煅红　鱼鳔面炒　铅粉炒黄，各一两　辰砂飞三钱　四味为末，每数分空心酒调下。

皂角取干圆肥好不蛀者，去皮弦子，捶碎　以清净酸浆水一碗，春秋浸五日，夏浸二日，冬浸七日，搓揉去渣，澄用瓷器文武火，熬成膏药相似，摊新夹纸上阴干。凡惊邪风痫，心迷狂乱，积热痰涎上冲，及破伤风搐，牙关不开等证，无问远年近日，但取此膏掌大一片，以温浆水化于瓷碗内，将病人扶坐，用竹管或带筒装药水，吹入左右鼻孔内，扶定良久，涎出即愈，名来苏膏。

痰厥　明矾一两　黄丹五钱　共研，每取末一匙，入瓷器内熔化，乘热丸，樱桃大，薄荷汤下一丸，名鹤顶丹。

尸厥　犀角五钱　朱砂　麝香各二钱五分　各研和匀，每二钱新汲水调灌。名犀散。

朱砂　雄黄　玳瑁　麝香　白芥子等份各研细，安息香熔化为丸，黍米大，每服五分，名返魂丹。

虎颈骨二两　朱砂　雄黄　鬼臼　芜荑　藜芦　鬼箭羽　雌黄各一两　共研蜜丸，弹子大，绛纱囊一丸，男左女右，系臂上，并于病室内焚之。兼治尸疰鬼交疫疠，名辟邪丹。

凡暴厥卒中痫魇，及跌坠晕仆诸病，其身中气血扰乱未定，切勿张皇喧哄，妄为移动，以致气绝不返。总宜在原处，量证设法，可以得生。如闭证宜取嚏，服玉枢丹、苏合丸之类以开之。虚证用炭醋熏之，或令人系挽以口接气，再灌以参汤、姜汤、童便之类，按证施治，候其苏醒，然后移归卧室可也。世俗不知，往往扶掖他徙，多致不救，总由不知古法，赘此以冀仁心为质者，传播于世也。

辟疫 羚羊角一角　雄黄　白矾　鬼箭羽各七钱五分　为粗末，三角绛囊盛，一两带心前，并挂户上，或以青布裹少许，中庭烧之，亦治尸厥，名流金散。

红枣一斤　茵陈切，四两　大黄锉，八两合一处焚之。如加麝香烧更妙。

雄精以水磨浓，盐洗后及临卧时，涂鼻孔内。

中毒第十

辟蛊 大荸荠切片晒干为末，每晨空心白汤下二钱，入蛊家不能为害，客游宜备，或袖中常带当归亦妙。

烟毒 砂糖调水服。
青蔗浆恣服。以下鸦片毒
生南瓜捣汁服。
一味甘草膏凉开水化服。

煤毒一时晕倒 清水灌之。
生芦菔汁灌之。

闷香 床头置清水一盆，临卧时唵枣一二枚，或含口中。

飞丝 紫苏叶嚼之。
银鍁 带皮绿柿连唵数十枚，冬春多食柿

饼亦可。

铅粉 服地浆一碗。
海蜇漂淡　荸荠切同煮服。

硇砂 生绿豆煎清汤，冷饮二三碗，并治诸药毒，烧酒毒。

硫黄 黑铅煎汤服。

砒霜 上白糖霜　靛花　甘草　淡豆豉等份研匀，冷水调灌，虽闭口垂危可活，并治铅粉毒。

藤黄 多食海蜇自愈。

头面七窍病第十一

卒然头痛 白僵蚕去丝　研末二钱，白汤下。

头痛欲死 焰硝研末吹鼻中。
白芷炒研将米粉蒸熟，和末乘热贴患处，包头扎紧，次日必愈，甚者三贴必愈。

川芎　羌活各一两　薄荷　甘草各二两　僵蚕每岁一条　煎汤熏洗，日三次，重者三日必愈，忌见风。

头风 地龙去土，焙　乳香等份末之。每二份半作纸燃灯上，烧烟熏之，名龙香散。

全蝎二十一只　地龙六条　土狗二个　五倍子五钱　共研，酒调贴太阳穴，名蝎龙膏。

北细辛二茎　瓜蒂七个　丁香三粒　糯米七粒研细，入冰片　麝香各份半　研匀，每用豆许，随病左右，搐鼻中，良久出涎愈，名透顶散。陈艾一团，如胡桃大　生半夏研细末，少许以

绵料纸一方，将艾铺纸上，半夏末洒艾上，卷如小指粗，左痛塞右鼻，右痛塞左鼻，一宿以流出清涕为度，重者二次必愈。

斑蝥一个，去头翅足隔纸研细，筛去衣壳。取末少许，点膏药上，左痛贴右太阳穴，右痛贴左太阳穴，轻者足三时取下，重者足六时取下，永不再发。久贴恐起疱也。正痛者，以手揿头上何处最痛，用笔圈地，用斑蝥末放患处，盖以小蚬壳一枚，用帕扎紧，过一宿起小疱，刺出黄水，其病如失。

白胡椒　官桂　吴萸各一钱　白芷二钱　共研末，掺膏药上，贴患处。

头旋脑晕　清明取松花并蕤五六寸，形如黄鼠尾者。切蒸，六两　以绢袋盛，浸陈酒六斤，隔汤蒸逾五日频饮。

头目不清　花粉　荸荠粉各一两　人乳粉　珍珠粉　飞辰砂　人参西洋参可代　玫瑰花　檀香　木香　降香　伽南香　安息香以上二香如无，可用山柰一钱代之　沉香　琥珀各二钱　薄荷　西牛黄　生大黄　蓬砂　丁香各一钱　补骨脂六分　甘松五分　麝香三分　冰片四分　甘草八分　煅石膏量用合色　共研极细粉，瓷瓶或银瓶装储，以蜡封固，勿使泄气，每日嗅鼻二次，大清头目，辟秽驱风，除邪醒酒，益人神气。并治头疼头晕，真妙药也。若加龙涎香二钱更妙。

脑风不可忍　远志肉二钱为末吹鼻内。

面上雀斑粉刺酒滞　皂角一斤　升麻二两六钱五分　楮实一两六钱五分　白芷　白及　花粉　绿豆粉各三钱三分半　甘松　砂仁　白丁香各一钱六分半　樟脑二钱　糯米三合半　共研细令匀，常于洗面时擦之。

抓伤面皮　生姜自然汁，调轻粉涂无痕。

目昏　陈海蜇漂淡，一斤　入砂瓶煮，化成糊，再入黑大豆一升，煮干晒燥收藏，每日食之，老眼常明。

目障　冬至日取大芦菔一枚，开盖搂空，入新生头窠紫壳鸡卵一个在内，盖即嵌好，埋净土中，约深四五尺，到夏至日取出，用女人袒衣包裹，藏瓷瓶内，否则防遇雷电，龙即取去也。谨之。卵内黄白俱成清水，名赛空青，乃神方也。点睛消障。

瞽目重明　胆矾三钱五分　白菊花　花椒各三钱　铜绿　青盐各二钱五分　乌梅一个，去核　新绣花针七枚，以丝线穿好　前药六味，研碎以清水拌匀，盛入深碗内，针放药底，再加水两碗，线头露出碗沿以大盘盖好，隔水放锅内盖好，煎六个时辰，木炭火旺不失候，锅中时时添水，针化丹成，以净绢挤出药汁，瓷瓶装好，放阴地上一日，即可用，久藏不坏。每少许，搽外眼眶内、眼角少闭，片时瞖障即开，而能视物矣。但须诚心洁室，静制针化丹成，始能有效，如煎至六时，而针不化者勿用，须另制也。名七针丹。余见秀水吕君慎庵之高弟，曹蟾客制成治人甚效。

鸡胆一枚，入白蜜半匙，以线扎好，入猪胆内，挂通风无日处，二十一日去猪胆。先用人乳点患处，忍之少顷，以骨簪蘸鸡胆点上，遍身透凉，泪流汗出，二次即明。忌茶百日，采霜降后桑叶，煎汤代之。

目瞖　冬青叶脑七个　五倍子三钱，杵　煎汤一碗，乘热将舌尖拖出，浸于汤内，片时频热，频浸自愈。

辰砂一块，频磨擦之。

瞖痛　鸡肝一具不落水　木芙蓉叶一钱

龙胆草七分　肉果霜五分　共研末入肝内，饭上蒸熟食之。

葱一株将熟去头取浆点之。

蛴螬汁滴目中并炙食之立效。

风毒上攻赤肿流泪羞明畏日涩痛难开翳障诸证

野荸荠粉五钱　制炉甘石一两　蕤仁霜三钱　蓬砂一钱五分　飞辰砂　珍珠各一钱　冰片四分　西黄三分　共研极细无声，瓷瓶密储，临卧以簪脚，蘸唾沫沾药，点两眼角，名八宝保睛丹。

制甘石五钱　飞珊瑚　蓬砂　川连各三分　飞玛瑙　熊胆　琥珀　珍珠各二分　血竭　飞辰砂各一分半　炙乳香　炙没药　冰片各一分　麝香五厘　十四味共研极细无声，治证同前，取效尤捷。名聚宝光明丹。

不论远近，或痒或痛，及胞生风粟，翳膜遮睛，目眶赤燥，或疹痘后，风眼涩痛，膜障等证，白蒺藜三两　石决明煅飞　炙甘草　防风　栀炭　羌活　茯苓　蔓荆子各二两　当归　川芎　赤芍各一两五钱　苍术泔水浸一夜　花粉　甘菊　茺蔚子各一两　淡黄芩八钱　蝉衣　蛇蜕各五钱　十八味共研末，每服二钱，空心开水调服，小儿减半，名云开散。

拳毛倒睫

木鳖一个去壳，为末绵裹，左患塞右鼻，右患塞左鼻，数夜自愈。

斑疮入目生赤翳白障

绿豆皮　谷精草　白甘菊等份为末，每一钱用柿饼一枚，米泔一钱煎干，不拘时，唉柿饼七八次愈。

痘疹目涩昏睡或喘嗽　蒲公英二两煎服即愈。

眼伤青肿

生半夏为末，水调涂。

竹木刺入目

白颈蚯蚓掐断，滴血入目，刺即出。

鸡盲

鲜合欢皮两许煎服，以愈为度。

耳卒聋

椒目　巴豆仁　石菖蒲　松脂各五分　为末，以蜡熔化和匀，作筒子样，绵包纳耳中，日二次，名透耳筒。

全蝎一个　土狗一个　地龙二条　雄黄五分　生矾　枯矾　麝香各二分半　研末，以葱白蘸药入耳中，闭口面壁坐一时，一日三次，名通神散。

由于跌仆损伤头脑，愈后耳聋者，巴豆一粒，不去油　斑蝥三个　麝香少许研匀，以葱涎蜂蜜，和捻如麦粒形，丝绵裹，置耳中，必响如雷鸣。不必惊惧，待二十一日，耳中脓水流出，去药即聪，名导气通瘀锭。

耳卒鸣

蝎梢七钱　穿山甲一大片，蛤粉同炒赤　麝香少许　为末，麻油化蜡和。

耳脓

黄柏猪胆汁炒　红花酒炒　等份，冰片共研吹。

白螺蛳壳四钱　柿叶炭　煅龙骨　石首鱼头中白石煅，各三钱　橄榄炭二钱　灯心炭一钱　冰片　麝香各五分　八味研末，时吹耳内。

大北枣四枚，劈开，每嵌入豆大明矾一粒，煅存性　肉桂　冰片　轻粉　麝香各一钱　五味共研细储，频吹极效。汪谢城曰：蛇蜕为末，频掺即愈，愈后其药末，结成一块，满塞耳孔，以指撮出可也。

耳疮

屠肉几上垢傅之。

耳痒

甘遂根杵汁滴之。

耳聤

野猪脚爪切　千年石灰杵以人粪拌匀，用大蚌壳全个，装满合好，外以铁丝扎紧，黄泥封固，于炭火上煅，至青烟起，置泥地上，出火气，研细末，瓷瓶秘藏，凡耳烂流水，各药不效者，傅之立效。此耳科秘方也，用治一切外证之溃烂不已者，亦神效无比。

鼻衄 火漆紫针汁染绵为胭脂渣，名火漆研极细末，时闻鼻中。

鼻渊 漆绵漆铺内纹漆用过者 白鸽翅去硬管，用两边之毛，各一两 将鸽翅卷在绵内，煅存性，每一钱加冰片七厘研匀。令病人仰卧，轻轻吹入少许，若吹稍重，恐喷嚏打去药也。每夜吹一吹，四五次愈，戒房事百日。

鼻笋 白矾 蓬砂等份为末吹，一化水而消。

明矾一两 白梅肉五钱 麝香三分 箆麻仁七粒 共研烂绵包，再用纸裹塞鼻，男左女右。

口渴 白糖霜 乌梅肉 薄荷叶 柿霜 蓬砂等份，研细蜜丸噙之。

口臭 前方加白檀香 白豆蔻此二味分两减半 共研细，以枇杷叶去毛煎浓汁，和蜜丸，樱桃大，临卧含口中。

脱颏 生南星末姜汁调涂两耳前牙骹处。

牙疼 龙骨 生黄柏 生黄芩各五钱 生栀子仁三钱 以后三味，铜锅内熬出汁去渣，煮龙骨干研末，再用铅粉五钱、麝香三分并龙骨末研细粉，放碗内，加黄蜡一两，坐滚水内顿化拌匀，以连四纸铺火炉盖上，将药刷在纸上，剪为狭条，名玉带膏，卧时贴痛处即愈，次早取出，有黑色可验。

牙硝一钱 明矾 雄黄各三分 冰片一分

共研细，以半分擦患处，流涎自愈。

冰片 生石膏各二分 青黛一分 共研末搽。以上治火证 川椒 生石膏各一钱 荜茇二钱 青盐八分 共研细点，名椒石散。

马牙硝 蓬砂各三钱 明雄黄二钱 冰片一分半 麝香五厘 共研细收储，以少许抹患处。

瓜硝珠黄散一两，方见下卷咽喉方法 紫雪一钱 飞辰砂二钱 杜蟾酥五分 冰片三分 共研细收储，凡风火牙痛，诸药不效者，以此掺膏药中，贴痛处颊上立愈。以上治风火证。橄榄炙炭研末搽。

松脂烘软塞鼻孔内，虫粘脂上，梅树上载螫窠盐泥包煅 冰片 麝香各四分 牛黄二分 紫雪二钱 蟾酥丸二十粒 共研细，掺膏药中，贴之。以上治虫痛。

牙疳 石菖蒲根磨，凉水常漱浣。

牙宣 元明粉研掺。
五倍子烧炭擦。
炒蒲黄研搽。

重舌木舌 白直僵蚕为末吹之。吐痰愈。
辰砂七钱 雄黄一钱五分 蓬砂三钱 研末，鲜薄荷汁调傅，兼治发颐，名朱黄散。

舌出不收 巴豆仁一粒，杵碎 绵包塞鼻孔内。

舌咬伤出血不止 黄麻皮烧存性，研傅。

舌尖咬去 蟹壳烧存性，研极细掺，渐长完全。

咽肿龈烂 朴硝三钱 蓬砂二钱 朱砂一钱五分 乳香 没药皆去油，各三分共研吹搽，名小灵丹。

误吞竹丝 银杏肉去衣生嚼十二枚，咽汁自消。

钱卡咽喉 生大蒜塞鼻中，自然吐出，如已下咽，用面筋置新瓦上，煅作炭研细，开水调温服，从大便下。倘未下咽，服此亦从口出也。

风痹脚气转筋鹤膝第十二

风痹痛 由风寒湿踞于经络，以致手足麻木，屈伸不利，筋骨疼痛，畏风怕冷也 鱼胶四两 姜汁秘熬膏摊布贴。

老生姜 风仙子 川椒 共捣，拌菜油擦之。

汾酒放烈日下晒熬，以手蘸摩患处，旬日一作，三五次愈，三伏时尤效。虽积年锢疾，诸药不应者，可刈病根。风仙子煎汤频洗。

独蒜汁 韭汁 艾汁 姜汁 葱汁各四两 滴花烧酒二十两 同煎滚，入麻油四两，熬至汁枯滤清，用丹收成，加入冰片、乳香摊贴患处，兼治箭风极效，名捉虎膏。

五茄皮 防己 独活 木瓜炒 川芎 天麻酒炒 秦艽 淡附子 桂枝 防风各一两 黄芪 当归 制半夏各二两 红花二两二钱 生地酒炒，四两 豨莶酒蒸，三两 甘草 白芥子各六钱 十八味为细末，炼蜜打丸，每重二钱，空心酒化一丸服。

川乌 补骨脂 干姜 淡附子各一两 草乌 官桂 川椒 樟脑 香附 杜仲 木香 乳香 大茴 南星 防风 川芎 安息香 半夏 大黄 桃仁 当归各五钱 丁香 芸香各四钱 沉香 檀香 硫黄 冰片 甘松 山奈 雄黄 没药 艾叶 羌活 白芥子各三钱 麝香二钱

三十五味研细，用苏合油或丁香油，或麻油拌匀，打热收藏。用时先将手搓热，以药摩患处，俟皮肤香透，将药放开，但以手按皮肤，徐徐摩擦，此药一两，可用十余次。专治风寒湿邪，踞于经络，凡筋骨疼痛，四肢拘挛、麻木，腰膝畏寒等症，皆病在躯壳，服药不能速效，宜以此药摩之最妙；兼治男妇寒疝攻痛，寒湿腹痛、肠鸣，阴寒霍乱转筋，及寒湿凝滞，而结成肿毒者皆效。

按风寒湿三气为痹，俗呼风气痛是也。治法总以辛温通逐为事，但经热则痿，络热则痹，是痹证亦有属热者。且六气都从火化，若其人体质多火，或素嗜膏粱，总受风湿，易于化热，临证时，必察其有无苔黄口渴小便短赤之兼证，始可治如上法。否则当从虚劳门，清金养血丹之例矣。痹证属热者，陈海蜇漂净，四两 凫茈即荸荠，二两，劈开煎至蜇化为度，频服，外以朴硝泡汤，乘热熏洗，或盐卤煎热，淋洗亦妙。

脚气 冬瓜皮三两 葱一两 煎汤频洗。

鲜鱼骨炙研末，菜油调涂。

风仙花叶根，同紫苏叶煎汤频洗。

海桐皮 防己 片姜黄 蚕砂各三钱 苍术一钱煎汤熏洗，日三四次。朴硝煎浓汁汤，淋洗，日数次，勿间断，可除根不发。或每日以盐卤煎热淋洗亦妙。

一味黄柏酒炒焦研末，蚕砂汤为丸，绿豆大，每晨后，盐汤服三钱，久服自痊。

金银花为末，酒调服，再用金银花、猫儿眼草、露蜂房等份，煎汤洗足，冲心者可愈。

转筋 滴花烧酒一碗，汤热入斑蝥末搅匀，乘热熨患处，并须数人更迭，蘸酒于转筋处拍之，冷则更易，直至小便通，转筋自止。若仅用烧酒，则力缓矣。

鹤膝 无名异 地骨皮各一钱 麝香三分

没药　乳香各去油三钱　共研。以车前子打汁入黄酒和涂患处，三日即痊，名异香散。

前阴病第十三

遗溺　雄鸡翅毛，煅存性研，酒调二分半服，日三。

龙骨另研，三两　透灵朱砂水飞过，二两　诃子肉　砂仁各一两　共研末，糯米糊丸，梧子大，每三钱淡盐汤下。

不禁　麦秆穗三十个　龙眼肉三十枚煎服。

遗精　卧时以袜带扣左曲膝头，须不紧不松，永无梦遗。

赤白浊　寒食插檐柳，煎汤代茶。

琥珀三钱　木通一钱　萆薢　象牙屑酒炒，各三两　滑石飞，四两　海金沙　萹蓄各二两　槐米　甘草梢　黄柏盐水炒　瞿麦各一两　十一味研末，每二钱，淡竹叶汤调服。治膀胱经热，毒火癃闭，结痂发肿，马口腐烂之证。

粉萆薢　荷叶蒂　槐米　黄柏盐水炒，各三两　海金砂二两五钱　象牙屑酒炒　萹蓄各二两　滑石飞，一两五钱　甘草梢　赤苓各一两　十味为末，用车前子五两煎汤法丸，梧子大，每三钱，土茯苓汤送下，开水亦可。治肾家经火，败精阻窍，内热溺艰，结痂淋浊等证，名通府保精丸。

溺血　川黄柏二两六钱，木　知母一两四钱，水　补骨脂二两八钱，火　胡桃肉一两二钱，金　砂仁五钱，土　共研蜜丸，空心盐汤下，三五十丸，名太极丸。

血淋　芭蕉根　旱莲草　车前子　水煎服。

小水不通　麻骨一两浓煎服。

阴㿗　肾囊坚硬，小水不通，属寒证　胡椒二钱　研末，盛碗内，以鸡子清二枚调匀，即将肾囊置碗中，将碗捧住，初未觉暖，已而渐热，则坚痛渐消，至热不可耐，然后去之，愈不再发。

紫苏　艾叶各一两　防风五钱　三味煎滚，倾脚盆内，四面围紧熏之，候温洗之。重者两次可消。

吴萸半斤，一分酒浸，一分醋浸，一分童便浸，一分白汤浸，并焙干　泽泻二两　共研，酒面糊丸，黍米大，空心下三五十丸，名夺命丹。

延胡　川楝　全蝎炙　小茴　等份末之。名一捏金散，此二方兼治奔豚寒疝。

疝　橘核炒去衣为末，每晨酒送一二钱，初起服之，不成痼疾。

阴囊扯落　睾丸悬挂未断，痛苦难熬，须慢慢拓上，多取壁钱即蟢子窠傅贴伤处。囊可如故。

后阴病第十四

暴泻不止　车前子炒，四五钱　末之，米饮下。官桂　厚朴等份为末，姜汁丸，如豆大，安脐中，膏药封之。

久泻　五倍子五钱为末，醋熬成膏，布摊贴脐间。

寒泻　丁香四分　肉桂二分　二味研末打丸，如豆大，安脐内，以膏药贴之。治阳虚气弱，腹痛肠鸣。畏寒泄泻之证。

胀泻　白术炒，八两　陈皮　厚朴各四两八钱　枳壳一两六钱　炙甘草二两四钱　制半夏一两

二钱　神曲炒焦　木香各五钱　八味为末，每一二钱空心开水调下，名调中散，治脾弱胃滞，泄泻不饥，腹满痞积等证。

泻痢　土木鳖半个　母丁香四粒　麝香分半　共研细，唾津丸，如芡子大，以一丸安脐中，封以膏药。凡小儿不能服药者，用外治法最妙。

赤白痢　木香四两　苦参六两，酒炒　共研，以甘草一斤，熬稀膏，丸如梧子大。每二三钱，陈米汤下，名香参丸。

糖霜　细茶　绿豆　胡桃肉各三钱　煎，连汤并桃豆食之，重者三服必愈。

生大黄　制大黄各二两　乌药　槟榔　苍术各四两　羌活八两　杏仁百粒，去尽油　七味研细，每服六分，小儿减半，陈米汤调下，治实痢如神。

大黄侧柏叶拌蒸三次　枳实炒，各三两　南楂炭三两五钱　厚朴硝水制　地榆荚　神曲炒焦，各二两　黄芩二两五钱　乌药　槟榔各一两　莱菔子炒，一两五钱　甘草五钱　川连三钱　十二味为末，每一钱六分，稻根须五钱　煎汤，或开水调下，治时邪毒痢，瓜果食积，腹痛后重，五色并见诸证。

生苍术　生厚朴　炙甘草　炙鸡金　砂仁壳　炒橘皮　丁香柄等份研末，陈米汤调服三钱，小儿减半，名玉屑丹，治瓜果过度，致痢久不愈，及便血年久无火证者皆极效，或作丸服亦可。

鱼脑痢　陈台鲞头煎汤服。

噤口痢　芭蕉　嫩心，入麝香揉软，塞鼻孔。

芥菜子半合，陈醋浸擂碎，摊油纸上，阔五寸许，贴脐上，以帕系定，渐觉收痛，忍过方去，徐以白粥食之。木鳖子末和面作饼，贴脐间。

铁器烧赤，淬醋中，令吸其气。

田螺一个，或水蛙一只，连肠杵烂亦可，并加入麝香少许，罨脐间，引邪热下行，即思食。

久痢　柿饼一枚，入白矾一块，煅存性研，黄酒下，三服愈。

酒伤血痢　老丝瓜络，炙研末酒下。

血痢日久　木耳炙研末，姜汁和醋调服。
海蜇漂淡芦菔醋拌频食。
小蟹七只，菜油沸枯淡食，或酒送。兼治便血。

休息痢　醋炙豆腐频食。
梅叶三十片洗净水煎代茶。

肠红　生地炭三两　黄芩炭　南楂炭　粟壳炭　棉花仁炭　槐米炭　柿饼炭　地榆炭各二两　莲房炭一两五钱　百草霜　黑驴皮胶蛤粉炒，各一两　艾绒炭一钱　炙黑甘草　炮姜炭各六钱　枳壳炭　白芍炭各一两二钱　十六味研细，每一钱，用参三七，或红枣或稻根须煎汤调服。治痔血肠红，便血久治不瘳，面黄皮肿等证。或加胡桃壳炭、瓜子壳炭各三两名罗汉散。

便血　干柿二枚，煅存性研　大蒜二枚，蒸九次同杵丸，梧子大，香菜送二十丸，日二以愈为度，永绝病根，且无所患。

脱肛　蝉蜕研末，菜油和傅。
砂仁　黄连　木贼等份为末，米饮下。
小儿脱肛，及大人之不因热陷，而因于气虚者，用不落水猪腰子一个，破一缺如荷包形，入以升麻，涩纸厚包煨熟，去升麻，但吃腰子，药性到，以温水洗肛自收。

外科第十五

肿毒初起 杏仁不拘甜苦，剖分两瓣，择边棱齐全者数枚，涂以溏鸡屎，加麝香些须。罨患处，即吸住不脱，移时毒聚，则杏仁进起，再换杏仁如前罨之。候毒渐减，至一触即脱而止，毒尽自愈。

明矾五钱 研碎放瓷盘内，入水化开，浸粗草纸一张，盖疮上，干则易，十余张而消。

白及为细末，温水搅之，澄清去水，绵纸摊贴，名水澄膏。

葱白杵烂，蜜和围之自消。

玉精炭即蜒蚰，煅存性 生大黄各四两 五倍子 白及各三两 生半夏 白蔹各二两 百草霜 矾红 生南星 陈小粉炒 草乌各一两 熊胆一钱 共研末，以广胶化烊 鲜芙蓉叶绞汁 醋量和捣成锭丸，热毒痈疡，发于阳分，盘硬疼肿色赤者，醋磨浓涂四围，使其不大，最为要旨。名束毒围。

五倍子炒黑 陈小粉炒黄黑，各五斤 龟甲煅 白及 白蔹 朴硝 榆树皮各十二两 白芷梢 大黄 南星 黄柏 半夏各八两 黄连 牙皂 蓖麻子各四两 共研醋调，砂锅内慢火熬成膏，拔去火气。临用加醋蜜猪胆汁三味，和匀围之。中留一孔，绵纸贴之，纸干以抿子刷上。凡一切痈疽发背，便毒吹乳横痃，及风湿疼痛，小儿热毒火丹，无名肿毒，初起即散，已成即生头出脓，定痛散毒。

凤仙子 大黄 五倍子各十两 共研细，配以朴硝一两五钱 小粉三年陈者，十二两 入锅同炒，至黄黑收起，用时以米醋调围，名全箍膏。

明矾研细，搪饭为丸，绿豆大，好酒送下，尽醉汗出即愈。凡恶毒疮疡初起，并宜亟服。

牛黄 狗宝 血竭 乳香炙 没药炙 飞辰砂 蓬砂 葶苈 飞雄黄各二钱 珍珠 沉香 冰片各一钱 琥珀六分 十三味研细，以熊胆六分 人乳化为丸，每重一分，金箔为衣，每服一丸，陈酒调下。重者二三丸，治内外一切痈疽疔毒，能护心止痛，消毒化脓，在外者，可使表散，在内者，可使便泄，真外科之圣药也。名灵宝香红丸。汪曰：此定痛神方，每服一丸，可一周时不痛，亦称狗宝丸。

生大黄 天竹黄 乳香炙 没药炙 阿魏炒 血竭 三七 儿茶各二两 雄黄 牛黄 冰片 麝香各二钱五分 十二味研细，用藤黄二两，乌羊血或子羊血不见水者，拌晒五次，再以山羊血拌，水干为度 化烊杵丸，如干加蜜，每重三分，陈酒化服一丸。治一切痈疽发背，疔毒肺痈，及血积虫蛊，恶蛇猘犬毒虫诸伤，并跌打筋断，骨折刀箭杖伤，瘀阻发晕，内服外涂皆妙。服后忌油腻发物，名黎洞丸。

明矾一两 象牙屑 乳香炙，各三钱 血竭 雄黄 辰砂 琥珀各二钱 没药炙，一钱五分 牛黄 冰片各五分 十味研极细，每药末一两，配黄蜡五钱，加麻油少许烊化，丸如黍米大，每服三分，陈酒下，能护心消毒，名三黄八宝丹。

珍珠 牛黄 乳香炙 没药炙 飞辰砂 蓬砂 葶苈炒 雄黄各一钱 血竭 沉香 冰片各五分 熊胆 麝香各三分 十三味研极细，人乳丸，每重一分，银箔为衣，名珠黄紫香丸，可代灵宝香红丸之用。汪曰：定痛与灵宝香红丸同。

陈茶叶 炙甲片 当归 绵茵陈 儿茶各五钱 五味，水酒各半煎。上身加川芎，下身加牛膝。温服。治一切肿毒，睡一宿即消。名一宿全消散。

西牛黄 梅片各四钱 熊胆 蓬砂 蟾酥 乳香去油，各五钱 当门子 血珀 珍珠各六钱 劈砂 腰黄各一两二钱 千金霜 山慈菇 文蛤各一两三钱 红芽大戟一两六钱 十五味，各研极细，烧酒量化，蟾酥杵丸，每重四分，治无名肿毒，一切疗疽皆效，及疗毒走黄，垂危可救，名梅花点舌丹。

无名肿毒 鹅毛一把，铜锅炒焦研，豆腐衣包一钱，酒吞下，内消极效。

芙蓉叶、赤小豆共捣末，鸡子清和涂。

青黛 黄柏各一两 藤黄五钱 共研，醋和涂，名一笔消。

肿毒痛极 山药一两 大黄 白糖霜各四钱 研细傅。

燉肿木硬 乳香 蟾酥各一钱 研匀，人乳和如泥，瓷盒收藏，用时以津调些少，贴肿处，膏药贴之即消，即发亦轻。

痈疡属阳 白及 姜黄 铜绿 南星 甲片土炒 樟脑各四钱 轻粉 胆矾各三钱 青黛漂 梅片 当门子各二钱 择吉日静室诚制。先将各药研细，再研匀，瓷瓶密收，勿使泄气。一切阳分肿毒初起，照所患脚地大小，掺膏药贴之，数日即消，名阳毒内消膏。

疽毒属阴 樟脑四钱 轻粉 川乌 甲片土炒 阿魏瓦上炙去油 腰黄各三钱 乳香 没药皆去油 牙皂 当门子各二钱 良姜 丁香 白胡椒 肉桂各一钱 吉日静室诚制，先各药研细，再研匀，瓷瓶密收，勿使泄气，一切阴分疽毒初起，如对口发背，瘰疬乳癖便毒之不红肿燉热者，照脚地之大小，掺膏贴之。如患处已有脓亦可贴，名阴毒内消膏。

痈疡初破 西瓜硝一两 雄黄 石膏煅，各六钱 地榆炒 蓬砂各五钱 藜芦炒 乌梅肉炒炭，各三钱 僵蚕炒，二钱 冰片 牛黄各一钱 十味研粉收储，凡外疡初破，毒未化者，四围以围药围之。将此药用麻油调涂疮孔，外以提

脓化毒膏贴之，早晚一换。此拔毒之圣药也。名瓜硝拔毒丹。

提脓化毒 象皮 穿山甲各六两 男发洗 桃枝切 柳枝切 桑枝切 槐枝切，各四两 生山栀六百枚，杵 八味，用麻油十斤浸春五日，夏三日，秋七日，冬一旬 煎至枯，滤去渣，熬至滴水成珠，以炒丹铅收之。待少温，入后三味，净硇砂四两 血竭二两 儿茶一两二钱 均研细，搅入成膏收储，专治一切外疡，毒未尽者，照疮形大小，摊贴，一日二次甚效，名提脓化毒膏。凡油一斤，收丹七两为老膏，四两为软膏。此方若加入收口药熬之，可治一切疮口不合之证。

诸疗 先寻脊骨上，有紫黄色瘰点，用银针挑破出血。其毒即泄。

细看腿弯间。即委中穴。有紫黑筋，用银针刺出血即愈。

雄黄研，一钱 乌梅肉三枚，杵烂 蜒蚰二条共捣烂涂之，根即拔出。

初起饮真麻油一碗，虽毒重无性命之虞。并治血疗血出不止再用肥皂杵烂，和砂糖调匀围之。

大斑蝥去翅软米制，六钱 全蝎炙，三枚 血竭二钱 没药炙 乳香炙，各一钱 冰片 麝香各六分 元参四钱，泥固煨去泥用 八味。于端午午时，制研收藏，掺疮药上贴之，拔疗最妙。

生南星 生半夏 五倍子 慈石煅 陈小粉炒，各一两 明矾 生军各二两 东丹六钱 铁锈 瓷粉各五钱 雄黄 蟾酥焙，各四钱 熊胆二钱 山白煤一两四钱 共为末，猪胆汁打锭。专治疗疮初起，根脚不收，坚硬发麻，用醋磨涂四围。名疗围。

活鲫鱼一尾 杵烂。入研细辰砂拌匀围之，渐围渐小，其疗自拔。治面疗屡效。

辰砂二分八厘 蜈蚣头炙 雄黄各二分四厘 轻粉制 白丁香 蓬砂 蟾酥各一分四厘 乳香

一分　麝香四厘　金顶砒七厘或以铁锈代之　十味研细，用烧酒蟾酥和丸，或扁或尖均可，即古方立马回疔法，以之拔疔甚妙，目前用以代刀亦佳。

鱼脐疔疮头黑破出黄水　蛇蜕一条，烧存性研，鸡子调涂之。

韭菜　丝瓜叶　连须葱白　同杵烂取汁，热酒和服。病在左手，渣贴右腋下，病在右手，渣贴左腋下，病在左脚，渣贴右胯，病在右脚，渣贴左胯，在中贴心脐，以绵缚定，候肉下红浅处，皆白则散矣。须令人抱住，恐其颠倒，则难救矣。

水疔痛极　白梅肉　荔枝肉　共捣贴易数次愈。

暑疡　生芋片贴之。

诸恶疮　白蜜搽。

诸疮臭烂　白矾　雄黄等份煎洗。

诸疮不敛　先以槐枝葱白汤洗净，复以瓦松阴干研掺，三黄制甘石五两　白螺壳煅飞三两　白蜡一两五钱　葱制轻粉六钱　人参　牛黄各二钱　珍珠一钱五分　冰片一钱　八味研极细，无声为度。治一切大小痈疽，流毒已多，久不收口，用麻油调涂疮孔，外以象皮膏盖。如眼细而深者，将绵纸合线蘸此药，插入亦妙。若方中加凤凰衣更佳。

血竭三钱　乳香炙　没药炙　赤石脂　雄黄各一钱五分　轻粉制，一钱　冰片　麝香各一分　八味研细。以无声为度。

制甘石　煅石膏　赤石脂煅，各三两　大蚌壳煅去黑衣　陈年吐丝渣煅　儿茶各一两　血竭三钱　冰片二钱五分　研如前。上二方，皆主

生肌长肉，平口收功，均极神效。以上三方，并有八宝丹之名，审宜择用可也。余如人指甲、人脚皮、三七、龙骨之类，亦可随证加入。

诸疮出血　灯心炭　百草霜　黄牛矢煅炭，各三钱　花蕊石煅　龙骨煅　参三七各六钱　琥珀一钱五分　陈墨　川连各一钱　儿茶五分十味研细，以无声为度，治一切疮口出血不止，以绵絮蘸而按之。

恶疮淫火恶肉朽骨　枯白矾一两　枯绿矾　雄黄　乳香　远志肉　胭脂各一钱　研细。蜜水或麻油和傅。名消蚀散。

恶疮年深不敛　白芷一两　川芎二两　白芍三两　轻粉三钱　研掺疮。口深者纴之。名搜脓散。

恶疮去毒生肌　滑石一两　铜绿五钱　轻粉二钱　冰片　麝香各三分　粉霜二分半　研匀，纴疮口，以膏封之。名翠霞散。

疮疡毒尽　白及　白蔹　黄柏　黄连　黄丹先净炒　乳香另研　麝香等份，研末掺疮口，二三日，即生肌平满。名桃花散。

诸漏或一处，或周身不等，并治诸疮年久不愈　人牙　油头发　雄鸡膍胵等份，煅存性研，加麝香轻粉少许，麻油和傅。

象牙屑八钱　猬皮一张　带子大蜂窠二个，同猬皮新砂锅内焙黄色　明雄黄七钱　朱砂六钱　瓜儿血竭　白矾各五钱　儿茶去油净，四钱　乳香去尽油　没药去尽油，各三钱　共研细，熔黄蜡丸，梧子大，每二十四丸，槐花煎汤，和黄酒空心下。忌醋荤腥恼怒，名甘露丸，兼治痔漏停脘痛。

鹅毛管，火上炙存性，同鹿角研细，傅孔内，以膏盖贴。

水银三钱 雄黄一两 以烧酒二斤，渐煮渐添，酒尽为度，研细末，取大蟾蜍一只去肠留肝肺将药末纳入缝好，另用银硝 明矾各一两 入阳城灌。加水半茶盅，放火上熬干，于底取起，置地上，入蟾于内，升文火二枝，中火一枝，武火一枝候足，开看刮下灵药，以杜蟾酥丸如芥子大，凡管以一丸放管口，外盖膏药，力能至底，虽弯曲必达，软管自化，老管自退，七日见效。如不全退，再一丸，无不除根，名金蟾化管丸。

霉疮 以艾火灸先起第一疮五壮，每日空心服麻油一杯，其疮自愈，永不结毒，最妙简效方也。

龟甲酒炙，四两 石决明童便煅，二两 朱砂 甘草各四钱 四味研细，用土茯苓四两 煎汤泛丸，梧子大，每二钱空心土茯苓汤下，治霉疮结毒，疮形腐烂，筋骨疼痛，遍体发疮等证，名珠龟丸。

疠风遍身肿烂，眉发堕落者是，与霉疮同为淫毒之气所酿也。大蟾酥一只 泥裹煨熟去泥。以大碗盛之，小碗盖好。入热酒半碗，隔水煮一刻，尽吸之，取汗为度。

煨大黄 皂角刺各一两 为末，每三钱空心酒下，泻恶物如鱼脑，未泻再服。所下之虫，如乱发然，待虫尽止服。

豨莶六两 生地四两 羌活三两 当归二两 苓天麻煨，两二钱 块红花 防己 防风 木瓜酒炒 白蒺藜炒去刺，一两 蛇蜕酒洗 蝉衣酒洗 甘草各五钱 十三味为末，另用豨莶三两，煎汤泛丸，绿豆大，每三钱临卧开水下，凡蛇皮癣、紫云风，皆其类也。

脓窠疮 旧倾银罐子研粉，麻油和涂。

最旧踵踶鞋一双 最旧用久丝绵絮筋俱烧成灰，候冷，再用大枫子肉为末，合成一处，菜油调傅，两日必愈。如未能干燥，即以二物之灰掺之甚效。

门档上尘 黄丹 松香 胡椒炭 生大黄 生白芷 蚕豆壳炭 煨石膏 枯矾枣红枣明矾同煅至炭，研末也 九味等份研末掺，干者麻油调搽。

厨房倒挂尘三钱，煅伏地气 松香 茴香 花椒 硫黄煅 干蟾 枯矾 苍术 白芷 朱砂各一钱 共研细，以鸡卵一个，挖一小孔，灌药于内，纸封固，幽火中煨熟，轻去壳存衣。另用生猪脂，和药蛋捣烂，葛布包之，时擦患处。

松香一两 雄黄一钱 共研，竹纸卷条，菜油浸一宿，灯上烧之，取滴下油频搽。先以车前草浓煎洗净，并治肥疮。

煨石膏二两 寒水石 炙乳香各五钱 胆柏一两 （胆柏未详）四味研末，凡脓窠疮疡，延久不愈，以致身热恶食，惊搐不安，先用甘草木瓜煎汤洗净，后以此药麻油和涂患处。能润肌化毒，拓脓杀虫止痒，内须服紫霞丹四五分，灯心汤下。

疥疮 真老松香四两 葱汁一饭碗 入瓷锅内熬烊，煎至滴地即凝，加东丹一两 调匀，候冷研末，麻油调搽。

风化石灰，和醋浆调涂，随手而减，或以石灰汁淋洗。

枯矾 滑石各五钱 硫黄三钱 共研末，猪油调搽。

生矾三钱 硫黄 蛇床 樟脑各二钱 共研，鸡子清调和，再加熬熟菜油搅匀，饭上蒸过敷。久不愈者，金蛇蜕烧存性研，猪油调搽。

鲜首乌一两 川草薢五钱 每日煎服，匝月必愈。

大枫子肉五钱 柏烛油 川连各三钱 明矾一钱五分 川椒一钱 水银五分 六味共研，至水银不见星，加猪油调相得。绢包擦疥疮痛痒效。

癣 白矾炒极干为末，猪油和涂。

初起以海螵蛸一块，时常擦之。

白及二钱 土槿皮八分 二味研末，少加白糖霜，百滚水搅如糊，用棉纸摊贴阴癣效。

烂癣 臭硫黄 生大黄 土茯苓等份 明雄黄减半 明矾再减半 共研，裹草纸内卷成筒，用桐油浸透，灯上烧之，瓷盘接取其油，候冷，以鹅翎蘸涂，一二次即效。

瘤 竹刺拨开瘤上薄皮，不必见血，研铜绿置其上，膏药封之。以上通治一身诸证，以下上中下三部证。

秃疮 紫苏以麻油熬成膏。涂之。

生羊肉切大厚片，如常炙熟，乘热遍贴，俟虫出著羊肉上。若不尽，再作取尽，以盐汤沐之，再用雄黄末和猪胆汁涂之。

黄豆炒黄研末，菜油和涂。

黄柏 血丹 胆矾 烟胶等份，研麻油调匀，薙头后，傅之三四次愈，疮湿者干掺亦可。兼治耳内脓水等患，名四平散。

榆皮为末，米醋调傅。

吴茰研细。以陈蜡烛油烘烊调厚。薙头后，擦傅数次愈，愈后忌食海鲜一年，犯者必发。

蟮瘕头 照其肿之大小，用枳壳半个去瓤以生飞面调糊，涂在枳壳沿上，如道冠样，戴在毒上，其毒水自能钓出。候其脱下，肿处自小，再用小些枳壳半个，如前涂覆，水渐钓干，俟其自脱，不过六七日，肿平而发茸矣。此证在顶心肿起，先白后红，如不治愈，痕愈多，旁添小者，如百鸟朝王一般，既在顶心，不能开刀，即溃脓亦不净，惟此方简效无比。

肥疮 黄牛皮烧存性研，菜油调搽。

松香 明矾各二钱 花椒四钱 东丹一钱加猪网油，共杵烂，卷在五寸真青细布内，在火上熏出油，以碗接之。去火气，涂患处效，加轻粉一钱效更速。

皂荚烧灰，菜油调傅。

蒲桃疮 黄柏一两 乳香二钱五分 研细，槐花煎浓汁调涂。

面疮 黄连 黄柏炙 胡粉炒 等份研。猪油调涂。

肺风疮 黑脂麻去皮 红莲子水浸软去衣不去心 每早食之。

鬓疽 陈石灰、葱白同捣傅。

龟甲煅研，桐油和傅。

腮肿 大黄末和葱汁，调匀围之。

上疳 喉疳、牙疳、口疮之类 轻粉三分 冰片二分 雄黄二厘半 朱砂七厘 共研细，先以薄荷汤漱口，吹入或傅。

生大黄三钱 绿豆粉二钱，炒 丁香十粒研匀，开水调涂两足心。

颈疬 旧明角灯，煅存性研，菜油调涂。

制甘遂 红芽大戟各二两 白芥子八钱 麻黄四钱 生南星 姜制半夏 僵蚕 藤黄 朴硝各一两六钱 以麻油一斤，先入甘遂、南星、半夏熬枯捞出，次下大戟，三下麻黄、僵蚕，四下芥子，五下藤黄，逐次熬枯捞出。六下朴硝，熬至下爆，用绢将油沥净，再下锅熬滚。徐投入炒透东丹，搅匀丹之多少，以膏之老软酌用。夏宜稍老，冬宜稍软膏成，乘热倾冷水盆内，扯拔数十次，以去火毒，即可摊贴，宜厚勿薄，名消核膏。吾乡许君辛水方也，兼治乳核流注，及各种结核，甚著奇效。许君附其方于《重订外科正宗》，余与参校，蒋君寅昉慨付枣梨，甫刻竣，即遭兵火。许君又云：膏之老软，各有所宜，凡溃疡诸证，膏勿太软，总以贴之即粘，揭之易落为度；摊勿过厚，软而过厚，则揭时非带脱皮肉，即粘住皮肉。凡热疖本可无瘢，而或生妒肉或如蟹镜者。非粘伤其肉，即膏粱不忌也。独消核膏，宜少软，但令贴时勿烊塌而已，摊须极厚，盖此膏本以代敷药，软而厚，则药气浓郁，而能深入，又其皮肉如常，无虑带脱而粘住可洗也。即煎膏亦有法度，药物坚脆不齐，若一同投入，则脆者先枯，坚者实未熬透，虽铢两较重，而味终未出也。推之诸膏，皆须准此，余按颈疬结核诸证，无非痰患，故许君以控涎丹为君，而加行气散结为佐，宜乎施之辄效也。

田中蚂蟥，杵烂围之即散。

雄猪胆约百个取汁，入夏枯花三两 锅内。同熬去渣，收至滴水成珠，加入沉香末三钱 砒霜三分 和匀，收入瓷罐内，摊贴患处，已溃者涂四围。

大鳟鱼二尾破净，入独核肥皂十余枚，以瓦两张合好，两头泥封之。火煅至青烟起为度，取出研细，每早醇酒调服三四钱。忌煎炒姜椒发物，愈后终身忌食鳟鱼、栗子。

夏枯草末六钱，甘草末一钱，研匀，每二钱茶清下。

生山药一块，蓖麻子三粒各去皮，研匀摊贴。

草本白玉簪花软叶，以米醋浸一宿，饭锅上蒸熟，扯如膏贴之。

蛤壳煅，四两 元参三两 象牙屑 黄芪土贝 昆布各二两 海藻 制半夏各一两五钱 制西洋参 炙草 川贝各一两 十一味研末，夏枯草四两 忍冬藤五两 煎浓汤泛丸，绿豆大，每二三钱，空心开水服。治虚痰滞络，结为瘰疬，不论已破未破，此方最良。

丹雄鸡全骨一副生取 千里奔即驴马骡修下蹄甲也，五钱 紫降香五两 当归 生甘草各一钱 槐树枝三十寸 先以鸡骨。入麻油锅内微火煎枯，入后药，亦用微火煎枯去渣。二油一丹，收成膏，浸冷水中，拔去火气，不论已破未破，量大小贴之。以愈为度，兼治乳岩亦效。

蓖麻仁二百粒杵 番木鳖 生半夏 生大黄 牙皂各四两 斑蝥一百个 巴豆仁五十粒，杵 穿山甲二两 甘遂一两 九味，用麻油二斤浸。冬半月，夏五日，春秋一旬 熬至药枯去渣。再熬至滴水成珠，以炒铅丹收之，俟稍温，入后十一味，真硇砂另研 雄黄各五钱 乳香炙 没药炙，各四钱 樟脑 蓬砂 真番硇此西藏名产，不易得，勿用亦可，不过药力较逊耳，各三钱 蟾酥麝香各二钱 阿魏 冰片各一钱 各研细，和匀搅入成膏收储，治痰串瘰疬诸核如神。用时摊膏贴患处，膏之中央，须剪一细眼为要，并治一切外疡，坚硬不消，空头代围药贴之，其块渐化。

野云曰：此证善窜，故俗名病串，与流注相似，皆肝热生痰，风激入络，结而成核。毛氏主控涎丹，徐氏主大活络丹，一治实痰，一治虚痰，用者酌之。余执其两端，而用其中，每以指迷方茯苓丸，治瘰疬流注辄效，初起者应手而瘳。盖茯苓丸，原主痰流手臂。推广其义，癫痫类中诸病之属于痰入络者，余亦屡收奇绩。死方活用，在人之善悟耳。

白蛇缠颈上周围细白泡者是 白及末柿漆调傅。

丝瓜藤杵汁搽，或以干者煅研，菜油和涂。

天疱疮 锦纹大黄，磨水频搽。
铁锈钉醋磨汁搽，并治蟹儿疮。
蚯蚓泥，或风菱壳煅存性研，井水调涂。
小麦炒黑为末，桐油和傅。
莲蓬壳煅研，井水调涂。
丝瓜叶，杵汁涂。

鲜蚕豆外壳炒黑研，麻油调傅。

担肩　生蒜切片，较患处大些，安患处，艾灸三壮。

五倍子　糯米　鸡卵壳　石灰等份研掺，干者菜油调搽。

对口　鳞鲅鱼。连肠骨杵烂傅。

姜汁磨陈墨围两边，以白梅肉打烂，猪胆汁和涂疮口。

顶大肥皂一条去子弦　妇人篦下头垢三钱　生山药三寸　同捣傅。不论初起腐烂，频傅自愈。

芭蕉根四两　洗净杵烂，热酒冲服，渣敷患处。

大鳕鱼一尾去鳞肠　入瓷罐内杵烂，加头垢二三两拌匀傅上，中留一孔，以纸贴之。一二日愈。以上二方，初起即愈。

生橄榄核，瓦上炙成性，研极细，桐油调匀，鸡毛蘸刷四围，露出头，勿令药干，干即再围。

发背　凡人中热毒，眼花头晕，口苦舌干，心惊背热，四肢麻木，觉有红晕在背者，即用槐子五两鲜者更佳拣净。铜杓内炒褐色，泥地摊去火气，以好酒一碗，煎滚去渣服，出大汗即愈。未退，再服即消，已成者，三四服即减轻，渣杵烂傅患处，兼治鱼口便毒亦效。

陈石灰　东丹　铜绿等份研细，加西牛黄一份和匀，鸡子清调成膏，以旧黑伞纸摊夹，用银铁于伞纸上刺数眼，扎缚患处，如干易之。甚者三四次必愈。

海马一对　雄黄三钱　朱砂　穿山甲炙，各一钱　冰片　麝香各少许　六味研细，再入水银一钱研不见星收藏。凡遇危急之症，日以少许点患处，兼治疔疮。

瓜蒌五枚，取子　乳香枣大五枚　各研细，砂糖熬膏。每三钱温酒下，兼治胸腹生痈。

宫粉一两　轻粉　银朱　雄黄　乳香去油　没药去油，各二分半　共研细听用。先将好茶叶，煎浓汤洗患处，后将獭猪腰子切开掺药五分于上，盖患处，待药如蒸，良久取去，一日一次，拔毒减痛，溃出秽脓，不可手挤。轻者二次愈，重者七八次愈，兼治对口，及一切痈疡溃烂。

当归二两　白芷五钱　甘草一两二钱　紫草二钱　麻油浸七日，然后入锅煎，至药枯，去渣再熬，至滴水成珠，下白蜡二两搅匀，再入血竭研细，四钱　待冷，再下轻粉四钱，搅匀，待成膏，盖好听用。陈久愈佳，勿轻加减，兼治对口，及一切痈疽大毒，腐去疮孔深而洞见膈膜者。用此填塞疮口，自能生肌长肉收口，乃外科圣药也。名玉红膏。

巴豆仁　白及切　番木鳖切　川乌切　草乌切，各五钱　商陆切片，十两　漏芦　闹羊花　全归切　穿山甲切　元参切　虾蟆皮干须新取收干，各二两　蓖麻仁　白蔹切　川大黄切　雄鼠矢各三两　苍耳子四两　黄牛蹄甲敲研　猪蹄甲敲研，各一两　乌羊角一对，敲研　鳕鱼二尾，重十二两以上者　凡二十二味，入大广锅内，真麻油三斤八两，浸三日，熬至各药焦黑，滤渣再熬沸，入飞净血丹二十四两，以槐柳条，不住手搅，熬至滴水成珠，熄火待冷，再入上肉桂心五钱　乳香　没药上芸香各去油　上轻粉各四钱，此五味并研细，徐徐掺入以铜箸搅匀，待凝冷覆地上，十余日，拔尽火毒，凡一切痈疽疔毒，皆可用以箍脓，未成即消，已成即溃，不至大患，名巴鳕膏。

肺痈　其证初起，咳嗽即两胁疼痛　元参八两　天冬四两　桔梗二两　炙甘草一两　水十碗，煎至二碗，入蒲公英、金银花各五钱，煎至一碗，徐徐服之。初起即消，久者亦愈。

甘草　土贝各二两　乳香炙　没药炙　槐米各一两　炙山甲八钱　沉香　血竭　葶苈　血余各六钱　雄黄飞，五钱　十一味研末，水法丸如绿豆大，牛黄为衣，每一丸开水下，名内消神效丸。治一切内痈初起，未溃脓者，服之即消。

乳痈 芙蓉花杵烂，傅上，疱起即消，如干花瓣以鸡子清，或醋调涂。凡芙蓉开时采，浸盐卤中备用，贴诸痈疡皆妙。

芙蓉根切片，醇酒煎，尽量饮即消。如掘鲜者杵汁，酒冲服，睡醒即消，其痛如失。

白蜡一钱酒化服。

蚶壳煅存性，研末，醋调涂。

芭蕉叶杵汁，生白蜜酒和服，渣傅。

乳疖 陈半夏 连须葱白 共杵烂，绢包如指大，左患塞右鼻，右患塞左鼻。

乳吹 用朱笔，书十一地支于本妇所戴簪上。本命属不书戴之。无论内外吹，初起极验。

象牙屑 棉花仁炒去油 胡芦巴 石决明煅 土贝母各二两 蒲公英 鬼馒头 橘叶 莲房各一两五钱 炙草 花粉 鹿角屑 麦蘖各一两 乳香炙，五钱 小青皮 十五味研末，每一钱六分，橘核煎汤调下，治内外吹，乳癖乳痈皆良。

乳癖 正名乳裂 上川连三分 制甘石二钱 黄柏五厘 牛黄三厘 四味研细，麻油调傅。

乳岩 大瓜蒌一个半生半炒 酒三盅，煎一盅，食后服。

生蟹壳砂锅内焙焦为末，每日二钱酒下，勿间断，以愈为度。

橘核一两。炙存性研，分三服酒下。

甘草水洗净，二钱 白蜡三钱 酒煎去渣，服五七次效。

圆蛤壳研末，加皂荚末少许，醋煎去火气傅。

此证初起，不痛不痒，坚硬如岩，必数年始溃，溃后难愈，始觉即用活壁蟢，以针扦住，

乘活用竹纸包作小球，食后白汤下，日一服，不过数日，患处即痒，如蟢行之状，坚块自消。

初起以葱白寸许，嵌入梅花点舌丹一粒，另用旋覆花三钱煎汤，和醇酒少许吞下，日服一粒，不旬而愈。

拓盘疽 溏鸡屎涂。

穿掌心毒 新霜叶研烂涂，忌食鹅。

鹅掌风 银杏仁 猪胆。共杵烂傅。

手背肿 丝瓜叶，或芙蓉叶，蜜拌蒸捣傅。

天蛇头 荔枝肉，同脂麻嚼涂。

蒲公英 苍耳草各五钱 醋煮频洗。

陈柿饼一个，雄黄末一钱，捣烂傅。

代指 乌梅肉醋浸研涂。

手指瘰疽 初生如麻，渐如桃李，肿痛出血，见骨发狂 南星 半夏 白芷 共研，菜油调搽。

指甲根溃烂 松香 黄蜡化烊作筒，套七日愈。

赤蛇缠 腰间发如红绳一条者，是俗名缠身龙 大麦炒焦研，菜油和傅。

陈墨磨浓，和雄黄末傅。

旧粪桶箍，煅存性研，菜油调傅。

大小肠痈 大肠痈右足缩，小肠痈左足缩 地榆一斤水十碗，煎至三碗，入生甘草二两、金银花一两，煎至一碗，空心一服即消，虽久亦不须两服，但忌房事，余无所禁。按辛热炙煿，

亦不可食。

冬瓜子 土贝母各二两 甘草一两五钱 黄芪 瓜蒌 枳壳 僵蚕制 肥皂炒，各一两 炙甲片五钱 牛黄三钱 乳香炙，七钱 十一味为末，水法丸，如绿豆大，每二钱开水下，专治大小肠痈，二便下脓，名涤肠丸，兼治肺肝肾诸内痈。

老马兰头煮熟，饱啖可治诸内痈。

鱼口 瓦松焙干，鸡子清和涂。

五倍子以陈醋于瓦器内，熬成膏，摊布贴之。干即易，数次愈。

便毒 鱼胶麸炒成珠 研末，空心好酒下，外以芭蕉根米醋磨涂。或葱白杵烂，蜜和傅立消。按二证俗虽两名，其实治法不殊，毋庸拘泥。

雄黄 乳香各二钱 黄柏一钱 共研。新汲水和涂。

囊痈 凤凰衣 黄连 轻粉等份研，熟麻油和傅。

已溃者。用黄连、青黛等份研掺。

茎痈 炙鳖甲研末，鸡子清和涂。

妒精淫疮 银杏仁七枚 铅粉二钱 拌匀入铜杓内炒深黄色，除去银杏仁，以铅粉去火气。研傅，旧绸包扎。

下疳 软儿茶研细，米泔洗净傅。

甘草三两 老葱三株 黑大豆一合 槐枝一把 水三升，煮豆熟为度，滤清汁，乘热淋洗，如冷再热，再淋洗一二时，名甘豆汤。

蜜陀僧别研，去渣，砂锅内火炮 白矾各五钱白垩二钱 黄丹淘 乳香各五分 麝香二分半共研。先用葱白甘草槐枝煎汤，淋洗一二时，拭干掺之。名博金散。

儿茶钱半 珍珠五分 乳香 没药各二分冰片一分 丝线烧存性，七分 共研，先洗如上法，掺此药，须如钱厚，以纸裹缚，俟结痂而已，如出水再洗掺，名丁泥散。

六一散一钱 橄榄核煅炭，五钱 冰片一分三味研匀，麻油调涂，名冰六散。

痔疮 朴硝五钱 开水冲熏洗。

腊月取羊胆一枚，入冰片一分阴干，用时以凉水化开涂之。

蚕茧内装满人指甲，外以胎发缠裹，煅存性研，蜜和傅。

大枣三枚割开去核 入铜绿合住，外以净黄土，和泥包好，煅红取起，去土研，麻油调傅。

朝东杨树上蕈。煎汤频洗。

唾调木鳖子末涂之。若以醋磨搽，能治一切痈疽。

猬皮四两 猪悬蹄二十五只 牛角腮三两乱发 败棕各二两 槐角一两五钱 苦楝根一两二钱 雷丸 脂麻各一两 锉碎瓷器内，煅存性为末，入乳香去油，五钱 麝香二钱和匀，酒糊丸，先嚼胡桃肉一枚，温酒送三五十丸，空心食前服，三服除根，名黑玉丹。兼治肛门虫痒。

犀角尖 川连 白矾各二钱 三味研细，用龙眼肉四两杵丸，如桐子大，每一钱开水下，名龙犀丸。

痔漏 大松树皮老者愈佳，八两浓煎一大碗，收至一小碗，乘热服二次即愈，兼治脱肛。

象牙屑二斤 研细。每晨以熟鸡子二个蘸食，或调入粥内吃亦可，服完必愈。

田鸡皮炙炭 血余煅存性 黄明广胶蛎粉拌炒 等份研末，每早服二钱，管自消化。

夏枯草八钱 甘草节 连翘壳各四钱 共研。以金银花一斤，煎浓汁丸，梧子大，侵晨淡盐汤下三钱。年久者一料化尽。

当归酒洗 川连酒洗 象牙屑各五钱 净槐花 小川芎酒洗 乳香去油，各三钱 露蜂房一

387

个，微火炒　共研，以黄蜡二两熔化入药丸，梧子大，每五六十丸，空心煎漏芦汤下，至五日，漏孔内退出肉管，待二三指长，用剪剪去，再出再剪，肉管尽出，然后从内生肌而愈。蜂房以槐树上者佳，椒树次之。

不拘远年近日，脓血通肠者，用坎炁三条，即男子脐带，瓦上焙存性　陈棕年久者佳，煅存性　槐角子肥大者，瓦上焙存性，各五钱　象皮四钱，醋炙　猬皮醋炙　地榆晒干，各三钱　西牛黄三分　共研细，酥油丸，蚕子大。若难丸，加糯米糊少许，每七丸空心开水下，三日化管止痛，七日平满，血清脓净，十日除根。

黄芪　槐米炒，各五两　西洋参蒸透　胡连　苦参蜜炙　地榆各一两　炙草二两　蛼螯去翅足炒，六钱　象牙屑酒炒　石决明煅，各五钱　十味研细，用甘草四两　煎汤泛丸，绿豆大。每二三钱，空心开水下，专治肛痈痔漏，脏毒日久成管，脓水淋漓，时发时止之证。

人指甲炙炭，二钱　蜒蛐炙炭，一两　甘石制，五钱　鸡内金炙　蛼螯炙　白螺壳各三钱　甘草　僵蚕炙　蜂房炙　冰片各一钱　西牛黄五分　十一味研细，麻油调。以绵纸合油线蘸药，打疮孔内，用象皮膏盖。一日二换，专治肛门诸漏，脓水不止，口光眼细，乍溃乍敛等证。

沉香五钱　伽南香　母丁香　珍珠各一钱　四味研细，用鸦片烟膏一钱　杵丸。如黍米大，每五七丸，开水下。治痔漏甚良，名鸦珠丸。

坐板疮　绿矾一把，开水冲浸洗，俟痒定坐草上待干，数次愈。

紫背浮萍，芙蓉叶，均可煎洗。

臁疮　水龙骨研，桐油调傅。

柿叶烧存性，同川椒研傅。

老母猪屎烧灰，桐油和涂。

鲜芦藜阴干，一二日其皮可剥，以皮贴上，俟干再用牛蹄甲烧炭，菜油和搽。

蒜杆槐炭，菜油调涂，此治寒湿证甚效，热胜者不宜。

棉花子一碗炒脆为末，先将患处洗净，以药填满疮孔，油纸包紧，三日一换，二次即愈。

先以甘草汤洗净拭干，用画家石青水漂净，三钱　加麝香二分，再研极细傅之。包过夜，即收水生肌。

梨叶百片，鲜猪油二两，拌叶上，入锅炒热，再以白蜡二两，研拌叶上，又用盐二两，亦拌叶上，勿令叶熟烂取起，待冷贴之。若治女人裙边疮尤妙。

川椒一两，另研末筛净　松香八两，以米醋葱汁煮透　黄丹二两　枯矾二两五钱　轻粉七钱五分　共研，先以猪油汤洗净，菜油调涂，或干掺，兼治黄水疮，亦名玉红膏。

黄芽葱二十六茎，麻油二十四两。先将麻油熬熟，入葱茎，煎枯取出再入一茎，如法煎完三十六茎，滤清再煎，至滴水成珠，入炒杭粉十二两收膏，去火气摊贴。

真菜油四两，入连须葱白三枚，川椒十四粒。熬枯去渣，入黄蜡白蜡各二钱。熔化离火，俟沸定，入东丹三钱，急搅匀。倒在碗内，于阴地上去火毒，一日夜。用时先以生矾五六分，滚水泡一碗，将疮洗干洁，涂药如钱厚，油纸盖之。外加揉软粗纸添盖好，束以绢帛，每日一洗一涂，缚扎如法，数日必愈。但疮虽愈，四边必多水疱极痒，切勿爬搔，若搔破，必又成疮。故虽愈，仍将药照旧洗涂，并水疱要涂在内，如是三五日，痊愈不痒矣，名二蜡膏。

猪板油去膜　葱白各一两　潮脑五钱　共杵烂，先用防风甘草金银花煎汤，淋洗患处，拭干后，厚傅之，薄油纸裹好，加棉花扎紧，每日二换，勿见风，忌发物数日即愈，兼治杖疮，及跌打皮肉损伤。

年久不愈者，用乳香　没药　象皮各五钱　铅粉　蜜陀僧各二两　轻粉四两　俱研细，各自包开，先用真桐油一斤，滚透去沫澄清，先入蜜陀僧末搅匀取起，复入黄蜡二两、白蜡五钱熔化，候油稍温，再入余五味，搅三百余遍，瓦器收之。用时量疮大小圆长，以绵纸摊贴。初贴时，疮中毒水流出，药变黑色，再换新者贴之。名白玉膏。

白柏油四钱　黄蜡　菜油各八钱　大枫子去壳研，五钱　番木鳖二钱　黄连　黄柏各三钱 同煎去渣，再研入枯矾　轻粉各三钱　蜜陀僧另研五分拌匀候凝，随疮口大小，先以浓茶洗净，做薄饼，簪刺十数小孔贴之。包束如法日易，名长肌膏，兼治年久诸烂疮。

制甘石四两　甘草　胆矾各六钱　轻粉五钱 冰片　麝香各四分　六味为细末，治新久臁疮，血风疮，以及抓伤不愈，钉鞋草履打伤等证，麻油调涂，或干掺之。

黄蜡二两　生矾　铜青各一两，研　菜油五两煎沸，入蜡化烊，离火渐入二末搅匀，作夹纸膏，治臁疮甚效。若有腐，以枯矾六钱　樟脑四钱　研末掺上，后用膏盖平薄，二日一换，热甚者。加掺熟石膏末更良。

铜青二钱　黄丹　白蜡各一钱　樟脑八分 冰片五厘　五味研末，用生猪油捣作膏，夹纸贴臁疮大妙。

巴豆杵　蓖麻仁各十二两　虾蟆五只各冲入发一团　三味，用麻油五斤浸三日，再取活鲫鱼十尾入油内，同煎至枯去渣，熬至滴水成珠，待温收入铅丹四十两搅，入乳香末五钱成膏，夹油纸针孔摊贴。臁疮久不合口，一日一换，贴时先以臭梧桐煎浓汤，洗净患处，此方最奇，用之极效。

沿皮蛀　蜜陀僧　樟脑等份，二味研末，麻油调涂。

白煤　枯矾　黄丹　烟膏等份，四味研末，桐油和傅。

脚背疮　旧草鞋去泥，烧灰傅，干者菜油和涂。

治烂至胫者，多年屋上旧瓦，刮取瓦屑，研细，菜油调搽。

脚背肿块疼痛　旧麦秆凉帽水煎频洗。

盐卤频洗即愈，或冷或热，酌宜而用，兼治诸脚疾。若无病男妇，终身用之，则一生无脚患。

脚跟擦伤或膝腿磕破久烂　野鸡脚雌雄成对者　瓦上煅研细末，瓷瓶收之，傅上即痂。

脚朒脚底红肿也　大蒜杵烂傅一宿，即消。 痒极者，醋浸枇杷叶贴傅。 溺缸中频浸之最良，按盐卤亦可浸也。

脚蛀　铅粉　白螺壳各八钱　雄黄五钱　象皮酒炙　轻粉制　松香制，各二钱　甘石制，四钱 胆矾二钱　冰片二分　九味为末掺。

炉甘石六钱　象皮　龙骨各三钱　冰片一钱 轻粉三分　升药底少许　共研细掺。

乌桕叶贴之。

冻瘃　立冬日，用蒜秆，煎浓汤浸洗，每年用之，永无此患，并不畏冷。患于手者，亦可预洗，以杜绝也。太和张逊侯司马传。

脚上冷疗初起紫疱，疼痛彻骨，渐腐烂深孔，紫黑血水肿秽，日久不愈　黑铅四两，以铁杓熔化，倾水内，再熔再倾，如此百遍，以铅尽为度，去水取澄下者三钱。

松脂一钱　黄丹水飞炒　轻粉各五分　麝香一分　共研，先用葱汤洗净患处，以麻油和涂疮口，油纸盖之。

脚桠臭疮　黄蜡一钱　熟鸡子黄一枚　同熬油搽，兼治寒湿疮。

鸡眼肉刺　枯矾　黄丹　朴硝等份为末搽，次日濯之，数次即愈。

蓖麻仁研极细末搽之。二三时刺出，痛立止。

伤科第十六

跌打损伤 小麦叶 芦薲叶 青松毛各一大把 共捣烂，遍贴伤处，以被紧裹，尽量饮醉，睡醒即平。

冬瓜子研末，温酒下三钱，日二。

豆腐切指厚，锅内炙热贴之，冷即易，数次青肿即消。

桂枝 灵仙各五钱 当归 木瓜各三钱 荆芥 红花 防风 续断各二钱五分 乌药 木香各二钱 十味，以酒煎洗患处。

干冬瓜皮 真牛皮胶各一两 锉入锅内，炒存性研，每五钱酒下，再饮酒至醉，厚盖取微汗，一嚏而愈，名二皮散。

白蜡一两 藤黄二钱 麻油熔化涂，即止血定痛。

轻粉 血竭各三钱 樟脑二钱 乳香去油 没药去油，各一钱五分 冰片三分 麝香二分 共研细，以黄蜡一两、猪板油一两二钱熔化，调成膏，涂患处，昼夜流水，凡重证昏迷不醒，及死血郁结，呃逆不食，兼治夹伤内烂，皆可起死回生。

苏木白麻皮 细木耳各二钱 均于瓦上焙焦木耳更要焦 研末，黄酒同赤糖和服，醉卧避风，昏迷即醒。

煨熟鸡子黄一个 麻油八两 共煎化尽，再入头发。三钱，剪一寸长 以筋顺调化尽，改用文火，再入朱砂水飞 雄黄各一钱 黄蜡六钱 搅匀，掇锅在地，放一夜收起用，时以翎毛涂患处，名朱砂膏。兼治烫火伤。

血流不止，用黄蜡或白蜡研细傅，或以飞面傅包，勿见风。或飞面和姜汁罨之，或莲房烧存性研傅。

麻油五两 白蜡六钱 黄蜡五钱 同化烊离

火，入藤黄末三钱搅匀冷定，下冰片一钱，再搅匀任用。名西域黄灵膏。兼治金刃伤，及痈疽疔毒，臁疮血风疮。如治杖夹伤，加银朱末一钱五分，青鱼胆五分。

白附子十二两 天麻 白芷 羌活 防风生南星各一两 各晒燥，研细，共研匀，青肿者水调傅，破处则掺之。凡跌坠殴压，马踢刀箭诸伤，虽肾子压出可治，立能止血止痛。重证黄酒调服数钱，兼治破伤风，故用此药者，并不忌风，真伤科第一个效方，价廉功大，地方官须预配合，如遇斗殴伤重，可以保全两命。家居亦宜备之，可应急需。

气绝不能言者，以韭汁和童便灌一钱。或以白蜡三钱研末，好酒调灌即苏。随用脂麻秆，陈年黄麻毛竹根，俱烧存性研，砂糖调酒尽量饮，被盖出汗，即痛止而愈。

凡跌打损伤，而脑子偏者，不能活，其证头晕呕吐，立不直，亟将病人头扶起立直，用细带一条圈头，看偏在或左或右，何边大即偏在何边，扶直人身，以余带约三四尺长，系于柱上，用细棍敲带之中，一时即正而愈。此蒙古所传，即时救急良方也。按偏左似宜敲右，偏右似宜敲左，方内未注明，用者须知。汪谢城曰：敲带之中，谓余带三四尺之中也。既云何边大，即偏在何边，则必偏左敲右，偏右敲左，不待更言矣。

当归 红花 桃仁 续断 杜仲各五钱 羌活 独活 秦艽各三钱 食盐二两 牛骨髓三两羊骨髓亦可 奶酥油三两五钱 好酒一斤 水煎浓汁，如在下部加牛膝三钱。滤渣，再入乳香没药各三钱临用，加麝香一钱和匀，以新布三块长二尺，同煮热，将布绞干，于痛处更换拓，并以手揉之。凡跌仆闪挫，筋缩骨出白不入，及一切风湿痛强，并小儿龟胸鳖背，初起亦可治也。

糯米一升，皂角半升切碎铜钱百枚同炒焦黑，去钱研末，酒调涂贴，治筋断骨折。

大蟹一只无大者用小蟹数只杵烂热酒冲

服，醉卧一宵即愈，或用蟹盖壳，新瓦上煅存性研，每一钱，黄酒下，以醉为度，并能接骨。

丝瓜开花时，早晨带露摘取，不老不嫩，肥厚之叶，阴干为末，治跌打损伤，及金疮恶疮恶疳。掺傅皆妙。

人中白醋淬为末，每五分酒下，治闪挫跌仆，伤骨极重者大效。

白及末二钱，酒调下，治折骨效。

仙桃草，四月间生麦田中，叶绿茎红，实大如椒，形如桃，中有一小虫者，即是。宜小暑节前，夏至后取之。盖夏至前虫未生，小暑后虫飞去，惟此半月之间，趁未坼采之。烘干研末，藏瓷瓶内，专治一切跌打损伤，服一二钱，可起死回生，兼治三疟久延不愈，以红枣同酒煎服亦效。

闪挫疼痛 橘核，一岁一粒，研末酒服。

山楂末　木耳炭各三钱　研酒下。

木香一钱　麝香三分　研细，左患吹右鼻，右患吹左鼻，以手上下和之。

痛至不能俯仰屈伸者，用牙硝　雄黄　麝香各半厘　研细，以少许点入口内，令人扶患者周围行数转，其病如失，未效再点，疼止为度。

诸药不效，延久未愈者，葱白杵烂，炒热擦痛处，随用生大黄末，姜汁调涂，能饮酒者，尽量一醉，睡醒霍然。

金刃诸伤 急以自己小便淋伤处，伤重者，旁人即以溺淋之。或将伤处浸溺盆中，口渴切勿饮水，但食肥润之物为宜，若啜热粥，血必沸出，慎勿犯之。外以花乳石研傅。

葱白炒热罨之，冷即易，或葱白砂糖等份研封，愈后无痕。

苎叶研末掺。宜端午、夏至日各采等份晒干，俟霜降日研末备用。何首乌、白芍药，皆可研傅，并能止血定痛。柿饼杵烂涂，血止口合。

晚蚕蛾　归头　白芷　陈石灰等份研末傅之。止血定痛生肌，一上即愈。

红柽炭研细，乘热傅，并可接指。

黄荆脑捣烂傅。一日一易，虽臭烂者，五日即收口。

生糯米于清明前，一日一换水浸，至谷雨日晒干研，凡金疮久烂者傅之。

刘寄奴　当归　生地　熟地　合欢皮　男子黑发洗净，各一两　麻油四两，煎至发化去渣，入黄蜡、白蜡各八两，不住手搅，离火仍搅，至温入乳香、没药、血竭各三钱，研，龙骨童便煅，一钱，研，慢慢投之。搅匀候冷，瓷器收藏，兼治杖疮，涂傅皆妙，以帛包裹，不可见风，此戚少保保志膏也。

破伤风 莲房烧存性研细傅，再以酒调服。

杏仁泥　飞面等份，水调成膏。涂肿处，即消肿退热。

手足十指甲，麻油炒黄研细，黄酒冲服，汗出即愈。

人咬 龟甲　鳖甲等份，煅存性研，菜油调傅。

蛇狗咬 真雄精　火硝漂，各一两　当门子三钱　冰片一钱　先将雄精研细筛净，再研四五十天，余药亦须研极细，至五月五日午时，焚香斋戒沐浴，一人修合，不与四眼见，更忌妇人。以上四味和匀，研至无声为度，凡毒蛇猘犬咬者，男左女右，以竹挖耳点药于大眼角内，一日一二次，不可多。蛇伤者，患处不必另用别药，任其流出毒水，止用淘米泔水洗之。或干燥，用自己唾涎涂之。忌食赤豆百日，最为至要，猘犬伤者，忌食羊肉发物，伤处亦不必用药，但以糯米饮洗之。点此丹，俟小溲内有丝解出，即无妨矣。此丹合成盛瓶内，以蜡封固，勿使泄气，可以立刻止痛，名追毒丹，亦治痧证闷死，时疫发斑不出，并可点之。按萧山韩氏方，火硝止三分，冰麝雄精各一钱，更有九制炉甘石一钱，名五圣丹。治同。

蜈蚣咬　向花枝下泥上，书田字，勿令人见，取其泥擦患处。

蜈蚣入腹痛不可忍　急以鸡子清数枚灌之，良久痛稍定，随用生油与咽，其蜈蚣即与鸡子缠束而吐出也。此前明吴县张汁虚先生方。

祛虫害物第十七

祛蜈蚣　头发烧烟熏，凡厨房床下尤宜祛之。

祛蚊　鳖甲打碎土炒　芫花　苦参　藜芦　川乌　共研，枣肉杵丸胡桃大，每晚焚之。

祛臭虫　螺壳烧烟熏。
青盐煎水浇洗床帐。

祛鼠　椿树叶　冬青　丝瓜根叶并晒干，四季烧烟，熏于室中，胜于畜猫以戕物命也。

马病　白凤仙花连根叶熬膏，不论何证，抹其眼四角，即汗出愈。

牛瘟　枇杷叶十余张去毛　韭菜　青木香　银花根各一钱　煎汤灌下，立效。忌生水。

猪牛时病　朴硝　青矾　雄黄各五分　冰片二分　麝香一分　共研。竹管吹其鼻内，兼治猫犬病。

医 学 传 灯

(清) 陈德求 著

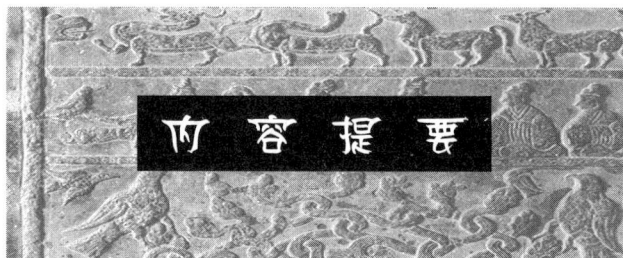

内 容 提 要

　　本书二卷，清康熙陈岐德求著，新安程云来评。内容则外感内伤诸证，皆有论有方。刻本罕见，此本系扬州名医叶子雨吟秋仙馆所藏，转辗而在绍兴读有用书楼。亦一不易得之珍本也。

自　叙

　　医者意也。以我之意，揣病之情，始终洞悉，然后可以为医。但天下之意有，有本之意，有无本之意。无本者师心自用，未尝有所闻见，妄而不可为训也。有本者得之师资，鉴之往昔，论一症，订一方，皆有上下千古之识，不敢以己意为臆逆也。然而几此亦甚难矣。晋朝以前，司是术者，类皆缙绅先生，苦心济世，精言微论，卓有可观；后世用为糊口之术，文人学士，概不与焉，脉理方论，已自不工，而又当兵火之后，医经残缺，凑合成书，其中虽有可采之说，精奥难解，不可从者十之六七。若非临证参考，将何去而何从乎？予不敏，忝生名阀，当以书香为急，不幸稚年失怙，叠罹水患，不能沉心于举业。一生虚度，何以告无罪于祖宗？然而择术于医，固为温饱之计，而删述纂修之功，固当亦有责焉。于是访投明师，讲习数年，其所获者，医学之规矩已耳，法律已耳，临证不无少隔。因思孟子有云：大匠诲人，能与人规矩，不能使人巧。孔子曰：吾道一以贯之。是知学道之功，始而求其中规，继而求其能贯也。然中规之学在乎师，而能贯之功则在乎我。不博无以为约，不约无以为贯，遍览群书，上而神农、轩岐，张朱李刘，下而《医统》《准绳》，薛氏之十六种，以及《指掌》《医鉴》，无不细加详阅，究之相同者多，互异者少，宜遵者不过约略数言，纂集成编，尽可塞责，其中隐而未发之义，因此悟彼之妙，犹未之知也。先辈云：熟读王叔和，不如见症多。三十年来，阅历既烦，有一证，必有一证之理，以理思证，以证合理，方敢下手调治。又于今医之中，一长可取者，虚心访问，一一笔诸笥中，悠而游焉，渐积而久焉。古今之妙义，始得融会于吾心。不揣庸陋，妄蹈作述之咎，更订十数余次，苦志成书，将古今奥妙，深入而浅出，言近而指远，高才视之，鲜不以为迂，然而病机之源流，治法之初终，俱莫遁乎是矣。非敢曰医囊无底，可于是集而大备也。但理路既明，由此扩而充之，其入于精微之地，岂有他哉？予之气禀甚怯，天鉴下民，加我数年，再将伤寒、女科、素、难、本草，终其注释之事，则天祖之生我不虚耳。斯道之行废，又何足论乎？

　　　　　　　　　　时康熙庚辰菊月尚友斋陈岐德求氏自识

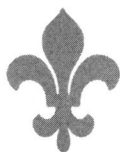

目 录

医学传灯

医学传灯卷上

尚论堂陈岐德求著

新安程林云来评
绍兴裘吉生重校

医学传灯

脾胃

人之有脾胃，犹地之有土也。万物生化于土，而人之五脏六腑，大经小络，以及皮肉筋骨，无不资生于脾胃，一身之要物也。盖命门真火，乃父之精气，附于两肾之间，未有此身，先有此气，出于天成，不假人为，所以谓之先天。若夫脾胃之气，饮食五味，变生五气，以奉生身，全藉人为。后天之气也。饮食虽能养人，亦能害人，欲求长生者，全要饮食节制，为却病之良方。饮食之所以养人者，原取其气，不取其味，因谷甘淡，故假五味以引之。然亦不可偏嗜，辛味归肺，肺盛则金来克木，肝血不生；甘味归脾，脾盛则土来克水，肾精消散；苦味归心，心盛则火来克金，肺气虚耗；酸味归肝，肝盛则木来克土，脾气亏损；咸味归肾，肾盛则水来克火，心血不足。今人烹炮一物，必备五味，全是不欲偏胜之意，惟肾水多有不足，故咸物独多，然亦不可偏胜也。云来按若味过于辛，且能伤肺耗气损阴，味过于甘，且能壅气生痰满中，味过于苦，且能伤脾胃而动燥火；味过于酸，且能挛筋槁骨枯肌伤肺；味过于咸，且能伤血损肺。雨评此按发原本所未发。每日饭食，只宜八分，不可尽量。凡遇外有茶水，家食即当减去一次。每见恣意饮食之人，非不节制，一至食当其前，不觉食指之欲动，此嗜欲之性，人所不自禁者也。吾辈终岁用药，补益者少，消导者不计其数，宁非嗜欲之自戕乎。日进饮食，必须碎咬细嚼，徐徐咽下，方不伤脾，食后慢行百步，用手搓摩其腹，庶几饮食可消。最忌食后就寝，耳无所闻，脾即不磨，肺气又不为之四布，惟有郁结成病而已。至于夜食尤当屏绝，自平旦以至日中，胃气行阳，二十五度，饮食易消，日中以至合夜，胃气行阴，二十五度，饮食难消，释教过午不食，其亦卫生之大则欤。更有病后虚人，元气未复，脾气不能胜谷气，只须白粥调理，扶助元气，肥甘硬物，不但不能消化，且增其病，不可不察也。平日调理丸药，宜用滋阴健脾丸，盖肾主藏精，其所以生精生血者，全赖饮食生化，而输归于肾，脾胃一强，精血自足。张洁古云：补肾不如补脾，旨哉言乎。六味地黄丸一方，其性孤阴，但可降火，不能生精，苟非阴虚有火者，必以健脾为主治也。脾胃虽能化物，而其所以化物者，实是下焦水火二气。命门火衰，釜底无薪，其何能熟？古方理中汤、八味地黄丸，皆知补火以生土也，至若水亏不能化物者，诸书毫未之及。肾司五液，入脾为涎，肾家阴虚有火，津液不足，脾土干燥，健运何施？予用归芍门冬，加入楂曲等药，无不应也。然脾胃虽为要物，而先天命门，又为一身之至宝，节房欲，慎劳苦，戒远行，其亦保养先天之一法欤！

滋阴健脾丸

人参二两　麦冬三两　五味一两　白术三两　白茯二两　甘草一两　山药三两　石斛一两　陈皮一两　山楂三两

古方健脾丸，乃纯阳之品，脾虚有寒者宜之。若中宫有火，不能化物者，此方极妙。

益气健脾汤

人参　白术　白茯　甘草　陈皮　半夏　山楂　神曲　苡仁　泽泻

正气虚，饮食少，当以补药为君，消食为佐。若饮食多者，又以消食为君，补药为佐也。症非泄泻下痢，宜加当归，气虚甚者，加黄芪炮姜，滞重者加厚朴。

养血健脾汤

当归　白芍　麦冬　山楂　神曲　陈皮　泽泻　白茯　苡仁　桔梗

滞重加厚朴。

新增戊癸汤

补骨脂　人参　茯苓　鸡内金　生姜　菟丝子　白术　甘草　沙苑子　大枣新

新增消食健脾丸

枳实　白术　山楂　人参　神曲　鸡内金　麦芽　连翘

伤风

风为阳邪，只伤三阳，不传三阴。由太阳而阳明，由阳明而少阳，亦有首尾只在一经者，非若伤寒之传三阴也。肺为华盖，内通膀胱，而为气之主，所以太阳伤风，则肺亦咳。凡浑身酸痛，咽干眼胀，或鼻之两旁迎香穴痛，不必咳嗽，汗出然后为风也。治分有汗无汗，无汗为感冒，有汗为伤风。伤风之脉，浮细而缓，或前小后大。人身之中有卫气，有荣气，荣深而卫浅，风但伤卫，所以不可发表，发之，则汗多亡阳，或津液亏损，变生坏证，宜用参苏饮，微解其肌。仲景用稀粥以助汗者，因解肌

之药不能达表，故与粥以助之。若腹中有滞，此法又不宜用矣。解散之后，身热咳嗽者，此中伏有妙义。经云：外邪之入必与内邪相合，伤风之人，平日有痰有火，火熏皮毛，腠理不密，风从火势，火借风威，互相鼓煽，不去其痰，屡痊屡发无有已也。此痰伏于肺胃之间，胶粘固结，非半夏可除，宜用苏杏二陈汤，内有杏仁油以润之，金沸咸以软之，庶几痰消而火降也。如耳中气闭，咳嗽口苦，邪传少阳胆经，宜用柴陈汤，亦加杏仁金沸之类，不可过用发散也。三阳既尽，咳嗽宜愈，每见伤风久嗽不止者，其故何耶？真阴素虚，咳久伤气，肺叶不收，不治多成痨怯，宜用加味地黄汤，敛而降之。若脉来细缓无力，或洪大无力者，中气大虚，土不生金，宜用加减补中汤，固其元气。曾见伤风气虚，随治随作，后至气脱而死，病症虽小，亦可畏也。

伤风汗多者，卫气不固，风邪袭入荣中，以致四肢微冷，冷汗多出，脉来沉细如丝，宜用桂枝芍药汤，倍加黄芪。若脉来洪大无力，身热汗出者，元气犹未大伤，但用桂枝汤可也。

伤风面肿者，咳嗽气急，脉多沉弦，风邪从呼吸而入，客于肺管，肺叶胀大不收，失其降下之令，气逆于头面而为肿也，甚则上身俱肿。医者不识，呼为水肿，误人多矣，宜用芎苏散散之。咳血者。宜用茯苓补心汤治之。肺逆失降而为肤肿且肺主皮毛故也，岂可误为水哉。

无汗伤风者谓之感冒，因有咳嗽，邪气留连三阳，不传三阴，所以较伤寒为轻也。但当禁其饮食，与伤风不同，宜用芎苏散，或人参败毒散治之。其中在经在腑，悉从伤寒调治，无二法也。

参苏饮

陈皮　半夏　白茯　甘草　桔梗　枳壳　前胡　木香　紫苏　葛根　人参

风盛则气壅，气壅故痰聚，是方多用顺气

之品，可见伤风以利气为第一义矣，医者须识此意。咳嗽声哑者，宜加黄芩。按，黄芩宜用枯者，取轻清之义。原本未分晰，特重订正。

苏杏二陈汤

陈皮　半夏　白茯　甘草　枳壳　桔梗
紫苏　杏仁　金沸草　桑皮

此方顺气化痰，于理是矣，而又用紫苏者。以其余邪未尽也。胸不宽加厚朴。按：方中金沸草宜绢包，不尔有毛射入肺而咳甚矣。

加味柴陈汤

柴胡　黄芩　半夏　甘草　陈皮　白茯
枳壳　桔梗　杏仁　金沸草

加味地黄汤

熟地　山药　白茯　山萸　丹皮　泽泻
麦冬　五味　乌梅

加减益气汤

人参　白术　甘草　黄芪　当归　陈皮
麦冬　五味子

桂枝汤

桂枝三钱　白芍生用三钱　甘草二钱　大枣
三枚　浮麦一撮
气虚脉细加黄芪。

茯苓补心汤

陈皮　半夏　白茯　甘草　枳壳　桔梗
前胡　紫苏　干葛　当归　川芎　白芍　熟地
万不可用以滋阴腻膈，遏伏外邪，当辨外风之有无，是为至要。

此即参苏饮合四物汤是也。参苏一倍，四物汤原是两倍，不可轻重失伦。咳血者，忌半夏，以花粉代之，川芎亦当议去。按：审邪正而用药。如正虚邪重，当用参苏饮二倍，四物

汤一倍。医贵变通而化裁之，岂可执一以误人哉！

芎苏散

紫苏　干葛　柴胡　川芎　陈皮　半夏
白茯　甘草　枳壳　桔梗

中寒

中寒者，寒邪不从阳经传入，直中阴经，故曰中寒。其症有轻有重。重者，脉来沉微，一息三至，腹痛唇青，四肢厥冷，此因先有房事，胃气衰微，口食寒物，鼻吸冷气，中宫不能担当，直入少阴肾脏，气冷而血不流，顷刻死矣。治是症者，只以回阳为主，虽有他证，不必兼治，宜用附子理中汤，大剂救之。此证有兼自利、无脉者，生气已绝，似不可治，然寒极则伏，生机尚存一线，当以前药浸冷与之。一周时许，自然脉出而解。盖厥利无脉，阴盛格阳，热药入口，格绝而不入，惟以前药冷服，直达病所，自无格拒之患。《内经》所谓寒因寒用者是也。但脉出之时，又要徐徐浮大，不宜暴出，暴出则气从外脱，非其所宜。故仲景云：微续者生，暴出者死，旨哉言乎！又云：下利清谷，里寒外热，面赤烦躁，其脉即出者愈，似与前说相背，不知前证无热，故脉不宜暴出，此证，热浮于外，全要脉之速出，阳通于阴，豁然解矣。阴证如此变幻，奈何不体古训，执一方以司人命耶？最可笑者，庸工动用吴萸，以为其性大热，可以回阳，不知吴萸气热而味大辛，辛能散气，阳未回而气已脱，较之挺刃杀人，特一间耳。至若舌卷囊缩，自汗多出，断致不起。

里寒阴证，古言之矣。又有非时暴寒，从口鼻而入，或食生冷凉物，以致呕吐痰水，微寒微热，甚则昏晕不醒，二便皆遗，亦名中寒，诸家未之详也。盖里寒阴证，先因欲事伤肾，先天命门真火，不可守邪，故令外邪斩关而入。

医学传灯

此则胃气虚衰，不能胜寒，命门全然无恙，故可一温而愈。脉虽沉细，一息四至，与前之三至者不同，宜用香砂六君子汤，少加炮姜为妙，切不可兼用辛散之药。患是证者，又有轻重。轻者，脉来洪缓，按之无力，寒为标而热为本，先用香砂六君子汤，止其吐逆，后以杏仁、玄明粉，加入柴陈剂中，无不获痊。重者，脉沉细缓，香砂六君子为丸，久服桂附八味丸，亦不可少也。按：辛能散气，吴萸味辛，故不可妄用。以及寒为标，热为本，始用香砂六君子汤以止呕逆，继用杏仁明粉加柴陈之治，皆历练见道之言，尤宜三复，勿失。

附子理中汤

人参　白术　炮姜　甘草　肉桂　附子　黄芪

桂、附、炮姜，俱为热药。但炮姜温肺之功居多，肉桂温脾之功居多，附子温肾之功居多，里寒证重，故三味合用也。有汗宜加五味，自利宜加茯苓，更加丹参为妙，以其活血故也。

灸法

用葱一大把，以带轻束，切去两头，留白二寸，以一面熨热置于脐上，用熨斗盛炭火葱上熨之，取其热气从脐入腹，甚者连熨二三饼。

香砂六君子汤

陈皮　半夏　白茯　甘草　白术　人参　香附　砂仁　藿香　炮姜

中寒多有胸中不宽，宜加厚朴，若滞重者，宜去参术。按：随机应变智者之能事，岂可执一以误人哉？

暑热

天之六气，春主厥阴风木，秋主阳明燥金，冬主太阳寒水，各行其政。惟夏至以后，秋分以前，少阳相火，少阴君火，三气合行其事，是以天本热也，而益以日之暑。日本烈也，而载以地之湿，三气交运，时分时合。其分也，以风动于中，胜湿解蒸，不觉其苦；其合也，天之热气下，地之湿气上，人在气交之中，受其炎蒸，无隙可避，多有体倦神昏，肌肤痱起，胸膺痤出，头面疖生者矣。当此之时，元气浮于肌表，内存者少，所以多有饮食不消，而成霍乱、吐泻胸膈不宽诸症。善养生者，宜节饮食，薄滋味，为却病之良方，至于生冷瓜果，尤宜节制。西瓜虽能解热，食之亦必有时，即如已时申时，离饮食已远，新谷未进，食之毫不为殃，若饮食甫离，继以瓜果，势必冷热相搏，酿成诸病也。《内经》曰：脉虚身热，得之伤暑；《甲乙经》曰：热伤气而不伤形，所以脉虚者是也。仲景分之为四：弦细芤迟。皆为暑脉，总是元气虚衰之象。若《难经》所谓洪大而散者，乃心之本脉，不可以言暑也。洁古云：静而得之为中暑，动而得之为中热。此句最当领会。中暑者阴证也，凡乘凉于高堂大厦，水阁冷亭，表受寒邪，周身阳气不得发越，以致头痛恶寒，身体拘急，脉来浮数滑大，即为夏月伤寒，宜以寒法治之。若脉来细缓无力，方为中暑，宜用香茹散暑汤。至于口食生冷，停滞饮食者，治分阴阳二候。内热脉数，宜用柴胡化滞汤，脉沉细缓，宜用厚朴温中汤，香茹藿香以之为君，一则发散阴暑，一则发越脾气，脾气宣行，积滞方得下降，不独治暑然也。但脉缓者可用，脉数者不宜，若夫中热之症，行人农夫，日中劳役，或隘巷小房，无处乘凉，口鼻吸入热气，以致身体大热，昏晕欲死，脉沉细数者，宜用辰砂六一散，或柴胡芍药汤之类，不可妄投热药。大抵肥人多湿，最易召热，不能避身之湿，即不能避天之热，六一散，能驱湿热，从小便而出，古人用之解暑有自来矣。若瘦弱无湿之人，津液为时令所耗，当用柴胡芍药汤，梨汁蔗浆之类，充其津液，若用辰砂六一散，妄利小水，竭其下泉，枯槁立至。其有中热之人，脉洪盛而不虚弱者，此天禀之厚，暑热客于肌肉，未得深入经络，身虽燥热，毫无倦怠，宜用竹叶石膏汤、黄连解毒汤之类，不可与脉虚者同归一治也。

暑厥

夏月猝然僵仆，昏不知人，谓之暑厥，当分阴阳二证。阳证，脉来洪数无力，身热汗出，谓之阳厥，此因暑食伤脾，食多而热亦多，宜用连芍调中汤，或辰砂六一散，先治其热，俟其人事清白，再看食之多寡调治。昔云：中暑不得用冷，得冷则死，原为中暑者说，非为中热者言也。今人一遇热证，动引此说，总由未明中暑中热之理也。至于脉来沉细无力，肌肤不热，曾食生冷瓜果，谓之寒厥，夏月元气发散在外，腹中空虚，又遇生冷伤脾，冰伏其食气闭不通，宜用厚朴温中汤，不可遽补。如遇汗多身冷，方可以香砂理中汤治之。诸书言此，不分阴阳二候，混言风暑误用升散，害人不浅也。又有老人虚人，夏月中痰多类暑厥，但中痰之人，身温不冷，又无大热，口角流涎。以此为别也。按：厥分寒热，发前人所未发，学者尤当细心研究，庶免草率，误人生命。要在审症精详，然后用药，自无他歧之惑也。

中暍

中暍者，口渴喜饮是也。其人洒洒恶寒，渐渐发热，全似伤寒。但伤寒脉来洪大，暍症脉来细数，于此可别。中暍亦有洪大者，其症初起即渴，与伤寒之久病作渴者不同。肥盛之人，可用六一散清之，使热从小便而去，不致伤损津液，若身体黑瘦之人，精血为时令所耗，又以利小便为戒，宜用柴胡芍药汤，生津止渴，奇妙无穷。按：中暍与伤寒同，脉来洪大者伤寒，细数为中暍。几微之辨，间不容发，要在细心讨论而自得之。

伏暑

暑热发于季夏，此其常也。亦有伏藏日久，留于少阳胸胁部分，以致微寒微热，恶心自汗，小便短少，脉来沉弦细数，即其候也。宜用香茹六君子汤。若脉不甚虚者，去参术名香茹二陈汤。

注夏

立夏之后，四肢酸软，困倦喜卧，饮食少进，名为注夏，秋冬则精神如故。说者皆云脾虚，合用资生丸，补中益气汤矣。但脉沉细缓脾肺无热者，可用此药补之。若脉来沉细又带微数，往往不受参术，其奈之何？试看《脾胃论》中，脾偏于阳，无阴以济之，亦不能化物，故湿热之气乘于四肢，令人筋痿无力，宜用养血健脾汤，则注夏之脾虚有热者，亦当仿此施治矣。其中多用酸收方为合法，夏月元气浮散在表，又以汗而大泄，不加酸收，则浮散者不止。孙真人云：暑月多服五味，令人气力涌出，厥有旨哉。脾受湿热熏蒸，故四肢倦怠乏力，用酸收以敛浮越之阴。然必审无外邪，方可用之。

香薷散暑汤

香薷　厚朴　甘草　藿香　柴胡　陈皮
杏仁　半夏

香薷原利小便，何以又能发散？以其味辛而淡，辛者先走表分，淡者乃入膀胱，所以又能散暑也。佐以藿香柴胡走表更速，暑邪在经，必有痰滞留结，故用杏朴半夏，但脉缓无热者宜之，有热者勿服。阐明立方之旨洞若观火。

柴胡化滞汤　方见食门

厚朴温中汤

厚朴　杏仁　半夏　枳壳　桔梗　炮姜
甘草　藿香　香茹　陈皮

此方易晓。

辰砂六一散

辰砂研细水飞五钱　滑石磨碎水飞六两　粉草
煎膏拌晒一两

六一散有辰砂，能引甘滑之凉，先入心经，

使热与湿俱解。无朱砂者，但能利湿，不能解热，以其无向导之兵也。按：此方旨用药之理固已阐，发尚有未尽者，如其人肝阳素旺，外袭暑风，必加青黛以清之，抑肝清肺少加薄荷之辛，辛能散，凉能清，故前人有碧玉、鸡苏之名，而曲尽其妙用也。

柴胡芍药汤

柴胡　黄芩　花粉　甘草　麦冬　白芍　知母　黄连

竹叶石膏汤

黄连解毒汤　俱见火门

连芍调中汤

枳壳　厚朴　山楂　泽泻　陈皮　桔梗　白芍　黄芩　黄连　甘草

此方因其胸中不宽，又兼中热，故用此方。若有热无食，宜用柴胡芍药汤。暑月发厥，阴厥者多，阳厥者少，身不热，脉不数者，不可浪投。

香薷六君子汤

人参　白术　白茯　甘草　陈皮　半夏　香薷　山栀　黄连　赤芍

此方用六君子以祛痰益脾肺，使正气旺则客邪易逐矣。值时当炎暑，热蒸于外，湿蕴于中，故用栀连以清里，茹芍以解表和荣，惟脉洪数，尤宜慎审，未可浪投。按：此亦扶正逐邪之法。

湿

湿之为病，散见各门，此将湿之原委，逐一讲贯，治之，方不谬也。有自外而伤者，有自内而中者。从外而伤者，即如冒雨而行，雾露而处，冷水灌汗，湿从上受也。若涉水履冰，当风洗足，坐卧湿地，湿从下受也。初起湿邪在经，未郁为热，但觉骨中冷痛，或皮肉微肿，微微恶寒，其脉细缓而不洪数，可知其为寒湿也。俱用人参败毒散加减。湿留日久，壅遏本身正气，即成湿热，脉多洪缓数大，向之细缓者，今则乌有矣。但看上下部分，红肿酸痛，恶寒发热者，知其为湿热也。虽宜解表，但可用辛凉，不宜用辛温，如柴葛二妙汤，上下俱可着用。如寒热已退，红肿不消，宜用加减柴苓汤。经云治湿不利小便，非其治也。可见治湿之法，又以利小便为第二义矣。然而利小便之法，有湿则利湿，无湿则损津液，肿盛者可用，微肿而痿弱者，又当除湿养荣。《内经》云：因于湿，首如裹。言湿邪初客，未郁为热，但觉蒙昧不清，如以物裹其首也。又云大筋软短，小筋弛长。是言湿客日久，湿郁为热，热伤其血，则大筋为之软短，湿伤其筋，则小筋为之弛长。明此数语，方知治湿之不可过于燥矣，此湿从外受者也。至于湿从内中者，又有上下之不同，如茶酒汤水，脾虚不能消散，积于上焦，即为上焦之湿，其人头面发肿，或生瘾疹，是为湿中生热，治当凉散，不宜温散，亦用柴葛二妙汤。若其人小便不利，在上之湿，难于下趋，又当用柴苓汤，利其小便。若脉来细缓无力，小便色白，不时淋滴而多汗，一切利水之药，即不可施。其有身热足寒，时头热面赤，湿热上壅，阳气不能下通于阴，宜用柴胡汤加大黄下之。湿积于下，即为下焦之湿，合用柴苓汤利之矣。若其人恶寒发热，或两尺洪盛，余脉沉细，湿热下壅，阴气不能上通于阳，必用柴葛二妙汤，散其标邪，方可利水。若脉来细缓，小便色白者，宜用独活寄生汤，助阳以驱湿，亦不得不用之法也。

人参败毒散

羌活　独活　柴胡　前胡　川芎　枳壳　桔梗　人参　白茯　甘草

寒甚者，加桂枝，无人参，以白术代之。

柴葛二妙汤

柴胡　黄芩　半夏　甘草　干葛　赤芍
苍术　黄柏

湿热之脉，洪数者多，亦有湿邪壅滞，脉沉细缓者。但问身热内烦，即以此方散之。在上者去黄柏，加连翘。

加减柴苓汤

柴胡　黄芩　半夏　甘草　赤茯　泽泻
赤芍　枳壳　苡仁　木瓜

除湿养荣汤

当归　川芎　白芍　熟地　牛膝　杜仲
木瓜　苡仁　续断　黄芩　石斛　五加皮

加味柴胡汤

柴胡　黄芩　甘草　花粉　白芍　麦冬
山栀　大黄

独活寄生汤

当归　川芎　白芍　熟地　人参　茯苓
甘草　杜仲　牛膝　续断　秦艽　防风　独活
细辛　肉桂　桑寄生

按：此方重在助阳以驱湿。小溲清白，脉来尺微寸缓，是其的剂，若湿热未尽者，尤宜三复，庶免抱薪救焚之虞。

燥

人之脏腑，有血脉，有津液。津液又在血脉之先，得心火之化，变成血脉，流于坎宫，得命门真火之化，变成真精。其原生于胃，输于脾肺，下灌两肾膀胱，以为一身之阴气。胃气得之。则留恋不脱，若津液亏损，胃为孤阳，阴绝而阳亦绝。古云：伤寒偏死下虚人，盖有

见于此也。今之医家，不知津液为何物，动手便用燥剂，杀人惨于刀刃矣。然而燥之一气，诸书从未辨明，即以《素问》之遗，亦言秋伤于虚，后代名医错出，并无一人改正其讹，所以疑误至今，用药鲜当也。惟《法律》始详辨之。盖言风主于春，寒主于冬，暑湿火兼主于夏，而燥则专主于秋也。立秋之后，犹是夏天余气，热中有湿，所以草木犹青，一交秋分，燥金司令，所起之风，全是一团燥烈之气，干而不润，是以无草不黄，无木不凋，人身应之，燥病生焉。阐发致燥之由较胜于喻氏。凡有身热咳嗽内烦口干一切百病，无不起于干燥，治当养血生津，不可妄投燥剂，戕人性命，极为要紧，然燥令虽主于秋，凡久亢不雨，津液少者，亦生燥病，岂独主于秋乎？治者明之。

柴胡芍药汤

柴胡　黄芩　花粉　甘草　白芍　麦冬
知母

清燥救肺汤亦可用，较此方尤为得宜。用桑麻麦冬阿胶以滋燥，杏仁梨皮以润肺，是谓有制之师也。

火证

火证之脉，洪数为顺，细数无力则凶。亦有火盛之极，而脉反沉，小伏匿者，即大易，所谓干之上九亢龙有悔者是也。脏腑之中，火从何来？气之不得其平为之也。有实火，有虚火，有相火，有燥火，有湿热之火，又有郁火，猛烈之火，无名之火，皆不可以不察也。何谓实火？心火燔灼，胃火助之，元气未损，真精未亏，或因饮酒之蕴热，或因暴热之外侵，目赤，喉痛，胸满，气喘，宜用黄连清心汤、柴胡泻肝汤、黄芩清肺汤之类。若是虚火，东垣之论，确不可易。东垣曰：饮食所伤，劳倦所损，或气高而喘，身热而烦，症似白虎，但脉

来洪大，虚而不长，不可以实火投治，当有补中益气汤，补其中气则自愈矣。倘以实火治之，立见危殆。又有相火者，生于虚无，寄于肝肾之间，乃元气之贼，无时不熬煎真阴，阴虚则病，阴绝则死，急用滋阴地黄汤，填补真阴，务使水壮而火息，一切凉药，毫不可施。至若燥火者，肠胃涩滞，津血不充，大便常闭，先用脾约丸润之，后用地黄固本之剂，若用芩连栀柏，百剂无功。湿火者，湿生乎热，热生乎湿，湿热相生，遂成胀满，或瘘与鼓，从而生焉，故有大便久秘，及更衣则又溏泄，热在肠胃之外故秘，湿在肠胃之中故溏，宜用柴苓汤加黄柏、玄参之类，不可因其泄泻，禁其寒凉。若夫猛烈之火，或从右胁起，或从脐下起，或从足底起，皆为疠证，丹溪以为不可骤用凉药，恐其扑之而愈张，抑之而愈扬，先以甘草煎汤，兼泻兼缓，俟其猖狂少定，量其虚实治之，亦一法也。郁火者，腹中作痛，肌表热，四肢热，摸之烙手，此因过食生冷，郁遏阳气于脾土之宜用清阳散火汤。无名之火一发，即不识人，或狂言失志，或直视声鸣，或手足瘛疭，或闭目无言，或发数日而终者。或一发便脱者，或卧枕而逝，人不及知者。既无经络之可寻，又无脉症之可据，《内经》所谓暴病暴死，皆属于火者是也。可不审乎？按：人身肝火最烈，燔灼无忌。善治者先平肝火，而余脏之火自缓也。

黄连清心汤

当归　白芍　生地　麦冬　山栀　连翘　甘草　薄荷

柴胡泻肝汤

柴胡　甘草　当归　川芎　青皮　山栀　连翘　龙胆草

黄芩清肺汤

荆芥　薄荷　黄芩　山栀　连翘　麦冬　白芍　桔梗　甘草　桑皮

滋水地黄汤

熟地　山药　白茯　丹皮　山萸　泽泻　麦冬　白芍　玄参

清阳散火汤

山栀　黄芩　白芍　白芷　紫苏　川芎　枳壳　桔梗　甘草　白茯

风湿

风湿者，先伤于湿，而后伤于风也。其症一身尽痛，比之伤寒身痛，殆有甚焉，因知其为风湿也。风从上受，湿从下受，殆至两相搏聚，注经络，流关节，渗骨体躯壳之间，无处不到，是以无处不痛也。其症有轻有重，轻者脉浮弦细，浑身酸软无力，宜用加减柴葛汤。风在外而湿在内，不可大汗，恐风去而湿仍存，惟此轻解之剂，内外之邪俱去。若汗出短气，恶风不欲去衣，脉沉细缓无力者，宜用桂枝白术汤，助阳以驱湿，不易之法也。重者周身大痛，脉浮洪数，亦用加减柴葛汤。若头面目赤，身热足寒，阳气不能下通于阴者，宜用柴陈汤加枳壳、大黄以下之。如发散之后，上体已愈，下体疼痛不止者，宜用柴苓二妙汤。

加减柴葛汤

柴胡　黄芩　半夏　甘草　干葛　赤芍　紫苏　川芎　山栀　苍术　续断　枳壳　木瓜

治风湿之法，固宜散风行湿，而清热利气之药，亦不可少，盖以湿邪在经，气滞不行，郁而成火故也。

桂枝白术汤

桂枝　白芍　甘草　白术　木瓜　续断　陈皮

加减柴陈汤

柴胡　黄芩　半夏　甘草　陈皮　白茯
枳壳　大黄

柴苓二妙汤

柴胡　黄芩　半夏　甘草　赤茯　赤芍
泽泻　苍术　黄柏　木瓜　续断　牛膝　杜仲

风温

风温者，先伤于风，而后伤于热也。凡人先伤于风，经络之间，已自有热，又感时令之热，饮食入胃，气滞不行，变成浓痰浊饮，胶固不散，又遇新谷裹结成病。其症喘渴多睡，四肢不收，宜用柴胡化滞汤，但清其胃，其病自愈。然不但风温互感后有此证，凡天令久暖，素有痰火者，每有此恙。仲景恐人误认寒证，妄用发汗，故辨于伤寒门中，其实非伤寒也。

柴胡化滞汤

柴胡　黄芩　半夏　甘草　枳实　厚朴
山楂　杏仁　赤芍　陈皮

便闭宜加大黄。

湿温

湿温者，先伤于湿，而后伤于暑也。其症胸满妄言，两胫逆冷，此因暑湿客于脾经，正气不行，郁而为火，故令语言谵妄。湿热上壅，阳气不能下通于阴，故令足寒。仲景恐人认为寒证，误投发散，所以引入寒门，其实非寒证也。夫湿温何以不可发汗？盖因湿邪在胸，已自有热，又遇暑气客之。两热相侵，犹未混合，为一汗之，则两邪混合，闭塞经络，不死何待耶？宜用柴胡清中汤。若脉来洪数，或上盛下虚者，加大黄以下之。《难经》云：湿温之脉，阳濡而弱，阴小而急。濡弱见于阳部，湿气搏暑；小急见于阴部，暑气搏湿也。此言非不

有理，但脉之变化不齐，不可执为一定耳。此二句名言可佩。

柴胡清中汤

柴胡　黄芩　半夏　甘草　枳实　杏仁
石菖蒲　黄连　赤芍

暑湿侵脾，必有痰食留结，化痰化滞，亦不可少。

瘾疹

瘾疹者，遍身小颗，红白不一，有若痱子之状，或如黄豆样者。重者身发寒，脉来洪数，状类伤寒，宜用芩连败毒散。三四日不解，即为夹疹感寒。柴胡化滞汤，实为主剂，不过过用凉药，壅遏其毒。轻者，微寒微热，脉细微数，愈而复发，此因湿中生热，热极生风，宜用疏风养荣汤，常服六味地黄丸，滋肾水以荣肝木，则虚风自息矣。又有身发疙瘩，有如丹毒，痛痒不常，脓水淋沥者。宜用解热柴陈汤。

芩连败毒散

羌活　独活　柴胡　前胡　川芎　枳壳
桔梗　黄芩　连翘　甘草

疏风养荣汤

白芍　当归　生地　柴胡　防风　薄荷
麦冬　地骨皮　山栀

解热柴陈汤

柴胡　黄芩　半夏　甘草　陈皮　白茯
山栀　赤芍　苡仁　贝母

身热加荆防。肤燥加蝉衣　云增

痛风

痛风者，遍身疼痛，昼减夜甚，痛彻筋骨，

有若虎咬之状，故又名为白虎历节风。有痛而不肿者，有肿而且痛者。或头生红点，指肿如捶者。皆由肝经血少火盛，热极生风，非是外来风邪。古今诸书，皆以风湿为言，疑误舛谬，害人不浅，秦邮袁体庵先生出，改正其非，讲明其理，始知痛风，由于风热血燥也。所制逍遥散一方，每使病者，连服百剂，不终其剂者，日后变为疠风，屡试屡验者也。识者珍焉。按：《袁氏心传》世乏刊本，展转抄缮，错谬甚多，惟其中名言阐发，启迪后进匪浅。

加减逍遥散

当归　白芍　熟地　川芎　柴胡　防风薄荷　连翘　山栀　麦冬　甘菊　丹皮

劳倦

劳倦者，奔走劳力之后，恶寒发热，脉来弦数，状类风寒，但初起必有劳倦之因，自可为辨也。设若劳倦而感风寒，又极难辨，但劳倦之人，一周时许，自然汗出而解，若四五日不解者，又属之风寒也。治之之法，先用清胃散火汤，治其标邪，后用加味地黄汤，培其根本。盖火之有余，必因水之不足，少年得此，日后每成虚痨，不可不察也。若清散之后，脉沉细缓，或洪大无力者，治当益气养血，又非地黄丸所司也。东垣言劳倦之病，脉来洪大，虚而不长，当以甘温补之。然初起有火，未可骤与，必先清热健脾，方可议补。阐发先后用药之理，句句详明。

清胃散火汤

山楂　厚朴　山栀　黄芩　陈皮　枇杷叶麦冬　当归　白芍　防风　柴胡　干葛

痰火

痰火为病，恶风发热，脉来弦数，全与伤寒无别，但听其咳嗽气急，可以知其为痰火也。夫痰火之起，由于脾经血少，胃火太甚，熬煎津液为痰，上传于肺，故令咳嗽气急。然胃火一动，相火翕然从之，所以恶寒发热，宜用舒中芍药汤三四剂后，脉宜和缓。若弦数不减，数大有力，是为孤阳无阴，多主于死。若脉来微减或细数者，法当看其痰色，如咳吐黄痰，胸中不快，食积生痰，宜用瓜蒌枳实汤，如痰色青白，稀而不稠者，肾虚水沸为痰，宜用加味地黄汤，滋水以制火，不必拘于治痰也。又有初起之时，外无寒热诸症，内无烦热气急，但见神昏不安，肢体无力，声音低小，饮食不进，脉来沉细无力者，宜用香砂六君子汤，甚则八味地黄丸，亦可用也。

舒中芍药汤

陈皮　半夏　白茯　甘草　柴胡　黄芩枳壳　桔梗　白芍　木通　贝母　瓜蒌霜天冬

有食加厚朴。

瓜蒌枳实汤

陈皮　白茯　甘草　枳实　瓜蒌霜　贝母当归　桔梗　山栀　黄芩

加味地黄汤

熟地　山药　白茯　丹皮　山萸肉　泽泻天冬　麦冬　桔梗　甘草　牛膝倍用

香砂六君子汤

陈皮　半夏　白茯　甘草　人参　白术砂仁　香附　藿香

咳嗽

有声无痰，谓之咳，肺气伤而不清也。有痰无声谓之嗽，脾湿动而生痰也。有声有痰，谓之咳嗽，脾生痰而传于肺也。风寒劳嗽，自有本条，四时咳嗽，不可不辨。丹溪云：春是上升之气，夏是火炎上最重，秋是湿热伤肺，冬是风寒外束。所谓上升之气者，春天木旺，肝火太甚，乘于肺金，故令咳嗽。宜用清肝宁嗽汤，脉必弦数可据，久而不止，宜用归芍地黄汤。盖肾水，乃肝木之母，肾水虚弱，无以为发生滋荣之本，故内热而咳，归芍地黄，是治其本也。所谓火炎上者，夏月心火用事，乘于肺金，有如金被火克，五行相贼，其症极重，若不急治，直至交秋方止，咳久多成痨怯，亦用归芍地黄汤，或天王补心丹，无不可也。所谓湿热伤肺者，秋分之后，燥金用事，所起之风，全是一团干燥之气，不比秋分之前，热中有湿也。是以无草不黄，无木不凋，人身应之，肺胃干燥，津液枯槁，所以作咳。丹溪反言湿热伤肺，当亦传刻之误，未可执为定论也。亦用归芍地黄汤，所谓风寒外束者，冬月天令严寒，易至伤人，感于风者，脉来细缓，感于寒者，脉来浮数，自可辨也。大抵四时咳嗽，虽有不同，而东南之地，往往多热多痰。先用清金化痰之剂，方可各治其本，不可骤用地黄泥药。名言卓识极为紧关。又有咳嗽气急，胸中不宽者，治之宜分虚实。实者脉来沉滑，可用二陈消食之剂，若脉来弦细微数，微寒微热，大便不甚通畅，欲出不出，极为危险，既不可攻，又不可补，惟有养血化痰，健脾消食，听天由命而已。此条诸书未有，不得草草忽过。辨论超豁，认理真切，分四时以用药，阐古书之未发。按：咳嗽之源，《内经》有"聚于胃关于肺"之指示，要在细心研究而自得也。

清肝宁嗽汤

柴胡　黄芩　花粉　甘草　陈皮　白茯
当归　白芍　麦冬　丹皮　桔梗　贝母

归芍地黄汤

当归　白芍　麦冬　桔梗　熟地　丹皮
山药　白茯　泽泻　山萸

宁嗽健脾汤

当归　白芍　麦冬　陈皮　山楂　神曲
杏仁　贝母　泽泻　苡仁
胸不宽加厚朴。

齁喘

齁喘之病，方书皆名哮吼，为其声之恶也。此因误啖盐酱咸物，抟结津液，熬煎成痰，胶粘固结，聚于肺络，不容呼吸出入，而呼吸正气反触其痰，所以喘声不止也。肺有痰热，毛窍常开，热气得以外泄，所以伏而不发，一遇秋冬寒气外束，邪热不得宣通，故令发喘。脉来浮数，滑大者，宜用定喘汤。发去标邪，再用加减鸡鸣丸，常常服之，自可除根。每日饮食只宜清淡，不宜浓厚。盖人身之痰，不能自动，必随脾之健运，贮于肺络，结为窠囊积饮，如蜂子之穴于房中，莲实之嵌于蓬内，生长则易，而剥落则难，全要胃气清虚，则痰之上注者，得以返还于胃，然后可从口而上越，或从肠而下达。今人肥甘厚味，日不绝口，兼之饮食不节，虽有医药，庸有济乎？此乃气分之病，或有传于血分，而为喘急失血者。先吐痰后见血，犹为积热，先吐血后吐痰者，阴虚火动，照依怯症调治，一切燥药，毫不可尝。推而广之，齁病属热者固多，而肺寒者亦有，不可泥定是热。凡脾胃虚寒，气不能运，积成冷痰，上注于肺，亦成齁喘，其人四肢厥冷，脉沉细缓，按之无力，即其候也。宜用六君子汤，加款冬、金沸、杏仁、炮姜治之。但热者多，而寒者少，又不可不察耳。

齁喘之病，痰火为本，而外感内伤之因，所触不同，未可以一端尽也。寒伤肺喘，脉必数大，可用定喘汤散风，伤肺喘脉必细缓。自汗恶风，宜用参苏饮解之。因于气者，其脉必沉；因于食者，脉必弦滑；因于色者，脉沉细数，治之又有不同。今人一遇是症，便以定喘为主，何致胶固若此耶！

定喘汤

半夏　杏仁　冬花　苏子　桑皮　麻黄　甘草　黄芩　白果　青铅　生姜

加减鸡鸣死

陈皮一两　半夏四钱　白茯一两　甘草五钱　贝母一两　瓜蒌霜一两　冬花一两　天冬二两　黄芩一两　知母一两　桔梗一两　枇杷叶五钱　玄明粉三钱

炼蜜为丸。

青筋

青筋之症，恶寒发热，状似风寒，但胸腹作痛，遍身发麻，或唇口作麻，即其症也。北方谓之青筋，南方谓之乌沙。此因郁怒伤肝，木邪贼土，触动湿痰，气逆而血亦逆，故令胀痛欲死。脉来洪数者，宜用活血化痰汤；若脉来细缓，四肢厥冷者，宜用香砂理中汤。古方治此，不过清热消食，而疏气活血之药，毫不知用。《内经》云：通则不痛，痛则不通。气血不得宣行，后成此病，宣通气血为第一义也。但此血气上攻，多有暴病暴死者，不可不知也。

活血化痰汤

陈皮　半夏　白茯　甘草　大腹皮　枳壳　木香　玄胡　归尾　黄芩

香砂理中汤

人参　白术　炮姜　甘草　香附　砂仁　藿香　加玄胡　半夏　木香

气怒

肝为将军之官，不受屈制，怒气伤肝，其气冲逆上行，有若将军之不可犯，故名将军。伤之轻者，两胁刺痛，胸中不舒；伤之重者，未经发泄，乘于胃土，令人昏迷不语，牙关紧急。盖因胃中有痰，肝气入胃，触动痰涎，其支脉之络心者，被其壅滞，堵塞神气出入之窍，故不识人也。《内经》云：暴喑为病，不必服药，少顷气行则苏。然而痰聚胸中，正气得复则生，不复则死，不可坐视。宜用清郁二陈汤。又有气怒之后，人事清白，但觉胸中刺痛，喘急不安，能坐不能卧者。气逆膻中，血亦留滞，宜用加减柴物汤。若脉来沉细无力，胸中痛而不甚者，宜用归脾八珍之类，不可以气为拘也。八珍、归脾当在清郁化痰之后，为善后计。若用在郁气未疏之时，恐其气因补而壅滞，又非所宜。

清郁二陈汤

陈皮　半夏　白茯　甘草　川芎　香附　枳壳　杏仁　白芍　黄芩

加减柴物汤

柴胡　黄芩　半夏　甘草　当归　川芎　白芍　熟地　玄胡　木香　麦冬　杏仁

中恶

中恶者，入庙登冢，吊死问疾，飞尸鬼击，故为中恶。其症牙关紧急，昏不知人，似乎中痰，但头面青黑，肌肤粟起，可以知其中恶也。《内经》云：大凡外邪之入，必与内邪相合。中恶之人，先有痰食在胃，正气不旺，然后鬼昧得以犯之。治是症者，当以安神化痰为先，俟其气顺痰消，方可议补。薛立斋云：中恶先因正气大虚，然后为恶所中，治当大补元气，勿以痰治。然初起必先化痰，不可顾母失子也。

安神化痰汤

茯神　远志　陈皮　半夏　杏仁　石菖蒲　麦冬　桔梗　甘草

有食，加枳壳、厚朴。

伤食

方书云：人迎紧盛伤于寒，气口紧盛伤于食。以是知伤食之脉，专以气口为主也。然诊视之时，有气口脉沉伏者，有气口脉滑大者，又有人迎气口俱弦数者。纷纷不一，不可以一说拘也。夫人迎气口俱弦数，外症日晡寒热，头亦微痛，全与风寒无异。但神气如故，身无疼痛，可以为别也。脾胃之气禀于命门，命门凝然不动，下焦为之臣使，宣布其气，行至中焦，入于脾胃，乃能化食。今因饮食郁遏，少阳三焦之气不得宣通，故生寒热诸症，医者不识，呼为寒疾，误人多矣，宜用柴胡化滞汤，通表里而双解之。食重者宜下，若外无寒热表证，但觉胸膈不宽者，痰裹食而不化也，宜用加味二陈汤。又有生冷伤脾者，脉来沉缓无力。审脉之有力无力，而定虚实之治。宜用香砂理中汤。更有胸腹不觉，咳嗽气急，四肢无力，大便不甚通畅，脉沉弦细，按之无力，下焦虽是虚寒，中焦又有浮热，先以养血健脾汤，开其痰食，再以八味地黄丸，实其下焦，方为得法。至若饮食积久，或伤之太过，中气闭塞，以致猝然僵仆，昏不知义，名为食厥，甚则四肢拘挛，状如中痰，亦用加味二陈汤。脉沉细缓者，宜加姜桂，不可误认痰证，妄用痰剂。

柴胡化滞汤

柴胡　黄芩　半夏　甘草　枳壳　厚朴

山楂　苏子　桔梗

伤食而用柴胡，以其能升少阳之气也。

加味二陈汤

陈皮　半夏　白茯　甘草　枳实　厚朴　杏仁　山楂　苏子　桔梗

大凡消食化痰，必须顺气，胸中不宽，故用苏桔，若在脐腹以下，宜用青皮、香附。

香砂理中汤

人参　白术　炮姜　甘草　砂仁　香附　藿香

滞重去白术，加枳壳、厚朴，寒甚加肉桂。

养血健脾汤　方见脾胃门

冲和丸

陈皮　半夏　枳壳　厚朴　神曲　杏仁各一两　黄芩　桔梗各五钱

脾居中央，寒之不觉其寒，热之不觉其热。饮食易化，百病不生，故云冲和。今为饮食所伤，失其旧职，用此消其积滞，复其冲和之旧矣，故以冲和为名。痰滞胶固者，再加莪术。

物性相制药：

索粉不化，宜加杏仁，狗肉亦用。牛肉伤加红曲，鱼伤加橄榄，面食豆腐，加萝卜子。粽子黏食，加白酒药。肉食加山楂。果子蔬菜，加麝香。煎炒厚味，加淡豆豉。

医学传灯卷下

尚论堂陈岐德求著

新安程林云来评
绍兴裘吉生重校

伤酒

酒者，清冽之物，不随浊秽下行，惟喜渗入者也。渗入之区，先从胃入胆，胆为清净之腑，同气相求也。胆之摄受无几，其次从胃入肠，膀胱渗之而出。其所存之余质，惟胆独当之。是以善饮者，必浅斟缓酌，以俟腹中之渗，若连飞数杯，倾囊而出耳。酒虽一物，却有数种之不同，辛者能散，苦者能降，甘者缓而居中，淡者能利小便。善饮之人，先天元阳本厚，所以膀胱能渗，但宜少饮，不宜多用。少则流气活血，多则耗血损神。善饮者又借酒为元气，戒之则形体必瘦，大抵天地之道无他，中而已矣。且膏粱贫贱，各自有病，富贵之家，多色多酒，不致生病，贫贱之夫，少饮辄病，近色则损。此其故何也？盖膏粱之人，嗜酒者远色，近色者节饮，而且无奔走负重之劳，经营谋虑之苦，一有酒色，安寝休息，厚味填补，病从何来？若酒色双有者，亦非美事。至于贫贱不遂之人，经营谋虑劳其心矣，奔走负重伤其力矣，再有酒色之伤，神气几何，堪如是之斲丧耶。汪颖曰：人知戒早饮，而不知夜饮尤甚。醉饱就枕，热壅三焦，伤心损目；夜气收敛，酒以发之，乱其清明，劳其脾胃，停湿助火，因而致病者多矣。其有伤于酒者，治之宜分表里，如恶寒发热，身首俱痛，湿热在经，闭塞本身元气，宜用柴葛解肌汤，发汗以彻皮毛之邪。如谵语烦渴，人事不清，宜用瓜蒌枳实汤；大便不通，脉沉有力，法当下之；如有小便不利，腿足发热者，酒热积于下焦，宜用加减柴苓汤。诸书言酒皆云：无形元气受伤，但可发汗，不可妄下，以伤有形阴血。吾观饮酒之时，非无嘉肴，未饮之前，亦有谷食，不可以前说为拘也。按：酒能乱性，又能助湿，奈嗜酒者，隐戕其身，何不知审慎如是耶！

柴葛解肌汤

羌活　干葛　柴胡　川芎　半夏　枳壳　桔梗　厚朴　山楂　黄芩　山栀　甘草

瓜蒌枳实汤

贝母　瓜蒌霜　枳实　陈皮　桔梗　白茯　甘草　山栀　黄芩　当归
　　加半夏更妙。

加减柴苓汤

柴胡　黄芩　半夏　甘草　赤茯　猪苓　泽泻　赤芍　枳壳　厚朴

黄疸

瘅者，热也。黄疸俱因正气不宣郁而生，黄有如遏酱相似。其症有五，条分缕析，脉症始得而详明也。一曰湿热发黄，小便如栀，染衣成黄，而面目身体之黄，不待言矣。此因茶酒汤水，聚而不散，郁成壮火，故成此证，但有热多湿少者，有湿多热少者，有湿热全无者，不可以不辨也。热多湿少者，脉来弦数，黄中带亮，宜用茵陈柴苓汤；若渴而饮水者，宜用柴胡芍药汤，加茵陈、泽泻，乃得三焦气化行，津液通，渴解而黄退。《金匮》云：疸而渴者难治。虑其津液枯竭，初非不治之症也。湿多热少者，脉来沉细而缓，其色黄而晦，宜用茵陈四苓汤；若大便自利，上气喘急，宜加参术，不可误用寒凉，伤损脾气。至于湿热全无者，既无血食酒汗之症，又无黄赤小便，但见身黄倦怠，肢体无力，虚阳上泛为黄也，宜用加减八物汤。今医治此，概用五苓套剂，岂能愈乎？

谷疸者，饮食郁结，正气不行，抑而成黄。其症胸隔不宽，四肢无力，身面俱黄，脉来洪滑者，症属于阳，合用二陈消食之剂。但火热郁结，遏生苔衣，干涩难下，今人动用苍朴燥剂，但治其食，不治其热，疸之一字，置于何所，无怪乎治之不痊也。更有粗工，专用针砂绿矾等药，不思积滞虽去，津液随亡，大失治疸之体。惟用养血健脾汤，大有殊功。脉沉细缓者，证属于阴，其人四肢青冷，大便时溏，宜用香砂理中汤，加炮姜、肉桂之类，不可概以热治也。然谷疸之症，每兼发肿，初起见之无妨，日久气虚，多主危殆。

女劳疸者，身黄加以额黑也。其症脐下满闷，大便时黑，日晡寒热，皆蓄血之所致也。男子勤于房事，血不化精，滞于小腹，故成此证；女子经水未净，交合血滞，亦有此证。脉来弦芤者，宜用加减柴物汤；若脉来细缓无力，或涩而细者，元气大虚，虽有蓄血，不宜消导，宜用十全补中，大扶元气，正气盛则邪气自退。若用消导之剂，是促之使亡也。然女劳之血宜在小腹，若大腹尽满，血散成鼓，不治之症也。仲景云：腹满如水者不治，皆哉言乎。

酒为湿热之最，因酒而成疸者，其人小便必如栀汁，合用茵陈柴苓汤矣。若心中懊侬，热不能食，时欲呕吐者，湿热积于上焦，必有老痰在胃，宜用清热化痰汤，若头面目赤，身热足寒，脉来寸强尺弱，阳气不能下达，宜于

前方加大黄下之；如大便带黑，面色黄黑者，其人必有蓄血，盖嗜酒之人，多喜热饮荡死血脉积于胃中，隐而未发，亦宜加减柴物汤，缓缓调治。酒疸之黑，与女劳之黑，相去一间，女劳为肾气所发，酒疸乃荣血腐败之色，柴物汤有半补半消之功，若用大黄峻剂，荣血益趋于败而已，治者明之。黄汗者，汗如栀汁，染衣成黄，多因汗出浴水，水浸皮肤，壅遏本身，荣卫郁而生黄也。亦有内伤茶酒，湿热走于皮毛，亦令发黄，初起身热恶寒，头疼身痛者，可用柴陈汤，加苏葛桑皮，以微散之。日久津虚，宜用柴胡芍药汤。此证脉多洪大无力，或细缓不匀，不可误用补剂，以其发热不止，必生恶疮留结痈脓也。

茵陈柴苓汤

柴胡　黄芩　半夏　甘草　猪苓　泽泻　赤茯　茵陈　麦冬　赤芍

湿少热多，固宜分利，使热从小便而去，佐以小柴胡，方有清热之功。湿蒸热郁，必先燥其肺气，所以小水不行。茵陈辛凉清理肺热，肺金一润，其气清肃下行，膀胱之壅热立通，小便利而黄退矣。古云治湿不利小便非其治法尤宜慎审。

加减八物汤

人参　白术　白茯　甘草　当归　白芍　熟地　石斛　苡仁　远志　秦艽　陈皮

养血健脾汤

当归　白芍　麦冬　枳壳　厚朴　山楂　赤茯　杏仁　桔梗　陈皮

香砂理中汤　方见食门

加减柴物汤

柴胡　黄芩　半夏　甘草　当归　川芎

白芍　熟地　香附　玄胡　丹皮　丹参

清热化痰汤

柴胡　黄芩　半夏　甘草　陈皮　白茯
杏仁　山栀　枳壳　桔梗　赤芍

柴胡芍药汤

柴胡　黄芩　花粉　甘草　白芍　麦冬
知母

积聚癥瘕痃癖痞块

血之所积，因名曰积，积久而后发也。气
之所聚，因名曰聚，聚散不常之意也。癥者。
坚也，坚则难破。瘕者，假也，假血成形。痃
者，左右或有一条筋，脉拘急，大者如臂，小
者如指，如弦之状，故名曰痃，因气而成也。
癖者，隐在两胁之间，时痛时止，故名曰癖，
痰与气结也。名色虽多，而痞块二字，可以该
之。欲知治痞块之法，详察五积，其理自明。
肝积居于左胁，大如覆杯，名曰肥气，久不愈
令人发呃。痎疟连岁不已，心积居于脐下，上
至心下，其大如臂，名曰伏梁，久不愈令人烦
心，肺积居于右胁，大如覆杯，名曰息贲，久
不愈令人洒淅寒热，喘咳成痈。脾积在胃脘右
侧，腹大如盘，名曰痞气，久不愈令人四肢不
收，发为黄疸。斯四积者，从何而生焉？盖因
饮食不消，着于气怒，痰行过其处，必裹一层，
血流过其处，必裹一层。痰血共裹之，则不能
不成块矣。但上部气多血少，不致活而成痞，
治以化痰为主，而活血兼之。宜用消积二陈汤。
若痛无形质，不时而发者，非痃即癖，宜用柴
胡疏肝散。至于肾积居于脐下，在女子多因血
滞不行，男子多因食积所成，按之不移，方为
积病。因于血者，宜用加味柴物汤。因于食者，
宜用二陈消食之剂。至若活而成痞，千金保命
丹，大有殊功。秦越人云：肾积居于脐下，上
下无时，有若江豚拜浪，名曰奔豚，久不愈令

人喘息，骨痿少气，据此看来，又有积散不常
之意，不可以积名也。此因下焦虚寒，寒气从
腰而入，自后冲前，所以小腹作痛，宜用桂枝
独活汤，温经散邪为主，不用大补。《内经》
云：凡治积块，衰其大半而止。块去须大补，
若必欲攻之无余，多致积散成鼓，至于脾气大
虚，神思倦怠者，当以大补元气为主，正气盛
则邪气自退，此不易之法也。内热不受补者，
脉来弦数者，极为危笃难医。虽然积块固属实
证，倘按之无形，多因七情气滞，肠中汁沫，
与气相持，故作痛也，亦用加减柴物汤。

消积二陈汤

陈皮　半夏　白茯　甘草　杏仁　枳实
玄明粉　石菖蒲　归尾　赤芍
内热加黄芩，有滞加厚朴，痛甚加莪术。

柴胡疏肝散

柴胡　黄芩　半夏　甘草　陈皮　白茯
白芍　香附　枳壳　玄胡
内热，加山栀。

加味柴物汤

柴胡　黄芩　半夏　甘草　当归　川芎
白芍　熟地　香附　玄胡

桂枝茯苓汤

陈皮　半夏　白茯　甘草　香附　桂枝
细辛　独活
肾积奔豚，乃寒气从腰眼而入，肠中汁沫
凝聚作痛，故用二陈以行汁沫，桂辛独活以散
外邪，不可妄补。

癫狂

狂者，狂乱而无正定也。狂叫奔走，人难
制伏，甚则登高而歌，弃衣而走，逾垣上屋，

詈骂不避亲疏。此证虽属有痰，但痰多火多，当以清热为君，化痰为佐，宜用清火化痰汤，大解心胃之热。大便结燥者，可用滚痰丸下之。清热之后，邪热未净者，宜用柴胡芍药汤。如脉来沉细，宜用六君健脾汤。狂病原属实热，脉宜洪大有力，沉细则危，法当禁其饮食，不可与癫证同治也。癫病语言谵妄，喜笑不休，此因抑郁不遂而成，脉宜沉小无力，不宜洪大，治用六君健脾汤。盖此病多由食积生痰，天麻、胆星等药服之无效，气顺痰消，又宜八味地黄丸，大补先天元气，此不易之法也。经云重阴者癫，重阳者狂乃辨证不二法门。

清火化痰汤

黄芩　黄连　山栀　贝母　瓜蒌霜　枳实　苏子　桔梗　赤芍　麦冬

滚痰丸

大黄八两　黄芩八两　沉香五钱　礞石煅一两

此方实人可用，虚者误服立死。

六君健脾汤

人参　白术　白茯　甘草　陈皮　半夏　枳壳　厚朴　杏仁　泽泻　炮姜

痫证

痫病发则仆地，闷乱无知，啮舌吐沫，角弓反张，手足搐搦，或作六畜之声。古有猪羊牛马鸡痫之分，以应五脏，亦可不必。风痰鼓其窍道，其气自变，譬之弄笛者，六孔闭塞不同，而宫商各别也。脉来洪数者，症属于阳，宜用舒中二陈汤，后以清痫二陈汤加减调治；脉细无力者，证属于阴，治之难愈，宜用六君健脾汤，八味地黄丸亦所必用也。此病痰伏心包，全要胃气清虚，方能健运，日用饮食，只宜少进，肥甘厚味，不宜屡尝。按：肥甘血肉

均含毒质，无病人食之，每生脾胃痼疾，而况痫证？尤要胃气清虚，庶免增痰助疟之虞。为医者必预言之也。

舒中二陈汤

陈皮　半夏　白茯　甘草　杏仁　枳壳　厚朴　山栀　黄芩　玄明粉

癫痫之病，人皆责之肝风，每用天麻、胆星等药，不知食积生痰，抑遏少阳之气，以致手足挛搐，心神昏冒。但治其食，其病即瘳，予所屡试屡验者也。

清痫二陈汤　存以备参此方涤痰有余，痰盛者尤捷，若久病正虚，宜裁酌用之。

陈皮　半夏　白茯　甘草　天麻　胆星　瓜蒌霜　枳实　石菖蒲　桔梗　麦冬　黄连　山栀

六君健脾汤　方见癫狂门

三消

《内经》曰：二阳结谓之消。东垣曰：二阳者，阳明也。手阳明大肠主津液，若热则目黄口渴，乃津液不足也；足阳明胃主血，若热则消谷善饥，血中伏火，乃血不足也。结谓热结也，虽有三消之分，其原皆本于胃土者，万物所归，无所不有。凡煎炒炙煿，过饮醇酒，助其胃火，耗竭津液，传于气分，则为上消，传于血分，则为下消。若房事搏节，阴气未损者，燥热只在胃经，但见消谷善饥而已。上消其病在肺，舌上赤裂，大渴引饮，此因胃火先传于肺，心复继之。经云：心移热于肺，传为膈消。举其最重者而言，其实先由胃火而起也。中消其病在胃，善食而饥，自汗时出，大便坚硬，小便频数，亦有口干饮水者，较之上消下消为少耳。今医治此，俱有甘露饮子，非不有理，但滋阴养血，落后一层，而清热生津，尤为急

着，柴胡芍药汤，良不易也。仲景治《伤寒论》云：口渴者，风发也。以饮食消息止之，见得口中作渴，不但胃火所使，而肝胆风热亦复乘之，徒求药石，不能速愈，须以饮食之中，甘蔗梨汁，频频食之，庶可免死，此亦治消渴之妙法也。此言历练有准，非虚为浮夸之谈。下消其病在肾，耳轮焦枯，小便如膏，其中伏有至理，人所不知。盖小便如膏，似属肾虚，凉药治之无益，不知肾消一证，不但胃热下流，而心之阳火，亦因下趋于肾，宜用当归六黄汤，或六味地黄汤，加犀角以治心火，其消乃愈。向使见其遗精，不敢用凉，岂不误乎？《总录》云：末传能食者必发脑疽背疮，为其邪火太盛也。不能食者，必传中满鼓胀，以其治之太过，上热未除，中寒复生也。岐伯曰：脉实病久可治，脉弦小病久不可治。盖洪数之脉，邪火有余，津液犹未枯竭，若脉细无力者，津液既绝，胃气亦亡，故不可治，不得已而药之。宜于柴芍汤中，加入人参，甚则八味地黄丸，或可起死。

柴胡芍药汤

柴胡　黄芩　花粉　甘草　白芍　麦冬　知母　黄连

上消中消，气分病也，不可骤用血药，惟此方最合。每日再用蛤蜊煎汤饮之，大有奇效。中消大便不利，本方去黄连，加大黄以微利之。

按：阐发三消之蕴，明若燃犀。

甘露饮

天冬　麦冬　生地　熟地　茵陈　枇杷叶　黄芩　苡仁　石斛　甘草　山栀

一方无茵陈、山栀，用枳壳。

当归六黄汤

当归　黄芪　黄芩　黄连　黄柏　生地　熟地

霍乱

霍者，挥霍眩晕；乱者，心神烦乱。若上吐下泻，不烦乱者，谓之吐泻，非霍乱也。夫霍乱之因，由于暑食伤脾，中州郁结，清气不得上升，浊气不得下降。先心痛则先吐，先腹痛则先泻，心腹俱痛者，则吐泻齐作。初起之时，脉多代结，或见沉细，最难辨其寒热。大法口渴转筋知其为热，宜用清暑化滞汤；至于霍乱已除，转筋不愈者，水谷之气，传于肝经。热伤其血，则大筋为之软短，湿伤其筋，则小筋为之弛长，宜于消食之中，佐以木瓜、苡仁、黄芩、麦冬、当归、白芍，无不应也。但男子之筋聚于阴器，女子之筋聚于乳头，男子用手扯其阴器，女子用手扯其两乳，可免转筋入腹之死。又有阴邪霍乱者，脉沉细缓，肢凉唇青，此因冷物伤脾，气不宣通，宜用厚朴温中汤。更有干霍乱者，欲吐不得吐，欲泻不得泻，心腹绞痛，须臾即死，当以手腕吐之，方可用药。其间冷热之治，亦与前证无异也。凡患此者，不可与之饮食，一周时许，热退身凉，方可少与米饮，助其元气。若痛止即食，病再复来，勿归咎于医也。《脉诀》云：霍乱之脉，见微迟气少不语，大为难医。盖言暑伤于气，正气欲脱，故难治也。

清热化滞汤

枳壳　厚朴　山楂　杏仁　半夏　黄芩　赤茯　桔梗　枇杷叶　麦冬

转筋倍加木瓜。治热霍乱主剂。他如热甚，加川连、吴萸，除楂朴方为合拍，要在辨其有食滞否？

厚朴温中汤

厚朴　枳壳　杏仁　半夏　桔梗　炮姜　甘草　藿香　香薷　陈皮

按：寒霍乱，此方尚欠斟酌。果系三阴经证，宜从治中汤，甚则四逆汤、白通汤，皆可随证选择而用，惟藿薷枳桔应在删除之列。盖邪既入阴，挽之犹恐不及，岂可再事耗散其真气哉？

疟疾

虚人产妇，病后孱怯，俱有寒热似疟，必须辨明，方不误治。似疟脉来虚濡而数，不甚弦急，疟脉弦实，自可辨也。戴氏曰：寒热发作，有期者疟也，无期者非也。此亦辨之甚明，最宜体认。盖少阳乃东方甲木之象，故其脉主弦。不但初病如此，即久疟正虚，脉不鼓指，而弦象亦隐然在内。东垣云：夏伤于暑，秋必痎疟。夫暑为热邪，热则流通，何至伏藏于秋？必其人汗出遇风，或用冷水灌汗，暑邪藏于肌肉，半在于表，半在于里，正当少阳部分，至秋金气下降，暑欲入而阴据之，则激而生寒，暑欲出而阳据之，则激而发热，邪正相争，有残虐之意，故名曰疟。初起头疼身痛，寒多无汗者，宜用人参败毒散，加干葛半夏之类；热多汗出者，宜用芎苏柴陈汤。发散之后，热多寒少，胸膈不宽，脉来弦滑者，痰与食积也。痰食在胃，荣卫从出之原闭塞不舒，所以肌表之中，郁而生热，宜用柴陈化滞汤。若口中作渴者，由少阳而入膀胱之腑，热入膀胱，必伤津液，宜用柴苓汤，导暑从小便而出。然柴苓汤一方，原为小便短少而设，如小便自利，渴欲饮水者，邪传阳明胃经，宜用柴胡芍药汤。仲景云：脉弦数者风发也，以饮食消息止之。谓弦数之脉，热极生风，必侮土而伤其津液，由少阳而入阳明，两经合邪，其热倍炽，当以食物速止其热，不可徒求之于药也。梨汁蔗浆，正食中之生津者，《内经》所谓风淫于内，治以甘寒者是也。若不用此，则热之移于胃者，势必上传于肺，而为单热无寒之瘅疟；或传心包，而为寒多热少之牡疟，可不慎乎？至于发利之后，脉细无力者，宜用二母补中汤。若有痰食未净，宜用六君健脾汤，或资生丸之类。补而

不愈，方可用截。所截之药，当分气血两途，热多脉数者，不受温补，宜用柴胡四物汤，如乌梅、何首乌极验，寒多脉缓者，宜用六君子汤，加人参五钱，此不截之截也。大抵截疟之法，无非收敛气血，在壮盛之体，三五发后疟势少衰，犹可用截，若虚弱之人，气道错乱，虚不归元，截之涩于他歧，屡成腹胀，不可不察也。虽然，疟疾属热者多，而属寒者亦有，不可泥定是热。凡当风露卧，冷水浴澡，阴邪客于荣卫，令人寒多热少，脉来洪弦无力。着眼在无力二字仲景柴胡姜桂汤，真良方也。若胸中作冷畏寒减食，脉沉弦细者，其病在里，宜用香砂理中汤。总而言之。一日一发者易治，间日三日者难瘥，以其正气虚弱，涩而行迟，与邪会之时缓也。其有住一日，连发二日，或一日数发者，正气大虚，散而错乱，多至不起。发于午后，移于午前者，欲愈之兆；发于午前，移于午后者，羁迟难愈。服药宜在未发之前，发时诸经气乱，服之无效，至于饮食，俟其热退身凉一两时许，方可量与。若带热饮食，多成疟母，肥甘厚味，尤宜禁之。调摄要言。

又有疟母者，老痰食积留于胁下，按之有形，多成痎疟，连岁不已，此症脉来弦细无力，甚难别其虚实。大法积形坚大，外无怯弱诸症，脉虽沉细气滞，不能送之外出，宜用柴陈拈痛汤。若困倦喜卧，声音低小，饮食减少者，宜用香砂六君子汤，大补元气，不可误用攻伐伤损胃气，极宜辨别。

瘅疟者，热疟也，单热而无寒也。脉滑有滞者，宜消食，小便短少者，宜分利，弦数口渴者，宜生津，不可概用大寒之剂。辨证确，用药自验。惟大渴引饮，汗多脉来洪大者，不用竹叶石膏汤，断不愈也。此即少阳阳明两经合邪，上传于肺者也。

牡疟者，寒疟也，寒多而热微也。如七分寒，三分热之类，诸书俱言纯寒无热，言之误矣。发前人所未发。此即少阳阳明两经合邪，上传于心者也。邪入心包，都城震动，周身津液

协力内援，重重裹撷胞内之邪，为外所拒，故令寒多热少。表间虽有微冷，膻中全是邪热，内真热而外假寒也。宜用柴陈汤，加杏仁、石菖蒲最妙。

加减败毒散

羌活　独活　柴胡　前胡　干葛　川芎
半夏　枳壳　桔梗　甘草

芎苏柴陈汤

川芎　紫苏　柴胡　黄芩　半夏　甘草
陈皮　白茯

汗出而热不解，邪未散也，故用此方从轻解之。若困倦无神，胸不宽畅，脉细无力，竟用六君健脾汤。

柴陈化滞汤

柴胡　黄芩　半夏　甘草　陈皮　白茯
枳壳　厚朴　山楂　赤芍

二母柴苓汤

知母　贝母　柴胡　黄芩　半夏　甘草
赤茯　泽泻　赤芍

柴胡芍药汤

柴胡　黄芩　花粉　甘草　白芍　麦冬
知母

二母补中汤

知母　贝母　人参　白术　黄芪　甘草
当归　陈皮　升麻　柴胡

资生丸　方见痢门

加味柴物汤

柴胡　黄芩　半夏　甘草　当归　川芎
白芍　熟地　何首乌　知母　麦冬　乌梅三阴

痎疟用此，不截而截。

柴胡姜桂汤

柴胡　黄芩　半夏　甘草　干姜　桂枝
厚朴　山楂　陈皮

柴陈拈痛汤

柴胡　黄芩　半夏　甘草　陈皮　白茯
枳壳　厚朴　玄明粉　香附　鳖甲　归尾
赤芍

香砂六君子汤

人参　白术　白茯　甘草　半夏　陈皮
藿香　香附　砂仁

寒甚者，宜加姜桂。

竹叶石膏汤

麦冬　知母　石膏　人参　粳米　灯心
生姜　竹叶

合小柴胡汤，用之更妙。按：治瘅疟，其效尤捷。

痢疾

《脉诀》云：痢疾脉沉细者生，洪大者死，此言久病也。初起之时，元气未虚，谷气尚强，其脉未有不滑而大者。惟久病之后，元气已虚，谷食又少，故脉宜沉细，不宜洪大也。夫痢疾之起，由于暑食伤脾，不能运化，并于血分，作成痢疾。其色红者，从食中之热化，其色白者，从食中之冷化，不可以赤为热，而白为寒也。治之当分表里，丹溪曰：恶寒发热，身首俱痛，是为在表，在表则当散暑。邪入里，必由皮肉而及筋骨，由筋骨而入肠胃。今寒热身痛，表邪未净也，若但清胃化滞，不及其表，则表间之邪，势必尽从里出，何日可解？柴胡化滞汤，诚表里两解之良剂也。治挟表痢大有捷效，屡试屡验，喻氏逆流挽舟法，即此方加减。古方用人参败毒散，责之太阳，而不责少阳，未免求之太远矣。至于后重窘迫，腹痛急坠，是为在里，在里则当下，宜用朴黄丸下之。然欲用下药，必在两三日之间，元气未虚，脉犹有力，方可用下。若日久痢多，脉来无力，虽有后重，气虚下陷，与初起者不同，不可妄下。至于外无头疼身痛，内无里急后重者，宜用芩芍调中汤。黄芩能敛大肠之气，白芍能敛大肠之血，痢疾便红，非此不愈。然患痢之人，多由饮食不节，旧积未尽，新谷又多，往往然也。若见胸中不宽，芩芍未可骤用，恐其收敛饮食，愈加其痢。通调之后，合当大补元气。但痢家气虚者固有，而阴亏者亦多，下多亡阴，脏腑虚燥，大渴欲饮，脉来细数，宜用芍药健脾汤，但止其渴，其痢自愈。若是阳虚，脉必洪大无力，宜用芩芍补中汤，或用资生丸，补而不愈，方可再行兜涩。不可骤用粟壳等药，恐积滞不尽，而成胀满，病愈甚也。每成休息痢，皆由兜涩早耳！虽然，肾有胃关，未可久痢而胃不损也。凡四君、归脾、十全补中，皆补脾虚，未尝不善。若病在火衰，土位无母，设非桂附大补命门，以复肾中之阳，以救脾家之母，饮食何由而进，门户何由而闭，真元何由而复耶？若畏热不前，仅以参术补土，未见痢之能愈也。此皆治热痢之法，而沉寒者亦有，不可泥定是热。平日元气虚弱，口食生冷凉物，以致胃寒下痢，脉来沉细无力，四肢厥冷，可为辨也，宜用理中化滞汤。不但冷痢如此，即热证变冷者亦往往有之。李东垣云：久痢不止，着眼"久痢"二字。各症不减，或反加重，竟作虚治，用补中汤，加炮姜一升一补，虚回而痢自止，如小腹重坠切痛奔豚，加肉桂、补骨脂诚确论也。痢家虽不禁食，只宜清淡柔烂，少吃为妥，生冷面食俱不相宜，厚味尤当禁之。至于五色兼下者，如鱼脑髓者，或下烟尘屋漏水者，大孔如竹筒，唇似朱涂者，皆难治之症也。

又有热毒痢者，水谷倾囊而出，一昼夜间八九十行，此则肠胃为热毒所挠，宜从里治。里急后重者，宜用大黄、黄连、甘草大剂下之。若无里急后重，宜用芩芍调中汤，加黄连、肉桂。盖暑邪据于肠胃，凉药入口，隔拒而不纳，少加肉桂，引凉药直达热所，有如向导之兵，人所不知者也。若脉来沉细无力，八九十行者，又为气虚下陷，非前法所可治也。

下痢噤口者，胃中湿热之毒，熏蒸清道而上，以致胃口闭塞，不欲饮食，古方仓廪汤，散其内中热毒，非散表也。后以仓连人参汤，频频与之。服之不应者，多主于死。初起胸中不宽，不欲饮食者，胃中有痰有食，非噤口也。

又有血痢者，纯红散血，不与粪杂，故为血痢。若有血又有粪者，谓之便血，非血痢也。此因饮食伤脾，中州郁结，不能摄血，所以血从大孔而下，亦用芩芍调中汤。若脉来细数，胸中如故者，宜用柴胡四物汤，加地榆、乌梅之类，勿以血痢为拘耳。

丹溪云：先水泻而后便脓血者，脾传肾也，为贼邪治之难瘥；先脓血而后水泻者，肾传脾也，为微邪治之易瘥。论虽如此，又当看其轻重，先泻后痢，固为难治，若下痢不甚，岂难治乎？先痢后泻，固为易治，若泻多不止，岂易瘥乎？

世有痢兼疟者，当以治痢为主，不必治疟。若疟后变痢发泄已尽，必无暑热之毒，宜以资生丸调理。其有恣意饮食，酿成痢疾者，又不拘于此例也。

柴胡化滞汤

柴胡　黄芩　甘草　丹参　当归　枳壳
厚朴　山楂　木香　槟榔

柴芩甘草，用之以治暑也。枳朴山楂，用之以消食也。河间曰：行血则便脓自愈，故用丹参、当归，调气则后重自除，故用木香、槟榔。此方不但初病宜用，即久痢身热者，亦宜用之。《金匮》云：下痢脉反弦，身热汗出者自愈。夫久痢之脉，深入阴分，沉细微弱矣，忽然而转弦脉，全是少阳生发之气，用此逆流挽舟，邪从外散，宁不愈乎。若脉沉细滑，表里无热者，脾气郁结，加藿香一钱，更有殊功。

朴黄丸

大黄四两酒煮　厚朴二两，姜汁炒

芩芍调中汤

枳壳　厚朴　山楂　黄芩　白芍　丹参桔梗　槟榔　泽泻

热盛加酒炒黄连。

芍药健脾汤

山药　扁豆　石斛　葳蕤　沙参　白芍陈皮　白茯　山楂　神曲　花粉

连芍补中汤

人参　白术　甘草　黄芪　陈皮　升麻柴胡　白芍　黄连

久痢宜忌当归，以其润下故也，去升柴加阿胶、地榆尤妙。

资生丸

人参三两　白术二两　甘草一两　白茯两半山楂二两　神曲二两　麦芽两半　陈皮两半　桔梗五钱　山药两半　扁豆三两　苡仁三两　藿香五钱　芡实两半　泽泻五钱　黄连三钱五分　白蔻三钱五分

蜜丸弹子大。

理中化滞汤

人参　白术　炮姜　甘草　砂仁　厚朴藿香　陈皮

寒甚加肉桂。

仓廪汤

人参　白茯　甘草　羌活　独活　柴胡

前胡　川芎　枳壳　桔梗　陈仓米　石莲肉

本方不用人参，服之无效。脉沉者，宜加藿香。

仓连人参汤

黄连七钱　陈仓米三钱　人参五钱

脉洪实者，去人参名仓连煎。

外治法：

用大田螺一枚，捣烂如泥，入射一厘，纳入脐中，引热下行，胃即开矣。此法曾经试之效捷。

香连丸

木香一两　黄连二两

泄泻

泄泻者。胃与大肠之病也。此因饮食不调，脾胃不能运化，小水并于大肠，故令作泻。脉来沉滑，腹中作痛，宜用胃苓汤加减，以其积滞在胃，气不宣通，稀粪旁流故也。若久泻不止，脉沉细缓，按之无力者，是为脾虚，宜用健脾丸、参苓白术散之类，甚则用八味地黄丸，补命门火以生脾土，此不易之法也。但泄泻之病，虚寒者固有，而虚热者亦多，如下多亡阴，津液不足，脉来细数无力，甘温毫不可投，宜用脾肾双补汤。此外又有数症，条分缕析，治之方不误耳。

积泻者，腹痛而泻，泻后痛减，泻去稍宽。偶然而起者，谓之食泻，法当消食分利。若不时举发，定因脾土虚弱，不能运化，以致食停作泻。初起必先消食，方可用补用温。世人概言脾泻，骤用温补者非也。大约脉实有力，宜用胃苓汤。脉细无力，宜用半消半补。脉之有力为实，无力为虚。

痰泻者，或多或少，或泻或不泻。中焦有痰，饮食入胃，里结不化，所以作泻。脉滑有热者，宜用枳朴柴陈汤，脉来弦细无力，宜用香砂六君子汤。

火泻者，腹中痛一阵，泻一阵，后去如汤，后重如滞。此因湿在肠胃之中，火在肠胃之外，宜用清热柴苓汤。甚则完谷不化者。火性急速，不及传化故也。

冷泻者，鼻吸风寒之气，口食生冷之物，皆能作泻，此暴病也，宜用香砂理中汤。若久泻之后，脉细皮寒，病涉大虚，宜于前方更加桂附。若加之以不食，危笃难医。至于完谷不化，初起犹为胃寒，治之可愈，久则胃气已绝，断主于死。

湿泻者，腹中不痛，所泻皆水。辨证精详。或遍身发肿，身热脉数者，病属于阳。分别阴阳不紊。初起宜用分消饮，久以柴苓汤主之。若肢冷脉细，元气大虚，宜用消肿健脾汤，即金匮肾气丸，亦宜服也。

又有肺燥作泻者，人所不知。秋伤于燥，内热咳嗽，肺中之火无处可宣，传于大肠，故令作泻，宜用清金润燥汤，润肺兼润其肠，则泄泻自止。若误认脾虚，而用温补，非徒无益，又害其肺也。治者详之。

又有脱泻者，水谷皆下，日有百次，不但糟粕泻尽，并肠中所蓄之黄水，俱已竭尽而无余，所以平人时泄黄水，即是脾坏之候，皆主于死，不易治也。

加减胃苓汤

苍术　厚朴　陈皮　甘草　赤茯　猪苓
泽泻　山楂　桔梗

平胃而用苍术，取其雄壮上行，发越脾气，脾气一行，则郁结自开。若单用沉降之药，胃反不能开也。但脉来沉缓者可用，滑数者勿与，以甚燥能助火故也。至于猪苓虽能渗湿，脾湿不甚者，服之必伤肾水，不可轻用。若两肋作胀，因于气郁者，宜加香附、青皮之类。

健脾丸

人参二两　白术三两　白茯二两　甘草一两

山药二两　扁豆三两　芡实三两　莲肉二两　泽
泻一两　陈皮一两　山楂三两

参苓白术散

人参　白术　白茯　甘草　山药　扁豆
苡仁　桔梗　砂仁　莲肉

脾肾双补汤

人参　山药　扁豆　车前子　白茯　白芍
葳蕤　菟丝子　杜仲　山萸　白蔻　石斛

枳朴柴陈汤

柴胡　黄芩　半夏　甘草　陈皮　白茯
枳壳　厚朴　赤芍

香砂六君子汤

人参　白术　白茯　甘草　陈皮　半夏
砂仁　藿香　香附

清热柴苓汤

柴胡　黄芩　半夏　甘草　赤茯　猪苓
泽泻　山栀　赤芍

香砂理中汤

人参　白术　炮姜　甘草　香附　砂仁
藿香
滞多加厚朴。

分消饮

羌活　白芷　柴胡　川芎　枳壳　山楂
陈皮　猪苓　泽泻
热盛加山栀、黄芩。

消肿健脾汤

人参　白术　白茯　甘草　车前子　泽泻
厚朴　苡仁　炮姜　附子　陈皮　山药
凡久泻脾虚，以及发肿，俱宜用此。

清金润燥汤

沙参　葳蕤　苡仁　山药　石斛　黄芩
白芍　桔梗　甘草　地骨皮　陈皮　芡实

八仙糕 痢后调理脾胃良方

白术四两　白茯四两　山药八两　扁豆八两
芡实八两　莲肉八两　苡仁四两　老米粉二斤
白糖二斤

四神丸

肉果二两，煨熟去油　补骨脂四两　五味一两
吴茱黄水浸炒，一两　姜煮红枣为丸。补命火
益脾肾要剂。

疝气

夫疝者痛也。重坠如山，故名曰疝，皆厥
阴肝经之病，与肾经绝无干涉。自《素问》而
下，皆以为寒，东垣、丹溪以为先有湿热，又
被风寒外束，所以作痛。然疝有多端，不可以
湿热尽也。即以湿热言之，初起睾丸肿大，恶
寒发热，脉来弦数，不时举发者，奔走劳碌，
饮食郁结，水谷之气，陷于至阴，即为湿热，
非水谷之外，又有湿热也。诸书泛言湿热，而
水谷之气，毫未言及，所以治之不应。予从
《金匮》论中，见其言疝言脚气，以及腿缝生
核，胕肿不消，皆言水谷之气下注，则疝气之
由食积明矣。其寒热脉数，全是劳倦伤脾，气
道错乱，失其运行常度，郁生寒热诸症，岂尽
感于风寒乎。予用柴葛二妙汤，散其劳倦之火，
继以柴胡化滞汤，消其食积，不但目前立愈，
并疝气之根永除不复作矣。此古人隐而不发之
义，经予一言道破，治疝之法，了无疑义也。
又有微寒微热，脉虽洪弦，按之无力者，气虚
下陷，与前症迥不相同，宜用橘楝补中汤，其
肿自消。以上二证，卵皮虽肿，其色如故，若
红肿大痛者，谓之囊痛，热多湿少，血热下注，

日久血化为脓，最难调治。初用清肝渗湿汤，
七八日后，肿而不溃者，宜用滋阴内托散。已
溃之后，全要睾丸悬挂，毒从外散，可保无虞，
若囊皮脱落，连及睾丸，法在不治，此皆疝家
常见之症，而亦有不恒见者。条分于左，以备
采用。

七疝症治

寒疝者，囊冷如冰，坚硬如石，阴茎不举，
或控睾丸而痛，此因坐卧石地寒月涉水，外感
寒湿而然。脉沉细缓者，宜用补中汤，加桂枝
细辛之类，若脉来滑大有力，标寒束其本热也，
亦用柴葛二妙汤。若原有疝气反缩入内，聚于
小腹，疼痛异常者，阴寒夹食，积聚不通，宜
用蟠葱散。

水疝者，皮色光亮，状如水晶。脉来弦数
者，病为阳水，宜用龙胆泻肝汤，恐其肿痛不
消，必致作脓。脉沉细缓者，又为阴水，宜用
五苓散。

筋疝者，阴茎肿胀，挺纵不收，或有白物
如精，随溺而下。得之春方，邪淫所使，龙胆
泻肝汤、清肝渗湿汤，俱可量用。日久病深，
宜用滋阴地黄丸。

血疝者，状如黄瓜，居阴毛之上，俗名便
痈者是也。若在腿缝之上，左为鱼口，右为便
毒，非血疝也。治之之法，亦照囊痈调理。

气疝者，不痛不痒，但觉肿坠，此因气怒
郁于下焦，宜用柴胡平肝汤。日久气虚，亦用
橘楝补中汤。其在小儿名为偏坠，得之父精怯
弱，强力入房，因而有子，胎中病也，亦用橘
练补中汤。

狐疝者，昼则肿坠，夜则入腹，按之有声，
如狐之昼出而夜归也，故名狐疝。治之难愈，
橘楝补中汤、八味地黄丸，审而用之。

癞疝者，阴囊胀大如升如斗，俗名沙㿗是
也。每见身死之后，疝气全消，可见阴囊之大，
全是气虚下陷。苟于未大之前，常服橘楝补中
丸，亦可免其渐长。不可误认水肿，妄用针刺。
景岳以疝病属气不疏，治宜舒气为主，是创言

也。若遇七疝，皆属气凝，治以舒气，则凝者散，而疝自愈矣。

柴葛二妙汤

柴胡　黄芩　半夏　甘草　干葛　赤芍
苍术　黄柏　枳壳　厚朴　川芎　香附

橘楝补中汤

人参　黄芪　白术　甘草　当归　陈皮
升麻　柴胡　橘核　川楝子　白芍　小茴香

此方虽能升提下陷，气虚甚者，无参则不效。

清肝渗湿汤

当归　川芎　白芍　熟地　柴胡　黄芩
山栀　龙胆草　花粉　甘草　泽泻　木通

热盛加黄连。治疝气偏坠，肿不可忍。附方：
槐子一钱，炒黑色为末，入盐三分，空心黄酒调服。
黄酒调服。

滋阴内托散

当归　川芎　白芍　熟地　黄芪　泽泻
皂角刺　穿山甲

又方杏仁去皮尖　茴香各一两　葱白焙干五钱
共为末，每服五钱，黄酒调服，嚼核桃肉咽下。

蟠葱散 散寒利气之主方

苍术　三棱　砂仁　丁香　肉桂　炮姜
玄胡　白茯　甘草　葱白

八角茴香丸

山楂　枳实　大茴　吴萸　荔枝核

龙胆泻肝汤

龙胆草　连翘　生地　黄芩　黄连　山栀
归尾　甘草　泽泻　车前子　木通　大黄

柴胡平肝汤

柴胡　黄芩　半夏　甘草　白芍　川芎
香附

脚气

脚气者，腿足肿痛也。腿足之下，乃肝脾肾三阴所主。三阴之脉，起于足之中指，若当风洗足，或汗出风吹，风邪客之，上动于气，故名脚气。初起不觉，因他病乃成，即如腿足红肿，恶寒发热，脉浮弦数者。素有风湿，又遇奔走劳役，饮食郁结，水谷之气，陷于至阴，故成此证。宜用柴葛二妙汤，散去表邪，再用宽中化滞之剂，自无不痊。大便不通者，法当下之。至于白肿不红者，其候有寒湿、风湿、湿痰之分，寒湿脉沉细缓，多因坐卧湿地，寒月涉水。湿邪在表，未郁为热，宜用补中汤加桂枝、独活之类，日久寒郁为热，不可以寒湿论也。风湿脉浮弦细，微微带数，风伤气分，未入于荣，所以白而不红，治以发散为主，不宜大凉，当用疏风胜湿汤。若夫脉来弦数，白肿不红者，此属湿痰，宜用柴陈四妙之类，不可以湿治也。

又有干脚气者，不肿不红，但骨内酸痛，其候有轻重之殊。轻者痛而不甚，脉浮弦细，微微带数，亦用疏风胜湿汤；重者恶寒发热，脉浮弦急，痛而难忍。亦因水谷之气下陷，宜用柴葛二妙汤，余邪不解，可用除湿养荣之剂。外有脚丫出水，虽由湿热所使，亦必有风，当以养血除湿为主，少佐以防风、独活，方为尽致。至若足跟作痛，多属阴虚，用六味丸，加苡仁、木瓜、杜仲、五加皮之类，斯得之矣。

柴葛二妙汤

柴胡　黄芩　半夏　甘草　赤芍　干葛
苍术　黄柏　厚朴　山楂　木瓜　槟榔

此即疝气门去川芎、香附，加木瓜、槟榔

是也。

疏风胜湿汤

紫苏　干葛　柴胡　川芎　陈皮　半夏
前胡　苡仁　木瓜　续断　枳壳　香附　黄芩

柴陈四妙汤

柴胡　黄芩　半夏　甘草　陈皮　白茯
苍术　黄柏　防风　金银花　贝母　花粉
山栀

除湿养荣汤

当归　川芎　白芍　熟地　黄芩　知母
木瓜　苡仁　续断　五加皮　牛膝　杜仲　车
前子　独活　防风　秦艽

痿证

痿者，足痛不能行也。凡人壮岁之时，气血未衰，或年及五旬，形体不甚瘦弱者，多因湿热伤脾，不能束骨，未可即以痿论也。盖热伤其血，则大筋为之软短，热伤其筋，则小筋为之弛长，所以机关不利，宜用滋筋养荣汤。脉沉细缓者，宜用独活寄生汤。至于年过五十，形体怯弱者，此属痿证无疑。《内经》曰：肺热叶焦，五脏因而受之，发为痿躄。又谓治痿必主阳明，盖言阳明胃土，为诸筋之宗，肾水不足，不能上制心火，火来刑金，无以平木，肝邪得以克贼脾土，而痿证作矣。治当补肾水之虚，泻心火之亢，使肺金清而肝木有制，脾自不伤。大凡初起身热，脉来洪数，腿痛甚而难忍者，心火流于下焦。《内经》所谓阳精所降，其人夭者是也。宜用六味地黄汤，加犀角、牛膝、木瓜、麦冬之类。若脉来细数，痛而不甚者，宜用加味地黄汤。肥甘厚味，辛热烟酒，概不可尝，恐助肺家之火，痛愈甚也。然痿证固属肺热，若阳明气虚，宗筋失养，亦令足痿，宜用加味八物汤。至于先天命门火衰，又宜大造地黄丸之类，不可拘于一法也。

滋筋养荣汤

当归　川芎　白芍　熟地　续断　杜仲
牛膝　木瓜　苡仁　车前　五加皮　麦冬　石
斛　独活　秦皮

独活寄生汤

独活　细辛　当归　防风　杜仲　桑寄生
川芎　熟地　桂枝　甘草　秦艽　牛膝　白茯
人参

加味八物汤

人参　白术　白茯　甘草　当归　川芎
白芍　熟地　阿胶　续断　天冬　杜仲　山萸
枸杞　五味　黄芪

内　科　类

（凡十二种）

增订伤暑全书

（明）张凤逵　原著
（清）叶子雨　增订

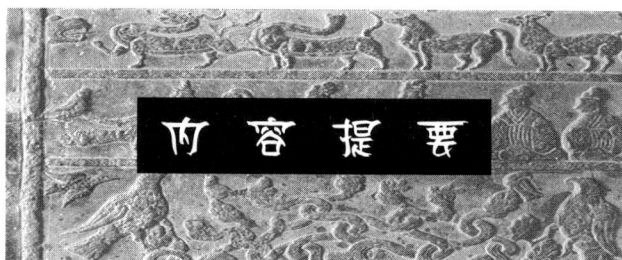

内 容 提 要

　　本书计二卷，为明·张凤逵先生原著。版已久佚，经清叶子雨先生由旧书肆中购得增订。自《内经素问》以至宋元明诸家之论暑者，无不采辑精华，聚于一书。凡一证之论治，一方之收采，张氏已列发明之语，叶氏又增订正之条。明病因焉，由春夏秋冬温暑寒凉，以至天时地气。辨病证焉，由寒暑证状各异，以至暑厥、暑风、暑疡、暑瘵、绞肠痧及寒疫时疫。审诊断焉，由脉理而及于五运六气。设治法焉，由主方而及于备用方。附以痢疟类证，殿以名医品汇。有此一集，无事他求，允称全书矣。至世之患感证与治感证者，但知伤寒伤暑之名，而不知伤寒其名，伤暑其实者多，尤非读此书不能明焉。惟原稿由三三医社辑刊于国医百家后，为时不多，书即售罄。四方函催再版者甚夥，故重加校勘，辑入本集。

校刊叶氏增订伤暑全书序

《素问》有热病者，皆伤寒之类。及凡病伤寒者，先夏至日为病温，后夏至日为病暑之言。后人妄解经旨，多以热病即是伤寒，温病暑病，亦即伤寒之所伏，但因发时不同，而名各别也。惟《难经》曰：伤寒有五，有中风，有伤寒，有湿温，有热病，有温病。已明示伤寒，为一般感证之总称。故世俗有湿温伤寒，暑湿伤寒，热证伤寒等之名目。盖此"伤寒"二字，无异一病字之代名词，犹之曰湿温病、暑湿病、热证病是也。夫辨名不清，设治亦混，竟有以治伤寒之麻黄汤方，施于温暑诸病者，草菅人命，言之痛心。考张氏仲景《伤寒论》，本亦温暑并及之书，不过亦以伤寒名各感证耳，反之且有疑张氏为伤寒专家，张氏书专治伤寒，凡温暑证，未可以张氏方治也。吴氏又可著《温疫论》，以比似《伤寒论》，叶氏天士著《温热论》，亦比似《伤寒论》，至吴氏鞠通，于叶氏书脱胎，而著《温病条辨》，凡例第一条曰：一是书仿仲景《伤寒论》作法，其亦以《温病条辨》为《伤寒论》对待之文章也。盖不知《伤寒论》，原亦包括温病，如太阳病，发热而渴，不恶寒者，曰温病等言。是吾谓诸氏，实推广《伤寒论》一部分之言，《温疫论》焉，《温热论》焉，皆属于《伤寒论》统系的病理学及治疗法，非与《伤寒论》并行的病理学及治疗法也。至《温病条辨》，既非《伤寒论》并行的书，尤非《伤寒论》统系的书，实为《温热论》之注解书也，则与《伤寒论》有前条辨后条辨同，虽然，病变无穷，病理至微。吾侪学者，认《伤寒论》为六气感论之纲要，能于六气各有专书，条分缕晰，如诸氏之论温热一气者，未始非后学之导师，先贤之功臣也。不佞于二十年来，读书临证，凡见夫患温病者固多，患暑病者尤多，独怪后学不知暑为六气之一证，先贤亦无暑之专书以相示，吴氏鞠通且谓暑亦温之类，是犹古之温为寒之类，同一混称。夫伤寒与病温，果相径庭，而病温与病暑，岂无差池。顾暑以"日者"二字，合之而成，明是夏月烈日之气而为病。故《内经》曰：后夏至日为病暑，以病之在夏至后得者，多属于暑。《伤寒论》特立中暍之篇，日本医称之曰"日射病"。古今新旧，无不以暑属专病，当火伞高撑，酷日临空之际，或天时以阵雨相霖，或人事以冷水相泼，则地面上骤起令人不耐触鼻之气，是气焉即暑气也。较之日本医，以为日光所照射以成病者为尤甚，盖日光所照射而成之病为冒暑，卫生家犹可避之；地气所蒸腾而受之病为中暑，卫生家不易避之。张氏洁古老人，谓避暑纳凉，于深堂大厦，大扇风车得之者，属静而得之之阴暑证，足征暑邪防避之难也。业医者，苟于一年间诊治之证，按日记之。自必以暑证居多数，故专治感证之医生。夏秋之间，其门如市，一过其时，遂无问津者。此尤足征六气感证中，最多者为暑病，是以暑温、暑湿、暑毒、中暑、冒暑、伏暑等之病名，几乎家喻户晓。奈何论暑专书，惟张氏凤逵《伤暑全书》已。且张氏原刻，在明天启年，相距不过数百年，其书已湮没不可觅。读医书者，于《伤寒论》后，但知有《温热论》，一若伤寒病外，只有温热病，口头日日念暑温、暑湿、暑毒、中暑、冒暑、伏暑等病名，心上习焉不深求论治暑温、暑湿、暑毒、中暑、冒暑、伏暑之书。呜呼，暑病之重关人生既如彼，暑书之轻于人世又如此，不佞常引为医界一憾事也。今秋扬州叶君仲经，自南京邮寄，尊甫子雨先生遗著若干种。间有《增订伤暑全书》未刊稿二卷，不禁喜出望外。开卷读之，则张氏原书，于暑之为证，固属兼收并蓄，已不愧为全书。经叶氏增订，于暑之为证，尤见发凡纠止，更足称为全书。叶氏原序有曰：《素问》六气之理，惟张长沙能造其微。又曰：《增订伤暑全书》，冀始学者有以见暑证之要焉。又曰：张氏其《素问》之功臣乎，数语，见先辈著书之本旨，无不以羽翼先贤，启导后学为心，不佞所主张，以《伤寒论》为六气病之纲要，《温热论》为推广《伤寒论》六气中一气之书，今是书亦可谓为推广《伤寒论》六气中一气之书，张氏其亦为《伤寒论》之功臣乎。学者能本叶氏增订之心，有以见暑证之要著，当必知是书与《温热论》诸书并重焉，今有刊行国医百家之举，爰亟亟以是稿付诸手民，俾广流传。吾知《温热论》出，而温病与伤寒鉴别明，是书出而温病与暑病鉴别亦明矣。从此医者多一方法，病者少一夭札，然则叶氏保存与增订是书之功，微特羽翼先贤，启导后学已哉。

民国六年冬月绍兴吉生裘庆元谨序

增订伤暑全书序

　　医家以《素问》有风寒、暑湿、燥火之病，合于天之六气，其变化若不可测然。然则《素问》，盖医之圣经也。圣经之义犹天也。天可几及乎？阶而升也。故涉山必历层磴，登屋必藉高梯，欲明《素问》之旨，必赖后人之解说。解说之书也，非从省诵读、率尔操觚之可至发明奥赜者也。余常以《素问》六气之理，惟张长沙能造其微，他如金元诸家，亦时有著述，而暑之专论，代鲜及之。学者无可矩式，岂卒病论阙佚而失之耶？抑以暑病盖寡而遗而弗取耶，次复怪今之医士，畏难而乐易，避深而就浅，日习《温病条辨》《温热经纬》诸书，询以《素问》，则茫然不知所对，此所谓逐末而舍本矣，盖患无阶径之可由也。六气者同源而异流，是以经言寒暑亦入寒火之要，长沙、河间既述于前矣，庸得于暑而无其阶乎。心恒歉然，欲有作而未逮也。去岁于书肆，获睹张凤逵先生《伤暑全书》，亟购归案头，日加索玩而叹曰：张氏其《素问》之功臣乎。暑证之阶，舍此奚复他求乎。然亦时有未尽，愚城谫陋，敢取诸家精当之言，附益于后，犹惧学者之难跻也。又自伸鄙意以释之，凡正其讹谬，补其脱略，仍厘为二卷，目之曰《增订伤暑全书》。冀始学者，有以见暑证之要焉，俾由鄙意，可以识张氏之意，即张氏之意，可以明《素问》之旨，而六气之书，殆无缺憾矣。庶留心医道之士，有可以几于岐黄未显之微言。旧有林北海增刊，无所得失，似属赘疣，尽删之。

时著雍阉茂杪秋石林医隐叶霖书于鹣寄轩中

伤暑全书原序

夫医九流一技也。而回夭札，与安乐跻寿域，而补之造物不逮，厥功博已。顾五行在手，则夭可延，阴阳未分，则延者促。已审之在跬步，而适之则燕越，可畏哉。寒暑均天地之厉气，伤寒、伤暑二病，均厉气之能生杀人者。《素问》因寒因暑之说，昭昭为万世的，顾伤寒书创自张长沙，详于朱南阳，而反复精析于陶节庵，其全书若眉列然，学者类能据籍按方而施治，故往往取效。若伤暑一证，医书止勒小款中，世皆忽之。一遇是证，率目为伤寒，以发散等剂投之，间加衣被取汗，甚灸以致伤生者，累累不悟，可不悲欤。予诸生时，万历戊子夏患兹证，势极气索，瞀然自愦，庸医以为脾胃内伤，或以为劳役中折，几不自持，徽医汪韫石适在旁，蹙然曰：心烦面垢，此暑证也。何多指，闻之皆骇其名，予于瞀中微解，依之服益元散，二剂而苏，仍调以加味香薷饮，数剂而愈。遂著《伤寒伤暑辩》一篇，刊于暑月印布，兼施药饵，其捷效若谷响。乃发愿搜罗群书，著为全帙以济世，惧阅历示久，不中窾，期五十以后，方就笔研。戊申自计部以目眚请告，杜门静摄，得毕志于性命黄老诸家，昕夕矻矻无逸暑，暇即焚香兀坐，间入圜内视，百日不他及。目愈后，至天启壬戌，感仙师教就笔研，挟古诸名家，参考编集而成帙，拮据十余载，约二万余千言，分为上下两卷，议论皆常语，不敢钩深，以便医家览解，方多遵古无他奇，宜证则灵。菽粟岂珍错，而食其时，百骸埋宜也，要在于燕越歧路处着力耳。平高贵，除妒忌，澄心察理，审证投咀，医之上计乎。宁独医人一心耳，虚与实相反，拗与圆相仇，古今成败之大关也。秉国成者，与谋国计者，身系社稷安危，操万姓命脉，虚心圆智，盖可忽乎哉，予因医而广其说。

天启三年岁次癸亥孟夏朔旦赐进士出身奉政大夫户部陕西司郎中颍郡张鹤腾撰

伤暑全书目录次第说

病生有原，治法顺其原，故辨冬春夏秋，寒温暑凉证。冠其首焉。暑阳气也，寒阴气也。气之运有迟速，有顺逆，有次舍，故次天时天运于上，地载于下，南北异疆，寒燠殊气，令不能督之使齐，故地气次焉，天地交而阴阳有序，盭则寒暑病作，证候各异，故剖其异若黑白，其独详于暑者。明专科也，忽者使之惊闻，盲者使其昭昭，踌蹰顾望而不敢决者。使其奋袂而投咀，令膏肓不能匿，药饵可施，生心庶有托矣。若暑厥暑风绞肠沙，诸名家俱载因之耳，时疫详朱南阳，寒疫独创于李东垣，第宗而演之。至于暑疡暑瘰，常有此证，从无此名，不识其证，安识其药，予特摹证而立名。庶可据而施治焉，辨疑决证，因证施药，五脏不能告人，而脉告之。脉不能接人，而指接之。是脉乃天真委和之气，非图可状，非言可传，在人手指心会而已。乃天时有定期，地气有方隅，求其宛转变易，与脉相符者。惟运气为最微焉，夫五运有旋转之机，六气有迟早之妙，天以示始终之因于地，地以示始终之因于物，然则五脏六腑，与物之旺落，感应以此而已，斡旋而调适之。权在乎药饵，若列馔然，惟其所投，投酿然若嗜，神喜而病畏之。不投则恚然若仇，病喜而神恶之。是在取者，药方列下，古人立方，良有深意，其议见良，有慧识卓越，不可磨灭者固多，中亦有泥古任臆，不可为训者。予采各名家论暑原文，后各附愚见品评，以俟览者取裁焉。然无征不信，有考斯传《医学纲目》所载，古今名医类案，非后学之鉴衡乎。彼俟百世而不惑，吾先考正而不谬，庶几哉与古作者默契乎。至若治于未病，防其外邪，顺时颐养，保命度生，是在智者之自调谓何耳。

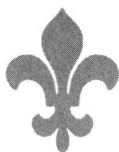

目 录

增订伤暑全书卷上

明颖郡张鹤腾凤逵原本　　绍兴裘吉生校刊
清扬州叶　霖子雨增订　诸暨刘淡如句读

辨春夏秋冬温暑凉寒四证病原

生气通天论曰：夫自古通天者，生之本，本于阴阳天地之间，六合之内，其气九州九窍。五脏十二节，皆通乎天气，其生五，其气三，数犯此者，则邪气伤人，此寿命之本也。由此论之，人身元气，与天相通，颐养有道，病何从生，然则病生有因，其发有原乎，从其原而治之则易疗。阴阳应象大论曰：天有四时五行，以生长收藏，以生寒暑燥湿风，人有五脏化五气，以生喜怒悲忧恐，又曰因于露风，乃生寒热，是以春伤于风，邪气留连，乃为洞泄，夏伤于暑，秋为痎疟，秋伤于湿，上逆而咳，发为痿厥，冬伤于寒，春必病温，四时之气，更伤五脏，此四时四气之病原也。黄帝明以春温，根于冬寒，其间气候相近，症恙相同，犹可言者。原未兼及暑也。至汉张长沙仲景著《伤寒》书，遂演《内经》之说曰：其伤于四时之气，皆能为病，以伤为毒者，以其最成杀厉之气。中而即病者，名曰伤寒，不即病者，寒毒脏于肌肤，至春变为温病，至夏变为暑病。暑病者，热极重于温也。自此论出，而后之业岐黄术者皆宗之。果尔是专主一寒气，三病分久近，皆寒为根，故后世医家，有四时伤寒之说，甚至通以麻黄桂枝汤，兼治温热证，误人良多。陶节庵诸名家，亦剖三病若列眉，而根始于寒，不免沿而未能脱，又何怪乎碌碌者？愚谓道以一恙生天地，以二气生五行五气，各司其用，而水火为最要。水火能生物，亦能杀物，若仲景之说，是水专擅其权，而火为虚而无用矣。愚为冬之寒病，专属寒威，此固然不易者。至春时阳气渐舒，孔窍开张，服御单夹，乃天气变幻，倏暖倏寒，又多荡风，人感寒直入脏腑，故为温病犹可，名曰春寒，已与冬寒不相蒙矣。况夏至后，炎火时流，蒸郁灿人，得病似伤寒者，皆是暑火所感而成，与冬之寒气，毫不相涉，而亦以为冬寒之积久所发者误矣。即生气通天论曰：是故阳因而上，外卫者也。因于寒，欲如运枢，起居如惊，神气乃浮，因于暑汗，烦则喘喝，静则多言，体若燔炭，汗出而散，是寒暑分因，水火别证，明列断案，万世医学之祖也。又何惑乎？然《内经》之温，根于寒者何故？案《山海经》，桂名招摇，叶长二尺，桑名帝女，大围五十尺，桂竹叶大二尺余，高数丈，其草树奇怪类若此。据经想太古时，洪水横流，怀山襄陵，草木闭塞，天地蒙昧，阴霭拂郁，阳明未舒，以故寒气盛行，元和令少，即当大夏，亦无烁金之串，后世文明渐开，五行分布，水火之气，各司其权。若斯争烈者，即今春值淫雨，余寒为厉，甚者如隆冬，挟纩不能去。试观晋中暑证寥寥，绝无痎疟，皆阴胜之左券也，何况古洪荒世乎？此《内经》温根于寒，所由发也。何仲景遂申演其说，并暑而一类乎？是蛇足也。且古人茹毛衣草，简缘淡薄，无助火之具，后世炙爆之味适口，酿郁之酒充腹，嗜欲灼精，尘劳食气，皆足以嘘焰而煽炽，宜暑火之乘类而善入也。谓古之寒病多，而暑病少，今之寒暑并重，而暑为尤剧则可。愚故特列论曰：伤寒者。感于冬之严寒，温病者，感于春之轻寒，若暑病，则专感于夏之炎热。若冰炭霄泉之不相及，一水一火，各操其令，治法一热剂一凉剂，各中其窍，而概以为寒因，不几于执一遗二哉。予俯仰踌躇，万不得已，敢于翻千古之案，以开百世之觉，破迷而拔苦，遂自甘于僭窃云耳。

霖按：《素问》生气通天论，言春伤于风，邪气留连，乃为洞泄，夏伤于暑，秋为痎疟，秋伤于湿，上逆而咳，发为痿厥，冬伤于寒，春必病温，此四时伏气之机，阴阳互根之理也。春伤于风者阳邪也。留连日久，乃下为洞泄之阴病，秋伤于湿之阴邪，乃为上逆而咳之阳病，夏伤于暑热之阳邪，至秋发为痎疟之阴病，冬伤于寒之阴邪，至春必发为温热之阳病，是阴阳上下之相乘也。此六淫之邪伤人，由人身之阴阳不固，故金匮真言论曰：夫精者身之本也。故藏于精者，春不病温，夏暑汗不出者，秋成风疟。足征人身之气血，皆生于精，冬宜闭藏，则阴气固密，若纵欲精耗，则阴虚，阴虚则阳邪易犯，故多病温，夏宜疏泄，逆之而汗不出，汗不出则暑邪内伏，遇秋风凄切，寒热相战，则为疟病，阴阳启闭，时气宜然，举冬夏言其春秋伏气，自可类推，而阴阳应象论又重复言四时伏气者，盖六淫之邪，亦由七情不慎，五脏化五气，为内贼以伤之。此《内经》反复阐明，伏邪之义也。

又按《素问》热论曰：今夫热病者，皆伤寒之类也。越人五十八难曰：伤寒有五，有中风、有伤寒、有湿温、有热病、有温病。其名各不同，是伤寒为古医经之通称可证。仲景太阳篇，首揭发热汗出，恶风脉缓者，名中风，恶寒发热，体痛呕逆，脉阴阳俱紧者，名伤寒。发热而渴，不恶寒者为温病。发汗已身灼热，脉阴阳俱浮者，为风温。辨论寒温形证，朗若列眉。治喝三法，尤有深义。奈书经兵火散佚，虽高平王叔和编次，仅存伤寒治法，而温暑亡失益多，不得拉杂叔和序例中语，妄议仲景寒温

莫辨也。《内经》温根于寒，谓严寒遏热，乃习坎之义，亦不须远引洪荒，曲为解说。温病固非春日之轻寒，暑病亦非专感夏日之炎热，欲明温暑伏气之义，当细参《内经》，庶不为群言所惑。

天时

真源曰：天地之间，亲乎上者为阳，自下而上，四万二千里，乃曰阳位，亲乎下者为阴，自上而下，四万二千里，乃曰阴位。既有形名，难逃度数。且一岁者，四时入节，二十四气，七十二候，三百六十日，四千三百二十辰，十二辰为一日，五日为一候，三候为一气，三气为一节，二节为一时，四时为一岁，一岁以冬至节为始，是时也。地中阳升，凡一气十五日，上升七千里，三气为一节，一节四十五日，阳升共二万一千里，二节为一时，一时九十日，阳升共四万二千里，正到天地之中，而阳合阴位，是时阴中阳半，其气为温。而时当春分之节也，过此阳升而入阳位，方曰得气而升，亦如前四十五日立夏。立夏之后，四十五日夏至。夏至之节，阳升通前计八万四千里以到天乃阳中有阳，其气热，积阳生阴，一阴生于二阳之中。自夏至一节为始，是时天中阴降。凡一气十五日，下降七千里，三气为一节一节四十五日，阴降共二万一千里，二节为一时，一时九十日，阴降共四万二千里，正到天地之中，而阴交阳位。是时阳中阴半，其气为凉，而时当秋分之节也。过此阴降而入阴位，方曰得气而降，亦如前四十五日立冬。立冬之后，四十五日冬至。冬至之节，降极通前计八万四千里以到地，乃阴中有阴，其气冷，积阴生阳，一阳生于二阴之中。自冬至之后，一阳升如前，运行不已。周而复始，即阳升阴降之入节，而知天地，即温凉寒热之四气，而识阴阳。夫阴阳判分，若黑白然，故春夏秋冬四时，随令各别，温热凉寒四时，随节候变易。冬至以后至春分，

属伤寒。自春分至夏至，属温病。自夏至至白露，属伤暑。自白露至立冬，属凉病。自立冬以后至春，俱属伤寒。盖春秋之气尝不足，冬夏之气尝有余，即四月八月间，亦有暑病。盖八月间，晓暮夜气虽凉，而午未之时，秋阳燥烈，日火灼人，反毒于伏。盖伏时气发汗出，阳气在表。此时阳气渐敛，真火内燃，而又以烈日熏之。故毒易中人，热证更剧，当细察之。虽其外证相类，而受气不同，治法迥异，稍有不中，即害人不浅。而概用以寒证剂，其害可胜言哉。治者先数时令，后审时气，随令加减斟酌之。未有不立取效者。故为天时说。

霖按：论四时阴阳升降，即十二辟卦，六阴充足于十月亥，阴极则阳生，故十一月冬至。一阳生于下，为地雷复卦，二阳生为地泽临，三阳生为地天泰，四阳生为雷天大壮，五阳生为泽天夬。至四月，六阳充足，则为乾卦。阳极阴生，故五月夏至，一阴生于下，为天风姤卦，二阴生为天山遁，三阴生为天地否，四阴生为风地观，五阴生为山地剥。至十月，六阴纯静，则为坤卦。夫坤为万物之母，坤静而纯阴，何能生物，必待乾与之交，得其阳而后始能生万物之也。然交必阳体充足，乾之六阳，乃充足于四月之巳。次为午，乾至五月夏至，阳气升极则下交，感坤阴之气上承，故一阴动于下，为天风姤也。再交于六月未，三交于七月申，所谓坤三索于乾也。乾阳潜藏于坤阴，至冬至一阳动于下，故为地雷复也。此阴阳消长之机，不可移易者也。然既明阴阳升降消长之理，辟叔和序例，寒毒藏于肌肤，春变为温，夏变为暑矣。然不得界画时日，为温热凉寒，未免援木求鱼。夫治病之法，首当察其微甚，辨其阴阳，触类旁通，则头头是道。冬至阳生井泉温，人身所伏者阳热，被冬日严寒所折，藏于肌骨之间，或为外邪逗引，或为情欲所伤，感而触发。伏气至浅，感寒至重，则为伤寒。伏气日久较重，至春感风热而发者，则为春温，伏气至重，延至立夏后夏至前，为情欲所伤而

发者，则为热病。然微甚之机，又不必泥执，立夏前为温，夏至前为热，惟当以伏气之轻重，以分温热也。若夫夏至阴生井泉寒，人身所伏者阴湿，伏气微感天日之阳。热重者，阴邪易消，惟余热炽，自当以辛寒泄热。伏气重，所感之阳邪微，宜用苦温以燥湿。设表里两重，又当消息香薷饮以加减矣。活法运乎一心，固不可囿于方圆之中，亦不可出于规矩以外，天时人事，其庶几乎。

地气

天地之形，其状如卵，六合于中，其圆如球，日月出没，运行于天之上地之下。上下东西，周行如飞轮，春夏日行北陆，秋冬日行南陆，太阳所临，其气燠，故四方风气，各有偏胜。秦晋地气寒，遂寒病多，而暑病少。吴越滇黔及粤地气暖，故寒病常，而暑病独剧，至八九月，犹如伏时，彼中盲医不知，率以治寒热剂投之。以火助火，又且禁人饮水食瓜，至不可救。予万历丙午，典试粤西，棘闱中帘官厮役多病此，呻吟声相闻。医皆以为寒。予诘之曰：某日会风雨，尔会服絮否，皆如法用凉剂而瘥。抚台杨公，异而索方，予冗中姑抽胸臆数款并方，杨公遂付之梓，题曰张司农活人说。今其板贮西粤藩司中，杨公仁者乎。急于济人如此，地气不同，治法亦异，犹越人见鬬而骇礨，燕人见布而疑虥，气局之识囿之耳，安可一概施药哉？寒而但见其寒，限于今也。热而不知其热，拘于古也。予虑大迷不解，特变而表之。

霖按：地形如球，凡日光所临之赤道，其气暖，故南北皆有冰海也。以中国言，西北高原，病多风寒，东南卑下，病多湿热。痘疹一证，相传为马伏波征南所染，流入中原。盖南越为君火之方，得气最先。北口外至今未有豆患，缘寒水凝结之乡，君火之气不及，《素问》异法方宜论，不可不究心研玩也。

辨寒暑证各异

伤寒、伤暑二证，流毒天地，沿袭古今，人率习而不察。据其外证头痛身痛，发热恶寒等证相同，皆混于象而不审内景，不观乎时因，一名之曰寒，而不知其歧多端，甚不可一律论者。寒之伤人也，一二日在肤宜汗，三四日在胸宜吐，五六日在脏宜下，确有定期可据者。若暑则变幻无常，入发难测，不可寻想，彼暴中之激烈，扁鹊不及擢指而投咀。久伏之深毒，长桑不能隔肤而见脏，最为难察而难求已。即寻常之感，亦难觉知。非若伤寒之有定期定证、可据可疗者，不拘表里，不以渐次，不论脏腑，冒暑蒸毒，从口鼻入者，直中心胞络经，先烦闷后身热，行坐近日，熏烁皮肤肢体者。即时潮热烦渴，入肝则眩晕顽麻，入脾则昏睡不觉，入肺则喘咳痿躄，入肾则消渴，非专心主，而别脏无传入也。中暑归心，神昏卒倒，暑伤肉分，周身烦躁，或如针刺，或有赤肿。盖天气浮于地表，故人气亦浮于肌表也。冒暑入肠胃，腹痛恶心呕泻，伏暑即冒暑，久而脏伏三焦肠胃之间，热伤气而不伤形，旬日莫觉，变出寒热不定，霍乱吐泻，鼓胀中满，疟痢烦渴，腹痛下血等（自入肝至此，采《医学入门》）。并主治法，皆以清内火为主，而解表兼之。寒之中人乘其虚，暑则虚实并中，而实更剧，盖气血强盛之人，内已有伏火。加之外火，炎炎相合，故焦灼为甚，经虚处寒栖之，经实处暑栖之。寒凌其弱，而暑亲其类也。又藜藿常被寒，惟膏粱独能御，若暑则不问膏粱藜藿，而咸能胜之侮之。虽广厦累冰，蕙质生粟，轻罗纨绮，冷冷玉树，一犯其烈焰，讵能却之乎？是以知暑气之毒甚于寒，乃古人专以寒为杀厉之气，而不及暑何也。试观寒病，至七八日方危，暑病则有危在二三日间。甚至朝发暮殆，暮发朝殆，尤有顷刻忽作，拯救不及者。如暑风干霍乱之类，然则暑之杀厉之气，视寒尤甚，彰明较著矣。寒病止一途，察脉审候，执古方以疗之易为力。暑证多歧，中热中暍，中内中外，甚者为厥，为风，为癫痫即发，则泄泻霍乱干霍乱，积久后发，则疟痢疮疡，种种病名，约有十余种，皆暑为厉，则暑杀厉之气，视寒不几倍哉。除暴中暴发，久伏后发，不可度量，其余受发亦有渐次焉。盖盛夏之时，热毒郁蒸，无论动得静得，其初入人也。不识不知，外之流火，与内之阳气，骤遇而争，阳气不服先昏愦倦疲，及火与气合，气不能胜火力，渐虽散为外热，烧灼不已，气耗而血枯，故燥渴痞塞腹痛，诸恶证作焉。此其变化，或乍或久，人莫自觉，医家亦不能辨，至病深而后施治，故难速愈。宜早辨而早治之，则易愈而取效速。

霖按：此篇辨暑证，精细入微，辨伤寒尤有未尽然，寒暑辨易，温暑辨难，请详温暑之辨，以补司农未尽之义。《素问》热论曰：凡病伤寒而成温者，先夏至日者为病温，后夏至日者为病暑。暑当与汗出勿止，此节经义不明久矣。诠释家多以冬伤于寒，伏寒化热，发于夏至前为温病，发于夏至后为暑病，暑即热也。温为热之渐，热为温之甚。殊不知伤寒，为外感通称，故《内经》有热病类伤寒之文。越人作伤寒有五之辨，此言凡病伤寒而成温者，谓温病热病之类乎。伤寒者，非谓先病伤寒，辗转不愈，而成温成热也，且此一节也。亦专论伏气而言，当作两截看，凡病伤寒而成温者。先夏至日为病温为一截，盖言凡病类乎伤寒之温病，在夏至前发者。乃冬至后阳热，被严寒杀厉之气折伏，至春夏间，因感触发，谓之病温，后夏至日者为病暑，暑当与汗出勿止为一截，此即夏暑汗不出者。秋成风疟之互词，夏至阴生，人身所伏者阴气，遇天日之阳热，蒸地气以上腾，人在气交中，感之为暑病，热湿相搏，热蒸湿为汗，热清则汗止，故曰当与汗出勿止也。夫温暑之治，其清热虽同，而一宜兼益阴，一宜兼渗湿，阴阳之机有间，安可概论，泥执暑为热病，热乃温之甚者非也。

暑证

立夏以后，暑热盛行，时人有头疼恶心，身热恶寒，手足厥冷，肢节沉痛，不思饮食，或气高而喘，或气短而促甚者。用手扪之，如火了皮肤，或腹肠绞疼，或口鼻流血，病候与伤寒相似，不知者误认伤寒，用辛热发汗药，或加衣出汗，则元气益虚，终不知悟。盖此证乃夏属阴虚，元气不足，湿热蒸人，暑伤元气，人初感之，即骨乏腿软，精神倦怠，昏睡懒语，其形如醉梦，间或无汗，或微汗不断，或大汗不止，烦渴饮水，胸膈痞闷，小便黄而少，大便溏而频，或呕或泻，或结或霍乱不止，此等证与伤寒大异。按时而施治，据证而急疗，无不应手者。语曰勿伐天和，正因时之道也。亦有不头痛身痛恶寒者，治法皆同。治法轻者以五苓散，以利小便，导火下泻，而暑自解，或香薷饮，辛散以驱暑毒，木瓜制暑之要药也，或藿香正气散、十味香薷饮之类。重者人参败毒散、桂苓甘露饮、竹叶石膏汤、白虎汤之类，弱者用生脉散、清暑益气汤、补中益气汤等。若不分内外，不论轻重强弱，一概以和解，百发百中，随试随应，则无如六和汤最良矣。方书名家，古今甚众，其中多所发挥，明切精密者，惟朱丹溪为最祥且要。近世著作，王宇泰先生，有《证治准绳》《证治类方》诸帙，独得其解，批却中窾，转丸游刃之技，力追古名流已，工医者，所当时披诵而潜玩者也。治方见后。

霖按：暑证论治，此篇要言不烦，可作医门棒喝，然未若仲景治暍精简也。第一节言暑证总纲，论曰太阳中暍，发热恶寒，身重而疼痛，其脉弦细芤迟，小便已，洒洒然毛耸，手足逆冷，小有劳，身即热，口开前板齿燥。若发其汗，则恶寒甚，加温针，则发热甚，数下之，则淋甚。夫暑为天日之阳，邪由口鼻皮毛袭入者，多先见寒热，其身重疼痛，脉弦细芤迟者，暑多兼湿，盖弦细芤迟，中寓濡象，挟

湿故也。太阴主表，膀胱亦主表，热邪伤气，故小便已，洒洒然毛耸也。手足冷者，阳气内郁，而不能外达也。热湿盛于内，气淫于外，故汗出身热，口开齿燥也。若发汗则更伤其表气，温针则益其燥热，下之则热邪内陷，此示人以暑病之脉证，禁忌而不出方也。第二节论曰，太阳中热者，暍是也。汗出恶寒，身热而渴，白虎加人参汤主之。此言热甚者，宜清热生阴也。第三节论曰，太阳中暍，身热疼重，而脉微弱。此以夏月伤冷水，水行皮中所致也，一物瓜蒂汤主之。此言湿甚热微者，以瓜蒂去身面四肢水气，水去暑无所依则自解，观其三法鼎峙，由此类推其热湿微甚。治暑已无余蕴，谁谓长沙知治寒，而不知治暑哉。

暑厥

夏月有卒然晕倒，不省人事，手足逆冷者为暑厥。此阴风也，不可骤用寒凉药，先以辛温药散解之俟醒，然后用辛凉，以清火除根。误用热药，及艾灸立死，童便和姜汁灌亦易苏。

霖按：暑厥，乃热邪闭塞诸窍，先以紫金锭，凉水磨服一二钱，俟厥回，或以竹叶石膏汤，或以黄连香薷饮。夹湿者，白虎加苍术汤。阴亏者，麦冬汤，或生脉散消息加减治之，西瓜、芦根、萝卜、甘蔗诸汁，清凉滋润之品，皆可与服。此言暑厥，若寒厥误认为热，则祸不旋踵，然其寒热之辨，不可不知。凡四肢逆冷，身冷面青蜷卧，手足指甲青黯，腹痛不渴，小便清白，大便溏泄，脉微迟者，阳衰于下之寒厥也。若四肢厥逆，身热面赤，唇燥口干舌苦，目闭或不闭，烦渴小便短涩，大便燥，脉滑者，阴衰于下之热厥也然而寒厥。亦有忽然烦躁不宁，欲坐卧泥水井中，此阴极发躁之戴阳证，不可作热治。热厥亦有肢冷脉伏，乃热邪入里，气血不得宣通，所谓火极似水也，不可作寒治。夫卒然不省人事，肢冷脉伏，何以辨其脉之滑数为热，微迟为寒耶。虽然，两手

六部脉乍不见，而尺中应有一两部未伏，设两手虽伏，十二经动脉中，必有两三部不伏，即在此未伏脉中，仔细寻其微迟滑数，以定寒热。若果全身之脉皆伏，其人已气闷而绝矣。夫暴厥之因实繁，此就寒热而论，然不独寒热当辨，即温暑同为热深之厥，其治有间，而况寒热乎。是不容不辨也。

暑风

忽然手足搐挛，厉声呻吟，角弓反张，如中恶状为暑风，亦有先病热，后甚渐成风者。谵语狂呼，浪走气力百倍，此阳风也。治法以寒凉攻劫之。与阴风不同，皆宜解散化痰，不宜汗下。有日久而脾胃弱者，宜温补。

霖按：暑风即痉也。痉甚则厥，近世虽严寒温之防，而取重于安宫、至宝、清营、紫雪之类，全是温病伏气治法，与中暑之痉厥，究隔一间。经言先夏至为病温，后夏至为病暑。盖夏至阴生，太阴湿土用事，湿热火三气交蒸，合而为暑，异乎春夏水火司令，触发伏气之温热也。夫暑邪由口鼻吸入，直逼血络，鼓动内风，风火盘旋，势不可遏，此少阳相火，太阴湿土，厥阴风木，三气各邪，奔窜无常，故为痉为厥也。盖手少阳三焦相火，与手厥阴包络相通，暑热之邪内袭，招引相火，火动风生，则肝木失养，故筋挛脉急，风煽火炽，则包络受邪，故神识昏迷，身中之气，随风火上炎，而有升无降，常度尽失，由是而形若尸厥矣，正《内经》所谓血之与气，并走于上，则为暑厥者是也。外窜经络，则成痉，内逼膻中，则为厥，其治速宜熄风泄火，达络疏肝，急折其势，以平其暴，不令其煎熬胃液。甚则用釜下抽薪法，以白头翁汤，消息治之，直折其厥少之盛。待势稍衰，再议清通包络，渐进化痰养阴清湿之剂，此正治也。更有暑邪热极，脉微而躁，肢冷肤冷，面赤气短，大汗不止，而舌润或手拘挛，瞀乱昏迷者。乃邪热逼汗，为阳越之证，急宜参附加童便以回阳，俟苏后，再以清暑养阴，以善其后，否则亡阳不救。然苟非脉微足冷，汗出舌润，则仍是热证，误用参附即死。若无真知灼见，不可轻试，要亦不可不知也。

暑疡

凡痈疽毒疮，发热有时，晡甚旦止，若夏月间，有头面外项赤肿，或咽喉肿痛，或腿足㷫肿，长至数寸，不能动履，人皆疑为疮。但其头痛内燥，昼夜发热不止，自与疮证不同，但以败毒散，加石膏、黄连等药，热证一解，赤肿自消，全无脓血。此名暑疡，毫厘而千里者也。

霖按：暑疡一证，热胜者红肿坚痛，风胜者则痒，湿胜者多脓水。治宜清达泄热，消风祛湿，当权其微甚，以消息之。

暑瘵

盛暑之月，火能灼金，若不禁辛酒，脾火暴甚，有劳热躁扰，而火动于心肺者。令人咳嗽气喘，骤吐血衄血，头目不清，胸膈烦喝不宁，即童稚老夫，间一病此。昧者以为劳瘵，不知火在血上，非真阴亏损，而虚劳者等也。宜四物汤黄连解毒二陈汤，三药内去川芎、白芍、黄柏，以贝母易半夏，加桔梗以抑之，薄荷以散之，麦冬、五味以敛之自愈，或加童便、藕汁，或黄连香薷饮一二剂亦可，静摄数日，忌酒煎炒自安。是名暑瘵，宜酌而善用焉，或用东垣参苓调中亦妙。

霖按：暑瘵，乃阴气不生，阳气不潜，症见咳血吐血，日晡烦蒸，早间清爽，舌白口渴，头胀身疼，皆暑热之邪内袭，阴劫络伤，虽有宿恙，亦当先清络热，宜沙参、甜杏仁、川贝、蒌皮、连翘、麦冬、竹叶、鲜生地等味，鲜荷叶汁一杯和服，尤有奇功。俟血止后，再议育阴,若先后失序,或误用温补,则络中伏热,不得外达,必成不治之证。医见舌苔白,多疑伏寒,未敢径用清凉,因循贻误者有之。不知舌苔白,乃暑邪伤气,肺主气属金,金色白故也。

绞肠痧

夏间有不头痛发热,但觉小腹疼痛,或心腹俱痛,鼓胀痞满,不能屈伸者。人或疑为阴证,或执为食生冷过多,不知皆暑火流注,脏腑不能解,故先小腹痛,后及偏心腹。法宜六和汤清解之,或五苓散,加香薷、木瓜、紫苏、半夏之类,利散之自愈。若以为阴病生冷,而用热药热物助之,不可救已。或用炒盐和滚水服,探吐痰涎亦妙。亦有发热身痛等证,内兼心腹痛,大概吐法为上,用藿香正气散,或二陈汤,加厚朴、炒栀佳。

霖按:痧胀,为寒热错杂之病,其因甚繁,绞肠特其一证耳,《金匮》所谓阴毒阳毒者是也。其试痧之法,脉与证相反者痧也。嚼黄豆无豆腥气,嚼带毛生芋子,而不麻口者痧也。辨痧之法,先吐泻而心腹绞痛者,多由秽气而发,先心腹绞痛而吐泻者,多由暑气而发,心胸昏闷,痰涎胶结者,多从伏热而发;遍身肿胀疼痛,四肢不举,舌强不言者,多因气寒冰伏,火毒而发。治痧之法,病在孙络者表也,先宜在病者背心,轻轻向下刮之。病在络脉者里也,先宜于十手足指甲处,舌下两旁,两臂弯,及委中等穴刺之。以泄其毒,然后审证制方。王养吾《沙书》、郭右陶《玉衡》言之最详,岂六和五苓正气二陈,便能藏事哉。仲景于《金匮》未便定方,只以一升麻鳖甲汤加减,示人途径,其意深矣。然痧胀之治难定,而痧胀之原,不可不知。

又按:《内径》言营气,取营运于中之义,西医谓食入于胃,至小肠皆有微丝管,吸其精液,上至颈会管,过肺入心左房,化赤为血,此即清者为营也。其血从左房,入总脉管,由脊之膂筋,循行经脉之间,一日夜五十周尽八百十丈之脉道,以应呼吸漏下者之营气也。经言卫气,取卫护于外之义,西医谓经脉中之血气,由脉管之尾,出诸气街,入微丝血管。(经谓孙络者是也),与阳明之悍气(人之饮食五味杂投,奚能无毒,西医谓之炭气者是也)相合,散布通体皮腠之间,充肤热肉,淡渗毫毛,此即浊者归卫也。脉管之赤血,既入微丝血管,合阳明悍气,则其色,渐变渐紫(西医因其有毒,谓之炭气),散布遍体,渐并渐粗,入回血管(经谓络脉者是也)之尾,血入回血管,内而脏腑,外而经脉并脉管,交相逆顺而行,外行经脉者,有阴阳之别,一支浮于肌腠之上,一支沉于分肉之间,即阳络行于皮表,阴络行于皮里,而皆与脉管偕行。经言管在脉中,卫在脉外者是也。回血管内外行遍入总回管,至心右房,遽入于肺,呼出悍气,吸入生气,其血后化为赤,入心左房。经言阴阳相贯,如环无端者,此之谓也。痧胀为寒暑错杂之毒邪,由皮毛而入者,与阳明悍气合,阻遏缠布周身孙络中之血气。由口鼻吸受者,阻遏络脉中之血气,暑毒郁遏,悍气愈遏,其毒愈烈。故一发燎原,苟不急治,则毒由回血管入心,入心则死矣,急治之法。药饵功缓,故宜刮宜刺,急泄其毒邪,不令入心,徐图解救也。否则不明致痧之原,妄试汤药,几同操刃。

时疫 见朱丹溪

春应暖反寒,夏应热反凉,秋应凉反热,冬应寒反温,此非其时而有其气,是以一岁之中,长幼之病多相似者,为时行温疫病也。治法用人参败毒散、九味羌活汤,夏加滑石、石膏,冬加麻黄、桂枝,春秋止依原方。或藿香正气散、五积散、防风通圣散亦可,甚者黄连解毒汤、竹叶石膏汤。

霖按:疫者,犹徭役之谓。大则一郡一城,

小则一村一镇，比户传染，多见于大凶之后。盖旱潦兵火之余，烈日郁蒸尸骸之气，与亢胜之气，混合化为沴厉之毒，散漫于天地之间，沿门阖境，最易沾染。若不传染，便非温疫，乃四时常气之温热证耳。越人所谓，异乎寒热之温病，其脉行在诸经，不知何经之动也，各随其经之所在而取之。缘古无瘟字，温即瘟疫之谓也。夫温疫为天地沴厉之气，不可以常理测，即不可以常法治。方书温、瘟不分，治法多误，良可既矣。先哲治疫，有上焦如雾，升逐解毒；中焦如沤，疏逐解毒；下焦如渎，决逐解毒之论，深得治疫要领，故吴又可《温疫论》治热湿相搏之疫，首用达原饮，继则三消承气，以决逐之。陈锡《三二分晰义》，杨栗山《寒温条辨》中，亦以升降散，升决并用为首方。若余师愚《疫疹一得》之清温败毒饮，乃专治热淫所胜之温疫。故一意清热，而不兼驱湿。更有烂喉丹痧，传变甚速，亦不外乎疏达清散，清化下夺，救液诸法，陈耕道《疫痧草》，论之最详。近又出热疫白喉一证，其治法载诸张绍修《白喉捷要》。此两证亦互相传染，皆温疫之流也。庞安常《伤寒总病论》，所载青筋牵赤脉攒黄肉随白气狸黑骨温诸疫，是本于《素问》遗编之五行五疫也。近人约为六证，所谓大头瘟、虾蟆瘟、瓜瓤瘟、疙瘩瘟、软脚瘟、绞肠瘟是也，斯皆疫之兼于温者，其病层出不穷，其方亦难备载，岂人参败毒、九味羌活。两方加减便可概治，非常理所能测之温疫载。

寒疫

一夏月亦有病凉者，偶遇暴风怒雨，不及加衣，或夜失覆，或路行冒犯，皆能为凉证。此非其时而有其气，谓之寒疫。治法与暑证异，亦以九味羌活汤、败毒散，以辛散和解为主，不可专用汗药。此论乃李东垣先生发自《十书》中，从来医书罕及，然仅百之一耳。以一律百，以或然为固然左矣。

霖按：寒疫，多病于金水不敛之年，人气应之，以其毛窍开而寒气闭之也。疫乃天地不正，淫泆厉气，颇难骤逐，非风寒之邪，一汗可解，治法宜苏桂杏草等温散，更察其兼湿兼风，消息治之。东坡在黄州，以圣散子治疫甚效，亦寒疫挟湿之方也。后永嘉宣和间，服此方殒命者，不知凡几。盖以寒疫之方，误施于温疫者也。

脉理

《脉诀举要》曰：暑伤于气，所以脉虚，弦细芤迟，体状无余。

刘覆真曰：暑脉虚而微弱，按之无力，又脉来隐伏弦细芤迟，皆暑脉也。脉虚身热，得之伤暑，中暍脉虚而微者是也。寒病传经，故脉日变，温热不传经，故脉不变，寒病浮洪有力者易治，芤细无力者难治，无脉者不治。若温热则不然，温有一二部无脉者，暑热有三四部无脉者，被火所逼勒而藏伏耳，非绝无也，于病无妨，攻之亦易。医人一诊惊走，不知照经用辛寒药，火散而脉起，脉起而病愈，徒骇何益乎？要在辨之详耳，盖温热病，有中一二经，始终止在此一二经，更不传遽别经者。其一二经或洪数，则别经弱且伏，依经络调之，则洪者平伏者起，乃愈征也。昔在万历丁未三月间，予寓京师，备员太仓库差，忽一日吏部同乡刘蒲亭，驰报曰：病剧求救。予就其寓，吏部同僚诸公环守之，已备后事，谵语抹衣不寐者七八日已。御医院吴思泉名医也，偕医数人治。予诊脉止关脉洪大，其余皆伏，乃书方竹叶石膏汤。诸公皆惊曰：吾等已煎附子理中汤，何冰炭如是。予诘之曰：吴云阳证阴脉，故用附子，予曰两关洪大，此阳脉也。其余经为火所伏，非阴脉也。吴厉声相争，予亦动色自任，诸公从之。一剂晡时即止谵语抹衣，就寐片时。予视其脉，已洪者平而伏者起，诸公相视曰：此真张仲景也。又用辛凉药调理痊愈。

脉症有相合者易知，有相左者难知，脉明而后可以辨证，证真而后可以施药，要在虚心细察，不可执己见，而以百药尝试，令命在反掌间也。慎之慎之。

霖按：温暑之脉，多有伏者。然总不全伏。若诊一二部未伏之脉必洪数，虽不洪数，细按之，定必有力，初病尤当于血气中以辨寒热。《素问》阴阳应象大论曰：左右者，阴阳之道路也。水火者，阴阳之征兆也。此论血气阴阳之升降。以脏气言，肝木左升，肺金右降，以脉体言，左属血，右属气。凡诊感证之脉，伤寒多盛于左部，寒伤形，伤其有形之营血也。温暑多盛于右部，热伤气，伤其无形之卫气也。此水火之征兆，血气之左右，不可不察。若湿甚热微者，又不可泥此。

又按：夫血气阴阳，错综互用，其理渊微，言之不尽，自东垣《辨惑论》，强分左为人迎，右为气口，以人迎脉，大于气口属外感，气口脉，大于人迎属内伤。然此所云外感者，指外感风寒而言；云内伤者，指内伤饮食而言。盖寒伤形血，故脉盛左部，食伤胃府，故脉盛右关。后世医家，误会其意，竟谓凡病外感，皆当左盛，凡病内伤，皆当右盛，血气不分，阴阳莫辨，虽有王安道论之于前，吴又可论之于后，奈积习难反，寒热倒施，能不遗人夭扎鲜矣。若夫伤寒传入阳明，右关脉实大者，燥矢填于胃腑宜下，温暑陷入阴经，左关尺数大者，肝肾之伏热，与外热相搏，多不治。活法在人，不可拘执左大风寒，右大温暑也。然而初病风寒，浮紧必盛于左部，初病温暑，洪数必盛于右部，此又不可不察也。

五运六气

运气症治者，所以参天地阴阳之理，明五行衰旺之机，考气候之寒温，察民病之凶吉，推加临补泻之法，施寒热温凉之剂。古人云：治时病不知运气，如涉海问津，诚哉言也。今遵先贤图诀，撮其要领，使人一览，而知其悉也矣。

五运配十干之年

甲己得合为土运，乙庚得合为金运，丁壬得合为木运，丙辛得合为水运，戊癸得合为火运。

六气为司天之岁

子午少阴君火，丑未太阴湿土，寅申少阳相火，卯酉阳明燥金，辰戌太阳寒水，巳亥厥阴风木。

南政北政

甲己土运为南政，盖土居中央，君尊南面，行余四运，以臣事之。面北而受令，所以有别也。

十二支年分运气

子午年，少阴君火司天，岁气热化之候。

司天者，天之气候也。

君火者，手少阴心经也。心者君主之官，神明出焉。君火乃主宰阳气之本，余象生土，乃发生万物之源。

阳明燥金在泉。

在泉者，地之气候也。

初之气，厥阴风木用事，子上父下，益辛泻苦，自年前十二月大寒节起，至二月惊蛰终止。

天时　寒风切冽，霜雪水冰，蛰虫伏藏。

民病　关节禁固，腰腿疼，中外疮疡。

二之气，少阴君火用事，火盛金衰，补肺泻心，自二月春分节起，至四月立夏终止。

天时　风雨时寒，雨生羽虫。

民病　淋气郁于上而热，令人目赤。

三之气，少阳相火用事，君相二火，泻苦益辛，自四月小满节起，至六月小暑终止。

天时　大火行，热气生，羽虫不鸣，燕百舌杜宇之类。

民病　厥热心痛，寒更作，咳喘、目赤。

四之气，太阴湿土用事，子母相顺，泻肺补肾，自六月大暑节起，至八月白露终止。

天时　大雨时行，寒热互作。

民病　黄疸、衄血、咽干、呕吐、痰饮。

五之气，阳明燥金用事，心盛肺衰，火怕水复，自八月秋分节起，至十月立冬终止。

天时　温气乃至，初冬尤暖，万物向荣。

民病　寒热伏邪，于春为疟。

六之气，太阳寒水用事，火衰心病，泻咸益苦，自十月小雪节起，至十二月小寒终止。

天时　暴寒劲切，火邪恣毒，寒气暴止。

民病　身肿咳嗽，甚则血溢，下连小腹，而作寒中。

丑未年，太阴湿土司天，岁气湿化之候。

太阴湿土者，足太阴脾经也。脾属中央戊己土，每季寄王一十八日，合为七十二日，以应一岁，六六三百六十日之成数也。

太阳寒水在泉。

初之气，厥阴风木用事，主旺客衰，泻酸补甘，自年前十二月大寒节起，至二月惊蛰终止。

天时　大风发荣，雨生毛虫。

民病　血溢，经络拘强，关节不利，身重筋痛。

二之气，少阴君火用事，以下生上，泻甘补咸，自二月春分节起，至四月立夏终止。

天时　大火至，疫疠君命宜行，湿蒸相搏，暴雨时降。

民病　温疫盛行，远近咸苦。

三之气，少阳相火用事，土旺克水，补肾泻脾，自四月小满节起，至六月小暑终止。

天时　雷雨电雹，地气腾湿气。

民病　身重胕肿，胸腹满，感冒湿气。

四之气，太阴湿土用事，甘旺咸衰，补肾益膀胱，自六月大暑节起，至八月白露终止。

天时　炎热沸腾，地气升，湿化不流。

民病　腠理热，血暴溢，寒疟，心腹胀，浮肿。

五之气，阳明燥金用事，土能生金，益肝泻脾，自八月秋分节起，至十月立冬终止。

天时　大凉，雾露降。

民病　脾胃寒，疟痢甚行。

六之气，太阳寒水用事，以上克下，泻脾补肾，自十月小雪节起，至十二月小寒终止。

天时　大寒凝冽。

民病　关节禁固，腰腿拘痛。

寅申年，少阳相火司天，岁气火化之候。

少阳相火者，三焦浮流之火，火邪则炎上，上克肺金，金受克，肾水失母，则上盛下虚，虚阳上攻，变生诸疾，至伤元气。

厥阴风木在泉。

初之气，厥阴风木用事，子父相逢，泻苦益辛，自年前十二月大寒节起，至二月惊蛰终止。

天时　热气伤人，时气流行。

民病　寒热交伤，咳逆头痛，血气不调，心腹不快。

二之气，少阴君火用事，肺衰心盛，制苦益辛，自二月春分节起，至四月立夏终止。

天时　暴风疾雨，温湿相蒸。

民病　上热咳逆，胸膈不利，头痛寒热。

三之气，少阳相火用事，夏旺火炽，补益大肠，自四月小满节起，至六月小暑终止。

天时　风雨时降炎暑未去。

民病　疟利交作，寒热头痛。

五之气，阳明燥金用事，肺金受邪，泻苦补辛，自八月秋分节起，至十月立冬终止。

天时　寒热风雨，草木黄落。

民病　邪寒风热，君子周密。

六之气，太阳寒水用事，心火受克，泻咸补苦，自十月小雪节起，至十二月小寒终止。

天时　寒温无时，地气正寒，霜露乃降。

民病　感冒寒邪，关节不利，心腹痛。

卯酉年，阳明燥金司天，岁气燥化之候。

阳明燥金者，肺与大肠之气象，庚辛金也。少阴君火在泉。

初之气，厥阴风木用事，金木相克，补酸泻辛，自年前十二月大寒节起，至二月惊蛰终止。

天时　阴始凝，风始肃，水乃冰，寒雨多，花开迟。

民病　寒热、浮肿、失血、呕吐、小便赤淋。

二之气，少阴君火用事，火盛金衰，泻辛益酸，自二月春分节起，至四月立夏终止。

天时　臣居君位，大热早行。

民病　疫疠流行，人多卒暴。

三之气，少阳相火用事，主盛客衰，泻心补肺，自四月小满节起，至六月小暑终止。

天时　燥热交合，风雨暴至。

民病　寒热头疼，心烦作渴。

四之气，太阴湿土用事，以下生上，泻辛益酸，自六月大暑节起，至八月白露终止。

天时　早秋寒雨，有伤苗稼。

民病　卒暴寒热，风邪伤人，心疼、浮肿、疮疡、失血。

五之气，阳明燥金用事，金盛木衰，泻肺补肝，自八月秋分节起，至十月立冬终止。

天时　冬行春令，草木生青，风雨生虫。

民病　寒热作痢，气血不和。

六之气，太阳寒水用事，客来助主，益苦泻咸，自十月小雪节起，至十二月小寒终止。

天时　气候反温，蛰虫出现，反行春令。

民病　疫疠温毒，寒热伏邪。

辰戌年，太阳寒水司天，岁气寒化之候。

太阳寒水者，足膀胱经也。与足少阴肾经，合为表里，属北方壬癸水，太阴湿土在泉。

初之气，厥阴风木用事，脾胃受邪，泻咸助甘，自年前十二月大寒节起，至二月惊蛰终止。

天时　气早暖，草早荣，温风至。

民病　瘟疫寒热，头痛呕吐，疮疡。

二之气，少阴君火用事，心火受邪，泻酸补甘，自二月春分节起，至四月立夏终止。

天时　春寒多雨，寒湿无时。

民病气郁中病，浮肿寒热。

三之气，少阳相火用事，以上克下，泻咸助苦，自四月小满节起，至六月小暑中止。

天时　暴热乍凉，疾风暴雨。

民病　寒热吐痢，心烦闷乱，痈疽疮疡。

四之气，太阴湿土用事，木旺土衰，泻甘补酸，自六月大暑节起，至八月白露终止。

天时　风湿交争，雨生羽虫，暴风疾雨。

民病　大热短气，赤白痢泻。

五之气，阳明燥金用事，金生水旺，制咸益苦，自八月秋分节起，至十月立冬终止。

天时　湿热，而客行主令。

民病　气虚客热血热妄行，肺气壅盛。

六之气，太阳寒水用事，水盛火衰，泻酸助苦，自十月小雪节起，至十二月小寒终止。

天时　凝寒雨雪，地气正湿令行。

民病　病乃凄惨，孕妇多灾，脾受湿，肺旺肝衰。

巳亥年，厥阴风木司天，岁气风化之候。

厥阴风木者，足厥阴肝经也。肝属东方甲乙木，春旺七十二日也，少阳相火在泉。

初之气，厥阴风木用事，脾胃受邪，泻酸补甘，自年前十二月大寒节起，至二月惊蛰终止。

天时　寒始肃，客行主令，杀气方至。

民病　寒居右胁，气滞，脾胃虚壅。

二之气，少阴君火用事，火旺金衰，泻心补肺，自二月春分节起，至四月立夏终止。

天时　寒不去，霜雪冰，杀气施，木草焦，寒雨至。

民病　热中，气血不升降。

三之气，少阳相火用事，肺经受邪，泻苦益辛，自四月小满节起，至六月小暑终止。

天时　风热大作，雨生羽虫。

民病　泪出，耳鸣掉眩。

四之气，太阴湿土用事，木土相刑，泻酸益甘，自六月大暑节起，至八月白露终止。

天时　热气返用，山泽浮云，暴雨溽湿。

民病　心受邪，黄疸，面为浮肿。

五之气，阳明燥金用事，以金刑木，泻肺益肝，自八月秋分节起，至十月立冬终止。

天时　燥湿更朦，沉阴乃布，风雨乃行。

民病　寒气及体，肺受风，脾受湿，发为疟。

六之气，太阳寒水用事，主助客胜，泻酸补甘，自十月小雪节起，至十二月小寒终止。

天时　畏火司令，阳乃化火，蛰虫出现，流水不冰，地气大发，草乃生。

民病　瘟疫心肾相制。

按天上地下，而人居其中，一炁布分，三才并立，人与天地，呼吸相通，升降相符。故阴阳寒暑之气，内外合一，若鱼与水然。故运气所感，即人之疾疴应之。善摄生者，能调和脏腑，使血气顺轨，天时不能侵，不则逐气而化疫疠，札瘥不可胜廖，至于因证而思治，疠不能干，人可以胜天，是在乎司命留意焉。

霖按：运气之学，白首难穷，本不必过泥。然此篇言六气，而不言五运，且有主气，而无客气，何以明胜复亢制之理。设径执某年某气，应患何病，必用何药，则误人非浅，转不若缪希雍之不言为善。兹将客气主运客运录于下，聊备详查，不足知运气之奥也。

客气者，乃地之阴阳正化对化加临主气六位之客气也。夫天干起运，地支起气，如子午年，少阴君火司天，阳明燥金在泉，气由下而升上，即以在下之阳明起之。阳明燥金，金生水，客之初气，为太阳寒水，水生木；二气为厥阴风木，木生火；三气为少阴君火，火生土；四气为太阴湿土。三阴极生一阳为震，即少阳相火，故少阳相火，为客之五气；太阴湿土，土生金，阳明燥金，为客之六气。余仿此推，

故丑未年，客之初气，厥阴风木，二气少阴君火，三气太阴湿土，四气少阳相火，五气阳明燥金，六气太阳寒水。寅申年，客之初气，少阴君火，二气太阴湿土，三气少阳相火，四气阳明燥金，五气太阳寒水，六气厥阴风木也。卯酉年，客之初气，太阴湿土，二气少阴相火，三气阳明燥金，四气太阳寒水，五气厥阴风木，六气少阴君火。辰戌年，客之初气，少阳相火，二气阳明燥金，三气太阳寒水，四气厥阴风木，五气少阴君火，六气太阴湿土。巳亥年，客之初气，阳明燥金，二气太阳寒水，三气厥阴风木，四气少阴君火，五气太阴湿土，六气少阳相火也。

主运者，每岁不移之主运也。以木为初运，在年前大寒后交；木生火，以火为二运，在春分后交；火生土，以土为三运，在芒种后交；土生金，以金为四运，在处暑后交；金生水，以水为五运，在立冬后交。每运各主七十三日五刻有奇，此岁岁之常也。客运者，十干合化之运也。甲己之年为土运，乙庚之年为金运，丙辛之年为水运，丁壬之年为木运，戊癸之年为火运，此每岁加临之中运，每岁以中运起运，如甲己之年，土运统之。即土为初运土生金，金为二运；金生水，水为三运；水生木，木为四运；木生火，火为五运；乙庚之年初金运，二水运，三水运，四火运，五土运。丙辛之年，初水运，二木运，三火运，四土运，五金运。丁壬之年，初木运，二火运，三土运，四金运，五木运。戊癸之年，初火运，二土运，三金运，四水运，五水运。此岁岁变迁之客运也。但乙丁己辛癸属阴干，为五阴年，主不及之运。甲丙戊庚壬属阳干，为五阳年，主太过之运。此阴不及，阳太过之例也。

所载主气客气，主运客运者，皆四时之常，不足候天地之变。沈存中曰：寒暑风雨，水旱螟蝗，率皆有法。而人之众疾，亦随气运盛衰，其术多不验何歟？盖胶于定法，而不知所用故也。假令厥阴用事，其气多风，民病湿泄，岂

普天之下，皆多风，普天之民，皆病湿泄耶。至于一邑之间，而晹雨有不同者，此气运安在，欲无不谬，不可得也。大凡物理有常即有变，运气所主者常也。异乎所主者皆变也。常则如本气，变则无所不至，而各有所占，故其候有从逆淫郁胜复太过不及之变，其发皆不同。若厥阴用事多风，而草木荣茂，是之谓从；天气明吉，燥而无风，此之谓逆；太虚埃昏，流水不冰，此之谓淫；大风折木，云物浊扰，此之谓郁；山泽焦枯，草木凋落，此之谓胜；大暑燔了，螟蝗为灾，此之谓复；山崩地震，埃昏时作，此之谓太过；阴森无时，重云昼昏，此之谓不及；随其所变，疾厉应之。皆视当时当处之候，虽数里之间，但气候不同，而所应全异，岂可胶于一定。熙宁中京师久旱，祈祷备至，连日重阴，人谓必雨。一日骤晴，炎日赫然，予时因事入对，上问雨期。予对曰：雨候已见，期在明日，众以谓频日晦溽，尚且不雨，如此旸燥，岂复有望？次日果大雨，是时湿土用事。连日阴者，从气已效，但为厥阴所胜，未能成雨。今日骤晴者，燥金入候，厥阴当折，则太阴得伸，明日运气皆顺，以是知其必雨。此亦当处所占也。若他处候别，所占亦异。其造微之妙，间不容发，推此而求，自臻至理。夫沈氏以主客皆为常，而以当时当处所见者为客，深得轩岐活法。若邵弁占候补遗十五条，尤嫌缘刻，未能尽运气之变也，故不录。其太过不及淫郁从逆胜复之应，仍当于《内经》中求之。

增订伤暑全书卷下

明颍郡张鹤腾凤逵原本　绍兴裘吉生校刊

清扬州叶　霖子雨增订　诸暨刘淡如句读

治暑主方

六和汤　治心脾不调，气不升降，霍乱转筋，呕吐泄泻，寒热交作，痰喘咳嗽，胸膈痞满，头目昏痛，肢体浮肿，嗜卧倦怠，小便赤涩，并伤寒阴阳不分，冒暑伏热烦闷，或成痢疾，中酒烦渴畏食，妇人胎中亦可服。

缩砂仁研　半夏汤泡，七次　杏仁去皮尖，各一两　人参去芦　甘草炙，各一两　赤茯苓去皮　藿香叶去土　白扁豆姜汁略炒　木瓜各二两　香薷　厚朴姜汁制，各四两

上㕮咀，每服一两，水二盏，生姜三片，枣一枚，煎至一盏，温服。此清火调中和解之剂，治暑要药也。

香薷饮　治伏暑引饮，口燥咽干，或吐或泻，并皆治之。一方加黄连四两，用姜汁同炒令老黄色，名黄连香薷饮，如有搐搦，加羌活煎服。

香薷去土，一斤　白扁豆微炒，半斤　厚朴去皮，姜汁炙熟，半斤

上㕮咀，每服三钱，水一盏入酒少许，煎七分，沉冷不拘时服，热则作泻。香薷须陈者佳。

十味香薷饮　消暑气，和脾胃。

香薷一两　人参去芦　陈皮去白　白术土炒　黄芪去芦　白扁豆炒，去壳　甘草炙　干木瓜　白茯苓去皮　厚朴去皮，姜汁炒，黑色各五钱

上为末，每服二钱，热汤冷水任调下。

以上辛散驱暑之剂，盖香薷气厚能散暑，木瓜善胜暑，厚朴宽中，故为要药。

五苓散　治中暑烦渴，身热头痛，霍乱吐泻，小便赤少。如心神恍惚加辰砂，又名辰砂五苓散。

白术二钱　白茯苓去皮，二钱　猪苓去粗，一钱五分　肉桂一钱　泽泻去毛一钱五分

上㕮咀，作一帖，水一盏半，煎八分温服，或作散用亦可。

桂苓甘露饮　治伏暑引饮过度，肚腹膨胀霍乱。

白茯苓去皮　白术土炒　猪苓去皮　滑石研，各二两　寒水石研　甘草炙　泽泻各一两　肉桂去皮，五钱

上为末拌匀，每服二钱，热汤冷水任下，入蜜少许更妙。

益元散　治中暑身热，小便不利。此药性凉，除胃脘积热，又淡渗湿，故利小便而散湿热也。又名天水散、六一散，加朱砂良。

滑石去黄垢水飞，六两　甘草去皮，一两

上为末，每服二钱，新汲水调服。

以上清利消暑之剂，但孕妇禁用。

藿香正气散　治人感四时不正之气，头

痛增寒作热，上喘咳嗽，反胃呕吐恶心，泻泄霍乱，脏腑虚鸣，山岚瘴气。

大腹皮黑豆水捶洗七次，一两　白茯苓去皮，一两　广陈皮去白，三两　半夏汤泡洗七次，二两　白芷一两　白术土炒　厚朴姜制炒　桔梗　甘草炙　紫苏各二两　藿香三两

上咬咀，每服一两，水二盏，姜三片，红枣一枚，煎一盏温服。

二香散　治暑湿相搏，霍乱转筋，烦渴闷乱。

藿香二两　半夏姜制　广陈皮　桔梗　白术土炒　厚朴姜汁，炒　白茯苓　紫苏　白芷各一两　甘草二两五钱　黄连去须，二两　香薷一斤　扁豆炒，八两　大腹皮黑豆水捶洗七次，一两

上咬咀，每服一两，水二盏，生姜三片，葱白二根，煎一盏，食后温服。

九味羌活汤　治发热恶寒无汗，或自汗头痛项强，或伤风见寒脉，伤寒见风脉，并宜服之。此药不犯三阳禁忌，为四时发散之通剂也。温证如神，暑亦可解。

羌活　防风　苍术各一钱五分　甘草　川芎　白芷　生地　黄芩　细辛各一钱，细辛用五分亦可

上咬咀，作一服，水二盏，生姜一片，煎至一钟温服。

人参败毒散　治伤寒头痛，壮热恶寒，及风痰咳嗽，鼻塞声重。如心经蕴热，口舌干燥者加黄芩。温暑通用，皆臻神妙。

柴胡去苗　甘草炙　桔梗　人参去芦　羌活去苗　川芎　白茯苓去皮　枳壳去瓤，麸炒　前胡去苗洗　独活去芦，各等份

上咬咀，每服三钱，水一盏，姜三片，薄荷少许，同煎七分，去滓温服。以上正气驱邪之剂。但暑不可汗，微发解之。败毒散，尤为调和之宗也。

又主方香朴饮　治伏热吐泻，虚烦作乱。

人参去芦，八分　茯苓一钱　甘草炙，三分　广陈皮七分　紫苏叶七分　木瓜七分　泽泻五分或七分　香薷一钱　白扁豆炒，七分　法半夏汤泡七次，五分　厚朴七分　乌梅肉七分

上咬咀，水二盏，生姜三片，枣一枚，煎一盏，食前热服。

一发一敛，一驱一补，巧力并中长技也。当与六和汤并善。

枇杷叶散　治中暑伏热，烦渴引饮，呕哕恶心，头目昏眩。

枇杷叶去毛，炙，二两　藁香七钱五分　白茅根　麦门冬去心　甘草炙　干木瓜各一两　广陈皮去白　厚朴去皮，姜汁炒　丁香各五钱

上为末，每服二钱，水一盏，姜三片，煎服。如止渴燥，去丁香，加知母，冷水调下。

以上辛散之剂。

缩脾饮　消暑气，除烦渴，止吐泻霍乱。

缩砂仁研，四两　干葛二两　白扁豆炒香去皮，二两　乌梅肉　草果炒，去壳　甘草炙，各四两

上咬咀，每服四钱，水二大碗，煎七分，以水沉冷服。

消导解利之剂。

黄连解毒汤　治实火燥乱烦渴，蓄热内甚等证，此所谓实火宜泻。

黄连去毛　黄芩　黄柏　栀子各一钱

上咀片，水煎服。

人参白虎汤　治伏暑发渴呕吐，身热脉虚自汗。

人参一钱五分　知母二钱　石膏五钱　甘草炙，一钱

上咬咀，入粳米一合，水二盏，煎一盏，

不拘时热服。如伏暑作寒热未解，宜和五苓散同煎服。伏热后，或冷水沐浴，或吃冷物，冷气在脾不散，令日晡作寒惨壮热，浑身洒淅，宜加桂煎服便解。

白虎加苍术汤　治中暑无汗，脉虚弱，腹满身重，口燥面垢，谵语发狂。

石膏二钱　知母去粗　苍术米泔水浸晒　羌活各一钱　甘草五分

上作一剂，水二盅，糯米一撮，煎八分，不拘时服。

竹叶石膏汤　治伏暑内外发热，烦燥大渴。

石膏研，一两六钱　法半夏二钱五分　人参二两　甘草炙，二钱　麦门冬去心，五钱五分　淡豆豉二钱　糯米一合

上咬咀，每服五钱，水一盅，入青竹叶、生姜各五片，煎服。

三黄石膏汤　治阳毒发斑，身黄如涂朱，眼珠如火，狂叫欲走，六脉洪大，燥渴欲死，鼻干面赤齿黄。

黄连　青柏　黄芩各一钱　石膏一两五钱　山栀三十个　香豉二合

上水二盅，姜三片，枣二枚捶法，入细茶一撮，煎之热服。

桂苓甘露饮合败毒散消暑更捷。

以上诸方，皆大寒味，镇坠消毒之剂，驱暑之将军也。中用人参者，摄气保中，防骤损耳。此等药，必重病而后用，轻则惟前十方内，酌用为妙。

百合汤　病已愈，而触犯者，用之最效。

柴胡去芦，一钱　人参去芦，五分　黄芩一钱　甘草五分　知母去粗，八分　百合一钱二分　陈皮去白，一钱　生地黄七分

渴加天花粉。胸中烦热加山栀。有微头疼，加羌活、川芎。呕吐入姜汁炒半夏。胸中饱闷，加枳壳、桔梗。食复者，加枳实、黄连。甚重大便实者，加大黄。胸中虚烦，加竹茹、竹叶。瘥后干呕错语，失神呻吟，睡不安者，加黄连、犀角。咳喘者加杏仁。心中惊惕为血少，加当归、茯神、远志。虚汗加黄芪。脾虚加白术。腹如雷鸣，加煨生姜。劳复时热不除，加葶苈、乌梅、生姜汁。

上咬咀，水二盅，姜三片捶法，醋煮鳖甲，煎之温服。

丸散方类

加味胃苓丸

苍术五两　陈皮三两　厚朴二两　甘草炙，二两　白术四两　云茯苓二两　肉桂二两　猪苓二两　泽泻去粗，二两　人参去芦，一两　黄连去毛，姜炒，二两　白芍炒，二两

上为末蜜丸，清米汤下，每服五六十丸。

黄龙丸　治伏暑发热烦渴，呕吐恶心。

黄连去毛极净者，二斤

上以好醋五升，煮干为末，面糊丸，梧桐子大，热汤下，每服三十丸。

消暑丸　治伏暑引饮，脾胃不和。

半夏一斤　生甘草　云茯苓去皮，各半斤

上为末，姜汁煮糊为丸，如梧桐子大，每服五十丸，热汤下，此药味平，备一斑耳。

玉露散　治暑渴。

寒水石　滑石去黄垢土　石膏火煅　栝楼根二两　甘草一两

上为细末，每服五钱，新水调下。

却暑散 治冒暑伏热，头目眩晕，呕吐泄痢，烦渴背寒面垢。

赤茯苓 生甘草各四两 寒食面 生姜各一斤

上为末，每服三钱，白汤调下。

备用方类

大顺散 治冒暑伏热，引饮过多，脾胃受湿，水谷不分，霍乱呕吐，脏腑不调。

甘草三斤 干姜 杏仁去皮尖妙 肉桂去皮，各六两四钱

上先将甘草，用白砂蜜炒，及八分黄熟，次入干姜同炒，却入杏仁，候杏仁不作声为度，用筛筛净后，入肉桂一处，捣罗为末。每服三钱，水一盅，煎五七分温服。如烦躁，井花水调下，下拘时候，沸汤点服亦可，此劫剂也。从治火攻，用暑厥等剧证则效，效后仍用辛凉剂调理，切不可常用也。

龙须散—名甘草散 治中暑迷闷，不省人事，及泄泻霍乱烦渴，一服即愈，力能解暑毒。

白矾生，一两 五倍子生，三钱 乌梅捶去仁，二两 甘草炙，一两五钱，一方生用 飞罗面一两，一方用清明日面尤佳

上为末，入飞罗面拌匀，每服二钱，新水调下。

一方加诃子肉，滴水为丸，如弹子大，细嚼水下，名龙涎丸。此豁痰劫剂，轻证不可用。

加味桂苓甘露饮
即桂苓甘露饮，外加人参、香薷、甘草煎服，治法同前。

补中益气汤 治暑伤元气，脉虚身弱者用之。

黄芪炙，一钱五分 人参去芦 甘草炙，各五分 当归七分 白术土炒，八分 柴胡三分 升麻三分 广陈皮留白，一钱

渴加葛根五分，咳加麦门冬一钱，五味子十五粒。

一方有白芍药（五分）（秋冬不用）、黄柏（三分）以滋肾水，泻伏火，加红花（三分）入心养血。

上作一服，水煎，午前稍热服。

温补但助火，反昏沉，须加连膏方效。

调中汤

大黄去皮，七钱 葛根 黄芩 藁本 白术 芍药 桔梗 云茯苓去皮 甘草炙，各五钱

上㕮咀，每服五钱，水盏半煎八分，移时再服，得利即止。

此下药也。须有生冷面食积聚者，方可用。

霖按：治暑，首以六和汤、香薷饮，此两方乃暑月外感风寒，内伤生冷之剂，未可概治也。五苓散，为伤寒中风有表里证，渴欲饮水，所以用桂术，蒸膀胱之津液上腾，宣阳气，布水精，乃治湿之方。九味羌活汤、人参败毒散，辛温升散，暑湿忌汗，用者皆宜慎，其大顺散，治暑月内伤饮冷证，非治暑也。移治暑厥燥火之病，恐贻人夭殃，即使脉伏肢冷，汗多舌润，亦当以参附回阳，断不可专恃姜桂燥烈之品。况热厥亡阳，辨之不真，虽参附亦杀人事也。可不慎诸，增订数方，附列于后。

增补方类

白虎加人参汤 见前

一物瓜蒂汤 《金匮》

瓜蒂二十个

上锉，以水一升，煮去五合，去滓顿服。

尤在泾曰：暑之中人也，阴虚而多火者，暑即寓于火之中，为汗出而烦渴；阳虚而多湿

者，暑即伏于湿之内，为身热而疼重。故暑病恒以湿为病，而治湿即所以治暑。瓜蒂苦寒，能吐能下，去身面四肢水气，水去而暑无所依，将不治而自解矣。此治中暑兼湿者之法也。

紫金锭一名玉枢丹　治一切药毒，菰子鼠莽恶菌疫死牛马河豚等毒，及时行瘟疫，山岚瘴疟，缠喉风痹，黄疸赤眼，疮疖热毒上攻，或自缢溺水，打扑伤损，痈疽发背，鱼脐疮肿，百虫蛇犬所伤，男子妇人，癫邪狂走，鬼胎鬼气，并宜服之。

山慈菇去皮洗净，焙，二两　川文蛤一名五棓子，捶破洗刮内桴，二两　麝香细研尽，三钱　红芽大戟洗焙，一两　千金子去壳，用纸包裹，换纸，研数十次，去尽油，无油成霜，二两

上各研细末和匀，以糯米粥为剂，每料分作四十粒，于端午七夕重阳合。如欲急用，辰日亦得。于木臼中杵数百下，不得令妇人孝服人、不具手足人及杂犬之类见之。

竹叶石膏汤见前

黄连香薷饮
即前香薷饮，加黄连。

白虎加苍术汤见前

麦门冬汤《金匮》
麦门冬七升　半夏一升　人参　甘草各二两
粳米三合　大枣十二枚

上六味，以水一斗二升，煮去六升，温服一升，日三夜一服。

霖按：此方，治胃中津液干枯，虚火上炎之良法。海藏去半夏加竹叶，治房劳复气欲绝者佳。

生脉散　治热伤元气，气短倦怠，口干出汗。

人参　麦门冬　五味子
上三味，用水煎服。

柯韵伯曰：肺为娇脏，而朝百脉，主一身元气者也。形寒饮冷则伤肺，故伤寒有脉结代，与脉微欲绝之危，暑热刑金则伤肺，故伤热有脉来虚散之足虑。然伤寒是从外来者为实邪，故虽脉不至，而可复可通。伤热是从所不胜来者为贼邪，非先从滋化其源。挽回于未绝之前，则一绝而不可复，此孙真人为之急培元气，而以生脉名方也。麦门冬甘寒清，权衡治节之司；人参甘温，补后天营卫之本；五味酸温，收先天天癸之原。三气通而三才立，水升火降，而合既济之理矣。仲景治伤寒，有通脉、复脉二法。少阴病里寒外热，下利清谷，脉微欲绝者，制通脉四逆汤，温补以扶阳。厥阴病外寒内热，心动悸脉结代者，制复脉汤，凉补以滋阴。同是伤寒，同是脉病，而寒热异治者，一挽坎阳之外亡，一清相火之内炽也。生脉散本复脉立法，外无寒故不用姜桂之辛散。热伤无形之气，未伤有形之血，故不用地黄、阿胶、麻仁、大枣，且不令其泥膈而滞脉道也。心主脉而苦缓，急食酸以收之，故去甘草而加五味矣。脉资始于肾，资生于胃，而会于肺。仲景二方，重任甘草者，全赖中焦谷气以通之复之，非有待于生也。此欲得下焦天癸之元气以生之，故不藉甘草之缓，必取资于五味之酸矣。

白头翁汤《伤寒论》
白头翁二两　黄连　黄柏　秦皮各三两
上四味，以水七升，煮取二升，去滓，温服一升，不愈，更服一升。

霖按：此治厥阴热利方也，何以移治暑厥？夫白头翁，临风偏静，长于驱风，用为君者。以风动则火生，风平则火熄，欲平走窍之火，必宁摇动之风也。秦皮、黄柏，泻少阳相火，而手少阳与手厥阴表里，故佐以黄连，以泻心包络火热，风平火熄，则痉止厥回矣。此釜下抽薪法也。

升麻鳖甲汤《金匮》

升麻　当归　甘草各二两　雄黄半两,研
蜀椒炒,去汗,一两　鳖甲手掌大一片,炙

上六味,以水四升,煮取一升,顿服之。
老小再服取汗。《肘后千金方》阳毒用升麻汤,
无鳖甲有桂,阴毒用甘草汤无雄黄。

赵以德曰:按古方书谓阳毒者,阳气独盛,
阴气暴衰,内外皆阳,故成阳毒。谓阴毒者,
阴气独盛,阳气暴衰,内外皆阴,故成阴毒。
二者或伤寒初得,便为是证;或服药后,变而
成之。阳毒尽治以寒凉,阴毒尽治以温热,药
剂如冰炭之异,何乃仲景用一方治之乎。虽曰
阴毒去雄黄、蜀椒,则是反去其温热者矣。且
注曰:《肘后千金方》阳毒用升麻汤,无鳖甲有
桂。阴毒用甘草汤无雄黄,岂非皆是热毒之伤
于阴阳二经络耶? 在阳经络,则面赤斑斑如锦
文,吐脓血;在阴经络,则面青身如被杖,此
皆阴阳水火动静之本象如此,岂是寒热之邪乎?
尝以升麻鳖甲之药,考之《本草》,谓升麻能
解时气、毒厉,诸毒攻咽喉痛,与热毒成脓,
开壅闭,疗发斑;当归能破恶血养新血,补五
脏肌肤;甘草和中利血脉,缓急止痛,调药奏
功;鳖甲去恶血;雄黄破骨节积聚,辟鬼邪
恶,骨蒸热极,蜀椒通血脉,调关节,逐肌骨
皮肤死肌,去留结破血,治天行时气。诸药所
能者如此,即此观之。仲景于阴阳二毒之证,
总用一方,盖可见矣。病形虽由阴阳发证,论
邪则一属热毒,与血病也。所以不分表里,俱
以升麻解热毒为君,当归和血为臣,余者佐之
而已。但雄黄、蜀椒,理阳气药也,故病在阴
者去之。如《肘后千金》阳毒去鳖甲有桂枝
者,鳖水族,乃阴中之阳,不如桂枝,能调阳
络之血。阴毒不去蜀椒者,蜀椒亦阴中之阳,
非若雄黄阳中之阳,故留之以治阴也。方旨如
此而已。

达原饮《温疫论》

槟榔二钱　厚朴一钱　草果仁五分　知母一
钱　芍药一钱　黄芩一钱　甘草五分

上用水二盅,煎八分,午后温服。

吴又可曰:槟榔能消能磨,除伏邪,为疏
利之药,又除岭南瘴气。厚朴破戾气所结,草
果辛烈气雄,除伏邪蟠踞,三味协力,直达其
巢穴,使邪气溃散,速离募原,是以名为达原
饮也。热伤津液,加知母以滋阴,热伤营血,
加芍药以和血。黄芩清燥热之余,甘草为和中
之用,以后四味,乃调和之品,如渴与水,非
拔病之药也。凡疫邪游溢诸经,当随经引用,
以助升泄。如胁痛耳聋,寒热呕而口苦,此
邪热溢于少阳经也。本方加柴胡一钱,如腰
背项痛,此邪热溢于太阳经也。本方加羌活
一钱,如目痛眉棱骨痛,眼眶痛,鼻干不眠,
此邪热溢于阳明经也。本方加葛根一钱,但
证有迟速,轻重不等,药有多寡,缓急之分,
务在临时斟酌,所定分两,大略而已,不可
执滞。

三消饮 温疫论

槟榔　草果　厚朴　芍药　甘草　知母
黄芩　大黄　葛根　羌活　柴胡　生姜　大枣
为引

郑素圃曰:按三阳加法,不必全用,各随
其所见之经,而加用之。

大承气汤《温疫论》

大黄五钱　厚朴一钱　枳实一钱　芒硝三钱
水姜煎服。
弱人减半,邪微者,各复减半。

小承气汤《温疫论》

大黄五钱　厚朴一钱　枳实一钱
水姜煎服。

调胃承气汤《温疫论》

大黄五钱　芒硝二钱五分　甘草一钱

水姜煎服。

吴又可曰：三承气汤，功用仿佛，热邪传里，但上焦痞满者，宜小承气汤；中有坚结者，加芒硝软坚而润燥，病久失下，虽有结粪，然多黏腻，得芒硝则大黄有荡涤之能。设无痞满，惟存宿结，而有于热者，调胃气承汤宜之。三承气功效皆在大黄，余皆治标之品。不耐汤药者，或呕或哕，当为细末，蜜丸汤下。

如人方肉食，而病适来，以致停积在胃，用大小承气连下，惟是臭水稀粪而已。于承气汤中，但加人参一味服之，虽三四十日所停之完谷及完肉，于是方下。盖承气借人参之力，鼓舞胃气，宿物始动也。

升降散

白僵蚕酒炒，二钱　全蝉蜕去土，一钱　广姜黄去皮，三分，不用片姜黄　川大黄生，四钱

上为细末合研匀，病轻者，分四次服，每服重一钱八分二厘五毫，用冷黄酒一杯，蜂蜜五钱，调匀冷服，中病即止。病重者，分三次服，每服重二钱四分三厘三毫，黄酒一杯半，蜜七钱五分，调匀冷服。最重者，分二次服，每服重三钱六分五厘，黄酒二杯，蜜一两，调匀冷服。如一二帖未愈，可再服之。热退即止，胎产亦不忌。炼蜜丸名太极丸，性稍缓，服必空心，服后须忌半日，不可吃茶水吃烟并饮食，若不能忌，即不效。能遵禁忌，下咽即苏，半日而愈。若饱食后服此亦不效，愈后最忌饱食，只宜吃稀粥四五分饱，永不再发。至于腥荤，更须着实牢忌，万不可吃。凡患瘟疫，未曾服他药，或一二日，或七八日，或至月余未愈，但服此药即愈。若先用他药不效，后用此药，亦间有不验者，服药杂故也。

杨栗山曰：处方必有君臣佐使，而又兼引导，此良工之大法也。是方以僵蚕为君，蝉蜕为臣，姜黄为佐，大黄为使，米酒为引，蜂蜜为导，六法俱备，而方乃成。窃尝考诸本草，

而知僵蚕味辛苦气薄，喜燥恶湿，为天地清化之气。轻浮而升，阳中之阳，故能胜风除湿，清热解郁，从治膀胱相火，引轻清气上潮于口，散热浊结滞之痰也。其性属火，兼土与木，老得金水之化，僵而不府。温病火炎土燥，焚木烁金，得秋分之金气而自秉，故能辟一切怫郁之邪气。夫蚕必三眠三起，眠者病也。合薄皆病，而皆不食也。起者愈也。合薄皆愈，而皆能食也。用此而治合家之瘟病，所谓因其气相感，而以意使之者也，故为君。夫蝉气寒无毒，味咸且甘，为清虚之品。出粪土之中，处极高之上，自甘风露而已，吸风得清阳之真气，所以能祛风而胜湿；饮露得太阴之精华，所以能涤热而解毒也。蜕者退也，盖欲使人退去其病，亦如蝉之脱然无恙也。亦所谓因其气相感，而以意使之者也，故为臣。姜黄味辛苦温无毒，蛮人生啖，喜其祛邪伐恶气，行气散郁，能入心脾二经，建功辟疫，故为佐。大黄味苦大寒无毒，上下通行，盖亢甚之阳，非此莫抑。苦能泻火，苦能补虚，一举而两得之。人但知其建良将之大勋，而不知有良相之硕德也，故为使。米酒性大热，味辛苦而甘。令饮冷酒，欲其行迟，传化以渐，上行头面，下达足膝，外周毛孔，内通脏腑经络，驱逐邪气，无处不到。如物在高巅，必奋飞冲举以取之。物在远方及深奥之处，更必迅奔探索以取之。且喜其和血养气，伐邪辟恶，仍是华佗旧法，亦屠苏之义也，故为引。蜂蜜甘平无毒，其性大凉，主治丹毒斑疹，腹内留热，呕吐便秘，欲其清热润燥而自散瘟毒也，故为导。盖蚕食而不饮，有大便无小便；蝉饮而不食，有小便无大便，以清虚而散火。君明臣食，治化出焉。姜黄辟邪而靖疫，大黄定乱以致治，佐使同心，功绩建焉。酒引之使上行，蜜润之使下导，引导协力，远近通焉。补泻兼行，无偏胜之弊，寒热并用，得时中之宜，所谓天有覆物之功，人有代覆之能，其洵然哉。用治温病，百发百中，屡试屡验，万无一失。

清瘟败毒饮

生石膏大剂，六两至八两；中剂，二两至四两；小剂，八钱至一两二钱　小生地大剂，六钱至一两；中剂，三钱至五钱；小剂，二钱至四钱五分　乌犀角大剂，六钱至八钱；中剂，三钱至四钱；小剂，二钱至四钱　真川连大剂，四钱至六钱；中剂，二钱至四钱；小剂，一钱至一钱半　栀子　桔梗　黄芩　知母　赤芍　元参　连翘　甘草　丹皮　鲜竹叶

先煮石膏数十沸，后下诸药，犀角磨汁和服。

余师愚曰：此十二经泄火之药也。凡一切火热，表里俱感，狂躁烦心，口干咽痛，大热干呕，错语不眠，吐血衄血，热甚发斑，不论始终，以此为主方。盖斑疹虽出于胃，亦诸经之火，有以助之。重用石膏，直入胃经，使其敷布于十二经，退其淫热。佐以黄连、犀角、黄芩，泄心肺火于上焦。丹皮及栀子、赤芍，泄肝经之火。连翘、元参，解散浮游之火。生地、知母，抑阳扶阴，泄其亢甚之火，而救欲绝之水。桔梗、竹叶，载药上行，使以甘草和胃。此大寒解毒之剂。重用石膏，则甚者先平，而诸经之火，自无不安矣。若疫证初起，恶寒发热，头痛如劈，烦躁谵妄，身热肢冷，舌刺唇焦，上呕下泄，六脉沉细而数，即用大剂。沉而数者，即用中剂。浮大而数者，用小剂。如斑一出，即加大青叶，并少佐升麻四五分，引毒外透，此内化外解，浊降清升之法。治一得一，治十得十，以视升提发表而加剧者，何不俯取刍荛之一得乎？

圣散子方

草豆蔻面里炮，十个　木猪苓去皮　石菖蒲　高良姜　独活去芦头　附子炮制，去皮脐　麻黄去根　藁本去瓤，土炒　厚朴去皮，姜汁炙　芍药　枳壳去瓤，麸炒　柴胡　泽泻　白术　辛细　防风去芦头　藿香　半夏姜汁制，各半两　甘草炙，一两　茯苓半两

上挫碎如麻豆大，每服五钱七，水一盅半，煮取八分，去滓热服，余滓两服，合为一服，重煎空心服。

附霍乱疟痢发斑

暑证即发为热病，吐泻霍乱，积久后发为疟痢。霍乱、疟、痢三证，医书各有专科，治法亦详，故不具载。姑以主方取效速者，附列于下。

干霍乱吐法

暑气入腹，恶心腹痛，上吐下泻，泻则如水注，此乃暑火暴发，升降不利，清浊不分，所泻者皆五脏之津液。宜速止之，用五苓散或胃苓汤，利小便清火实脏。甚者桂苓甘露饮。此证间有夹食积者，医家认为食伤，而用下误矣。亦有谓其秽浊当去者，不知津液暴涸，元气顿伤，当立止之为上。更有吐泻无物者，为干霍乱，令人立毙。急用炒盐汤，或二陈汤探吐之。通则易救。

丹溪亦用理中汤吐，恐热不敢载方。

二陈汤　化痰利气，干霍乱多煎服之探吐，代瓜蒂散。瓜蒂性峻而损胃，此药利痰而性平。

广陈皮去白，钱半　半夏姜汁炒，一钱　云茯苓去皮，一钱二分　甘草三分

上咬咀，水煎服。

痢疾方

芍药汤加减　兼治赤白痢。

白芍药一钱　黄连一钱　枳实一钱　白茯苓一钱　槟榔七分　当归八分　黄芩一钱　川芎五分　大黄二钱　加滑石二钱

大黄初痢二三日内，用一帖，动后即去之，痢日久者不可用。水一盅半煎至八分，和木香

末三分温服，日夜三服方效。

香连丸　方伯王嵩淮传自楚府。

木香二两　黄连茱萸炒，八两　广陈皮二两　槐角子一两五钱　地榆一两　枳壳麸炒，二两　枳实麸炒，一两　槟榔二两　益元散二两

醋糊为丸，每服一钱，红痢米汤下，白痢姜汤滚白水送下。亦每日三服，或汤一丸二丸亦可，老弱数服后，即当温补。

疟疾方

清脾饮加减

青皮　厚朴　白茯苓　柴胡　半夏　黄芩各一钱　白术八分　甘草　草果仁　砂仁各五分　滑石二钱

渴加麦门冬二钱，乌梅一个，水一盅半煎至八分，和姜汁二匙温服。疟发过两个时辰，服一帖，到疟临来前一个时辰，再服一帖方效。二日一发者，先于空日，早晚服二帖，至临发日，前一个时辰，又服一帖方效。

如服前药后，尚未痊愈，即服后剂。

胃苓汤

厚朴姜制炒　苍术泔水浸炒　陈皮一钱　甘草炙，五分　泽泻　云茯苓　猪苓各八分　白术一钱　官桂三分

上水二盅，煎至八分温服。

霖按：干霍乱，欲吐不得，欲泻不得，顷刻危亡，恐非二陈汤探吐可通，当以屋角结网之大蜘蛛一枚，捣烂水冲服，即可痛止便通。盖暑湿伏郁之邪，贼及太阴湿土，非风木之相克则不剧。邪秽深伏，上下为之不通，风邪肆虐，故心腹为之绞痛。蜘蛛善能定风，风平则土气得仲，而上下皆通矣。通后再议进药，若夫霍乱之治，虽载方书，可不具录。然既云附列主方，若不辨其寒热纲领，诚恐贻误来兹。

凡霍乱吐泻，吐出澄澈而不酸浊，泻出而不臭秽，口不渴小溲利，此寒证。即《素问》至真要大论：诸病水液，澄澈清冷，皆属于寒者是也。若吐出酸浊，泻出臭秽，溲浑口渴，此热证。即诸转反戾，水液浑浊，诸呕吐酸，暴注下迫，皆属于热是也。转筋者，感风木之变，土为木克也。夫霍乱吐泻后，每多肢冷如冰，脉伏欲绝，口渴甚，以凉水与之即止，若验其所吐酸臭，所下秽恶，小溲赤涩，此假寒真热证也。口渴喜冷，饮却不多，手足逆冷，面赤戴阳，烦热发躁，揭去衣被，若察其泻出不臭恶，吐出不酸秽者，阴盛格阳之假热真寒证也。如烦渴躁扰，口干恣饮，舌本不冷者，乃气液告竭之候，宜兼救阴，如吐利止而身痛不休，宜兼达表，此寒热之略也。然易之山风蛊卦，艮上巽下，蛊者虫类也。风木之邪，克制湿土则虫生，霍乱之重者，杀虫又不可缓也。此义仲景以后，未有知者。近西土言之，司命者亦不可忽。

又按：痢疟，各有专书，原不须缕述。但清脾饮，治少阳正疟之方。胃苓汤，治太阴寒湿之疟。温瘴等疟，若误用祸尚不测，况暑疟乎。此书专言伤暑，而舍暑疟不论，殊觉未备。夫微寒壮热，心烦多汗，口渴引饮，脉或虚或濡，或洪或弦，或一日一发，或间日一发者，即所谓阴气先伤，阳气独发之暑疟也，当与《内经》《金匮》瘅疟治法相仿。然有微甚之不同，若因外感触发伏气，宜清凉涤暑，如滑石、青蒿、生草、连翘、茯苓、竹茹、枳实；暑热甚者，黄芩、黄连，皆可加入；外邪甚者，可加豆豉、葱、藿香、薄荷之属；若暑热内动者，宜甘寒生津，如鲜生地、麦冬、沙参、花粉、知母、石膏、鲜石斛、梨汁、蔗浆；夹湿者，可加入芦根、通草、六一散；热湿两重，日晡烦瘩昏谵，而阴气未见大伤者，半夏泻心合小陷胸去参茹；稍挟表邪，可佐以豉、薄、苏、藿、葱白等，两三味是矣。若夫十二经之疟，风寒湿及痰食疫瘴诸疟，仍当考之专书，兹

不载。

附方

半夏泻心汤

半夏半升　黄芩　干姜　甘草炙　人参各二两　黄连一两　大枣十二枚

水一斗，煮取六升，去渣，再煎，取三升，温服一升，日三服。

方中行曰：半夏、干姜，辛以散虚满之痞。黄芩、黄连，苦以泄心膈之热。人参、甘草，甘以益下后之虚。大枣甘温，润以滋脾胃之液。曰泻心者，言满在心膈，而不在胃也。

小陷胸汤

栝楼实大者一枚　黄连一两　半夏半升

水六升，先煮栝楼取三升去滓，内诸药煮取二升，去滓，分温三服。

邹润安曰：观仲景之用栝楼实，在此汤曰小结胸。正在心下，按之则痛。在栝楼薤白白酒汤，曰喘息咳唾，胸背痛短气。而其脉一则曰浮滑，一则曰寸口沉迟，关上小紧数，是皆阴中有阳，且踞于阳位者也。夫胸背痛较按之方痛则甚，痹则较结为轻，咳唾喘息，是其势为上冲，而居于心下，按之才痛。似反静而不动，此其机总缘气与饮相阻，寒与热相纠。热甚于寒者，其束缚反急而为结；寒甚于热者，其蔽塞自盛而为痹。是故结胸之病伏，胸痹之病散。伏者宜开，散者宜行。故一则佐以连夏之逐饮泄热，一则佐以薤酒之滑利通阳。栝楼实之裹无形攒聚有形，使之滑润而下则同。能使之下，似是治实之方，仅能使之下，不能使其必通，又非纯乎治实之道矣。何以知不能使之必通？盖有停饮痛甚，至不得卧，即当加半夏；若兼胸满肋下逆抢心，则仍加枳朴、桂枝，偿竟能通，又何必如是哉。是知栝楼实之治，大旨在火与痰结于阳位。不纯乎虚，亦不纯乎

实者，皆能裹之而下，此其擅长矣。

发斑方

消斑青黛饮　治邪热传里，里实表虚，血热不散，热气乘于皮肤，而为斑也。

黄连去毛，一钱　甘草五分　石膏煅，一钱五分　知母五分　柴胡去芦，五分　人参去芦，五分　犀角镑，一钱　青黛一钱　山栀一钱　生地一钱

大便实者。去人参加大黄，多寡酌之。

上咬咀，水二盅，姜一片，枣二枚煎之，捶法，临服入苦酒一匙调服。寒温暑三病，有发斑证，而暑斑人多忽之。不知其形与寒温同，或大如豆，或细如线痕，或如蚤点，甚亦有羊毛疔者，皆宜前药清之。

服药总法

伤寒伤暑，温凉诸证，皆邪气欺正气也。用药如对敌，药入则邪渐退，药力尽而邪复炽。必一服周时，即详势诊脉，药对则连进，日夜三五服，以邪退病安为止。此法惟汉张仲景《伤寒》，隋孙思邈《千金方》中载此。孙云：夏月昼五夜三，冬月昼三夜五，必期病退而后止。如御敌者，愈驱逐愈加精锐，期于荡平而后班师，此万全之胜算也。自宋以后不传，故取效寡而活人之功疏。愚以此法屡治人，极有神效。

古今名医品汇

张机　字仲景，东汉南阳人，举孝廉，官至长沙太守，作《伤寒论》，医方大备。扁鹊仓公，无以加焉，后世称为医圣。

孙思邈　唐京兆华原人，幼称圣童。隋文帝召不拜。太宗即位，召见拜谏议大夫，固辞，

隐太白山，学道养气，得度世之术，洞晓天文，精究医业，著《千金方》三十卷。

朱肱 号无求子，宋吴兴人。深于伤寒，著《活人书》。道君朝诣阙投进，授奉议郎医学博士，其中论暑一二款，见节庵内，不另载。

刘完素 字守真，金河间人。少聪敏博学，忽遇异人，以酒饮之大醉，及寤洞达医术，撰《运气要旨论》《精要宣明论》《素问玄机原病式》。然好用凉剂，以降心火，益肾水为主。自号通玄处士。

张元素 字洁古，金易州人。八岁试童子举，二十七岁试经义进士，犯庙讳下第。乃学医，洞彻其术，其学则李东垣深得之。其论不另载。

李杲 字明之，号东垣，元之镇人也。幼好学，博经史，尤乐医药，捐千金从张元素，尽传其业，当时称为医圣。《东垣十书》，多其著述。

朱震亨 字彦修，学者尊之曰丹溪先生，元末婺之义乌人也。自幼好学，日记千言，从许文懿公，得朱子四传之学。因母病即慨然曰：士苟精一艺，以推及物之仁，虽不仕于时，犹仕也。乃弃举业，一于医致力，褒然称医大成焉。

方广 字约之，号古庵，休宁人。读儒之暇，留意医经，为名医，善用丹溪法。

王纶 字汝言，号节斋，浙江慈溪人。官至广东布政，因父病精医，著《明医杂著》，发丹溪所未发，世甚尊信之。

陶华 字尚文，号节庵，余杭名医。幼读儒书，旁通百氏，著《伤寒琐言》，发仲景所未发，大行于世。正统间被征，引疾归，时论高之。

虞抟 字天民，号恒德老人，正德花溪人。著《医学正传》《医学权舆》《医学集成》。岐黄之宗匠也。

李梴 字文清，江右南丰人。生儒家，习诗体之训，惓惓有志于泽物。遂博古今方论，著《医学入门》，虽时业手而精详可追花溪。

王肯堂 字宇秦，号损庵，金坛人。中万历己丑进士，授翰林检讨，制举义凿覆，传诵海内，尤以岐黄显。所著有《证治准绳》《证治类方》诸书，大行于世。慧识烛照，精心缕析，力追古人焉。

按自古以方术名世者，多不能遍列。姑即其切于治暑者，录其论并方。因录其姓氏，使后之业岐黄者，诵其书以考其世，奋然有仰止之思焉。安知不与古长桑伯元诸公，竞驾而驰声乎。

张仲景

伤寒例第三论

曰：脉盛身寒得之伤寒，脉虚身热得之伤暑。

霖按：此乃王叔和序例中语，不得拉杂，谓是仲景之论。脉盛伤寒是矣，然必盛于左部；脉虚身热，伤暑是矣，虚大之脉，必盛于右部。且伤寒未有不发热者，此序例言其略例耳，不可泥也。

痉湿暍第四论

曰：太阳中热者，暍是也。其人汗出恶寒，

身热而渴也。

又曰：太阳中暍者，发热恶寒，身重而疼痛。其脉弦细芤迟，小便已，洒洒然毛耸，手足逆冷，小有劳身即热，口开前板齿燥。若发汗则恶寒甚，加温针则发热甚，数下之则淋甚。

按：此证一味凉药清内火，辛以散之，酸以收之，三者为妙。汗下俱不可，若加之温针，则速其毙耳。

霖按：仲景治暍，三法鼎峙，前已释明注言。此证一味凉药清内火，辛以散之，酸以收之，三者为妙，恐未尽然。身重而疼痛，其脉弦细芤迟，湿胜也，岂寒凉酸收，所能治哉，疏矣。

辨太阳病脉第五论

曰：伤寒二三日，阳明少阳证不见者，为不传也。

霖按：此节正仲景示人以传经之活法也。天有寒暑燥湿风火之六气，人之脏腑有三阳三阴之六气。天之寒气感于人，人即以己身之寒气应之，所谓同气相得也。《灵枢》本脏篇云：三焦膀胱者，腠理毫毛其应是太阳寒水主皮毛，为肤表之第一层，故风寒首伤太阳。然亦有不从太阳，而竟至于阳明少阳，以及于三阴者。盖三阳三阴，所主之部位，何经虚，何经即受邪也。如病形篇云中于面则下于阳明，中于项则下太阳，中于颊则下少阳，其中于膺背两胁，亦中其经。又曰中于阴者，常从腑臂始是也。至于《素问》热论，所谓传经之法，一日太阳，二日阳明，三日少阳，四日太阴，五日少阴，六日厥阴者，乃人身之六气，以次相传。此气传非病传，但人身何经何气之虚，其病邪亦即由此而入，所谓邪之所凑，其气必虚也。仲景恐治伤寒者，泥于按日传经，故曰伤寒二三日，阳明少阳证不见者，为不传也。是二日阳明如传，当见身热目疼，鼻干不得卧，三日少阳，当见胸肋痛而耳聋，若不见阳明少阳经病证，则不传也。三阴亦然。是传经不可拘执，按日见何经病证，即以何经法治之。致若言足不言

手者，省文也。须知阴阳有互根之义，寒邪首伤足太阳，热邪必首伤手太阴，此互根之理，不可移易者也。后世言伤寒，按日传经，固属大谬，而谓温暑，只在三焦，而不传他经者亦非。果否则一日太阳，二日阳明，传经之说，何以见诸热论乎？夫伤寒有直中三阴者，温热伏气，有发于少阴，出诸少阳者，暑邪中人，有入心入肝入脾之辨，是皆不可胶柱者也。

又曰：太阳病，发热而渴，不恶寒者，为温病。

按：温病无专经，随其所中以脉辨之。亦有不中太阳，初不头痛恶寒诸证，而庸医认为痰火内伤，祸不旋踵矣。此证不传经，止中一二经。慎之，慎之。

霖按：温病乃冬至阳生，人身所伏之阳热。被严寒折伏，藏于肌骨之间，至春郁遏之阳热，为外邪逗引，始得发泄。伏阳既出肌肤，遇春令之气暄热，两热相干，而成温病。即《素问》生气通天论，所谓冬伤于寒，春必病温者是也。其外感之邪轻，故不恶寒，只发热而渴。亦有微恶寒，旋即热渴者，外邪较重也。若口黏苔腻，身痛便溏，有汗不解，脉濡数者，非中风乃温病挟湿也。温邪内发，其脉多盛于右部，热伤气也。风热之邪外受，先伤手太阴经，风寒之邪，则先伤足太阳经。盖肺主表，膀胱亦主表也。治伤寒之麻黄汤，非泻肺药乎？言太阳病，则手太阴亦包括于中，省文也。温热当察三焦论治，其传经见何经证，以何经法治之。伤寒亦然，惟用药寒热之不同耳。或言温热不传经，只重三焦，则热论何以又有一日巨阳，二日阳明，传经之文，此不待辩亦明矣。谓温病无专经，此越人五十八难，指疫证而言，不得拉杂冬日伏气之温热病也。

又曰：若发汗已，身灼热者，名曰风温。风温为病，脉阴阳俱浮，自汗出，身重多眠睡，鼻息必鼾，语言难出。若被下者，小便不利，直视失溲。若被火者，微发黄色，剧则如惊痫，时瘛疭。若火熏之，一逆尚引日，再逆促命期。

按：此证皆春温，以内有火热，感以风寒，故一发剧也。眠睡语难，皆火内灼，非风温外甚也。自汗风伤卫，不恶寒外证轻也。止宜辛凉药内解，微发表则愈。

霖按：风温为内蕴伏热，外感风邪。其恶风怯寒，为或有之证，而热渴咳嗽，为必有之证也。发汗已身灼热者，是误以辛温发表。风药多燥，触引伏气，风火相煽，致有自汗身重，多睡鼻鼾，语难出诸候，斯皆误汗劫液后之变证，非风温初病，固有之证也。若再误下误火，则直视失溲，惊惕瘛疭，一逆尚引日，再逆促命期矣。此明初既误表，继又误下误火，酿成不可救药。足征风温为燥热之病，泄热和阴，为斯证一定治法。纵或稍挟表邪，只宜葱豉蒡薄等味，辛凉轻剂，启肾气疏风热是矣，岂可妄施麻桂哉。

孙思邈

伤寒例论

曰：《易》称天地变化，各正性命。然则变化之迹无方，性命之功难测。故有炎凉寒燠，风雨晦冥，水旱妖灵，虫蝗怪异，四时八节，种种施化不同。七十二候，日月运行各别，终其晷度，方得成年，是谓岁功毕矣。天地尚且如此，然在人安可无事？故人生天地之间，命有遭际，时有否泰。吉凶悔吝，苦乐安危，喜怒爱憎，存亡忧畏。关心之虑，日有千条，谋身之道，时生万计，乃度一日。是故天无一岁不寒暑，人无一日不忧喜。故有天行温疫病者，即天地变化之一气也。斯盖造化必然之理，不得无之。故圣人虽有补天之极德，而不能废之。虽不能废之，而能以道御之。其次有贤人，善于摄生，能知搏节，与时推移，亦得保全。天地有斯瘴疠，还以天地所生之物以防备之。命曰知方，则病无所侵矣。然此病也，欲人谓之横病，多不解治。皆曰日满自瘥，以此致枉者。天下大半，

凡始觉不佳，即须救疗。迄至于病愈，汤食竞进，折其毒势，自然而瘥。必不可令病气自在，恣意攻人，拱手待命，斯为诀矣。

按：真人此论从天人合基处发脉，义理源头上起澜。而议论苍古，浑浑灏灏，真与南华并传，虽论寒哉，而温与暑之秘，皆兼之矣。敬录置之座右，以为玄宗之一助，医道特其余耳。

刘河间

中暑之证

身热头痛，背寒面垢，自汗烦躁，大渴口干，倦怠而身不痛，或时恶寒，或畏日气，脉虚而弱，无问表里，通宜白虎汤。并感冒发热烦渴，五苓散、桂枝茯苓甘露饮、黄连香薷饮、或双解散。或里热甚腹满，而脉沉可下者，大承气汤下之，或三一承气汤尤妙。半表半里者，小柴胡汤、凉膈散、天水散。

按：刘河间论暑证甚详，独明于诸家，用药头头中款，可谓得其解者。但暑证不分表里，一味清内，得寒凉而解。若酸而收，不必用下，承气汤走马之粪也。却之却之。

李东垣

暑伤胃气论

刺志论云：气虚身热，得之伤暑，热伤气故也。痿论云：有所远行劳倦，逢大热而渴，则阳气内伐，则热舍于肾。肾者水脏也。今水不能胜火，则骨枯而髓虚，足不任身，发为骨痿。故《内经》曰：骨痿者，生于大热也。此湿热成痿，令人骨乏无力，故治痿独取阳明。时当长夏，湿热大胜，蒸蒸而炽，人感之多四肢困倦，精神短少，懒于动作，肺气促，肢节沉痛。或气高而喘，身热而烦，心下膨痞，小便黄而少，大便溏而频，或痢出黄糜，或如泔

色。或渴或不渴，不思饮食，自汗体重，或汗少者，血先病而气不病也。自时当长夏，至此已采入正款，不敢摆删，故重出其脉中得洪缓。若湿气相搏，必加以迟。病虽互换少差，其天暑湿令则一也。宜以清燥之剂治之，名曰清暑益气汤主之。

清暑益气汤

黄芪汗少者减，五分　苍术泔浸去皮，各钱半　升麻一钱　人参去芦　白术　橘皮　神曲炒　泽泻各五分　甘草　黄柏酒浸　当归身　麦门冬去心　青皮去白　葛根各三分　五味九个

《内经》云：阳气者，卫外而为固也，炅则气泄。今暑邪干卫，故身热自汗。以黄芪、人参、甘草，补中益气为君。橘皮、当归身，甘辛微温，养胃气、和血脉为臣。苍术、白术、泽泻，渗利除湿。升麻、葛根苦甘平，善解肌热，又以风胜湿也。湿胜则湿不消，而作痞满，故炒曲甘辛，青皮辛温，消食快气。肾恶燥，急食辛以润之，以黄柏苦辛寒，借甘味泻热补水。虚者滋其化源，以五味子、麦门冬，酸甘微寒，救天暑之伤，庚金为佐也。

上㕮咀作一服，水二盏煎至一盏，去粗稍热，食远服。

按：东垣意见精密，立方中和，清暑益气汤一剂，近世多宗之。然气血虚弱之人，用之最宜。如遇强壮者，不能取效，且助温火，不可不斟酌也。

朱丹溪

中暑论

曰：暑乃夏月炎暑也。盛热之气着人也，有冒有伤有中三者。有轻重之分，虚实之辨。或腹痛水泻者，胃与大肠受之。恶心者，胃口有痰饮也。此二者冒暑也。可用黄连香薷饮、清暑益气汤。盖黄连退暑热，香薷消蓄水。或身热头疼，躁乱不宁者，或身如针刺者，此为热伤在肉分也。当以解毒汤白虎汤加柴胡。如气虚者加人参，此为伤暑。或咳嗽发寒热，盗汗出不止，脉数者，热在肺经，用清肺汤、柴胡汤、天水散之类，急治则可，迟则不救。盛火乘金也，此为中暑。凡治病须要明白辨别，慎勿混同施治，春秋间亦或有之，切莫执一，随病处方为妙。

按：暑病原有轻重，分伤、冒、中三款是已。但凡感暑而病者，皆从冒火而得，总谓之伤暑。其感火多而势重者，乃为中暑。以内外诸杂证，分属五脏，犹为近理。至以五脏分属冒伤中三者，则误矣。其内外诸杂证，即有重轻，均从脏腑而发。若以分属之三证，岂不泥且左矣。名家亦有此误，又何以破后人之迷也。

辨动得静得

丹溪曰：若暑之时，无病之人，或避暑热，纳凉于深堂大厦，凉台冷馆，大扇风车，得之者，是静而得之阴证也。其病必头痛恶寒，身形拘急，肢节疼痛而心烦，肌肤大热无汗，此为阴寒所遏，使周身阳气，不为伸越。宜用辛温之剂，以解表散寒，用厚朴、紫苏、干葛、藿香、羌活、苍术之类。若外既受寒，内复伤冰水、生冷瓜果之类，前药再加干姜、缩砂、神曲之类。此皆非治暑也，治因暑而致之病也。

按：静动而得，分中暑伤暑，此论出自张洁古，后皆因之。夫盛暑之时，炎火若炙，无地非是，故古人闻避暑，而未闻避寒，深堂广厦，正以避暑，安得入而中之。且房室阴凉，正可护卫阳气，又安得而遇伤之乎？即膏粱深处，必不能无冒暑应接，其伤暑者亦于动中得之耳。老子曰：人能常清静，天地尽皆归一，静即可袪，暑从何而中也。至于冰水瓜果等寒物，多食自伤脾胃，亦生杂证。谓泻痢诸证，内有此物积聚则可，谓专以此致暑病则不可。若执口得寒物，身犯寒气，同冬时寒病治之，

则谬以千里矣。

霖按：洁古论暑，以动静分阴阳，甚属不经，致启后人訾议，然亦出诸不得已也。何以言之？夫暑字从日，云暑而不云火，其义可思。盖天日之阳热，蒸地气以上腾，人在气交中，感之者为病暑。《素问》五运行大论谓：暑以蒸之。《礼记》月令谓：土润溽暑者是也。夏至阴生，人身所伏者阴气。暑在六气，属之君火，在脏属心，在卦属离，且离火中虚，则暑为阳热，中含阴象可征。是以仲景治喝，三法鼎峙，洁古犹恐世医不明其义，故设阴暑阳暑之名以辨治，丹溪引申洁古之意，故曰此非治暑也。治因暑天所致之病也。河等晓畅，初不料遗议于后世也。夫洁古所谓动而得之为阳暑者，是言藜藿之人，或奔走长途，或戮力田间，暴中天日之热为阳暑，乃动中之动也。所谓静而得之为阴暑者，是言膏粱之人，广厦风车，恣欲无度，致损真阳，阴湿内伏，寒热外袭，为阴暑，乃静中之动也。若果清静无为，真气内守，百邪亦不能侵，岂独一暑病哉。

方古庵附

论曰：寒则伤形，热则伤气，何以言之？人与天地，同一台橐籥，夏月天之气，浮于地表，则人之气，浮于肌表，况被盛暑所伤，肤腠疏豁，气液为汗，发泄于外，则表里之气俱虚矣。不善摄生者，暑热伤于外，生冷戕于中，若之何而能运化也。是以水谷停积，而为湿热，发为呕吐，为泄泻，甚则吐泻俱作，而挥霍闷乱也。若不即病，湿热怫郁于内，他日为疟为痢之所由矣。今大顺散，非治暑热之药，乃治暑月饮凉过多为病之剂欤。

按：此论精当，但大顺散，不可轻用。

王节斋附

论曰：夏至日后病热为暑，暑者相火行令也。夏月人感之，自口齿而入伤心包络之经，其脉虚或浮大而散，或弦细芤迟。盖热伤气，则气消而脉虚弱，其为证，汗烦则喘渴，静则多言，身热而烦，心痛大渴引饮，头疼自汗，倦怠少气，或下血，发黄生斑。甚者火热制金，不能平木，搐搦不省人事。治暑之法，清心利小便最好。暑伤气，宜补真气为要。又有恶寒，或四肢逆冷，甚者迷闷不省，而为霍乱吐利，痰滞呕逆，腹痛泻痢，此则非暑伤人，乃因暑而自致之病也。以其因暑而得，故亦谓之暑病，然治法不同也。

按：节斋此论，气脉证方俱备，种种精妙，暑月可录一通于座右。古庵、节斋以世代不并列，此因原系《丹溪附余》，姑附之。

霖按：节斋此论，似是而非。夫天之六气，风寒暑湿燥火，应地之五行，则木水火土金。夫君火以明，相火以位，暑为君火，在卦为离，离中虚，乃明雨作之义。故暑中多挟湿也。暑先入心，应乎君火，包络主手厥阴相火，其气与心相通，其脉与心相连，心病每治包络者，以心为君主之官脏，义不受邪也。不得舍君火而言相火，是六气尚不能明，岂可录之座右哉？

陶节庵

辨张仲景《伤寒论》

曰：伤寒者，乃冬时感寒，即病之名。桂枝麻黄二汤，为当时之伤寒设，与过时之温暑者，有何预焉？夫受病之原则同，亦可均谓之伤寒，所发之时既异，治之则不可混也，请略陈之。夫春温夏热，秋凉冬寒者，四时之正气也，以成生长收藏之用，风亦因四时之气，而成温凉寒热也。若气候严寒，风亦凝冽，天道和煦，风亦温暖。冬时坎水用事，天令闭藏，水冰地冻。风于寒相因而成杀厉之气，人触冒之，腠理郁塞，乃有恶风恶寒之证，其余时月，则无此证也。仲景固知伤寒，乃冬时杀厉之气所成，非比他病可缓。故其为言特详于此书，而略于杂病，倘能因名以求其实，则思过半矣。不幸此书，传世久远，遗帙颇多。晋太医令王叔和，得散亡之余，诠次流传，其功博矣。惜乎以己论混经，未免穿凿附会。陈无己氏因之顺文注释，并无缺疑正误之言，以致将冬时伤寒之方，通解温暑，遗祸至今而未已也。温暑必别有方，今皆失而无征也。我朝宋景濂学士，尝叹《伤寒论》非全书，得其旨哉。盖伤寒之初中人，必先入表，表者何？即足太阳寒水之经。此经行身之后，自头贯脊，乃有头疼脊强恶寒之证，在他经则无此证矣。况此经乃一身之纲维，为诸阳之主气，犹四通八达之衢，治之一差，其变有不可胜言者矣。故宜此二汤发散表中寒邪，经曰辛甘发散为阳者是也。若以此汤，通治春温夏热之病，则误之甚矣。

按：麻黄桂枝汤，原为冬月伤寒正药，温暑二病，不可混施。节庵力破从来之迷，至于辩仲景书中，多遗帙缺误，归罪于王叔和之诠次，陈无己之注释，可谓发前人所未发。但仲景医书，专明伤寒，故详于寒病，略于温暑，原不为温暑设也。

治伤寒用药大略

论曰：四时皆有伤寒，治之不可一概论也。冬时气寒，腠理微密，非辛甘温不可，故以桂枝等汤以治之。然风与寒常相因，寒伤营，恶寒头痛，脉浮紧而无汗，则用麻黄汤。开发腠理以散邪，得汗即愈。风则伤卫，头痛恶风，脉浮缓而自汗，则用桂枝汤。充塞腠理以散邪，汗止即愈。经云：辛甘发散为阳者是也。若夫营卫俱伤，又非此二汤所能治也，须大青龙汤。然此汤太峻，又非庸俗所可拟也，予亦有代之者。盖冬时为正伤寒，天气严凝，风寒猛烈，触冒之者，必宜用辛温散之。其非冬时，亦有恶寒头疼之证，皆宜辛凉之剂通表里，和之则愈矣。若以冬时所用桂枝辛温之药通治之，则杀人多矣。曰：辛凉者何，羌活冲和汤是也，

兼能代大青龙为至稳。呜呼，一方可代三方危险之药。

按：辩寒温暑药甚明，冲和一汤，尤为温凉二证穿杨之剂，百发百中者也。

伤寒变温热病

论曰：《活人书》发于温病曰：阳热未盛，为寒所制，岂有伏寒，既已变而为温，尚可言寒能制其阳热邪。又于热病曰：阳热已盛，寒不能制，亦不当复言其为寒也。盖是春夏阳热，已变其伏寒，即非有寒能制其阳热耳。外有寒邪，能折阳气者，乃是时行寒疫。仲景所谓春分已后，秋分节前，天有暴寒，为时行寒疫是也。三月四月，其时阳气尚弱，为寒所折，病热则轻。五月六月，阳气已盛，为寒所折，病热则重。七月八月，阳气已衰，为寒所折，病热亦微。是知时行寒疾，与温热二病，所论阳气盛衰，时月则同，至于论暴寒之寒，与伏寒已变之寒，自是相违，名不正，则言不顺矣。张仲景又云：其病与温及暑病相似，但治有殊耳。要在辨其病源，寒热温三者之殊，则用药之冷热，判然矣。

按：南阳发变字，大有慧心。至于伏寒之误，南翁亦灼然知其然，而不敢明攻其非，恐起袭闻者议耳，乃亦为非时寒疾。以破其惑，始自东垣，设寒疫一款，皆可羽翼《内经》，启蒙万世也。

温病辩

《难经》曰：温病之脉，行在诸经，不知何经之动，随其经之所在而取之。如太阳证，头疼恶寒，汗下后，过经不愈，诊得尺寸俱浮者，太阳病温也。过时而发，不在表也。已经汗下，亦不在表也。经曰：不恶寒而反渴者，温病也。明其热自内达，外无表证明矣。

按：伤寒传经，由腑入脏，由阳入阴。温病不传经，止中一二经，或乘某经火，或乘某经虚。被春时寒气所中，自内发外，而作寒热

等证，或中脏则脏病。或中腑则腑病，不论日期，始终惟此一二经。《内经》言惟经所动，随经而取，自是明明断案。节庵分经良是，而以过太阳经，不传别经，定为温病。此辨别寒温之口诀，所当佩服者。

辨恶寒

论曰：恶寒否乎。曰：伤寒自冬月风寒而成，外则有恶寒恶风之证，既名为温，则无此证矣。曰：然则子之言，何所据乎。曰：据乎经耳。经曰：太阳病，发热不恶寒而渴者，温病也。不恶寒则病非因外来，渴则明其自内达表。

按：冬月伤寒，由于外感而恶寒是矣。曰温证不恶寒非也。盖温证缘阳气发畅，为春时风寒所迫，虽系内热，亦由外感，故亦有恶寒等证，岂独温。即暑病，亦有此证，盖暑属外火，伤于脏腑，内外炎炎，故热极战栗，而成恶寒。医不知遂为伤寒，不可不详辨也。

辨温暑凉寒诸证

论曰：伤暑与伤寒俱有热，若误作伤寒治之则不可。盖寒伤形，热伤气，伤寒则外恶寒，而脉浮紧，伤暑则不恶寒，而脉虚，此为异耳。经云：脉盛身寒，得之伤寒，脉虚身热，得之伤暑。治宜小柴胡汤，渴加石膏知母，或人参白虎汤。天久淫雨，湿令大行，苍术白虎汤。若元气素弱，而伤之重者，清暑益气汤治之。

夫伤寒二字，盖冬时天气严寒，以水冰地冻，而成杀厉之气，人触犯之，即时病者为伤寒。乃有恶寒头疼发热之证，故用麻黄、桂枝发散表中风邪，自然热退身凉。有何变证，如或头疼恶寒，表证皆阴，而反见谵语怕热，燥渴大便闭者，以法下之。大便通而热愈。有何怪证，其余春夏秋三时，虽有恶寒身热，头疼亦微，即为感冒非时暴寒之轻，非此冬时气正伤寒之重也。如冬感寒不即病，伏藏于肌肤，至春夏秋时，其伏寒各随时气改变，为温为热者。因温暑将发，又受暴寒，故春变为温病，既变之后，不得复言其为寒矣。所以仲景有云：发热不恶寒而渴者，其理可见温病也。暑病亦然，比之温病尤加。热不恶寒则病非外来，渴则明其热自内达表，无表证明矣。治温者大抵不宜发汗，过时而发，不在表也。其伏寒至夏，又感冒寒，变为暑病。暑病者，即热病也。取夏火当权，而言暑字，缘其温热二证，从冬时伏寒所化，总曰伤寒，所发之时既异，治之不可混也。若言四时俱是正伤寒者非也。此三者皆用辛凉之剂以解之。若将冬时正伤寒之药通治之，定杀人矣，辛凉羌活冲和汤是也。兼能代大青龙汤治伤寒见风伤风见寒为至稳，一方可代三方，危险之药如坦夷，其神乎哉。世俗皆所未知。若表解其里证具者，亦以法下之无惑。又伤寒下后，过经不愈者，亦温病也。已经汗下，亦不在表也，随病制宜。凡有辛苦劳役之人，有患头疼恶寒身热，加之骨腿酸疼，微渴自汗，脉虽浮大而无力，此为劳力感寒，用补中益气甘温之剂为良。经云：甘温能除大热，正此谓也。若当和解者，即以小柴胡加减和之。下证见者，即以本方加大黄微利之，切勿过用猛烈，其害非细。若初病无身热无头疼，便就怕寒厥冷，腹痛呕吐泄泻，脉来沉迟无力，此为直中寒证，宜温之而不宜汗下也。疫疠者，皆时行不正之气，老幼传染相同者是也。缘人不近秽气，免伤真气，若近秽气，有伤正气，故病相传染，正如墙壁固，贼人不敢入，正气盛，邪气不敢侵，正气既虚，邪得乘机而入。与前温暑治又不同，表证见者，人参败毒散。半表半里证者小柴胡。里证具者，大柴胡下之。无以脉诊以平为期与其疟痢等证，亦时疫也。照常法例治之。

按：此辨伤寒伤暑，最为吃紧，广度慈航，一披卷而了然者，当熟读精思，方得其解，斟酌用之，方得其妙。

辨风温

论曰：风温尺寸俱浮，素伤于风，因而伤

热，风与热搏，即为风温。其外证四肢不收，身热自汗，头疼喘息，发渴昏睡，或体重不仁，慎勿发汗，汗之则谵语烦躁，目无精彩，病在少阴厥阴二经，葳蕤汤、人参败毒散、小柴胡汤选用。

按：温病外证，四肢不收等恶证，乃温病之极重者。轻则为温，重则为风温，乃病名也，朱南阳曾道及之。若谓素伤于风，因而伤热，风与热搏，即为风温者，非确论也，谓不可发汗，乃调温之诀。

霖按：陶氏极力辩论温暑，而于阴阳伏气，瞢然不知。且将《难经》所载，渗厉杂气之温（古无瘟字，温即瘟也）。病拉杂，是瘟温不分，无怪乎执柴葛解肌、人参败毒数方，贻误后学也。

虞花溪 见《医学正传》

《内经》曰：因于暑汗，烦则喘渴，静则多言。洁古又曰，静而得之为中暑，动而得之为中热，中暑者阴证，中热者阳证。仲景《伤寒论》中，一证曰：中暍即暑也，虚而微弱，烦渴引饮，体热自汗。此盖得劳役体虚而暑邪干卫之候，是宜东垣清暑益气汤等补益之剂，治之而愈。一证曰：热病即中热也，脉洪而紧盛，头疼身热，口燥心烦。此盖得之于冬感寒邪，郁积至夏而发，乃挟暑而成大热之候，是宜黄连、白虎、解毒等汤清凉之剂，调之而愈。曰中暑者阴证，内伤之为病也。曰中热者，恐亦外感之为病也。曰阴曰阳，岂不于斯而明辨之乎。学者宜再思之。

按：暑热一气也，感暑而病热，原不可分为二气，中与伤有轻重之别，丹溪有冒中伤三名，细思总为伤暑。其极重者，则称中耳，冒不必言也。已有专辩，伤寒证分有阴阳，暑证属火，多发扬激烈之状，总谓之阳，似无所为阴者。惟其感深，日久骤发，而沉昏不省人事，闭目息微。此类似阴，其实火极气结，痰盛气闭，脏腑不通，咽喉嗌塞使然，乃阳胜非阴也。

阴证阳证尚不可分，况以暑与热分之益不达矣。

霖按：此辟花溪以暑热分阴阳是矣。而谓暑为火极之证，与热不分，然则以六和汤为治暑主方。火热之证，果宜厚朴、砂仁、藿香、半夏，诸燥热之品乎，自相予盾，亦不思甚矣。总因不明阴阳互根之义，故开口便错。近世王孟英，泥执暑为火邪，而不兼湿，亦由不读《内经》，巢袭一家之说，率尔操觚也。

李文清 见《医学入门》

暑病身热自汗，口渴面垢而已。余证皆后传变，或兼内伤，必先问其人素虚胃弱，或大病大劳后，纵暑中伤者，宜清暑益气。素强盛壮实，无虚损病者，宜祛暑和中。

自袭暑气而言曰中暑，自被日逼而言曰中暍。然暑初入，自口鼻牙颊，达于心主胞络，以火从火，故古法治暑，取冷水灌溉勿咽。

即暑暍证，但以手足搐搦为风，手足逆冷为厥。厥与伤寒热厥义同，黄连香薷饮。暑风乃劳役内动五脏之火，与外火交炽，则金衰木旺生风，香薷饮加羌活，六和汤合消风散。素有痰饮，因暑触动痰热生风者，六和汤合星香散。

救痰壅法

暑毒痰火，窒塞胸中，量体虚实吐之，火郁发之之义也。如痰喘气急痞塞，入药不得者，急煎六和汤，调麝二厘服。

救绞肠痧法 干霍乱同用

绞肠痧，腹痛不可忍，或连心痛，辗转在地，手足亦冷，乃肠绞缩在腹，须臾能死。用热汤调盐一两，灌入即安，或再用陈艾陈樟木陈壁土各等份，水煎连进三四服。

救途中热倒法

若道途卒倒，汤药不便，恐气脱难治。急

增订伤暑全书

扶阴凉处，不可卧湿冷地，掬道上热土，放脐上，拨开作窍，令人尿与其中，待求生姜或蒜嚼，以热汤或童便送下，外用布蘸。

按：《入门》一书，虽系时出，中间亦颇详细，故录其数条以备览。暑喝一气也，若中暑中喝之分，则强矣。

王宇泰 见《证治准绳》

论曰：此事难知，伤暑有二。动而伤暑，心火大盛，肺气全亏，故身脉洪大，动而火胜者，热伤气也，辛苦人多得之，白虎加人参汤。静而伤暑，火胜金位，肺气出表，故恶寒脉沉疾，静而湿胜者，身重也，安乐之人多受之，白虎加苍术汤。伤暑必自汗，背寒面垢，或口热烦闷，或头疼发热，亦有痛者，更有痛甚身如骨碎者，神思倦怠殊甚，暑伤气而不伤形故也。但身体不痛，与感风寒异，宜香薷饮、六和汤。呕而渴者，浸冷香薷汤，或五苓散，兼吞消暑丸。呕不止者，枇杷叶散去茅根，吞来复丹。呕而痰却暑散，吞消暑丸，或小半夏茯苓汤，或消暑饮。又有不泻而腹干痛者，六和汤煎熟，调苏合香丸。暑先入心者，心属南方离火，各从其类，小肠为心之腑，利心经暑毒，使由小肠中出，五苓散利小便，治暑上剂也。暑月身痒如针刺，间有赤肿处，亦名暑风，末子六和汤，和消风散，酒调服。暑风而加以吐泻交作者，六和汤藿香正气散各半帖，加全蝎三个。有暑毒客于上焦，胸膈痞塞，汤药至口即出，不能过关，或上气喘急，六和汤浸冷，调入麝香少许。暑气久而不解，遂成伏暑，内外俱热，烦躁自汗，大渴喜冷，宜香薷饮，加黄连一钱，继进白虎汤。若服药不愈者，暑毒深入，结热在里，谵语烦渴，不欲近衣，大便秘结，小便赤涩，当用调胃承气汤，或三黄石膏汤。

按：承气汤必不可轻用。

又加减清暑益气汤

复立变证，加减法于后。如心火乘脾，乃

血受火邪，而不升发，阳气伏于地中，地者人之脾也。必用当归和血，少用黄柏，以益真阴。如脾胃不足之证，须少用升麻，乃足阳明太阴，引经之药也。使行阳道自脾胃中左迁，少阳行春令，生万物之根蒂也。更加柴胡，使诸经右迁，生发阴阳之气，以滋春之和气也。如脾虚，缘心火亢盛，而乘其土也。其次肺气受邪，为热所伤，必须黄芪最多，甘草次之，人参又次之，三者皆甘温之阳药也。脾始虚肺气先绝，故用黄芪之甘温，以益皮毛之气，而闭腠理，不令自汗，而损元气也。上喘气短，懒言语，须用人参以补之。心火乘脾，须用炙甘草，以泻火热，而补脾胃中元气，甘草最少，恐滋满也。若脾胃之急痛，并脾胃大虚，腹中急缩，腹皮急缩者，却宜多用。经曰：急者缓之。若从权必加升麻以引之。恐左迁之邪坚盛，卒不肯退，反致项上及臀尻肉添而行阴道，故引之以行阳道，使清气出地，右迁而上行，以和阴阳之气也。若中满者去甘草，咳甚者去人参，口干嗌干者加葛根。如脾胃既虚，不能升浮，为阴火伤其生发之气，营血大亏，营气伏于地中，阴火炽盛，日渐煎熬，血气亏少，且心包络与心主血，血减则心无所养，致使心乱而烦，病名曰悗悗者，心惑而烦闷不安。是由清气不升，浊气不降，清浊相干，乱于胸中，使周身血气，逆行而乱。经云：从下上者，引而去之。故当加辛温甘温之剂生阳，阳生而阴长也。故曰：甘温何能生血，又非血药也，曰：仲景之法，血虚以人参补之，阳旺则能生阴血也，更加当归和血，又宜少加黄柏，以救肾水。盖甘寒泻热火，火减则心气得平而安也。如烦乱犹不能止，少加黄连以去之。盖将补肾水，使肾水旺，而心火自降，扶持地中阳气也。如气浮心乱，则以朱砂安神丸镇固之，得烦减勿再服，以防泻阳气之反陷也。如心下痞，亦少加黄连，气乱于胸，为清浊相干，故以陈皮理之，能助阳气之升，而散滞气，又助诸甘辛为用。故长夏湿土，客邪火旺，可从权加苍术、白术、泽泻，上下分消其湿热之气。湿气太盛，主食不消化，故食减不知谷味，加炒曲以消之。更加五味子、麦门冬、人参泻火益肺气助秋损也。此三伏中长夏正旺之时药也。

按：此《证治准绳》论中，暑证者，至精致密，立中含和，王道之宗匠，不能具载，谨摘其要者录于下，至加减清暑益气汤，尤东垣之知已。

名医类案

罗谦甫治蒙古百户，因食酒肉饮潼乳，得霍乱吐泻证。从朝至午，精神昏愦已困。急来告，罗视之，脉皆浮数，按之无力，所伤之物已出矣。即以新汲水半碗，调桂苓白术散，徐徐服之。稍得安静，又于墙阴掘地约二寸，贮以新水，在内搅动，待一时澄定，用清者一怀，再调服之。渐渐气调，吐泻遂止，至夜安卧。翌日微烦渴，遂煎钱氏白术散，时时服良愈。或曰：用地浆者何也？坤属地，地属阴，土平曰静，烦感至阴之气，又于墙阴贮新汲水以收重阴之气也，阴中之阴，能泻阳中之阳。阳霍乱，因暑热内伤所得，故用地浆之意也。

提举父年近八十，六月中暑毒，霍乱吐泻，昏冒终日，不省人事，时夜参半，请罗视之。脉七八至，洪大有力，头热如火，足冷如冰，半身不遂，牙关紧急。盖年高气弱，当暑气极盛，阳明得令之际，为阴得而动之，中暑明矣。非甘辛大寒之剂，不能泻其暑热，坠浮溜之火，安神明也。遂以甘露散，甘辛大寒，泻热补气，加茯苓以分阴阳，约一两水调灌之。渐渐省事，诸证悉去。慎言语，节饮食，三日以参术补中汤，以意增减，旋服理正气愈十日平复。

滑伯仁治一人，病自汗如雨，面赤身热，口燥心烦，当盛暑帷幕周密，自以虚亡阳，服术附数剂，脉虚而洪数，舌上苔黄。伯仁曰：前药误矣，热病热治，医者死人。《素问》云：必先岁气，毋伐天和。术附岂可轻用，以犯时令。又云：脉虚身热，得之伤暑。暑家本多汗，加刚剂脉洪数而汗甚。乃令撤幔开窗，少顷渐觉清爽，以黄连人参白虎汤，三进而汗止大半，诸证亦减。兼以既济汤，渴用冰水调天水散，二日而愈。

孙兆治一人，自汗两足冷至膝下，腹满不省事。孙诊六脉小弱而急，问其所服药，取视皆阴病药也。孙曰：此非受病重，药能重病耳。遂用五苓散白虎汤十余帖，病少苏，再服痊愈。或问治法，孙曰：病人伤暑也，始则阳微厥，而脉小无力，医谓阴病，遂误药，其病厥。用五苓散利小便，则腹消。白虎汤解利邪热，则病愈。凡阴证，胫冷则臂亦冷，汝今胫冷臂不冷，则下厥上行，是如阳之微厥也。此证乃先伤湿后伤暑，为湿之证也。

丹溪治一人，夏大发热谵语，肢体莫举，喜冷饮，脉洪大而数。以黄芪茯苓，浓煎如膏，用凉水调服。三四次后，昏卧如死，气息如常，次日方醒而愈。一人夏发大热大汗，恶寒战栗，不自禁持，且烦渴，此暑病也，脉虚微细弱而数，其人好赌，致劳而虚。以人参竹叶作汤，调辰砂四苓散，数剂而安。

项彦章治一人病甚，医皆以为瘵，尽愕束手，项诊之，脉细数而且实，细数者暑也。暑伤气宜虚，今不虚而反实，乃热伤血，药为之也。家问死期，曰何得死为，作白虎汤饮即瘥。

吴荧山治一妇人，冬月偶感，患洒洒恶寒，翕翕发热，恶食干呕，大便欲去不去。诸医皆以虚弱痰饮治之，以二陈补心等药，服不效。延及半月，吴诊其脉，虚而无力，类乎伤暑，众不然之。究问其病因，其妇曰：因天寒换着绵衣，取绵套一床盖之，须臾烦渴，寒热呕吐，绵延至今耳。吴曰：诚哉伤暑也。盖绵套晒之盛暑，夹热收入笥中，必有暑气，尚未开泄。今人体虚，得之易入，故病如是。其妇曰然。遂制黄连香薷饮，连进二服而愈。

逢年岁热甚，凡道路城市，昏作而死者，此皆虚人劳人，或饥饱失节，或素有病，一为暑气所中，不得泄，即关窍皆窒，非暑气使然，气闭塞而死也。古方治暑无他，但用辛甘发散，疏导心气，与水流行，则无害矣。崇宁乙西，吴为书局时，一马夫驰马出局下，忽仆地绝，急以五苓、大顺散灌之，皆不验。已逾时，同舍王相使取大蒜一握，道上热土杂研烂，以新水和之。滤去渣，决其齿灌之少顷即苏。至暮，此仆为吴御马而归，乃知药病相对，有如此者。此方本徐州沛县门，忽有板书钉其上，或传神仙救人者，沈存中王圣美皆著其说，而吴亲验之，出石林老人《避暑录》。

汪希说治一壮男子，形色苍黑，暑月客游舟回，患呕哕颠倒不得眠，粒米不入，六日矣，脉沉细虚豁。诸医杂投藿香柴苓等药，不效危殆。汪曰：此中暑也。进人参白虎汤，人参五钱，服下呕哕即止，酣睡五鼓方醒，索粥连进二三服。乃减参稍轻，调理数剂而愈。

霖按：治暑之案甚多，此于千百中只有其一，附选数则，以补其不足。

许叔微治一人，头痛身热，心烦燥渴，诊其脉大而虚，授以白虎汤，数服愈。仲景云：脉虚身热，得之伤暑。又云：其脉弦细芤迟。何也？《素问》曰：寒伤形，热伤气。盖伤气不伤形，则气消而脉虚弱，所谓弦细芤迟者，皆虚脉也。仲景以弦为阴，朱庞亦云中暑脉微细，则虚可知。

霖按：白虎汤数服愈者，其脉大而虚也。若弦细芤迟，则中含濡象，暑伤气而中挟湿故也。非白虎汤所宜，亦不可泥执补气，全作虚治也。凡医案须发明其脉证之所以然，方可为后学程法，惟许学士其庶几乎。

万密斋治县丞李天泉，六月中暑腹痛，渠有婢妾。医谓病寒，进理中汤一剂，痛止乃发热，一身骨节尽痛。又进十神汤发汗，热退身不痛矣。万候之，李称病愈。观其面色带赤，知病未解，诊之洪滑而数（色脉相对）。经曰：大则病进。今汗后脉犹洪数，病方进也。而彼自称愈，万未去，食顷而病作矣，满腹急

痛，状如奔豚，上下左右，举手按摩，呕延万至。曰：汝先诊脉，不言而去，知我病也，幸急救我。万曰：无伤。乃进建中汤，一服而痛定。次日有省祭官万朴来问疾，朴善医，诊之，且骇且顾，李亦疑惧。万诊之谓朴曰：汝怪其脉之促止乎。盖心下怔忡，故脉如是耳。李节应曰：我心下跳乱不宁，即命取药，方用人参、麦冬、甘草、白芍、生地、五味、獖猪心煮汤煎。一服心跳止，脉不促矣。盖心恶热，用热治热，向服理中十神俱犯禁，故病复作也。

霖按：面赤脉洪数，色脉相参，自是暑病。方进以建中，定痛然矣。但暑先入心，伤其营血，况以理中十神，用热治热者乎。万以尚未清理暑热，故见脉数歇止，则知其热伤心，养营而跳止也。西士言由肺入心之血，从心入脉管，以荣养脏腑经脉皮毛。血由心左房落脉管一次，则脉跳一次。西医听心血之声，知脉有病变。而营卫循行之道，六气标本之理，莫不由此悟入，总在细心体察耳。粗工视人命同草菅，乌足与言此。

江应宿治其岳母，年六十余。六月中旬，劳倦中暑，身热如火，口渴饮冷，头痛如破，脉虚豁二三至一止，投人参白虎汤，三帖渴止热退，惟头痛用白萝卜汁，吹入鼻中良愈。

孙子华赴试南都，六月初旬，梦遗畏寒惊惧，重裘厚被取汗过多，身热六脉滑数无力，与清暑益气汤。次日舌强，语言不清如癫，目瞪不识人。江曰：此为暑风，与人参白虎汤，加胆星、僵蚕、秦艽、天麻、竹沥、姜汁渐愈。数日后，舌心黑如墨，与黄连解毒汤凉膈散不退，与犀角地黄汤而愈。

一人瘦长而脆，暑月过劳，饥饮烧酒，遂身热汗出，昏愦语乱。江视之，脉皆浮小而缓，按之虚豁。曰：暑伤心，劳伤脾也。盖心藏神，脾藏意，二脏俱伤，宜有是证。法宜清暑益脾，用八物汤加麦冬、山栀、陈皮，十余帖而愈。

霖按：江公三案，平正可法，其第二案，解毒凉膈不应，易犀角地黄汤始愈。同一凉药，

有对与不对之别，读者最宜深思。

张路玉治金鲁公，触热劳形，醉饱不谨，后受凉。遂发热头痛，胀满喘逆，大汗如蒸，面赤戴阳，足冷阳缩，脉弦数无力。曰：此伤暑夹食，而复夹阴也。与大顺散，一服不应，转胀急不安。因与枳实理中，加厚朴、大黄，是夜更衣二次，身凉足暖而瘥。

霖按：此案于不谨后受凉，而见面赤阳缩，足冷汗多且喘，最易作阴证。其辨在发热头痛胀满，与阴证不合，更察其不谨之前，有醉饱之病因，故大顺散不应，即用枳实理中，加厚朴、大黄，得更衣而愈。若误以白通四逆殆矣。此暑天变证，非暑证也，要亦不可不知。

汪石山治一人，年三十余，形瘦弱，忽病上吐下泻，水浆不入口七日，自分死矣，诊脉八至而数。曰：当夏而得是脉，暑邪深入也。吐泻不纳水谷，邪气自盛也。遂以人参白虎汤进半杯，良久复进一杯，觉稍安。三服后减去石膏、知母，而人参渐次加至四五钱，黄柏、橘皮、麦冬等，随其所兼之病而佐使，一月后平复。

霖按：此暑热霍乱之轻者，吐泻至七八日而不死，亦由未服温补燥热之剂故耳。汪公制剂固当，而进退操纵有法，暑盛气伤之治，此案可师。

一人病霍乱，欲吐不吐，欲泻不泻，心腹疗痛，脉之沉伏如无，此干霍乱也。急令盐汤探吐，宿食痰涎碗许，遂泻。与六和汤愈。

霖按：痛脉多伏，以盐汤探吐，乃开其上窍，上窍开则下窍自通，而得吐泻，即可治矣。

孙文垣治程氏子，先醉酒，后入房，次早四肢冷，胃脘痛极，脉仅四至，或以郁火，治投以寒凉，痛更甚，三日前所食西瓜，吐出未化。乃翁以为阴证伤寒，欲用附子理中汤不决。逆孙视之，面色青惨，叫痛而声不扬，坐卧烦乱，是霍乱兼蛔厥证也。先当止痛安蛔，后理霍乱，可免死也，迟则误事矣。急用醋炒五灵脂三钱，苍术一钱五分，乌梅三个，川椒、炮

姜、桂心各五分，水煎饮下，痛减大半。下午以大腹皮、藿香、半夏、橘皮、山楂、茯苓、五灵脂，两帖瘥安。

霖按：此人，以纵欲贪凉，恣食生冷致病，而又误投寒凉之剂，故以温胃安蛔、和中化滞而效，其霍乱亦不甚重。

张石顽云一少年，新婚陡然腹痛麻瞀。或令饮火酒半杯，腹痛转剧，旋增颅胀，身发红点。与芦根汁，得吐痛解。复有鼻衄口燥，胸腹略见红斑，啜童子小便稍安。又浓煎葱豉汤，仍入童便，续续与之，得大吐汗出而瘥。

霖按：此证，即夏日之暑疹伏毒，得酒愈炽。先以芦根汁，清热解毒，以杀其势。继进葱豉汤，倍用童便，解疹清营，仍从宣达分消而愈，治法稳当。怀抱奇治一男子，恣饮梅水，吐泻无度，手足厥逆，面色惨晦，声音不出，而脉沉伏，小水点滴不通，服药入口即吐，医告技穷。怀思梅味酸主收，故小便癃闭。而果得麝则败，麝又香窜走窍，乃取麝半入脐中，半入鼻孔。病者即以手拂其鼻，曰此何物也。少顷小水大下二三行，忽如醉而醒梦而觉，越日索粥渐安。

霖按：此亦暑厥，而无外因者，以败果通窍，即能奏效。然其巧思，正不可及。

童栻庐治陈氏妇，盛夏病霍乱吐泻，腹中疗痛，四肢厥冷，冷汗溱溱，转筋戴眼，烦躁大渴喜冷饮，饮已即吐，六脉皆伏。证曰霍乱，实脏厥也。经云：大气入脏，腹痛下注，可以致死，不可以致生。速宜救阳为急，迟则肾阳绝矣。以四逆汤、姜、附各三钱，炙甘草、吴茱萸各一钱，木瓜四钱，煎成冷服，日夜连进三剂，四肢始和，危象皆退。口渴反喜沸汤，寒象始露，即于方中，佐以生津存液之品，两服而安。

霖按：肢冷脉伏，大渴喜冷饮，此霍乱属乎热者。但喜冷饮，而饮已即吐，服热药后，反喜沸汤，此真寒假热证也。故宜四逆汤。然而小溲必清白，吐出泻出必无秽浊气味，方是

真寒的候，否则真假莫辨，杀人事矣。

倪姓患霍乱吐泻，审知始不作渴，四肢不逆，脉不沉细。一医用大顺散两帖，渐至于此，因见四逆，复加附子，脉证更剧。童曰：此病一误再误，命将殆矣。若果属寒，投热病已，今反四逆，脉转沉细欲伏，乃酿成热深厥深，与热邪传入厥阴者何异？即以竹叶石膏汤，人参易西洋参，加黄连、滑石，两剂而安。同时有陆姓患此，医用回阳之剂，日夜兼进，厥逆烦躁日增，病人欲得冷水，禁绝不与，甚至病者自起，拾地上痰涎以解渴，迁延旬日而死。噫，即使真属阴寒，阳回躁渴如是，热药之性，郁而无主，以凉药和之，病亦立起。不学无术，曷胜浩叹。

霖按：此非真热霍乱，然其证甚轻，医者药误，致酿热深厥深，竹叶石膏汤，人参易西洋参极是。即使寒证，回阳后躁渴，亦当参以凉润和之。此千古不刊之论也。

辨 疫 琐 言

(清)李 炳 著

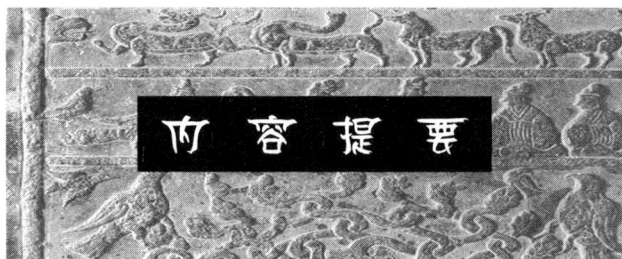

内 容 提 要

　　本书著者李炳，字振声，号曰西垣。江苏仪徵县人。生于清雍正七年（一七二九年），殁于嘉庆十年（一八〇五年），享寿七十有七。生平喜为贫人贱士效劳，而短于伺候富室显者。曾著《金匮要略注》二十二卷、《西垣诊籍》一卷。因恶吴又可《瘟疫论》之惑人也，撰本书以纠正之。谓大黄治疫，本于耶律楚材。又可窃之，而不知其意，妄造达原饮，用草果、黄芩，以剥人生气。且疫为阴浊，入人口鼻，当以芳香胜之。因创立清气饮方，以清轻开肺、芳香辟秽为主。并发明用大黄治疫，有渍法、酿法，同煮、略煮诸法，与取其气而不取其味，意尤造于微。其余攻错又可之文，亦具至理，洵为辨疫名言，治疫之宝筏也。附《医记》二卷，读之尤见其治病之神。

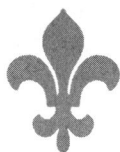

目 录

辨疫琐言

辨 疫 琐 言

仪徵李炳著　杭州董志仁校

风寒暑湿燥火，为天之六气。其中人也，皆发热恶寒，头疼身痛，其邪从皮毛而入，太阳经之所司也。疫为地所蕴郁之气，其中人也，亦发热恶寒，头疼身痛，其邪从口鼻而入，肺胃之所司也。六气为天气，天气轻清，但中皮毛，不入口鼻。温疫为地气，地气重浊，但入口鼻，不中皮毛。所入虽异，所病则同。若不于同处别其所异，则六气之寒热，皆得混指为疫，是不可不首先辨之。六气之辨，仲景论之详矣。今专言言疫，疫为地气，发不常有，此气一行，病则少长率皆相似，沿门阖户，互相传染。故《说文》释疫字云：民皆疾也。无疫之年，每春夏之间，偶见一二症。确乎是疫者，不过地之偏气，由其人正气偶伤，为地气所触，口鼻受之，亦谓之疫。口气通于脾，邪从口入，必先于胃，胃者脾之表也。胃喜清通，以下行为顺，胃受其浊，胸膈必闷，甚则两胁亦胀，不能下行，势必上逆，不为恶心，则为呕哕。鼻气通于肺，肺主气，以气干气，尤易受邪。经云：上焦如雾。浊邪壅闭，则雾气弥漫，为舌苔、为头目蒙混。六气之中，人初虽发热恶寒，头疼身痛，未尝便有胸满胁胀，舌苔、头目蒙沸诸里证。纵间有兼里证者，亦必四五日后，经气郁久而成，初病则未尝有也。疫证才起，诸里证与寒热齐见，盖疫从口鼻而入，本属里邪，无关于表，故见症异于太阳之表也。得其所异，以别其所同，则是疫非疫，可一问而决矣。或曰，疫从口鼻而入，无关于表，何以又有发热恶寒，头疼身痛诸表证。曰：经云：心营肺卫，心肺俱在膈上。今膈上被壅，则营

卫错乱，安得不恶寒发热，人之胃属于头，胃壅故头疼，上中二焦被遏，则周身之经气皆遏，故身痛。此证不但异处有辨，即同处亦略有辨。六气之寒热，由邪自外干，故寒热特甚。疫则邪自内壅，故恶寒不甚，或半日一日便止，后只发热不恶寒。其热初在肌肉，由内渐及于表，里闭则表通。虽灼热而有汗，六气之头疼身痛，由邪气搏击于经，疫则邪壅于内，而致经气阻遏，虽疼不甚疼也。不甚疼者，无邪以搏击也。仲景《伤寒论》，其中表里腑脏，虚实寒热，头绪纷繁，每曰何以别之。辨之明，乃治之当，不可忽也。

既别其症之所异，次当明乎脉之所异。异者何，往来凝滞而有力也。夫脉为血气之先，切脉之学，即察气之学也。邪从口鼻而入，壅闭肺胃，上中二焦被壅，则寸关之脉，未有不壅者。壅则凝滞而有力矣。初得一二日，寸关脉沉弦有力，往来凝滞，重按微数。寸关沉弦者，阳气被遏而不能升也。重按微数者，阳气被遏于下也。往来凝滞者，浊邪壅闭也。三四日脉弦大有力，甚则弦数弦大，为壅遏之甚。弦数为肝胆之阳，遏而不宣，肝胆之阳，何以遏而不宣也。考诸脏象，无病之人，肝胆之阳，上入于心，心有两耳，由右耳而入，在心中细炼，自左耳而出。其络上通于肺，肺属金而畏火，安能胜此阳火锻炼。故开窍于鼻，其热由鼻而泄，吸冷气以凉心肺。今肺气被壅阳无出路，故脉见弦数，症见口苦喜呕等症。由少阳被遏，非邪传少阳也。五六日邪传愈深，脉难预料，或从正气之盈虚而变，或因治疗之寒热

而更，要之往来凝滞之脉，始终自在也。

问症察脉，既别其异，次当明乎治法。治法维何？曰轻清以开肺舒气，芳香以醒胃辟邪。地气浑浊，为汗秽之气，为不正之气，治以轻清芳香，祛浊邪而复清阳，方名清气饮。虽出杜撰，实具至理，其间开之醒之。与正气略无所损，果遇疫证，日服二三剂，轻者即愈，重者亦减，历试多人，颇有效验。

清气饮

杏霜二三钱　桔梗一二钱　蝉蜕去头足，二三钱　银花二三钱　广藿香二三钱　苏叶一钱或一钱五分　神曲二三钱　谷芽三四钱　广皮五七分　半夏一钱　赤茯苓二三钱

水二小碗，煎一碗温服，如未觉，更进一服，觉气通舒畅，是其验也。重者日三服。

杏霜、桔梗，苦以开肺。蝉蜕轻清上升而从风化，上焦如雾，一经郁遏，则雾气弥漫，用蝉蜕者，取清风生雾气潜消之义。银花、藿香、苏叶，芳香辟秽，散胸中不正之气。谷芽乃稻浸罯而成，神曲乃面蒸罯而成，凡蒸罯之物，能舒郁遏，同气相求也。广皮辛香通阳，半夏滑利通险，赤苓利水，三焦通畅，何气不清，故曰清气饮。二小碗水，煎一碗，略煎便成，取清芬未散耳。疫证初起二三日内，宜用此方。四五日郁深则热，如有烦渴面红等热象，本方去苏叶，易冬桑叶二三钱，丹皮一钱或一钱五分；口燥渴去广皮、半夏，加栝楼根一二钱，或芦根五七钱。烦热口苦咽干，加黄芩一钱，或一钱五分。小便不利，加白通草四五分，或飞滑石二三钱。腹胀大便闭，喜冷恶热，加大黄三五钱或七八钱。以上用诸凉药，须慎而又慎，一剂不应，便当揣摩不应之故，恐似是而非也。如寸口脉微弱，为里阳不充，于本方加玉竹五七钱，盖玉竹甘缓而不滞也。乾隆二十二年，暨五十一年，皆大疫，余日治多人，其用黄芩大黄者，不过百人中之四五人耳。如脉大而空，或大而寸脉不满，或大虽似有力而

往来凝滞，症虽见烦躁舌焦诸热象，便防其人正虚，如再见心中慌甚，便非疫邪，盖疫为气遏于内，决不作慌。审属正虚，如补中益气汤、四君子汤、六味地黄汤、理中汤等类，皆可择宜而用。盖行疫之年，未必人人皆疫，亦有劳伤以及里虚里寒，伤湿伤暑诸症，夹杂其中。所谓似是而非者，全在细心体认，疫虽互相传染，医者不可为疫证所拘也。

清气饮，乃余订以治暑之方。经云：寒伤形，暑伤气。既云伤气，其入必于口鼻。古人治暑诸方，如香薷饮、大顺散、人参白虎汤等类，发散温里清热，皆非治气之方。长夏炎蒸之气，从口鼻吸入之症最多，其症发热头目昏蒙，胸满胁胀，因订此方，用颇有效。后逢行疫之年，思疫从口鼻而入，亦属伤气，用之辄验，遂移为治疫之主方。

验舌之法，仲景《伤寒论》《金匮要略》，虽间及之，而实不以为重。予少时疑其阙略，问诸前辈，或以红黄黑白分寒热，或以燥湿分寒热，及后验之，皆不足凭，始悟仲景罕言之妙。数十年来，所见舌黑芒刺，舌红如朱，服干姜附子而愈者，又不知凡几。舌白如粉之干，舌白如腐之湿，服黄芩石膏而愈者，又不知凡几。可见治病，全凭乎脉症，尚不足凭，何况区区之舌色。仲景《伤寒论》，六经之前，有辨脉法、平脉法，犹匠之有规矩也。有此规矩，方可以治六经之病。不但六经，即万病皆莫能逃，莫能逃者，寒热虚实表里腑脏之辨也。疫气二三日，舌上确有白苔，或如积粉，或如湿腐。如积粉者，肺气为疫壅塞也。如湿腐者，上焦如雾，弥漫而化水也。四五日，舌心渐黄，黄者胃气不得升降，郁久成热，津液渐伤也。愈久则愈伤，焦黑芒刺也。舌固如此，勿尽据舌，仍当以脉为据也。

余幼年见舌白如腐之湿，疑从寒化，用温燥药治之不效，不得其解。后思经言，上焦如雾，始悟雾气不开，即为雨而从水化也。

耶律楚材，收大黄以治疫，而大黄遂为疫

症良药，何也？曰通是也。肺主气，肺气壅闭，则一身之气皆闭。大肠为肺之标，大肠气闭，胃气何从下行，清气饮三五剂不愈。如见胸满胁胀，不恶寒，反恶热等症，于方中加大黄三五钱，大肠得通，胃气斯得下行为顺，往往大便通后，汗出而愈。盖胃气先得降，而后能升，升斯化汗，汗生于谷精也。但用大黄，须要审人之虚实，此证属于气闭，取气以通气，每有奇验。何谓取气，其法用大黄七八两，先以水润透，用小甑蒸之。取露，每用露半茶杯，或半小碗，对入饮内，大便通而胃气顺，其疫涣然而解。此用大黄而无伤正气，与虚弱之人，最为稳当。又有汤泡一法，用大黄二三钱，沸汤略泡，去渣，俟药煎成对，服泡之法，仍有轻重，温汤泡气多而味少，沸汤泡则气味兼有也。在临时酌人之虚实用之。外此又有煎法，有同煎、略煎之别。大黄为血分药，如血分病，宜于同煎，气分病，宜于略煎。略煎者，取其气也。

仲景论下法，必俟表已解讫。诚恐表邪不尽，一经下早，陷入胸中，而成结胸痞满等症。有一毫恶寒不尽，即为表不罢而禁下，疫从口鼻而入，本非表邪，亦不恶寒，故下之不厌早也。若云疫证有表，亦可下，断无此理。

疫从口鼻而入，肺胃之气被壅，熏蒸膈膜，久则膈膜气结，邪不易散。故药取芳香透膜为多，如青荷叶、醒头草等类，俱可择用。推之上等芽茶，如阳羡龙井、银针松萝，其气清芬，皆可透膜逐邪。

战汗由于正虚，仲景辨脉篇：脉浮而紧，按之反芤，此为本虚，故当战而汗出也。其人本虚，是以发战，以脉浮故当汗出也云云。浮紧表脉也，芤空虚也，是虽表证而得表脉，里气不能协应，何以能汗，必待正气来复，与邪相争，争则战，正气胜而后逐邪外出。仲景虽未出治法，一则曰：此为本虚，再则曰：其人本虚，而治法已寓其中矣。无论浮紧，凡一切大浮数动滑之阳脉，按之一芤，便当豫从里气

绸缪，以助其战胜之机。若再加消导清凉，戕伐生气，不但不能战汗，且恐战而内脱。玩仲景脉浮而紧，专指表言，疫从口鼻而入，断无浮紧之脉，疫为气郁于内，亦断无按之反芤之脉。即或战汗，亦是郁极得通，与正气相搏而战，虽与伤寒战汗不同，而其人本虚，则一也。凡系行疫之时，审系疫证，脉见微弱无力，便当滋培本气。吴又可《瘟疫论》，以战而不汗者危，中气亏危也。次日复战，厥不回，汗不出者死，正气脱，不胜其邪也云云。彼亦明知中气亏危，正不胜邪，药则仍主达原饮、三消饮、承气等汤，不且自相矛盾耶。

乾隆二十二年，岁在丁丑，江苏大疫，沿门阖户，热证固多，寒证亦有。大抵寒热两途，总由其人之秉赋。素秉阳虚，纵染疫邪，亦多从寒化，素秉阳旺，再经邪郁，其热愈胜。仲景阳明篇首一条云：阳明之为病，胃家实也。胃家实，不是病症，指其人素秉阳旺。胃气素实，一经表邪，郁遏而火流就燥，成其为三承气之实证。古人治病，必先问其平日饮食起居，不然从何知其胃家实也。是先有实之因，一经得病，而后方成实之证，非一切表邪，皆能成三承气之实证也。

发斑一症，疫在气分者，得宣通而解疫。干营分者，必发斑而解。发斑有斑疹两宗，成块平塌者为斑，颗粒成点者为疹，斑色红为热，紫为热甚，紫而带青，则不治。如见红紫成块之斑，清气饮去陈皮半夏，加当归、赤芍、大黄以下之。疹则寒热虚实均有之，大热疫邪发疹，为邪向外，顺其性而疏散之，自然得愈。余临证数十年，斑证仅见数人，疹证最多。凡将发疹，或发热腹痛，或壮热指尖冷，或昏闷心烦。盖心主营邪，干于营，故有如上诸症。疹证以灯照之，隐隐有迹，疏解而不外达，虚者补托之，寒者温散之。内实者少加大黄以利之。补托如补中益气汤之类，温散如葱姜之类。语云：大荒之后，必有大疫。验之信然。乾隆二十一年荒，二十二年疫，五十年荒，五十一

年疫，水荒为偏灾。虽荒不得为大，惟三时三伏无雨，亢燥之气，郁遏土中。至秋冬虽雨，所遏之气，已经凝结，水土不相和，地之阴阳二气俱偏，阴闭于外，阳郁于内。交春雨水节后，地气上升，阴郁先起，多为寒证，阳郁后起，多为热证，其疫初起人受之多。三阴证用四逆理中等汤二三剂即愈，一月后渐有热证，继后热证多而寒证少，显属地气。《瘟疫论》云：天地之戾气，天气清纯，决不为疫，亦不入于口鼻也。

吴又可《瘟疫论》，发明疫从口鼻而入，诚千古不易之理。但其立论著方，不无可议，如达原饮，槟榔、厚朴、草果，皆破气峻烈之品，《原病》云：本气适逢亏欠呼吸之间，外邪因而乘之云云。可见邪乘虚入，虽云留而不去，其病则实。治当一意逐邪，然于逐邪之中，何妨稍存正气地步，又邪气郁闭，必化为热，亦必俟三四日后，其热方实。今甫受邪，未必化热，如此之速，方中便用黄芩、知母。无热可清，必致伤其阳气，阳气一伤，不但变症蜂起，且恐内陷，根于是矣。或曰：达原饮不可用耶？曰：非也，必审其人形色充盛，声音雄壮，症见烦渴、脉息实大有力，未尝不可用也。要亦十中之一人耳，若一概用之，鲜有不误者。仲景小柴胡汤，用黄芩是何等慎重。少阳篇首一条云：少阳之为病，口苦咽干，目眩也。口苦者，胆热而气蒸于上也。咽干者，胆脉络于咽，而火气上炎也。目眩者，风火之气摇动也。此三症，专指黄芩而言，有此三症，方可用黄芩。盖黄芩为清胆热之品，胆为甲木，为东方生气，十一脏皆秉此生气。故经云：十一脏皆取决于胆，而可妄行戕伐乎。生气一伤，未有不轻病变重，重病变危者，近日达原饮之杀人，比比皆是，由其意中，只知《瘟疫论》一书，除《瘟疫论》而外，皆未尝深究，甚至未尝寓目。此倡彼和，不至败坏不止。及至败坏，借口内陷，使早知顾惜正气，何至内陷，方案中预写紧防内陷四字，而药仍攻击，不为预防于先，

而欲令病家自防于后，不思彼若能防，请医何事。

疫从口鼻而入，上焦之气被壅，舌上白苔者气为邪结也。舌根渐黄至中央者，邪壅于胃也。加大黄以通其大腑，胃气得以下行，阳气自得上升，自然汗解，何须三消饮之羌活、葛根、柴胡。不思邪从口鼻而入，断无从皮毛而出之理。表药无表可散，必致散及正气，正气一伤，变可立待，不可不慎也。

仲景三承气汤，为阳明胃实而设。胃气素秉亢燥，承其气而治之。即经云：亢则害承乃制之义也。今疫证气结于上，肠结于下，加大黄以通其肠胃，气得下行为顺，而后正气得升，疫邪自解，无承制之义，不过取通而已。枳朴芒硝，切宜斟酌。

《瘟疫论》引用仲景五苓散、桃仁承气汤、抵当汤，此仲景为太阳经犯本而设。何为犯本？足太阳膀胱经，为多气多血之经，营卫均主之。风伤卫分，郁久不散，邪干本经气分，小便不利，五苓散利其水，而卫阳得升。寒伤营分，郁久不散，邪干本经血分，少腹急结，桃仁承气汤攻其血，而营阴自和。二方中俱用桂枝，以其从太阳经来也。甚则瘀血凝结，少腹硬痛不可近，抵当汤主之。此太阳经之所有，余经则无也。疫从口鼻而入，与膀胱毫无干涉。若云由胃失下而瘀及血分，何以仲景阳明篇绝不一言，其不能干于血分也明矣。疫证小便不利颇有之，由气闭于上，失其清肃下行之道，开其肺气，小便立通，若利水则大谬。

《瘟疫论》辨明伤寒时疫曰：夫伤寒必有感冒之因，或卑衣风露，或强力入水，或临风脱衣，或当檐出浴，当觉肌肉粟起，既而四肢拘急，恶风恶寒，然后身疼头痛，发热恶寒，脉浮而数，脉紧无汗为伤寒，脉缓有汗为伤风云云。不知仲景《伤寒论》，包六气而言。天之六气，伤及太阳膀胱寒水之经，故曰伤寒。今云伤寒，必有感冒之因，常见感冒，并未有因，即卑衣风露，强力入水等因，六经俱可受病，

不止太阳一经，亦不止风寒两途。又云伤寒投剂一汗而解，治伤寒宁如是之易乎。由其意中只知瘟疫，尚未知伤寒二字作何解说也。

疫为地气，自口鼻而入，《瘟疫论》只言口入，忘其鼻入。故用方绝无一味开肺之品，不知鼻入较口入尤多，人有时不言，未有一刻不呼吸者。

《瘟疫论》云：伤寒时疫，皆能传胃，至是同归于一，故用承气辈导邪而出。要之伤寒时疫，始异而终同也云云。伤寒与时疫，一是天气，一是地气，其原不同，治法亦异。伤寒之传胃，由其人胃气素实，实者胃阳强，胃阴弱也。一经表郁，胃气已热，火流就燥，胃气益实，仲景之用硝黄，虽曰泻阳，实是救阴也。未必人人皆胃实证，症皆传胃。矧今人虚者多，实者少，寒者多，热者少，温补养正而愈者，十中五六，何尝尽用承气也。疫从口入，必先于胃，又何用传胃，气以下行为顺，用大黄者，通其下行之道路也。与伤寒用承气之义迥别，何同归于一之有。

《瘟疫论》云：时疫之邪，匿于膜原，根深蒂固云云。膜原是穴名，不是经名。疫从口入，胃经是其所舍。疫是邪之气，气在胃，膈膜受其熏蒸，是以取乎芳香，非芳香不能透膜也。何尝是匿，又何尝根深蒂固，良由不知芳香透膜之理，遂觉根深蒂固矣。

《瘟疫论》云：阴证世间罕有云云。从前诸说，尚属小误，此一名，印定后人眼目，杀人无止矣。予临证数十年，三阴之病，无日无之。设学者奉又可之言，读书时不向三阴篇讨论，临证时不向三阴证着想，而世之死于三阴者，

伊谁之过耶？呜乎！立言不可不慎也。

《瘟疫论》以温病之温字，即瘟字省文，温即瘟也云云。瘟指邪气言为实邪，温指正气言为虚邪。经言冬伤于寒，春必病温。又云冬不藏精，至春发为温病。藏于精者，春不病温。精者精明之阳气也，冬令阳气潜藏于肾水之中，是其常也。伤其肾水，阳不能藏，阳无水气涵养，是谓亢阳。至春亢阳发动，是谓温病。仲景云：太阳病发热而渴，不恶寒者为温病。亢阳内发，故发热而渴，邪非外来，故不恶寒。与瘟从口鼻而入者，大相悬绝，此等温病，治惟滋阴壮水为主，若概作瘟疫治之，吾知其不死于温病，而必死于瘟药矣。

世之宗《瘟疫论》者，十人而九。但见发热恶寒，不论何经，不论虚实寒热，春则曰春瘟，夏则曰时疫，秋则曰秋疫，冬则曰冬瘟。方则寒凉峻厉，加减出入，立案不叙脉症之理，但曰瘟疫几朝，症重防变。医者既先立不败之地，及至败坏，则案中原已载明，与医无涉，予实耻之。因取又可之书，细加论定，予非敢轻议前人，实有不忍不言者。阅者幸鉴其苦心，恕其狂妄可也。

岁庚申，西垣先生以此稿质之家君，家君命琥抄录一本，藏于家塾。乙丑夏，琥病几危，服先生药顿愈。先生曰：水灾三年，病从寒化，吾治邵伯人病，每以桂附鹿茸，投之辄愈，非吴又可所能知也。尝因《伤寒例》寒疫二字，及苏长公用庞氏圣散子治疫之法，推究以尽其变，又得两千言。今先生没，求其两千言不可得，略言梗概，以俟知者。焦延琥识。

李翁医记上

江都焦循撰

乾隆己亥，先人病臂痛，不能举，时学师夏君善医术，往乞其诊，以为将成偏枯。时余与史寿庄同笔砚，寿庄祖莲溪征君，指求翁视之。翁笑曰：天下无此偏枯证脉。署方黑豆半升，蚕砂二两为末，服之尽即已。服未尽而痛失。近问之，翁已不记矣。是年为识翁之始，庚戌冬十月朔，余病呕血，夜呕数升，呕已而咳。或曰阴虚，所为服琼玉膏，咳益甚。余极骇，血已而咳者，多不治也。访翁，翁曰：病在湿，舒其阳则愈。咳果已。当是时，犹未信翁之神也。岁丁巳，妇妊脉，忽呕逆不已，每呕必厥，日十数度，七昼夜不进饮食，进饮食则呕，呕时时有蛔。族人有自谓能医者，日投以药，皆不应，厥益剧。急迎翁，翁诊良久曰：咳否？妇颔曰：有之，每呕则有微咳倡其先。翁曰：是宜从脉。立秋朔月，肺金乘权，而右寸独沉，病得之失治表，表郁于里，肺失疆而肝火扰，寒热相击，所以呕且厥也。用桂枝十六分，干姜五分，黄连七分，半夏、甘草各等份。手摘药趋之服，曰服已必熟睡。或疑其语之决也。已而服药果然，盖七夜不能瞑，至是呼吸闻于外，举家相庆。二更许，睡醒，突大呼，目上视，手振搐摇，首面赤而厥。族人以医不效自惭，复妒翁之能见是状，大言归咎于桂枝、干姜，迫令灌以梨汁。齿龂不受。家母曰：仍宜问翁。翁时犹未睡，闻是即入诊。病者仰卧不知人，喉中喘息。翁曰：非厥也。两寸脉浮，药已有效。左右或咻之。翁耳语谓余曰：无畏，适席间猪蹄汤甚浓，吹去浮脂，灌之以醒为度。如其言，且灌且醒，复酣睡，遂

霍然。翁曰：呕七日，胃中液涸，寒气升而枯竭露也。呜乎！向令翁不诊，必杀于他药，且以姜桂詈矣，则世之谤翁者，果翁之咎耶。自是至明年戊午四月，妇产女，次日称胸背急痛，少选呕厥如旧年币，一日命在呼吸。家母即命迎翁，翁至，值妇痛辗转于状，惨切不忍言，少时呕逆手掣搐而厥。翁曰：此时脉不可据。然去年之厥，责在呕，今日之厥，责在痛，吾观其由痛而呕，由呕而厥，痛已则呕与厥皆已矣，不可迟，速治药。乃书炙甘草二十分，芍药十分，阿胶十分。曰：此血虚而肝气乘之，急食甘，肝急自缓，药入口，痛必平，药熟，值痛起，趋饮之。如翁言。是秋，余在省病肠澼，阻风燕矶，日数十利，痛苦实甚。俟至扬迎翁诊之。余意用姜附，或曰宜大黄也。翁曰：此表证，何澼为，暑淫血分耳，一药可愈。用藿香、半夏之辈，加当归以入血，五谷虫以通大肠，一服而日夜之利尽除。惟鸡鸣后腹酸痛，连利数次，以告翁，翁以金银花治之，二服痊已。癸丑夏，吾母病衄，衄已，出黄涕，医令服蔗浆、阿胶、羚羊角，服之困甚。于是头痛，右臂右足掣痛而倦。翁曰：病得之阴虚，天令炎热，肝阳上冲，故衄黄涕者，肝之余气也。头属胃，胃之络脉行于右，故见诸证，不必治衄，惟宜养肝，滋胃土，用白芍、山药、扁豆、甘草四剂而愈。甲子冬，余每日大便后，则由肛门达于尻骨，疲痛不可耐，得饭乃已。翁曰：此水气也。水气伤肾，阳肾阳虚，而脾气下乘，故胀于便后，得食少缓者，阳气足而能摄也。此水气非附子不能祛，非多服不能效。乃以鹿

角胶、熟地黄、枸杞、菟丝子、山茱萸、山药、当归，合附子服之。始服小便夜多，而汗且泻。翁曰：此水气外泄也，何疑之？翁治病多用白术，至此独以术为戒，他医以白术合鹿角霜、鹿角胶、补骨脂服之，则汗敛而痛复剧，仍服翁药三十剂而愈。而族人之自谓能医者，忌翁甚，每向余短之，余复惑于其言。岁乙丑六月，余幼孙病，竟为此族人误药致死。越一月，余子廷琥病，每巳午未三时，则头面热如火蒸，两肺前穴烦扰不可耐，气促神躁，不大便，恶水不饮，溲短而黄，翁始以暑治之不应，温以姜术不应，面有红迹似疹，日益见。时闰六月二十五日，翁清晨至曰：君之孙已为医误，此子所关甚重，然病情稳曲，今终夜思之，前此非所治也，当由心阴伤而心阳上越，姑试以甘温。署甘草、大枣等令服，未服而身亦有疹大如戎豆色，且紫，他医议用快斑发疹之剂。翁又至曰：脉弦微而不渴，何敢用凉药，且未有疹出而躁若此者，是时躁甚，坐卧行立，皆不宁。翁曰：试以前药服之。服已而躁定。翁曰：未也。俟之良久，果又躁，且呼手足不仁，脐下亦不仁，渐及于胃脘间。翁曰：急矣，吾今日必愈此疾。乃去急治药，促煎之。跣足祖衣，自调其水火，诊脉凡七八次，药熟又诊脉，久之自持药令服日。是矣，服之必愈。时正躁急，持其母手而呼，药既入，遂能卧，而诸苦顿失，

面上之疹悉没，惟热蒸尚存。翁曰：肾气虚，虚则寒。昨所服者，真武汤也，气分之寒消，而血分之寒未去，宜温血，服炮姜、当归、山茰、熟地黄、甘草。入口遂酣睡，蒸热悉除。越三日，便脓血，或曰：热药所致。翁闻之，急至曰：非澼也。少阴之寒，升于厥阴，用理中汤加吴茱萸服十剂，脓血自止。服之果然。余于此始恍然于忌之谤之者，真为庸医，而翁之医真能神也。方廷琥之服真武汤，而势始定。其妻忽大呼遍体麻木，不知人，腹中胎上逼喘促欲笑，或曰：宜投紫苏饮。时三鼓，翁方去，闻此复至，诊良久曰：非子悬也，病得之悲伤惊恐，气血虚且乱，治其虚则胎即安。署熟地黄、白术、炙甘草、当归，重其剂投之，而胎果定。是日也，非翁力，则儿与妇皆危矣。翁神于医，而其拯人之急，不畏劳烦，不恤人言，尤当于道谊学问中求之。余尝南游吴越，北及燕齐，见医者多矣，持一药曰服之必熟睡，曰药入口痛必平，曰服之必愈，危急在旦夕，而争命于须臾转移之机，其应如响，翁之外，有几人能乎哉？吾友汪叔震，述江漪堂侍读之言曰：此翁老后，不可复得，惜市人无知之者。余与唐竹虚孝廉论医于京师，竹虚亦称翁不已，昔元好问述李东垣之医，宋濂述戴原礼之医，皆仿史迁之述仓公也。翁之可述者多矣，谨录为余家治效者于上，其得诸传闻者异其辞。

李翁医记下

江都焦循撰

黄解元承吉之叔父，病伤寒。有叶生者，治以姜术而烦减，将服附子。翁诊曰：胃热敛于脾，故减耳，更温则脾烂矣，服大黄生，服附子死。叶不能争，投以大承气，两目珠戴入于脑。翁曰：热纵也。又下之，目珠出而颈软头不能直。翁曰：热遁于足太阳，加滑石、甘草下之愈。叶生乃服。

江鹤亭之弟心培，病伤寒烦甚，服清凉之品未已，医议下。翁诊曰：病为格阳，服附子生，服大黄死，服附子狂走，目眦溢血。他医悉谤翁，翁曰寒竟也。力任其治，倍附子加人参，服之愈。

余门人吴润之叔母，七月病寒热，服姜而昏，不知人。一医投大黄，一医投附子，昏益深，诸医皆曰：脉无根，中死法。翁诊之独曰：不中死法，脉弦而缓，非无根，病得之暑伤手少阴心，用大黄、附子皆死，用散药生。令服鲜紫苏汁，即能言，索饮食。他医明日诊之，皆曰脉有根，不中死法。

郡中一人病腹痛，似少阴证，医以姜附温之，益燥扰不能寐。延翁视之，翁曰：此非姜附证，若得数百年石灰投之，当立起。适坐客有从大同来者，箧中蓄此物，言得之长城土中，即煎一钱与之，果定。更一服，下虫数百头而愈。知者少阴脉必虚细，今乍大乍小，而有力，唇且红色不定，非寒乃虫也，得温愈扰，故以灰杀之。

周小濂病牙龈溃烂，久不愈，医莫能治。延翁，翁适衣破衣，周睨之。翁既诊，不署方而行，周怪问故，翁曰：此病非吾药莫能治，

然君睨吾，轻我也。虽立方，必不服，何方为。周谢之。翁曰：此病非吾药莫能治，然君轻我，必不服吾药，不服吾药，则必死，请屏诸医，吾独任其治，不愈甘受罚。乃用人参二钱，附子三钱，服五十剂而愈。

李艾堂痛疝，医温之不应。翁诊曰：阴壅也，用半夏汤通之，愈。明年病腹痛，翁适赴河帅召，客淮上。他医以为湿，治以茵陈，病益剧，将死矣。翁归急视之，令服防风粥，已而下白粪如银，病顿已。李遂名其屋为防风馆。

赵仰葵习于医，母病腹痛，不敢自治，卜之曰：三日死。翁诊之曰：三日愈。病得之阳气陷于阴，以吴茱萸、人参治之已。赵谢之，翁又诊曰：未也。脉有燥气，日午必烦，宜小承气汤。已而果烦，下之愈。

汪氏女，或曰即汪剑潭司马之女弟。病咳羸瘠，两目畏日，医以地黄治之。翁曰：服地黄必厥。果厥。乃以甘草生炙各半治之，八十日愈。病得之阴虚极，极虚者不可以重补，以炙草益阳以生阴，以生草缓阳以强阴也。

商仆某，每晨起咯血，医治以地黄。翁诊曰：病得之内而遇惊，胆蓄热，夜腾于胃，至晨而出，于地黄药加猪胆汁，曰：服药病加则生。服药病果加，以温胆汤治之愈。引地黄入胆试之也，病加知所测之不误矣。

翁幼年从师学，师治一伤寒曰：身如负杖，阴证也，治以姜附不效，师辞不治。翁窃视之，治以大青龙汤，明日愈。师大骇异，治酒问翁曰：子何所见而若此？翁曰：吾思负杖之人，身必不能转动，故以状阴证之身痛，今见其人

辗转于床，时起时卧，口呼痛而身不静，非所云骨节烦疼者耶，故姑汗之，不意竟效。师大悦，即令行医。

周生者，病头痛。翁诊之曰：是有鬼气乘之。或疑其言之奇，未几，目果见鬼物。翁曰：鬼附于肝，不能自去，驱鬼必以风，用羌活、独活、川芎、细辛、防风、荆芥、升麻、甘松，一切升阳发散之品为末，服之而愈，生名金声，遂师事翁。

有老人年八十，病泄泻。他医用止泻药，翁诊之曰：非泻也，止泻则死。令以鸡子入猪肪煮之，服一百日。服至三十日，泻益甚。他医治其泻，泻止而食不能下。歙县金殿撰转之，为老人之戚，奇翁之方，仍令如翁言，复能食，又百日而泻自减。

江漪堂侍读之子妇，产后发寒热，手舞且笑，俗所谓惊风也。医曰宜凉，翁曰：宜温，治以凉益剧。翁令以葱数斤，与布同煮，以布贴少腹，病果已。翁曰：古人灸百会穴，为委曲温之吾所本也。

唐朴存孝廉，病暑不溲，利之清之，皆不效，势危笃。翁治以蝉脱，即溲。病由暑气塞于上焦，上焦如雾，非风不驱，蝉性轻清，暑愈酷而愈鸣，用之为清风之吹也。王东山病虚劳，柴立腰胁刺痛，呼吸将绝，医辞不治。翁诊之曰：血瘀也，宜金匮百劳丸法。用干漆、大黄、䗪虫、桃仁、当归尾治之，便黑血斗许。而苏。越十数日，即能文，于转运署中。语余曰：子素称李翁，今诚然，已而试于省，积劳病发，至冬复殂，翁每惜之。明年邵伯镇一贫妇人，病咳嗽吐血，形枯神瘁，待命于床蓐，翁始署滋阴公用之药。忽顾所供神曰：我无以对此。复诊之曰：血瘀尚可治，亦用百劳丸而愈。

邵伯镇一人，壮年病吐血，延镇江蔡姓医治，以甘寒月余，血止而饮食倍于常，偶请翁诊之。翁曰：中除也，胃阳尽伐，消食者，肾阳也，法不治。辞不与药，半月果死。

鲍席芬尊人病咽，不能食，厚币迎吴中医顾雨田，费千金。以方示翁，翁曰：服之夜必烦。果如其言，吴医惭愧去。翁曰：此阳结也，宜重剂下之，署大黄一两。其家未敢尽剂。明日，翁诊曰：服药宜必效，不效者，未全服也。仍署大黄一两，趋服之，一药而能食。

叶文光尊人，舌肿若菌。翁曰：木竭也，脉既散，甲乙之气先亡，木叶落，即不起，果如其言。

观察和公腾额，两足瘃弱不能行，以礼延翁，翁感其知己，为留三月，治之而愈。翁始诊之曰：足未病之先，阳必痿，有之乎？公曰：有之。阳未痿，肌肉即羸瘠乎？曰：然。翁曰：病宜治脾以及肝，少用白术茯苓甘草，而加白蒺藜一两五钱。公奇之，以问王献廷，献廷京口名医也。曰：李之学，足为吾辈师，其用意岂吾之所能知也，宜从之，必有效。服数十剂，不易方果愈。

翁壮年，尝以岁暮避人于吴，有病咳者，吴医张亮葵治之不应。翁诊曰：此可为也。治以川椒，明日咳止。张使人问之，翁曰：寐则咳，醒则已，盖寐则肺气藏于肾，肾寒使之咳耳，通其阳故愈。张极叹服，约订交而翁辞归。

有市井小男，病喉，喘促将死。其父母卑诣翁，翁曰：病在少阴误服寒药，故至此，急温之，温之而愈。其父母贫人也，方翁为之诊问儿子。曰：止此。翁恻然久之，曰：吾不尽力为尔治，子必死。于是反复求之而得也。时乾隆辛亥冬十二月。

欧阳制美，无故忽须眉萎落，医投细辛等药十剂，不效，且及于发将秃矣，遍求医，莫能治。翁曰：此风淫于皮肤间也。令炼松脂和粥食之。两月而须发皆长，至今犹发服松脂也。

翁治徐直生员外家，一寒证，曰：宜附子理中汤。病家曰：已服二剂矣，服之烦躁。翁曰：姑服吾药，服之遂愈。问其故，翁曰：汤名理中者，重在甘草、白术、干姜，彼用附子倍于姜，故剧，吾用附子半于姜，故愈。

名医李君墓志铭

江都焦循撰

嘉庆十年秋七月，名医李君卒。卒之日，予家人儿女咸哀泣。湖中农人有泣于路者，皆君所活也。先是闰月，予子女及子妇病，濒于危，君活之。距君之卒，止一月。君讳炳，字振声，号曰西垣，仪征县人，幼习三世之书，苦不能得其蕴，乃学易，十年而有得。曰：治病之要，不外阴阳消息而已，阳生阴死，医为人求其生，故必使阳长而阴消，用寒凉峻厉，则伤其元，惟阳主通，汗吐下所以亨也。利者，义之和，其德在秋，火亢必有以和之。火齐白虎，所以和也。用阴以辅阳，非用以伐阳，贞元相续，而天行所以不已也。时予有说《易》之书，谓《易》之当位，即岐伯所云当位。君见之，欣然曰：医理在易，先生可与言医矣。君又曰：帝出乎震，震为木，木者人之所以始也。肝胆之气存则生，消则死，俗医嫉肝木如寇仇，务制而胜之。生气乃日损，而人寿益促，君尤所自得者。曰：肝之本在右，而行于左，学者骇其言，多攻之。歙人汪彦超，为举一证曰：秦越人书，谓肝七叶，左三右四，右赢其一，斯为本乎。予亦举为两证，曰：肝为乙木，乙为庚妻，妻必从夫，宜其本在右。郑康成之注周礼疾医也，言肝气凉，肺气热。贾公彦申其说，云肝在心下近右，其气当秋，是肝右之说，不始自君矣。然予验之十数年，凡右胁痛者，君以甘缓之，和以芍药，无不应手痊。治肺必剧，乃知君以积验得之。真能发前人所未言，可为后世法也。彼攻者，乌足以知之。君苦《金匮》无善注，乃撰《金匮要略》注二十二卷，能抉其微，录生平治验之案，为西垣诊

籍。恶吴又可《瘟疫论》之惑人也，作《辨疫琐言》以纠之。谓大黄治疫，本于耶律楚材，又可窃之。而不知其义，妄造达原饮，用草果、黄芩以剥人生气，且疫为阴浊，入人口鼻，当以芳香胜之。立清气饮，用大黄有渍法、酿法、同煮、略煮诸法，取其气而不取其味，意尤造于微。呜乎！习医者多不通经，或有假经语以为缘饰者，又莫能发其精微以会通于神农黄帝之旨。自宋金元明以来，能好学深思，心知其意者，其惟君乎。君卒年七十七，遗孤止二岁。是年九月，葬君于蜀冈之阴。君为贫人贱士治疾，必竭尽心力，寒暑莫夜，闻召即行。而短于伺候富室显者，故身后无余财。胸有定见，不善随众浮沉，病已则戒勿药，不屑以调理为名，奔走射利。或制一方，令服百剂数十剂，不更增损，均与世俗医相反。而识者遂稀，至于生死在呼吸之际，人攻君补，人塞君通，人寒君热，以口舌争之而不足，以身名性命，誓而决之，手调其药，而坐验其啜，不效不已，及其愈也。所报或无一钱，君以为快。尝往来吴越荆楚之间，所交落落，然而谈论风采，间者好之。说医之文，简而有法，间为诗歌，不甚溺也。予既录其诊籍，为《李翁医记》，复述其生平梗概，及学之所得，以垂于石铭。曰：惟人思之，知君术之神。惟人嫉之，知君学之真。财利所在，护之他人，拙于求富，巧于济贫。人喜用克，君独以春，赠以阳和，不杀惟仁，每乘舴艋，泛我湖漘。囊中有帙，指奥而醇，人惊论创，实中于伦，为语学者，维兹有津，问而师之，以保庶民。

六气感证要义

（清）周伯度　著

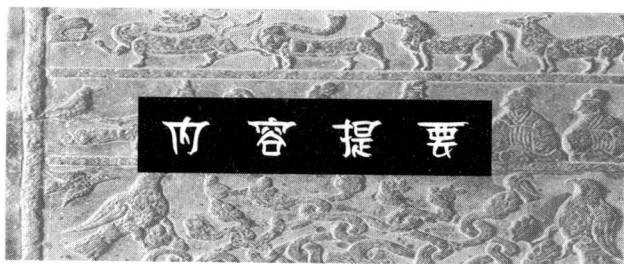

内容提要

　　本书一卷，山阴周伯度先生著。先生以外感之证，不出风寒暑湿燥火六气。于每一气，先集说，次方解，集诸家学说以明证因脉治，参以自己心得。先生于本书脱稿后，又著《本草思辨录》。

序

泰西之学，苦思力索，不极其元不止，每一艺出，令人骇绝。独中国医经，以阴阳五行之理，合之人身，确乎不易。而西医偏不之信，遗气化而究形质，夫大挠作甲子，于何始，于何终，近乎妄矣。而正月几日得辛，则农家亦知其不爽也。任吾剖视，莫鸡豚若，而其化饮食之火何在，未有能指者也。以此理语西医，西医未必强辩。况西人之智慧，何逊华人？居中土，治中学，后必有通中医。而元之又元，上启黄帝九篇者，吾华人当有以赞之，不当先自贬以误之。嗟乎！医学至今日，诚无解于西人之诟矣，针法之真传已失，即《素问》《灵枢》《本草经》《伤寒论》《金匮要略》等于四书五经，而读之者牛毛，解之者麟角。其有著述行世，而或文辞朗豁，中多纰缪，或稗败剿窃，复为大言。以此斯人，人不能辨，更有偏于温热，偏于寒凉，后人奉之为师承者，此医学所以日敝，而疵疠夭札之无术以救也。大抵论病可以辞饰，而方解不能虚构，方解之切究其所以然，无毫发疏舛者，方书中不多见。国朝大医，无过叶天士、徐洄溪、尤在泾三家。而叶注《本事方》，多羼以入某经某经无当之言；徐辑《伤寒类方》《兰台轨范》，有碎锦而无全璧；尤注《伤寒论》《金匮要略》，于方解多简而浑。余欲补前人之关，撰为一书，而以衰龄事冗，因循不果，会孙倩程生仲来，问医业于余，恒以为请。余曰：奢愿恐不可偿矣。虽然，闻一知几，视人之悟若何耳，多言何为。爰举六气感证，与古方之切合者，竭数月之功，辑为要义一编以授之。且曰：区区此数，不足为检方治病之用，毋示外人，供覆瓿也。生曰：集中注拙似者百余十条，悉注家屐齿所未经，发余蕴，订追言，不特津逮来者，抑且有功前哲，即西医见之，亦必谓中国格致之别有机悟也，盍付之剞氏以公同好乎。余曰：诺哉。

光绪戊戌正月鹿起山人周岩自书于越城穆联巷寓斋时年六十有七

凡　　例

医不明伤寒，不可以治百病。以百病不离乎六经，而六经之证，惟伤寒传变出入，最易混淆，最宜详审，能洞彻于伤寒，尚有何证之不易知。然南阳《伤寒论》，渊微精奥，必得将全书熟读深求，方有悟入，遇病不至迷惑。若撮其大略，聊备一类，不徒赘如悬瘤，抑且误人祈向。故本集不列伤寒一门，欲学者以全书究伤寒，诚重之也。

外感之证，不出风寒暑湿燥火六气。曰伤寒者，对杂证而言之。若对内伤而言，则伤寒亦同为外感。伤寒之方，多可施于六气，六气之病，亦可统于伤寒。《难经》伤寒有五。是故欲明伤寒，当先详六气。六气者，伤寒之先河也。

伤寒一经诀治，变状遂多，且有合病并病与两感诸下同之证。外感虽一至如是，然病随药变，感以时增，或爽有内伤，或勾起风疾，无始终不易之情，无一法可该之理。本集但为学者喤引，故止就六气之初感者辨论之。余则概不暇及。

六气而止感一气，则有一气之病，为风，为寒，为暑，为湿，为燥，为火。复以两气，则有两气之病，为风温，为风湿，为湿温，此即以六气之名为病名者。其他虽感六气，而别有病名，不纯属外感，如痉，如痹，如疸，如痿躄，如霍乱，如痎疟，如咳嗽泻痢之类。若一律编入，反致六气之本病亦滋眩惑，则非愚著是集之意矣。兹故从略。

中风中寒，中字非病因，而称名特重，故别列之。不以隶风寒两门，庶学者知其为大证而谤之于心也。

暑火二气之病最夥，然后世称名取杂，其中不过稍分微甚，或竟名异而实不异。本集于外感伏气之温热病，详列暑火两门外。其寒疫冬温，与燥热湿热之疫疠，但热无寒之温疟，病因各异，并附见于暑火湿温三门。学者但就此数证，潜心参究，渠篾已具，隅反不难。故如温毒温疫时行大头诸名目，概弃之以省枝节，非挂漏也。

凡集中义理，有愚所创护，用以质海内名贤者，皆末注拙似二字。若无关切要，虽拙似不注。

凡说解出自前贤者，医所共知，概不加注。其或于文内提明某氏云者，以义有所击，势不得略也。

凡集中有叙入《黄帝内经》《神农本经》《名医别录》《伤寒论》《金匮要略》，及前人医集等语，而不曰某书云者，亦以医家习见，且冀免于繁芜，绝非有臆造也。

药名不用本字，而以他字代者，或取省笔，或取易识，相衍已久，今亦从欲，不复改正。

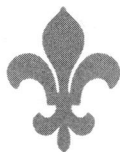

目 录

六气感证要义

山阴周岩伯度甫著　同里裘庆元吉生校

风

集说

本集不列伤寒一门，已详凡例。此所谓风，专主伤风之风甚于寒者。风所来之方不同，亦随时令为寒温。惟经云：邪之所凑，其气必虚。又云：风从外入，令人振寒。即使但感于风，亦必腠理开而洒然寒，其兼挟寒者无论矣。考古以辛温发散为治，理自莫易。若已传阳明化热，与所感之温热之风，则不在此例。拙拟

《伤寒论》之中风，犹今之谓伤风，不过有轻重之分。故桂枝汤于四时伤风，亦有宜者。昔贤固言之矣，然必汗自出而脉浮弱，始为切合。

伤风又称感冒，凡偶感风寒，头痛发热，咳嗽涕出即是。《内经》云：至下之地，春菊常在，故东南卑湿之区，伤风最多。徐洄溪有《伤风难治论》，尤在泾则引《内经》劳风法在肺下一段，以证伤风不解便成劳之谚，足见伤风难治，自古已然。

恶风固必恶寒，惟伤风之恶风恶寒只在皮肤之表，非若伤寒之恶寒，近烈火而不减，恶风处密室而亦畏也。伤风伤寒，同为太阳表证，太阳证必头痛不痛非是。伤寒治之得宜，六七日间可愈，伤风而误治，为害亦甚钜，直作平等观可矣。

伤寒偏死下虚人，是固然矣。伤风而下虚，亦每有数日而毙者。误入麻黄汤，即与伤寒戴阳证相似，前人医案具在，可取而按也。

有一种似伤风而实非伤风，乃下元久亏，肾水泛滥以为痰，浮阳冲激而成嗽也。

方解

桂枝汤　治风伤太阳，脉浮缓，头痛发热，啬啬恶寒，淅淅恶风，汗自出。

桂枝三两　芍药三两　甘草二两，炙　生姜三两　大枣十二枚，擘

上五味㕮咀，以水七升，微火煮取三升，去滓，适寒温服。服已，须臾，饮热稀粥，以助药力，温覆令一时许，遍身漐漐微似有汗者佳，不可令如水流漓，病必不除。禁生冷黏滑肉面五辛酒酪及臭恶等物。

用桂枝发散邪气，即以芍药摄养津气，炙甘草合桂枝之辛，足以攘外。合芍药之酸，足以安内。生姜、大枣，甘辛相合，补益营卫，亦所以助正气去邪气也。饮热稀粥，与温覆取微汗，切不可忽。

桂枝汤之驱风，能辨脉证，识《本草》，得仲景法者，用之无不神妙，粗工畏而避之。今日几成广陵散矣，学者何可不于此问津。

九味羌活汤　治四时感冒发散之通剂。

羌活　防风　川芎　生芷　细辛　苍术　黄芩　甘草　生地此方分两当因病之轻重加减，

故不为一定之数

上加生姜三片，葱白三茎，水煎服。

张元素立此方以代麻黄诸汤，统治四时感冒不正之气，后人多毗之。陶节庵谓有表证，不分有汗无汗，皆可用，并有加减法。按方内除生地、黄芩，俱辛温发散之药，虽各经咸到，而于风寒湿之在太阳，必须汗解者，用之最得。方有风药无热药，今取以为治伤风之剂。拙拟

方无深义，惟黄芩为少阳药，而于太阳亦多有用者。人身上升之气，由少阳而出，风寒郁之，即成壮火。退壮火，自须佐以黄芩，然非板法，遇毗阴之体，审无热象，即可不加。至生地系纯阴血药，颇掣发散之肘。徐洄溪云：不若易当归为佳。当归，治风寒自胜，于挟湿挟热者，亦非所宜。拙似

参苏饮 治感冒风寒，头痛发热，憎寒咳嗽，涕唾稠黏，胸膈满闷，脉弱无汗。

人参 苏叶 干葛 前胡 橘红 枳壳 茯苓 半夏各八两 桔梗 木香 甘草各五两 生姜五片 大枣一枚

上十三味，水煎，热服取汗。

风寒由皮毛而入，发热憎寒，头痛咳嗽，遂相因而至。苏葛前胡，所以解肌，涕唾稠黏，胸膈满闷。由饮盛而气逆，二陈所以化饮，更为宽中开肺以策应之，则有枳壳、桔梗，益气强志，调营卫以整顿之，则有人参、木香、姜、枣。如是而御侮之术周，脉自强，汗自出矣。拙拟

人参能固表止汗，何以无汗反用之。此则可与仲景桂枝汤，并参其理焉。桂枝汤名为表剂，而药非表药，桂枝、白芍，且足以闭汗。饮粥温覆，遂能微汗而愈者，盖病本恶风自汗，自汗则卫气外泄，不与营和。若更发其汗，风必炽而不熄，欲风之熄，非化自汗而微汗不可。桂枝汤，所以调营卫而驱风，而芍药一味，又能摄外泄之卫气，转而就营，营卫何能不谐。

自汗之邪，何能不去，而正复之汗，何能不生。人参亦非发汗之药，故仲景发汗方中，绝不一用。然脉沉迟则用之，脉不出则用之。桂枝汤证为自汗，故施以桂芍，此证无汗，故宜于苏葛，因脉弱而测知其中虚，汗为心液，人参补心液而生脉，非加人参，则汗亦不出。此用止汗之药以发汗，与桂枝汤隐有同揆。然而桂枝汤，尤微妙不可思议矣。拙拟

以上三方，皆《内经》所谓风司于地，清反胜之。治以酸温，佐以苦甘，以辛平之者。柯韵伯以桂枝汤证，为中鼓动之阳风，吴鞠通驳之甚是。然以辛温为治风之变法，不知辛温与辛凉，皆本《内经》，用各有当。汪𬇕庵又误以桂枝汤为辛凉，皆由不晓《内经》邪气反胜之义。说详后燥门。盖感风而恶寒者，挟太阳寒水之气而来，所谓清反胜之也。金为次寒，而肺与膀胱皆主身之外，卫病每相因，故清胜亦即寒胜。偏主寒凉家，盍即《内经》与古方之去取，反覆思之。拙拟

中风

集说

风之伤人，其病各异，其名不同，而要以伤风、中风二者最为安危所系。伤风轻而势缓，误治则为害亦钜。中风重而势急，治得其宜则转机亦易，此仲景所以分列于《伤寒论》《金匮》两书也。拙拟

中风何以得之？盖风自虚乡来为虚风，亦谓虚邪风，适与人身之虚，两虚相感，于是中络、中经、中腑、中脏，而有猝暴之疾。若风非虚邪，人非甚虚，但为伤风而已。

阴虚、阳虚之内风，亦为虚风，与自虚乡来之虚风不同，宜分辨。

虚风之来，每挟身中素有之邪，或火或气或痰，相因为患。河间主火，东垣主气，丹溪

主痰，皆不免于偏。然合而观之，则于中风一证，思过半矣。

《金匮》风之为病二段，语语金针，必宜熟玩。河间谓中腑多着四肢，中脏多滞九窍。即于理有未足，喻西昌之论中风可按也。

喻氏谓侯氏黑散，于驱风之中，兼填空窍。俞东扶讥其好奇，而喻氏实从《内经》《金匮》，细意探讨，发出精义，不足为喻氏病也。

喻氏论偏枯猝倒，皆由阳气虚馁所致，亦从《内经》《金匮》，反覆阐明。有功医学，且非偏重温补，而置祛风清火消痰宣窍诸法于不讲，其书具在，非愚之阿所好也。

北人多属寒，南人多属火，此徐洄溪之言，着一多字甚妙。前人南医好用阳药者，不可胜举。刘河间北医，而以善用清凉名家，可见北人非无属火，南人非无属寒，预存成见，偏重一面者，不可与言至道。拙拟

《金匮》侯氏黑散风引汤两方，非学识超卓，未可轻用。然其方一治寒，一治热，屹然对峙，实为后世偏热偏寒之医治中风者，下一针砭。拙拟

《资生经》云：中风由心腹中先有大热而后作，后人验之良信。窃谓此亦类中，非真中。乃若多欲劳损之人，一旦真阳发越，亦有心腹中有大热者，急与回阳大剂，间有得生。与类中之热，相似而实不同，粗工不知细辨，往往致误。拙拟

张石顽云：中风猝倒，必手足搐引，喉间痰涎壅盛，甚则声如拽锯，斯为中风之真候。

南方多类中，宜用河间地黄饮子者颇多，不因外感，不阑入。

徐洄溪云：凡古圣定病之名，必指其实，名曰中风，其为属风可知。既为风病，则治病之方，必以治风为本。故唐以前之方，皆多用风药，而因证增减。盖以风入经络，则内风与外风相煽，以致痰火一时涌逆，惟宜先驱其风，继清痰火，然后调其气血，则经络可以渐通。按此为治中风扼要之论，学者所当切记，至于此证，部分易淆，出入至大，非取前贤名论佳案与良方，悉心研究，得其三昧，不能于临证制剂，确有裁断。本集只略示门径，非所以备治法也。

方解

千金小续命汤　治卒中风欲死，身体缓急，口目不正，舌强不能言，奄奄忽忽，神情闷乱，诸风服之皆验。

麻黄　防己　人参　黄芩　桂心　芍药　甘草　川芎　杏仁各一两　防风一两半　附子一枚　生姜五两

上十二味㕮咀，以水一斗二升，先煮麻黄三沸，去沫，内诸药，煮取三升，分三服。不瘥，更合三四随剂。人风轻重虚实，脚弱服之亦瘥。恍惚者，加茯神、远志。骨节疼烦有热者，去附子倍芍药。《外台》加白术一两，石膏、当归各二两，无防己。

风之伤人者，皆带严寒肃杀之气而来。中风有似伤寒，而甚于伤寒。以本元早亏，邪风直犯无禁，又与内壅之痰涎，表里纠结，其势甚剧。故加人参于麻黄、桂枝两方中，以发越在表之邪。以附子直入少阴，搜逐在里之邪，戡定祸乱，其要在此。余如川芎、黄芩、防风、防己，不过为麻黄之佐使，以祛标热，转气机耳。

徐洄溪谓千金小续命汤，为中风之主方，因证加减，变化由人。而总不能舍此以立法，按此方，治有六经之形证，他书附有易老加减法。然总须审辨虚实寒热，宜与不宜，斟酌加减，未可以原方漫试也。

三生饮　治中风猝倒，痰气上壅，昏不知人，并口眼㖞斜，半身不遂。

生南星一两　生川乌去皮　生附子去皮，各五钱　木香五钱

六气感证要义

497

每服一两，加人参一两煎。

风为阳邪，风中无寒，不甚伤人，惟风中挟寒，害始剧矣。寒轻而在表者，宜发汗以逐邪，寒重而入里者，非温中补虚，终不可救。南星、乌附，大辛大热，而又不炮不制，则其刚锐之气，足以摧坚陷阵，又恐骤入而邪或拒，佐木香以导之。正虚而倒戈可虑，益人参以驾之，斯寒去而阳回，阳回而风熄。今之畏事者，用乌附数分，必制熟而后改用，又以芩、连监制之。安能换回如此危证哉。

祛风至宝膏 治诸风热。

防风二两　白术一两半　芍药二两半　芒硝五钱　石膏一两　滑石三两　当归二两半　黄芩一两　甘草二两　大黄五钱　连翘五钱　川芎三两半　麻黄五钱　天麻一两　山栀子五钱　荆芥五钱　黄柏五钱　桔梗一两　薄荷五钱　熟地黄一两　羌活一两　人参一两　全蝎五钱　细辛五钱　黄连五钱　独活一两

上为细末，炼蜜丸弹子大，每服一丸，细嚼，茶酒任下，临卧服。

此即防风通圣散，加以熟地黄益血，人参益气，黄柏、黄连除热，羌活、独活、天麻、全蝎、细辛去风。按通圣散可治多病，本河间斟量之妙，此更致广大而尽精微，洵如喻氏所谓中风门中，不可移易之专方也。

陈修园、陆九芝，皆极重此方。修园与风引汤互服，九芝适与其体相宜，皆不可为训，不知至实膏主风热，三生饮主风寒，两方正相反照，用昏有当能以意为爱憎。又张石顽以三生饮为中风破的之方，与续命汤为犄角。愚则谓三生治脏，续命治经治络，至宝治经治府，三生热而至宝寒，续命则寒热兼有，录此三方，中风大意已见。拙拟

本集分部极严，此风有寒热，而隶于一门者，以病名中风，虽有寒热，一风字概之。不能隐纲而扬目，非自乱其例也。余类此者仿此。

寒

集说

此所谓寒，专主伤风之寒甚于风者。伤风本一证，而区为两门，犹仲景于伤寒而分标中风伤寒两名也。徐洄溪云：恶风未有不恶寒者。邹润安云：寒非风，何以能及人之身，风非寒，何以能中人之卫，风与寒一而二二而一者也。观此两说，可知寒之不离乎风，别有中寒门列下，故以此为伤风之寒云。拙拟

伤寒非不兼风，以寒重而名伤寒，伤风非不兼寒，以风重而名伤风，二病正相对待。桂枝可疗伤寒之风，麻黄即可疗伤风之寒，虽伤风之寒，不如伤寒之重，而寒甚于风则有之。其寒同，则其宜麻黄亦同，所虑病轻药重，转蒙其害耳。愚每以麻黄汤加减，麻黄用二三分辄效，古方固不在墨守也。拙拟

伤风咳嗽，若邪伏肺系者，竟非麻黄不解。喻氏云：风寒外束，宜华盖散。但华盖散内有桑皮，仲景谓风寒勿取，《金匮》王不留行散方。诚能引邪深入，永无愈期，喻氏殆未察耳。拙拟

用桂枝而不能驱风，用麻黄而反以增热，甚至变不可言，岂仲景之过欤？果能研求而得其妙理，更无古方足以困我，故为学者导先路，必当以此二方冠首。

春夏秋三时，天有非时暑寒感冒之者，谓之寒疫，实非疫也。其证头痛发热，恶寒无汗，治宜辛温解表，与伤寒略同。

方解

麻黄汤 治寒伤太阳，脉浮紧，头身腰骨节俱痛，发热无汗，恶风而喘。

麻黄三两，去节　桂枝二两　甘草一两，炙
杏仁七十个，去皮尖

上四味，以水九升，先煮麻黄减二升，去
上沫，内诸药，煮取二升半，去滓，温服八合，
覆取微似汗，不须饮粥，余如桂枝法将息。

足太阳之脉，上际巅顶而下达腰足。而寒
之为气，足以外闭卫阳而内郁营血。故其为病，
有头痛发热腰痛骨节痛，恶风无汗而喘之证。
然惟骨痛脉紧无汗，为麻黄的证，其余则太阳
中风亦得之。学者不以骨痛脉紧无汗为据，
而但拘头痛发热等证，必致发非所当发矣。人
之伤于寒也，阳气郁而成热，皮肤闭而成实。
麻黄轻以去实，辛以散寒，温以行阳。杏仁佐
麻黄，达肺气，泄皮毛，止喘急，王好古谓其
治卫实是也。然泄而不收，升而不降，桂枝甘
草，虽曰佐之，实以监之耳。

叶天士云：太阳伤寒，治之未有无汗而愈
者。余见南濠蒋姓女，年可二十，病在第九日，
六脉浮紧有力，起自头痛，太阳无疑。但经水
适来，狂言不止。余曰：此名热入血室，前医
不发汗之故，如已发汗，过第七日愈矣。今亦
无妨，服余药数剂，交过二十一日必愈，后果
然。然愈则愈矣，此女精神大损，元气大亏，
不用麻黄一盏，误人若此。观此，则南方非绝
无麻黄证可知，云一盏，则不在多用又可知矣。

桂麻二汤，仲景为可与不可与，辨之至精，
诲之至详。又两方皆有监制，皆令微汗，其慎
重何如，学者念诸。

三拗汤　治寒邪伤肺，咳嗽喘急。

麻黄不去节　杏仁不去皮尖　甘草生

上各等份，水煎服，麻黄留节，发中有收，
杏仁留尖，取其发，留皮取其涩，甘草生用，
补中有散也。

此以麻黄汤去桂枝，而三味与仲景法相拗，
故名。表如不实，只须解散肺中寒邪，变峻剂
为平剂，思亦巧矣。太阳主一身之外卫，而皮
毛为肺之合，故二经之病，往往互见，勿执此

为肺家专药也。拙拟

再造散　治寒伤太阳，头痛项强，发热恶
寒，汗之而汗不出，阳虚故也，此散主之。

人参　黄芪　桂枝　甘草　附子炮　细辛
羌活　防风　川芎　生姜煨　大枣擘

加炒芍药一撮，煎，夏加黄芩、石膏。

汗后表已不实，不必再泄其表，无汗由于
阳虚，不宜第逐其邪。用参芪甘枣，补中益气，
而转以姜辛附子散寒，羌活、防风驱风，又桂
枝和营卫，川芎通阴阳，故能阳胜而汗作，汗
作而病已，加芍药者，发中有收，又约阳药使
入里也。夏加黄芩、石膏，则《活人书》用麻
黄汤之法。拙拟

陶节庵名此为无阳证，因医多误治，遂立
此方，法亦本于前人。录之以为用羌防等药，
汗之而不汗，不知其为阳虚，更以麻黄继之者
进一解。拙拟

中寒

集说

中寒与伤寒，犹中风与伤风，有轻重缓急
之分。魏玉璜谓中寒者，直中三阴。喻氏以外
寒直入少阴肾脏为中寒。愚按直中寒邪，手足
必厥逆。《伤寒论》太阴无厥逆。魏说未允，喻
氏专属之少阴，则其义有可思者。厥阴篇专详
厥逆，是厥逆为肝病矣。而通脉四逆汤，治手
足厥逆，脉微欲绝。吴茱萸汤，治手足厥冷，
烦躁欲死。则皆以为少阴病。其故何也？盖少
阴水脏，在天为寒，在地为水，故寒至而肾即
应之。肾病者肝亦病，肝病故厥逆，以乙癸同
源，母子同气也。是故治中寒之道，当审阴阳，
权标本，有宜治肝，有不宜治肝。拙拟

厥病甚多，厥名不一，不特三阴有厥，即
三阳亦有厥。然《伤寒论》之厥，与灵素之言

诸厥，有同有异。中寒之厥，即《伤寒论》之寒厥。中寒而厥者，病发之势暴，寒为阴邪，少阴内寓君火，中之为逆，故发之暴，且连肝而手足逆冷。太阴湿土，纯阴之脏，中之为顺，但能腹痛下利而已。故寒邪直中之卒病，肝肾有之，太阴所必无也。拙拟

少阴中寒而厥，必兼厥阴，而药之治肾治肝，则有专属。按吴茱萸一物，后人以为肝药，仲景亦非不谓肝药。少阴病多阴盛格阳，阳格则以回阳为要，惟姜、附克任。厥阴病多阴盛郁阳，阳郁则以伸阳为急，非吴茱萸莫属，二者之不侔如是，用吴茱萸而曰少阴病者，以厥阴之为兼证也。拙拟

治少阴病之吴茱萸，固肝药，治干呕吐涎沫头痛之隶于厥阴，则更为肝药，乃又以治阳明之食谷欲呕，则又为胃药软？夫吴茱萸之用，为疏土以伸木，施力在土，愈病在肝，故阳明厥阴两经，皆得奏绩。然则吴茱萸为肝药，为胃药，何少阴病而亦以胃药治软？不知中寒者少阴，相率而为病者，为肝与胃，经之论寒厥也。曰：前阴者，宗筋之所聚，太阴阳明之所合。观于此，而少阴病有肝胃之兼证，与仲景以治胃病治肝病之吴茱萸，并治少阴，皆可以无惑。拙拟

吴茱萸为肝胃之药，故治阳明则标阳明，治厥阴则隶厥阴，治厥阴而为少阴兼证者，则标少阴，不标厥阴，然则少阴之可据者何在？吐利手足逆冷，与烦躁欲死，皆不得便谓之少阴，惟吐利手足逆冷，寒象已大著矣。且无表邪，无火劫，何所激而烦躁欲死。其所以烦躁欲死者，肾中真阳，寒邪直入而逼之。受之不甘，拒之不可，舍少阴无此象也。仲景标病名之不苟也如是。拙似

少阴病至吐利手足逆冷，烦躁欲死，不可谓非寒邪直中，而吴茱萸汤之治，与四逆汤绝异，其故何软？按四逆汤证，绝无烦躁，治不四逆而烦躁，则为茯苓四逆汤。茯苓是伐肾邪之物，乃为烦躁而设，如非阴阳相争，何事伐

肾以降逆，非肾尚有权，何敢再伐其肾。今烦躁欲死，则争尤甚。争尤甚，则当先平其争。然彼为太阳病汗下之后，此为少阴病吐利而兼手足逆冷，腑与脏，虚与实，皆甚相悬，又乌可以茯苓平争，然则治之奈何？昼日烦躁，夜而安静者，主以姜附，有烦无躁者，主以胆汁，以姜附同躁固当，以胆汁治烦，则此不止一烦，且有下利无干呕。吐为阴，呕为阳，吐属虚，呕属实。胆汁下咽，溃散可立而待，其余伤寒诸烦躁，更非其比，然则此证之空要可知矣。邪若不上攻，则虽烦躁，不至吐利逆冷。邪上攻，而不因吐利大虚，则不至烦躁欲死。是故治烦躁，当先治吐利，治吐利，当先治上攻之邪。吴茱萸、生姜，所以平中之邪，人参、大枣，所以安中之正。中既治，而阴阳之上下纷扰者，亦将罔有所据。而就我范围，此扶危定倾之第一策，与白通加胆汁救垂绝之命者，先后为对照，岂可以四逆例哉。拙拟

喻氏谓脉微者阳之微，脉细者阳之细。中寒之脉，必不至细，此即脉微欲绝、脉细欲绝之别，而其中之微旨，则不可以不究焉。厥逆篇列六方，而用当归者四，皆以治厥。吴茱萸汤治手足逆冷，而独无当归，宁能无故？凡烦躁无细脉，此不言脉，脉必不细，脉不细，则病不在血而在气，可无藉于当归，然则肝藏血，吴茱萸入肝，顾不入血耶？当归辛中有甘，治血之寒而不足，少阴病烦躁欲死，非血之本寒也，特外寒之搏血耳。吴茱萸大热性烈，能入肝逐搏血之寒而伸其阳。盖纯乎以气致力于血焉，病发于肾而流及于肝，药则治在肝而效见于肾。其思之精，法之巧为何如，且病非脉细血不足，吴茱萸亦不以温肝藏之血，不谓之少阴病而谁谓。信乎。仲景方之毫发无遗憾也。拙拟

吴茱萸为肝药，厥阴为肝病，而四逆汤治厥，转无吴茱萸者曷故？盖四逆汤，是纯乎阳微之证，阳一复而肝病自愈。若吴茱萸汤之治，则不徒阳微之谓已。拙拟

当归四逆汤证，是寒邪不止厄肾，而肝罹其殃，只通经温血，手足自和。此真厥阴病，而于少阴无与者，自非中寒卒病之比。故脉微脉细，必当审谛。拙拟

万密斋治一妇，病由冒雪远行而得，万谓昏睡不醒者，寒中少阴肾也。头苦痛，手足冷，身僵直，喉中痰响者，寒中厥阴肝也。与以十全大补汤，去地芍，加细辛、半夏、干姜，三剂而愈，其不用吴茱萸汤四逆汤何也？病非吐利自汗，里寒外热，且不烦躁，于吴茱萸四逆何与？而劳役虚甚，邪斯凑之。肝肾之气，即挟寒邪逆上变生诸证，不宜专治其下，施以温经散寒补虚降痰诸法，正与病合，何能不效？夫雨气通于肾，又有但欲寐之据，律以仲景法，亦少阴病耳，然而如万氏者，亦无愧良医矣。拙拟

喻氏论中寒，但主少阴，但主脉微，洵有卓识。惟其疑厥阴之无卒病，而阴病论中，不敢及厥阴一语。甚至于论类仲景各案，将吴茱萸汤一法，亦为汰去，不知吴茱萸汤之治。仲景明云少阴，亦非脉细，其危候与四逆诸汤正同，安得非卒。夫直中云者，不由他经传变，不因优游渐溃，直中即是卒中。若必待仲景指出，则治霍乱之脉微欲绝，用四逆汤，并不云杂病，亦得谓霍乱非卒病乎？此实喻氏千虑之一失，愚故于吴茱萸之为厥阴药，吴茱萸汤之治厥阴而实为少阴病。于少阴病用吴茱萸汤之所以然，并引万氏治案一则，具详其说于前，以补喻氏之关云。拙拟

喻氏以肾藏真阳，为生身立命之根，所著《阴病论》，词旨之雄奇，义理之精审，古所未有，实足为偏重寒凉家，当头棒喝。顾谓仲景《卒病论》六卷亡佚，则是臆造之辞。观隋书经籍志自见，仲景论直中阴病，实即在《伤寒论》中。中寒而至脉微欲绝，厥逆无脉，烦躁欲死，何一非卒遽阽危之象，尚有何方不备？喻氏所立诸方，亦何尝不在其中。愚故仍就仲景方反复研求，得其微旨，为学者隅反之助焉。拙拟

《灵枢》：足厥阴气绝则唇青。《金匮》：唇口青身冷，为入脏即死。夫气绝即气不至之谓，未必真绝。唇口青身冷为入脏，则唇口青而身不冷，为将入脏而未入脏，故唇口青之证，亦间有生者。如马元仪治陆济臣中寒一案，不言身冷，其不冷可知且用桂附理中汤，夜间连进二剂，才得脉起汗收，然则进药稍缓，亦必身冷而毙矣。拙拟

张石顽云：中寒有卒然仆倒。如中风者，乃盛寒之气，猝犯少阴，遂厥逆无脉，口鼻气冷而无痰声，由其人真阳素虚，不胜阴寒厉气，虽盛暑亦有之。太阳卫身之背，阳明卫身之前，少阳卫身之两侧，而少阴在里在下。若非腠理疏豁，肺脾失职，寒邪虽厉，何能夺门而入？但其魁柄授人，则尤在肾脏真阳，式微不振，真阳一去，则万事瓦裂，此汲汲救阳，不遑他顾，所以为第一义也。拙拟

汪切庵谓伤寒发热，中寒不发热，立言未免太浑，当云少阴中寒，有里寒外热者，阴盛格阳非真热也。拙拟

方解

四逆汤 少阴病脉沉者，急温之。宜此汤，按四逆汤，为少阴中寒之主方，而《伤寒论》治少阴病有两条，彼条非纯属中寒，故录此条。云脉沉，则非脉微无脉之比，而已当急温，可见是中寒杂病不言证者。尤在泾云：当从全书会通，不可拘于一文一字之间，苟无厥逆恶寒下利不渴等证，未必急与温之。极是。拙拟

甘草二两，炙　干姜一两半　附子一枚，生用去皮破八片

上三味，以水三升，煮取一升二合，去滓，分温再服。强人可大附子一枚，干姜三两。

通脉四逆汤 治少阴病下利清谷，里寒外热，手足厥逆，脉微欲绝，身反不恶寒。其人面色赤，或腹痛，或干呕，或咽痛，或利止

脉不出。

甘草二两，炙　干姜三两，强人四两　附子大者一枚，生用去皮，破八片

上三味，以水三升，煮取一升二合，去滓，分温再服，其脉即出者愈。面色赤者，加葱九茎。腹中痛者，去葱加芍药二两。呕者，加生姜二两。咽痛者，去芍药加桔梗一两。利止脉不出者，去桔梗加人参二两。

通脉四逆加猪胆汁汤　治霍乱病，吐已下断，汗出而厥，四肢拘急不解，脉微欲绝。按此方与证，虽载于霍乱病篇，而通脉四逆汤，本治少阴中寒，故彼此之证，无甚出入。且与白通汤之加胆汁又同，以加胆汁之义，必得两方并疏，故录入之。拙拟

通脉四逆汤原方，加猪胆汁半合，煎如前法，去滓，内猪胆汁温服，其脉即出。

白通汤　治少阴病下利。

葱白四茎　干姜一两　附子一枚生用，去皮破八片

上三味，以水三升，煮取一升，去滓，分温再服。

白通加猪胆汁汤　治少阴下利脉微者，与白通汤。利不止，厥逆无脉，干呕烦者，服此汤，脉暴出者死，微续者生。

白通汤原方，加猪胆汁一合，人尿五合，煎如前法，去滓，内胆汁人尿，和令相得，分温再服，无胆汁，亦可。

上五方，治少阴中寒，重在温下回阳，故姜附无不用，而干姜与余味，或多用，或少用，或用或不用，靡不有精思奥义，寓乎其中。学者苟默会于心，真可以触长无穷，今汇参而精研之，以补诸注家之不足焉。姜附之并用何也？诸证皆由肾脏阳虚，寒邪得以直中，附子补肾驱寒，诸无能匹，生用又能散外入之邪。其必辅以干姜者，少阴寒甚，必上侮及脾，故用附

子以斩将搴旗，犹当佐干姜以储粮坚壁，附子气轻而干姜以坚之，又相得而效并彰。通脉四逆之干姜倍用何也？下利清谷，厥逆腹痛，其中之寒已甚矣，而外热面赤，干呕咽痛，阳复被逼而不返，非大缮中宫以招之。有望而却走耳，倍用干姜，所谓土温则火敛也。其用葱白何也？面赤由阳越，阳越则情难骤抑，非有性味介乎阴阳，而与人身之阴阳，两不至违戾者，以导之掖之。则姜附从何施力，少阴下利用之。犹桃花汤之有石脂粳米，彼为固之。此为挽之。葱之为物，邹润安所谓于死阴中得一线生机，即可栽培扶植。回于黍谷者，其功能固独擅也。其不用何也？下利用葱，所以醒阴中之阳，若兼有汗出等证，则阳已外散，葱复助之。得无亡阳之虞，腹中痛亦去之者，腹痛为阴结，阴结则当以芍药之酸，攻而开之。不能以葱白之辛，挠而去之也。其用甘草何也？寒甚则虚，辛以温之，即当甘以补之。且辛与甘合，则有调剂之长，而阴乃化阳，其不用何也？少阴下利，于太阴无与，去甘草，则温下之势捷，至干呕而烦，以胆汁导阳之不暇，岂宜以甘草再缓其隆？利止脉不出之用参何也？利既止，则营气不至下泄，得以鼓动其脉，乃犹不能出，则其故不由于寒，而由中焦不能受气化赤，非加补五脏通血脉之人参，曷能有济，其不用何也？甘草专补中，人参则补中而兼固表，固表于汗出正宜，何亦不用。《金匮》下利用通脉四逆汤兼有汗出证。盖以外热者，阳浮于表，呕烦者，气逆于上，用参则坚其外羁，阻其下归。于下利亦不宜者，人参为阴中之阳之药，能入阴生津，生津则益阴，益阴则分扶阳之力。而利将不止，按四逆汤若有参，则名四逆加人参汤。亦可见此数方之无参，柯韵伯疑方有脱落，盖未之深考。通脉四逆之加猪胆汁何也？按：霍乱用四逆汤有两条，未尝无汗出而厥，四肢拘急，皆不加猪胆汁，而此独加者，正以其吐已下断，而拘急不解耳。吐已下断，阳若可回矣。而厥如故，拘急如故，以白通加猪胆汁之

例推之。必已服通脉四逆而不应，其所以不应者，阴火为之拒也。夫少阴当寒邪盛犯之时，其阴中伏火，不甘于澌灭，必跃然以动，动则拒阳药而不纳。是故肾气丸佐以丹皮，黑锡丹佐以楝实，三黄汤治手足拘急，则佐以黄芩，黄芩与胆汁皆少阳药也。夫胆藏于肝叶，互相为用，大抵火属之胆，风属之肝，阳升者，胆之用多，下泄者，肝之用多，加胆汁而不加丹楝，则以清胆，非以平肝，又较黄芩为异类有情。盖拘急而有风，则必掣痛，必瘈疭，非阴争于下，阳浮于上，亦不汗出而厥，知其为火而非风者以此。然则白通加猪胆汁之治呕烦，可不待言而自明矣。拙拟

论甫脱稿，客有见者，嫌犹未罄厥旨。然愚为明于医理者言也，必不护已，试更疏之。干姜倍用之义，注家多忽之。不知利止脉不出用人参者，加减法也。倍用干姜而即名之曰通脉，干姜实通脉之所系，其故安在，壅遏营气，令无所避，是谓脉，营出中焦，中焦既大为寒累，而利不止，营气下泄，脉何从出，温中不较温下为急乎？干姜无他，所以逐累脉之寒而脉自通也。葱白所以通阳，自成无己后，多主是说，理非不是，而语实笼侗，或云入营通脉，或云入阳明止利，执是以誉葱白，而与姜附何异？或云通上焦之阳，下交于肾，或云入阴迎阳而复其脉，此较亲切矣。但谓通上焦之阳，而上越之阳，胡可再通，谓其复脉，而加葱之故，则因面赤，终不免于龃龉。或云通下焦之阴气以达于上焦，此语固好，而又以自利而渴之文扭合一处，遂成谬解。或云葱白但能通阳，必加胆汁，乃能入阴，则并通阳之故而昧之。凡此难以悉数。夫葱者，叶青而辛温，茎白而辛凉，叶空中而锐末，茎含汁而紧裹，惟含汁紧裹，性凉味辛，阴中有阳，阳中有阴，恰似少阴中寓有真阳，茎之上即空中而锐末。故其功能在上升而散，非下纳而敛。面赤是阴格阳，非阳格阴，阴既格之，必当使阴仍向。葱白入阴升阴，俾不格而知向，阴向阳而阳自下返，

面即不赤，然则白通汤证，无面赤，何为亦升其阴。夫阳在上宜降，阴在下宜升，今少阴下利一往不返，失地道上行之德，非用葱白入阴而升之。徒有驱寒之姜附何益？升之则与阳通，故以葱白冠首，而名之曰白通，通非通脉之谓也。胆汁用佐姜附，是为从治，王太仆云：甚大寒热，必能与违性者争雄，异气者相格，此训反佐之义至精。但太仆兼寒热而言，考之古方，寒热并用，以治证兼寒热者有之。若治大热之证，而用大热药为反佐者实未之见。愚盖仍即太仆之言思之，而得其故焉。曰争曰格，必敢于争敢于格。非有火何能若是，而甚大之热，其阴中之火，已与热为一家，阴惟失其所恃，大为热侮，那得有火敢与争格。治宜救阴，缓则生变，无反以热药竭阴之理，然则寒证而加胆汁，固所以清争格之火。愚前论为不虚矣，抑又思之。《别录》胆汁主伤寒热渴，而仲景用于少阴寒证，非明于阴阳消息之微者，不能有此卓识。然证不至告危，未肯轻加，以人尿灌之，亦宁无胆汁。盖以苦寒伤正，慎之至也。喻氏于开手用之，已失仲景心法。而张隐庵、陈修园辈，转谓胆汁能起肾脏之精汁，上资心主之血，视以为通脉之要药。果尔，仲景何故用于最后，而必以干姜人参先之。医不研求实理，务为穿凿，将任举一物，悉可牵合，误人有甚于此者乎？附子、甘草、人参三味，前论已无余蕴，不续赘云。拙似

吴茱萸汤 治少阴病吐利，手足逆冷，烦躁欲死。

吴茱萸一升，洗　人参三两　生姜六两　大枣十二枚

上四味，以水七升，煮取二升，去滓，温服七合，日三服。

当归四逆汤 治厥阴病手足厥寒，脉细欲绝。

当归　桂枝　芍药　细辛各三两　甘草　通

草各二两　大枣二十五枚

上七味，以水八升，煮取三升，温服一升，日三服。

吴茱萸汤，已详前说。至当归四逆汤，非中寒杂病，何以亦录之。盖少阴中寒，非合加猪胆汁两方参之。则不知少阴之出入，少阴有厥阴之兼证，非合厥阴本病之当归四逆一方参之。则不知有兼证无兼证之异，且吴茱萸当归，皆为厥阴之要药。熟玩两方，则于少阴病之宜与不宜，亦可知所去取矣。拙拟

阳极虚而中寒极重之病，则当专一温下，不得以血药旁挠之。万密斋所治之妇，盖非少阴真阳虚甚者。拙拟

脉微者阳虚，脉细者血虚。血虚而寒中之，则手足厥寒，非因中寒而后血虚，特加脉细欲绝耳。当归温血，故以为君。桂枝汤内四物协通草，皆取其温经散寒通脉，非以解表，细辛则因脉细欲绝，邪已及肾，用之以祛肾寒，犹少阴病之用肝药也。此非少阴中寒，故不用姜附，非太阳中寒，故不头痛发热，内有久寒，而加吴茱萸、生姜，亦以寒在肝不在肾也。拙拟

暑

集说

《说文》：暍，伤暑也。《伤寒论》：太阳中热者暍是也。故中热即中暍，中暍即中暑，暑热暍三字，并无二义。张洁古以动而得之为中热，静而得之为中暑。喻氏驳之云：道途中暍之人，岂可云静得。动静二字，止可分外感内伤，动而得之，是外感天日之暑热，静而得之，是避暑热而反受阴湿风露瓜果生冷之伤。观此可知暑无动静之分，而别有动得静得之所以然矣。

喻氏云：六气，春主厥阴风木，秋主阳明燥金，冬主太阳寒水，各行其政。惟春分后秋分前，少阴君火，太阴湿土，少阳相火，三气合行其事。天本热也，而益以日之暑，日本烈也，而载以地之湿，三气交动，时分时合。其分也，以风动于中，胜湿解蒸，不觉其若，其合也，天之热气下，地之湿气上，人在气交之中，受其炎蒸，无隙可避。多有体倦神昏，肌肤痱起，胸肩痤出，头面疖生者矣，甚则消渴痈疽吐泻疟痢，又无所不病矣。其不能澹泊滋味，屏逐声色者，且以湿热预伤金水二脏，为秋冬发病之根，故病之繁且苛者，莫如夏月为最。此种名论，医家病家，皆不可不知。至于暑湿名义，则暑自暑，湿自湿，不得谓暑为湿热合一之病，观仲景于中暍一证，分白虎加人参汤治热，一物瓜蒂汤治湿，不并为一方，意可知矣。

中暑固即中热，而与温热病之热，则有不同。《内经》：气虚身热，得之伤暑。凡暑脉必虚，故治暑必兼顾其虚，白虎汤若不加人参，则不可以治暑。或问有据乎？曰：有。白虎加人参汤，仲景屡用于伤寒，无人参之白虎汤，则不一施于中暍，犹不可知暑之所以为暑乎。拙拟

夏月人身之阳，以汗而外泄，人身之阴，以热而内耗，阴阳两有不足，过用甘温，易竭其阴，过用苦寒，易亡其阳。故仲景于暍病，但用一甘一寒，阴阳平治之剂，此治暑之正病也。拙拟

受暑而湿甚于热者，去湿即所以去暑，寒凉遏其阳气而病者，无汗亦须透表，吐利者，急宜和解，甚则加以温药，此治暑之兼病也。治病须先识病名，故缀此说以示区别。

夏月阴气在内，以阳气发散于外也。阴气非寒气，不得率用热药，若脾胃自伤寒凉，则不在此例。

仲景白虎加人参汤，喻氏谓是甘寒平治，后人得其旨而推广之，厥功伟矣。独其徒徐忠可，犹信东垣主苍术、白虎之说，悖师传而改

圣方，不知中暍而渴。急宜解热生津，苍术、人参，一燥一润，显然违反，岂东垣知暑中有湿，而仲景反不知耶，亦谬甚矣。拙拟

病有得之一日，不发热而恶寒。注家或以为太阳传经之寒邪，或以为阳明自受之寒邪，愚谓是阳明自受之热邪耳，上云不恶寒者，以身热汗自出也。此云病有得之一日，不发热而恶寒者，阳明自受之一日，热郁于经，故不汗出，不发热。然不需时，即热发汗出，故一日恶寒将自罢，二日无不止矣。不曰寒将自罢，而曰恶寒将自罢，义自可见，即病有二字，亦非间文。盖谓汗出不恶寒者其常，汗不出而恶寒者，热病亦有之耳。且太阳中热之恶寒，亦岂有寒邪。彼汗出者，由热伤其卫，热之甚而气虚，虚气则恶寒，故治以白虎加人参汤。此不汗出者，由热郁于经，热方来而气阻，气阻则恶寒，故不待服药，汗即出而寒已。虽愚创论，然太阳阳明感受热邪，确有此两种不同之候，俱载于仲景书，在人之精心寻绎耳。拙拟

《内经》论火热淫胜之邪，必肺先受。金为土子，肺热则胃亦热，故肺胃之病，往往并见。其或肺甚胃微，胃甚肺微，则人之气体感受有不同耳。拙拟

肺胃固相通矣，而肺主皮毛，太阳亦为腠理毫毛之应，故肺与太阳又通。仲景以中暍为太阳病，而治则在肺与阳明，其义盖原于《内经》也。拙拟

张石顽云：中暑有猝然晕倒如中风者。乃酷暑之气，鼓运其痰，壅塞心包，故喘乏而无痰声，由其人肾水素亏，不胜时燔灼也。

暑火二气，难分畛域。本集以暑病入暑门，暑即热也。凡外感之病，类于暑者附之，温热病入火门，所谓伏气之病也。凡伏气之病，类于温热者附之。说详后火门。

风温湿温，虽为外感温病，以俱有专门，故不入于此。

冬温者，冬感非节之暖而成，非伏气也。其证心烦呕逆，身热头痛，或咳嗽自汗，或咽痛下利，罗谦甫云，宜阳旦汤加桔梗葳蕤。

疫疠有湿热、燥热之分，燥热之疫，当与此参观，再详玩《温热经纬》余师愚疫病篇。

有伤于劳役，以致肌热面赤，烦渴引饮，脉大而虚，按之无力，此血虚发热所谓类中暑也。东垣以当归补血汤治之。若误服白虎汤必毙。

方解

白虎加人参汤　治太阳中热，汗出恶寒，身热而渴。

知母六两　石膏一斤，碎，绵裹　甘草二两，炙　粳米六合　人参三两

上五味，以水一斗煮，米熟汤成，去滓，温服一升，日三服。

恶寒者，热气入则腠理开，开则洒然寒，与伤寒恶寒不同，发热汗出而渴。是表里之热俱炽，与以石膏、知母辛寒重滑之品，俾表里兼到，足变炎歊为清凉。而粳米、甘草，最与胃气相得，复载以缓之。此于阳明经中之热，已搤其吭而拊其背矣。而暑伤其气，至于脉虚津伤，则白虎一法，尚未能养津而舒困，此所以必加人参之大力，乃克建消暑之懋绩也。拙拟

一物瓜蒂汤　治太阳中暍，身热疼重脉微弱，由夏月伤冷水，水行皮中所致。

瓜蒂二十个

上锉，以水一升，煮取五合，去滓顿服。

尤在泾以白虎加人参汤，为治中暑无湿，一物瓜蒂汤，为治中暑兼湿，较喻氏一专治热，一专治湿之说，尤为允当。瓜蒂苦寒，能吐能下，去身面四肢水气，不治其暑者，水去而暑无所依，即自解也。

此与下消暑丸、香薷饮，皆非本门应入之方，但欲知治法之所以攸异，则非连及之，不足以醒目。自《金匮》两方并峙，而孙真人、

和剂局，又各有一方以应之。本此意以扩学者之识，良为有裨。至香薷饮，则正俗所谓暑者，录之亦以辨病名也。

生脉散

治热伤元气，体倦懒言，汗出脉虚，或微喘而渴。

人参　麦门冬　五味子各等份

上三味，水煎服。

此孙真人仿白虎加人参汤之方也。热散肺气此能补之收之。热铄胃阴，此能滋之生之。然必得如方柄无他证者，服之始善，否则收敛邪气入内，不可不慎。他如东垣之清暑益气汤，药味庞杂，依违两可，则不足取矣。拙拟

消暑丸

治伏暑引饮，发热头痛，脾胃不和，小便不利。

半夏一斤，醋五斤，煮干　甘草半斤，生　茯苓半斤

上为末，姜汁和丸，勿见生水，如桐子大，每服五十丸，热汤送下，中暑为患，昏懒不醒者，研末灌之立苏。

此和剂局仿一物瓜蒂汤之方也。彼为湿淫于表，故以瓜蒂去身面四肢之水，湿去而疼重失。此为湿盛于里，故以半夏苓草拯脾胃之失职，湿去而上下安。用醋煮者，醋能散水而兼泄热，亦犹瓜蒂汤寓宣发于苦寒，皆功有并擅也。拙拟

天水散 俗名六一散

治伤暑表里俱热，烦渴引饮，小便不通，及霍乱吐泻。

腻白滑石六两，水飞　甘草一两

上为细末，每服三钱，温水或新汲水调下，加辰砂少许，名益元散，加薄荷少许，名鸡苏散，加青黛少许，名碧玉散。

滑石味淡性利，色白入肺，复以甘草，使留连在上，肺得行清肃之令，故暑湿之邪伤上焦者，为效甚速。其下清水道，荡热渗湿之功，

亦非他药可及，然无湿而津液少者勿服。

香薷饮

治避暑乘凉饮冷，阳气为阴邪所遏，发热恶寒，头痛烦渴，腹痛吐泻。

香薷一斤　厚朴姜汁炒　白扁豆炒，各半斤

每服五钱，水盏半，煎八分，浸冷服。

香薷辛温，厚朴苦温，扁豆守中，皆与暑热之旨相戾。若非如方柄所列，对证施之，遗误非轻。香薷为阴邪闭汗夏月解表不可少之药，古方颇多。但香薷外，余味可不拘，要在斟酌病情，以为去取焉耳。拙拟

澄火散 即地榆散

治中暑昏迷，不省人事欲死。

地榆　赤芍药　黄连　青皮去白，各等份

上杵为散，每用浆水，调服三钱，若血痢，水煎服。

夏月猝倒无知，由于心火暴甚，暑热乘之，名曰暑风。是热生之风，非外来之风也。暑邪深入心脏，以致昏迷不省人事，证亦险矣。知其煎熬阴血，而以地榆、赤芍、黄连直清其心，凉其血，血热者必铄其肝，又加青皮锐入之气，引领三物，入肝而解之。药不旁惊，故效亦至捷，录此以示治暑风之一则。拙拟

阳旦汤加桔梗葳蕤

证见前说。

桂枝汤加黄芩一分为阳旦汤，桂枝汤方见前风门。

冬月当寒而反温，温则气泄，少阴失闭藏之职。故昔人谓冬感温邪在肾，心烦呕逆，咽痛下利，与伤寒之邪传少阴无异，何以不用少阴之药？盖伤寒由太阳入里，已无表证，此则温邪挟少阴之气扰及心肺肌表，又当寒水司令，兼有身热头痛咳嗽自汗之太阳证，自宜散之于外，与以阳旦汤，正为的对，桔梗透肺热，葳蕤化阳邪，加此二味，又以佐黄芩之不逮也。考《活人书》冬温用葳蕤汤，叶天士谓可用补中益气带表药，冬温为病非一，故治疗亦无定

法。愚以罗氏所言，方与证极合，故录入而详释之。拙拟

风温

集说

风温一证，众说纷歧，莫衷一是。《伤寒论》若发汗已，身灼热者，名曰风温一条，注家或以上条发热而渴，不恶寒者为温病连讲，或本条自为讲，窃谓玩若发汗已四字语气，自是从上文说下，否则无根，即千金葳蕤汤，为此条补治法。其先若非伏气发温，亦必不如是用药，当以此条与上条连讲为是，此一说也。《伤寒序例》，谓阳脉浮滑，阴脉濡弱者，更遇于风，变为风温。尤在泾以前风未绝，后风继之，以阳遇阳，相得益炽释之。与仲景之言异此二说也。陶节庵辈，以素伤于风，复伤于热，风热相搏，即为风温。此三说也，近人以冬温春温，吸受风温，先犯手太阴者为风温，此四说也。窃尝综而论之。第一说，是误汗后病变之名，未可遂据为风温之本病。第二说，何谓更遇，并未指明，尤氏之释，亦颇龃龉不安，若云误汗后更遇于风，则仲景又何尝有此文，故序例可置不议。第三说，风热相搏极是，而必谓先伤后伤，学者若不知活看，难免刻舟求剑之弊。第四说，以吸受温风为风温，风与温不分先后，虽似稍戾于古，然治法实无二致，此叶天士、陈平伯辈论风温皆是，可取以为则也。拙拟

风为百病之长而无定体，如天时寒冷，则风从寒化而成伤寒，温暖，则风从热化而为风温，风一也。而寒热迥异，若以治伤寒之法治风温，则大谬矣。

风温与湿温，同为外感之温病，《难经》亦谓之伤寒。夫温病而冠之以风与湿，此即与温热病有异处。而风温与湿温，又复不同，皆宜审辨。拙拟

风温病，春月与冬季居多，其证或恶风，或不恶风，必身热咳嗽烦渴。

风温为燥热之邪，燥则伤阴，热则伤津，泄热和阴，是一定之治法。

陶节庵与喻氏叙风温证，俱有头痛字，叶天士云：风温有头痛，毕竟如此，但使看者愈难矣。

《外台》有风热而无风温，其引《巢氏病源》云：风热者，风热之气，先从皮毛入于肺也。叶天士亦谓温邪上受，首先犯肺，盖风温即风热，非二病也。拙拟

千金葳蕤汤，超超元著，今人未敢效用，张石顽于《千金方衍义》暨《医通》，两释是方，长言不已，而于孙真人所以立方之本旨，似未能尽得。夫今人治风温主辛凉，而古人必参以辛温者，岂今智而古愚哉？殆以古人体质坚致，遇伏气发温，必尚有余邪，欲化不化，伏于肌腠经脉。麻杏芎独，所以搜余邪而绝根株。葳蕤、白薇，为中风暴热之专药，协石膏以凉而散之。木香辟毒疫温鬼，甘草和诸药，皆不可少，故以为使，又恐麻杏芎独，药性过温，故用石膏独多，此汤又能治冬温者。冬温虽为非节之暖，值太阳寒水司令，不免挟有阴邪，不宜专用清法。合而观之，立方之旨尤显，惜张氏未经发出，又喻氏以风温为少阴厥阴病，拟亦指伏气发温，更遇于风。乃其所谓少阴厥阴者，则以素伤于风，复伤于热，素伤于风，岂亦犹伏气之发于少阴，宁能无误乎？总之葳蕤汤，是治伏邪未尽之风温。伏邪未尽之风温，今不概见，而古人精心之所在，何可使终于封瓼，而方则不录，恐学者不知审辨而漫施也。拙拟

《温热经纬》，载风温治法甚备，宜详玩之。

方解

葳蕤汤 治风热项强急痛，四肢烦热。

葳蕤三两　羚羊角屑　人参各二两　葱白切一升　豉一升，绵裹

上五味，水煎，去滓，内豉再煮，去豉，分温三服，取微汗。

风温犯肺，叶氏陈氏，皆先以辛凉解表，此用葱豉，意亦相同。但其项强急痛，四肢骨肉烦热，风热相搏之势甚剧，岂轻解表邪所能了，又何可援发表不远热之文。葳蕤息风除热，功足并擅，最为风温妙药。羚羊角能疗温风注毒，伏在骨间，亦非他寒药可比。诸物为剂，当无患病之不去矣，而又加以人参者何？按伤寒四五日，身热恶风颈项强者，小柴胡汤主之。项强原不忌参，要非邪正已离，或虚多邪少，亦不轻用。故桂枝汤加人参，必着其脉曰沉迟，此不言脉，则以风温证，非阴液素亏，温邪不至直犯，阴液素亏，辛温药所以切禁。人参益阴生津，正治其受病之原，又与葳蕤、羚羊角为伍，能扶正以驱邪，不至助邪以化热。药止五味，而选之至精，施之至当，有如是。至项强为太阳证，而非不干肺，肺与膀胱原有相通之理。说详暑门亦足见风温证，虽属太阳，而神葛根麻黄之治，则相去悬绝矣。录此一方，盖以补叶氏陈氏之阙云。拙拟

湿

集说

湿为阴邪，遇阳虚之体，纵感受日久，不至化热，故仲景于寒湿无专方，以湿本毗于寒也。若兼热，则为热湿，不得第以湿名。拙拟

叶天士云：寒不能生湿，因湿而为寒者有之。又云：但有湿而不蒸热，当于治湿药中加热药，以宣散利导之。可谓得仲景真谛矣。

湿分内得外得，雾雨水湿，或伤或中，得之于外，酒肴生冷，恣啖无节，得之于内，外属太阳，内属太阴，或少阴，治之不早，郁而成热，则变状多矣。

中湿者脉沉，若风湿则脉浮，有风无风，以此别之。

湿在上在外者，宜微汗以散之。在下在内者，宜燥之。或利小便，此大法也。伤于湿者，下先受之。上受之湿，偶有之耳，下受之湿，则坐卧践履，有难避而易受者。盖雨气通于肾，肾感湿即应。若肾之阳又虚，则更不得而拒之。所以先受，久则渐及于上，金匮肾着汤，即治下湿之一证。拙拟

湿上甚而热，喻氏以《金匮》痉病脉如蛇，与鼻塞内药鼻中两条当之。按下一条，确是湿上甚之证。上一条，则仲景明云痉病，且着其风强险恶之状，不当指为上甚之湿，治上甚之湿，以《局方》羌活胜湿汤为佳。然并不治痉即足寒亦当更详其因，未可以此漫施也。拙拟

雾伤皮腠，湿流关节，夫湿流必有所止，关节其止所也。仲景于关节疼痛，小便不利，大便反快者，便利其小便，则小便利者，舍微汗亦无治法。邹润安云：关节之大者无如膝，而又最近于腹，湿既痹于此，势不能下，又不能升，与其逐而下之。仍无出路，莫若就近使上于腹，或从小便，或从汗出而解。大豆黄卷，能使湿升而治筋挛膝痛，据此，则豆卷为湿流关节之要药，愚意秦艽、薏苡、牛膝、松节、萆薢、独活、海桐皮皆可酌加。拙拟

方解

瓜蒂散　证见下解。

瓜蒂一分，熬黄　赤小豆一分，煮

上二味，杵为散，以香豉七合，煮取汁，和散一钱匕，温服之。不吐者，少加之。以快吐为度而止，按《金匮》湿家病内药鼻中则愈一条，内鼻之药未载，后贤谓是瓜蒂散之属。瓜蒂散，若以散嗅，则水从鼻出，或单用瓜蒂烧灰存性，以少许吸鼻中，亦极验。

寒湿在上，则清阳被郁，身疼头痛鼻塞者，湿上甚也。发热面黄烦喘者，阳上郁也。脉大则非沉细之比，复和无病，则非小便不利大便反快之比，是其病不在腹中而在头。疗之者，宜但治其头，而毋犯其腹。以瓜蒂散内鼻中，使黄水出而寒湿去则愈，不必服药，以伤其和也。

肾着汤 即甘姜苓术汤　治身重，腰以下冷痛，腹重，病属下焦，由身劳汗出，衣里冷湿，久久得之。

甘草　白术各二两　干姜　茯苓各四两

上四味，以水五升，煮取三升，分温三服，腰中即温。

肾受冷湿，着而不去，则有肾着，身重腰以下冷痛腹重，皆冷湿着肾，阳气不化之征。由身劳汗出，衣里冷湿，久久得之。所谓清湿袭虚，病起于下也。《灵枢》百病始生篇。然湿由外入，只在肾之外府，故其治法，不在温肾以散寒，而在燠土以胜水。甘姜苓术，辛温甘淡，本非肾药，名肾着者，原其病也。

除湿汤 治寒湿所伤，身体着重，腰脚酸疼，小便涩少，大便溏泄。

半夏　厚朴姜汁制　苍术米泔制，各二两　藿香叶　陈皮去白　白术土炒　白茯苓各一两　甘草七钱，炙

上㕮咀，每服四钱，水一盏，姜三片，枣七枚，煎七分，食前温服。

寒湿自下入而伤其脾，延及腰体，治以术甘培土，苍朴化滞，苓夏导湿，藿陈悦脾以和表里，姜枣运液以调营卫，可谓头头是道。喻氏云：当加清热利水药，利水可加，清热似未然。拙拟

寒湿不必兼受有寒，云寒湿者，别于热湿也。

白术酒 治中湿骨节疼痛。

白术一两，酒煎，不拘时顿服，不能饮者，以水代之。

仲景治骨节疼痛等方，多以白术协诸辛温之品。盖本经术主湿痹死肌，有健脾开痹之能。脾治，则骨节之痛亦除。今止用一味，而以酒煎之。酒行药势，通血脉之壅，且其性辛温，即谓之代姜附亦可。拙拟

羌活胜湿汤 治湿上冲，头痛脊痛，项似拔，腰似折。

羌活　独活各一钱　藁本　防风各一钱半　蔓荆子　川芎　甘草各四分，炙

水煎热服，覆取似汗。

此下受之湿，袭入太阳，而太阳经气不行，故有头痛等证，与太阳受风无异。然非治风，而风药独多者何也？风能胜湿，湿既上冲，非风不散。故重用羌独藁防，又加川芎以升之，蔓荆以凉之，甘草以和之，而风药乃无过不及之弊。拙拟

按：头痛脊痛，项似拔，腰似折，皆《内经》经脉篇，膀胱是动之证。而至真要论：太阴在泉之病，亦与之同。盖湿气淫胜，则克太阳，故阴受湿气，从足上行至头，历太阳经即伤太阳之气，亦太阳病也。拙拟

风湿

集说

湿为阴邪，固矣。风为阳邪，似可与以寒药。不知风从外入，令人振寒，发散本宜辛温，况风为湿锢，更失其善变之性，故病名风湿，即寓寒于内，不得疑风湿之或有寒或有热。若风为热风，湿为热湿，则是风湿之兼挟有热。热从风化，热从湿化，则是风湿之变体非本体，皆不得谓之风湿。风湿者，非阳虚之人，不能有此疾也。拙拟

喻氏著《风湿论》，于仲景治风湿在扶阳之

意，发挥至透。但以其湿为夏月之热湿，方为治夏月之阳虚，未免合湿暍为一例矣。夫痉湿暍三者，虽有互见之因，非无各判之证，若云湿不离暍，岂夏月有湿病，而春秋冬无湿病乎？且治夏月之阳虚，可用桂附，治春秋冬三时之阳虚，反不得用桂附乎？喻氏知患风湿之有阳虚，不知惟阳虚而后患风湿，遂致于仲景书，窒而鲜通，其蔽在此。拙拟

痉湿暍篇，病者一身尽疼发热。日晡所剧者，名曰风湿一条，喻氏以当风取冷，为在夏月，实胜旧解。乃其谓桂枝附子、白术附子、甘草附子，三汤之治，悉在夏月，则又大误。夫阳气素虚之人，至夏月益虚者势必别有重证，不止风湿一端。盖风湿为夏月之风湿，喻氏不既云在夏为热湿为热风乎？苟非阳虚至极之人，难禁其毫不挟热，此时以桂附从事鲜不滋患，然则喻氏谓三方悉用于夏月者，愚则谓三方独不用于夏月也。世有知者当不河汉斯言。拙拟

湿家身烦疼，可与麻黄加术汤一条，注家或单言湿，或言湿热两停，或言湿与寒合而成热生烦，或言湿兼寒而在表。愚谓但云湿家身烦疼者省文耳，按用麻黄汤加术，则必与麻黄汤证有相似之处。湿家不言风而风在内，亦犹伤寒不言风而非无风，湿与风郁于表而不解，与麻黄汤证之无汗发热身疼正同。所不同者身烦耳，身烦非心烦比，心烦由于热扰，身烦则因表实。风湿相搏则痛，故以身烦疼连称。言湿家者，着其证非伤寒，不言风湿相搏，身体疼烦者，错见于桂枝附子汤甘草附子汤两证，而身烦疼，尤为窾要所在，则不得不特标之也。愚以其方隶本门而不入湿门者以此。拙拟

观白术附子汤方下，所系数语，而阳虚之状，宛然如绘。一服觉身痹者，药力虽动其湿，而阳气未行，仍难转侧，三服都尽，阳气宜可振矣。而蜷缩如猬，尚困而不振也。且人身惟藉有阳气，手持足行，始轻矫无前，乃至湿痹不能转侧，阳气果安在乎？况不呕不渴，脉虚浮而涩，其为阳虚益无疑矣。此愚点窜喻氏之

论，他风湿不必尽有此候，而大率由于阳虚，可即此以推之。

风无形而湿有形，风气迅而湿气滞，值雨淫湿胜之时，自风易却而湿难驱。若骤汗之，过汗之，则风去湿存，病仍不愈。但使阳气内蒸而不遽泄，肌肉关节之间，充满流行，则湿邪必无可容之地，此《金匮》诸方取微汗之旨也。

发汗固宜微矣，即利小便，亦所当慎。仲景于小便利者，必于方中去桂，以桂枝能入膀胱通小便，不独走表祛风也。拙拟

凡春夏之交，病人汗自出，肢体重痛，转侧难，小便不利，即属风湿。由阴雨湿蒸，或引饮过多所致，切勿误认为伤寒。治之宜五苓散加羌活。昔罗谦甫以五苓散治此疫，救活甚多，加羌活则张石顽之法也。

方解

麻黄加术汤 证见前说。

麻黄三两，去节　桂枝二两　甘草一两，炙　白术四两　杏仁七十个，去皮尖

上五味，以水九升，先煮麻黄减二升，去上沫，内诸药，煮取二升半，去滓，温服八合，覆取微似汗。

此与麻黄汤所以不同处，在有湿无湿，彼无湿，用术则有劫液之虞，此有湿，则当以除湿为主，故用术独多。喻氏云：麻黄得术，则虽发汗不止多汗，则术得麻黄，并可以行表里之湿，二物同用之妙有如此，至证与麻黄类者，治亦无二致也。拙拟

麻黄杏仁薏苡甘草汤 治汗出当风，或久伤取冷，一身尽疼发热，日晡所剧，名曰风湿。

麻黄五钱，去节　杏仁十个，去皮尖　薏苡五钱　甘草一两，炙

上锉麻豆大，每服四钱匕，水一盏半，煎八分，去滓温服，有微汗，避风当风取冷，非夏不尔。方用麻黄，其汗必闭。故知喻氏夏月当风，取凉过久而闭其汗之说，为确不可易。日晡所尴者，即在阳明也。阳明与太阴为表里，外合肌肉，汗闭则肌肉痹矣，身疼发热，皆所必至。麻黄汤去桂枝，意盖独重开痹，无事调其营卫，制剂本轻，亦无藉于监制。易以薏苡者，痹久则湿将化热，薏苡除久风湿痹，而又能入阳明清热。此岂桂枝克胜厥任者，用甘草独多，不特缓麻黄之散，且以汗出身热而气必虚，非补中不可，又其在夏月之一证也。拙拟

防己黄芪汤　治风湿脉浮身重，汗出恶风。

防己一两　甘草半两，炙　白术七钱半　黄芪一两二钱半

上锉麻豆大，每抄七钱匕，生姜四片，大枣一枚，水盏半，煎八分，去滓温服。喘者加麻黄半两，胃中不和者加芍药三分，气上冲者加桂枝三分，下有陈寒者加细辛三分，服后当如虫行皮中，从腰下如冰，后坐被上，又以一被绕腰下，温令微汗瘥。

桂枝汤治汗出恶风，与此同。而彼为有风无湿，此则湿重于风，彼为营卫不和，此则卫虚络痹。卫虚故风随汗行，而不烦不疼，络痹故脉虽浮而身则重，术甘培脾土，所以清风湿之原，黄芪助卫阳，所以化风湿之气。然湿即独重，自非防己宣通经络，大逐其邪，湿何由去。不以汗解者，卫已虚也。服后如虫行，腰以下如冰，是湿已不行，即防己利大小便之验也。拙拟

桂枝附子汤　治风湿相搏，身体疼烦，不能自转侧，不呕不渴，脉虚浮而涩，若大便艰小便自利者，于本方去桂枝加白术。

桂枝四两　附子三枚，炮，去皮，破八片　生姜三两，切　甘草二两，炙　大枣十二枚，擘

上五味，以水六升，煮取二升，去滓，分温三服。

白术附子汤

白术二两　附子一枚半，炮，去皮　甘草一两，炙　生姜一两半，切　大枣六枚，擘

上五味，以水三升，煮取一升，去滓，分温三服。一服觉身痹，半日许，再服，三服都尽。其人如猬状，勿怪，即是术附并走皮中，逐水气未得除故耳。此二方不外以桂枝汤出入加减，证为风湿外持而卫阳不振，芍药之酸收不可用矣。故必以辛温具大力之附子，协桂枝大驱阴邪，生姜甘枣，补中和营，而后阳回而风息，湿则由小便而去，以桂枝既走表而并使达下，故加至四两，不得不重也。若大便艰小便自利，桂枝又不可用矣。邹润安云：湿流于表，则大便不濡。白术健脾制水，能使水在外者，还入胃中而大便反濡。揆以仲景此方，去桂加术之旨，正相吻合。或疑去桂枝，则表邪仍在，则术附并走皮中逐水气者何谓，曾是仲景而专顾一面者欤。拙拟

甘草附子汤　治风湿相搏，骨节疼烦掣痛，不得屈伸，近之则痛剧，汗出短气，小便不利，恶风不欲去衣，或身微肿。

甘草二两，炙　附子二枚，炮去皮　白术二两　桂枝四两

上四味，以水六升，煮取三升，去滓，温服一升，日三服。初服得微汗则解，能食汗出复烦者，服五合。恐一升多者，服六七合为妙。

骨节疼烦掣痛，不得屈伸，是为风湿相搏，近之则痛剧。恶风不欲去衣者，风胜也。汗出短气，或身微肿者，湿胜也。风湿搏之于表，势已到剧，故阳不下济，而膀胱之气不化，小便不利。后人治之，必大开鬼门，洁净府矣。乃仲景药止四味，不专资以开洁，而开洁独神，斯何故欤？附子驱风于肌腠骨节而大伸其阳，白术外御湿侮，亦内固中气。仲景所谓二物并走皮中者，斯即有似乎开，桂枝宣太阳之经气，

而重用之则又利小便，斯即有似乎洁，其不用麻杏何也？病本阳虚邪入，而复汗出身肿，表之，不实何疑。施以麻杏，必立致亡阳，而湿之不去，无论矣。此三物之长，所以他无与匹，亦惟仲景为善用之。加甘草者，补中以缓外，不欲以过汗，桂枝多则甘草亦多，并不欲其过利，譬诸韶乐，可谓尽美尽善者矣。拙拟

五苓散　证见前说。

猪苓　茯苓　白术各十八铢　桂枝　泽泻一两六铢

上五味为末，以白饮和服方寸匕，日三服，多饮暖水，汗出愈。

《伤寒》《金匮》两书，数载此方，大旨不外太阳膀胱之表里证，以治风湿。虽非仲景之言，却得仲景之意，然必小便不利，方可与之。若无故竭其津液，患滋大矣。拙拟

治痰饮用苓桂术甘汤，非不利小便而去湿。然彼为脾胃之阳不足，只须温中导饮，此则邪兼表里，必得外达内泄。甘草太守，故去之。桂能温经通脉，术能逐皮间风水，二物原有化表邪之长，而恃以驱里湿，则力尚不足，故于茯苓外又加猪苓、泽泻。茯苓属阳，治停蓄之水，猪苓属阴，治鼓荡之水，泽泻则于消水之中，兼能通痹，又以暖水出汗，助术桂外达之势，斯窈踞之阴寒，悉化为温照之阳气，尚何发热身痛之有遗患哉。拙拟

按：张石顽于此方加羌活，云治湿盛身疼，小便不利，体重发渴，遇表邪较重之证，自奏效尤速，不得以广络疑之。

湿温

集说

《难经》：湿温之脉，阳濡而弱，阴小而急。
《活人书》：其人两胫逆冷，腹满，胸多汗，头目痛苦，妄言，脉阳濡而弱，阴小而急。治在太阴，不可发汗，汗出必不能言。耳聋，不知痛所在，身青面色变，名曰重暍。如此死者，医杀之耳，白虎加苍术汤主之。王宇泰云：凡阴病厥冷，两臂皆冷，胫冷臂不冷，则知非下厥上行，不当以阳微寒厥论治。张石顽云：暑伤气，故阳脉濡弱，湿伤血，故阴脉小急，观此数说，而湿温之证了然矣。

《活人书》：以湿温为先伤湿，后中暑。《本事方》：谓先受暑，后受湿。而两书所用之方则同，可知先受后受，并不关病之出入。拙拟

王孟英谓湿热即湿温，张石顽分湿热湿温为二，而不言其所以然。窃思湿热湿温，固不能无别。湿温者，湿与热比，多由内郁。湿温者，暑湿相搏，多由外感。内郁者徐，外感者暴，然此在初发之时则然，迨其变化，往往彼此互见，故孟英之言，亦未为尽失也。拙拟

湿热病，属阳明太阴居多。中气实则病在阳明，中气虚则病在太阴，而大便之溏硬即因之。

脾恶湿，夏月湿热相蒸，多有发黄之候。然与伤寒瘀热发黄，却有不同，彼属热多，其色明亮，此属湿多，其色黯晦。

仲景论湿与风湿，皆属毗于寒之证。故发热身色如熏黄，并不以茵陈蒿汤主之。与茵陈高汤之治湿热发黄，绝不相混，即其明证。王孟英创为仲景湿温篇，而以仲景湿风湿之论入之，方则不录，岂仲景之误治耶。亦未识湿风湿与湿温之大不侔矣。拙拟

罗谦甫谓仲景泻心汤诸方，取治湿热最当。愚则曾遇是证，其人素多痰湿，又中暑邪，遂胸满气逆，势极险恶，用生姜泻心汤，去干姜，加姜汁、竹沥，立见奇效。洵谦甫之善用仲景方也。拙拟

湿温证，当以《活人书》为准。湿热证，可熟玩《温热轻纬》叶氏、薛氏诸篇，本集不分列两门者，以二证原不相径庭也。

湿温一证，即藏疫疠在内。一人受之，则为湿温，一方受之，则为疫疠。若燥热之疫，则与此大异。

方解

白虎加苍术汤 治湿温多汗，余详前说。

知母六两　石膏一斤　甘草二两，炙　苍术白粳米各三两

上药，锉如麻豆大，每服四大钱，水一盏半，煎至八分，去滓，取六分清汁温服。

暑湿相搏为患，而阳则上卫，阴则下沉。故腹为之满，头为之痛，胫为之冷，昏其神则妄言，泄于肌则多汗。以知母、石膏之苦辛寒清暑，苍术之辛温雄烈燥湿，甘草、粳米之甘平补中，药止五味，效如桴鼓之应，洵治湿温之第一神方也。拙拟

茵陈蒿汤 治瘀热在里，头汗出，身无汗，腹满，小便不利，渴欲饮水。

茵陈蒿六两　栀子十四枚　大黄二两

上三味，以水一斗，先煮茵陈减六升，内二味，煮取三升，去滓，分温三服。小便当利，尿如皂角汁状，色正赤，一宿腹减，病从小便去也。

《伤寒论》治阳黄用茵陈蒿汤，与湿热发黄之证无二。三物皆所以泄热祛湿，而茵陈清芬四溢，尤足以解郁蒸之气，故以为君。大黄力猛，与栀子少用而后煮，则湿热专从小便而去矣。拙拟

生姜泻心汤 证见前说。

生姜四两　甘草炙　人参　黄芩各三两　半夏半斤　黄连　干姜各一两　大枣十二枚

上八味，以水一斗，煮取六升，去滓再煎，取三升，温服一升，日三服。

诸泻心汤，以生姜泻心一法，为于前说最合。痰湿蔽其清阳，内已骎骎化热，而外暑复煽之，交结为虐，势焉得不剧。非姜夏之辛散，不足以辟易阴霾，非芩连之苦降，不足以驱除痞逆。干姜于温暑非宜，以性热而主收敛，无生姜横散之力也。至人参一味，表实与心烦皆忌之，发热而渴者不忌，汗吐下后之心痞亦不忌，下利忌之，下利而兼呕者不忌，少阳之呕亦不忌。凡少阳证宜和解，人参为阴中之阳之药，具燮理阴阳之能，于少阳证最合。故生姜泻心汤，虽利而不呕，以兼胁下有水气而不去。甘草泻心汤，以心烦而去之。其他于证有非宜而亦用者，则必其中有阴阳不和之故。又泻心汤，以生姜冠首者，重在干噫食臭也。甘草冠首者，重在胃中虚也。半夏冠首者，重在呕与痞也。前人论人参与三泻心汤，全不切当，致仲景书微义，尘封数千百年矣，聊附于此以发之。

人中黄丸 大解湿热疫疠诸毒。

大黄三两，酒浸　人中黄　苍术去皮，麻油炒　桔梗　滑石各二两　人参　黄连酒洗　黄芩酒洗，各一两　防风五钱　香附姜汁拌，勿炒，一两五钱

上为末，神曲糊丸，清热解毒汤送下二三钱。附录清热解毒汤方：黄连、黄芩、白芍、生地、人参各三钱，石膏、羌活、知母各二钱，甘草钱半，升麻、葛根各一钱，生姜二两。

此方之妙，全在人中黄一味，以秽恶之物，解秽恶之毒，三黄清热，苍防驱湿，又准对病因，而加以香附宣郁，桔梗开肺，神曲达表，俾药力无处不到。更有人参领正气以驾驭之，于是拨乱而反之正矣。送以汤剂者，恐病急而丸缓，势不相当也。然若泥定清热解毒汤一方，则于病或有未宜，可别制剂以易之。拙拟

甘露消毒丹 治发热倦怠，胸闷腹胀，肢酸咽疼，斑疹身黄，项肿口渴，溺赤吐泻等证。但看病人舌苔淡白，或厚腻，或淡黄，是暑湿疫疠之邪，尚在气分，此丹悉主之。

飞滑石十五两　绵茵陈十一两　淡黄芩十两
石菖蒲六两　川贝母　木通各五两　藿香　射干
连翘　薄荷　白豆蔻各五两

上药，晒燥生研细末，勿见火，每服三钱，
开水送，日二次。或以神曲糊丸如弹子大，开
水化服亦可。

滑石、茵陈，为荡热除湿之要药，故用为
一君一臣。佐以芩、连、通、射、翘、荷，则
横解直泄，各效其用。菖蒲所以利窍，藿香所
以辟秽，白蔻所以疏滞，此三味，在热为从治，
在湿则正治，方之超妙正在此。此叶天士治湿热
疫疠之剂当日活人之功甚大，勿轻视也。拙拟

燥

集说

燥为六气之一，《内经》言燥淫之病之治，
不一而足。自非燥不为病，乃生气通天论，与
阴阳应象论，两言秋伤于湿而不及燥。喻氏谓
有脱误，当是长夏伤于湿，秋伤于燥。按：肺
家热燥之证，核诸逆秋气则太阴不收，肺气焦
满，肺病者喘嗽逆气，肺热叶焦则生痿躄之文，
则上逆而嗽，发为痿厥，及冬生咳嗽，谓之秋
伤于燥，未为不合。且土王四季，经言脾主长
夏，断乎不易。王太仆因不明地理应六节气候
之义，误以三之气为少阳，四之气为太阴。实
乃三之气太阴，四之气少阳。高士宗正之，《素
问直解》。与六气主岁主时，三阴三阳之次，及
脾主长夏，无不符合，自当从高。夫脾主长夏，
而云足太阴阳明主治，是湿土王时，已伏燥气，
而少阳相火，又即继之。此易所以言土燥万物。
秋燥二字，所以从火，安得犹伤于湿。殆长夏
伤于湿，秋伤于燥，本句名连属，后世佚去一
句，而误燥为湿，未可知耳。拙拟

由前之说，阳明介相火寒水之间。秋分以
前，自毗于热，秋分以后，自毗于寒。毗于热，

则有伏气之病，火克金也。毗于寒，则有胜气
之病，金克木也。热燥者阳，故感而即发，寒
燥者阴，故久而积坚。热燥之治，古无其方，
喻氏制清燥救肺汤，实大开后人智慧。寒燥如
胁痛癥疝之类，《巢氏病源》以下诸书，皆不
以为燥，而独责之寒。此在《内经》，亦若为分
别部居者。清者温之，治寒燥也，燥者润之，
治热燥也。不然，清与燥一也，而治则分之，
宁无故哉。拙拟

热燥寒燥，随乎时令之寒热，言其常耳。
若时应热而反寒，时应寒而反热，则变热燥为
寒燥，变寒燥为热燥，固有之矣。在乎临证详
审，又不得以时拘也。拙拟

《内经》之言六气胜复，看似了然，而以胜
复合之于病，则解悟转难。故挽近医家言胜复
之病，多涉影响。夫所谓胜者，我胜彼而彼受
制也。复者，彼受制而郁怒思复也。当我之胜，
彼尚未复，迨彼之复，我已先胜。所以阳明司
岁，或阳明司时，而有肝病，则为燥金胜气。
若肺金自善，则不值少阴少阳司岁司时，未尝
受制，乌得有复。肺病而有复气，必当在肺金
受制之后。清燥救肺汤，则其治为感燥即病。
又阳明之复，治以辛温，清燥救肺汤，则其中
无温药，此其不可诬者也。然则谓喻氏遵经乎
悖经乎？邪气反胜，王注不能淫胜于他气，反
为不胜之气，为邪以胜之。盖司岁司时之本气，
应胜而不能以胜，则发不司时之他气，反以不
应胜而胜之。邪气者，不应胜而胜之谓也。不
言病者，他章详之也。下文治以辛寒，佐以苦
甘，正喻氏之所本，参之气交变论，岁金不及，
亦复无异。但彼言五运，此言六气，五运之正
化为太过无复，不及为对化有复。复则子为母
复，六气无胜则无复，有胜必有复，复则受制
而怒复，皆不容不辨耳。拙拟

热气大来，火之胜也。金燥受邪，肺病生
焉。此其热燥虽有轻重之分，而肺必先伤，则
同燥气初感无遽及胃与大肠者。拙拟

沈目南、吴鞠通、陆九芝三家，皆好訾议

喻氏，而已实愦愦。沈、吴但知燥为次寒，而不知燥亦有热，知燥有胜气复气，而不知燥有邪气反胜之病。沈以诸气愤郁，诸疾喘呕，尽属内伤。吴不知复气之非感而即发，并复有二义，又以杏苏散桂枝汤治风寒之方，改名之曰治燥，皆堪一噱。陆则泥于病机十九条之不言燥，遂谓燥必由他病转属，将经言燥淫之病，一概抹煞，又不知燥气之不先伤阳明，可谓愦愦之甚者矣。拙似

喻氏方固至妙，而于燥有寒热之分，似不甚究。燥为火气之余，原自夏来，乃谓秋不遽燥。如其说，必天降繁霜，地凝白卤而始燥矣。正当有寒燥之病，伺以制方则治热燥。于是欲圆其说，而引脉要之言，并以十月之温，为金位之下，火气承之。不知金亢既有火制，何待又治金病，新秋而得数脉，岂非即热燥之根源？其方治诸气愤郁，诸痿喘呕，愤郁者，肺家怒复之情。痿喘者，肺家被克所致，皆极合经旨。惟呕究属胃病，虽于胃热之呕，非不可治，而改属上为属肺，其如呕之非肺病何，凡此皆喻氏之微疵，不能为讳者也。拙拟

寒燥既当求之于寒矣。热燥而热重，如可用承气汤、白虎汤者，亦不以燥证名。惟不至于寒而亦非大热，随感而发者，始为燥病，始宜施以喻氏之方。然则所治实轻病耳。医家多赞之何也？曰：正以轻病而古多忽之。有关秋燥之一气，喻氏发之，其翼经觉后之功大矣。拙拟

胜气之燥病，见于肝者，当治其肝。或清肺以除燥本，邪气反胜之燥病，则但病救肺，不必旁涉。

燥之为病，如皮肤皴揭，精血枯涸，痿痹消渴之类，不胜枚举，多由内伤所致，应归别论。

方解

清燥救肺汤 治诸气膹郁，诸痿喘呕。

桑叶经霜者，得金气而柔润不凋，取之为君，去枝、醒净叶，三钱　石膏煅，禀清肃之气，极清肺热，二钱五分　甘草和胃生金，一钱　人参生胃之津，养肝之气，七分　胡麻仁炒研，一钱　真阿胶八分　麦门冬去心，一钱二分　杏仁泡，去尖皮，炒黄，七分　枇杷叶一片，刷去毛密涂，炙黄

水一碗，煎六分，频频二三次滚热服。痰多加贝母、瓜蒌，血枯加生地黄，热甚加犀角、羚羊角，或加牛黄。

喻氏云：诸气膹郁之属于肺者，属于肺之燥也。而古今治气郁之方，用辛香引气，绝无一方治肺之燥者。诸痿喘呕之属于上者，亦属于肺之燥也。而古今治法，以痿呕属阳明，以喘属肺，是则呕与痿，属之中下，而惟喘属之上矣。所以千百方中，亦无一方及于肺之燥也。即喘之属于肺者，非表即下，非行气即泻气，间有一二用润剂者，又不得其肯綮。总之，《内经》脱误秋伤于燥一气，指长夏之湿为秋之燥，后人不能更端其说。置此一气于不理，即或明知理燥，而用药夹杂，茫无定法。今拟此方，命名清燥救肺汤，以胃气为主，土为金之母也。天门冬虽能保肺，而味苦气滞，恐反伤胃阻痰，故不用。知母能滋肾水，清肺金，亦以苦而不用，至如苦寒降火正治之药，尤在所忌。盖肺金自至于燥，所存阴气，不过一线，倘更以苦寒下其气，伤其胃，其人尚有生理乎。诚仿此增损，以救肺燥变生诸证，如沃焦救焚，不厌其频，庶克有济耳。

此治肺家热燥之膹郁与喘与咳，最为中肯。痿则肺痿之热者可治，肺冷之痿则否。呕虽非肺病，而以治热呕亦得。喻氏欲补病机之关，而不改其文。故即以此两言为方柄，切勿认为统词，而误施于他证。愚增之以咳者，病机不言咳，而经固有之。且正合此方也。拙拟

土为金母，肺主降，降即入胃。故肺热者胃亦热，桑叶、石膏、枇杷叶，能清肺胃之热而解之于上。燥必伤阴，人参、胡麻、麦冬、阿胶，益阴而润液。佐以杏仁通肺络，甘草和

胃气，清燥之源善燥之后。而郁者达，逆者顺，枯者滋矣。拙拟

加减桑菊饮　治秋燥令行，余热转盛，喘逆咳嗽，口干微渴。

杏仁钱半，去皮尖，研　霜桑叶钱半　薄荷叶四分　连翘一钱　黄菊花钱半　生甘草五分　生石膏二钱　焦山栀一钱　甜水梨肉三钱

水二杯，煮取一杯，日二服。

此吴鞠通仿喻氏之方，以辛凉轻剂，治外感秋燥之喘咳。秋燥轻病，何烦复出。惟喻氏选用仲景复脉汤中五物，泄邪而即重补其阴，意在急救。此则但取清燥，燥除而肺自和，盖其病尤轻也。拙拟

原方用杏桑荷翘，理肺家之浅邪极合。至苦梗，则气已上逆，不宜再提，咳嗽亦忌。苇根止渴，是启水精上滋，此证不必乞援于水，二味于泄邪润液，均无所取，愚故删之。而加以石膏、梨肉、山栀，石膏解饥而尤除胃热。梨肉协菊花、甘草，清而带补，亦略有麦冬、阿胶之益。山栀，则搜余邪而驱之于下也。拙拟

火

集说

火分君相，君火少阴，相火少阳。少阴者，足少阴也，而手少阴寓焉。地二生火，火生必于阴，故手少阴虽为君主之官，而其火则根于肾，与肾中之火相感应。伤寒少阴病，所以必心烦，以心为君火者。不知其静而坐镇。有南面之德者，肾也，非心也。少阳者，足少阳也，而手少阳寓焉。胆脉循颈至肩，出入三焦之路，故胆火动，而三焦之火亦无不动。以君心不主运，而少阳行君之令，佐以木火，故名相火。以相火为天火者，只见其勃发之迹，而不知胆

藏于肝，肝固同源于肾也。拙拟

岁火太过，上临少阴少阳，少阴少阳之为火无异。少阴少阳司天，皆病本于肺，其淫胜之病无异。又《内经》论生化，每举寒暑燥湿风，五气而不及火，是知暑与火，虽二而一者也。鸡峰《普济方》，论外感诸疾而不分暑火，其亦有见于此矣。拙拟

少阴为二之气，故少阴所至为暄，少阳为四之气，故少阳所至为炎暑。暄者温也。暑者热也。然温亦可谓热，热亦可谓温，如病温虚甚死，温该乎热也。人之伤于寒为病热，热该乎温也。暑以气言，则犹之温热。若以病言，则但可谓暑，而不可谓之温热，如汗出喘喝，气虚身热，必明着其暑状，示不与温热同也。所以然者，温热病是伏气所发，有发于阴，有发于阳，难的指。暑气随感而发，必先伤手太阴，此皆经之凿凿可证者。仲景所以别出喝病篇，不与温病同论。今分暑与温热为两门，暑入暑门，已见于上，温热则属之火，而以备火之一气云。拙拟

火原不仅有温热病，但非感证，例不收入。感证之暑，已隶于暑门。又有何者可隶于火，温热非火之甚者乎？虽非感而即发，要必温发于温候，热发于热候，与传经之先有他病者不同，以此与暑门区分畛域，庶几指归各定。

伏气之说，发于仲景，实与《内经》符合。喻氏以春温为伏气，夏暑非伏气，《金鉴》亦以后夏至日之病暑，为随时而病，不知上文病伤寒而成温，已明示伏气矣。病暑即谓病热，非指身热气虚之暑病也。喻氏论不藏精之义极精，即以其言春夏之病，皆起于冬核之，岂非热病亦由冬不藏精所致。至吴鞠通著《温病条辨》，而全不及伏气之病，竟似古有伏气而今无伏气，其师法叶氏。而于叶氏所谓春温以黄芩汤为主方者，亦悖之不顾，真可怪异。拙拟

伏邪发于春为温病，发于夏为热病，言其常也。然春时亦有热病，夏日亦有温病，温者热之轻，热者温之重，故古人往往互称。

伤寒之邪，自太阳递入三阴，伏气温热，自三阴传出三阳。

太阳病发热而渴，不恶寒者为温病。夫不恶寒而渴，非太阳病而云太阳病者，以冬月伏藏之邪，感春令少阳之气，由内而发。其始固太阳也，寒闭成热，热铄其液，故发而即渴。表无邪郁，表里俱热，故不恶寒。延至三五日，或腹满，或下利，黄芩汤是正治之方。若因外邪先受，引动在里伏热，则宜先以辛凉解其新邪，继进苦寒以清里热。

黄芩汤治太阳少阳合病，或谓伤寒合病，或谓温病合病，周禹载更谓是伏气而非合病。按：黄芩一物，治少阳伏气，固为恰合，但下利可不藉甘枣。呕亦不宜姜夏，详见后解。仲景断不如是之疏。窃谓其方于伤寒合病为切，然治温病，岂可不主黄芩，即热病亦不能舍此一物，加减随宜，而不执其方斯可矣。拙拟

白虎汤之治，或以为腑病，或以为经病。按表里俱热四字，是用白虎汤之把鼻，石膏一味，善解肺胃之热，兼走表里，谓之经腑俱病亦可。拙拟

《伤寒论》主白虎汤有二条：一伤寒脉浮滑，一伤寒脉滑而厥。主白虎加人参汤有三条：一伤寒无大热，一伤寒脉浮发热，一伤寒若吐下后。沈尧封、王孟英以为中暍，他家则主伏气，然则温热之伏气与外感，非绝不可通，亦可见矣。

温热病，用辛温发汗，多致不救。然有宜辛凉解散者，盖伏邪自内达外。热郁腠理之时，若不得外泄，必还入里而成可攻之证。益元散加葱豉、薄荷，即发汗之妙剂，或酌加神曲、浮萍、川贝母亦佳。

王孟英云：伏气温病自里出表，先从血分而后及于气分。故起病之初，往往舌润无苔。其伏邪重者，初起即舌绛咽干，甚有肢冷脉伏之假象，亟宜大清阴分，继必厚腻黄浊之苔渐生。更有伏邪深沉，不能一齐出外者，虽治之得法，而苔退舌淡之后，逾一二日，舌复干绛，苔复黄燥，正如剥蕉抽茧，层出不穷，不比外感温邪，由卫及气，自营而血也。秋月伏暑证，轻浅者邪伏膜原，深沉者亦多如此。此理不发自孟英，而孟英言之綦详，故备录之。虽与辛凉散解之旨颇异，然伏气之发，原无定处，难拘一辙。《难经》云：温病之脉，行在诸经，不知何经之动，各随其经所在而取之。此可为治温热病之法矣。拙拟

温热病，其脉洪大有力，此阳证见阳脉也，可治。若脉来沉细微小，此阳证见阴脉也，必死。

凡温热病，若发于三阴，脉微足冷者。多难治。

但热无寒之温疟，是伏气为病，宜与温热同论，其余虽亦伏气，而其始受之因不一，例不收入。

长夏受暑，过夏而发者，名伏暑。霜未降者轻，霜既降者重，冬日尤重。不入暑门者，以与伏气为类也。

方解

葱豉汤 治病初起，头痛身热脉洪。

葱白一握　香豉三合

上二味，水煎，入童子小便一合，日三服。

葛稚川云：凡初觉头痛身热脉洪，一二日，便以葱豉汤治之。按此可知其为热邪非寒邪，在阳明不在太阳，何则寒邪因恶风恶寒，此但言身热？寒邪当脉数脉紧，此则以脉洪，证以仲景所谓伤寒三日，阳明脉大，若合符节，凡虚人风热及伏气发温，初起时猝难辨识者，与以此汤最宜。

葱白辛凉，启阳气外达；淡豉苦寒，散阴气上逆，邪正不使相干，而阴阳两无所伤，斯为温热病发汗至稳之方。拙拟

温邪之发，阴必先伤，设有当行解救者，必兼滋阴之品于其中。昔人于葱豉汤加童便，

栀豉汤加地黄麦冬，皆此意也。

黄芩汤 证见前说。

黄芩三两　甘草炙　芍药各二两　大枣十二枚，擘

上四味，以水一斗，煮取三升，去滓，温服一升，日再后一服。

伤寒合病，其寒水之气，与阳明合者，尚宜桂枝、麻黄，与少阳合者，岂其纯用苦寒？甘枣姜夏，为太阳而设，非为少阳。仲景之方，无间可觅。而邹润安谓呕而脉数口渴者，为火气犯胃，不宜加姜夏。王孟英谓宜用运菇，皆忘乎此方之为治伤寒太少合病也。若以治温病，则邹、王之说正合。然温病下利，止清热而利自已，不必以甘枣培土，转使邪滞，亦不可不知。拙拟

《伤寒》厥阴篇云：伤寒脉迟，与黄芩汤除其热，腹中则冷不能食。可知黄芩汤证之脉必数，所治之热，必自里达外。不治但在表分之热，佐之以芍药者，盖欲清气分而又泄迫血之热，非二药并用不为功也。此亦邹说，与治温合，故节录之。

白虎汤 治阳明病脉浮滑，表里俱热，自汗出，烦渴引饮，或加人参三两，方见暑门白虎加人参汤。

石膏解肌热，泄胃火，两擅内外之能，故用为君。知母泻火滋燥，故用为臣。佐以甘草、粳米，调和中宫。更设煎法，使苦辛寒之剂，得逗留阳明，而奏清肃之功。自热无不除，渴无不解矣。若日久气虚，必须以人参养正生津者，人参又不可少。

白虎、承气，同为阳明腑病之方，承气苦寒逐热，为热而且实者设，白虎甘寒生津，为热而不实者设。

猪苓汤 治阳明病脉浮发热，渴欲饮水，小便不利。

猪苓去皮　茯苓　泽泻　滑石　阿胶各一两

上五味，以水四升，先煮四味，取二升，去滓，内阿胶烊消，温服七合，日三服。

证与白虎相似，而主以猪苓汤者，所谓小大不利治其标也。利小便，何以不用五苓？盖彼由阴壅而脾虚，故以桂枝通膀胱之阳，即佐以白术崇土。此由阳盛而液伤，故以滑石入胃除热，又必以阿胶润液养阴。此四物于两方正为反对，讵可互施。至二苓泽泻，则均需以导水，不妨从同。然非恃有各当之主药，亦不能有益无弊也。拙拟

治胃热何以不用石膏，以渴饮而小便不利，则有水蓄于中，非滑石能于湿中荡热不可也。拙拟

详阳明病脉浮脉热七字，所发之热，在分肉肌肤间，不能于卫气无涉。卫为热郁，所以膀胱有阻，而病则在阳明。渴是胃热，滑石正荡胃热，可为阳明病之据。前人多有谓邪热在下者，岂以脉浮发热，为即太阳病软？抑内发之邪，尚未达于中软殆不能无误解也。拙拟

汗出多而渴者，不可与猪苓汤，是汗少亦尚可软？然猪苓汤本以利水，若无水而口干舌燥，即使无汗，亦不可与。此皆仲景言外之意，可体会而得者也。拙拟

以上三方，仲景治温热之发于阳者。

甘草汤 治少阴病二三日咽痛，若不瘥，与桔梗汤。

甘草二两

上一味，以水三升，煮取一升五合，去滓，温服七合，日二服。

桔梗汤

桔梗一两　甘草二两

上二味，以水三升，煮取一升，去滓，分温再服。

喉咙少阴直脉所循，少阴病二三日即咽痛，明其伏邪内发急疾之至。甘草大甘，为土之正

味，能制肾水越上之火，故独用以缓之，生用以清之。设不瘥，是肺窍不利，气不宣泄也。以桔梗开之，热自透达。但在二三日内，邪热未盛，可以甘草泻火而愈。若五六日，则少阴之下利呕逆诸证皆起，此法非所宜矣。

甘草一味，徐忠可以治肺痿，邹润安以解药毒，皆极验，正未可忽视。加桔梗，即后人所称之甘桔汤，如用之中病自效，但勿视为咽痛通治之方。拙拟

猪肤汤 治少阴病下利咽痛，胸满心烦。

猪肤一斤，王孟英云以猪皮去其肉肥，刮如纸薄，杭人能造名曰肉鲊，可以充馔

上一味，以水一斗，煮取五升，去滓，加白蜜一升，白粉五合，即米粉。熬香，和令相得，温分六服。

下利咽痛心烦，皆少阴病，惟胸满则疑于少阳。不知少阴脉之支别，从肺出络心，注胸中。下利既泄其肾阴，其虚阳之上乘者，亦必因中土无权，纷扰于咽喉心胸经气所到之处，以其虚而非实。故胸满不至于痛，不必用攻陷之剂，此时伏邪初发，尚未由血及气，亦无事于苦寒伤正。猪、水畜而肤甘寒轻浮，自能从上引下而邪热以平。然下利非湿也，非加白蜜，不足以润燥益阴。患见于上下，则宜建中，非加白粉熬香，不足以悦脾振困。诸家聚讼纷如，似皆非允当，敢为此论之质之。拙拟

黄连阿胶汤 治少阴病得之二三日以上，心中烦，不得卧。

黄连四两　黄芩一两　芍药二两　阿胶三两　鸡子黄二枚

上五味，以水五升，煮三物取二升，去滓，内胶烊尽，小冷，内鸡子黄，搅令相得，温服七合，日三服。

心烦不得卧，热证也。至二三日以上心烦不得卧，则非初即属热矣。初即属热者为阴虚，今至二三日以上始见，则为少阴伏邪寒变之热，

热耗其液也。尤在泾云：阳经之寒变为热，则归于气，或归于血，阴经之寒变为热，则归于血，必不归于气。黄连、黄芩之苦，合阿胶、鸡子黄之甘，所以生阴液而除邪热，芍药则约而纳之于血也。由是推之。少阴口燥咽干，不用调胃承气、小承气，而独用大承气，仲景之意，亦可见矣。

猪苓汤 治少阴病下利六七日，咳而呕渴，心烦不得眠。

方见前。

伏邪发于少阴，致心烦不得眠，而复下利，至六七日咳而呕渴，阴液之伤已甚矣。此时以阿胶咸寒入阴而滋之，自是要策。然愈利愈渴，愈渴愈利，阿胶一味，讵为足恃。其所以然者，热为之也，亦饮为之也。夫邪气自下而上者，仍须从下引而出之。猪、茯、泽、滑，荡热而兼利湿，配以阿胶之滋阴，则损其有余，即补其不足，一举而收全效，此足见仲景制剂之妙也。拙拟

详少阴病用猪苓汤，则知阳明病之用猪苓，宁谓非伏邪由少阴而发，此尚在血分，彼则已及阳明。治阳明而亦兼滋其阴者，阴先伤也。彼此互参，其义益见，即证不同而治同，亦可于此得其旨矣。拙拟

大承气汤 治少阴病得之二三日，口燥咽干者，急下之，宜此汤。

大黄四两，酒洗　厚朴半斤，炙，去皮　枳实五枚，炙　芒硝三合

上四味，以水一斗，先煮厚朴、枳实取五升，内大黄，煎取二升，去滓，内硝，更上微火一两沸，分温再服，得下余勿服。

《伤寒论》此条，或谓是伤寒传经之证，但少阴不由阳明传入，无传入少阴而有阳明承气证之理。或谓是寒中少阴，则咽痛有之。何至二三日即口燥咽干，且以大承气下之。尤在泾云：阳明居中土，为万物所归，故三阳三阴之邪，皆得还入于胃而成可下之证。盖得之二三

日，口燥咽干者，少阴久伏之邪，发之势暴，肾将涸也。肾将涸，则入胃而并燥其土，土燥则实，不得不下。大承气汤内有芒硝，攻胃而即能救肾，所以为之对之方也。拙拟

古人文辞简质，仲景云：宜大承气汤。即隐寓大承气证在内，其非大承气所有之证，则为特著之。或难之曰：彼条腹胀不大便，固宜以大承气与之矣，又何以赘为？曰：无少阴别证可据，以阳明病之证，系之于少阴，明其非阳明病云尔。拙拟

三承气汤，无不有大黄，故承气之名，当属之大黄。承气者为血，大黄固血分药也。夫血随气行，亦血随气滞，气滞而血不随之滞者，是气之不足，非气之有余。惟气滞并波及于血，于是气以血为窟宅，血以气为御侮。遂连衡宿食，蒸逼津液，悉化为火，此时惟大黄能捣其巢穴，荡热除秽。气之结于血者散，则枳朴遂能效其通气之职。此大黄所以为承气也，其加芒硝何也？肾为胃关，胃热足以铄肾，肾热亦耗其胃，不以芒硝直入下焦，软坚润燥，关门如何能利，燥屎亦安得下？故小承气无芒硝，只为和胃之剂，大承气有芒硝，即少阴温病亦可与，在得其意而善用焉耳。

以上六方，仲景治温热之发于阴者。

凉膈散
治心火上盛，中焦燥实，烦躁口渴，目赤头眩，口疮唇裂，吐血衄血，大小便秘，诸风瘛疭，发斑发狂，及小儿惊风，痘疮黑陷。

连翘一两　大黄酒浸，二两　芒硝一两　甘草六钱　黄芩酒炒，一两　薄荷七钱　栀子八钱

上为末，每服四五钱，加竹叶、生蜜煎。

硝黄得枳朴之重着，则下热因之而夺，得芩栀翘荷之轻扬，则上热因之而散，此承气凉膈之所攸分也。用甘草者，即调胃承气之义。张洁古去大黄、芒硝加桔梗，以手足少阳相火，俱下胸膈，游行一身之表，桔梗载诸药而上之，以去胸腹六经之热，名桔梗汤。余师愚又于桔梗汤加生石膏，以治疫疹初起。

甘露饮
治丈夫小儿，胃中客热，牙宣齿烂，目垂欲闭，饥不欲食，及目赤肿痛，口疮咽肿，疮疹已发未发，又疗脾胃湿热，黄疸腹满，或时身热，并宜服之。

枇杷叶　熟地　生地　天冬　枳壳　茵陈　麦冬　石斛　甘草　黄芩各等份

上为末，每服二钱，水一盏，煎七分，去滓，食后临卧温服。本事方加犀角，名加减甘露饮。此乃以散作饮者。

烦热多由阴虚，肾主五液，胃为燥金，皆喜润而恶燥。燥则火升，热亦生湿，以二地、二冬、石斛、甘草滋而补之。枇杷叶、枳壳清而降之。更以茵陈、黄芩折热而去湿，诸证无虑不平矣。若渴饮尿秘，则又以河间桂苓甘露饮为当。方附录：滑石四两，石膏、寒水石各二两，茯苓、泽泻各一两，白术、猪苓、肉桂各五钱，为末，每服三钱，生姜汤或新水调下。拙拟

犀角地黄汤
治温热病邪入心包络，舌绛津亏。

黑犀角磨汁　连翘各三钱　生地五钱　生甘草五分

上四味，以水二盅，武火煎三物之八分，去滓入犀角汁和服。

热传心包，舌绛津亏，八九日不解，医反治经，寒之、散之、攻之，热势益炽。得此汤立效者，盖犀角灵异之物，能于内外皆热之毒，悉举上行而散。连翘解客热，生地滋阴液，甘草和营血，专从事于心包而钜患始平。固非芩连膏知辈，所能越俎而代也。

《局方》此汤有丹皮、赤芍，无连翘、甘草，此为王晋三所改。丹芍虽除血热，而性主攻逐下行，连翘轻扬，甘草甘平，则适如其分而不过。且以佐犀角，更为调剂有情，较原方自胜尔。拙拟

万氏牛黄清心丸 治温热病热阻关窍。

犀牛黄二分五厘　镜面朱砂一钱五分　生黄连五钱　黄芩　山栀各三钱　郁金二钱

上研末，蒸饼为糊，丸如黍米大，每服七八丸。

王晋三云：此丸古有数方，其义各别。若治温邪内陷，包络神昏者，惟万氏此方为妙。盖温热入于心包，邪在里矣。草木之香，仅能达表，不能透里，必藉牛黄幽香有情之物，乃能透包络而合神明，然尤在佐使之品，配合成宜。万氏以芩连山栀泻心火，郁金通心气，辰砂镇心神，正与牛黄式好无尤，是以得建奇功。若调入汤剂，则犀角、羚羊角、金汁、甘草、人中黄、连翘、薄荷，可随宜酌用。

至宝丹 治中恶气绝，中风不语，热疫烦躁，气喘吐逆，邪气攻心，神昏头眩，口干不眠，及伤寒狂语。

生乌犀屑　生玳瑁屑　琥珀研　朱砂研水飞　雄黄研，水飞，各一两　牛黄研，五两　安息香一两半，为末，酒研飞净，一两熬膏，用水安息尤妙　龙脑　麝香研，各一两　银箔　金箔各十五片，研细为衣

上将乌犀、玳瑁为细末，入余药，研匀，将安息香膏重汤煮，凝成后，入诸药中，和搜成剂，丸如桐子大，蜡护，临服剖，用人参汤化下，三丸至五丸。王晋三云：此治心脏神昏，从表透里之方也。犀角、牛黄、玳瑁、琥珀以有灵之物，内通心窍，朱砂、雄黄二箔，以重坠之品安镇心神，佐以龙脑、麝香、安息，搜剔幽隐诸窍。故热入心包络，舌绛神昏者，以此丹入寒凉汤药中用之，能祛阴起阳，立展神明，有非他药所可及。若病因头痛，而即神昏不语者，此肝虚魂升于顶，当用牡蛎救逆以降之，又非此丹所宜轻试。

大黄汤 疗天行五六日不解，头痛壮热，四肢烦疼，不得饮食。

大黄胃　黄连心肝　黄柏肾　栀子肺，各半两，擘

上四味，以水八升，煮六七沸，内豉一升，葱白七茎，煮取三升，去滓分三服，忌猪肉冷水。

此三黄汤之变，除六经之热。

以上六方，凡温热证，无论外感伏气，但与方合，皆可施用。

白虎加桂枝汤 治温疟，脉如平，身无寒，但热骨节烦疼，时呕。

知母六两　石膏一斤　甘草二两，炙　粳米二合　桂枝三两

上锉，每五钱，水一盏半，煎至八分，去滓，温服，汗出愈。

温疟者，邪气内脏肾中，至春夏而始发，为伏气外出之证。寒蓄久而变热，故亦不作寒也。脉如平者，病非乍感，故脉如其平时也。骨节烦疼时呕者，热从肾出，外舍于其合，而上并于阳明也。白虎甘寒除热，桂枝则因其热而达之耳。

鼠 疫 约 编

（清）郑肖岩 辑

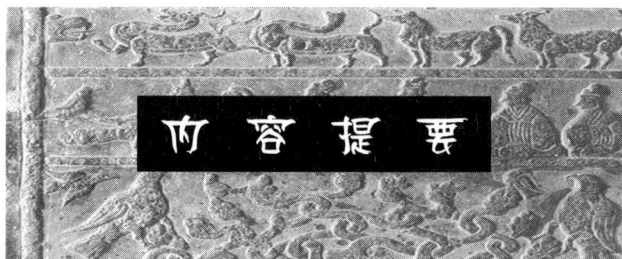

内 容 提 要

　　本书为闽县郑肖岩先生，就罗芝园《鼠疫汇编》，删削其重复处，编次其倒置处，提要钩元，厘为八篇。方药治案，咸属实验所得。欲期医者信用，病者信服。因鼠疫一症，急不可略有余暇之疑虑，且西医除隔离消毒外，尚无对症疗法。有此验方，应亟广为流传。

序

　　会城今夏鼠疫盛行，谭彦先明府自惠安邮汇编至，王吉人邑侯试之而验，则揭布于通衢，好善者亦重刊以行，于是闽医始知治法。以余所闻见，自六七月以来，服此方，虽极危，尠不活者，间有受病太深，疗救无及，或以疑是方之不可恃。顾越人不云乎，非能生死人也，能使当生者起耳，今之中无所主而以药为尝试者，当生且使之死矣。则乌能以是方一二之不效，而掩其八九之效哉。吾友郑肖岩秀才，病汇编之繁复，约为八篇，乍浦杨伯卿司马喜而锓之。二君惓惓于活人之心，吾愿村僻之为医者共体之，勿使病家仓卒间误于回感也。

光绪二十七年冬十二月闽县陈宝琛附识

李　序

医之为术，所以寄死与生。医之书，必详且尽而后可以济人寿世者也。若吾粤罗芝园广文所著《鼠疫汇编》一书出，垂十年，活人甚众。如是书之议论醇正，推究病源，洞然有见一方之眼。窃谓近日治疫者，无能出其右也。惜其书未行于闽，人犹有所憾焉。客冬我居停彦先明府，不吝兼金，倡为锓版以广流传，庶使仓卒遘疾，顷刻得以更生，荒僻乏术，不毙于庸医之妄。何便如之？未尝不为济世之一助也。憙今梓事告成，爰书数言于简末。

光绪辛丑元月中九守平庵主李澍青跋

周　序

　　瘟疫者，时气也。时气遍行，所以人感之而即病。夫瘟者温也，疫者役也。故瘟疫之作，始必发热，无分男女少长，率皆相似。如役使然，是又谓之温役也。刺法论：黄帝曰：五疫之至，皆相染易，无间大小，病状相似。且病是证者多起于冬不藏精，及辛苦饥饿之人。盖冬不藏精，则邪气乘虚易入，而饥饿劳倦之流，则受伤尤甚。故大荒之后，必有大疫，正谓此也。但此辈疫气既盛，势必传染，又必于体质虚浊者先受其气，以渐遍传。若不施救疗，蔓延滋甚。内余家世岐黄，留心考述，每临编得其法，未必见其病，临病见其证，未必合其方。适岭南雨山世丈以是编见示，展诵之余，其于治疫之法，明如指掌，且经屡验。时值泉郡是疫又作，思制药施送，恐难普遍。居停彦先谭明府，仁爱为怀，毅然创首，爰集同人付梓惠世，诚为活人之要术也。是为序。

　　　　　　　　　　　　光绪二十六年冬月东阳周树梓桐甫志于丰州署斋

罗　序　一

　　疫由阴阳愆伏而作也。或中血，或中气，感其毒者，皆足以害人。顾其时同，其地同，其证同，其药亦宜无不同，<small>观方书所载，每次止立一方可知。</small>必拘拘切脉施方无当也。鼠疫者，鼠死而疫作，故以为名。其证为方书所不载，其毒为斯世所骇闻，乡复一乡，年复一年，为祸烈矣，为患久矣。予初闻此遍阅方书，无对证者。光绪十五六年，延及邑之安铺，十七年春，延及县城，偶见《医林改错》一书，论道光元年，亦师时疫，日死人无数，实由热毒中于血管，血壅不行。夫已壅不行，必然起肿，予始恍然焉。盖鼠疫一证，初起红肿结核如瘰疬，或忽起于不自知，或突起于所共见，其溃者流瘀血，非热毒成瘀之明验乎。其甚者热懵而毙，非热毒瘀血攻心所致乎。及观其方，专以治血为主，略兼解表，信能治此证矣。试之人人皆验，因录，示人人疑谤也。十七年冬，遇吴川友人吴子存甫于郡，出所辑《治鼠疫法》一编，予读而善之。遂与茂名许子经畬论列此方，随证加药。嘱书其后，而附于诸君子之末，爰损赀付刻以广其传。十九年春，城乡疫复作，同时屡用此方以起危证，一时共传，求者踵相接。乃即人疑谤者再加辨解，且取侄启沃所经验涂瘰一方以补之。侄启观复刻印发，远近流传，用之多效。二十年予族陀村，感此证者数百，用之全效。故旧岁宏丰号有辨惑说之刻，本年友人文子凤笙有同育堂之刻，安铺医局有敦善堂之刻，化州局亦有刻，人愈信传愈广焉。予思此方虽妙，惟一误于医者之蛊惑，再误于病家之迟疑，以致死亡相继，实堪痛恨。予留心此证久矣，数年所历，更有闻见。前缘平崇之暇，补原起释疑二则，并将陀村治疫之善法，与所传之奇效，及改方之贻误，就吴刻而增损之。二十一年陀村疫复作，按治未效，加药方效，故于施药之时，续而增之，复将十年前疫毒中气之轻验方附诸卷末，俾知疫毒中于血气者，皆有所救，则阴阳虽有愆伏，而血气实可调和，庶几消灾疹于无形，跻民生于仁寿，则区区之心稍慰也。如有不逮，还期高明指示，爰述其本末而为之序。

　　　　光绪二十一年蒲月广东石城罗汝兰芝园续志于村堡别业之前轩

罗 序 二

　　是书已四刻，前序言之详矣，兹何为而复刻也？以近更有所得不敢秘也。二十一年夏，四刻初成，秋渡琼候委，得悉是春海口以疫毙者数千，族人和隆号电催此方过海曾著效验，而琼医未之信也。予虑其复而及他处，遂出四刻分赠同乡各位，皆以较前更详。公捐洋银三十六员嘱代辨分赠，予遂伏信高郡联经堂印六百本，并撮其要。付省经韵楼刻印一千本，旋以听鼓多暇，复购书数种以考其详，更加添注。冬至后琼州府城疫作，先将所存分派琼医，或从而笑之，甚从而訾之。予知其误于李时珍红花过服之说，并误于景嵩崖桃仁红花不可过用三钱之说也。二十二年春疫大作，群医各出手眼，百无一效，以至死人无数。及二月底，始有信避之法者，迁居海口，延予调治，并参新法，连救重危证数人，求医者踵相接也。每视病开方，即赠书一本，并嘱照医，而十愈八九，一时并救数十人。群疑始息，遂信是方，幸海口为证无多，不致大害，因补前刻所未及而求其详，爰为之序。

光绪二十二年五月署理儋州学正石邑罗汝兰志

自　序

　　昔桐城余君师愚著《疫疹一得》，以清瘟败毒饮为主方，别开生面，以补昔贤之未逮。乾隆癸丑，京师大疫，踵其法者，活人无算。纪文达公目声其应手而痊，故一时亟称之。迨光绪十七年，粤东鼠疫流行，石城罗芝园广文以加减解毒活血汤为纲领，救活亿万人，厥功伟矣。复从吴子存原本辑成《鼠疫汇编》，殚数年阅历苦衷拯万里艰危疫症，是皆彼苍仁爱斯民，假手于贤哲，解散疫氛，同登寿宇也。考王勋臣《医林改错》有云：瘟毒自口鼻入气管，自气管达于血管，致气血凝结，壅塞不行。此说与余所闻泰西医士所言暗合，罗氏颖悟过人，从此入手，即以解毒活血汤加减用之，为治鼠疫者提纲挈领，胆识俱到，独出冠时，故能立起沉疴，为群生托命焉。辛丑岁自夏徂秋，吾省城乡内外鼠死而疫作，为数年来最盛。余五月初首得李雨山刊本，如获异宝，即思集赀重刻以广流传，嗣闻杨孝廉芝庵昆仲已付剞劂，先获我心，不胜狂喜，自此书出。闽中诸善长踵而印施者万有余卷，虽疑信参半，然全活亦不少，锓版现将模糊。乍浦杨君伯卿司马，乐善不倦，将谋重梓，属余参订。余虽粗工，又焉敢辞，惟原书从历年轻验汇纂而成，其间羼入杂症生药与乩方，微嫌喧宾夺主，恐阅者旁皇眩惑罔决适从，故割爱删去。且编次间有重复处，有倒置处，爰不揣谫陋，厘为八篇，名之曰《鼠疫约编》。盖由博而返约，亦守约而施博也。所冀医者毋执己见以炫奇，病家毋惑人言以自误，依方照法，及时连服，生死人而肉白骨，其功德讵有涯涘哉。

　　　　　　　　　　　　　光绪二十七年十月闽县郑奋杨肖岩谨识于袖海庐

鼠疫汇编辨误弁言

治病之道，不知其误即不得其真。凡治病皆然，而治鼠疫为尤甚。盖鼠疫一证，前无所依，后无所仿也。是编因比类而得其方，且屡经而详其法。时历八载，版已五刊，虽云有误，谅亦寡矣。乃作者无误而用者多误，推求其故，缘人多囿于常见，狃于常习，每以轻药试重病缓服治急疾，无怪其多误也。此其说于邻乡人得其详焉。本年乡邻多疫，皆来求书。赠即嘱曰：必依法方效。数日后多来问曰：贵乡用之极效，某等用之不效何也？予细询之。曰：轻病乡人多不服药，迨至重危然后服药，应加石膏者亦用五六钱，应加大黄者亦用三四钱，其余各证亦照法加入，每日追三剂，热稍退者每日仍一剂，追至于甚，乃不服药。予曰：噫，子误矣。此重证，亦急证也，初起不服药，已失之迟，一误也。重危之证，每日二服，已失之少，二误也。石膏、大黄改轻，复失之轻，三误也。热退尚有微热，至少二服，多则三服，日止一服，以至病翻，四误也。尚可服药，即不服药，坐视其死，五误也。若疫证初起之时，凡喉微见燥，头微见晕，体微见困，即中毒之渐急宜服药，或服白茅根数味，或服本方二三服，此治于未萌，更人所易忽，六误也。有此六误，尚云依方照法乎。嗟乎！近者尚误如此，远者可知，补弁数言，以免辗转相误也。

戊戌春日芝园氏志

例　　言上四条从罗本录出

是编就吴子存原本增删，其首二方统以大黄为主，初证必致邪内陷故删之。其原起避法治法生药各方，实有可采故存之。

是方本于《医林改错》，原为吐泻抽筋而设，然移用此证恰合，故以为土。

吴本有疏漏处，参以己见，补原起论证及禁忌释疑二则，与陀村雨年轻重治法，及各处轻重治案十二条。兹又汇集前四刻而次第之，并补原起论、各家脉论、证治论，及已悟活法采用古法俱见效者，添入数法，与琼廉雷治案共五条，务求简明，人人易晓，庶稍有准则，不致大误。

病有舍脉而从证者，以脉微而证显也。况鼠疫起核红肿，大热大渴，明系阳证，为热何疑？然人每以热渴无核之证致误，故累辑脉论数则以明其初起，亦与中风伤寒之异，所辑不多，亦以符疫证不切脉之例。

细阅原书，皆从历年经验汇纂而成，急于刊布，编次间有倒置处，有重复处，兹刻次第移缀一以贯之。特表彰时贤救世之苦心。

原书药品，有从方言者，如犀角，或书柱犀，或书嚛犀，淡竹作丹竹是也。有从别名者，如龙胆草作地胆头，螺厴菜作雷公根是也。有从俗字者，如银翘作银乔，栀子作枝子是也。恐流传误会，不识者索解末由，反至误事，兹刻悉为更正。

方药不用无人识，原书所列生药方，如羊不挨瓢红蛤屎屏叶蚌螺花披雪麻布狗尾路兜蕻。皆粤东生草别名，现时福州考究未确，恐误采误用，反见贻害，故割爱不录。

原书所列治法有三千余字，皆阅历有得之言，千锤百炼而出，非细心体会，未易遵行。故不揣谫陋，略分章节，逐条发明，俾阅者心目了然，无所顾虑。为活人计少尽苦衷，非敢妄逞臆说也。

原书服药既以加减解毒活血汤为主方，以治鼠疫发核。此外如霍乱吐泻、发疹羊毛瘟、大头瘟等证，以及乩方杂症，概行删去，以还庐山面目。

是刻药方，另登本方加减解毒活血汤，附以方论，为是书提纲，其余经验各方，附列篇末以备考证。穷乡僻壤，延医既难，购药不易，尽可摆其简便者用之，亦堪奏效。

是刻厘为八篇，一曰探源，二曰避疫，三曰病情，四曰辨脉，五曰提纲，六曰治法，七曰医案，八曰验方，俾阅者穷源溯流，了如指掌。

原书所列治法，无症不备，无药不灵，惟毒核溃烂，尚缺方药。兹刻补入排脓生肌收口外敷内托各方以臻完璧。

医案篇未附拙案，为征信起见，非敢夸功逞技，故并索同志刘君蔚立各附数案。俾患是病者，放胆服药，不为旁人蛊惑，又可见福州成效可稽耳。

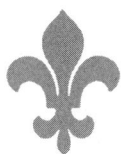

目 录

鼠疫约编

鼠疫约编

吴川吴宣崇子存原本　　闽县郑备扬消岩参订
岭南罗汝兰芝园增辑　　绍兴裘诗福吟五重校

探源篇

罗芝园曰：昔之论瘟疫者，皆曰风寒暑湿燥火之六气。自明末时吴又可起，从而辟之。曰：六气者天地之淫气，常有者也。疫气者，两间之戾气浊气，不常有者也。斯言也征之老子而可见。老子云：大兵之后，必有凶年，凶年之后，必有瘟疫。是知以兵燹而致旱涝，以旱涝而酿疵疠，此瘟疫所由起也。自后论疫气者，皆主其说。陈修园先生更添病人之毒气，又兼言夫继起，不第言夫初起也。友人吴子存甫据鼠死疫作，直断为地气，言之凿凿，亦不为无见。然律以动静互根之义，无天气之鼓荡，焉能使地气之发舒？则言地气者，必兼言天气，其说乃全，但天气远而清，人所难见，地气近而浊，人所易见耳。统而言之曰：天地之气足矣。言疫气所从入，吴又可、吴鞠通、杨玉甫皆谓独从口鼻入。玉甫又据天气为清邪，独从鼻入，地气为浊邪，独从口入。修园谓天地之气，暗中摩荡，从毛孔入，病人之气，当面喷薄，从口鼻入，似不必拘。盖自其分而言，则曰：天地人之气，自其合而言，则曰混杂之气，何能隔别使何气从口入，何气从鼻入，何气从毛孔入乎。主口鼻入者，对风寒由毛孔入而言，别样疫证可说得去，惟鼠疫实说不去。其先起核而后身热者，必由毛孔入，由外而入内，其先身热而后起核者，必由口鼻入，由内而入外，此证之犁然各别者也。所论虽属探原，究无关

治病之轻重，管见偶及，用以质诸高明。吴子存曰：光绪十六年冬间，鼠疫盛行，疫将作则鼠先死。人感疫气辄起瘰疬，缓者三五日死，急者顷刻，医师束手。间有打斑割血，用大苦寒剂得生者，十仅一二而已。先是同治间，此证始于安南，延及广西，遂至雷廉沿海城市，至是吴川附城作焉。明年正月，梅绿黄坡及信宜东镇皆有之。三月后，高州郡城亦大作，毙者每以二三千计。离城市稍远者，染得病归，村乡亦有之。四月后，则瘰疬者鲜死，死者又变为焦热衄血疔疮黑斑诸证。初有知广西雷廉之事者，劝诸人亟逃，人皆迁之。久之祸益剧，乃稍信前说，见鼠死则尽室以行，且多服解毒泻热之品，由是获免者甚众。越端午乃稍稍息。事后细询中疫之家，乃叹曰：信哉此地气非天气也。何者？同一邑也，城市者死，山林者免焉。同一宅也，泥地黑湿者死，铺砖筑灰者免焉，暗室蔽风者死，居厅居楼者免焉。况一宅中婢女小儿多死，坐卧贴地，且赤足踏地也。妇人次之，常在室地，男子静坐，又次之，寡出不舒散也。且疫作时，其宅每热气从地升，猛者如筒烟上喷，缓者如炉烟缭绕，触之则头晕目赤而心躁，急取凉风吹解，病乃可救。当其时宅中人为气所感，懵然不觉也。旁观者见热气自足而胫而股而腰，若不出见风，热气逼至胸膛喉舌间，则病作矣。有平时在墟市得病者，舁归家，其轿门迎风者愈，闭轿门者竟死。且有棺敛将葬盗尽窃其衣服，夜得风露凉解，遂生者，其故亦了然矣。所可恨者，富贵之人，

珍重太过，不敢见风，不肯服寒峻之品，遂至韫热不救，至婢女得病，又虑其传染。病未甚，即弃置不顾，此真俗见之误也。夫鼠穴于土中受地气独早也。顾其死者目必突而赤，顷刻有蛆，气极臭秽，移置他处，转面向风，勿触其气。尝有鼠朽腐箱内，妇女开箱，触其臭即晕跌死。有见死鼠甚巨，舞摩玩弄而后瘗之。归坐即死，有鼠将死，而猫噬之。猫死，人食其猫，人死。高州城外瘗鼠处牛龁其草，牛死，犬亦如是。彼鼠之生者，则渡水远逃，常衔青草，但不知此草何名，可以作治疫之药否。所逃之处，则皆清凉近水之区也。既而匪徒遍传放药，藉端滋事，人心惶惑。或谓是疫皆毒药所致。识者非也。所虑者，广西雷廉二十年来，皆十一月疫起，五月疫止，城市者重，村落者轻，恐高州亦难免后祸，吾不知医，无从剖析方剂，姑就所闻于朋友者，述其避法治法于后。

附 论鼠疫当清其源法 杨本

何谓鼠疫，疫将作而鼠先毙，人触其气，遂成为疫。盖地气暴发，惟鼠得之最先，鼠当中毒之际，热渴既甚，以水为可救疗，尝于水缸恣饮满腹，甚至案上茶杯，稍沾余滴，人不之察，误食其余，而受毒遂不浅矣。固不独目睹毙鼠，不及掩鼻，感触其气已也。窃思疫气之作，避之既无可避，防之复不胜防，徒穷其流而不清其源，亦未为得法。倘闻邻近鼠死颇多，先于家中床榻橱柜之下，将赤小豆、白萝卜俗呼菜头、荸荠俗呼尾梨清解之物，散布地上，俾中毒之鼠，窃食亦可解免。鼠既无恙，尚何有秽浊之气哉？所费无多，请尝试之。愚昧之见，阅者幸勿以为迂也。

避疫篇

吴子存曰：避之之法，当无事时，庭堂房屋，洒扫光明，厨房沟渠，整理洁净，房间窗户，通风透气，凡黑湿处切勿居住。闻近邻有鼠死，即要时时照察，埋鼠时掩鼻转面，勿触其气，如误触其气，急取逆风吹散之。此《内经》所谓避其毒气，天牝鼻也从来，复得其往之法也。并宜时常用如意油拭鼻，以避邪气，家中人不可坐卧贴地，奴婢小儿俱要穿鞋，农人亦宜穿草鞋，以隔地气。分界各村，赤脚者多死，后俱穿鞋遂安。疫势稍急，即宜遽避，得大树下阴凉当风处为妙，树下避疫，外夷法也验之，本地屋在树下俱平安。或泛舟水上尤妙，否则居近水当风处亦佳。雷廉十余年，凡船户及蜑家，即渔户棚，从无犯此证者，可知也？水以大江大塘为胜，若止水小塘，当疫发时，无不翻底黄浊者。然仍胜于无水处，若不得近水，则岭顶四面当风处亦好。各乡避居岭坳者有祸，居岭顶者安得风故也。居城者能上城堞避之亦可。高州居城堞者俱平安。倘无处可避，则每日全家男女，俱出屋外有树木处高坐吹凉，夜间回家，仍要开窗透风。且用极幼细之沙，厚铺床底，将房间屋瓦，拆开见天，自然平安。此神授方，用之有验。设避居他宅，必须清凉疏爽，不可众人拥杂一处，反易致病。倘或感病，即时移出大树下当风处，必要高床高凳，切勿近地。若近地则感受毒气，更速之死。观避出而睡平地者，死反多于在家，其故可知也。平时不可食煎炒太热物，不可饮冷冻汤水，男女或因房事感起者难救，尤宜戒慎节欲为是。

《内经》云：欲入疫室，先想青气，自肝而出，左行于东，化为林木。次想白气，自肺而出，右行于西，化作戈甲。次想赤气，自心而出，南行于上，化作焰明。次想黑气，自肾而出，北行于下，化为水。次想黄气，自脾而出，存于中央，化作土。五气护身已毕，以想头上如北斗之煌煌，然后可入于疫室。

上节录《素问》刺法论，避疫圣法，若能静心调息，一志凝神，以运气法行之，无不灵验。

避疫之法，陈修园有言：惟在节欲节劳，

仍勿忍饥，以受其气。又胆为中正之官，胆气壮，则十一经之气赖以俱壮，邪不能入。

《医统》云：男人病邪出于口，女人病邪出于前阴。其对坐之间，必须识其向背，或以雄黄涂鼻孔中，从容察位而入，人生须知云。家有瘟疫，取初病人衣服于甑上蒸过，一家不染。

《夷坚志》载黄纸朱书輡簾乙三字悬之。可以避疫鬼。

再用黄纸朱书"玉清文昌大洞仙经"八字，贴于门楣，可保安吉，屡试屡验。

又除夕三更黄纸朱书"天行已过"四字，贴于门首可避瘟疫。

凡入瘟疫之家看病，入房门，须左足先进，自不为染，此余世传秘诀。

又方　凡入病人家，用香油调雄黄苍术末涂鼻孔，既出用纸条刺鼻取嚏，再饮雄黄酒一杯，决无传染。

又方　用辟毒丹药铺有制以纱囊盛之，挂于心前。凡人瘟疫之家，鼻嗅此丹，即能喷嚏，邪气从鼻入者，又由鼻而出，最为捷效，屡试屡验。

又方　用太乙紫金锭药铺有制磨井水涂鼻孔或用开水冲服少许，即不传染，屡试屡验，幸勿轻视。自《内经》云起至此条郑增。

此外更有经验辟疫妙方，详载验方篇中。

病情篇

罗芝园曰：温疫者，天地之戾气浊气，酿为热毒，中于人亦证见热毒，故曰瘟。家家如是，若役使然，故曰疫。其病皆热无寒，有表证无表邪，宜解肌，禁发表。其轻者如赤眼发颐之类，其重者如头肿颈胀之类。然只见于一处一年，未有见于处处年年。如鼠疫之甚者，噫可云异矣，亦云惨矣，其初起也。有先恶寒者，有不恶寒者，既热之后，即不恶寒。有先核而后热者，有先热而后核者，有热核同见者，有见核下见热者，有见热不见核者，有汗有不汗者，有渴有不渴者。皆无不头痛身痛，四肢酸痹，其兼见者：疔疮斑疹，衄嗽咯吐，甚而烦躁懊恼，昏愦谵语，瞀乱颠狂，痞满腹痛，便结旁流，舌焦起刺，鼻黑如煤，目瞑耳聋，骨痿足肿，舌裂唇裂，脉厥体厥，种种恶症，几难悉数，无非热毒迫血成瘀所致。故古方如达原饮、消毒饮、解毒汤、败毒散、霹雳丹，近方如银翘散、桑菊饮、升降散、清化汤等方，皆能清热解毒，然用之间有效而多不效，何哉？以有清热解毒之药，而无活血去瘀之药也。可知用清解者尚误。更可知用温补者，益误矣。或曰：有用凉剂愈者。此必热毒初起，血未成瘀之时。或曰：有用补剂愈者。此必热毒已解，瘀血已下之后，然可偶效，断不可常效。惟王勋臣先生《医林改错》活血解毒汤，虽制以治吐泻抽筋之时疫，然移治此证，实为得宜。观其论证曰：热毒自气管，达于血管，将气管凝结，壅塞不行。恰与此证合。观其制方，则解血毒，清血热，活血瘀，亦恰与此证合。十七年阅得此方，于无可救药之时，偶一试之，不意其竟著奇效也。夫治病以本病为重，标病为轻，此证热毒本也，瘀血标也。而标实与本同重，故标本未甚者，原方可愈，标本已甚者，又非原方可愈。故于重危之症，传表宜加白虎，传里宜加承气，传心胞宜加羚犀，是不欲以轻剂治重病也。自后详求博访，十九年访知西藏红花，去瘀捷效。又得涂核验方，并试出重危之症，必要连追三服。遂增前法，是又不欲以缓服治急病也。廿年访知生竹茹止吐，与漫用艾火，初用黄朴，见下瘀，遽用参术，并各药之弊。又见重危之症，三服人多置手。遂将吴刻增损，除其统用下法二方，分别重危证服法。补原起释疑二则，治案九则。廿一年试知误艾火，误参术，误时日，皆有可救。强壮之重危证，三服仍热，与热退复热，及初起症见至危，又非前法所能效。并访知复病猝死之故，又增前法，并治案三则，是又合重剂急服，以治重急病也。以上所立之法，大纲已具，可十愈八九矣。秋初渡琼，赋闲无事，购书数种，悉心研究，更有所悟，而著效益奇。前谓不可减少减轻者，为初证言耳。如连追后，汗出热清，可减除柴葛。毒下瘀少，可减轻红花，并可加减以滋阴退热，亦可加减以补虚消核。更得清心热法，清营热法，表里双解法，三焦合治法，增液助汗法，增液助下法，复脉救危法，厥证急下法，并善后二法，稍为增入，以补前法之未备，虽未及详细，只取简明，庶治鼠疫者，不混于他疫，于世不无小补焉耳（详细载下各证治法条内）。此证初起热渴痛痹，一时并见，重病也。重证而用轻药，必无望矣。且死人甚速，亦急证也。急证而事缓服，亦无望矣。故法用急追多服，所以因其势也。况重急之症，故亦有日二夜一，日三夜二服法，急追多服，并非自创，尤要初起即急服药。盖此时元气未弱，病根亦浅，药力易行，病势易除，一二日间，能追至七八服，则热毒或从汗解，或瘀从嗽出，或下行。或下瘀血或下黑粪。如仍未效，第三日仍追数服，无不见效者。盖病在上焦故易治也，且病愈而人不弱。倘迟服误时，至四日传入中焦，纵能治愈，病久人弱，财费忧深。生者病者，已受无穷苦累矣。倘再误至七日，传入下焦，则病人愈弱，病势愈危，纵遇明医，恐难得半。所以治病亦贵乘势因时也。三焦传变大概如是，虽然，亦有无定者。死人不必定在下焦，三焦皆有热证，病重药误，纵不即死，亦有一二日即传中焦，二三日耳即传下焦者。吴又可云：病机之变幻无常，病情之反覆无定，有由表而入里，由里而出表者，总视其脉证如何，以定其疾病所在，斯医治乃为不误耳。列三焦证于下。

上焦《金鉴》以寸关尺三部分，上中下三焦，何部大属何焦

脉不缓不紧不浮不沉，而动数，尺肤热，尺部肤肌热也。头痛身痛，微恶风，寒热，渴自汗，日午后热甚，间有不恶风寒，不汗不渴者，舌苔白。

中焦

面目俱赤，语声重浊，呼吸俱粗，大便闭，小便涩，舌苔老黄，甚则黑有芒刺，但恶热不恶寒，日晡益甚。

下焦

热邪入羁，或下或未下，或夜热早凉，或热退无汗，或身热面赤，口舌燥甚，则舌謇囊缩，痉弓角反张厥身冷神昏，循衣摸床，舌缩耳聋，与二三日聋者异。齿黑唇裂，脉见结代，或二至，或无重危之证。初起重剂急追，约十剂左右效，迟半日必加半，迟一日必加倍，应重用轻，应急用缓者，亦如是。

各证重轻辨 罗本作各证列

核小色白不发热为轻证，宜戒口戒色，切不可忽，亦宜急治。

核小而红，头微痛，身微热，体微酸痹，为稍重证。若面目红赤，旋必大热渴痛痹，照重证治。

单核红肿，大热大渴，头痛身痛四肢酸痹为重证。

多核焮红，随时增长，热渴痛痹，疔疮起疱或白或黑，破流黄水，或突起如乳头。及斑黑片如云。疹红粒如麻。衄鼻牙舌出血。咯咯痰带血。谵语、说懵话。癫狂、腹痛腹胀、稍痛胀不必甚。大便结、热结旁流，有粪汁无粪渣勿误为泻。昔危证。若服药后嗽咳嗽出瘀块下，大便下瘀，妇女非月信来血，系毒外出，佳兆也，不在此例。或陡见热渴痛痹四证，或初恶寒，旋见四证，未见结核，及舌黑起刺，循衣摸床，手足摆舞，脉厥无脉可按体厥身冷也与疫证盛时，忽手足抽搐，不省人事，面身红赤，不见结核感毒最盛，坏人至速，皆至危证。

又总论云：疫由天地之气固矣。然天气下降，地气上升，此常理也，何以变而为疫？吾尝验于城市乡村间，而知其故矣。盖城市污秽必多，郁而成疹，其毒先见，乡村污秽较少，郁而成疹，其毒次及。故热毒熏蒸，鼠先受之，人随感之，由毛孔气管入达于血管，所以血壅不行也。郑注：此论受病之原。血已不行，渐红渐肿，微痛微热，结核如瘰疬多见于颈胁腋膀大腿间，亦见于手足头面腹背，尔时体虽不安，犹可支持，病尚浅也。郑注：此论初病见核。由浅而深，愈肿愈大，邪气与正气相搏，而热作矣，热作而见为头痛身痹，热甚而见为大汗作渴，则病已重矣。郑注：此论重证。若热，毒愈深，瘀血愈甚，泛见于外，则有疔疮等症。逆而妄行，则有衄咯等症。上攻心包，则有谵语等证。下扰肠腹，则有胀痛等证。皆危证也。郑注：此论由重而危兼见各证。若疫气由口鼻气管入，热毒直达脏腑，初病暴作热渴痛痹、昏懵等症，或疫证盛时，猝不省人事，手足抽搐，面目周身红赤，皆未见有核。原注：此初起至危证。与病四五日，即见目瞑耳聋唇焦舌黑等证，原注：此因误之至危证。其病为更深，其证为更危。甚而服药即吐，牙关紧闭，亦可救。救法见各证治法条下。至脉厥体厥，面青面蓝，与喷血不止者，更可知矣。郑注：病深症危亦有治法。至危之证，有热后见核者，其初虽与伤寒伤风同，然绝不同也。盖此由热感，咳嗽无鼻涕，头痛无项强，渴甚喜冷饮，热后不怕风，并见神气昏迷，手足酸痹，且脉右盛于左，相类而实不类。郑注：此论疫证之热与伤寒伤风不同。其猝不省人事，手足抽搐，亦与风证脱证异。盖风证脱证，面目周身不红赤也，细辨自知。郑注：此言猝中热毒，与中风暴脱证不同。见核作热，在出麻痘之时，亦宜服此方，以此证至危至速。此方亦兼治麻痘，即有热无核，而虑其出麻痘。验之两耳尾，两中指尖，不冷，知非麻痘也。郑注：此言与麻痘异。服药后，口嗽瘀血，小便如血，大便下血，郑注：或下酱色粪。妇女非月信血至，郑注：或色带紫黑。系瘀血外行，为顺证，不必虑。郑注：此言瘀出毒解，最为顺证。初愈后手足微冷，气血未达也，与本证之热厥异，与虚寒之寒厥亦异。对时自暖，郑注：此言初愈肢微冷，不可骤服温补药。愈后七八日不大便，精液未充也。与前之热毒秘结异，郑注：此言愈后不宜再用承气。愈后身与足浮肿，气复而血未复，气无所依附也。与气滞而郁之气肿异，与水泛而溢之水肿亦异。二三日血复自消，郑注：此言愈后浮肿不宜服破气利水药。重危之症，初不急追多服，日夜惟二服，至六七日汗出瘀下，病愈人困，几无人色，昏昏熟睡，脉亦和缓无汗，困也非脱也。郑注：此时只可进稀粥，不可服补药。以上四症，皆足骇人，切勿温补寒下，破气利水，以致虚而又虚。此总结上文四症，足见初愈亦不可误药。热退复热，予见多矣，无庸慌张，惟食取清润，药用滋阴，安静调食，十余日愈矣。郑注：此复热乃愈，后阴虚生内热证也。故药用滋阴。证已属热，药忌温散，如麻黄、桂枝、细辛、羌活、独活、防风、荆芥、陈皮、半夏、香薷、香附，及姜附桂参芪术，凡一切焦燥温补之药，初不宜用。即热未尽除核未尽消仍不宜用。郑注：切忌辛热温补之药，即食品亦忌热补。芩连苦寒，清热必用，然苦寒化燥，固不可多次用，亦各有专经，尤不可紊乱用，见于吴又可、吴鞠通之书。郑注：可见当用芩连者，须有准则，匪特苦能化燥且苦寒最伤胃阳生气。黄硝善下，攻邪必用，然亦未可骤用。盖初病发热，邪尚在表，遽下必陷入里，必见胀痛结流，及脉厥体厥，六证见一，方可速下，宜速下者不宜迟，宜重下者不宜轻。若老弱宜酌下，切勿迟疑自误。郑注：用硝黄者当下则下，当重则重，惟初病则不可遽下。即退热之药，亦有未可误用。如地骨皮能治骨蒸虚热，何首乌能退出里阴邪，此证误用必引邪深入，热难退而足肿矣。郑注：用里药以退热必反引邪深入，故举地骨、首乌以概其余。热清核未尽消，仍宜戒口，鸡鸽牛羊，虾蟹葱蒜，糯米面酒，凡生冷热滞有毒等物，切不可食。郑注：此言初愈仍宜戒口，俾免食复。初起微热，固忌艾火、房事。郑注：疫病起时即无病者，亦须切戒房事，犯者难救。慎之。及热初退，尤忌冷粥热粥，原注：此最易犯。郑注：曾见数人热初退能起坐啜粥一碗，少顷即亡。荞麦，俗名三角麦。悲伤恼怒吵闹，原注：犯必即死。亦忌饱食炙火厚味。犯必复病。夫鼠疫阴也，血亦阴也，以阴感阴，最为易入。妇女属阴，中毒尤多。故其症每起于阴盛之时，而消于阳盛之候。

郑按：此论即补原起诸证及禁忌，将鼠疫病情利弊，抉剔无遗，简练精当，洵为不朽之言。非十年临证，细心揣摩，未易具此绝大识力。三复之余，不揣浅陋，按节略注，以便不知医者句读也。

辨脉篇

《伤寒论》辨脉篇曰：寸口脉阴阳俱紧者，法当清邪地气也中于上焦。肺与心也。浊邪地气也中于下焦。肝与肾也。清邪中上名曰洁也，浊邪中下名曰浑也。阴中于邪，中焦脾与胃也。必内栗也。栗竦缩也。经文止此，首句论脉，下数句言邪中三焦，阴阳为邪搏激，寸口之脉必紧。仲景论热证止此数句而不见方，想当时必有其书，但久经兵燹，故散亡耳。此后人所凭以诊温证之脉，即凭以诊温疫之脉也。

吴又可论瘟疫之初起，其脉不浮不沉而数，昼夜发热，日晡益甚，头痛身痛。其邪在伏脊之前，肠胃之后，热邪传表，则脉浮而数，传里则脉沉而数。吴鞠通论瘟疫，初中上焦，脉不缓不紧而动数，或两寸独大，尺肤热，注不缓则非太阳中风，不紧则非太阳伤寒，动数者风火之象。经谓之躁，两寸独大，火克金也。尺肤热，尺部肌肤热甚，火反克水也。传至中焦，在表则脉浮洪躁甚，在里则脉沉数有力，

甚则脉体反小而实，更甚则脉沉伏，或并脉亦厥。传至下焦，或见沉实，或见躁盛，或见沉数，或见虚大，或结代，或见细促，甚有两至与无者。

杨玉甫论瘟疫初起，脉不浮不沉，中按洪长滑数，右手反盛左手，总由怫热郁滞，脉结于中故也。凡浮诊中诊浮大长而有力，伤寒得此脉，自当发汗，麻黄桂枝证也。温病初发，虽有此脉，切不可发汗，乃白虎泻心证也。死生关头，全分于此。若热之少阴，则脉沉伏欲绝，非阴脉也，阳邪闭伏也。凡伤寒始本太阳发热头痛，而脉反沉，太阳证而见少阴脉，故用四逆汤温之。若温病始发，未尝不发热头痛，而脉见沉涩而小急，此伏热之毒滞于少阴，不能发出阳分，所以身大热而四肢不热，此名厥。正杂气怫郁，火邪闭伏而伏也。急以咸寒大苦之味，大清大泻之。固不可误为伤寒见少阴，而用四逆汤以温之，温之则坏事矣。亦不可误为伤寒见阳厥，而用四逆散以和之，和之则病甚矣。盖热郁亢闭，阳气不能达于四肢，故脉沉而涩，甚至六脉俱绝，此脉厥也。手足逆冷，甚至通身冰凉，此体厥也。即仲景所谓阳厥，厥浅热亦浅，厥深热亦深是也。下之断不可迟，非见真守定。通权达变者，不足以语此，手足微厥者，不可下。凡温病中诊洪长者轻，重则脉沉，甚则闭绝，此辨温病与伤寒异治之要诀也。以上罗本。

罗按：温证始于太阴肺，肺为右寸。仲景先师曰：寸脉紧。紧者即后人所谓数，见汪纫庵《素难经注》。吴又可云：不浮不沉而数。吴鞠通云：不缓不紧而动数。杨玉甫云：不浮不沉，中按洪长滑数，右手脉盛于左手，则初证之脉数。诸说所同，惟右盛于左。玉甫所独，则诊鼠疫初证之脉，如见不浮不沉，不缓不紧而数，右盛于左，兼初起四肢酸痹，可知无核之鼠疫矣，至传变诸脉，三家大略相同，故不赘。

郑按：鼠疫盛行之时，凡初证中按即不浮不

沉有数象，即不缓不紧。右盛于左。且肌热肢痹，眼赤口渴，核即未见，亦是感疫之症。决不可作风寒治，误服辛温之药，如麻、桂、荆、防、独活之属，若核既见，或已误药误时，当信守本方加减，所云本方即加减解毒活血汤。舍脉而从症。盖此时热沸毒聚，瘀凝血壅络脉不舒，切亦不准。况症至危重有邪闭清窍，脉伏而涩，亦有闭甚无脉者。若沾沾然拘守脉法，于三指下推寻，甚无当也。参罗氏眉批大意。

又按：张石顽有云：时疫之邪，皆从湿土郁蒸而发，土为受盛之区，平时汗秽之物，无所不容。适当邪气蒸腾，不异瘴雾之毒。今夏福州某姓家染疫多，人闻有如蒸饭之热气从地而起，与此说暗合。人触之者，皆从口鼻流入，而至阳明之经，脉必右盛于左。可见杨玉甫所云：右手脉盛于左手，亦有所本。罗广文引之为证，可为司命者独具手眼。然此可为初起之证，立切脉之法。若至危重变候，则脉又不足凭矣。

提纲篇

经验加减解毒活血汤 初起切勿减少药味减轻分两

连翘三钱　柴胡二钱　葛根二钱　生地五钱　当归钱半　赤芍三钱　桃仁八钱，去皮尖，杵碎之　红花五钱　川朴一钱　甘草二钱

罗芝园曰：此方以桃红为君，而辅以归，去瘀而通壅。翘芍为臣，而兼以地，清热而解毒。朴甘为佐使，疏气而和药，气行则血通。柴芍以解肌，退热而拒邪，邪除则病愈，惟其对证用药，故能投无不效。此论节录陀村治案〇文，凤山志加西藏红花二钱，更为速效。

又曰：此方关键全在归、朴二味。盖归为血中气药，朴为气中血药，血气流通，而病安有不愈乎。又曰：此方《医林改错》王清任著名

曰解毒活血汤，原方用枳，兹改为朴。均行气药，以朴色赤，取其入血分耳。至轻重之数，翘改重而柴改轻，亦以热毒重，邪气轻之故，非敢谬为更改也。方内生地，有热用小的，无热用晒干大的。甘草有热用生的，无热用炙的，一取其清热，一取其滋阴也治法条下。所谓加者，加于原方之内也。并加者，加外又加也。照加者，照上加也。所谓轻加白虎者，石膏五钱，知母三钱也。重加者，石膏一两，或两余，知母五钱也。余俱详治法条下，桃仁、红花必重用，石膏、大黄有时必重用。详释疑条下，至重危之症，必照方照法，加重急追方效，尤以不误药，不误时为要。煎药尤宜得法，一二三日病在上焦，药味取其轻清，煎宜六七沸。四五六日病在中焦，药味取其稍重，煎宜十沸。七日以后病在下焦，药味取其浓重，煎十余沸。此方药已大剂，水用一碗半，先用大礶煎合沸数，倾入小礶，后入水大礶，再煎再倾，煎回大半碗服。大黄朴硝，不宜久煎，煎药将好，方入同煎，二三沸可矣。羚羊角、犀角、石膏，宜别煎久煎，方能出味。西藏红花别用开水泡透，以全气味，均去渣，和药服。

附 释疑说

罗芝园曰：此方针对病源用药，故能投无不效，或者不察。疑桃仁、红花过多败血，实误会李时珍《本草纲目》之赘说，且误于景嵩涯之臆说耳。《纲目》云：桃仁补少而攻多，红花合当归能生血，多服能行血。夫曰补曰生曰行，明谓去瘀生新矣。又云：过服能使血下行不止。此赘说也。夫病除药止，凡药皆然。况二味非常食之品，何必虑其过服。而开后世之疑乎，亦读者之不善悟矣。景嵩涯谓桃仁、红花止可用一二钱，亦未细读本草经之故。经云：主癥瘕。徐灵胎于桃仁断曰：去旧而不伤新，古方多用于伤后产后。可知二味为去瘀，非败血也。又疑当归助血毒，抑知去瘀必须活血，

尤宜生血，然用于凉血解毒剂中，犹不多用。制方者未始无斟酌也。又疑生地引邪入阴，更不可解。考之《本草经》谓作汤可除烦热积聚除痹。《本草纲目》谓能凉血滋阴，时医见有阴字，遂疑其引邪入阴。夫阴血也，热毒中血管，邪已在阴，故内外烦热，四肢痹痛，用此正对证良药。而反疑其引邪入阴，是认滋阴阴字，作表里里字解矣，更为可笑。又疑羚羊角、犀角为至寒，抑知犀解百毒，羚去恶血，皆能清热辟邪，热懵蚰咯谵语癫狂等证，用之尤宜。况为血肉之品，清而不削也。石膏、知母微寒无毒，主燥热除干渴。仲景白虎汤用以止渴生津，大黄、朴硝苦寒无毒，除寒热，去积聚。仲景承气汤用以救阴存液。盖热渴热结等证，阴枯则死，非此无以除热而救阴，故不得不权其重轻而用之，求一生于百死也。然热退瘀下则止，亦不可过用，高明者自能辨别。惟无知浅识，肆口狂言，误己误人，实堪痛恨，特为辨之，以释其疑。

又曰：治鼠疫法，皆予数年来详考博访，细体而得，故其中利弊言之独许，亲用救人不止千矣，传用救人不止万矣。无如方初到处，人多疑之。夫已疑此方，必误用别方，所愿诸君于一误之后，不可再误。即宜及早回头，急依方照法以治之。所列稍轻稍重之证，可救十全，至重至危之证，可救七八。若医者任意更改，以逞神奇，病家率意煎调，以至焦灼，或中道改图，或半途即止，仍系自误，勿谓言之不早也。

治法篇

原方加减法<small>罗本载治法列今僭易之</small>

罗芝园曰：轻证照原方一服，所云原方即罗氏加减解毒活血汤，下仿此。稍重证，日夜二服，加银花、竹叶各二钱。如微渴微汗，加石膏五钱、知母三钱。少则二三剂愈，多则六七剂愈，未愈不妨再服。

郑按：轻证照原方一二服，无不应如桴鼓，至稍重证，微渴微汗，热邪尚在气分。白虎汤只用石膏、知母者，防胃津被劫也。不用粳米、甘草者，恐留邪蕴毒也。少则二三剂，多则六七剂，未愈再服，即急追多服法也。初起如能遵行，亦何至邪毒深入，传变危证，及日后溃脓成疮耶。

重证危证至危证，初起恶寒，照原方服，柴胡、葛根各加一钱。郑注：或寒多热少，或单寒无热，皆宜各加一钱。若见大热，郑注：言大热者，可知恶寒已罢。初加银花、竹叶各三钱，西藏红花一钱，危证钱半。如无西藏红花，本方红花可用八钱，或加柴草茸三钱，或加苏木三钱亦可。郑注：恐病家虑用红花太多，故或加紫草，或加苏木均可。

郑按：重证危证，必重加红花者，所以急于去瘀也。惟去瘀，方能活血，亦惟活血，方能解毒。夫然后方中柴葛，乃不至引毒攻心，且能升邪外解矣。彼畏桃仁、红花如鸩毒者，曷不细味《神农本草》，而憬然悟乎。

若热渴至懵有汗，并加白虎汤。强壮者石膏原注：少七钱多一两、知母原注：少三钱多五钱、粳米五钱，本方甘草改三钱是也。

郑按：第一章稍重证，微渴微汗，故但用石膏、知母。此则因重证危证，热渴至懵有汗，必大热大渴，汗出淋漓，神又将昏，恐阳明津液亡矣，故加粳米、甘草以救之。

疔疮加紫地丁三钱，疔黑者，用针围刺，括出毒血，外用药粉频涂，以拔疔毒。

郑按：毒入愈深，瘀凝愈甚，泛见于外，则有疔疮。夫鼠疫发核之后，又加生疔，则毒重而症危矣。原方加紫地丁者，所以解疔毒也。然洋菊叶为治疔解毒圣药，用鲜的捣汁冲服，取效尤捷。外用药粉频涂，即原书所载经验涂核散。此散敷治疔疮，余亦屡试辄验，幸勿轻视。

小便不利，加车前草三钱。须用鲜的较灵。痰多加贝母三钱。危证本方翘芍地草各加一钱，至危证四味各加二钱，并加重白虎、竹叶、银花各三钱，羚羊角、犀角、西藏红花各钱半，皆宜日夜连三服。

郑按：此节申明重证危证，加味分两，并急追连服法。又按：发核之症，挟痰者甚多，本方加贝母，特举一隅以示人。盖痰阻膈上，则本方归地阴柔，不能活血，反虑黏痰。加贝母固属至稳，不如再加鲜莱菔捣汁冲服尤灵，或用鲜荸荠俗名尾梨洗去皮，白海蛇一名海蜇皮洗去矾，煎汤代水为引，此即雪羹汤。更见灵妙。若见痰壅神眊谵语，当先服万氏牛黄清心丸，为开路先锋，后再用本方加味，方能挽回重证。是在临证时，有胆有识，参以活洗也。

服后热渴仍不退，照原方双剂合服，日夜各一服。惟柴葛归可照加倍，各酌减一钱，朴酌减五分，余俱加倍，仍加重石膏、知母、竹叶、银花、羚羊角、犀角、西藏红花也。

郑按：双剂合服，且日夜各一服，即大剂急服法也。鼠疫之症，病势至此，岌岌殆哉。此时若再疑惑，改弦更张，舍是方而别求治法，或用是方而减轻分两，则去生不远矣。惟有遵守是方，放胆服之。药力一到，无不易危为安。至石膏、知母、竹叶、银花、羚羊、犀角、藏红花等味，原方既双剂合服，此七味分两仍须加重。若症重药轻，鲜克有济，则贻误匪浅矣。

双剂服后，热渴仍不减，不妨双剂照加，再服数剂，以热渴退为度。郑注：双剂服后热渴仍不减，恐初起有误，服辛温药。热渴退而未清，切不可止药，用单剂日夜二服，郑注：止药最易复病，吾见亦多矣。仍按症加药，稍为酌减，热初退时，切忌食冻粥热粥。

郑按：热初退即食粥，食后少顷即死，曾见数人，可不慎欤。凡得发核症者，戒口为第一要着，无论轻证重证危证，切忌谷食饼饵。曾活数十人，有二十余天只食番薯绿豆薏米，及真山东粉。此粉亦绿豆所制，故可食，并不

伤胃气，肌肉不脱，神气甚佳。如舌未净，口尚竟，热未退，核尚痛万不可食粥，致水谷悍气，反助邪气也。此证饿不死，食必死，米谷尚不可食，况鸡羊鱼肉油腻之品，及葱蒜椒姜辛辣之物耶。

若外热减而内热不减，热在胸，原注：两乳对胸处。热毒入包络，郑注：包络者，手厥阴心包络也。必神昏谵语，加清宫汤，日夜三服，元参心、麦冬不去心各三钱，淡竹叶心、原注：如无用笋竹叶心亦可。羚羊角、犀角各二钱，莲子心五分是也。并加西藏红花钱半，日夜连三服，以退为度。热退未清，间有谵语，仍日夜二服，加药酌减，贫难备药，可加竹叶心、生灯草、紫草茸各三钱，或加苏木三钱，亦可。服法照上。

郑按：原书眉批云：此谵语热毒在上焦，故以治上焦为主。两乳对中处为胸，乃膻中之部位，膻中者心之宫城也。热毒既入包络，膻中即是心包络。故加吴鞠通之清宫汤，取以心入心，扶心中之生气，即以散络中之结气也。膻中之热毒既清，则谵语焉有不平乎。

又按：清宫汤不用连翘心者，因本方已有连翘故也。如日夜三服清宫汤，仍见神昏谵语，舌绛无液，恐络闭邪陷，毒将攻心，当急服至宝丹，通络开窍，立展神明。俟神识已清，再以本方按法施治，无不霍然。

若见癫狂，双剂合服，加重白虎，并竹叶心、羚羊角、犀角、西藏红花各三钱，照上服法。癫者捉住灌药，牙关紧者撬开灌药，皆要扶起，牵仰其首，用锡壶入药灌之自易。

郑按：原书眉批云：癫狂危极矣，非大剂急服，断不能挽回。贫难备药，可除羚羊三味，加黄芩、麦冬各五钱，下有治案可查，人至贫病交迫。又加此癫狂危笃之症，苦不可言。除羚羊三味，变通治法，加黄芩以逆折胆火，加麦冬以柔润熄风。婆心济世，用意良厚，佩服之至。

又按：广州府施太守所刊良方。有云：鼠

核神识昏迷，或狂走大叫，毒气遍走内外，口生疮，或大便不通，皆热毒攻心，宜急服紫雪丹。考徐灵胎有言：邪火毒火，穿经入脏，无药可治。惟此丹能消解，其效如神。鄙见疫证若见神昏谵语癫狂，则毒火已经走窜，非佐以紫雪丹，未易奏功。或用此丹一二钱研末，以新汲水调下，或照条下本方煎成，冲服亦可。

病稍退后，要接服药。若服药即吐，热毒攻胃，取鲜竹茹三钱，如无即用笋竹。湿盐轻搓洗煎先服。服药不吐，用姜汁点眼角，并擦天柱骨亦可。

郑按：热毒攻胃，胃火不降，势必上逆而作吐，用竹茹降胃逆，加盐轻搓，能引火下行，奏效捷矣，故能止吐。

热在膈，胸下凹处。热毒入营，舌绛而干，反不渴，加清营汤，犀角、元参、麦冬、银花各三钱，丹参二钱，合本方连翘、生地是也。并加西藏红花钱半，日夜连三服，未愈再照服。

郑按：原书眉批云：若贫而无资，不能备羚羊、犀角、西藏红花等药者，可改用竹叶心、生灯草、紫草茸、苏木以代之。罗广文每遇贫苦不能备药，必设法改用，仙手婆心，于斯窥见一斑。

血从上逆，见衄咯等症，加犀角地黄汤，犀角、丹皮各三钱，本方生地黄改一两，赤芍仍旧是也。并加西藏红花钱半，日夜连三服，未愈照再服。

郑按：热毒入营，迫烁阳络，血从上溢。本方非再加犀角地黄汤，万难奏功。

见斑加化斑汤，即白虎汤，加元参三钱、犀角二钱是也。见疹加银翘散，银花、牛蒡子各三钱，竹叶、大青叶、丹皮各二钱，合本方连翘、甘草是也。二证多见于大热后，郑注：凡大热未退，宜用红纸捻照看胸背等处。当大热时见，宜日夜三服。若微热时见，日夜二服若舌苔微黄，外微热，而内烦恼懊侬，烦闷坐卧不安也。加元参、沙参、栀子、黄芩各三钱，或并加淡豆豉二钱，日夜三服，皆以愈为度。

以上皆二三日内上焦证也。郑注：末一句总结上文以明上焦见症。

郑按：鼠疫发核二三日内，或见斑，或见疹。虽斑重疹轻，究皆胃中热毒炽盛，或加化斑汤，或加银翘散，方最中肯，亦须多服。乃克有济，至外热微而内烦恼懊侬，则加元参、黄芩、栀豉等味，皆不逾圣贤矩度，洵足法也。

又按：今夏疫气盛行，余遇斑疹之症，贫不能服犀角者，以叶天士神犀丹，用凉开水冲服一二丸。热退神清，或下医粪，则毒瘀亦去，屡试屡验。或所用汤药加金汁水冲服亦效。金汁水解天行疫毒能化斑疹，惟广东河南海辐寺所制最佳。

若敢按症加药，按时服药，服药已多，热毒已解。其瘀或从经络散，或从咳嗽出，或从二便下，其病必轻，纵核未消，将原方加减接服，原注：加减法在本条之下。郑注：如热已罢，则减去柴葛，瘀已下则减轻桃红等法。便可收功。

郑按：此节总结上文，可见毒解瘀化，皆赖按症加药，按时服药，方有效验。细读原书各案，便知罗氏阅历有得之言，信而可征耳。

过此传入中焦，有体壮毒盛而传者，有误服忌药，助毒致盛而传者，有改轻改缓，积毒致盛而传者。此时犹不按证加重，急追多服，必无望矣。其症核愈肿大，面目红赤，舌苔老黄，午后热甚。若兼见渴，强壮者加重白虎汤，上见脉浮而促，加减味竹叶石膏汤，竹叶五钱，石膏八钱，麦冬六钱，本方甘草改三钱是也。二证能加羚羊角、犀角、西藏红花各钱半更好，或加栀子、黄芩各三钱亦好，皆宜日夜连三服，未愈再照服，以热退为度。

郑按：传入中焦，大抵皆误时误药少服缓服所致。其证面目红赤，舌苔老黄，午后热甚，若兼见渴，皆阳明热毒炽盛。故重加白虎汤，倘有脉浮而促，故加竹叶石膏汤，减去人参、粳米、半夏三味，以滋肺胃之液，此二证能再加羚羊、犀角、藏红花，尤见得力，否则或加栀芩亦可，然服法必须日夜连服也。

热退未清，忽然恶寒，郑注：恶寒之时必发战。旋大热，郑注：大热之时必发汗。是谓战汗，汗透热解。若人虚汗出未透，致热未清，宜加增液汤，以助其液，汗出自透，郑注：可见阳明津液最关紧要。元参一两，麦冬与本方生地各八钱是也。日夜二服。

郑按：疫证有战汗，亦泄邪大机括。魏柳洲云：脉象忽然双伏，或单伏，而四肢厥冷，或爪甲青紫，欲战汗也。宜熟记之。此皆忽寒发战时，所现脉症也，不可不知。叶天士《温热篇》有云：邪在气运流连者，可冀其战汗透邪，法宜益胃，令邪与汗并，热达腠开，邪从汗出，然则余热未清，勿焉恶寒发战，此时当啜粳米汤以助津液，则汗自透，即叶氏益胃法也。汗透则热清，一鼓荡平，肤功迅奏。若待汗出未透，始服增液汤以助之，恐缓不济急。气机一室，汗窍不开，邪热莫解，则更形棘手矣，管见所及，就正通方。

余热未退，小便闭而谵语，加车前、木通各二钱，羚羊角、犀角各钱半。贫者加车前、木通、淡竹叶、淡竹叶心各二钱，日夜二服，以小便利，热退清为度。热退清，间有谵语，亦无妨矣。加淡竹叶、竹叶心各钱半，每日一服，数服可愈也。

郑按：原书眉批云：此谵语由小便闭，故以通小便为主，并治心肺。盖治节不行，则热邪从水道而出，谵语自平。如热既退清，间有谵语，此君火未宁。故加竹叶、竹叶心，合本方之生地，亦仿导赤意也。

甚而大热不渴，舌黑起刺，腹胀腹痛，原注：胀痛不必太甚，微有胀痛即是。大便结而谵语，热结旁流，原注：纯注稀汁绝无粪渣。体厥原注：手足身冷，脉厥，脉伏而无。六证见一，皆宜下。此时危在旦夕，宜急不宜缓，亦宜重不宜轻，故人属强壮，脉沉数有力，或沉小而实，宜用双剂。加大承气汤：大黄原注：少七钱多一两、朴硝原注：少三钱多五钱、枳

实合本方川朴合二钱是也。能并加羚羊角、西藏红花各二钱更好，一服不下，不妨双剂照加再服，以下为度。此系普试，必重用方效。故特改重，重用未见有直泻者，不过大便稍利耳，亦未见有连来二次者。如虑多泻，可备老咸王瓜皮粥以待，再泻，食之可止。王瓜福州呼为莱瓜泉州呼香瓜。

郑按：原书眉批云：此谵语由大便结，故以治大便为主，兼治心肺。盖邪困中焦，阳明胃家必实，故加大承气以通府气，腑气通则谵语自平。又恐热邪由胃络逆传于心，且肺与大肠相表里，故兼治心肺以解散邪热。六证见一皆宜下，不比伤寒痞满燥实坚，五者俱见方可下也。此时危在旦夕，下不宜缓，不比伤寒下不嫌迟也。至重用未见有直泻者，不过大便稍利，吾见亦多矣。或下瘀血，或下酱粪，皆毒瘀外出之兆，最为佳境。查阅原书陀村重下治案三则，便知不易之定法也。

不后热仍不退，痛胀结流，四症见一，郑注：即上文所云腹胀、腹痛、热结、旁流四症。仍宜用下药。用单剂加大黄五钱、朴硝二钱、川朴钱半接服。若下，热必退矣。

郑按：下后热不退，仍宜再下，不可放手。惟药剂改轻接服，下后则热必退。药病相当，不必虑伤及胃气也。

下后仍有微热，间有谵语，加羚羊、犀角、西藏红花各一钱，日夜二服，以热清为度。贫者可加淡竹叶、竹叶心各二钱。无热仍有谵语，本方柴、葛减半，加元参、麦冬各二钱，淡竹叶、竹叶心各一钱，日夜二服可矣。

郑按：下后余热未尽肃清，故间有谵语，用本方再加羚羊、犀角、藏红花以去余毒。若肌热退后，仍有谵语，但用清宫汤大意，清火以宁神，胡胆识未到者，一二剂即止，而不敢连服急追耶。

若大热大渴，兼见痛、胀、结、流四证之一，人壮脉实，不妨重加白虎承气同服。药用双剂，以下为度，此表里双解法。

郑按：外有大热大渴，内则兼见痛胀结流。故加白虎，挟本方以解表，又加承气，挟本方以解里。药用双剂重服者，以人壮脉实，尚堪背城一战，非草菅人命，漫无纪律也。

富贵之家，惧石膏大黄之多，可加羚羊、犀角、西藏红花各三钱，熊胆一分半，竹叶心二钱，药用双剂，连二服。如仍热不退，便不下，可并加石膏、大黄各五钱，以下为度，以上皆六日以前，中焦证也。郑注：末句总结上文，以明中焦见症。

郑按：此节承上文而言，症重且危。若药用双剂，加白皮、承气，富贵之家，以惧而不服。先生苦心济世，不忍坐视其亡，故复设一法以救之，非迎合富贵人意也。至热仍不退，便仍不下，故并加石膏、大黄各五钱，以解表里。此时若再疑惑恐惧而不敢服，则疾不可为矣。悲夫。

若至七日则传下焦，其证见上证治条下。治法兼滋阴，本方加元参六钱。若前失治，仍热渴不退，人属强壮，可重加白虎汤。见上。日夜兰服，以热退为度。若见痛胀结流等症，人属强壮，可重加大承气汤见上一二服，以下为度。仍有微热，独见燥结，可加增液汤以润之。方见上。日夜二服，仍不下，可加小承气汤，大黄五钱，川朴、枳实各一钱是也。一服不下，不妨再服，以下为度。

郑按：下焦之症，虽有七日，若前失治，热渴加白虎，便结加大承气。人属强壮，故加重剂，其素体虚弱，则加轻剂，意在言外，不可不知。惟二证法兼滋阴，元参均不可缺。盖防热毒烁阴，肾水告竭，则更难挽救耳。夫前既失治，又有误药，延至传入下焦，病深症险。若再疑虑不服，决无生理。试问舍此治法，能独出心裁，而起死回生乎。如其不能，何如信从是书，按法施治，则亡羊补牢，犹未为晚也。

若口燥舌干，齿黑唇焦，原书作唇烈。不甚热渴，脉见虚大，本方除柴葛，加一甲复脉汤。本方生地，改用大干生地六钱，甘草改用

炙草六钱，赤芍改用白芍六钱，余药照旧。并加麦冬不去心五钱，阿胶、蓖麻仁各三钱是也。日夜二服。郑注：宜加牡蛎八钱。

郑按：疫病至口燥舌干，齿黑唇焦，其热渴反见不甚，脉象反见虚大，皆阴液告竭要候，故本方去柴葛加一甲复脉汤以救之。似本方川朴苦温，亦在可去之列，临证时，当参以活法也。

又按：《温病条辨》一甲复脉汤，即加减复脉汤加牡蛎，此节既加一甲复脉汤。何以不用牡蛎，且牡蛎为软坚化痞，益阴退热妙品，似不当去，原文恐有脱简，宜补加之。

液仍不复，可并加调胃承气汤以和之。大黄三钱，朴硝五钱，合本方甘草二钱是也。日夜二服，以液生为度。

郑按：此承上节而言，服前方加一甲复脉汤。液仍不复，可并加调胃承气汤以和之，与仲祖下之以存津液治例亦合。

若无别证，惟核未消，余时不热，独见子午潮热，本方余柴葛，改用大干生地，各药照旧，加元参五钱，日夜二服，约三四服，热可清矣。潮热谵语，并加竹叶心十枝为引，以上皆下焦证也。郑注：末一句总结上文，以明下焦见证如此。

郑按：此节为病后余邪未解，立一治例。子午潮热属阴虚，故加生地、元参以养阴清热。至潮热有谵语，则加竹叶心。与中焦治法略同。惟用十枝作引，枝有大小短长，不如改用三钱为是。

若夫直中之症，原注：直中者，初起即直中三焦。初起大热大渴，上焦证。二三日即见痛胀结流，中焦证。舌色金黄，痰涎壅甚下焦证等症，郑注：等证云者，略举此证，非谓三焦之证止此也。此三焦俱急也。人壮脉实，药用双剂，重加白虎、承气。二方见上。小陷胸汤，半夏、栝楼根各三钱，郑注：长沙方用蒌实，故小注云大者一枚，此用栝楼根恐有错误。黄连二钱是也。半夏宜减半，日夜连二服，以

病退为度。能加羚羊角、犀角、西藏红花各三钱更好。凡白虎、承气同用，即取石膏、知母、大黄、朴硝可也。原方不必用全。

郑按：直中者，谓鼠疫热毒，直中于三焦也。诸证丛生，危险之极，非用重剂表里双解，佐以小陷胸汤，万难挽回。盖两三日间，得以至危之证，匪特误用别药不可，即重剂缓服亦不可，然医家非胆识俱到，则不敢用，病家非主持能坚，亦不敢服，故此证误死者多矣。噫。

若疫盛行时忽手足抽搐，不省人事，面目周身皆赤，此鼠疫之急证，非风非脱，切忌艾火与参。急用大针刺两手足弯处，原书作拗处，郑注：两手足弯处即曲池委中二穴。约半分探，捻出毒血，其人必醒。或用生姜拾余两捣烂，手巾包裹，蘸热酒周身重擦，自上而下亦醒。郑注：姜酒性温此法近霸，尚宜斟酌。或拮痧，或刮痧，亦可醒。郑注：或用拮痧之法或用刮痧之法均为捷效。醒后即照原方，连服二三剂。若见结核发热，照上法治。

郑按：疫气盛行，人在气交之中，感触猝发，多有是证，速服返魂夺命丹即醒。若无此丹，服药不及，先用针法，以泄营血必醒，或用刮法，以宣卫气亦醒。然针法失传已久，倘有未谙，不可妄施。不如用刮法为便捷，法用细磁杯盖，涂茶油，顺手自上而下，先刮肩颈脊背，次刮胸前胁肋，次刮两手弯曲池穴，次刮两足弯委中穴，见有红紫色绽即止，无不霍然而醒。凡中暑发痧等证，用之亦无不效。余已灵试辄验，活人多矣。一俟能知人事，按证下药，乃不至误事耳。

老弱幼小，急追只用单剂，日夜惟二服，加石膏、大黄减半，所加各药，小儿皆宜减半，五六岁一剂同煎，分二次服。重危之证，一剂作一服，幼小不能服药，用针刺结核三四刺。以如意油调药末，郑注：药末即经验涂核散。日夜频涂十余次亦可愈。但药末要各药等份方效。

郑按：此节为老幼得病，立一治例，非漫无分别，而喜用重剂也。存心仁爱，立法精良，于斯可见。

妇女同治，惟孕妇加黄芩、桑寄生各三钱以安胎。初起即宜急服，热甚尤宜急追，热久必坠胎也。若疑桃仁、红花坠胎，可改用紫草茸、紫背天葵各三钱，惟宜下者除朴、硝。

郑按：鼠疫毒由地起，妇人女子静处室中，最易感触，故以本方按证加减同治也。惟孕妇以血荫胎，故从方书禁例，去桃仁、红花，而用紫草茸、紫背天葵，加黄芩、桑寄生，以安胎，丝丝入扣，毫不犯手。然热毒久郁，犹易伤胎，故初起宜急服，热甚宜急追，即《内经》所谓有故无殒亦无殒也。至于宜下之证，虽除朴硝，然素体虚弱，或邪甚正衰，胎最易坠，即大黄、川朴、枳实亦须斟酌减轻，方不误事。

又按：妇女桃信适来之时，得此疫病，热毒不免陷入血室。若体非强壮则桃仁、红花不妨减轻，或加紫草茸、紫背天葵之属，更见稳当。

诸证皆除，惟核未消，仍宜服药，瘀去未尽，必成疮也。原方除柴、葛，改用大干生地六钱，甘草改用炙草，与当归俱加倍，其余减半，加元参五钱。气虚可加生芪二三钱，每日一服，三四服核必渐消。如消未尽，当归四钱，大干生地元参各六钱，翘、芍、桃仁减三分之二，生芪四钱，川朴五分，炙草三钱，再数服，或消散，或破流黄水愈矣。初愈改用原方，实滋阴去瘀，善后之良方也。

郑按：结核未消，仍须去瘀。病家疑桃仁、红花破血，而不敢多服重用。瘀郁酿脓，一经破溃，转致成疮，最难收口，吾见亦多矣。如用涂核散尚未消，则用拮定经验化核散涂之。亦无不消，然药须再服，内外夹攻，方能奏功。

人虽虚弱，切忌温补。盖热证伤阴，初愈古法惟滋阴，戒温补。况结核未消即热毒未清，温补助热，其毒必发。此时体虚，再病必无救矣。惟质素虚寒偶感热毒，调治既清，复回本质，证见虚寒，然后用补。亦宜阴阳两补，勿遽温补峻补贻害也。

郑按：此章为初愈叮咛告诫，提醒善后大法，窃恐蛮补贻害，前功尽弃。匪特温补药剂不可投，即腻补食物亦不可吃，此时服药宜滋阴，食品宜清淡，则无不霍然愈矣。若有素体虚寒，愈后又见虚寒脉证，只宜阴阳双补，方不贻害。

病时热结旁流，已经加承气下去热毒，此句郑增。愈后六七日不大便，乃精液未充。此句郑增。用六成汤，当归钱半，生地五钱，白芍一钱，天冬二钱，麦冬二钱，元参五钱，二服，大便自易。初愈，昏昏欲睡，原书作迷睡。手足微冷，核消后，微有浮肿。此由血虚未复，气无所附。此二句郑增。用补血汤，生芪八钱、当归四钱，皆宜小心体认，切勿仓皇误事。

郑按：此段二条治法，原文倒置，未见贯串，恐有错简，且方又别列，体例未合，故略为移易，非敢妄加更改也。

以上诸法，俱从屡次试验得来，证以强壮者为多。故于人属强壮病盛热毒，家复有余者，每于重危之证，必加羚羊角、犀角、西藏红花，取其见效较捷耳。无如人情多俭，富者闻而退缩，贫者更可知矣。兹为推广，分别热盛毒盛两途，随证加药，亦足以治病。如初起系热盛之证，加石膏、知母、淡竹叶，或螺厣菜原书名雷公根、龙胆草原书名地胆头、白茅根之类，便可以清热。如兼有毒盛之证，加金银花、牛蒡子、人中黄之类，便可以解毒。若热毒入心包也，羚犀花，虽属紧要。即羚羊犀角、藏红花。然加生竹叶心、生灯心、黄芩、栀子、麦冬、莲子心、元参心之类，便可除心包之热毒。若热毒入里也，加大黄、朴硝、枳壳以泻之，便可去肠胃之热毒。原书作肠腹。如此则贫者亦费无几矣，老弱幼亦可类推酌减。惟要照方按法，急服多追，方可见效。若改轻改缓，固属自误，即每日一服，一二服即以为不效，何

异以杯水救车薪之火，即谓水不胜火也。方既受冤，原书作方受冤。而病者更受冤，不诚可痛哉。

郑按：此章推广治法，以挽救贫苦之人，热盛者清热，毒盛者解毒。热毒入心包，则加清宫汤以解之。热毒陷肠胃，则加大承气以泻之。即老弱幼小，亦可类推酌减。于虖立法精良，无微不至，洵为济世之慈航，救疫之宝丹，叹观止矣，蔑以加矣。

复病治法罗本

此证最易反覆，有微热未清而复，有微热方清而复，以伏邪未尽也。谓之自复，查所复何证，照方按证加药，以清余邪，自然获愈。有瘥后或因饱食而复，或因厚味而复，以食物阻滞，谓之食复。轻则捐谷自愈，重则消导方瘥。加神曲、山楂、麦芽以去滞，自然获愈，有因梳洗沐浴，多言妄动而复，谓之劳复。脉和证轻，静养可愈，脉虚证重，调补血气方愈，勿用寒削。因服参桂而复，急服绿豆山楂汤以解之，用清补滋润药以调之。以上各证，有核无热，照方酌减服。若因怒气房劳而复，最为费手。愈后六七日，见胀痛吐泻等证，已非原病，宜按脉证调治。愈后宜调补，犹宜静养，节饮食，慎言语，谨起居，戒恼怒，寡嗜欲也。

溃烂治法郑增

此证发核，有破口溃脓而至腐烂者，其故有三。一则因初起服辛热之药，如麻桂羌防姜附之属，致热毒迫瘀成脓。二则因初愈骤服温补之药，如参、术、炙芪、肉桂、大枣、桂圆，及鸡羊厚味，谷食黏腻之物，余毒未净，温补助热，势必焮肿溃脓。三则因病重药轻，证急服缓，或服解毒活血汤一二剂，热稍退，核未消，而即停药，或去桃仁、红花，或更换他方，

或应加承气而不服，或应加白虎而不用，药力未到，毒气逗留，亦必酿脓破口，迨至溃烂最难收口，脓水愈流，气血愈伤，欲望复元，非数十日调治不为功。若见热退身凉，脉静舌净，惟核破口流出黄水，可内服四妙汤，即神效托里散。外用泰西黄蜡膏，以象皮油调匀贴之即愈。他如误药误时，救愈之后，核已焮肿，色红而热，按之甚软，已经酿脓。可用银针抽破，放出脓水，势将平塌。余瘀未净，先用象皮油调黄蜡膏贴之。如不收口，再以泰西白蜡膏贴之。如瘀脓已净，仍不合口，当用珍珠散掺之。外贴象皮油，须多服活血排脓解毒汤药。或以罗氏原方，去柴、葛，减桃、红，加元参、赤豆、银花、白芷之属。若夫诸证悉平，气血涉虚，核肿坚硬，既不能消，又不化脓，毒根不铲，终非了局。按其脉息细弱，可服托里透脓汤，外敷拙定化核散。或用泰西碘硒水时时抹之，自化。或用生蒲公英捣蜜贴之，至于溃脓腐烂，体将羸瘦，证见虚弱，酌服阴阳双补汤药以托之。若舌苔尚浊，口仍见渴，是余毒未尽，邪热未清，可进凉血清热、排脓解毒汤药，其外敷药粉，皆以珍珠散调象皮油贴之。如脓水将净，肌肉已生，惟口未合，可单用象皮油即能收功。或用埋口膏涂之即愈。以上治法，所用汤方药散，皆取《外科正宗》，及秦西妙药，至稳至当。已经效验者，以补原书所不及，尚望高明，匡所不逮。

附列内服外敷各方

四妙汤 即神效托里散，一名降痈活命饮

生绵芪五钱　当归中八钱　金银花一两　甘草节三钱

上药用水二碗，煎成一碗，匀两三次，昼夜服尽，自可移深居浅，转重作轻。如气血素亏，核又焮肿，势将穿溃者，加皂角针、穿山甲各二钱，即能自溃，溃后即除去皂针、山甲，核在耳后项侧，加升麻五分，在腋下加苦桔梗一钱，在腿边加牛膝一钱。欲排脓加白芷三钱、

赤豆三钱。此方为破溃后排脓去腐，生肌长肉，疮科之圣药。其加减活法，是在临病时斟酌用之。方中以银花为君者，因银花治疮，未成即散，已成即溃也。

托里透脓汤

潞党参　漂白术　穿山甲　皂角刺　香白芷各一钱　生绵芪二钱　当归中二钱　醋青皮川升麻各五分　甘草节五分　加酒为引如核发腿足，去升麻加牛膝一钱

珍珠散 一名八宝散　治疮毒脓尽，用此掺上，即能生肌长肉，平口收功，效验异常。

珍珠一钱，人乳浸三日，或装豆腐中煮透，取出研细如飞面　真血竭五分　粉口儿茶五分　煅石膏一钱　炉甘石一钱，以黄连五分，煎汁煅淬，研细水飞净　赤石脂一钱　陈年吐丝头五分，煅存性　梅花冰片一分二厘

上药依制研极细末，如香灰样，磁瓶收贮听用。贫者去珍珠，用珠母，即大蚌壳，拾取露天者左顾半爿，刮去背后黑衣，煅研用一钱五分。

秦西白蜡膏　黄蜡膏　碘硒水　埋口膏象皮油并药布

以上五种，可向城台西药房购取均有。

附**饮食宜忌说**

鼠疫起时，无病之人，居要通风，食宜清淡。如有感疫，初起之日，即须戒食粥饭米粉挂面，煎炒油腻，以及鸡鸭牛羊、鳗鳖虾蟹、葱蒜姜椒等物。恐留邪助热，迫毒入里，即难挽救。及病初愈，亦不可食，只可食番薯一名地瓜绿豆薏米以充饭代点。山东粉虽可食，然近日闻有糯米伪造，非真绿豆所制者，仍不宜食。且俟热退核消，舌净溺清，方可先进稀粥。至于代茶，或用马齿苋、车前草，或用鲜芦根、金银花，或用绿豆壳、薏米根，均可。若

饮食不知谨慎，虽有灵丹妙药，亦无如之
何矣。

医案篇

罗芝园治案

十七年春县城疫作，初阅得此方，赘与证
合。尔时黄木生为予薙发，即求钞用。予嘱初
起即用，定易见功。及后询之，知伊家救此证
者五人，皆一剂愈。其时林子幹在座，伊村初
疫，钞治三人，亦一剂愈。一工人持药回家，
延医诊视，医者愦愦，教服半剂，竟毙。

十九年春城乡皆疫，予回横山泰兴当。早
饭，李子碧林至云：有二婢大热谵语，腿核如
卵，是早长者已死，次者现危，求录此方。照
方加羚羊角、犀角各三钱，初服小便如血，热
减核小。然腹满便结，热毒传里，复加枳实一
钱、朴硝二钱、大黄五钱，同渣煎服，是晚下
二次，次早痊愈。

何氏妇横山人，与婢同病，其子闻婢已愈，
亦来求方。以其贫，教以连服三剂之法，次日
热退，惟核未消，即行止药，后成疮溃烂。

石城宏丰号苏杭店，主人梅仿生，龙山人
也。店内陆刘二司事，患此证，服时医药，濒
于危，壮热谵语二日矣。予由横山回城，仿生
告以故。予因言此方之效，众皆疑而置之。次
早延医不至，不得已用之。仿生见红花枯索，
加西藏红花二钱，一服病退，再服热除，核消，
三服痊愈。此加西藏红花之始也。二司事愈后，
恨时医之误，信此方之神，故刻《陈情辨惑说》
传之。陀村用合剂法传至县，李碧林亦寄信至
县，此方之效，一时共传，信者遂众焉。

族弟让阶之子，在外染病回，热慘大渴痛
痹，自顶至踵，起核三十余颗，危证也。族人
共酌曰：如此危证，非轻剂可挽。遂合二剂为
一剂，加石膏一两，羚羊、犀角各三钱，一服

热退渴止。仍合剂服，热除核消。单剂再服四
五剂痊愈，可知危证责效一二剂，必无望矣。

安铺廪生李荫堂之侄，年十四岁，患此证
甚危。热慘癫狂，牙关紧闭，皆谓不救。荫堂
闻此方之效，即催其父母，照方加羚羊角、西
藏红花各二钱，取四剂回，撬而灌之。吞下即
吐，频频灌之，始不吐，连尽四剂病减，再服
数剂而愈。惟误听时医之言，减去当归，其核
不消而溃。

许旺宜兴栈伙计也，年十五，骨气正壮。
初患此证，壮热头痛，无核，危证也。教以连
服之法，二剂热退。次早煮粥热服，遂微热谵
语，四肢痹痛。急加羚羊、犀角各二钱，西藏
红花一钱，一服痛如故，兼见胸腹满痛。急用
下法，一服仍如故，并闻药欲吐。一老医曰：
此热毒攻胃也。教先服淡竹茹汤，然后服药果
不吐，再照方加下药一服病稍退。仍加羚羊、
犀角各二钱，连二服，并服生灯草心、螺黡菜、
龙胆草、白茅根、白莲叶等药，兼绿豆汤，数
次始愈。黎涵智白藤山人也，在石岭贸易，每
好谈医，得此方常录以治人。嘱曰：切不可减
少桃仁、红花。及己与妻患此证，反疑曰：我
夫妻年六十余矣，恐不能受此重药。遂改轻桃
仁、红花，二剂即毙，妻亦垂危。人阅所开之
方，始知改轻，即照原方开服，其妻得不死。

补二十一年陀村治案

次儿启基年及壮，三月初二晚饮酒后，壮
热头痛，口渴身痹，左腿腌连二核。照方一服，
次三四日，照方加西藏红花钱半，二服未效。
初四下午，予由城回，热慘之甚，急用双剂连
追。加石膏一两，知母五钱，羚羊、西藏红花
各二钱，犀角三钱，三服仍未效。鸡鸣后谵语，
频流屎汁，毒入脏矣。初五早照前加朴硝二钱、
大黄三钱，连二服已无屎汁，头痛亦顺，惟壮
热未退，心胸烦躁，大便转闭。初六仍照前石
膏、知母减三分之一，归减半，别加犀角一钱、
生竹叶心、生灯心各一撮，生栀子、淡豆豉各

三钱，大黄加至五钱，连二服热稍减，便仍未通。及晚照前大黄加至七钱，一服便通，热始退，谵语仍未尽除。初七八九用单剂加羚、犀各二钱，西藏红花一钱，竹叶心、灯心为引，每日二服，微热谵语始清，独核不消，坚硬径寸而痛。以后照方日一服，六七日坚硬已软，小成疮，以痛未止，仍日一服，又三四日始穿流黄水。用托里透脓汤二服，疮已成脓，而颈起微核，复照原方二服，核消，仍涂敷数日始愈。此证初热邪在表，失在不重加白虎，迫已入脏。又失在轻用承气，以致于甚，其核不散。又失在减轻当归，诚以大热不退时，惑于常说，虑当归助血热，大黄损元气故耳。所幸误用轻而不误用药，不致大误。自后遇证宜用石膏、大黄，人又强壮者，初用必七钱，次用一两，多于二三服见效。一后生年十七，初热渴痛痹，见核数处，依方二日三服，已热懵矣。次用双剂，加知母五钱，石膏一两，羚羊、犀角、西藏红花各三钱，一服稍效。主人虑白虎大寒，羚、犀太贵，用双剂加西藏红花二钱，二服，随用单剂二服，甚至谵语奄奄一息，移至厅事，备棺将殓矣。家人迁避，留人看视，原方日一服，二日后，有老妇来告曰：此子稍苏，呼救，能食米汤。予细询之，知尚微热谵语，并手摆舞，大便闭结，已形销骨立矣。姑予二剂，加羚、犀各二钱，西藏红花一钱，朴硝三钱，大黄七钱，连二服未通，已能食稀粥一碗。郑注：此体弱邪衰，故食粥无碍。再用双剂，加羚羊、犀角、西藏红花各二钱，朴硝四钱，大黄一两，一服即通，诸症皆减，惟核溃烂。调治廿余日愈，此证虽误时，幸无误药，卒能保全，然以迟疑致苦累已不少矣。

一少妇脏素寒，时服温药，初起壮热头痛，大渴身痹，颈核焮红，随时加肿。急用双剂连追，加知母五钱，石膏两半，至二两，羚羊、犀角、西藏红花各三钱，日夕四服，肿已定痛渴稍顺，惟热未退，以大便未通故也。次早仍用双剂加知母四钱，石膏一两，朴硝五钱，大黄

一两，羚羊、犀角、西藏红花如故，一服未通。日中照前大黄加至二两，便通瘀下，热稍减，晚仍照服。以后用单剂加羚羊、犀角、西藏红花各二钱，日夜二服，五六服痊愈。此证加药至重，追药至急，其愈亦至速。

二十二年琼府治案

黄圣征年将五十，海口会隆行股东也。家琼城，以疫死者已四人，伊始病避居海口，延往诊视，其证稍热渴，腿夹各一核，足面一疔疮，毒甚而热不甚。轻加石膏、知母，并紫花地丁，嘱日夜三服，并外涂。伊答云：敢二服亦听之。次日畏石膏之寒，不得已加羚羊角、犀角、西藏红花各一钱，并紫花地丁，嘱二服。是晚稍见谵语，加羚羊角三味各钱半，并地丁竹叶心嘱二服。次早谵语已无，除竹叶心，照上加法，连服数日，皆嘱二服。至六七日瘀下热清，而人弱矣。初愈照初改原方法，嘱每日二服，五六服疔溃腐脱，核亦渐小。再照次改原方法，俱见上治法条。加生芪三钱，每日一服，四五服始稍精神，核穿出黄水，疔疮愈，而足微肿。再照次改法，加芪间服补血汤，又数服始愈，愈后始知以家人阻止，初二日止服剂半，以后每日止一服，噫以缓服而至久延。倘非年将弱而热未甚，必误事矣。

海口潮行公成号，杨子敬长孙十岁，身热无核，右脉盛左，疫证也。原方减三之二，加竹叶、银花，嘱日二服。伊日一服，三服后，两腿见核。加西藏红花二服，证见热结旁流，核愈大。原方全剂，加黄、朴减半，一服下后，腹微痛。又加黄、朴酌减，服后腹仍痛，再加酌减，一服病愈而核未消。照改方三服，核消无痕。伊次子年二十余岁，热渴痛痹，有汗无核，危证也，宜重加白虎。主人惧寒减半，日夜三服，病如故。次日迫改加羚、犀、花各钱半，三服仍如故。第三日三味加至二钱，二服，是晚主人持别医之方来商。予谓其方重用清解之药无拟，但无桃、红，恐不中肯耳。二服如

故，稍见谵语。第五日复求治，加三味至二钱半，是晚下毒瘀如烟膏，但微热而已。第六日照第二日方，曰夜二服，复下瘀一次，诸病皆除，惟昏昏迷睡，手足微冷。主人着急，诊其脉已见和缓，知其为困也，着备稀粥以待。将晚醒，稍精神，复照一服，第七日两手臂始见微核数粒。以后照初改方日一服，五六日不大便，服六成汤，一服即顺。以后照次改方，间日一服，数服愈。

一婢微热痛痹无核，初轻加白虎二服，再少加西藏红花，二服愈。

一工人微热有核，原方四五剂愈。

海口贞记号，有工人邱姓，文昌人，年廿余。鸡鸣起病，黎明大热渴痛痹，有汗无核，已不省人事矣，为至危证。重加白虎，日夜三服。次日热稍退，伊戚虑寒，予笑谓仍宜重用。迫顺其意，用五钱，又三服。第三早热稍增，始信前言不诬。用七钱，加犀角、西藏红花一钱，又三服，即咳出瘀血数块而愈。此以重用急追，见效之速也。

府城西门外下田村，有黄姓夫妇，齐来求治伊子。细询其状，曰：儿名亚就，年十岁，形瘠弱，现已热渴谵语，周身数十核。予讶其多。曰：初腿夹二核，身微热，第四日医以为虚，用花旗参二钱，遂致如此。此加羚、犀、花证也。伊谓贫难辨此，赠以众备西藏红花三钱，初用全剂，即小儿双服法，加元参心、麦冬连心、竹叶心各二钱，西藏红花八分，日夜二服，病已减半。继用原方三之二，加药减四之一，二服病已十去八九。惟鸡鸣时微有热渴谵语，此潮热阴虚也。用初改原方法，加重大干地并元参五钱，二服病愈。后知其足面一疔疮，用次改原方法，加紫花地丁三钱，数服并外涂始痊。其余治效甚多，难备录。

廉雷治案

二十一年四刻初成，即过琼候委，有孔姓来琼，交五十本，带回廉州分送。二十二年二月孔姓复来琼，询之知汉军薛蓉裳孝廉，叹赏此方，廉城内外，现有此证，皆用此方，敢照法者，无不效。及四月接孝廉三月十五寄琼索书之信云：廉城自正月至三月染证二百余人，惟十余人不敢服致误，刻下各乡亦有此证，来城取书，已无以应，特求多寄，以便广传。按此则廉之治效亦多也。雷州遂溪平石村，初得此方亦效，雷廉亦皆有征也。此方他乡用之十愈八九，惟我陀村著效极多，以用法有善不善之分，犹在服药有急与缓，多与少之别也。统计见效之处，石城以陀村石岭一方为最，城内安铺及各乡次之。化州以新安一方为最，州城及各乡次之。廉府以城厢内外为最，山口北海及各乡次之。琼府以海口为最，海田及府城次之。雷府以平石为最，城月及各乡又次之。救人不知凡几矣。省城西关众善士，将第二次藏高郡联经堂刻本刊发，钦州李直刺将第三次藏省垣圣经堂增本刊发，海口众善士将第四次次藏高郡联经堂增本刊发，印送已多，流传亦远。方到之处，苟无蛊惑迟疑，即敢急追多服，勿以小愈而中止，必以痊愈为收功，庶几有济耳。夫鼠疫死证也，此方生方也。以必死之证，而不敢一用可生之方，吾固惑矣，以必死之证，而不敢尽用可生之方，吾愈惑矣。有一二服未效而弃置者，有数服稍效亦弃置者。众曰气数，吾亦曰气数而已矣。夫复何言。

治鼠疫毒盛法 初起多而急，多大热大渴痛痹等症，照此治法。

二十一年陀村疫复作，毒盛证重，见核未热，服涂兼施，照方三四剂愈。见核微热，日夜二服，五六剂愈。重证危证，照方加药。老弱用单剂连追法，石膏、大黄用三五钱均可。强壮用双剂连追法，石膏、大黄用七钱一两两余。外用布包药渣，温熨周身，或刮痧拈瘀，或核肿大，放血更好。有三四服热渐退者，有五六七服热渐退者。初稍误时，有十余服热渐退者。热退未清，即缓服药，反复迁延，甚有三四十服然后痊愈者。强壮毒盛，合计石膏有服至七八两者。大黄有服至三四两者，羚羊、犀角有服至四五两者，西藏红花有服至二三两者，桃仁、红花有服至斤余二斤者。强壮病重，乘其元气尚盛，三四日即服至十一二剂，虽至危至重，约十余二十剂必愈。热清而核亦消，元气少损，愈后而人不弱。若迟缓服药，多至误事。即不误事，日久病深，服药必加。热清而核不消，元气渐损，愈后而人亦弱。初愈时必昏昏思睡数日，若初起误灸误参，必壮热昏愦，随见谵语，其死必速。是年亦试有救法，急用双剂加朴硝三四钱、大黄七钱一两，能加羚羊、犀角、西藏红花各二三钱更好，难取亦不必用，泻出瘀血涎沫，十可救七八。若不急下，百无一生。是年本乡疫初起时，一日见十余证，医者不知，误灸五人，误参四人，次日皆死。后邻乡有误教以重下多得生者。最可怜者，重危之证，少服未效，即行置手，以致于死，实可痛恨。有气服药，尚可救生，切勿置手。石岭一刘姓中疫甚危，手足腹背六处起核，气喘如牛，热甚渴甚，一人告以双剂连服法，每双剂加石膏一两，知母五钱，羚羊、犀角、西藏红花各二钱，大礶共煎，随渴随饮，连进二服，已奄奄一息矣。三更后大下毒瘀而苏，再用单剂热清核溃而愈。是年见证几三百，施药二百七十余千，共死四十余人，除误医与不服药二十余人外，尚救九成有余。合观二年，上年鼠死少毒轻，少服药，亦收全效。本年鼠死多毒重，信服药，止救九成。二则皆亲经验。

附治鼠疫毒轻法初起少而缓少大热大渴
痛痹等证照此条治

一专信方。免误药 二急服方。免误时
三广施药。免传染

此证坏人甚速，误药固死，误时亦死，无钱服药亦死。我村惟不忍人所忽，绝无怀疑，专信此方。非疫初起时，早晚必慎视小儿，许询婢仆，见有微核身未热者，急用涂药一二日

愈矣。有核而头微痛，身微热者，急服涂兼施，亦一二日愈矣。故于初起时已十愈八九。间有重证，按证加药，照日夜连追法，亦二三日愈矣。即有一二危证，照即时连追法，亦四五日愈矣。贫贱复得所救，亦无传染。故患病虽有百数，而贻误曾无一人。惟兼北三法之善，所以能收全功也。是年见证几二百，施药共钱七十余千，卒能保全无一坏者，实为各处所无。

上治鼠疫毒盛毒轻两法，皆治验成效可稽。故从治法条下，移附医案之后，以便阅者信从不疑。

李雨山治案即闽粤治案

丁酉夏五，汉珍家兄绾符惠安，其时适该县城乡患疫，医生处方皆不对证，死者日以十数人计。余闻之戚戚焉，复以加减解毒活血汤方，刊刷广送，遍贴城乡，并制药施送，邑人赖活者甚众。己亥四月，余郡惠州城亦染是症，当鼠疫初作时，余有聘媳何氏，年十龄，患此证。余深知此方之验，商之瑞云亲家，拟以此方与服之。医者疑桃仁、红花过重，狃于偏执，避而不用。又误抽搐为内风，惠俗有女医者，专医小儿科，故误为风而灸以艾。灸之以艾，越宿已不治矣。六月间有堂弟年廿五自外乡染病回，昏闷痹痛，起核数颗，屡投清凉剂，未能见效。越二日热懵颠狂，牙关紧闭，佥谓不救。余以此方加剂合煎，撬而灌之，连服八剂而愈。盖吾乡初染是证时，病家多误听时医之言，以此方过重而不敢用，以至病者十不救二。才四阅月，计殁者千一百有奇，遂至医生束手，病者委命而已。伤心惨目，何以为情。余遂集同人，捐赀备药施送，后之病者服此辄痊。于是郡县各乡，始坚信此方之效验，即医生亦佩服而不疑矣，藉此方活者二三千人。近年广东省城香港澳门各处，服此方活者，亦亿万众。余去腊游幕南安，适馆时，正值城乡患疫。余抄录各方遍贴城乡，闻服者甚效。今秋于役溪

尾，胯邻居六岁小孩，染疫起核，余赠以此方，两服即愈。足见此方之效，又奚止吾粤一省已哉。庚子秋日志

刘蔚立治案 福州西关外塘下乡儒医

什湖乡刘求兴妻年五十余岁，由台江传染获病而归。其证阳热太甚，忽而恶寒，脉盛神昏，面赤肌热，目视烛光如黑，且有谵语，下泄，核犹未见。遂拟大柴胡原方大黄用三钱，加银、翘、地丁等。一下而恶寒罢，腿旁核现，次日即用解毒活血汤，加极重白虎，并解毒各药。令其日夜二服，服过二三日，诸病减半，惟痰涎凝结如卵，塞在喉咙，不上不下，复来延诊。乃疏原方，更加芒硝二钱、大黄三钱，下后而痰涎乃降。后去硝、黄二味如前常服，约计六日，服至十三剂痊愈，而腿核亦溃。因原书经验涂核散，隔江路僻，制取不易，乃以精制膏药三四帖贴之，此核亦消。

二甲乡刘为楚有媳妇怀孕七八个月，亦患此证，初起核结腿缝，尚未见寒热。余曰：此人明日必发热恶寒，神昏欲睡，后果应余言，即来延诊。先以解毒活血汤原方加黄芩、葡萄干等以保其胎，而又恐桃、红二味有碍于胎。服后三四点钟，即将此方去桃、红，加紫草茸、紫背天葵，又投一剂，诸病皆瘥。适六月初一日，洪水滔天，药停一日，病又复作。彼则札木簰而来商，仍以前方去桃、红，令日夜二服，服过二日痊愈。即以秘制膏药数帖与之，其核不期消而消矣。

一族叔荫庭素业儒，婶患此证，初起微恶寒，腿旁结一小核，即延邻乡儒医来诊。服秦艽鳖甲散，恶寒罢，头汗出，热犹不解，继即服升麻葛根，加银翘、淡竹。自朝至暮，舌强不转，腿核愈大，乃延余诊治。急疏本方，加白虎及银花、地丁之属，次晨大瘥，午后起。继即项强背反，手足不舒，而又发微笑，不省人事。其证随起随重，药亦随起随加，加至调

胃承气二剂，桃仁承气一剂，中间一剂大黄用五钱，芒硝用三钱，病势渐减。此后用双剂连追法，日夜三剂，每剂加石膏二两，知母八钱，余药数品，每日夜服药斤余，服过五六日势退。去柴葛，又服三四日。后改用竹叶石膏汤，去人参，加元参、丹参、蒌、贝等，以收全功。惟核未收口，亦敷精制膏药数帖而愈。同时荫庭叔之母，年近古稀，素有哮喘证，因媳妇抱病不免劳苦，哮喘复作。其证但热不寒，神昏嗜卧，目不欲开，口不思食，而又无核。余思无非此气所染而成，遂以原方加竹、枳、蒌、贝一剂而平。次日复发，连服二剂而愈。此感疫无核之明征也。足见解毒活血汤，神效异常。

堂嫂亦患此病，其证上吐下泻，发热恶寒，一身痛楚，核结腿旁，汤药入口即吐。余急用竹茹三钱煎汤先服，继服药而又吐。随服生姜汁少许，后始不吐。余思恶寒未罢，尚未尽化热，用解毒活血原方，绝不加减一味，一服而吐泻止，连服三四剂诸病皆平。核用生草和盐饧摊贴，日久始消。

余弟妇颈旁素有瘰疬，是日午前无恙，午后勿起寒热，神昏欲睡，目不欲开，而颈旁累累有三核，始犹疑其瘰疬本证也。细按一核如光饼大，始悟核证而非疬证。即用解毒活血汤原方，加夏枯草、蒲公英、银花等，日夜两服，连服二剂痊愈。后只用夏枯草、蒲公英、银花三味，日二服，外贴精制膏药二帖全消。同时大舍侄年十四，寒热往来，面赤，核结左腕，隔十余日。二舍侄亦复如是，核结喉上，皆用原方一剂而奏功。

拙案附存 辛丑冬日记

下渡王姓，今夏五月间，右胯缝结核疼痛，人烦头疼，睛红口渴，舌黄浊，恶寒壮热。予疏解毒活血汤二剂，寒热罢而面项斑现，色红粒稀，神识尚清。再以原方去柴葛加犀角、竹叶、银花、牛蒡、金汁水二剂，并服叶氏神犀

丹数粒。斑透身凉，脉尚滑大，大便数日未下。再以前方加生大黄五钱，二剂始下黑粪数次，舌苔转净，人甚烦渴，仍以前方减桃仁、红花，加石膏、知母、竹叶心、元参、紫地丁、紫草茸、紫背天葵之属，叠进数剂，病去八九，核亦不痛。惟头上发小疮疖，其热气如蒸饭，右眼睛色红如朱。改用凉膈散，去硝、黄，用竹叶心加羚羊、丹皮、赤芍、鲜地黄、元参数剂，其火始降，面不赤而睛不红。此君素嗜酒，湿热久郁，又感时疫，故病重势猛，非病家信任，一手医治，万难挽回。抱病十余天，粥饭米泔，戒不入口，只食绿豆、薏米、番薯，肌肉并不瘦脱，静养数天，即能健步出门矣。

塔亭郭厝里有迈妇陈氏，于五月半后坐轿来诊，人难支持，神有欲昏之状，头痛肌热微恶风，舌苔极浊，口渴，时有呕逆，诊其脉滑急，而右三部较盛。予曰：近日贵乡塔亭一带有鼠疫起，此证当是感疫，初发虽未见核，然腿边痛痹，不可不防。急疏葱、豉、银翘、紫草茸、滑、朴、芦根、丝瓜络、黑豆芽之属。翌日来诊，神清寒罢，头痛减，呕逆平，余证均在，右胯缝乃现一核。即以解毒活血汤去柴胡加竹叶、银花、紫草茸，外用涂核散频涂。此妇去后，有座客云：此人与予邻右，其子感疫初亡，殊为恻然。第三日来诊，热退头不痛，舌苔渐退，大便闭结，急以原方去柴葛，加生大黄三钱，是夜下医粪数次，瘀行络通，诸证均瘥，舌苔退净，人见烦渴。第四日再以原方去柴葛加白虎，因年老妇人，再减桃仁、红花，加紫地丁、紫草茸与之。病去有九，其核不痛，反见红肿。予疏银翘、车前草、马齿苋、绿豆之属，并以手定化核散，用生蜜调涂，二三日其核即消。此妇亦十余天只食绿豆、薏米、番薯，并不伤脾胃，霍然而愈。

塔亭观音佛衕，京茶庄司账方姓，今夏六月初晨起，见头痛发热，口渴胸闷，舌苔黄浊。即来请诊，午后赴视，人已神昏身僵，不能转侧。其东人云：昨夕饮酒啖荔，今早始病，诊其脉则右较洪大有力。予曰：此感疫证也，恐有发核耳。令栈伴扪索左胯边，核大如李，外用经验涂核药粉，急疏解毒活血汤，因无恶寒去柴胡，加竹叶、银花。翌日复诊，渠能起坐，自述病情。见其手有斑点，令脱衣，细验上半身皆有红斑。再以前方加犀角、牛蒡、元参，及西藏红花二钱，金汁水三钱后冲。第三日赴诊，斑透身凉，脉转缓，再以前法去柴葛加减与之。并佐叶氏神犀丹数粒代茶，病去有八。渠不喜服药，竟停三天，不来延诊。后再赴诊，左喉边结肿甚大，幸喉里不痛。予改用普济消毒饮，去升、柴，加浙贝、牡蛎、元参、银花、天葵之属数剂，外涂手定化核散，结肿消过半，胯边核破出黄水甚多，孰料腋下又发一核，幸不甚痛，足见停药误事，致余毒走窜。再以解毒活血汤去柴葛，桃仁用五钱，红花用三钱，加地丁、车前、浙贝之属，渠连服六剂，诸核均消，却能搦管司账，料理生意。

辛丑九月江边乡鼠疫起，予即分赠此书，信者绝少，其氛愈炽。有某君之妾，颔下发核，寒热并见，脉则右盛于左，睛微红，喉微痛，身带痹。先延刘君十藩，进普济消毒饮大意，无甚见效。余因发在上部，亦继进是方，略为加减，亦不能应手，改用活血解毒汤。嘱其日夜三服，寒热即罢，神识清爽，核尚肿痛，外用涂核散频搽。后因烦渴，或加白虎，热结腹胀，或加承气。予与刘君信守是书方法，前后服桃仁、红花各数两，藏红花两余，十数日即奏奇功，其妾自愈。其女复感疫，证较重，核发胯缝，连服三剂，寒热即罢，桃信便逾期亦至，最为吉兆。且所下多瘀血，热毒遂得外泄。惟营阴被烁，继复发斑，用原方加犀角、白虎，及金汁水冲服，且经水已来，叠服桃仁、红花，其续下黄水反止，并不伤新血。计前后亦服桃仁、红花各数两，藏红花亦有两余，皆能易危为安。

后洋里牛肉衕内有习钱业某君，于四月间得疫证，斑核并见，又因误药，神昏谵语。于昏乱中忽呼家人曰：速延中洲郑先生来治，因昔年其母病重，系予救治得愈。渠偶忆及，其戚即来请诊，讳言发核，按其脉沉数，不省人事。家又清贫，无力服犀角，更形棘手。急疏凉膈散加元参、牛蒡、紫草、紫地丁冲金汁水，并佐叶天士神犀丹嘱其连服二剂。是晚服一剂，证不减。翌晨始再服一剂，又服神犀丹一粒。午后下医粪数次，神识清爽，肌热悉退，舌苔亦净。继以前方去硝、黄，加元参、生地、银花、地丁之属，病愈有八。核肿甚大，腿后肿如黄瓜，色带紫，按之甚软，嘱其速针，溃去脓水两大碗，胯缝之核渐消，后以凉解收功。其时未得《鼠疫汇编》，然叶氏神犀丹中有犀角、生地、元参、银、翘、紫草、粪清等味，皆活血行瘀、解毒清热之品，与是书活血解毒之意若合符节。同时盐仓前又用此法，复救两人，附识于此。足见下焦发核，邪结厥阴血络，非活血行瘀，升邪解毒，万难大奏奇功。

兴记司账高君，陈豫九副贡之表弟也。得疫核证，豫九兄是夜已投解毒活血汤一剂。翌晨来延诊治。予按其脉弦滑，素有木火，手筋见惕，即以原方加羚羊、藏红花，无恶寒只发热，去柴胡加淡竹叶、银花，嘱其连服二剂。翌日神清筋舒热退，再以原方去柴葛，加藏红花、紫背天葵之属与之。渠因溪流阻路，三日连服八剂，计前后共服桃仁七八两，红花四五两，其病霍然，并未见有点新血脱下。此方真不可思议，彼未敢放胆信用者，皆识见不到，故误人多矣。

辛丑夏间省城鼠疫大作，延及南关外各乡村，余得是书，即印数十本分赠同道诸公，奈信从者少。维时将此书指授钦儿，依方按法，在乡施治。因旁言蛊惑，病家多不敢服，甚至有误服热药而死者，有误用针刺而死者，有信女巫及降僮而死者，死仍不悟，殊堪悲恻。间有数家信任而得生者，爰命钦儿略叙治案于下，以备征信。为活人计，或不无少补云。

时骤族叔，家中连日鼠死十数尾，余嘱其

速用雄黄、苍术、鬼箭等药，于室隅床下焚而熏之。数日其婶两腿上结核二粒，神识忽清忽昧，肌微热，口微渴，四肢痹痛，汤药入口即吐，此热毒攻胃也。疏鲜竹茹一两，煎汤先服，服后再照原方去柴、葛，加栀、豉、竹、茹，二剂吐止，神稍清，热渐退，惟肢痹核未消。再以原方重加、芍、桃仁，日服二剂，连服数日而愈。伊侄年十三，左胁下同时发核，外证相似，亦照原方加减，服四五剂应手而痊。

则福从侄，同居患鼠疫者五人，因误药误时，皆至不救。渠业农，操劳太过，早起头痛恶寒，后即热渴，左腿上结有小核。误服辛温发散之剂，即神昏谵语，肌热烙手，舌浊口渴，四肢酸痛，核亦红肿而大。其弟来延诊视，初用原方解毒活血汤，加消肿化毒之品不瘥。次早舌浊转绛，筋惕溲赤，大便下利粪汁。此热结旁流，血络凝瘀所致。又以本方去柴、葛，加石膏、知母、竹叶、羚羊、犀角、大黄、朴硝，重用桃仁、红花。三剂后，大下黑粪数次，神识转清，热亦渐退，惟核未消，外用涂核散，内服原方加减，或单用凉解之剂。廿余日，核溃黄水流尽而愈。

其春族兄，次子则聚年二十八岁，素属阴虚，体质羸瘦。午饭后，忽觉头疼壮热，心烦口渴，肢痹，胯缝发核如卵。初用本方加栀、豉，先服一剂不瘥。且谵语昏狂，渴欲饮水。又以本方加石膏、知母、竹叶、犀角，服二剂，次早大便频下粪水。余曰：此热结旁流也。照前方再加大黄、朴硝、鲜车前草，服三剂。是晚大下黑粪数次，神识稍清，肌热渐退。渠兄弟疑服凉药过多，克伐中土，煮米粥半碗与食，食后约三四点钟，诸病复作，此食复也。余闻之，急用前方重加硝、黄，连服三剂，病始渐退。可见疫证最忌谷食。后每日仍食绿豆、番薯，十余日余热退尽，核亦渐消，方敢少时稀粥。

潘阿波兴化人，寄居敝乡，素在货船为伙，劳苦之极，且多感受海风潮湿。数日前已觉精神不爽，前晚归家有梦遗，黎明即头痛寒热，腿上结核，片刻肿痛而大。诊其脉浮弦带滑，神识忽清忽昧，舌浊而润，口渴不喜饮，遍身痹痛，少溲短赤。此客感时疫，络脉凝瘀，与少阴夹寒证有别。初用葱、豉加桃、红、银、翘、归、芍，服后汗透神清，热亦渐退。继以原方去柴、葛，加鲜车前草，服二剂，大便下黑粪数次，核亦不痛而愈。十余日后，核即消散无痕。

验方篇

原书所载医治鼠疫各方，粤东自己丑迄今十二年来，屡试辄验，活人无算。兹分内服、外敷、辟疫三法，并为增辑，以备穷乡僻壤，医药不及，择其简便者，随取而用之。谨列表于下。

内服验方十则

原书以加减解毒活血汤为主方，故别登提纲篇中，此篇不复重录，以昭慎重。

鼠疫毒核消毒散

连翘一两　薄荷三钱，叶　马勃四钱　牛蒡子六钱　荆芥穗三钱　僵蚕五钱　板蓝根五钱　元参一两　苦桔梗一两　银花一两　甘草五钱

共为粗末，每服六钱，病重者八钱。用干芦根四钱，先煎水碗半，以芦根水熬药末，两三滚去渣服。轻者一日二三服，重者一时许一服。

己亥夏惠郡患疫，江宓莽农部，制此散施送，赖活者甚众。如仓猝不及研末，则减轻分两，照下方煎服，另敷毒核药方，列在外敷验方中。

消毒饮

连翘四钱　薄荷叶七分　马勃钱半　牛蒡子二钱五分　荆芥穗一钱二分　僵蚕一钱　板蓝根一钱　元参四钱　银花四钱　甘草一钱　苦梗四钱

用干芦根四钱熬水，取汤煎药，照上服法，以常服急服为贵。如有生芦根更好，宜用八钱。

郑按：上方，即普济消毒饮加减。余未得此书以前，数年来每遇核发上部，如耳后项侧腋下等处。初起若未误药，即以此方加减用之，屡奏奇功。与江农部若合符节幸勿轻视而不用也。

应验疫证方

紫花地丁三钱　紫背天葵二钱　甘草节二钱　荆芥穗二钱　生大黄二钱　穿山甲二钱　牙皂钱半　土银花三钱　野菊花三钱　西藏红花六分　熊胆旦六分，贫者不用亦可

用水煎服。如有起毒核，现红色者，即将紫花地丁、紫背天葵，每味加多二钱，银花、野菊每味加多七钱，同煎服。

经验鼠疫方

初起发热谵语，过一日则舌苔焦黄，口渴，六脉数大，因其先有内热，再感天令火而发，每起则传里，内攻阴分。故以生地、鳖甲先实其阴，再以连翘、银花、苦瓜干泄里热，又以竹茹、黄芩解其外热，曰芍平其肝气，每服二三剂必愈。

生地黄八钱　鲜竹茹三钱　生鳖甲一两　香连翘二钱　杭白芍二钱　苏银花三钱　黄条芩三钱　苦瓜干三钱

治疫奇方

金银花三钱　生甘草二钱　小粒乌豆五钱，微炒　白矾二钱　净黄土五钱

上药五味，用饭碗量二碗半水，煎至一碗水，临睡时温服，次早天亮，计合六个时辰，必汗出而愈。如不愈，次日临卧时照服一剂，无不见效，此方系仙人传授王相国，救活多人。无论已传经，未传经，阴证阳证皆愈。或用蜜

为小丸，每服三钱亦效。

鼠疫验方

大青三钱　青黛二钱　黄芩三钱　花粉三钱
人中黄三钱　紫草茸三钱　连翘三钱　忍冬三钱
栀子二钱

水煎服，此方屡验，活人多矣。

治鼠疫毒核方　初起身热，面红，口渴，

心闷，谵语者，决是此证。其毒有起在头面四肢及身上，初起如豆大，过两刻则如龙眼核大，起在皮内，以手按之应手而动。急用仙人掌半个，切碎煎水服之，如见效则再服。又以仙人掌舂烂敷毒核，留顶上一小孔，以出毒气。有身上起核而无身热口渴等证者，其毒证较轻，故先起核而后身热者，病亦较轻。若先发热谵语而后起核者，病较重。核起在头面及上焦要穴处则较重，起在四肢及下焦，与不关穴道者则较轻。亟宜先敷药，药热则换药，其见效自速也，或服菊花饮亦效。

新采验方　南海罗蒲溪所传

生紫背、浮萍去根取叶茎三四两，绞汁冲开水服，或煎服亦可。

生药方

螺靥菜一名雷公根，泉州名满地坡　龙胆草一名地胆头　白茅根

上三味为君，此外随其地之所有，如金银花、土茯苓、淡竹叶、白菊叶、白莲叶、马齿苋之类，用大瓦锅熬水，未病者先服，清其源，既病者急服，解其毒。虽平日虚寒之人，得病亦须服此，然后可救。

治出斑方　吴本

紫背天葵　紫花地丁　金银花　生栀子
蒲公英　牛蒡子各三钱

用水煎服，忌食粥饭米泔，痊愈身凉，方可食米气。

治疔疮方　吴本

生白菊花连根，无花用叶。捶取自然汁一杯，滚酒兑服，或冲开水。渣敷患处，留疮头不敷，盖被出汗，其毒自解。

郑按：此方见《验方新编》，为治疔解毒圣药。疔疮如有走黄发肿，不省人事，可捣菊叶自然汁，开水冲一杯，灌之立苏，初起服之尤灵。屡试辄验，真治疔第一妙方。

治疫核斑痧方

牪牛角磨水饮之。形如水牛角，长三四尺，上黑下白，产安南国，此兽喜食毒蛇，年来福州杨雀记，曾寄香港药铺购回，磨水施送，全活不少。

原书用蛇癫角。颠误书作癫，蛇颠角，即蛇顶骨，可贴核上以吸毒，不可磨水饮之。恐有错简，以俟博雅正之。

新增验方

吴子存经验方

大黄　朴硝　枳实　川朴　犀角　羚羊角
川黄连　黄芩　车前　泽泻　连翘　牛蒡子
大桃仁　红花　紫草茸

紫花地丁、紫背天葵之类，随病者强弱轻重为加减，各味俱宜重用，多者以两计，不必迟疑。

吴子存曰：此证发时热甚猛速，必须急用猛剂，不必听医师评量斟酌，揣脉论方，延犀片刻，遂致难救。所谓宋人议得定，金兵已渡江也。依此法治之，庶几百无一失，切勿迟疑自误。

郑按：鼠疫之病，热毒既入血分，必以凉血解毒泻热为主。初起病轻，则前承气羚犀六

味，可去可减。若体强证重，非重剂急服，万难挽回，是在临证者，贵有权宜也。

附　梁光甫学博说

按疫有五，天行时疫，有寒热，有表里，而此病多感地气，与天行不同。土郁成热，显是阳证。初起最忌温补，如姜、桂、参、术之类，次忌温散，如麻桂姜附之品。病重者以峻下为急着，间有泻后仍死者。此乃病之不可救，非药误也。或有先用发散即《金鉴》荆防诸方，然后继以寒凉者，亦有先用大苦寒，继以温补收功者。此必其人质素虚寒，初已解其毒，后乃扶其元，百中一二而已。若先用温补则断断不可。

经验疫证方 _{见番禺陈春畋汇刊《鼠疫良方》}

大青三钱　青黛二钱　人中黄三钱　紫草茸三钱　黄芩三钱　花粉三钱　连翘三钱　忍冬藤三钱　栀子二钱

此方屡验。

急救核证经验良方 _{湘上渔人刊传}

升麻一钱　紫地丁二钱　山甲钱半　生地三钱　苏银花二钱　甘草钱半，生　赤芍三钱　连翘二钱　山栀三钱

此方最见切当，尚有先服一方，即升麻鳖甲汤去雄黄加麻黄，然方中川椒辛热，仍不可用，故不录。

加减银翘散 _{厦门倍文斋印送} 凡初起发热不恶寒而渴，或征恶寒发核者，病在上焦也不宜汗下用，用此方以解散之。

香连翘一两　银花一两　苦梗四钱　薄荷叶四钱　生竹叶四钱　荆芥四钱，穗　牛蒡六钱　生甘草五钱　直僵蚕三钱　蝉蜕十个

共为末，每服六钱，煎至香味出，即取服，勿浓煎，日三四服。热未解者，再作服。胸闷者，加藿香、郁金二三钱。渴甚加花粉，或加元参、麦冬以保津液。项肿咽痛者，加马勃二

钱、元参二钱。

叶天士神犀丹 _{见《温热经纬》}

真犀角磨汁　石菖蒲　黄芩各六两　生地黄冷水洗净浸透，捣绞汁　银花各一斤，如有鲜者，捣汁用尤良　粪清　香连翘各十两　板蓝根九两，无则以飞净青黛代之　淡香豉八两　大元参七两　天花粉　紫草各四两

上药各生晒研细，忌用火炒。以犀角地黄汁粪清和捣为丸。切勿加蜜如难丸可将香豉煮烂。每重三钱，凉开水化服，日二次，小儿减半，如无粪清，或用金汁水，或加人中黄四两研入俱可。

王孟英云：温热暑疫，诸病邪不即解，耗液伤营，逆传内陷，痉厥昏狂，谵语发斑等证。但看病人舌色干光，或紫绛，或圆硬，或黑苔，皆以此丹救之。若初病即觉神情昏躁，而舌赤口干者，是温暑直入营分。酷暑之时，阴虚之体，及新产妇人，患此最多，急须用此，多可挽回。切勿拘泥日数，误投别药以偾事也。兼治痘瘄毒重，夹带紫斑危证，暨痘疹后余毒内炽，口糜咽腐，目赤神烦诸证。

郑按：数年来福州鼠疫流行，余未得此书。每遇斑核兼见之证，贫不能服犀角者，即令服此丹一二粒，每下瘀血而愈，屡试辄验，不可思议之神丹也。至于药品切当，明眼人一读便知，毋庸赘言。惟此丹仓卒配制不及，抑且价昂，惟望有力者，预为合就施送，以备救人，则阴功莫大焉。

前两年将此方抄付福州南台观音井康济堂药铺，照本制售，每丸只收小洋一角五，仙奉劝驰名药铺按照原方选择上品，药科预制待售，亦方便之一端也。

外敷验方 _{二十六则}

经验涂核散 _{并治疗疮及小儿生痱包黄水疮涂}

之均效

飞朱砂五钱　木鳖仁八钱　雄黄五钱　庄大黄五钱　上冰片二钱　真蟾酥二钱　地丁五钱紫花　山慈菇八钱

上药共研细末，用小磁瓶分贮数十罐，黄蜡封口，俾免泄气，调茶油涂，或用清茶亦可。

琼州鲍游府用此方各味等份，调如意油频涂甚效，须先四面轻针结核，后涂药，凡小孩不能服药，用此法涂甚妙。此散福州观音井康济堂有售，每罐小洋半角。

郑按：原书法条下，所云经验涂药，即是此方，故首列于上。今夏鼠疫流行，有单发疔者，涂之即消，有疔核兼见者，涂之亦效，幸勿轻视。

敷毒核单方 计十四方

用木鳖仁研末调醋频涂，或用天仙子研末调醋厚敷烦涂，日易五六次。或取木芙蓉花无花用叶、指甲花无花用叶，名金凤花、红花家种的更佳、马齿苋等份同捶频敷。或用生蒲公英二钱、生柏树叶二钱、生水浮萍二钱、天生子一钱、雄黄一钱、冰片五分，共舂烂，和蜜糖敷之。抑用大土烟膏和药敷患处亦可。或梅花点舌丹调烟膏敷之。或用半边镰即如凤尾草半边样子捣烂敷之。或用独脚莲捣烂敷之。或用七叶一枝花根，磨水涂之。或用竹树米和白纸菜捣烂涂之。或用水芙蓉叶，有花更佳，和生盐舂成膏，加大土烟膏为心敷之，每一点钟换药两次。或用连须葱头捣烂，加雄黄冰片调敷。或用归尾、枯矾、雄黄、牡蛎、红花。生者更佳。连须葱头六味配合捣烂贴之。或用臭草、雄黄、仙人掌、蜜糖共捣烂敷之。或用蛇顶骨一粒，郑注：一名吸毒石，形如棋子，色黑。上海乐善堂有售。用唾津将平底一面涂遍，贴在核上，即黏而不脱。一俟脱落，用人乳半杯，将吸毒石用竹箸夹起，浸在乳内两点钟久，吐尽毒气，毒盛者乳亦变色，取出再贴。频浸

频贴，以核消为度。曾经试验不可轻视。

应验疫核散
存济堂普济消毒散，每樽价银一角，铺在广东省城惠爱街八约。前年广东善后局制散十万樽，分送各县，存活者以数万计。

新增验方

治结核经验灵方
时疫中人，如遇喉间两胁大腿夹内，见有结核，速将此方涂贴，外用青布扎住，日换二三次，则核不痛，大则渐化，小即立消。

内服清解之剂，自可应验。

山慈菇二钱　紫地丁三钱　蒲公英二钱　鲜瓜蒌五钱　大青葱五根，去须　大生姜二钱　北细辛五分　江南香五钱

以上各药共研捣如泥粉，同江南香末，调麻油贴之。如核十分利害者，可加麝香一二厘，麝香涂之暴肿，不如用穿山甲较妥。方能透发药力，倘延缓太久，核毒已溃，亦不济事。

又方

生半夏二钱　天南星二钱　山慈菇三钱　咸蛋土一撮　赤小豆二钱

加茶油二滴，冲葱汤涂之。

又方

红蓝花一钱　锦纹黄四钱　蒲公英六钱　川麝香五厘　白樟脑一分　雄黄精一分　细奶草一钱

共七味杵匀，调甘草水敷患处，其核渐消，不痛为度。

以上三方，杨本所增。

又方 厦门倍文斋印送

马齿苋鲜的尤佳　白面粉用醋捣烂涂之。凡有肿处皆可用。痛者用三黄二香散。

黄连一钱　黄柏一钱　乳香五分　没药五分生大黄一钱

共研极末，调蜜涂之。

又方 广州府施太守刊传

古人治疮，往往针去瘀血，今世多不解针法，可用西人蜞吮法代之。蜞即水蛭，俗名马蝗。吮血后，用赤小豆研末，贴周围尤妙，每日蜞贴一两次，日日吮之，以消为度。按：此法三年前福州行之已效。

拙定经验化核散

山慈菇三钱　真青黛一钱　生黄柏钱半　浙贝钱半　赤小豆二钱

共研细末，调净麻油涂，日涂三四次，以消为度，甚见效验。

八宝拱辰丹 广东存心堂秘制

此丹保身驱邪，专治时证发热，将次昏迷，即用滚水冲服，分早午晚连服三次，每次服二封，其毒即不能攻心，病重者多服数次，更佳，如已见核，急用本堂阴阳再造膏贴之。其昏迷不省人事者，再用本堂还魂夺命丹服之。立能起死回生，百试百验，神效无比。若未病之先，每日早晚服此丹一封，连服三日，即可不致传染，或内已受毒，尚不自知。服此丹后，发病亦轻，此丹功效捷速，难以尽述。真救苦之神品，活命之仙丹也。

阴阳再造膏 用时隔汤煨化不宜火烘

时疫毒核，用此膏贴之，如鼓应桴，立奏奇效。轻者一帖即愈，贴后约五六时辰，渐觉疼痛，再一二时辰，痛止核软，随渐消平。平后有周身遍发小粒如红疹者，不必别服他药，静养一二日自然痊可，或于他处化数小核，再贴之亦即全消。

还魂夺命丹 广东存心堂秘制

时疫危证，莫速于外现毒核，忽发昏迷，或未见核，猝然不省人事，迟延救治，百无一生。急将此丹，用热水送服，服后片刻，肚鸣作泻，即是药力行动，无不霍然清醒。俟泻四五次后，饮新汲水数口即止。病重者，服后未泻，仍未清醒，须再连进一服，必奏神效。诚救急活人之神品，还魂夺命之仙丹。凡一切痈背对口恶疮，疔毒走癀，危在旦夕者，服之均即消散而愈。

以上存心堂秘制三方。今夏福州省城内外各善士捐赀购备施送，全活不少，故附载之。要购者可向广东老城双门底藏修堂书坊寄售处，或向香港兴隆街成安钱行购取。

涂核简便方

孙幼谷太守，函致虞友山司马云，旧厚烟杆内油膏，劈取涂核，即能消化，已经灵验。

附 辟疫验方 十二则

辟瘟药

千金雄黄散　涂五心额鼻人中及耳门，能避瘟气。

雄黄五两　朱砂二两　九节蒲二两　鬼臼二两

上药研末过筛，磁礶收贮，每用钱许，调井水涂。

千金太乙流金散　辟瘟气方，若逢大疫之年，或用三角绛袋，盛挂心前，或悬户上，或焚中庭，或烧熏瘟病之人，无不灵验。

雄黄二两　雌黄二两　矾石两半　鬼箭羽两半　煅羚羊二两

上五味研末过筛，磁礶收贮。

千金断瘟方　瘟疫转相染着，至灭门，延及外人，无收视者，服此一丸，可与病人同床，不至传染。

赤小豆　鬼箭羽　鬼臼　雄黄

上四味各等份，研末过筛，以蜜杵丸如小豆大，磁礶收贮。

按：《外台秘要》多朱砂一味，亦可用。

经验辟瘟良方

苍术五钱　雄黄五钱　丹参五钱　桔梗五钱　白术五钱　川芎五钱　白芷五钱　藜芦五钱　菖蒲五钱　皂角五钱　川乌五钱　粉草五钱　薄荷五钱　细辛三钱　芜荑三钱

上药用生料晒干，研末烧熏，可辟疫气，屡试屡验。

又方

红枣切碎，二斤　茵陈切碎，八两　大黄切片，八两

上药和匀烧熏，可辟瘟气。

避疫常服方　凡附近处发疫时，而地必有毒气，宜用。

白菊花　连翘　绿豆　银花　甘草

每味各三文，加净黄土五钱，白矾少许，每日煎汤，合家大小均饮之。体弱者稍少饮，或隔日一饮，以解毒气。

避疫香粉

生大黄钱半　甘草五分　皂角一钱　丁香二钱　苍术一钱　檀香二钱　山奈一钱　甘松二钱　细辛一钱　雄黄一钱

共研末，用绸小袋，俩戴身上。

治疫气传染方　凡入患疫之家，感其气入鼻内，即时布散经络。初觉头痛喉干，急用芥菜子研末，温水调末，填入肚脐中，隔衣一两层，以壶盛大热水，开水亦可。频频熨之，至汗出自愈。

辟疫良法　用硫黄、银朱二味等份，不可用水。以新瓦烧药，放在房内，关闭窗户门熏之。可除疫气及死鼠气味。

平时用贯众一两，白矾一两，为豆一撮，同放水缸内。白矾、乌豆宜用夏布小袋装贮，放缸内，三四日取出一换。凡到病家看病，先用如意油擦鼻，方可入门。或用雄黄末入鼻亦可。出病家门后，要当逆风处，引鼻取嚏，则疫气不能入矣。

或用屈臣氏药房之辟疫丹一二粒，佩戴襟前，可避疫气。辟疫丹，色白如莲子样，每粒十文，到西药房有卖。此丹土名臭丸。

或用雄黄末水调，多敷鼻孔中，与病人同床，亦不传染，此神方也。或用马骨一块，装红布小袋内，佩带身上，男左女右。

又方

五更时投乌豆一大撮于井中，勿令人见，凡饮水家，俱无传染之虑。

又方

雷丸大黄各四两，飞金箔三十张，朱砂三钱水洗净，生明矾一两，共研末，以水为丸，每服二钱，屡试神效。

湿温时疫治疗法

绍兴医学会同人　编

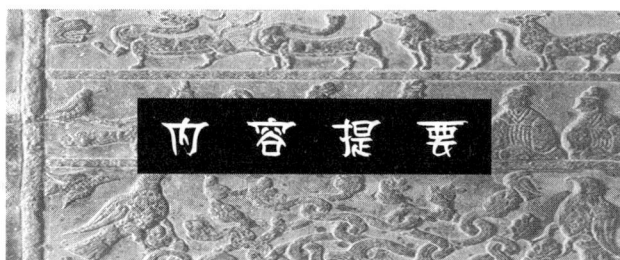

内 容 提 要

　　本书为绍兴医学会同人精研湿温症治之稿，陆续分载于《绍兴医学卫生报》，汇订成册。四方多请印行，因其书颇切实用，开业医士，无不欲案置一编，为临证之指南。

序

中医重气化，西医重形质，形质为有形之医学，气化为无形之医学。无形之医学其学深，有形之医学其学浅。此中医之优于西医者，固已彰明较著矣。而学医者往往弃中学西是何异？却步而求前焉。尤有拓拾形质之说，欲以压倒中医者，真荒唐绝伦。虽然知形质不知气化者，固不足以言医。而知气化不知形质者，亦不足以言医。二者实如鸟之有翼，车之有轮，大有相辅而不可相离之势。第以彻悟气化，自然洞明形质。若徒知形质未必窥见气化，此则鄙人所敢断言故学医者，宜讲求气化为唯一之方针。庶不致误人者还以自误。然鄙人之为是言者非凭空结撰，实有所见而云然。民国元年春夏之交，时疫流行，本会特派鄙人赴杭调查。五月二十二日出发，渡江晋省，初至全浙报馆，继至警察署。咸谓杭城今年罹于疫者约死万人。奔走五六天，历数十医家，言春温为患者多数。惟王香岩先生热心研究细谈病原，言杭城疫证均发自劳动界，证属湿温疫邪伏气为病。良由冬伤寒水之脏，兼之劳役外扰惊恐内因，至春夏之交湿热行令而发见症。始则恶寒发热，胸痞肢酸，腰痛头晕且痛，呕恶便泄，病在少阴阳明。重则阳明经表热未解，少阴经里气先溃，致神昏谵语，舌焦卷短，种种危殆恶证毕具。若初起用宣化清解透邪由外而出，或发疹喑或微汗而解，不知内陷昏蒙。倘医者不知里虚受邪，妄用刚燥，致动内风变为危殆之症。当经同仁等讨论，急要治疗法。指明是症开始必仿普济解疫丹或银翘散等类，从气分宣化云云。调查毕，即回绍开会，本会同仁特撰《医学卫生湿温时疫治疗法》。编就病名、病因、病状、卫生四章，急性、慢性时疫二种。选录应验一百三十五方。俱从理气宣化并不拘拘于形质而屡试屡验，堪为医家指南针病家救命符也。爰笔数言，编诸弁首辞之工拙所不计也。是为序。

民国二年暮春瀛峤胡震序

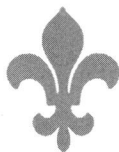

目 录

湿温时疫治疗法

绍兴医学会同人共撰

同里裘诗福吟五重校

今年春夏之交，吾绍发生一种时疫蔓延各乡，迄今未熄。绍兴各报揭载之后，本会历经开会，公同研究，思所以预防而扑灭之，俾尽本会之义务。兹据调查之报告，各会员临证之实验，佥云此种时疫，确系湿温，并非疬疫，亦非大疫。绍地滨海居湿，实为年年之风土病，苟能治疗得法，十中可活八九，现经博采众议，引据经典。凡本病之差别变化，逐症之治疗方法，以及卫生预防，罔不审慎周详，竭诚公布，以贡一得之愚。且一隅三反，夏秋之时病，半含在内，医师视之。可得临证之一助。惟念病机千变，随症消息，全赖明达者自己体会。所谓示人以规矩，不能示人以巧妙者焉。今将研究所得，编为四章，条列如下，愿阅者随时赐教，以匡不逮，本会幸甚。

第一章　病名之定义

第二章　病因之原理

第三章　病状及疗法

第四章　卫生及预防

第一章　病名之定义

第一节　病名

西藏名曰小肠坏热病，东医名曰肠窒扶期（译即小肠发炎烂溃之谓），中医名曰湿温时疫。

第二节　定义

《内经》曰：热病者，皆伤寒之类也。《难经》曰：伤寒有五，有中风，有伤寒，有湿温，有热病，有温病。后汉张仲景，撰用《内经》《难经》而作《伤寒论》，其自序曰：余宗族素多，尚余二百。建安纪元以来，未及十稔。其死亡者三分有二，伤寒十居其七。由是观之，则伤寒为外感病之大症。但推求古医书，皆以伤寒为外感病之总名。故凡中风湿温热病温病，后人通称曰类伤寒。其实伤寒自伤寒，湿温自湿温，界限分明，不容溷淆。昔喻嘉言谓湿温一症，原藏疫疬在内，今据本会各会员之经验，大抵无传染性者，谓之湿温时病，有传染性者，则为湿温时疫。浏览泰西日本各医籍译本，所云小肠坏热病，肠窒扶斯，其病状悉与吾国湿温时疫同，而译本仍称曰伤寒。可见习新医学者，于吾国医书，未尝研究，从可知矣。

第二章　病因之原理

第一节　病因

西历千八百八十年，亥勃氏及古弗氏，发明细菌学后，乃知各种传染病，多本于肉眼不可见之细菌及原虫所起。本病之发病素，实缘亥勃氏格氏，所精密研究之窒扶斯杆菌。其状为末端纯圆之小杆。此菌发育，常为二枚，或数枚，互相重叠，其末梢有无色圆形之部位。在新鲜标本，及悬滴中，呈极活泼固有之运动。盖菌体之侧部及末端，具有鞭毛八枚，或十二枚。故得营其运动者，西医又用累富氏之染色法，以显微镜窥之，则知菌体之形状。吾国向无显微镜，故不能确指细菌之状罢。然古人于各种传染病，多知为霉气之秽毒，盖已发觉细菌之朕兆者矣。据此以观，病因之来，虽中外之说不同，而公认为有一种之发病素，其理则一也。

第二节　传染

发病素之传播也，中外公认为不洁之井水河水以及粪溺秽浊之所致：考吾国古医书，言之凿凿实亦不可少者。其言传染病之发生也，则由于水土郁蒸，或发于河井沟渠，或发于山川原陆。第其所以发生时疫者，或由于腐烂之草木，或由于污水之潜热，或由于埃壒粪溺之秽浊，或由于死狗死猫之臭毒。故在东南热地，地气卑湿，一到首夏迄于初秋之时，光热吸引，遂使一切不正之杂气，升降流行于上下之间。凡在气交之中，无男无女，无老无幼，无少无壮，不能不共相传染，疫病之所以盛行一时者实由于此。其传染也，始则风为之媒介，或水为之媒介，继则病人之口气汗气粪溺之气，及其衣服器具，在在皆可以传播者也。

第三章　病状及疗法

第一节　西医之诊断疗法

泰西之小肠坏热病，日本之肠窒扶斯，其病状悉与吾国湿温时疫同，后文当详言之。惟西医疗法，极为简单，所言病历之经过，亦不能如中医之详细美备。盖西医专重解剖，惟知本病固有之解剖的变化，为窒扶斯杆菌。盘踞于小肠淋巴滤泡，因而淋巴细胞，骤形肥大，变为髓状肿胀，渐趋于回肠瓣面，侵及大肠，而成阳溃疡，甚至脾脏肿大。心脏筋肉带缓，右侧部扩张，心脏筋纤维变化。肝脏细胞屈细，尿管之上皮细胞，胃肠及唾腺之腺细胞，亦成混浊性肿胀，及脂肪变性。此等病理解剖，可谓精微之至，中医多难能也。庸讵知西医之偏执解剖，遂使印定眼目，而疗法反不能达完全之目的。即如本病之窒扶斯杆菌，因知繁殖肠部，仅用甘汞下之。以冀排泄其肠内之毒质，减轻其热候之下降。并用实芰答利斯叶浸以利其尿，硫酸以退其热，或且撒里矢尔酸，注射皮下，以杀菌防腐，为惟一之妙法。近有试用血清疗法者，究之治法之幼稚，尚不能得十分之把握。噫窒扶斯杆菌，虽盘踞于肠间，而不知浸淫各脏，皆起变化，岂可不一一顾及之耶。故内科学之诊断疗法西医固执呆板，转不若中医之临机活变者也。人谓西医善治外证，中医善治内证，洵不诬哉。

第二节　中医之诊断疗法

湿温证之现状不一，故变证亦极复杂，本病之最紧要者，当分为急性时疫、慢性时疫之二种，试详述如下。

一、急性时疫

急性时疫，纯是血分温毒病，虽其初感受之气，有因寒因湿之不同，而寒郁之久，悉从火化，湿郁之极，必兼燥化。前哲叶天士、徐灵胎两医师尝言之。此即《素问》重阴必阳之精理也。其邪伏于血络，《内经》所谓内舍于营是也。然有肝络郁而相火劫液，液结化燥者，有心络郁而君火烁血、血热生风者，现证既异，治亦不同，兹当分别如下。

大凡肝络郁而相火劫液，液结化燥者，多发自少阳胆经，首犯胃经血分，（舌色）必鲜红起刺，或鲜红而舌根强硬，或纯红而有小黑点，或纯红而有深红星。间有红点如虫碎状者，或纯红而苔黏有裂纹，如人字川字爻字不等，或裂如直槽者。

（脉息）强滑而盛躁，或右大而左弦数。

（脸色）必面赤如朱，眼白均现红丝。

（症状）必壮热而渴，不恶寒，反恶热，目眩耳聋，口苦干呕，胸腹热甚，按之灼手，热汗时出，神多烦躁，甚至如醉如狂，扰乱惊窜，或发疹发斑，小便短数热，大便燥结。

（治法）宜清解胆火之郁，救胃液之燥，以预防肝经风动。先用犀地桑丹汤，清营透络，俾伏邪从斑疹而解，或从战汗而解。若斑疹及战汗出后，伏火犹炽，则用拔萃犀角地黄汤急下之，使伏火从大便而解。亦有火毒内结，清透之而斑疹不显，反从下后而斑疹始发，或有透发不应，只用清火解毒。如犀羚白虎汤，加金汁、白颈蚯蚓甘萝根汁，斑疹反大透而伏火始解，解后用千金生地黄煎，清余火而复胃液。若虚羸少气，气逆欲吐，用竹叶石膏汤，去竹叶加鲜竹茹、鲜茅根、清蔗浆配姜汁数滴，和胃气而复清津。

又如心络郁而君火烁血，血热生风者，多发自厥阴肝经。最易上蒸脑筋。

（舌色）焦紫起刺如杨梅，或舌苔两旁有红紫点，或舌红无苔而胶干，或泛涨而似胶非胶，或无液而干黏带涩。

（脉息）多弦紧搏数。

（神色）多昏沉蒙闭，或如醉如疑，尸厥不语。

（症状）必热深厥深，手足反冷，咽干舌燥，头颈动摇，口噤齿齘，腿脚挛急，时发瘛疭，甚或睾丸上升，宗筋下注，少腹里急，阴中拘挛，或肠燥，有似板硬，按之痛甚，弯曲难伸，冲任脉失营养，当脐上下左右，按之坚硬，动跃震手，虚里穴及心房，亦必动跃异常。

（治法）宜急救血液之燥，熄风火之亢，以预防阴竭阳越。急用犀羚镇痉汤，或滋液救焚汤，重加瓜霜紫雪丹，先清其神而熄风，继用

龙胆泻肝汤，或平汤清里汤，咸苦寒降以泻火，终用阿胶鸡子黄汤，滋阴液以镇肝阳。

以上所述之急性时疫，伤人最速，治失其时，或治不得法。凡一二三日即殒命者，多属此类。幸而今年夏季，尚居少数耳。至其暴亡之理由，上海神州医药总会同社友余伯陶君，发明最精，试节述其言曰：凡疫证传染之易，死亡之速，在愚夫愚妇，皆谓有邪祟凭乎其间，实则非真有所谓疫鬼也。即古人傩以逐疫，亦不过藉以镇人心顺民情耳。然其一触即殒者，皆缘人之呼吸出入机关。司其职者，唯口与鼻，口鼻二部，最与脑经直接。盖鼻之气通于脑，口之气通于胃，亦通于脑，疫邪中人，顷刻震撼全脑，脑中血管暴裂，而其人已无生理矣。此其所以传染也易，此其所以死亡也速。此论发明急性的热证时疫，可谓理精词卓，其他阴性霍乱，如欲称瘪螺痧、吊脚痧之类，几次暴吐暴泻。其命即殒者，皆由脾胃阳竭，肺气虚脱，心脏麻痹使然耳。

二、慢性时疫

慢性时疫，纯是气分湿秽病。据湿温本证而论，当须分别湿多热多，兼寒兼风之界限，现证与治法，判分两歧，试详述如下。

湿多者，湿重于热也。其病发自太阴肺脾，多兼风寒。

（舌色）苔必白腻，或白滑而厚，或白苔带灰兼黏腻浮滑，或白带黑点而黏腻，或兼黑纹而黏腻，或舌苔满布，厚如积粉，板贴不松。

（脉息）模糊不清，或沉细似伏，断续不匀。

（神色）多沉困嗜睡。

（症状）必凛凛恶寒，甚而足冷，头目胀痛昏重，如里如蒙，身痛不能屈伸，身重不能转侧，肢节肌肉，疼而且烦，腿足痛而且酸，胸膈痞满，渴不引饮，或竟不渴，午后寒热，状若阴虚，小便短涩黄热，大便溏而不爽，甚或水泻。

（治法）以轻开肺气为主，肺主一身之气，肺气化则脾湿自化，即有兼邪，亦与之俱化。宜用藿朴夏苓汤，疏中解表，使风寒从皮腠而排泄。芳淡渗利，使湿邪从内肾膀胱而排泄，汗利兼行，自然湿开热透，表里双解矣。虽然，湿热自内而出，恒结于中焦而成痞满，必有痰食错杂其间。前方中，痰郁，加星香导痰丸；食滞，加沉香百消曲，或生萝卜汁，和生姜汁少许最妙。既开浊秽之郁闭，亦消痰食之停留，随症均可加入。若兼神烦而昏蒙者，此由湿热郁蒸过极，内蒙清窍。前方去蔻仁厚朴，加细辛二三分、白芥子钱许、鲜石菖蒲根叶钱半，辛润行水，豁痰开蒙，再加水芦二三两，灯心钱许，轻清甘淡，泄热导湿，蒙闭即开。若兼大便不利者，此由湿阻气滞，或夹痰涎，前方去藿朴豆豉，加蔻仁拌捣栝楼仁，苏子拌捣郁李净仁等品，此皆味辛质滑，流利气机，气机一开，大便自解，即汗亦自出矣。

热多者，热重于湿也。其病多发于阳明胃肠，虽或外兼风邪，总属热结在里，表里俱热。此时气分邪热，郁遏灼津，尚未凝结血分。

（舌色）苔必黄腻，舌之边尖，红紫欠津，或底白罩黄，混浊不清，或纯紫少白，或黄糙起刺，或苔白底绛，黄中带黑，浮滑黏腻，或白苔渐黄而灰黑，伏邪重甚者。苔亦厚而且满，板黏不松。

（脉息）数滞不调。

（面色）或如油腻，或如烟熏。

（症状）必心烦口渴，渴不引饮，甚则耳聋干呕，口秽喷人，胸腹热满，按之灼手，甚或按之作痛。

（治法）宜先用枳实栀豉合刘氏桔梗汤，再加茵陈贯仲之清芬解毒，内通外达，表里两彻，使伏邪从汗利而双解。渐欲化燥，渴甚脉大，气粗逆者，重加石膏知母芦根汁等，清肺气而滋化源。其次用清芳辟疫汤，辛凉芳烈，轻清甘淡，泄热化湿，下行从膀胱而解，外达从白㾦而解，或斑疹齐发而解，即或有邪传心经，

神昏谵烦，亦须辨明舌苔，如舌苔黄腻，仍属气分湿热，内蒙包络清窍，宜用昌阳泻心汤，加竹沥和姜汁少许，辛润以达之。苦寒以降之。清淡以泄之。使湿热浊邪，无地自容，其闭自开。极重者，再加太乙紫金丹。如昏蒙而厥者，可用厥证返魂丹，如舌色紫干，或纯绛，或圆硬，或黑苔，神昏谵语，或笑或痉，甚则晕厥，闭目不语。此由湿温化火，窜经入络，内陷心脏，陡动肝风也，治宜大剂犀地清神汤，重加瓜霜紫雪，清心透络，泻肝熄风，或用加减神犀汤合犀珀至宝丹，清营解毒，通血宣窍，急救得法，尚可十全三四。

然以本会员等所经验，凡昏蒙痉厥，多属胃热蒸脑，脑筋起炎，神即昏蒙，头摇目瞪矣，延及脊脑筋亦发炎，则手足发痉，甚则角弓反张矣。盖胃为五脏六腑之海，其清气上注于目，其悍气上冲于头，循咽喉，上走空窍，循眼系，入络脑，脑为元神之府，所以胃热蒸脑，无不发现神经诸病也。

治宜辨明舌苔，如黄燥黑燥而有质地，此胃肠实火，浊热壅闭，清窍因之亦闭，宜犀连承气汤急下之，以决壅闭。阴虚者，加鲜生地、元参、活水、芦根、鲜冬瓜子等，轻清滑利之品，滋燥养阴足矣。若阴柔滋腻药多，虽用大黄，亦恐不解，是滋阴转致伤阴也。

如舌苔黄厚而滑，脉息沉数，中脘按之微痛不硬，大便不解。此黏腻湿热，与有形渣滓相抟，按之不硬，多败浆色溏粪。宜用小陷胸汤合朴黄丸，或枳实导滞丸等，缓化而行。重者合神芎导水丸，或陆氏润字丸等，磨荡而行，设使大剂攻下，走而不守，则必宿垢不行，反行稀水，徒伤正气，变成坏证。若舌苔黄如沉香色，或黄黑而，脉沉实而小，甚者沉微似伏，或四肢发厥，或渴喜热饮，脘腹按痛，痞满燥实坚悉具，痞满者湿热气结，燥实坚为燥矢，甚则上蒸心脑，下烁肝肾，烦燥谵语，舌卷囊缩，宜犀连承气汤急下之。阴伤者，加鲜生地、元参、知母、川柏之类足矣。盖速下其邪，即

所以存津液也。

若舌色黑润，少腹按痛，大便色黑如漆，反觉易行，其人喜笑如狂，小便色黑自利，是胃肠蓄血，累及膀胱，宜桃仁承气汤急下之。或合犀角鲜地黄汤，以凉血逐瘀。发黄，小便不利，腹满者，茵陈蒿汤缓下之。其间有气虚甚而邪实宜下者，参黄汤。阴亏甚而邪实宜下者，千金生地黄汤去芒硝，或养荣承气汤缓下之。即极虚不任下者，宜用雪羹，加鲜生地汁、鲜冬瓜汁、元参、栝楼仁、蜂蜜等汁稍加姜汁之类，咸滑以去着，辛润以清燥，慎勿当下不下，徒用滋腻，俾邪无出路，转致伤阴，亦勿犀回顾虑，致令失下，失则邪愈盛，正愈衰，后即欲下而不可得矣。以上皆慢性时疫初期中期之疗法也。至于末期之传变，不一而足，或由失治，或由误治，全在临证施治者。辨明脏腑现证，气血虚实，对证发药，庶可收良好之效果。

第三节　湿温之化症

湿温本病，一切现证及治法，前文已详言之。惟其化症不一，最宜注重。如湿温化痧气，湿温化霍乱，湿温化疟疾，湿温化泄泻，湿温化黄疸，湿温化痢疾，湿温化水痘，湿温化肿胀，变幻多端，辨认须的，庶无误药之弊。本会既抱人道主义，索性和盘托出，俾资医师之研究，今将所化各症治疗方法，分列如下。

甲　湿温化痧气

湿温化痧气，当分为急痧证、慢痧证二种。

急痧证，初起即胸膈紧闷，四肢麻木，躁扰昏乱，大叫腹痛，青筋外露，斑点隐隐。继即闭目不语，昏厥如尸，手足反冷，脘腹约热，脉多沉伏，舌多灰苔，或黄腻带紫，此由湿秽阻滞气极，温毒内陷清窍，症势最急最险。法宜内外兼治，外治如用飞龙夺命丹搐鼻以取嚏，刺两手少商穴，以开肺气，真薄荷油搽碗盖口，

即刮后颈背脊至尾闾止，连刮数十余次，以现紫色点为度。观音急救散，速点两眼角以解痧毒。内治宜芳香宣窍，清芬化浊，清快露一两，和入行军散三分，或瓜霜紫雪三四分，取效最捷，若兼食积，必胸脘高突，不可抑按，欲吐不得，欲泻不能。当先进飞马金丹三五粒，使上吐下泻，以开达之。此种急痧，稍一失治，或缓治，其人即毙。

慢痧证，安起乍寒乍热，继则纯热无寒，或背微寒，头重晕痛，四肢倦怠，甚或麻木，肌肉烦疼，胸脘痞满，恶心欲呕，心膈闷乱。甚则神识如蒙，右脉濡滞，或弦滞，舌苔白腻如粉，口黏不渴，治法宜芳香化浊，藿香正气散去术草，加红灵丹一二分，最效。若舌苔黄腻，心烦口渴者，湿秽化火，偏于热重也，周氏化浊汤，去川朴，加鲜竹叶青、连翘、青蒿露清化之。若苔兼厚腻，腹满便秘者，浊滞黏涎，胶结于内也。前方去玉枢丹，加控涎丹通逐之。轻则枳实导滞丸缓下之。下后，则以吴氏四苓汤加茵陈、贯仲，芳淡苦泄，肃清余热，以善其后。

乙　湿温化霍乱

湿温化霍乱，往往猝然而起，症有湿霍乱、热霍乱、寒霍乱、干霍乱之分别，此等险急之症，尤宜辨清界限，详述如下。

偏于湿重者，为湿霍乱，症必上吐下泻，胸痞腹痛，口腻不渴，小便知少，脉多弦滞，或沉而缓，舌苔白滑。治宜辛淡泄湿、芳香化浊，霍朴胃苓汤加紫金丹，最妙，王氏蚕矢汤、燃照汤等，亦效。

偏于热重者，为热霍乱，上吐黄水，或呕酸水，暴注下逼，泻出稠黏，心烦口渴，胸闷腹疼，溺赤短热，脉多弦急，舌苔黄腻，或黄多白少。治宜苦辛通降，清凉芳烈，藿香左金汤连朴饮二方，奏功皆捷。惟霍乱一证，不拘湿重热重，夹食者多，方中均可加山楂炭、六和曲、佛手片、焦鸡金之类。若湿重而外中阴

寒，内伤生冷者，则为寒霍乱，如俗称瘪䐔痧、吊脚痧多属此类。其症吐泻清水，多生腥气，胸膈坚满，脘腹痛甚，手冷至臂，足冷至股，溺短或秘，甚则几次吐泻，即眼眶内陷，腘纹绉瘪，两足筋吊，冷汗自出，脉多沉微欲绝，或沉细似伏，舌苔㿠白无神，症势最急最凶。法宜内外并治，标本兼顾，外治如回阳急救散调葱汁，按入脐中，再贴暖脐膏一张，艾灸二三十壮，白芥子末二三钱，烧酒调糊，罨于胸膈之间。樟脑精酒调烧槽，以洋绒布蘸药，搽擦手足。内治，初起用椒附白通汤合半硫丸，冲霍乱定中酒，通脉回阳，立止吐泻，最为力大而效速。或用新加附子理中汤合来复丹，或用加减附子理中汤合纯阳正气丸，务在一日之内，速令阴散阳回，六脉渐起，手足渐和。次用附姜归桂汤，于回阳之中，兼顾营气，或用参芪建中合二陈汤，调脾胃，和营卫，庶免热药偏胜之弊，过刚则折之虞。又次用附姜归桂参甘汤，气血双补，刚柔并济，若阳已回，身温色活，手足不冷，吐泻渐除，则用辛温平补汤，平调脏腑营卫，俾不致有药偏之害。若诸症尽除，而气液两亏，心神不安者，则用麦门冬汤合半夏秫米汤，或参麦茯神汤，养液安神，以调理之。然其间竟有寒散湿开，阳回肢温之手，而胃肠伏热发现，口大渴，心大烦，气上逆，上脉转洪大者，往往用人参白虎汤，竹叶石膏汤加鲜石斛、鲜生地，及西瓜汁，而热势始减，诸病渐瘥。各会员历经实验，始信重阴必阳之经旨，为精确不磨也。

若湿遏热伏，又夹酸冷油甜，猝成干霍乱者，其人欲吐不得吐，欲泻不得泻。眩冒烦躁，肠中绞痛，甚则肢厥转筋，脉多弦坚细数，或沉弦似伏，舌苔灰白，或黄腻带灰，俗称绞肠痧者，即此证也。治法以涌吐为首要，速进飞马金丹三五粒，俟吐后，或泻后，则用周氏化浊汤，冲生萝卜汁，以消化之。继用香砂二陈汤，以平调之。

丙　湿温化疟证

偏于湿重者，为湿疟。症必寒重热轻，脉必弦泫，余如湿温本证之湿重者，大同小异。治以清脾饮加减达原饮，温脾化湿，以和解之。

偏于热重者为温疟，症必热重寒轻，脉多弦数，或右脉洪盛，余如湿温本证之热重者同，治以桂枝白虎汤，或柴胡白虎汤，清胃泄热，以凉解之。

惟疟久不止，必入肝络，朝凉暮热，热自阴来，口燥不渴，两胁酸痛，神多虚烦，甚或惊惕，或极疲倦，或多盗汗，脉多右浮大无力，左弦数无力，甚则细颈，舌色焦紫起刺，或舌紫而无胎有点，或舌紫而罩白苔。此肝络血热，因而肝气失调也。治法惟青蒿鳖甲煎合新绛旋覆花汤、秦艽鳖甲汤，加桑叶丹皮、银胡，最效。加味逍遥散合半贝丸，亦验。若已化三阴疟，俗称四日两头，则属寒湿伤脾，脾阳内郁，久则多成疟母，乃脾胀也。治法以疟疾五神丹为最验，外贴阿魏消痞膏，以缓消之。次以丁蔻理中丸一钱五分，和鳖甲煎丸一钱五分，每服三钱，用向日葵叶七片，生姜一钱，大红枣四枚，煎汤送下，约三星期即效，屡验不爽。

丁　湿温化泄泻

湿胜者为湿泻，《内经》所谓湿胜则濡泄也。其症腹中微痛，大便稀溏，小便淡黄，口腻不渴，胸痞肢懈，身重神疲，脉右缓泫，舌苔滑白而腻。治法以藿朴胃苓汤为主。兼风者名飧泄，左关脉弦，必兼肠鸣腹痛。原方加炒白芍、川芎，兼寒者名洞泄，脉右软迟，泻如鸭粪，腹中绵痛，溺色青白。原方加炮姜、吴茱萸，热胜者为热泻。《内经》所谓暴注下迫皆属于热是也。泻出如射，粪多稠黏，气极臭秽，肛门热痛难忍，肠鸣腹痛，痛一阵，泻一阵，涩滞不畅，里急后重，俨如痢疾，小便赤涩，口渴喜凉，脉数苔黄，治法以藿香左金汤为主。

夹食者，脉右关沉滑，症必咽酸嗳臭，恶闻食气，腹痛甚而不泻，得泻则腹痛随松。原方加净楂肉、六和曲、焦鸡金，甚则热结旁流，治以小承气汤加黄连，下其积热，则泻自止。

夹痰者，右脉弦滑，必兼头晕恶心，气虽上逆，而咯痰不出，或时泻，或时不泻，泻出白如胶漆。原方加星香导痰丸，或节斋化痰丸，祛其痰热，则泻亦止。

戊　湿温化黄疸

脾湿胜者为阴黄，色如熏黄而晦，胸腹痞满，口腻不渴，小便不利，身冷而痛，脉右缓滞，舌苔滑白，或兼灰黑。治以温脾化湿，茵陈五苓散加除疸丸主之，茵陈胃苓汤亦主之。若渐次化热，脉转弦滑，舌苔黄腻，口干而不多饮者，藿香左金汤加绛矾丸主之。

胃热胜者为阳黄，色如橘黄而明，身目如金，遍身无汗，但头汗出，渴欲饮水，二便俱秘，脉右浮滑而数，舌苔黄腻而糙。治以清胃解毒，茵陈蒿汤缓下之。下后，以栀子柏皮汤、三丰伐木丸清化之。

惟湿热入肝，肝火逼胆，胆汁入血，血蓄发黄，名曰胆黄。而目指甲一身尽黄，兼露青筋，小便自利而清，粪色反白，脉左弦涩，右弦滑，舌色紫黯，苔现黄腻，治以通络逐瘀，代抵当汤重加竹茹茵陈主之。轻则叶氏绛覆汤合当归龙荟丸缓通之。或加除疸丸，奏功亦速。

己　湿温化痢疾

痢之为病，见于夏秋居多，他时则间有之。本三焦肠胃之疾，其初虽或兼风寒，或兼暑燥而发，而总由于湿热积滞，郁伏肠中，蕴酿而成。凡人患痢疾时，其肠中之黏膜，必有红肿之处，其处生出之脓液，即白痢也。若血管烂破，有血液流出，即赤痢也。脓血兼下，即赤白痢也。若青黄赤白黑杂下，即五色痢也。诊断治疗之法，必先别其有表邪，无表邪，为湿重，为热重，夹虚夹实，伤气伤血之故，而治要得矣。乃或谓先泻后痢，自脾传肾为逆候。而杂药乱投者，讵知痢疾鲜有不先泻而后痢者。

治如其法，生者甚多，何逆之谓，或谓通则不痛。专以攻下为事者，或兼未详询胸腹有无胀痛拒按，但见下痢频数，而惟事止涩者。或一见痢疾，专从里治，置表分寒热无汗不理。致内陷而增重者，或执赤为热，白为寒，不审其证之真寒真热。而妄施温凉者，或在痢言痢，不究其人血气偏虚之故，惟以槟朴丑军攻逐为事者。皆一偏之成见，未可与言治法也。本会各职员等，临证实验，凡赤痢、赤白痢、五色痢等。起病之初，属于实热性质者，则由病原菌所酿成之病毒，充满于肠内。宜先之以通利剂，扫荡腹内之郁毒，而后以调理剂作后疗法，乃为至当之顺序。若不先扫荡病毒，而惟下痢之是恐，先访遏之则死于腹满热盛苦闷之下，是即由逆治致逆证者也。此时之逆证，与实证相一致，又如白痢、赤白痢、五色痢等，属于气血两虚者，多起于胃肠运化不足，非起于肠内聚积病毒者，宜乎虚冷者温化之，虚热者清润之，以调和胃肠气液为至当之治法。若谓不扫除腹内之病毒，则病根不尽，宜投下剂以廓清之。则其痢益急，莫知所止，每死于肉脱厥冷困惫之下，此即由误治致急证者也。此时之急证，与虚证相一致，虚实二因，最关病人之生命，为医者切宜慎重，庶免草率误人之弊。兹将赤痢、白痢、赤白痢、五色痢等，四种证治，分列如下。

赤痢初起，每兼暑燥之气而陡发。其症身热口渴，脐腹大痛，如刺如割，里急后重，下利频并，或肠垢带血，或纯下鲜血，日夜数十度，或百余次，面赤唇红，或兼吐酸，或兼呕苦，胸腹如焚，按之灼手，甚或冲任脉动，胯缝结核肿大，小溲赤涩，或点滴而痛，六脉洪数，或左兼弦劲，舌苔黄燥如刺，或红刺如杨梅状，此由血分温毒，与积滞相并，内攻肠胃，劫夺血液下趋，即《内经》所谓肠澼下血，身热者死是也。症势最急最险，若以痢势太频，妄用提涩，或但用凉敛必至肠胃腐烂而死，即以楂、曲、槟、朴、香、连、芩、芍、银花炭等。普通治痢之法，以治此种毒痢，亦必胃肠液涸而死。急救之法，初用加味三黄汤，或拔萃犀角地黄汤，日夜连进二三剂，纯服头煎，以先下其毒，次用鲜生地二三两，鲜茅根一二两，金汁一二两，以代大黄，重用甘苦咸寒之品，以滋液救焚，养阴解毒。连进一二剂后，如尚有积热未净者，则用五汁饮清润滑降，以调理之。终用三参冬燕汤，滋养气液，以复其元，以上为重性赤痢而设。若轻性赤痢，症虽腹痛，里急后重，下痢频并，而但下肠垢如红酱者。治以加味白头翁汤，重用西瓜翠衣、白茅根、鲜贯仲等，已足奏功，或先服更衣丸一二次，排除其肠内之温毒热积。继服加味白头翁汤，奏效尤捷，终用黄连阿胶汤，加鲜铁皮石斛、鲜稻穗、鲜茉莉花等，以善其后。

白痢初起，每兼生冷油腻而夹发。其症胸腹滞闷，腹绵痛而后坠，或但后重偏甚，忽思饮，饮亦不多，忽思食，食亦乏味，小便热涩，痢下色白，或如豆汁，舌苔腻浊白滑，或黄。《内经》所谓肠澼下白沫是也。治宜胃苓汤，加沉香、百消曲。首先温化其湿食，待湿开热透，食化苔松，即用枳实导滞汤，下其积滞，一经积去痛减，可用香砂二陈汤，加荷叶拌炒谷芽，调理脾胃以善后，或用七味白术散，亦效。

赤白痢者，《内经》所谓肠澼便脓血是也。先辨其白多红少，或红多白少。白多者，虽属大肠，而内关脾脏，每有因过食瓜果，痼冷在肠，其症胸腹胀痛，肠鸣下痢，痛一阵，痢一阵，下痢后，乃后重不畅，苔白且呕，脉多弦滞，治宜藿朴胃苓汤，加公丁香、紫金片，温化冷滞以止痢。若下痢频进，腹痛拒按，舌滑而厚者，宜先服备急丸五七粒，速攻其积，积去而痢自减，继以醉乡玉屑调理之。赤多者，虽属小肠，而内关肝脏，每多因瘀血与食滞互结，横截气机，致气上下升降不利，其症脘腹剧痛，下痢紫黑血丝，甚或夹有瘀血块，舌色紫暗，脉多弦涩，甚或弦劲，速用加味桃仁承气汤，去其瘀积，轻则四汁饮，送五仁丸，亦

足见功。继用人参芍药汤，加驻车丸，酸甘化阴，酸苦泄肝，待痛止痢减，即用四炭阿胶汤，清余热，滋任阴，以善其后。

若赤白痢初起，见头痛怕冷，身热无汗者，均属有表，当从汗解。如口舌不燥渴，胸腹不闷痛，舌或无苔，或淡白且滑，为湿温兼风而发。宜喻氏仓廪汤，日夜连进二三服，水煎热服取汗，汗透而痢便减。若见心烦躁渴，面色腻滞，唇舌红赤，小便赤热，苔上黄燥或滑者，为湿温兼暑所化，宜藿朴夏苓汤，加青蒿、薄荷、连翘、滑石、六神曲等，连进三四服，得汗透而痢亦自止。此表分阴阳之两大法也。此而一误，为呕为呃，不寐不食，神昏耳聋而危矣（俗称伤寒带痢疾，皆属此类）。

五色痢者，即青黄赤白黑杂下也。青者胆汁，黄者粪，赤者血，白者脓，黑者宿垢，最重难治。仲景所谓五液注下，脐筑痛，命将难全是也。症虽有虚有实，毕竟虚多而实少。实证属毒火，昼夜一二百次，不能起床，但饮水而不进食，其痛甚厉，肛门如火烙，扬手掷足，躁扰无奈，脉弦劲紧急，不为指挠，舌色纯红，甚或焦黑，其势如焚，救焚须在顷刻。若二三日外，肠胃朽腐矣，急宜重用三黄甘草汤，或拔萃犀角地黄汤，昼夜连进，循环急灌，服至脉势和柔，知病可愈。但用急法，不用急药，改以犀角五汁饮，急救津液，终用三参冬燕汤，滋养阴气以养后。虚证属阴亏，张石顽所谓痢下五色，脓血稠黏，滑泄无度，多属阴虚是也。不拘次数多寡，便见腰膝酸软，耳鸣心悸，咽干目眩，不寐多烦，或次数虽多，而胸腹不甚痛，或每痢后而烦困更增，掣痛反甚，饮食不思，速用猪肤汤合黄连阿胶汤，加茄楠香汁，甘咸救阴，苦味坚肠。若虚坐努责，按腹不痛，一日数十度，小腹腰脊抽掣酸软，不耐坐立。寝食俱废者，阴虚欲垂脱之候也。急宜增损复脉汤，提补酸涩以止之。迟则无济，幸而挽救得转，可用参燕麦冬汤，滋养气液，以善其后。若痢止后，犹有积滞未净，郁在下焦，小腹结

痛，心烦口燥，夜甚不寐，宜用加味雪羹煎，标本兼顾，肃清余积。

总而言之，孕妇及体虚人，不论赤痢、白痢、赤白痢等，最为难治。惟归连石斛汤，加佛手花、代代花、鲜茉莉花等，最稳而灵，取其既能润肠祛积，开胃运气，又不伤胎碍虚也。临证时，从此方加减，庶免贻人口舌之讥。

庚　湿温化水痘

水痘者，小如蚕豆，大如豌豆，表皮隆起而为水疱，中多凹陷，始初为透明浆液状，继则变为不透明乳液状，且带脓性，常混有多数之圆形细胞，惟色淡浆稀，故曰水痘。皆由湿温兼风，郁于骨表而发。约有黄赤二种，色黄而含有气水者，曰黄痘（东医名含气性水痘），色赤而含有血液者，曰赤痘（东医名出血性水痘），亦有夹疹而出者，有夹正痘而出者，若先水痘收功后，而后发疹或正痘，其疹及痘必轻，此证多发于小儿，大人亦偶有之。将发时，身俱发热，皮肤如灼，或苦痒，最初发现于颜面，渐次及于躯干四肢，三五日后，水痘干燥，成为灰色，或类褐色之痂皮，至七日，则不留瘢痕而剥落。然亦有留皮肤瘢痕者。因患者搔破水疱之际，真皮受损伤所致，其见点，起发，灌浆，结痂，速则止于五六日之间，缓则约历二周至三周，辨法，虽同一水痘，同为皮薄色娇。而黄色水痘，一出如豆壳水疱，赤色水痘，一出有红点水疱，皆从水泡脓泡而结痂，然总不似正痘之根基圆净紧束也。治法，黄色水痘，当用五叶芦根汤透解之。继与加味五皮饮，解其皮肤之余湿，赤色水痘，当用加味翘荷汤，清解之。继用防风解毒汤，清其皮肤之余热，终则统用三豆甘草汤以善后。

辛　湿温化肿胀

湿温所以化肿胀者，或因本病延久而发，或因宿病夹症而发。有但肿而不胀者，有但胀而不肿者，有肿而兼胀者，有肿胀而兼气喘者。

辨其症，肿在外，属水；胀在内，属气；肿分阳水阴水，胀分气实气虚。因湿热浊滞致水肿者，为阳水，因肺脾肾虚致水溢者，为阴水。浊气在上为实胀，中气不运为虚胀，辨其位，肿在头面四肢，胀在胸腹脏腑，试举其大要而条治之。

阳水肿者，热蒸湿浮，袭入皮肤也。肿由面目先起，自上而下，皮肤如灌气状，以指按之。随手而起，大便不爽，小便黄热，时或赤涩，甚则气粗而喘，皆由气郁不舒所致。治在肺而发散之，《内经》所谓开鬼门是也。轻则香苏五皮饮，重则麻杏三皮饮，使湿热从微汗而泄，汗透则肿自消，继以茵陈胃苓汤，健运脾胃以善后。

阴水肿者湿重热轻，郁结脉络也。肿自两足先起，由下而上，皮肤如裹水状，以指按之，宨而不起，大便溏滑，溺短浑浊，时或点滴，甚则气短而喘，皆由水停不行所致。治在肾而渗利之，《内经》所谓洁净府是也。轻则椒目五苓散，重则麻附五皮饮，使水湿从溺道而泄，溺畅则肿自消，继以香砂春泽汤，温补脾肾以善后。若面目一身俱黄，黄而且肿者，名曰黄肿，必先观其色之明暗，如黄色鲜明，溺色老黄且涩者，此热重于湿也。治宜茵陈蒿汤，送下神芎导水丸，速泻其黄以退肿，继以吴氏二金汤调理之。如色黄昏暗，溺色淡黄不利者，此湿重于热也。治宜茵陈胃苓汤，送下三丰伐木丸，急去其黄以消肿，继以茵陈五苓散调治之。惟其间肿而且胀者，首推胃苓五苓汤，最稳而灵，肿而且喘者，五子五皮饮，亦多奏效。

气实胀者，或因食积，或因痞块，先有物在胃肠中，而后胀形于外也。按之则坚，腹胀不减，先宜消导以化之。早服程氏和中丸，晚服叶氏宽膨散，效者甚多。如或不效，必是久病入络，络郁则胀也。当先辨其湿滞在络者，开郁通络饮，调下宽膨散主之。瘀积在络者，香壳散煎汤，调下代抵当丸主之。甚则间服巢氏阴阳攻积丸，不拘湿积瘀积虫积，皆能奏效。

此即《内经》去郁陈莝之稳法也。切不可大剂峻攻，医者虽取效一时，病者虽暂快数日，往往一二旬间，胀反愈坚，中气伤残而毙，草医包治胀病，每结恶果者，多由于此。

气虚胀者，多因病后不讲卫生，不知禁忌，一复再复，脾胃久伤而化胀，此虚气在于统腹膜之中，徐洄溪所谓胀俱在肠外三焦膈膜之间是也。其外虽胀，其中无物，按之则濡，扣之有声，抑之不痛，时胀时减，切不可攻，攻之即死，宜用温补兼辛通法。早服程氏白术丸，补其虚以化滞，夜服局方禹余粮丸，暖水脏以通阳，耐心静养，缓缓奏功，继以半硫理中丸，温补脾阳以宽之。济生肾气丸，温通肾阳以消之。此即《内经》宣布五阳之正法也。外治惟针法，最能取效，若病家急于救效，医家急于建功，每见速死则有之。而病之能瘥，一无反覆者，则百不见一二也。医家病家，切宜慎重。

以上湿温化症，但举其大要而言，其余变症甚多，未能一一曲尽，阅者谅之。

第四章　卫生及预防

第一节　已病之卫生

吾绍近今治病，一病之安危，惟责之医家一人，一医之良否，专系乎前方一剂，其药宜多煎，宜少煎，宜先入，宜后入，宜多水，宜少水，非所知也。药品之道地与否，制炼之合法与否，亦非所辨也。此外寝处不合法，寒暖不适宜，饮食不知节，病情不知察，更无论矣。似此，则医家之功一，而病家之过十，纵有肤扁，能愈病乎。况重大危险之病机，早晚不同，顷刻传变，而惟恃一日一至之医，一日一服之方，治变幻不测之病，庸有幸乎。余故曰：已病之卫生，为病家必要之智识，亦为病家应尽之义务。故凡良医之能愈病，必先在开化病家，使病家诸人，看护周到，有助医之力，不掣医

之肘，夫而后病之误治也，始可以归罪于医。兹择其最紧要最易实行者，条列如下。

一衣被宜洁净也。清洁为各病所不可缺之要件，若患时疫病而不洁，则其病屡犯于危殆，且能致害于病者之家族及医师。故病者须日日更换衣服，卧床被褥，尤须清洁。一切旧衣被等，凡可蒸发之物，必须安置空屋，锁闭箱中。又如被覆过暖，亦能致病加重。重病即死者，以热郁于内而气不宣达也。竟有闷毙许久，而旁人但知其熟睡者。迨呼之不应，揭其盖覆，始知其人已死，莫不曰死于急痧，近年来闻见颇多。

二饮食宜节制也。湿温时疫，本属胃肠伏邪，早已失其消化力，最宜忍饥耐饿，平卧安静。不但油腻腥发，面麨炙煿熏灼脏腑者，固宜禁绝，即瓜果生冷，凡能冰伏脾胃者，亦宜禁不入口。最妙以萝卜汤陈干菜汤，疏导其胃肠，渴则饮清快露和开水少许，或但饮细芽茶，输运其津液。病势轻减后，可略进流动性之滋养品，如薄粥薄藕粉，及开水冲熟之鸡蛋等，每日之次数宜多，每次之食量宜少，不过以之略充饥肠而已。病将就瘥时，凡各种未熟之果实油类，及一切之固形物而不易消化者，均不宜入口。前哲庞安常先生云：凡病新瘥，只宜先进白稀粥，次进浓者，又次进糜粥，亦须少少与之，不得早吃肉食，他如酒肴甘脆肥鲜生冷等物，皆不可犯。王孟英先生曰：瘥后必小便清，舌苔净，始可吃粥饭、鱼台鲞之类，油腻酒体甜食新鲜补滞诸物，必解过坚矢新粪，始可徐徐而进，切勿欲速，以致转病。此皆阅历有得之名言歂。

三卧房宜宽绰，窗户宜开爽也。二者皆注意室内之空气，常使新鲜，最为病理卫生之首要。王孟英先生曰：人烟稠密之区，疫疠时行者，以地气即热，秽气亦盛也。故住房不论大小，必要开爽通气，扫除洁净，庶清风徐来，疫气自然消散。反是则热气浊气，益为疫气树帜矣。凡时疫流行，罹此者，每多被褐藜藿之

子，荆户蓬室之人，皆由于此。

四侍人宜勿杂，灯火宜少燃也。吾绍病家习惯，凡病时疫，最怕鬼祟。不但夜间红烛高烧，即日中于病室床内，亦必以多燃灯火为阳光。而满屋皆侍病之人，骈肩并足，交头接耳，七口八嘴，汗露交流。岂知人气最热，灯火最毒，浊气多而清气少，即使无病者久居此室，亦必头目昏晕，胸膈气闷，况在患时疫之人乎。口鼻之所吸受，肺胃之所浸淫，往往轻者重，重者即死，皆此等恶习惯阶之厉也。凡疫皆然，亦凡病皆然，正不独湿温时疫一种耳。

五择医宜精，任医宜专也。王孟英先生曰：选医难于选将，选得矣，或从有虚名而无实学，或饱学而非通才，或通才而无卓识，或见到而无胆略，或有胆而少周详，皆不足以愈大证也。然则如何而可服其药耶？但观其临证时，审问精详，心思周到，辨证确切，方案明通，言词直爽近情，举止落落大方者，虽向未谋面之人，亦一见而知为良医矣，其药可服也。周雪樵先生曰：病者之安危，即为医家之荣辱。苟始终信任之，医家之于病人，自有密切之关系，若朝暮易医，则各骋意见，各施治法，势必温凉杂投，筑室道谋，无一人任其咎而后已。而最为债事者，则病家之略知医药者也，愈病不足，掣肘有余，最为良医之阻力。凡于方药之有力量者，必不敢服，曰：恐其误治也。于方药之能速效者，又不敢服，曰：嫌其霸道也。及得至平易之方，则安然服之。病而不效，则又归其咎于医，曰：今固无良医也。有如是之病家，而后投其所好，乃有今日之所谓名医。故医师之良者，不但不沾染病家之习气，尤贵开通病家之智识。

六购药宜谨，察药宜慎也。徐洄溪先生曰：当时药不市卖，皆医者自取而备之。迨其后有不常用之品，后人欲得而用之。寻求采访，或误以他物充之。或以别种代之。又肆中未备，以近似者欺人取利，此药遂失其真矣。药失其

真，药性必殊，即审病极真，处方极当，奈其药非当时之药，则效亦不可必矣。今之医者，惟知定方，其药则惟病家取之肆中，所以真假莫辨，虽有神医，不能以假药治真病也。陆定圃先生曰：药之伪者不必论，即寻常药品，肆中人粗心，往往以他物搀溷，以亲自检视，方免舛误。有桐乡陈李氏子，夏月霍乱，延医定方，有制半夏二钱，适药肆人少，而购药者众，误以制附子与之。服后腹即大痛发狂，口中流血而卒。李归咎于医，医谓药不误，必有他故。索视药渣，则附子在焉，遂控药肆于官，愧以金乃已。此皆不辨药品而致误也，可不敬且惧乎。

第二节　未病之预防

疾病之预防法，《内经》摄生一章，语皆精卓，但程度太高，难于履行。兹择其浅近而易于从事者，节录上海医学研究所通告如下。

一房室务祈洒扫，勿被尘污，四壁宜用石灰刷新，或兼用除秽药水浇洒，以杜湿毒之患。

一垃圾为秽气所乘，不宜任意倾倒，宜倒在桶内，候清道夫挑除。挑后，勿再作践。大街小巷，时常清洁，可免一切疫疠。

一晨起须将窗户洞开，以出炭气而入养气，夜则不然，卧不息灯，与贪凉露宿，均宜切戒。

一罐坛瓶钵一切器皿，积储宿水，最易生蚊，如内地已设自来水，宜将此项屏弃勿用。天井阴沟，须时常冲洗，勿任闭塞。若将火油灌入阴沟，以免秽湿，斯为更妙。

一停棺于家，最能遗患，设死者系患传染之症，其害更不堪设想。故丧家宜将棺柩速葬为要。

一蚊蝇最能传病，故食物必须遮盖，以免蚊蝇散毒，碗盏用时，须先洗净，卧宿须垂帐子，勿使蚊虫吮血，致生传染之病。

一各种生冷之物，俱有微生物含其中，故食物必须煮透煮熟。各物亦勿越宿再食，且勿

与未煮之物置在一室，庶微生物不致侵入。水未煮过，慎勿入口，呵澜水冰冻水，皆与人有害，瓜果亦易致病，均宜少食。

—吐痰于地，最为秽德，且易传病，宜向磁盂或阴沟吐之。方可无患。

—有汗之衣，亟宜洗濯，慎勿于汗干之后，再穿身上，致滋疾病。

—登山凭眺，涉野环观，用深呼吸法，吸收新鲜之空气，最为预防时疫之要法。（新增）

—时疫盛行之际，室中宜焚点辟瘟集祥香，以辟除其秽恶不正之气，入病人室，宜唤圆闾皮蛋一枚。能饮者，佐以高粱酒少许，男妇老幼，俱宜佩太乙辟瘟丹一颗，以绛帛囊之，当心悬挂，不可近亵。（新增）

—无论老少强弱之人，虚实寒热之症，常以炒香枇杷叶泡汤代茗，肃清肺气，可杜一切痧秽时邪。尤必慎起居，节饮食，薄滋味，谨嗜欲，夏令当茹素三五旬，其一切腥羶发物，俱宜还戒，房劳亦宜撙节。（新增）

—食井中，每交夏令，宜入白矾雄精之整块者，解水毒而辟蛇虺也。水缸内，宜浸鲜石菖蒲根及降香。

选录急性时疫方

犀地桑丹汤　见吴坤安先生《感症宝筏》，照原方略有加减。

白犀角八分　鲜生地八钱　冬桑叶三钱　粉丹皮二钱　生山栀三钱　青连翘三钱　老紫草三钱　青子芩钱半　青蒿脑钱半　元参心二钱　池菊花三钱　白知母三钱

先用活水芦根二两，鲜茅根二两，嫩桑枝一两，鲜竹叶五十片，煎汤代水。

按：犀角之功，取其透络热，清脑炎。凡温热邪陷血分，神昏发痉，斑点隐隐者，确有捷效。但原支犀角，只有一条统黑，或两条统黑，除皆灰白之色，因中医向有白入氧分黑入血分之说，故方中每写定黑犀角，岂知同一犀角，白色最多，黑色最少，以致黑色者价增一倍，白色者往往染成黑色。欺人渔利，其实此说不必拘泥，庶几家况平常者，尚可购服。

拔萃犀角地黄汤　见邵步青先生《温毒病论》。

白犀角一钱　鲜生地两半　生锦纹三钱　小川连一钱　青子芩二钱

犀羚白虎汤　见王孟英先生《医案》。

白犀角一钱　羚角片钱半　生石膏八钱　白知母四钱　生甘草八分　陈仓米三钱，荷叶包　双钩藤钱半　滁菊花二钱

先将犀羚二味用水四碗煎成二碗，代水煎药。

千金生地黄煎　见《千金要方》。

生玉竹三钱　天花粉三钱　地骨皮三钱　辰茯神三钱　生石膏四钱　白知母三钱　鲜生地汁麦冬汁各二瓢，冲　鲜竹沥一瓢　生姜汁四滴，同冲　净白蜜半钱

竹叶石膏汤　见仲景方。

西洋参一钱　生石膏三钱　生甘草八分　原麦冬钱半　仙露夏一钱　鲜竹叶三十片

犀羚镇痉汤　见陆定圃先生《冷庐医话》。

白犀角八分　羚羊角钱半　鲜生地八钱　青连翘三钱　元参心二钱　新银花二钱　滁菊花三钱　甘中黄一钱　生甘梢六分　莲子心二分

滋液救焚汤　见喻嘉言先生《医门法律》。

白犀角一钱　鲜生地一两　玄精石一钱　原麦冬二钱　西洋参钱半　大麻仁三钱　生甘草三分　真阿胶一钱　柏子仁二钱　紫石英三钱　西

牛黄一分　调服

瓜霜紫雪丹　见方省庵先生《喉科》。

白犀角　羚羊角　青木香　上沉香各五钱
寒水石　石膏　灵磁石　飞滑石各五两　元参
升麻各一两六钱　飞朱砂五钱　生甘草八钱　公
丁香二钱　麝香一钱二分　金箔一两　西瓜硝八
钱　冰片三钱　制法照局方紫雪

龙胆泻肝汤　见宋神宗《和剂局方》。

龙胆草八分　生山栀钱半　青子芩二钱　银
胡一钱　鲜生地五钱　车前子钱半　生黄柏八分
归须八分　建泽泻钱半　细木通八分

平阳清里汤　见梁特岩先生《舌鉴辨
正》。

生石膏六钱　生甘草六分　青子芩钱半　白
知母三钱　小川连八分　生川柏六分

先用白犀角六分、羚角一钱，煎汤代水。

阿胶鸡子黄汤　见沈樾亭先生《验方传
信》。

真阿胶钱半　左牡蛎五钱　大生地四钱　生
白芍三钱　女贞子三钱　黄甘菊二钱　鸡子黄一
枚　童便一盅

选录《慢性时疫方》

藿朴夏苓汤　见石芾南先生《医原》。

杜藿香钱半至二钱　真川朴八分至一钱　姜
半夏二钱至三钱　光杏仁二钱至三钱　白蔻仁八分
冲　生米仁四钱至六钱　带皮苓三钱至四钱　猪苓
钱半至二钱　建泽泻钱半至二钱

先用丝通草三钱或五钱，煎汤代水。

附加减法兼风者，汗出恶风。兼寒者，恶
寒无汗，前法酌加苏梗、桔梗、豆豉、葱白、
生姜之类。邪在经络，一身掣痛，酌加桂枝、
酒炒防己、秦艽之类，以开毛窍经络之壅。兼

暑者，面赤，口渴，心烦，前法去蔻仁、半
夏、厚朴，酌加青蒿脑、鲜荷叶，清香辟秽，
连翘、山栀、滑石，轻清微苦淡渗，以解暑湿
热之结。

星香导痰丸　见朱丹溪先生《心法》。

制南星三两　生香附三两　皂角水浸一周，时
晒　法半夏三两　广橘红五两　姜汁糊丸

按：丹溪翁自言，此家传秘方，治痰嗽无
火累验。

沉香百消曲　见德轩《普济方》。

上沉香一两　五灵脂　制香附各一斤　炒香
黑白丑各二两

按：原书云：此方秘于道藏，善能消水，
消食，消痞，消痰，消气，消滞，消瘀，消痢，
消蛊，消膈，并痰迷心窍等症。修合济人，费
小功大，药到病除，无不即愈。

枳桔栀豉汤　本会各职员《经验方》。

生枳壳一钱至钱半　焦山栀二钱至三钱　苏
薄荷八分至一钱　苦桔梗一钱至钱半　淡豆豉二钱
至三钱　青连翘二钱至三钱　青子芩一钱至钱半
生甘草四分至六分　西茵陈二钱至三钱　贯仲二钱
至三钱　鲜竹叶三十片

按：此方从长沙枳实栀豉汤，合河间桔梗
汤，加茵陈、贯仲二味。治湿温时疫之热重于
湿，兼受风邪而发者，屡投辄效。

清芬辟疫汤　见徐洄溪先生《医案》。

活水芦根二两　鲜茅根一两　鲜薄荷钱半
鲜青蒿三钱　泽兰叶三钱　鲜石菖蒲叶钱半　解
毒万病丹一粒，温水磨冲

按：此方清芬辟秽，凉血解毒，乃湿温时
疫，湿从燥化，温从火化之良剂。凡治身热神
昏，闷乱烦躁，甚或呕吐厥僵，其形如尸等症，
投之辄效。盖火邪逆上，诸窍皆闭，非此等清
凉芳烈之药，不能即令通达。本会各职员，历

经治验，故敢新定其名曰：清芬辟疫汤。

解毒万病丹　见徐灵胎先生《兰台轨范》。

雄黄精五钱　山慈菇二两　川文蛤二两　千金霜二两　红芽大戟二两　麝香三钱　飞辰砂五钱

上七味，各研细末，和匀，以糯米粥为剂，每料分作四十粒。按四十料太重，可分作八十粒

按：洄溪先生曰：此秘药中之第一方也，用药之奇，不可思议。专治一切药毒。菰子、鼠莽、恶菌疫死、牛马河豚等毒，及时行瘟疫，山岚瘴疟，缠喉风痹，黄疸，赤眼，疮疖热毒上攻，或自缢，溺水，打扑伤损，痈疽发背，鱼脐疮肿，百虫蛇犬所伤。男子妇人，癫邪狂走，鬼胎鬼气，并宜服之。由是观之，此丹确为杀菌之第一要剂。其方下，明注曰恶菌疫死。则凡属疫证之由于恶菌者，医者可推广其用矣，惟中医通称曰恶菌，西医则通名曰毒菌，因其微细之极，又名曰细菌，且因善能腐败物质，又名微菌。习新医学者，辄诋中医之不知毒菌，则其于中国医书，未尝博览，已可概见。但取中医学说之可非难者一二端，指摘之以概全体，而弃我所长。新学之士，习闻其说，遂以中医为一无可取，致使新旧之见，势同冰炭，两者益不相容。然如斯互相抵触之弊，将谁受之。受其弊者非他，吾国之人民而已。窃愿中西之二大医术，日渐融和，共图医道之大进步，则本会各职员，实深厚望焉。

昌阳泻心汤　见王孟英先生重订《霍乱论》。

鲜石菖蒲钱半　青子芩　仙露夏各一钱　小川连六分　紫苏叶三分　真川朴八分　鲜竹茹三钱　淡竹沥一羹，瓢冲　生姜汁四滴冲

先用炒香枇杷叶一两、活水芦根二两，煎汤代水，其枇杷叶，必须先刷毛净，剪去大筋，然后略炒微黄色为度。

按：菖蒲一名昌阳，辛香不燥，善能扫涤浊邪，昌发清阳之气，合绪药以为剂，共奏蠲痰泄热、展气通津之绩。凡治湿热秽浊之邪，内蒙清窍，已历试不爽矣。

太乙紫金丹　同前。

山慈菇　川文蛤各二两　红芽大戟　白檀香　安息香　苏合香油各一两五钱　千金霜一两　明雄黄　琥珀各五钱　梅冰　当门子各三钱

以上十一味，各研极细，再合研匀，浓糯米饮杵丸，绿豆大，外以金箔为衣，每钱许，凉开水下。专治霍乱痧胀，岚瘴中恶，水土不服，喉风中毒，蛇犬虫伤，五绝暴厥，癫狂痫痓，鬼胎魔魅，及暴湿温疫之邪，弥漫熏蒸，神明昏乱，危急诸证。

按：薛一瓢先生曰：此方比苏合丸而无热，较至宝丹而不凉，兼玉枢丹之解毒，备二方之开闭，洵为济生之仙品，立八百功之上药也。由是推之，此丹合前解毒万病丹二方，真中医杀菌解毒之灵丹，不论时疫、大疫、疬疫，凡见方下详注各症，均可酌用，以奏捷效。

厥症返魂丹　见王肯堂先生《类方准绳》。

真麝香　生玳瑁　雄黄精　白芥子　飞辰砂各二钱五分

上药同研如粉，于磁器中熔安息香和丸，如绿豆大，每服五丸，小儿只服一丸。

按：昏厥一症，最为急候，轻则渐苏，重则即死，因怒而得者为气厥，因瘀而得者为血厥，因痰而得者为痰厥，因食而得者为食厥，因酒而得者为酒厥，因痉而得者为痉厥，因痛而得者为痛厥，因惊而得者为惊厥，卒中而得者为暴厥，其状如尸者为尸厥，其症皆忽然昏晕，默然不语，不省人事，均以此丹，随症加入汤引急救之。历试辄验。

犀地清神汤　见石芾南先生《医原》。

白犀角八分至一钱　鲜生地六钱至一两　新银花二钱至三钱　青连翘二钱至三钱　广郁金三钱磨汁冲　鲜石菖蒲钱半，后入　梨汁　竹沥各一羹瓢冲　生姜汁二滴，冲

先用活水芦根二两，灯心三十支，煎汤代水，煎成，冲入犀角汁、郁金汁、梨汁、竹沥、姜汁等，乘热即服。

按：湿热浊邪，化燥伤阴，内陷心宫，神昏谵妄，舌赤无苔，此时用药，最要空灵，神昏为内闭之象，闭则宜开，心宫乃虚灵之所，虚则忌实。此方四味用汁，地黄用鲜者，取其滑利，少加姜汁，凉药热饮，取其流通，此即阴阳开阖之理也。余氏春山曰：热为湿郁，不能外达下行，每见恶寒足冷。若拘伤寒恶寒之说，投以温散，其寒反甚。但用芦根、灯草，甘淡通阳利窍，滚煎热服，下咽即觉热从外达，津津汗出而解，屡验不爽。故此方合前诸药以为剂，甘润救阴，清凉芳透，既无苦寒冰伏之虞，又乏阴茅浊腻之弊。如此制方，确有精义，本会各职员，屡用辄效，特表彰之。

加减神犀汤合犀珀至宝丹方　医学会正会长何廉臣君经验方。

犀角尖八分　鲜生地二两，拌捣淡豆豉，三钱　银花二钱　连翘三钱　粉丹皮钱半　元参心　老紫草各三钱　大青叶二钱　金汁一两，冲　犀珀至宝丹一颗，去壳研细，先用药汤调服，犀角仍磨汁冲。

犀珀至宝丹　同前。

白犀角五钱　羚羊角五钱　琥珀三钱　麝香一钱　蟾酥五分　原桃仁三钱　藏红花三钱　血竭三钱　辰砂五钱　郁金三钱　石菖蒲三钱　穿山甲二钱　杜赤豆五钱　桂枝尖二钱　连翘心三钱

以猪心血为丸，金箔为衣，每丸计重五分，大人每服一丸，小儿每服半丸，婴儿每服半丸之半丸。

按：此丹专治一切时邪内陷血分，瘀塞心

房，不省人事，昏厥如尸，目瞪口呆，四肢厥冷等症。又治妇人热结血室，及产后瘀血冲心，小儿痘疹内陷，急惊暴厥，中风中恶等症，用之得当，奏功极速，历验如神。

犀连承气汤　见吕楂村先生《伤寒穷源》

白犀角一钱　小川连一钱　生锦纹二钱　小枳实钱半　元明粉三钱　真川朴五分

小陷胸汤合朴黄丸　小陷胸汤见张仲景先生《伤寒论》。

栝楼仁六钱　仙露夏三钱　小川连八分　朴黄丸三钱

上药煎成，绢筛滤清服。

朴黄丸　见程钟龄先生《医学心悟》。

真川朴　广陈皮各十二两　制锦纹一斤四两　广木香四两

上用荷叶水泛为丸，如绿豆大，每服三钱，开水送下，小儿二钱。

枳实导滞丸　见李东垣先生《脾胃论》。

小枳实　六神曲各五钱　制锦纹一两　小川连三钱　青子芩　生晒术各三钱　浙茯苓三钱　建泽泻二钱

神芎导水丸　见刘完素先生《河间六书》。

生锦纹　青子芩各二两　炒黑丑　飞滑石各四两　小川连　川芎　苏薄荷各五钱

共为细末，滴水为丸，如小豆大，温水下十丸至十五丸，每服加十丸，日三服，冷水下亦得。

按：此丸，泻湿热，消酒食，清头目，利咽喉，能令胃肠结滞宣通，气和而愈，屡用辄效。

陆氏润字丸　见陆养愚先生《三世医验》。

酒炒锦纹一两　制半夏　前胡　山楂肉

天花粉　白术　广陈皮　枳实　槟榔各一钱二分五厘

每药须晒干为末，姜汁打神曲为丸，如梧子大，每服二三钱。

按：此丸，善治湿热食积，胸满不食，腹痛便闭，及夏秋赤白痢等症，最稳最灵。

桃仁承气汤　见仲景方。

原桃仁三钱　生锦纹二钱　元明粉钱半　川桂枝三分　生甘草六分

按此汤，乃仲景原方，吴又可去桂枝甘草二味，加当归赤芍丹皮各二钱，亦名桃仁承气汤。吴鞠通去元明粉桂枝甘草三味，加细生地六钱、丹皮四钱、泽兰二钱、人中白二钱，名加减桃仁承气汤。同一治蓄血证，凉血通瘀之功，较原方尤胜。

犀角鲜地黄汤　见孙真人《千金要方》。

白犀角一钱　鲜生地一两　粉丹皮三钱　赤芍二钱

茵陈蒿汤　见仲景方。

西茵陈五钱　焦山栀四钱　生锦纹二钱

参黄汤　见石芾南先生《医原》。

别直参钱半　生锦纹钱半

千金生地黄汤　见《千金要方》。

鲜生地二两　生锦纹一钱　生甘草八分　芒硝一钱　大红枣四枚

养荣承气汤　见吴又可先生《温疫论》。

鲜生地一两　油当归三钱　生白芍二钱　白知母三钱　生锦纹一钱　小枳实钱半　真川朴五分

雪羹　见王晋三先生《古方选注》。

漂淡陈海蜇四两　大荸荠六个

飞龙夺命丹　见王孟英先生《重订霍乱论》。

飞辰砂二两　明雄黄　灯芯灰各一两　人中白八钱　飞青黛　明矾各五钱　梅冰　麻黄各四钱　珍珠　牙皂　当门子　蓬砂各三钱　西牛黄二钱　杜蟾酥　火硝各钱半　飞真金三百页

上十六味，各研极细合研匀，磁瓶紧收，毋令泄气，以少许吹鼻取嚏。重者再用凉开水调服一分，小儿减半。

按：王孟英先生自按云：此丹芳香辟秽，化毒祛邪，宣气通营，全体大用，真有斩关夺隘之功，而且起死回生之力也。

观音救急丹　见甬东王松堂先生《经验各科秘方辑要》。

真朱砂　雄黄精各六两　荜茇二钱　梅冰二钱半　明矾一两　月石二两　牙硝四两，后下　当门子二钱五分　真佛金二百张

上药研末，用磁瓶收贮。每装一分，黄蜡封口，切勿泄气。如遇有急痧等症，急用此丹，先点两眼角，再取半分，放入脐内，以膏药贴之甚验。若遇重证，可将余丹放舌上，阴阳水送服，无不立效。

按：王松堂自云：此丹功力甚大，即死一时，还可回生。孕妇忌服，小儿减半。

行军散　见王孟英先生《重订霍乱论》。

西牛黄　当门子　珍珠　梅冰　蓬砂各一钱　明雄黄飞净，八钱　火硝三分　飞真金二十页

上药研极细如粉，再合研匀，磁瓶密收，以蜡封之。每三四分凉开水调下。

飞马金丹　见沈樾亭先生《验方传信》。

巴豆霜　广木香　赖橘红各三钱　五灵脂

广郁金生打　上雄黄　制锦纹各一两　飞辰砂五钱　明乳香　净没药　山慈菇　百草霜各二钱

各称另研净末分两，再合研一时许，合匀。米醋法丸，金箔为衣，如绿豆大，隔纸晒干，紧贮磁器，置高燥处。二十岁以上者，每服十二丸。禀强者，加三丸。老幼随减，三两岁者七丸，或五丸，七八十岁者九丸。温开水送下，半日或一二时许，非吐必泻。孕妇遇急证，七丸为度。

藿香正气散　见王孟英先生《重订霍乱论》。

藿香三两　川朴　陈皮　桔梗　白术　半夏各二两　大腹皮　白芷　浙茯苓　苏叶各三两　炙甘草一两

上十一味为末，每三钱姜三片、枣三枚煎服。

红灵丹　同前。

朱砂　牙硝各一两　飞雄黄　蓬砂各六钱　煅礞石四钱　梅冰　当门子各三钱　飞真金五十页

每一分凉开水送下，小儿减半。

周氏化浊汤　见周雪樵先生《中国医学报》。

真川朴钱半　杜藿梗一钱　青子芩钱半　前胡一钱　佩兰叶一钱　大腹皮一钱　小枳实一钱　淡香豉钱半　焦山栀钱半　紫金片二分，开水洋冲

控涎丹　见陈无择先生《三因方》。

白芥子　甘遂　大戟各一两

研末姜汁糊丸，每服十丸，重则三十丸，淡姜汤送下。

吴氏四苓汤　见吴又可先生《温疫论》。

带皮苓四钱　猪苓二钱　泽泻　广皮各钱半

藿朴胃苓汤　樊开周先生《经验方》。

杜藿梗三钱　真川朴一钱　杜苍术八分　炒广皮钱半　炙甘草五分　生晒术钱半　浙茯苓三钱　猪苓钱半　建泽泻钱半　官桂五分

王氏蚕矢汤　见王孟英先生《重订霍乱论》。

晚蚕砂五钱　生苡仁四钱　大豆卷四钱　丝通草一钱　陈木瓜三钱　仙露夏一钱　焦山栀钱半　青子芩一钱　吴茱萸三分，拌炒　川连二钱

地浆或阴阳水煎，稍凉徐服。

燃照汤　同前。

飞滑石四钱　真川朴一钱　焦山栀二钱　青子芩钱半　制半夏一钱　淡香豉三钱　省豆草钱半

水煎，去滓研冲白蔻仁八分，温服。

藿香左金汤　同前。

杜藿香三钱　吴茱萸二分　小川连六分　新会皮二钱　姜半夏钱半　炒枳壳钱半　炒车前钱半　赤苓三钱　细木通一钱　建泽泻二钱　猪苓钱半　六一散四钱，包煎

先用鲜括淡竹茹五钱，炒香鲜枇杷叶一两，井水河水各一碗，煎至一碗，分两次服。服后毋多饮茶，多饮茶则连药吐出，不得药力矣，切宜忍耐。

连朴饮　同前。

小川连一钱　真川朴二钱　石菖蒲一钱　淡香豉三钱　制半夏一钱　焦山栀三钱

活水芦根二两煎汤代水。

回阳急救散　同前。

587

吴茱萸一两八钱　母丁香一两二钱　上桂心八钱　硫黄五钱　当门子四钱

五味共研极细，磁瓶密收，每二三分安脐中，以膏药封之，一时即愈。孕妇忌贴。

按：此方药虽猛峻，而仅取其气由脐入腹，自能温通脏腑以逐寒邪，不致伤阴，诚为善策。惟口渴苔黄，下利极热者，显为阳证，虽见肢冷脉伏，亦勿妄用此散，更张其焰也。

椒附白通汤合半硫丸　见吴鞠通先生《温病条辨》。

川椒二钱，炒黑　生附子三钱，炒黑　淡干姜二钱　葱白三枚　猪胆汁半烧酒杯，去渣后调入

半硫丸　同前。

倭硫黄　姜半夏各一两

为细末，蒸饼为丸，梧子大，每服一二钱，开水下。

霍乱定中酒　见沪上各报。

樟冰　丁香　木香　大茴香各三钱　罂粟膏三钱　广陈皮二钱　滴烧酒一斤

按：此方专治霍乱、瘰螺痧、吊脚痧、绞肠痧、胸郁腹痛痢疾等症。用此酒半茶匙，饮之即愈，极其灵验。

新加附子理中汤　见王清任先生《医林改错》。

潞党参八钱　淡附片四钱　淡干姜四钱　炒白术四钱　炙甘草三钱　原桃仁二钱　杜红花二钱

按：吐泻一见转筋，身冷汗多，非此方不可，莫畏病人大渴饮冷，不敢用。

来复丹　见宋《和剂局方》。

玄精石　倭硫黄　牙硝各一两　赖橘红　小青皮　五灵脂各二钱

上药为末，醋糊丸，每服二钱，或三十丸，空心醋汤下。

加减附子理中汤　见吴鞠通先生《温病条辨》。

黑附块　老东参各钱半　生茅术三钱　真川朴二钱　广皮钱半

纯阳正气丸　见《绍兴医学报》。

杜藿香　紫苏叶　生茅术　生於术　白茯苓　姜半夏　广皮　上官桂　公丁香　青木香各一两　紫降香五钱

上药共研细末，水法为丸，如粟米大，外加红灵丹一两为衣，开水送服，每服五分，小儿减半，症重者酌加，孕妇忌服。

附姜归桂汤　见喻嘉言先生《医门法律》。

黑附块　炮干姜　全当归　安边桂各一钱半

上用水二大盏煎至一盏，入蜜一蛤蜊壳温服。

参芪建中合二陈汤　何廉臣经验方

潞党参　棉芪各钱半　川桂枝五分　生白芍钱半　炙甘草八分　姜半夏钱半　炒广皮一钱　浙茯苓三钱　饴糖三钱　鲜生姜八分　大红枣四枚

用水两碗煎成一碗，去渣温服。

附姜归桂参甘汤　见喻嘉言先生《医门法律》。

黑附块　炮干姜　全当归　安边桂各一钱半　潞党参　炙甘草各二钱　鲜生姜二片　大红枣二枚

用水两大盏煎至一盏，入蜜三蛤蜊壳，

温服。

辛温平补汤　同前。

黑附块　炮干姜各五分　全当归一钱　安边桂五分　潞党参　炙甘草　蜜炙棉芪　土炒白术　酒炒白芍各二钱　五味子十二粒　煨姜三片　大红枣二枚

用水二大盏，煎至一盏，加蜜五蛤蜊壳温服。

麦门冬汤合半夏秫米汤　何廉臣经验方。

原麦冬三钱　潞党参钱半　姜半夏二钱　北秫米四钱　炙甘草六分　大红枣二枚

参麦茯神汤　见薛生白先生《湿热条辨》。

西洋参钱半　原麦冬二钱　辰茯神三钱　鲜石斛三钱　甜石莲钱半　生谷芽钱半　生甘草六分　宣木瓜八分

人参白虎汤　仲景方。

潞党参钱半　生石膏六钱　白知母三钱　生甘草六分　生粳米三钱，荷叶包煎

香砂二陈汤　见宋《和剂局方》。

广木香八分　春砂仁八分　姜半夏钱半　广陈皮钱半　浙茯苓三钱　炙甘草六分

桂枝白虎汤　仲景方。

川桂枝六分　生石膏六钱　白知母三钱　生甘草六分　生粳米三钱，荷叶包煎

清脾饮　见张路玉先生《医通》。

川柴胡钱半　青子芩钱半　姜半夏一钱　真川朴八分　草果仁五分　生於术八分　小青皮七分　炙甘草六分　鲜生姜两片　大红枣

两枚

加减达原饮　见雷少逸先生《时病论》。

草果仁五分　槟榔钱半　真川朴八分　炒白芍钱半　炙甘草五分　生川柏五分　焦山栀二钱　浙茯苓三钱

柴胡白虎汤　见丹波廉夫先生《伤寒广要》。

川柴胡八分　生石膏六钱　白知母三钱　生甘草六分　生粳米三钱，荷叶包煎　青子芩二钱　仙露夏钱半

青蒿鳖甲煎　见吴鞠通先生《温病条辨》。

青蒿脑二钱　生鳖甲五钱　细生地四钱　白知母二钱　粉丹皮三钱

新绛旋覆花汤　仲景方。

真新绛一钱　旋覆花三钱　葱头十四枚

秦艽鳖甲汤　见《张氏医通》。

左秦艽钱半　生鳖甲四钱　全当归钱半　白知母钱半　川柴胡八分　地骨皮四钱　青蒿脑钱半　乌梅肉三分

加味逍遥散　见薛立斋先生医案。

白归身　酒炒白芍各钱半　土炒白术　浙茯苓各一钱　川柴胡　炙甘草各五分　焦山栀丹皮各钱半　苏薄荷三分，冲。

半贝丸　见徐氏《卫生业录》。

生半夏八钱　京川贝一两二钱，去心

共研细末，炒至微黄，候冷，生姜汁捣匀炼丸，装入磁瓶，弗令泄气。每服一分五厘，开水半酒杯。于疟未来时，先一时辰服，迟服则不效。重者下次再服一分五厘，无不愈。愈

后，戒食发物及鸡蛋南瓜等三个月，永不再发。

疟疾五神丹　何廉臣经验方。

姜半夏八钱　京川贝一两二钱去心　青皮八钱　全青蒿一两　金鸡勒二钱

共研细末，淡姜水和丸，如绿豆大，朱砂为衣，每服一钱。

按：钱塘赵恕轩《本草纲目拾遗》云：金鸡勒，细枝中空，俨如去骨远志，味苦性热，能达营卫，行气血，用以治疟，一服即愈。此方从仪征杨赓起军门家传秘方，参酌而出，经验多人，历试不爽，妙在并无后患，功在金鸡纳霜丸之上，用敢公布。

丁蔻理中丸　见广东陈利《济药局方》。

炒冬术二两　潞党参　炙甘草　干姜各一两　公丁香三钱　白豆蔻二钱

共研细末，水泛为丸，每服钱半至三钱，开水送下。

鳖甲煎丸　见仲景方。

鳖甲十一分　赤硝十二分　炒蜣螂　柴胡各六分　炒䗪虫　丹皮　芍药各五分　炙蜂房四分　炒鼠妇　阿胶　大黄　乌扇　紫葳花　桂枝　干姜　黄芩　川朴　石韦各三分　桃仁　瞿麦各二分　葶苈　半夏　人参各一分

上二十三味为末，取煅灶下灰一斗，清酒一斤五斗，浸灰，候酒尽一半，着鳖甲于中，煮令泛烂如胶漆，绞取汁。内诸药煎为丸，如梧子大，空心服七十丸，日二服。

小承气加黄连汤　见吴坤安先生《感症宝筏》。

生锦纹钱半　小枳实一钱　真川朴八分　小川连八分

节斋化痰丸　见王节斋先生《明医杂著》。

淡天冬　炒黄芩　瓜蒌霜　海粉　广橘红各一两　苦桔梗　制香附　青连翘各五钱　上青黛　风化硝各三钱

研细，炼蜜入姜汁丸，白汤送下。

茵陈五苓散　仲景方。

带皮苓四钱　猪苓　泽泻各二钱　生晒术一钱　官桂五分

先用西茵陈五钱煎汤代水。

除疸丸　见何廉臣《重订广温热论》。

倭硫黄三两　净青矾一两

以上两味，水泛为丸，姜半夏粉一两为衣，每服一钱或钱半，一日两次，

茵陈胃苓汤　见万密斋先生《幼科发挥》。

杜苍术一钱　真川朴一钱　炒广皮钱半　浙茯苓三钱　生晒术钱半　川桂枝五分　建泽泻钱半　猪苓钱半　炙甘草五分

先用西茵陈八钱煎汤代水。

绛矾丸　见《张氏医通》。

皂矾五钱，面里烧红　杜苍术五钱　真川朴八钱　广皮六钱　炒焦甘草三钱

煮红枣肉为小丸，姜半夏粉一两为衣，每服钱半，或二钱，一日两次，淡姜汤送下。

栀子柏皮汤　仲景方。

焦山栀五钱　生甘梢一钱　生川柏二钱

三丰伐水丸　见王晋三先生《古方选注》。

制苍术一斤　黄酒曲二两，同苍术炒赤色　皂矾半斤

醋拌晒干入阳城罐火煅，以醋糊丸，梧子大，每服三四十丸，好酒米汤任下。

按：张三丰仙传方云：此乃上清金蓬头祖师所传，治黄肿如土色，其效如神。李时珍云：绛矾丸，不及此方之妙。

代抵当汤 见杨历三先生《寒温条辨》。

醋炒锦纹二钱 原桃仁 炒川甲 醋炒蓬术 元明粉 当归尾 细生地各一钱 安边桂三分

叶氏绛覆汤 见叶天士先生医案。

真新绛钱半 旋覆花三钱 青葱管五寸 桃仁 归须各钱半 柏子仁三钱

当归龙荟丸 见陈修园先生《时方歌括》。

全当归 龙胆草 焦山栀 小川连 生川柏 青子芩各一两 生锦纹 上青黛 芦荟各五钱 木香二钱半 麝香五分

上药炒神曲糊丸，姜汤下，每服二十丸。

加味三黄汤 即三黄甘草汤 见沈樾亭先生《验方传信》。

生锦纹五钱 小川连 青子芩 生甘草各二钱 冲白蜜一两

五汁饮 同前。

生萝卜汁二杯 生姜汁半酒杯 白蜜 陈细茶汁 生藕汁各一酒杯，和匀重汤炖，温饮之，无萝卜时，以莱菔子五钱，清水擂浸一二时许绞汁用

三参冬燕汤 樊开周先生验方。

太子参 西洋参各一钱 北沙参四钱 提麦冬二钱 光燕条八分 青蔗浆一酒杯 建兰叶三片

加味白头翁汤 见《良方集腋》。

白头翁三钱 小川连八分 青子芩二钱 生

川柏六分 北秦皮五分 生白芍三钱 益元散四钱，荷叶包煎

更衣丸 见陈修园先生《时方歌括》。

飞辰砂五钱 芦荟七钱

滴酒和丸，每服二钱。

黄连阿胶汤 仲景方。

小川连四分 真阿胶八分 青子芩六分 生白芍钱半 鸡子黄一枚生，放罐底切不可碎

胃苓汤 即茵陈胃苓汤去茵陈。见《张氏医通》。

枳实导滞汤 见《张氏医通》。

小枳实钱半 制川柏一钱 酒洗生锦纹八分 仙露夏钱半 净楂肉三钱 青连翘钱半 小川连四分 海南子钱半 老紫草三钱 细木通八分 炙甘草五分

七味白术散 见祝春渠先生《歌方集论》。

生晒术 潞党参各钱半 浙茯苓三钱 炙甘草六分 煨木香八分 杜藿香一钱 煨葛根钱半

备急丸 见孙真人《千金方》。

生锦纹一两 巴豆霜一钱 干姜八钱

蜜丸，朱砂为衣，小豆大，每服二三丸，多则五七丸。

醉乡玉屑 见徐春甫先生《医统》。

杜苍术 真川朴各八分 炒广皮一钱 炙甘草六分 焦鸡金两张 母丁香三分 春砂仁六分冲

加味桃仁承气汤 见吴菱山先生《医案

验方》。

原桃仁三钱　醋炒锦纹一钱　元明粉钱半
生甘草八分　安边桂三分　蜜炙延胡钱半　马鞭
草三钱

四汁饮　即前五汁饮去细茶汁。

五仁丸　见尤在泾先生《金匮翼》。

柏子仁半两　郁李净仁　松子仁　原桃仁
甜杏仁各一两　炒广皮四两

先将五仁另研如膏，入广皮末研匀，炼蜜
丸，梧子大，每服五十丸，空心米饮下。

人参芍药汤　樊开周先生验方。

太子参一钱　生白芍三钱　炙甘草五分　甜
石莲钱半　乌梅炭三分　酒炒苦参子二分　荔枝
壳三颗　荠菜干钱半

千金驻车丸　见孙真人《千金方》。

真阿胶三两　炒川连　当归各两半　黑炮姜
一两

醋煮阿胶为丸，梧子大，每服四五十丸，
米饮送下。

四炭阿胶汤　见雷少逸先生医案。

银花炭　条芩炭　白芍炭各钱半　生地炭三
钱　真阿胶钱半　炒黄怀药三钱　广陈皮　甜石
莲各钱半

仓廪汤　见喻嘉言先生《医门法律》。

西潞党钱半　浙茯苓三钱　柴胡　前胡各八
分　桔梗一钱　炙甘草六分　炒枳壳钱半　羌活
独活各五分　川芎六分　鲜生姜两片　陈仓米四
钱，荷叶包煎

犀角五汁饮　何廉臣经验方。

犀角汁一瓢　鲜生地汁四瓢　金汁一两　梨

汁三瓢　甘蔗汁二瓢，用重汤炖温，频频灌服

猪肤汤合黄连阿胶汤加茄楠香汁方

姚滋轩君验方。

小川连六分　真阿胶钱半　生白芍三钱　青
子芩钱半　鸡子黄一枚，先放罐底　茄楠香汁二
匙冲

先用净猪肤净白蜜各一两炒，米粉四钱煎
汤代水。

增损复脉汤　见沈樾亭先生《验方
传信》。

高丽参钱半　提麦冬三钱　大生地三钱　炙
甘草一钱　生白芍三钱　真阿胶钱半　山萸肉八
分　北五味三分　乌贼骨三钱　净白蜡三钱

参燕麦冬汤　见江笔花先生《医镜》。

米炒西洋参钱半　光燕条一钱　提麦冬三钱
奎冰糖四钱

加味雪羹煎　见沈樾亭先生《验方
传信》。

淡海蜇四两　大荸荠二两　真阿胶二钱，另
炖洋冲　山楂炭三钱　陈细茶三钱

归连石斛汤　同前。

油当归五钱　小川连七分　鲜石斛三钱　炒
枳壳一钱　鲜荷叶一角，拌炒　长须生谷芽四钱

五叶芦根汤　见薛生白先生《湿热
条辨》。

藿香叶　佩兰叶　薄荷叶　鲜荷叶各一钱
先用去毛枇杷叶一两，鲜冬瓜皮，活水芦
根各二两，煎汤代水

加味五皮饮　见陈修园先生《时方
妙用》。

广陈皮钱半　茯苓皮三钱　五加皮三钱　大腹皮三钱　生姜皮一钱　光杏仁钱半　紫苏旁枝钱半　防风一钱

加味翘荷汤　见吴鞠通先生《温病条辨》。

青连翘　苏薄荷　炒牛蒡　苦桔梗　焦栀皮　老紫草各钱半　绿豆皮二钱　生甘草六分　蝉蜕十只　苇茎一钱

防风解毒汤　见王晋三先生《古方选注》。

防风　荆芥穗　苦桔梗　淡竹叶　知母　通草各八分　枳壳七分　生石膏　青连翘　炒牛蒡各一钱　苏薄荷七分　生甘草三分

三豆甘草汤　见张路玉先生医通。

大黑豆　杜赤小豆各五钱　绿豆一两　生甘草一钱

香苏五皮饮　见陈修园先生《时方妙用》。

制香附　紫苏叶　广皮各钱半　浙苓皮　大腹皮　五加皮　桑白皮各三钱　炙甘草五分　鲜生姜两片　葱白两枚

麻杏三皮饮　见叶天士先生医案。

蜜炙麻黄一钱　光杏仁三钱　浙苓皮四钱　新会皮钱半　炒牛蒡子钱半　前胡钱半　紫菀八钱　生姜皮一钱

椒目五苓散　同前。

川椒目五分　生晒术钱半　浙茯苓三钱　猪苓二钱　建泽泻二钱　官桂五分

先用海金砂五钱煎汤代水。

麻附五皮饮　见周雪樵先生《中国医学报》。

麻黄一钱　淡附片八分　新会皮钱半　浙苓

皮四钱　生桑皮　大腹皮　五加皮各三钱

香砂春泽汤　见丹波廉夫先生《观聚方要补》。

广木香　带壳春砂各八分　老东参钱半　江西术二钱　猪苓　建泽泻各钱半　浙茯苓三钱　安边桂五分

吴氏二金汤　见吴鞠通先生《温病条辨》。

焦鸡金三钱　海金砂五钱　丝川朴钱　大腹皮三钱　猪苓二钱　白通草二钱

胃苓五皮汤　见万密斋先生《幼科发挥》。

杜苍术八分　真川朴一钱　生晒术一钱　浙茯苓三钱　建泽泻钱半　猪苓钱半　草果仁三分　安边桂三分　炙甘草五分　新会皮钱半　桑白皮　五加皮　大腹皮各三钱　生姜皮一钱

五子五皮饮　见王孟英先生《温热经纬》。

光杏仁三钱　葶苈子　莱菔子　苏子各钱半　白芥子八分　新会皮钱半　生桑皮　大腹皮　五加皮　浙苓皮各三钱

程氏和中丸　见程钟龄先生《医学心悟》。

炒白术四两　炒扁豆三两　浙茯苓两半　炒枳实二两　炒广皮三两　焦六曲　炒麦芽　焦山楂　制香附各二两　春砂仁两半　姜半夏　苏丹参各二两　五谷虫三两，酒拌炒焦，黄色　鲜荷叶一枚

煎水叠为丸，每日上午下午开水下二钱。

叶氏宽膨散　见叶天士先生医案

活癞虾蟆十只，将腹皮剖开。用五灵脂、砂仁末各半分量，垫满腹中，用酒捣黄泥包裹炭火上煅燥，研极细末。每服一钱，一日三次，

593

绿萼梅五分泡汤送下。

开郁通络饮　见薛瘦吟先生《医赘》。

香围皮钱半　广郁金三钱　炒延胡钱半　远志肉八分　真新绛钱半　陈木瓜钱半　蜣螂虫二钱　丝通草一钱　佛手片五分

先用丝瓜络一枚、路路通十个、生苡仁八钱，煎汤代水。

香壳散　见张路玉先生《医通》。

制香附三钱　炒枳壳二钱　藏红花五分　归尾三钱　炒青皮一钱　新会皮一钱　台乌药一钱　赤芍一钱　醋炒莪术一钱　炙甘草五分

上药共研为散，每用五钱，水煎去渣，冲童便半盏，空心温服。若症势极重，加白薇五钱、炒延胡钱半、炒川甲一钱，用原桃仁五钱、青糖五钱、陈酒一瓢，加水四碗，成两碗，代水煎药。

代抵当丸　同前。

酒炒锦纹四两　原桃仁三十枚　炒川甲醋炒莪术　元明粉　归尾　细生地各一两　安边桂三钱

共研末蜜丸，每服三钱。

乔氏阴阳攻积丸　见李士材先生《医宗必读》。

吴茱萸　炮干姜　安边桂　炒川乌　姜炒川连　姜半夏　浙茯苓　延胡索　潞党参各一两　上沉香　真琥珀各五钱　巴豆霜一钱

上为末，皂角四两煎汁糊丸，绿豆大，白蜡为衣，每服八分，加至一钱五分，姜汤下，与脾胃药间服。

按：此方乔三余先生所定，虽有参芪益气，然药多峻猛，妙用全在与脾胃药间服。予曾效用此方，每令病人早服香砂六君丸三钱，夕服阴阳攻积丸八分，或服攻积丸一日，香砂六君丸二三日，随人强弱而施，初服辄应，胀势向衰，即令停服，专用程氏白术丸调补脾胃。

程氏白术丸　见程钟龄先生《医学心悟》

江西术　浙茯苓　广陈皮各二两　春砂仁六神曲各一两五钱　五谷虫四两

用荷叶陈苍米煎水叠为丸，每服三钱，开水送下。

局方禹余粮丸　见宋《和剂局方》。

蛇含石　禹余粮各三两　真针砂五两　羌活　川芎　广木香　怀牛膝　浙茯苓　安边桂　白豆蔻　大茴香　蓬莪术　淡附片　炮干姜　小青皮　京三棱　白蒺藜　全当归各五钱

上为末，入前药拌匀，以汤浸蒸饼，滤去水，和药再杵为丸，梧子大。食前温酒白汤，任下三十丸至五十丸。

按：此丸不动脏腑，而能去病，但最忌盐，一毫不可入口，否则发疾愈甚。若阴虚内热而为膜胀者，忌服。

半硫理中丸　何廉臣经验方。

半硫丸一钱　理中丸二钱
和匀开水送服二钱。

济生肾气丸　见严济生先生方。

浙茯苓三两　熟地四两　怀山药　山萸肉粉丹皮　建泽泻　安边桂各一两　淡附片五钱　怀牛膝　车前子各一两

按：此方本金匮肾气丸中诸药，各减过半。惟桂苓二味，仍照原方，更加牛膝、车前，为宣布五阳开发阴邪之专药。但方中牛膝滑精，精气不固者，勿用。

以上验方，统计一百三十五剂，皆古今名医治验之良方，而为本会各职员屡投辄效者，爰敢公布。惟其间猛烈之品，重大之剂，务必辨证详明，认病精确，始可对证选用，切勿草率从事，致贻卤莽减裂之讥。慎旃慎旃。

主稿者　何廉臣　陈樾乔

审查者　蔡镜清　高纯生　胡东皋

　　　　包越瑚　胡瀛峤　杨质安

杜同甲　杨厚栽　汪竹安

骆保安　陈心田　高德僧

钱少堂　钱少楠　徐仙槎

曹炳章　骆国安　骆靖安

潘文藻　茹和生　王子珍

李守初　钮养安　严绍岐

抄录兼校勘者　何幼廉　何小廉

重订温热经解

沈汉卿　著

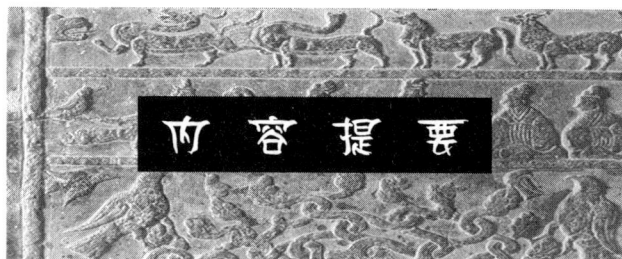

内　容　提　要

　　本书一卷，为江苏沈汉卿先生著。先生病时下之论温热书，多不明经旨，误人不浅。爰本古圣医经之发明温热条文，阐发注解，以惠后学。卷末附以验案，多属不治之症，尤为可传。

重刊温热经解序

　　窃思人之所以病者，天地之气化也。病之所以死所以生者，人身之气化也。夫热则气泄，寒则气收，怒则气上，恐则气下，喜则气缓，悲则气消，劳则气耗，惊则气乱，思则气结，病随气行。虽千变万化，要不外乎由表入里则死，由里出表则生尔。今医士皆能治病，而死生莫决，何也？盖西医尚实验，专事剖解以求病，而病源不见，何以决死生？中医尚气化，但言天地之气化，即理想难凭，何以决死生？夫病有不待剖解而知者，有剖视不得见，而求之人身气化中有实验者。如太阳气化为寒水，其症有恶风恶寒，少阳气化为相火，其症有口苦目眩，此皆人身之气化，剖视不得见，而其症固实有可验，不待剖解而知也。我国医圣张仲景，因汉时医家，不于人身气化中求病源，其宗族多被医误，故作《伤寒杂病论》，发明人身气化之理，以惠后学。不料后学，但知天地之气化，而不知人身之气化，误加注释，相沿至今，将二千年，不知误人多少，致令医界中人，谈及伤寒，皆瞠目相视，噤口不言。此家君所以改良古注，阐发病源，而作是书也。书既成，家君因命余雠校更正，先付排印，以质当世之知医者。是为序。

沈懋官肖卿氏序于京都延寿寺街医寓

自　序

　　尝阅《温病条辨》与《温热经纬》，而知轩岐长沙之书，无人研究，何也？熙熙攘攘，名利是求，其所以率尔操觚者，皆名利之心迫而出之。其于古圣心传，固漠然无所动于中，不求经旨，妄加注释。晋·叔和、唐·王冰误解于前，各家误解于后，一误再误，致令神圣相传之医学，淹没将二千年，迄未发明。而吴鞠通、王孟英辈，复欲撇去伤寒，独开生面，而不自知其愚昧。集叶氏《指南》数方，以行于世，可为叶氏功臣，其实则仲景之罪人也。仲景论桂枝汤为太阳中风之主方，太阳病脉浮者为风寒在表，尚宜此汤，并未言温病宜桂枝汤主之。而鞠通论温病，开首即以此方诬圣，其不明经旨可知矣。仲景论伤寒霍乱，宜五苓、四逆、理中等方，而鞠通误解，以治温病霍乱，以热治温，其不杀人也几希。仲景论少阴病，寒伤少阴也。而孟英以少阴病为温病，窃附于仲景门墙，以误后学，此胡为者。噫！自晋迄今，以药试病，于试验中，幸得数方，即称名医，知其然而不知其所以然。病理不明，死生莫决，此中国医学，所以日趋于腐败也。近时英俊，又复喜新厌故，竞尚西学，不知西人之性质，西方之风土，与中国大不相同。其人性情强，皮肤密，毫毛坚，其病生于内，故西医论病，皆曰肺炎、肝炎、肠胃炎，治法皆宜内攻也。华人性情柔，皮肤疏，毫毛软，其病生于外，故中医论病，皆曰风寒暑湿燥火，治法当从外解也。习惯不同，病情不同，治法是以不同。人身一气机耳，热则气泄，寒则气收，收则病入，泄则病出，气存则生，气绝则死，病虽千变，气化则一，此我国医圣，所以作《伤寒杂病论》也。西医不言气化，专事实验，辄遇瘟疫，即仓惶失措。中医但言天地之气化，而不求人身之气化。是以注伤寒家，皆曰少阴之上，热气治之；阳明之上，燥气治之。此非天地气化乎。天地之少阴为君火，人身之少阴为肾水，天地之阳明燥金为寒燥，人身之阳明燥土为火燥。仲景论人身，注家说天地，此医圣经旨，所以迄未发明也。麟不敏，不能将各国医学，兼收并蓄。窃愿发明经旨，俾后学见病知源，详释经文，分别温热，辨西方瘟疫之名，集平时经验之方，不揣固陋，类聚成篇。尚祈中西同志，绳愆纠谬，发明人身气化之病理，庶使古圣心传，大放光明于世界。

江苏沈麟汉卿氏作于天津合济医院

凡　例

五运六气，天地之气化也。伤寒传经，人身之气化也。各注家不解虚字，是以多误，是书于太阳篇中，悟出人身冬令之气化。于阳明篇中，悟出人身春、夏、秋三时之气化，此乃医圣心传之要。学者若能于人身气化中求病理，思过半矣。

温病者，天气为病也。风自南方来，天气大温，民即病温。温邪伤经，当按经施治，病不解，则化为热病，人之气化为病也。伤寒化热，伏气为温，皆人之气化为病也。分经施治，治法本同，其有不同者。伤寒救阳，温病救阴，此乃秋冬人气收藏，春夏人气外泄之故耳。拙著有《伤寒问答》，现已脱稿，拟集资付刊，有愿出资者，函致天津大费家胡同合济医院可也。

瘟疫者，地气为病也。天以阳生阴长，地以阳杀阴藏，故地气伤人，天气不降，则地气上升。如冬令无雪，民病瘟疫，其气由地下发生，鼠先受病，即名鼠疫。其气由口鼻入脾胃，故传染，法当攻下，化热以后，人气为病，治法与热病同，西医不言气化，以传染病为瘟疫，不知天气为病，亦能传染。如风热咳嗽，其气由鼻入肺，病气相传，西人误以为肺疫，名之曰百斯笃。不知风能生虫，乃气化之常理，风去虫自绝，风不去，则久咳成痨。此非地气为病，不能杀人，其有不愈者，误治之过也。

肝气病者，人之本气为病也。《经》云：怒则气上，恐则气下，思则气结，惊则气乱，喜则气缓，悲则气消，劳则气耗。气行血从，气顺血调，舒其肝气，调其胃气，治法与治天气为病迥不相同。是篇专论温热，不及杂病，故纳之于治验中，另立方药。如各种咳嗽、五色痢疾等症，各附于后，学者当求之于治验中。

医圣经文，一字包含数十义，一语耐人数日思。其经义尽在虚字中，与无字处。各注家不但不解虚字，并实字之义，亦不加察，各逞己见，不于原文中求经义。而于原文外，为之加增字名，使后学盲从，误尽苍生。致令《伤寒论》一书，无人敢读，变成荒经。是书付气温因病本伤寒，引以为症，略加新解。而辨症辨脉诸大法，不及备载，不能见病知源，学者欲明病理，当求之于伤寒问答中。

仲景于《伤寒传经》，发明人身经气为病。是书于肝气病中，发明人身脏气为病，复于温疫中，发明地气为病。天气病宜散，地气病宜降，人气病宜和，经气为病辨脉症，脏气为病分营卫。学者果能于气化中求治法，则千变万化，庶有准则矣。

咳嗽，肺病也。北方风多，《经》云：风舍于肺，其人则咳。此症最忌桑白皮地骨皮，吴鞠通亦尝言之。今医士皆喜用桑白、地骨，致令病人久咳成痨，误人不浅。此乃不求病源专事方药之过也。不知病有阴阳，方有寒热，一病有数症，一症有数方。必先辨症，而后定方，庶无贻误，是篇于治验中分列方药，以便研究病情耳。

痢疾，肠胃病也。《经》云：肠中热，便肠垢，即言此病。此病发于春，风热内陷也，法当消风，此病发于秋。暑热内蕴也，法当解暑。今医士每以为肠澼，用於术以止痢，致痢久不止。鄙人尝见满人有名连捷者，其父在东洋作参赞时，患痢，常服於术，痢至九年而卒。此乃前人误注"肠澼"为"痢"之故，不知"澼"字从水。肠澼者，肠间水泻也，与痢疾适相反，水泻宜止。其病在脾，脾属脏，脏不宜泻。故用於术以止泻，痢病在肠胃，肠胃为腑，腑宜通，不宜塞，若用於术以止痢，则移热于脾，腑邪入脏矣。是篇于治验中，略言治法，以备研究。学者当于病理中求方药，幸勿专求方药，而不问病情，不辨脉症也。

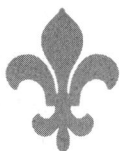

目　录

重订温热经解

温 热 经 解

江苏沈鳞汉卿氏著于津门　长次男懋宗广官肖
后学裘诗福吟五重校

《六元正纪大论》曰：辰戌之纪，太阳司天，气化运行先天。初之气，地气迁，气乃大温，草木早荣，民乃厉，温病乃作。其病身热头痛，呕吐，肌腠疮疡。卯酉之纪，阳明司天，气化运行后天。二之气，阳乃布，物乃生荣，万大至，民善暴死。终之气，阳乃布，候反温，蛰虫来见，流水不冰，民乃康平，其病温。寅申之纪，少阳司天，气化运行先天。初之气，地气迁，风胜乃摇，寒乃去，候乃大温，草木早荣，寒来不杀，温病乃起。其病气怫于上，血溢目赤，咳逆头痛，血崩胁满，肌腠中疮。三之气，民病热中，聋瞑血溢脓疮，咳呕衄䘐，渴嚏欠，喉痹目赤，善暴死。丑未之纪，太阴司天，气化运行后天。二之气，大火正，物承化，民乃和，其病温厉大行，远近咸若，湿蒸相搏，雨乃时降，四之气，畏火临，溽蒸化，地气腾，天气痞隔，寒风晓暮，蒸热相搏，草木凝烟，湿化不流。则白露不降，以成秋令。民病腠理热，血暴溢，疟心腹满热胪胀，甚则跗肿。子午之纪，少阴司天，气化远行先天。三之气，天政布，大火行，庶类蕃鲜，寒气时至，民病气厥心痛，寒热更作，咳喘目赤。五之气，畏火临，暑反至，阳乃化，万物乃生，乃长荣，民乃康，其病温。巳亥之纪，厥阴司天，气化远行后天。四之气，溽暑湿热相搏，争于左之上，民病黄瘅而为跗肿。终之气，畏火司令，阳乃大化，蛰虫出见，流水不冰，地气大发，草乃生，人乃舒，其病温厉。

此论客气温病也。其病皆发于君相二火司令之时，其时依年辰，固可按图而索也。其为病也，不过身热、头痛、耳聋目瞑衄䘐，咳喘呕渴，喉痹目赤，疟心腹满热胪胀，黄瘅跗肿，血溢血崩，肌腠疮疡，暴死等症而已。与后人所论温病，始于上焦，由中焦而病及下焦者，迥不相同，何也？病有客气伏气之分，是经所论，客气温病也。后人所论，伏气温病也。伏气温病，本冬伤于寒，后人论伤寒由表入里，温病自上而下，欲撇去伤寒，独开生面以论温。而不自知其无知妄作，不但于仲景经文，未明经旨，并于《内》《难》二经所论温病，概不符合。此乃无根之学说，不足道也。仲景论伤寒，有寒邪伤经，由经传经者，有寒邪伤表，由表入里者，寒邪入里，先入胸为胸满，由心而入心下为心下痞，由心下而入腹中为胀满。其病皆自上而下，伏气温病，本冬伤于寒，寒邪伏于骨与肩背之膂筋。至春，病随气化，由筋骨而出走肌肉，化为温病，由肌肉外达皮毛，发为热病。伏寒化温，自里出表，乃人身之气，随时变化使然。所谓自上而下者，乃人之胃气，不能使邪气外解，则邪气入里，由上焦而入中焦，甚则深入下焦，其病由卫入营，由表入里也。夫病之所以由表入里，自上而下者，皆人之气化使然，非病能使然。寒邪从毛窍入，温邪亦从毛窍入，不得以温邪为从口鼻入，不能从毛窍入也，何也？人之口鼻呼吸，毛窍亦呼吸，病气随呼吸入人身，固无分乎寒与温也。惟瘟疫传染，地气为病，秽浊气味，由口鼻入耳。

《难经》五十八难曰：温病之脉，不知何经之动也。各随其经之所在而取之。此论客气温病之脉也。伤寒传经，客气温病不传经，其病随君相二火司令之时，温邪伤经而后发。发于阳明太阴者，为身热衄衊，渴喘喉痹，黄瘅跗肿，肌肤疮疡。发于少阳厥阴者，为头痛目赤，血溢血崩，咳喘胁满，耳聋目瞑，呕逆心痛。其病有定时，而无定处，随其所伤之经，而以针取之。《难经》专论针法，未言方药。自仲景发明伊尹汤液，辨明经症，以合方药，而后人宗之。专事方药，不求经旨，是以长沙之学未明，而轩岐针灸之法，渐失真传矣。

客气温病治法

辰戌之纪，太阳司天，初之气，少阳相火司令，温邪伤人头痛者，桑菊芩连饮主之。呕吐者，温胆汤主之。肌腠疮疡者，荆防败毒汤主之。

桑菊芩连饮方

桑叶二钱　菊花三钱　酒芩八分　川连八分
川芎八分　柴胡八分　甘草八分

温胆汤方

竹茹三钱　枳实八分　陈皮八分　姜夏三钱
茯苓三钱　甘草一钱

荆防败毒汤方

荆芥八分　防风八分　银花三钱　连翘八分
酒芩八分　川贝母三钱　僵蚕二钱　陈皮一钱
薄荷八分　白芷八分　甘草八分　天花粉二钱
桔梗八分　黄连八分

痛者加乳香一钱制，没药一钱制，痛甚者加穿山甲一钱炙，皂刺一钱炙，绍酒一盅，煎服。

卯酉之纪，阳明司天，二之气，少阳相

火司令，民善暴死，火邪克金也。终之气，少阴君火司令，民病温。法当清肃肺金，勿使火刑，治以辛凉，佐以苦甘，桑菊二冬之类。

寅申之纪，少阳司天，初之气，少阴君火司令，温邪伤人。血溢者，犀角地黄汤主之，三黄汤亦主之。目赤者，桑菊蝉衣饮主之。咳逆头痛者，桑杏汤主之。咳逆吐血，胸中隐痛，脉数大者，肺痈也，犀黄丸主之。妇人血崩者，芩连泻青汤主之。不止者，与莲房饮。血崩过多，气虚下陷者，黄芪建中汤主之。胸满者，栀子豉汤主之。三之气，少阳相火复司令，火邪伤人，耳聋目瞑者，龙胆泻肝汤主之。血溢者，三黄汤主之。咳呕者，肝火卫肺犯胃也，温胆汤主之。衄者，清肺饮主之。衊者，先与四生丸，不愈，与承气汤。喉痹者，先与清瘟败毒汤，不愈，复与除瘟化毒汤。舌上无苔者，养阴清火汤主之。

犀角地黄汤方

犀角尖一钱　生地二两　芍药三钱　丹皮钱半

三黄汤方

大黄三钱　酒芩半钱　川连半钱

桑菊蝉衣饮方

桑叶一钱　菊花一钱　蝉蜕八分　赤芍一钱
防风六分　草决明一钱　柴胡六分　川芎六分
车前子五分，包煎　青葙子一钱

痛者加川连八分，起星翳者，加木贼草一钱，痛甚加龙胆草一钱。

桑杏汤方

桑叶二钱　前胡钱半　川连一钱　川贝母二钱去心　杏泥三钱　菊花钱半　枳壳八分

痰中带血去桑叶，加青黛八分，童便一

杯冲。

犀黄丸方

麝香一分　犀黄二钱　制乳香一两　制没药
一两

上四味，研细，饭糊为丸，每服一钱，饭
后服，甘桔汤送下。

甘桔汤方

甘草钱半　桔梗钱半

芩连泻青汤方

酒芩钱半　川连二钱　生地一两　阿胶三钱
青皮七分　白芍三钱　甘草一钱

莲房饮方

莲房炭二枚　阿胶三钱　棉花子炭十四粒

黄芪建中汤方

黄芪六钱　芍药二钱　阿胶三钱　饴糖五钱
炙甘草一钱

龙胆泻肝汤方

龙胆草钱半　酒芩一钱　泽泻一钱　生地六
钱　北柴胡三分　车前子一钱　青皮七分　黑山
栀一钱　甘草一钱

清肺饮方

酒芩一钱　天冬二钱　甘草八分　川贝母一钱
菊花二钱　黑山栀一钱　麦冬二钱　桑叶一钱

四生丸方

生地六钱　生艾叶一钱　鲜荷叶二钱　生侧
柏叶三钱

上四味，研末，蜜丸，每服一钱。

承气汤方

酒军三钱　川朴一钱　枳实八分　甘草八分

清温败毒汤方

葛根二钱　蝉蜕一钱　酒芩一钱　甘草一钱
僵蚕二钱　木通一钱　桑叶二钱　川贝母三钱
黑山栀钱半　山豆根二钱　青果三枚，打碎

除瘟化毒汤方　治舌苔黄腻，咽喉生蛾肿痛。

葛根二钱　蝉蜕一钱　酒芩一钱　大力子二
钱　僵蚕二钱　马勃钱半　木通一钱　银花三钱
连翘二钱　石膏一两　贝母三钱　人中黄五分
土茯苓三钱　龙胆草一钱

养阴清火汤方　治舌上无苔者，阴虚火旺也。

生地六钱　元参四钱　麦冬三钱　薄荷一钱
咽喉肿者加马勃钱半，竹茹二钱。

丑未之纪，太阴司天，二之气，少阴君火
司令，湿蒸热搏，法当清解。四之气，少阳相
火司令，民病腠理热血暴溢，三黄汤主之。暴
湿化疟，但热不寒者，青蒿滑石汤主之。心腹
满热胪胀，宜三黄汤。跗肿者，宜防己茯
苓汤。

青蒿滑石汤方

青蒿三钱　滑石三钱　川朴一钱　建曲二钱
扁豆衣钱半　银花露五钱，冲　甘草一钱　知母
二钱　杏泥二钱　酒芩八分　通草八分　荷叶边
一圈

但头汗出身无汗者，加豆豉三钱，葱头
一枚。

防己茯苓汤

木防己一钱　茯苓一钱　泽泻一钱　甘草八
分　苍术八分　滑石二钱　酒黄柏八分　猪苓
一钱

子午之纪，少阴司天，三之气，少阴君火
司令，寒气时至。民病厥心痛，寒热更作者，

栀子豆豉汤主之。咳喘者，杏朴芩连汤主之。喘咳气逆面赤者，泻白散主之。五之气，少阳相火司令，其病温，法当清解。

栀子豆豉汤 治风寒入胸，胸中痞塞烦满者。

黑山栀钱半　淡豆豉三钱

气虚者加甘草钱半，呕者加生姜三片。

杏朴芩连汤方

杏泥三钱　川朴一钱　酒芩八分　川连一钱
陈皮一钱　苏子八分，炒　川贝二钱　甘草一钱

泻白散方

桑皮一钱　地骨皮二钱　甘草一钱　粳米一撮

巳亥之纪，厥阴司天，四之气，少阴君火司令，民病黄瘅，茵陈蒿汤主之。不愈，宜猪膏发煎。终之气，少阳相火司令，其病温厉，视其病之所在而清之或以针取之。

茵陈蒿汤方

茵陈蒿六钱　酒军二钱　黑山栀钱半

猪膏发煎方

猪板油八两　头发如鸡子大，三围

上二味，同煎至头发已成灰无渣，顿服。

《阴阳应象大论》曰：冬伤于寒，春必病温；春伤于风，夏为飧泄；夏伤于暑，秋为痎疟；秋伤于湿，冬生咳嗽。

此论伏气为病也。伏气者，正邪也。冬以寒为正邪，春以风为正邪，夏以暑为正邪，长夏新秋以湿为正邪。正邪能伏，虚邪实邪微邪贼邪，皆不能伏也。六气伤人，合于四时，只论风寒暑湿，而不及燥火，何也？以燥火二气不能伏，故燥为秋之正邪，而置之不论。喻嘉言未明经旨，为补秋燥一条，不知燥伤肺金，其病即发为燥咳，不能伏至冬令而后咳嗽也。谨按燥气有二，有火燥，有寒燥，火燥伤人，其气不能伏，寒燥伤人，结为癥瘕，为疝气，日久不愈，亦伏气病也。嘉言欲补秋燥一条，当言疝瘕，不当言咳嗽也。

《金匮真言论》曰：夫精者，身之本也。故藏于精者，春不病温。

此论温病由于伤阴，阴精不足，阳气不能潜藏，故冬不藏精，春必病温。藏精者，阴精常足，阳精得以潜藏也。阳精为人身之本，人身有阳气则生，无阳气则死，冬令阴精常足，阳气内藏，不为寒伤。至春则生气外发皮肤壮实，肌肉坚强，虽有客气邪风，勿能害也。故藏于精者，春不病温。由此观之，温病之源，皆由于冬不藏精，阳气不藏，阴精先已亏损。治温病者，慎勿误汗误下以伤阴，则治法明矣。

《热论》篇曰：凡病伤寒而成温者，先夏至日者为病温，后夏至日者为病暑，暑当与汗皆出勿止。

此论伏气温病发于春，至夏至日止，夏至后，地气外发，草木皆荣，枝叶流膏，天气热至，则暑病生焉。凡病伤寒而成温者，或为温病，或为热病，皆先夏至日发也。《经》云：重阴必阳，重阳必阴。故冬伤于寒，春必病温，温盛为热，则病热，不能病暑。暑者，客气病也。上热下湿，发而为暑，人受之，则病暑，故曰后夏至日者，为病暑；暑邪伤人，病由表入，当从表解，故曰暑当与汗皆出勿止。

谨按：伏寒发于春，至夏至日止，伏暑发于秋，至冬至日止。

《论疾诊尺》篇曰：尺肤热甚，脉盛燥者，病温也。其脉盛而滑者，病且出也。

此论伏气温病，寒已化热。热极伤络，故尺肤热。热甚者，其热甚于他处也。脉盛燥者，脉大且数也。伏气温病发于春，其邪由筋骨出走肌肉则化热，故脉数。由肌肉外达皮肤，

则卫气盛而脉浮滑，故曰其脉盛而滑者。病且出也。

谨按：温病外达，则病当解，不解，即为热病矣。

《平人气象论》曰：人一呼脉三动，一吸脉三动而躁，尺热曰病温，尺不热，脉滑曰病风，尺涩曰痹。

此论伏气温病，与风温不同也。平人脉一呼当再动，一吸亦当再动，为平。一呼三动，一吸三动者，数也。数则为热，其脉躁，其人身必热，数又为虚，其脉不躁，其人身微热，或竟无热，此虚极之候也。诊脉须调尺肤，尺肤热而脉躁甚，故知其为伏气温病。若尺肤不热而脉滑数者，风从火化为风温也。其人当发热汗出，尺肤涩，邪伤血络也。血络不通，故痹。有寒痹，有风痹，有湿痹，有血痹、脉痹、骨痹、皮痹、肉痹。考之《内经》自知，谨按身无热脉滑而尺肤涩者，为风痹。

《九宫八风》篇云：风从北方来者，名曰大刚风，其伤人也。内舍于肾，外在于骨与肩背之膂筋，其气主为寒也。

此论冬伤于寒，寒邪所伏之处也。冬令寒邪伤表为太阳病，寒邪入里为少阴病，其病皆即发，不能伏至春令而后发也。惟冬令北风伤人，其人经气不虚，邪不入经，而入于骨与肩背之膂筋，至春变为温病矣。人之营卫气，日行于阳，夜行于阴，周行于脏腑经络，而不入骨与肩背之膂筋，故寒邪伏焉。至春地气上腾，人气外发，寒邪随气化外出于肉，阳明主肉，燥土胜寒，故寒邪出走至肉，变为温病，此为伏气春温也。

《刺热》篇曰：太阳之脉，色荣颧骨，热病也。荣未交，曰今且得汗，待时而已。与厥阴脉争见者，死期不过三日，其热病内连肾，少阳之脉，色荣颊前，热病也。荣未交，曰今且得汗，待时而已。与少阴脉争见者，死期不过三日。

此论热病本冬伤于寒，寒邪内舍于肾，外在于骨与肩背之膂筋，为两感热病也。寒已化热，故脉洪大。经云：太阳之脉，洪大以长。脉既洪大，色复荣于颧骨，此温邪已化热出表为热病，故曰热病也。热病不从外解，则由卫入营，病名阴阳交。荣未交者，热邪在卫，卫病不与营俱病，其邪当从汗解。但太阳病欲解时，从巳至未上，若至其时不得汗，则病不已。今且勿伤其阴，保其津使之得汗以待时，则病当已。故曰今且得汗，待时而已，此热病之治法也。厥阴脉至，沉短以紧，太阳脉与厥阴脉争见者，浮部洪大，而沉部短紧，此两感热病也。伤寒两感六日死，热病两感三日死，故曰死期不过三日。脉沉紧为寒邪内舍于肾，故曰其热病内连肾。少阳脉至，乍数乍疏，乍短乍长，脉象如此，色复荣于颊前，亦热病也。其邪在卫不在营，当断之曰：可汗而已。但少阳病欲解时，从寅至辰上，若至其时不得汗，则病不已。当预保其津，使之得汗以待时。故曰今且得汗，待时而已，少阴脉至，紧细而微。少阳脉与少阴脉争见者，乍数乍疏，乍短乍长，而又紧细而微也。此肾阳已被寒伤，病由两感，故死期不过三日。

谨按：唐·王冰注：将"脉色"二字连读，是以费解。吴鞠通、王孟英所引经文，悉本王一注，而不知其误，此轩岐之学，所以迄未发明也。

《评热病论》：帝曰：有病温者，汗出辄复热，而脉躁疾，不为汗衰，狂言不能食，病名为何？岐伯对曰：病名阴阳交，交者，死也。人之所以汗出者，皆生于谷，谷生于精。今邪气交争于骨肉而得汗者，是邪却而精胜也。精胜，则当能食而不复热，复热者，邪气也。汗者，精气也。今汗出而辄复热者，邪气胜也。不能食者，精无俾也。病而留者，其寿可立而倾也。且夫《热论》曰：汗出而脉尚躁盛者死。今脉不与汗相应，此不胜其病也，其死明矣。狂言者是失志，失志者死。今见三死，不见一生，虽愈必死也。

611

重订温热经解

此论伏气温病汗出而不愈者，为热病也。温病发于阳明，其邪由卫入营，温邪在卫，脉当浮滑，入营则躁，汗出而脉躁疾是病不为汗衰也。狂言者，邪气入营，营气通心，邪热入心，是以狂言也。卫为阳，营为阴，营卫俱病，故名阴阳交。津汗生于卫，液汗生于营，营生于谷。谷气者，胃气也。有胃气则生，故曰谷生于精。伏气温病，由筋骨出走肌肉，其邪气与谷气，交争于骨肉得汗而解者。邪气却，精气胜，胃气未伤也。胃气未伤，则当能食而不复热，复热者，邪已入营，是邪气胜也。不能食者，胃气已伤，胃中无气，营气无所施其伎，故曰精无俾也。病之所以愈者，营卫气复也。今营卫俱伤，但凭病气以生存，其寿能不立倾耶，汗出而脉躁盛者，其死一；不能食者，胃中无气，其死二；狂言者，是失志，其死三。故曰今见三死，不见一生，虽愈必死也。

谨按：热病有六。其一为伤寒，邪传阳明为热病，其时当冬令，人气内藏，邪气随人气入里为胃家实，承气汤证也。其二为冬伤于寒，至春人气外发，寒邪化温，温邪化热，其病由里出表，白虎汤证也。其有汗出不解，脉躁盛而狂言者，其邪由卫入营，气血两燔，病名阴阳交。宜白虎汤加犀角、元参、生地。若病者能食，即有生机，又有汗出后，胃中燥实，不能食者，此里气不通，表邪不得外解也，宜先与调胃承气汤，其三为冬令风温，其四为春令风温，其五为夏至后，人受暑热。《金匮》云：太阳中暍者，热是也。其症汗出恶寒，身热而渴也。暑伤气，汗出表气虚，故恶寒。热伤津，胃中津竭，故身热而渴，白虎加人参汤证也。其六为夏伤于暑，至秋复感风邪，发为热病，其症腹满身重，难以转侧，口不仁而面垢，谵语遗尿，发汗则谵语。下之则额上生汗，手足逆冷。若自汗出者，伏暑外发也，白虎汤主之。其有汗不出，出不彻者，当转疟而愈，经云"夏伤于暑，秋为痎疟"是也。

《玉版论要》曰：病温虚甚死。

此通论温病，由于冬不藏精，阴精不足，阳气不能潜藏，是以至春病温也。其病发于阳明，先伤卫，后伤营，邪未入营，可汗而已。营虚者，邪必入营，营中有气有血，邪初入营。营气未虚者，犹可用银翘等药，引邪出卫，若营气已虚，则营血受伤，非大剂增液不可。迫至营血枯槁，阴虚已竭，正不胜邪则死，故曰"病温虚甚死"。

《热病》篇曰：热病三日而气口静、人迎躁者，取之诸阳五十九刺，以泻其热而出其汗。实其阴以补其不足者，身热甚。阴阳皆静者，勿刺也。其可刺者，急取之，不汗出则泄。所谓勿刺者，有死征也。

此论伤寒传经化为热病也。关前一分，左为人迎，右为气口，伤寒发于太阳，由表入里，诊在人迎。温病发于阳明，由卫入营，诊在气口。冬令伤寒化热，邪未入里，故气口静而人迎躁。病发三日，邪在三阳，当刺三阳。故曰：取之诸阳五十九刺，以泻其热，而出其汗。经气不足，邪气始入，今邪未入阴，当先补其阴。故曰：实其阴以补其不足者。此论伤寒传经，三日传至少阳，寒已化热为热病也。身热甚，阴阳皆静者，阳气外越而里无阳，故勿刺也。此病属少阴，其可刺者，邪在三阳，不急取之，则邪必入阴。故曰急取之。或汗出而已，或泄而已，故曰：不汗出则泄。所谓勿刺者，邪已深入少阴，真阳外越而里无阳，故曰：有死征也。

热病七日八日，脉口动，喘而短者，急刺之。汗且自出，浅刺手大指间。

此论伤寒再传为热病也。七邪传太阳，八日再传阳明。其邪由里还表，故脉口动喘，邪气甚，正气虚，故动喘而短，当急刺之。以泻其邪，汗且自出者，邪从外解也。手大指间，谓少商、鱼际各二穴。

热病七日八日，脉微小，病者溲血，口中干，一日半而死，脉代者，一日死。

此论寒邪再传太阳阳明，经期已周，邪不

出表，病已入里化热为圃血也。脉微小，卫阳已伤，口中干，津液复竭，故知一日半而死。脉代者，经气已绝，其死更速，故曰一日死。

热病已得汗出，而脉尚躁，喘且复热，勿刺肤，喘甚者死。

此论病在阳明，邪已化热入里为胃家实，当急下之以存阴也。伤寒温病，皆当从汗解，已得汗出，热当解而不解，故脉尚躁。阳明内实，则腹满而喘，有潮热，故喘且复热，当急下之。里气不通，表邪不得外解，此病不在表，故曰：勿刺肤。喘甚者，热伤肺金，肺之化源欲绝也，故死。

热病七日八日，脉不躁，躁不散数。后三日中，有汗，三日不汗，四日死。未曾汗者，勿腠刺之。

此论伤寒再传太阳阳明，邪已化热为热病也。脉不躁，邪不在阴也。躁不散数，邪热入阴，而阴犹未伤。故后三日中当有汗，三日不汗者，阴伤不得汗出也。四日合八日为十二日，传经之期已尽，营卫不行，五脏不通，邪不得出，故死。未曾汗出者，邪已入阴也。邪在阳可以腠刺，邪已入阴，故曰勿腠刺之。

热病不知所痛，耳聋不能自收，口干，阳热甚，阴颇有寒者，热在髓，死不可治。

此论温病两感，邪伏少阴化热为热病也。邪入骨髓，故不知所痛，耳聋有虚有实，邪在少阳耳聋者，表邪外闭也。邪在厥阴耳聋者，肝火内盛也。邪在少阴耳聋者，肾虚精脱也。不能自收者，卫阳欲亡也。口干，阴液欲竭也。阳热甚，阴颇有寒者，邪热在表，真阴内竭，真阳外越而里无阳，是以阴颇有寒也。阳盛阴竭，则骨髓热，邪入骨髓，故死不可治。

热病已得汗而脉尚躁盛，此阴脉之极也，死；其得汗而脉静者，生。

此论伏气温病，温邪化燥为热病，当即下之以存阴也。伏气温病发于阳明，阳明内实，里气不通，表不得外解，故已得汗而脉尚躁盛，此阳明阳盛阴竭，不下则死。故曰此阴脉

之极也，死。其得汗而脉静者，里气得通，表邪已从外解也，故生。

热病者，脉尚盛躁而不得汗者，此阳脉之极也，死。脉盛躁得汗静者，生。

此论伏气温病，邪已入营为热病，当养阴以救阳也。邪已入营，故脉盛躁。邪热伤阴，故不得汗。此阳盛阴竭，法当养阴增液以救阳，非针法所能治。故曰：此阳脉之极也，死；其得汗而脉静者，正胜邪却，阴液未伤，营卫自和也，故生。

热病不可刺者有九：一曰汗不出，大颧发赤，哕者死；二曰泄而腹满甚者死；三曰目不明，热不已者死；四曰老人婴儿，热而腹满者死；五曰汗不出，呕下血者死；六曰舌本烂，热不已者死；七曰咳而衄，汗不出，出不至足者死；八曰髓热者死；九曰热而痉者死。腰折，瘈疭，齿噤龂也。凡此九者，不可刺也。

此论热病伤阴，非针法所能治，故不可刺者有九也。汗者，津液也。热邪在卫，必汗解。不汗出，邪已入营矣。颧主骨，热邪伤阴，阴竭，则热邪入骨，故大颧发赤。哕者，里气不通也。阴津已竭，而里气复不通，热邪不从外解矣，故死。泄者，津液下渗也，泄则腹中空，不当满。腹满者，阴津已竭，邪热入里也。邪热内结，里气不通，营卫不行，故死。目得血而能视，目不明，邪热入营，阴已伤也。营血伤而热犹不已，则阴精竭矣，故死。老人津液已枯，婴儿津液未足，热病伤阴，本非所宜。其腹未满，则邪热在阳，尚可取之诸阳，以泻其热，实其阴，以补其不足。至热而腹满，邪已入里，补之不能，泻之不可，故曰死。汗不出，表邪未解，不当呕下。呕下血者，邪热入营，血热妄行，正不胜邪也，故死。脾病在舌本，肾脉夹舌本，舌本烂，邪热入阴，经血已伤，热仍不已，故死。咳，里病也。邪在气分而咳者，可以外解，邪在血分而咳者，不能外解矣。衄，热极伤络也。血去热清，咳当止，咳而衄者，血已伤而热不已，邪气胜也。汗不

出，出不至足者，邪热不从外解也，故死。髓者，人之阴精也。津液未伤，髓不能热，髓热者津液俱伤，邪热深入骨髓也，故死。痉，津液病也。津液不足以养筋，则痉，热邪伤阴，津液枯槁，故痉而死也。腰折者，角弓反张，太阳证也。瘛疭者，抽搐不宁，厥阴证也。齿噤龂者，阳明痉也。凡此九者，邪热伤阴，法当滋阴，非针法所能治，故曰不可刺也。

《伤寒杂病论》曰：太阳病发热，而渴不恶寒者，为温病。若发汗已，身灼热者，名曰风温。

此论温病，有冬伤于寒，至春变为温病者。有冬令风伤阳明，发为风温者。皆温病也，不可不辨。论何以称太阳病，太阳者，寒水之气也。天之太阳寒水气，来自北方为北风。地之太阳寒水，为终之气，主冬。人之太阳寒水经气，主表。冬令北风伤人之表，其寒气伏于骨与肩背之膂筋，至春地气上腾，人气外发，寒变为温，其病本冬伤于寒，故称太阳病。渴，阳明里证也。身热不恶寒，阳明外证也。伏气温病，发于阳明，故发热而渴不恶寒，此伤寒伏气，变为温病也。冬令有温病，风热外伤阳明也。何以称太阳病，以地之太阳主冬，病发于冬，故称太阳病。太阳中风，当以桂枝汤发太阳之汗，汗出风解，身热即退，若风伤阳明，以桂枝汤发太阳之汗，则汗出不解，身反灼热矣。何也？冬令人气内藏，津液在里，桂枝本为解肌，不能发汗，故以桂枝汤发太阳之汗，不但汗出已，身反灼热矣。此病与中风不同，与伏气温病又不同，故名曰风温。

谨按：是篇文法极精，后人不知研究，是以误解，节中"若"字，各注家均直承上文温病而言。故误解风温为温病之变证，不思仲景何以不曰发汗已，身灼热，为风温，而必加以"若"字、"者"字，复加名曰"等"字耶。"若"字之义，当从外撇，撇去伏气温病，而后言客气风温也。不恶寒者，身灼热者，两者字对较，一为温病，一曰伤寒，所以辨证也。伏

气温病，本冬伤于寒，不必另立名，故篇中论伏气温病，皆曰伤寒，冬令风温，与伤寒同时发病，而见症大不相同，必须另立其名，与伤寒对待。故前论伤寒曰：名曰伤寒。此论风温曰：名曰风温。后人不察，不明经旨，但求方药，犹欲别开生面，以论温病，脉症不辨，死生莫决。此吾国医学，所以愈趋愈下也。

《辨太阳病脉证》篇曰：伤寒无大热，口燥渴，心烦，背微恶寒者，白虎加人参汤主之。

此论伏气温病在里化热也。寒邪在表，当发热恶寒，何以无大热，以冬伤于寒，至春变为温病也。伏气温病，本冬伤于寒，故曰伤寒。寒邪化温，由里出表，温邪在里，故表无大热，温病发于阳明，阳明经气化燥，燥气化火，胃中干，故口燥渴。胃络通心，胃中干，津液不足以养心，燥火入心，故心烦。寒邪化温，其邪伏于骨与肩背之膂筋，由膂筋出走肌肉，化为温病，其病在肩背膂筋之间者，尚未化温，故背微恶寒。白虎汤为阳明温病之主方，辛凉解肌，其寒不入膂筋。口燥渴心烦，为阳明温邪化热，热伤阳明津液之见症，法当清热救阴，故曰背微恶寒者，白虎加人参汤主之。

白虎加人参汤方

知母六钱　石膏一两六钱，碎绵裹　炙甘草二钱　粳米一合　人参二钱，或用党参，或用西洋参均可，米熟汤成

伤寒脉浮滑，此表有热，里有寒，白虎汤主之。

此论伏气温病，邪已出卫化热，为热病也。冬令伤寒，寒邪在表，脉当浮紧，寒邪在表化热，脉当浮数，邪传阳明化热，脉当数急，不能浮滑也。惟冬伤于寒，至春变为温病，其邪由筋骨出卫，卫气盛，则脉浮滑，故曰脉浮滑。少阴伤寒表无热，此非少阴伤寒，寒邪已化热出表，故曰表有热。太阳伤寒里无寒，此非太阳伤寒，寒邪伏于筋骨之里，故曰里有寒。白虎汤解肌肉间气分之热，其气不入筋骨，故

主之。

谨按：此节经义，在此字有字中，仲景文法，有正面，有对面，有反面，此字对面为彼字，有字反面为无字。仲景论伤寒病，有太阳伤寒，有少阴伤寒，有伏气温病。伏气温病，伏于骨与肩背之膂筋。此非太阳经，亦非少阴经。彼少阴伤寒表无热，此表有热，彼太阳伤寒里无寒，此里有寒。各注家不于此字有字中求精义，不明经旨。是以不知伏气温病，伏于何处，并不知少阴伤寒，与太阳伤寒之脉症如何，妄加议论。以表热里寒之证，与白虎汤不合，将"寒"字改作"痰"字，以误后学，不思仲景何以不言表热里寒。本论云：表热里寒，四逆汤主之。毫厘千里，在有字中，注仲景书，而不论字义，妄改经文，此长沙之学，所以迄未发明也。

白虎汤方

石膏一两六钱，碎绵裹　知母六钱　甘草二钱　粳米一合

伤寒病若吐若下后，七八日不解，热结在里，表里俱热，时时恶风，大渴，舌上干燥而烦，欲饮水数升者，白虎加人参汤主之。

此论伏气温病已化热也。伏气温病，本冬伤于寒，故称伤寒。复由温病化为热病，故曰伤寒病。冬令伤寒，人气内藏，若吐若下后，则卫气内伤，寒邪必内陷于胃，温病发于春，人气外发，故邪不内陷。伤寒七八日，当传经，温病不传经，故不解。温病化热，结于阳明肌肉之里，由里出表，故表里俱热。中风恶风，邪在太阳为表实，温病恶风，邪在阳明为表虚，中风风邪在太阳经穴，汗不出，即翕翕恶风，温病无风邪，吐下伤气，卫气虚，故时时恶风，大渴，胃中干也。舌上干燥而烦，欲饮水数升者，温邪伤津，吐下复伤津，邪已化热也。白虎解阳明之热，加人参以补气生津，故主之。

风温为病，脉阴阳俱浮，自汗出，身重，多眠睡，鼻息必鼾，语言难出。若被下者，小便不利，直视，失溲。若被火者，微发黄色，剧则如惊痫，时瘛疭。若火熏之，一逆尚引日，再逆促命期。

此论冬令风温之脉症也。冬令风邪在表，脉当浮。阴阳者，手之太阴，足之跌阳，两部之脉也。风温伤卫，肺主卫，故太阴脉浮，风温伤阳明，跌阳诊阳明，故跌阳脉浮，各注家均以尺寸解阴阳，不思仲景自序，何以言握手不及足。仲景尝言寸口关上尺中，此何以不言尺寸而言阴阳耶。《难经》云：温病之脉，不知何经之动也。当随其经之所在而取之。风温病在阳明，不当诊之跌阳乎。自汗出，风邪伤阳明，经气化燥也。身重，风邪在肌也。多眠睡，风热入脾也。脾热则嗜卧，故多眠睡。冬令人气内藏，风邪开腠理，入肌肉，随人之气化入里，故有诸症。呼出心与肺，吸入肝与肾，呼吸之间，脾受谷气也。风温之邪在肌肉，睡则随人之气化。入脾出肺，而上冲于鼻，故吸必鼾。会厌者，声音之门户。风温之邪，由脾肺上升，则会厌受邪。故误言不便，声音难出也。风邪在表不可下，被下者，被医误下之人也。仲景论风温误下，何以言被下之人，不曰若下之。而曰若被下者，以宗族之误于医也。仲景因汉时医家，不知冬令有风温，不可以治伤寒之法治之。其宗族多被医误，故曰被下者，者字对面，有未被下者。"若被下者"，"若"字之义从外撇，撇去上文发汗，言未发汗而被下者也。冬令风温被下，人气内藏，风热随气化内陷，则水气不化，故小便不利，风热入里，内动肝风，故直视，溲，稀粪也。小便不利，津液即还入胃中，故失溲，温邪在表不可灸，被火者，被医误灸之人也。少阴伤寒，有火灸之法，风温不可灸。若被火者，言未被下而被火，又一误治也。火气有微甚，风火相搏，风邪在肌肉，火气虽微，即发黄色于皮肤，肌色本黄，黄自里出，故曰发。火气甚，则病剧，火邪随风气入里，伤肝及筋，内动肝气，故如惊痫，

615

风火伤筋，故时瘛疭。若邪未入里，则皮肤被火，黄色转黑，似火熏之矣。风温为病当解外，不解外而下之为逆。风温为病当清解，不清解而以火灸之，亦为逆。一逆则病期延长，再逆则命期短促，故曰一逆尚引日，再逆促命期。

谨按：风温为病，《内》《难》二经，均未论及，惟仲景论之最详。无如仲景之文，一字包含数十义，一语耐人数日思，后学识浅，每无研究之资格。是以王叔和误解于前，各注家误解于后，以讹传讹，致令医圣心传，湮没二千有年，不知误人多少。

阳明病，脉浮而紧，咽燥口苦，腹满而喘，发热汗出不恶寒，反恶热，身重。若发汗，则躁，心愦愦，反谵语。若加烧针，必怵惕，烦躁不得眠。若下之，则胃中空虚，客气动膈，心中懊侬。舌上苔者，宜栀子豉汤主之。

此论春令风温也。风邪入肌肉，阳明主肌肉，故称阳明病，春令风气通肝，风令脉浮。肝脉弦，紧者，弦之甚也。春令肝旺，复感风邪，故脉浮而紧，口苦咽干，少阳见症也。燥者，干之甚，风温化燥，故咽燥。风温化火，故口苦。风邪入肝，肝火乘脾，当腹满，不当喘而喘，阳明温病也。春令津液外泄，风邪伤津，则胃中燥实，故腹满。胃热上冲肺，故腹满而喘。发热汗出，风温见症也。不恶寒，反恶热，阳明外症也。风温与伤寒相反，故曰反恶热，身重，风邪在肌也。春令人气在头，津液外泄，不可发汗。若误以温散之药发其汗，汗伤津液，则躁，心中无津液，则神昏，故愦愦。胃中无津液，则燥屎内结，故谵语。心神欲去亦谵语，今心神未去，不当谵语而谵语，故曰反谵语，此燥屎谵语也。少阴伤寒当烧针。阳明温病，不当烧针，若加烧针于少阴经上，则火气通心，风邪入心必怵惕，风火伤少阴，心阳不得下交于肾，肾阴不能上济君火，故烦躁不得眠也。风邪在表未入胃，不当下。若下之，则胃中空虚，人气外发。风邪不入胃，而

内动于膈，风邪者，客气也。故曰客气动膈，膈间有水气，风温之邪在膈中，则水气生热，上熏于心，故心中懊侬。外邪不解，汗不外泄，水气上蒸，则舌上生苔。故曰舌上苔者，者字对面，为舌上无苔者。若舌上无苔，邪已入营，不宜栀豉。舌上苔者，风邪在卫，外未解也，此非栀子豉汤证，宜服栀子豉汤，故曰宜栀子豉汤主之。

若渴欲饮水，口干舌燥者，白虎加人参汤主之。

此论春令风温，邪已化热，热结在阳明肌肉中也。"若"字之义从外撇，撇去上文"咽燥口苦"而言，咽燥口苦，阳明证兼少阳也。少阳证未罢，风热在里，不可与白虎汤。若风温化热，邪在肌肉，汗出伤津，津欲竭而热不解。则渴欲饮水。风热在外，少阳证不见，则口不苦而口干，咽不燥而舌燥。此津已伤而热结在肌，当用白虎以解肌，加人参以生津。

若脉浮发热，渴欲饮水，小便不利者，猪苓汤主之。

此论春令风温，热水内蕴，里气不通，温邪不得外解也。用"若"字撇去上文"脉浮而紧"，言脉但浮而不紧，撇去"汗出"，而言"发热"。撇去"口干舌燥"，而言"小便不利"者，此风邪在外。故脉浮，外不解，故发热，水气不化，故渴欲饮水，小便不利也。此为热水内蕴，温邪不得外解，当用猪苓汤分利之。水气化则腑气通，人气外泄，汗自出而温邪外解矣。

猪苓汤方

猪苓　茯苓　泽泻　滑石　阿胶各钱半

阳明病，汗出多而渴者，不可与猪苓汤。以汗多胃中燥，猪苓汤复利其小便故也。

此论夏令风温，内夹暑涩，故汗出多也。汗出水气化，汗出多则小便少，不可因渴欲饮水，而与猪苓汤。夏令人气外发，风邪在阳明化热，故汗多而渴。汗多伤津，胃中燥，风热

外泄不下行，小便必少，此非热水内蕴，故不可以猪苓汤复利其小便也。

阳明病，其人多汗，以津液外出，胃中燥，大便必硬，硬则谵语，小承气汤主之。若一服谵语止，更莫复服。

此论夏令风温，人气外泄，故多汗。若温邪轻而未化热，则汗不多。其人汗多者，风温已化热也。汗出于胃，热盛伤津，则胃中燥实，大便必硬，胃络通心，大便硬，则胃中燥热之气入心，故谵语。此腑气不通，温邪不得外解。当以小承气汤通其腑，腑气一通，邪气即从外泄，不宜过服。故曰若一服谵语止，更莫复服。

小承气汤方

大黄二钱　炙枳实八分　炙厚朴一钱

汗出谵语者，以有燥屎在胃中，此为风也。须下之，过经乃可下之。下之若早，语言必乱，以表虚里实故也。下之则愈，宜大承气汤。

此论风温之所以汗出谵语者。以有燥屎在胃中，不在肠中也。肠中有燥屎，虽十日不更衣，无所苦也。胃中有燥屎，必谵语，胃中何以有燥屎，以胃为燥土，风温复化燥，津液外出，胃中燥实，即有燥屎，此为风温化热，故曰此为风也。燥屎当下，风温之邪未入里，不当下，若温邪化热，热入心包，法当清营，非下法所能愈。惟不大便六七日，邪已过经，而汗出谵语，此为燥屎谵语，当下之。故曰须下之，过经乃可下之。下之若早，则风邪内陷。秋冬人气收藏，风邪内陷为协热利，春夏人气外泄，风邪内陷为热入心包，故语言必乱，不当。惟里气不通，表邪不得外解者，当下之。下之后，表邪入里，为表虚里实，当审察其邪在心包，在胃中。若邪已入胃，期已过经，当复下之，宜大承气汤。此风温再下之法也。

大承气汤方

大黄四钱，酒洗　厚朴八钱，炙　枳实钱半，炙　芒硝二钱

三阳合病，腹满身重，难以转侧，口不仁而面垢，谵语遗尿，发汗则谵语。下之则额上生汗，手足逆冷。若自汗出者，白虎汤主之。

此论秋令风温，人气内收，暑邪内伏也。三阳同受风邪，风与风合，故谓之合病。腹满，病在阳明，身重，病在太阳，难以转侧，病在少阳，故曰三阳合病。秋令风凉，人气内收，邪气入里，故腹满。暑热内蕴，外感风邪，汗不得出，故身重。风伤卫，卫气不行于周身，故难以转侧。风伤营，营气不通则口不仁。营气不营于面，风邪复化燥，则面垢。风邪外束，暑热内蕴，暑气通心，静则多言，故谵语。谵语者，梦语也。梦语不醒，故遗尿，此病当汗解，不曰若发汗，而曰发汗则谵语，何也？以风邪当从外解，而不可以麻、桂发其汗。燥金当令，暑热在里，胃中尤易化燥，故发汗则谵语。此燥屎谵语也，不曰若下之，而曰下之则额上生汗，手足逆冷。何也？以风邪在表，症见腹满，里气不通，表邪不得外解，法当下。而又不可以大下，风气上行，邪在阳明，阳明经上额，下之，则风气逆经，额上生汗，此非脱汗。乃阳明经气，被风热上逆而生汗也。故不曰"额汗出"，而曰"额上生汗"。秋令人气内收，下之则卫气不达于四肢，故手足逆冷，此非少阴寒厥。乃风热入里，人气内收，经气不得外达，是以手足逆冷也。若秋令风温，未经汗下而自汗出者，伏暑外发，温已化热，热在阳明肌肉之中，白虎汤证也，故曰白虎汤主之。

脉浮发热，口干能食者，必发衄。

此论风温伤经，时当秋令，人气内收，风邪化燥，燥伤经络也。风令脉浮，故脉浮。热在阳明经中，脉亦浮。本论云：脉但浮者，必盗汗出。又曰脉虽浮数者，可下之。皆论阳明经中有热也。温邪化热，故发热。热在阳明经中，故口干，阳明中风能食，中寒不能食。能食者，风邪入经也。阳明风温阳气盛，能食者

谷气多，胃阳复盛，谷气入营，则阳气重，故必衄也，可与承气汤。论云不大便六七日，头痛有热者，与承气汤。又曰头痛者必衄，此阳明之里有热也，故与承气汤。

阳明病，发热汗多者，急下之，宜大承气汤。

此论秋令温邪入里已化热也。温邪在阳明，故称阳明病。伤寒化热，入阳明之里，则潮热谵语，其汗不多。温邪入阳明之里，则发热汗多。温邪伤阴，当急下之以存阴。故曰发热汗多者，急下之，宜大承气汤。

发汗不解，腹满痛者，急下之，宜大承气汤。

此承上文论温病也。温邪伤阴，不可发汗，故发汗不解。腹满痛者，邪已入里燥结也。不下则阴竭，故曰急下之，宜大承气汤。

腹满不减，减不足言，当下之，宜大承气汤。

此承上文论温病已下不愈，当再下之也。上文言腹满痛，此但言腹满不减，而不言痛，则病已减矣。然腹满不减，方药不能减，虽痛已减去，而腹满未除，不足言减。故曰当下之，宜大承气汤。

大下后，六七日不大便，烦不解，腹满痛者，此乃燥屎也。所以然者，本有宿食故也，宜大承气汤。

此论温病大下后，宿食未去，里气不通，温邪不得外解也。冬令人气内藏，大下后，寒邪入里，下伤卫阳，则下利不止。春令人气外泄，大下后，温邪不入里，下伤津液，故烦热不解，伤寒烦热，表未解也。温病烦热，里不通也。六七日饮食渐进，津液已回，当大便，烦当解。不大便，烦不解而腹满痛者，此本有宿食，里气不通，温邪不得外解也。必有燥屎在腹中，故曰腹满痛者，此有燥屎也。何以知之？以烦不解，故知之。大下后，里气得通，温邪当从臭汗出，不当烦。所以烦者，以有宿食未去，里气未通也。故曰所以然者，本有宿

食故也。宜大承气汤，不宜小承气汤。

《生气通天论》曰：因于暑，汗烦则喘喝，静则多言，体若燔炭，汗出而散。

此论暑温化为热病也。人之卫阳，因受暑热，暑热之气，内通于心。烦则其气上越，故喘喝。静则其气入心，故多言。暑邪化热，热甚伤津，故体若燔炭。其邪由表入，当从表出，故汗出而散。此治暑之法，所谓暑当与汗皆出勿止也。

《刺志论》篇曰：气盛身寒，得之伤寒，气虚身热，得之伤暑。

此论夏令伤寒伤暑之别也。寒伤形，暑伤气，夏令伤寒，毛窍闭塞，汗不得出，故气盛身寒。若冬令伤寒，寒伤卫阳，则体痛呕逆，不能气盛，寒邪在表，当发热恶寒，不能身寒也。暑邪伤气，故气虚，其邪由太阳入阳明，故身热。

谨按：前人注此，但言寒暑之辨，而不知寒与寒尚有辨。冬令伤寒，与夏令伤寒，见症不同，治法各异，可不辨哉。

《金匮》云：太阳中暍者，热是也。汗出恶寒。身热而渴，白虎加人参汤主之。

此论夏令伤暑为热病也。天气热曰暍，热邪伤人，由表入里，故曰太阳中暍，此夏令伤热也。热伤气，表气虚，故汗出恶寒。其热在肌肉，阳明所主，热伤阳明，阳明经气化燥，故身热而渴。白虎解肌肉之热，加人参以生津，故主之。

太阳中暍，身热疼重，而脉微弱。此以夏月伤冷水，水行皮中所致也，一物瓜蒂汤主之。

此论夏月先中暍，后伤冷水也。热由太阳入阳明，故身热，复伤冷水。水行皮中，则营卫俱滞，营气被阻，则身疼，卫气被阻，则身重，太阳中暍，脉当数大，不当微弱，而脉微弱，何也？此以冷水在皮中，随营卫气行，营卫气被阻，不能达于脉，致令脉微弱。故曰此以夏月伤冷水，水行皮中所致也。瓜蒂苦寒，能吐能下，去身面四肢水气，水气去，则热解，

故主之。

一物瓜蒂汤方

瓜蒂二七个

上锉以水一升，煮取五合，去渣顿服。

太阳中暍，发热恶寒，身重而疼痛。其脉弦细芤迟，小便已，洒洒然毛耸，手足逆冷。小有劳，身即热，口开，前板齿燥，若发其汗，则恶寒甚，加温针，则发热甚，数下之，则淋甚。

此承上文而言也。太阳中暍，当汗出恶寒，身热而渴，不当发热恶寒，身重而疼痛，发热恶寒者，冷水在皮中也。卫气被阻，故身重。营气被阻，故身痛。寒痛曰痛，热痛曰疼，伤暍复伤水，故疼痛。太阳中暍，脉当数大，今脉弦，弦则卫气不行，卫气伤，故脉弦。营气伤，故脉细芤迟。营卫伤暍复伤水，故脉弦细芤迟。膀胱为太阳之腑，太阳之气从寒化，寒气下行，则小便，太阳之气，外达毫毛，小便已，太阳之气，还行于皮毛，皮中有水气，故洒洒然毛耸。冷水在皮中，营卫气被阻，其气不达于四肢，故手足逆冷。小有劳，则热气外泄，故身即热。热气从口出，故口开。口开，则气与津俱出，其津不及前板齿，故前板齿燥，宜瓜蒂汤，前已言之矣。冷水在皮中，发之不得出，若发汗，则太阳之气，与皮中之水气合，故恶寒甚。暍中太阳，加温针，则热益盛，故发热甚。下之，则热邪下注。数下之，则所中之暍，悉入下焦。下焦热，则淋闭不通，故淋甚。

谨按：前人解此，不承上文，是以费解。

湿家之为病，一身尽疼，发热，身色如熏黄也。

此论湿温之邪，在肌中化热，则发黄，栀子柏皮汤证也。湿热在外，郁于肌中，则生热，营气被阻，故一身尽疼，疼者酸痛也。此为热痛，非寒痛也，湿热郁于肌中不得汗，故发热，肌色本黄，湿热不得从外解，则发黄。但黄无汗，故曰身色如熏黄也。

湿家，其人但头汗出，背强，欲得被覆向火。若下之太早，则哕，或胸满，小便不利，舌上如苔者，以丹田有热，胸上有寒，渴欲得饮，而不能饮，则口燥烦也。

此论湿温由寒湿化热，湿热可下，寒湿不可下也。湿之为病，其类不一，有寒有热，有表有里，概而言之，故曰湿家。但头汗出者，湿热上升也。表气不通，湿热内蕴不得解，故其人但头汗出，而身无汗也。湿热不攘，大筋软短，小筋弛长，故背强。湿为阴邪，湿邪在表未化热，故欲得被覆向火，不曰不可下。而曰下之太早者，非不可下，须俟寒湿化热，而后下之也。寒湿在表，尚未化热。下之，则寒湿入胃，胃受寒即哕。若寒湿入胸，胸中之气不行，则胸满。表气不通，里气不得运，则小便不利，岂非下之太早乎？湿邪在表，舌上本无苔，舌上如苔者，言舌上如有苔也。下后湿邪入里，水气上腾，则舌上生苔。水气在胸中，必丹田有热，热气上蒸，而后化生舌苔也。故曰舌上如苔者，以丹田有热，胸上有寒，丹田有热，上升入胃，则渴欲饮水。胸上有寒，水气不化，欲饮而不能饮，则口燥心烦。此寒湿在里化热也。

阳明病，发热汗出，此为热越，不能发黄也。但头汗出，而身无汗，齐颈而还，小便不利，渴引水浆者，此为瘀热在里。身必发黄，茵陈蒿汤主之。

此论湿热不得汗解，小便复不利，则瘀热在里，必发黄也。温病发于阳明，故曰阳明病，阳明温病在春夏，当发热汗出，邪从汗解，不能发黄，此非秋令湿温，故曰此为热越，不能发黄也。秋令天气清肃，人气内收，暑热内蕴，清凉外加，汗不易得。故但头汗出，而身无汗，齐颈而还，若里无水气，则小便自利，里无热，则不渴，头汗亦不出。小便不利，渴引水浆者，湿热内蕴，渴欲得饮而不能饮也。此湿热瘀在阳明之里，故曰此为瘀热在里，湿郁热瘀必发黄。茵陈蒿汤，治湿热在里之黄，故主之。

《金匮》云：温疟者，其脉如平，身无寒，但热，骨节烦疼，时呕，白虎加桂枝汤主之。

此论寒邪伏于骨节，不发温病而发温疟也。冬令寒邪入骨节，不在膂筋，故至春不发温病，至夏邪在骨节发热，故烦疼。其气外舍于分肉之间，内通于心，以夏令人气在胸，故病发于骨节。而邪气聚于胸，其气不达于脉，故其脉如平。寒在骨节已化热，故身无寒但热也。经云：心热病者，善呕，热聚于胸，则胸中烦热，故时呕。此非少阳证之喜呕，不可与小柴胡汤。其病以时发，其邪舍于分肉间，为太阴、阳明两经所主之处，故以白虎清阳明之邪，加桂枝以解太阴之邪。

谨按：温疟发于初夏，夏令人气在胸，疟发，则其气入胸，当先其时，服白虎加桂枝汤，一剂知，二剂已。后人所拟五汁饮、竹叶石膏汤，皆不可用，何也？此证最忌麦冬，若误用麦冬，引邪入心，病即加剧，发病时，邪热入心，强者烦扰不堪，彻夜不寐，弱者危矣。

白皮加桂枝汤方

即白虎汤中加桂枝三钱。

伏气温病，身温无汗，口微渴，心不烦，舌上苔薄者，银花竹叶汤主之。

银花竹叶汤

银花三钱　竹叶二钱　豆豉三钱　薄荷一钱　杏泥三钱　桔梗钱半　甘草八分　苇根三钱

伏气温病，尺肤热，寒已化热为热病，身热心烦，汗出，脉洪大者，白虎汤主之。

伏气温病，温邪入胸，心中懊恼，舌上苔者，栀子豉汤主之。

伏气温病，温邪入心下，心下痞硬者，小陷胸汤主之。

小陷胸汤方

川连一钱　半夏三钱　瓜蒌实三钱

伏气温病化热，身热汗出，不大便三四日，舌苔黄燥者，与承气汤。

伏气温病化热，误发汗，口燥渴，心烦，热不已者，白虎加人参汤主之。

伏气温病化热十余日，热不甚，夜间发热，热退无汗者，青蒿鳖甲汤主之。

青蒿鳖甲汤方

青蒿二钱　鳖甲五钱　生地四钱　知母二钱　丹皮三钱

伏气温病已化热，身热不退，舌苔色赤，口不渴者，邪已入营，清营汤主之。

清营汤方

银花三钱　麦冬三钱　生地五钱　犀角二钱　竹叶心一钱　连翘二钱　元参三钱　丹参二钱　川连二钱半

春令人气外发，风从东南来，其风温，人受之，即病温，名曰风温。其人发热汗出不恶寒，反恶热，身重，宜银翘散加减。汗出热不退，邪已化热，身不重，脉洪大者，宜白虎汤。

春令风温，肝火旺，风气通肝，口苦咽干，脉弦者，桑菊饮主之。

桑菊饮方

桑叶二钱　菊花一钱　连翘钱半　薄荷钱半　甘草八分　杏泥二钱　酒芩一钱　苇根二钱

春令风温，咳嗽咽痛，身痒，舌上起红刺，如杨梅刺，欲作风痧，桑杏消风汤主之。

此症名烂喉丹痧，不可治喉，痧出喉自愈。若误用犀角、羚羊、芩、连等药，则痧毒内攻，入里即死。若用温散之品，痧出后，耳下肿大为痧毒，必脓出而后愈也，症颇危险。西医误以为猩红热，用冰冰之，即死。

桑杏消风汤方

桑叶二钱　薄荷一钱　杏泥三钱　前胡钱半

僵蚕三钱　蝉蜕钱半　甘草八分

　　春令风温，风邪入胸，心中懊侬者，栀子豉汤主之。

　　春令风温，渴欲饮水，小便不利者，猪苓汤主之。

　　春令风温化热，内动肝风痉厥者，羚羊角汤主之。

羚羊角汤方

　　羚羊角一钱　薄荷一钱　杏泥二钱　竹茹三钱　桑叶钱半　甘草一钱　杭菊花三钱

　　小儿伤风，内动肝火，猝然痉厥者，名急惊风，羚羊竹沥薄荷钩藤汤主之。

羚羊竹沥薄荷钩藤汤方

　　羚羊角八分　竹沥水一两，加姜汁十滴冲　薄荷一钱　钩藤二钱

　　春令风温，咳嗽胁痛者，桑杏羚羊汤主之。咳血者，咳血汤主之。

桑杏羚羊汤方

　　桑叶二钱　川贝母二钱　前胡钱半　瓜蒌钱半　炙紫菀八分　杏泥三钱　羚羊角八分　青皮七分　甘草一钱　炙款冬一钱半

咳血汤方

　　杏泥三钱　前胡钱半　瓜蒌霜钱半　甘草一钱　青黛五分　藕节五枚　川贝母二钱　童便一盅，冲

　　风邪伤肺，咳嗽不得卧，胸满胁痛者，有瘀血也。桃杏二青竹茹归芍汤主之。

桃杏二青竹茹归芍汤方

　　桃仁泥一钱　杏泥二钱　焦枳实七分　制川朴八分　青黛五分　青皮七分　竹茹三钱　赤芍一钱　归尾八分　前胡一钱半

　　夏令人气发泄，津液出表，外感风寒不得

出，则身热无汗，舌苔白腻脉缓者，名暑温，青蒿杏朴蔻苓汤主之。

青蒿杏朴蔻苓汤方

　　青蒿钱半　杏泥三钱　半夏钱半　淡豆豉钱半　茯苓三钱　川朴一钱　蔻壳五分

　　夏令外感风寒，身温无汗，吐泻交作者，藿香正气散主之。

藿香正气散方

　　藿香一钱　川朴八分　甘草八分　茯苓二钱　制夏曲钱半　薄荷八分　陈皮一钱　苏梗一钱　白术八分　建曲钱半　大腹皮一钱　豆豉一钱半

　　夏令发热恶寒，身体痛，脉浮紧者，伤寒也，香薷饮主之。口渴欲呕，舌尖赤者，加川连。

香薷饮方

　　香薷八分　川朴一钱　扁豆衣三钱

　　夏令外感风寒，头痛咳嗽，发热而呕，胸满胁痛，下午身热，口苦而渴，有汗，小便利者，小柴胡去人参加杏仁汤主之。渴甚者，去半夏加天花粉。

小柴胡去人参加杏仁汤方

　　柴胡二钱　半夏二钱　甘草八分　红枣三枚去核　生姜八分　酒芩八分　杏泥三钱

　　夏令外感寒邪，口苦而渴，舌苔黄，胸胁满痛，呕而发热，小便利者，小柴胡汤去人参、半夏，加天花粉主之，小便不利者，青蒿滑石汤主之。

　　夏令外感风邪，口苦而渴，舌苔黄，胸胁满，呕而发热，小便利，大便闭者，大柴胡汤主之，柴胡芒硝汤亦主之。小便不利者，不可与也。

大柴胡汤方

　　柴胡二钱　芍药八分　大黄钱半　大枣三枚

半夏二钱　枳实一钱　酒芩八分　生姜钱半

柴胡加芒硝汤方

即小柴胡汤加芒硝

夏令外感风热，身无热而脉数者，痧也。宜刺宜刮，身热汗出者，清暑饮主之。

清暑饮方

青蒿露三钱，冲　六一散三钱，包　荷叶边一圈　西瓜翠衣三钱　绿豆皮钱半　银花露五钱，冲　丝瓜皮二钱　淡竹叶钱半　白扁豆衣钱半

夏令暑温，身热汗多者，热病也。白虎汤主之。身热汗出，舌苔黄腻者，三石汤主之。

三石汤方

滑石三钱　寒水石三钱　竹茹二钱　银花三钱　石膏五钱　白通草二钱　金汁一杯，冲　杏泥三钱

夏令暑温，身热汗出，不大便三四日，舌黄转燥者，热病也，宜承气汤。暑温舌白，啬啬恶寒，翕翕发热，淅淅汗出，脉迟缓者，三仁汤主之。

三仁汤方

杏仁五钱　白蔻仁二钱　生苡仁六钱　竹叶二钱　半夏五钱　滑石六钱　通草二钱　川朴二钱

秋令暑热内蕴，新凉外加，人气内收，风邪入中，胸中满闷者，三香汤主之。

瓜蒌皮三钱　郁金二钱　香豉二钱　降香末三钱　黑山栀二钱　枳壳二钱　苦桔梗二钱

秋令伏暑内蕴，泄泻者，正气散主之。腹痛者，加建曲、麦芽、山楂、鸡内金、木香。呕吐者，加左金丸六一散竹茹。舌苔白腻者，加蔻仁、砂仁、草果、苍术、建曲。舌苔黄腻者，加酒芩、滑石、竹叶、猪苓、白通草。口

渴者，加竹叶心、荷叶边、青蒿、莲子心、连翘。

正气散方

藿香钱半　川朴钱半　陈皮钱半　茯苓三钱

秋令伏暑下痢，赤多白少者，银楂汤主之。后重者，加木香、槟榔。身热者，倍青蒿。腹痛者，加大黄。久痢毒甚者，加苦参子。久痢脾肾两伤，脉沉迟者，桂附八味丸主之。

银楂汤方

银花炭三钱　南楂炭三钱　青蒿钱半　滑石钱半　赤砂糖钱半

桂附八味丸方

桂枝一两　干地黄八两　丹皮三两　茯苓三两　附子一枚　山萸肉四两　泽泻三两　山药四两

上八味末之。炼蜜丸，桐子大，酒下十五丸，日再服。

秋令暑疟汗多者，青蒿滑石汤主之。但热不寒者，白虎加桂枝汤主之。

秋令风疟，寒轻热重者，青皮饮主之。舌苔白腻者，加草果。痰多者，加酒炒常山，去甘草。小儿患疟，日久不愈者，加炙坎气末三条。

青皮饮方

青皮八分　川朴一钱　北柴胡钱半　酒芩一钱　白术三分　甘草八分　茯苓二钱　姜半夏钱半　生姜三片

秋令湿温，暑热内蕴，身热有汗，舌苔黄腻，小便不利者，黄芩滑石汤主之。舌苔黄腻咽痛者，银翘马勃射干牛蒡汤主之。

黄芩滑石汤方

酒芩三钱　滑石三钱　茯苓皮三钱　大腹皮

二钱　猪苓三钱　通草一钱　焦建曲二钱　淡竹叶三钱

银翘马勃射干牛蒡汤方

银花五钱　连翘一两　马勃二钱　射干三钱　牛蒡子六钱

秋令风温，发热无汗者，银翘散主之。

银翘散方

银花三钱　薄荷钱半　竹叶钱半　淡豆豉钱半　芥穗八分　连翘二钱　桔梗钱半　甘草八分　牛蒡子钱半　苇根三钱

有汗去芥穗加蝉蜕一钱，僵蚕二钱。

秋令风温，暑热内蕴，身热汗多，欲发红疹者，热病也，化疹汤主之。发斑者，化斑汤主之。

化疹汤方

大青叶三钱　元参四钱　薄荷钱半　牛蒡子钱半　苇根三钱　细生地四钱　银花三钱　甘草八分　苦桔梗钱半　牡丹皮二钱　连翘二钱　竹叶钱半　荆芥穗八分

化斑汤方

石膏一两　知母四钱　甘草三钱　粳米一合　元参三钱　犀角二钱

秋令风温，身热汗多者，欲发白疹，薏苡竹叶散主之。

薏苡竹叶散方

薏苡五钱　白蔻仁钱半　滑石五钱　白通草钱半　竹叶二钱　茯苓块五钱　连翘三钱

秋令风温，舌苔黄腻者，邪在卫，清卫汤主之。舌赤无苔者，邪已入营也，清营汤主之。

清营汤方

青蒿三钱　滑石三钱　杏泥二钱　甘草八分

通草八分　银花露五钱，冲　石膏三钱　知母二钱　川朴一钱　建曲二钱　扁豆衣钱半　荷叶边一圈

秋令风温，舌赤脉数，邪入心包谵语者，热病也，清宫汤主之。舌苔焦燥谵语者，宜大承气汤。舌苔黄腻谵语者，芳香化浊，紫雪丹主之，牛黄丸亦主之。

清宫汤方

元参三钱　连翘心二钱　犀角尖二钱，磨冲　竹叶心二钱　麦冬三钱，连心　莲子心五分

紫雪丹方

磁石二斤　滑石　石膏　寒水石各一斤

上四味并捣，水煎去渣，入后药。

羚羊角五两　沉香五两　犀角五两　丁香一两　炙甘草八两　木香五两　升麻一斤　元参一斤

上八味并捣锉入煎药汁中，煎去渣，入后药。

朴硝　硝石各二斤

提净入前药汁中，微火煎，不住手将柳木搅，候汁欲凝，再加入后二味。

辰砂三两，研细　麝香一两二钱，研细

入前药拌匀合成，退火气，冷水调服，每一二钱。

安宫牛黄丸方

牛黄一两　郁金一两　犀角一两　川连一两　辰砂一两　山栀一两　酒芩一两　雄黄一两　真珠五钱　冰片二钱半　麝香二钱半

上为极细末，炼老蜜为丸，每丸一钱，金箔为衣，蜡护。脉虚者，人参汤下，脉实者，银花薄荷汤下，每服一丸。兼治飞尸卒厥五痫中恶，大人小儿痉厥之因于热者。大人病重体实者，日再服，甚至日三服。小儿服半丸，不知，再服半丸。

秋温不大便五六日，舌苔焦燥者，热病也，

大承气汤主之。秋温化热十余日，邪入厥阴，唇焦齿燥，耳聋，舌根焦黑，手指蠕动欲痉者，三甲复脉汤主之。

三甲复脉汤方

生龟甲一两　生牡蛎五钱　干地黄二两　大麦冬五钱　麻仁三钱　生鳖甲八钱　炙甘草六钱　生白芍六钱　真阿胶三钱

秋温，温邪下陷为热利，下重者，白头翁汤主之。

白头翁汤方

白头翁二钱　秦皮　黄柏　川连各三钱

秋令外感风寒，咳嗽者，杏苏散主之。咳吐稀痰不得卧，卧即咳嗽者，痰饮犯肺也。二陈加苏子葶苈汤主之。

杏苏散方

苏叶一钱　前胡钱半　陈皮一钱　枳壳五分　大枣二枚　甘草一钱　杏泥三钱　半夏二钱　生姜二钱　苦梗八分　茯苓二钱

二陈加苏子葶苈汤方

半夏三钱　广皮钱半　茯苓三钱　甘草五分　炒苏子五分　葶苈八分

久咳伤肺，咳吐白沫，脉虚数，一息八九至者，肺痿也。清燥汤主之。

清燥汤方

石膏五钱　杏泥钱半　阿胶三钱　枇杷叶二钱　桑叶二钱　麦冬三钱　甘草二钱

秋温下陷，泄泻不止，欲作痢者，葛根黄芩黄连汤主之。

葛根黄芩黄连汤方

葛根四钱　黄芩钱半　黄连钱半　甘草一钱

小儿温病，神昏欲眠者，菖蒲竹叶薄荷银翘汤主之。

菖蒲竹叶薄荷银翘汤方

石菖蒲一钱　竹叶一钱　薄荷一钱　甘草八分　银花二钱　连翘一钱

小儿久痢不止，胡桃散主之。

胡桃散方

胡桃仁二枚，烧黑研　砂糖汤下

风疟转痢者，小柴胡去人参汤主之。

妇女温病，经水适来，往来寒热谵语者，小柴胡去人参汤主之。

妇女温病，经水适断，发热有时者，有瘀血也，抵当汤主之。

抵当汤方

水蛭五个　虻虫五个　桃仁五枚　大黄五钱

产后温病，宜柴胡饮子。

柴胡饮子方

柴胡钱半　酒芩一钱　防风八分　甘草八分　白芍钱半　黑荆芥六分

产后温病下痢，加味白头翁汤主之。

加味白头翁汤方

白头翁二钱　秦皮二钱　黄柏二钱　川连二钱　甘草二钱　阿胶二钱

冬令天气温和，南风至，阳不潜藏，民病风温，其症发热汗出不恶风，身重，脉浮者，白虎加桂枝汤主之。

冬令风温，汗出而喘，身无大热者，麻杏石甘汤主之。若汗出而喘，身有大热者，白虎汤主之。

麻杏石甘汤方

麻黄一钱　杏仁三钱　石膏八钱　甘草二钱

风温内陷，心下硬痛者，小陷胸加芩枳汤

主之。

小陷胸加芩枳汤方

瓜蒌实三钱　半夏三钱　川连一钱　酒芩八分　枳实八分

温邪下陷协热下利者，葛根黄芩黄连汤主之。

温邪下陷，尿血者，小蓟饮子主之。

小蓟饮子方

小蓟三钱　藕节十枚　木通一钱　竹叶一钱　甘草一钱　滑石三钱　蒲黄一钱　生地六钱　山栀一钱

温邪下陷，大便下血者，槐花散主之。

槐花散方

槐花一钱　侧柏叶三钱　黑荆芥八分　枳壳八分　梗米一杯，先煮去渣，后入前药

《热病》篇：帝曰：热病已愈，时有所遗者。何也。岐伯曰：诸遗者，热甚而强食之，故有所遗也。若此者，皆病已衰，而有所藏。因其谷气相搏，两热相合，故有所遗也。帝曰：治遗奈何？岐伯曰：视其虚实，调其逆从，可使必已也。帝曰：病热当何禁之？岐伯曰：病热少愈，食肉则复，多食则遗，此其禁也。

此论肉食能助邪热也。肉味浓厚而气热，邪热遇之。留于肠胃，热即不退，此无论伤寒化热，温病化热，凡热邪未净，皆不可以肉食也。肉食必复，若热发时，强食米谷，热亦不退，故曰：此其禁也。治食复者，须视其病之虚实而调之。

《刺法论》：帝曰：余闻五疫之至，皆相染易，无问大小，病相似，不施救疗，如何可得不相移易者？岐伯曰：不相染者，正气存内，邪不可干。

此论温疫有五，本天地阴阳五运之气化而生，随人身五脏六腑之脉症而别。预治之法，莫善于针刺。后人不问病源，不辨脉症，不言治疫，而言防疫，致令病人不死于疫而死于防，清夜自思，良心安在？夫病生于内，而五疫始染。故岐伯曰：正气内存，邪不可干。此上工治未病，当求之于内也。

老子曰：大兵之后，必有凶年，凶年之后，必有瘟疫。

此论温疫之原因，由于内伤七情，饥饱劳碌，复伤脾胃也。李东垣遇荒年之后，民多饥饿，脾胃受伤，故东垣治法，首重脾胃，治疫之法也。

瘟疫者，地气也。其气由口鼻直入脾胃，脾受邪，则舌苔白腻，大便闭，小便不利者，宜达原饮。胃受邪，则肌肤发赤，咽喉痛，口吐鲜血者，白虎加犀角升麻汤主之。

达原饮方

槟榔二钱　知母一钱　酒芩一钱　草果仁五分　川朴一钱　芍药一钱　甘草五分

白虎加犀角升麻汤方

即于白虎汤方中加入犀角一钱，升麻五分，鲜生地六钱，黑元参三钱。

瘟疫病发于春，咽喉痛，吐鲜血，手足起红点者，瘟痧也。西医名猩红热，银翘败毒汤主之。咽喉痛，身发赤斑者，玉女煎主之。

此系冬令受火毒，火者，地之阳气也。地以阳杀，故病瘟。

银翘败毒汤方

银花三钱　马勃钱半　葛根二钱　牛蒡子钱半　蝉蜕一钱　连翘二钱　石膏五钱　僵蚕二钱　板蓝根钱半

玉女煎方

知母三钱　生地六钱　元参四钱　石膏一两　犀角一钱　甘草二钱

瘟疫病发于夏秋之间，上吐下泄不止者，

霍乱也。西医名廓列啦，东医名虎列啦。当刺委中、尺泽出血。呕吐不止者，刺舌下出血，后服除瘟化疫汤，忌烟酒茶姜。若误服生姜，少则病复，多者不救。

长夏地气升腾，人受地气之湿热，故有此病。

除瘟化疫汤方

藿香钱半　陈皮钱半　沉香三分　建曲二钱　苍术五分　川朴一钱　茯苓三钱　郁金钱半　川连钱半　雄黄五分

瘟疫病发于冬，身热恶寒体痛呕逆者，伤寒也。东医名肠窒扶斯，麻黄汤主之。

此天气病也。西医误以为疫。

麻黄汤方

麻黄二钱　桂枝钱半　杏仁三钱　甘草钱半

大头瘟病，头上赤肿，渐及面耳目俱肿赤，消毒饮主之，甚者宜砭。

春夏地气上升，人受地气之热，浊气上乘，故有此病。

消毒饮方

元参二钱　连翘二钱　酒芩钱半　柴胡八分　牛蒡子钱半　甘草一钱　升麻五分　川连一钱　苦桔梗钱半　板蓝根二钱　马勃钱半　僵蚕二钱　薄荷一钱

瘟疫时行，头晕目赤，衄血吐血，胳腋之间起核者，鼠疫也。东医名腺百斯笃。鼠疫方主之。

地气上腾，鼠先受病，故名鼠疫。

鼠疫方

连翘三钱　柴胡二钱　葛根二钱　生地五钱　当归钱半　桃仁八钱，去皮尖，杵　赤芍三钱　红花五钱　甘草二钱　川朴一钱

避疫丸

赤小豆　鬼箭羽　鬼臼　雄黄

上四味等份，研细筛，蜜丸如小豆大，瓷瓶收贮，每服一丸。可与病人同床，不致传染。

治验

直隶乐亭，刘复青之母，久患咳嗽，以千金延余往诊。余视其咳吐脓血不得卧，右寸数大，予曰此肺痈也。余拟犀黄汤。服后，脓血渐止，随症加减十余剂，饮食渐进，夜已安卧，惟咳嗽未除。余即返津，因作咳嗽治法于下。

咳嗽有五邪，五邪者，寒热燥湿风是也。寒咳嗽者，冬令伤寒，寒邪入肺，咳而喘，麻黄汤主之。热咳嗽者，面色赤，咳呛气逆，泻白散主之。燥咳嗽者，咳吐白沫，清燥汤主之。湿咳嗽者，痰饮内聚，有寒有热，寒饮咳者，二陈汤主之。热食咳者，杏仁石膏防己汤主之。风咳嗽者，喉中痒咳吐黄痰，桑杏汤主之。咳嗽分四时，春咳嗽者，风气通肝，人气上升，法当清解，加减桑菊饮主之。夏咳嗽者，火气炎上，人气外泄，法当苦降，杏朴苓连汤主之。秋咳嗽者，人气内收，清气入肺，法当疏解，杏苏散主之。冬咳嗽者，人气内藏，寒邪入肺，法当温散，麻黄汤主之。外邪已解，五更咳嗽者，胃中有积食，宜消食降火，曲麦山楂地骨知母汤主之。外邪已解，黄昏咳嗽者，火气入肺也，不宜凉药，当敛而降之，二五饮主之。午前咳嗽者，胃中有火，宜石膏二母汤。午后咳嗽者属阴虚，宜知柏四物汤，咳嗽气逆，连咳十余声，咳至不能转吸者，名顿呛，二冬膏主之。咳而喘，不得卧，喉中有水鸡声，射干麻黄汤主之。胸痹者，加瓜蒌。喘家咳，作定喘汤主之。外感风寒，内有寒饮喘咳者，小青龙汤主之。肺虚咳嗽者，阿胶甘草梨膏汤主之。肺冷咳嗽者，干姜五味甘草汤主之。咳嗽吐血者，咳血方主之。久咳面浮肢肿者，热饮外溢也，桑皮杏仁饮主之。

犀角汤方

犀黄一分，冲　青黛五分　前胡钱半　杏泥

钱半　甘草一钱　竹沥水三钱，冲　蒌皮钱半
桔梗一钱　川贝母三钱

二陈汤方

半夏三钱　陈皮钱半　茯苓三钱　甘草一钱

杏仁石膏防己汤方

杏仁二钱　石膏三钱　木防己一钱　云苓
三钱

加减桑菊饮方

桑叶钱半　前胡钱半　甘草一钱　川贝母二
钱　杏泥三钱　款冬钱半　菊花钱半　陈皮一钱
紫菀八分　焦枳壳六分　竹茹二钱

杏朴芩连汤方

杏泥三钱　川贝三钱　川朴一钱　瓜蒌钱半
黄芩一钱　梨汁一杯　川连一钱　冰糖二钱

曲麦山楂地骨知母汤方

神曲二钱　山楂二钱　麦芽三钱　知母三钱
地骨皮三钱

二五饮方

五味子三十粒　五倍子一钱

石膏二母汤方

石膏三钱　川贝二钱　知母二钱　甘草一钱

知柏四物汤方

知母二钱　黄柏钱半　当归一钱　川芎六分
白芍二钱　干地黄三钱

二冬膏方

天门冬　麦门冬　二味熬膏每服一两

射干麻黄汤方

射干一钱　半夏三钱　生姜三片　紫菀八分

款冬钱半　五味子十粒　麻黄八分　细辛一分
大枣四枚

定喘汤方

白果三钱　款冬钱半　甘草一钱　黄芩八分
杏泥三钱　桑白皮一钱　麻黄一钱　苏子七分
半夏三钱

小青龙汤方

桂枝钱半　干姜钱半　甘草钱半　细辛五分
半夏三钱　五味子百粒　麻黄钱半　白芍钱半

阿胶甘草梨膏汤方

阿胶三钱　甘草三钱，炙　梨膏五钱，冲

干姜五味甘草汤方

干姜八分　炙草二钱　五味子三十粒

桑皮杏仁饮方

桑皮一钱　杏泥三钱　五加皮一钱　车前子
一钱　大腹皮一钱　陈皮一钱　茯苓皮钱半　地
骨皮钱半

山东旧军，孟养轩之子患痢，以千金延余
往诊。余视其痢色，忽黄忽绿忽黑，日夜十余
次。余曰：此五色痢也。为拟扶土泻木汤，合
银楂汤加减十余剂，痢始愈，饮食渐进。惟痢
后脾虚，大便尚溏。适余患泄泻，不能久留，
为定上方返津，因作痢疾治法于下。

痢有五色，各有病源，当分治之。痢色赤，
或先白后赤，或赤多白少者，热痢也。经云：肠
中热，便肠垢，即此症也，银楂芩连汤主之。痢
色黄者，协热痢也。经云"出黄如糜"，即此症
也，葛根黄芩黄连汤主之。痢色绿者，胆汁入胃，
木火乘土，治当扶土抑木，陈芩术芍甘连汤主之。
痢色纯白者，寒湿下痢也，姜芩术草汤主之，理
中汤亦主之。脉沉迟者，加附子。痢色纯黑如漆
者，下瘀血也，银楂姜桂大黄汤主之。所谓痢者，

627

滞下胶黏，似痰非痰，里急后重，日数十次者，是也。若下鲜血者，为肠风下血，非痢也，槐花散主之。噤口痢，饮食即吐，不食亦呕者，胆火上乘也，银楂芩连汤主之。虚者，胃中冷，肠中热，不治。下痢身无热而脉数者。热在经中，须针刺之。腰腿酸痛者，刺委中出血。下血后重者，气虚也，独参汤主之，黄芪阿胶汤亦主之。

扶土泻木合银楂汤方

川连钱半　银花炭二钱　赤砂糖钱半　陈皮八分　竹茹钱半　甘草八分　南楂炭二钱　焦建曲钱半　茯苓钱半　枳实五分

银楂芩连汤方

银花炭　南楂炭各三钱　青蒿　川连　酒芩赤砂糖各钱半

陈苓术芍甘连汤方

陈皮一钱　茯苓二钱　白术八分　白芍八分甘草一钱　川连一钱

姜苓术草汤方

生姜三钱　茯苓三钱　白术二钱　甘草八分

理中汤方

人参三钱　甘草一钱　白术钱半　干姜五分

银楂姜桂大黄汤方

银花炭　南楂炭　赤砂糖各三钱　大黄一钱肉桂　炮姜各二分

独参汤方

人参三钱

黄芪阿胶汤方

黄芪六钱　阿胶三钱　炙甘草一钱　党参五钱　陈皮一钱

黎黄陂，因琴师患风湿病。公府医官，治之无效，邀余往诊。余诊其脉浮而数，身痛，余曰：此风湿已化热也。随带小儿少卿，为拟祛风利湿清热之品，数剂而愈。其夫人危氏，有肝气病，久未生育，因带诊。余诊其尺部略涩，知胞中有瘀，宜梅花结子丹。因初诊，未立丸方，为拟调气和肝之品。嗣后危夫人，亲至敝寓，适余出诊未遇，由小儿代开丸方，未用梅花，因作肝气论治法于下。

肝气病者，人之本气病也。有因怒伤肝者，名怒狂。有血热肝旺者，有脾寒肝旺者，名肝火。有因抑郁思虑伤肝及脾者，名肝郁。有因风邪入里，内动肝火者，名肝风。有血虚不足以养肝，致动肝风者，为虚风。有痰多气滞，肝气不得疏泄者，为痰火。大怒伤肝，血随气升，血菀于上，则发狂。《内经》用铁落饮，不愈，宜遂心丹。血热肝旺者，宜温胆汤加左金丸，妇人宜三黄四物汤。脾寒肝旺者，宜香附乌药散。抑郁思虑伤肝及脾者，宜舒气扶脾丸。风邪动肝，宜桑菊饮。血虚不足养肝，致动肝风者，洋参竹茹汤主之，阿胶鳖甲汤亦主之。痰多肝旺者，清气化痰汤主之。肝气伤卫，上为噎膈，下为失气，噎膈者，代赭旋覆汤主之。肝气伤营，上为蓄血，下为经闭，蓄血病癫者，失笑散主之。经闭腹痛者，枳实芍药散主之。

铁落饮方

铁落四两（即打铁时落下之碎铁）　水煎服

遂心丹方

甘遂一钱，研　辰砂一钱　猪心管内血三条
上方取猪心管血三条，和甘遂末一钱。将猪心批作二边。纳甘遂末用线缚好，外用皮纸裹，慢火煨熟，不可焦，取末细研。入朱砂一钱，和匀分作四丸，每服一丸。将猪心煎汤化下，大便下恶物为度。

温胆汤加左金丸方

焦枳实八分　姜竹茹三钱　左金丸八分　茯

苓钱半　姜半夏钱半　陈皮钱半　甘草八分

三黄四物汤方

酒芩五分　川连五分　川芎五分　当归一钱
白芍一钱　生地二钱　黄柏五分

香附乌药散方

制香附钱半　绿萼梅八分　陈皮八分　青皮
五分　乌药八分　左金丸一钱　焦枳实七分　甘
草八分　白芍一钱

舒气扶脾丸方

绿萼梅八分　代代花一钱　薄荷八分　云苓
一钱　焦枳实五分　制香附钱半　甘草八分　青
皮五分　炒麦芽钱半　姜半夏一钱　广皮一钱
白芍钱半　山药一钱

洋参竹茹汤方

西洋参一钱　竹茹三钱

阿胶鳖甲汤方

生鳖甲五钱　阿胶一钱　白芍一钱　炙草一
钱　小草八分　淡菜二枚　西洋参一钱

清气化痰汤方

制胆星八分　焦枳实七分　瓜蒌霜钱半　酒
苓一钱　茯苓二钱　法半夏钱半　焦建曲钱半
广皮一钱　粉甘草八分

代赭旋覆汤方

代赭石一钱　党参一钱　炙草八分　半夏二
钱　旋覆花钱半，包　大枣二枚　生姜二片

失笑散方

五灵脂　蒲黄各八分

枳实芍药散方

焦枳实一钱半　白芍三钱

李伯芝之母，患筋痹身痛，西医治之无效，疼痛加剧，侧卧不能动。延余往，余以羚羊角散，一服而愈。刘履贞之侄，患肝气乘脾，胁痛便溏，西医治之无效。延余往，余为拟抑木扶土汤，连服四剂，即愈。穆文藻患头目疼痛，入医院包治，西医以冰冰之，头痛益剧，口吐白沫，手足冷过肘漆，于是抬回穆庄，延余往诊。当时中医往诊者，皆曰此真头痛，不治之症也。余察其脉迟细，痛在脑后，即以头风摩散摩脑后，痛稍减。后服麻黄附子细辛汤，头痛即止。杨少农之如夫人，患噤口痢，中西医均言不治。延余往诊，问余曰：此病能愈乎？余应之曰：能。又问曰：几服能愈？余应之曰：三四服。后果然。恒利公司孙君之子，患喉痧，身发赤斑，狂叫不已。西医以药水洗喉，无效。急延余往，余为拟玉女煎，一服而愈。张戟门之厨司，患落头疽，红肿高大，连及两耳，西医包治不保险，求治于余。余令外科学生高佩华，用自制升丹药线，逐日更换，为拟神授卫生汤，一月而愈。候知事患发背，大如盘，径四寸余，如蜂窝状。西医敷之以西药，疼痛异常，求余诊治。余令外科学生，用自制五色灵丹，为拟透脓散，三黄汤，轮服，月余而愈。以上诸症，并无疑难，余皆应手取效，何西医治之皆无效？此非西医无能，盖其所学者，宜西人不宜治华人也，因作中西病源不同论于下。

西人以游牧立国，其人多肉食，肉性温而味厚，其温度外达肌肤。故西人常以冷水浴身，风寒不能伤其外，其病生于内。华人以农业开基，民多谷食，谷食清而味薄，其温度不及肌肤，外不足以御风寒，其病生于外。西人以冷水浴身，其寒气入络，则身痛，西医涂之以碘酒，服之以阿斯匹林，其痛自愈。华人外感风邪，风热伤筋，故身痛，涂之以碘酒，则以热治热。此李太夫人之病，所以治之加剧也。西人肝病，病生于内，平肝气，泻肝火，其病即愈。而刘履贞之侄，外感风寒，肝寒乘脾，故胁痛便溏，法当疏解，西医不知其病自外来，是以无效。西人头痛，病生于内，肝火上卫也。以冰冰之，则火气自退。穆文藻之头痛，病生于外，以冰冰之，则寒邪入脑，是以益剧。西人患痢，病生于内，酒肉积滞，瓜果内停所致也，以硝水洗肠，以蓖麻下滞，固宜。华人之痢，病生于外，夏令受暑，暑热入肠，而后下痢，法当清暑，西医不知其病之由来，是以无效。喉痧由于风热入络，病生于外，痧解，则喉痛自愈，其病不在喉。西医以为喉头炎，是以洗之无效。落头疽发背等症，虽属外科，而病根皆生于里，西医治外不治内，是以不敢保险也。此岂西医无能哉。盖中西人之性质不同，习惯不同，病源不同，医学所以不同。我国英俊，幸勿竞尚西医，自戕性命，使五千年神圣相传之学，弃之如遗，岂不惜哉！

常州刘丽亭，患真中风，口眼歪斜，手足拘挛，舌强不能言。余用再造丸，其始在友人处觅得一丸，服之无效。后由京都寄来一丸，脑丸中有牛角盒一个，服之立愈。盖再造丸方，有真有伪，故有效有不效也。医家陈一生，患虚劳滑精，其精常自出，卧不能起。余用黄芪建中汤，十余剂始愈。江沈秀高，患鼓胀，腹大如箕，腹上现青筋两条，饮食不进。每日勉强吃稀粥饮一小杯，自觉胀满异常。余拟用鸡矢体，因思无制体之法，即用鸡内金一百枚，焙研细末，每服一钱，烧酒调下，日三服。初服一日，即进饮食，二日腹胀减，连服数日，药未完而病已愈矣。天津钱氏妇，患噎膈反胃，粒米不下，日服稀粥饮，服至一杯，必须呕吐，不吐则心中难受，必以手探之。吐而后已，复服复吐，如是者，已经月余。余曰：此胃中有瘀。为拟韭汁牛乳饮，服一剂，不吐，连服七剂愈。李晦庵之如夫人，患经漏不止，袁项城派公府医官，并惠送医药，服之无效。延余往诊，余曰：此气不摄血也。须用吉林老山人参，每服一钱，开水炖须三小时，一剂知，二剂已。阮斗瞻之弟妇，产后腹痛发热，饮食不进。由京中派医官二人来津，其始用失笑散，不效，

腹益痛。继用当归羊肉汤，不效，身热尤甚。延余往诊，余曰：此外感风邪也。为拟柴胡饮子。其医官议余方曰：此方服下，当即汗脱。病家持方问余，余曰：倘服此方汗脱，余当负责，若不汗脱当云何？病家谓余曰：君有把握，病能愈乎。余应之曰：果服余方一剂，病当十去其九。次日延余复诊，余问曰：今日病情何如？彼应曰：不但九成，竟悉愈矣。余曰：二位医官，能否请见？据云：已于清晨入都矣。李啸溪患黄瘅，寒热往来。余用小柴胡汤，服后，寒热已解，其腹满，改用茵陈蒿汤。服后，小便下如黑醋色，病略减，后用猪膏发煎愈。其儿妇产后身热，不欲饮食。余诊其右关沉滑，余曰：此食积也。彼曰：诚然，产后自吃鸡子二枚，始得病。余为拟生化汤，内加醋一小杯，冲服，次日即愈。陆凤石之寄孙刘氏子，患腹中痞疾，渐成水胀，大小腹俱肿，连及两腿，肾囊肿大，如水晶球形，龟头肿弯如钩。余初用越婢汤、黄芪防己汤，病渐减。后用商陆末入麝香少许，醋调敷脐上，小便利，囊肿即消，为拟消痞方，数服而愈。张怀斌之女，心中烦扰，坐卧不宁。余诊其脉浮，为拟栀子豉汤，一剂即愈。王某咳嗽，日久不愈，咳吐白沫。余诊其脉，一息九至，问其胃口，尚能饮食。余曰：此肺痿也。为拟清燥救肺汤，十余剂始愈，宁波余某之妻，患血奔不止，津医林子皋用老山人参，服后神志欲狂。延余往诊，余曰：此热血上冲心也。令其先服童便，为拟三黄调经汤，数剂始愈。其夫因人参尚未服完，弃之可惜，即自服之。服后心神不定，身即汗出。林子皋为拟一方，用石膏二两，心神益乱，日夜在家中环走不休，家人均以为癫。余诊其脉浮，为拟栀子豉汤加莱菔子，一服而愈。常州医家刘雨人，患秋温，医官李仁甫，用香砂六君子汤。服后，大汗出不止，胸闷不堪。延余再诊。余诊其脉浮濡，曰：此伏暑也。为拟清暑饮，一剂知，二剂已。医家孙蕙荪，患温疹，唐静炎为拟大承气汤，服后，下黑粪，身热神

昏。延余往诊，余诊其脉沉，曰：邪已入里，不治。令其请唐先生，次日死。其后唐君亦病，延余往诊，余视其年逾七旬，精神倦怠。谓余曰：求先生救命。余诊其脉微数，视其前方，用大承气汤。余曰：先生年高气虚，何以用大承气汤，先生善治温病，盖善用此方，但先生未病温而用此方，何也？彼曰：余胸膈痞闷，是以用之。余曰：君休矣，气虚中满，而用大承气汤，下伤阳气，余实无法治。另请高明可也。越三日而卒。医家刘小坡，患痢，延余往诊。余视其大便多粪与血，问其里急后重否。彼曰诸症悉愈，惟下痢日五六次耳。余令购神妙奇效丹，此药由天津京报房出售。当即购服一包，次日愈。王某患杨梅毒痢，月余不能起床，奄奄一息。余拟用九龙丹，服后痢即止，调养月余而愈，张氏妇患小产后肝厥，不省人事。余诊其手热脉厥，余曰：此肝虚热厥也。为拟三甲复脉汤，一服即愈。又李氏妇患胎厥，余拟羚羊角散，一服愈。又钱氏妇患虚厥，余拟洋参竹茹汤，服后渐愈。李十七之子，患惊风，下五色痢。余拟银楂加羚羊竹茹汤，服一剂，惊风愈，而痢不止，后用银楂汤，十余剂而愈。郑墨林，年八十余，患喘咳。余拟麻黄石膏杏仁干姜汤，不敢顿服，先试服一匙，喘稍减，后服半剂，颇效，遂服，调理两日即愈。万荫南，年五十余，无子，求治于余。余为拟七宝美髯丹，服一料后，即生子。宁波张麟生之妇，患小产，连产四次，变成滑胎。其母本日本人，寓长崎，延医诊治，均无效，来津就医。余诊其左尺搏指，余曰：胎已两月矣。为制保胎丸，令其于下月，服三服，米饮送下，胎未滑，后即生子。此方药味，余已妄记，幸当时所制丸药，尚留有数十服，可以备用。孙多提患疟，因有要差，急欲出门。余令其于疟发前半时许，以绳束十指间，刺其络，出紫血，如绿豆大，即愈。宜文望患溺血，余始拟小蓟饮子，后用知柏地黄汤，病愈后。余嘱其勿食牛羊鸡肉，越半年，适清太后召入宫听戏，赐

以羊肉汤面，不敢不食，食后病大作，御医治之无效。后延余往，已无治法，余即告辞。马氏妇患喉痛，汤药不得进，余以针刺之即愈。郭僧忻之女，患天花白陷，花顶已陷，面色灰白，口流白沫，气喘欲绝。余拟参茸姜附桂归汤，已不能进，勉强用笔管灌入一杯，次日花发如黄豆，渐次调理而愈。其侄女患花后失音，余拟用甘桔汤，两剂愈。山东张笏臣，患酒咳吐血，延余往诊。余嘱其戒酒，为拟葛花芩连汤，数剂而愈。史氏妇患腹痛，手足厥冷。余诊其脉沉，为拟桂附八味汤，一服而愈。上海陈以垣，患子午疟，久治不愈，年逾花甲，骨瘦如柴。延余往诊，余始拟常山饮。服后，吐黄痰碗许，病势大减。后用六君加归芍坎气末等，始愈。陆春江患秋温结胸，医家均以为不治。延余往，余视其身热汗出不得卧，神志昏迷。余曰：身汗出，里无水气，不当结胸。为拟小陷胸汤，三服而愈。张参谋患羊毛痧，神昏谵语，耳聋直视不能言。为拟消风透痧汤，外用荞麦面，绍酒调如鸡子大，搓胸前并耳前后，搓出羊毛无数，十余日痧始透，仍不能言。后用鹅翎蘸皂角末少许，探入喉中，吐出胶痰，声音始出。叶某患戒烟下痢，余初用银楂汤。加烟灰少许，后用柿饼炭一枚入前，数剂而愈，因作鸦片论于下。

鸦片者，洋药中之麻醉品也。其味苦，其臭焦，其气能通五脏，为五脏七情内伤之妙药。如肝气郁闷，气滞胸中痛，胃脘痛，脾虚下痢，腹中痛，吸之立愈。惟夏秋霍乱，及之则病加重。肝火旺者不能吸，吸之即头眩。何也？盖霍乱为病，由于外感暑热，复感风寒，而后病作，其邪气由表入里，吸烟气以通五脏，则邪气深入，开门揖资，是以病加重也。肝火旺者，吸之，则肝火上升，是以头眩也。鸦片有麻醉性，其气燥，消铄津液，吸之日久，则其气留于五脏津液中为瘾。至其时则发，瘾发则麻醉性作，作则涕唾多而嚏欠，寒热如疟，营卫不行，五脏不通，弱者即死，强者难受不堪。此

吸烟者，所以欲戒不能也。惟柿饼能解鸦片之麻醉性，但鸦片因吸入肺，柿饼只能入胃，不能入肺。其性寒，忌蟹，脾寒者不能食，食之则腹痛。惟胃火旺大便燥结者宜之。戒烟之法，当先以丸药代烟，其丸药当用米粉白糖，加入烟灰蜜丸，按时随瘾之大小服之。至两日后，则五脏中之瘾，当从涕唾与汗气排泄而出。但胃中有烟瘾，再以柿饼代丸药，每日一次，渐加至两三次，迫至不服丸药，数十日即完好如初。若能将柿饼酿成美酒，用以戒烟，真妙品也。尚祈有志之士，共同研究，以救世界之因病而受鸦片之害者，岂不善哉！

再造丸方

真蕲蛇去皮骨，头、尾各三寸，酒浸炙，取净末，四两　两头尖系草药出乌鲁木齐，非鼠粪也如不得以白附子代之，制用，二两　山羊血五钱　虎胫骨一对，醋炙　龟甲醋炒，一两　乌药一两　当门子五钱　天竺黄一两　黄芪二两，炙　没药一两，去油　制乳香一两　北细辛一两　麻黄二两　赤芍一两　炙甘草二两　小青皮一两　羌活一两　白芷二两　大熟地二两　明天麻二两　血竭八钱，另研　防风二两　制附片一两　骨碎补去皮，一两　犀角八钱　元参酒炒，二两　沉水香一两　制首乌二两　葛根二两半　藿香二两　白僵蚕一两　西牛黄二钱半　川连二两　川芎二两　穿山甲二两，前后四足，各用五钱，麻油浸　辰砂一两，飞　桂心二两　川草薢二两　炒於术一两　地龙五钱，去土　红曲八钱　广三七一两　母丁香去油，一两　制香附一两　全蝎去毒，二两半　全当归二两　威灵仙二两半　川大黄二两　片姜黄二两　白茯苓二两　梅冰片二钱半　桑寄生一两半　草蔻仁二两　白蔻仁二两　制松香水煮七次，五钱

上药共研细末，择吉虔修炼蜜和合捣数千下为丸，每丸重一钱，金箔为衣，外用蜡丸包裹。此丸有起死回生之功，故曰再造。专治真中风寒，痰迷厥气，半身不遂，口眼㖞斜，腰腿疼痛，手足麻木，筋骨拘挛，步履艰难，一

切风痰等症，并皆治之。病逾百日者难痊，病后针灸漏气者难痊，年逾花甲者难痊，年逾古稀者不治。凡遇此症，旁人切勿惊惶，先向药店购开关散少许，或购灵宝如意丹七八粒。研末吹入鼻中，得嚏者轻，不得嚏者重。倘牙关紧闭，用乌梅两个，分开塞左右两腮，擦之自开，不可用铜铁器撬开，恐伤牙，并恐惊其心。凡服是丸后，神气清爽，渐思饮食，间有一二处屈伸不利，此系热痰留于关节。用豨莶草二钱，归身、白芥子各一钱，红花八分煎汤，以新白布蘸热汤擦摸，一日二三次，即能运动如常矣。

韭汁牛乳饮方

韭菜汁一小杯　鲜牛乳六两　藕汁一杯　姜汁十滴　梨汁一杯　莱菔汁一杯

柴胡饮子方

北柴胡钱半　杭芍二钱　当归二钱　酒芩八分　黑荆芥六分　防风八分　炙草一钱

生化汤加醋方

当归三钱　川芎钱半　红花三分　炮姜炭三分　炙甘草八分　鸡内金一钱，焙，研末　加醋一匙煎服

越婢汤方

麻黄一钱　石膏三钱　甘草一钱　生姜二片　大枣四枚

黄芪防己汤

防己一钱　黄芪钱半　甘草八分　白术七分

消痞汤方

炒枳实一钱　鸡内金钱半　川朴一钱　茯苓三钱　炒麦芽三钱　半夏曲二钱　川连八分　川朴一钱　茯苓三钱　炒麦芽三钱　半夏曲二钱

川连八分　甘草八分　於术八分　党参一钱　　钱　炙草一钱

三黄调经汤方

川连一钱　黄柏一钱　真阿胶二钱　炒续断二钱　酒芩一钱　炙草一钱　炒白芍二钱

九龙丹方

儿茶　血竭　木香　制乳香　制没药各一钱　巴豆二分，去油

共研末，水丸桐子大，每服二丸，渐加。

羚羊角散方

羚羊片一钱　杏泥三钱　防风八分　川芎六分　炙甘草一钱　薏仁三钱　独活六分　当归一钱　茯神三钱　竹茹三钱

参茸姜附归桂汤方

人参一钱　炮姜五分　附子一钱　黄芪三钱　熟地砂仁拌，三钱　鹿茸五分　肉桂五分　当归二

七宝美髯丹方

何首乌二斤，赤、白各半，去皮切，黑豆拌，九蒸九晒　白茯苓半斤，人乳拌　当归半斤，酒洗　怀牛膝半斤，酒浸，同首乌，第七次蒸至第九次　菟丝子半斤，酒浸蒸　枸杞子半斤，酒浸　补骨脂四两，黑芝麻拌炒

上为末，蜜丸桐子大，用淡盐汤或温酒送下，忌铁器。

麻黄石膏杏仁干姜汤方

麻黄六分　杏泥三钱　姜半夏三钱　款冬钱半　石膏三钱　干姜三分　炙甘草一钱

消风透痧汤方

僵蚕三钱　淡豆豉三钱　苦杏泥三钱　蝉蜕钱半　前胡钱半　薄荷一钱　菊花二钱　甘草八分　瓜蒌皮钱半

温热论笺正

陈根儒 著

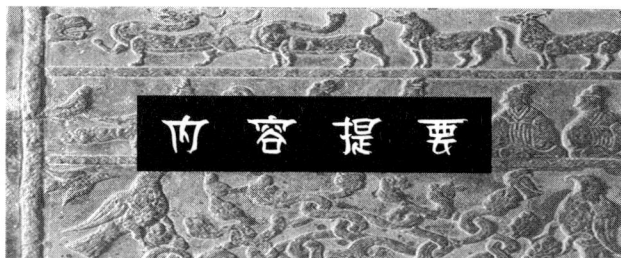

内 容 提 要

　　本书为萧山陈根儒先生手著。先生为吾乡快阁师石山房主人姚幼槎先生之姻娅。民国初年，与裘君在姚宅会诊，惠赠是书。先生本不业医，惟好研岐黄学，于温热证阐发更精。其笺正叶氏《温热论》有独到之处，间有纠正王氏《经纬》、吴氏《条辨》甚多。如此善本，宜代广传。

序

医者，古圣人通神明之德，不忍生民罹于五行六沴之患气，而为之术以救其死而遂其生者也。由斯道者，必先之以经籍，正之以师法，广之以闻见。心精力果，慎思明辨，乃克有济。医书如《灵》《素》之穷源，《难经》之解经，《金匮》《伤寒》之证治，固已无源不濬，无流不通，第词简意深，不易贯阐。后此著作，浩如烟海，其脍炙人口者，如《千金》《外台》、四大家书，各极其妙。而不善学者，每以古方今病，多半枘凿，以之治杂病。尚可循序研究，以之治时邪伏气，则朝夕变迁，安危反掌，可不求之有素乎？

吾吴叶天士先生，才长学博，洞贯古今，所著如《本事方释义》《景岳发挥》《医案存真》《医效秘传》及手批书，皆极精当。又及门所编《临证指南》，虽非尽出自先生手订，而精义所在，实先生有以启之。其尤切时用者，莫如先生口授温热病各法，相传谓于舟次所录，及门传抄，不无遗漏失序。后人编注，如《温热经纬》《温热赘言》及《吴医汇讲》所载，虽曲畅旁通，犹未尽蕴奥。

今陈君根儒观察，复以温热一编，汇集精要，贯以己意，为之笺正，补当时之阙漏，作后学之楷模。书成，问序于余。余受而读之，服其好学之专，得师之正，而济人利物之心，无穷已也。余老不言医，自丁未奉召入都，戊申因病假归，杜门养疴。几及十年，学殖荒落，愧无所得。今读是书，不禁怦怦心动，而幸论温热者之得所指归也。谬序于首，以志钦服。并希速付梨枣，以饷海内。是亦君子学道爱人无已之心也夫。

丙辰春初古吴曹元恒智涵甫识于兰雪书室

序　　例

　　早岁多病，读书之暇，偶检方书，得陈修园，见其书之多，以为其学之博也，从而讨焉，则支离穿凿，剽窃而成者也。复得徐灵胎，其学固远胜修园，然其言亦有验、有不验。继乃尽启所藏，得《素问》、仲景以下书数千卷，凡论伤寒者，靡不览焉。而所见愈繁，所疑愈多。若涉大海，其无津涯，则又何所折衷也。遂弃去不复求，既而思之。古之良医，如周之扁鹊仓公，秦之和缓，汉之淳于意、华佗之流，其著述绝见于世。华佗与仲景同时，当时华佗之名藉甚，仲景无所闻，其书晚乃稍出。华佗《中藏经》，寥寥数册，人且无知者。然则经验多与术之神者，或未必能著书。其著书者，类皆穷愁无聊，闭门造车，未能合辙者也。

　　比官吴下，闻吴人言叶天士甚详，其术颇奇而可思。求其书，得其门人所述《临证指南》《医效秘传》数种。固所习见者，然试其术有验，益求其精。乃知其学实本余杭陶氏，旁及东垣子和丹溪，远绍河间而得其正，故能力辟余子，于湿温治法，独举标准，非嘉言、景岳诸人所能及。余平日之所疑者，亦一旦豁然贯通，而得其所宗。嗟乎！五运六气，万变无穷，生民之疾，宁有尽时，扪烛求日，其于光也，固已远矣。比来笺注河间《原病式》，颇识此意。而因病施治，辄亦获效，阶梯所自，实赖叶氏。其先知先觉，继往开来者欤。惜其未暇著书，微言奥旨，仅散见于《本草经注》《景岳发挥》及所批陶氏《全生集》《女科经纶》、柯氏《伤寒》《金匮》与《医衡》等书者。人多忽诸而本事方释义，绝少精意，犹恐为后人所托。至其门人学识未逮，多墨守所习，不能启问。尽其所长，阐其所阂，演其绪者。又皆闻一知一，英能会通。遂使百有余年，其风渐微，其道将坠，心甚悯之。辄于暇时，即王士雄氏《温热经纬》所注"温热篇"，为考订旧闻，正其谬误，循流溯源，务使曲畅旁通，各极其趣，片言只字，必折其衷，不敢妄逞己意，沉潜反覆。盖亦有年，名曰《温热论笺正》，笺叶氏之旨，而正诸家之失也。

　　然余之所学，亦闭门造车者，其与诸人，相去几何？且著书误人，古人所戒，医书尤甚，略有不慎，后世宗之。贻祸无穷，是以数年以来，偶有所述，未尝示人沧桑之变。与吾友李道士，同居沪滨，道士鬻书而吾鬻医。穷困相同，寓居相接，时相往来。偶论温病，及于此书，道士谓自阏其术，与贻误后学，其罪相等。因录写一通，复质之吾友曹沧洲部郎，部郎今之国工，不以为非，且序之令速梓以问世。乃付石印，世有好学深思之士，匡余不逮，实所愿望，举例如下。

一、此篇，相传天士游洞庭山，门人愿景文于舟中记当时所闻之语，其后及门传抄，遂颠倒错乱。世所传者，出华岫云、唐三烈两人。唐氏分二十一章，章虚谷注，悉依唐本。王孟英《温热经纬》，改从华本，作二十章，自谓依原论次序。按：原本既非天士手定。舟中间话，偶然论及，本无次序可循。今悉从病情原变，治法次第列为先后，删其繁乱者三十八字，都为一卷，二十四节，三千六百七十九字。

二、此篇注释，诸家之说有可采者，首举其名，其后参以己意。或更有辨正者，加"按"字以别之。其于正义之外有足相发明者，加"〇"以别之。

三、遇论中宜用某某等药，辄详注其药性于下。其云某丸散汤，亦将其方详注。如云宜用某法，则采前人经验之方，附录于后，以便学者。间有未录，如承气汤等，以尽人皆知也。

四、原文顶格大书，注低一格，《温热经续》已有先例，兹编仍之。

五、所据原文，系从《医要秘传》陆氏所辑者，各本互有增损之处，并采注于下。

六、所采诸家之说，有举其名，有仅举其氏与其书者，当时随笔偶录，故未一律，以无关宏旨，仍之。

七、原文与注，并加点以分句读，省读者之目力，亦治经之盛事也。

昔淳于氏有言，"人之所病，病病多，医之所病，病方少"，而吾以为今之医者，却病方多。夫人之受病，犹白之受采，采五而已。然染者和之，则千变万化，虽有智巧，莫知所穷。人之肢体脏腑有定，而外之有五运六气之感，内之有饮食男女七情之伤。禀有强弱，地有高下，气有变迁，则其为病，虽有圣人，又恶能尽之。以无尽之病，应之以有定之方，此执方治病者，所以凿枘不入也。论者不察，以为今人识浅，不能用古方。岂知古今之病，不复同也。自来著书者，喜多著方论。自炫其巧，入主出奴，反覆辨难，自欺欺人，贻误后学，莫之为甚。夫病态万状，病情则一，执简御繁，自有至理。《内经》论病，河间著《原病式》，皆提纲挈领，不立一方，叶氏宗之。故于论中亦只言宜用某某等药，不立成方，此其天资高迈，学术纯粹，非宋元以后作者可及。昔圣人作易以象万物，不能尽图万物于易之中，亦此道也。学者苟能潜心本论，博览古今之籍，穷源竟委，以期至于古人之域，则处病立方，得心应手，自有左右逢源之妙。奚事缀拾成方，奉为枕秘乎？此余笺论而不补方之意，特揭之以告学者。

乙卯冬至日赘道人识

温热论笺正

长州叶　桂天士述　　萧山陈光淞根儒笺正
　　　　　　　　　　绍兴裘诗福吟五校参

温邪上受，首先犯肺，逆传心包。

"逆传"二字，纷纷聚讼。章虚谷谓：肺邪反传于心，金不畏火为逆。王孟英以《难经》"从所胜来为微邪"驳之，因引下文"三焦不得从外解，必致成里结"句，谓：由上焦气分以及中下二焦者为顺传，以邪从气分下行为顺，入营分内陷为逆。苟无其顺，何以为逆？

按："逆传"二字见于陶氏《全生集·伤寒传足不传手经论》，云：阳邪传卫，阴血自燥，热入膀胱，壬病逆传于丙。叶氏"逆传"之说，当本诸此，以肺与膀胱同主表也。章、王二注均非，且病以退为顺，进为逆，由内达外为顺，由外入内为逆，温邪由卫入营，故云为逆。若三焦不得从外解，致成里结，由因循误治所致，由外入里，岂得谓顺？王氏之说，尤为强辨。

又按：《叶氏医案·幼科风温》中，有"足经顺传"。如太阳传阳明，肺病失治逆传心包络之语，尤征其说出于陶氏。盖以邪归胃腑，可下而愈为顺也。

肺主气属卫，心主血属营。

此两句，承上文言逆传心包，不外乎由卫入营也。

辨营卫气血，虽与伤寒同，若论治法，则与伤寒大异也。

此承上文，因言温病伤寒之异治，以起下文也。

盖伤寒之邪，留变在表，然后化热入里，温邪则热变最速。

吴鞠通氏谓：伤寒伤人身之阳，由毛窍而溪，由溪而谷，由谷而孙络，由孙络而大络，由大络而经。始太阳，终厥阴，曲折而入。故曰"留恋在表，然后化热入里"。温邪犯肺，即传心包。上焦不治，便入中焦，中焦不治，即传下焦，伤人之阴最易，故曰"热变最速"。

未传心包，邪尚在肺，肺主气，其合皮毛，故云在表。

吴鞠通氏谓：伤寒由毛窍而入，自下而上，始足太阳。足太阳膀胱属水，寒即水之气，同类相从，故病始于此。古来但言膀胱主表，殆未尽其义，肺者皮毛之合也，独不主表乎？又谓：人身一脏一腑主表之理，人皆习焉不察。以三才大道言之，天为万物之大表，天属金，人之肺亦属金，肺主皮毛。经曰：皮应天。天一生水，地支始于子，而亥为天门，乃贞元之会。人之膀胱，为寒水之腑，故俱同天气，而俱主表也。

在表初用辛凉轻剂，挟风则加入薄荷、牛蒡之属，挟湿加芦根、滑石之流，或透风于热外，或渗湿于热下，不与热相搏，势必孤矣。

此明温邪初起，未传营者之治法。盖温邪为病，必有所挟，不外风与湿之两途，风阳邪，宜表而出之，故曰透外。湿阴邪，宜分而利之，故曰渗下。

不尔，风挟温热而燥生，清窍必干，

谓水主之气不能上荣，两阳相劫也。湿与温合，蒸郁而蒙蔽于上，清窍为之壅塞，浊邪害清也。

此明当透风热外，渗湿热下，不便与热相搏之故。章虚谷谓：胃中水谷，由阳气化生津液。故阳虚而寒者，无津液上升，停饮于胃，遏其阳气，亦无津液上升，而皆燥渴，仲景已备论之。此言风热两阳邪，劫其律液而成燥渴。其因各不同，则治法迥异也。至风雨雾露之邪受于上焦，与温郁蒸郁，上蒙清窍。如仲景所云"头中寒湿，头痛鼻塞，纳药鼻中"一条。虽与温邪蒙蔽相同，又有寒热不同也。

按：此条明风温、湿温俱有清窍壅塞，分晰言之。恐人以伤寒之法误治，尤恐以湿温之浊邪害清，与风温之两阳相劫混治也。

其病有类伤寒，其验之之法，伤寒多有变证，温热虽久，在一经不移，以此为辨。

伤寒传经，故多变证。温邪只在三焦营卫，故曰不移。

上第一节，首论伤寒、温热感受证治之不同，温病有挟风、挟湿之异治，其所入之途，有卫气营血之次第，总举其纲，以告学者。下文乃详言之。

前言辛凉散风，甘淡驱湿。若病仍不解，是渐欲入营也。营分受热，则血液受劫，心神不安，夜甚无寐，或斑点隐隐。即撤去气药，如从风热陷入者，用犀角、竹叶之属。如从湿热陷入者，犀角、花露之品，参入凉血清热方中。若加烦躁，大便不通，金汁可以加入，老年或平素有寒者，以人中黄代之。急急透斑为要。

此明温邪初传心包之候，而出其治也。心包主血，代心用事，故邪入营血，心包受之。以致心神不安，夜甚无寐。斑属血，疹属气，此营分受热，故言斑不言疹。若见疹则无关营血，即下文所谓"当理气分之邪"矣。犀角苦酸咸寒，凉心泻肝，清胃中大热，祛风利痰，辟邪解毒。治伤寒时疫发黄发斑，吐血下血蓄血发狂，痘疮黑陷，消痈化脓，定惊明目，故为治斑要药。竹叶辛淡甘寒，凉心缓肝，消痰止渴，除上焦风邪烦热，咳逆喘促，呕哕吐血，中风失音，小儿惊痫，故从风热陷入者必用之。花露芳香清冽，和中利肠，清暑化热，有气无质，能透窍入络，疏沦灵府，故从湿热陷入者宜之。金汁泻火热，人中黄甘寒入胃，清痰火，消食积，大解五脏实热，治天行热狂，痘疮血热黑陷不起，与金汁之治相同。故烦躁大便不通者，可以加入，冀其解毒透斑也。凉血清热，如《温病条辨》中之清营汤、清络饮、清宫汤，与《温疫论》中清燥养营汤之类。

〇按：营分受热。至于斑点隐隐，急以透斑为要。透斑之法，不外凉血清热，甚者下之。所谓扬汤减薪，去其壅塞，则光焰自透。若金汁、人中黄所不能下者，大黄、元明粉亦宜加入，在学者见证施治，神而明之。细玩"烦躁、大便不通"之语，自得之矣。

附录

清营汤方
犀角　生地　元参　竹叶心　麦冬　丹参　黄连　银花　连翘连心

清络饮方
鲜荷叶边　鲜银花　西瓜翠衣　鲜扁豆叶　丝瓜皮　鲜竹叶心

清宫汤方
犀角尖磨冲　连翘心　元参心　竹叶卷心

莲子心　麦冬连心

清燥养营汤方

知母　天花粉　白芍　陈皮　甘草　当归身　地黄汁

若斑出热不解者，胃津亡也。主以甘寒，重则如玉女煎，轻则如梨皮蔗浆之类。或其人肾水素亏，虽未及下焦，先自彷徨矣。必验之于舌，如甘寒之中加入咸寒，务在先安未受邪之地，恐其陷入易易耳。

章虚谷谓：斑出则邪已透发，理当退热，其热仍不解。故知其胃津亡，水不济火，当以甘寒生津。若肾水亏者，热尤难退，故必加咸寒，如元参、知母、阿胶、龟甲之类，所谓"壮水之主，以制阳光"也。如仲景之治少阴伤寒，邪本在经，必用附子，即是"先安未受邪之地"。热邪用咸寒滋水，寒邪用咸热助火，药不同而理法一也。验舌之法详后。

王孟英谓：重则如玉女煎者，言如玉女煎之石膏、地黄同用，以清未尽之热，而救已亡之液。唐三烈本删一"如"字，径作"重则玉女煎"，是印定为玉女煎之原方矣。岂知胃液虽亡，身热未退，熟地、牛膝安可投乎？

按：景岳玉女煎方，石膏、熟地、麦冬、知母、牛膝。谓治水亏火盛，六脉浮洪滑大，少阴不足，阳明有余。叶氏《发挥》云："既云水亏火盛，竟宜滋阴降火，不必用石膏。少阴不足，是肾虚火亢，当补肾为主，至若阳明有余，乃胃中之实火。当清胃火，病属两途，岂可石膏、熟地并用乎？"据此，则此处自当用生地黄，非用玉女煎之板方，《温病条辨》玉女煎去牛膝、熟地，加细生地、元参，治太阴温病气血两燔，早有前见。梨性甘寒，凉心润肺，利大小肠，蔗浆和中润燥，除热解毒，故斑出热轻者宜之。甘寒之中加入咸寒，如《温病条辨》中三甲复脉等方，均可随证选用。

附录

三甲复脉汤方

一甲复脉　炙甘草　干地黄　生白芍　麦冬连心　阿胶　牡蛎　二甲复脉加鳖甲　三甲复脉再加生龟甲

上第二节，明逆传心包邪陷营血之证，而出其治也。

○此节仍统风温、湿温言之，然其证见于风温者为多。

若其邪始终在气分流连者，可冀其战汗透邪。法宜益胃，令水与汗并，热达腠开，邪从汗出。

此明邪之由卫而气，不传营者之治法。大凡温邪入里，分为两途，心包与阳明，其治法不离乎斑汗下。传心包者，即伤营血，伤营血者必发斑，透斑为治。入阳明者属胃与肠，必致成里结，成里结者可下。若未入里，流连气分者，则属三焦。在上焦者，可冀其战汗而解，法宜益胃。胃者水谷之海，发生津液，布护三焦。且上焦出于胃口，居阳明经之间，故益胃助汗，可使邪从汗出。《素问·热病论》篇：岐伯曰：人所以汗出者，皆生于谷，谷生于精。王冰注：言谷气化为精，精气胜乃为汗。又曰：汗者精气也。益胃之法，如《温病条辨》中之雪梨浆、五汁饮、桂枝白虎等方，均可采用。热盛者食西瓜，战时饮米汤白水。所谓令水与汗并，热达腠开，得通泄也。若在中下焦，则有分消之法矣。

附录

雪梨浆方

以甜水梨大者一枚，薄切，新汲凉水内浸

半日，取汁时时频饮。

五汁饮方

梨汁　荸荠汁　鲜芦根汁　麦冬汁　藕汁

热痰盛加竹沥、梨汁，咯痰不清加瓜蒌皮，热毒盛加金汁、人中黄，渐欲神昏加银花、荷叶、石菖蒲。

桂枝白虎汤方

知母　生石膏　粳米　桂枝木　炙甘草

解后胃气空虚，当肤冷一昼夜，待气还自温暖如常矣。盖战汗而解，邪退正虚，阳从汗泄，故暂肤冷，未必即成脱证。此时宜令病者安舒静卧，以养阳气来复。旁人切勿惊惶，频频呼唤，扰其元神，使其烦躁。但诊其脉，若虚软和缓，虽倦卧不语，汗出肤冷，却非脱证。若脉急疾，躁扰不卧，肤冷汗出，便为气脱之证矣。更有邪盛正虚，不能一战而解，停一二日再战汗而解者，不可不知。

此明解后之状，辨脱与非脱之脉法，更示人以有邪盛正虚再战之机，恐邪热未清，误认虚脱，妄投补剂也。"汗出肤冷"与"肤冷汗出"有别。汗出肤冷者，汗后而热退肤冷，此邪解正虚之象。故云非脱，即仲景所谓"汗泄热去身凉即愈"。肤冷汗出者，即《伤寒论》中所谓"亡阳遂漏不止"，与"汗出如油"也。《素问·评热病论》曰：汗出而脉尚躁盛者死。《灵枢·热病论》：热病已得汗，而脉尚躁盛，此阴脉之极也，死；其得汗而脉静者，生。此脉急疾躁扰，所以为气脱之证也。

上第三节，继斑而言汗。

再论气病有不传血分，而邪留三焦，亦如伤寒中少阳病也。彼则和解表里之半，此则分消上下之势，随证变法。如近时杏、朴、苓等类，或如温胆汤之走泄，因其仍在气分，犹可望其战汗之门户，转疟之机括。

《灵枢·营卫生会》篇：黄帝曰：愿闻三焦之所出。岐伯答曰：上焦出于胃上口，并咽以上，贯膈而布胸中，走腋，循太阴之分而行，还至阳明，上至舌，下足阳明，常与营俱行于阳二十五度，行于阴亦二十五度，一周也。故五十度而复会于手太阴矣。又黄帝曰：愿闻中焦之所出。岐伯曰：中焦亦并胃中，出上焦之后，此所受气者。泌糟粕，蒸津液，化其精微，上注于肺脉，乃化而为血，以奉生身，莫贵于此，故独得行于经隧，命曰营气。又黄帝曰：愿闻下焦之所出。岐伯答曰：下焦者，别回肠，注于膀胱而渗入焉。故水谷者，常并居于胃中，成糟粕而俱下于大肠，而成下焦。渗而俱下，济泌别汁，循下焦而渗入膀胱焉。所以肺受温邪，不传心包，未归阳明，必留三焦，以三焦之经，循胸腋手太阴之分而出行，复大会于手太阴也。三焦为手之少阳，凡升降之气，莫不由此出入，为上下之枢机，亦犹足少阳胆经，为三阳三阴表里之枢纽也。故云彼则和解表里，此则分消上下。而中焦为营气所主，在胃中脘之分，主泌水谷之糟粕，蒸化精液，上注于肺，下焦当胃之下口，别回肠，化糟粕，济泌别汁，渗入膀胱。故宜用杏仁之解肺郁，利小便，茯苓之渗湿行水，厚朴之行气散满。及如温胆汤之走泄，温胆汤方，用半夏、陈皮、茯苓、甘草、竹茹、枳实、半夏能化痰行水，发表开郁，陈皮能理气燥湿，导滞消痰，为宣通气分之药，茯苓渗湿，甘草入凉剂能泻邪热，竹茹除上焦烦热，枳实破气行痰，止喘消痞，均属宣导之品，所以谓之走泄也。仍在气分者，以温邪由肺而及三焦，必先留于上焦，上焦当肝胃之区。且手足两少阳经，互相连合，是以仍在气分，犹可望其战汗之门户，转疟之机括也。

上第四节，言邪之不传营者，独留三焦之治。

大凡看法，卫之后方言气，营之后方言血，在卫汗之可也。到气才可清气，入营犹可透热转气，如犀角、元参、羚羊等物。入血就恐耗血动血，直须凉血散血，如生地、丹皮阿胶赤芍等物。否则，前后不循缓急之法，虑其动手便错，反致慌张矣。

《素问·调经论》：病在气调之卫。王冰注：卫主气，故气病而调之卫也。《难经·三十二难》曰：心者血，肺者气，血为营，气为卫，相随上下，谓之营卫。通行经络，营周于外。《灵枢·卫气》篇：黄帝曰：五脏者，所以藏精神魂魄者也。六腑者，所以受水谷而化行物者也。其气内干五脏，而外络支节，其浮气之不循经者为卫气，其精气之行于经者为营气，阴阳相随，外内相贯，如环之无端。马莳注曰：人有五脏，精神魂魄，赖之以藏，人有六腑，水谷等物，赖之以化，六腑为表，其气内连于五脏，而外则络于支节。人有三焦，宗气积于上焦，营气出于中焦，卫气出于下焦。下焦之气，升于中焦以达于上焦，而生此卫。卫气阳性剽悍，行于皮肤分肉之间，乃浮而在外者也。故曰：其浮气之不循经者为卫气。中焦之气降于下焦，而生此营气，营气阴性精专，随宗气以行于经隧之中，故曰：其精气之行于经者为营气。

按：浮气之不循经者为卫气，故在卫者汗之可愈。其循经而出于上焦者为宗气，宗气者卫气之主，卫气者浮于宗气之外，故曰"卫之后，方言气"。气，宗气也。"营之后，方言血"者，营亦气也。所以化水谷之精微而为血，使之流溢于中，布散于外，行于经隧，常行无已者也。盖自其约而言之，则卫为气，营为血。循其等而言之，则卫为气之标，气为卫之本，营为血之帅，血为营之徒也。是以血居营之后，而入营者犹可透热转气，失此不治则营病而血亦病，血滞而气不能营，故直须凉血散血，通

其经隧之途，使营气复其故道也。此卫气营血之次第，学者细察《素问》"调经""经络"诸论，及《灵枢》"营气""卫气""营卫生会"等篇，自能了然矣。

章虚谷谓：凡温病初感发热而微恶寒者，邪在卫分，不恶寒而恶热小便色黄，已入气分。若脉数舌绛，邪入营分。若舌深绛，烦扰不寐，或夜有谵语，已入血分。邪在卫分汗之，宜辛凉轻解，清气热，不可寒滞，反使邪不外达而内闭，则病重矣。故虽入营，犹可开达，转出气分而解。

按：犀角苦酸咸寒，泻心胃大热。羚羊苦咸微寒，能祛风舒筋，泻心肝邪热。元参苦咸微寒，补水泻无根之火，均非滋腻之物。章氏谓清气热不可寒滞，深合"入营犹可透热转气"之意，下文于上焦气热烁津证，戒"勿用血药，滋腻难散"，即此意也。

王孟英谓：伏气温病，自里出表，乃先从血分而后达于气分。故起病之初，往往舌润而无苔垢，但察其脉，软而或弦，或微数，口未渴而心烦恶热，即宜投以清解营阴之药，迨邪从气分而化，苔始渐平，然后再清其气分可也。伏邪重者，初起即舌绛咽干，甚有肢冷脉伏之假象。亟宜大清阴分伏邪，继必厚腻黄浊之苔渐生，此伏邪与新邪先后不同。更有邪伏深沉，不能一齐外出者，虽治之得法，而苔退舌淡之后，逾一二日舌复干绛，苔复黄燥，正如抽蕉剥茧，层出不穷，不比外感温邪，由卫及气，自营而血也。秋月伏暑证轻浅者，邪伏膜原深沉者，亦多如此。

上第五节，总结上文。言温邪传入之次第，而出其治法，学者循其序而察之，而不必泥也。

且吾吴湿邪害人最广。如面色白者，须要顾其阳气，湿胜则阳微也。法应清凉，然到十分之六七，即不可过于寒凉，恐成功反弃，何以故耶？湿热一去，阳亦衰微也。面色苍者，须要顾其津液，

温热论笺正

清凉到十分之六七。往往热减身寒者，不可就云虚寒而投补剂。恐炉烟虽熄，灰中有火也。须细察精详，方少少与之。慎不可直率而往也。

此言人之气质各有不同，戒学者随时省察，譬如为山九仞之功，毋遗一篑之亏也。其语意明晰，无烦解释。《温热经纬》王氏之言，徒伤辞费。

湿胜则阳微，王孟英引茅雨人之说，谓"阳微故致湿胜"。

按：此谓面色白者，其阳气素属不足。今为湿邪所困，湿胜则阳微矣，并非因阳微而致湿胜。若湿胜必因阳微，则面色苍者，当无湿病矣。茅氏之说，亦欠圆足，盖叶氏此论，实专为湿温而发，故自此以下，皆言湿温。

又有酒客里湿素盛，外邪入里，里湿为合。在阳旺之躯，胃湿恒多；在阴盛之体，脾湿亦不少，然化热则一。

此为阳微、阴虚二者之外，复举酒客湿盛者以示之。所谓"阳旺之躯，胃湿恒多；阴盛之体，脾湿亦不少"，是指酒客中平素体质之偏于阴阳，苍瘦、肥白者而言。化热则一者，以酒客脾胃素为酒之湿热所蒸，故一感温邪，无不化热。

热病救阴犹易，通阳最难，求阴不在血，而在精与汗；通阳不在温，而在利小便。然较之杂证，则有不同也。

救阴不在血，而在精与汗，王孟英谓"救阴须用充液之药"是也。致谓"以血非易生之物，汗需津液以化"，其言又似是而非。盖温热病，除温邪劫营，与素有瘀伤宿血在胸膈中者宜凉血、散血外，无补血之理。观下文"验齿"节，病深动血，结瓣于上，阳血安胃，阴血救肾，不言治血，其义可知。吴氏《温病条辨》增液养阴等法，深得秘旨。

通阳不在温，而在利小便。章虚谷、王孟英之说，均无分晓。盖此语专属湿温，热处湿中，湿蕴热外，湿热交混，遂成蒙蔽。斯时不开，则热无由达，开之以温，则又助其热，然通阳之药不达于温。今温药既不可用，故曰通阳最难。惟有用河间分消宣化之法，通利小便，使三焦弥漫之湿，得达膀胱以去。而阴霾湿浊之气既消，则热邪自透，阳气得通矣。

较之杂证则有不同者，言杂证以补血为养阴，温为通阳，与此不同。又恐人误以利小便为通阳一定不易之法，误治寒湿火衰之证，则反损其肾气而阳愈微，此所以为叮咛也。

上第六节，盖专为湿温而发。夫温邪为病，不外挟风、挟湿两途。然风温热变虽速，但能辛凉透解，清热养阴，不失卫气营血先后之序，便无他误。至于湿温，则所感之气最杂，湿多热多，治法迥异；化热化燥，传变无定。清热太过，留湿致困；养阴不当，反成蒙蔽。见证施治，用药最难。故于此特揭其旨，以示学者。能即此而求之，则虽病情万变，治法不离其宗，于治湿温之术，思过半矣。

再论三焦不得从外解，必致成里结。里结于何？在阳明胃与肠也。亦须用下去，不可以气血之分，就唐三烈本此下有谓其二字可从不可下也。

章虚谷注：胃为脏腑之海，各脏腑之邪，皆能归胃。况三焦包罗脏腑，其邪之入胃尤易。语意未足。

按：《灵枢·营卫生会》篇言三焦之部署，上焦出于胃上口，中焦亦并胃中出上焦之后；下焦者，别回肠，注于膀胱而渗入焉。故水谷者，常并居于胃中，成糟粕而俱下于大肠。《金匮要略》谓：下焦竭即遗溺失便。据此，则三焦里结，肠胃同病，所谓在阳明胃与肠也。"不可以气血之分谓不可下"者，气指温病言，血指伤寒言。盖寒伤营，热伤气。伤寒由膀胱传胃，胃与膀胱均多血，温邪由肺及三焦，肺与三焦均主气也。所以为此言者，恐人误会，谓"温邪留于气分在上，不与伤寒入里同"而不敢下也。故下文云。

但伤寒邪热在里，劫烁精液，下之宜猛。此多湿邪内搏，下之宜轻。伤寒大便溏，为邪已尽，不可再下。湿温病大便溏为邪未尽，必大便硬。唐本此下有乃为无湿句。慎唐本作始不可再攻，以屎王本作粪燥为无湿矣。唐本无此句。

章虚谷注：谓伤寒化热，肠胃干结，故下宜峻猛；湿热凝滞，大便本不干结，以阴邪瘀闭不通。若用承气猛下，其行速而气徒伤，湿仍胶结不去，故当轻法频下。王孟英驳之，谓：伤寒化热，固是阳邪，湿热凝滞者，大便虽不干结，黑如胶漆者有之。岂可目为阴邪？谓之浊邪可也。所论诚是。

按：伤寒有燥屎在胃，故下之宜猛，三承气之外，又有猪胆汁蜜煎导诸法，其所结为燥屎，故大便溏为邪已尽。若温热浊邪所结，属胶漆痰沫之物，本非燥屎，所以大便溏为邪未尽，必大便硬，则浊滞已清，宿食亦下，故不可再攻矣。然痰浊重者，溏硬无定，往往有既得燥屎，复下浊滞，三五次后大下浊沫，其邪始尽者，当临证省察，不可不知。所谓下之宜轻而不厌频者。诚以浊邪黏腻，搏结不坚，到处可以留着，非猛鸷之力一击之所能去也。

上第七节，为邪留三焦，不因战汗转疟而解成里结者，示下法也。

再人之体脘在腹上，其地位处于中，按之痛，或自痛，或痞胀。当用苦泄，以其入腹近也。必验之于舌，或黄或浊，可与小陷胸汤或泻心汤，随证治之。

此承上文，言邪虽入里而未结胃与肠者，当用苦泄，不可骤下。盖脘居中焦之部署，其"按之痛，或自痛，或痞胀"，属湿热互结，浊痰凝滞，阻中焦气分而然，皆属于痞。故宜用小陷胸汤或泻心汤，苦辛通降，涤除痰热。"必验之于舌，或黄或浊"者，以舌见黄浊，已入中焦，中焦入腹近，不复能提归上焦，再事宣

泄，只能使之下达耳。熟玩下文自明。吴氏《温病条辨》治浊痰凝聚心下痞者，用半夏泻心汤，去参、姜、大枣、甘草，加枳实、杏仁，深合苦泄之法。

附录

小陷胸汤方

黄连　半夏　瓜蒌实

半夏泻心汤方

半夏　黄芩　干姜　甘草　人参　黄连　大枣

或白不燥，或黄白相兼，或灰白不渴，慎不可乱投苦泄。其中有外邪未解，里先结者，或邪郁未伸，或素属中冷者，虽有脘中痞痛，宜从开泄，宣通气滞以达归于肺。如近俗之杏、蔻、橘、桔等是，轻苦微辛，具流动之品可耳。

以承上文，言不宜苦泄者，当用开泄。盖苔白不燥，湿未化热，只伤气分。黄白相兼，为气分之邪未尽。灰白不渴，属脾湿盛，外邪未解里先结者，湿温风温均有。盖邪未透达，湿阻中焦也。邪郁未伸者，指湿遏伏热之证。素属中冷者，谓里湿素盛。宿有痰饮之疾者，其脘中痞痛，系湿阻气化，中焦失运所致，故宜从事开泄。以杏蔻橘桔轻苦微辛之品，宣通气滞，必达归于肺者。以肺主一身之气，气化则湿亦化也。

按：《温病条辨》中有三仁汤、宣痹汤、三香汤等，均于此证相合，可随其轻重而选用之。

附录

三仁汤方

杏仁　飞滑石　白通草　白蔻仁　竹叶

厚朴　生薏仁　半夏　甘澜水煎

宣痹汤方

枇杷叶　郁金　射干　白通草　香豉

三香汤方

瓜蒌皮　桔梗　焦山栀　枳壳　郁金　香
豉　降香末

再前云舌黄或浊，须要有地之黄。若
光滑者，乃无形湿热，中已虚象，唐本作
"已有中虚之象"。大忌前法。

章虚谷注，谓：舌苔如地上初生之草，必
有根。无根者为浮垢，乃无形湿热，而胃无结
实之邪，故云有中虚之象。若妄用攻泻伤内，
则表邪反陷，为难治矣。

按：此二十九字，各本均分属下节，大误，
宜属于此。

上第八节，因里结而言痞。

其脐已上为大腹，或满，或胀，或
痛，此必邪已入里矣。表证必无，或存
十之一二。亦要验之于舌。或黄甚，或
如沉香色，或如灰黄色，或老黄色，或
中有断纹，皆当下之。如小承气汤用槟
榔、青皮、枳实、元明粉、生首乌等。

脐已上正当肠胃之间，或满，或胀，或痛，
则邪之入里，已结于肠胃无疑。斯时表证必无，
即有一二，而里结已甚。断非宣通外泄所能达，
故当验舌即下，生首乌功用，诸家多未详述。
惟《本草经疏》载其能治毒痢下纯血，诸药不
效，及治风痰久疟，则其能清热凉血可知，生
用于下药中，殆以此欤？

若未见此等舌，不宜用此等法，恐其
中有湿聚太阴为满，或寒湿错杂为痛，
或气壅为胀，又当以别法治之。

此辨其不可下者。意义甚明，无庸注释。

再，黄苔不甚厚而滑者，热未伤津，
犹可清热透表。若虽薄而干者，邪虽去
而津受伤也。苦重之药当禁，宜甘寒轻
剂可也。

此条辨黄苔之不宜下者，当属上文，共为
一节，诸本分之非是。盖"犹可清热透表"与
"苦重之药当禁"，对上文"皆当下"而发，所
谓要验之于舌也。甘寒轻剂，如《温病条辨》
中增液等法可师。

附录

增液汤

元参　连心麦冬　细生地

上第九节，辨下证具者之治。

以上三节，反覆明辨，均言湿温之下法也。

再论其热传营，舌色必绛。绛，深
红色也。初传，绛色中间黄白色，此气
分之邪未尽也。泄卫透营，两和可也。

章虚谷注：绛者指舌本"本"宜改作
"质"，意方明了，黄白指舌苔。

按：此为初传营分之候，所谓入营犹可透
热转气时也。

纯绛鲜泽者，包络受病也。宜犀角、
鲜生地、连翘、郁金、石菖蒲等唐本此下
有"清泄之"三字。

章虚谷注：纯绛鲜泽者，言无苔色，是胃
无浊结，而邪已离卫入营，其热在心包也。若
平素有痰，必有苔色。

王孟英谓：绛而泽者，虽为营热之征，实
只有痰，故不甚干燥。问苦胸满者，尤为痰据，
不必有苔，菖蒲郁金即为此设。若竟无痰，必
不甚泽。

按：王说颇有经验，胜于章氏。犀角苦酸
咸寒，泻心胃大热。鲜生地甘苦大寒，入心肾
泻小肠之火。连翘微寒升浮，入手少阴厥阴，
除手足少阳手阳明气分湿热，散诸经血凝气聚

郁金辛苦气寒，其性轻扬上行，入心及包络，兼入肺经，凉心热，散肝郁，下气破血。石菖蒲辛苦芳香，开心孔，利九窍，去湿逐风，除痰消积，开胃宽中。

延之数日，或平日心虚有痰，外热一陷，里络就闭，非菖蒲郁金等所能开，须用牛黄丸、至宝丹之类以开其闭，恐其昏厥为痉也。

《温病条辨》载牛黄丸方：牛黄一两，郁金一两，犀角一两，黄连一两，朱砂一两，梅冰二钱五分，麝香二钱五分，真珠五钱，山栀一两，雄黄一两，黄芩一两，金箔衣。吴氏论，谓此芳香化秽浊而利诸窍，咸寒保肾水而安心体，苦寒通火腑而泻心用之方也。牛黄得日月之精，通心主之神；犀角主治百毒邪鬼瘴气；真珠得太阴之精而通神明合犀角补水救火，郁金草之香，梅冰木之香，雄黄石之香，麝香乃精血之香，合四香以为用，便闭锢之邪热温毒深在手厥阴之分者，一齐从内透出，而邪秽自消，神明可复也。黄连泻心火，栀子泻心与三焦之火，黄芩泻胆与肺之火，使邪火随诸香一齐俱散也。朱砂补心体泻心用，合金箔坠痰而镇固，再合真珠、犀角为督战之主帅也。

至宝丹方：犀角一两镑，朱砂一两飞，琥珀一两研，玳瑁一两镑，牛黄五钱，麝香五钱，以安息重汤炖化，和诸药为丸一百九，蜡护。吴氏论此方，荟萃各种灵异，皆能补心体，通心用，除邪秽解热结，共成拨乱反正之功。

大抵牛黄丸最凉，紫雪丹次之，至宝丹又次之。主治略同，而各有所长，临用对证斟酌可也。

章虚谷谓：邪火盛而色赤者宜牛黄丸，痰湿盛而有垢浊之苔者宜至宝丹。

按：本文指纯绛鲜泽者而言，并无"垢浊"之语，垢浊者另有治法。章氏之语未免画蛇添足。昏厥为痉，吴鞠通谓：厥者，尽也。阴阳极造其偏，皆能致厥，伤寒之厥，足厥阴病也。

温热之厥，手厥阴病也。舌卷、囊缩虽同系厥阴现证，要之舌属手囊属足也。盖舌为心窍，包络代心用事，肾前后皆肝经所过，断不可以阴阳二厥，混而为一。再，热厥之中亦有三等，有邪在络居多而阳明证少者，则从芳香。有邪搏阳明，阳明太实，上冲心包，神迷肢厥，甚至通体皆厥，当从下法。有日久邪杀阴亏而厥者，则从育阴潜阳法。

按：吴氏此说殊欠分晓。考《内经》，手足厥阴之脉均与舌本无涉，惟足太阴脉则连舌本，散于舌下，足少阴脉入肺挟舌本而已，安得谓舌属手也？原其所因，盖温邪入里，阳明邪实，脾不能承胃气下降恶浊，肝风炽张，肾水将涸，故现是证。且脾主四肢，故四肢逆冷，是热厥必用下法，仲景所谓厥当下之也。至于阴阳寒热之分，河间"元病脉候"之说，辨之最详。陶节庵"从阳经传入者为阳厥，直中阴经，不从阳经传入者为阴厥"之语，实本何间立论，为千古辨厥之准绳也。

附录

紫雪丹方

滑石一斤　石膏一斤　寒水石一斤　磁石二斤　水煮，捣煎，去渣用。

羚羊角五两　木香五两　犀角五两　沉香五两　丁香一两　升麻一斤　元参一斤　炙甘草半斤

以上八味并捣挫，入前药汁中煎，去渣

并　朴硝　硝石各二斤，提净　入前药汁中微火煎用柳木不住手搅候欲凝再加　辰砂三两　麝香一两二钱，并研细　合成

上第十节，辨初传营者之舌绛，王孟英谓统风温、湿温而言是也。

再，色绛而舌中心干者，乃心胃火燔，劫烁津液，即黄连、石膏亦可加入。

温热论笺正

王孟英注：热已入营，则舌色绛，胃火烁液，则舌心干。加黄连、石膏于犀角、生地等药中，以清营热而救胃津，即白虎加生地之例也。

按：黄连清心火，石膏平胃热，以心胃火燔，劫烁津液。故加二味于前犀角、生地等药中。至白虎加生地，救斑出热不解胃阴亡之证，与此不同，王氏引以为例，非是。

若烦渴烦热，舌心干、四边色红，中心或黄或白者，此非血分也。乃上焦气热烁津，急用凉膈散散其无形之热，再看其后转变可也。慎勿用血药，以滋腻难散。

上节言初传，绛色中兼黄白色为气分之邪未尽。盖邪在气分，苔属黄白，初传营分，气分尚有余邪，故中兼黄白。今四边色红，红浅于绛，中心黄白而干，加以烦渴烦热，是邪未入营，属气热烁津所致。故当急用凉膈散，俾无形邪热随有形浊痰下解以去。若用滋腻血药，是反助浊痰，资其邪热而难散矣，故以慎勿用为戒。

至舌绛望之若干，手扪之原有津液，此津亏湿热熏蒸，将成浊痰蒙闭心包也。

此因色绛而舌中心干者而言。盖彼则望之干，扪之亦干，此则望之若干，扪之原有津液。所以然者，以湿热郁结于内，气液不得宣通，故望之若干，其实非干，而扪之则润。王氏前解"纯绛鲜泽"，谓"实因有痰，故不甚干燥"，即此可证。

上第十一节，辨色绛而属于干者。

再有热传营血，其人素有瘀伤宿血在胸膈中，挟热而抟，其舌色必紫而暗，扪之湿。当加入散血之品，如琥珀、丹参、桃仁、丹皮等。不尔，瘀血与热为伍，阻遏正气，遂变如狂、发狂之证。

章虚谷注：舌紫而暗，暗即晦也。扪之潮湿不干，故为瘀血。

按：血性柔腻，故扪之亦湿，其辨在舌色之紫而暗。

若紫而肿大者，乃酒毒冲心。

王氏《温热经纬》引何报之云：酒毒内蕴，舌必深紫而赤，或干涸。若淡紫而带青滑，则为寒证。

按：酒毒冲心，故紫而肿大，寒证则无肿大也。何说不足据。又云：酒毒冲心即加黄连清之。可从。

若紫而干晦者，肾肝色泛也，难治。

章虚谷注：晦而干者，精血已枯，邪热乘之，故为难治。肾色黑，肝色青，青黑相合而见于舌，变化紫晦，故曰肾肝色泛。

王孟英谓：此舌虽无邪热亦难治。

上第十二节，言舌色之紫者。

舌色绛而上有黏腻似苔非苔者，中挟秽浊之气，急加芳香逐之。

谓加芳香之品于凉血清热方中也。

章虚谷谓：挟秽者，必加芳香，以开降胃中浊气而清营热。

舌绛欲伸出口，而抵齿难骤伸者，痰阻舌根，有内风也。

章虚谷注：痰阻舌根，由内风之逆，则升降中又当加辛凉咸润以息内风。脾肾之脉皆连舌本，亦有脾肾气败而舌短不能伸者，其形貌面色亦必枯瘁，多为死证。

按：若脾肾气败，则舌色不当绛而当紫暗矣。

舌绛而光亮，胃阴亡也，急用甘凉濡润之品。

王孟英谓：宜用炙甘草汤去姜、桂，加石斛，以蔗浆易饴糖。

汪曰桢谓：以蔗浆易饴糖，巧妙绝伦。盖温证虽宜甘药，又不可滞下也。

诚是，然查仲景炙甘草汤，并无饴糖，当云"加蔗浆"。

附录

炙甘草汤方

甘草炙　人参　生姜　桂枝　麦冬　生地　火麻仁　阿胶　炒蛤粉　大枣　水、酒各半煎

若舌绛而干燥者，火邪劫营，凉血清火为要。

上文"色绛而舌中心干者"为心胃火燔，劫烁津液。此则通体皆干且燥，是火邪劫营，将耗血动血，甚于劫烁津液矣，故急须凉血清火。

王孟英谓：宜犀角地黄汤，加元参、花粉、紫草、银花、丹参、莲子心、竹叶之类。

舌绛而有碎点白黄者，当生疳也；大红点者，热毒乘心也，用黄连、金汁。

疳亦热毒，属于相火，故均用黄连、金汁。

其有虽绛而不鲜，干枯而痿者，此肾阴涸，急以阿胶、鸡子黄、地黄、天冬等救之。缓则恐涸极而无救也。

上文"紫而干晦者"为肾肝色泛难治。此为肾阴涸，尚可急救，绛与紫之分耳。失此不治，肾阴涸竭，即为肾肝色泛矣。

其有舌独中心绛干者，此胃热，心营受灼也。当于清胃方中加入清心之品，否则延及于尖，为津干火盛也。

此条与上节"色绛而舌中心干者"下同，彼则通体皆绛，中心独干；此则通体不绛，惟独中心绛干耳。彼则邪已入营，为气血两燔之候，故宜黄连、石膏两清心胃。此则胃热灼心，邪热在胃，重在平胃热，使心营不受胃灼，故于清胃方中加入清心之品，如《温病条辨》加

味清宫汤等可耳。

附录

加味清宫汤方

即于清宫汤见前内加知母、银花、竹沥。

舌尖绛独干，此心火上炎，用导赤散泻其腑。

王孟英谓：舌心是胃之分野，舌尖乃心之外候。心火炎上者，导赤汤入童便尤宜。

导赤汤

生地　木通　甘草梢　竹叶

舌淡红无色者，或干而色不荣者，当是胃津伤而气无化液也。当用炙甘草汤，不可用寒凉药。

章虚谷注：淡红无色，心脾气血素虚也，更加干而色不荣，胃津气亦亡也。故不可用苦寒之药。炙甘草汤养气血以通经脉，其邪自可渐去矣。

按：此条证治，系属邪退而气血两亏之候，并凉药不可用，不仅禁苦寒药，故宜用复脉汤，不避姜、桂之辛温。若邪未净，则《温病条辨》有加减复脉之法，不宜径用姜、桂。章氏"其邪自可渐去"之说欠斟酌。至何报之"红嫩如新生，望之似润，而燥渴殆甚者，为妄行汗下，以致津液竭"之语。系属误治坏证，当从《温病条辨》中之救逆等法，与此条证候截然不同。

〇此条各本均另分章节在黑苔之下。窃谓当附此节之末，盖与舌绛连类而及，为邪退正虚之候也。

附录

加减复脉汤方

炙甘草　干地黄　生白芍　麦冬不去心　阿

胶　麻仁

上第十三节言舌色之绛者。

再舌苔白厚而干燥者，此谓燥气伤也。滋肾《温热经纬》作润可从。药中加甘草，令甘守津还之意。

章虚谷注：苔白而厚，本是浊邪。干燥伤津，则浊结不能化，故当先养津而后降浊也。

舌白而薄者，外感风寒也，当疏散之。

此非温热，恐人误以轻为重，故表而出之。

若白干薄者，肺津伤也。加麦冬、花露、芦根汁等轻清之品，为上者上之也。

章虚谷注：肺位至高，肺津伤，必用轻清之品，方能达肺。若气味厚重而下走，则反均匀涉矣，故曰上者上之。

若白苔绛底者，湿遏热伏也。当先泄湿透热，防其就干也。勿忧之，再从里透于外，则变润矣。

湿遏热伏，非先泄其湿，则热无由达。但泄湿之药多燥，故防其舌之干。然湿既得泄，热自然透，热既得透，则里无热，津液得还，自然变润，所以勿忧，此治湿温之却虢也。

初病舌就干，神不昏者，急养正，微加透邪之药。若神已昏，此内匮矣，不可救药按："匮"当作"溃"。

章虚谷注：初病舌即干，其津液未竭也。急当养正略佐透邪。若神已昏，则本原败而正不胜邪，不可救矣。

王孟英谓：初起舌干而脉滑脘闷者，乃痰阻于中，液不上潮，未可率投补益。

又不拘何色舌，上生芒刺者，皆是上焦热极也。当用青布拭冷薄荷水揩之。即去者轻，旋即生者险矣。

章虚谷注：生芒刺者苔必焦黄或黑，无苔者舌必深绛。其苔白或淡黄者，胃无大热，必无芒刺，或舌尖或两边有小赤瘰，是营热郁结，

当开泄气分，以通营清热也。上焦热极者，宜凉膈散主之。

王孟英引秦皇士云：凡渴不消水，脉滑不数，亦有舌苔生刺者，多是表邪挟食，用保和加竹沥、莱菔汁，或栀、豉加枳实并效。

附录

保和丸方

神曲　山楂　茯苓　半夏　陈皮　连翘　莱菔子

舌苔不燥，自觉闷极者，属脾湿盛也。或有伤痕血迹者，必问曾经搔挖否，不可以有血而便为枯证，仍从湿治可也。

章虚谷注：三焦升降之气，由脾鼓运，中焦和则上下气顺。脾气弱则湿自内生，湿盛而脾不健运，浊壅不行，自觉闷极，虽有热邪，其内湿盛而舌苔不燥。当先开泄其湿，而后清热，不可投寒凉以闭其湿也。

再有神情清爽、舌胀大不能出口者，此脾湿、胃热郁极化风，而毒延口也。用大黄磨入当用剂内，则舌胀自消矣。

章虚谷曰：神情清爽而舌胀大。故知其邪在脾胃；若神不清，即属心、肝两脏之病矣。邪在脾胃者，唇亦必肿也。

再舌上白苔黏腻，吐出浊厚涎沫者，口心甜味也唐本作其口必甜，为脾瘅病唐本作此为脾瘅，乃湿热气聚，与谷气相抟，土有余也，盈满则上泛，当用省头草芳香辛散以逐之则退。

章虚谷注：脾瘅而浊泛口甜者，更当视其舌本。如红赤者为热，当辛通苦降以泄浊，如色淡不红，由脾虚不能摄痰而上泛，当健脾以降浊也。

王孟英谓：浊气上泛者，涎沫厚浊，小便黄赤；脾虚不摄者，涎沫稀黏，小溲清白，见

证迥异。虚证宜温中以摄液，何亦以降浊为言乎？

若舌上苔如碱者，胃中宿滞挟浊秽郁伏，当急急开泄，否则闭结中焦，不能从膜原达出矣。

章虚谷注：苔如碱者，浊结甚，故当急急开泄，恐内闭也。

按：此条兼言疫证。

上第十四节，诸本皆分"舌上白苔黏腻"以下为两章。

按：自"舌苔白厚而干燥者"至此，大都辨别白苔之证治。惟"不拘何色舌"一条与"伤痕血迹"一条，不仅指白苔，然语气固连类可及，似不必别分章节也。

若舌黑而滑，水来克火，为阴证，当温之。若见短缩，此肾气竭也，为难治，欲救之，加人参、五味子，勉希万一。

《温热经纬》引何报之云：暑热证夹血，多有中心黑润者，勿误作阴证治之。

又茅雨人云：凡起病发热、胸闷、遍舌黑色而润，外无险恶情状，此胸膈素有伏痰，不必张皇。此用薤白、瓜蒌、桂枝、半夏一剂，黑苔即退；或不用桂枝，即枳壳、桔梗亦效。

舌黑而干者，津枯火炽，急急泻南补北；若燥而中心厚癍者，土燥水竭，急以咸苦下之。

舌黑而干不厚，为阴竭津干，邪不在胃，故当急急泻南补北。章虚谷谓：仲景黄连阿胶汤主之。至舌黑而燥燥甚于干，且见中心厚癍，此属中焦燥实，故急宜咸苦下之，以存津保胃耳。

按：黄连阿胶汤，用黄连清心火，黄芩、白芍清热养阴，阿胶、鸡子黄救肾阴，恰合泻南补北之义。咸苦用硝、黄，不必定拘承气也。

若舌无苔而有如烟煤隐隐者，不渴、肢寒，知挟阴病；如口渴、烦热，平时胃燥舌也，不可攻之。若燥者，甘寒益胃；若润者，甘温扶中。此何故？外露而里无也。

章虚谷注：凡黑苔，大有虚实寒热之不同。即黄白之苔，因食酸味，其色即黑，尤当问之。其润而不燥，或无苔如烟煤者，正是肾水来乘心火，其阳虚极矣。若黑而燥裂者，火极变按：当作似水，色如焚木成炭而黑也。虚实不辨，死生反掌耳。

王孟英谓：虚寒证见黑苔，其色必润而不紫赤，识此最为必诀。

上第十五节，辨黑苔之证治。

诸本均分作两章，今并之。舌无苔而有如烟煤隐隐者，为黑苔之微，其下有"不可攻之"之语。"舌黑而干"之下云"急以咸苦下之"，语意相对。各本上下互易，今更之。

若舌白如粉而滑，四边色紫绛者，温疫病初入募原，未归胃腑，急急透解。莫待传陷而入为险恶之病，且见此舌者病必见凶，须要小心。

此专言温疫初起之舌，与湿温白苔绛底为湿遏热伏者不同，透解当从吴又可达原散诸法。

附录

达原散方

槟榔　厚朴　草果仁　知母　芍药　黄芩　甘草

上第十六节，诸本均连下言斑疹节中，章虚谷、王孟英遂曲为解说，谓此为五疫之湿疫。舌本紫绛，热闭营中，故多成斑疹。

按：论舌自论舌，斑疹自斑疹，此条与斑疹绝不相蒙。当时录者误连下文，未及提行，读者不察，遂致此误，故更正之，别为一节。且此篇之意，专为湿温而发。因辨证而兼及于风温者有之，若于温疫之证，则十未及一二。以温邪常有，温疫不常有，且又可自有专书也。其所以举此舌者，恐学者遇之不识其为温疫，误作湿遏热伏治耳。

凡斑疹初见，须用纸捻照看胸背、两肋，点大而在皮肤之上者为斑；或云头隐隐，或琐碎小粒者为疹。又宜见而不宜见多。按：方书谓斑色红者属胃热，紫者热极，黑者胃烂。然亦必看外证所合，方可断之。

章虚谷谓：斑从肌肉而出属胃，疹从血络而出属经，不见则邪闭，故宜见；多见则邪重，故不宜多。

然而春夏之间，湿病俱发，疹为甚。

《温病条辨》谓：温病中发疹者十之七八，发斑者十之二三。

且其色要辨，如淡红色、四肢清、口不甚渴、脉不洪数，非虚斑即阴斑。或胸微见数点，面赤足冷，或下利清谷，此阴盛格阳而见于上，当温之。

此言斑疹之属于虚者。

章虚谷谓：火不郁不成斑疹。若虚火，力弱而色淡，四肢清者，微冷也。口不甚渴、脉不洪数，其非实火可征矣，故曰虚斑。若面赤足冷、下利清谷，此阴寒盛，格拒其阳于外，内真寒外假热，郁而成斑，故直名为阴斑也。须附、桂引火归元，误投凉药即死，实火误补亦死，最当详辨。

按：章氏"实火误补亦死"之语，足补此篇之阙。盖毒火挟浊秽郁伏之证，欲透不透，往往胸见微点，面赤足冷，但大便必结，或协热自利，臭秽腥浊。斯时须下其秽浊，秽浊得下，毒火自透，斑疹自出。若用温补，未有不闭郁喘闷而死者。医者不明，反以为陷。岂知陷与闭不同。陷者正虚，邪毒内陷，其人必神

志衰微、语言默默；闭因邪火郁伏，重重锢蔽，其人必妄语、烦躁、气粗、郁闷。故此证之辨在"下利清谷"四字，而"清谷"非"完谷不化"之谓，要须澄澈清冷耳。否则虽见诸证，不得便作阴盛格阳治也。因章氏之语，特表而出之。

又按：《丹溪心法》阴证发斑，此无根失守之火，聚于胸中，上独熏肺，传于皮肤而为斑点，但如蚊蚋虱蚤咬状而非锦纹也，只宜调中温胃。

若斑色紫小点者，心包热也；点大而紫，胃中热也。

此以下均言实火之斑疹。

章氏谓：点小，即是从血络而出之疹，故热在心包；点大，从肌肤而出，为斑，故热在胃。

黑斑而光亮者，热胜毒盛，虽属不治，若其人气血充者，或依法治之尚可救；若黑而晦者，必死；若黑而隐隐四旁赤色，火郁内伏，清凉透发，间有转红成可救者。

章虚谷注：黑而光亮者，元气犹充，故或可救。黑暗则元气败，必死矣。四旁赤色，其气血尚活，故可透发。

若夹斑带疹，皆是邪之不一，各随其部而泄。然斑属血者恒多，疹属气者不少。

章虚谷注：斑疹夹杂，经胃之热各随其部而外泄。热邪入胃，本属气分，见斑则邪属于血多矣。疹从血络而出，本属血分，然邪由气而闭其血，方成疹也。必当两清气血以为治。

斑疹皆是邪气外露之象，发出宜神情清爽，为外解里和之意，如斑疹出而昏者，正不胜邪，内陷为患，或胃津内涸之故。

"内陷为患"与"胃津内涸"，此处未出

治法。

章虚谷谓既出而神昏，则正不胜邪而死。

按：第二节"若斑出热不解者"一条，有"主以甘寒"及"甘寒之中加入咸寒"之法，所以救胃津亡与防内陷之患，则此证正当用"甘寒之中加入咸寒"之法，如《温病条辨》三甲复脉、大定风珠等法。

附录

大定风珠方

生白芍　阿胶　生龟甲　干地黄　麻仁　五味子　生牡蛎　连心麦冬　炙甘草　鸡子黄二枚　生鳖甲

三甲复脉见前

再有一种白痦，小粒如水晶色者，此湿热伤肺，邪虽出而气液枯也，必得甘药补之。

此湿温流连气分日久，失于开泄，始发此种白痦。所以为邪虽出而气液枯，必得甘平清肺养阴之药，如沙参、麦冬、生地等类，不可误用甘温也。

或未至久延，伤及气液，乃湿郁卫分，汗出不彻之故，当理气分之邪。

此为湿热病中之轻证，治以芦根、滑石之流可也。

或如枯骨者，多凶，为气液竭也。

《温热经纬》引汪曰桢语，谓：白如枯骨者，非惟不能救，并不及救。

按：此证多见于误治日久，临危之际。尝见一少年，初感温疟，愈后食复，化为湿温，下证悉具。医不肯下，延至月余，神昏谵语、矢气频转，非常臭秽，颈、肋、胸、背间发尖头小白痦，细如散沙，色白无神。医者尚用清热透气之药，越日而死，死时遗黑粪甚多，此为气液竭之证。

上第十七节，言斑疹而及于痦。诸本分为两节，今合之。以痦疹固一类也。

再温热之病，看舌之后，亦须验齿。齿为肾之余，龈为胃之络。热邪不燥胃津，必耗肾液；且二经之血皆走其地，病深动血，结瓣于上。阳血者色必紫，紫如干漆；阴血者色必黄，黄如酱瓣。阳血若见，安胃为主；阴血若见，救肾为要。然豆瓣色者多险，若证还不逆者尚可治，否则难治矣。何以故耶？盖阴下竭，阳上厥也。

章虚谷注：肾主骨，齿为骨之余，故齿浮、龈不肿者，为肾火水亏也。胃脉络于上龈，大肠脉络于下龈，皆属阳明，故牙龈肿痛为阳明之火。若湿入胃则必连及大肠按：此语未甚明晰，当言两阳明之气相通也，血循经络而行，邪热动血而上结于龈，紫者为阳明之血，可清可泻，黄者为少阴之血，少阴血伤为下竭。其阳邪上亢而气厥逆，故为难治。

按：阳上厥。厥，尽也。盖言阴精下竭，孤阳上尽，故难治。岂因阳邪上亢而成厥逆邪？章氏所释未免辞不达意。

上第十八节，言验齿之法，以辅看舌之不足。

齿若光燥如石者，胃热甚者。若无热恶寒，胃偏胜也。辛凉泄卫从《温热经纬》诸本多作胃透汗为要。若如枯骨色者，肾液枯也。为难治。若上半截润，水不上承，心火炎上也。急急清心救水，俟枯处转润为安。

章虚谷注：胃热甚而反恶寒者，阳内郁而表气不通，故无汗而为卫气偏胜，当泄卫以透发其汗，则内热即从表散矣。凡恶寒而汗出者，为表阳虚，腠理不固，虽有内热，亦非实火。齿燥有光，胃津虽干，肾气未竭。如枯骨者，肾亦败矣，故难治。上半截润，胃津养之。下半截燥，由肾水不能上滋其根，而心火燔灼，故急当清心救水，仲景黄连阿胶汤主之。

按：无汗、恶寒、唇干、齿燥，外感多有之。所谓卫气偏胜，邪热熏蒸肺胃所致，非胃津干也，故辛凉泄卫为治；若胃津干，又当甘寒濡润矣，宜辨之。

上第十九节，辨齿燥。

若咬牙啮齿者，湿热化风，痉病。

此湿化热证，生风而发痉也。《内经》原病，诸痉强直，皆属诸湿，亢极反见胜己之化也。其证牙关咬紧，格格作响，四肢瘈疭，抽缩牵掣无定。当审形证，细察脉气，于《温病条辨·下焦篇》"痉、厥"各条求之。

但咬牙者，胃热气走其络也。

此节所谓锯齿，俗名骱牙，平人睡梦中多有之。清胃疏风治之即已。

若咬牙而脉证皆衰者，胃虚无谷以内荣，亦咬牙也。何以故耶？虚则喜实也。

章虚谷谓：脉证皆虚，胃无谷养，内风乘虚袭之入络。而亦咬牙，齿而反见实象，是谓虚则喜实，当详辨也。

按：此证见于脉证皆衰，邪退正虚之候，不难辨也。所谓脉证皆衰者，衰指病势而言，非即指虚言，病势既退，脉证相符而见此象，则为胃虚。若证衰而脉不衰，如热退而脉犹有浮数之象，或见细数，不得谓之脉证皆衰，是非胃虚，当别寻其故而治之。虚则喜实，谓胃气空虚，欲得实来救之。非以咬牙为实象也。

舌本不缩而硬，而牙关咬定难开者，此非风痰阻络，即欲作痉证。用酸物擦之即开，酸走筋，木来泄土故也。

此因上言湿热化风痉病，明舌本不缩而硬，为欲作痉证也。

上第二十节，辨咬牙骱齿。

若齿垢如灰糕样者，胃气无权，津亡，湿浊用事，多死。

章虚谷注：齿垢由肾热蒸胃中浊气所结。其色如灰糕，则枯败而津气俱亡，肾胃两竭，惟有湿浊用事，故死也。

而齿缝流清血，痛者胃火卫激也；不痛者龙火内燔也。

章虚谷注：齿缝流清血，因胃火都出于龈，胃火冲激故痛；不痛者出于牙龈，肾火上炎故也。

齿焦无垢者，死；齿焦有垢者，肾热胃劫也，当微下之，或玉女煎清胃救肾可也。

章虚谷注：齿焦者，肾水枯，无垢则胃液竭，故死。有垢者火盛而气液未竭，故审其邪热甚者，以调胃承气汤微下其胃热；肾水亏者，玉女煎清胃滋肾可也。

上第二十一节，察齿垢以定生死，看湿温之能事毕矣。

再妇人病温与男子同，但多胎前产后，以及经水适来适断。

自此以下，言妇人温病与男子毕治之处。

大凡胎前病，古人皆以四物加减用之。谓护胎为要，恐来害娠。如热极，用井底泥，蓝布浸冷，覆盖腹上等，皆是保护之意。

章虚谷谓：保护胎元者，勿使邪热入内伤胎也。若邪热逼胎，急清内热为主。如外用泥布等盖覆，恐攻热内走，反与胎碍，更当详审。总之，清热解邪，勿使伤动其胎，即为保护。

但亦要看其邪之可解处，用血腻之药不灵，又当省察，不可认板法。

章虚谷云：补血腻药，恐反遏其邪。如伤寒阳明实势证，亦当用承气下之，邪去则胎安；若妄用补法以闭邪，则反害其胎矣。故要在辨证明晰，用法得当，须看其邪之可解处，不可认板法，至哉言乎！

然须步步保护胎元，恐损正邪陷也。

言血腻之药虽宜审用，然胎元终不可伤。反覆叮咛，戒学者勿卤莽也。

上第二十二节，言胎前之治法。

至于产后之法，按方书谓慎用苦寒药，恐伤其已亡之阴也。然亦要辨其邪能从上中解者，稍从证用之亦无妨也，不过勿犯下焦。且属虚体，当如虚怯人病邪而治。总之，无犯实实虚虚之禁。况产后当血气沸胜之候，最多空窦，邪势必乘虚内陷，虚处受邪，为难治也。

言产后苦寒之药固宜慎用，然亦不可过事畏葸，以致贻祸。吴鞠通所谓：无粮之师，利于速战。若畏产后虚怯，用药过轻，延至三四日后，反不胜药矣。又云：治产后之证自有妙法，手下所治系实证，目中、心中、意中注定是产后，识证真，对病确，一掣而罢。治上不犯中，治中不犯下，目中清楚，指下清楚，笔下再清楚，治产后之能事毕矣。其语最为此节精确注解，学者宜详审之。

上第二十三节，言产后之治。

如经水适来适断，邪将陷血室，少阳伤寒言之详悉，不必多赘，但数动与正伤寒不同。

章虚谷谓："数动"之义未详。诸本均无解释。

按：数动，指脉也，《温病条辨》有"太阴之为病，脉不缓不紧而动数"句。注：动数者，风火相煽之象。言温病之脉数动，与伤寒热入血室之脉迟者不同，余证相缓也。

又。阅尤在泾《静香楼医案》"类中门"中有"口喎、语塞、脉浮数动"之语，"数动"指脉，固当时常用也。

仲景立小柴胡汤，提出所陷热邪，参、枣扶胃气，以冲脉隶属阳明也。此与虚者为合法。

按：《伤寒论》：妇人中风七八日，续得寒热，发作有时，经水适断者，此为热入血室。其血必结，故使如疟状，发作有时，小柴胡汤主之。又云：妇人中风，发热恶寒，经水适来，得之七八日，热除而脉迟身凉，胸胁下满，如结胸状、谵语者，此为热入血室也，当刺期门，随其实而泻之。又云：妇人伤寒发热，经水适来，昼日明了，暮则谵语，如见鬼状者，此为热入血室，无犯胃气及上二焦，必自愈。夫七八日续得寒热与脉迟身凉者，是邪热本将自解，因经水适来适断，乘虚而入于血室，故曰此与虚者为合法。表邪既未尝犯胃及上二焦，故治法亦惟和表邪；用参、枣扶胃气，助冲脉以提出所陷之邪。

若热邪陷入与血相结者，当从陶氏，小柴胡汤，夫参、枣，加生地、桃仁、楂肉、丹皮或犀角等。

此言热邪陷入与血相结者，较热入血室不与血相结者为重。盖热既与血相结，则无形之邪，与有形之血相抟，不复可以提出，故须凉血散血，使血不与热相抟，而后能和解，如陶氏之法也。

若本经血结自甚，必少腹满痛。轻者刺期门，重者小柴胡汤去甘药，加延胡、归尾、桃仁，挟寒加肉桂心，气滞者加香附、陈皮、枳壳等。

此与"热传营血，其人素有瘀伤宿血，挟热而抟"者同，言经水本有病，而热邪复与之抟也。刺期门者，泻其实，使气行瘀散也。重者小柴胡去甘药加延胡、归尾、桃仁，所以利其气，破其血也。挟寒加桂心者，谓其平素有寒也。香附血中气药，陈皮、枳壳导滞消痞，气滞者故加之。

然热入血室之证，多有谵语如狂之象，防是阳明胃实，当辨之。血结者身体必重非若阳明之轻旋便捷者，何以故耶？阴主重浊，络脉被阻，侧旁气痹，连胸背皆拘束不遂。故去邪通络，正合其病。

此明热陷血室与阳明胃实之辨。盖胃实宜下，恐人误治以致祸也。去邪通络，即上节诸法。

往往延久，上逆心包，胸中痛，即陶氏所谓血结胸也。

此明不知去邪通络，延久而成血结胸者。

按：陶氏治血结胸，用犀角地黄汤加大黄、桃仁、红花、枳实，最为合法。

诸本于此节之下有"王海藏出一桂枝红花汤，原为表里上下一齐尽解之理。看此方大有巧手，故录出以备学者之用"三十八字，不伦不类。盖桂枝红花汤断非可以治血结胸者，且正与上节"重者小柴胡汤去甘药"之语相反，必非原文，否则别有误冲敓，合行删去，免误学者。

上第二十四节，言热陷血室之证，妇人之所以异于男子者止此矣。

医寄伏阴论

(清) 田宗汉　著

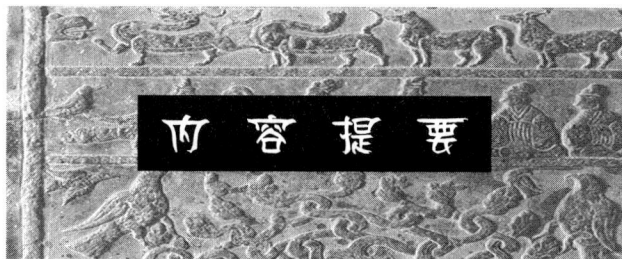

内 容 提 要

　　本书二卷，汉川田宗汉著。以仲景著《伤寒论》
十卷，治传经阳病。著《卒病论》六卷，治暴发阴病。
惜《卒病论》失传，而阴病多置弗论。喻嘉言虽有阴
病论，于《伤寒》《金匮》中摘取条例，阐发阴病之
旨。然伏阴一症，未尝道及，故特著本书。首揭总论，
次载症辨，再分原病、变症、死候、禁令、瘥后、比
类、舌鉴七则，皆发前人所未发。

邹　序

　　医国医人，异其事不异其理，变理阴阳，保合太和，措天下赤子于衽席之上。而痌瘝在抱者，医国也。切脉望色，听声写形，察肺肝，和心性，济天时人事之穷，拯一时疾苦，俾民不夭札者，医人也。古人所以等良医于良相者此也。田君瀛峤，与余至戚，生而颖异有奇气，幼遵庭训，所读皆有用书，无不目十行下，旁通天星与舆奇门兵家医家之学。少年提剑走四方，挟策谒当路，尝出奇计，以功获职，与图要隘，无不在指顾间。田君者盖志在医国，而不原以术艺传也。惜起蹶不常，卒不能大展其志。癸未归里，寄于医，数年来析微芒，决生死，罔不灵验，应诊之暇。并以其得心应手者，著成《医寄温热审治》《伏阴论》二书，曩者习见之，或不觉其异。本年夏秋，阴疫盛行，时多不识其症，死亡相藉，远近之叩请于其门者，则效如桴鼓，全活不可胜计。询其秘则举所著《伏阴论》见示，其书类分原病、变症、死候、禁令、瘥后、比类、舌鉴七则。知君之阅历斯症者，屡矣，故能洞见本原，言之凿凿。斯书也，发前人所未发，诚寿世之慈航也。同时乡先生张君殿春，胡君从周，毛君竹轩，邹君云舫，胡君寿堂，周君云舫，均请公诸世。俾业医者，知所观摩，不致有误生民。主人难之曰：医固不易言，余之志在医乎？余之医足问世乎？况所编，仅偏端，不过聊寄吾意耳。管窥蠡测，敢云尽善。坚不许。适有客解曰：寄之义大矣，达则国事寄，穷则道义寄，君既以寄名篇，不欲虚所寄矣。况民生为国之本，是书出而民生有所寄，医人岂异于医国哉！猥以不显于时，而等于蜉蝣之寄欤？二书纵不并出，《伏阴论》一书请先梓之，为医学之寄。《温热审治》，姑听其寄诸箧中，亦诚愿以次而寄于世。矧田君齿壮志弗衰，所造益粹，古人有寄名凌烟功臣者，他日庶几一遇耶。

　　　　　　　　　　光绪十四年戊子孟冬姻愚弟邹冲恒莲舫谨序

黄　序

　　夫骖白蜺，驭翠螭，翔集紫虚，弭节蓬岛，世谓仙灵，吾闻之矣。降离升坎，肆《素女》之经文，损角益商，穷轩皇之图秘，金水韬迹，芝术驻颜，长生异术，卒未尝觏焉。流形赋气，强弱偶判径庭，知诱，物交，修知遂分霄壤。纵令中崧产秀，鸿河诞英，眉寿，过百年，恒翰不逾七尺，寝兴失节，则疵疠乘之。吐纳违和，则沉疴中之。是以十全计上，职鳞次于王官，九折称良，名彪炳于史策。然而楚庄遘疾，令尹请祷，赵简婴疢，阍吏询巫。岂祈禳之技工，将刀圭之术左。盖由经络奥衍，脉候渊微，俞柎不作，岐伯遂往。沟针灸者，昧厥砭棱。论汤液者，茫然治案，抑或偏执臆见，服冰御寒，肤受禁方，屑琼辟谷，军谣旁讯，患误河鱼，帝录逖稽，诊迷关蛰。况乎去古愈远，浮伪弥滋，剽窃丹溪，附会青主，晨批《金匮》，何益采薪，宵谈玉极，空劳求艾，医道固若斯之难也！田君云槎，少负奇颖，似饮上池，壮游通都，更耽《素问》，涉目创获，悬解独超。过灵兰以浮觞，访长桑而挥尘。凡夫喜、怒、哀、惧、爱、恶七情，潜乖于寂感之初；风、雨、寒、暑、晦、明六气，交瞀于亭毒之际，无不瞻毫析证。辨色详声，索隐钩深，研精入妙。若夫珍药千品，宝丹百炼，辛咸殊味，温凉异性。刑臣西上，苍筤未携，世子南征，筠筐罕撷，绮李密赠，寄奴默识。囊括灵府，荟萃腕下。以故晋侯妖竖，靡有遁形，周易伏蛊，直穷变态。效彰俄顷，功济尘寰，华盖成阴，高轩滋巷，韩康居市，褵褷争归，葛洪著书，雷电护守。返里多暇，撰《伏阴论》，题曰《医寄》，授简于余。余惟云槎博览古今政化得失之迹，周知舆图山川夷险之要，练达兵家战胜攻取之极，洞悉郡国兴利除弊之举。顾乃轻禄薄贵，徜徉林壑，遗荣蠲势，啸歌槃涧。宅心澹定，消息阴阳，敛气元虚，权衡金石，族党脱于病厄，乡邻免于疾苦，卫生迓祉。宜书胶东五色之笺，养正延龄，足补淮南九师之训。此则君以医寄，而寄君所寄者，又闳且远矣。

光绪十六年二月朔日愚弟黄良煇拜撰

卢　序

　　天地，人身之所寄也。身体，四肢之所寄也。五官百骸，爪甲、肤发之所寄也。然则六经大道，其人之具体，而百家技流，其人之爪甲肤发乎。古之隐沦皆有位天地育万物，与时消息之具，而为飞、为鸣、为潜、为蛰。操之人者，不可必也。至其负成人之体，以究成物之性，莫不俯仰上下，先后而一揆。瀛峤田君，姿特瑰奇，幼诵经史百家之言，皆有所剖析。当咸同多事之秋，挟策游当路，三起三蹶，自以身废不用，而爪甲肤发，或不为世弃也。爰隐于医作医寄，意者钭寄其所寄欤，殊可惜也。

　　　　　　　　　　　　　　光绪十四年戊子季冬愚弟卢维雍肃卿谨序

关　序

今年冬，棠病手足厥逆，不能自诊，身热无汗，但欲寐，自念此少阴病也。生平茹苦寒若饴，不敢决，医者皆以为时温。服药五六日，下利欲吐不吐，心烦，病益剧。会周怡崧师，遣人问疾，命主川中张济堂先生诊视。先生至，切候久，详讯所苦，索医方观之。惊曰：此少阴病也。见证似时温，当于脉细微辨之。误服寒凉，迟且不治，为处理中圆方，加生附子三钱作汤。家人疑药峻，时棠已大悟，促煎服，一剂下断，复加减消息之。盖二十剂有奇而安。暇时忆及汉川田云槎司马，尝以所著《医寄伏阴论》二册见示，谆诱作序，因检书与先生共读之。先生曰：是书原本仲圣辨阴病霍乱，确体例善，立法采方术，因时变通，不戾于古，大有裨于世。惟未见全集，作单行本，则犹有未尽。未几先生赴荆门之聘别去，会门人谢抬青来，为云槎索序。棠维序者，书之纲也。古者撰述家自为之。唐以后乃有为人作序者，亦必抉其义蕴，以著可传之实，或有一二罅漏，亦必表而缀之。无取乎誉也。今是书之义蕴，济堂先生言矣。惜所谓作单行本，有未尽者，未及与先生详考，无已棠姑拟之。东南地下，岁常浸阴，病家湿重寒轻。若西北高亢，气寒阴，病家寒重湿轻，则苏、砂、二陈、姜、附等份。有进退，此单行本所宜缀也。《神应经》曰：百会穴在顶中陷中，容豆许，去前发际五寸，后发际七寸。马元台《注证发微》曰：发上百会五寸央。王宇泰《证治准绳》，引汤氏曰：百会一穴，前后发际两耳尖折中，乃是穴也。方书所载，但云顶上旋毛中，不审有双顶者，又有旋毛不正者。又《铜人》三图，《千金翼方》曰：太溪穴，在足内踝后五分，跟骨上动脉陷中，所谓寸分同身寸分也。上二穴载是书比类中，即所名伏阴病，亦有当及者。单行本采注加详，则医者知用也。济堂先生尝曰：仲景童便猪胆汁法，用辄不效。深思其理，盖童便气味咸寒，胆汁气味苦寒，古方剂重，汁便少故宜。今用姜、附不过一二钱，而汁便几于等份，是药受制也。减之太少，则又无通格拒之力。先生易水激法，用冷水一大盂，待药作汤成，即取一盅置盂内，隔水激之。数易水，趣令汤冷，顿服，使凉气外弥，温性内涵，应手得效。是又阐明仲景妙有变化，于书原病篇中，可参用，情且不违，而致大益者也。谨揣称济堂先生之意，冀增泰山之壤，至于书之可贵，则济堂先生名医，其言也信。

光绪十五年己丑冬十二月汉阳关棠叔

黄　序

　　庚寅夏五月，从孙义民，应礼部试，报罢南旋，殁于汉阳舟次。时余权汉川县篆，同里徐词卿孝廉，遣伻来告。余哭之恸，询所患，则曰霍乱。因念是疾也，不足以死而竟死。窃悲门祚之薄，时不能去诸怀。明年田君瀛峤，以所著《伏阴论》二卷见示，其言曰：先痢后呕，厥逆转筋之疾，与先呕后痢，腹痛转筋之霍乱有间。而世概目为霍乱，浪投苦寒，次则针砭，死亡者不可胜计，又或辛烈过甚，亦成危候。又曰：春夏霪雨，阴霾太甚，此证卒发，皆阴邪伏藏，故立"伏阴"之名。其大旨推本《伤寒》《金匮》两书，而一以补张仲景杂病论之遗，以视喻嘉言阴病论，有其过之。呜呼，吾义民之疾先痢后呕，厥逆转筋，即所谓阴邪伏藏之证。医者以霍乱治之，其药之苦寒辛烈，虽不得知，而皆足以死义民。以是知义民之死于医，非死于疾，而庸医杀人，罪不容诛矣。田君汉川人，有志当世之务，所著疏浚腾池河说，甚有裨于县之利病。虽格不能行，于心甒之。今又读君是书，然则君固真能操医世之术，而益念吾义民不幸，未遇君以夭其年，为尤可悲。因书以为序。

　　　　　　　　　　　　　　　　　　光绪十有七年春二月湘阴黄世崇序

665

自　序

　　阴阳二气，盛衰相倚，人在二气交感中。阳淫热疾，而阴淫寒疾。申丰云：冬无愆阳，夏无伏阴，春无凄风，秋无苦雨，此赖圣人调变赞化之功。否则气偏为害，而方技家通其义者，卒罕观焉。盖自仲景昌明医术，著《杂病伤寒》，并伏气温病，后贤藉为津梁。主厉气则有吴又可之《瘟疫论》，主时气则有叶天士之《温热论》。虽各抒所见，派别畛分，要皆继往圣而开来哲。引伸触类，为益无方，以是叹前贤之嘉惠后学，信不少也。向使仲景杂病诸篇流传至今，则凡诸暴病，当必有所发明，以示后人之准的。而惜乎其年湮代运，散佚无征也。汉读《伤寒论》，既恍然于温热一门，有伏气即有时感，因疑阴病中类皆时感，何遽无伏气，彷徨未决者久之。同治庚午秋，游江南归。至汉皋，见病家先痢后呕，厥逆转筋，比邻死亡相随续。医者认作霍乱，投以苦寒芳香等药，或加针砭，皆不一效，举世目为绝候。汉心窃疑之，按霍乱初起，心腹绞痛，呕吐而利，此则先痢后呕，并无腹痛，其非霍乱已有明征。因默揣本年春霖坏麦，夏日衣绵，决其为沉阴内伏，晚发为患，此症当作伏阴治。仲景《杂病论》，书虽不传，而治阴病之理中、四逆、白通、吴茱等方，散见《伤寒》《金匮》例中者，尚堪寻绎，乃略仿其法，试之辄效，随笔记录。至光绪乙酉，阅十六年矣，复历验四次，遂编校成本，命曰《伏阴论》，汇诸医寄帐中。戊子夏秋，此症始见广闽，继行江浙，并我湖湘，及吾邑乡里。其以霍乱法治者，百无一验。汉复制方送诊，全活无算。搢绅乡耆，集金劝梓，谓当出公诸世。汉自惭谫陋，不能追踪前贤，然平生得力之处，亦有不敢自秘者，谨序厓略，勉从所请，并系以赞。

　　赞曰：凡阴之伏，胥由愆阳，湿淫寒诊，中络潜藏，金火交战，疾势乃张。苟达斯术，却疴召祥。

　　　　　　　光绪十四年岁次戊子十月立冬日汉川田宗汉撰于对古楼

凡　例

治病必先正名，则立方有准，头头是道。如先痢后呕厥逆转筋之疾，原与先呕后痢腹痛转筋之霍乱病有间。而世概目为霍乱，浪投苦寒，次则针砭，死亡者不可胜纪。而矫其弊者，又或辛烈过甚，亦成危候。汉按每春夏霪雨之年，阴霾太过，夏秋之际，此症卒发。所行方道，如鬼传役。再四推求，皆阴邪伏藏孙络所致，故立"伏阴"之名，以示区别。

伏阴本阴病之属，仲景著《伤寒论》十卷。治传经阳病，著《杂病论》六卷，治暴发阴病。惜《杂病论》失传，而阴病多置弗论。喻嘉言始倡阴病论，于《伤寒》《金匮》中摘取条例，阐发阴病之旨，仍于伏阴一症，未尝道及，今故揭之。

《伤寒》《金匮》两书，所存之理中、四逆、白通、吴茱等症，皆《杂病论》散亡之余。而错简者也，兹既揭伏阴之病源病状。应将《伤寒》《金匮》中之阴病，有与伏阴同派者，分别绎出。其霍乱载于《伤寒》例者，亦必绎出。俾得比类并观。

是书首揭总说，次载症辨，再分为原病、变症、死候、禁令、瘥后、比类、舌鉴七则。原病者，未坏之病也。变症者，失治之候也。死候者，难于复理也。禁令者，不可违犯也。瘥后者，须明调理也。比类者，藉以引触也。舌鉴者，察苔辨症也。

伏阴有触发旧疾而并病者，其状未能预定。尤须临诊审辨，不得墨守。

是书体例，仿仲景《伤寒论》文，取简要便于诵记。一切议论，分注条下，俾一见了然。惟比类之阴病霍乱两症，由《伤寒》《金匮》原文绎出，别以原文解二字。其注解皆取前贤精粹者而集之于注上，别"集注"二字，不加释一意，以兹赘文。

是书所用方剂，于方下注明某法，俾知法而后知用。如遵经方，则于方下书经字。用传方，则书传字。有因病制宜，别立方法者，则书"拟"字，并于方后解明立方之意。其方如经前贤所解者，解上并"写集"二字。自解者，写"方解"二字。

方中所定分量，合照时宜。惟比类一则所载方剂，悉依古制。其用方有主之有宜有与有可与四层。深入医门者，必知其意。

是书症目，略举病状，并附方法，以为展阅之便。

是书所揭脉症方法，皆汉入医以来，研古究今，久经历验所得。但医以活人为心，故不敢自秘。出问诸世，原非藉以买名，其或有管见未及之处，尚望诸方家，补其不逮，是所深幸。

是书编汇已久，对古楼课授生徒，向已标示名读，今仍其旧刻之。虽于四部古本，例有未合，然便初学，亦当揆表。

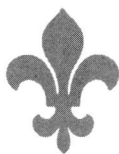

目　录

医奇伏阴论

医寄伏阴论卷上

汉川田宗汉云槎著

绍兴裘庆元吉生校

时行伏阴总说

天地之道，一阴一阳，阳升则阴降，阳浮则阴沉，阳降则阴升，阳沉则阴浮。升降浮沉，阴阳之变化，生杀之征。盖阳气升于春，浮于夏，降于秋，沉于冬，是故春温、夏热、秋凉、冬寒，为四序之常候也。四序失则寒暑愆，非其时而有其气，则为异气，异气未有不病人者。春夏阳气开张之际，适值阴雨不止，雨淫湿盛，则阳气自微，而寒气自生，寒湿相搏，结成一困。阴霾之气，致人受之，则上客于肺，中客于脾，下客于肾。即病则名寒湿。如不即病，其邪必伏孙络，则为伏阴。直至夏秋，阴气内盛，阳气外泄，久伏孙络之邪，从阴而化，发端于膜原。膜原在胸膺之内，夹脊之前，正经胃交关之所，为诸经之总会也。阴邪踞此壅遏气机，清无所升，浊无所纳，三焦表里卫气血，皆为所阻。于是胸中不乐，头微眩，四末微麻，小便不通，下利清水，嗢嗢欲呕。一经呕吐，声喑耳鸣，面尘肌消，目眶陷，目睛冒，渴欲热汤，四肢逆冷，脉微或伏，转筋疼痛，冷汗自出。有类霍乱，变则呕止而哕，或噫或呃，或咳或懊憹，或心下痞塞，或心烦恶热，而肢体若冰，甚则心中如焚，渴欲冷饮，搧扇不知风，饮冰不知冷，卧地不起。大要此症皆以小便通利则生，不通则死。其间有仅下利而不呕吐者，阴邪就下为病也。有朝发暮死者，重感于邪也。又有触发旧疾而并病者。有误药针而成危候者。有病退失调，而终归冥路者。不可

言状，初治之法，当以温中通阳，为第一义，大忌苦寒助邪，消克伐正。如神形已夺，切勿与芳香投针石，以气血不可再夺耳。所谓无盛盛，无虚虚。而遗人夭殃，无致邪，无失正，绝人长命。若转筋危急，则汤熨之法，最为稳捷。至于变症用药，或宜补，或宜通，在临诊审量，其诸方剂，详订后条。

伏阴霍乱辨

伏阴一症，古书鲜见，而近代病此最多。因其呕利转筋有类霍乱，故世以"霍乱"称之。夫霍乱之义，挥霍撩乱，皆缘寒温不调，饮食不节，以致风寒暑湿之邪，与宿食冷滞相搏。清浊溷淆，乱于肠胃，而脾胃之气困矣。为病则心腹绞痛，呕利并作，内乱极而之外，则为转筋疼痛。大抵霍乱呕利，必有兼见之状。如头疼发热、恶风恶寒者，为感风寒而病也；身热烦渴、气粗喘闷者，为感暑邪而病也；身重骨痛、渴饮热汤者，为感湿邪而病也。是霍乱固有风寒、暑湿之分，故治法有或清、或温之不同耳。若伏阴之病，盖由春夏感受寒湿阴邪，不即为病，伏于肺、脾、肾三经孙络，乘人阴气内盛之时，遂从阴化而发也。其为病也，先利而后呕，并无腹痛，较霍乱之卒然心腹绞痛，呕吐而利者有间。霍乱之候，四时皆得有之。不仅发在夏秋，病则一井之中，仅见一二。伏阴之候，专在夏秋，病则远近一律，如传役霍乱，发暴而退速。伏阴发缓而退不易，霍乱脉

大为可治，微细为不可治，伏阴脉微或伏，尚属可治。惟阳气将通，脉当微续，若暴复洪大者，反不可治。以此较之，源异而派殊，故其名不可不辨也。古人所谓"治病必先辨名"，识得病名，而后可以究病因、察病状，则立方用药，自有把柄。虽千变万化，却有一定不移之法。余因近代寒湿伏邪，为患甚钜。奈举世皆以霍乱目之，而方法错乱，遗人夭殃，可胜惜哉！兹特辨正病名，俾入门诊视者，先取而明辨之，则病是者，不为药石所误，而同登寿域矣。

原病

伏阴之为病，先利而后呕，脉微欲绝，甚则脉伏。

此揭时行伏阴之脉症也。凡后称伏阴病者，皆准此。

伏阴病，本寒湿阴邪，伏藏肺、脾、肾三经孙络而晚发也。盖寒者水之气，湿者水之标，水为天一之元，于卦为坎，而先天属坤。故在天为寒，在地为水，含于土中为湿，湿动则为潮为雾，升腾于天，则为云，转而下降则为雨，为露，为霜雪。得时则万物得养，失时则万物致害。如岁火不足，则水气乘之。春当温而不温，夏当热而不热，以天之寒气下降，地之湿气上升耳。人感其气，则肺、脾、肾三经受邪，何者天气通于肺，地气通于脾，水气通于肾也。又肺脉起中脘，脾脉从胃别，上膈注心中，肾脉从肺出，络心注胸中，皆经胃交关之所。故寒湿伏邪，发端于此，邪势将发，则肺、脾、肾三经之阳气夺矣。肾阳夺则水无所主，脾阳夺则水无所制，肺阳夺则肃化失职，膀胱不得宣泄，而水无所通。于是水液泛滥于肠胃，直决而下，故下利清水。水液下利，则阴气上逆而为呕。经云：阳病者上行极而下，阴病者下行极而上，故此病先利而后呕。脉者，血之府，寒盛则血凝，凝则脉不通，故脉微欲绝，甚则

脉伏。

伏阴病，胸中不乐，头微眩，四末微麻，小便不通，下利清水，呕呕欲呕者，苏砂平胃散主之。二

此承上条，以详其治也。阴邪拥踞膜原，清阳为其阻遏，不得上达头脑，旁通四末。故头微眩，四末微麻，清阳不运，则胃家水谷之精，不得游溢于脾，而上归于肺，通调水道，下输膀胱，故小便不通。小便不通，则泛滥，肠胃之水无所消纳，故下利清水。然水有或白、或黄、或黑之别，白色者肺病甚，黄色者脾病甚，黑色及纯清者，肾病甚，各就其偏胜而化也。呕呕欲呕者，阴邪逼胃也。此际如非温中通阳之方，不足以破阴邪拥踞之势，故主以苏砂平胃散。

苏砂平胃散 温中通阳法　传

茅山苍术二钱　厚朴一钱，姜汁炒　陈橘红一钱　甘草一钱　紫苏叶一钱　砂仁一钱

共为粗末，加生姜一钱，大枣三枚，水三杯煎，分三服，不愈再照前煎服。

呕吐清水，加桂枝一钱。水浆不得受，加干姜八分。转筋疼痛加川牛膝二钱，艾绒一钱。

下利白水，倍紫苏，加红豆蔻一钱。下利黄水，倍苍术。下利黑水，或纯清水，倍砂仁。

如服药不受，再加童便一杯，冲入药内，随呕随服，不分剂次，总以不呕为度。

方解　平胃散一方，原为满闷呕泄设。盖以阴气不积，胸中不得满闷，寒不侵胃不呕，湿不困脾不泄。故方中有苍术、厚朴、橘红、生姜之辛温，以消阴邪。甘草、大枣之甘平，以益脾胃，合为辛甘通阳之剂，使阳复则阴消。而满闷自除，呕泄自止。兹寒湿伏邪，发端于膜原，而为胸中不乐，头微眩，四末微麻，小便不通，下利清水，呕呕欲呕，较之满闷呕泄，虽异派而同源。故就原方，加紫苏、砂仁，以通肺肾之阳，并助诸药力，温中行气。俾肺、脾、肾三经之阳气来复，而拥踞膜原之阴邪，

可立消矣。

伏阴病，呕吐清水，耳鸣声暗，四肢逆冷者，宜苏砂平胃散，加桂枝。水浆不得受者，再加干姜。三

上条嗢嗢欲呕者，阴邪逼胃也。胃家既为阴邪所逼，则呕吐在所不免。耳者宗脉之所聚，呕吐则胃中空，而宗脉虚，虚则下溜，脉有所竭，故耳鸣。暗音，声不亮也。盖音出于肺，而本于肾。阴气客于会厌，则肺肾之气发而不宣，故声暗。四肢逆冷者，阳气衰，不能渗荣其经络，故手足为之寒也。较上条四末微麻为甚，此际正气虽夺，而邪势方张。当以驱邪为务，则苏砂平胃散宜之。加桂枝者，以其辛香内通脏腑，外通经络，为善通血气之上品耳。水浆不得受者，阴邪上逆而拒格也，故再加干姜以散逆。

伏阴病，面尘肌消，目眶陷，目睛冒，渴饮热汤，四肢逆冷者，附子理中汤主之。四

伏阴病，即首条所订之脉症也。手足阳明，皆为多气多血之府，主肌肉，其脉荣于面，大肆呕利，则肠胃空乏。所以面尘肌消，肌消则目眶陷，五脏六腑之精气，皆上注于目，而为之睛，呕利太过，则精气内夺。故目睛冒，冒者睛竭不能照物，上视而露白也。呕利伤津，津伤则思水以润之。阴盛夺阳，阳夺则思火以熨之。故渴饮热汤，四肢逆冷，上条已言之矣。此症阴邪充斥，内外弥满，而阳气几尽。如非离照当空，何以消阴霾而转阳和，故以附子理中汤主之。

附子理中汤复阳消阴法　经

附子二钱，炮　人参一钱　白术一钱，生用　干姜一钱　甘草一钱，炙

水二杯，煎去滓，分二服，不愈再依前煎服。

转筋，加艾绒二钱，川牛膝二钱。

呕甚，加半夏一钱，姜汁一匙冲服。

腹痛，加木香一钱。

脐下动气，去术，加肉桂六分。

心中悸，加茯苓二钱。

妊妇，加当归二钱，芎藭一钱。

湿盛，易白术为苍术二钱。

呃逆，加丁香、柿蒂各一钱。

方解　人身一阳气为主，人之有阳，犹天之有日。日光煦照，则万物发生，阴气蔽明，则万物疵疠。寒湿皆阴惨之邪也，阴邪盛则阳气衰，衰而不振，其气乃竭，竭则真阴绝而死。是故《生气通天论》云：阳气者，若天与日，失其所，则折寿而不彰。仲圣有理中、四逆、真武、白通等方，皆为破阴救阳设。兹阴邪充斥，内外弥满，而阳气几尽。不得不假附子理中之离照，消阴复阳，以大起生机。原方用人参、甘草补益中土，白术健脾燥湿，干姜温胃散寒，洵治中脘虚寒之的剂也。而此症以之消阴复阳，重在加一附子耳。至于呕甚加半夏、姜汁，转筋加牛膝、艾绒，腹痛加木香，动气去术加肉桂，心中悸加茯苓，妊妇加芎、归，湿盛易白术为苍术，呃逆加丁香、柿蒂。皆随症变法，不得拘拘其方。

伏阴病，转筋疼痛者，附子理中汤主之。苏砂平胃散亦主之。均宜加牛膝、艾绒，危急者以汤熨法。五

转筋疼痛者，阴邪搏筋，筋脉因而敛急也。故以消阴复阳之附子理中汤，加牛膝艾绒温筋和血，逐湿祛寒，则表里并治矣。若初起即转筋者，又当以驱邪为重。故以苏砂平胃散，仍加牛膝、艾绒。两方均宜加之者，以牛膝苦酸，主寒湿痿痹，四肢拘挛，且似入筋，故能直达筋所，纾筋和血。艾绒温暖，善祛寒湿，有温中达表之功，能转肃杀为阳和。则搏筋之邪，当随汗解，不得有转筋入腹之患。若疼痛危急，则以汤熨法，温筋散邪，以助药力，而收全功。

汤熨法拟

蓼梗并叶根一大束，水煎汤蒸转筋痛处，得汗则愈。

葱白一握，捶作饼，贴痛处。以艾绒如荔核大，于葱饼上火燃灸之，得暖则愈。

小麦麸升许，酒调焙热，布包线扎，熨揉痛处，冷则易之，以愈为度。

以上各法，屡用屡验，必须内服通阳方剂，以逐其邪。否则毒复陷里，反成危候。

伏阴病，冷汗自出者，阳复则止。六

伏阴病，冷汗自出者，身冷汗出也。经云：阴胜则身寒汗出，身常清。仲圣云：极寒反汗出，身必冷如冰，是皆为阴汗而言也。人但知热能致汗，不知寒亦致汗。寒者非外感之寒也，乃阴盛阳衰不能卫外，致表虚不固而汗，随气泄也。法当察气虚之微甚。微虚者，略扶正气，其汗自止，甚虚者，非甘、姜、桂、附速救元阳不可。大抵此症自汗，不必专司，但权正病之轻重，随势用药，使阳气来复，而汗自收矣。诊者勿以汗出为虑，浪投固涩，致人于死。

伏阴病，法当呕，今反不呕者，必腰痛或面赤腹痛，干呕咽痛，利止脉不出者，通脉四逆汤主之。七

伏阴病，本先利而后呕。今下利清水，渴饮热汤，手足逆冷，脉微欲绝，或伏而不见，转筋、疼痛等症悉具，而反不呕吐者，肾部虚寒，伏邪就下为病也。腰为肾之部分，邪气发端于此，故知其人腰必疼痛，又或面赤，或腹痛，或干呕，或咽痛，或利止脉不出者，皆少阴肾经虚寒之所致也。大要面赤者，阴盛于下，阳格于上也。腹痛者，阴阳不和也。干呕者，阴气鼓胃也。咽痛者，少阴之邪，循经而上结于咽也。利止脉不出者，正气内夺，血无所主，泣涩而不通也。当此阴邪充斥，生气已离，亡在俄顷。如非大剂温通，疾回元阳，不足以挽生机，故主以通脉四逆汤。

通脉四逆汤甘热回阳法 经

干姜二钱 附子二钱 甘草一钱

水二杯，煎，去滓，温服。脉不出，再依前法煎服。

转筋疼痛，加牛膝一钱，艾绒一钱。

面赤，加葱白三茎，冷服。

腹中痛，加芍药一钱五分。

干呕，加生姜一钱。

咽痛，加桔梗一钱。

利止脉不出者，加人参一钱五分。

腰痛甚，加杜仲一钱五分。

方解 通脉四逆汤，即四逆之变法也。经云：寒淫于内，治以甘热，湿淫于内，治以苦热，是方备之矣。武进费伯雄曰：阴惨之气，深入于里，真阳几几欲绝。非此纯阳之品，不足以破阴气而发阳光。又恐姜、附之性，过于燥烈，反伤上焦，故倍用甘草以缓之。兹阴邪充斥，生气已离，亡在俄顷，当大呼疾叫以回元阳，而挽生机。又非柔缓之甘草所能当其任，故倍干姜。若转筋加牛膝、艾绒，舒筋和血也。面赤加葱白冷服，通格上之阳也。腹痛加芍药，和在里之阴也。干呕加生姜，降逆和胃也。咽痛加桔梗，散阴邪之上结咽中也。下利止脉不出，加人参补元气以复脉也。腰痛甚加杜仲，益精强志，俾正复邪除也。加减随宜，贵在审势，不必刻舟求剑。

变症

伏阴病，呕利止厥回而哕者；养胃汤主之。半夏橘皮汤亦主之。若厥不回而干呕者，可与橘皮汤。一

哕与干呕相似，皆有声无物。但哕声浊而长，呕声小而短。伏阴病呕利止厥回而哕者，其因有三：一则胃气虚槁，肝木乘而鼓之也；一则因津竭而恣饮水浆，水虚相搏也；一则痰饮乘虚壅塞胃口，反令胃气上冲也。总缘呕利太过耳。养胃汤所以养胃气润枯槁，则肝木无隙可乘，自尔胃安哕止。半夏橘皮汤，既有散水调虚之功，又有涤痰降逆之用。则水虚相搏，与痰饮壅塞胃口者，皆能已之，故两症并治也。若厥不回而干呕者，皆膈间阴邪未尽，胃中阳

气不宣郁而上逆也。橘皮汤通阳消阴，宣胃降逆，故可与。其他肺热气壅热邪郁遏胸中，肠胃实满，膀胱热结，阳升风动，阴虚火炎，种种致哕者，各有专门，不在此例。

养胃汤 养胃润槁法　拟

人参一钱　沙参二钱　葳蕤二钱　石斛二钱，_{先煎出汁}　甘草一钱，_炙　半夏八分

加大枣三枚（擘），开水五杯，煎至二杯，去滓，分二次温服。不已再依前法煎服，或加生姜八分亦可。

治胃虚津槁之呃逆，加刀豆子一钱，煅用。

新瘥不欲食喜饮者，加白芍二钱。

半夏橘皮汤 温胃散水涤痰降气法　拟

半夏二钱　橘皮一钱　茯苓一钱　人参一钱　甘草一钱，_炙　干姜一钱

加大枣三枚（擘），开水三杯，煎去滓顿服，不已再服，或加生姜八分，咳逆者亦可与服。

方解　呕利是却夺胃津，空乏胃气，于是土虚木乘而为哕也。养胃汤用人参、沙参、葳蕤、石斛、甘草、大枣纯甘填胃。其枢纽全在半夏之辛平降逆和胃，运布津液。则胃气自复，胃津自还，而木平哕止矣。又半夏橘皮汤方中以人参、甘草、大枣补益胃气，干姜、茯苓温胃散水，半夏、橘皮涤痰降气。故水虚相搏，痰饮塞胃，皆能已之。两方均有加用生姜之例，盖亦散逆之意耳。

橘皮汤 通阳消阴宣胃降逆法　经

橘皮二钱　生姜四钱

水三杯，煎去滓，分三服。

方解　凡药之苦者必降逆，辛者必散郁，温者必消阴邪。兹阴邪留于膈间，阻遏胃中阳气，因而厥逆干呕，未可遽进补剂，壅塞气机，则是方可与也。

伏阴病，呕利止，心下痞硬，噫气不除者，可与代赭旋覆汤。二

呕利虽止，而胃气已虚，则厥气上逆连衡，痰饮壅塞，心下阻碍气机。故心下痞硬，噫气不除，噫者胸中不纾，气郁而出之不觉也。俗谓嗳气，代赭旋覆汤补中宣气，镇逆涤痰，故可与。

代赭旋覆汤 补中宣气镇逆涤痰法　经

代赭石一钱　旋覆花二钱，绢包　人参二钱　甘草一钱，_炙　半夏二钱　生姜一钱　大枣三枚，擘

水三杯，煎二杯去滓，分二次温服，不愈再煎服。

方解　呕利后，中虚气逆，虽心下痞硬，噫气不除，不可攻伐，以犯虚虚。故用人参、甘草、大枣、生姜温补中气，代赭镇逆，佐人参归气于下，旋覆宣气，佐半夏涤痰于上，浊降则痞硬可消，清升则噫气自除。此本伤寒发汗若吐若下解后，心下痞硬噫气不除之方，而此症似可比类并观，不妨借用。

伏阴病，呕利后胃家虚寒而呃者，与附子理中汤，加丁香、柿蒂。胃家虚热而呃者，与橘皮竹茹汤。胃虚痰滞者，与丁香柿蒂汤。胃虚津槁者，与养胃汤加刀豆子。三

呃者饩也，气逆也。俗称打饩，古谓之哕误也。此症有虚有实，有火有痰，有水气，有冷滞。大要治虚以补，治实以泄，治火以清，治痰以涤。水则分利，滞则消导，固不易之理也。所谓温而补之，清而泄之，引而伸之，达而降之，推而逐之，开而豁之，无非治呃之法也。惟伏阴之呃，虽微有寒、热之分，而胃虚两字定矣。如舌苔黑而滑者，胃家虚寒也。与附子理中汤，加丁香柿蒂温补以止呃。舌无苔，唇淡红而干者，胃家虚热也，与橘皮竹茹汤，清补以止呃。胸痞不饥，喉间洒洒有声者，胃虚痰滞也，与丁香柿蒂汤，益胃豁痰以止呃。舌淡无苔，口干思饮，得食呃稍止者，胃虚津槁也，与养胃汤加刀豆子，益气生津以止

呃也。

橘皮竹茹汤 清补止呃法　经

橘皮一钱五分　竹茹一钱五分　人参一钱
甘草一钱，炙　大枣三枚，擘　生姜八分

水三杯，煎去滓，温服，不已再煎服。

方解　伏阴之邪，何以反生热呃？盖因药剂辛燥太过，消灼清津，致胃中津虚生热而为呃也。故仍以橘皮竹茹汤，补虚生津，散逆清热，则胃安而呃止矣。

丁香柿蒂汤 温中降逆法　传

丁香一钱　柿蒂一钱　人参一钱　橘皮一钱
半夏二钱　茯苓二钱　甘草八分，炙　生姜一钱

水四杯，煎去滓，分二次温服。

方解　伏阴呕利后，胃虚痰滞而呃者。盖阴邪虽退，而阳气已虚，虚则水精不运，凝积而为痰也。痰滞则气逆，呃之所由生也。方以橘、半、姜、苓，佐丁香、柿蒂，温中和胃，降气涤痰。又以人参、甘草，补益正气。俾水精得以运行，则痰消气顺，而呃逆自止。古人治火呃亦用此者，从治之意也。

伏阴病呕利后，头汗出，微喘，呃声连连者，急与参附汤调刀豆粉。四

阴惨之邪，深入于里，既夺脾胃，以为呕利，复逼肾气而走散真阳，厥气以之上逆。故头汗微喘，呃声连连，当此危亡之候。如非急与大剂参附汤，调服刀豆粉，峻补脾肾，收摄真阳，不足以挽性命于微芒。若用丁香柿蒂橘皮竹茹等方，以为稳当则误矣。

参附汤 峻补脾肾收摄真阳法　传

人参三钱　制附子三钱　刀豆子二钱，煅存性，研为末

水三杯，煎参、附至一杯，去滓，调刀豆子末顿服。

方解　补先天无如附子，补后天无如人参，此脾肾两补之方也。刀豆子温中下气，利肠胃，

益肾阳。以之佐参附理脾和胃，纳气归元，则头汗自收，微喘自定，呃逆自止。用末者，盖急治之意耳。

伏阴病咳逆者，与半夏橘皮汤。五

阴邪客于肺，留而不去，则清肃之令不得下行，气逆而为咳也。治当开肺逐邪，温中降逆，则半夏橘皮汤可与也。

伏阴病，心中懊憹，时欲呕，咯痰得出，则气郁少宽者，宜二陈加香砂汤。六

脾阳困则泄，胃阳困则呕，呕泄并作，则脾胃两伤。伤则升降不利，转输失职，于是水精不得运布，而凝积为痰，痰壅胸膈，则懊憹生焉。懊憹者，郁郁不舒貌，比之烦闷尤甚。时欲呕者，气郁欲伸之象，所以咯痰得出，则气郁少宽。治痰之法，在上者越之。而正气已虚，难堪再事峻吐，故宜二陈汤加香豉、砂仁，运脾和胃，理气化痰，以代吐剂之用，令吐者自吐，而无虚虚之弊。此与伤寒表未解，误下而成懊憹者不同。

二陈香砂汤 运脾和胃理气化痰法　传

半夏二钱，姜制　陈皮一钱　茯苓一钱　甘草五分　淡豆豉一钱，炒香　砂仁五分

水三杯，加生姜五分，煎去滓顿服，令痰出乃安，不安再煎服。或药后以指探咽取吐，俾痰随吐而出，较之峻吐为稳。

方解　中不和则痰涎积，二陈为治痰之主药也。兹伏阴病，呕利后，心中懊憹，时欲呕，咯痰得出，则气郁少宽，其为痰壅胸膈明矣。夫膈上痰患，非吐不除，而吐则正气益虚，惟以理气化痰之二陈汤代之。加豆豉、砂仁者，以豆豉本谷食所酿，炒香合砂仁。温中行气，和胃运脾。俾正气从斯以安，邪气从斯而除。药后复以指探咽者，引伸而取吐也。

伏阴病，心下痞塞，按之满闷者，疏中丸主之。七

痞塞满闷，皆不通之象。所以不通者，脾胃之升降失职，浊阴之气填塞胸腹耳。此症呕

利伤中，中阳虚则痰气得以上逆，阳位而为痞塞。故按之满闷，主以疏中丸者。所谓中焦如沤，疏而逐之也。

疏中丸 升清降浊理气化痞法　拟

制半夏二两　人参一两　白术五钱，生用　升麻一两　银州柴胡一两　猪苓一两　化州橘红五钱　泽泻一两

晒焦碾末，米汤叠丸，勿令见火，每以三钱，生姜煎汤吞下，日二服，夜一服，以愈为度，小便通利，其痞自消。

又呕利后心下痞硬，按之则痛，用枳实理中陷胸泄心等方，及汤熨揉汤等法，不效者亦可与。

方解　痞，否也。塞满亦否也。天地不交而为否。呕利伤中，则脾之清气不升，而下溜。胃之浊气不降而上逆，逆则阴气满腹。痰饮聚于胸中，而痞塞满闷之病成矣。方以人参、白术益胃健脾，补中培土，使升、柴从九地之下，升清于上。猪、泽从九天之上，降浊于下。清升浊降，痞塞自开，而转否为泰之功，在半夏、橘红之善开肺降逆耳，半夏散中有敛，力能敛清散浊，故数治于橘红也。

伏阴病，心下痞硬，按之则痛者，新制理中散主之。八

呕利中虚，脾胃困钝，新进饮食不能运化，与乘虚上逆之痰气相搏，故心下痞硬，按之则痛。法宜温中补土，行气导痰，故以新制理中散主之。

若与专事消克通利方，则死不旋踵矣。

新制理中散 温中补土行气导痰法　拟

人参一两　白术一两，生用　茯苓一两　枳实一两　干姜三钱　陈皮三钱　甘草五钱　砂仁五钱

共晒焦为细末，每以五钱，水一杯煎服，日二服，夜一服。

呕利后误食冷滞，或误饵苦寒药剂，而成

痞硬疼痛者，亦宜服之。

方解　中虚挟寒，脾胃困惫，古人有理中汤丸以治之。若温邪将发，冷滞适伤。或药饵苦寒，阻遏升扬之势，邪气不得外泄而壅塞。心下又或伤寒误下，结胸陷胸泻心等法不效者，悉以理中方加枳实、茯苓，名枳实理中丸，治之神效。盖方中以人参益胃，白术健脾，甘草和中补土，干姜温中散寒，又加茯苓导邪，枳实通壅。仍以理中名者，燮理中气之义也。中气旺则运化有权，不问寒凝、气滞、虚逆、结胸皆可立除。兹复加砂仁、陈皮，助诸前药，温中补土，行气导痰，虽有坚积，亦当自化。

伏阴病，呕利止，或未止，心中烦，喜热饮，时去衣被，而肢体若冰，与附子理中汤加童便。其烦不退者，正阳丹主之。九

阴邪阻遏，阳气郁于胸中，故心中烦。烦者，心中闷乱，转侧不安。又心烦则气躁，躁则思水以润之。而喜热饮者，阳微喜暖也。时去衣被者，阳郁欲伸也。阳气既为阴邪所困，不能荣于卫外，故肢体若冰。法宜温中以振阳气。而阴邪内外布满，不用向导，则温中之药不得入。故以附子理中汤加童便。药后烦仍不退者，元阳失守之征也。夫元阳之气，生于太极未判之时，藏于水中，而不离乎水，相君火以资运用，故喜温而恶寒。肾为人之水藏，阴邪侵凌于下，则元阳失守而上，君主为之不宁。又非温中振阳法所能安其君相也。设正阳丹者，使相火自归其宅，君火以之获安，则烦乱自解矣。

正阳丹 辟阴正阳法　拟

龙齿六钱，生用　丹砂一钱，明亮如箭镞者真

共研极细，每用一钱，开水冲服。并治惊病安魂魄

方解　龙禀天地纯阳之气以生，出乎震而藏乎坎，其性至动而能静，故其骨齿收敛正气，镇摄元阳。丹砂得天地五行之精，以成其质，其色正赤，又为天地纯阳之色，其体属金，而

其色属火，有兑离之象，以卦体论，震为先天之离，兑为先天之坎。天地所用者水火，人生所用者精神，故敛精之龙齿，并入火藏以养神，清神之丹砂，并入水藏以补精。其能安魂魄者，随神往来谓之魂，并精出入谓之魄，治精神即以安魂魄也。《本经》以此二物，列为上品，以其纯阳能通神明也。凡通神明之药，皆足以辟阴邪而正阳气。兹阴邪逼动元阳，上乘火藏而为烦乱，得此辟阴正阳之品，俾元阳返本，心神得安，而烦乱可除。丹砂一钱，而龙齿六钱，以清神之药宜轻，敛精之药宜重，且合生成之数也。

伏阴病，心中烦渴，欲冷饮，身无热。而喜风就凉，甚则扇扇不知风，饮冰不知冷，手足厥而面赤，宜人参四逆汤。十

此里寒下虚，虚阳上泛之所致也。法当益气破阴，以潜上泛之虚阳，则人参四逆汤宜之。伏阴初起，恒见此候。

人参四逆汤破阴潜阳法　经

即前通脉四逆汤，加人参二钱。

水煎冷服。

伏阴病，呕利止，心中如焚，舌色赤，渴饮冷水，扇扇不知风，饮冰不知冷，卧地不起者，潜阳汤主之。十一

上条呕利未止，本条呕利已止，上条里寒下虚、虚阳上泛所致也。本条泄利太过，真阴虚竭，不特水不济火，心阳独亢，且并元阳无所依附，而上乘于心，君相二火相济为炎，始有此候，虽寒冰不能退此烦躁，故设潜阳汤。此较杂病阴躁有间，杂病与此同一烦躁卧地，惟烦渴不能饮水为辨。

潜阳汤滋阴潜阳法　拟

地干黄二钱　龟甲一钱，生　附子一钱，制
龙齿二钱，生

水二杯，煎一杯，去滓顿服，药后小便通利，其烦即退，不退再作服。

方解　方名潜阳者，盖取潜藏元阳之义也。夫潜阳必先益阴，俾阴足则元阳得有附丽而潜矣。龙禀天地元阳之气以生，故人之元阳上泛，谓之龙火备起。兹真阴下夺，水不济火，心阳既独亢于上，而元阳又失守于下，两火交加，而烦躁生焉。地黄色黑归肾，汁红养血，血足则阴气自和，阴气和则心火有济，而亢燥自平。龙与人身元阳合其德，藏于水中，而不离乎水。齿本于肾，能引元阳返本归宅，第恐龙不安窟，复成亢悔之势。故用龟甲以御之。井泉温而龙退蛰，故用附子以温下元，即古之所谓蓥龙法也。

伏阴病，呕利止，肢体疼痛，或手指不能握者，桂枝养荣汤主之。十二

疼近于肉，痛近于骨，总缘气滞血凝者。盖营血在于经络，固藉卫气以资流行。是血以气为主宰，而气亦以血为窟宅，相须而不相离也。兹伤寒营血则卫气不得独卫于身，始有此候，法宜和卫养血，故设桂枝养荣汤。

桂枝养荣汤和卫养血法　拟

桂枝一钱　白芍一钱　甘草一钱，炙　人参二钱　当归二钱　生姜一钱　大枣五枚，擘

水二杯，煎一杯，去滓温服，不愈再煎服，如前法。下条卒手足敛拘，得暖稍舒者，去芍药，加附子一钱五分。

方解　是方即桂枝汤加人参、当归，以之和卫养血也。原方以桂枝统生姜、大枣，辛甘通阳，芍药、甘草酸甘化阴，阴阳和则外邪去矣。兹加人参、当归，佐桂枝通行内外，补营阴而益卫阳，则大气周流，所谓气血足而百骸理，诸虚疼痛，手指不握，未有不愈者也。

伏阴病，呕利止，二三日后，卒手足敛拘，得暖稍舒者，与桂枝养荣汤，去芍药加附子。十三

初病转筋疼痛及筋脉拘急者，阴邪搏筋也。此呕利已止，二三日后，卒然手足敛拘，得暖稍舒者，乃营卫大伤，筋脉失养，加之寒邪外

薄也。故与桂枝养荣汤，加附子和卫养血，温经逐邪，则筋脉自舒。去芍药者，避其酸敛也。知为寒邪外薄者，以得暖稍经舒故也。

伏阴病，呕利止，脉出而代，心动悸，时烦热渴，欲甘饮，或咸饮，口吐白沫，或筋惕者，可与炙甘草汤。十四

呕利已止，脉伏已出，则知阴邪已退矣。而脉代心动悸，似《伤寒》炙甘草证也。大要呕利转筋，正气已伤。治法因当以温中通阳为自务，然辛烈大过，当气液大伤之候，最易劫夺真阴。脉者，血之府，原于肾而主于心，真阴竭则心血枯。故脉出而代，心动悸，时烦热。气血亏，则津液竭，竭则欲饮，胃津竭则饮而思甘，肾液竭则饮而思咸，乃不易之理也。口吐白沫，肺气虚而燥也。筋惕者，血液无以荣养筋脉也。夫以阴惨之邪，偏酿此枯燥之疾。盖缘医者过投辛烈耳。阴皆将尽之孤注，阳仅膏覆之残焰，惟炙甘草汤可增其壳内络外之脂液也，故可与。

炙甘草汤 即复脉汤　滋阴和阳法　经

甘草二钱，蜜炙　人参一钱　火麻仁一钱，炒
阿胶一钱，后烊化　干地黄八钱　麦冬四钱
桂枝一钱　生姜一钱　大枣三枚，擘

清酒一杯，水三杯，煎去滓。再内阿胶烊化顿服，日二服，夜一服。筋惕甚，以火麻仁易酸枣仁。

方解　本方亦名复脉汤，为滋阴之祖方也。其功固在地黄、麦冬、人参、甘草等一派甘寒纯静之品，而其妙全在姜、桂、白酒耳。盖天地之机动则始化，静则始成，使诸药不得姜桂白酒，动荡其间，不能通行内外。补营阴而益卫阳，则津液无以复生，枯槁无以复润，所谓阳以相阴，阴以含阳，阳生于阴，柔生于刚，刚柔相济，则营卫和谐，营卫和则气血化，气血化则津液生，津液生则百虚理，脉之危绝，安有不复者乎。兹阴邪已退，而燥涸复起，若非本方滋阴和阳，不足以化生津液而润枯槁。

伏阴病，诸症除，似寤似寐，呼之不应，脉微者为气夺，宜独参汤。十五

诸症除者，谓伏阴应有之呕利、转筋、肢冷、溺闷、声喑、耳鸣等症，悉已除也。似寤似寐者，寤主动属阳，寐主静属阴，阴出于阳则寤，阳入于阴则寐。呕利太过，则元气大伤，阴阳不相出入，故似寤非寤，似寐非寐。若呼之不应者，非耳闭不闻也，是气夺不语也。气夺则脉微，人参大补肺中元气，肺气旺则四脏之气皆旺，阴阳得以和协，精血得以资生，神明得以有归，而神识自清，机窍自灵，语言自利，寤寐不相混矣。勿作昏厥，浪用芳香开闭，益夺元气而速其死也。

独参汤 传

人参重则二两，轻则一两，至轻六钱，必须量人量症以施之

浓煎顿服，待元气渐回，随症增减。

集解　柯韵伯曰：一人而系一世之安危者，必重其权而专任之。一物而系一人之生死者，当大其服而独用之。故先哲于气几息血将脱之症，独用人参二两，浓煎顿服，能挽回性命于瞬息之间，非他物所可代也。世之用者，恐或被住邪气，姑少少以试之，或稍加消耗之味以监制之。其权不重，其力不专，人何赖以得生乎。如古方霹雳散、大补丸，皆用一物之长，而取效最捷，于独参汤何疑耶？

妊妇伏阴病，立方须加芎、归。十六

妊妇伏阴病治法，原与常人无异，但须保护胎元，故按症立方，须佐芎藭、当归以保之。

伏阴病，呕利止，小便不利者为未愈。十七

伏阴一症，当以阳和为愈，小便通利，是阳和之征也。兹呕利止而小便仍不通利者，则知阳气未和，故云未愈。此是病症进退之关，诊者最要细审机宜，以善其后。

伏阴病，诸症除，小便不通者，不可与五苓，可与肾气汤。十八

膀胱者，州都之官，津液藏焉，气化则能

出矣。呕利太过，津液已夺，且肺、脾、肾三经，先为阴邪所困，膀胱不得气化可知，故诸症除，而小便不通。诸症者，即伏阴所有之症也。不可与五苓者，以津液大伤之后，难堪再事渗利，重竭其液，故禁之。肾气汤功能扶阳化气，故可与。

肾气汤 即肾气丸料经 扶阳化气法

干地黄八两，酒焙 薯蓣四两 山茱萸二两 泽泻三两 茯苓三两 牡丹皮二两 桂枝一两 附子一两，炮 车前子二两 牛膝二两

共为粗末，每用八钱，水一杯煎服，以小便通利为度，不通再煎服。

方解 方名肾气者，盖以肾具水火之用，化肾气即以权水火也。地黄、薯蓣、丹皮、山茱萸，以养阴中之水。茯苓、泽泻、车前、牛膝，以利阴中之滞。桂、附益命火，以化阴中之真气，真气化则津生而肺利，土旺而脾和。于是水道通调，膀胱自利，小便自通矣。不作丸而作汤，以汤剂快捷于丸耳。

伏阴病欲解时，小便必通利。十九

小便通利，则表里三焦之阳气和矣。阳气和则阴邪消，故为欲解。

死候

伏阴病，朝发暮死者，其症肢厥而躁，爪甲紫黑，神识不清也。

此阳绝阴结之死候也。其症盖由内伏阴邪，外感寒气，或汗出浴水，或卧露贪凉，或劳汗感风，或恣饮冷水之所致也。《灵枢》曰：三虚者，其死暴疾也。得三实者，邪不伤人也。乘年之衰，逢月之空，失时之和，因为贼风所伤，是谓三虚。《素问》曰：乘年之虚，则邪甚也。失时之和，亦邪甚也。遇月之空，亦邪甚也。重感于邪，则病危矣。此正重感于邪也。故朝发暮死。

伏阴病，数欠者，阳气衰也。不治则阳绝而死。二

欠，俗称呵欠也。经云：人之欠者，何气使然？卫气昼日行于阳，夜半行于阴，阴者卧，阳者主上，阴者主下。故阴气积于下，阳气未尽，阳引而上，阴引而下，阴阳相引，故数欠。阳气尽，阴气盛则目瞑，阴气尽而阳气盛则寤，此平人阴阳相引之理也。若病伏阴之人，阴邪盛于下，阳气衰于上，阳气欲与阴争，致引阴邪而上，阴上阳下，阳上阴下，彼此互争，故以数欠。当急扶阳抑阴，以救危亡之阳，如医者以为病人呵欠为欲愈，因循不治，势必阴胜阳绝而死。

伏阴病，小便利如豚肝汁者死。三

小便不利，是阳气不化，法当扶阳化气。而医者以渗利之剂，重竭其液，致阴血莫保，随药下脱。而溲如豚肝汁故死，他如湿温等症，有溲如豚肝汁者，不在此例。

伏阴病，与温通法，厥回脉微续者生，暴复洪大者死，身热汗出如珠者速死。四

此皆药饵辛烈太过，暗夺真阴，致虚阳无所依附，出而不返，救阴挽阳，药之不及故死。

伏阴病，肢厥转筋，与四逆理中等方，或汤熨艾灸等法，其病不减者死。五

内外温通，其病不减者，阳气绝也。阳绝则死。

伏阴病，先转筋，续至舌卷囊缩者死。六

筋者聚于阴器，而脉络于舌本。肝者筋之合也。故转筋之疾属于肝，肝脏虚则阴邪易入，入则筋脉敛束，乱则舌卷囊缩而死。

伏阴病，先转筋后少腹疼痛，或喘满者死。七

少腹疼痛肝病也，喘肺病也，满脾病也，皆非死证。若由转筋而致者，未有不死也，何者？转筋入里，是阳传于阴也。阳传于阴者死。

伏阴病，恶寒甚，脉伏而躁者死。八

内外俱寒，有阴无阳也。

伏阴病，呕利止，厥回小便利，为欲愈，

而复厥下利者死。九

呕利止厥回小便通利，为阴去阳还，故为欲愈。而复厥下利者，为阴复阳消。阴复阳消者，将还之阳气未安，而阴寒之邪复侵，则阳不能保矣，故死。

伏阴病，呕利已止，复欲下利而无利，时时眩冒者死。十

此气质俱亡之候也。呕利已止，其病当愈，而复欲下利者，阴气下陷也。无利者，利尽而无物也。时时眩冒者，阳气上脱也，故死。

伏阴病，面黑者死，目直视者死，唇痿不收者死，鼻孔黑而气冷者死，齿黑而干者死。十一

此五者，见一则死。面黑心气绝也。目直视肝气绝也。唇痿不收，脾气绝也。鼻孔黑而气冷，肺气绝也。齿黑而干，肾气绝也。总之面形阴惨，神气两夺者，皆死之征也。

伏阴病厥逆，呼之不应，脉绝者死。十二

前变症篇，诸症除，似寤似寐，呼之不应，脉微者，是气夺不语，大进独参汤可愈。本条厥逆，呼之不应，脉绝者，阴邪盛，阳气绝也，故死。

妇人伏阴病，或未愈，或新瘥，不可乳哺，哺则脱营。其症喘促胀满，脉大而空，为难治。十三

营者，血之标。血气为人身之阴阳，相抱而不相离也，平协则两相依附。如阳欲上脱，阴下吸之。阴欲下脱，阳上吸之，故不能脱也。妇人伏阴病，或未愈，或新瘥，不可乳哺小儿者。未愈之时，阴阳各造其偏，新瘥之时，阴阳尚未平协。一经乳哺，则营离而气孤，气孤则放肆无归，而散逆于胸中，故为喘促胀满。脉大而空者，营脱之征也。阴阳脱离，有死而已，故难治。

医寄伏阴论卷下

汉川田宗汉云槎著

绍兴裘庆元吉生校

禁令

伏阴病，禁与清凉苦寒，与之必死。

经云：无致邪，无失正，绝人长命。喻嘉言曰：病人阳气不足，阴气有余，则禁助阴泄阳。清凉苦寒，皆助阴泄阳之药，用于阴惨之病，是致邪失正也，故与之必死。

伏阴病，心下满痛，不可消导，消导必死。二

既利且呕，正气已夺，难堪再事消克，即心下硬满而痛，不过厥气虚结耳。若与消导，是虚而益虚，故死。

伏阴病，转筋疼痛，神形已夺者，不可砭针。三

伏阴为患，不仅夺阳，并乱营血，转筋疼痛者。血乱筋虚，阴邪乘而搏之也。神形已夺者，气血伤而面尘肌消也。初治则内服温中通阳之剂，外用汤熨艾灸之法，取其助阳破阴耳。若砭针之法，泄气破血，施于阳热夹痧，内外胀满之痧证，立见奇功，而施于气血两夺之伏阴，则大犯虚虚之弊，安有不死。

伏阴病，神形已夺，未夺，禁与芳香。四

伏阴本非胀闭之疾，芳香耗气，投之有损。

伏阴病，气夺不语者，与芳香即死。五

气夺不语，较他症内闭不语天渊，气夺者正气败也，当以大剂独参汤救之。内闭者邪气实也，当以芳香逐痧，先开其闭。若认此证为闭证，而投芳香，则几几欲息之气绝矣。

伏阴病后，大便不通者，不可攻下。六

病后大便不通有二，一则津液内夺，肠胃枯槁也。一则泄利太过，糟粕未满也。若投攻下，则将复之正气，必随药而脱。

伏阴病，冷汗自出者，禁酸敛。七

此皆阴胜阳衰，不能卫外，致汗随气泄也。当以扶阳为是，酸敛止汗，则气机闭塞，而阴邪益盛。

伏阴病，形肉已夺，小便不通者，不可与渗利。八

形肉已夺者，气血俱败也。气血败则津液竭，五苓等渗利之药，纯阳不化，不但不能通调水道，抑且重夺津液，故不可与。若与暑湿泄利，及伤寒水停少腹比类，则误矣。

伏阴病，不可过投辛烈。九

伏阴之病，固以温通为主治。惟期恰中病情，不可过当，若辛烈太过，暗耗真阴，阴邪虽退，而阴液已亡，阴亡则阳无所附，浮游变幻，不可复理。如此死者，医杀之也，可不慎欤？

伏阴病转筋，不可与木瓜，与则邪留。十

伏阴以小便通利为愈，木瓜敛阴闭阳，阻涩小便，小便不利，阳气不和，阳气不和，则阴邪留而不去。

瘥后

伏阴病新瘥，不得瞑者，宜半夏汤。一

《灵枢》经云：厥气客于五脏六腑，则卫气独卫于外，行于阳，不得入于阴。行于阳，

则阳气满，阳气满，则阳跷盛，不得入于阴，阴虚故目不瞑。治之奈何，饮以半夏汤，一剂阴阳已通，其卧立至，盖瞑者目合而寐也，目不合则卧不安。厥气者，阴邪上逆也。兹伏阴新瘥，阴邪已退矣。而胃气未和，阳不得入于阴，独行于外，故目不得瞑，宜遵经方用半夏汤。

半夏汤 亦名半夏秫米汤经　引阳入阴法

半夏三钱，制　秫米六钱，即糯粟米

千里长流水，扬万遍，取三杯，苇薪火煎饮一杯，稍益，以知为度，覆杯则瞑，汗出则已，须如法煎则效。

方解　阳气下交于阴则寐，胃居中焦，为阴阳出入之道路也。胃不和则道路阻，阳气不得入于阴，而独行外，故不得瞑。半夏和胃通阴阳，秫米益阴，利大肠，用千里长流水，扬万遍，苇薪火煎，盖取急下通关之义。秫米臣半夏，而反倍于半夏者，以大肠为胃之下关，和胃重在利肠耳。阴阳通则营卫和，故覆杯则瞑，汗出则已。

伏阴病，新瘥不欲食，但喜甘饮者，可与养胃汤加芍药。二

病时过服辛燥，暗劫胃阴，较之呕利所伤者，尤为难复，故瘥后不欲食。不欲食者，胃虚不纳谷也。喜甘饮者，土虚津竭也。养胃汤原为养胃润槁设，此处加芍药，变为酸甘化阴三剂，则胃阴易复，阴复则胃和，而谷食自进矣。若心下胀痛不欲食者，不在此例。

伏阴病新瘥腹满者，与桔梗半夏汤。三

腹满有虚有实，皆属脾病，脾气不和而为胀满。经云：腹满不减者为里实，当下之。腹满时减者为里虚，当温之。又阳邪内陷，而为胀满者，则口燥咽干，阴邪入里。而为胀满者，则呕利厥逆。伏阴新瘥而满者，脾气虚不能运布津液，凝注而为饮邪也。邪胜正虚，则阴阳不和，清浊相混，而腹满见焉。法宜分理清浊，则腹满自除，故与桔梗半夏汤。

桔梗半夏汤 分理清浊法　传

半夏二钱，姜制　陈橘红一钱　茯苓一钱
甘草五分　桔梗一钱

水三杯，加生姜一钱，煎去滓温服。

方解　凡痰饮之病，悉以二陈为主方，其功在润脾和胃，理气化痰耳。本方加桔梗，以桔梗能升能降，佐二陈调和阴阳，分理清浊，则脾虚不能运布津液，为饮为痰而满者，庶可即除。

病后不欲食，食亦不化，胸腹满闷者，与异功散。四

病后不欲食者，胃气虚也。食不化者，脾气虚也。胃虚则不纳谷，脾虚则失健运。饮食不化，则气机壅塞，故胸腹满闷。法宜健脾养胃，用异功散，勿认实证而进消导。

异功散 健脾养胃法　传

人参二钱　白术二钱，姜汁炒　茯苓二钱
甘草一钱，炙　陈皮一钱

共为粗末，加生姜六分，大枣五枚，水一杯煎服。

方解　四君子汤，中正和平，为健脾养胃之良方也。加陈皮，名异功散，以主治气虚而兼气滞，取效最捷，则异功之名称焉。

病后数日先食，后不欲食，心下微痛，按之痛剧者，宜胡米煎。五

病后饮食将开，食之过饱，使新复之脾胃，运化不及，而停滞难消，故为是候，异功散鞭长莫及，非所宜也。惟以胡米煎小和之，切勿与消克夺正。

胡米煎 理中行滞法

陈米一勺，姜汁浸透，锅内炒胡成炭，水一杯煎服。

方解　米禀天地冲和之气以生，味甘性凉，理脾和胃，陈者尤佳，用姜汁浸透炒胡成炭，则行不伤正，为虚人消滞无上妙方。

病后声颤无力，语不接续，或懒言，或语声轻微，无气以动者，均宜独参汤。六

病时误投消克，元气大伤，故病退而见此等虚象。人参得天地精英之气以生，其气属阳，而其体属阴，与人之气体合其德，故于人身无所不备。凡气血大虚者，均宜服之。

病后饮食日增，数日不大便，甚有十数日不行，而腹无所苦者，勿服药。如投通利，死不终朝。七

伏阴呕利转筋，大伤营液，肠胃为之干枯，传道因而钝滞。故病后饮食日增，而数日不大便，甚有十数日不行者，犹水涸船停耳。腹中即无所苦，无病可知，饮食日增，则营液日化，迟不数日，营液充足，大便自行矣。故不必服药，如作实证浪投通利，必致正气随药而脱，死不终朝。

《伤寒》阴病比类

自利不渴者，属太阴，以其藏有寒故也。当温之，宜服四逆辈。原文一

集注程知曰：言太阴自利，为寒宜温者也。少阴属肾水，热入而耗其水，故自利而渴。太阴属脾土，寒入而从其湿，则不渴而利，故太阴自利当温也。

程应旄曰：三阴同属藏寒，少阴厥阴有渴证，太阴独无渴证者。以其寒在中焦，总与龙雷之火无涉，少阴中有龙火底寒，甚则龙升，故自利而渴。厥阴中有雷火，故有消渴。太阳一照，雷雨收声，故发热则利止，见厥而复利也。魏荔彤曰：自利二字，乃未经误下误汗误吐而成者，故知其脏本有寒也。

理中圆方 经

人参　白术　甘草炙　干姜各三两

上四味，捣筛蜜和为丸，如鸡子黄许大，以沸汤数合和一丸，研碎温服之。日三服，夜二服，腹中未热，益至三四丸，然不及汤。汤法，以四物依两数切，用水八升，煮取三升，去滓，温服一升，日三服。

加减法

若脐上筑者，肾气动也。去术，加桂四两。吐多者，去术，加生姜三两。不多者，还用术。悸者，加茯苓二两。

渴欲得水者，加术，足前成四两半。

腹中痛者，加人参，足前成四两半。

寒者，用干姜，足前成四两半。

腹满者，去术，加附子一枚，服汤后如食顷，饮热粥一升许，微自温，勿发揭衣被。

集解　程应旄曰：阳之动始于温，温气得而谷精运，谷气升而中气赡，故名曰理中。实以变理之功，予中焦之阳也。盖谓阳虚，即中气失守，膻中无发宣之用，六腑无洒陈之功，犹如釜薪失焰。故下利清谷，上失滋味，五脏凌夺，诸证所由来也。参、术、炙草，所以守中州。干姜辛以温中，必假之以燃釜薪，而腾阳气。是以谷入于阴，长气于阳，上输华盖，下摄州都，五脏六腑，皆受气矣。此理中之旨也。若水寒互胜，即当脾肾双温，加之以附子，则命门益而土母温矣。白术补脾，得人参则壅气，故脐下动气，吐多腹满皆去术也。加桂以伐肾邪，加生姜以止呕也。加附子以消阴也。下多者湿胜也。还用术燥湿也。渴欲饮水津竭也，加术使饮化津生也。心下悸停水也，加茯苓导水也。腹中痛倍人参，虚痛也。寒者加干姜，寒甚也。

少阴病下利，白通汤主之。原文二

集注　《金鉴》曰：少阴病但欲寐，脉微细，已属阳为阴困矣。更加以下利，恐阴降极阳下脱也。故君以葱白，大通其阳而上升，佐以姜、附，急胜其阴而缓降，则未脱之阳可复矣。

方有执曰：少阴病而加下利者，不独在经，而亦在脏，寒甚而阴盛也。治之以干姜、附子者，胜其阴则寒自散也。用葱白而曰白通者，通其阳则阴自消也。

程知曰：少阴病，谓有脉微细，欲寐证也。少阴下利，阴盛之极，恐致格阳。故用姜、附以消阴，葱白以升阳。通云者，一以温之。而令阳气得入，一以发之。而令阴气易散也。

汪琥曰：肾虚无火，不能主水，故下利，用白通汤者，温里以散寒也。

白通汤方 经

葱白四茎　干姜一两　附子一枚，生去皮，破八片

上三味，以水三升，煮取一升，去滓，分温再服。

集解　汪琥曰：此方与四逆汤相类，独去甘草。盖驱寒欲其速，辛烈之性，取其骤发直达下焦，故不欲甘以缓之也，而尤重在葱白。少阴之阴，天之寒气以为阴，两阴合而偏于下利，则与阳气隔绝不通，姜、附之力虽能益阳，不能使真阳之气必入于阴中。惟葱白味辛，能通阳气，令阴得阳而利，庶可愈矣。盖大辛大热之药，不过藉以益人阳气，非有以通之，令真阳和会，而何以有济也耶？

少阴病下利脉微者，与白通汤。利不止，厥逆无脉，干呕烦者，白通加猪胆汁汤主之。服汤脉暴出者死，微续者生。原文三

集解　《金鉴》曰：此承上条详申其脉，以明病进之义也。少阴病下利脉微者，与白通汤，下利当止，今利不止，而转见厥逆无脉。更增干呕而烦者，此阴寒盛极、格阳欲脱之候也。若专以热药治寒，寒既甚必反格拒而不入。故于前方中加人尿、猪胆之阴，以引阳药入阴。经曰"逆者从之"，此之谓也。无脉者言诊之而欲绝也。服汤后更诊其脉，若暴出如烛烬焰高故主死，若其脉徐徐微续而出，则是真阳见回，故可生也。故上条所以才见下利，即用白通以治于未形，诚善法也。

白通加猪胆汁汤方 经

葱白四茎　干姜一两　附子一枚，生去皮，破

八片　人尿五合　猪胆汁一合

已上三味，以水三升，煮取一升去滓，纳胆汁、人尿，和令相得，分温再服。若无胆亦可用。

集解　《金鉴》曰：是方即前白通汤加人尿、猪胆汁也。加尿胆者，从其类也。下咽之后，冷体既消，热性便发，情且不违，而致大益，则二气之格拒可调，上下之阴阳可通矣。

少阴病欲吐不吐，心烦但欲寐，五六日，自利而渴者，属少阴也。虚故引水自救，若小便色白者，以下焦虚，有寒不能制水，故令色白也。原文四

集注　成无己曰：欲吐不吐心烦者，表邪传里也。若腹满痛则属太阴，此但欲寐，则知属少阴。五六日邪传少阴之时，若自利不渴，寒在中焦，属太阴也。此自利而渴，为寒在下焦，属少阴也。肾虚水燥，故渴欲饮水自救，下焦虚寒，故小便色白，下利而渴，小便色白，非里热可知矣。

少阴病，饮食入口则吐，心中温温欲吐，复不能吐，始得之手足寒。脉弦迟者，此胸中实不可下也。当吐之。若膈上有寒饮干呕者，不可吐也。当温之宜四逆汤。原文五

按："温温"当是"嗢嗢"。嗢嗢者，乃吐饮之状也。

集注　程知曰：此言少阴，饮吐为肾邪上逆，当温不当吐也。欲吐不吐，阴邪上逆之证也。若始得病时，邪未深入，其手足但寒而不厥，脉但弦迟而不沉细，则为邪实。胸中寒尚在表，属于阳分，当吐而不当下，吐者有物，呕则无物，两者须辨。若膈上有寒饮，但见干呕而不能吐出，则是阴寒上逆，当温而不当吐也。曰急温者，不温则见厥逆无脉诸变证也。

程应旄曰：寒在胸中，法不可下，而属实邪，但从吐法，一吐而阳气得通，吐法便是温法。若膈上有寒饮干呕者，虚寒从下而上阻，留其饮于胸中，究非胸中之病也。直从四逆汤，急温其下可矣。

医宗伏阴论

685

少阴病脉微细沉，但欲卧，汗出不烦，自欲吐，至五六日自利，复烦躁不得卧寐者死。原文六

集解　《金鉴》曰：此发明上条互详脉证失于急温，致变之义也。脉微细沉但欲卧，少阴寒也。当无汗，今反汗出不烦，乃少阴亡阳也。且自欲吐，阴寒之邪上逆，正当急温。失此不治，因循至五六日，加之自利复烦躁，不得卧寐者，此少阴肾中真阳扰乱外越欲绝之死证，此时即温之亦无及矣。

少阴病二三日不已，至四五日腹痛，小便不利，四肢沉重疼痛，自下利者。此为有水气，其人或咳或小便不利，或下利或呕者，真武汤主之。原文七

集注　《金鉴》曰：论中心下有水气，发热有汗，烦渴引饮，小便不利者，属太阳中风，五苓散证也。发热无汗，干呕不渴，小便不利者，属太阳伤寒，小青龙汤证也。今少阴病二三日不已，至四五日腹痛下利，阴寒深矣。设小便利，是纯寒而无水，乃附子汤证也。今小便不利，或咳或呕，此为阴寒兼有水气之证，故水寒之气外攻于表，则四肢沉重疼痛，内盛于里，则腹痛自利也。水气停于上焦胸肺，则咳喘而不能卧，停于中焦胃府，则呕而或下利，停于下焦膀胱，则小便不利，而或少腹满。种种诸证，总不外乎阴寒之水，而不用五苓者，以非表热之饮也，不用小青龙以非表寒之饮也。故惟主以真武汤，温寒以制水也。

喻昌曰：太阳篇中，厥逆筋惕肉𥆧而亡阳，用真武矣。兹少阴之水湿上逆，仍用真武以镇摄之。可见太阳膀胱与少阴肾，一脏一腑，同为寒水。腑邪为阳邪，藉用麻、桂为青龙，脏邪为阴邪，藉用附子为真武。

真武汤方 经

茯苓三两　芍药三两　生姜三两，切　白术二两　附子一枚，泡去皮，破八片

上五味，以水八升，煮取三升，去滓，温服七合，日三服。

若咳者，加五味子半升，细辛、干姜各一两。

若小便利者，去茯苓。

若下利者，去芍药，加干姜二两。

若呕者，去附子加生姜，足前成半斤。

集解　《金鉴》曰：小青龙汤，治表不解有水气，中外皆寒实之病也。真武汤治表已解有水气，中外皆寒实之病也。真武者，北方司水之神也。以之名汤者，赖以镇水之义也。夫人一身制水者，脾也，主水者，肾也。肾为胃关，聚水而从其类者，倘肾中无阳，则脾之枢机虽运，而肾之关门不开，水虽欲行，孰为之主？故水无主制泛溢妄行，而有是证也。用附子之辛热，壮肾之元阳，而水有所主矣。白术之苦燥，建立中土，而水有所制矣。生姜之辛散，佐附子以补阳温中，有散水之意。茯苓之淡渗，佐白术以健土，制水之中，有利水之道焉。而尤妙在芍药之酸敛，加于制水主水药中，一以泻水，使子盗母虚，得免妄行之患；一以敛阳，使归根于阴，更无飞越之虞。孰谓寒阴之品无益于阳乎？而昧者不知承制之理，论中误服青龙发汗亡阳，用此汤者，亦此义也。然下利减芍药者，以其阳不外散也。加干姜者，以其温中胜寒也。水寒伤肺则咳，加细辛干姜者，散水寒也。加五味子者，收肺气也。小便利者，去茯苓，以其虽寒，而水不能停也。呕者，去附子倍生姜，以其病非下焦，水停于胃也。所以不须温肾以行水，只当温胃以散水，佐生姜者，功能止呕也。

少阴病，下利清谷，里寒外热，手足厥逆，脉微欲绝，身反不恶寒。其人面色赤，或腹痛，或干呕，或咽痛，或利止脉不出者，通脉四逆汤主之。原文八

集注　《金鉴》曰：少阴肾也。肾象乎坎，一阳陷于二阴之中，二阴若盛，则一阳必衰，阴邪始得内侵，孤阳因之而外越也。下利清谷，手足厥冷，脉微欲绝，里阴盛极

也。身反不恶寒，面色反赤，其外反热，格阳于外也。故虽有腹痛、干呕、咽痛等症，亦当仿白通汤之法，加葱于四逆汤中，以消其阴，而复其阳可也。

程应旄曰：热因寒格，无论腹痛、干呕、咽痛，皆下利中格阳之证。即使利止而脉仍前欲绝不出，亦不得谓里寒已退，辄妄治其外热也。须循四逆汤例，消阴弱于下部，但加葱白宣阳气于下焦，使阳气通而脉亦出，始为真愈。

少阴病吐利，手足不逆冷反发热者，不死，脉不至者，灸少阴七壮。原文九

集解　《金鉴》曰：少阴吐利，法当逆冷，今不逆冷反发热者，是阳未衰，故曰不死。若脉不至，虽有外热恐是假热，须防阳脱，宜急灸少阴，速通其阳，则脉可复也。

程知曰：前条通脉四逆汤，是里寒外热，手足逆冷而脉不至者。此条用灸法，是里寒外热，手足不逆冷，而脉不至者也，少阴动脉在足内踝。

汪琥曰：经云：肾之源出于太溪，灸少阴，当灸太溪二穴，在内踝后跟骨动脉陷中。

少阴病吐利，手足逆冷，烦躁欲死者，吴茱萸汤主之。原文十

集注　程应旄曰：温法原为阴寒而设，故真寒类多假热。凡阴盛格阳、阴证似阳等，皆少阴蛊惑人耳目处，须从假处勘出真来，方不为之牵制。如吐利而见厥冷，是胃阳衰而肾阴并入也。谁不知为寒者，顾反见烦躁欲死之证以诳之。是皆阳被阴拒，而置身无地，故有此象。吴茱萸汤，挟木力以益火势，则土得温而水寒却矣。

吴茱萸汤方 经

吴茱萸一升　人参三两　生姜一两　大枣十二枚

上四味，以水七升，煮去二升，温服七合，日三服。

集解　方有执曰：吐则伤阳，利则损阴，厥冷者，阴损而逆也。烦躁者，阳伤而乱也。茱萸辛温散寒，暖胃而止呕，人参甘温益阳，固本而补中，大枣助胃益脾，生姜呕家圣药。故四物者，为温中降逆之所须也。

少阴病，吐利躁烦四逆者死。原文十一

集注　张璐曰：此条与上条不殊，何彼可治，而此不可治耶。必是已用温中不愈，转加躁烦，故主死耳。

少阴病，恶寒身蜷而利，手足厥冷者不治。原文十二

集注　《金鉴》曰：此互详上条"手足逆冷不治"之义也。恶寒身蜷而卧，虽系少阴证，而不至于死。若下利不止，手足逆冷不回，是有阴无阳，即不吐利躁烦，亦不可治也。

少阴病，四逆恶寒，而身蜷脉不至不烦而躁者死。原文十三

集注　《金鉴》曰：此总承上三条，以明不治之死证也，四逆谓四肢逆冷过肘膝而不回也。表阳虚故恶寒也。阴主屈，故蜷卧不伸也。脉不至则生气已绝，若有烦无躁，是尚有可回之阳。今不烦而躁，则是有阴无阳，故曰死也。

少阴病下利，脉微涩呕而汗出，必数更衣反少者，当温其上灸之。原文十四

集注　程应旄曰：少阴病下利阳微可知，乃其脉微而且涩，则不但阳微而阴且竭矣。阳微故阴邪逆上而呕，阴竭故汗出而勤。努责一法之中，既欲助阳，且欲护阴，则四逆附子辈俱难用矣。惟灸顶上百会穴以温之，既可代姜、附辈之助阳而行上，更可避姜、附辈之辛窜而燥下，故下利可止。究于阴血无伤，可见病在少阴，不可以难用温者，遂弃夫温也。

少阴病，下利止而头眩，时时自冒者死。原文十五

集注　方有执曰：头眩俗谓昏晕也。诸阳在头，下利止而头眩者，阳无依附浮越于外，神气散乱，故时时自冒也，死可知矣。

张璐曰：人身阴阳相为依附者也。阴亡于下，则诸阳之上聚于头者，纷然而动，所以头眩时时自冒，阳脱于上而主死也。可见阳回利止则生，阴尽利止则死矣。

汪琥曰：下利止则病当愈，今者反为死候，非阳回而利止，乃阳脱而利尽也。

少阴病六七日，息高者死。原文十六

集注　程知曰：肾为生气之原，息高则真气散走于胸中，不能复归于气海，故主死也。

程应旄曰：夫肺主气，而肾为生气之源，盖呼吸之门也。关系人之死生者最钜。息高者，生气已绝于下而不复纳，故游息仅呼于上，而无所吸也。死虽成于六七日之后，而机自兆于六七日之前。既值少阴受病，何不豫为固护，豫为堤防，致令真阳涣散而无可复返乎。凡条中首既谆谆禁汗，继即急急重温，无非见及此耳。

魏荔彤曰：七日之久，息高气逆者，与时时自冒，同一上脱也。一眩冒而阳升不返，一息高而气根已流，同一理而分见其证者也。故仲景俱以死期之。

少阴病下利，若利自止恶寒而蜷卧，手足温者可治。原文十七

集注　《金鉴》曰：少阴病恶寒厥冷下利不止者。阴寒盛也。今下利能自止，手足能自温，虽恶寒蜷卧，乃阴退阳回之兆，故曰可治。

少阴病恶寒而蜷，时自烦欲去衣被者可治。原文十八

集注　《金鉴》曰：少阴病恶寒而蜷，阴寒证也。若时自烦欲去衣被者，此阳回阴退之征，故曰可治。

《金匮》阴病比类

呕而脉弱，小便复利，身有微热，见厥者难治，四逆汤主之。原文一

集注　《金鉴》曰：呕而心烦，心中懊憹，内热之呕也。今呕而脉弱，正气虚也。小便复利，中寒盛也。身有微热，而复见厥，曰难治

者，此为寒盛格热于外，非呕而发热者比。故以四逆汤，胜阴回阳也。

尤在泾曰：脉弱便利而厥，为内虚，且寒之候，则呕非火邪，而是阴气之上逆，热非实邪，而是阳气之外越矣。故以四逆汤，救阳驱阴为主。然阴方上冲，而阳且外走，其离决之势，有未可即为顺接者，故曰难治，或曰呕与身热为邪实，厥利脉弱为正虚，虚实互见，故曰难治。四逆汤，舍其标而治其本也，亦通。

高世栻曰：呕者，水去寒犹在上，小便当少。今复利者，寒亦在下也。脉弱者，气衰于内。身微热者，格阳于外，呕证如是，则上下寒而内外虚。若见手足逆冷而厥者，则表里阴阳之气，不相顺接，故为难治，四逆汤主之。

生附子壮火回阳以治厥，干姜温脾暖胃以治呕，甘草安中，调上下以治内外也。

病人胸中，似喘不喘，似呕不呕，似哕不哕，彻心中愦愦无奈者，生姜半夏汤主之。原文二

集注　尤在泾曰：寒邪搏饮，结于胸中而不得出，则气之呼吸往来，出入升降者。阻矣，似喘不喘，似呕不呕，似哕不哕，皆寒饮与气相搏，互击之证也。且饮水邪也，心阳藏也。以水邪而逼处心藏，欲却不能，欲受不可，则彻心中愦愦然无奈也。生姜半夏汤，即小半夏汤而生姜用汁，则降逆之力少，而散结之力多，乃正治饮气相搏欲出不出者之良法也。

沈明宗曰：似喘不喘，似呕不呕，似哕不哕，诚不是喘，不是呕，不是哕也。彻者，通也。竟是通心中愦愦然无奈，即泛泛恶心之义也。

生姜半夏汤方 经

半夏半升　生姜汁一升

上二味，以水三升，煮半夏取二升，纳生姜汁煮取一升半，小冷分四服，日三夜一服，

止停后服，不止再煎，服如前法。

集解　李彣曰：生姜、半夏辛温之气，足以散水饮而舒阳气，然待小冷服者，恐寒饮固结于中，拒热药而不纳，反致呕逆。今热药冷饮，下嗌之后，冷体既消，热性便发，情且不违，而致大益，此《内经》之旨也。此方与前半夏干姜汤略同，但前温中气，故用干姜，此散停饮，故用生姜。前因呕吐上逆，顿服之，则药力猛峻，足以止逆降气，呕吐立除。此心中无奈，寒饮内结，难以猝消，故分四服，使胸中邪气徐徐散也。

下利手足厥冷无脉者灸之不温，若脉不还，反微喘者死，少阴负跗阳者为顺也。原文三

集注　尤在泾曰：下利厥冷无脉，阴亡而阳亦绝矣。灸之所以引既绝之阳乃厥不回，脉不还，而反微喘。残阳上奔，大气下脱，故死。下利为土负水胜之病。少阴负跗阳者，水负而土胜也，故曰顺。

《金鉴》曰：下利手足厥冷脉绝无者，有阴无阳之脉证也。虽用理中四逆辈，恐其缓不及事。急灸脐下，以通其阳。若脉还，手足温者，生；脉不还，手足不温，反微喘者，阳气上脱也，故死。

下利脉沉而迟，其人面少赤，身有微热，下利清谷者，必郁冒汗出而解，病人必微厥，所以然者，其面戴阳下虚故也。原文四

集注　喻嘉言曰：下利脉沉迟，面少赤，身微热者，阴盛而格阳，在上在外也。若其人阳尚有根，其格出者，终必复返。阳返而阴未肯降，必郁冒，少顷然后阳胜而阴出为汗，阴出为汗，阴邪乃解，自不下利矣。阳入阴出，俨有龙战于野，其血玄黄之象，病人能无微厥乎？

下利后脉绝，手足厥冷，晬时脉还，手足温者生，脉不还者死。原文五

集注　喻嘉言曰：脉绝不惟无其阳，亦无其阴，阳气破散，岂得阴气不消亡乎？晬时还，乃脉之伏者复出耳。脉岂有一息之不续也乎？

仲景用灸法，止所以通阳气，而观其脉之绝与伏耳，故其方即名通脉四逆汤，服后利止。而脉仍不出，是药已大应，其非脉绝可知，又加人参以补其亡血，斯脉自出矣。成法具在，宜究心焉。

转筋之为病，其人臂脚直，脉上下行，微弦，转筋入腹者，鸡屎白散主之。原文六

集注　尤在泾曰：肝主筋，上应风气，肝病生风，则为转筋。其人臂脚直，脉上下行，微弦。经云：诸暴强直，皆属于风也。转筋入腹者，脾土虚而肝木乘之也。鸡为木音，其屎反利脾气，故取治是病，且以类相求，则尤易入也。

《金鉴》曰："臂"同"背"，古通用，臂脚直，谓足背强直，不能屈伸，是转筋之证也。脉上下行，谓超超长直，微弦不和，是转筋之脉也。中寒之人，外寒盛，则手中拘急转筋，痛不能忍，甚者入腹，则牵连少腹拘急而痛也。主之鸡屎白散，以治风寒痹气之在筋也。

鸡屎白散 经

鸡屎白

上一味为散，取方寸匕，以水六合和温服。

救小儿卒死，而吐利不知，是何病方。原文七

狗屎一丸，绞汁灌之。无湿者，水煮干者取汁。

集解　《金鉴》曰：凡屎皆发阳气，用狗屎，亦取发阳气也。

伤寒霍乱比类

问曰：治有霍乱者何？答曰：呕吐而利，此名霍乱。原文一

集注　成无己曰：三焦者，水谷之道路，邪在上焦则吐而不利，在下焦则利而不吐，在中焦必既吐且利。以饮食不节，寒热不调，清浊相干，阴阳乖隔而成霍乱。轻者只曰吐泻，

重者挥霍撩乱，故曰霍乱。

问曰：病发热头痛，身疼恶寒吐利者。此属何病？答曰：此名霍乱，自吐下又利止，复更发热也。原文二

集注　方有执曰：发热头痛身疼恶寒，外感吐利内伤也。上以病名求病证，此以病证实病名，反复详明之意。

霍乱，头痛发热身疼痛，热多欲饮水者，五苓散主之。寒多不用水者，理中丸主之。原文三

集注　方有执曰：霍乱热多欲饮水者，阳邪盛也。寒多不用水者，阴邪盛也。五苓散者，水行则热泻，是以两解之谓也，理治也。料理之谓，中里也。里阴之谓，参、术之甘温里也。甘草甘平和中也，干姜辛热散寒也。

沈明宗曰：此言霍乱，须分寒热而治也。头痛、发热、身疼痛者，风寒伤于表也。外风而挟内热饮食，以致吐利，必欲饮水，当以五苓散两解表里，使邪从汗出，里邪则从小便而去。不欲饮水者，寒多无热，胃阳气虚，当以理中丸温中散寒为主，此以表里寒热辨证治病也。

吐利止，而身痛不休者，当消息和解其外，宜桂枝汤小和之。原文四

集注　方有执曰：吐利止里和也。身痛表退而新虚也。消息犹有斟酌也。桂枝汤固卫以和表也。小和言少少与服，不过度之意也。

张锡铭曰：本经凡言小和微和者，谓微邪而毋用大攻也。

既吐且利，小便复利，而大汗出，下利清谷内寒外热，脉微欲绝者，四逆汤主之。原文五

集注　成无己曰：吐利亡津液，则小便当少，小便复利，而大汗出，津液不禁，阳气大虚也。脉微为亡阳，若无外热，但内寒下利清谷，为纯阴证，此以外热为阳未绝犹可与四逆汤救之。

吴人驹曰：既吐且利，而大汗出，则泄路尽开，而小便又复利。云复利者，反不欲其利，

而为收藏之地也。下利清谷，内寒外热，且脉微欲绝，一线之微阳挽回，诚为不易，四逆之施，讵可缓乎。

吐利汗出，发热恶寒，四肢拘急，手足厥冷者，四逆汤主之。原文六

集注　程知曰：吐利而复汗出，阳气几于走失矣。发热恶寒，为阳未尽亡，四肢拘急，手足厥冷，不得不用四逆，以助阳退阴也。又按：少阴证云，恶寒身蜷而利，手足厥冷者不治。又云：下利恶寒而蜷卧，手足温者可治。此之吐利汗出，四肢拘急，手足厥冷，而用四逆治之者，以有发热一证也。发热为阳未尽亡，犹是病人生机。故经又云：吐利手足不逆冷，反发热者不死。

吐已下断，汗出而厥，四肢拘急不解，脉微欲绝者，通脉四逆加猪胆汁汤主之。原文七

集注　《金鉴》曰：霍乱吐下已止，汗出而厥，四肢拘急，脉微欲绝者，乃中寒盛极，阻隔阳气不达于四肢也。宜通脉四逆汤加猪胆汁，从阴以通阳也。吐利发汗，脉平小烦者，以新虚不胜谷气故也。原文八

集注　郑重光曰：吐利发汗，脉平阴退阳回，乃有此象。犹以新虚不胜谷气，而致小烦。盖霍乱吐利晬时，不可便与饮食，以胃气逆反，仓廪未固，不可便置米谷耳。

张锡铭曰：霍乱一病，夏秋最多，是风寒暑湿之邪中人，皆能病霍乱，非止一寒邪也。若吐利过甚，损伤中焦之气，以致阴阳间隔，手足厥冷，脉微欲绝。不多饮水者，无分寒暑，皆宜四逆理中治之。盖邪盛而正实者，当泻其邪。邪盛而正衰者，宜扶其正。况夏月之时，阳气浮于外，阴气伏于内，复以冷风寒其形，冷冰寒其胃，内外皆寒，风暑之邪，未有不乘虚入于阴经者。所以夏月，只有阴证，而无伤寒，今人患暑证死，而手足指甲皆青者阴证也。古人以大顺散治暑，良有以也。

初 病

满灰白滑苔

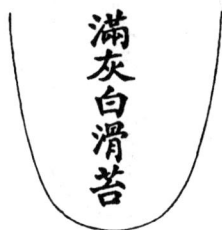

伏阴发端膜原，多见此舌，宜用温通。

易 治

薄白苔

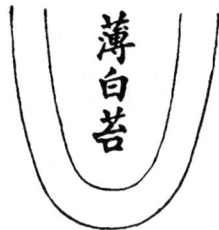

伏阴夹风，立方宜加桂枝。

初 病

沿边薄白苔 （除边无苔）

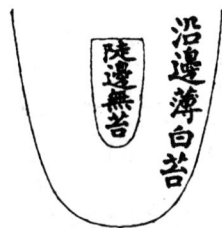

伏阴夹冷滞，立方宜加砂仁、干姜，温中化滞。

易 治

浊厚白苔

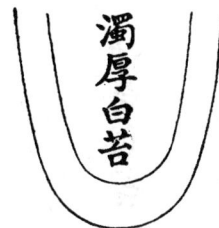

湿遏胸中，法当辛通化湿。

易 治

中黄而滑 边白

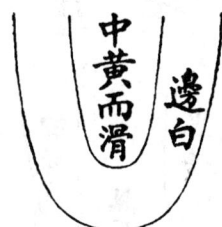

阴邪阻遏阳气，郁而化热，仍当温通。

可 治

纯熟白苔如煮

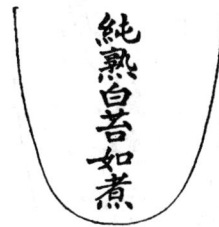

心绝肺乘，因瓜果冷滞所伤，宜新制理中散。

易 治

中黑而滑 边白

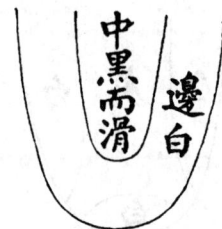

寒湿阻遏中阳，宜理中四逆辈。

可 治

微黄面白底苔

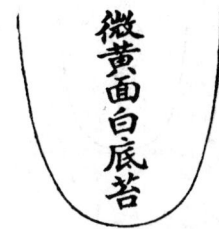

阴逼阳泛之舌，不可以有黄面，作为热证，当温下元。

医寄伏阴论

691

可治

白黄白黄白

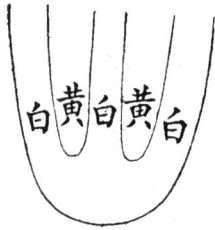

伏阴过服辛燥，权用甘平。

危候

光亮無苔

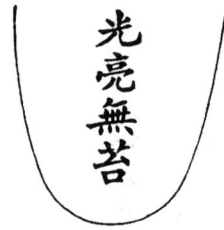

气液两竭，宜炙甘草汤，中虚亦有此舌，宜补中。

可治

淡白無苔

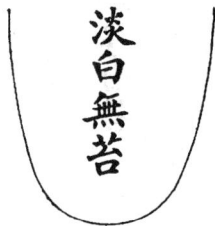

病后多见此舌，气虚之象，宜温中益气。

危候

黑苔
白
黑

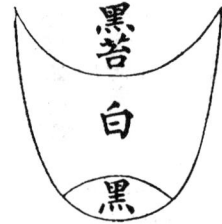

根尖俱黑，中节独白，阴邪逼走真阳之象，急急救阳，用附子理中辈。

危候

純紅無苔

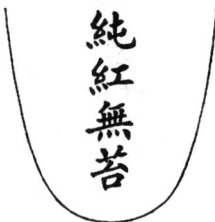

阴竭阳泛之舌，宜潜阳汤。

危候

黑黄
白滑
無苔

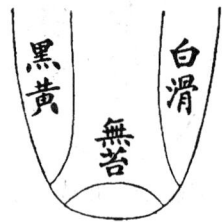

寒湿结脏，法宜温通。

可治

黴厚

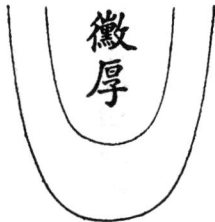

新瘟，食荤之舌，宜胡米煎。

危候

白灰白
白

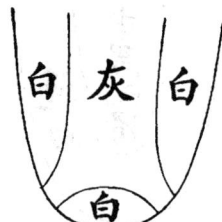

伏阴夹食，胸腹满痛，宜新制理中散，无津不治。

危候

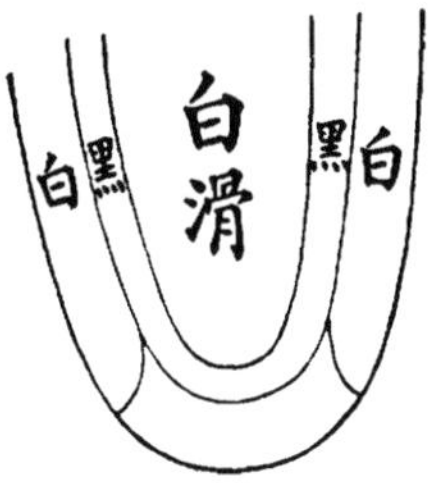
白
黑
白滑
黑
白

阳气衰微，宜理中等温之。

死症

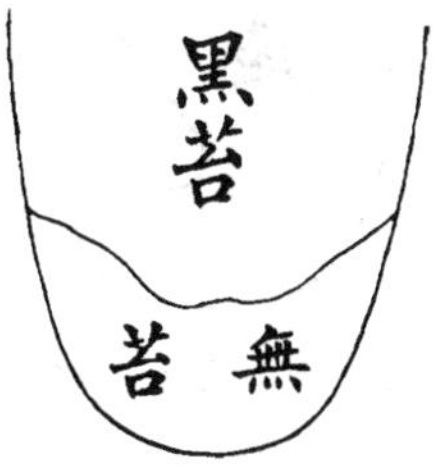
黑苔
無苔

邪阴盛，真阴绝，死不治。

危候

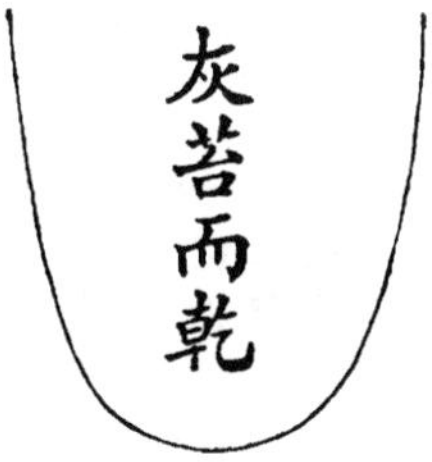
灰苔而乾

辛烈灼津，权用甘润，如石斛等味救津可。

死症

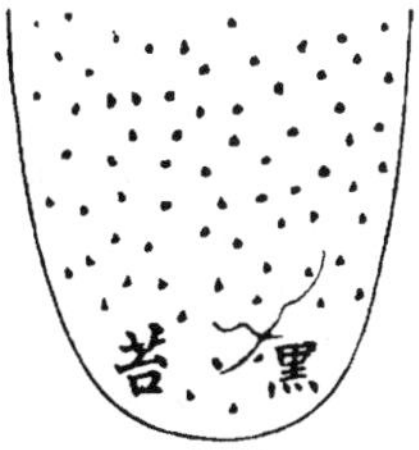
黑苔

阴盛气乱，必死之舌也。

死症

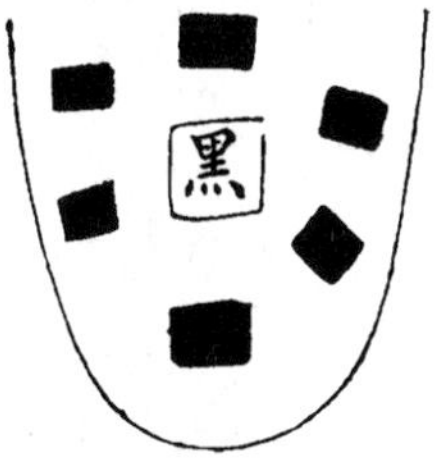
黑

阴盛阳绝，死不治。

死症

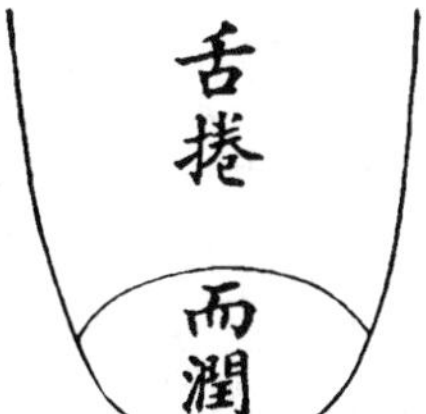
舌捲
而潤

舌卷而润，卵囊必缩，阴寒极则经脉敛，不治。

死症

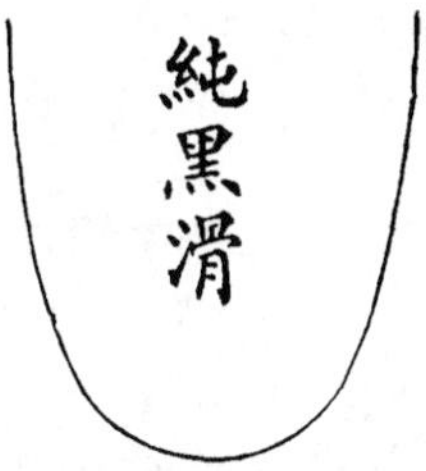
純黑滑

阴寒之极，与理中四逆，厥不回者死。

死症

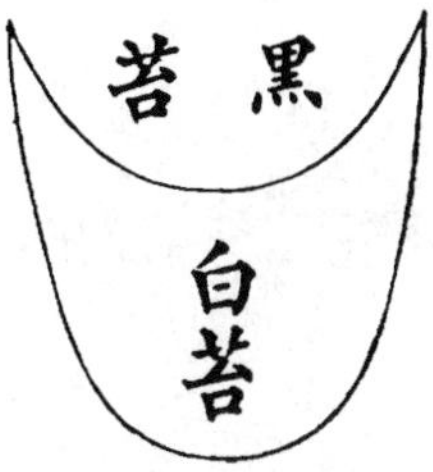
黑苔
白苔

火被水克，不治。

死 症

舌痿

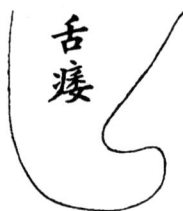

舌痿不能言，阳气绝矣，死。

以上二十五式，专为伏阴病绘。然兼症则变，难于拘定。兹略举其概，俾临诊有权，不致生死相混。

跋

　　田君瀛峤，字云槎，余畏友也。余不敏，不克承先人志操尺寸柄，以变理民物为两间，弥阴阳之憾，妄思于里党中聊为补救，又苦家无积储，志多未逮。因忆范文正公云：欲为良相，当为良医。用究心医理，阅十余稔矣，然未敢出而应世也。田君负不羁才，具经世略，足迹迹遍天下，卒不得志于时，归寄于医。盖其幼而聪慧，于书无所不读，医虽小道，曾三折肱焉。今年夏秋，疫疠大行，传染殆遍，时医皆掣肘，死者相枕藉，友人劝余以术寿世，因得晤田君，聆其绪论。凡诊一病，皆洞悉本原，以故余立一方，必质于田君。心心相印，全活无算，至是德余者。益颂田君之神，因而日与过从，藉资砥砺，得读其所著《医寄伏阴论》一书，方祖仲景，法师灵兰。其用药也，约而精，其立方也，奇而正。发前人所未发，补前人所未逮，明白简易，尽善尽美，洵救世之金丹也。用跋卷末，以志钦佩。

光绪十四年戊子孟冬月如小弟植三周宗槐谨跋

695

霍乱燃犀说

（清）许 起 撰

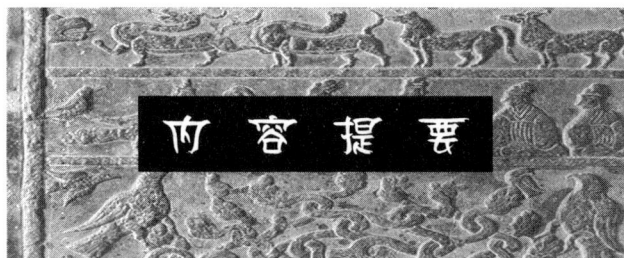

内 容 提 要

　　本书二卷，清江左许起撰。专辨霍乱，因霍乱一证，寒热异治，诊断略误，生死立判。非平时读书有得，始临证病情无隐。是书辨霍乱之属寒属热，几如太真燃犀照怪，无形可遁。诚医家之指南，病家之宝笺也。

自　序

　　于戏，霍乱而死者，可胜痛哉。夫霍乱，危急证也。霍乱而转筋，则证之尤危尤急者也。人一病之，生者少而死者多。大抵皆不死于霍乱，而死于治霍乱之医药者耳。僻处穷乡，赤贫如洗，偶病霍乱，犹有活者。以无医药之害，或仅藉外治饮水，反不致十死八九矣。夫医药之害，岂易言哉！今之为医者，大半食古不化，指鹿为马，好为大言以欺人。开口《伤寒论》，动手四逆汤，鲁莽减裂，似是而非。又有读书不成，商买无资，从游于庸恶陋劣之门，以讹传讹，自以为是。不识人命攸关，峻药妄投，轻病转重，重者转为不治。而一遇霍乱，不问是寒是热，无不以丁、附、姜、桂香燥温热之药，服之而不死者。勘矣，病家亦以为如此温热，而犹不能生，直霍乱者之命数耳。特未知医药之害，甚于霍乱。遂致孤人之子，寡人之妻，而人家并不咎诸医药。而为医者，能不动心乎？且是证也，每于夏秋之间，甚则流入似疫，合境皆然，而莫甚于去年，往往有减门之染。谓非暑、湿、热三气之所酿，兼之医药之害，抑何至于斯析乎？余目击病霍乱，而医者之丁、附、姜、桂，服之无不含冤而毙，每一念及，辄为心痛。兹姑缕述前人名论如干，则是寒是热，朗若列眉，俾家置一编，庶几人人尽知霍乱之原由，胸中早已澈底澄清，则断不听医之模糊影响之谈，而被丁、附、姜、桂之害也。因名之曰《霍乱燃犀说》。斯说之是耶，非耶，天必知之，非也，天将夺我之算，而是也，天必假我数年矣。请鉴此说者，拭目以俟。

　　　　　　　　　光绪十四年戊子午月江左老狐许起识于吴门竿术第二盦

题　辞

　　壬翁著作等身，惟此《霍乱燃犀说》，人家性命攸关，尤属紧要。非此刻翠裁红之句，急胜才华音韵之词，斯编一出，患者何幸如之。读竟浮一大白，并题两绝于下。

　　病分寒热路东西，识得东西路不迷。读此编如知定向，南针不号号燃犀。燃犀棒喝百千言，真谛分明要不烦。虽说浮生如短梦，岂容桎梏抱沉冤。

世愚弟杨引传初稿

　　时疫流行岁不虚，无分城市与村墟。扁卢也要区寒热，此是人间有用书。此是人间有用书，详言霍乱义无余。哪知诬热为寒证，积习难反溢里间。

世愚弟王韬拜题

　　余于典坟，颇喜泛览，独方书从未问津。兹壬老亲家出示所著《霍乱燃犀说》，卒读之余，恍然比年来时疫颠连，半由误治。亟促刊行，以挽末俗。

姻愚弟石鸿耆拜识

　　羡君妙术擅岐黄，卖药余间著作忙。素秉婆心存济世，更烦莲舌别成方。笔无滞象千言富，胸有灵犀一点藏。寒热了然能洞见，斯编仿佛是慈航。

姻愚小弟朱以堮初草

　　荒谬推谁最，人间第一医。死生若有命，药石亦何为？抛却丹山凤，呼来白屋鸱。吾公深感慨，涕泣语时师。

　　寒热如冰炭，此编读便知。参芪迷毒草，姜桂侮行尸。伤往纵难挽，追来尚不迟。亟刊行字内，免腐病人肌。

侄庭铨拜读谨题

　　迩年夏秋间每多吊脚痧与绞肠痧，即霍乱转筋与干霍乱也。每多误以夏月伏阴所致，热药妄投，辄遭夭横。吾师特著《霍乱燃犀说》一编，悯含冤于既往。犀积弊于将来，诚济世之宝筏也。

受业谢继康百拜谨志

霍乱燃犀说卷上

江左老瓠许起述

侄玉林男玉瀛庭校
浙杭桂良溥重校

霍乱证，无论四肢厥冷、畏寒、舌白，一派阴寒气象，毕呈显露。若服丁、附、姜、桂等药，则百无一生者矣。须知霍乱，总以暑热而成，有热极似寒者，即假寒也。所以徐灵胎有"寒霍乱百不得一"之说。

霍乱，非轻小证也。然治之偶合古法，竟有不药而霍然者。如饮水、单方、刮刺之类。

霍乱，有称为吊脚痧者，即霍乱之剧而转筋者，原非另有一证也。

霍乱，有呼为绞肠痧者，即干霍乱也。按方书自古以来，从无"痧证"之名，殆不知始于何时也。至医说始载，叶氏用蚕蜕纸治痧之法，而江民莹误为解亦证。虽为杭堇浦所讥，然亦可见从前痧证不多，故古人皆略而不详也。迨国初时，其病渐盛，自北而南，所以又有满洲病与番痧之名，郭右陶著《痧胀玉衡》一书，推原极变，其说甚说，而痧之证治乃备。张路玉复分臭毒番痧为二者，盖谓恶气更毒于秽气也。王晋三又辨痧即外邪骤入，阻塞其正气流行之道之谓，而痧之病义益明。至情志多郁之人，稍犯凉热，即能成痧。且不时举发，亦由气血失其宣畅也。若干霍乱，则亦有不因痰湿饮食之滞，但为暑暍之气扰乱于中者，当以新汲水、地浆等治之耳。

霍乱，举世皆名为痧证也。王晋三曰：痧者，寒热之湿气皆可以为患。或四时寒湿凝滞于脉络，或夏月湿热郁遏于经隧，或鼻闻臭气而阻逆经气，或内因停积而壅塞脐气，则胃脘气逆，皆能胀满作痛，甚至昏愦欲死。西北人以杨柳枝蘸热水鞭其腹，谓之打寒痧。东南人以油碗，或油线，括其胸背手足内胻，谓之刮痧，以碗锋及扁针刺舌下指尖及曲池、委中出血，谓之搦痧。更服玉枢丹以治其内，是皆内外达窍，以泄其气，则气血得以循度而行，其胀即已，实即霍乱耳。非另有痧邪也。

霍乱，有先吐泻而心腹绞痛者，从秽气而发者多。先心腹绞痛而吐泻者，从暑气而发者多，郭右陶之说也。瀛按：霍乱有吐泻并作，有吐而不泻，有泻而不吐，有先吐后泻，有先泻后吐，总不外内停饮食，外感暑秽，而郁阻中官，贼胃则先吐，贼脾则先泻。故先心痛者，则先吐。先腹痛者，则先泻。心腹俱痛，吐泻交作矣。然吐泻之霍乱，乃暑秽伤人气分，宜用油盐刮其皮肤，则痧不内攻。若心胸胀闷，腹中绞痛，或如板硬，或如绳缚，或如筋吊，或如锥刺刀割。虽痛极而不吐泻者，名干霍乱。乃邪已入营，宜以针刺出血，则毒有所泄，然后再审其因而药之。若痧胀已极，难于刮刺者，又必先以药救醒，乃可以回生。明此三法，庶可十全。

霍乱，有素多湿滞而犯臭气，则正气郁遏，腹痛乃作。或上连头额俱痛，或下连腹腿俱痛。有痛死不知人，少间复苏者；有腹痛不时上攻，水浆不入，数日不已者。甚至欲吐不吐，欲泻不泻，或四肢厥逆，面青脉伏，或遍体壮热，面紫脉坚。但与生黄豆嚼之，觉香甜者，是臭毒也。急以烧盐探吐，或以童便制香附四五钱为末，煎汤顿服最效。世俗有用水搭肩背及臂者。有以苎麻水湿刮之者。有以瓷碗油润刮之者。有以瓷锋针刺委中出血者，总欲使腠理开通之意耳。其脉多伏，或细小紧涩，或坚劲搏指，中带促结，皆是阴逆阳伏之象，不可误认阴寒而投以丁、附、姜、桂。虽砂仁之辛温香窜，亦不可轻用，若见面青唇黑，脉劲搏指，厥逆喘促，多不可救也。

霍乱，以脾土湿盛，而滞其升降之机。则浊反厥逆于上，清反抑陷于下，虽有热化寒化之分，必以治中焦之湿为要领也。瀛按：《灵枢》曰：清气在阴，浊气在阳，清浊相干，则为霍乱。盖因暑秽之气，郁滞中焦，使脾土阻而不能运动，气隧遏而不得舒，居中既隔滞，势必上逆为吐，下奔为泻。苟不急治中焦之湿，则顷刻间三焦皆邪，阴阳乖舛，而病益剧矣。

霍乱者，挥霍闷乱，成于顷刻，变动不安之谓，邪在上则吐，邪在下则利，邪在中焦，上逆而为呕吐，复下注而为利者。若久病上不能纳，下不能禁，名曰吐利，不得谓之霍乱也。

霍乱，头痛发热，身疼，霍乱之表证也。而有寒、热之分者，以中焦上位，乃阴阳之交，而无一定之性。从阴化则为寒，每因寒凉而病始发，冬月多有之。从阳化则为热，因暑热而病始发，夏秋多有之。然因寒者，口必不渴，稍渴者，必属于热。仲景云：下利欲饮水者，以有热故也。瀛按：《伤寒论》有"热多欲饮水，寒多不用水"之文。此言外感之证，有热多、寒多之辨。盖外感热邪入里已多，所以口渴而喜饮也。

霍乱之发，每因吸受暑秽，或饮食停滞，遂至清浊相干，乱于肠胃，而为上吐下泻。治宜宣土郁而分阴阳，祛暑秽而行食滞。土郁者，中焦湿盛，而升降之机乃窒，诸郁之发，皆从热化也。

霍乱，系因热而成者。经云：不远热则热至，热至则身热，吐下霍乱。奈《病源》《三因》等书，咸谓霍乱，无不本之风冷。遂致薛立斋、张介宾辈，专主于寒，从此印定后人眼目。凡患热霍乱者，皆被此数公杀之矣。如劳役田野之间，则暑热自外而入矣。或安享膏粱之奉，则湿热自内而生矣。是以"不远热"三字，亦非但以药食为言也。

霍乱一证，每发于夏秋之间者，正以湿土司气，而从热化耳。若其人中阳素馁，己土不胜湿，而复袭凉饮令，则湿从寒化，而成霍乱者，亦有之。然热化者，天运之自然，寒化者，他气之所逆，知常知变，庶可以治霍乱焉。

霍乱属热，《内经》文也。刘守真云：三焦为水谷传化之道路，热气甚，则传化失常，而吐利霍乱，火性躁动故也。奈薛立斋之流，敢以寒多立论，贻误后世，未窥至理，远不如徐氏百不得一之识见耳。

霍乱，有身热烦渴，气粗喘闷，而兼厥逆躁扰者，伤暑也，慎勿认作阴证。但察其小便必黄赤，舌苔必黏腻，或白厚，宜王孟英所制燃照汤，澄冷服一剂，即现热象。此时若投丁、附、姜、桂等药，转见浑身青紫而死矣，甚有手足厥冷，少气，唇面爪甲皆青，腹痛自汗，六脉俱伏，而察其吐出酸秽，泻下臭恶，便溺黄赤者，是热伏厥逆也。热极似阴，瀛按：《至真要大论》诸呕吐酸，皆属于热，诸逆冲上，皆属于火是也。急作地浆煎竹叶石膏汤服之。又有吐泻后，身冷如冰，欲沉欲绝，汤药不下，或发哕，亦是热伏于内。医不能察，投药稍温，愈服愈吐。验其口渴，以凉水与之即止，后以驾轻汤投之，脉渐出者生。然暑之为病，伤之骤者，则发之暴，伤之不渐者，则发之缓，故九月时候，犹多伏暑霍乱之证。

霍乱，以暑气入腹，恶心腹痛，上吐下泻，泻如水注。张凤逵曰：春分以后，秋分以前，少阳相火，少阴君火，太阴湿土，三气合行其政。故天之热气下，地之湿气上，人在气交之中，受其蒸淫之气，由口鼻而扰其中，遂致升降失司，清浊不分。所泻者，皆五脏之津液，急宜止之，非"通因塞用"之谓也。湿甚者，胃苓汤分利阴阳，暑亦自去。热甚者，桂苓甘露饮清其暑火，湿亦潜消，若火甚之体，内本无湿，而但吸受暑邪者，白虎汤之类宜之。盖脏性有阴阳之别，阴虚者火旺，虽病发之时，适犯生冷。而橘、朴等，仅宜暂用，阳虚者湿胜，虽寒润之品，非其所宜。如胃苓汤，已为合法，纵或体气极弱，亦不过补气清邪并用。若因其素秉之虚，而忘其现病之暑，进以丁、附、姜、桂之剂，真杀人不转睫矣。

霍乱之转筋，尤在泾曰：肝主筋，上应风木，肝病生风，则为转筋。其人臂脚直，脉上下行，微弦。经云：诸暴强直，皆属于风也。转筋入腹者，脾土虚而肝木乘之也。按薛一瓢以转筋与痉证同，推义亦本此。《原病式》云：转反戾也，热气燥烁于筋，则挛瘈而痛，火主燔灼，躁动故也。瀛按：《内经》云：诸转反戾，皆属于火是也。或以为寒客于筋者，误也。盖寒主收引，然止为厥逆禁固，屈伸不利，安得为转也。所以转者，动也。阳动阴静，热证明矣。夫转筋者，多由热甚，霍乱吐利所致，以脾胃土衰，则肝木自盛，而热烁于筋，故转筋也。夫发渴则为热，凡霍乱转筋而不渴者，未之有也。张路玉曰：呕吐泄泻者，湿土之变也。转筋者，风木之变也。湿土为风木所克，则为霍乱转筋，平胃散加木瓜主之。有一毫口渴，即是伏热，种种燥热之药，误服即死。虽五苓散之桂，亦宜酌用。仲圣虽立"热多欲饮水者，五苓散主之"之法。然上文有头痛恶寒之表证，所以仍取两解之义，是桂枝原为兼有风寒者而设。故虽兼表证而非风寒之邪，或本无表证而内热甚者，岂可拘泥成法，不知变通，而徒藉圣人为口实哉！凡霍乱转筋，脉为兼弦，正以木旺而侮其所胜也。湿盛者，平胃散加木瓜可矣。火盛者，木瓜汤送左金丸为宜。王孟英因鸡矢白散之意，而立蚕矢汤一方，屡收奇绩矣。

霍乱，又有感恶毒异气所致者，即张路玉所谓番痧证也。卒然昏倒，腹痛，面色黑胀，不呼不叫，如不急治，两三时即毙，腹痛麻瞀，呕恶神昏者。或漐漐汗出，或隐隐发斑，此毒邪焮发于表也。有发即泻利，厥逆腹胀，无脉者，此毒邪内伏也。所患最暴，多有不及见斑而死者。初觉即以荞麦，焙燥去壳，取末三钱，温汤调服。重者，少顷再服，即安。盖荞麦能炼肠胃滓秽，降气宽胸，而治浊滞，而痧毒之专药，其毒甚面黑者，急砭委中穴，去黑血以泄毒邪。盖骤发之病，勿虑其虚，非此急夺，束手待毙。倘无荞麦，或服之不应，即宜理气为先。如香苏散加薄荷、荆芥，辛凉透表。次则辟邪为要，栀子豉汤加牛蒡、生甘草解毒安中。表热势甚，清热为急，黄芩汤加连翘、木通分利阴阳。斑点深赤，急用芫蔚汤下其血分之毒。如见烦扰腹胀，脉来数疾，急投凉膈散。如《局方》以竹叶易生姜，则毒从下夺。热剧神昏，虽合三黄，多不可救。烦渴引饮，遗尿，速清阳明，白虎汤加葱豉，使毒从表化。以上诸法，在未经误药，庶可挽回一二。

列方

地浆《千金》 治干霍乱及霍乱转筋。

掘黄土地作坎，深三尺，以新汲井水沃入，搅浊，少顷，取清饮三五盏，即愈。大忌米汤。

罗谦甫曰：霍乱乃暑热内伤，七神迷乱所致。阴气静则神藏，躁则消亡，非至阴之气不愈。坤为地，属阴土，曰静顺，地浆作于阴地，坎中为阴中之阴，能泻阳中之阳也。王孟英谓：得罗氏此言，治霍乱已思过半矣。蒋式玉称其勤求古训，信不诬也。按：霍乱因无形之邪，由口鼻吸入肺胃之络，而阻其气道之流行，乃否塞不通之病。或清不能升，而泄泻无噎，浊不能降，而腹痛呕吐，故用药皆以清凉宣畅为法。凡周时内，一口米汤下咽，即胀逆，不可救者。盖以谷气入胃，长气于阳，况煎成汤液，尤能闭滞经络也。盖汤热汤，饮酒澡浴并忌者，为其能助热气上冲也。若吐泻既多，元气耗散，内已无邪者。须以清米汤凉饮之。以为接续，不可禁之太过，而反致胃气之难复也。

阴阳水《本草纲目》

治霍乱吐利。

新汲水　百沸汤

各半和服。

李濒湖曰：上焦主纳，中焦主腐，下焦主出，三焦通利，阴阳调和，升降周流，则脏腑畅达。一失其道，二气淆乱，浊阴不降，清阳不升，故发为霍乱吐利之病，饮化即定者。分其阴阳，使得其平也。

冬瓜汤 王孟英

治霍乱大渴。

冬瓜去皮瓤

水煎清汤，俟凉，任意饮之。

按：《永类钤方》用陈仓米作汤，今改用冬瓜汤，其功更胜。盖陈仓米虽能清热，霍乱平后，用之颇为得宜。若邪势方张，吐下未平之际，服之犹嫌其守。惟冬瓜甘淡微凉，极清暑热，无论病前病后，用以代饮，妙不可言，即温热病，用之亦良。

救急良方《外台》　治暑热霍乱，吐泻转筋。

新汲水

以一碗冷饮之。外以一盆盛水，浸两足，忌食热物。

疗霍乱代谷食方

荞麦焙燥去壳，磨粉，不拘多少

上沸汤调熟，候温服之。盖荞麦性能炼肠胃滓秽，降气宽胸，而治浊滞，为痧毒之专药也。瀛按：《杨氏简便方》绞肠痧痛，用荞麦面一撮，炒黄，水煎服。李时珍亦曰：炒焦，热水冲服，治绞肠痧。庭按：方书"荞"或作"荍"。《诗》陈风：视尔如荍。《毛传》云：

荍，芘芣也。《尔雅》：荍，蚍衃。郭注云：今荆葵也，似葵紫色。谢氏云：小草，多华少叶，叶又翘起。邢疏舍人云：荍，一名蚍衃。陆玑云：荆葵，似芜菁，华紫绿色，可食，微苦。《本草》载：荞麦茎弱而翘，然易长易收，磨如麦面。又白居易诗云：荞麦铺花白是也。

金茎露 顾圣符　治霍乱转筋。

扁豆叶一握

捣绞汁，一碗饮。瀛按：扁豆叶，《别录》曰：治霍乱吐下不止。苏恭亦曰：吐利后转筋，用生扁豆叶一把，捣汁，入酢服立瘥。叶天士《种福堂》霍乱门中，亦选此方。

伤暑霍乱方 包瑞溪

冬瓜叶一斤　白霜梅肉一钱，并核中仁用

研烂，新汲水调服立瘥。

处治转筋方

转筋起于足腓，俗呼腿肚。但以好烧酒摩擦其硬处，软散即愈。一法作极咸盐汤于槽中，暖渍之。一法以省头草同炒盐擦之，亦良。一法以棉絮浸酒中，煎滚取出，乘热裹之。一法以醋煮青布掩脚膝，冷复易之。一法令病人偃卧，将膝腕内以手蘸温水轻轻急拍，直待紫红筋现起，即郭右陶所谓痧筋。用瓷锋刺出血，立愈。并治干霍乱。此名委中穴，在膝后对面。

刮法 郭右陶　治霍乱痧胀，干霍乱。

背脊颈骨上下，及胸前胁肋，两背肩臂，用铜瓷蘸香油刮之。或用刮舌刡子脚，蘸香油刮之。头额腿上，用棉线或麻线蘸香油刮之。大小腹软肉处，用食盐以手擦之。按：张会卿曰：凡毒深病急者，非刮背不可。盖以五脏之系，咸附于背也。又须自轻而重，向下刮之，则邪气亦随之而降矣。

刺法_{同上}　治干霍乱痧胀。

尝览古人遗书，东南卑湿之地，利用砭，今以针刺出血，即用砭之道也。凡霍乱痧胀，邪已入营，必有青筋紫筋，或现于数处，或现于一处，须用银针刺之，去其毒血，然后据证用药。看其腿弯上下，有细紫深青色，或紫色，或深红色者，肌肤白嫩者。方有紫红色，即是痧筋，刺之，方有紫黑毒血。其腿上大筋不可刺，刺亦无毒血，反令人心烦。腿两边硬筋上筋不可刺，刺之恐令人筋吊。若臂弯筋色亦如此辨之。其余非亲见不明白，故不具载。至如头顶心一针，惟取挑破，略见微血，以泄痧毒之气而已。不可直刺，其指尖刺之太近指甲，虽无大害，当令人头眩。即一应刺法，不过针锋微微入肉，不必深入。按：干霍乱，因毒邪入于营分，周身隧络为之壅塞，故又谓之痧胀，失治即死。惟用针刺，砭去恶血，取效最捷。益母草、莱菔汁之治番痧，皆取其能散恶血也。即古方探吐，以烧盐和热童便。虽云：性专润下，亦为其凉血之功有独擅耳。惟腹虽痛极而喜得温按，唇口刮白者，乃内虚阴寒之病，慎毋误用清凉，妄施针刺，而遗人夭殃也。

茺蔚汤　治干霍乱，腹痛骤发，深赤斑毒，俗呼为番痧。

益母草

以水浓煎，少投生蜜，或可不用。炖温恣服，取效。或加生莱菔汁半杯良。

燃照汤_{孟英}　治暑秽挟湿，霍乱吐下，脘痞烦渴，外显恶寒肢冷者。

草果仁　淡豆豉　醋炒半夏　佩兰草　制厚朴　黑山栀　酒炒黄芩　滑石

水煎凉服。

连朴饮_{同上}　治湿热内伏之霍乱，兼能行宿食，涤痰涎。

川连　醋炒半夏　香豉　川朴　石菖蒲　黑山栀

水煎服。

栀子豉汤_{《伤寒论》}　治暑热霍乱之主剂，兼解暑证，误服附桂而致殆者。

栀子　香豉

水煎服。

按：此伤寒吐剂也。王孟英治热霍乱，独推以为主剂。盖栀子苦寒，善泄郁热，豉经热腐，性格和中。凡霍乱皆由湿郁化热而扰攘于中宫，惟此二物最为对症良药，奈昔人咸未之察也。且二物之奇，匪可言罄，如偶以竹叶清暑风，配以蔻仁宣秽恶，湿甚者臣以滑朴，热胜者佐以芩连，同木瓜、扁豆则和中，合甘草、鼠黏而化毒。其有误投热药而致躁乱昏沉者，亦必藉此以为解救，厥功懋矣，而古人之治霍乱者，从不录用，岂非一大关典耶？

六一散_{即益元散又名天水散}　_{河间}　治暑热霍乱。

滑石　甘草

为粉，水飞，每服三钱，新汲水下。

左金丸_{丹溪}　治霍乱转筋，火邪内炽。

黄连　吴茱萸

为末，米饮为丸，如梧子大，每服三钱，以陈木瓜五钱煎汤下。此证因湿盛，而风木行脾者，石顽主平胃散加木瓜矣。若热胜而火烁于筋者，孟英独推是方为妙。张雨农极为首肯，云尝在京师，见杜石樵少宰，亦以此药救活多人也。然昔贤皆未采用，何左金丸之塞于遇乎。

蚕矢汤_{孟英}　治霍乱吐利，转筋腹痛，口渴烦躁，危急之症。

晚蚕沙　川连　大豆卷　酒炒黄芩　苡仁　木瓜　吴茱萸　醋炒半夏　黑山栀　通草

以阴阳水煎，稍凉徐徐服之。

解毒活血汤同上　治温者痧邪深入营分，转筋吐下，肢厥汗多，脉伏溺，无口渴腹痛，面黑目陷，势极可危之证。

连翘　淡紫菜　川连　益母草　生苡仁　丝瓜络　石菖蒲　蚕沙　地丁　银花

水煎，入生藕汁，或茅根汁，或加白童便。

黄芩定乱汤同上　治温病转为霍乱，腹不痛而肢冷脉伏，或肢不冷，而口渴苔黄，小水不行，神情烦躁。

黄芩　黑山栀　醋炒半夏　蒲公英　蚕沙　淡豆豉　陈皮　川连　吴萸

阴阳水煎服，转筋加生苡仁、丝瓜络，溺行者加木瓜，湿盛者加连翘、茵陈。

昌阳泻心汤同上　治霍乱后，胸前痞塞，汤水碍下，或渴或呃。

石菖蒲　半夏　川连　竹茹　芦根　苏梗汁　黄芩　川朴　枇杷叶

水煎服，如小溲秘涩者，加紫菀。按：昌阳者，能扫涤浊邪，而昌发清阳之气。

驾轻汤同上　治霍乱后，余邪不清，身热口渴，及热邪内伏，身冷脉沉，汤药不下而发呃。

鲜竹叶　黑山栀　金石斛　省头草　冬桑叶　淡豆豉　生扁豆　陈木瓜

水煎服。

致和汤同上　治霍乱后，津液不复，喉干舌燥，小水短赤。

北沙参　枇杷叶　生扁豆　木瓜　陈仓米　麦冬　鲜竹叶　生甘草　金石斛

水煎服。

黄连香薷饮《活人》　治暑热霍乱。

黄连　香薷　厚朴

水煎服。按：若夏月无表证者，切勿误服香薷，以疏卫气而贻暑患。

木瓜汤《圣惠方》　治霍乱转筋腹痛。

木瓜一两

水煎服。余汤浸青布裹其腓，本方加桑枝五钱尤良。《外台方》用木瓜子根皮，食前汤服。

扁豆散《普济方》　治霍乱吐利。

生扁豆

为末，入少醋，冷水和服。按：木瓜、扁豆，皆治霍乱之生药也。于此二方可见。瀛按：扁豆，李时珍曰：通利三焦，能升清降浊，故专治中官之病，消暑除湿，而能解毒。《千金方》有扁豆、香薷各一升，水六升，煮二升分服，治霍乱吐利之方。

藕汁圣惠方　治霍乱吐利。

生藕

捣汁服。瀛按：《圣济总录》治霍乱烦渴，用藕汁一盏，生饮。陶隐居、孟同州皆谓藕之功用，在乎破血故也。

柳州方柳子厚

治干霍乱不得吐泻，甚至冷汗出而气欲绝者。

盐一撮，放刀上，用火炙透

以热童便和服，少顷，即得吐下，而气通矣。按此方极易极效，真神剂也。或用新汲水和服亦可。

白虎汤《伤寒论》　治暑火炽盛而霍乱者。

石膏　知母　甘草　粳米

水煎，米熟汤成，去渣服。按治霍乱，宜用陈仓米。

人参白虎汤同上　治证如前，而元气已虚者，宜此。前方加人参一味。

竹叶石膏汤同上　治体虚受暑，霍乱吐泻及暑邪深入等证。

竹叶　人参　半夏　粳米　石膏　麦冬　甘草

水煎服。此方治热极似阴之霍乱，用地浆水煎更妙。

四苓散《瘟疫论》　治湿热霍乱，胸闷溺涩而渴者。

茯苓　猪苓　泽泻　陈皮

水煎服。

按：吴氏于五苓方去桂，而治胃中湿热，最为有见。且以橘皮易术，则无实中之弊，而有利气之功，当变而变，可谓善用古人之法矣。

平胃散《局方》　治湿热内甚，霍乱吐泻。

苍术　厚朴　橘红　甘草

为末，每服七钱，水煎，加木瓜治转筋霍乱。按：此方专治湿重热伏之证，故多香燥。

霍乱燃犀说卷下

江左老瓠许起述

侄玉林男玉瀛玉庭校
浙杭桂良溥重校

客有见前编而谓曰：子于霍乱之热证，固属引古证今，述而不作，辨讹异别，义已无余矣。然则寒霍乱百不得一之说，苟一遇之。将何施治，盍再以寒霍乱病证方药，详细述之。俾获见其说属热属寒，了如指掌矣。余即将寒霍乱之原由并成方，又缕述焉。

经云：岁土不及，民病飧泄霍乱。夫岁土不及，则脾胃素虚之人，因天运而更见其虚，中阳既虚，寒湿自盛，以致朝食暮泄。而为飧泄，甚加呕吐，而为霍乱。观其与飧泄并称，则知利者，必是清谷，而非臭秽。吐者，亦必澄澈，而非酸浊，小便之利，口之不渴，又从而可必矣。如此，才是寒湿霍乱，可以理中汤之类治之。故读书须以意逆其理，自然触处洞然，无往而不贯矣。且寒霍乱多见于安逸之人，以其深居静处，阳气不伸，加以坐卧风凉，起居任意，冰瓜雪藕，恣食为常。虽在盛夏之时，原不可谓之暑病，王安道论之详矣。轻则藿香正气散，或平胃散加木香、藿香、生姜、半夏之类。湿盛而四肢重着，骨节烦疼者，胃苓汤加木香、藿香、大腹皮之类。七情郁结，寒食停滞者，七香饮。头疼恶寒无汗者，以香藿饮先解其表，随以大顺散等调其里。如果脉弱阳虚，腹痛喜得温按，泻出不臭者，来复丹。若吐泻不止，坐气耗散，或水粒不入，或口渴喜冷而不多饮，或恶寒战栗，手足逆逆，或烦热发躁，揭去衣被。但察其泻出不臭者，乃内虚阴盛格阳，宜理中汤，甚则四逆汤加食盐少许。更有暴泻如水，冷汗四逆，脉弱不能

言者，急进浆水散救之，并宜冷服。然此辈实由避暑而反为寒伤致病，若误投清暑之剂，而更助其阴，则顷刻亡阳莫挽矣。世治此病而愈者，犹未确识其为寒也，乃谓夏月暑病，通宜温热。噫！自家错认面目，而欲专信后人，何异痴人说梦耶！瀛按：治寒霍乱，亦必首察其厥阴之动静。倘其人肝阴素亏，内风暗动者，姜、附等极宜慎用。即当用，亦须妥为驾驭。盖虽系中焦土病，然土病木必侮之。设使过剂，虽不似热霍乱之即为害，亦必增剧而缠绵难愈。

《伤寒论》云：吐利汗出，发热恶寒，四肢拘急，手足厥逆者，四逆汤主之。此阳虚之体，寒邪得以直入而为霍乱也。发热恶寒者，身虽热而恶寒，有热为格阳之假象，恶寒为虚冷之真谛也。四肢拘急，手足厥逆者，阳气衰少，不柔于筋，不温于四末也。首重汗出者，为阳有外去之象，故径用四逆汤祛其既入之寒，而挽其将去之阳。若止见厥逆恶寒，四肢拘急，脉来沉细弦紧，面如尘土，泻出不臭，虽属阴寒，而无汗出之候者，但宜冷香饮子治之。寒主收引，故四肢拘急，乃筋强不能屈伸之谓，与热证之转筋迥别，临诊极宜分辨，苟或颖倒误施，祸成反掌。

又云：既吐且利，小便复利，而大汗出，下利清谷，内寒外热，脉微欲绝者，四逆汤主之。此亦虚冷霍乱之候，四肢拘急，手足厥逆，虚冷之着于外也。下利清谷，脉微欲绝，虚冷之着于内也。虚冷甚于内，则反逼其阳于外矣。

故其外候，每多假热之象，或烦躁去衣，而欲坐地，或面赤喜冷，而不欲咽，或脉大虚弦，而不住按，是皆元气耗散，虚阳失守，甚加喘哕，最为危险。惟四逆汤可以驱内胜之阴，而复外散之阳。但"小便复利，下利清谷"八字最宜着眼。灵胎所谓"一证不具，即当细审"也。倘热霍乱，因暑邪深入而滞其经隧，显脉细肢寒之假象者，必有溺赤便臭之真谛，临证慎毋忽焉。

又云：吐下已断，汗出而厥，四肢拘急，脉微欲绝者，通脉四逆加猪胆汁汤主之。尤在泾曰：吐下已止，阳气当复，阴邪当解，乃汗出而厥，四肢拘急，而又脉微欲绝，则阴无退散之期，阳有散亡之象，于法为较危矣。故于四逆加干姜一倍，以救欲绝之阳，而又虑温热之过，反为阴气所拒而不入，故加猪胆汁之苦寒以为响导之用，即《内经》"盛者从之"之意也。

又云：吐利止而身痛不休者，当消息和解其外，宜桂枝小和之。如吐利止，里已和也。身痛不和者，表未解也，故须桂枝和解其外，所谓"表病里和，汗之则愈"也。但此为寒霍乱之兼有风寒表邪者而言，热霍乱后之表不解者，不得妄引此例。王孟英制驾轻汤最为合治，然其意亦不敢出仲圣之范围也。详其一日消息，再曰小和之者。盖以吐利之余，里气已伤，故必消息，其可汗而汗之。亦不可大汗，而可小和之也。况彼热霍乱之后，津液尤虚，其可妄施汗法乎，此孟英之所以但以轻清为制也。

又云：少阴病，吐利，手足厥冷，烦躁欲死者，吴茱萸汤主之。少阴病，吐利，烦躁四逆者死。王孟英曰：寒中少阴，吐利交作，阴邪盛极而阳气不胜也。然先厥冷而后烦躁，犹有阳欲复而来争之兆。故以吴茱萸温里散寒，人参、大枣益气安中为治。若先烦而后四逆者，阳不胜而将绝也，故死。此二条本少阴中寒，非霍乱也。然既明霍乱

之治，不得不列其类证。盖恐后人遇此等病，亦以霍乱法施之。即仲圣列霍乱于《伤寒论》之意耳。

列方

理中丸《伤寒论》 治寒霍乱口不渴者。

人参 甘草 干姜 白术

为末蜜丸，亦可水煎作汤服，合五苓散名理苓汤。

附子理中丸同上 治证如前，而寒甚者。

前方加附子一味。

四逆汤同上 治阴热霍乱，汗出而四肢拘急，小便复利，脉微欲绝，而无头痛口渴者。

甘草 干姜 附子

水煎服。

通脉四逆加猪胆汁汤同上 治阴寒霍乱愈后，四肢拘急，脉微欲绝者。

干姜 甘草 附子 猪胆汁和入

水煎服。

五苓散同上 治霍乱吐泻，口渴欲饮水，头疼身痛发热者。

猪苓 泽泻 桂 茯苓 白术

为末，白汤和服。合平胃散，名胃苓汤。

按：此仲圣治热霍乱之兼有风寒表邪之方也。然隔反化裁，在人善用，如证与本条适合者，方中当用桂枝。若内伏暑湿之邪，而又过食生冷者，方中当用肉桂。其外无风寒之表，内无饮冷伤中，则桂可轻用哉。此石顽之所以示戒，而河间之所以加三石，吴氏之所以有四苓也。苟能因此而引伸其义，则无穷活法，皆可心领而神悟矣。

桂枝汤_{同上}　治寒霍乱后，身犹痛者。

桂枝　芍药　甘草　生姜　大枣

水煎服。

厚朴生姜半夏甘草人参汤_{同上}　治虚寒挟湿之霍乱吐利。

药即汤见。

孟英曰：古今治霍乱者，从未论及此方，余每用之，以奏奇绩。

吴茱萸汤_{同上}　治少阴吐利，厥逆烦躁，亦治厥阴寒犯阳明，食谷即呕之证。

吴茱萸　人参　生姜　大枣

水煎服。

浆水煎_{洁古}　治阴寒霍乱，暴泻如水，汗多身冷，气少脉沉或脱者。

桂枝　干姜　附子　甘草　良姜

为末，每服三五钱，地浆水煎服。

大顺散《局方》　治袭凉饮冷，阴寒抑遏阳气，而成霍乱，水谷不分，脉沉而紧者。

甘草　干姜　杏仁　桂枝

上炒，如法为末，每服二三钱，汤和服。

冷香饮子　治阴寒霍乱，脉沉细，或弦紧，无汗恶寒，面如尘土，四肢厥逆，阳气大虚之证。

附子　陈皮　甘草　草果　生姜

水煎一滚即滤，井水浸冷服。

七香饮　治七情郁结，寒食停滞，而成霍乱者。

乌药　香附　枳壳　厚朴　木香　陈皮　紫苏

水煎服。

神香散_{景岳}　治干霍乱，腹痛之属于寒湿凝滞脉络者。

丁香七粒　白豆蔻七粒

为末，清汤调下，小腹痛者，加砂仁七粒。

王晋三曰：此方治寒湿痧胀有神功，与益元散治湿热痧胀，可谓针锋相对。

灸法　治阴寒霍乱。

以盐填脐内，上盖蒜片，安艾炷而灸之。《外台》法，以手拗所患脚大拇指，当脚心急筋上七壮。急筋，即屈伸不利而拘急也。喻氏法，凡卒中阴寒厥逆，吐泻色清，气冷凛栗无汗者，用葱一大握，以带紧束，切去两头，留白寸许，以一面熨热，安脐上，用熨斗盛炭火，熨葱白上面。取其热气从脐入腹。甚者连熨二三饼，又甚者，再用艾炷灸关元、气海各二三十壮。若腠理素疏，阴盛逼阳而多汗者，用附子、干姜回阳之不暇，尚可熨灼以助其散越乎。

王孟英曰：读仲圣《伤寒论》，乃知病属阴虚血少者，概不可灸。必阳虚气弱者，始可用灸。而嘉言复辨阳虚者，固可以灸，若阳虚至于外越者，岂容再灸？可谓发前人之未发，足补长沙之未及也。世之不别阴阳而妄施灼灸以伤人者，岂特霍乱为然乎？吁！可叹矣。

附暖脐方　霍乱一症，皆由寒邪郁结，气闭不通，因而吐泻交作，至于多利亡阴，血液枯涸，则筋脉挛急，手足拘牵，即俗名吊脚痧也。此症朝发夕死，夕发朝死，无论药力不及，即重用猛烈之品，而热剂劫阴，终于不救。此散药虽峻猛，而由脐纳入，自能温通脏腑，不致伤阴，屡试屡验，识者珍之。

上猺桂心八钱，去皮　母丁香一两二分　硫黄五钱　生香附一两八钱　当门子四钱

上药共研极细末，每用三分，纳入肚脐中，外用膏药封贴，一时即愈。药性猛烈，断不可吃，孕妇忌用。

补方

藿香正气散《局方》 治内停生冷，外感风寒之霍乱，亦主水土不服之病。

藿香 半夏 甘草 紫苏 茯苓 厚朴 陈皮 桔梗 白芷 苍术—本作大腹皮

为末，每服三五钱，水煎服。若温暑热证，不兼寒湿者，禁用。林按：藿香正气散，温散之剂也误施于热霍乱，必增烦躁、面赤、揭衣卧地等症。而况动辄即投丁、附、姜、桂者，当见下咽，无不昏沉厥冷，浑身青紫而死。犹谓阴盛已极，如此大热，尚不克救，而死者含冤。吁！可叹也。

六和汤同上 治夏月虚人湿热内伏，而伤生冷，外感风寒之霍乱，吐泻寒热交作。

香薷 半夏 砂仁 人参 扁豆 赤苓 藿香 厚朴 杏仁 甘草 木瓜

香薷饮同上 治暑月乘凉饮冷，阳气为阴气所遏，头痛发热，恶寒烦躁，口渴腹满之霍乱。

香薷 厚朴 扁豆
水煎，冷服。

十味香薷饮同上 治虚人伏湿，复兼感冒食滞而成霍乱者，宜此方加减治之。

香薷 人参 白术 广皮 茯苓 厚朴 黄芪 扁豆 甘草 木瓜

水煎服。本方去参、芪，加藿香、苏叶，名消暑十全散，治夏月久伤生冷，复重感风寒而成霍乱者。

鸡矢白散《金匮》 治转筋入腹。

鸡矢白雄鸡矢，乃用白，腊月收干之
水煎，滤清汁服。

葱豉汤《肘后》 治霍乱发斑。

葱白一握 香豉三合
水煎，和童便服。

芦根汤《千金》 治霍乱烦闷。

芦根 麦冬
水煎服，或与竹叶同煎。

桂苓甘露饮河间 治暑热挟湿之霍乱。

茯苓 白术 猪苓 滑石 凝水石 肉桂 甘草 泽泻 石膏

为末，每服三钱，水调下。桂苓白术散，即本方去猪苓，加人参也。

黄芩汤《伤寒论》 治温病变霍乱之主方。

黄芩 炙草 芍药 大枣
水煎服。

黄芩加半夏生姜汤

原方加半夏生姜。

半夏厚朴汤—名四七汤 《金匮》 治情志不舒，痰湿阻气而成霍乱者。

半夏 厚朴 茯苓 苏叶 姜

水煎服。按：此方既主七情不适之郁痰证，亦治寒湿不化，风感外侵，食滞不消，误投滋腻因而病剧者，无不所向辄捷。

麦门冬汤同上 治霍乱后，余热未清，神倦不饥，无苔而渴，或火升气逆，干咳无痰。

麦冬 半夏 人参 甘草 粳米 大枣

水煎服。按：海藏以竹叶易半夏，治温热后房劳复之气欲绝者，大效。即不房劳复，而气液两亏，不能受重剂峻补，皆可以此汤，接续其一线之生机。

附子粳米汤同上 治中寒霍乱，肢冷腹痛，吐少呕多者。

　　附子　半夏　炙草　大枣　粳米

　　水煎服。

来复丹《局方》　治上盛下虚，里寒外热，伏暑夹阴，吐泻霍乱危证。

　　太阴元精石　硝石　小青皮　舶上硫黄
　　广橘红　五灵脂

　　为末，古法以醋丸，今易米饮为丸。

异功散钱氏　治霍乱后，中虚主剂。

　　人参　白术　茯苓　炙草　橘红

　　水煎服。

雪羹汤　治暑热霍乱吐泻，口渴气逆，烦躁眩晕等症。

　　陈海蛰四两，浸洗极淡　凫茈二两，切即荸荠

　　水煎至蛰烊尽，温服，代茶亦可。

专治霍乱转筋方《圣惠》

　　原蚕沙一两

　　阴阳水煎，澄清温服。按：蚕沙，乃桑叶所化。夫桑主息风化湿，既经蚕食，蚕亦主胜风去湿，且蚕僵而不腐，得清气于造物者独纯。故其矢不臭，不变色，殆桑后蚕化，虽走浊道，而清气独全。《金匮》以鸡矢治霍乱转筋者，鸡属巽，虽不溺而矢独干，亦取少胜风湿，以领浊气下趋也。蚕沙既引浊下趋，又能化浊使之归清，性较鸡矢更优。故余以为霍乱转筋之主药，颇奏肤功，嗣见治痧飞龙夺命丹，用人中白一味，领诸药迅归浊邪下趋阴窍，较他方之藉硝以达下者，更觉贴切。故奏效尤捷，制方之义，可谓精矣。至来复丹之用五灵脂，亦从鸡矢白脱胎也。

枇杷叶去毛　浓煎徐饮。此方不但解霍乱之渴也，若深冬采之，刷毛洗净，切碎，净锅炒干，瓷瓶密收，常以代茗，可杜暑湿时疫，及噎呃诸病。

生芋一片　垂危者放入病人口内，咽汁即苏，苏后再吃几片，取其宽肠去垢浊，破血清痧毒也。世传饮油、吞矾二方，取其引吐澄浊也。油滋腻，矾儿涩，皆有流弊，不如生芋也。

普洱茶　浓煎温服。

西瓜汁　治霍乱转筋，大渴苔黄，汗频无溺者。

　　按：凡阳气遏抑在内，虽热证而无汗，西瓜汁慎用。

跋

　　霍乱，非怪证也。然而仓卒变端，医药辄误，则霍乱之不怪而怪，较诸怪证，而尤为怪也。惟是霍乱，医者都以热证为寒证，而治以热药，至死终不一悟。此则不独证之怪，而医亦无不怪矣。医药之怪，更怪于霍乱之怪。霍乱用医药误治而成怪，而医药在在皆然，不自以为怪，而怪乃锢矣。于是霍乱之无所为怪，而遂成怪证，怪何能知，怪亦可烛，此季父作《霍乱燃犀说》之由来也。昔温太真燃犀以照水怪，历历可数，虽医药霍乱之怪，非水之怪也。然读是说，则属寒属热，绝无混淆，胸有成竹，不使霍乱之遁形变相，不致医药之视赤成碧，岂非怪而不怪。设或霍乱之有怪，医药之怪，人能尽悉其怪，而怪胥化为不怪。是说奚翅燃犀之明，仅照水怪哉！

戊子夏日从子玉林百拜谨跋于昆山隐园之寓庐

六 因 条 辨

（清）陆子贤　著

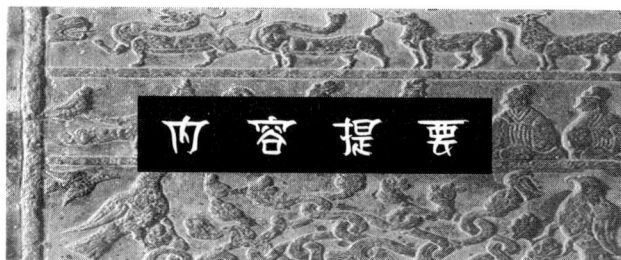

内 容 提 要

　　本书三卷，崇明陆子贤先生著。先生取平生所经阅之时邪感证，总论之，条辨之。凡一证之先后传变，一药之寒热温凉，无不缕析详明，斟酌尽善。洵人手一编之有用书焉。

六因条辨序

　　夫医之道难言哉，民生之体质不同，地土之气候攸殊，即人之致病也亦各有异。苟不神明乎阴阳表里之蕴，升降变化之原而出之，无当也。况时证诸门，关人性命尤速，其可率尔操觚以误人乎？然欲求勿误人，则莫如求诸书，迩者医书林立，即时证一门，自仲圣而下，代有专书，不胜枚举。然于脉象、病原、用药加减，而分门别类，缕析条陈，览之使人一目了然者盖鲜。吾崇道光年间，有陆子贤先生者，素精此道，潜心玩索。临证数十年，考古贤之方书，参今人之病情，深入显出，融会贯通。其所以济世救人者，功德盖不可胜量。因取平生阅见时证之名目，而总论之，条辨之。证以古说，附以己见，而颜之曰：六因条辨。总目分十有四，条辨则百有八十，其于脉象、病原、用药加减，或一症之先后传变，或药味之寒热温凉，靡不斟酌尽善，因时制宜。真所谓医书中之分门别类，缕析条陈者矣。是以本邑人士，奉于圭臬，传抄殆遍，不过未公诸天下同好耳。今岁丙午陆君绎堂先生亦精是道，与子贤先生有薪传之谊，谋欲付梓行世，以公诸同好。因携是书以属序于余，余愧不敏，素未熟谙此道，无以仰赞高深，然绎堂先生忠厚士也，难于拂所请。故不揆梼昧，略赘肤语，以弁诸简端云尔。

　　时光绪三十二年岁次丙午阳月中瀚同邑优廪生王祖曾撰于循善堂之双桂轩

序

　　尝观仲景《伤寒》《金匮》杂病，包蕴靡遗，良法大备。经王叔和编次之余，改头换面，茫乎无垠，学者何由以入。迨后英贤继起，如朱奉议刘河间、张易州辈，皆各抒所见，自成一家言，然未知尽合仲景之旨否也。即有善者，犹耳目口鼻之各立门户，而不能兼赅，人第知通三才为儒，而不知不通三才尤不可为医。医也者，非上穷天纪，中极人才，下究地宜，岂能入岐伯之室，登仲景之堂乎？自缙绅先生以方术视医，而医道之凌夷久矣。且方书汗牛充栋，言之当，固济世之慈航。倘有差池，所以误天下苍生者，良非细故也。是非深得于心，而几经阅历，几番增损，奚敢笔之于书？吾友陆君子贤，好古博学，上自《灵》《素》，下及百家，搜讨有年。所著《六因条辨》，简而明，约而赅，大书以提其纲，分注以详其用。其中经络脏腑，营卫气血，并用药准绳，靡不由浅入深，曲尽其奥。学者诚能遂条细勘，潜心体认，将见大年广荫，实有裨于斯道，余故喜而为数言以弁诸简端，不识子贤以余言为有当否？

同治七年五月上浣世弟颍川豫庭氏其顺拜题

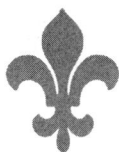

目　录

六因条辨卷上

崇明陆廷珍子贤氏著　绍兴裘诗新韵初重校

春温辨论

尝按《内经》：冬伤于寒，春必病温。又云：冬不藏精，春必病温。语虽二致，理实一贯，所重在藏精而已矣。盖冬主藏，肾亦主藏，人能体冬之藏阳而藏精，则人不自伤于寒，寒岂遽伤乎人哉？故《四气调神》篇曰：逆冬气者肾病，奉生者少。逆春气者肝病，奉长者少。逆夏气者心病，奉收者少。逆秋气者肺病，奉藏者少。彼以春起论，而归本奉藏，可知奉时之藏以藏精，则四时生长收藏，于五脏各司一气，交相递运，无偏无胜，而顺一岁之气候也。若烦劳多欲之人，阳气疏泄，阴水先亏，时令之邪，易于凑袭，所谓至虚之处，便是客邪之处也。况春为岁首，冬为岁末，春之发生，赖冬之封藏。观夫诸阴在上，一阳在下。其时天气严寒，而井水反温，及诸阳在上，一阴在下，其时天气炎热，而井水反凉，是阴阳消长，天地阖辟之机也。人生一小天地，苟能顺天时而固密，则肾气内充，命门三焦之阳气，足以固腠理而护皮毛。虽当春令升泄之时，而我身之真气，内外弥沦，不随升令之泄而告匮。纵有寒邪，安能内侵？晋·王叔和云：寒毒藏于肌肤，至春而变为温，至夏而变为热。以致后人反驳，何不云"肾精不藏之人，至春易病温，至夏易病热"，便能深入理谭矣。即《内经》"冬伤于寒，春必病温"之句，注家咸谓冬令闭藏，寒毒伏于肾中，病不即发，至春阳气大泄，内伏之寒邪，随升令而外达。后贤钱天来，已

大非其说矣，谓冬伤于寒者，乃冬伤寒水之脏，即冬不藏精之互词，何得以寒邪误解耶？夫寒为杀厉之气，中人即病，非比暑湿之邪，能伏处身中。况肾为生命之本，所关最大，安有寒邪内入，相安无事，直待春时始发之理？由此推之，显系温之为病，由肾精之不藏矣。盖肾既失藏，坎水先亏，少阳之少火，悉化为壮火，与春时之温气，互相交炽。然亦必因外感微寒，而能引动。故初起亦似伤寒之头痛身疼，发热恶寒，较诸伤寒，则传变尤速，而于幼稚者为甚，以体属纯阳，阳与阳合，其感尤易，甚而化斑化痘，为惊为厥者也。然此"温"字，又与瘟疫不同，瘟疫乃不正之戾气，四时皆有，而此温乃独发于春，故名春温。至于治法，总宜辛凉清解，预顾阴液，大忌辛温升散，鼓动风阳，苟能临证制宜，对症发药，庶不愧为司命矣。故不揣谫陋，列为条辨，同道君子，知我罪我，其在斯乎。

春温条辨第一

春温初起，头痛身疼，无汗恶寒，发热目赤，口渴舌白，脉浮数，此温邪袭卫。宜用薄荷、大力、黄芩、杏仁、甘草、桑叶、连翘、葛根等味，凉辛解表也。

温邪初起，无异伤寒。仲景谓"口渴则为温症，不渴则为伤寒"，是千古只眼也。盖伤寒必先太阳，而后阳明少阳。以太阳经脉最长，由睛明穴，上额交巅络脑循项，挟脊抵腰入腘，行身之背，至足跟而终，故见证，必恶寒发热，

头痛项强，腰痛足酸。而阳明则在太阳之次，其经起于面，挟鼻上额循目眶行身之前，至足内踝而终，故见证必目痛鼻干，不得卧。而少阳则又在阳明之次，其经起于目锐眦，上头角，络耳中，循胸胁，行身之侧，至足外跟而终，故见证必胸胁痛而耳聋，寒热呕而口苦。至传入三阴，始太阴，则口燥咽干，腹满便泻，以其经脉循腹绕嗌入口故也。继少阴，则咽痛舌干，身热下利，以其经脉入腹循喉咙，挟舌本故也。终厥阴，则舌卷囊缩，四肢逆冷，以其经脉循少腹，绕阴器，《伤寒例》中论之最详。若春温则木火炽乎中，微寒袭乎外，病起之时，憎寒壮热，虽与三阳伤寒相类，而口干舌燥则异。良由先感温邪，后再感寒，被引而发，故初起必头痛身疼，恶寒发热，与太阳伤寒，似乎相同。虽宜表散，而目赤口渴，热自内蒸，必兼清凉，故用薄荷、大力、桑叶、葛根解表，黄芩、甘草、杏仁、连翘清里。无汗加葱白、淡豉以助之，咳嗽加枇杷叶以泄之。惟羌活为太阳表药，葛根为阳明表药，柴胡为少阳表药。今头痛身疼，不用羌活，而用葛根者，以阳明为太阳之次，邪既在表，先用葛根、薄荷、大力、桑叶协力透表，以断太阳入阳明之路也。不然传入阳明，则或气或血，为疹为斑，变幻恐无已时焉。

春温条辨第二

春温汗出，微恶寒，头额痛，发热口渴，脉弦长，此温邪在气。宜用杏仁、薄荷、连翘、葛根、大力、蒌皮、黑栀、桑叶、枇杷叶等味，轻苦微辛，以清气分也。

凡温证，犹伤寒初起，亦先伤阳经，而后传变。然伤寒以六经见证为主，迨传变，而后更分营卫、气血，温热则以营卫气血为主。势已成，而后兼分六经见证，何也？伤寒先太阳，次阳明、少阳，以次相传而后入阴。温热，则太阳之后，便传变无穷。若不先将营卫气血，分晰辨明，则茫无畔岸，何可措手？故种福堂《温热论》云：温邪上受，首先犯肺，逆传心胞。又云：卫之后方言气，营之后方言血，聆此以权衡营卫气血，最为切要，乃既汗后，微恶寒，发热额痛，口渴脉长。此邪在阳明之表，卫外之邪既散，气分之热未清，欲传之象已著。故用葛根、薄荷、桑叶、大力、枇杷叶开泄透表，连翘、黑栀、蒌皮、杏仁宣清肺气，使卫分、气分之邪两解，不致传入阳明之腑，而为斑黄狂妄也已。

春温条辨第三

春温汗后，头不痛，身热不恶寒，舌渐黄，咳嚷胁痛，脉弦数，此温邪犯肺。宜用杏仁、象贝、沙参、桑叶、薄荷、蒌皮、连翘、儿茶、枇杷叶等味，轻扬宣肺也。

肺位最高，其象空虚，外彻卫表，内司气化，温邪初起，首先犯肺。肺主气，其合皮毛，皮毛者即卫表也。故温邪之始，亦有头不痛，而仅见凛凛恶寒者。今汗后头不痛，不恶寒，是皮毛表邪，已透已泄。而惟身热舌黄，脉弦或数，是内热未清，兼咳胁痛，邪尚在肺，若不宣泄，必致传陷。故用沙参、桑叶、杏仁、象贝、薄荷、连翘、儿茶、枇杷叶，取气轻质薄之品，恰到肺位为度，非敢过清过表，而反致缠绵焉。

春温条辨第四

春温汗多，头仍痛，而烦热口渴，舌黄脉洪，此邪在阳明气分。宜用白虎汤，加葛根、连翘、元参、杏仁等味，清气化热也。

前条汗后，头额痛，发热，脉弦长，乃阳明经病，自宜透表。今汗多，则表邪已解，反烦热口渴，舌黄脉洪，则邪不在经，而传及气分，非表散所能退。故用白虎汤之石膏、知母、连翘、元参清肺胃，杏仁、葛根透经邪，甘草、粳米养胃津。特葛根为阳明经病主药，石膏为阳明气热主药，犀角为阳明血热主药，邪既在气，仍兼经药者，以冀由气转经，由经达表，仍从汗泄耳。

春温条辨条五

春温烦热口渴，舌黄尖绛，昏谵脉洪，此阳明气血燔蒸。宜用玉女煎，加连翘、元参、鲜石斛、鲜菖蒲、青竹叶等味，两清气血也。

上条烦热口渴，舌黄脉洪，乃阳明气热，例宜清气。此乃舌黄尖绛，神昏谵语，血分已热，心营被灼，非两清之，病必不解。故用玉女煎之石膏、知母以清气，生地、元参以凉血，连翘、菖蒲、竹叶以清心营，甘草、粳米、石斛以养胃阴。庶不热灼津伤，而成痉厥为要。

春温条辨第六

春温热不解，舌赤尖绛，神昏谵妄，口渴脉数，斑疹隐隐，此热传心营。宜用鲜生地、鲜石斛、鲜玉竹、元参心、连翘心、鲜菖蒲、竹叶。将延血分，故以生地、元参凉血，连翘、玉竹清热，菖蒲、竹叶清营，牛黄丸等味清营透邪也。

上条舌黄尖绛，谵语脉洪，乃气热传营。此条舌赤尖绛，神昏脉数，热已入营，牛黄丸宣窍，不致入血成痉，便是回生之兆。

春温条辨第七

春温舌绛或黑，谵妄烦躁，神昏脉促，斑疹紫黑，此热入血分。宜用犀角地黄汤，加元参心、连翘心、鲜石斛、鲜菖蒲、紫草、至宝丹等味，凉血清热也。

上条神昏舌绛，斑疹脉数，热在心营。此条舌绛焦黑，昏谵妄笑，脉促斑紫，热传血分。古称斑色紫为胃热，黑则胃烂。邪在心包，则

妄笑。心主血，心热则血热，血热则斑黑。舌为心苗，心热则舌焦。斯非大剂凉血破瘀，则斑疹难化。须藉犀角、生地、赤芍、丹皮凉血，元参、连翘、菖蒲、至宝清心。倘得斑红神爽，庶可望治，然亦九死一生之候。若见症如前，而或便闭腹硬，舌黑焦黄，可与凉膈散下之，俾大便一通，邪热顿祛，则病势霍然矣。

春温条辨第八

春温烦热消渴，神迷如寐，舌卷囊缩，肢逆昏厥，此热陷厥阴，真阴欲涸。宜用犀角、羚角、生地、元参、连翘、天冬、麦冬、牡蛎、阿胶、钩藤、鲜菖蒲等味，清络息风也。

按：仲景《伤寒》厥阴条云：烦热消渴，气上撞心，饥不欲食。今兼神昏舌卷，津液消耗，且厥阴为至阴之脏，有入无出。仲景所谓，热深厥亦深，热微厥亦微，厥少热多。是为病解，厥多热少，病渐入深，其肢冷昏厥，势所必至。况厥阴肝脉，上循咽舌，下绕阴器，故为病必舌卷囊缩。斯时邪深正竭，勉用犀角、羚角、生地、元参以清营络，天冬、麦冬以壮水，阿胶、牡蛎以潜阳，钩藤、菖蒲以息风，俾阴充阳潜，热退神清，始有生机，然亦百中图一而已。

春温条辨第九

春温舌黑神昏，烦躁咬牙，手足振颤，时或抽搐，此热极风生，已成痉厥。宜用东洋参、鲜生地、元参心、连翘心、鲜石斛、羚角、钩藤、石决明、白芍、鲜菖蒲等味，扶正息风也。

神昏舌黑，烦躁不安，阳津阴液俱耗。阴亏则阳乏交恋少阳木火，变为壮火，化出内风，肆横旋扰，内逼神明，外窜经脉。故手足振动，抽搐咬牙。然此亦有虚实分，其虚者，阴阳风动，热走胃络，固宜清之补之。其实者，热结在腑，肠胃拥塞，便闭口噤，又宜攻之疏之。

其间虚实，大相径庭，若勿辨明，贻害无穷。兹云：手足振颤，咬牙切齿，一似啮物，兼之神昏舌黑，虚象昭然。故用生地、元参、连翘、石斛、白芍以养阴清热，羚角、石决明、钩藤、菖蒲以清络息风，东洋参以扶补正气，庶几可保万一焉。

春温条辨第十

春温热渴不已，舌光色绛，心悸神迷，此热伤胃阴。宜用复脉汤，去姜、桂，加地骨皮、鲜石斛、牡蛎、白芍等味，甘凉养阴也。

舌绛而光，是无苔也。烦热消渴，胃津涸也。更兼心悸神迷，营液亦耗。若不养阴，必致痉厥。非藉复脉之生地、鲜斛、麦冬、甘草以养胃阴，阿胶、牡蛎、白芍以滋肝阴，则恐阳动风生，难免昏痉之变。

春温条辨第十一

春温经旬不解，舌干紫晦，烦热消渴，神迷脉数，此肝肾阴伤。宜用人参固本汤，加阿胶、牡蛎、鲜石斛、鲜菖蒲、广郁金等味，凉肝滋肾也。

上条舌绛神迷，热渴不已，胃津营液俱耗，宜用甘寒。此条舌干紫晦，神迷脉数，是肝肾阴伤。宜与咸寒，故用二冬、二地以壮水，阿胶、牡蛎以柔肝，甘草、石斛以养胃，菖蒲、郁金以宣窍，毋使阳升阳动，而变痉厥焉。

春温条辨第十二

春温面晦肢冷，心腹热甚，舌卷囊缩，神迷如寐，默不思饮，此邪伏厥阴。宜用吴又可三甲散，加柴胡梢、僵蚕、川芎、桃仁、丹皮、郁金、鲜菖蒲等味，升泄阴邪也。

邪伏厥阴，漫无泄越，气血沉混，阳反如阴，所以面反青晦，肢反逆冷，心腹反热，舌卷囊缩。此邪深入络，清浊混淆，以致清阳蒙蔽，如醉如痴，机窍不灵，默默如寐，与饮则饮，不与亦不思，一如脱症也。斯时权衡，既非清凉可解，又非温燥所宜。惟仿吴氏三甲散法，用醋炒鳖甲、土炒山甲、酒浸土鳖虫以搜剔厥阴隐伏之邪，更兼柴胡、川芎、僵蚕以升发少阳清阳之气，桃仁、丹皮以破血，郁金、菖蒲以清心，服后苟得肢温面赤，语出思食，反觉烦扰欠安，则邪得升泄之意，而病有转化之机矣。

春温条辨第十三

春温头痛，发热恶寒，烦躁神昏，舌白尖赤，此邪着表里。宜用杏仁、薄荷、蒌皮、连翘、橘红、羚角、淡豉、桑叶、郁金、菖蒲等味，表里两解也。

凡头痛发热，无汗恶寒，乃温邪初袭肺卫之间，而兼烦躁神昏，舌白尖赤，则有已犯心营之界矣。若仅与开泄，则表邪虽解，而营热难清。故用杏仁、薄荷、桑叶、淡豉以疏卫，连翘、羚角、蒌皮、郁金、菖蒲以清营，此为泄卫透营之法，俾表里之邪有两解，而无传陷也。

春温条辨第十四

春温恶寒发热，头痛身疼，而忽大汗不止，或吐或泻，肢冷脉微，神昏烦躁，此阳证变阴。宜用十四味大建中汤，阴阳两顾也。

头痛身疼，发热恶寒，本系表证，因服升散太过，或被覆强逼。而忽大汗不止，或大吐大泻，遂致肢冷脉微，神昏烦躁，乃表邪尽泄，阳气随脱，反为阴证。非用十四味大建中汤之阴阳并补，则危在顷刻矣。是非温证正病，乃因病致变之险候也。

春温条辨第十五

春温头痛发热，心烦多呕，咳逆胸闷，将发痧疹。宜用薄荷、大力、杏仁、连翘、淡豉、黑栀、枳壳、桔梗、生姜、竹茹等味，清泄肺胃也。

头痛发热，邪初在表，心烦咳呕，胸闷不舒，则涉及肺胃矣。夫肺热则化疹，胃热则化斑，若不开泄，势必入营。故用薄荷、大力、淡豉、杏仁疏泄表邪，连翘、黑栀清泄内热；枳壳、桔梗开提胸膈；生姜、竹茹和胃理痰，使膈上之痰，俱得宣化，则肺胃之气热自清，而邪无留停之患，若此用法，庶无偏弊焉。

春温条辨第十六

春温头痛身热，恶寒无汗，胸闷泄泻，此表邪传里。宜用黄芩汤，加葛根、薄荷、杏仁、厚朴、赤苓、泽泻等味，通泄三焦也。

头痛身热，无汗恶寒，邪尚在表，理宜汗解，或加胸闷泄泻，是邪不外泄，反从内走，若不分清，恐成痞结。故仿仲景三阳合病，协热下利之例。用黄芩汤者，藉黄芩之苦寒清热，白芍、甘草之甘酸化阴，加葛根、薄荷以透表，杏仁、厚朴以疏脾，赤苓、泽泻以分利，俾表里三焦之邪，一齐分解，得一击百中之义焉。

春温条辨第十七

春温发热恶寒，脘痛拒按，舌黄便闭，呕恶脉滑，此温邪挟积。宜用保和丸，加藿香、薄荷、淡豉、黑栀等味，消食透邪也。

东垣云：脘痛舌黄便闭，右关脉滑，痛而拒按，此为食积。若兼恶寒发热，且欲呕恶，是挟温邪。宜与两解，故用保和丸以消导，加藿香、薄荷、淡豉、黑栀以疏泄也。

春温条辨第十八

春温恶寒发热，头痛无汗，颈颔核肿，牙关不宣，此温邪时毒。主以荆防败毒散，再按经加减，以疏风热可也。

凡时毒初起，亦必发热头痛，恶寒无汗，无温邪仿佛，但颈间核肿，名为时毒。须要辨明结在何经，而施主治。凡肿在颔下者，属阳明，以升麻、葛根为主。在耳下者，属少阳，以柴胡、黄芩为主。在颈项者，属太阳，以羌活、独活为主。此系风热上壅，蕴结而成，故用荆、防、薄荷以疏风热，枳壳、桔梗以开上焦。羌、独、升、葛、柴、芩，为三阳经消风化邪之主药。临证时，再能按经加减，则证无不痊矣。

春温条辨第十九

春温头痛，恶寒发热，面赤目红，咳逆嚏涕，咽痛口渴，此麻疹也。宜用薄荷、大力、荆芥、杏仁、蝉衣、桔梗、甘草、连翘、马勃、射干等味，疏风透疹也。

风温犯肺，热壅上焦，故初起面目俱赤，咳涕咽疼，皆手太阴见症。今头痛恶寒，发热无汗，是邪踞卫分，腠理不开，郁化斑疹，若不疏散，恐其内陷。故用薄荷、荆芥、蝉衣、大力以祛风，连翘、桔梗、马勃、射干以清热，使斑疹透露，不致传入心营，而变神昏之险。

春温条辨第二十

春温汗多，不恶寒，反恶热，口渴烦闷，舌黄脉洪，此邪传阳明气分。宜用大剂白虎汤，直清阳明也。

发热而微兼恶寒，目痛额疼，不得卧，此属阳明经病。宜用葛根汤，辛凉解肌。若不恶寒而反恶热，口渴，舌黄，脉洪大，此属阳明气热。宜用大剂白虎汤，辛寒清胃。如无汗，而舌淡黄者，不可用也。若舌黑尖绛，神昏谵语，烦热脉数，此属阳明血热，又宜犀角地黄汤，凉血透邪也。若舌虽焦黑，而苔见老黄，此属阳明腑热，以凉膈散下之。总之，此皆阳明证，而有经病、腑病、血病、气病之殊，俱当按证施治，不得丝毫混淆，而夭人性命，可不慎欤！

春温条辨第二十一

春温不恶寒，反恶热，烦躁神昏，斑黄谵妄，舌黄焦黑，扬手掷足，逾垣上屋，此阳明腑热。宜用大剂白虎汤，加犀角、连翘、元参、人中黄、竹叶。若大便闭结、频转矢气者，更加大黄元明粉，缓攻清热也。

上条阳明气热，宜白虎汤，以清气分。此条昏谵便闭，舌色焦黄，斑黄狂乱，乃热结胃腑，非清凉可解。故用大剂白虎，合犀角、人中黄、元参、连翘以两清气血，兼大黄、元明粉以缓逐其瘀。俾大腑一通，则邪热顿解，而狂妄皆平焉。仲景云：大便闭而转矢气者，有燥矢也。其腹必硬痛，若腹虽硬痛，而下利稀水者，此热结旁流，仍宜攻之。勿以大便既泄，而徘徊莫进，医者详之。

春温条辨第二十二

春温经旬不解，神昏狂妄，舌绛焦黑，斑紫或黑，烦躁难禁，此热陷血瘀。宜用犀角地黄汤，加紫草、元参、连翘、广郁金、鲜菖蒲、紫雪丹等味，凉血化斑也。

热传阳明不解，必致入血，热与血瘀，非清凉可退。必藉犀角、生地、元参、连翘之凉血。又佐赤芍、桃仁、紫草之破血，郁金、菖蒲之宣窍，紫雪、竹叶之清心，务得神清舌润，斑转红活，方有生机。然斑色紫黑，胃热已极，若见烦躁，则内闭外脱之势已成，其危可立而待也。虽欲逆挽天机，恐亦聊尽人工而已。

春温条辨第二十三

春温热不解，少腹硬痛，小便自利，大便黑色，昏谵犯妄，此蓄血也。宜用犀角、生地、桃仁、丹皮、赤芍、归尾、灵脂、柴胡、黄芩等味，甚者加大黄、䗪虫，破瘀逐邪也。

上条热陷血瘀，此条热与血结。仲景云：小便自利，大便黑色，昼则明了，夜则谵语，此蓄血症也。热既入血，非破不解。故仿犀角地黄汤，加归尾、桃仁、灵脂、䗪虫、大黄破血逐邪。俾瘀血破，而邪热透，则犯妄之形自息也。按：仲景论，蓄血有太阳不解，而由腑及血，用桃仁承气汤。有阳明不解，而由气及血，用犀角地黄汤。甚者，俱用抵当汤逐之。今温邪蓄血，必从阳明入血者居多，故用犀角地黄汤清之。陶氏用小柴胡汤，加归尾、山楂、桃仁、丹皮，以有寒热往来涉及少阳者，且热既入血，非升泄不能解也。

春温条辨第二十四

春温妇女，往来寒热，经水适来，病发适断，昼明夜昏，此热入血室。宜用小柴胡汤去半夏，加归尾、桃仁、山楂、丹皮、赤芍、广郁金、鲜菖蒲等味，破瘀透邪也。

仲景云：妇女伤寒，经水适来，热则适断，寒热往来，昼则明了，夜则谵语，此热入血室，当刺期门穴。此穴在胁下，肝之络也。血室者，血海也。考《内经》冲脉为血海，又心主血，脾统血，肝藏血。凡妇女经水，贮于冲脉，必由肝、脾、心三脏之统摄而能蓄泄有常。今热由少阳传入血海，则瘀滞不行。血属阴，夜亦属阴。凡入卫气，昼则行阳，夜则行阴。故入血之邪，至夜则剧。陶氏仿小柴胡汤，升泄少阳，加归尾、桃仁、赤芍、丹皮、山楂凉血祛瘀，兼郁金、菖蒲宣窍透邪，甚者加大黄、䗪虫逐之。总之，临证之识，不外气血营卫、阴阳表里，用药之要，得中寒热温凉汗吐下和而已也。

春温条辨第二十五

春温表证未解，大便忽泻，胸脘痞满，按之不痛，舌黄脉滑，此邪陷成痞。宜用泻心汤，苦降辛通也。

仲景论痞，都因误下，邪陷而成，今表证未解，而忽加泄泻，与误下之意相同，以致表邪乘虚陷入，势欲下泄。奈其人胃气尚强，与热相抗，而邪难直泄。因而阻遏心下，蕴结不散，遂致有形，按之不痛。斯时表之则邪难外越，攻之则邪不下走。故仲景用泻心汤，得芩、连之苦寒泄热，半夏之辛温通阳，枳实之苦燥破结，虚者合人参之甘温扶正。名为"泻心"，非泻心也，乃泻心下之痞满耳。

春温条辨第二十六

春温吐泻已多，舌光干赤，呃逆不食，脉软神疲，此胃阴大伤。宜用橘皮竹茹汤，和胃养津；呃不止，用代赭旋覆花汤，通胃镇逆也。

吐泻既多，胃气大伤，所谓大吐伤阳，大泻伤阴。若舌既干红而无苔腻，镜面之象已成，胃津消耗已竭矣。加之呃逆不食，胃失冲和，肝邪横逆，侮其所胜。故用橘皮、半夏、党参、甘草和胃气，通阳明。麦冬、竹茹、粳米、白芍养胃阴，制厥阴。若呃再不止，更加代赭石、旋覆花以镇其逆。倘胃津消乏，舌不生苔，加乌梅、木瓜、蔗汁、芦根汁、姜汁。俾胃中之阴阳两协其和，则呃无不止也，此皆所论热劫胃阴之证。更有舌淡无热，肢冷脉软，乃胃中阳虚，阴浊上泛，后天坤阳大败。古称土败则其声哕，哕即呃也。胃阳既困，气失宣化，若非辛通，阳何由复，即以代赭旋覆花汤，加淡附、吴萸、姜汁，少入川连二三分。俾苦寒之味，引阳入阴，不致为阴所拒，而辛热药性，得以斩关直入。犹仲景白通汤中，加人尿、

猪胆之意也。然呃逆之症，阳虚者多，治呃之法，用凉者少。更有肝火上冲，胃气失降，而致呃逆者，其气必从少腹上冲咽喉，而轧轧连声，势甚雄壮，脉弦目赤，消渴易饥，又宜当归龙荟丸，大苦大寒之直泄厥阴也。

春温条辨二十七

春温诸恙悉平，不饥不食，舌干无苔，此胃阴大伤。宜用《金匮》麦门冬汤，加乌梅、木瓜、谷芽、金柑皮等味，甘酸化阴也。

病后不饥不食，舌干无苔，乃热伤胃阴，胃气不复也。然胃为阳，土非柔莫济，故用党参、麦冬、甘草、茯神之甘以养胃，乌梅、木瓜之酸以制肝，且得甘酸化阴，甲己化土之义。更兼半夏、谷芽，辛温通阳，使胃可醒，而食可进也。

春温条辨第二十八

春温病退，舌淡脉微，不饥不食，泛泛欲呕，此胃阳大伤。宜用六君子汤，加白蔻、吴茱萸汁等味，温补胃阳也。

上条舌赤无苔，不饥不食，伤及胃阴，宜用甘酸柔润，以济其阴。此条舌淡脉微，不饥不食，伤及胃阳，宜用甘温刚燥，以扶其阳。此胃中之阴阳偏损，不可不辨，医者慎之。

春温条辨第二十九

春温发热恶寒，喘逆胁痛，此邪滞肺络。宜用《金匮》旋覆花汤，加苏子、橘络、杏仁、郁金、川贝、枳壳、桔梗等味，开肺利络也。

发热恶寒者，表邪未散。喘逆胁痛者，肺气壅遏。若不宣通，恐延痿痛缠绵，故用旋覆、新绛、橘络以通络气，苏子、杏仁、川贝以降肺气，枳壳、桔梗、枇杷叶以开上焦之气，使邪从上散，不致传变为妙。

春温条辨第三十

春温热不解，咳逆胁痛，痰中带血，此肺络内伤。用《金匮》旋覆花汤，加归须、柏仁、降香、苏子、沙参、甜杏、川贝、枇杷叶等味，清肺通络也。

上条发热恶寒胁痛，乃邪在表，而阻及肺气。此条烦热胁痛痰血，为邪在里，而伤及肺络，必得气血两通，庶可病解。故宜旋覆、新绛、归须、柏仁以和血络，苏子、降香以通气滞，沙参、杏仁、川贝、枇杷叶以清肺热，方为妥帖。

论伤暑中暑中热辨误

尝考仲景《金匮》，有中暍，而无中暑。后贤诸书有中暑，而无中暍。或以中暑即伤暑，或以中暍即中热，或以伤暑即伤寒，议论纷纷，终无实指。赖张洁古出而云：静而得之为伤暑，去而得之为中暑。此二语，颇为中窍。但于动静之间，虽如指掌，而中伤之义，尚未缕析，犹恐难启后蒙。盖冬令风寒，原有中伤之异，而复间暑热，岂无伤中之分。夫寒有伤寒、中寒之路，大凡伤于阳经在表，则为伤寒，中于阴经在里，则为中寒。冬令如斯，夏间果无待言矣。凡人于盛暑之时，纳凉广厦，避暑深阴，阳为阴遏，腠理闭塞。俄而无汗，头痛身疼，恶寒发热，胸闷呕恶，此即静而得之为伤暑也。更有暑热相逼，好食生冷，不禁房欲，遂致肾阳内歉，腠理不密，寒凉暑湿，乘虚直入。顷刻胸腹闷痛，肢逆汗冷，吐泻交作，此无论动静，而即为中暑也。若此则冬有伤寒，即夏有伤暑，冬有中寒，即夏有中暑也明矣。至于夏暑炎蒸，赤日傍午，或躬视荒野，或力竭长途，元气既虚，暴烈复逼，登时昏倒，人事不知，此即动而得之为中热也明矣。盖暑症之来路有三，而治暑之例法非一，若由此而扩充之。庶读书乏问津之叹，而临证无歧路之迷。余所以

不揣谫陋，将伤暑、中暑、中热，无为条辨，以便逐一参考。至于错综融会，运用之妙，存乎其人也。

伤暑条辨第一

伤暑初起，无汗恶寒，头痛身热，渴不引饮，舌白呕恶，此邪初袭卫。宜用香薷饮，加杏仁、薄荷、通草、豆卷、连翘、大力、丝瓜叶等味，汗解可也。

暑必挟湿，先伤气分，凡人静坐纳凉，暑风乘袭，肌表因之。阳被阴遏，腠理闭郁，发为头痛身热、恶寒无汗等症。矧湿蕴化热，势渐燎原，胃液不升则口渴，湿邪内蕴则不引饮，肺气失宣则烦而欲呕。兼之舌白苔腻，脉形缓大，无非挟湿而然。治用香薷者，体轻浮而性温泄，乃夏令之麻黄，善于走表。加杏仁宣肺，薄荷、大力祛风，连翘、豆卷、通草泄湿清热，是邪在卫分，宜先汗解者，杜其传里之患矣。

伤暑条辨第二

伤暑既汗，头痛虽减，热仍不解，舌白渐黄，脉洪口渴，此邪不汗解，热延气分。宜用白虎汤，加杏仁、通草、连翘、淡竹叶、枇杷叶。若头痛未止，再加葛根、薄荷，清凉解散也。

此承上条，既发汗而热不解，则卫外之邪，渐传气分，故头痛减，而舌转黄，至脉洪口渴，则气热盛也。用白虎汤直清阳明气分。如头额仍痛，外邪未尽，必加葛根、薄荷，走表祛风，以头为清阳，非风药不能到也。

伤暑条辨第三

伤暑不恶寒而发热，身痛呕吐，溺赤便泻，此邪布三焦，上下交征。宜用六一散合黄芩汤，加杏仁、厚朴、赤苓、豆卷、粉葛根、连翘等

味，清泄三焦也。

此与前条同是上焦之病，而溺赤便泻，则已传布三焦。又与《伤寒论》中，三阳合病下利之义同。盖既汗不解，清气分亦不解，则邪无出路，必致下传而为泻也。故仿六一散合黄芩汤，加杏仁、葛根、厚朴、连翘、赤苓、豆卷，俾三焦表里之邪一齐尽解，庶为周至尔。

伤暑条辨第四

伤暑汗出，身不大热，而舌黄腻，烦闷欲呕，此邪踞肺胃，留恋不解。宜用黄连温胆汤，苦降辛通，为流动之品，仍冀汗解也。

此条汗出，而不大热，是卫分之邪既解，但舌黄欲呕，又为邪阻肺胃，气分未清。用温胆汤，辛以通阳，加黄连，苦以降逆，不用甘酸腻浊，恐留连不楚耳。

伤暑条辨第五

伤暑六七日脉洪而数，口渴，舌干苔红，此热劫胃津，气血燔蒸。宜用玉女前，加鲜石斛、花粉、麦冬、梨汁、蔗浆等味，两清气血也。

上条表邪解，而余邪逗留，此条表邪传里，由气及血，亢阳偏燎，消烁津液，所以口渴舌干，色红少苔，湿尽化热，兼之脉洪数，而烦渴喜饮，其亢热不独在气，而兼在血矣。故用玉女煎，两清气血，加花粉、石斛、麦冬、梨汁、蔗浆，甘寒生津，不致舌黑神昏为要。

伤暑条辨第六

伤暑热甚，口渴，舌黄尖绛，斑疹隐隐，神昏谵语，此气分不解，而热渐入营。宜用沙参、连翘、元参、桑叶、甜杏仁、花粉、鲜生地、羚羊角、鲜石斛、鲜菖蒲、广郁金、牛黄丸，芳香宣窍，为心营肺卫两清之也。

此条气分不解，渐入营分者，以肺主气，心主血，故口渴舌黄为气热，尖绛昏谵斑现，为营分受灼，若不两清，病必不解。故用沙参、连翘、元参、花粉、石斛清气热，鲜生地、羚角、菖蒲、郁金、牛黄丸以透营邪也。

伤暑条辨第七

伤暑舌黄渐黑，尖绛底赤，神昏烦躁，斑疹透露，目赤齿枯，此邪既入营，气分犹炽。宜用犀角地黄汤，加元参、人中黄、鲜菖蒲、鲜石斛、青竹叶、牛黄丸等味，清营透邪也。

上条气热传营，此条营热既受邪气犹未清。故舌黑尖绛底赤，仍带黄苔，薄而干裂，甚至昏谵斑现，目赤齿枯，营分之热已极。非藉犀角地黄汤凉血，合元参、人中黄化斑，菖蒲、竹叶清心，牛黄丸芳香入络，能清营热，而兼透邪，若舌黑尖绛，黄苔厚燥，此为有地之黑，乃热结胃腑，又宜凉膈散下之。

伤暑条辨第八

伤暑旬余，热仍不解，舌绛焦黑，斑色或紫或黑，神昏妄笑，此热炽血分，津枯邪滞。宜用犀角地黄汤，加羚羊角、元参心、连翘心、鲜石斛、人中黄、鲜菖蒲、紫草、红花、至宝丹等味，凉血透斑也。

此言营热不解，而延入血分。故舌绛焦黑，血既被蒸，失于荣灌，则斑色或紫或黑。且心主血，心热则血热，血热则昏谵妄笑。故用犀角地黄汤，合紫草、红花行血清热，兼至宝丹芳香入络，以透内邪。若再不解，病必危矣，此舌黑而鲜绛者宜之，为无地之黑也。

伤暑条辨第九

伤暑热甚，舌焦神昏，谵语妄笑，寻衣摸床，撮空理线，此邪盛正虚。宜用人参固本汤，加牡蛎、白芍、元参、鲜石斛、鲜菖蒲、羚角、钩藤等味，扶正透邪也。此言营血热炽，故舌黑昏谵，热极伤阴，真元失守，故寻衣摸床，撮空理线，乃将危之兆。近世以寻衣摸床，撮空理线，为心胞热极。不知此乃肾阴大伤，水不济火，阳化内风，旋扰不息，有水火未济之象。宜用人参、二地、二冬、甘草、牡蛎、白芍填阴济阳，羚角、钩藤清络息风，庶几可保万一焉。

伤暑条辨第十

伤暑日多，舌黄焦黑，大便闭结，少腹硬痛，转矢气者，此有燥矢也。宜用小承气汤，加元明粉、鲜石斛、元参心、鲜菖蒲、生首乌等味，化内结而保胃津也。

舌赤苔黄，而兼焦黑，一如沉香色者，斯为有地之黑，热烁既多，津枯邪滞，既难汗解，又难凉世。且便闭腹硬，时转矢气。此仲景所云：转矢气者，有燥粪也，急以小承气，合元明粉、生首乌，仿仲景急下存津，既不伤胃，又能化结，诚为至当。

伤暑条辨第十一

伤暑曾经吐泻，舌黄而腻，胸膈不爽，此阳邪内陷，将成痞结。宜用半夏泻心汤，苦降辛通，毋使成结也。

按：仲景《伤寒》例云：痞气每因表邪未尽，遽行攻下，以致阳邪乘虚内陷，结于胸下。既不能下泄，又不能上散，上下欠通，阴阳互结，心下有形，按之不痛，名曰痞气。今暑湿之邪，初起虽与伤寒不同，然其吐泻邪陷而成痞则一也。故用芩、连苦寒降热，姜、夏辛温通阳，俾热泄阳通，使痞不攻自散矣。

伤暑条辨第十二

伤暑胸间痹痛，气逆如阻，此结胸也。宜用小陷胸汤，加枳壳、桔梗、甘遂、郁金等味，涤痰开结也。

凡结胸之症，必因其人中气素虚，浊痰复盛，又感暑浊，交相互结，胸间因而作痛。宜用甘遂、半夏、瓜蒌以涤浊痰，佐入黄连、枳桔泄热开胸也。

伤暑条辨第十三

伤暑瘀热不解，胸肋板痛，此血结胸也。宜用桂枝、红花、瓜蒌、郁金、桃仁、赤芍、海蛤等味，消而且散。若少腹硬痛，小便自利，大便黑色，此蓄血也。宜用桃仁承气汤祛瘀逐邪也。

前二条痞与结胸，皆言热结在气，此条结胸与蓄血，皆言热结在血。其结在胸者，仿海藏桂枝红花汤，加瓜蒌、桃仁、海蛤为表里并消。若结在少腹者，用桃仁承气汤，为上下分消。仲景谓：蓄血者，必小便自利，大便黑色。若小便不利者，乃热结膀胱，非血结也。以此辨诸，最为明验，学者详之。

伤暑条辨第十四

伤暑热久不解，神迷如寐，舌红少津，饥不欲食，脉数无神，此热伤胃阴，津不肯复。宜用复脉汤，去姜、桂，加地骨皮、鲜石斛、鲜谷芽等味，养胃和阴，以待一阴来复也。

此言热久伤阴，胃津大损，故舌干红，而神疲多寐，余热消烁，则易饥，胃阴被伤，则不欲食。用复脉汤养阴，石斛、谷芽养胃，俾热去津还，而胃纳自旺也。

伤暑条辨第十五

伤暑热久，杳不知饥，舌干或赤或黑，而无苔腻，此镜面舌也。以热劫胃津，气不化液。宜用西洋参、麦冬、霍山斛、知母、白芍、木瓜、建莲肉、鲜谷芽、甘草等味，甘酸化阴也。

凡热病之后，舌干赤而光洁无苔者，此名镜面舌，无论病样如何，总宜滋阴为主。若黑而干赤无苔，此为无地之黑，乃阴伤液涸，急宜甘凉补阴。故用洋参、甘草、麦冬、谷芽，合白芍、木瓜，甘酸化阴，即甲己化土之义也。若见焦黑，热势尤甚，宜加生地、知母，柔阴和阳。法虽如斯，而神机变化，则存乎其人焉。

伤暑条辨第十六

伤暑日多，身无大热，脉软神疲，默默如寐，唤之略应，并不烦躁，此邪正混淆，湿浊蒙蔽，清补两难。惟用鲜藿香叶、鲜稻叶、鲜荷叶、鲜佩兰叶、鲜菖蒲、白蔻仁、益元散等味，辛凉清解，以化余邪也。

身不大热，脉软神疲，乃病退之象。但默默如寐，唤亦不苏，与饮则饮，不与不索。此余邪蒙绕三焦，清阳不得舒转，清之则损其阳，补之则助其湿，最为两难。惟宜藿香、叶稻叶、佩兰叶、荷叶、菖蒲，俱用鲜者。取其质轻气薄，芳香驱浊，更加白蔻仁、益元散，通阳宣气，俾正不伤而湿可祛也。

伤暑条辨第十七

伤暑汗多身热，经旬不解，胸腹发出白㾦，状如水晶粒，此湿邪化热，气液外泄。急宜洋参、连翘、甜杏、花粉、骨皮、银花、麦冬、绿豆壳、鲜荷叶等味，清养气液也。

身热汗多，而病不肯解，正气已虚，又见白㾦，是气液外泄。不可再用疏散，以伤其气。惟宜洋参、麦冬、银花、绿豆壳清养气液，而又兼化邪也。若舌红少津，而食不甘味，即以复脉汤，去姜、桂，养阴益气。更有舌淡少苔，而胃不加纳，当以六君子汤，加牡蛎、白芍，扶胃敛阴，勿因见㾦而踌躇莫进。近时医辈，

都以治痧之法治㾦，不知㾦为太阴风热，斑为阳明火毒，其初见隐隐，固宜清之透之。若已见点粒，即宜解之化之。尚不敢恣意透泄，以虚其内，而恐邪陷莫救也。至白㾦乃气液外泄之候，若既现而再行疏泄透汗，其不致气脱而毙者几希矣。余见知医之辈，不惟青年浅见者，蹈此流弊，即皓首老成者，尚难觑破此关，故并及之，以质诸高明，为是否耶？

伤暑条辨第十八

伤暑解后，胸脘不爽，舌淡不渴，脉缓不饥，此湿去阳伤。宜用六君子去术，加蔻壳、檀香、粳米、姜渣、益智、麦芽等味，扶胃运阳也。

此热势虽解，而阳已受伤，故胸脘不爽，舌淡不渴也。盖脉已和缓，则无热可知，而犹不饥不食，乃胃阳被伤，失运行之机。故用六君子合蔻壳、姜渣、檀香，斡旋坤阳。去白术者，恐致壅滞耳。

伤暑条辨第十九

伤暑初起，恶寒发热，咳逆气喘，此素有痰饮，复挟暑秽。宜用温胆汤，合苏子降气汤，清暑化痰也。

凡有痰饮，阳气必虚，加以暑秽乘袭，则痰动气升，肺失清降，故喘咳并作。用温胆汤以逐饮，苏子以降气，俾痰开气顺，则暑邪不攻自走矣。

伤暑条辨第二十

伤暑发热咳喘，胸肋刺痛，痰中带血，此暑热壅滞，激伤肺络。宜用苇茎汤，加沙参、川贝、新绛、旋覆花、杏仁等味，清肺和络也。

前条暑热动饮，此条暑热动血，故胸肋刺痛，咳痰带血。用苇茎汤，加旋覆、新绛、沙

参、杏仁、川贝，两清手太阴气血也。

伤暑条辨第二十一

伤暑发热头痛，泄泻不止，此肺邪下迫。宜用黄芩汤，加葛根、豆卷、二苓、泽泻等味，清肺利湿也。

发热头痛，邪尚在表，而泄泻频频者，乃肺邪不解，下传大肠。因肺与大肠相为表里，原是一脏一腑也。盖邪既不能外解，势必直趋大肠，而为泻利，即仲景《伤寒》例中三阳合病，协热下利之义。故用黄芩之苦寒清肺，甘芍之甘苦敛脾。其头痛者，加葛根以解表邪，合二苓、豆卷、泽泻分利膀胱也。

伤暑条辨第二十二

伤暑热不解，先泻后痢者，此腑邪传脏，热积气滞。宜用洁古芍药汤，加杏仁、厚朴、山楂等味。若转红者，为病进，更加当归、桃仁、地榆清气和血也。此言表邪已解，而泻渐转痢，是邪既入内，而腑邪传脏，最为凶兆。故用洁古芍药汤，藉芩、连之苦寒，以清湿热，槟木之辛温，以通气滞，合归、芍和血，楂、朴破积。若转红痢，乃气已转血，更加桃仁、地榆，和营止血。所谓和其血，而痢自止，调其气，而后重除焉。

伤暑条辨第二十三

伤暑热不解，脘闷呕恶便泻，舌白罩灰，此胃阳不足，湿浊阻遏。宜用生姜、半夏、厚朴、通草、六一散，通阳泄浊。热甚者，加黄芩、黄连，苦寒清热也。

此言中阳不振，暑秽内结，上呕下泻，胸脘痞闷。例宜生姜、半夏、厚朴辛温通阳，通草、六一淡渗泄浊。但舌白罩灰，发热烦躁，又为热邪内伏，加芩、连，苦寒泄热，俾邪热

解而胃阳复，则湿浊自祛也。

伤暑条辨第二十四

伤暑身有大热，而汗多口渴，舌黄神疲气喘，脉大而虚，此气虚挟暑。宜用清暑益气汤，加熟石膏、鲜荷叶，扶正却邪也。

暑必伤气，故汗多，热则伤津，故口渴，证类白虎。而舌不甚赤，苔带微黄，脉似洪而虚软无力，乃虚中挟暑。非若热传阳明之汗多口渴、舌赤苔黄、脉洪有力者可比。兼之神疲肢倦，气逆烦躁，正《内经》所谓"脉虚身热，得之伤暑"是也。用东垣清暑益气汤者，藉参、芪、术甘补中州，麦冬、五味生津液，合升、葛升阳，苓、泽泄湿，神曲、青皮疏脾气，石膏、黄柏清内热。此为升降疏补，表里上下，一齐分消之意，勿以药味之多而妄为增减，用得其宜，效如桴鼓也。

伤暑条辨第二十五

伤暑身无大热，汗多神疲，嗜卧不食，舌黄溺赤，此暑湿伤阳。宜用清暑益气汤，益气利湿也。

上条虚中挟暑，身热汗多，故升降疏补之中，少杂苦寒，以清内热。此条暑湿伤阳，无热汗多，故不加清凉之味，再损中阳也。

伤暑条辨第二十六

伤暑日多，病仍不解，朝凉暮热，舌黄尖赤，口渴汗多，夜或昏谵，此热伤阴分，邪逗营中。宜用玉女煎，加人参、元参、骨皮、柴胡、荷叶、青蒿、鲜菖蒲等味，育阴清营也。

暑热不解，而致朝凉暮热，此名潮热。状虽如疟，却无寒战，如潮之不愆其期，故名。甚至舌尖赤，而夜则昏谵，乃热伤阴液，邪逗营中，午后则卫气行阴，阴邪用事，所伏余热，乘时而

动。故用玉女煎之石膏、知母清气分，生地、元参滋血分，青蒿、荷叶、柴胡透里邪也。

中暑条辨第一

中暑头胀，恶寒身热，胸腹满闷，欲吐不吐，欲泻不泻，烦闷难安，此暑浊中胃。宜用食盐一撮，童便调服，用指探吐，以宣上焦也。

凡中暑秽，必先入胃，胃气阻遏，升降失宣，致不得吐泻，而烦闷不安，此属闭证，非吐不解。故用食盐一撮，放锅刀上烧红，冲入童便一杯调服，以指探吐。盖吐中即有发散之意也。况食盐、童便性皆咸寒下降，才下咽而随即探吐，使邪仍从上散。吐后稍平，即以栀豉汤，加杏仁、厚朴、扁豆和之。若吐泻不止者，即用藿香正气散，祛秽化邪也。

中暑条辨第二

中暑发热，心下似烦，洋洋欲呕，此暑侵上焦，肺胃不知。宜用苏叶、藿香叶、白蔻壳、人中白等味，宣通肺气也。

古称有声无物谓之呕，有物无声谓之吐。然呕则在脾，吐则在胃。更有轧轧连声似噫气而短促者，谓哕，病亦在胃，即呃逆是也，乃胃败之象。《内经》所谓"土败，则其声哕"也。又轧轧连声似呃逆而缓长者，则谓噫，病在肝，即噫气是也。今邪狂上焦，未尽传胃，而洋洋欲呕，乃肺气不和。故用苏叶、藿香叶、白芷、蔻壳，辛香轻薄，恰到肺位。兼用人中白者，因暑本浊邪，以浊攻浊也。

中暑条辨第三

中暑吐泻并作，吐既止而泻不止者，宜胃苓汤泄之。若泻止而吐不止者，宜黄连温胆汤和之。

既吐且泻，邪已分布，今吐止而泻不止，为上焦既清，而邪趋于下，用五苓以分泄，合平胃以驱湿。若泻止而吐犹未止，乃邪在中焦，用黄连温胆汤。若降辛通，勿使邪结中焦，而成痞胀为要。

中暑条辨第四

中暑吐泻不止，渐致肢厥汗冷，甚而转筋麻木。初起宜六和汤，甚则四逆汤，加吴萸、木瓜、姜汁、炒川连等味，温胃制肝也。

凡暑中在脾，秋发则发疟痢，骤发则为霍乱，今吐泻不止，而致四肢厥逆，汗冷气衰，阳津阴液俱涸，气血营卫皆伤，霎时形肉顿瘪，转筋麻痹，皆气血不能运达四末，急宜大剂峻补中阳，仍兼和荣益气，以冀吐泻止。而肢温汗敛，即是回阳之兆，若再疏泄，则投石下井矣。至于呕吐频频，药难下咽，阴盛于内，阳药拒格，故用四逆汤，加吴萸、木瓜平肝敛液。更用姜汁炒川连三四分，另煎取汁一杯，滴入药内饮之。俾以类相招，不致呕出，此即仲景白通汤中，加人尿、猪胆汁之意也。再按：转筋霍乱，年来屡见，甚至如疫一般，同时并染。虽系人间病象，究亦天时所侵。盖大江以南，地卑气湿，其沿江濒海，雾露潮湿，甚于别处，故湿邪为患，四时多有，山岚瘴气，夏秋益倍。苟其人正气素虚，暑秽湿浊乘虚犯之。必由口鼻直趋中道，勿然胸腹闷痛，烦乱不安，且不得吐泻，此属闭证，宜与探吐。更有胸腹满闷，即时吐泻，甚至频频，而肢冷汗多，形肉顿瘪，且转筋麻木，此属脱证，宜用温补。盖既吐且泻，水谷倾囊，冷汗不止，气液外泄。致身中阳津阴液俱涸，气血营卫皆损，无以荣养筋脉，自然肢节拘挛，麻痹不仁并至矣。此时急宜大补，以附子理中汤温理中阳，合吴萸、木瓜舒筋泄肝，或以为梅安胃丸，去黄柏，倍用参、附，亦对症之良方。余遇是症，每用此汤，屡获奇效，较之四逆理中汤，更为合宜。

中暑条辨第五

中暑吐泻，四肢逆冷，吐蛔者，用为梅安胃丸，肝胃两和也。

按：仲景谓：蛔厥无阳证。又"厥阴篇"云：气上撞心，饥不欲食，食则吐蛔者，亦由中阳大损，厥浊上泛而然，故蛔乃平人皆有。惟胃气调和，不得上涌，且狂不犯厥阴，亦不上出，兹因吐泻已多，四肢厥冷，中焦阳气大伤，厥浊乘虚上泛，故蛔自吐出。凡厥阴为病，必错杂不一，用药亦难纯粹。故用黄连之苦寒降其逆，梅、芍之酸寒制其肝，又合椒、姜之辛辣驱其阴浊，参、归、桂、附之甘温温补真阳也。

中暑条辨第六

中暑吐泻后，汗多肢冷，舌润而黑，并不渴饮，此水极如火。宜用回阳救急汤，驱阴复阳也。

此条全以辨舌为要，不可以舌黑而遽为热极。盖凡黑而焦者，果火极如水，今吐泻之后，汗多肢冷，阴证昭然，况虽黑而润，并不渴饮，的是水极如火。系阴盛既剧，一线之阳，杳杳欲脱，非藉六君子汤补中州，兼姜、附、归、桂，助阳驱阴，其不致危殆者几希矣。

中暑条辨第七

中暑吐泻后，身反热，舌焦赤无苔，口渴不欲食，此邪去阴伤。宜用《金匮》麦门冬汤，加白芍、乌梅、谷芽、荷叶等味，两济其阴也。

吐泻伤阴，故身反热，舌干赤无苔，口渴不欲食，皆胃津大伤，不得化液上升。且胃为阳土，非柔莫济。故用《金匮》麦门冬汤合乌梅、白芍之酸，谷米之甘，化阴和阳也。

中暑条辨第八

中暑之后，舌淡不渴，身痛，脉软，不食，此邪去阳伤。宜用黄芪五物汤，加麦芽、谷芽、木瓜、藿香等味，甘温扶阳也。

上条邪去阴伤，治以甘酸。此条邪去阳伤，主以甘温。况身痛脉软，表阳亦伤。故用黄芪五物，合藿香、益智、麦芽、谷芽，甘温之味，固表扶阳，庶为合例。

中暑条辨第九

中暑恶寒发热，肢节酸疼，头痛颈强，此暑风袭表，防发痉。宜用桂枝、杏仁、黄芪、防风、蒺藜、钩藤、海风藤、桑叶、防己、地龙等味，祛风宣络也。

夏间暑炎，汗多气泄，风邪易袭，以致头痛项强，恶寒发热，骨节不和，乃虚中挟风。故宜桂枝、黄芪固表，防、杏、二藤、地龙、桑叶祛风，俾表和风息，则不致延为痉厥之患。夫痉者，仲景原有刚痉、柔痉之异，犹恐后人虚实难明，故以有汗、无汗为辨。然愚意言之，无汗恶寒发热，头项强痛，手足抽搐，角弓反张，此风自外来，即无汗为刚痉也。更有吐泻之后，或产后血虚，或热极伤津，汗多液亏，而身热口噤，头摇直视，抽搐反张，斯风自内作，即有汗为柔痉也。是则风有内外，病有虚实。外来者，宜散宜清；内作者，宜柔宜补。宜清宜散者，用小续命汤加减；宜柔宜补者，用复脉汤加减。此为治痉之权衡，明理者裁之。

中暑条辨第十

中暑过汗，肢冷脉微，息淹神疲，状如欲脱，小便黄赤，此湿留气脱。宜用归芪建中汤，加赤苓、车前、滑石、萆薢等味，护阳利湿也。

汗多肢冷脉微，神倦，气脱之象已著，但小便黄赤，则湿热内蕴之形昭然。故用归芪建中护阳气，合车前、赤苓、滑石、萆薢清湿热，庶得邪正两清之妙。若一路扶补，则湿热禽盛，慎之可也。

中暑条辨第十一

中暑汗之清之，旬外不解，渐致神迷，默默不知饮食，面反淡，肢反冷，脉微如丝，身僵如死，此邪入厥阴，与血沉混。宜用吴又可三甲散，加柴胡、僵蚕、广郁金、鲜菖蒲、连翘心、元参心、紫雪丹等味，从血透表也。

此邪热入络，与血混淆，非清凉攻泻可解。故宜土炒山甲、醋炒鳖甲、酒浸土鳖虫，俾潜窜入络，以攻隐伏之邪。合柴胡、僵蚕、紫雪丹疏透宣泄，由内达表，用得其宜，可救万一，否则几无法矣。

中热条辨第一

中热卒然昏倒，人事不知，口角流涎，目闭手撒，此热冒心神，阴不上承。宜用大蒜数枚，打烂取汁，和醋灌之，并移置凉处，即苏。宜用洋参、麦冬、莲子、竹叶、鲜菖蒲、远志、黄连、益元散等味，清心安神也。

凡夏暑炎蒸，经营担荷，仆仆长途，赤日停午，暴烈酷逼，卒然昏倒，不知人事，目闭手撒者，此不可即以凉水灌之，恐致热气攻心而死。宜用大蒜数枚，打烂取汁，和醋灌下，再移置凉处，以手掬道上热土，围于脐之四旁，令人溺尿于脐中即苏，苏后宜清心安神，将洋参、麦、莲、菖、远、黄连、竹叶、益元散，服之神清即愈。

中热条辨第二

中热卒倒，语言不清，心神恍惚，此《内经》所谓"煎厥"。宜用天王补心丹，加龙齿、牡蛎，镇神摄阴也。

凡暑热之际，忽然昏倒，语言不清，心神恍惚，状如中风，正《内经》"烦劳则张，精绝辟积于夏，令人煎厥"之谓。宜用补心丹清心，合龙齿、牡蛎镇神，不致内闭、外脱，庶几可望有成。

中热条辨第三

中热脉大，身热，口渴汗多，此热伤元气。宜用人参白虎汤，甘寒养正也。

凡身虽大热，而不恶寒，口渴汗多，脉形洪大，此东垣所谓"脉虚身热，为伤暑"也。用白虎汤之石膏、知母清胃热，参、甘、粳米养胃津，则不致燔灼伤阴矣。

中热条辨第四

中热后，神虽清，而懒言倦卧，朝凉暮热，夜则谵语，此热留胆中，营液被灼。宜用清骨散，加鲜菖蒲、广郁金、益元散等味，清营却热也。

中热之后，倦卧懒言，乃病退之象，但朝凉暮热，夜则谵妄，是余热逗留，营络被灼。故用清骨散，清营却热，兼菖蒲、郁金、益元散，宣窍除邪，庶为合法。

中热条辨第五

中热后，舌绛芒刺，腐点如痱，寐则谵语，醒则神清，此热毒蕴结，营络未清。宜用导赤散，加犀角、绿豆壳、人中白、鲜菖蒲、辰砂、灯草等味，清营解毒也。此条与前条相似，惟兼舌绛腐痱芒刺，乃余热化毒，蕴结心胞。故用导赤散，加犀角、灯草、绿豆壳、人中白、菖蒲、辰砂清心解毒，勿致热毒蔓延，变生腐蚀之累为妙。

中热条辨第六

中热神清，能食便闭，目瞑不寐，而多惊惕，此热留胆络，营卫失度。宜用秫米半夏汤，加羚角、丹皮、姜汁炒枣仁、酒浸郁李仁、猪胆、丹皮、龙齿、蒺藜等味，清胆热而下肝系也。

能食神清，病退之象，溺赤便闭，目瞑惊惕，乃热延胆络，肝系横急。《灵枢》所谓：卫气行阳二十五度，行阴亦二十五度，一日一夜，周于一身。又云：卫气行阳则寤，行阴则寐，乃但行于阳，则阳跷盛，而不得入于阴，则阴气衰。故寤而不寐，目瞑惊惕不宁，因胆热肝横，胃失冲和，营卫失度。仿《内经》秫米半夏，和胃气之升降，枣仁、郁李、龙齿下肝系以镇惊，羚角、猪胆、丹皮清胆热，而泄火风为妙。

中热条辨第七

中热汗大泄，口大渴，身大热，气喘神倦，脉虚且大，并不鼓指，此热伤气分，阴不恋阳。

宜用人参、黄芪、白术、麦冬、五味、地骨皮、甘草、生地、牡蛎、白芍等味，甘温除热也。

汗多口渴，身热气喘，神倦脉大，既非外感之形，又无内伤之象，显系热伤气分，阴乏恋交，阳遂上冒。仿东垣甘温能除大热，故用人参、黄芪、白术、甘草甘温益气，生地、牡蛎、五味、白芍咸寒固阴，俾阴交固，而大命回于顷刻焉。

中热条辨第八

中热汗大出，口大渴，心中恶热，肢冷脉微，神疲倦卧，时或烦躁，此因热伤阳，阴失交恋，气脱之候将至。宜用十四味大建中汤，护阳摄阴也。

上条脱证未现，此条脱形既著。故肢冷脉微，若更烦躁，是立危矣。故用十全大补加附子、麦冬、苁蓉，阴阳并补，庶几枢纽复续，而转危为安也。

六因条辨卷中

崇明陆廷珍子贤氏著　绍兴裘诗新韵初重校

伏暑辨论

尝观医书林立，并无"伏暑"之名，惟已任编，有秋时晚发，以"感证之法治之"一语，因著伏暑之称。盖人于盛暑之际，汗泄气疏，百节弛张，设或有隙，邪乘虚入。《内经》所谓：至虚之处，便是容邪之处也。又云：春伤于风，夏必飧泄；夏伤于暑，秋必发疟；秋伤于燥，冬生咳嗽；冬伤于寒，春必病温。可知四时伏气，皆能为病，即伏寒、伏风、伏燥，皆可与伏暑立名主病，故春温为冬令之伏寒，肠风为春令之伏风，疟痢为夏间之伏暑，咳嗽为秋天之伏燥，以类而推，古人治病立法，良有以也。惜后人习焉不察，漫不关心耳。余若心斯道，廿载虚名，何敢妄为议论？特前贤既启其端，后人未穷其旨，聊为引仲，以备葑菲之遗。庶可测伏暑之有由名，且不但可测伏暑之有由名，更可测伏暑之有由病，而有由治焉矣。

伏暑条辨第一

伏暑秋发，头痛无汗，恶寒发热，身痛，胸腹满闷，或吐或泻，此新感外邪，引动伏暑。宜用香薷饮，合正气散，表里两和也。

此伏暑之提纲，凡夏间伏暑，因遇秋令姜怆之寒，袭于腠理，致内邪亦为引动。故无汗头痛身疼，发热恶寒，系新感之见证，病尚在表，胸腹满闷，吐泻交作，系伏暑之发动，病涉之里。大凡看法，须辨明新感与伏邪，何有可无，孰轻孰重。故用香薷饮合正气散者。藉香薷、藿香、苏叶、芷、桔之苦辛走表，而散新邪，夏、朴、陈皮、大腹、神曲之辛温理中，而疏伏邪，则内外通彻，邪自疏泄矣。

伏暑条辨第二

伏暑微恶寒，发热，呕恶，泄泻，脘闷舌白，此伏邪内动。宜用藿香正气散，疏滞利湿也。

此发明伏邪之异于新邪，既无头痛身疼，则表邪甚微，而恶寒发热，脘闷吐泻，为伏邪发动，并无新邪勾引也明矣。非藉藿、朴、苏叶、白芷、陈、腹、夏、曲，以祛秽疏泄，则恐邪无泄越，蔓延传变焉。

伏暑条辨第三

伏暑热不解，咳逆欲呕，烦闷泄泻，此伏邪弥漫三焦。宜用苏子降气汤，合六一散加通草、赤苓等味，通泄三焦也。

此言热不解，而伏邪传变，逗留肺胃，则咳而欲呕，盘踞中焦，则脘闷不舒。奔迫下趋，则泄泻无度，是邪既弥漫三焦，上下交争。故用苏子降气宣肺胃，六一、通、苓分水道，则上下三焦，得一齐通泄，不致留邪变患为妙。

伏暑条辨第四

伏暑热渐甚，咳逆不眠，胸胁刺痛，痰多

舌白，此痰滞肺络，肺气失降。宜用旋覆花、新绛、枳壳、桔梗、桑皮、薏仁、苏子、降香、枇杷叶、芦根、滑石等味，降气通络也。

上条热不解，而传布三焦，此条热不解，而邪与痰洭，阻滞肺络。若不通调，恐致痿痹缠绵。故用《金匮》旋覆花汤，藉新绛、青葱，一通气分，二通血络，再兼枳、桔、桑皮、苏子、降香，开肺降气，苡仁、枇杷叶、芦根、滑石甘淡之味，清热泄湿也。

伏暑条辨第五

伏暑发热，喘不得卧，痰嘶胸板，此暑滞肺络。宜用葶苈大枣汤，合六一散、枇杷叶等味，彻清肺饮也。

上条胁痛痰多而咳，此条胸板痰嘶而喘，病甚深于咳矣。虽喘有虚、实之分，治有肺肾之异，今由伏暴内发，身热胸板痰嘶，其候舌必黄腻，脉必滑数，溺必黄赤，体必丰盛，斯为肺实。故宜葶苈苦寒以泄肺热，然古人犹恐损胃，合大枣之甘以缓之。得渐驯以除上焦之饮。凡用葶苈而不用大枣者，未识仲景之心法也。再兼六一、枇杷叶，清气利湿也。

伏暑条辨第六

伏暑恶寒发热，乍有乍无，或轻或重，如疟非疟，舌白脉大，此暑必挟湿，熏蒸黏腻之邪，伏于肺胃。宜用温胆汤，加杏仁、通草、青蒿、黄芩等味，通胃泄邪也。

凡伏暑湿，亦有轻、重之分。其重者，势难延缓，乘时窍发；其轻者，直至露冷气肃，金飚飒爽，阳气渐收，腠理渐闭。所伏之邪，遂无隙可容，然后发出，其见症如疟非疟，或有微寒，或单发热，但无六经之可辨，无表里之可分。其舌白，其脉大者，正虚湿盛也明矣。若不从中驱泄，必致变成疟患，故用温胆汤通胃腑，加杏仁、通草清肺泄湿，黄芩、青蒿清

气泄肝，则邪可尽解也。

伏暑条辨第七

伏暑热甚，烦躁昏谵，至夜里甚，舌燥脉数，此邪传入里。宜用沙参、甜杏仁、花粉、川贝、桑叶、细生地、鲜菖蒲、连翘、益元散等味，两清营卫也。

此言伏邪不解，渐化为热也。烦躁昏谵，夜则尤甚，乃由卫入营，从阳转阴。故舌必渐燥，脉必渐数，邪既入里，徒清表分，无益于事，惟用沙参、杏仁、川贝、花粉、生地、桑叶、连翘、菖蒲、益元散清气凉血，不致传陷入血，可免昏痉之变。

伏暑条辨第八

伏暑烦热，舌赤神昏谵妄，此邪已入营。宜用玉女煎，加羚角、元参、沙参、鲜石斛、鲜菖蒲、牛黄丸等味，清营透邪也。

上条将欲传营，此条已传营分，故热而烦乱，舌赤昏谵，非用玉女煎之生地、石膏、知母、麦冬、沙参、元参、菖蒲、郁金、牛黄丸清营透邪，必致热陷入血，而成痉厥之险焉。

伏暑条辨第九

伏暑舌焦，尖绛昏谵，妄笑脉促，斑紫，肢体振颤，此邪已入血，热动风生。宜用犀角地黄汤，加元参心、连翘心、鲜石斛、鲜菖蒲、紫草、竹叶、至宝丹等味，凉血化邪也。

凡营热不解，必致入血，舌黑尖绛，斑紫昏谵，血热已极，热极则阴损阳亢，风由振动，故肢体颤摇，将欲变痉。必用犀角、生地、丹皮、赤芍、紫草凉血清热，合连翘、元参、菖蒲、石斛化斑养津，兼竹叶、至宝清心镇神不致痉厥，便为佳兆。

伏暑条辨第十

伏暑妇女，舌绛口渴，脉数而涩，经水适来适断，寒热如疟，昼则明了，夜则谵语，此热入血室。宜用小柴胡汤，加山楂、归尾、赤芍、桃仁、丹皮等味，破血透邪也。

凡热入血室，《金匮》论之最详。血室者，即血海也，本属冲脉，隶于阳明。《内经》所谓：冲为血海，任主胞胎。又谓：冲脉起于中极底，循少腹，上至胸中而散；任脉亦起于中极底，循毛际绕阴器，入少腹，上环口唇，荣于髭须。故妇女无须者，以任脉之血下泄，不能上荣于口唇也。督脉亦由中极，挟腰循脊，上至巅顶，此冲、督、任三脉，皆会于下极，而分行于背腹。故督脉行于身之背，任脉行于身之腹，冲脉行于背腹之中。其天癸盈余，诸路之血，皆贮于血海。而能蓄泄有常者，以任脉为之担任，督脉为之总督，带脉为之收束。更有阳维、阴维，维持阴阳于身之前后；阳跷阴跷，跷健机关于身之左右。故能蓄则有度，泄则有期，与月盈亏，循序流行，不失其常，谓之为经。若血海无权，任督失司，则或崩漏无休，或蓄结不行，至于血之蓄泄，或寒或热，皆能为患。故伤寒蓄血，六经皆有，不独膀胱与胸腹间也。盖凡风、寒、暑、湿之来，必先阳经，而后他传。阳经者，在表在卫、在气，渐传于血。故妇女之病，有值经水适来，病发适断者，因热与血洹，反不得行也。如太阳初起之头痛发热，恶寒无汗，便有鼻衄、肌衄，此太阳经之邪干血分也。宜以开泄透汗，不可因见血而遽用寒凉，反成血结胸等证。若少腹硬痛，小便自利，大便黑色，身热烦躁，谵语如狂，此太阳腑病，而蓄血膀胱也。仲景先师恐后人误认热结膀胱，故以小便不利者为热结，小便自利者为蓄血。例用桃仁承气汤，一解太阳，一破瘀血。又阳明初起之目痛鼻干，不得卧，而致鼻衄吐血，此阳明经之邪干血分也，宜以两清气血，不可因汗少而更大发之。如少腹硬痛，小便自利，上为结胸，或吐血，下为腹痛，或便血，身热犯妄，状如神附，此阳明腑病，而蓄血冲脉也。宜用犀角地黄汤，一清阳明，一祛瘀血。又少阳之额痛胁痛，寒热耳聋，呕苦，而致鼻衄咳血，此少阳经之邪干血分也，宜以小柴胡汤，清泄胆络，不可因见血而妄投滋腻。如有少腹痛，小便自利，大便黑色，昼则明了，夜则谵语，寒热如疟，此少阳腑病，而蓄血肝络也，宜用陶氏小柴胡汤，加生地、归尾、桃仁、山楂、丹皮，一清少阳，一破瘀血。以上皆论三阳经之经病腑病，蓄血见证也。至热邪传入三阴，则少阴心主血，太阴脾统血，厥阴肝藏血，邪既入血，则热与血凝，势难清化，必致舌绛神昏，昼明夜剧，状如邪祟。宜用犀角地黄汤，加郁金、菖蒲；甚则腹痛便黑，仲景用抵当汤，以攻热破瘀，庶几可以两解矣。然此症不特妇女，即男子亦有诸。至于治法，大约相等，以蓄血一症，概用小柴胡加破血之品，如或不应，视为无法，竟置束手，医者咎焉，愿有鉴于是者。余于道光十九年春，有舵工张姓者，自三月间温病愈后，饮食如常，惟腰间作痛，始疑病后肾虚，投以补肾，其痛益甚。转邀外科，认为肾俞发，而投阳和汤数剂，病仍不减，且无肿形，其痛每甚于午后，剧于戌亥，呼号不绝，直至天明，其痛若失。一月以来，无所不至，而痛仍不减。彼时阅喻氏《医门法津》，至《寓意草》中有"病腰痛，将成偻废"一案。嘉言谓：热邪逗留太阳经脉，与血凝滞，结于腰间，即用桃仁承气数服而安。读之恍然大悟，如法投治，果获痛愈。此太阳经，血结之一证也。后有外甥范姓者，湿温病后，亦腰痛异常，曾服补肾不应，余即用安桂、桃仁、山甲、归须、旋覆、新绛等味，二剂顿愈。此可见为医者，必旁搜博采，以广见闻，则勿贻管窥之诮矣。

伏暑条辨第十一

伏暑但热无寒，一日一发，口干舌赤，汗

多脉数，此名瘅疟。宜用玉女煎，加沙参、竹叶等味，甘凉养阴也。

此《内经》所谓：阴气先伤，阳气独发，但热无寒，是名瘅疟。喻嘉言主以甘凉养阴一法，深造仲景之堂矣。

伏暑条辨第十二

伏暑微寒多热，头痛身疼，烦冤欲呕，此名温疟。宜用桂枝白虎汤，加杏仁、厚朴等味，清肺透邪也。

此《内经》所谓：寒少热多，烦冤欲呕，骨节疼痛，是名温疟。宜用石膏、知母清肺胃，甘草、粳米养胃津，加桂枝引肺邪以达皮毛。其本方下自注云：一剂知，二剂已。由此推之，仲景原有白虎加桂枝以止温疟，至景岳加葛根，则名葛根白虎，加柴胡则名柴胡白虎，以治阳明、少阳二经之疟，亦深得仲景心法也。

伏暑条辨第十三

伏暑但寒无热，一日一发，汗令舌白，脉虚溺赤，此名牝疟。宜用桂枝汤合柴胡汤，扶阳止疟也。

凡疟来但寒无热，汗冷舌白，阳虚之象昭然，故名牝疟。牝者，阴之谓也。其用桂枝汤以护阳，柴胡汤以止疟，亦得仲景之妙义焉。

伏暑条辨第十四

伏暑先寒后热，汗出则解，逾时再寒，舌白脉弦，此名阴疟。宜用小柴胡汤，加草果、知母、乌梅、杏仁、蜀漆等味，两清太阴少阳也。

凡疟来先寒战而后发热者，因阴与阳争，阴胜则寒，阳与阴争，阳胜则热。令逾时而再寒者，其阴邪未泄，阳气未和，且舌白脉弦，乃阴盛之状，亦名阴疟。宜用柴胡、黄芩泄少

阳，合半夏、甘草、草果、乌梅、知母、蜀漆温太阴，俾少阳、太阴之邪两清，则疟自止矣。

伏暑条辨第十五

伏暑成疟，每日一发，过一日，则迟一时，十二经络循环无休，此名鬼疟。宜用桂枝汤合柴胡汤，加龙骨、牡蛎扶正却邪也。

此言疟发，过一日，则迟一时，转辗循环，无有休息，斯邪不在脏腑，而在经络。故其发必由营卫循行，周流不息。而名鬼疟者，以日迟一时，刻无参差，如有神附故也。宜用桂枝汤合柴胡汤，护阳泄邪，仍兼龙骨、牡蛎，镇神却邪，毋使邪盛正虚，而迁延岁月也。

伏暑条辨第十六

伏暑疟发间日，或早或晚，脘胀脉弦，舌淡便溏，此太阴疟也。宜用清脾饮，加鳖甲、青蒿、神曲等味，温脾理邪也。

凡疟邪之来，必由四末以扰中宫，发虽间日，脘胀脉弦，舌淡便溏。是脾阳大伤，木乘所胜，将延肿满。故用白术、厚朴、半夏、茯苓、陈皮、神曲、草果温太阴，兼柴胡、青皮、鳖甲清厥阴也。

伏暑条辨第十七

伏暑三日一疟，或临夜分，面黄食减，腹膨便溏，脉弦，此厥阴疟也。宜用吴又可三甲散合清脾饮，理脾疏肝也。

疟已成三，更值暮夜，是邪伏三阴，最为深邃，虽属肝邪，久必伤脾。若见面黄食减，腹胀便溏，乃脾受其所不胜，而正气伤也。若不扶脾，必滋胀满，故用清脾饮理脾疏肝，合吴氏三甲散，以搜逐隐伏之邪，则脾元渐复，肝邪渐泄，疟不攻自止矣。

伏暑条辨第十八

伏暑疟久缠绵，邪无出路，肋下结痞，此名疟母。宜用鳖甲饮子、鳖甲煎丸，消痞治疟也。

此言疟邪，深伏厥阴，结痞肋下，是为疟母，以肋乃少阳胆经所历之处，疟邪初犯，必由少阳渐传厥阴，久必入络，遂与痰气交凝，凝聚成形。非用鳖甲、土鳖虫、僵蚕、山甲之飞升走降，贯窜经络，则恐不能搜剔幽隐，升泄潜踞。又兼柴胡、川芎、归须、射干、桃仁，为升降疏泄。四法具备，则邪无可容，势必越出耳。以上诸条，都因伏暑而成，故兼收之。学者当更以疟症门，兼参之可也。

伏暑条辨第十九

伏暑痢积，色白腹痛，里急后重，舌白呕恶，此邪伏脾胃。宜用藿香正气散，加山楂、木香、槟榔、车前等味，理脾逐湿也。

凡暑伏膜原，外感客邪而发者，名为疟症，内伤生冷而成者，名为痢疾。先贤所谓：暑邪在脾，不疟则痢，不痢则疟。今痢下白积，而兼腹痛，舌白呕恶，乃冷湿伤脾。虽有里急后重，先宜理气分消。故用正气散，加山楂、木香、槟榔、车前温脾理湿，分利膀胱，使不酿延血分，而转成赤痢焉。

伏暑条辨第二十

伏暑痢积，色赤腹痛，里急后重，此由气伤血。宜用洁古芍药汤，调气和血也。

上条痢下白积，专伤气分，只宜理气，此条痢已转赤，伤及血分，非但理气可效。故用洁古芍药汤，藉芩、连苦寒清里热，槟、木辛温通气滞，归、芍、桃仁和营止血，大黄、肉桂温通积滞。所谓和其血，而痢自止，调其气，而后重除焉。再按：痢者，古称滞下，又名肠

澼。都由夏秋之间，暑湿伤脾，阻遏气机，蒸逼蕴酿，而致气不宣化，邪无出路，奔迫大腑，而黏结滞下也。故初起便兼肠脂浊垢交结而下，不拘赤白，总有里急后重腹痛下垂之患。然腹痛之中，务要辨明虚实，其痛随便减者为实，宜通之。如痛不随便减者为虚，宜补之。里急之状，亦有虚实，以欲痢之时，腹先如垂，故名里急。其急随痢减者为实，宜疏通为主。如急不随痢减者为虚，宜固补为先。后重之状，亦有虚实，以痢后不爽，肛门如坠，故名后重。其实者因邪火窘迫，宜苦寒以清之。如虚者以液枯气陷，宜甘温以补之。学者当于气血虚实之间，谛审其的，温清补泻之法，用得其宜，灵机活泼，在乎其人耳。

伏暑条辨第二十一

伏暑痢兼赤白，腹痛窘迫，闻谷欲呕，此名噤口。宜用生姜泻心汤，加石莲肉、乌梅、白芍等味，苦辛泄降也。

凡痢称噤口，最为险候，俗言吃勿死的泻痢信然也。然亦有虚、实之分，如痢色清淡，口不甚渴，舌白脉软，身无大热，而食入呕恶，此属虚寒。宜用泻心汤之姜、连苦辛通降，参、草甘温养胃，加梅、芍酸收制肝，石莲苦寒坚阴，且得苦辛甘酸之味，而无拒格之患。若痢色浓秽，舌黄口渴，脉滑或数，发热痛甚，而闻谷欲呕。此属实热，宜用芩、连苦寒以降其逆，白芍、秦皮以和其肝，山楂、厚朴以疏其滞，大黄、芒硝以攻其积，车前、赤苓以分水道，则积滞祛，而邪火退，其痢自止。

伏暑条辨第二十二

伏暑痢兼五色，腹痛里急，不食神疲脉弦，此名五色痢。宜用东垣补中益气汤，加禹粮石、白芍、茯苓、泽泻等味，升清泄浊也。

凡痢兼五色，病涉五脏矣。而食减脉弦，

胃虚之象益著。故用补中益气汤，以升清阳，加茯苓、泽泻以降湿浊，禹粮石以止泻痢，使阳升阴降，而痢可止焉。

伏暑条辨第二十三

伏暑痢赤转白，渐变为泻，此脏邪转腑。宜用真人养脏汤，温涩止痢也。痢赤转白，又变为泻，此由脏转腑，从重转轻，将愈之兆，并无积滞，故用真人养脏汤，涩肠止泻，斯为的当。

伏暑条辨第二十四

伏暑痢久不止，肛脱腹垂，腰酸足痿，食入作胀，此脾肾两伤，气虚下陷。宜用景岳补阴益气煎，加杜仲、菟丝等味，升阳摄阴也。

痢虽脾病，久必伤肾，今肛垂、腰酸、足痿，食入作胀，系肾虚不摄，脾亏不运。若不两顾，病难向愈。故用景岳补阴益气煎之，参、芪、术甘以健脾，熟地、山药、归身、杜仲以补肾，兼升麻、柴胡以升清阳之气，俾阳升阴摄，而痢自止矣。

伏暑条辨第二十五

伏暑痢久，或止或作，色杂不一，面黄腹胀，此名休息痢。宜用缪仲淳脾肾双补丸，兼补二天也。

痢久面黄腹胀，已见脾虚之象。若仍或作或止，不特脾虚气陷，肾脏亦少摄纳之权，非用仲淳之脾肾双补丸，兼补先后二天，则脾肾日亏，痢无已时也。

伏暑条辨第二十六

伏暑痢赤，身热口渴，腹痛窘迫，肛门如火，脉数弦滑，此湿火奔迫，宜用白头翁汤，苦味坚阴也。

此条热迫下注，邪火消烁，故腹痛下坠，窘迫无度，常如里急之状，且肛门如烙，而身热口渴，脉得滑数。若非白头翁汤之苦以坚阴，寒以清热，则痢必不止。如热甚者，再加大黄以涤之。若热不甚，而脉虚数，舌干少津，咽燥口干，乃阴虚火炽，宜用黄连阿胶汤，养阴清热为要。

伏暑条辨第二十七

伏暑痢色如冻，杂以水谷，肛垂里急，随食随痢，完谷不化，此直肠痢也。宜用赤石脂、禹粮石、炮姜、粳米，共研粉调服，兼补中益气汤，堵截阳明也。

凡痢初起，必先伤脾，而后及肾。故古人治痢，虽先辨明暑湿之在气在血，而后施治，必以脾、肾两脏为主。今痢色如冻，而杂有水谷，虚寒之状已著，更兼肛垂里急，完谷不化，此脾肾失固，关闸已撤，的是直肠之险。《内经》云：肾者胃之关也，开窍于二阴。肾真失固，则胃关不守，致食入于胃，不及腐化而仍完谷。若非砥柱中流，截堵闸道，则痢何以休？仿仲景少队下痢之桃花汤，合禹粮石，涩肠堵胃，毋使直下。庶得运化如常，而出纳有度，再兼补中益气以扶土升阳，得清气上升。庶善会《内经》"浊气在上，则生䐜胀，清气在下，则生飧泄"之旨矣。再按：仲景论泻痢，有寒而下利清谷者，因釜中无火，不能熟腐五谷，固属虚寒。又有热甚而亦完谷不化者，虽云邪热不杀谷，据愚意言之，究系胃关失守，摄纳无权。余所阅是证，秘系身热口干，舌赤少津，脉数无力，虚热者居多。大抵阴亏阳动，化生内风，纵横扰乱，清浊混淆，总属虚象，并非邪热。故每用胃关煎加赤石禹粮，以固涩之，往往收功。更有肢冷脉虚，面惨舌淡，此属虚寒，用桃花汤，加人参、附子以温补之。亦可奏效，要之完谷直肠之病，虽有阴阳寒热之分，然寒固属虚,热亦不外乎虚也。若云邪热不杀谷,数廿年阅历以来,未可准信,故辨及之。以俟明眼定裁。

伏暑条辨第二十八

伏暑痢下赤白,奔迫无度,痛随痢减,舌黄脉紧,此寒凝气滞。宜用当归、白芍、黄连、木香、山楂、厚朴、大黄、附子等味,温通理气也。

上条言热,此条言寒,且痛随痢减,奔迫后重,日夜无度,脉紧舌黄,乃寒湿黏滞,蕴蒸阻遏,而致肠胃失宣也。考《内经》五脏者,主藏而不泄,六腑者,主通而不滞。此大肠与胃,皆手足阳明之腑,又为水谷之海,主传导化物者也。盖因寒湿蕴酿,气道阻遏,致腹痛里急,数圊不爽。例宜宣通疏化,使气极运则湿浊走,而病可霍然矣。再按:古人谓暴崩暴痢,宜温宜补,久崩久痢,宜清宜通,要非暴崩暴痢,总宜温补,久崩久痢,总宜清通。究在临证时,细心谤审,随证用药,不可执一。即下痢一证,固宜疏通,然有寒通、温通之异。如脉症属热属实,原以苦寒通利。若脉症属寒属虚,又宜甘温固补。倘寒中挟实,仿附子大黄汤,温而且通。若热而兼虚,仿黄连阿胶汤,清而且补。如虚中挟积,仿人参芍药汤,通而且补。若虚中挟滞,仿景岳通解散,清疏带补。以上诸条,苟能参互考订,潜心玩味,庶无胶柱鼓瑟,涉海问津之患矣。近世以"积滞"二字,为痢症之通称,余意积者属实,由无形而酿为有形。滞者属虚,本运气而凝为滞气,要不可以积滞二字,混称为实,故并及之。以质诸高明,为是为否,当有能辨之者。

秋燥辨论

尝观《内经》《金匮》,及后贤诸书,所论六淫之病,因于四时。故冬有伤寒,春有温症,夏有暑湿,惟秋令燥气,则并未论及。迨喻嘉言先生,著有秋燥一症,诚为另开手眼。然仲景先师,非无卓识而遗漏也。其散见诸条之内者,如《金匮》但热无寒之瘅疟,寒少热多之温疟,及《内经》脾瘅消渴,而为风发,伤寒烧针发狂,而为风温。皆用甘凉濡润、清肃肺胃等法,非燥火而何。余三十余年,阅历以来,留心斯症,都因秋令太温,两泽愆期,风阳化燥,鼓荡寰宇,以致消烁之势,乘虚袭肺,肺失清肃。则洒洒恶寒,翕翕发热,鼻鸣干燥,咳逆衄血,舌赤齿枯,诸症丛生。盖犯是症者,必由禀赋阴亏,亢阳偏盛,或形瘦身长,或色苍少泽。禀乎木火之质者,比比皆然。是则水流湿,火就燥,以类相招,其感甚易。况阳有余,便是火,火必从燥,先伤肺金。故每现之症,多是肺热为幻,喻嘉言所著清燥汤,但取甘寒养阴,辛凉清肺,真对症之良方,济世之慈航焉。

秋燥条辨第一

秋燥初起,头胀无汗,洒洒恶寒,翕翕发热,鼻鸣干燥,舌白少津,此燥热伤气,邪尚在表。宜用蒌皮、沙参、甜杏、桔梗、桑叶、连翘、郁金、薄荷、鲜荷叶、枇杷叶、西瓜翠衣等味,辛凉透解也。

此条乃燥症之提纲,凡秋燥之来,必由秋阳太暴,致阳气化风,风又化燥,燥必化火,先伤肺金。苟其人真阴不足,木火偏燃,不觉类从就燥。其初起也,先袭皮毛,后乃入肺,故必洒洒恶寒,翕翕发热,鼻干息鸣,所见无非燥热之状。然此症不与伤寒同例,亦与温热迥异。切不可辛温升阳,而助其燥气,又不可过于寒凉,而遏其肺气。故宜沙参、甜杏、连翘、桔梗清肺热,合郁金、薄荷、荷叶、枇杷叶疏腠理。俾肺得清肃,而燥化自清,不致蔓延为幻。

秋燥条辨第二

秋燥汗出，不恶寒，而但发热，咳痰不爽，鼻衄口干，舌白转黄，此邪热伤肺。宜用沙参、花粉、地骨皮、知母、甜杏、玉竹、元参、甘草、连翘、枇杷叶、西瓜翠衣等味，清肺泄热也。

上条无汗恶寒，例宜透解，此条汗出不恶寒，而但发热，乃邪不肯解而渐传乎肺。故咳痰舌黄，鼻衄已现，热逼肺营之状，必用沙参、花粉、骨皮、杏仁、知母、玉竹、元参、连翘清肺金而解热邪也。

秋燥条辨第三

秋燥热不解，舌赤黄燥，呛咳胸痛，朝凉暮热，此肺热传营。宜用沙参、麦冬、鲜石斛、鲜生地、桑叶、甜杏、川贝、花粉、连翘等味，清营却热也。

此言热不解，而舌赤心黄少津，是邪渐入营，肺犹未清，故呛咳胸痛，朝凉暮热，入络之形已著。不得不藉沙参、麦冬、斛地、杏贝、花粉、连翘两清气血也。

秋燥条辨第四

秋燥烦热口渴，舌赤无苔，夜则热甚，咳唾痰血，此热伤肺络。宜用喻氏清燥汤，育阴清热也。

此条热既入络，伤及气血，故烦热夜甚，口渴舌赤，咳痰带血。若非喻氏清燥汤中之沙参、麦冬、甜杏、川贝、桑叶、石膏清气分，兼生地、阿胶滋血液，则恐邪难泄越，而滋蔓难圆焉。

秋燥条辨第五

秋燥经旬不解，舌绛焦黑，神昏谵妄，斑疹累累，此热入血分。宜用犀角地黄汤，加鲜石斛、元参心、连翘心、鲜菖蒲、青竹叶、牛黄丸等味，清络宣窍也。此条营热不解，必致入血，舌绛焦黑，昏谵烦乱，斑疹俱现，此血热甚也。故用犀角、生地、丹皮、赤芍、元参、连翘，皆凉血清热之品，又兼菖蒲、竹叶、牛黄丸，芳香宣窍逐秽也。

秋燥条辨第六

秋燥舌黑，昏谵妄笑，斑色紫黑，便闭腹胀，频转矢气，此热结在腑。宜用生首乌、鲜生地、鲜石斛、大黄、元明粉、甘草等味逐邪养正也。

上条热入血分，而用凉血清热。此条血热不解，瘀结在腑，其舌黑，昏谵虽同，但少腹胀而便闭，转矢气者，断非清凉可解。故用首乌、生地、石斛、甘草保养真阴，兼大黄、元明粉攻涤热邪，既不伤正又能逐邪，庶为两全。

秋燥条辨第七

秋燥犯肺，其人素有咳血，更加身热头汗，舌赤脉数，呛咳益剧，此热逼动血。宜用苇茎汤，加西瓜翠衣、杏仁、川贝、鲜荷叶、沙参、地骨皮等味，两清太阴气血也。

素有咳血，肺气已伤，加以身热头汗，舌赤，脉数，呛咳，是外来之燥火，消烁肺金而致动血。故用苇茎、桃仁、冬瓜仁、薏仁、杏仁、川贝、沙参、西瓜翠衣、地骨皮清肺通络，如再不止，以清燥汤育阴清金，方为妥帖。

秋燥条辨第八

秋燥犯肺，其人阴分素亏，加以身热汗多气喘，脉洪无力，此燥火刑金。宜用玉女煎加地骨皮、百合、麦冬、五味、西洋参等味，清金滋水也。

此言素禀阴亏，木火易炎，更加身热汗多，气喘脉洪，燥热之状甚炽。故用玉女煎滋养肾阴，又清肺热。俾肺得清肃，而能生水，水得滋养，而能制火焉。

秋燥条辨第九

秋燥汗出不解，口大渴，日晡发热，清晨则凉，状虽如疟，而无寒战，此瘅疟也。宜用西参、生地、麦冬、石膏、知母、花粉、青蒿、甘草、粳米等味，甘寒养阴也。

按：《金匮》云：阴气先伤，阳气独发，但热无寒，是名瘅疟。主以饮食消息之，而并未注方。至喻嘉言，悟出甘凉濡润，以养胃阴之义，与饮食消息之意恰合。故用人参白虎汤甘寒养正，又佐花粉、青蒿清金泄木，为法中之法焉。

秋燥条辨第十

秋燥汗多不解，每临午后，寒微热甚，烦闷欲呕，舌赤脉洪，此温疟也。宜用桂枝白虎汤加杏仁、厚朴，呕则加半夏、茯苓等味，两清表里也。

按：《金匮》云：微寒多热，烦闷欲呕，骨节疼痛，是名温疟。用桂枝白虎汤，其方下自注云：一剂知，二剂已。盖言汗多则表邪既微，故寒少，烦呕，则内燥已甚，故热多，是病在肺之表里。用白虎以清内热，合桂枝引邪出表，加杏、朴疏通内滞，半夏变和阴阳。所谓一剂知，则已知其确中病情；二剂已，则病必霍然矣。

秋燥条辨第十一

秋燥日久不解，误补邪留，消烁肺金，咳痰浓浊，甚唾脓血，胸间板痛，此肺痿也。宜用苇茎汤，加瓜蒌、杏仁、桑皮、桔梗、百合、川贝等味，清肺祛浊也。

凡燥热之症，重则果易辨明，轻则淹淹发热，喉燥咳逆。若语认阴虚而投滋补，则邪无出路，逗留肺内，炎炎熏灼。肺阴日损，以致咳唾浊痰，断出脓血，与肺痈似是而非，故《金匮》称为肺痿。盖痈则属实，痿则属虚，故用苇茎汤，合瓜蒌、杏、贝、桑、桔、百合，宣通肺气，以化其瘀腐败浊。俾肺热得清，呼吸无阻，而病可渐瘳也。

冬温温毒辨论

尝考轩岐《灵》《素》，及仲景《伤寒杂病》《金匮玉函》诸书，有伤寒而无冬温。迨南医辈出，始著其名，其症之由，皆因冬令温燠，阳失潜藏，甚至冰霜不见，桃李舒葩，而乾坤之气，遂有辟而无阖矣。人生一小天地，天地既有辟而无阖，则人身之气化亦有泄而无藏矣。是故冬应寒而反温者，即为恒燠之咎征，人或正气有亏，则邪尤易感，以致头痛无汗，发热恶寒，与伤寒仿佛，但口渴脉数，鼻干气燥，则与伤寒有异。甚则为痧、为斑、为痘，皆此类也。更有阴亏阳亢之体，阴气暴绝，阳邪独发。初起便目赤齿枯，舌绛口渴，斑如锦纹，神昏咽痛，脉弦数促，此名温毒，即《伤寒》例中阳毒症也。较诸冬温更上一层，为感症中之最险者。故名为毒，而惟幼稚为甚者。盖以体属纯阳，阳与阳合，以类相招，其感尤速。凡遇此症。即宜辛凉清解，甘寒养阴，佐以解毒，可免万一。若再温表，犹抱薪救火，定遭热毙。故大江以南，地卑气湿，潮湿雾露皆能致病，况冬失其令，尚易感温，其真伤寒者。廿无一二，间有证类太阳，而头痛身疼，发热恶寒，只须辛凉清解，得汗即愈，究因地暖气疏，易感易散，非若此方地寒气刚，可概以真伤寒法治之也。

冬温条辨第一

冬温初起，头痛无汗，恶寒发热，口渴鼻

干脉数，此温邪在表。宜用薄荷、大力、荆芥、连翘、桑叶、淡豉、蒌皮、杏仁、葛根、枇杷叶等味，辛凉汗解也。

无汗头痛，恶寒发热，原与伤寒无异，但口渴鼻干，脉数气燥，则有不同。盖伤寒邪在于表，理宜温散，冬温邪伏于内，理宜清泄。非用薄荷、荆芥、桑叶、淡豉、葛根苦辛泄表，连翘、蒌皮、杏仁、枇杷叶辛凉清内，则不能表里两清，必致传变无穷矣。

冬温条辨第二

冬温汗出，头虽不痛，热仍未解，而咳嗽口渴舌燥，此邪不汗解，渐传气分。宜用桑叶、沙参、甜杏、象贝、连翘、桔梗、蒌皮、甘草、大力、枇杷叶等味，清气透邪也。

上条无汗头痛，邪尚在表，理宜开泄，此条汗出热不解，是表邪已散，而犹口渴舌燥咳嗽，乃邪不汗解，渐传气分。故用桑叶、沙参、杏仁、象贝、连翘、蒌皮、桔梗轻苦微辛，但清气分，仍从表解也。

冬温条辨第三

冬温汗后，不恶寒，反恶热，烦闷口渴，舌赤苔黄，呛咳胁痛，此邪传在肺。宜用沙参、甜杏、花粉、连翘、桑皮、黑栀、郁金、枇杷叶等味，清肺化邪也。

汗后不恶寒，是表邪已解矣，而反恶热，烦闷口渴，舌赤苔黄，乃里热已甚，尚见呛咳，邪犹在肺。故用沙参、杏仁、连翘、花粉、黑栀、桑皮、枇杷叶，一派清凉之味，以清肺气也。

冬温条辨第四

冬温烦热不解，口渴舌黄尖赤，脉洪或数，此邪传阳明气分。宜用白虎汤，加杏仁、沙参、桑叶、连翘等味，清胃透邪也。

肺邪不解，而致口渴，舌黄尖赤，脉洪而数，此邪已到阳明气分。夫阳明者胃也，凡肺邪不解，必传于胃。然阳明亦得气血之分。今口渴脉洪，舌苔带黄，是为气热。故用石膏知母，合沙参、连翘直清阳明，甘草、粳米、甜杏、桑叶甘凉养津。若见舌绛或黑，烦热口渴，神昏妄笑，是为血分。宜用犀角地黄汤凉之。当与仲景《伤寒》例中，阳明经病腑病，气分血分，逐一辨明，方可下手，否则如涉海问津矣。

冬温条辨第五

冬温烦热神昏，舌赤苔黄，口渴咳嗽，斑疹脉数，此邪在肺胃。宜用沙参、连翘、元参、石膏、甜杏、川贝、桑叶、大力、人中黄、牛黄丸等味，清气透斑也。

热渐传营，神昏口渴，咳嗽斑疹，是邪在肺胃之间，非从气分清解，则斑疹难透。夫斑为阳明热毒，疹为太阴风热，斑疹俱见，二经受病。故用沙参、连翘、元参、石膏、甜杏、川贝、大力、中黄清气热，兼牛黄丸，芳香宣窍也。

冬温条辨第六

冬温热甚，烦躁口渴，舌绛苔黄，神昏谵语，斑疹隐约，此邪热传营。宜用羚羊角、连翘、元参、沙参、鲜生地、鲜石斛、鲜菖蒲、广郁金、石膏、牛黄丸、青竹叶等味，清营转气也。

热不解而烦躁口渴，舌绛苔黄，里热已甚，更兼神昏谵妄，斑疹隐约，乃邪已入营。若再不解，必延入血。故用羚羊角、连翘、元参、沙参、鲜生地、石斛、鲜菖蒲两清气血。佐以牛黄丸，芳香宣窍，使其从营转气，由气达表，尚可一汗而解。凡舌苔黄白，间杂浮腻，尖虽鲜绛，神虽昏谵，总为气热未清，不可专凉血分，恐致气分之邪无由出路，徒增险态。设不得已，惟宜两清之可也。

冬温条辨第七

冬温烦热，舌绛神昏，谵妄，斑紫或黑，脉数或促，此邪入血分。宜用犀角地黄汤，加鲜石斛、元参心、连翘心、人中黄、广郁金、鲜菖蒲、至宝丹、青竹叶等味，凉血透邪也。

上条舌绛苔黄，斑疹隐约，虽已神昏，邪尚在营，此条舌绛而焦，斑紫而黑，神昏谵妄，是邪已入血，非凉血清热，则万无生理。故用犀角、生地、丹皮、赤芍，合元参、连翘、中黄、石斛、菖蒲凉血破瘀，兼至宝丹，芳香逐邪。若再不解，则邪无泄越，症必危矣。

冬温条辨第八

冬温烦热，舌绛而干，斑疹显透，神迷妄笑，寻衣摸床，手足振颤，此阴伤风动。宜用炙甘草汤，去姜、桂，加牡蛎、鲜石斛、鲜菖蒲等味，养阴却热也。

热不解，而舌干色绛，斑已透而神迷妄笑，乃热极阴伤，阳动化风，故寻衣摸床，手足摇动。若非毓阴和阳，恐难挽回造化。必藉参、甘、胶、地、麦冬、牡蛎、菖蒲、石斛扶正养阴，则液返津回，肝阴内复，而风阳自息焉。

冬温条辨第九

冬温初起，舌邃干，神便昏，烦热脉数，或吐或泻，此邪盛正虚。宜用《金匮》麦门冬汤，加桑叶、地骨皮、鲜石斛、鲜菖蒲、鲜稻根等味，甘凉养胃。倘吐泻伤阳，无热神迷多寐，脉软不食，宜用人参温胆汤，甘温和胃也。

凡病初起，便见舌干神昏，乃正虚邪盛，不克支持，最为险候。若烦热舌干，胃阴更损。故用麦冬、法夏、西参、甘草、粳米、桑叶、骨皮、石斛，甘凉濡润，以醒胃气。倘吐泻伤阳，而神迷如寐，脉软无热，乃伤及胃阳，宜用温胆和胃，人参养正为妙。

冬温条辨第十

冬温舌黄干燥，烦躁昏谵，脉弦或伏，便闭腹硬，转矢气者，此热结在腑。宜用鲜生地、生首乌、鲜石斛、大黄、元明粉等味，微下存阴也。

冬温按法调治，而病不肯解。舌赤黄带焦，或如沉香色，此应下之候。更兼腹硬，频转矢气，即仲景所谓转矢气者，有燥粪也。仿调胃承气，合生地、石斛、首乌，既能祛结，又能养阴也。

温毒条辨第一

温毒初起，烦热恶寒，口渴舌赤，鼻干气燥，咽痛脉数，此邪袭气分。宜用薄荷、连翘、羚角、桑叶、大力、鲜石斛、沙参、杏仁、桔梗、甘草等味，辛凉透泄也。

温毒之起，盖因先伏温邪，后再感温，两温相灼，即无风寒感召，而其病亦能作也。然温上加温，病中添病，其热尤炽，较之冬温更紧一层。故一起便发烦躁，微兼恶寒。夫表里俱热，则口渴舌赤，热邪上壅，则咽痛鼻干。斯邪在气分，宜用薄荷、大力祛风，沙参、桑叶清热，连翘、羚角化热毒，甘草、桔梗利咽喉。慎勿辛温助热，灼伤津液，反滋传变也。

温毒条辨第二

温毒汗出热甚，面红唇燥齿枯，舌赤口渴，脉数神昏，此邪留营分。宜用鲜生地、羚角、鲜石斛、玄参、银花、桑叶、石膏、鲜菖蒲、青竹叶等味，两清营卫也。

汗出热甚，面红齿枯，舌赤脉数，神志渐昏，乃邪欲入营。故仿玉女煎法，两清心营肺卫，佐以解毒为要。

温毒条辨第三

温毒神昏舌绛，丹疹如锦，烦躁咽痛，鼻煤齿枯，脉数而促，此邪郁内外。宜用犀角地黄汤，加元参、连翘、人中黄、蝉衣、青竹叶、薄荷、牛黄丸等味，凉血清热也。

丹疹咽痛，邪尚在肺，神昏舌绛，邪又犯营，若不清营透邪，病何由解？况鼻煤脉促，阴液大伤，血分被灼，痉厥之变近在目前。故用犀角、生地、丹皮、赤芍凉血，玄参、连翘、人中黄透斑，薄荷、蝉衣透表，牛黄、竹青清心。俾营热转气，以达肌表，则斑可化矣。

温毒条辨第四

温毒烦躁，神昏舌赤，斑疹紫黑，脉促模糊，便闭或泻稀水。此邪瘀血分，漫无泄越。宜用犀角大黄汤，加元参心、连翘心、紫草、赤芍、鲜菖蒲、紫雪丹等味，凉血祛瘀也。

前条气血兼病，此条热与血瘀，非徒凉血清热可解。若勿用犀角、生地凉血，大黄逐涤，黄连清心，升麻透斑，元参、连翘化斑，紫草、赤芍行血，紫雪丹清心化毒，俾气血上下一齐分消，否则邪无出路，而势必危矣。再按：便闭腹硬，原宜攻下，然亦有下利稀水，而臭秽异常，少腹仍兼硬痛，此仲景所谓协热下利，又谓热结旁流。盖因燥矢坚凝，秽水旁流，水虽下而结矢未下，仍宜调胃承气汤攻之，倘得结矢一下，旁流自止，毋谓大便既泄，而禁用攻法，学者详之。

六因条辨卷下

崇明陆廷珍子贤氏著　绍兴裘诗新韵初重校

伤湿辨论

夫湿乃重浊之邪，其伤人也最广。考《难经》《金匮》，有伤湿、中湿、风湿、湿温之名，殆伤则伤其表。表者，乃阳明之表，肌肉也，四肢也。中则中其内，内者，乃太阴之内，脾阴也，湿土也。故伤表则肢节必痛，中里则脘腹必闷。及湿与风搏，而周身痛楚，湿与热合，而烦闷热蒸，都甚于夏秋。盖江南地卑气湿，沿江濒海，雾露风潮，较别处尤甚，且易感染。故医者，亦不务伤寒，专事湿温，然比之伤寒，尤为琐屑，更难调治。所谓能医大江南之病者，思过半矣，矧其症，不独夏秋，四时兼有。其湿之盛者，犹有微热恶寒，身痛舌白，胸痞溺赤等症可凭。若湿之微者，依然外无痛楚，内不烦扰，但觉倦怠嗜卧，脉症暖弱，一如虚损。斯候也，误补之则湿遽化热而病反增剧，误消之则湿留正损而更觉难堪。又要分别阳湿阴湿：阳湿者，胃热恒多，即为湿热；阴湿者，脾阳必衰，即为湿寒。更审其伤内伤外：伤内者脾土必虚，《内经》所谓卑隘之土，易于聚湿，胸腹必满，气机必滞。伤外者，阳气必亏，河间所谓表虚之体，易于着湿，肢体必重，关节必痛。伤内者，理脾为主，伤外者，宜气为先。阳湿者，主以苦辛，阴湿者，主以苦温，俱当以淡渗佐之。苟能明其阴阳，分其内外，临机应变，神而明之，庶不愧为医中之司命焉。

伤湿条辨第一

伤湿初起，无汗恶寒，发热头痛，身重肢节痛楚，舌白脉缓，此阳湿伤表。宜用羌活、防风、薄荷、大力、杏仁、厚朴、豆卷、通草、赤苓、薏仁等味，祛风利湿也。

此言阳湿伤表。阳湿者，即湿温也。凡人坐卧湿地，披着汗衣，皆能为患。盖其重浊熏蒸之气，阻遏卫阳，则恶寒而无汗。闭塞腠理，则发热而身重。且阳明者胃也，中州之土也。其主肌肉，又主四肢。湿邪袭之，则经气不宣，关节欠利，而致头痛身疼。斯时之脉缓而且大，皆为湿热熏蒸而然。须知湿为土余，非风不胜。故用羌活、防风、薄荷、大力祛风走表，杏仁、厚朴苦温理脾，豆卷、薏仁、赤苓、通草淡渗利湿。正合《内经》"湿淫于内，治以苦温，佐以淡渗"之旨也。

伤湿条辨第二

伤湿汗多，头额不痛，而肢节欠利，渴不引饮，身热脉大，此湿渐化热。宜用杏仁、厚朴、连翘、黄芩、豆卷、滑石、通草、芦根、鲜荷叶、枇杷叶等味，利湿清热也。

上条无汗头痛，湿袭卫阳之表。仲景云：湿家忌汗，汗之则变痓者，为伤阴也。所以垂训后人，不可过于升散，以伤阴液为诫。此条既汗而头不痛，是表邪已泄，而湿犹未化。所以肢节仍痛，湿从热化，则液不升而口渴。热被湿蕴，则气不清，不喜引饮。脉渐大者，燥原之势渐炽也。须用杏仁、厚朴苦温理脾，连翘、黄芩苦寒清热，仍兼豆卷、滑石、通草、芦根甘淡渗湿，荷叶、枇杷叶辛凉清气。俾湿化热清，阴液不伤，庶无热陷昏谵之险耳。

伤湿条辨第三

伤湿肢节不和，舌苔渐黄，口渴喜饮，溺赤烦冤，此湿遏热蒸。宜用葛根、花粉、黄芩、木通、杏仁、厚朴、滑石、豆卷、芦根、淡竹叶等味，清肺理湿也。

上条湿热参半，故宜苦辛凉解。此条热甚于湿，渐灼肺津，势等燎原，所以肢节欠利，口渴舌黄，烦蒸溺赤，身中阴液皆被消烁。岂可再杂温燥，以伤气液？只宜葛根、花粉清上焦，黄芩、木通宣经遂，杏仁、厚朴运脾气，滑石、芦根、豆卷、竹叶甘凉淡渗，以清气分，庶不致阴伤风动也。

伤湿条辨第四

伤湿烦蒸身痛，舌黄尖绛，脉大而洪，此阳明气热。宜用苍术白虎汤，加连翘、元参、杏仁、通草、芦根、滑石等味，清气化热也。

上条热甚于湿，湿尚留连。故清凉淡渗之中，少杂苦温以运脾阳。此条湿渐化热，热甚于湿，传入阳明，则蒸热烦躁，逼犯心营，则舌尖渐绛，脉渐洪大。此邪在阳明，将欲入营。故用白虎汤，加元参、连翘以清气热，合滑石、芦根、通草甘凉淡渗，以驱湿热。仍用苍术者，以身尚疼痛，余湿未尽耳。

伤湿条辨第五

伤湿热不解，舌黄鲜绛，神昏谵语，脉大而数，此气血燔蒸，热陷心营。宜用玉女煎，加连翘心、元参心、鲜石斛、鲜菖蒲、青竹叶、牛黄丸等味，两清气血也。

此条湿尽化热，气血俱病也。热在气分，则舌黄，既灼血分，则鲜绛，及燎于心营，则神昏谵妄。故用玉女煎之生地凉血，石膏清气，知母、石斛养胃阴，连翘、元参清内热，菖蒲、竹叶清心，牛黄丸宣窍。务得气爽神清，不使热烁津耗，而成痉厥为要。

伤湿条辨第六

伤湿身热，烦躁舌绛而黑，神昏谵妄，斑疹隐隐，脉数而促，此热陷入血。宜用犀角地黄汤，加元参心、连翘心、鲜石斛、鲜菖蒲、人中黄、青竹叶、至宝丹等味，凉血化斑也。

上条气血两燔，此条热陷入血，致舌绛而黑。心主血，心热则谵妄，血热则斑现，热极则脉促。凡脉见数促，其热已极，脉经谓渐退则生，渐进则死。非藉犀角地黄汤凉血，合连翘、元参清热，石斛、人中黄化斑，菖蒲竹叶清心，兼至宝丹芳香逐秽，恐难速效，然亦已险焉。

伤湿条辨第七

伤湿恶寒发热，肢体重痛，胸膈满闷，或呕或泻，脉浮而缓，此湿伤表里。宜用杏仁、厚朴、橘红、香薷、薄荷、藿香、豆卷、泽泻、通草等味，两清表里也。

凡湿伤于表，则恶寒发热，身重而痛，伤于内，则呕恶泄泻，脘满而闷。脉见浮缓者，表里俱病也。故宜香薷、薄荷透表，橘红、厚朴温中，杏仁、藿香宣上焦，豆卷、泽泻泄下焦。使三焦表里之邪，一齐分清，则湿邪不攻自走矣。

伤湿条辨第八

伤湿恶寒微热，舌白不渴，肢节酸楚，胸脘满闷，脉缓而小，此阴湿伤内。宜用藿香正气散，加豆卷、通草等味，温脾利湿也。

此条阴湿伤阳，必由烦冗过度，气弱阳衰，时令之湿，得以乘之。初起虽恶寒而不甚发热，舌白不渴，湿壅中焦，则弥漫上下，所以胸脘不舒，肢节酸楚并见矣。故用正气散中之藿、朴、陈、苓温脾阳，术、曲、苏、夏宣脾气，加豆卷、通草理湿气。俾脾阳得运三焦宣畅，则重浊之邪，由此俱化矣。

伤湿条辨第九

伤湿舌白肢冷，脘痛欲呕，脉弦而小，此冷湿伤脾。宜用理中汤去术，加半夏、益智、吴萸、附子等味，扶阳泄湿也。

上条脾阳内虚，湿自外侵，此条脾阳不足，湿自内壅。故并无寒热身疼，但见脘痛肢冷，舌白脉缓。若非辛温健脾，湿何能解。故用理中汤以运中阳，去术则恐其壅滞，加半夏、益智则通阳，吴萸则泄浊，寒甚者再加附子温之。

伤湿条辨条十

伤湿发热微寒，舌黄溺赤，口渴不食，身倦脉大，汗多气泛，此阳湿伤胃。宜用鲜佩兰、鲜藿香、鲜石斛、鲜荷叶、六一散、芦根、淡竹叶等味，理湿清热也。

前条阴湿伤脾，例宜温散。此条阳湿伤胃，必由多食煎炙，恣情酒色，致阴虚胃热。更值暑湿之令，内外燔蒸，故外无头痛身疼，内无呕恶胸闷，但见发热，而略似恶寒。直至舌黄溺赤，口渴不食，势已燎原，兼之身倦脉大，汗多气泛，皆阴虚阳亢之候。故用佩兰、荷叶、藿香、石斛，俱取鲜者。得气轻力薄以却热邪，犹恐拘留不解，再兼六一、芦根、竹叶，清之利之。此法既不伤正，又能祛邪，舍此而投滋腻，恐反增剧矣。

伤湿条辨第十一

伤湿肢体倦怠，嗜卧不食，舌腻便溏，脉虚无力，此气虚挟湿。宜用东垣清暑益气汤，升清降浊也。

凡人中气素馁，湿邪易蕴，至夏则大气开泄，不克支持，忽而肢体倦怠，嗜卧不食。经云：伤于湿，则身重不举。又云：脾病则脉涩，嗜卧。且舌腻便溏，脉虚无力，皆脾衰湿盛之证。故用参、芪、术、甘补中州，葛根、升麻升清阳，茯苓、泽泻降浊阴，神曲、麦芽疏脾气。兼之麦冬清心，五味敛肺，合升降疏补俱备，而并力补土，又能清热敛液者也。此东垣先师化裁制方之妙，岂流俗所能测哉！

伤湿条辨第十二

伤湿头重，倦卧懒言，烦热汗多，口渴溺赤，脉洪，此湿热伤气。宜用清暑益气汤，加熟石膏、知母、鲜荷叶等味，益气清热也。

《内经》云：伤于湿，则头似蒙，首如裹。又云：言迟则气虚。今头重懒言，更兼烦热汗多，气虚之象昭然矣。况液不升则口渴，湿内蕴则溺赤。故用清暑益气汤大补中州，加熟石膏、知母、鲜荷叶大清气热。然须细察精详，慎勿轻忽以误人也可。

伤湿条辨第十三

伤湿身倦嗜卧，目黄溲黄，此脾虚湿蕴，将成谷疸。宜用茵陈、茅术、厚朴、薏仁、赤苓、车前、神曲、谷芽等味，运脾理湿也。

脾气内虚，则身倦嗜卧，湿蕴中焦，则目溲俱黄。斯湿热与谷气熏蒸，蕴酿，必成黄疸。故用茅术、厚朴、赤苓、薏仁健脾，神曲、谷芽疏脾，车前、茵陈分利膀胱。俾脾气健运，则湿热自化也。

伤湿条辨第十四

伤湿目黄，身倦便溏，溺赤，腹膨跗肿，此脾虚湿泛，将成肿满。宜用小温中丸，加茵陈、车前子等味，补土逐湿也。

上条目黄溲黄，湿蕴热蒸，必成黄疸。此条目黄便溏，腹膨跗肿，湿盛化水，渍于肌内，必成浮肿。用小温中丸，苦温理脾，加车前、茵陈分利膀胱，犹开支河以通水道之理也。

暴感风寒论

尝考《内经·九宫八风》等论，风有八方，位分八卦。故冬至后，风从乾方来者为正风，主长养万物。从别方来者，谓之偏风，逆面来者，谓之贼风，主伤害万物。是则立冬后风从北，立春后风从东，立夏后风从南，立秋后风从西，皆为正风。若不从其位，而反逆面来者，谓之贼风，不惟伤物，且易侵人。倘正气有亏，风必乘虚而袭，忽而头痛恶寒，鼻塞声重，咳逆痰多，但始终在肺，异于伤寒之壮热传变耳。盖寒必伤于冬，暑必伤于夏，疟痢见于秋，温热见于春，此四时之气，各随其令而见之。惟暴感风寒，虽盛暑炎蒸，长幼同居，久病卧床者，俱能染诸，故古人称为寒疫也。良以风必兼寒，先伤乎肺，肺气闭塞，则鼻息不利，声不显扬，但留连在肺，熏蒸熔炼，直至痰浓涕厚，鼻通气宣，庶得渐解。故治法只宜苦辛温解，以宣肺气，不可过于寒凉，而致壅遏上焦，邪留肺底，变成损怯，医者慎之。

伤风条辨第一

伤风头痛恶寒，鼻塞声重，嚏涕无汗，此暴感寒疫。宜用苏叶、白芷、前胡、桑皮、桔梗、薄荷、橘红、枳壳等味，苦辛温解也。

风必兼寒，先伤乎肺，肺脏空虚，形如悬罄，风寒触之，则清肃不行，而气不宣化，故鼻塞声重。其头痛恶寒无汗者，以太阳为肺之外卫。暴感之状，虽与伤寒相同，但始终在肺，并无传变为异。故《内经》所谓：中于项，则下太阳，中于面，则下阳明；中于颊，则下少阳也。初起宜苏叶、白芷、薄荷、前胡辛以泄其卫，桑皮、橘红、枳壳、桔梗苦以降其逆。正《内经》所谓：肺苦气上逆，即食苦以泄之也。

伤风条辨第二

伤风汗出，头痛已减，犹然鼻塞声重，咳嗽多痰，此寒邪袭肺。宜用苏梗、前胡、杏仁、象贝、桑皮、地骨皮、橘皮、枇杷叶等味，宣肺透邪也。

此风邪已散，寒气犹留，若非疏散，恐生他患。故以苏梗、前胡、杏仁降气，桑皮、地骨泻肺，橘皮、象贝消痰，枇杷叶清气，是邪在上焦，药用轻浮，恰到肺位也宜矣。

伤风条辨第三

伤风鼻气重浊，喘逆痰嘶，胸肋板痛，此寒与饮结，内阻肺络。宜用苏子、前胡、桑皮、杏仁、橘红、半夏、茯苓、旋覆花、枇杷叶等味，降气撤饮也。

鼻塞重浊，肺失清肃，喘咳胸板，宿饮内结。夫饮为阴邪，因寒则动，内阻肺络，外袭皮毛。苟非内撤饮邪，外疏风寒，则何可两解！故宜苏子、前胡、桑皮、杏仁开肺降逆，法半夏、茯苓、旋覆花、橘红涤饮和胃。俾肺气开而寒饮化，则病渐解也。

伤风条辨第四

伤风鼻塞声重，头痛目疼，鼻流秽水，此风邪入脑。宜用辛夷散，加杏仁、桑皮、苦丁茶等味，清肺泄热也。

肺悬上焦，气禀清肃，为五脏之长，相传之官，治节出焉。风为阳邪，性亦轻虚，专伤上焦。《内经》所谓清邪中上也。盖邪既中上，必先入肺，肺被邪侵，则熏蒸化火，上乘入脑，消烁脑脂。从鼻而下，化为秽涕，非从清肺等药，可解者也。须藉辛夷、藁本、白芷、防风、升麻者以轻浮上升，而能搜剔风热也。更佐杏仁、桑皮以泻肺热，木通、苦丁茶以利胃湿，则声可清，而脑可撤也。

伤风条辨第五

伤风咳不止，肋痛痰血，鼻息欠利，此热逼动络。宜用苇茎汤，合旋覆花汤加苏子、地骨皮、枇杷叶等味，降气和络也。

风寒入肺，久必化热。肺气不清，则鼻息欠利，热逼肺络，则咳痰带血。此时不可以见血，而遽投滋补，误延损怯之途。最宜苇茎、地骨以清热，薏仁、蒌皮以润肺，苏子、旋覆花以降气，新绛、桃仁以和血，俾气血两清，而无过偏之弊。

伤风条辨第六

伤风咳剧欲呕，鼻不闻臭，此肺邪传胃。宜用泻白散，合小半夏汤加陈皮、茯苓、粳米等味，清肺和胃也。

伤风虽解，遗邪未尽，必传于胃，故咳而欲呕，《内经》所谓胃咳也。且鼻不闻臭，肺犹未清，故用桑皮、地骨、杏仁清肺，半夏、茯苓、橘皮、生姜通胃，甘草、粳米两和肺胃之阴也。

伤风条辨第七

伤风头痛，发热恶寒，咳痰带血。而忽加喘促汗淋，脉虚如数者，其人肾阴素亏，而正不胜邪也。宜用熟地、茯神、麦冬、桑叶、杏

仁、川贝、地骨皮、鲜玉竹、牛膝、车前、枇杷叶、青铅等味，镇逆化邪也。

凡情欲不节，则肾水先亏；操劳过度，则阳气疏泄。若再感风，则正不胜任。故初起虽有头痛发热恶寒之表证，勿而大汗淋漓，遂致阳随汗泄，肾真亦越，呼吸气促，将脱之兆已著。斯时纵有微邪，难与疏散。急宜熟地、茯神填下焦，麦冬、玉竹清虚热，杏仁、川贝肃肺气，车前、牛膝驱下焦之浊饮，桑叶、地骨泄上焦之余邪。再审其邪已尽泄，则用黄芪、五味敛之。气逆不返，更加青铅镇之。至汗多气喘，脉软肢冷，表证既无，乃气脱之候也。即于前药中去桑叶、枇杷叶，加五味、黄芪、淡附、牡蛎，大剂频进，或可挽回也。喻嘉言《寓意草》中，伤风亦有戴阳之症，则先得我心之同然也。

风温辨论

夫风者天之阳气，温者天之热气。若非其时而见之，即为戾气，人或染之，即为病气。都由冬春久暖，雨泽愆期，风阳化燥，鼓荡寰宇，而人于气交之中，素禀阴亏者，最易凑袭。故风温一症，良由先伏温邪，后再感风，风与温合，是为风温。然温则应火，风则应木，二气相煽，化为壮火，动辄伤肺。故其见症，必面赤舌干，身热神迷，鼻鼾多寐，默默不语，不思饮食，却与中风相似。过一二日后，神志反清，语言反出，似乎欲解。但口渴喜饮，舌干烦热，较甚者何也？以风由外解，而热自内蒸也。故初起即宜外疏风邪，内清温热，须步步照顾阴液，毋泛泛治风而已。倘治失其宜，传变最速，较诸温热则尤险也。

风温条辨第一

风温初起，面赤口燥，身热神迷，鼻鼾多寐，不语不食，此风热上蒙。宜用葳蕤、知母、

麦冬、桑叶、薄荷、沙参、杏仁、鲜菖蒲、广郁金、青竹叶等味，疏风清热也。

风与温合，化为壮火，壮火食气，必伤肺金。故初起面赤拂郁，鼻息如齁。热犯少阴，则神迷多寐。犹仲景所谓少阴证，但欲寐之意相仿佛也。至默默不语，不思饮食，皆系风热混扰，清阳蒙蔽。在幼稚为甚者，以体属纯阳，易于引风。故用桑叶、薄荷疏风邪，杏仁、玉竹、沙参、麦冬、知母清温热，毋使传变为要。

风温条辨第二

风温咽痛，神昏烦躁，目赤舌绛，丹疹，脉促模糊，此风热内闭。宜用犀角地黄汤，加羚羊角、鲜石斛、元参心、连翘心、鲜菖蒲、银花、金汁、薄荷、蝉衣、牛黄丸等味，表里两清也。

神迷舌绛，脉促模糊，乃热邪内逼，虚灵蒙蔽，更兼咽痛丹疹，烦躁不安。则内闭之险已极，倘痉厥一至，事难为矣。故用犀角、羚角清营络，生地、丹皮滋血热，连翘、元参、麦冬、石斛养胃津，银花、金汁解毒，薄荷、蝉衣祛风，更兼菖蒲、牛黄丸芳香宣窍。俾表里气血，得以双清双解，而转危为安也。

风温条辨第三

风温一二日后，神反清，语反出，舌黄口渴，烦热脉洪，此温邪内蒸。宜用白虎汤，加沙参、麦冬、杏仁、鲜玉竹、鲜石斛、连翘等味，清气透邪也。

初起神迷语謇，状如中风，过一二日后，反觉神清语出，是风邪外泄，并非中厥。若仍口渴舌黄，燔热脉洪，乃温热内燔。邪尚在气，宜用白虎汤，合杏仁、玉竹、石斛、连翘、沙参、麦冬，一派甘寒之味，以清阳明气热为妙。

风温条辨第四

风温舌黄尖绛，神昏烦躁，目赤齿枯，此气血燔蒸。宜用玉女煎，加元参、连翘、人中黄、牛黄丸等味，两清气血也。

目赤齿枯，神昏烦躁，邪已入血。故舌尖色绛，但苔仍带黄，气热未尽，未可专凉血分，恐滋腻难清。务得玉女煎，合连翘、元参两清气血，人中黄、牛黄丸清营透邪，庶无遗漏之弊。

风温条辨第五

风温舌绛干焦，神清脉数，而热不肯解，此热劫胃阴。宜用复脉汤去姜、桂，加鲜斛、白芍、地骨皮、梨汁、蔗浆等味，甘凉养阴也。

神清脉数，病退之象，然热不解，而舌绛焦黑，并无苔腻，是为无地之黑，乃热灼伤阴，胃津消烁，非甘凉濡润，充养胃阴，则热何以清。故用复脉汤去姜、桂者，恐增热耳，加蔗、梨者，助甘寒焉。若舌苔黄而焦黑，或老黄如沉香色者，此为有地之黑。因热瘀在腑，宿垢未清，大便闭结，皆宜下之。即用大黄、元明粉、生首乌、鲜生地、鲜石斛、鲜稻根等味，养阴攻热，不必过虑。近时医辈，一见攻下，不问应否，众口交咻，咸为诧异，此不过沽名盗利，以图虚声。殊不知仲景先师，汗、吐、下、和、温、清、补、泻，皆有一定之理。又有急下、微下、先攻、后攻之戒。故命后人云：有是症，投是药，方为良医。若恐招是惹非，有是症而不敢投是药，以致因循贻误，坐失机宜，岂得谓之良哉！

斑痧疹瘰辨论 丹痦附

夫痧即是疹，疹即是痧，本属一类，因各处称名不同耳。如吴地称为痧子，浙人称为痦子，川陕称为疹子，山东称为麻子是也。古人论斑为阳明热毒，点大而色鲜，疹为太阴风热，点细而色红，瘰为脾肺湿热，连片而红肿。更有丹者，心肺火毒，遍体红晕而兼斑疹也。痦者，肺胃湿热，粒如水晶，不甚稠密也。然考诸方书，斑也，疹也，丹也，瘰也。不外心脾肺胃之热毒，或斑中兼疹，疹中兼丹，丹中兼瘰，总无一种独发之理。然疹与瘰发，则瘙痒无度，每兼腹痛。惟痦系肺胃湿热，只在气分，蒸逼随汗外泄而成，本属气虚，理宜清气。近时医辈，竟以治瘰之法治痦，谬之甚焉。殊不知斑瘰疹瘰，皆由风热湿火蕴郁而成，非发不愈，故用疏透。至痦则湿从热化，气随汗泄，故宜清气。若见痦而更以疏泄透汗，则气液外泄，热势反增。曾见汗泄一次，痦发一身，医为未尽，再汗再痦。一汗一痦，漫延无已，竟有不死不休之弊。吁！医说有理，病听欣然，一旦气脱，亦不过付之数与命，谁言医之咎耶？总之，斑宜清化，勿宜提透；疹宜透泄，勿宜补气；瘰宜清泄，勿宜壅遏；丹宜化毒，勿宜温散；痦宜清气，勿宜疏散，斯为治法之大要。至于经常权变，神而明之，存乎其神焉。

斑疹条辨第一

斑疹初起，恶寒发热，头痛口渴，咳嗽嚏涕，目赤脉数，此麻疹也。宜用薄荷、大力、荆芥、连翘、杏仁、前胡、枇杷叶、赤柽柳等味，辛凉疏透也。

斑为阳明热毒，疹为太阴风热，总属温热所化，发泄于外。其初起也，腠理不宣则恶寒；阳邪在表则头痛；热自内蒸则口渴；邪干肺位则咳涕。当其未见点时，先宜疏透。故用薄荷、荆芥、大力疏风泄汗，连翘、杏仁、前胡清宣气分，枇杷叶、赤柽柳轻扬达表，冀其汗泄腠开，斑疹速透，毋使传变为要。

斑疹条辨第二

斑疹汗泄，头不痛不恶寒，身热口渴，咽痛目赤，斑疹隐隐。宜用薄荷、牛蒡、连翘、黑栀、杏仁、射干、马勃、桔梗、甘草、元参等味，苦辛清解也。

上条斑疹未见，而发热恶寒。此条斑疹既见，汗泄而头不痛不恶寒。是腠理已开，外邪已泄，但口渴咽痛目赤。乃里邪未解，热仍郁蒸，不可过散，宜以清解。故用薄荷、桔梗、杏仁、牛蒡透泄，连翘、元参、黑栀清火，马勃、射干、甘草宣上焦也。

斑疹条辨第三

斑疹烦热口渴，咽痛齿枯，舌黄尖绛，斑疹透露。宜用白虎汤，加连翘、元参、杏仁、射干、大青等味，清气化斑也。

前条斑疹隐隐，尚宜疏泄。此条斑疹透露，而烦热口渴，舌黄尖赤。乃邪渐传里，热不肯解，凉非疏泄透表所能奏效。故宜白虎汤，直清阳明气分，合连翘、元参化斑，杏仁、射干清上，大青解毒，庶免邪陷入营，神昏痉厥之虑也。

斑疹条辨第四

斑疹烦热神昏，舌黄尖绛，夜则谵妄，斑疹并透，此热渐入营。宜用玉女煎，加元参、连翘、人中黄、鲜石斛、鲜菖蒲、青竹叶等味，清营转气也。

上条在气，此条入营。盖斑疹已透，而热犹未清，更兼神昏夜谵，舌黄尖绛，入营之状昭然。故宜玉女煎，两清气血，合连翘、元参化斑，石斛养胃，人中黄解毒，菖蒲、竹叶清营，使其从营转气，由气达表，不致入血为妙。

斑疹条辨第五

斑疹舌绛而黑，神昏谵语，烦躁妄笑，此热入心胞。宜用玉女煎，加犀角、元参心、连翘心、鲜菖蒲、牛黄丸等味，清营透斑也。

上条热入营络，此条热入心胞，渐延血分。夫营与心胞，似为一症，实则营浅心深，却有层次之分《温热论》，所谓卫之后方言气，营之后方言血，此为的辨。故心主血，心热则血热，血热则神昏妄笑，舌绛而焦，非藉白虎清气，生地凉血，犀角、元参、连翘化斑，菖蒲清窍，则热何由解，斑何由化耶！

斑疹条辨第六

斑疹舌黑尖绛，神昏妄笑，扬手掷足，寻衣摸床，此热入血分。宜用犀角地黄汤，加元参、连翘、鲜石斛、鲜菖蒲、青竹叶、牛黄丸、人中黄、人参等味，凉血化斑也。

斑疹既透，烦热更甚。至舌黑尖绛，神昏妄笑，乃热已入血。阴伤风动，扬手掷足，寻衣摸床，正虚不能胜邪，将厥之兆也。急宜犀角地黄汤凉血，元参、连翘、石斛清热，人参扶正，菖蒲、竹叶清心，人中黄化斑解毒，牛黄丸宣窍逐秽，庶济危险于万一耳。

斑疹条辨第七

斑疹舌黑昏谵，斑紫或黑，手足振颤，此血热已极，内闭外脱。宜用固本汤，加犀角、元参、紫草、人中黄、至实丹等味，养阴化斑也。

舌黑昏谵，斑色紫黑，是血络热甚，津枯液涸矣。更兼手足振摇，内风旋动，乃正不胜邪，神不自持。若非养阴扶正，凉血化斑，则危在顷刻。然舌黑须要分别，有地无地，若黑而兼黄，底赤尖绛，斯属有地之黑，为津枯邪滞。若脉症尚强，法宜攻下；如黑而光赤，并无黄底，此为无地之黑，乃热灼津枯。若然脉证属虚，法宜滋阴。至斑色紫黑，亦要分别虚实。若黑而边红鲜润，根脚不散，乃邪火抑郁，宜透宜攻；如黑而边散，枯晦不显，乃津液涸

竭，元气已败，万无生理。必欲用药，宜滋宜补。务在临症时，细心体认，对症处方，庶不愧为司命矣。

斑疹条辨第八

斑疹紫黑，神昏烦躁，舌黑短缩，便闭脉促，此血热瘀滞。宜用犀角地黄汤，加紫草、山甲、人中黄、元明粉、大黄等味，逐瘀化斑也。

斑色紫黑，光润不散，固系邪火郁伏；更加神昏烦躁，舌黑短缩，便闭脉促，此血热瘀滞，邪无泄越，必从内化，犹可挽回。故宜犀角地黄汤，加山甲、紫草凉血破瘀。兼人中黄、元明粉、大黄攻热逐邪。若得斑色转红，舌黑顿化，便是回天之兆。如黑而枯晦，根点不敛，此天真几尽，谅难力挽。无已，勉用犀角地黄汤，加人参、附子大剂服之，以聊尽人工而已。

斑疹条辨第九

斑疹既退，咳嗽声低，热炽舌赤少苔，此痧热逗留，肺胃阴伤。宜用沙参、花粉、甜杏、地骨皮、川贝、生甘草、桑白皮、绿豆壳、枇杷叶等味，清肺养胃也。

肺胃为斑疹往来之路，兹病退热炽，咳声不扬，舌赤少苔。是余热逗留，消烁肺胃。故用炒参、杏仁、川贝、桑皮、地骨皮、枇杷叶，一派清肺润津，合绿豆壳、生甘草、粳米养胃解毒，毋使热留肺底，酿成痨瘵，最宜慎之。

斑疹条辨第十

斑疹之后，颈颌核肿，牙关不宣，寒热脉数，此痧毒壅结。宜用蓝根、马勃、元参、连翘、银花、桔梗、僵蚕、土贝母、甘草、夏枯草等味，软坚化毒也。

斑疹虽退，热结上焦，其肿核在颌下者，

属阳明，在耳下者属少阳，在颈项者属太阳。总由三阳热壅，风毒上攻，以致牙关不宣，而成时毒。故用苦辛泄降，清解上焦，又须按经施治，以图速解，则不致延成溃破之累矣。

斑疹条辨第十一

斑疹未现，颈颔热肿，延及头面，皮肿色赤，此大头温也。宜用东垣普济消毒饮，苦辛化解也。

凡大头温初发，必先恶寒，烦热头痛，口渴，颈面赤肿，延及满头。然须分经辨证，其肿在耳下及面颊者属少阳，肿在面膛及鼻额者属阳明，肿在头顶及颈项者属太阳。亦有满头俱肿者，为三阳合病，故称大头瘟。亲戚不相访问，恐其传染。东垣制普济消毒饮，最为的当。其用芩、连苦寒降火，升、柴辛凉升阳。犹恐芩、连之苦寒，直入肠胃，俱用酒炒，藉以上行，且合升降之机，而成不易之法。更兼薄荷、大力祛风，连翘、元参清热，蓝根、马勃解毒，桔梗、甘草载之上行，僵蚕引之入络。观此方大有巧手，非深于仲圣之心法者，不能臻此妙境也。

疹㾦条辨第十二

疹㾦发热，恶寒，胸闷腹痛，烦热欲呕，此邪郁肺胃。宜用杏仁、桔梗、枳壳、郁金、淡豆豉、黑山栀、薄荷、大力、苍耳、连翘等味，轻扬宣肺也。

疹为肺经风热，㾦为胃中湿热。故疹粒细而如蚊迹，现于皮面；㾦粒大而如钱样，附于肌肉。以肺主皮毛，胃主肌肉也。初起必先胸膈满闷，腹中绞痛。此由风热壅遏，气机不宣，甚而呕吐不休。然疹㾦而得吐泻，正郁遏之邪得以疏泄，不必止之。故用杏仁、郁金、枳壳、桔梗关上焦，山栀、淡豉祛郁积，薄荷、大力祛风，连翘、苍耳化热，则邪透而㾦自解焉。

疹㾦条辨第十三

疹㾦或隐或现，瘙痒无度，此风热内蒸。宜用薄荷、大力、黄连、黄芩、荆芥、防风、蝉衣、丹皮、连翘、黑山栀、杏仁、地肤子等味，清热祛风也。

疹㾦既现，时或隐伏，遍身瘙痒，良由风热蕴结，气血不清。故用酒炒芩、连，合连翘、黑栀清火，薄荷、大力、防风、荆芥祛风，蝉衣、丹皮、杏仁、地肤两清气血，则热清而疹自化焉。

白痦条辨第十四

白痦未见，发热身痛，面色晦滞，舌苔黏腻，胸脘不爽，呕恶便溏，脉大而缓，此湿热蕴蒸。宜用黄连温胆汤，加杏仁、蒌皮、通草、豆卷等味，通泄三焦也。

痦之初发，必由湿热化蒸，气分不清。盖湿必阻气，热亦伤气。湿既化热，熏蒸肺胃，其邪自胃达肺，由肺出表，从汗而泄，则粒似细粟，色似水晶。故东南湿热之地，最多白痦；西北风燥之区，每盛斑疹。考古医书，只有斑疹，而无白痦。惟近世南医辈出，始得论及，然亦略而不备。殊不知大江以南，地卑气湿，每至夏秋暑秽熏蒸之际，但觉身热不已，面色晦滞，舌色腻浊，此即湿热之状，有诸内则形诸外也。且湿乃重浊之邪，热为熏蒸之气，先伤气分，最易化热。故胸腹必闷，脉大必缓，矧呕恶便溏，皆邪布三焦，气化失清之证。故用半夏、茯苓流通中脘，加杏仁、蒌皮宣豁上焦，通草、豆卷渗利下焦，合黄连、枳实泄满，竹茹、陈皮理气，俾三焦气机得宣，则湿热之邪，藉以分消也。

白痦条辨第十五

白痦既见，随汗出没，舌赤少苔，脉数，不

饥不食，经旬不退，此胃虚邪恋。宜用佩兰叶、谷芽、杏仁、霍山斛、麦冬、川贝、豆卷、通草、枇杷叶、藿香叶等味，轻清宣气也。

上条白㾦未见，理宜疏泄。此条白㾦既见，随汗出没，舌赤少苔，胃津消乏，正气已虚矣。且不饥不食，胃气未和，至经旬而热不解，阴液亦枯矣。斯时补之则邪愈逗留，疏之则正气消耗。惟宜杏仁、川贝、枇杷叶清肺气，麦冬、霍斛、谷芽养胃气，佩兰、藿香化浊气，豆卷、通草泄湿气，合轻清之品，以宣余邪，不可偏疏偏补，反致病去元伤也。

白㾦条辨第十六

白㾦已多，大热不退，口渴不食，时作郑声，脉大无力，此气虚液耗。宜用黄芪、党参、甘草、麦冬、白芍、细生地、川石斛、地骨皮、佩兰叶、左牡蛎、鲜荷叶等味，益气养阴也。

㾦已见多，热犹不退，口渴不食，乃阳津阴液俱伤。更兼语声如重，脉大无力，此元神大伤，不克自持。故用参、芪、甘草益气液，牡蛎、地、芍固营液，麦冬、石斛祛虚热，佩兰、荷叶化余邪，务得阴阳并固，不致延为虚脱。勿谓㾦犹未尽，禁用固补，而投疏泄，致误人性命也。

白㾦条辨第十七

白㾦汗多，㾦密，脉虚肢冷，神情恍惚，此气液外脱。宜用黄芪、白术、附子、当归、白芍、甘草、麦冬、五味、龙骨、牡蛎、远志、酸枣仁等味，甘温敛摄也。

㾦出已多，汗亦不少，脉虚无神，四肢逆冷，乃阳气外脱之象。兼之神情恍惚，梦寐惊惕，心肾失交，神难守舍，此内外将脱，阴阳并越，《内经》所谓阴阳偏则病，离则死也。斯死生交关之候，急宜芪、术、甘、附补气，当归、白芍养血，麦冬、五味敛液，龙骨、牡蛎、

远志、酸枣镇神，使精气神不致越脱，即挽回造化之机也。

痧胀拟似辨

夫我崇俗，所谓麻痧者，是果有诸。盖东南方地卑气湿，或岭南气暖，沿江濒海，雾露飔潮，较别处尤甚。每交夏令，天之暑热一动，地之湿浊自腾。故山岚海瘴阴霾晦蔽之邪，乘时窍发。人在此蒸淫热逼之中，正气有亏，则邪触自口鼻直据膜原。夫膜原者，胃络也。前吴又可制达原饮一方，即此意也。盖邪既内伏，乘时发动，先觉胸腹胀闷，懊憹似痛，欲吐不吐，欲泻不泻。此暑湿秽浊阻遏中脘，致阳明气机壅塞，脉络俱闭，四肢麻木，甚至筋挛拘急。此属痧胀，实系闭症，即方书所谓绞肠痧、干霍乱是也。此与吐泻后，转筋麻木，冷汗阳脱之症，相去径庭，用药亦有霄壤之殊。夫脱正宜温宜补，闭症宜疏宜通，而其仓猝危险，大约相等。若痧胀不得吐泻，而懊憹闷乱异常，以致脉伏肢冷，甚则麻木拘挛，此阳证似阴，闭症似脱。例宜宣通，但以栀豉汤服下，以指探吐。俾气机得宣，邪能泄越，即可向愈。考方书有烧红食盐，童便调服，得吐而愈者，试之极验。或用白矾含化，觉味甜如冰糖者，痧胀无疑。即任意咽下，涩口得吐亦愈。若已经吐泻者，气已宣通，不可再用，徒伤胃气。如或胃中仍有不和，腹中烦满，恶逆不食，犹恐余邪未尽，更以藿香正气散和之，亦可痊愈。故近俗所谓麻痧者，即此是也。若云冷麻痧者，殊属可笑，并有莽卤之医，竟不顾名思义，妄认为痧，而以疏泄解表之药，施于阳气欲脱之候，岂不为投井下石乎！草菅人命，莫此为甚，谨之戒之。

阴证辨论

夫冷麻痧之名，我崇俗流传已久。余自道

光十八年始出临症，虽有其名，却未见其症。当时难以稽考。迨二十六年秋间，此症大行，但见一派阴寒，并无纵毫疹秒。其初病也，必先脘腹胀痛，继而吐泻大作，频频不已。遂致形肉顿瘪，目陷肢厥，烦躁不安，甚至手足拘挛，转筋麻木，六脉俱绝，魄汗淋漓，间有面目俱赤，大渴引饮，而手足必冷，外似阳证，实属阴盛。从此细阅病状，兼考方书。自《灵》《素》以下，古圣先贤，并未有冷麻痧之名目。而今之遇是症者，竟以痧为治，方中大加发表透泄等味。请以病名思之，既称冷麻，又谓之痧，世间岂有不发热之痧乎？此三字名义，殊属矛盾。若再依样葫芦，妄投药石，不察之甚也。其在俗口流传之讹，固无足怪，而医者亦以讹传讹，不识此病为何病，将何所措手，而起死回生耶！因其四肢麻冷，而谓之冷麻痧；因其筋挛肢强，而谓之吊脚痧。众口纷传，全无实指。爰稽仲景《伤寒例》谓之直中阴经，《金匮》杂病篇谓之阴证，方书所谓转筋霍乱是也。夫霍乱者，挥霍变化，偶起一时，若吐泻不已，而危变丛生，顿成莫救。其病必起于劳碌伤阳，色欲不节之人。夫劳碌者，脾阳必伤；色欲者，命阳必败。天时阴寒湿晦之邪，自易乘隙侵入也。至于用药大略，远寒用热，驱阴复阳，庶可扶危扶颠。考仲景《伤寒》《金匮》杂病，虽有精义，而鲜推阐。惟喻昌先师独造仲景之堂，而窥其美富阐发阴证，尤擅其长，惜后人习焉不察耳。窃见近时此症不少，每有旦发夕死，夕发旦死，用药或误，何谓医以济世耶！然有见其面赤目赤，而误以为阳证，大渴引饮，而误以为阳证，小便涩少，而误以为阳证，六脉俱绝，而误以为阳证，脉伏阴躁，扰乱不宁，而误以为阳热烦躁，斯时遂以辛热药味，不能奏功，而妄投寒凉，岂知投以寒凉，有必死无救者也。余是以不揣谫陋，弄斧班门，谨将喻氏阴证八难略加诠注。明知良工苦心，畴者谅之。然巨眼慧心，明察有真，互相发明。俾杂病之旨，人人共晓，不致贻误于将来，讵

非生民之厚幸也夫！

阴证八难

夫寒中少阴，行其严令，埋没微阳，肌肤冻裂，无汗而丧神守。急用附子、干姜，加葱白以散寒，加猪胆汁引入阴分。然恐药力不胜，熨葱灼艾，内外协攻，乃足以破其坚凝，少缓须臾，必无及矣。此一难也。

少阴者肾脏也，凡寒中少阴，必由肾真大虚，阳无捍卫，犹城郭不坚，守护无备，贼必乘虚而入。故天地之阴霾晦塞，非离照当空，何能扫清氛雾。人或中之，先犯太阴，继及少阴，又侵厥阴，遂致吐泻肢冷，目陷直视，烦躁脉绝，肌肉顿瘪，手足麻木，筋急拘变，甚而舌卷囊缩，三阴经之绝症并现。于此用药，最宜分别。非藉附子、干姜之辛雄性烈，何以驱逐阴氛，而挽复阳光。《内经》所谓：益火之源，以消阴翳也。再加葱白以通阳散寒，加猪胆汁引入阴分，恐热性下咽，阴寒拒格，难以直入，或仍吐出也。若无胆汁，即以川连代之。则辛热药性，得以入阴回阳。如欲呕吐，更用生姜汁、蚬壳许调入药内服之，最为捷妙。倘少腹凝痛，亦是厥阴气滞，外用葱熨艾灸等法，立可见效。

若其人真阳素扰，腠理素疏，阴盛于内，逼其阳亡于外。魄汗淋漓，脊项强硬，此孤阳欲脱。用附子、干姜、猪胆汁，即不可加葱及熨灼。恐过于疏散，气随汗脱，而阳无由内返矣。宜扑止其汗，更加固护腠理，不尔，恐其阳复越。此二难也。

房欲不节者，真阳必扰，劳碌过度者，腠理必疏。阴寒一盛于内，逼其真阳越脱于外，以致大汗淋漓，喘逆烦躁，太阳之经气，少阴之脏气，皆欲悬绝。故脊项强硬，目窜直视。此时宜用附子、干姜、猪胆汁入阴回阳，而汗多阳越，即不可加葱熨、艾灼等法。夫葱性主散，致恐气随汗脱，所存一线微阳，无由内返、

急宜扑止其汗，用牡蛎、五倍、麻黄根碾细扑之，更加固护腠理，如黄芪、桂枝、五味、甘草等味，大封大固，使真阳不致外脱，犹回骑返帜，得安军垒也。

前用附子、干姜，以胜阴复阳者，犹取飞骑突入重围，搴旗树帜，使既散之阳，望帜急趋，顷之复合耳。不知此义者，重增药味，和合成汤，反牵制其雄烈之势，而致迁缓无功。此三难也。

其次前药中，即须加当归、肉桂，兼理其营，以寒邪中入，必先伤荣血故也。不尔，药偏于卫，勿及于营。与病却不相当。邪不尽服，必非胜算。此四难也。

其次前药中，即须加人参、甘草，调元转饷，收功帏幄。不尔，附、姜之猛直，将犯上无算矣。此五难也。

用前药二三剂后，觉运动颇轻，神情颇悦，真阳来复之状，始得显著。更加黄芪、白术、五味、白芍，大队阴阳平补，不可歇手。盖重阴见睍，浪子初归，斯时摇摇靡定，不为善后，必堕前功。此六难也。

用郡队之药，以培阴护阳，其人即素有热痰，已从阴邪而变寒。至此无形之阴寒虽散，而有形之寒痰阻塞窍隧者，无由遽转为热。盖干姜、附子固可勿施，牛黄、竹沥断不可用。若因其素有热痰，而妄投寒剂，则阴复用事，阳即躁扰，必堕前功。此七难也。

此言阴阳平补之后，阳虽回复，而阴已受伤。其人即素有热痰，得阴寒之病，而已化为寒，其寒虽去，而痰仍在。即有咳逆烦渴，舌赤喜饮，慎勿遽投寒凉，亦勿再服姜、附。宜用《金匮》麦门冬汤，加乌梅、白芍合甘酸化阴，和胃生津，协合阴阳之法。

前用平补后，已示锁兵牧马，偃武崇文之意。兹后纵有顽痰留积经络，但宜甘寒助气开导，不宜辛辣，助热壅塞。盖辛热在始，先不得已而用其毒，何喜功生事，徒令病去药存，转生他患，漫无宁宇。此八难也。

以上八则，喻昌先师所论阴证病形，并用药次序，皆井井有条，头头是道，非深得仲圣心法之妙，乌能语至理哉！

余按阴证，六脉已绝，本为必死之候。若服四逆回阳等药，而病机渐转，脉渐转续，斯为阴邪渐退，阳气渐复，病虽未全，已成有望。若其脉忽见洪大，沉候无神，此名暴出，最属不宜。更兼胸腹不爽，气逆不平，或泄泻未止，是乃必死之候。如欲用药，勉以大剂参、附，或景岳附子理阴煎加茯苓、五味，俾命门所存一线之阳，不致奔越。服后倘得脉静气平，腹宽嗜寐，便有生机。否则虽有神丹，莫可挽回。然此不惟阴证如是，即一切杂症，但见脉绝肢冷之后，而脉忽然暴出暑，切宜细审，勿以脉既续，而视为无事，医者详之。又有伤寒初起，亦脉先伏而后显出者，其形反要洪大浮滑，方为合例。若细小短涩者，均非所宜也。何则？伏而后显，与绝而后暑出者不同。盖凡伏脉，必尺泽中实而有肉，以手按之，推筋着骨而乃得见。此因邪气郁遏，脉络失宣，而致内伏。若是绝脉，必尺泽中空而无肉。轻手按之，即着筋骨，全无肉气，此因气脱血竭，脉不通流，而致断绝。故辨脉之伏与绝，总以尺泽中有肉无肉分之。最为的当，亦勿错误。

凡人房欲之后，少腹作痛，俗谓之风，其实即阴证也。盖男女交媾，恣情纵欲，此正精气大泄，元海顿空。急宜屏息敛气，把守关元，则龙窟虽空，相火尚强，寒犹可御。若仍心旌摇漾，情帜迷煽，不克自禁，致令身中阳气百节弛张，则寒邪乘隙而入也。凡寒自下而受者，先犯厥阴，继及少阴，又侵太阴。自上而受者，先犯太阴，继及少阴，又侵厥阴。失厥阴者肝也，其经循毛际，绕阴器入少腹，布胁贯膈，循喉络舌，故寒邪入之，肝络遂滞，气结不行，以致少腹疠痛，痛引阴中，攻及胸脘，口吐涎沫，四肢逆冷，指甲青晦，身如被杖，甚至舌出数寸而死。死后肢体皆青，不识者竟以风名之。风本东方甲乙本，其色青，因之讹以传讹，都谓之风。实系寒中厥阴为病也。盖厥阴为三阴之里，五脏中至深至极之处，每有旦发夕死，夕发旦死者。至于用药大略，原有姜、附之辛热，大剂服下，可以祛寒复阳。然邪深入厥阴，又非一味辛热所能霍然者也。务在苦以泄浊，辛以通阳，庶可骤效。余遇是症，每用当归四逆汤，复入川楝、小茴、薤白、两头尖，一服即愈。俟痛止，再宜姜、附、苓、甘，少佐苦辛调理而安。如少腹痛甚，恐药力不胜，外以葱熨艾灸，顷刻见效。若治非其法，迁延时日，误人性命，顾不巨哉。

瘴疟指南

（明）郑灵渚　著

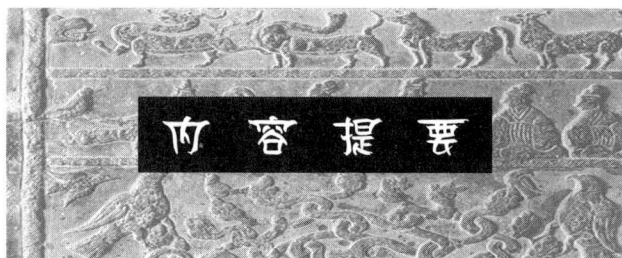

内 容 提 要

　　本书二卷，明万历信州郑灵渚先生著。因目睹闽广间，发生异于六淫例外之证，穷研细究。又得《瘴疟卫生方》一书，遂发明治瘴疟之法，以治闽广间特异之证，并著本书，以公同道。今如鼠疫、黑疫，新证日多，本书尤觉有可传之价值也。末附近贤宋爱人君《黑热病证治指南》一篇，尤为全璧。

自　序

余赋性孱弱，幼婴多病，迫丁年尤甚。尝患内伤，诸药罔效，于是悉取《内经》，雄《难经》《甲乙经》《东垣十书》《伤寒六书要论》及薛氏等书。至于殊国僻壤，奇方怪隐，皆沿波溯源，推详考索，循古人之余而为之，不知其已瘳已。人情莫不欲言其所自知，交亲承是谬推，庸多奏效，妄意遂谓凡病不出伤寒内伤之范围也。壬寅秋，天时热甚，入冬仍不寒，四方疫疠大作，其证似疟，而寒热不间断，似伤寒，而三阳经、少阴太阴经证，齐似内伤，而气口脉不大于人迎。向所妄意以自信者，胥失之矣。彼以伤寒治者七日逝，以内伤七情法治者，先手亦逝。间有染轻本固者，稍淹浃旬，终归不起。至一发不能言者，其死尤速。惟轻而不服药者，百起一二，即老医宿匠，计与术两穷矣。然天地之大德曰生，寒极必有以通之者，有宋李待制之书在也，书名《瘴疟卫生方》，专是一证，始以风壤阔越，一涉猎而置之，而后乃知其宝也。论证则辨晰周详，用药则简易平顺，可按方于治也。且诸书疟部，亦尝及瘴疟矣。本末未甚悉，岂身而履其地，传不获习乎。待制造端，王张讨润，皆因宦彼地，得其真诠，是书赖以全。余始以一二及十百，因沿乡曲而流疏远，随手应心，刻期色起矣。余秘之，是以人命为私也。告之同业，惧不能遍，谋梓以广之，区区之公而已。客有告之者曰：夫疟何有于瘴哉？闽广之间，山深两淫，积岚为瘴，黄雾隐天，中人作苦，吾信界在中土，土不同方，风亦殊俗。旷绝千里，岚瘴何从，毋乃巧于署名而炫技乎？余曰：否否。诸疾之作，由天时也。四时之变，由气数也。人身肖天地，与气顺逆也。《易》曰：观乎天文，以察时变，其征在国，国实以人，天气流转，山泽通之。以时验变，以人验时，奥气不藏，时气随之。物直搓夭，人直疾病，山川不必同，而气至则行之矣。故吾信居于闽广，而气烦之，此瘴疟之所由作也。且如癸卯之冬，四山花木，盎然如春，甲辰夏仲，菊华如秋，六月反拥絮，春秋陨霜不杀。注谓四时失其序，则其施必悖。月令仲夏行秋令，民殃于疫，在昔识之。盖天失其序，盖气旁行，于是乎在迩年以来，冬复大暖，草木禽虫，不含不蛰。殆物得气之先，与韩昌黎雪拥蓝关句，李唐岭南尚雪，今绝无之。驯至洛阳杜鹃，天气自南而北，不尤信乎。客因额之。余又谓瘴疟之"瘴"从"广章"，言疾彰于外，内无实也。为疟，如虎反爪向人也。以疟施无实之人，故多频于死。李待制之调剂思深哉，不揣愚陋，次其源委，附以鄙见。别伤寒内伤诸疟之形似，详药饵之宜用、宜禁，验病色之可治、弗治，编曰《瘴疟指南》。僭妄之罪，因无所逃，然于活人，或有小补，庸有未尽，以俟后之君子。

万历三十七年岁次己酉十月朔信州郑全望撰

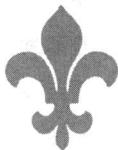

目 录

卷　　上

信州郑全望灵渚先生原著　　杭州徐志源句读

辨证

瘴疟形状

或问曰：发热头痛，人俱称为伤寒，一以伤寒药治之可乎？余曰：当有所辨。诸般发热，种种不一，而最毒者在内伤有瘴疟。或曰：若内伤果有，东垣《内外伤论》，辨别详析，甚为有理。若医瘴疟，则不能无疑矣。将以余为妄，吾见子治斯病，活人甚多，但未闻是书，未聆是语，当明以告我。余曰：伤寒内伤，所病处广，况立法者乃仲景、东垣，二人圣医也，名重寰宇。而扩充是法者，陶节庵、薛立斋二君，故其书传之广，而心于活人者，未有不读也。若夫瘴疟，惟方有之。僻于一隅，况业医者鲜，惜李待制治瘴之圣，其书所传不广，宜乎吾子之未闻是书，未聆是语。或曰：即有是书，其病形可得闻欤？余曰：其病有三，而形状不外于头痛，发热，腰重，脚软，或冷，或呕，或泄，或大便秘，或小便赤，面赤，目红，口渴，心烦，胸中大热，舌或黑，狂言谵语，欲饮水，欲坐水中，或吐血，或衄血，或腹痛，或有汗，或无汗诸证。以有寒有热者为寒瘴，或间日，或不间日，为易治；以单热不寒者为热瘴，为难治。得闻日犹可，以不言语惟噫噫作声者，为痖瘴，为不治。瘴疟之形状，大都如是矣。

人身肖天地瘴疟类天时

天以一气覆于上，地以一气载于下，人居覆载中，若何能与覆我载我者相肖也。上古圣人等天、地、人为三才，岂无灼见而妄立说耶？盖谓天以轻清之气，上浮而下转，地居其中，而乾健之运，无一毫少息。若一毫不续，则穿壤判，一息不运，则机缄穷。人身肖之，其气亦无息，天以日月循环，人以荣卫循环，地有九州，人有九窍。经曰：天气通于肺，地气通于嗌，风气通于肝，雷气通于心，谷气通于脾，雨气通于肾。六经为川，肠胃为海，九窍为水注之气，阳之汗以雨名，阳之气以风名。人之一身，身以上，其气象天；身以下，其气象地。故天不足西北，而人之耳目，右不如左之聪明也，故西北之人，头常冷。地不满东南，而人之手足，左不如右之利便也，故东南之人，腰足常冷。天有阴阳，以生风、暑、湿、燥、寒，地有阴阳，以生木火土金水，人有阴阳，以生肝、心、脾、肺、肾。天气以四时温热凉寒远于上，地气以生长收藏应于下，而人之阳气，以升浮降沉应之，为生生不息之妙，何也？天令春，其气温，惟其气温，故地中之阳气，鼓动而升于外，以生万物，人之阳气，亦应之以升。天令夏，其气热，惟其气热，地中之阳气，尽出于外，以长万物，所以地之下极寒，人之阳气亦应之，尽出于外。脾坤土也象地，斯时脾土亦寒。天令秋，其气凉，惟其气凉，所以阳气能降于地，而行收成之令，人之阳气亦应之，而降于内。天令冬，其气寒，惟其气寒，阳气尽沉于地，而成闭藏之令，所以地之下暖，人之阳气亦应之，沉藏于内。期时脾土亦暖，此天地得其常，而人之灾害亦不生。发瘴之地则不然，春夏多寒，秋冬多热，盛夏久雨，则可挟纩，隆冬久晴，宁不摇扇，一日之间，日未升则寒，日中则热，日入又寒，一日一夜，寒暑迭变，无论四时久晴则热蒸，蒸极则雨，雨下则湿蒸，雨久则凄凉，人生其间，饮食起居，安能一一谨慎，稍失调养，便感此乖戾之气，而发寒热，即谓之瘴。然瘴之发，多在秋冬，以其天气热，地中之阳气，不能收藏而外泄，故草木不花而花，不叶而叶，人之阳气亦应之，不能收固，而恒泄之于外。惟其外泄，则脾土所以内虚寒，身以上象天则极热，身以下象地则不热而寒，或热蒸极而汗，汗出则凄凉，其人身之寒热湿蒸，一与天时相似。故曰：人身肖天地，瘴疟类天时。知斯道者，则治瘴之法过半矣。

受病之源

南方之地，寒暑不时，春夏淫雨则多寒，晨夕雾昏，地下湿蒸，故阴湿之气常盛，秋冬久晴则多热，草木不凋而放花，故阳燠之气恒泄，昼燠夜凉。晴雾热，阴雨寒，人居其中，因寒湿之气盛，故下体重，湿生痰又多痰。因秋冬热故热多上壅，肤多出汗，致腠理不密，阳外而阴内，阳浮而阴闭。于斯时也，若饮食失度，起居不时，及食生冷，食炙煎，则痰与食，相并积于胃，而寒热之病作矣。或不避暑，奔走于日中，或避暑而坐卧当风，闭其汗孔，使汗不出，此病亦因之而作。或因其晨多雾而寒，饮酒以御之，少焉日出而热，则酒与痰相并，滞于膈上，此病亦因之而作。或晨寒而少衣，或夜冷而灌粢，则寒与痰相并，亦作寒热。或因晨寒多衣，行至日中未解，则暑与痰相并，亦作寒热。要之此病之本，本于天气热，元阳恒泄，在人之阳气自不降，而内又多痰，再不能调摄，感于不正之气，宜其病有上热下寒之证，所谓无痰不成疟者是也。养生者能远房室，省劳役，毋食生冷，毋食炙煎，毋醉早酒，毋饱晚饭，毋乘暑行走，毋当风坐卧，一日之中，顺其寒暑，而加减衣裳，则瘴虽毒，庶可免矣。

瘴疟伤寒辨

外伤寒邪之证，与瘴疟俱有寒热，医者尽以瘴疟作伤寒，率用汗、吐、下之法治之，其枉死者不可胜计，由其不辨寒热证候耳。今细分之。经曰：冬伤于寒，春必病温。冬若即病，谓之伤寒。不即病至春变为温病，至夏变为热病。其病也多自太阳经始，故发热，恶寒，头痛，腰脊强，无汗，口中和，而不恶食，脉浮紧为伤寒；或恶风自汗，而脉浮缓为伤风，其热无退时。若传经，或传阳明经，则有目痛鼻干不得眠脉长之证。或传少阳经，则有耳聋、胁痛、口苦、呕吐、舌白苔、脉弦之症。若传阳明腑病，为入里，舌苔黄，口渴，心烦，舌干，不恶寒，反恶热，扬掷手足，揭去衣被，狂言谵语，脉洪数，内实之证，宜用下剂，下迟则入阴经方舌黑。大凡伤寒之热，全不间断，直至传入里下后方罢。经曰：夏伤于暑，秋必痎疟。夏暑汗不出，秋成风疟。是知疟之发，多因于暑。故发瘴之地，四时常似夏，其病也无传经。若是冷瘴，则有恶寒，发热，头痛，脚弱，腰重，口中不和，呕吐，或不呕吐脉弦带数，一呼一吸，脉来六至，或七至八至，或先寒后热，或先热后寒。方其寒也，脉则沉迟而伏。及其热也，脉则六至七至而弦洪，渴欲饮水，饮则多吐，揭去衣被，待其汗出，热则退矣。或无汗而热久亦退，或间日再发，或一日一发，此为轻证。若是热瘴，则不恶寒，惟发热，壮热，头痛，身倦，腰重，脚弱，烦躁，胸膈不利，呕逆，或不呕逆，自利，或不自利，小便赤涩口渴，脉洪弦，七至八至，热亦不间断，一日二日，舌便黑，目红面赤，渴欲饮冷，与之水亦能饮，狂言谵语，或大便闭，至日晡尤甚，与伤寒下证无异。细察之，身中之热有不热处，以手扪之。额上极热，面微热，鼻尖凉，心胸及腹极热，背微热，腰以下不甚热，重者常冷，或厥，且谵语，以手扪心胸，蜷卧狂起，则脚重无力，何也？瘴病是上热下寒，故腰以下不热而沉重。上身之证虽阳，而阴证隐具于其中。鼻尖为年寿宫，年寿属脾，脾寒所以鼻尖凉。此病是外热内寒，热证虽见于外，而内寒之证，验于鼻凉，蜷卧，又手冒胸，隐然见矣。或谓是伤寒阴证似阳亦非。是若阴证似阳，渴欲饮冷，与之冷则不饮，瘅病与之则能饮。若用药得宜，则热退，或得间日热退时则脉微弱，非复前之洪弦数矣。大抵瘅与伤寒，大不相同，伤寒因于寒，瘅病因于暑，伤寒有传经，有变证，有传染，而瘅病不传经，无变证，不传染。若医者误认恶寒，发热，为表证，用伤寒汗药，以狂言谵语，大便秘，舌黑，为里证，用伤寒下药，则不旋踵而告变矣。

瘅疟内伤辨

内伤饮食，劳役过度之病，其发热恶寒与瘅疟相似。若以瘅疟而用内伤劳役之药治之，则神识昏乱，谵语如狂，其热愈剧，服多亦至不起，由不细察其证候耳。今细辨之，内伤劳役之病，其恶寒也，见风见寒，居阴处无日阳处则恶之，若避风寒，居温暖处，或添衣被，出不恶也，或虽发寒，一暖便已。其发热也，蒸蒸然上彻头顶，停彻皮毛，下至腰足，浑身燥热，若袒衣被，近寒凉处则已，或热极而汗出亦解。若凉片时即恶寒，添衣被则不恶寒。又发热直至甘温之剂进多，则病已。其他头痛，身重，手心热，口渴，心烦，舌黑，妄语，妄有见闻，大便秘，或泄，小便赤涩，或呕，口不知味，其脉气口洪大，或兼各脏形证，内伤之病如此。瘅疟之作，其寒也，先起于毫毛伸欠，乃作寒栗鼓颔，腰脊俱痛，虽重衣厚被，滚汤热火不能温。寒去则内外皆热，渴欲饮冷，虽袒去衣被，重冰泉水不能寒。或先寒后热，或先热后寒，或一日一发，或间日一发，或一日二三发，此是冷瘅，其脉洪弦数。冷瘅与内伤，其寒热不同又如此。惟热瘅，热未间断时，又当细辨之。内伤之热，浑身上下皆热，热瘅之热，惟额极热，胸腹极热，腰以下则不热，足发厥，又易辨之。亦有足热者，虽热亦不甚，

内伤之热，袒去衣被，即解片时，热瘅之热，即卧于冷地亦不解。内伤之脉，气口独洪大而六至，热瘅之脉，六脉俱弦洪而七八至，或阳证而见阴脉。要之兼证虽多，惟以寒热及脉，潜心分别，则瘅疟内伤，若冰炭矣。苟误认瘅疟为内伤，而用补中益气汤，则热愈剧，而神愈昏，盖瘅因阳气不降而然。升麻柴胡，乃轻清升药，使不降之阳气，愈飞越矣。瘅乃类天时，天气郁蒸，得雨方解。瘅之热闷，欲俟下元温固，自然出汗方舒。黄芪、白术，敛腠理药也，使腠理闭塞，汗不得出，愈加热闷神昏矣。若是内伤，此药一进，病势即渐减，纵不减，亦不加。病之疑难如此，医者不明望、闻、问、切之理，不分别其内伤瘅疟伤寒，而妄为施治者，屠刽之流也。

诸疟瘅疟辨

或曰：伤寒内伤瘅疟之不同，已知之矣，敢问瘅与疟，何以辨之？余曰：有三阳经疟，三阴经疟，五脏疟。又有以寒多热少者，及单寒者，名寒疟。寒热相半者，名温疟。单热不寒者，名瘅疟。胸膈痰癖，心下胀满，气逆烦呕，为痰疟。噫气吞酸，胸腹胀，吐酸恶酸恶食，为食疟。恶风自汗，筋骨痛，抽搐，为风疟。面垢口渴，心烦多汗，为暑疟。三日一发，久而不愈，为痎疟。表里俱虚，客邪未散，真气不复，间一日连二日发，或疾虽间，遇劳即发，久而不瘥，为劳疟。进退无时，进则神昏，退则如常，为鬼疟。久而不瘥，膈下结块为疟母，发于阳者，为牡疟，发于阴者，为牝疟。虽种种不同，其大略不外于一日一发，或二日一发，三日一发，有间一日连二日发，有一日两发，有日与夜各发，有上半日发，有下半日发，有有汗，有无汗，此一定之规。若瘅疟，只是三证，以有寒者为寒瘅，单热者为热瘅，不语者为痦瘅。共始发也，多不间断，重者七日方间断。其间断也，一日十二时，只间一二时即发。亦有间断半日者，退去时莫起动则可。

若起动则又发，终属难退，即退去，胸腹之热尚在。或间一日一发者，其发时去死一间，其退去之时，浑身上下筋骨若无，其难过也，不可以言语形容，非若诸疟退去之时，即如平人。又或先轻后重，或先重后轻，或先间断而后反不间断，或先不间断而后间断，变怪不常。非若诸疟作息，自有定期。以此辨别，皎若日星。其治诸疟用药错者，尚可救疗，瘴疟用药一错，祸如反掌。瘴最忌者，汗、吐、下，及小柴胡汤、柴苓汤解肌汤。其故何也？盖瘴因阳气外泄而然，发汗之药，多驱内阳外泄，是重虚其内，所以多死，瘴因阳气不降于下焦，吐则阳气愈上升，下元无阳气，是无根也，故死。瘴疾是下真寒，而上假热，下药太寒，一下咽则中寒大作，阳气随之即脱，所以死极速。瘴病外虽热而内实寒，故人谓瘴疾为脾寒，正谓瘴也，故小柴胡、柴苓解肌之类，其性俱大寒，服之则外热不降，而内寒更甚，故至外热微时，里外俱无阳气，所以难救。欲治斯病，医者自首至尾，不可妄用一药，只遵大法，温中镇下，正气和解，且攻且守，主病暑，无责速效，病者能慎疾，则治自愈，万不失一矣。若夫痖瘴，当归之天命，千百中可救一二，非人力之所能为也。

伤寒瘴疟分南北辨

或曰：如子之言，伤寒因于寒，瘴疟因于热，则北地多寒，伤寒乃北方之病，南地多热，瘴疟乃南方之病欤？余曰：子言亦有理。上古圣人，亦有异法方宜之谕，然不可执一不通。第曰北方伤寒病多，南方瘴疟病多则可，若曰北方无瘴疟，南方无伤寒则不可。盖天道无常，假令北方暑热过多，秋时暑热数日，北人感北气亦多病瘴，广之东南，设有冬时大寒数日，南方素无寒，若感此气，亦多病伤寒。故医者当上察天时，四时温凉热寒。上明五运六气，司天在泉之理，下察四方风土之宜，中辨病人平日之性。宜凉宜热，平日是何脉，再审今病，

或外伤风寒暑湿，或内伤饮食劳役，七情男女，或感乖戾之气而为瘴，灼见其病之在何经何脏，宜补宜泻，宜吐宜汗，宜温宜和解，万举万全，庶不愧为医矣。

瘴疟五脏俱病

夫人身自胸膈至头为上焦，其气象天；自胸膈至腹为中焦，其气象人；自腹至足为下焦，其气象地。以五行论之，上焦属丙丁火，中焦属戊己土，下焦属壬癸水。在五脏心肺，阳也，居上；脾阴，坤土也，居中；肾肝，阴也，居下。必也阴能开，阳能降，以成水火之既济，天地之交泰，则为平人。若夫发瘴之地，秋冬多热，则人身阴阳之气，上者自上，下者自下，而成火水之未济，天地不交之否。故一触外邪，五脏俱病，其病多上热下寒，外热内寒，何也？天气通于肺，天气热，故肺热极，所以大渴引饮，小便频数，或遗尿，气逆胸中痞闷，或衄血。心在上焦火位，天气热，故心热极，所以心烦闷乱，狂言谵语，神识昏沉，瞀不知人。或吐血饮冷，舌黑面红，口唇生疮。脾为中州坤土，天气热则地中阳气，恒浮而不降，地下无阳则寒，故脾土虚。所以鼻尖凉多痰，肌肉削不能食，面黄四肢无力，或呕或泄。中焦虚，痞气倦怠。肝肾居下焦地之分，天气热，阳气不降，地下无阳，故肝肾虚寒。所以腰重脚弱，筋骨痛，腿足寒厥，或吐蛔，或吐沫。瘴病一作，五脏之证俱见。非若伤寒之传经，传一经方见一经之证也。知此则知伤寒汗吐下之法，不当施于瘴疟矣。而治瘴之法，当知升降浮沉则顺。寒热温凉则逆之之理，必使心肺之阳降于下焦，俾下元温暖，下元者人身之根本也。温暖则根本固，根本固则邪热退，诸病息矣。

冷瘴

其证恶寒，发震，发热，头或痛，或不痛，或呕吐，或不呕吐，胸膈痞闷，身重，腰痛，脚软，或先寒后热，或先热后寒。寒时虽厚衣

被不能温，热时虽卧冷地不能凉，或大渴饮水。或一日一发，发时多，退时少。或间日、三日一发，所兼之证极多，不能尽述。惟以其有寒，谓之冷瘴。有阴无阳，故谚有云：冷瘴必不死。此瘴之轻者也，其脉或寒时微迟，热时弦数，或来六七至，或阳证见阴脉。

治法先用感应丸十四粒，姜汤送下。次用陈皮半夏汤三四服，或不换金正气散三四服，重者七八服。方用和解汤三四服，或七八服，加厚桂更好。得寒热间断多时，后用截疟丸酒送截之。或养胃汤不已，四兽饮，此常法也。

如往来寒热，痰逆呕吐，头痛及身，腰痛如被杖，汗多烦躁引饮，自利，小便赤，或如中风者，姜附汤主之。如寒热往来烦渴，手足冷，鼻尖凉，身重，舌黑，渴欲饮水，自利呕逆，汗出恶风者，干姜附子汤主之。如上半身热极，下半身冷，腿足寒厥者，沉附汤主之。或送养正丹、黑锡丹、灵砂丹。

如发热，手足厥冷，烦渴，闷乱，上吐下泻者，附子理中汤主之。

如发热，咽嗌干燥焦烦大渴，饮水不止者，冷汤主之，或既济汤理之。渴甚者，夺命散加附子汤主之。

如发热腹痛，头目昏沉，四肢疼痛，大便自利，小便或涩，或利，或呕，或咳者，真武汤主之。

如发热恶寒，呕不止者，藿香正气散主之。夫瘴病多呕，病因饮食伤脾而得，又炎方之病，气多上逆，痰与气并而上，故多呕。如因食生冷太过，呕而恶食，头目昏沉，肢体拘急，痰多腹痛者，养胃汤加附子、沉香主之。呕甚，送来复丹或治中汤主之。

如呕吐膨胀者，二陈汤送感应丸。

如呕而胸膈不快，胁筋胀满，心腹刺痛，食少多痰，吞酸噫气，及见证不一者，以嘉禾散主之。

如寒热往来，恶心呕吐，吞酸噫腐，腹痛痰痞，不能食，红丸子主之。

如大便秘者，先服和解汤，自然通利。或秘甚者，用嘉禾散，加蜜主之。又有多日不通者，看病势何如，得大便利而后病方得愈。方可用蜜导法。若不甚急，只以治瘴为主，得热瘴不来，大便自然通利矣。

如寒热脐腹刺痛，胁痛烦乱引饮，霍乱手足厥冷者，冷香汤主之。

如寒多热少，或但寒不热者，其人平日虚弱，七枣汤主之。

如神思昏乱，狂言谵语，不知人事者，轻则养胃汤加附子沉香，重者二陈汤加沉附，若甚者沉附汤主之。

如脉代者，此病甚不宜代脉，看大便如何，如大便照常，养胃汤加附子主之。如大便不利，可与正气散或和解散加桂，大便行则代脉去矣。

如发热头痛，小便不利，烦躁饮水，水入即吐者，五苓散主之。若引饮自汗，小便赤涩者。不得服五苓散，汗出更利小便，必亡阳也。况渗泄之剂，下虚者尤忌之。如四肢厥冷，头额虚汗，咳逆脉促，其证甚危，三建汤主之。

如证候不一，多所变怪者，和解汤主之。

如瘴止后腰痛脚软者，加减五积散主之。

如瘴止后汗多者，黄芪建中汤主之。

如瘴止后食少体倦者，异功散主之。

如瘴止后多痰，及食入而心下饱闷者，香砂六君汤或吞养脾丸。

如瘴止后虚烦不得眠，心胆虚怯，触事易惊者，温胆汤主之。

热瘴

其病身发大热，神气沉昏，昼夜如卧炭火中，腰痛脚弱，大渴欲饮冷水，上脘痞闷，神昏妄语，头痛或不痛，或呕逆或不呕逆，小便赤涩，或频数或遗尿，大便或秘或自利，舌黑面赤目红，或吐血衄血，兼见之证，不能尽述。惟以其单热不寒，谓之热瘴。其热多不间断，因阳气尽发泄于外而然。谚云：热瘴久而死，此瘴之重者也。治得其道，得生者多。其脉洪弦数，或来七八至，亦有见阴脉者，治法先刺之。

南人治热瘴初起不用药，只挑草子之法，广中是处，有人能之。凡有瘴发一二日，卷其上下唇之里，以针刺其血，正中用手捻去紫血，又以楮叶擦舌出血。又令病人并足而立，于两足后腕横缝中青脉刺之，出血如注，乃以青蒿水与服，应手而愈。若冷瘴与杂病，决不可刺，热瘴之所以刺而得愈者，即太阳伤寒证邪气在表当汗之法也。刺出其血，即是得汗，而其效速于得汗。盖人身之上下唇，是阳明胃脉之所经，足后腕，是太阳膀胱脉之所经。太阳受病三日而阳明受病，南人之针，可谓暗合。若患热瘴而不即刺，及其三阳传遍，邪气入里，虽刺而血已凝，非惟无益，或至重伤。又南人针法，别有不可晓者，发瘴过经已入里而将死，刺病人阴茎而愈。窃意其通五脏，刺之或可去内脏之热耳。然少壮者尚可用此法，苟施于怯弱者，岂不危哉？按《黄帝内经》九针从南方来。《刺热论》曰：病未见赤色而刺之，是谓治未病。然则南方挑草子之法，不可废也。但南人未知辨赤色之道，愚谓热瘴初起，刺病人两足腕出血，又刺舌下出血，头痛两额角脉胀者，与两额角脉上刺之出血，其病势果衰大半。次服不换金正气散，又服和解汤七八服，得间断一日一发，然后截之。若间断作二日一发尤妙，不来之日，服和解汤七八服，和解后热势稍缓，服养胃汤，吞截疟丸，酒送，日服六七次。如未止，服四兽饮，此平常之法也。如变证不一，当与治冷瘴方法互治之。

如其证未解，或疑有热，亦不宜服发汗及凉药，但取嘉禾散服之。若果蕴热，但冷服无害。盖嘉禾散治下虚中满，能升降阴阳，正与秋冬作热之地为宜，服二三日则寒热之证自判矣。然后随证调治，自无不效。

如呕逆，以养胃汤、来复丹、治中汤、二陈汤，选而用之。

如兀兀欲吐而不吐者，二陈汤主之。

呕而热不退者，藿香正气散主之。

呕而膨胀，二陈汤下感应丸。

呕而头痛，来复丹兼如圣饮子。

呕而胸膈不快，下虚中满，嘉禾散主之。

呕而大便秘，嘉禾散加蜜主之。

呕而腹痛，红丸子及乌沉散。

呕而痰逆，头痛身痛，脚痛脚弱，热大汗多，烦躁引饮，大便自利，小便赤涩者，姜附汤主之，吞养正丹或灵砂散。

如发热烦躁，手足冷，鼻尖凉二证，病人因热大烦躁多不自知，医者须以手扪其手足与鼻尖方知之。身重脚腰痛，舌生黑苔，大混引饮，自利呕逆，自汗恶风者，干姜附子汤主之。

如大热咽嗌干，渴烦躁不解者，冷香汤主之。

如热大烦渴大作，饮水无度者，既济汤主之，甚者合夺命散。

如热大神昏，不知人事，妄语遗尿，吐血衄血，舌黑面红，目赤烦渴，脉弦而七八至。以手扪之，额上极热，胸腹热，腰以下不热而冷。虽狂言妄语，病人必蜷卧，又手扪心，或引衣自盖，阴证具于隐微之中。况脉只以五六至为数为实热，若七至八至是内阳尽出于外之脉，腹内则空虚矣。若误用寒凉攻外热，其毙也可立而待，急用沉附汤主之，吞黑锡丹。稍缓者，二陈汤合沉附主之。轻者养胃汤合沉附汤主之。

如热大烦渴闷乱，呕逆泄泻，手足稍微冷者，附子理中汤主之。如呕逆泄泻，脐腹刺痛，胁肋胀痛，引饮无度，胸膈不利者，冷香汤主之。

如发热腹痛，头目昏沉，四肢疼痛，大便自利，小便或利或涩，或呕或咳，自汗多者，真武汤主之。

如因误攻外热，以致四肢厥冷，两足如无，头颅虚汗不止，或时发哕，脉数而促，其危尤甚，急宜收心液，壮真阳，庶可更生，宜服三建汤。

如大便秘，其脉六至，兼弦而有力者，和解汤主之。甚者用蜜导法。

如夏月冒暑伏热，即发热瘅，烦躁口渴，上吐下泄，心脾不调，脉全不具阴证，共脉弦而六七至有力，六和汤主之。

如热大便坚硬，其人平素脾胃壮实，而脉弦数有力者，和解汤加苏叶地骨皮主之。

如发热头疼，或眼睛疼，大便实，其脉举按皆弦数，全无阴证，其人平素宜凉剂者，参苏饮主之。只可一二服稍和即止，不可过用，须要详认，不可误人。

如已分为间日，脾胃已和，湿冷已去，病退时脉亦弦数者，养胃汤加柴胡主之。

如已服正气和解温中固下后，热已间断，截疟丸不住者，十四日外，可少与柴平汤或柴胡散尤稳。不可多服参苏饮、柴平汤、柴胡散三方，须细察病人平素宜凉剂，胃气壮实，及脉实而无阴证具于隐微之中者，方可用之。如稍缓，不若和解汤加减守之，免致失手。

如已经七日，发热烦躁，引饮喜冷水，大便不通，小便赤涩，狂言内热，神昏不省者，令黄芪汤主之。若因上热未降者，尤宜沉附汤主之。

如无汗，发热头痛，小便涩，烦渴饮水，水入即吐，五苓散主之，不可多服。

如瘅止后，犹狂言神昏者，因心经之阳尚未降于下焦故也，二陈汤加沉附主之。或养胃汤亦加沉附。

如瘅止后，腹痛肠鸣，大便溏而频，平胃散主之。

如瘅止后，虚烦不眠，心胆虚怯，触事易惊，或梦不祥，或异象眩惑，夜不安寝者，温胆汤主之，无多服。

如瘅止后，精神倦，不喜饮食者，异功散主之。

如瘅止后，膈痛脚痛，加减五积散。

如瘅止后，自汗多者，黄芪建中汤主之。多痰体倦，六君子汤。

如瘅止后，易饥易饱者，香砂六君汤吞以养脾丸。

痖瘅

瘅病初起，发热头痛，或呕逆或不呕逆，兼证虽多，惟以其神昏不能言，但噫噫作声，或全不作声，谓之痖瘅，此热瘅之甚者。故谚云：痖瘅无不死，为不治之证也。但不犯不可服之药，治得其道，千百人亦可起一二人。其脉初起一二日七八至而弦，热大，至三四日热微神清，脉反和平。

如其证精神清，目开如常，能饮食，能大小便，热微脉平常，只是全不作声者，此真痖瘅，极难救。盖肺气入心则为声音，今瘅毒之热，沸其血涌于上，塞于心肺之窍，故不能言，七日后多死。治当散其血，用麦冬汤调黑神散，亦有得生。

如其证目上视，口噤牙关紧闭，昏不知人，遗尿遗屎，不能言。以手重拿曲池、虎口、颊车、人中，亦知畏疼，不能出声叫哭。待热微时，稍言一二句，此痰迷心窍也，为痖瘅。用青州白丸子，二陈合星附汤或三生饮。元气虚者加人参，十可活三四。如手足搐搦、气逆者，附香散及养正丹。如因食冷物所致者，苏感丸。

如其证精神不甚昏，能饮食，大小便亦通，热不甚，惟舌本强木不转而不能言者，亦非正痖瘅，乃瘅毒中于心、脾二经所致。心之别脉系舌本，脾之别脉连舌下，邪气入其经络亦然。用正舌散及全蝎、麝香、南星、茯苓之类治之。

如其证初起或是寒瘅或是热瘅，能言语，因医者误用发汗及升药降药而变痖者，为不治之证。虽神气清爽，脉息和平，二三日决死，不可用药。

不治证

瘅病初起，热大不语，至二三日热微神清脉和，惟不作声，此真痖瘅不治。

瘅病上吐下泄，精神昏乱，脉微迟无力，

二三日决死勿治。

瘴病因食生冷过多，至四五日作泄，手足冷者，决死勿治。

瘴病热退时，脉亦七八至无神者，决死勿治。

瘴病脉大而散，无胃气者，不治。

瘴病阳证见阴脉，无胃气者，不治，有胃气者生。

瘴病误服麻黄发汗药及柴胡、黄芩苦寒药而变痓者，决死不治。

因误服麻黄而筋惕肉瞤者死。

因误服麻黄而目赤喘急者死。

因误服麻黄，汗出不止，发寒而哕者死。

因误服寒凉，目利而手足厥冷，渐及肘膝者死。

因误服寒凉而发哕者，不治。

因误服寒凉，狂起乱搏人者，不治。

因胎前染瘴，胎落而变痓者，不治。

产后染瘴，脉洪大如竹管鼓指七至者，不治。

脉

瘴病之脉，不可不细察，假如其脉沉细而迟，此元气虚寒之脉，外证虽见纯阳，当急用沉、附等药。苟误投以寒剂，其逝即在顷刻，正所谓“承气入胃，阴盛乃亡”也。在伤寒阳证见阴脉，为必死之证。瘴疟为上热下寒，外热内寒之病，阳证见阴脉为真病，脉见有胃气者，反为易治，万不失一。

如其脉弦带数，六七至有力而不散大，此元气不虚寒，外证无，阴证具于隐微之中。只宜正气散、和解汤等药。苟误投以姜、附，亦难收功，正所谓桂枝下咽，阳盛则毙。或间有阴证见有阳脉，亦不宜例用姜、附，且与和解、正气守之。若苦寒之药，不可以脉见阳而妄用也。

如其脉洪大无伦，七八至，按之鼓指者，或无力者，此元阳气尽泄于外之脉，不可谓之

阳脉。盖脉只以六七至为数为热，若七八至为元气已飞越而邪气独盛，正不胜邪。故见是脉，以浮而无力为洪。若洪大过筋鼓指，则为元气不固于内，反泄于外。故见是脉，正《内经》所谓“脉大为虚”是也。鼓指者更虚于无力，二脉兼见，鼓内伤火不归经之证，方书谓“龙雷之火”。其外证决见大热之病，细察之，必有阴证具于隐微之中，急宜用姜、附等大热之药冷饮之，其效可必。倘误投凉药，祸如反掌。在他证脉至七八至为七极八脱，决死之脉，在瘴疟如治以法者，永保无虞。

如脉代而不散者，当问大便如溲，小便调，为元气不足，宜参、附之剂补之。元气实，代脉去矣。若数日未更衣，更宜和解正气，使大便利，黑屎去，则代脉去矣。若代而兼散，则为不治之脉。

如脉瘴作时七八至，温中固下正气和解后，热退去时，一呼一吸，只来二至，在他证为二败必死之脉，在瘴疟为邪气尽退，正气将复之脉。其外证决见浑身冰冷，困倦乏力。惟口中所出之气略温，或大汗如雨，恶寒之极，斯时惟宜调养，内服补脾之药。一日则前证俱退，二三日脉复四五至矣。

日期

瘴病无传经，治得其道，则有减病常期，治失其道，则至其时日而增剧。如瘴初起，轻则自间断，正类疟病，治之当一日一发者，十四日愈，或二十一日愈。二日一发者，七日愈。其故何也？夫瘴多是元气不胜邪，一日一发，元气难复，其愈迟。二日一发，元气易复，其愈速。若三日一发，则与痎疟无异，当以治瘴、治痎之方，斟酌合用，必半年一年，方可愈也。其次，初发不间断，正气和解后，三日即间断，七日可愈，或十日愈。又有重者，直至七日方间断，十四日可愈，如不愈，二十一日才已。有二十一日犹未已者，虽未愈，谨慎用药，再无变证。若不知治瘴之法，妄用药饵，不问轻

重，如重犯发汗凉药，则三日变证，七日死。有十日变证者，有十四日变证者，有二十一日变证者。若犯石膏、大黄，则变证只在顷刻。总之，治失其道，七日内变证极多，十四日变证次之，二十一日内变证又次之。

妇人

南方阳浮阴闭，阳恒泄，阴恒固，男子以阳为主，故瘅病者多，女发以阴为主，故病瘅者十中一二，治法与男子同，更加以豁痰调气降气为主。用四七汤乌沉散，佐以沉香间服，或加四物。惟胎前产后与男子异。在胎前以正气和解方，加大腹皮、砂仁、杜仲、续断安胎，或兼四物。若见阴证，亦照姜、附温中镇下方法，胎亦不落，即《经》所谓"有故无殒"是也。或不幸而瘅毒深重，热极大，胎多难保，胎下不变痉，不作痉，脉不洪大无伦，鼓指，数七八至者犹可治。设变痉或脉七八至，虽参、附亦无如之何矣。在产后染瘅者，当大补气血为主，佐以温中镇下正气和解，不变痉，脉不大，七至八至，多有得生者。盖脉大鼓指七八至，瘅脉之常，本可治。惟产后不宜见此，其大法不出于前三证中，参论临时斟酌可也。

小儿

小儿瘅病，多因乳母不与之避寒暑，啖生冷，飧炙煎，致儿聚痰为患。况小儿较之大人，谓之哑科，以其不能言病情，故难辨别。医者当审谛，闻其声，望其色，察其举止，看其虎口，参以三证治法，斟酌其轻重而后药之可也。如热大不寒，振不作声，以手重拿合谷不作声，惟手撑动，热微时，亦不作声者，此是痉瘅，必不可治。如热大面赤舌黑，目赤唇红，欲扯瓯碗，频含乳，唇红，是肺热。欲扯瓯碗，频含乳，是口大渴。上吐下泄，蜷卧或俯卧，手足指稍冷，是虚欲就实。手足指冷，是胃中寒。睡露睛，是脾虚。时时狂叫，或曲腰而啼，是腹痛。虎口脉过三关，当用附子理中汤治之。

服至病减方止，如热大面赤舌黑，目赤唇红，频含乳不吐，大便秘，小便赤，手足指稍不冷，睡不露睛，仰卧时时狂叫，虎口脉过三关，此无虚寒之症，当用正气和解，参以热疟方法治之。如先寒后热，先热后寒，或间一日发者。或一日发者，此是冷瘅，治当以前审病之法用药，庶几可称为幼科之国手。

发瘅时调理却病法

众人多发瘅时，必须加意保养。晨兴盥漱后，先服平胃散或不换金正气散，过一刻喋少粥，巳时早食，申时晚食，夜间服理脾消食丸药。酒少饮不妨，不宜太醉。天气若不常，一日之间，顺其寒燠加减衣裳，不食生冷，则脾胃自壮。省食油腻，则胸膈自快。无大忿怒以伤天和，重节色欲以固真气，如此调摄，决保无恙。如秋冬大热，服以降气镇坠药，养正丹、黑锡丹、苏子降气汤、秘传降气汤、沉香降气汤，选而用之。

瘅病中将息法

凡才病瘅时，切须忌口，非惟生冷、油腻不可食，尤忌酒、肉、鱼、面之类，饮亦可住。只可食粥，仍戒荤食，不得已吃白糁、咸豉、萝卜。即当发时，亦不可食，候发过稍久却食。如不发日，从便吃白粥，不可太饱。不忌口则病难已，所食之物，皆且邪气，致使服药不效。若食素粥数日，依前法服药即效，所谓服药不如忌口是也。每日只宜漱口而已，不可洗手面及梳头，但安心坐卧，数日莫动，如此将息，无所不瘥。

瘅病后将息法

凡瘅病才住，可记初发几日，依前日数，十分畏谨。大率瘅不发后三日，方可洗手，七日后，方可洗面，半月后，可略梳头一二次，三月内戒房事，能戒百日尤妙。瘅不发时，仍素粥三日，经五日后，方以猪脾熟煮羹，薄吃软饭，十日后，略饮些酒，少吃肉羹，但不可食诸般骨汁，若犯之即再发。如牛羊鸡肉，须忌一月为妙，如不能将息，或致再发，必须依前法服药，前法将息而已。如饥饱劳役、喜怒不时，再发，虽依前法服药调理，多致延绵半年，方得平复，终不若小心谨慎调理，不再发为妙。

灸法

凡冷瘴初起，腰足寒厥，其脉沉细，因失饥寒，伤饮食。致病者，内服姜、附等药，外灸中脘从建里上行在脐上四寸，中脘穴也、气海在脐下一寸五分宛宛中，气海穴也、三里从上廉穴上行一寸，锐肉之端，按之肉起，手三里穴也三穴。使中气温下元暖，则病无不愈。若无前证，其人平日不甚虚弱，及病始发者，未可便灸。如瘴病既久，气血已虚，服药不效者，宜灸膏肓从魄户下行，第四椎下五椎上，此穴居中，去脊中各三寸半，正坐曲脊取之，膏肓穴也，或大椎一椎之上，大椎穴也及第五椎五椎下神道穴也二穴，随年壮尤妙，及足三里则久瘴自痊，热瘴忌灸。

瘴后变证

瘴后调摄，较之他病其难百倍。善养生者，于饮食起居之际，兢兢业业，无一毫差忒，谨慎百日。待脾胃元气复常，方可免变证之患。若瘴后解怠，起居不时，恣意饮食，与夫沽酒市脯色，色气无忌。当此脾胃之元气未复，不能消化，岂不积而作痢，聚而作痰，浮而作肿乎？此难以立方施治，盖谓瘴后元气常虚，是无根本，将何以常病邪？今择数方法于后，以备审用，当其临时，可权衡虚实而补泻之。

痢

下痢之因，由元气脾胃衰弱，饮食不节，积而不化，遂致湿热伤于气分则白，伤于血分则赤，气血俱伤，则赤白相杂。其青黄黑色者，由湿热兼伤各脏，故见各经之色也。脉沉小流连有胃气者生，洪大而数者死；身凉脉静者生，身热脉大者死。

治法，初起腹痛，里急后重而痢者，当审元气何如。元气未虚者，先用苏感丸以下之。去其积滞，更兼有实热者，量用木香槟榔丸下之。盖谓无积不成痢，故先宜荡涤以去其积。若兼伏暑，以香薷饮送下，小便不利，五苓散送之。次用消导和气行血药，后服香连丸或变乱丸，久不止，断下汤、真人养脏饮，斟酌选用。若元气虚弱者，不可更行荡涤，先用六君子汤，随所伤物加药送保和丸。如伤米食，加谷芽、神曲；面食伤，加麦芽、神曲；肉食伤，加山楂、神曲；酒食伤，加干葛、神曲。兼呕吐，加砂仁、藿香，次用香连丸及四神丸。如渴甚，用七味白术散送之；如元气下陷，用补中益气汤送下；若兼脾胃虚寒，用理中汤。又有噤口者，《卫生方》云：噤口乃下痢不纳饮食是也，医者但知危笃而乃畏缩，不究其所之由，说多不救，良可惩哉。《易简方》谓：宜四柱散、理中汤、茯苓散加肉蔻、木香，或咽震灵丹等药。何乃王德肤知其一，未知其二耶？盖古方有清心莲子饮及压毒药者，有用生胃进食药，岂可执一物以治之耶？如诊视而知其脾胃脉不弱，问知其心烦头痛，手足温热，未尝多服凉药。此乃毒气上冲心肺，所以呕而不食，宜用败毒散，每服四钱，陈仓米百粒，姜、枣煎服。又一方，石莲子捶碎去壳，留心研为细末，用陈仓米饮调下。若其脉微弱，或心腹虚膨，或手足厥冷，初病不呕，因服粟壳、乌梅及诸苦涩凉剂，或饮草药过多，早晨未食先呕，不思饮食，此乃脾胃虚弱，却可信《简易方》之言。又有一方，犹为简易，用山药一味似小豆大，一半银石器内炒熟，一半生用，同为末，米饮调下，甚有奇效。又尝观前辈痢疽方，治呕逆不食者，亦有一说，毒气攻心者，以乳香、绿豆粉作内托散服之。脾气虚弱者，嘉禾散、山药丸治之。胸中当存活法，裁其方法，为噤口痢用，何患不收功于危笃耶！大都瘴后痢疾，极难施治，如前数药，虽是良剂，特准绳耳。至于临时变通，在医者尽望、闻、问、切之功，极精巧以别其虚实寒热，然后施治，庶可为人之司命。

肿胀

肿胀之因，盖为脾胃元气虚损，又不能调摄饮食，起居失时，复伤脾、肺、肾三经，俱能作肿。伤脾而肿者，即《经》所谓"诸湿肿满，皆属脾土"是也。伤肺而肿者，即《经》言：饮食入于胃，游溢精气，上输于脾；脾气散精，上归于肺；通调水道，下输膀胱。今肺伤，不能通调水道，下输膀胱，使小便不利，泛溢作肿是也。伤肾而肿者，肾属水，今肾气虚寒，不能摄水，以致汛溢，反以浸渍乎上。于是三焦停滞，经络壅塞，渗于皮肤，注于肌肉而为肿也。

脉浮大者生，沉细者死，脐突，缺盆平，手足心肿起无纹，满肚青筋，腰肿阴肿无缝者，俱不治。

治法，伤于脾者，宜实脾利水快气，嘉禾散、乌沉散、五加散、实脾散、五苓散、五皮散、平胃散、胃苓散、流气散，斟酌详用。切不可用樟柳、芫花、黑牵、大戟、甘遂，下水之剂。伤于肺者，补中益气汤加减用之。肾水虚寒者，附子理中汤、香砂六君汤加姜、附，煎送金匮肾气丸。以上诸方，治肿筌蹄变通之妙，尤在医者随时取用。

痰

瘴疟之作，多由痰滞而成。故其痊后稍不调摄，痰证即作。然痰之变证，非止一端，为喘，为咳，为呕逆，为麻木，为痞膈。及为异病之最重者，又为卒暴、痰厥、眩晕等症。

若痰厥僵仆，不知人事，脉浮而迟者生，数而急疾者死。口开眼合手撒，遗尿吐沫，喉如鼾睡，发直摇头，汗缀如珠，皆不治之证。

治法，痰厥者，三生饮合夺命散。元气不虚者，吹鼻药、三生饮、星附汤、星香散及导痰汤选用。其他痰证，以二陈汤为主，随证施治，不可执一也。

辨药

升药

南方之地，其气不正，阴常盛。春夏多寒，阳恒泄，秋冬多热，阳外而阴内，阳浮而阴闭，故人得病。多内寒外热，下寒上热。医者不察，概用升阳、发表等药，致病者滞神昏而不知人，服多者气逆哕而汗出即逝。盖瘴病之作，秋冬为多，人之阳气，春升夏浮，秋降冬藏，秋冬热是行夏浮之令，而秋冬之令不行，阳气之不降也明矣。阳气不降，则中下二焦空虚而寒，大法升降浮沉则顺之，寒热温凉则逆之。知此者急使阳气下降及温中之下暇，而况敢用升浮凉药以犯逆时之戒乎？凡升阳之药，味辛性凉，味辛便能散真气，性凉非脾胃虚寒所宜。因其升，故心肺之阳不降，所以神愈昏不知人。因其散气，故中气愈虚，不能运痰，所以痰滞。因其性凉，脾胃愈寒，所以发哕。因其发汗，故汗一出，翻然作冷，上焦几微之间，气随汗而出，所以即逝。议论至此，治瘴者岂可以升阳风药而妄用之哉！所谓升阳风药者，如升麻、防风、荆芥、羌活、独活、前胡、薄荷、天麻、蔓荆、葛根、细辛、白芷、川芎、紫苏之属是也。余观今之医瘴病者，不识其端，妄以头痛发热，身痛口渴，为时行寒疫。用败毒散及升阳散火汤二三服，则痰滞不语，目瞪口噤。元气素实者，热退时此证亦退而退而苏，热来时其证复来。此时急宜温中利痰，用治瘴正法，多有得生者。若元气虚，服三四服即变痓瘛。七日外，竟成大梦。又有一等元气极实者，服前药，亦不痰滞，亦不变痉，止是热不退。直至十四日，内热微时，方作哕而逝。此等变证，不惟败毒散火汤，虽参苏饮，变证亦如此。

降药

《经》曰：重阴必阳，重阳必阴。瘴病之作，天气热而人身亦热，上多燥渴，心胸烦热，是重阳也。而鼻尖凉，腰足冷痛，是阴寓于其中也。又寒极生热，热极生寒，故瘴之始作也，必大热，及其病退也，身无尺寸之肤下如冰冷。医者不知此理，见其发热烦躁，舌黑面红，目赤，脉弦数，便以为大热之证。用苦寒降药，如黄芩、黄连、栀子、黄柏、知母之属，愈投愈剧。连服数剂，则上热未降，中寒大作，或变痉，或痰滞，或发哕，或手足稍冷厥而泄。诸证一起，百无一生。又有甚者，见其烦躁引饮，而用白虎汤、石膏汤。见其舌黑，大便秘，小便赤，而用大柴胡汤、承气汤。此药下咽，或即发狂而毙，或即痰滞而卒，顷刻危亡，是知瘴病未必遽能危人，医危之也。苦寒降药，如天花粉、木通、滑石、车前子、玄参、连翘、玄明粉、生地黄之类，亦不可轻用。医者审之，庶不误人。

平胃

或曰：瘴病因于脾胃虚寒，外感乖戾之气而成。而治法必先正气和解，所用正气散养胃汤、不换金和解散。诸方，俱有平胃散在内。盖平胃散古人用以治脾胃，敦阜有削平之义？故曰：平胃非补。脾胃药何，又用之况瘴病脉弦，脉弦而服平胃散，又犯东垣虚虚之戒，何也？余曰：发瘴之地，其地多山，其土卑薄，方基晴明，天气热蒸，地下生水，及其阴雨，地下多湿，人生其间，常履于湿土之上。《经》曰：谷气通于脾，湿伤脾内。故脾胃之虚，多由阳气浮于上，阴湿之气伤于下而然，非若内伤之主于饮食劳倦也。用平胃以去脾湿，胡为不可。中有苍术之燥湿，不闭腠理，使汗易出。陈皮之消痰下气，厚朴温中下气，理痰消食。甘草之调中气，益脾胃。故李待制选以为治瘴

要药也。若谓脉弦在内伤，谓肝木克脾土，宜补脾抑肝，不宜祛湿，故犯虚虚之戒。不知瘴病脉弦，是疟脉自弦之弦，为邪在半晴半里，因湿生痰而作，故不禁平胃，正欲其温中去湿也。

麻黄

《卫生方》云：麻黄生于中牟，有麻黄之地，冬雪不积，盖麻黄能泄内阳故也。今南方无霜雪，皆如麻黄之地，阳气恒泄，即此可知。人居其间，不劳麻黄而自汗，有病则不宜轻发汗，轻用麻黄，此理甚明。前辈诗云：四时恒是夏，一雨便成秋。读此一联，不惟知南方天气，亦可触类而知夫人之病也。假如病者多热，才经一汗，便翻然为冷，是岂宜轻发汗耶？如五积散、通关散、金沸草散、九宝散、小续命汤、十神汤、香苏散，俱有麻黄，虽有主对，亦不可服。若麻黄汤、青龙汤，南方尤不可遽用也。今人例以麻黄为发散药，殊不知其力只能驱我之内阳以劫外寒也。古今方书用治肺经咳嗽，以肺之性恶寒，肺为娇脏易于感寒，乃宜用之。仲景治足太阳伤寒，以太阳在表，非汗不解，及治少阴经伤寒，发热脉沉。盖少阴当无热，恶寒，反发热者，邪在表也，故以温剂佐之。发中有补，皆所当用也。除此三经，方书已自少用。况南方不寒之地，瘴气交重，瘴病岂尽因感寒耶！不因感寒，不用麻黄又何不可。《南史记》范云欲赴梁武帝九锡之命，忽尔伤寒，召医徐文伯治之。恐不得与庆事，实告之曰：欲即愈当先期取汗，但不免妄泄元气，恐二年后，不复起矣。云曰：朝闻夕可，况二年乎？文伯烧地布席，置云于上，得汗而解，云大喜。文伯曰：不足喜也。后二年果应。夫发汗先期，尚促寿限，况不当汗而汗乎。又尝见有染瘴者，上热下寒，腰足寒痛，自谓五积散证也。遂倍加麻黄，多衣覆汗，竟成重证。虽服真武汤，亦莫能救，并赘于此，为妄用药者之戒。大凡瘴病误用麻黄，服后哑者，七日

内死。或筋惕肉瞤者，十四日内死。或目赤上气喘促者，十四日内死。若汗出不止，脉细如无，悸动寒战。发哕者，即时死，余常目击，可不慎哉。

柴胡

《卫生方》云：夫人身本地水火风四大，假合阴阳和会，上焦属火为阳，下焦属水为阴。遇有寒热，见上热下寒之疾，不能升降既济之，而反用药实实虚虚，则水火解散，而人身坏矣。尝见柳可教彭亮，一日染瘴，身热心烦，自以为实热，乘渴以冷水吞黄连黄芩丸，又取冷水以渍胸膈，至日晡小便渐多。更服黄芩汤、小柴胡汤，是夜连进数服，小便愈数，次日早热渐才退而即逝，可畏哉。夫下元为人身根本，根本既虚，身乎何有？小柴胡汤，今人但知为可用退热，抑知其所以用乎？夫仲景制方，惟用之以治足少阳胆经伤寒。盖胆无出入道路，柴胡乃本经药，邪在半表半里，非柴胡、黄芩之苦，能发传经之热则不可。佐以半夏之辛，以散除烦呕。复用人参、甘草之甘，以缓中和之气，又且存攻守之意也。倘不择其可而概用之，鲜有下蹈彭司教之辙者。大凡瘴病误用柴胡汤，服后愈增烦渴，舌愈黑，身沉重，自利频频，手稍冷渐渐厥者，二三日决死。或发哕者，七日内死。或痰逆而哑者，七日死。俱所目击者。或曰：若然，柴胡断不可用与。余曰：柴胡能治邪气在半表，非不可用也。但必须其证一定不可已，方可用之，亦不可遽用。其性极寒，必须先温中固下正气后。及十四日后，其病退时，脉亦弦数，外证的系实热，方可用之。亦当与正气平胃养胃兼用可也。或李待制柴胡散，尤为稳当。

槟榔

岭表之俗，多食槟榔。盖谓瘴疟之作，率由饮食过度，气痞痰结，而槟榔最能下气消食去痰。故土人狃于近利而暗于远害。此谓北人之饮酥酪，塞北地寒食酥酪，肤理缜密，一旦病疫当汗，则寒塞而汗不得出。南方地热食槟榔，不知槟榔味辛，能下泄元气，大泄胸中至高之气，久食槟榔，脏气疏泄，一旦病瘴，元气已自虚羸，故不能堪，所以南方多体瘠色黄。夫岂全是气候所致？盖亦槟榔为患，殆不思耳。

附子

《卫生方》云：重阳必阴，重阴必阳，寒热之变，物极则反。今瘴病或始寒战而终大热，或连日极热而后作寒，正谓此也。第伤寒以不饮水为内寒，瘴则内寒者也。亦饮水，甚则欲坐水中，取水以渍其心胸。盖炎方受病，气专炎上，心肺焦熬，华盖干涸，所以多渴。若其脉浮而虚，按之无力，又或病潮时脉洪数，病不潮时脉微弱。其证则心烦躁，额上极热，面色多赤，舌多黑，头或痛或不痛，小便或频或赤，大便或泄，腰腿沉重，两足不热，甚者寒厥或疼，误服凉药，则渴转甚，燥转急。治此者，当引上焦热气降于下焦，正宜用大附子，及灸丹田、气海、足三里等穴，使下元暖，阴阳交泰而病自和解矣。或曰：口渴心烦，面赤舌黑，小便赤，脉数，明是热证，而子谓治此病者，宜用大附子。附子乃大热药也，以之治大热之病，是以火济火，甚骇耳目，吾子其有说以通之乎？余曰：方书有云：凡间之火，得木则炎，得水则伏，其疾之小者似之。故立方有正治龙雷之火，得木则燔，得水则炎，日出则灭。其疾之大者似之，故立方有从治，复佐以热因寒用之，寒因热用之之理。今人染瘴，或哑而不能言，或热而精神昏乱，如卧炭火之中，去死一间，不谓之火病可乎？所以立从治之方，有姜附汤、干姜附子汤、沉附汤、附子冷汤、附子理中汤、真武汤、冷香汤、七枣汤，极重三建汤。虽各有主对，俱系温剂，令冷服之。或佐以凉药，乃寒因热用也。或曰：以热治之之法，既闻命矣。而三建汤用川乌、附子、天雄，乃一物也，何以别之？余曰：以春月采小者为川乌，主除寒湿，去痰。冬月采大而有小子附于旁者为附子，主回阳，反本，补下焦之阳。虚大而旁无小子者为天雄，取其雄不孕子之意，其力全无分散，补上焦之阳虚，以三物同一本出于建平，故名曰三建。瘴虚因医者误用凉药，以致四肢厥冷，头额虚汗，发哕，脉数而促，证甚急，用之能收心液，能止真阳，多有得生者。

常山

瘴与疟似同而实异，故瘴之轻者全类疟疾。医者不知治瘴之法，例用常山、白砒及草果，涌吐其痰，致元气实者，荏苒难安。元气弱者，即加肿胀，多致不起，深可太息。盖瘴疾因阳气不降，又吐之则不降之阳气愈升，中气愈虚，其不危者几希，故白砒、草果，毫不可用。若常山犹有用处，其力能去皮肤毛孔中之瘴气。寒热所感，邪气多在荣卫皮肉之间，欲除根本，非常山不可。然常山多能吐人，须制之使不吐方可用，七宝饮冷服之不吐，截疟丸日服六七次，酒送之，亦不吐，屡验之药也。当知此药，乃末后之兵，方其瘴之始发，必先正气和解，温中镇下，固守乎病人元阳之气，兵法所谓避其来锐是也，及其热之间断也。明见其作息有时，一日一作，只有五六时即退，或间一日一作，审知其脾胃已和，下焦湿冷已去，元气渐而平复，邪热渐微渐短，即用七宝饮、截疟丸则应手而愈。兵法所谓声其惰归者是也。苟不明此理，当其病热正盛而用常山，则非徒无益，而正气愈损矣。

黄芪白术肉桂

瘴疾之作，率由暑热，所以腠理不密，多

自汗。医者因其自汗，以治瘴之法治之，用参、芪、归、术之剂补之，服后愈觉烦闷难安，神识昏迷，不知天热气蒸，得雨方解，瘴病热蒸，得汗方除。白术止汗，黄芪止汗密腠理，汗不得出，热蒸无由得解，更作烦闷神昏，故白术、黄芪亦不宜遽用。或曰：白术、黄芪，其性敛汗为不可用，而肉桂亦非汗药，何又用之？余曰：肉桂固能止汗。《本草》有曰：主温中。又曰：本乎地者亲下，补肾用肉桂，故其性亦能引上焦之阳气下达肾经，故可用。或曰：子言天气热蒸，得雨方解，瘴病热蒸，得汗方除。今病者自汗，宜其瘴之愈也，何又不除？余曰：此自汗略得舒片时之热闷耳，若欲其愈，必也温中固下，正气和解，使阴升阳降，荣卫和调，邪无容地，自然大汗如雨，自头至足，无处不出，大汗后浑身冰冷，惟口中所出之气略温。此等证候一见，瘴热不复来矣。此时惟当慎其调摄，得百日元气，可复常耳。

酒

《本草》载：三人晨同行触雾，空腹者死，食粥者病，惟饮酒者触不病。南方天气清晨多雾而寒，故人相勉以饮酒，谓其可以御寒辟瘴，殆不知乃发瘴之源也。盖南方暑湿，饮酒则多中暑湿毒，兼瘴疟之作，率由上膈痰饮，而酒尤能聚痰。岭外谚云：莫饮卯时酒，莫饱申时饭。此诚摄生之要也。然忌夕食者，人虽易晓，戒卯时酒者，人以为疑。盖南方气候不常，虽盛夏阴雨必寒，虽隆冬日出必暖，一日之间，寒燠屡变，要之昼多燠，夜多寒，饮酒过度，固所宜，而卯酒尤甚。方其朝寒而饮，遇暴热则必聚痰以为病也。

卷　下

信州郑全望灵渚先生原著　杭州徐志源句读

正气方

陈皮半夏汤

治瘴疟不问先寒后热，先热后寒，多热少寒，多寒少热，皆因夏月伤暑，汗出不透，或秋伤风，或过食生冷，先伤脾胃，沐浴感冒，多作此疾。因有痰涎停于胸膈，所谓无痰不生疟。初起宜先下感应丸，温中去积滞，方服此以正气去痰。

陈皮去白　半夏汤泡，七次

各等份，为粗散，每服四钱，姜七片，水煎，不拘时服。壮实人日三四服，虚弱人日二服。

瘴疟本于痰，痰主于湿。半夏能胜脾胃之湿，所以化痰，与陈皮同用，其味辛，辛能散滞气，利水谷，下气，气行则痰行，所以治瘴，先用之以正气理痰也。

不换金正气散

治四时感冒，五肿膈气。和脾胃，温中下痰，止霍乱吐泻，心腹疼痛胀满，吞酸噫瘕噎塞，干呕恶心，中受寒湿生冷，外感风邪及山瘴之气，发而为瘴。身体沉重，骨节酸疼，头昏鼻塞，未分阴阳之间，正宜服之，则气自正而病自退，及能止汗。治诸疟疾，遍身浮肿，或风气所灌，手足肿痛，全不思饮食，肠腑时鸣，妇人胎前产后皆可服之，小儿脾胃不和，时气诸疾。又治四方不服水土，凡寓岭南，此药不可缺也。

厚朴去皮，生姜汁浸一夜　半夏汤泡，七次，姜汁浸晒干　陈皮去白　藿香去梗，洗净　甘草

草果去皮　苍术去皮，米泔水浸一宿，炒

上各等份，先用锅炒厚朴令香，次入苍术炒令紫色，又会半夏炒香熟，再入甘草炒黄，又入陈皮炒，方将众药安藿香在中心，用药遍盖罨定，少时许藿香干，方可取出，同草果为散，每服姜枣水煎，一方无草果。

按：发瘴之地，地土卑灌，阴湿之气恒盛，四时多热，阳燠之气恒泄，湿气盛则脾胃伤，阳气泄则脾胃冷。是方用厚朴之温中去湿满，陈皮之消痰下气，苍术之燥湿健胃安脾，甘草之调中，同用以去敦阜之气，半夏之利痰，以除瘴本，藿香之芳芬，且脾开胃止呕，草果之辛，以消食化滞，共为温中正气之剂。方名正气者，谓其能正不正之气，故治瘴为先用之剂。

藿香正气散

治证同前，呕吐不止者用此。

藿香叶晒干　陈皮去白　半夏汤泡，姜汁浸炒　甘草　厚朴去皮，姜汁炒

上各等份，姜、枣水煎。

此即前方去苍术、草果。治瘴之呕甚者，闻药气则呕，苍术、草果，其气太辛窜，故去之。

太无神术散

治证同前，若兼耳闭心痛者用此。

苍术　厚朴　陈皮　藿香　甘草　石菖蒲　姜水煎服

此方即不换金去半夏，加石菖蒲。此太无治瘴之方，若瘴初起兼耳闭心气痛者，可择用之。以菖蒲味辛，能散邪开窍，治冷气也。

二陈汤

治瘴病兀兀欲吐不吐，及呕而膨胀，又治证候未分，用此服之。待其明白见证，方用对证药。

陈皮五两　半夏五两，汤泡七次　茯苓一两，去皮　甘草一两

上锉散，每服五钱，姜七斤，乌梅一个，水煎温服，不拘时候。

谚云：无痰不成疟。故瘴病当以治痰为主。痰生于湿，由脾土不能制湿而成。是方用半夏辛温能燥湿，茯苓甘淡能渗湿，湿去则痰不生，陈皮辛温能利气，甘草甘平能益脾，则土足以制湿，和气则痰不能留滞。名曰二陈者，以半夏、陈皮二药，宜陈用之为君，故名之。此方治瘴首尾俱可用，温中固下之药，恐其太峻，加入此方合用则少缓。

养胃汤

治外感风寒，内伤生冷，憎寒壮热，头目昏痛，肢体拘急。乃辟山岚瘴气，脾寒痰疟，四时疫病。治冷瘴及寒痰，加附子。

人参　茯苓　甘草　半夏　苍术　厚朴　藿香　草果　阿皮

上各等份，每服三钱，乌梅一个，姜七片，煎热服，不拘时。是方乃不换金合二陈，加人参、乌梅。瘴初起于湿痰之内积，邪气之外感而成。故平胃以除湿，二陈以去痰，正气以正不正之气，人参之甘温补脾，益元气而利痰，乌梅之酸以止渴收肺气，可为治瘴良方。余每用温中固下之药，合于此方，甚获奇效。

和解方

和解散

治瘴疟正气之后，传用此方，一日五六服。南人常自汗，不可汗，不可下，不可吐，多是脾胃感冷成病，此方和脾胃，逐风邪，其妙如神。感病轻者，更不再发，重者亦自减轻。

苍术半斤，制　陈皮二两，去白　藁本四两，洗　桔梗四两　甘草四两　厚朴二两，去皮，姜汁炒

上共为粗散，每服三钱，水一盏半，姜三片，枣一枚，同煎至七分，去渣热服，一日夜五六服，不拘时。若用此药不发，更服此药一日，方服别药，发稍轻，亦有其效。后再发次日更服，一日亦五六服，若第三次不发，更服此药一日，却服别药。如三次再发，却服后药。此药不止治瘴神效，就是伤风伤寒作疟，证候未分之时，并服此药一二日，皆有效验。如不效，即自依各证用药。若无医药之地，病初发至末后，皆服有效。

瘴病起于地湿，湿则生痰，天气热外泄，脾胃多寒。是方用苍术为君，能去温不闭腠理，使汗易出，汗出则病从汗减，与厚朴、甘草、陈皮同为平胃之剂，能去湿，温脾胃，去冷气，调中气。湿去则痰不生，脾胃温，冷气去则土暖，中气既调且和暖，则瘴毒不能留，自然作汗而解。加以藁本，乃本阳经药，头痛身热，腰脊强痛，乃邪气郁结于太阳经，藁本能使其邪自然作汗，而又治风流于四肢，凡中雾露之气，皆能为瘴。藁本能祛其气而清上焦，更祛风除湿。桔梗能利肺气，利痰，发散胸膈瘴热之气，与平胃合为和解之剂，为治瘴和解之神方。

温中方

附子理中汤

治瘴毒发热，烦渴闷乱，外热内寒，自利呕逆，手足厥冷。

大附子炮，去皮脐　人参去芦　炙甘草　炮干姜　白术去芦，土炒

上各等份，水煎温服，如欲饮冷则冷服。

瘴病发热烦渴，是心肺之阳不降而然，自利呕逆，手足冷，是脾土无阳，虚寒而然。是

方也，寒淫于内，治以辛热，干姜、附子之辛热，以治内寒。吐利则脾虚，脾虚者以参、术、甘草之甘补之。大附子能引上焦之阳入于中焦，则烦热退，中焦暖则吐利除。

治中汤

治瘴疾呕吐，心腹满痛。

人参　白术　干姜　甘草　陈皮　青皮

上各等份，水煎热服，不拘时。

瘴疾多呕者，因脾土虚寒，痰气上逆而然也。故以干姜之辛热治寒，人参、白术、甘草之甘温以补脾，同为理中之剂，加陈皮、青皮之辛以散气，气降则痰下而呕止矣。

真武汤

治瘴病数日后，发热腹痛，头目昏沉，四肢疼痛，大便自利，小便或利或涩，或呕或咳。

大附子炮　白茯苓去皮　白术炒　白芍炒黄色

上药姜五片，水煎，食前温服。小便利者，去茯苓；大便利者，去白芍，加干姜；呕者，加生姜五片。《易简方》云：不下利而呕者，去附子，加生姜。然既去附子，但存三味，似太平易，更当临时消息之。治病之法，本当遥度也。《活人书》云：太阳病发其汗出不解，仍发热，心悸头眩，身𥆧筋惕，振振欲擗地，真武汤主之。意谓太阳经伤风，医者借用麻黄，既然不解，复成重虚，故宜术、附、芍药之类。又云：少阴病二三日不已，至四五日，腹痛，小便不利，四肢沉重痛疼，自利，或呕，或咳，或小便利，此为有水气，真武汤主之。今并赘于此，以资用药者，见闻庶不局于一偏也。

瘴病头目昏沉，四肢沉重疼痛者，寒湿伤脾之外证也。腹痛自利，小便不利者，寒湿伤脾之内证也。脾恶湿，湿胜则濡泄，故用茯苓、白术之甘以补脾去湿。寒淫所胜，治以辛热，附子、生姜以补脾，益阳气而去寒。白芍收脾气，阴腹痛，又能停诸湿而益津液，使小便自

行，然必须酒炒黄色，以去寒性。名曰真武者，真武乃北方之神，能镇北方寒水气，使不为祸也。

嘉禾散——保谷神散

治中满下虚，五噎五膈，脾胃不和，胸膈痞闷，胁筋胀满，心腹刺痛，不进饮食，或多痰，或吞酸，胸满短气，肢体倦怠，面色萎黄，如中焦虚痞，不任攻击，脏腑虚寒，不受峻补，或因病中气衰，食不复常，禀受怯弱，不能多食，及瘴疾阴阳表里未分之际，尤宜服之。

枇杷叶去毛，姜汁炙，一两　石斛酒拌微炒，三钱　杜仲酒姜汁同炒，三钱　青皮五钱　甘草一两五钱　藿香叶三钱　谷芽炒，五钱　陈皮去白，三钱　白术炒，二两　砂仁一两　薏苡仁炒，一两　随风子一钱，如无小诃子代之　半夏姜汁制，三钱　丁香五钱，不见火　木香三钱　桑白皮炒，五钱　槟榔炒，五钱　五味子炒，五钱　神曲炒，一两　人参去芦，一两　白蔻去皮炒，五钱　茯苓一两，去皮　大腹皮炒，三钱　沉香三钱

上为末，每服姜三片，枣三枚，水煎，温服不拘时。

此方疗四时感冒，能调阴阳，使无变动，刻日得安。如疗五噎，加干柿一枚同煎。如疗膈气吐逆羸困，入葱白三寸，枣五枚，同煎，妇人亦可服，瘴病发热候冷服，老人、虚人大便闭，加蜜少许煎，冷服。

瘴病多因脾胃感冷而成，是方用参、术、苓、草、陈、半六君以补脾利痰，丁香、木香、砂仁、白蔻、藿香以开胃，除积冷以温中，青皮以理气，谷芽、神曲以消积。瘴病上热，肺最受邪，枇杷叶、薏苡仁、桑白皮以养肺，散肺热。五味、随风子之酸以补肺，敛肺气，瘴病阳气不降。槟榔、大腹皮、沉香以降气。气不降则下寒，下寒则肾无阳，石斛、杜仲合沉香引阳气入肾而暖腰膝。故李待制谓其宜于瘴病，能升降阴阳，虽证候未分，亦可服之。

平胃散

治脾胃不和，隔噎痰气，呕吐酸水，气刺气闷，胁筋虚胀，腹痛肠鸣，胸膈痞滞，饮食不美。常服则温养脾元，及辟岚瘴冷湿，病后进食，悉有神效。

厚朴三两，去皮，姜汁炒　陈皮留白，三两　甘草二两，炙　苍术五两，米泔水浸　生姜四两，和皮薄切　小枣二百粒，去核

上用水五升，慢火煎干，捣作饼子，先晒后焙，碾为末，入盐少许调服。如泄泻，加生姜、乌梅，空心服。脾寒疟疾，可加草果、乌梅各一个。如胃寒呕吐，加丁香、茯苓、生姜。气不舒快，不美饮食，加砂仁、香附各三两，生姜汤调服。

瘴地阴湿之气常盛，脾恶湿，苍术以扶脾燥湿，厚朴以温中下气，理痰消食去湿，陈皮以消痰利气，甘草能健脾和中，姜以利痰温胃，小枣之甘，可以补脾气。

红丸子

治食疟恶心，腹满，寒热，右手寸关脉弦实或沉滑。要之瘴疟多因食积，气痞痰结，此药消食下气化痰，寓广者正宜服之。但矾红、阿魏难得好者，又阿魏虽为下气消瘴之妙药，却不可常服，而又不宜于孕妇、虚老之人。所以《易简方》云：矾红阿魏，不宜常服。用以治疟，黄丹为衣最好。若食积癥瘕痞胀，得真阿魏却甚良。然亦在修合之际，用好米醋煎，陈米糊为丸，自洗米至作糊不着水，纯用醋为砂。

蓬莪术五两，煨　青皮五两，去瓤　陈皮五两，去白　京三棱五两，煨　胡椒三两　干姜三两　阿魏二两，酒化　矾红为衣用

上为细末，醋糊为丸，矾红为衣，每服六十丸，不拘时。治疟疾，生姜橘皮汤下，大病后饮食难化，及中脘停酸，姜汤下。心腹胀满，紫苏汤下。酒疸食疸，遍身皆黄，大麦煎汤下。酒伤面黄腹胀或时干呕，煨姜汤下。脾气刺痛，

菖蒲汤下。两胁引乳作痛，沉香汤下。

瘴疟外因四时之气乖戾，内因积食生冷而成，留者攻之。故用阿魏、棱、术以去积。冷积为患，气快则消，气滞则聚，得热则行，得寒愈结，青、陈皮之辛温以快气，椒、姜之辛热以散冷结。用矾红为衣者，假其土性以培脾胃耳，治瘴用之，以温中消积，甚得其宜。

感应丸

治疟初起，先服以去冷积，及治饮食生冷硬物，停积不化，心下坚满，胸膈痞闷，两胁胀痛，心腹大痛，霍乱吐泻，大便频，后重迟涩，下痢赤白，脓血相兼，米谷不消，愈而复发，呕吐痰逆，恶心喜睡，大便或秘或泄，不拘新久积冷，并皆治之。

南木香一两五钱，去芦　丁香一两五钱　干姜一两，炮　肉豆蔻去皮，捶碎去油，二十粒　百草霜二两，研细末　巴豆去心，去油净，七十粒　杏仁去皮尖，四十粒，研烂如膏

上将前四味为末，同草霜杏仁研匀，又将好黄蜡六两溶化作汁，以重棉滤去渣。更以好酒一升，于银石器内煮蜡数滚倾出，候酒冷，其蜡自浮，取蜡听用，春夏修合。用清油一两五钱，先于铫内熬，令不散香熟，次下煮过蜡四两化作汁，就铫内拌和前药末作锭，以油单纸裹之旋丸，每服十丸，绿豆大，姜汤送下，或用陈皮半夏汤送下亦可。

温中固下方

姜附汤

治瘴病内弱发热，或寒热往来，痰逆呕吐，头痛身疼，或汗多，烦躁引饮，或自利，小便赤，兼主卒中风。

黑附子大者要一两以上者一个，炮，去皮脐

分作四服，每服加姜十片煎，温服，如欲冷者，候冷服之，不拘时。瘴病痰逆呕吐，自

利者，脾土无阳，虚寒也。汗多者，阳气外泄也。烦躁引饮，小便赤者，阳气上浮，心肺焦熬而然也。头痛心疼者，虚寒外甚也。是方用附子之辛热以温脾，收外泄之阳气，佐以生姜，又能发散外寒。候冷服之，则能导心肺之热下行，除下焦宿冷，以热攻热，为治重瘴之良方，大意先见附子论。

干姜附子汤

治瘴毒阴虚发热，烦躁，手足冷，鼻尖凉，身体重，舌苔黑，引饮烦渴，自利，呕逆，汗出恶风。

大附子一个，去皮脐，分作四服　干姜二钱，炮

上水煎，欲饮水者，冷服之。

瘴病烦渴引饮，舌黑，阳气上浮，心肺极热也。手足冷，鼻尖凉，吐利，脾土无阳，虚寒也。身体重，寒气外盛也。汗出恶风，阳气外泄，不能卫皮毛也。姜、附之辛热，能温中祛外寒，而收外泄之阳气，冷饮之以导心、肺之热下行而暖下焦，上焦之热下行，中、下二焦温暖，则寒热退，诸病息矣。

沉附汤

治瘴病上热下寒，腿足寒厥。

大附子五钱　沉香磨浓汁

上姜七片，煎八分，乘热入沉香汁，勿令十分热，放冷服之。

此药既主上热下寒，须真正沉香方佳，虽弄沉亦不济事。况此香自有数种，既用服饵，当以滋味别之。如咀嚼而香甜者性平，辛辣者性热，用者须审择以对证。附子率用小者及漏芦侧子之类，谓难得大者，然阴毒及冷瘴，但欲一时壮阳气可也，若虚而藉以降气敛阳，倘非地道大附子，非徒药之无益，夫亦处方者之罪也。瘴病本上热下寒，加之腿足寒厥，乃下焦肾经阳气尽浮于上，肾经空虚之极，是方用附子，乃肾经本药，加以沉香，能引上焦阳气入肾。肾中有阳气

则下元暖，根本固而邪风自息矣。

冷汤

治瘴病内寒外热，咽嗌干燥，烦渴不止。

人参五钱　甘草三寸，炙　淡竹叶十四斤　大枣五枚　大附子一钱，去皮

上水煎服。

瘴病内真寒，外假热，咽嗌干燥，烦渴不止者，心肺热也。人参之甘能补肺气，生津液，利痰，甘草之甘能和平，二味合用，能缓心肺之火，淡竹叶能解烦渴，大枣能补元气，大附子能引心肺之火下行，则烦渴止矣。

既济汤

治瘴病热大，烦渴饮水无度。

大附子三钱　人参三钱　甘草一钱　淡竹叶二十片　半夏一钱　粳米二钱　麦门冬二钱，去心

上水煎服。

瘴病烦渴饮水无度者，华盖焦熬之极也。故用人参以补肺生津，甘草之甘以缓火，麦冬、竹叶之寒以润肺清肺，佐以半夏不令痰滞，粳米乃肺经之谷，用以养肺，若附子之用，妙在于引火下行，不令华盖焦熬也。

冷香汤

治瘴病胃脘刺痛，胸膈不利，或吐或泻，引饮无度，及治夏秋暑湿，恣食生冷，遂成霍乱，阴阳相干，脐腹刺痛，胁肋胀满，烦乱口渴等症。

良姜一两　檀香二两　丁香五钱　附子一两　甘草二两　川姜一两　草豆蔻一两

上为细末，每用三钱，水一盏半，煎数滚贮瓶内，沉井底待冷服之。

瘴因食生冷而得，胃脘痛，吐泻，胸膈不利，皆脾胃之寒也。寒淫于内，治以辛热。川姜、良姜、檀香、草蔻、丁香、附子皆辛热之药，去寒温胃，甘草之甘温以和中。大渴引饮者，心肺中有邪热，故冷饮以导邪热下行也。

三建汤

治瘴病四肢厥冷，头汗出不止，两足如无，或时发哕。

川乌　大附子　天雄

上各等份，水煎服。

瘴病四肢厥冷，两足如无者，脾胃虚寒之极，中、下二焦全无阳气也。头汗大出不止者，阳气尽出于上欲绝也。哕，俗呼为呃逆，方书谓弦绝者声嘶，木冻者叶落，阳气将脱也。此等证候，皆因医者误用攻热之药，以致此危急也。是方用川乌以去寒湿，攻寒痰，附子补下焦之虚阳，天雄补上焦之虚阳，合用之以收心液，壮真阳，汗收哕止，四肢温暖，则可复生矣。

按：此温中、固下二法，治瘴之重者必用之。第瘴病显然明见者，皆极热之证。而阴寒之证，隐然难见，况以热治热之法，非玄机之士，未免皆以为怪也。然必冷饮者，乃《内经》"寒因热用，热因寒用"之义，已见附子论。

镇下方

养正丹

治瘴病上盛下虚，升降阴阳，补接真气，及治虚风头眩，吐涎不已。

黑锡　水银　硫磺　朱砂各一两，炒，另研

上先将净铁铫入铅，先熔去滓一两净，再入铫内，用铁匙炒搅，将硫磺末三钱渐投入，或焰起无妨，只急手搅炒，令铅熟无性，其硫磺皆烧去，但得铅熟，遂倾地下纸上令硬，即研细，以纱筛出铅粉，其余成朱者，再炒再研再筛。次将铫顿慢火上，又熔铅粉，入硫磺一两，频频搅炒至黄烟上，即急持起放冷处。少顷，又顿火上，再炒铅与硫磺，皆成黑色，极调和了，却放冷处，候其微冷，又顿在微火上。少顷，入水银，以匙搅炒。切勿令青烟上，又次入朱砂末，频炒至十分调和，即倾在地中纸

上，俟硬另研为末，黏米糊为丸，绿豆大，每服三十丸，盐汤送下。

瘴病之证，多上热下寒，是方用硫磺大热之药，能补真阳，壮真火，佐以朱砂、黑铅、水银三味，皆至阴之物，其性寒。所以去巨格之寒，兼有伏阳，不得不尔。硫磺，亦号将军，功能破邪归正，返滞还清，挺出阳精，消阴回阳，化魄生魂。故治瘴用之，能引上焦阳气降于下焦，使阴升阳降，成水火之既济，镇坠其阳气，使不上浮外泄，下元常温暖，已病瘴者得愈，未病者可以免矣。

黑锡丹

治瘴病上热下寒，升降阴阳，及治痰气壅塞，上盛下虚，心火炎炽，肾水枯竭。及妇人血海久冷无子，赤白带下，属虚寒者，并治之。

黑锡二两　硫磺二两　肉桂五钱　沉香　附子炮，去皮脐　补骨脂炒　小茴炒　木香　胡芦巴酒浸，炒　肉蔻面煨　阳起石研细水飞　金铃子蒸，去皮核，各一两

上用新铁铫如常法结黑硫砂，于地上出火毒候冷，研极细末，余药并末同研，自朝至暮，以黑光为度。酒面糊丸，梧桐子大，阴干入布袋内，擦合光莹，每服三五十丸，盐汤或枣汤下，妇人艾叶汤下。

瘴病上热下寒，是方硫磺之大热，能助真火，佐以黑铅之至阴，能治阴盛格阳之病。木香能理诸气，肉蔻能下诸气，沉香能降诸气，加以补骨脂、小茴、胡芦巴引阳气入肾，肉桂能保肾，附子导热气下行入肾，若阳起石能补肾添精，直高岭之上，引阳气下达肾经，共为温补下元，镇固阳气，与瘴病为宜也。

来复丹

治瘴病上盛下虚，升降阴阳，及治伏暑泄泻如水，呕吐不止。

硝石三两　青皮二两，去瓤　五灵脂二两，去沙石　陈皮二两，去白　玄精石二两，研飞　硫磺

二两，为末，同灵脂入锅内微火炒，用柳条搅，不可火大，再研极细末

上末醋糊为丸，绿豆大，每服三十丸，米饮下。

瘴病内伤生冷，外感暑气，气不升降，是方硝石性寒，佐以青、陈皮性疏快，硫磺大热，能助真阳，佐以硝石、玄精石之至阴，则伏阳格阴皆退。五灵脂能理气，共为通利三焦，升降阴阳之剂，瘴疾挥霍变乱者，尤宜用之。

灵砂丹

治瘴病上盛下虚，痰涎壅塞，此药最能升降阴阳，镇坠阳气，安和五脏，扶助元气。

水银八两　硫磺二两

上用新铁铫炒成砂，有烟即以醋洒，候研细，入水火鼎内，醋调赤石脂封口，铁线扎缚，灯盏盐土固济晒干，用炭二十斤煅炼，如鼎裂，笔蘸赤石脂频抹，火尽为度，经宿取出，研为细末，糯米糊为丸，麻子大，每服二十丸，枣汤下，米饮人参任下。

瘴病多因秋冬热则阳气外泄，浮而不降，下元虚冷。是方用硫磺大热，能补下元真火。佐以水银至阴之物，复加煅炼，成水火既济之义，能祛拒格之寒，兼有伏阳，大能降上焦之元气于下元镇坠之，使不外泄，甚与瘴病为宜。

断瘴方

七枣汤

治外感风寒，内伤生冷，或五脏气虚，阴阳相胜，作为瘴疟，寒多热少，或但寒不热。

大附子一个，炭火煨，以盐浸，再煨，再浸七次，去皮脐，切片

上用生姜七片，枣七枚，水煎，当发早晨，空心温服，仍吃枣三五枚，忌口为要。

冷瘴因寒疾而作，是方用大附子去寒痰，且能引上焦之阳气下入至阴，以成地天之交泰，

正王太仆所谓"益火之元，以消阴翳"。加以大枣之甘以温补脾气，则寒痰息而瘴疟止矣。

四兽饮

治喜怒不节，饮食过度，劳役兼并，致阴阳相胜，结聚痰饮与卫气相搏，发为瘴疟。

人参　半夏汤泡七次　茯苓去皮　白术　草果去皮　陈皮　甘草炙，减半　乌梅去核

上锉散，用生姜、枣子入盐少许腌之食顷，厚皮纸裹水蘸温慢火煨，香熟焙干，每服半两，清水煎，未发前连进三服。

瘴疟虽因天时，若平人脾胃元气实，则瘴毒虽惨，于身乎何有？惟喜怒伤气，饮食伤脾，则元气不固，然后瘴毒得以干之。《经》所谓"邪之所凑，其气必虚"是也。是方用参、术、苓、草之甘温补脾，以益元气，加陈皮之辛以理气，半夏之辛以燥湿利痰，草果之辛以消食，乌梅之酸以敛气生津，姜、枣以补元气，共为截疟之方，亦君子满座，小人自退之意也。

截瘴丸

治瘴病不问冷热，或一日一发，二日一发，三日一发。

常山五两，醋炒七次　乌梅四十粒，去核　槟榔四十粒　甘草三两

上再同炒为细末，姜汁打米糊为丸，梧子大。未发时好酒吞二十一丸，一日服七八次尤妙，正发时莫服。瘴止后，忌鸡鱼羊肉，及鲊面葱韭蒜生冷瓜果。一切毒物，避风寒，戒房事，毋忿怒。

瘴与疟同病而异名。第疟有定规，瘴多变怪。治瘴之法，不间断者使之间断，明见作息有时，已间断者使之轻减，然后用是方，无痰不疟，故用常山以去痰。寒热所感，邪气多在荣卫肌肉之间，常山能去皮肤、毛孔中之邪气。佐以槟榔能下滞气，消积利痰。甘草之甘以和中气，借乌梅之酸以敛外泄阳气，生姜之辛以开胃利痰，痰去则瘴本去矣。截瘴之方，

惟此为妙。

七宝饮

治瘴疟一日一发，或间日一发，明白作息有时，此以截之。

常山　槟榔　草果去皮　厚朴　青皮　陈皮　甘草

上各等份，用酒水各一盅煎好，以棉罩之。放星月下露一宿，当日早冷服，服后莫热饮食。

无痰不成疟，是方用常山以逐痰，槟榔以坠痰气，草果以温中去寒痰，厚朴、青陈皮之辛以行气，气行则痰不能留，甘草以调胃和中，共为行气消痰之剂，痰消则疟本消，宜乎瘴之不再作也。

按：瘴病治法最难，于发始热不间断时。及其温中固下正气和解后，明白作息有时，正气渐和，下焦湿冷已去。诸凡截药，不犯寒凉，不吐不利者。俱可用。

治痖瘴方

麦门冬汤

治痖瘴神清目开，大小便如常，惟全不能出声，身热。

麦冬去心　人参　白术　陈皮　川芎　半夏　当归　肉桂　乌梅　大附子　甘草　茯苓去皮

上加姜三片，水煎，温调黑神散服。

痖瘴若神昏直视，不知人事，痰响者属痰，神昏不知人事，不痰响，能饮食，惟不能出声，此邪热涌沸其血，上塞心肺之窍，故不能言也。是方用六君子缓火邪以补脾救元气，门冬解心肺之热，乌梅生津以收外泄阳气，归、芎以行散上窍之血，血得热则行，故用桂、附之热以行之，且能引上焦之阳下入阴分。再调黑神散以驱逐其血，血散则心肺之窍开，而声音出矣。

黑神散

治痖瘴。

黑豆二合半，炒，去皮　当归二两　蒲黄二两　干姜二两　熟地二两　肉桂去粗皮，二两　白芍酒炒，五钱　甘草五钱

上为末，每服二钱，调麦门冬汤下。

瘴病之热，专熬心肺，热甚则涌沸其血，出于上窍，则为吐衄，不能上出口鼻，惟塞于心肺之窍，则为痖瘴。是方蒲黄能逐败血，芍、归能去旧血，生新血，姜能使血行，甘草以和气。盖血乃阴类，熟地、黑豆乃北方之物，合诸药以导血归源也。

青州白丸子

治痖瘴目上视，口噤，痰涎闭塞，昏不知人，遗尿遗屎及治中风痰甚等症。

生半夏七两　南星二两　生白附子二两　生川乌五钱

上为细末，以生绢袋盛于井花水内摆出，未出者再以手揉令出渣，再研再入绢袋摆尽为度。于瓷盆中日晒夜露，每日一换新水搅澄清，春五夏三秋七冬十日，去水晒干研细，以糯米粉煎粥清为丸，绿豆大，每服二十丸，生姜汤下。

痖瘴口噤，目上视，痰涎闭塞，昏不知人，遗尿遗屎，因脾胃感冷，中气不能运痰，以致痰气上迷心窍，故神昏不能言也。痰生于湿，半夏、南星能燥湿，痰滞于寒，白附之温，川乌之辛热能祛寒，送以姜汤，最能治瘴滞之痖也。

星附汤

治痖瘴痰涎上塞，昏不知人，声如牵锯，口噤直视，遗尿遗屎。

生南星一两　生附子一两　木香五钱

上锉散，每服四钱，姜九片，水煎温服。

痖瘴有痰涎上塞，声如扯锯之状，则再兼异证，皆痰所为。由脾胃感冷，中气虚寒，不

能运痰而然。故用南星之燥以去痰，附子之辛热以温中，佐以木香之辛以行气，气行则痰行也。余治痰证，多以此方为主。重者单用或加二陈汤内，虚者再倍加人参，更佐以沉香，屡屡获效。

三生饮

治痰瘫如前证之甚者，及治瘫后痰厥。

生南星一两　生附子五钱　生川乌五钱　木香二钱五分

上锉散，每服五钱，生姜十片，水煎温服。元气虚者，加人参五钱同煎。

是方即前方加川乌，因脾胃虚寒之甚，故加之。若元气虚者，加人参补元气，利痰，有起死回生之妙。

正舌散

治瘫病舌本强硬，语言不出。

蝎梢二钱五分，去毒　茯神一两，微炒，去皮木　薄荷一两，焙干

上为末，每服二钱，温酒调下，或擦牙颊间亦妙。瘫病舌本强硬，语言不出者，因瘫热入于心脾经络而然。盖心之别脉系舌本，脾之脉连舌本，散舌下。是方用茯神可以宁心益脾，薄荷能去风热，蝎梢能去风痰，风热去则心脾清，而舌强自消矣。

诸方

柴胡散

治瘫病十四日外，寒热不已，不潮时脉弦数者。

柴胡一两，去芦　半夏五钱，汤泡　桂心五钱，去皮　白芍五钱，炒　炙甘草三钱

上锉散，姜七片，枣一枚，水煎温服，寒热得退，便止此药。

瘫病十四日外，已过经矣。病虽未愈，元气稍苏，更兼其脉热，不潮时亦弦数，此正疟脉弦数多热之证。况寒热脉弦，是邪在半表半里，足少阳实主之。故用柴胡为君，本经药也。木得桂而枯，故用以散少阳之邪。半夏、生姜之辛以散邪气，兼能燥湿利痰，治痰之本。若白芍之酸，甲味也，大枣、甘草之甘，己味也，甲己化土，养脾之妙法也。是方李待制立以治瘫，扶脾利痰，以退半表半里之邪热，用以桂心，佐以柴胡，使柴胡之寒不能为病，非神于用药者，不可同语也。

草果饮

治瘫疟头痛身疼，寒热，脉浮弦。

草果去壳　良姜　青皮去瓤　川芎　白芷苏叶　甘草

上各等份，锉散，水煎热服，当发日前连进三服，不拘时候。

《四时治要方》云：风疟食疟，疟即瘫也。多生于东南，谓东南乃鱼盐之地，及多暴风，风疟宜草果饮。此方用川芎、青皮、白芷发散风邪，良姜、苏叶发散寒热。今瘫痰脉浮紧，头痛身疼，恶风寒，乃感乎凛冽暴风也，正宜草果饮。因食生冷肥腻，中脘生痰，呕逆，遂成食疟，宜服二陈汤。《三因方》治食疟用红丸子，亦为极妙。

夺命散

治伤寒瘫疟，阴阳证候不明，误投药，致病垂困，烦躁发渴及妇人产后胎前受热瘫等症。

人参一两，去芦，切片

用水二盏，于银石器内煎至一盏，以冷水沉取冷，一服而尽，若鼻有汗滴尤妙。

五苓散

治伤寒瘫疾，感暑中湿，小便不利，头疼身热，烦躁发渴等症，夏月主治尤多，能伐肾气，下虚者不可过服。

泽泻三两　猪苓去皮，一两五钱　茯苓去皮，

一两五钱　肉桂一两　白术去芦，一两五钱

上为细末，每服三钱，夏月背寒头疼，发热无汗，小便秘，浓煎葱白汤调热服，令额上有汗为妙，或只用百滚汤调热服，仍续啜热汤冲，令汗出，冒暑极热，新汲水调亦可。热瘴痢疾，小便不利者，并用热水调。大便泄，小便不利者，车前子汤调，不宜多服，瘀热在里发黄疸，茵陈汤调，或加辰砂，尤治蕴热心烦。

毛崇甫因母病孝感天地，梦投此方，可谓神方也。但五苓散用桂，正如小柴胡用人参，备急丸用干姜之类，欲其刚柔相济，亦存战守之意也。故方书谓五苓散无桂及隔年陈者俱不可用。如去桂而加人参，却谓之春泽汤，治烦躁效。

乌沉散

治瘴疾心腹刺痛，调中快气。

乌药一两　香附三两，焙干　甘草一两，炒

上共为细末，入盐少许，滚汤调服。

加减五积散

治瘴后腰疼脚痛，浑身疼。

苍术　陈皮　厚朴　半夏　茯苓　当归　川芎大　肉桂　干姜　桔梗　甘草　枳壳气弱者不用

上姜三片，煎服。

黄芪建中汤

治瘴后自汗。

黄芪　白芍　肉桂　甘草

上姜三片，枣一枚，水煎服。

异功散

治瘴后精神少，不喜饮食，此药能调胃进食，顺气化痰，不冷不燥，功效尤多。

人参　白术　陈皮　茯苓　甘草

上各等份，姜三片，枣一枚，水煎服。

六君子汤

治瘴后体倦，食少多痰。

人参　白术　茯苓　甘草　陈皮　半夏

上各等份，姜水煎服。如易饥，食不多即饱闷者，加藿香、砂仁，名香砂六君汤。

大养脾丸 治同六君汤

人参一两　白术五钱　茯苓一两　干姜二两炮　砂仁二两　麦芽一两，炒　甘草一两五钱

上炼蜜为丸，每两八丸，每服一丸，食前细嚼姜汤下。

温胆汤

治瘴后虚烦不眠，心胆虚怯，气郁生痰，痰与气搏，变生诸症。或四肢浮肿，心虚烦闷，触事易惊，或梦不祥，或异象眩惑，遂致心惊胆怯。

半夏一两五钱　枳实一两　陈皮一两五钱　甘草四钱　茯苓三两　竹茹二两

上姜七片，枣一枚，水煎，食前热服。

如圣饼子

治瘴疾呕逆头疼及气厥痰饮。

防风　天麻　半夏各五钱，生用　南星　干姜　川乌各一两　川芎三钱　甘草二钱

上共为末，水丸作饼子，每服五饼，姜汤下。

六和汤

治夏月冒暑，伏热发瘴，烦躁口渴及心脾不调，霍乱吐泻，或疟或痢，或咳嗽。

人参　砂仁　甘草　杏仁　半夏　扁豆　藿香　茯苓　木瓜　香薷　厚朴

上锉散，每服四钱，姜三片，枣一枚，煎服。

参苏饮

治瘴疟壮热脉弦数，按之不绝，头痛目睛疼。

人参　苏叶　前胡　干葛　半夏各三钱　茯苓　陈皮　桔梗　甘草　枳壳各五钱

上姜七片，枣一枚，水煎服，不拘时。如头痛目疼，加川芎。闻之阳气恒泄之地，得疾者虽身热亦多内寒。正《经》所谓：言热未已，寒病复始。又王叔和云：有热不可太攻之，热去则寒起是也。所以瘴疾热多单热者，《摄生方》《卫生方》，皆以病深而难治。参苏有不当服者，且如脉虚内弱，烦躁而热，《卫生方》治以冷汤生姜附子汤甚效。余于湟川得周医云：近日三五证热甚大，用附子、干姜入麝香少许，汲水调下，心间如觉顿凉即觉愈，未尝再服。

柴平汤

治瘴疾十四日外，热尚未除，其脉弦数有力。

柴胡　黄芩炒黑　人参　半夏　陈皮　甘草　苍术　厚朴

上姜三片，枣一枚，水煎服。

乐令黄芪汤

治瘴疾发热，烦躁引饮，大便不通，小便赤涩，狂言内热，神昏不省。

黄芪　人参　陈皮　当归　桂心　细辛　前胡　炒芍　茯苓　麦冬　半夏　甘草

上各等份，姜三片，枣一枚，煎温服。

星香汤

治痖瘴手足搐搦及痰厥等症，气盛者用之。

南星八钱　木香一钱

上每服四钱，姜十片，水煎服。

附香饮

治痖瘴气逆及痰厥气虚者用之。

大附子八钱，炮　木香一钱

上每服四钱，姜十片，水煎服，以天雄易附子尤妙。

痰涎壅盛者，加全蝎五个，仍服黑锡丹镇坠。如六脉俱虚者，用三建各一两，木香五钱，姜、枣煎，更磨沉香同服。

苏感丸

治因食生冷，致寒痰上壅作瘴瘴，及瘴后痰厥，或痢初起，用苏合香丸、感应丸。

上各等份和匀，为丸如黍米大，每服五六十丸，淡姜汤下。

苏合丸

沉香三两　青香木三两　丁香三两　麝香三两　犀角三两　安息香三两　檀香三两　白术三两　香附三两　荜茇三两　朱砂三两　诃子三两　薰陆香一两　冰片一两　苏合油一两

上将安息香用好酒熬膏，入苏合油和匀，余药为细末，入膏油内，再加炼蜜为丸。

苏子降气汤

治男子虚阳上攻，气不升降，上盛下虚，壅膈痰响，咽喉不利，咳嗽，虚烦引饮，头昏脚疼，腰痛肢痛，倦怠，肚腹刺痛，冷热气泄，大便风秘，涩滞不通。

真苏子五两，炒　当归三两　前胡三两　厚朴三两　甘草三两　肉桂三两　陈皮三两　半夏三两

上锉散，每服姜三片，枣一枚，煎服，不拘时。

秘传降气汤

治男女上热下寒之病，凡饮食过度，致伤脾胃，色欲过节，耗损真元，脾胃不和，遂致气不升降。上热则头痛目眩，或痰涎呕逆，胸膈不快，咽喉干燥，饮食无味。下虚则腰膝无

力，大便泄涩，里急后重，脐肚冷痛。治以凉则脾气怯弱，肠鸣下利，治以温则上焦壅热，口舌生疮，及脚气上攻，与浮肿心烦。宜先服此药，然后以所主之药治之，无不效者。

五加皮五钱，酒炒　枳壳一两，炒　甘草一两，炒　草果五钱　柴胡一两　陈皮五钱　地骨皮一两，炒　诃子五钱，去核　半夏五钱　桑白皮二两，炒　桔梗五钱　骨碎补五钱，去毛，炒

上锉散，加苏叶生姜水煎，食后服。

痰嗽倍半夏，上膈热甚加黄芩，下部虚弱甚加熟附子，如用附子，更加生姜，女人血虚加当归。

瘴疾多上热而下寒，此正张给事所谓"阳浮而阴闭"也。愚尝谓寓于广者，平居无疾，亦须服降气镇坠之药，及养正丹、黑锡丹，然养正丹四药皆有利性，南方阳气恒泄，稍失制度，宁免误人怕服，不若黑锡丹。降气药及苏子降气汤、秘传降气汤二药，均治上盛下虚，然秘传降气汤，若胃寒气虚者，亦不宜多服。得病而上热下寒者，李待制干姜附子汤法最妙，《易简方》亦类。在降气汤后，更云煎临时以药汁磨沉香再煎滚，此法最良。病退而余热在上者，正宜服之。

沉香降气汤

治阴阳壅滞，气不升降，胸膈痞塞，喘促短气。

沉香一两　砂仁一两　香附四两　甘草二两

上为末，每服二钱，入盐少许，滚汤点服。

四物汤

治妇人瘴病宜调血者。此方合瘴疟诸方用之。

大川芎　当归　熟地　白芍
上各等份，水煎服。

四七汤

治妇人瘴疾，中脘痞满，气不舒快，痰涎壅盛及七情气结成痰，或如破絮，或如梅核，在咽喉之间，咯不出，咽不下。

半夏五两　茯苓四两　厚朴三两　紫苏三两
上每服四钱，姜七片，枣一枚，水煎热服。

木香槟榔丸

治瘴后痢疾元气实者，肠胃有积，里急后重，腹痛，频频至圊。

木香一两　槟榔一两　青皮一两　陈皮去白，一两　枳壳一两　黄柏一两　三棱醋煨，一两　莪术醋炒，一两　当归一两　黄连一两　香附三两　黄芩二两　大黄三两　黑丑半生半熟取末，四两

上为末，滴水为丸，梧子大，每服六七十丸，滚汤下。

香薷饮

治瘴后伏暑作痢。

香薷　黄连　厚朴　扁豆　甘草
上药锉散，姜三片，水煎服。

香连丸

治诸痢。

川连二十两，用吴黄净一两，同好酒浸一夕，同炒干，去吴黄不用，以川连为末　南木香不见火，另研为末，每连末五钱，入木香一两

上共和匀，用米醋打老仓米糊为丸，梧子大，每服五十丸，米泔下。

变乱丸

治赤白痢。

川连去须芦　吴茱萸去梗
上各等份，共一处，以好酒浸一宿取出，拣开晒干，各为细末，各面糊为丸，梧子大。赤痢，用川连丸三十丸，甘草汤下。白痢，用茱萸丸三十丸，干姜汤下。赤白相兼，各三十丸相合用，甘草干姜汤下。

断下方

治赤白痢及休息痢，瘴病后患痢，俱宜此药。

草果连壳，一个　白术面炒　粟壳十个，去筋膜及蒂，醋拌炒透　茯苓

上为粗末，共作一剂，加姜三片，枣三枚，乌梅三个。赤痢，加乌豆七粒；白痢，加干姜五分。水煎，分作二服之。

真人养脏汤

治小儿大人肠胃虚弱，患赤白痢，或下脓血，或如鱼脑髓，脐腹疗痛，日夜无度，大便脱肛。

人参二钱　肉桂五钱　诃子一两，去核　粟壳三钱六分　白术炒　当归二钱　白芍一两六钱　甘草五钱，炙　肉蔻五钱，面煨　木香一两四钱，不见火

上锉散，每服四钱，水煎，食前温服。滑泻及白痢，并加熟附子五六片，生姜三片。冷甚者，加干姜。

保和丸

治内伤饮食，致成痢疾，元气怯弱不堪下者。

山楂二两，去核　神曲一两　半夏一两　茯苓一两　陈皮五钱　连翘五钱　萝卜子五钱

上为末，粥为丸，梧子大，每服五六十丸，滚汤下，或原物烧灰调汤下。

四神丸

治瘴后元气虚弱，患痢赤白及脾胃虚，清晨溏泄。

补骨脂四两，炒　五味一两，去核　肉蔻二两，面煨　吴萸一两，去梗

上为末，用红枣六十粒，生姜六两，切碎同煮熟，去姜，将枣肉捣为丸，梧桐子大，每服五十丸，米饮下。

七味白术散

治下痢虚渴。

白术　茯苓　人参　甘草　藿香　木香　干葛

上共锉散，水煎温服。

补中益气汤

治瘴后痢疾，元气下陷者。

黄芪二钱　人参一钱　白术八分　当归五分　陈皮三分　甘草一钱　升麻三分　柴胡三分

上姜三片，枣一枚，水煎温服。

四柱散

治元气虚，真阳耗，脐痛痢不止。

人参　附子　茯苓　木香

上各等份，每服四钱，姜五片，水煎温服。

参苓白术散

治瘴后脾胃虚弱，饮食不进，致呕吐泻痢，病后此药最好。

人参　茯苓　白术　山药　甘草　莲肉　苡仁　桔梗　扁豆　砂仁

上共为末，每服二钱，枣汤调下。

震灵丹

治病后虚羸少气，泄痢不止。

禹余粮　代赭石俱火煅，醋淬　赤石脂　五灵脂　乳香　没药各二两　朱砂一两　紫石英四两，三味俱杵碎，入砂锅以瓦盖口，盐泥固济，候干，用硬炭十斤，煅通红火尽为度，入地坑埋出火毒二日夜，研末

上为末，和匀，糯米粉糊为丸，小芡实大，风干，每服三丸，用炒补骨脂枣汤调钟乳粉少许，空心送下。

败毒散　一名仓廪汤

治下痢赤白，噤口不食，头疼心烦，手足

温，脉不虚弱。

人参　桔梗　甘草　茯苓　川芎　羌活　独活　柴胡　前胡　杏壳

上各等份，锉散，每服四钱，陈仓米百粒，姜三片，枣二枚，水煎温服。

进食丹

治痢毒热上冲心肺，呕逆噤口。

石莲子去壳

上为细末，陈仓米煎汤调下。

补脾丹

治痢脾胃虚弱，闻食则呕，不思饮食。

山药切碎，半生半炒熟

上为细末，陈仓米煎汤调下。

五皮饮

治瘴后饮水过多，或食毒物，或饮食不节，致伤脾气，头面、四肢、脐腹肿满。

生姜皮　茯苓皮　大腹皮　桑白皮　橘红皮

上各等份，锉散，水煎服，病在上食后服，病在下食前服，忌生冷、毒物、糕糍。

实脾散

治瘴后脾虚肿满。

大附子一两　草果仁一两　大苓子一两，即槟榔　干姜一两　宣木瓜一两　甘草一两

上用水同煎干一半，手擘开附子心不白为度，勿令水同干。恐近底焦，取出割四片焙为末，每服三钱，空心日午滚汤调服。

五苓五皮散

治瘴后脾气凝滞，面目虚浮，四肢肿满，心腹膨胀，上气急促，小便不利。

茯苓皮　白术　猪苓　泽泻　五加皮　肉桂　陈皮　生姜皮　大腹皮　地骨皮

上各等份，每服四钱，水煎热服，忌生冷、油腻、坚硬诸物。

胃苓汤

治瘴后湿胜肿满。

苍术　陈皮　厚朴　甘草　肉桂　白术　茯苓　猪苓　泽泻

上各等份，用姜一撮，水煎热服。

木香流气饮

治诸气痞塞，胸膈膨胀，走注刺痛，气促痰嗽，面目虚浮，四肢肿满，大便秘结，小便不利。

青皮四两　陈皮四两　甘草四两　厚朴四两　紫苏四两　香附四两　木通二两　腹皮一两五钱　丁香一两五钱　木香一两五钱　藿香一两五钱　槟榔一两五钱　草果一两五钱　莪术一两五钱　肉桂一两五钱　人参一两　麦冬一两　白术一两　茯苓一两　枳壳一两　菖蒲一两　木瓜一两　白芷一两　半夏一两

上锉散，每服五钱，姜三片，水煎服。

金匮肾气丸

治脾肾虚寒，腰重脚肿，湿饮留积，小便不利，或吐，腹肿胀，四肢浮肿，气喘痰盛，其效如神。

茯苓三两　附子五钱　牛膝一两　肉桂一两　泽泻一两　车前一两　石枣一两　山药一两　丹皮一两　熟地四两

上为末，和地黄膏炼蜜为丸，梧子大，每服六七十丸，空心米饮下。

导痰汤

治一切痰涎壅盛，胸膈留饮，痞塞不通。

南星一两　枳壳一两　陈皮一两　茯苓一两　甘草五钱　半夏四两

上锉散，每服四钱，姜十片，水煎温服。

通关散

治瘴后痰厥，昏不知人，痰涎上壅，牙关紧闭，急要诸药不得下咽喉。

细辛一两　牙皂一两　半夏一两

上共为细末，吹入鼻中候喷嚏，得少苏，却急进药。

蜜导法

治瘴后自汗过多，津液内竭，大便不通，不妄用下药，惟宜此法。

蜂蜜四两

上于铫内慢火炼搅之。勿令焦，候稍冷如糖状，以水湿手捏作锭，如拇指大，约长二三寸，令一头锐。乘其稍热，纳谷道中，以手抱住。如未效，更用一枚火上略炙使温。《严氏方》云：蜜三合，入猪胆汁二匙在内同煎。无胆只如前亦可。又一方入皂角五钱在内，皆可随病浅深取用。

治痢三方

倪涵初曰：痢为阴恶之证，生死攸关，不惟时医治之失宜。即古今治法，千家多不得其道，是以不能速收全效，今立方何以为奇，不泥成法，故奇也。立论何以为妙，不胶成说，故妙也。然其药品又不外乎常用而已，有识者切勿更张，为庸医所误，遵而用之，百试百效。

初起煎方

川黄连去芦　条黄芩　白芍各一钱二分　青皮八分，去瓤　地榆五分　甘草五分　紫厚朴八分，去皮，姜汁炒　陈枳壳八分，去瓤　楂肉一钱二分　当归五分　红花三分，酒炒　槟榔八分　桃仁一钱，去皮尖，研粉　南木香二分

上咀片，如法炮制，用水二碗煎一碗，空心服，渣再煎服。

此方或红或白，里急后重，身热腹痛者，俱可服。如单白者，去地榆、桃仁，加橘红四

分，木香可用三分。如涩滞甚者，或加大黄二钱，用酒拌炒，服一二剂仍除之。若用一剂，涩滞已去，不必又用二剂矣。大黄峻利，年幼气弱之人酌之，勿拘于二钱也。妇人有孕者，去桃仁、红花、槟榔。上方用之三五日者神效，用之旬日亦效，十日半月外则当加减矣，另详于下。

加减煎方

川连酒炒六分，生用四分　山楂肉一钱　槟榔四分　地榆四分　木香二分　当归五分　橘红四分　条芩酒炒六分，生用四分　甘草炙三分，生用二分　白芍酒炒六分，生用四分　桃仁六分，研粉　红花三分　青皮四分

上咀片，如法炮制，用水二碗煎一碗，空心服，渣再煎服。孕妇去桃仁、红花、槟榔。如延至月余，觉脾胃弱而虚滑者，法当补理，具方于下。

补理煎方

人参五分　川连六分，酒炒　当归五分　甘草五分，炙　白术五分，土炒　条芩六分，酒炒　白芍四分，酒炒　橘红六分

上咀片，如法炮制，用水煎服，渣再煎服。

以上三方，随用辄效。其有不效者，必初时投参、术补剂太早，补塞邪气在内，久而正气已虚，邪气益识，缠绵不已。欲滋补而涩之则助邪，欲清而疏之则愈滑，遂至于不可救药，虽有奇方，无如之何，则初投温补误之也。

治疟三方

倪涵初曰：疟之为害，患者甚多。虽不至遽伤厥生，然不治则发无已时，治之不得其道。则其邪内伏，正气日虚，久之遂不可药。余所定三方，平易无奇，绝不入常山、草果等劫剂，且不必分阴疟、阳疟，一日二日三日及非时疟，人无老幼，病无久近，按此三方，不用加减，

次第服之，无不应手而愈也。

第一方

陈半夏姜汁煮透　广陈皮　威灵仙各一钱　柴胡八分　青皮六分　炙草三分　白茯苓一钱　苍术八分，用米泔水浸一日，切片，炒净　黄芩八分　槟榔六分　紫厚朴八分，姜汁炒

上咀片，如法炮制，加姜三片，井水河水水各一盏，煎九分，饥时服，渣再煎服。如头病加白芷一钱。

此方平胃消痰，理气除湿，有疏导开先之功。病轻者二剂即痊，勿再药可也。若二剂后，病势轻减而不痊愈，必用第二方，少则二剂，多则五剂而已。

第二方

首乌生用，三钱　白茯苓八分　白术炒，一钱　黄芩八分　广陈皮八分　威灵仙一钱　柴胡八分　知母二钱　鳖甲醋炙脆研粉，二钱　炙甘草三分　当归一钱

上药加姜三片，井水、河水各一盏，煎八分，加无灰黄酒五分，再煎一滚，空心服，二煎、三煎并服。

此方妙在补泻互用，虚实得宜。不用人参、黄芪，摒去常山、草果，平平无奇，却有神效，即极弱之人、缠绵极重者，十剂后立有起色，立奏万全。所云加减一二即不灵应者，正此方也。

第三方

人参一钱　黄芪蜜炙，一钱三分　当归一钱二分　升麻四分　白术炒，一钱　甘草炙，三分　广陈皮八分　柴胡八分　或加何首乌二钱，炒　知母二钱，炒　或加青蒿子八分　麦芽一钱

上药加姜一片，枣一枚，水二盏，煎八分，半饥时服三五剂，元气充实，永不发矣。方虽有三，第二实为主方，既不刻消，亦不峻补，功独归之。其第三方专为有力者，彼贫家安得有参，只多服第二方可也。

前六方俱不可加减，切嘱至嘱。

疯 门 全 书

(清) 萧晓亭 著

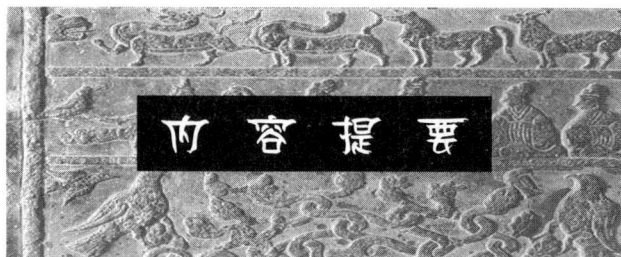

内 容 提 要

　　本书二卷，清嘉庆年间，庐陵萧晓亭先生著。悯疠疯之厉，得之者父子离散，夫妻暌违，甚至有自缢或投水者。本张子云"疲癃残疾，皆吾兄弟颠连而无告者也"之意，广搜博采，又经试验，而成《疠疾辑要》《疠疾备要》各一卷。拟印送利人，不果。托至友刘全石竟其志，又不果。刘之友袁春台刻之，为《疯门全书》。光绪初年，侯敬庵、郑凤山附刻《疯门辨症》一卷，更为完备。本书可同《三三医书》中《解围元薮》同参，则世无不治之麻疯矣。

序 一

《麻疯全书》上下二卷，由庐陵王霞九自江西寄至粤东，言在江西已活数百人，嘱为刻印广传，校订者为高要何石卿茂才传瑶也。石卿见此书惊喜，谓广东多麻疯，医治者多系单方，从未见有如此书之明备者。石卿知医，因校订此书，已治愈一家三人，喜极请急付之梓。余谓此书于各症条分缕析，非单方治病者可比。必将全书了然于胸中，用药方能得当。务望见此书者，多传于知医之人。施送日多，愈传愈广，活人功德，可限量耶。粤东多好善君子，谅必与鄙人有同心也。

道光二十五岁次乙巳春正月敬业堂重刻谨志

803

序　二

　　余自幼爱治岐黄术，谓医虽小道，有裨于人己。读书人所宜旁及，顾不登门不索谢，据六经之法而治之，求方者日益众；嗣以有妨举业，乃力辞而置之矣。惟治痨则尤汲汲不遑，常恐其不我遇。夫痨疾也，得之者，父子离散，夫妻暌违，戚友避之，行道叱之。非若他疾只伤一人，痨实传染常多，或伤邻友，或伤一家，至于无与为婚而绝嗣者不少。张子云：疲癃残疾，皆吾兄弟之颠连而无告者也，不其然乎？顾治是疾，古今既少专书，方亦寥寥，而庸辈偶得一二方，私为秘本，挟此以索重资，及叩以病源药性，茫然不知其故。精医之士，又或畏其秽污而不经心，或目为正报而托于缘定。使抱是病者，有病无药，致自缢投水死者，往往有之。余甚悯焉，究心多年，治不下数百余人。爰著此编，举其纲，张其目，条分缕析，三易寒暑，颇费苦心。阅是编者，岂惟可以治痨，亦于分经治病之道，可得其概矣。有心者广而行之，亦吾辈随地利人之一端也欤。

　　　　　　　　　　　　　　　　　　嘉庆元年孟夏月初九日晓亭主人书

序　三

　　疾病之最惨、最酷、最易传染而不忍目睹者，曰瘟疫，曰疯疾。仲景《瘟疫论》，兵燹后书失其传。赖姑苏吴又可特辟手眼，破叔和之藩篱，接长沙之心传，参伍错综，委曲详明，至今兆民赖以生全。独疯疾几千百年明哲代出，无不为之束手，圣如丹溪，治效四人，后三人犹复发而毙。以故患是疾者，戚里恶闻，骨肉远避，痛苦之余，求死不能，求生不得，甚至有投水悬梁，自戕其命，而衔冤地下者，则疯疾之惨酷，比之瘟疫，殆尤甚已。乾隆嘉庆间，是疾吾省罕见，今则村落中，十里五里，处处咸有。天地杀厉之气，愈积愈盛，或目为正报，或诿为劫运，余窃非之。夫病各有因，外而六淫，因乎天也，内而七情，因乎人也。疯疾则地气所主，而天与人从此应之。大抵染是疾者，惟东南最盛，大河以北未有也。岂非东南地势卑下，鱼鳖龙蛇之蟠踞，湿极生热，热极生湿，二气互蒸，常则为岚为雾为烟瘴。变则别有一种浊气、秽气、毒气，与夫似浊非浊，似秽非秽，似毒非毒之气，从地而起。人在气交中，如鱼在水，无隙可避。轻则伤及肌肤，重则伤及筋骨，又重则伤及脏腑。苟非有人焉！仰观俯察，洞见其源，而设法以救之，岂能使民无夭札哉。余赋性素懒，攻举子业，亦不求甚解，而于岐黄术独好深湛之思，每念百病皆有方法，何疯疾一门，独无专书行世，岂天道之好杀欤？抑人事有未尽欤？尝以此语质之全石刘席观先生。先生曰：是书吾家藏有善本，系庐陵萧君晓亭所手著，治经千人，应如桴鼓。尝欲刊印万本，遍送乡场应试诸公，惜有志未逮，临终以其书授余，谓余能不负所托。今老矣，恐此书不成，无地见晓亭矣。子其有意乎？余闻而喜出望外，急索其书而读之，见其论证精细，处药和平，而又曲尽变态，得心应手，洞垣窥墙之技，不是过矣。爰集同人，注而梓之，斯亦儒者随地济人之端乎？抑余因之有感矣。方今天下经验奇方，当不止此。如芜湖之药酒，通州之眼药，以及化痞诸膏，要皆私诸一家，以为子孙射利之途。晓亭不传其后嗣而独传先生，先生亦不传其后嗣而独传余，非晓亭不能知先生，非先生亦不能不负晓亭，而诸君子之慷慨好义。俾余与先生、与晓亭，终相与有成也，亦非偶然矣。是为序。

道光十二年庚寅秋后一日钤阳春台袁世熙序

序 四

先大父醒初公，素称博雅。廷试南归，由苏杭书肆购有古今奇书。除经史百家外，如天文地理以及医卜星数，无不精通其术。先君子晓亭公，幼承庭训，口授最真，而于医道更详。盖以医乃仁术，可以济人，诚如范文正公所谓愿为良医也。嗣是先君子医人神效，素不受谢，远近踵门求方者益众。惟治疬一途，尤殚精竭力，旁搜远索，又得各家秘本，斟酌损益，历数寒暑而始集其成，而更遵仲景六经之法治之，以故医疬，百不失一。欲公诸世，诚恐传非其人，或以此为射利之门，一再传后，有失其真者矣。钤阳刘全石先生孝友成性，古道照人，与先君子气谊相投，为知心交，而于天文地理医卜星数，互相参稽，如是者有年。岁辛酉，先君子病笃，遣价迎全石先生于分宜，至则纵论古今，其病若失。一夕谓先生曰：尔我治疬一法，所活不下数百人。欲将所注《疬疾辑要》及所记《疬疾备要》二卷，俟岁贡后，刊刻万本，即在江西乡场分送应试者。又闻粤东多疬，亦印送万本，遍送乡试诸公。今墓木拱矣，无后望矣，若成此事，非君未有可托者。乃检出《辑要》《备要》二书，再拜而授之，先生亦再拜而受之。二人握手泪下，馨等亦泣而志之不敢忘。不逾月，先君子捐馆舍矣。厥后全石先生罕至吉州，而馨等兄弟亦橐笔遨游羊城十有九年，饥躯依人，未能刊布其书。今仲夏，先生命其主器东昌君冒暑来舍，道及同邑孝廉袁春台先生，欲集同人刊布此书，馨间喜甚愧甚。愧者愧馨兄弟徒读父书，不能成先志也；喜者喜善与人同，得有全石先生与孝廉袁君也。乃检先君子手定原稿，交东昌君，其再拜授受亦如前。他日刊刻成书，分布天下，俾疬疾不降，民无夭札，是即全石先生与孝廉袁君之功也，亦即吾祖父之志也。而馨等兄弟何有焉？是为序。

道光十年岁次庚寅季夏朔日庐陵一山氏萧桂馨谨识

序　五

　　钤阳刘全石先生，博雅士也，亦端悫人也。自弃去举子业，究心于天文地理，医卜星数，特见精妙。垂老时在舍亲欧阳质中昆季家，得挹其道范，数相把晤，忘年结契。并其家嗣东昌君，亦得间与道款。往时与庐陵廪膳生萧君晓亭先生相友善。晓亭遂于医，于治疯一门，尤属专家。疯门本少传书，亦乏良方，乃遵仲景六经之法，苦心冥索，三易寒暑，分列纲目，详加注释，成书二卷，名曰《疠疾辑要》《疠疾备要》。以之治疯，百不失一，尝言全活不下数百人。欲刻行世，未遂厥志，以其书托全石先生梓行，以先生敦气谊，重然诺，谓能不负所托。后先生商诸家孝廉春台君，春台偕同志怂恿就梓，未及付剞劂，而先生捐馆舍矣。春台亦频岁留滞京邸，此举遂不果。今岁之暮春，东昌君已将是编授诸梓人，因丐一言以识颖末，行见书成，不胫而走天下。天下之染是疾者，立起沉疴。何厚幸也，东昌君可谓克广德心，能成父志矣，全石先生真可谓有子，并幸能不负死友矣。事之成废有时，殆亦有数存乎其间。信夫。

道光十六年暮春月宜阳晚村袁壮舆谨识

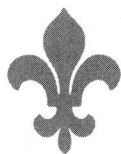

目　录

疯门全书

庐陵萧晓亭先生著　　钤阳春台袁世熙编定

钤阳全石刘旭珍参证　　绍兴裘韵初重校

述古八则

《素问·脉要精微论》曰：脉风，成为疠风。又曰：风寒客于脉而不去，名曰疠风。疠风者，营卫热腑，其气不清，故使鼻梁坏而色败，皮肤疡溃。

长刺篇论曰：大风骨节重，须眉堕，名曰大风。

《灵枢》曰：疠风者，数刺其肿上，已刺，以锐针针其处，按出其恶气，肿尽乃止，常食方食，毋食他食。

《千金翼·耆婆治恶病》曰：疾风有四百四种，总而言之，不出五种，即是五风所摄云。何名五风？一曰黄风，二曰青风，三曰白风，四曰赤风，五曰黑风。其风合五脏，故曰五风。五风生五种虫，黄风生黄虫，青风生青虫，白风生白虫，赤风生赤虫，黑风生黑虫。此又五种虫，食人五脏。若食人脾，语变声散；食人肝，眉睫堕落；食人肺，鼻柱崩倒，鼻中生息肉；食人肾，耳鸣啾啾，或如车行雷鼓之声；食人皮，皮肤顽痹；食人筋，肢节坠落。五风合五脏，虫生至多，入于骨髓，来去无碍，坏于人身，名曰疾风。疾风者，即疠病之根本也。病之初起，或如针锥所刺，名曰刺风。如虫走，名曰游风。遍身掣动，名曰胸风。不觉痛痒，名曰顽风。肉起如桃李小刺核，从头起者，名曰烦风。从两足起者，名曰逆风。如连钱团圆，赤白青为斑驳，名曰瘑风。或遍体生疮，或如疥癣，或如鱼鳞，或如榆荚，或如钱孔，或痒或痛，黄汗流出，脱节坏烂，悉为脓血；或不痒不疼，或起或灭，青黄赤白黑，变易不定。病起之由，皆因冷热交通，流入五脏，通彻骨髓，用力过度，饮食相违，房室不节，虚动劳极，汗流遍体，因此湿积，热彻五脏，饮食杂秽，虫生至多，食人五脏骨髓皮肉筋节，久久坏败，名曰疠风。丹溪云：疠疾须分在上下。在上者以醉仙散，取臭恶血于齿缝中出；在下者以通天再造散，取恶物蛔虫于谷道中出。所出须有上下道路之异，然皆不外于阳明一经而已。看其证之上身先多见者，病在上也；下身先见多者，病在下也。上下同得者，病在上下也。何则？夫阳明主胃与大肠，无物不受，多气多血，邪风之伤人也，气受之，上身多；血受之，下身多；气血俱受，上下皆多。自非医者神手，病者铁心，罕有效者。夫气为阳为卫，血为阴为营，身半以上，阳先受之，身半以下，阴先受之。是故再造散治病在阴分，用皂角刺逐风毒于营血中。肝藏血，恶血留注，不能运动，故虫生焉。必用此以治其脏气，杀虫为主，以大黄引入肠胃，利出瘀恶虫物。醉仙散治病在阳分，用牛蒡子驱风毒恶疮于遍身，胡麻逐风补肺，润皮肤，蒺藜去恶血，身体风痒，通鼻气，防风治诸风，栝楼根治瘀血，消热肿，枸杞消风热，解毒疮，蔓荆子逐贼风，苦参解热毒。然必藉轻粉为使，逐出胃腑恶毒臭秽之物，杀所生之虫，循经上行，至牙齿软薄之分，而出其臭毒之涎水。服药后，若损齿则以黄连末揸之。或先佐入剂中，以解轻粉之毒。轻粉在醉仙散中，有夺旗斩将之功，遂成此方之妙用，非他方所可并及者。

薛新甫曰：疠疡所患，非止一脏。然其气血无有不伤，而其证亦无有不杂。况积久而发现于外，须分经络之上下，审气血之虚实，不可概施攻毒之药。当先助胃壮气，使根本坚固，而后治其疮可也。

疠疡当知有变有类之不同，而治法有汗下、砭刺、灸补之不一。盖类证当审轻重，变证当详真伪，而治法又当量其人之虚实。究其病之源委而施治焉。夫虚者正气虚也，实者邪气实也。

疠疡针砭之张子和，以一汗抵千金。盖以针血不如发汗之周遍也。发汗、针血，二者一律，若恶血凝滞在肌表经络者，宜刺宜汗，取委中出血则效。若恶毒蕴结于脏，非荡涤其内，则不能疗。若毒在外者，非刺遍身患处，及两臂腿腕手足指缝，其毒必不能散。若表里俱受其毒者，非外针内泄，其毒决不能出透。若上身患多，宜用醉仙散，使内蓄恶血于齿缝中出，又刺十指甲并臂腕，以去肌表毒血；下身患多，宜用再造散，令恶血蛔虫于谷道出，仍针足指缝并腿腕，隔一二日再刺之，以血赤为度。如有寒热头痛等症，又当因证而施治焉。

麻疯二十一论 删去八条增入
八条改正十三条

麻疯者，古人呼为疠风，又名恶疾，广东呼为大麻疯，又名疙瘩，外省或呼为大皮疯，又曰癞皮疯。染是疾者，夫妻兄弟子女离散，戚友避之，行道叱之，颠连无告，至此极矣。医者不知受病之源，或言传染，或言风水，虽非无因，然未必皆皮之故也。盖东南地卑近水之处，此疾尤甚，天气较炎，地气卑湿，湿热相搏，乘人之虚，入于营卫。卫气受之，则上身证多；营血受之，则下身证多；营卫俱受，上下俱多，此其大概也。究之无论上下，必气虚，邪始乘之而入。血虚，邪始乘之而凝，结于筋络，积于肌肉腠理之间，郁久生热，故此病血热居多。又或卧于湿地，受其熏蒸，或汗出后，浴洗冷水，或湿衣沾身，或房劳后，浴冷卧湿，皆能受病。初则血滞不行，渐生麻痹，日久渐大，不知痛痒，针之不痛，今年发手，明年发足。或如癣形，或如疮癞，或似虫行，或筋痛肉跳，久则伤形变貌，面生红堆，耳或长大，时如蝉鸣，脸如酒醉，又如油涂，手拳脚跛，口㖞眼斜，鼻塌唇翻，不早治成废疾矣。

疠风古无治法。丹溪止用醉仙散、再造散二方，但服轻粉，多生轻粉毒。恐一疾未愈，又添一疾。又有大黄、皂刺、牵牛之类，然惟实者可用。气血虚者，反耗元气。东垣、海藏各有数方，亦兼他病而治之。至耆婆所列各方，药多难制。外此方书所载，亦殊寥寥。若薛新甫《疠疡机要》，详于变证、类证，而略于正治。要之湿热相搏，邪气乘虚而入，总以凉血和血为主，驱风驱湿为佐，审元气之虚实，按六经以分治，斯治疠之要道也。病之轻者，背腰手足之间，形如疥癣，不痛不痒，头面或似虫行，或手足骨节间撞之如刺痛，或时作热，拭之又无。病之重者，手足生疮，肉中结核，脸红耳肿，口㖞眼斜。至年久病深，坏形变貌，鼻塌肉崩，手指脱落，足底烂穿，则难治矣。又身有麻木，数月即发外，虽重易治。丹溪谓麻木，乃疠疾之本是也。又手有痹肉，则虎口肉珠必焦，左手痹则左虎口肉焦，右手痹则右虎口肉焦，轻则肉珠瘦小，重则肉珠消陷。若两手俱无痹肉，则虎口肉珠俱全。此法止可看手之轻重，面背腿足之疾，不验之于此。

面带紫色，常如醉人，且如油涂，俱有微浮，或黑而枯瘦，或黄而有浮光。其人身上必有麻木，或数月即发，或数年或数十年始大发。近发易愈，远发难治，原于初起不信之故耳。

南人谓药治不过三五年后必复发。俗云：此病只好治邪，不能除根，皆不通之论也。大凡染病者多贫，药饵难继，或半痊而囊空，或痊后不戒食物，不守禁忌，或治之未尽，有一二点癞肉未活，或癞肉活而皮色未复原，以致复作。此疾最忌房事，盖精乃骨髓，精泄则毒气乘虚而入，若不断此，必不能治，愈后不再戒，一年必复发。

轻者脚未吊，手未拳，鼻未塌，肉未崩。证本可治，而服药无效，或气虚未补其气，血虚未补其血，又或兼有别证，当详审之。

病在外而浮者易愈，在内而沉者难痊；气血盛者易治，衰者难治。在外而浮者，麻木不久尚浅，重扭则痛，毒发在外，或癣或红堆，即遍身湿烂，亦可速愈。在内而沉者，癞肉沉内，稍稍缘开面上，手足背腿，各处红紫之色，浸入肉内，不但现于皮肤，重扭不疼，针刺不知，治之必须一二年方可痊愈。死肉红堆，刺浅即觉痛者，不必烂，刺深不知痛，刀割不知疼，鼠咬不觉，宜用药烂去，然后用膏药贴之，用生肌药敷之，即易平复。未见疾而有臭气逼人，此种一发必甚，亦易传染。虫乃肝经风热所生，肝不受病则无虫，谓疯病无虫，固非，谓疯病有虫亦谬。损筋者，手拳足痿，手拳不硬，以手按之即直，治之得法，手可复伸，硬者难伸。脚吊痿者，不焦可复旧，焦者难复，手焦亦然。折骨者，手足脱落，四肢如冰，骨节挺露，形如枯树，名为湿坠。

湿闭久而生热，热郁久而生痰，轻则鼻塞，重则声哑。法宜清利肺经，痰自息，塞自通，哑自开。

肺主气，肝藏血，气行则血行，血凝因气滞。肺主皮毛，肝主经络，肝盛则脾胃亦病，故现于面，面属阳明胃也，发于四肢，四肢脾也。筋弛皮痒，肝之本证。声哑鼻塞，肺之本证。折骨则肾病也，其初必由肝肺而致。又肝木能自生风生虫，肺失治节，故眉落筋弛。治疯者，当以肝、肺二经为主。

大小便不同器，人皆知之。外此病人吃烟，亦宜避之。不病人吃烟，见病人亦宜避之。病人之尿，不可淋烟草，淋则吃者必生疯病，此则人所不知。或谓人之气血，各归其经，岂能传染他人。不知疥癣尚有传染，何况疯乎！父精母血，交媾成形，而所生男女，或染或否，何也？病在内者无不传，病在外者间有不传，未病而先生子，能禁忌者不传。至云疯病无及子女者，则非也。精血交媾，夫妻岂有不传？男传女者少，女传男者多，何则？女人因月水下而能泄其毒，故疯病者少。或言妇人卖疯之说，理亦可信。又言地土所产，室女亦必卖疯，则终身不患此病，而所卖之人则生疯。若果有此，当于室女经水初至时，即用药治之。以去血热为主，以平祛肝经自生之风为佐，但得一次现面则毒出矣。切不可用疯门套药，用之反致成疯，存此以质高明。

气血俱实，脉实而有力，表剂汗之，使从表解，峻剂下之，使从二阴而出，次以清热驱风养血之剂为丸，相间而服。又重者，用药煎水熏洗，自当速效。若气血俱虚者，以补血和血为主佐，以凉血驱风之品，缓缓治之，亦无不效。大凡治疯发出者易治，服药即发亦易愈。

熏洗之法，务要露出头面。凡癞肉无汗者，血死湿闭，故无汗。汗即血也，血枯之人，不可大汗，先养其血，血渐复，则可熏洗。若多服丸药，久久汗出如常，不熏洗亦可。

癞者肉木而不痛，若不针出死血，势必溃烂，脓血淋漓。但针出黑血，不妨再针，若针出鲜血即止，须一次针一处，不可连针数处，恐去血过多，血尽而人亡也。大抵烂之则效速，不若针之效虽迟，较为稳当也。

灸法，先将癞处以墨点记，然后以生姜一片贴上，用艾丸灸之，觉痛即止。但癞少则可灸，癞多则不胜其灸，当以服丸药为主。

死肌癞肉，寒湿永结，久则遍身发泡，烂而为疮，脓水淋漓，名曰风疮，又名疙瘩。须用药撒之，令脓水干，则结痂，久之痂自脱落。亦有服药得法，泡破而无脓水者。至状若

813

豆疮，硬如牛乳、肉豆、结核者，不妨针出恶血，针而不愈，以药烂之，烂后以膏药贴之。

男人血少，以养血和血为主，驱风行滞为佐；女人血多，以活血行血为主，驱风燥湿为佐。男人忌房事，女人尤忌，女不禁房事，恐受胎一二月，尚不知其虚实，投不疯药而胎坠矣。胎坠则血气俱虚，毒更乘虚而入，而病愈重。况男女交接，毒又必传染乎。又凡女人，必兼一二味调经之品。

疬虽恶疾，治之得法，即常用平和之药，亦无不效，蛇蝎犹可用。至若砒霜、蜈蚣、斑蝥、轻粉之剂，病之极重者，不得已而用之，不可恃此以为常。川乌、草乌、附子、肉桂，虚寒之人，病愈后以之结功则可，以之治病则不可。盖辛热之品，能燥血耗血，血亏而病愈加，不可不知。

发毒之物助毒，生冷之物凝血，凝滞之物固毒，煎炒之物助火，皆宜切戒二三年。若自死禽兽之肉，终身宜戒，母猪肉亦然。

疯疾传染，事故常有，但回避可也。不共用器，不同饮食，各房各床，尽力求治，宽以岁月，无不痊愈。否则亦当调停处置，令衣食不缺。若夫妻离弃之事，切莫劝解。

疬疾，谚云正报，又曰现报。原非妄谈，若自信罪愆难逃，果能矢念为善，人力可以回天。即自反无他过恶，亦当力行善事，善事者何？尽忠，尽孝，敬兄信友，敦宗，睦族，守礼，守法，非诵经拜天，妄杀福泽之谓。人能如此，不但病易愈，且为后嗣种福，所益多矣。

麻疯三十六种 _{重校者按：原缺一症}

于附刻《疯门辨症》中已补述之

大麻疯

唇翻齿露，眼扯脚吊，手足指脱，鼻梁崩塌，损形变颜，种种恶状，年深病重。无药可治，必用毒药攻之，久久方效，蒺藜散之类。

暑湿疯

手足先有麻木，次则身有死肉，或如疮疹，或似疥癣，或皮肉常似虫行，或耳肿长大，或虎口肉焦，身有红块红堆，脸有红云油光，筋跳肉痛，遍身瘙痒，或起白屑，或起黑皮。此大麻疯之次也，小神散主之。

紫瘟疯

手足无痹，耳脸红光，身有云斑，或有紫块，或有红块，内红外白，时浮时沉，或出风珠，或出风团。前方主之。

白瘟疯

遍身花白点，仍有痹肉，状似汗斑，白转红，红转白，痹肉不甚死，非风湿，即轻粉毒也。治之当兼擦洗，立效。

紫癜疯

皮血光亮如油珠状，近火必红，眉发先脱，手足麻痹，肉中结核，穿烂成疮，愈而复发。以小神丸治之。

白癜疯

毛发俱白，脸如敷粉，自少至老，发于遍身，四体一色，手足软弱，间有红粒，一发不治，又有轻粉毒，亦类此。

隐疯内发

染者不觉，劳热则红，近火则光，耳脸常热，足有痹肉，脸似虫行，拭之不见，隐隐而出，一发即烂。小神丸主之。

干疯

身有粗皮，脸淡红色，身有痹肉，手足焦枯。

猪头疯

脸红耳肿，磊磊红团，手足肿痹，身热痰多，鼻塞声哑，发之甚凶，治之易愈。

拔发疯

眉发脱尽，然后疾出，手足麻痹，身有红块，预穿脚底，耳热眼跳，手拳足吊，痒痛无时。蒺藜散主之。

侵热疯

初起势骤，遍体蒸热，然后病发。用通泻之剂，佐以凉血。如脸有红块，以八宝丹治之。

侵寒疯

体既虚弱，因受地气、地湿所侵，初亦不觉，身有痹肉，手足焦枯，肢体拘变。蒺藜散主之。

癞癣疯

患如癣癞，遍身瘙痒，身多死肉，皮多麻木，久则拘挛，眉发脱落。蒺藜散主之。

癞皮疯

如猪癞有密疹，耳脸俱发，手足破烂，眉发稀少，搔之皮飞，身体瘦弱。轻用搜风散，重则蒺藜散。

牛皮疯

皮破色淡，抓之如竹壳，不知痛痒，色如牛皮，面色苍黄，手足瘦削。轻用蒺藜散，重则不治。

蛇皮疯

身如蛇鳞，足有破烂，红而兼黑，身体瘦削，手足麻木且多痰。轻用蒺藜散，重则不治。或食蛇中毒亦致此病。

牛蹄疯

风痒多年，十指脱落，筋骨损伤，状如牛蹄，不治。

鸡爪疯

受病多年，血不荣筋，麻木不仁，十指拳曲，状如鸡爪。蒺藜散主之。

面游疯

脸如虫走，拭之不觉，身如虱咬，寻之又无，渐渐麻木，微发红块大，大麻疯之根也。用搜风散治之。

金钱疯

红圈如钱，内红外白，麻木不知，或则痛痒，妇人多患此证，因月事时受湿而发，或经水滞于皮肤。狗宝丹治之。

银钱疯

块如钱大，内红外白，刺之无血，白色如银，先发于身，后上面部，隐隐在内。轻用狗宝汤，重用蒺藜散。

胎毒疯

父精母血，遗毒子女。治法不一，相证用药。

淫毒疯 原名传毒疯

夫妻传染，身觉多痛痒，脸如虫行，面时作热。用八宝丹或狗宝汤。

肺毒疯

大肠燥结，风痰时发，脸如酒醉，又现红云，眉毛先脱，四肢浮肿，用小神丸。

心毒疯

心经受病，面多紫云，且多鼻衄。

肝毒疯

厥阴受病，伤目损筋，肉中结棱，皮肤燥裂，或穿烂成疮。以小神丸治之。

脾毒疯

太阴受病，四肢焦枯，虎口无肉，身多麻木，遍身红癣，刺之又无血，发稀足裂。轻用小神散，重则蒺藜散。

肾毒疯

少阴受病，脚底先穿，骨节疼痛，多因房劳传染，或病已发，不禁房事。

血热疯 又名血疯

湿热相搏，血凝气滞，结于皮肤，发泡生疮，且多痹肉。小神丸、八宝丹主之。

疹毒疯

痘麻失调，余毒流于肌肉，又或卧湿浴冷，麻木少而疹痘多，虽无甚利害，却难断根。

瘊毒疯 一名松子疯，一名珍珠疯

面有油光，疹粒如珠，身有死肉。重者粒大脸红，用蒺藜散；粒小者，小神丸。

软脚疯

身上病少，湿热入筋，足痿难行，虽屡针刺，不知疼痛。蒺藜散主之。

破伤疯

打破跌伤，致风寒暑湿客于经络支节之间，年深月久，遂成痹肉，或红或肿。治法不一，相证用药，并治病源。

暗滞疯

手足有痹，遍身淡点，眉疏皮痒，足似蛇行，染者不觉。小神丸治之。

流毒疯

前因染病，曾饵轻粉，屡发疮疹，因成麻木，仍有红块，或破或烂，眉稀发少。前方治之，立效。

按：以上三十六疯，种类虽多，苟能审其表里虚实，察其病根之浅深，寒热之轻重，系何经之证，兼何经之部位，以何药为主，何药为使，引入某经，有是证，即用是药，又何必区别其名目哉。晓亭识。

五不治 轻亦可治

一皮死麻木不仁，易治。二肉死刀割不断，患处少亦可治。三血死溃烂，脓水淋漓，可治。四筋死手足脱落，不治。五骨死鼻梁崩塌，难治，即治亦不能复原。耳聋声全哑者，难治。阳事不起者，难治。不断房事者，不必治。正报者必不可治。又肝经受病，先损其目，不治。曾以目疾各方治之，亦无不愈。

五主治

心经受病，面起紫云，栀仁主之。重则遍身生疮，上损眼目，黄连主之。

肺经受病，眉毛先脱，声破鼻塞，栀仁、桑皮主之。重则鼻梁崩塌，声哑语变，或生息肉，黄芩主之，外加杏仁。

脾经受病，遍身如癣，苦参、苏皮主之。重则语变声散，土不能生金，四肢浮肿，甘草补之，苍术燥之。

肝经受病，眉睫先落，皮肤瘙痒，面发紫泡，荆芥、川芎主之。重则损目，蔓荆、菊花主之，荆芥为使。若手足拘挛，乳香、没药主之，钩藤、天麻为佐。

肾经受病，耳鸣啾啾，枸杞、首乌主之。重则足底先穿，黄柏、玄参为主。

内治九法

一、统法

宝鉴换肌散　海藏愈风汤　当归饮　胡麻散　白花蛇丸　行药方　乳香丸　防风天麻丸　大麻仁酒　紫茄子根散　人参消风散上系古方下今方　八号丸　通圣散　三黄解毒汤　宽胸行气散　蒺藜苦参丸　除根蒺藜丸即小神丸　大神丸　凉血八宝汤　行药方　巴豆散　曾氏水药方　丸药方

二、分治病究其源，药疏其流，曰分治。

分五脏经络酌用引药　泻青　泻白　泻黄　逍遥散

三、缓治本气不足或因药坏，若求速效，则病愈深缓以治之

何首乌散　独活寄生汤

四、峻治受病既久，投缓剂则药不灵，峻以治之

蒺藜散　雷丸散

五、补治或本气不足，或因药坏汗下所至，治之宜补。此条多采薛氏

气虚　血虚　血气虚　阳虚　阴虚　阴阳虚

六、泻治气血凝滞，湿热相搏则虫生，湿热，郁久则痹甚，治之宜泻

行药方　追命散　通天再造散　三黄败毒散

七、兼治先患疠而兼他证，或因病而成疠，病杂药杂，故曰兼治

如眼目之类　分六经伤寒　妇人调经

八、类治似疠非疠非疠实疠，其病不同，其理则一，治以类合，故曰类治

痘麻后余毒　赤白癜　乌白癞　瘾疹

九、余治为山九仞，功亏一篑，非计之得也，治虽曰余，到头一着，幸毋勿视

除其根　善其后

补其血气　壮其筋骨

外治六法

结于筋络凝于皮肤患处既多，势难攻里宜治其外

针法　灸法　烧法　熏洗法　烂法　敷法

疯门总论

麻疯古人名为疠疯，又名恶疾，黑白癞、赤白癜皆其类也。但癜、癞有麻木者少，麻疯断无不麻木者。丹溪云：麻止渐渐然，尚有气血攻冲之状，木则气血已痹而不仁，莫知其痛痒也。疠疯初起者，其手足必先麻木，而后皮肤伤溃。《灵枢》曰：卫气不行，则为麻木。《素问》曰：营气虚则不仁，卫气虚则不用，营卫俱虚，则不仁且不用。又《素问·脉要精微论》：脉风成为疠疯。又：风寒客于脉而不去，名疠疯。疠疯者，营卫热腐，其气不清。薛氏则又以为外邪所乘，卫气内伏，湿热日久，血随火化而致。故治者当以凉血和血为主，驱风驱湿为佐，以各经引药为使，少加清热解毒之品，无不痊愈，但宜分轻重内外治之。

疯门总药

此为疯门中活法，悟后则随证加减，触手生春，若胶柱鼓瑟，反失制方本意。

枫子肉　赤芍药　香独活　白鲜皮　金银花　胡麻仁 土麻仁即火麻仁　白蒺藜　条黄芩　白苦参　北防风　薄荷叶　威灵仙　栀子仁　当归尾　川黄连　真蕲蛇　川羌活　白僵蚕　明天麻　大川乌　荆芥穗　厚黄柏　黑玄参　老枳壳　浙白术　漂苍术　大秦艽　香白芷　真川芎　锦大黄　鲜红花　牡丹皮　红枣皮、酸枣皮 俱系山萸肉

按二条 春台

按：庐陵底本，另有古法一卷，大半采之薛氏《辑要》《备要》，不详载其方，法津更为谨严，然邪之所凑，其气必虚。《素问》曰：营气虚则不仁，卫气虚则不用，营卫俱虚则不仁且不用。此薛氏类治诸治所由设也。设遇所得不可正治之证，薛氏虽偏于用补，其方未可全非。又况克伐过度，因药变成坏证者有之。斯时若非大补元气，何以砥柱中流。用是增入数方，另编之正治外，以备《疯门内治》九法之数。既不使鱼目混珠，兼可使竿头进步，高明家以为然否？

又按：麻疯二十一论，与证三十六种，当为此书压卷，似不宜置于卷末。而《备要》中小神丸、大神丸，《辑要》已列其方，除二十一论、三十六证及小大神丸，《备要》只余数方，亦不必另列一卷。且庐陵底本与全石藏本互有异同出入。如磨风丸，全石藏本则有，晓亭藏本则无。罗氏何首乌散，晓亭藏本则有，全石藏本又无。欲使二书合成完璧，非另立目次，必不能使诸法丝丝入扣。用是自为起例，条分缕析，总名之曰《麻疯全书》。首述古，重师承也。次二十一论、三十六证，逆病源也。又次五不治、五主治，决死生也。嗣后内外治法，为是书握要处，加减总药，为疯门通变处，而方目次第胪列，亦颇费匠心矣。明知僭越无似，然苟有裨初学，虽见笑大方，亦不敢辞。故既定全书目次，另列原录目次于后，

俟以高明鉴正。

正治小神丸改名蒺藜苦参丸

统治三十六种恶疾。

白蒺藜去刺，二两　北蝉蜕去头足，三钱半　北全蝎米汁洗，糯米水炒，二钱半，或姜汁炒　荆芥穗二钱半　北防风二钱半　大枫子肉壳不用，黑豆煮七次，去净油，否则伤目，二钱半　大羌活五钱　全当归酒洗，三钱半　大川芎酒洗，二钱半　土麻仁一两半　白苦参酒洗，钱半，无癣者，此味不用

血热，加生地。胃热现面，加白芷、知母。鼻塞，加桑皮、黄芩。阴虚，加首乌。肝热，加丹皮。目昏，加蔓荆、菊花。痹多，加元参。面多红云红堆或油光，加白附、僵蚕。血枯，加丹参。面脚浮肿，加防己。拘挛，加钩藤钩，或茯神、白术。

上为末，老米饭捣烂和为丸，每服四五钱，茶下，早、晚各一次，空心服，间时方进饭食，并忌热汤、热茶。

丸药亦不可多服，恐丸药难化。服完未发外者即发，已发外者或更甚。盖毒既攻出，即遍身溃烂，亦无妨，但要麻木处，渐轻渐狭。即渐浮渐阔，或别处再发一二处，亦是药力攻散之功，勿疑。

又须知小神丸服十日，即停三日，此三日服行药丸十粒，三日三次。后又服小神丸，俱照此例。若大泻，即停勿服。行药方列二卷

大神丸　服小神丸后尚未除根，服此以断根，倘毒气再发外，复施针灸，熏洗各法治之。

熟川乌黑豆水煮，五钱　制草乌姜汁、甘草水煮，五钱　大枫子去油壳净，五钱　白僵蚕三钱　北全蝎姜汁炒，五钱　北蝉蜕五钱　川山甲土炒成珠，五钱　明雄黄二钱　台乌药五钱　漂苍术童便浸一宿，五钱　北防风四钱　荆芥穗四钱　苏薄荷四钱　绿升麻二钱半　全当归五钱　大川芎四钱　大秦艽酒洗，五钱　条甘草去皮，五钱　又加

羌活七钱　生地黄四钱半

上老米饭为丸，梧桐子大，加减同煎小神丸法，每服百丸，茶送下，忌铁。倘服药欲呕，须煮乌豆一勺食之。若痊愈，明年再服小神丸一料，连服二三年，病根永除。

搜风散　治三十六种恶疾，脸起红云，身有红块，四肢麻木神验。

白附子面粉包，煨，二两　白蒺藜炒，去刺，二两　熟川乌一两　草乌二乌用黑豆煮，一两　北全蝎洗去泥沙，姜汁炒，一两　猪牙皂一两　白头翁一两　钗石斛一两　条甘草一两

上为细末，每服一钱，酒送下。

驱毒疏风方　凉肝八宝汤治，内此方治外。

大羌活五分　捶鹿茸八分　川乌湿纸包，煨，三钱　草乌黑豆煮，三钱　枫子肉去油净，二钱　漂苍术八分　大秦艽八分　白僵蚕炒，去丝，八分　北全蝎洗去泥沙，姜汁炒，一钱　北蝉蜕洗去泥，六分　荆芥穗五分　北防风六分　炒栀仁二钱　拣归身八分　大川芎八分　苏薄荷六分　条甘草三分

上灯心引，与八宝丹相间服之。俱一日各一次，覆渣时又送八宝丸百粒。

活血解热汤　服小神丸毒必攻出，服此以驱热毒。

全当归五钱　大生地二钱　白苦参三钱　京赤芍一钱　川黄连一钱　炒栀仁一钱　荆芥穗一钱　北防风一钱　苏薄荷一钱　石菖蒲五分　明雄黄研末冲服，一钱　条甘草三钱

灯心引，或加绿豆半杯。

凉肝八宝丹

生犀角锉末，一两　羚羊角为末，一两　真阿胶酒化，一两　好京墨一两　大生地酒浸，二两

全当归酒浸，四两　大川芎酒洗，二两　杭白芍酒沙，二两　威灵仙两半

上先将阿胶、京墨入铜杓内好酒熔化，入各药末捣匀，再入米糊为丸，每服百丸，茶送下。

凉血狗宝丹　专治积热与气血相搏，久成癞疬，此方大能凉血清热，除湿回痹，平肝之妙剂。

芭蕉头去泥，四两　苦楝根皮洗净，四两　新桑根皮四两　绿豆子四两　白云苓一两　猪后腿精肉半斤　小狗子一双，产下二十日止，满月者不用，以绳吊死去毛，切作四块

上用酒三升，入大铜杓内，或沙罐，炭火细细煨之。煨至肉烂，约汤二三碗即住火，夜半饮之，勿使人知。次日将肉加酒，再煎。半夜再饮，服此汤后，当斋戒七日，并忌油腻，只好吃绿豆白米粥，外用苦楝子皮，或叶亦可，捣烂，加生姜二片，再捣，布包擦各患处，轻者无不痊愈。

又此方治妇人血蛊红崩，神效。

舒筋蒺藜散　治麻疯筋拳骨折，十指脱落，或指曲不伸，身多死肉，外有粗皮，黑如蛇鳞，白似鱼鳞，口㖞眼歪，鼻塌声哑，足底溃烂，已成不治，惟此能治之，但非病重难瘳，不可轻投也。

白砒霜四两　黑铅八两　真麝香一钱　蜈蚣虫去足，炒，五钱　地龙去泥焙干，二钱　土狗子焙干，五十双　番木鳖炒黄，十个，即马钱子，主治热病痹痛痦块，然必去净毛，豆腐制过，再炒焦方可用，否则伤人

上将黑铅打扁，分作数块，砒霜亦碾为末，用一坚厚土罐。口小身长者，将铅一块放下罐内，令平，铅上放霜一层，上又放铅一块，铅上又放霜，如此放完，再用新灯盏一只，仰盖罐口，铁丝扎定，用黄泥封固，盏内不用泥。若是阳城罐不须泥封，再取铁钉三个钉地上，

作"品"字样，以罐架钉上。初将炭火细烧，待泥将干，加文武火，及至盏内热极。时以笔点水，搽湿盏心，引砒霜气上升。候三炷香完，徐徐退火，仍以笔蘸水搽盏心，候冷方揭，次日开罐，铅熔在底，药升在盏下，取脱砒霜，再取梨汁一盏，入铜杓内共煮，如无梨汁，烧酒代之。将余药共为细末，入砒霜再碾，磁罐收贮，照后法服之。

服药法，体实者，每次五厘，日二次。体虚日一次，冷茶调下，服后勿食热饮食。十岁以上，每日服一次三厘，十岁以下服二厘，五岁上下难治。

服药至六七日，遍身俱肿，饮食减少，即服后凉血解毒汤，三日一剂。若牙龈脸颈齐肿，齿缝虫出者勿畏，亦勿停药。此以毒攻毒，故毒气发外。服至百日，方肿消皮脱，指直筋舒。一切油腻鱼肉、盐醋椒酱及菜蔬各物，俱宜戒之，只好绿豆煮白米粥食。

凉血解毒汤 服蒺藜散肿恶特甚，不可停药，惟间服此方解之。

白苦参钱半　大生地钱半　牡丹皮钱半　炒栀仁钱半　北防风钱半　白蒺藜钱半　条甘草一钱

加绿豆一合，灯心四十条为引，不拘服，三日一帖。

防风通圣散 治疬疾，先服此药三五剂，连服丸药至十日，又停丸药三日，每日服一剂。三日三剂后，仍服丸子，如此接续间服。

北防风　荆芥　白附　白芷　白蒺藜　僵蚕　苍术　白鲜皮无癣不用　灵仙　苦参无癣去之　元参　赤芍　川芎　黄柏足痹作热用之　川连　焦栀　槟榔　银花　牛子　大黄　硝　枯芩　生石膏　条甘草　灯心大黄、芒硝二味，俟起药时放下，合二三沸止。若大便洞泄，去硝、黄，相证加减

何首乌散 治疬疾。

首乌一斤，米汁浸十日，逐日换水，竹刀切片，九蒸九晒　胡麻子四两，九蒸九晒

上为末，每服二钱，食前酒调服，或薄荷汤送下。

罗氏何首乌散 统治疬疾诸证，蜜丸亦可。

首乌　枸杞　苦参　石菖蒲　甘菊　蔓荆子　灵仙　荆芥

上末，每服三四钱，酒调下，茶清蜜调亦可。此为疬疾之总方。

血热，加丹皮、栀仁。溃烂，加牛子、骨皮。拘挛拳曲，加天麻、钩藤。麻木甚，加蒺藜、土麻仁。面上红云红堆，加白附、僵蚕。面如油光，加白附、蝉蜕。鼻塞声散，加桑皮、黄芩。肉痹，加元参。足麻木溃烂，加黄柏、银花、土茯苓。骨节疼痛，加独活。瘙痒，加丹皮、蝉蜕。癣多，加薜皮、浮萍。红堆红圈，加山甲、皂刺。热甚，加川连。遍身麻木，非花蛇不能。

若作散，足少阳，加柴胡。太阳，加羌活、防风。阳明，加白芷。厥阴，加柴胡、川芎。少阴，加独活、细辛。手太阴，加浮萍，甚则麻黄。足太阴，加苦参，热甚痹不回者。用硝、芩水药，以各法加减通圣散服之。但方中苦参，非脾经实热之证勿用。

初服九味羌活汤

羌活　细辛　苍术　白芷　防风　生地　川芎　赤芍　黄芩　粉草　姜皮

灯心引，服五剂。

二服防风通圣散

薄荷　元参　黄芩　焦栀　荆芥　赤芍　大黄　枳壳　北防风　条甘草

身上燥痒，加红花、蒺藜、苦参、薜皮、

姜皮。

灯心引，五剂。

三服三黄解毒汤

黄连　黄柏　黄芩　赤芍　枳壳　木通
元参　独活　防风　薄荷　甘草

姜皮、灯心引。

三方俱食还服。

初服磨风丸
此方看何经病重，照前方加减。若未发，经依方用药。

真蕲蛇酒洗三次，用肉三两　大枫子用纸净油，四两　白蒺藜去刺微炒，八两　北防风二两二钱　土麻仁淘净土泥，炒，六两　片黄芩酒炒，两半

蜜丸桐子大，每日早、午、晚三次，各服一钱，茶送下。服一匕，遍身发燥，骨节疼痛为验。后食后腿精肉一二斤止之。食肉之日，不必服丸，次日照前再服。

二服追风丸
重服二单，轻止服一单。

蕲蛇肉二两　枫子肉四两　白蒺藜四两　北防风一两　土麻仁六两　胡麻仁二两　片黄芩酒浸，二两　尾赤芍酒炒，一两

蜜为丸，服法照前。

三服解热除毒丸
此方可常服。

川黄连姜汁拌炒，八两　片黄芩酒蒸，一两二钱　黑元参乳蒸，一两五钱　土麻仁三两　净银花酒蒸，一两一钱　川羌活二两一钱　白蒺藜炒，去刺，四两　白鲜皮酒蒸，一两一钱　真蕲蛇二两　枫子肉四两

米糊，冬蜜四两为丸，服法照前。

四服搜风润肠丸
去六腑积热，舒畅经络，可常服。

纹大黄酒拌，九蒸九晒，三两　家桃仁开水泡

去皮尖，净油，一两　净银花酒蒸，一两　片黄芩一两　郁李仁取净肉，五钱　土麻仁炒，一两　胡麻仁炒，一两　黑元参一两　嫩苦参酒蒸，一两　威灵仙酒蒸，一两　香独活二两　白鲜皮酒蒸，一两　京赤芍酒炒，一两　白蒺藜三两　陈枳壳一两

蜜为丸，每日早、晚服二次，每次三钱，滚水送下。

五服收功断根丸

白僵蚕一两　胡天麻一两　川黄连三味俱姜汁蒸五钱　北全竭去头尾，炒，八钱　川独活酒蒸，一两　土麻仁炒，三两　白芷梢一两　北防风一两　白蒺藜四两　枫子肉四两　制首乌五钱

首乌须发出五经后收敛，方可用。若未出现，减去不用。

米糊和冬蜜为丸，日三服，每服三钱，甘草汤送下。

六服复原固本丸
此方生气血，扶元神，健筋骨，活经络，回痹水，润颜色。年四十以上，六脉微细，气血衰败，方可服。

北枸杞一两　红枣皮两半　莲花须一两　怀牛膝一两　川续断上皆酒蒸，一两　拣归身两半　牡丹皮二味酒洗，二两　川杜仲一两　光泽泻两半　川草薢上盐水炒，二两　北五味蜜蒸，一两　白云苓乳蒸，一两　天门冬去心，两半　怀山药微炒，一两　芡实米微炒，一两　熟地黄一两　川黄柏一两　败龟甲酒炙，十两　真虎骨酒炙十次，十两

将骨、板二味打碎，用佳酒二十四碗，熬至三四碗，去滓取汁，预将余药为末，入汁内，打糊为丸，每早空心服四钱，或内加节参更妙。

疯病愈后平常浸酒方
此方伸筋活血，滋肾明目，回痹理脾，润颜色。

浙白术　怀熟地　丝杜仲　补骨脂　怀山药　苡仁米　全当归　川牛膝　节羌活　香独

活　威灵仙　大秦艽　川草薢　寻风藤即青风藤,主治风汤麻痹　北防风　汉防己　五加皮　杭白芍　广木香　小甘草

　　加乌豆壳一撮,红枣数粒,酒浸三日,空心服。

蕲蛇酒

真蕲蛇一条　北秦艽五钱　香独活五钱　威灵仙五钱　嫩桑枝两半　蔓荆子一两　川草薢一两　甘菊花一两　净银花一两　百部一两　大生地二两　白苦参一两　丹参一两　当归一两　赤芍一两　赤茯苓一两　枸杞一两　黄柏一两　牡丹皮一两

　　佳酒煮,退火七日饮。

生熟地黄丸

大熟地三两　干生地三两　怀山药乳蒸,两半　柏子仁炒,二两　远志肉甘草水蒸,四两　败龟甲童便炙,四两　白云苓乳蒸,两半　光泽泻盐水炒,两半　牡丹皮酒蒸,两半　丹参酒蒸,一两　全当归酒洗,二两　杭白芍酒炒,二两

　　上为细末,用钗石斛四两,银花十二两,熬膏炼蜜为丸,每早淡盐汤吞四钱。

吉水李先生传疯病经验方相证加减。

真蕲蛇一条,重十二两　白蒺藜洗净水,八两　大枫子净油,四两　白僵蚕二两　威灵仙一两半　川黄连炒,二两　厚黄柏二两　黑栀仁三两　土麻仁洗净,焙干为末,六两

　　蜜为丸,早、晚茶送各六钱,先三日服水药三帖,方服丸药十日,即停三日,一日服水药一帖。

水药方

川羌活一钱　香独活一钱　白蒺藜钱半　白附子一钱　北防风钱半　荆芥穗钱半　白鲜皮钱半　川芎一钱　赤芍药钱半　川黄连钱半　厚黄

柏二钱　栀子仁三钱　土麻仁钱半　滑石末三钱　熟石膏二钱　老枳壳一钱　川厚朴钱半　净银花三钱　黑牵牛一钱　生大黄二钱　石朴硝钱半

　　灯心引,硝黄后下。

丸药方

大花蛇十二两　白蒺藜七两　白附子二两　白僵蚕去丝,二两　枫子肉二两　威灵仙二两半　川羌活二两　香独活二两　小云连一两　黑元参二两半　炒丹参四两　土麻仁五两　续断三两

　　蜜为丸,早、晚各服五钱。

水药方

威灵仙钱半　川羌活一钱　香独活一钱　荆芥穗钱半　蔓荆子一钱　白蒺藜三钱　石菖蒲一钱　白菊花钱半　白苦参酒炒,钱半　炒丹参三钱　胡麻仁炒,二钱　何首乌三钱　甘枸杞三钱

丸药方

白花蛇三两　香独活二两　白蒺藜八两　枫子肉二两　白附子二两半　白僵蚕三两半　威灵仙一两半　黑元参二两　土麻仁六两　黄连四两　焦栀子二两　厚黄柏二两

　　蜜为丸,各服五钱。

水药方

防风钱半　荆芥钱半　白芷一钱　羌活钱半　灵仙一钱　元参钱半　栀仁一钱　黄柏一钱　黄芩一钱　连翘钱半　滑石三钱　枳壳一钱　厚朴一钱　牛子钱半　丑牛七分　大黄钱半　芒硝钱半　甘草六分

　　服三剂,硝、黄二味,另包后下。

疯病经年满身红肿燥痒溃烂水不干方

北绵芪蜜炙,五钱　北直参三钱　白苦参酒蒸,晒半干炒,一钱　地骨皮甘草水浸,炒干,如此三次,一钱　炒丹参酒炒,三钱　木鳖子一钱

土茯苓钱半　香附米姜汁制，一钱　绿升麻五分
白附子陈壁土炒，一钱　直僵蚕茶泡，炒，去丝，
一钱　香白芷一钱　炙甘草一钱

　　木鳖子、丹参二味，生过杨梅疮者用之。
否则减去，水煎，服十剂。

满面红块遍身痒点方

　　白苦参酒浸炒，三两　何首乌四两　土麻仁
炒，另研，四两　黑栀仁酒炒，二两　牡丹皮酒
炒，三两　牛蒡子酒炒，三两　漂苍术两半　威灵
仙米泔浸一夜晒干，另研，二两　白蒺藜连刺研，
六两　白附子二两　白菊花炒，二两　白芷两半
直僵蚕二两　荆芥穗三两

　　蜜为丸，米糊亦可。

两手麻痹方

　　明乳香去油，勿令黑，三两　钩藤钩二两　威
灵仙二两半　石菖蒲二两　明天麻二两　北防风
二两　荆芥穗三两　黑元参酒炒，去白，二两半
白苦参酒炒，钱半　炒丹参三钱　何首乌三钱
甘枸杞三钱　白菊花钱半

　　水煎，服三剂。

手足自摇筋弛痿痹不仁方

　　真虎骨两半　上关茸四两　上肉桂两半　炒
丹参三两　炒续断二两半　川牛膝两半　宣木瓜两
半　胡麻仁三两　制川乌两半　没药去油，二两
茯神木二两　威灵仙三两　白蒺藜三两　香独活两
半　明天麻两半　桑寄生三两　明乳香去油，二两
　　炼蜜为丸，阴虚者去肉桂、川乌，加五加
皮、归身、川芎。

新墟里曾克广梓行方 序

　　昔在万安县百嘉地方，遇一良医，善治疯
癫恶疾，治人甚众。余甚奇之，具金百余，求
得此方。归家后，适乡邻有患此证者，依方用
之，不数月而愈。频年以来，远近用此方者，

十愈八九，屡试屡验，真神炒方也。今特付梓，
以广其传，谅亦不无小补云。

初服方

　　节羌活　漂苍术　荆芥穗　北防风　银柴
胡　黑元参　京赤芍　片黄芩　白鲜皮　老枳
壳　净银花　条甘草
　　水煎，服四剂。

次服方

　　羌活　细辛　白芷　生地　条防风　知母
黄芩　川芎　甘草
　　水煎，服二剂。

三服方

　　大黄　朴硝　银花　桃仁　枳壳　云连
黄柏　黄芩　元参
　　水煎，服三剂。

四服方

　　荆芥　北防风　川乌童便浸后米汁煮　白附
子姜汁蒸　天麻　僵蚕姜汁蒸　蒺藜水提过，炒，
去刺　独活　元参　枫子　土麻仁洗去土，炒
苦参　赤芍　黄柏　银花　条甘草　枳壳
　　水煎，服十剂，以上依次空心服，俱不
加引。

五服方

　　元参二两　赤芍一两　土麻仁一斤　枳壳二
两　银花一两　蒺藜一斤　白芷二两　独活二钱
枫子一斤　制川乌一只　北防风十两　蕲蛇十二
两
　　蛇去头尾，用热酒浸二三日，秋冬浸六日。
浸松后去骨蒸熟，焙干研末，和煎药蜜为丸，
每日早、午、晚三次，各服四钱，茶送下。

麻木不仁方　有麻木而未出现者，此数

方治之。然不若何首乌散尤妙。

白花蛇二钱　蒺藜七钱　白附子两半　僵蚕一两　灵仙一两　枫子肉一两　土麻仁六两　元参一两　川连五钱　焦栀仁一两

蜜为丸，早、晚各服五钱，茶送下。服此丸十日，即服宣毒去风汤三五剂，连续间服勿停。

宣毒去风汤

川连　黄柏　黄芩　元参　赤芍　栀仁续断　花槟榔　大黄　朴硝　石膏末　银花荆芥　北防风　藓皮　独活

灯心引，朴硝后下。

不仁丸第二

白花蛇二两　白附子五钱　僵蚕五钱　蒺藜七两　枫子肉五钱　灵仙五钱　土麻仁六两　元参一两　黄柏一两　栀子一两

蜜为丸，照前服法。

不仁神效丸

豨莶草　苍耳子　灵仙　北防风　白附子僵蚕　黄柏　黄芩　川朴　赤芍　栀仁　银花归尾　黑丑牛　生大黄　朴硝　甘草　石膏

灯心引。

初服方

羌活　灵仙　独活　防风　薄荷　菖蒲苦参　黄柏　乌药　枳壳　木通　牛膝　桃仁大黄　朴硝　甘草

水煎，灯心四十根为引，空心服五六剂，即服再造散。

三花饮

菊花　银花　红花　艾绒　藿香　甘松白芷　蝉蜕　僵蚕　薄荷　防风　荆芥　羌活独活　蒺藜　蔓荆　川芎　归尾　甘草

灯心引。

解毒汤　轻者服此。

荆芥　苍术　羌活　白芷　黄柏　黄芩丹皮　赤芍　大黄　当归　川芎　枳壳　泽泻甘草　银花

灯心引，食远服。

二次解毒汤　不必下者服此，下后亦服此。

荆芥　防风　白芷　藓皮　元参　归尾赤芍　丹皮　黄柏　黄芩　木通　银花　甘草

灯心引。

凉血解毒汤　服丸药毒出于外，服此解之。

当归　生地　苦参有癣者用之　元参　赤芍丹皮　栀仁　黄连热不甚者勿用　银花　牛蒡子菖蒲　防风　荆芥　蒺藜　甘草

灯心引，或加绿豆半杯，亦可。

神授麻黄散　统治三十六种恶疾。

捶麻黄　制草乌　川芎　甘草

上为末，每服一钱，烧酒调下，兼进驱风活血丸。

驱风活血丸

皂角刺二两　山甲珠二两　酥油一两，搽入药内　蟾酥二两　地龙去泥，二两　蛇床子洗，二两　青葙子六两　苍耳子炒，去尾刺，二两　枫子肉煮七次净油，六两　五加皮二两　苡仁米二两香白芷二两　明天麻姜汁炒，三两　北防风二两苏薄荷二两　制草乌豆腐煮，一两　净蝉蜕洗去泥，二两　北全蝎洗净盐炒，二两　白蒺藜二两川芎二两　干生地酒浸，三两　朽龟甲酥油炙，二两　京赤芍炒，二两　胡麻仁炒，四两　赤茯苓去皮，二两　川牛膝去芦，二两　条甘草一两

内宜加黄连二两　元参三两

上将各味研末，如无蟾酥，将药末用纸贴于筲箕内。取癞蛤蟆十只，活抑在筲箕内，放箕在锅内，慢火蒸坑，少时酥出，流入药末内。再将枫子末摊在筲箕内，架放锅内，盖蒸半炷香久，倾入臼内，擂烂。加全蝎，再捣，方入前末，老米打糊为丸。每日服二钱麻黄散，只服一料。此方未痊愈者，须再制一料，服药七日，须用熏洗诸法治之。

第一万字丸 加减同何首乌散

白花蛇去头、皮、脏、骨，一条　白蒺藜七两　白僵蚕一两　白附子一两　威灵仙一两　枫子肉一两　土麻仁六两　川黄连乳蒸，五钱

蜜为丸，早、晚空心各服五钱。如红晕不退，加白附子五钱，僵蚕五钱，茶下。

第二验字丸　如服此方不验，必加人参一钱，象皮二两，用甘草水炒过，或又加土茯苓一两，五味子一两，老者加枸杞一两，玉桂一两，方内蒺藜、土麻仁每味减二两，添在后。生扶之药，其效如神。

白花蛇一两　白蒺藜去刺，七两　枫子肉七两　胡麻仁六两　小川连五钱

蜜为丸，照前吞服。

第三灵字丸

白苦参生用，脾经无病勿用，三两　白花蛇一两　白蒺藜七两　枫子肉一两　土麻仁六两　小云连五钱

蜜为丸，吞服同前。

第四感字丸

白花蛇　白蒺藜　白僵蚕　白鲜皮　枫子肉　荆芥穗　北防风　香白芷　漂苍术　苏薄荷　香独活　白苦参　土麻仁　大熟地　杭酒芍　当归尾　小川连　厚黄柏　片黄芩　焦栀子　牡丹皮　川芎　花槟榔　净银花　条甘草

米糊为丸，茶送下。

宽胸行气散　服上药后，胸前觉滞且多痰，间服此。

桔梗　木通　枳壳　香附　乌药　芥子　杏仁　陈皮　川芎　酒芍　甘草

灯心引。

第五神字丸　服四剂，红点红堆不退，再投此以收功。

豨莶草　谷精草　白菊花　鲜红花　威灵仙　蔓荆子　直僵蚕　苍耳子　五味子　朽龟甲　黑元参　赤芍药　厚黄柏　枯黄芩　牛蒡子

米糊为丸，早、晚各三钱，茶送下。

第六丹字丸

龟甲一斤，醋炙七次　黄芩二两，酒炒　栀仁二两，酒炒　防风二两

蜜为丸，照前服二次丸后，间服三黄解毒汤。

三黄解毒汤

川连　黄柏　枯芩　赤芍慎用　苦参　元参　枳壳　槟榔　川芎　大黄　银花　蒺藜　藓皮　独活　甘草

熟石膏二钱为引，服三剂。

第七普字药酒方　酒浸断根。

熟地黄八钱　全当归二钱　杭白芍五钱　川芎三钱　炒杜仲八钱　补骨脂八钱　续断八钱　甘枸杞五钱　远志肉五钱　山萸肉五钱　坚云苓二钱　真虎骨五钱　朽龟甲一两　牡丹皮八钱　松节五钱　宽筋藤五钱　天仙藤五钱　厚黄柏三钱　五加皮一两　条甘草三钱

上共浸冬酒十升，加龙眼肉三钱，红枣一二两，老姜煨过五钱，黑豆微炒二两，冬浸七日，春秋五日，夏三日。复渣加酒五升，每日

早、晚各服一次。手足冷者，去黄柏，加肉桂、川乌五钱。

第八济字丸 如病已愈，只皮肤不能复原光润或骨节间有酸疼，服此以去余毒。

羌活二钱 独活二钱 防风二钱 荆芥二钱 豨莶二钱 灵仙二钱 桑寄生二钱 白芷钱半 僵蚕钱半 细辛一钱 首乌一两 龟甲五钱 枸杞五钱 当归五钱 川芎二钱 白芍二钱 元参二钱 丹皮二钱 乌药五钱 槟榔二钱 银花二钱 牛蒡子二钱

有热加川连钱半，黄柏钱半，米糊为丸，每次二钱，早、午、晚三次，茶送下。

胡麻散 治风热、瘾疹、瘙痒，或兼赤晕，发寒恶热，形病俱实者。

胡麻仁 白苦参 何首乌各八钱 白菊花 威灵仙 蔓荆子 白蒺藜去刺 荆芥穗 北防风 石菖蒲 牛蒡子 条甘草

共为末，酒调下三钱。

天麻散 治一切疠疾。

天麻子二两 威灵仙 白蒺藜 蔓荆子 荆芥穗 石菖蒲 薄荷叶 甘菊花 何首乌 胡麻子 白苦参慎用 地骨皮 牛蒡子

上为末，每服三钱，酒调下，或茶送下。食前服半月，食后服半月。

防风天麻散丸 治疠疾癞疾，此方神仙所传，一年中常疗数人。初服药有呕吐者，不可怪，再服即安，其效如神。

防风去首 天麻 升麻 灵仙 细辛 蔓荆子 蜈蚣二对 山甲 首乌 人参 丹参 苦参 川芎 白附子 元参 紫参

每药末二两，先将胡麻一斤，淘净晒干，炒香熟，另研为末，与各药末和匀蜜为丸，共九十九丸，细嚼，温浆水送下，日三服。大忌房事，将息慎口。

食淡白粥，一百二十日。

蔓荆子散 治肺脏蕴热风毒如痛，变成恶风。

蔓荆子生用 甘菊花 明天麻 天南星 胡麻子 枸杞子 白苦参

上为末，每服二钱，荆芥煎汤送下，或茶送下，日服二钱。

透经解挛汤 亦治风热筋骨痛。

山甲珠二钱 鲜红花七分 苏木七分 羌活七分 防风七分 白芷一钱 明天麻七分 蝉蜕七分 当归七分 川芎五分 炒连翘五分 条甘草七分 荆芥穗七分

水与酒各半煎服。

海藏愈风丹 治疠病，手足麻木，眉毛脱落，遍身生疮及疠风瘾疹，皮肤瘙痒，搔破成疮，皆治之。

黄花蛇去头、尾、肠，酒浸，取净内，晒干为末 白花蛇 乌梢蛇制同上 白苦参一斤，取末四两 皂角一斤，锉寸许，无灰，酒浸一宿，以水一碗捣成汁，去渣入沙罐中，文武火熬

上为末，成丸，梧子大，每服六七十丸，煎通圣散，空心送下，后食干物压之，日三服。间日浴身，汗出为度。《准绳》曰：果系疠风，用之必效。若脾肝经血热，脾经血虚，肾经虚火，脾肺气虚，遍身作痒，搔破成疮，或内热生风而眉毛脱落，或皮肤赤晕，或搔起白屑而类疠风者，服之反成疠风矣。

按：疠风，必有死肉麻木，针之不痛，然后发现于外，甚则破烂。若无麻木，非疠也。类疠者，当审何经之风热，何经之部位，用药治之。气虚则补气，血虚则补血，外有火衰作痒一证，并无红点，亦无白屑，当重用附、桂，大补元阳则善矣。

人参消风散　治面毒瘙痒，或眉毛脱落，耳鸣鼻塞，皮肤顽痹，并妇人血风，头皮肿痒，眉骨疼，旋欲倒，痰逆恶心，凡风上攻者皆治之。

人参　川芎　茯苓　厚朴　广皮　藿香　羌活　防风　荆芥　蝉蜕　僵蚕　甘草

羌活当归散　治风热伤血，遍身疙瘩及瘾疹瘙痒。

羌活　荆芥　防风　白芷　升麻　黄连　黄芩　连翘　牛蒡子　当归　川芎　甘草上用酒拌晒干，水煎服

手指拳曲，加钩藤。血虚者，佐以加味逍遥散，加钩藤。气虚者，佐以补中益气汤，加皂刺、钩藤，或并服逍遥散。

宝鉴换肌散　治疠久不愈，眉毛脱落，鼻梁崩陷。

白花蛇　黑花蛇各三两，酒浸　木鳖子　地龙　草乌头　漂苍术　木贼　北细辛　威灵仙　蔓荆子　香白芷　白蒺藜　定风草　荆芥穗　甘菊花　石菖蒲　大川芎　不灰木　白苦参　沙参　紫参　天门冬　赤芍药　全当归　何首乌　胡麻子　粉甘草各一两

俱为末，每服五钱，温酒下，食后酒送尤妙。

桦皮散《保命》　桦皮去瓢烧存性，四两　荆芥穗二两　枳壳去瓢存性，四两　杏仁水煎取出，合干，研末，二两

上为末，每服三钱，食后温酒调下。

醉仙散《宝鉴》

北防风　蔓荆子　白蒺藜　白苦参　胡麻子炒　枸杞子　牛蒡子　栝楼根各五钱

上为细末，每一两五钱，入轻粉二钱，拌匀，每服一钱茶清调，晨、午各服。至五七日，于牙缝中出臭涎，令人如醉，或下脓血，病根

乃除。仍量病之轻重用药，如病重，先以再造散下之，候元气将复，方用此药。此药忌一切炙煿厚味，只可食淡粥、时菜，诸蛇以淡酒蒸熟食之，可以助药势。

按：非重证难治，轻粉不可用。

泻青丸

羌活　防风　当归　川芎　胆草　栀子　煨大黄

上各等份，研末，炼蜜为丸，如鸡头大，每服一丸，煎竹叶汤，同砂糖温水化下。

按：胆火不甚大，宜去胆草，加赤芍。

泻白散

桑白皮二两　地骨皮二两　粉甘草五钱

上为末，每服二钱，水一碗，入粳米百粒，煎服，易老方加黄连。

泻黄散钱氏　又海藏云：此剂泻肺热。

藿香七钱　防风四两　石膏五钱　栀仁二两　甘草二两

上锉，同蜜酒微炒香，为细末，每服二钱，水一盏，煎沸调下。

雷丸酒

紫石英细研水飞过，五钱　雷丸一两　朱砂研水飞过，一两　阿魏二两　雄黄细研水飞过，七钱半　雌黄细研，七钱半　藜芦五钱　犀角屑五钱　斑蝥去头、足、翅，芝麻炒，二十个　芫青去头、足、翅，用芝麻一合同炒，二十个，去芝麻不用　硝石一两，细研

上为细末，取苦参四五两，同硝石捣碎，用生绢袋盛入磁瓶内，用无灰酒一斗，浸七日，每服一中盏温过，食前调雷丸散二钱。

雷丸散《神效》

阿魏二钱半　雷丸　雄黄　朱砂　滑石　紫

石英　牛黄研，各五钱　斑蝥　芫青各二十个，同糯米炒　胡芦巴二钱半　犀角屑五钱

上二方，皆本耆婆而增损之。以药有难致。拘方取足，则毕生不得矣。小有出入，亦何不可。故备列焉。《准绳》

白花蛇丸

丹阳上舍得疠疾，一僧疗之而愈，以数百金求方，不肯传，馆宾袁生窥藏纳衣领中，因醉而窃录焉，用者多效。

白花蛇一条　乌梢蛇一条，并去头尾，生用　北防风二两　荆芥穗两半　白蒺藜一两　北全蝎一两，醋浸一日，去盐味　北蝉蜕二两，去土　北细辛一两　蔓荆子一两　威灵仙一两　何首乌一两　生地黄二两　白苦参二两　大川芎二两　枸杞子二两　胡麻子一两，炒香　金毛狗脊一两　川牛膝一两　乌药一两　天花粉一两　漏芦半斤，去苗，洗净，四两　小川连一两　枯黄芩一两　山栀仁一两　厚黄柏一两　北连翘一两　槐花二两　牛蒡子炒，一两　净银花二两

上头面者，加白芷一两。肌肤溃烂者，加大皂角一两，一加寻风藤一两。共研末，米糊为丸，桐子大，每服五六十丸，茶送下，午后、临卧各一服。

乳香丸

明乳香二十两　白苦参四两，去芦，肥者好

先用好酒五升，浸苦参，将瓶入汤煮一伏时。当用文武火慢熬，令小沸为候。一伏时，取出滤去渣，将酒浸乳香，于银砂石器内煎如饧。入天麻末四两，火麻仁二两，于乳香膏内搅令匀，慢火熬之。可丸即丸，如梧子大，每服二十丸。用火麻仁酒逆下，空心服，早、晚二次。

火麻仁酒

用火麻仁三升，水淘净，候干。以酒一斗，浸一宿，和酒研取白汁，用生绢过，入瓷瓶中。重汤煮数沸，即止。每服一小盏，温过下药，

仍兼紫茄子根散，相间服之。

紫茄子根散

紫茄子根一斤，细切，晒干，捣为末　白芍二两　炙草两半

上为末，每服二钱，温汤送下，日进三服，自早至晚，常令均匀服之。

神仙退风丹

知母　贝母　乌梅肉　海桐皮　金毛狗脊

上各等份，为细末。炼蜜为丸，如桐子大。每日早晨、日中、临睡各服三十丸。又每夜第一次睡醒时，急于头边取三十丸便服，并用羊蹄根自然汁下。大忌酒及房事，一切发风之物，只吃淡粥一百日，皮肉渐皆复旧。半年后，尤忌房事。服药时每夜专用一二勤慎人，在睡处坐守，等候第一次睡觉时，便扶起吃药一次。华宫使亲见林承务服之，取效。但不守禁忌者，毫无益耳。

张真君麻疯方 出《洞天奥旨》

茅山苍术一斤　苍耳子三两

研末，米饭为丸。日三服，每服二钱，服一月即痊愈。须忌房事，狂则不救。

白麝洞方

治大麻疯，眉毛脱落，手足拳挛，皮骨溃烂，唇翻眼绽，口歪身麻，肉不痛痒，面生紫斑，并治如神。

枫子肉四两，净细　明天麻四两，酒浸　北防风四两　香白芷四两，酒浸　香独活六两　苏薄荷六两　北全蝎六两，洗去盐　直僵蚕六两，炙去足　蝉蜕六两，去足　金头蜈蚣二两，炙，去头足　真蕲蛇八两，去皮骨，酒浸焙干　川山甲烧，二两　金毛狗脊四两，去毛，酒浸　白菊花四两　汉防己四两　何首乌四两，忌铁　川当归四两，酒浸　好苦参四两　大川芎二两　京赤芍六两　山栀仁炒，二两　北连翘二两　白苏二两

共为末，酒糊为丸，梧子大。每服七八十丸，空心好酒送下，临卧再一服。忌气怒、房事、油腻、煎炒、鸡、鱼、虾、蟹、芋头、山药、糟、肉、鹅、生冷。春酸食，冬冷物，冬月亦不可烘火。宜绵暖净室坐定，保守性命，节饮食，断妄想。服药时宜仰卧，令药力遍行有功。如不守禁，忌徒劳心力，亦无效也。服此药只宜食鸭、鲫鱼、牛肉，俱宜淡食。

秘传漆黄蟾酥丹

鲜螃蟹四斤　真生漆一斤　真蟾酥二两　明雄黄二两

先将瓷坛装蟹，次入漆封口，埋在土中。十四日足，方取开看二物，俱化成水，去渣净。将水入锅，慢慢火煮焙干，为细末，方入雄黄、蟾酥二味末搅匀，瓷罐收之。每日空心、临卧各一服，好酒送下二钱。不过一月，其疮全好，除根妙不可言。治大麻疯，如手取之妙，况所费不多，莫轻忽修合，亦勿妄传匪人，秘之。

六香散者婆

零陵香　甘松去土　茅香　香白芷　制香附　藿香　川芎各二钱　三奈子五钱

上除三奈子另研，余七味分作四剂，每一剂以水六大碗，煎成三碗，去渣，入三奈搅匀，乘热洗疮。若疮不破者，用镊针于疙瘩疡上刺破，令恶血出尽，然后淋洗，一伏时洗一番。浴室毋令透风，卧处须令火暖得宜。一月之间，不可出外。若热不可饮，水洗净拭干，用八金散点之。

附八金散

禹余粮石　金精石　银精石　阳起石　元精石　磁石　石膏　滑石

研末，入金银钳窝子内盛，固齐口，以文武火煅炼透红，放冷，研为粉。入水银五钱，轻粉一钱，研令不见星。令患人先洗疮拭干，便用小油调稠硬作饼子，于有疮处搽上。忌饮水，以口中涎出为度。涎出，即用贯众四两，黑豆半升，煮汤，急漱其口，切不可咽下药汁，见效即止。

神效清目饮

恶疾攻目，以此治之，并治恶疾。

白菊花二钱　白蒺藜钱半　蔓荆子钱半　荆芥穗钱半　绿升麻五分　麻黄一钱，表证轻者不用　灵仙一钱　石菖蒲五分　何首乌二钱　苦参一钱，无癣不用　黑栀仁一钱　枯黄芩一钱　小川连一钱　肥知母一钱　条甘草六分

明目解毒汤

目昏，目赤，目斜，急服此汤，不致损目。

菊花　荆芥　防风　羌活　草决明　蔓荆子　薄荷　柴胡　蒺藜　川连　谷精草　连翘　芍药　车前　土麻仁　甘草

生姜二片引。

猪肝散

凡目内起白翳者，服之神效。

石决明　夜明砂水淘，去土　白蒺藜　川木贼　白菊去梗、蒂　蝉蜕去足、翅　谷精珠

痘疹加望月砂，各等份，用猪肝二两，切薄片入药。滚水冲，盖定甑内蒸。取出先熏后吃，并肝与药汁吃之。渣入罐内再煮。

又　猪肝散

石决明二钱　夜明砂二钱　猪肝二两

上二味和匀，以竹刀切肝作二片，或三四片亦可，但令相连勿断。以药末敷于肝内，以线扎紧，勿令泄出。取米泔水一碗，入砂罐内，并入猪肝同煮，卧时连肝服之。

又方

石决明　天鼠矢　白蒺藜　木贼草　菊花　蝉蜕　谷精珠各等份

麻木不仁方

豨莶草　威灵仙　条防风　白附子　白僵蚕　赤芍药　栀子仁　片黄芩　厚黄柏　川厚朴　苍耳子　当归尾　净银花　纹庄黄　石朴硝　黑丑牛　甘草硝、黄二味各包另下

石膏、灯心引，空心服十剂。若疯病身上有癞癣，另用铜绿、松香、黄柏各五钱，研末油调涂。

麻木不仁丸药方

真蕲蛇五钱　枫子肉五钱　蒺藜子一斤　土麻仁一斤　白附子两半　白僵蚕一两　威灵仙一两　杭元参一两　川黄连五钱

蜜斤半为丸，初服此丸一半，即服宣下去风解毒药五帖，然后服丸药。服完之后，又服宣下去风解毒药五帖。

宣下去风解毒方

白鲜皮　荆芥穗　北防风　香独活　黑元参　厚黄柏　赤芍药　片黄芩　花槟榔　川续断　栀子仁　大庄黄　石朴硝　川黄连　金银花各一钱

石膏、灯心引，空心服十剂。

又　第二丸子方

真蕲蛇五钱　枫子肉五钱　白附子五钱　白僵蚕五钱　蒺藜子八两　威灵仙五钱　土麻仁八两　黑元参一两　厚黄柏二两　川黄连三钱

蜜一斤照前制服。

以上系疯门证治方。

神效黄芪汤

北绵芪二两　人参二两　白芍一两　陈皮五钱，去白　蔓荆子二钱　甘草炙，一两

有热，加黄柏；小便淋涩，加泽泻。

当归饮

白当归钱半　生地黄钱半　大川芎钱半　杭白芍钱半　何首乌一钱　北绵芪一钱，炙　白蒺藜钱半　北防风钱半　荆芥穗一钱

水煎服。

生脉散

北五味　肥麦冬　拣人参

清凉饮　一名四顺饮子

大黄酒蒸　甘草炙　当归酒洗　芍药酒炒

上锉咀，每服五钱。用水一盏半，薄荷十叶，同煎至七分，去渣，温服。若过服克伐之药而渴者，气血虚也。急用八珍汤、六味丸等剂。

小柴胡合四物汤　治寒热往来，或耳聋胁痛，肝木炽盛者宜之。

拣人参钱半　当归身钱半　大生地半钱　京赤芍钱半　大川芎钱半　生姜三片　法半夏钱半　大枣三枚　枯黄芩一钱　炙甘草一钱

水煎服，拘挛加钩藤。

独活寄生汤

桑寄生　香独活　大秦艽　北防风　北细辛　拣归身　杭白芍　熟地黄　北杜仲　川牛膝　坚云苓　拣人参　肉桂心　炙甘草

清心连子饮

天门冬去心　石连子　坚云苓　条黄芩　地骨皮　车前子　北黄芪　拣人参　炙甘草各一钱

一方加远志、石菖蒲各一钱，另用天门冬二十粒，水二盏，煎一盏，水中沉冷，空心温服。发热，加柴胡、薄荷。

润肠丸　东垣

当归尾五钱　胡麻子一两　净桃仁一两，去皮尖　煨大黄一两　节羌活五钱

研末，蜜为丸，如桐子大。每服三十五丸，空心白汤送下。若肠胃气虚，血虚不通，用十全大补汤。若肝胆邪盛，脾土受侮，而不能输化者，用小柴胡汤，加山栀、郁李仁、枳壳治之。若燥在直肠而不通者，用猪胆汁，灌入谷道导之。

竹叶石膏汤仲景

石膏一斤　竹叶二把　门冬一升　粳米半升　人参三两　半夏半斤　炙草二两

上七味，以水一斗，煮取六升，去滓。纳粳米煮熟汤成，去米。温服一升，日三服。

人参平肺散东垣　治肺受热而喘。

拣人参二钱，炒　天门冬一钱，去心　肥知母钱半　桑白皮二钱，炒　地骨皮一钱　珠青皮六分　广陈皮六分　五味子三十粒　炙甘草钱半
生姜五片引，食远温服。

四君子汤

拣人参　坚云苓　焦白术　炙甘草

四物汤

拣归身　大川芎　杭白芍　怀熟地

六味丸

怀熟地　怀山药　酸枣皮　坚云苓　牡丹皮　光泽泻

八味丸

熟附片　土肉桂　怀熟地　怀山药　牡丹皮　坚云苓　光泽泻　酸枣皮即山萸肉

补中益气汤

北黄芪　拣人参　拣归身　炙甘草　广陈皮　银柴胡　绿升麻　焦白术
凡疬疾初起，非虚弱者。忌芪术，以芪固

表壅中，为溃疡所忌。

十全大补汤

肉桂　黄芪　云苓　焦术　炙草　熟地　归身　川芎　白芍　人参

归脾汤

茯神　龙眼肉　净刺仁　北绵芪　拣人参　炒於术　广木香　炙甘草
生姜红枣引。薛氏加远志肉、当归各一钱。

养血汤

拣北芪一两　拣归身五钱

人参理中丸

人参　白术　干姜　甘草

四神丸

肉豆蔻二两　补骨脂四两　五味子二两　吴茱萸一两，浸炒　老姜八两　红枣百粒。

煮熟，取枣肉和末为丸，如桐子大。每服五十丸，白汤下。

清暑益气汤

北芪钱半　人参五分　白术五分　苍术钱半　归身三分　五味九粒　黄柏三分　神曲五分　陈皮五分　青皮三分　泽泻五分　升麻三分　葛根三分　甘草二分
食远服。

疬疾回阳起痿方

附片二两　肉桂一两　补骨脂一两　续断两半　蛇床子两半　首乌二两　枸杞二两
以上系疬门变治方。

果系气血两虚，身上并未溃烂，略有麻木似风，初起者宜之。若风病已成，须相证加减，如补中益气汤，或加蔓荆子、麻仁、蒺藜、苦参、

枫子肉等药。六味丸，或加续断、灵仙、枸杞、虎胫骨等药，神而明之。存乎其人，至病因药坏，虽桂、附亦在所不拘，取以回阳起痿丸终焉。

补 升麻汤

升麻三分　防风三钱　官桂二钱　人参三钱
云苓三钱　羌活二钱　犀角二钱

共为末，每服四钱。

补 小儿麻木遍身多癣方

苦参三两　当归二两　川芎二两　元参二
两　土麻仁四两　防风二两　蝉蜕一两　羌活
二两　全蝎二两　枫子肉二两　蒺藜六两　大黄两
半，煨

老米糊为丸，早、晚各四钱，茶送下。

四生散　兼治耳目痒，脚膝生疮及遍身生癣。

北绵芪　节羌活　白蒺藜　节白附生用，各
等份

上为末，每服五钱，薄荷汤送下。如肾脏
风，下肿生疮，以猪腰子劈开入药二钱，合定
纸包煨熟，空心细嚼，盐汤送下。

攻方 通天再造散

与小神丸相连间服，虚者慎用。

煨大黄七钱　郁金三钱　皂刺两半　丑牛六
钱，即牵牛子

上为末，早起面东服五钱，酒调下，食后
必泻出恶物及各色虫。先服三早，次服小神丸。
至十日又，停三日，每日服末药一次，三日后，
又服丸药如前。

追命散　此方较通圣散稍缓而力勇。

川大黄斤半　皂角刺斤半　川郁金五两

上为末，酒调，每服三钱，量人虚实加减。
泻下赤虫，其病日近。泻下黑色者日久，隔五
六日服一次。以虫尽为度，勿令病人知，恐藏

匿不出。

二圣散《保命》

大黄半两　皂角刺三钱　先将皂角刺烧灰为
末，用大黄煎汤调下，二钱。早服桦皮散，中
以升麻汤下泻青丸，晚服二圣散。

行药方

巴豆肉五钱，净油　生大黄一钱　明雄黄一
钱　广木香一钱

上将巴豆肉捣烂，取老米饭数合，醋煮搋
烂成糊，入各药杵匀为丸，如桐子大，每服十
丸，茶送下，如大泻，即停勿服。服小神丸十
日，即停三日。每日服行药丸十粒，三日三次，
后又服小神丸。以后俱照此例。又服小神丸，
当兼针灸熏洗诸法治之，令病易愈。宜谨守
戒忌。

以上系疯门下药方。

补 汗后下药方

家桃仁一钱　尾赤芍一钱　当归尾八分　尖
槟榔一钱　老枳壳钱半　淮木通钱半　条黄芩八
分　小甘草八分

姜皮、灯心引，另包大黄四钱，芒硝三钱，
冲服。

外治 洗疯疮方

蓖麻皮　苦楝皮　马齿苋　槐树皮各四两
煎水洗。

又洗药方

豨莶草　苍耳子　北防风　鲜松毛　杉叶
左缠藤　侧柏叶　荆芥　银花
共煎水洗。

发汗方　洗同非遍身麻木，但洗可也。

蔓荆一两　荆芥穗一两二钱　威灵仙两半

麻黄两半　蛇床一两　北细辛八钱　白芷六钱
苍术一两　川花椒一两　嫩苦参一两　川黄柏一
两　何首乌八钱

此方宜洗不宜服。

外加苦参皮、过墙草、侧柏叶、家艾叶，
同煎水洗之。后用川花椒五钱，为末，醋调擦
身，除虫止痒。

平常熏洗方

净银花　花椒叶　老松毛　侧柏叶　苍耳
草　老艾叶　过墙草　苦楝皮

同煎水洗。

洗大麻疯方

苍耳草　朴硝

熏洗方　洗法见后

鲜松毛一斤　苏叶四两　九里明四两　苦瓜
叶四两　金银花六两　紫浮萍二两

洗后即服八宝丹二百粒。次日，仍服前小
神丸。

专退红云方　治脸上红云及遍身红点、红堆。

蓖麻子二钱，取肉　杏仁二钱，去皮　生川
乌三钱，研末　水银五钱，擂不见星　雄黄三钱，
研末　松香三钱，要老红色者　胆矾三钱

先将水银同川乌擂烂。若水银难擂，即入
松香同擂。候水银不见星时，再入蓖麻子、杏
仁、雄黄、明矾，其研细末。每次以猪胆调稀，
每夜睡时，薄薄敷于脸上红处，次早必干，仍
剥落放在碗内。再加猪胆汁擂，次夜再敷，其
药可用三次。若身上红云红堆，用姜汁调涂，
久用自愈。若不愈，用针刺法。

又吉水李先生传方

良姜　南星　薄桂　生川乌　生草乌　苍
术　艾绒　僵蚕　香附　桂皮　葱

共研入锅炒热，用好醋淬入，乘热同敷痹
肉处，冷则再炒再敷，愈多愈妙。

又方

水银四钱　锡花二钱　铜绿二钱　轻粉二钱

外采野菊花四五斤，捣烂榨汁，倒落锅内
熬成膏。加猪胆三四个，取汁再熬。将水银四
味，共擂为末，拌入膏内和匀，每夜照法敷之。
药干，再加猪胆汁浸湿，擂用。

又方

生牡蛎二两，研末　生黄柏一两，研末　生
南星五钱　生大黄五钱　苦参一两，研末　甘草
节五钱

共为细末，鸡子白调敷，好醋亦可，药只
好调一次。

又方

野芋

量芋多少，刮去皮洗净捣烂，加入酒糟一
大杯，每夜捣敷患处，或更加红肿无妨。切忌
敷脸，恐药入目。即前二方，亦宜绢帛扎眼，
结于脑后恐药入目伤明。

擦退红云红块方　并治白癜癣及顽癣疥疮。

信石五钱，去脚　草乌五钱，去芦　白附五钱
轻粉二钱　胆矾二钱　樟脑二钱　雄黄五钱

共为细末，清油、姜汁调匀，擦患处。
一日一次，以愈为度。勿使药入口、目，并
勿沾肾囊。

擦痹肉方

生川乌五钱　生草乌五钱　芥菜子五钱，生
研　韭菜头一两

共捣烂，入清油拌。湿搽二三次，肌肉复

生，死肉即烂。若愈后复痹，再搽之。

回痹方

良姜五钱　三奈五钱　肉桂五钱　丁香二钱
草蔻仁三钱

上为末，浓酒煮熟，敷患处。先以艾绒敷
患处，以熨斗运之觉热，去艾叶，敷药即回。
如不回，再敷一次。

涂顽癣方

铜绿五钱　松香五钱　黄柏五钱
研末，桐油调涂。

治红堆方

土茯苓

先以针三根，夹入食箸内，扎紧露锋半分
许，刺红堆出血，方用土茯苓末和酒醋糟炒熟，
趁热敷上患处即愈。

治心经面起红云红点不退方

白枯矾一钱　香白芷一钱　上潮脑一钱
上黄丹一钱　白附子二钱　铅粉二钱　朱砂
五钱

共研末，每夜将白果汁调搽上，酒脚亦可。

治脾经遍身痒癫如松皮疼痛方

硫黄二两　猪大肠半条

先将硫黄研末，灌入肠内，连油两头扎紧，
放砂锅内，久煮烂，同捣成膏如泥，粗布兜揩
遍身。

又治脾经遍身痒癫疮汁不干方

棉花子八两，炒　老松毛八两　老桐叶八两
家艾叶四两

共焙干，捶烂，分作团子数十个，每夜取
二三个入桶内，用钵盛着火烧之。人坐其上，
候烟久熏为妙。

治肾经脚先破伤久不干水方

川黄连五分　川黄柏一钱　黑元参一钱　当
归身一钱　软防风一钱　荆芥穗一钱　薄荷叶一
钱　上血结一钱　坚白薮一钱　白芷梢一钱　蛇
床子八分　山甲珠三钱　蜈蚣一条　小甘草三分

上用牛尿，不拘多少，将前药末用小罐熬
至一半，除渣，又熬成膏。加滴乳香、明没药
各八分，白龙骨火煅，真象皮、壁土炒成珠。
净黄丹、赤石脂火煅各一钱，真轻粉五分，冰
片八分，麝香一分，共擂细末。候膏药温冷，
将药末倾入其内，搅匀，瓷罐收好。先将盐茶
洗脚，破伤处候干，用此药敷上，油纸扎定，
一夜一换。

又方

麻黄四两　白蜡三钱　黄蜡三钱

先将三味慢火熬成珠，后加黄丹一两半，
又搅成膏。再加滴乳香、明没药、上血结、白
虎骨、真象皮、细乳茶各八分，上冰片、麝香
各一分，共擂细末。候膏药温冷，加入在内，
搅匀，开成膏药贴患处。

治手足麻木，不知痛痒，或火炙伤，或汤
水泡伤，如斑蝥虫泡，已破汁。

水不干方

川黄柏一两，生用　赤石脂五钱　白枯矾三
钱　浮黄丹三钱　公猪胆一枚

和前药湿透三四次，炙三四次，焙干研末，
搽伤处。

搽方

青皮甘草水浸炒，再浸再炒三次　儿茶各一钱
冰片一分　僵蚕泡，去丝，一钱　苦参酒炒，一钱
鸡蛋白调涂患处，一日五六次。

敷烂脚方　此方射火烧烂，或风自烂，俱
可搽。

干姜二钱　三奈三钱　肉桂二钱　麝香一钱　雄黄二钱　明矾三钱，烧　蛇床子三钱　木鳖子十粒

先用桐油蘸纸条烧，知痛后，醋调药末涂之，立效。

又敷烂足方　即脚底穿者，敷之无不愈。

乳香二钱　没药一钱，去油　龙骨三钱，竹叶包定，水湿火煨　黄丹三钱　白蜡五钱，另研　冰片二钱　炉甘石二钱，煅红，黄连、荆芥、黄柏水煎淬七次，阴干

研末和匀，将药末撒上患处，外用鸡子白、麻油煎饼，如间常煮蛋皮法，量患处大小煎一块，盖上，布裹扎住。次日解开用葱煎汤洗，或银花汤洗亦可。再撒药，贴蛋饼，不旬而愈矣。

敷足上烂肉方

黄柏　大黄　黄芩　硫黄　银花　蛇床子

研末，麻油调敷，以布扎住，三四日勿解，如不愈，再敷一次，即效。

大白膏　肉痹不知痛痒，针灸烧割，不若以此药抹之，一日三五次。

白芷二两　白术二两　前胡二两　吴萸二两　川芎一两　川椒一两　当归七钱　桂心七钱　细辛七钱

上以苦酒二升，浸一宿，取出，下水猪油二斤半，铜器煎油，去渣，入各药，俟白并黄色，膏成以瓷瓶贮之。随病处抹之即愈。若遍身生疮，脓血溃烂，作大黑膏摩之。

大黑膏

乌豆　川芎　雄黄　胡粉　防己　升麻　黄连　雌黄　藜芦　矾石各两半　杏仁去皮尖　巴豆各四十粒　黄柏一钱八分　松脂如鸡子大　乱发如鸡子大

上捣筛为末，以猪油二斤合药，煎乱发消

尽，膏成用涂疮上，先以盐汤洗，拭干，然后涂药，勿令妇人、女子、小儿见，鸡犬亦忌。若患眉睫堕落不生者，服药后，经百日外，即以铁浆泇其眉睫处，一日三度洗之。生毛，则速出一大半眉睫，与不患时同也。

当归膏

当归一两　生地一两　紫草五钱　麻黄五钱　防风五钱　木鳖子五钱，去壳　大枫子五钱，净油　黄柏五钱　元参五钱　麻油八两　黄蜡二两

先将九味入麻油熬枯，去渣，再将油复入锅内，熬至滴水成珠，再下黄蜡，试水中不散为度，候稍冷，倾入盖碗内，坐水中出火毒，三日听用。

生眉毛方

侧柏叶炒香　干姜　皂刺　肉桂

上制造为末，醋和，加老姜汁一匙，每日搽眉处二次。

侧柏叶丸　须脱者，照法服之，亦能再生。

侧柏叶

不拘多少，九蒸九晒，研末，蜜为丸，每服四钱，早、晚二次，夜一次，白汤下。

生眉散

皂角刺焙干　新鹿角烧存性，各等份

为末，姜汁调涂，一日涂一二次，不数日而眉生。

疯后生眉毛妙方

天南星　卷黄柏晒干　老干姜　皂角刺　厚肉桂

每味制二钱，醋和，老姜汁搽涂，即效。

生眉毛方

附子　黑芝麻油　丁香　木香　铁生末

生姜汁　羊粪三十粒　垣衣即砖墙城上苔衣，七钱半　诃黎勒皮

研末，入油姜汁，以不津器盛于马粪中，埋三七日取药，用中指在生铁器内抹三七分，即涂上，热揩之，以干为度。十五日内，眉须皆生。

画眉丹

石燕一对，火煅，醋淬三四次　黄丹二钱

共研末，姜汁调搽二眉根上，眉自复生。

治口横纵方

鳝鱼血一合　麝香半分

研末调匀，左纵涂右，右纵涂左，每涂三次，三五日勿洗去，神效。

白丁香散　治疠疾眼生胬肉。

白丁香　川贝母

研末，入乳汁调匀，点眼内。

洗眼方神效　即煎清目饮，明目解毒汤，猪肝散，又猪肝散皆可服

北蝉蜕　白蒺藜　草决明　白甘菊　川连　丹皮　甘草

加桑叶三五片，煎水熏洗。

通鼻塞方

巴豆肉

不拘多少，研为细末，用姜一块，去皮如指大，拌药末少许，纳入鼻中，勿令取出，一夜即通。

细辛散　治鼻痈息肉，不闻香臭。

北细辛　瓜蒂

研末，绵裹如豆大，塞鼻中。

又方

雄黄钱半　瓜蒂一钱　白矾一钱　细辛一钱

研末，搐鼻痈。

附服方通关散　治脑风鼻息不通，不闻香臭或流清涕。

白附子　益智子　白蒺藜　苏薄荷　白苦参　蚕蛾

瓦焙干，共研末，每服三钱酒下。

附服方鼻赤秘方

栀子　苦参　苍术各等份

研末，每服一钱，酒调，白汤送下，早服之去左边赤，晚服去右边赤，神效。外以生白矾末，每洗面时置少许，掌中滴酒搽患处，数日即白。

又鼻赤方

硫黄　白矾各等份

茄子汁调搽。

附服椿根汤　治疳食目鼻。

椿根去皮，切，一升　葱白细切，半升　豆豉半升　盐半合　川椒半合

上各和以醋及清泔三升，煎数十沸，去渣，约一升，分三服即效。服此有恶物下出，病自愈矣。

烂肉妙方

新石灰水　靛水各等份

调匀涂上自烂。

去面上红黑点方

白芷　白附

共研末，干搽。

草药凉血方

九里明即野菊

采取不拘多少，去枝、根，用叶，入酒少

许，捣烂以布绞出汁煎服，每饮三四碗，外将渣敷患处，神效。

又方

马鞭草

不拘多少，摘叶洗净，捣烂加酒绞汁，每日服之。

以上系疯门外治方。

针法

服小神丸一匕，即用灸法、烧法，如痹处死肉不能尽烧，当于手弯、足弯或腿膝青筋处，针出黑血。实者五六日针一次，虚者或半月一月一次。针出紫黑血，不妨再针。若出鲜血即止，须一次针一处，不可连针数处。

灸法

擦蕲艾成条，大者如笔管，小者如食箸。按痹处灸之。每处灸五六壮，艾丸宜长半寸以上。

烧法

裁纸作条，大者如食箸，入清油中浸透取出，放杉木上渗干。燃时如不爆，先将各处死肉以箸试之。不痛，即以墨点记，次用油纸条燃火，照墨点记烧，烧起火泡，更妙。泡破烂，即以膏药贴之。

熏洗法 药方在前

用木盆一只，上放一横板，两头长过盆弦二三寸。先捣生姜、葱，擦病人遍身令周。更令病人饱吃饭食，即将药水乘热倾入盆内，令病人坐在横板上，又以一板搁脚，外用席围住，外又用厚被盖住，勿令药气走泄，但要露出头面。俟水稍冷缓缓揭开，令病人自洗其身，即服八宝丹一百丸，次日仍服小神丸。

烂法

用新石灰、靛水调匀，涂红块上。药将干时，以指按其痛否。如痛勿再涂，亦勿拨去。若不痛，刮去原药，再涂新药，即觉痛矣，不可拨动，任其自生新肉，上面自脱。若一拨动，愈后有泡。此方不但痹肉红云、红块、红堆，即面上黑痣，颈上瘰疬、包瘤等恙，治无不验。又无脓水，数日脱靥，自然平复。

附点痣法

石灰、碱水和匀，略带硬，以糯米十粒，插入灰内。少时略发，即以米粘在痣上，每一痣一粒，令其自脱，则黑皮粘在米上。

附瘰疬烂法

瘰疬在头上，及两腋、胸前者，皆可烂。但烂一二处即止，俟脱落后再烂别处。其法于有瘰疬处，以黑圈点，涂药圈内，久则痛，不痛再涂一次。以痛为度，勿去其药，稍有黑陷，第三日病核自出。若摇动难脱者，用巴豆四粒，饭一撮，捣成绵条，围在核上，外以膏药封之。三日一换，自然脱落。寻以生肌散敷之，不旬日而愈。又颈上皮光肉嫩之处，搽上即烂，若肉厚处不妨厚涂。盖薄涂则烂浅，厚涂则烂深也。

补 雷火针法

蕲艾叶放在箕内，擦成绒，以纸紧包成条，如笔管大。先以粗纸摺二三重，置各患处，以艾条燃火，按患处隔纸烧射，知痛即止，如泡起用针挑破，水干自愈。如烂即以松香膏贴之。外江呼为射火，医家又名雷火针，凡疯痹、鹤膝风、肿痛风之类皆用之。

服初次丸，即以艾擦条圈围烧死肌肉，不可空一丝，勿烧穴火。服至第二次丸，便要灸穴火，上两肩井、两曲池、招摇、虎口。如风气已收，即要灸对眼二穴，下身两风门、三里、鱼肚、解肌、断根各穴，相时势，每穴三五壮或七八壮。

对眼穴在脑后对眼处

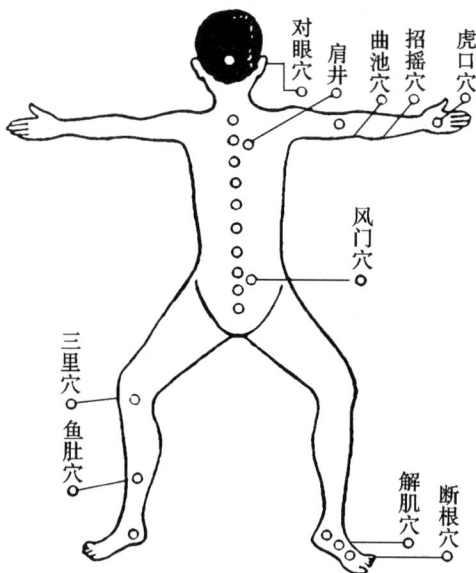

肩井穴提起手来捐膀后自有一窝即是穴

曲池穴在手两肱关节处

招摇穴在手掌背上关节处

虎口穴在大指食指中间

风门穴在中股交骨间，要其人平身立定，以手中指陷入处即是

三里穴有内外两穴，今所灸乃外三里，其人自手从膝上屈下以手指揸入有窝处即是

鱼肚穴在脚膝弯下似鱼肚样不窝处即是

解肌穴在脚背上总筋有穴处

断根穴在脚大拇指二指中间

以上系风门外治法。

戒口歌

六畜自死肉，猪狗与牛羊，马鹿鹅鸡等，东黄二瓜妨，大菜及茄芋，黄豆同椒姜，团鱼并蟮虾，水族总发疡，面食及番薯，生冷兼诸香，煎炒偕滞气，生盐与醋酱，菜油并麻油，不食始为良，冬酒宜少饮，烧酒莫举筋，更宜切戒者，夫妻莫同房。

宜食歌

猪肉后腿美，海参老鸭尝，海带偕木耳，绿黑二豆良，萝卜苋菜美，豆角苦瓜芳，莴苣自可食，苦荬白菜香，鱼惟青鱼好，盐炒乃无妨，茶油堪烹饪，食料此中详。

服药忌日

正五九月忌巳日，二六十月忌寅日，三七十一忌巳亥，四十二月忌申日，又忌满日。

又宜相生日

如木命生人，用水日，余可类推。

附千金方

治大麻疯恶疾方

菊豆　用细粒乌豆，择取摩之。皮不落者，取三月四月天雄乌豆苗，及根，净去土，勿洗，捣绞取汁，渍豆一宿，漉出晒干，如此七次，始堪服。初服三枚，渐加至六七枚，日一服。禁房室、猪、鱼、鸡、蒜。毕身毛发即生，犯者不瘥。《衍义》：菊豆黑色通肾，制以天雄乌力破风毒，故治为之首推。

岐伯神圣歌　治疠病、痈疽、癞疥、痛风、瘘骨、肉疽、败百、节痛、眉毛发落、身体隐隐跃跃痛痒，目痛眦烂、耳聋、齿齲、痔漏方。

天雄　白附　茵芋《外台》作茵草　踯躅　细辛　乌豆　石南　干姜各一两　川椒　防风　菖蒲各二两　白术　独活各三两

共研末节，酒服方寸匕，日三，勿增之。

《衍义》：驱除风毒之峻药，萃聚方中，非岐伯不能创，非《千金》不能用，惟形壮气实、邪正俱旺者为宜。

狼毒散

狼毒　秦艽各等份

共研末，筛，酒服方寸匕，日三服，五十日愈。

《衍义》：狼毒杀虫辟毒，秦艽逐湿痹，允为疠疯专药。

又方

炼松脂

投冷水中二十遍，蜜为丸，服二丸，遇饥即服之，日三。鼻柱断离者二百日服之瘥。断盐及杂食、房室，又以天门冬酒服百日愈。

《衍义》：松脂去风燥湿，天门冬酒服，取其润燥也。

石灰酒　主生毛发须眉，去大风。

石灰一石，酒拌湿，蒸，令气足　松脂炼成十斤，为末　上曲斗二升　黍米一石

上四味，先以大锅内炒石灰，以木扎箸灰中，火出为度。以枸杞根锉五斗，水一石五斗，煮取九斗，去渣，以淋石灰三遍澄清。以石灰汁和清曲，用汁多少，如酿酒法讫，封四七日开服。常令酒气相及为度，百无所忌。不得触风。其米泔及饭糟一事，不得使人畜及犬鼠食之，皆令深埋。此酒九月作二月止，恐膈上热者，服后进令饭三五口压之。妇人不能饮食，黄瘦积年，及蓐风，不过一石即瘥。其松脂末初酿酒摊饭时，均散着饭上，待饭冷乃投之。此酒宜冷，不尔即醋，宜知之。

《衍义》：石灰烈火煅出，性最暴。故《本经》治疽疡毒热恶疮，瘑疾，死肌，坠眉杀虫，去黑子，息肉。松脂贯历风霜，质秉刚强、燥散。《本经》治痛疽恶疮，脚挛手折，顽疡白秃，配以枸杞根之甘寒。《本经》有五内邪气，热中消渴，周痹，风湿，久服坚筋骨。用以酿酒，能生眉发，非去大风之明验乎。

商陆根方　治大风眉发落，赤白癞，病入风，十二痹筋急肢节缓弱，水肿、痈疽、疥癣、恶疮、脚挛、手折、眼暗、洞泄、痰饮、宿癖、寒冷诸症。

商陆根　苍耳子各二十五斤　面

以三味，合于瓮中，水一斛渍之。炊黍米一石，酿如家法，使面米相淹，三酿毕，密封三七日开视。面浮酒熟，澄清，温服三升，轻者二升，药发吐下为佳。宜食软煎饭，牛羊鹿羹，禁生冷醋骨及猪犬鸡鱼等。

《衍义》：前石灰酒，治大风顽痹。此商陆酒，治大风痹烂，然惟血气未愈，形体浮肿，可胜荡涤宜之。

治疯身体如虫行方

食盐

用盐二斗，水一石，煎减半，澄清温洗浴三四遍，并治一切风热。

又方

淳灰酒

洗面不过一月即愈。

又方

大豆

用以渍饭浆水，旦旦温洗面，洗头发不净，少加面，勿以水濯之，不过十度。

又方

雄黄　松脂各等份

合炼和蜜为丸，如桐子大，饭水下十丸，日三服，百日愈，忌酒、肉、盐等。

《衍义》：盐汤浴体，取其导水。灰汁洗面，取其逐湿，燥湿通痹，大风恶疾之专药也。

治身体瘑痒白如癣状方

楮子三枚　猪脏一具　盐一升　矾石一两，

合捣烧

上四味，以苦酒二升合捣，令热拭身日三次。

又方

三年醋　乌贼骨

以醋磨贼骨，先以布拭肉令赤，敷之。

又方

醋　硫黄

以醋磨硫黄涂上。《集验方》：磨硫黄、附子使热，将卧以布拭病上，乃以药敷之。

又方

蛴螬

捣烂涂之。当揩令热，封上一宿瘥。

又方

白蔹　薰陆香即乳香

共为末揩上，并水服之。

又方

硫黄　雌黄　槲皮烧，各等份　蛇蜕一具

上四味，捣节以清油合和，薄涂白处。欲涂先以巴豆半截拭白处，破微皮，然后敷之，不过三两度即愈。

又方

硫黄　水银　矾石　灶墨各等份

捣末，纳研槽中，以葱涕和研，临卧敷病上。

《衍义》：风毒袭于气分，血不荣于肌肤而成瘙痒者，白癜证也。方用楮实入肾去风，猪脂、矾石辟除秽毒，乌贼骨散血脉中风也，石硫黄破阴邪毒，蛴螬拔毒消肿，白蔹、乳香解毒散结，硫黄、水银、矾石、灶墨，葱涕调敷，涤垢化虫，皆白癜风外治之法。

九江散　治白癜疯及二百六十种大风方。

当归七分　石楠藤六分　白附子一钱六分　羊踯躅一钱六分　秦艽一钱六分　菊花一钱六分　干姜一钱六分　防风一钱六分　雄黄一钱六分　丹砂二钱六分　麝香一钱六分　斑蝥一钱六分　川椒一分　连翘二分　鬼箭羽一分　石长生八分　知母八分　鬼臼八分　人参一钱二分　王不留行一钱二分　石斛一钱二分　天雄一钱二分　乌头一钱二分　独活一钱二分　防己一钱二分　莽草一钱二分　水蛭百枚　蜈蚣三只　虻虫十粒　地胆十粒

诸虫皆去足、翅，熬炙令熟，同各末药为散。酒服方寸匕，日再服。其病入发令发白，服之百日愈，发还黑。

又方

生胡麻油酒

服一合，日三服，稍稍加至五合。忌生冷、猪、鸡、鱼、蒜等，百日服五斗瘥。

又方

天雄　白蔹　黄芩各三两　干姜四两　白附子一两　商陆一两　羊踯躅一两

以上七味，研末筛，酒服五分，七日三服。

治白癜疯

矾石　硫黄各等份

为末，醋调敷。

又方

葱头露

平旦以手掉取涂之，极效。

又方

萝摩草

煮汁拭之。

又方

蛇蜕皮

熬磨数百遍，弃置草中。

又方

树空中水洗

以桂为末，唾和涂之，日三。

又方

水银

数数拭之令热，即消瘥乃止。又治，凡身诸处白驳，渐渐长似癣不瘥，取鳗鲡鱼脂涂之。先揩病上使痛，然后涂之。又灸左右手中指节去延外宛中三壮，未瘥敷之。

《衍义》：九江散中，类集祛风破血，散结辟毒诸药，为白癜风之诸药。风毒入发，令人发白，脉之百日还黑，岂非风毒去而气血复之一验乎？方以雄黄、干姜散结，白蔹、黄芩解毒，商陆、踯躅破水，味虽简略，而功力较前方不殊。矾石、硫黄辟除阴毒，葱头上露，滋燥散血，萝摩揩拭，祛风软坚，石灰、松脂通痹逐湿，蛇皮专于祛风，桂末力能破血，水银杀虫辟毒，鳗鲡脂亦能化虫，兼可滋血。

去皮中紫赤疵痣去鼆秽方

干漆　雌黄　矾石各三钱　雄黄五两　巴豆十五粒　炭皮

上六味，京末筛，鸡子白和涂。

治赤疵方

京墨　大蒜　鳝血

共涂患处。

治赘疵痣方

矾石　巴豆　蔄茹　藜芦各一两　雄黄一两　硫黄一两　珍珠一两

上七味，研末，筛，以真漆合和如泥，涂

点病上不成疮，及去面黚皮。如素不耐漆人不宜用，以鸡子白和之。

《衍义》：风毒入伤血分，瘀滞搏于皮肤，而成疵痣者，紫云风也。方用干漆散血，二黄辟毒，矾石逐垢，巴豆破顽，炭皮散火，鸡子解毒，并和诸药之性。又以蒜秽通浊，鳝血散瘀，灰皮散火之义。赘疣专须辟毒破顽，真漆力倍于漆，不耐漆者，仍以鸡子白和之。

去疣目方

松柏脂

和令涂之，一夜失矣。

又方

石硫黄

揩六七遍。

又方

杏仁

烧黑研膏涂之。

又方

猪脂

从痒处揩之少许，血出即瘥。

又方

苦酒渍石灰六七日

滴取汁，点疣上即落。

又方

牛口涎

数涂自落。

又方

蕲艾桂

疣目上灸之，三壮即除。

《衍义》：柏松之脂，并能燥湿，石硫黄辟除阴毒，杏仁灰专辟垢腻，猪脂滋燥解毒。苦酒清石灰，善落死肉。牛口中涎，滋化毒热，不若艾灸最捷。

治凡有疮疥腰手足皆生疵疥方

栝楼根四两　蔷薇根三两　茄根皮三两　宣黄连三两　川黄柏三两　芍药三两　北绵芪二两　当归二两　黄芩二两　白苦参二两　石龙芮二两　大黄一两　续断一两

上十三味，研末，蜜为丸，如桐子大，以蔷薇饮服二十丸，日三服。加至三十丸，瘥乃止。若干疥、白癣，勿服。《千金翼》云：痈疽皆可服之。

治寒热疮及风疥诸杂疮方

韭根一两　矾石一两　雄黄一两　藜芦一两　瓜蒂一两　白蜜一两　猪脂一斤　藺茹二两　巴豆十四粒

上九味，先煎枯，令消尽，纳松脂、白蜜，三上三下纳末，更一沸上敷之。

又方

水银　矾石　川连　雄黄　蛇床子　藜芦　藺茹各一两

为末，以猪脂合相搅，不见水银为熟，敷之。凡诸疮疥癣，久不瘥者，皆用水银、猪脂，研合极细涂之。

补治指节弯曲渐至脱落方 接前六香散用

蓖麻子去壳　黄连各一两

用水泡浸，水渐添，春夏二日，秋冬五日，取蓖麻抓破，平旦面东以浸药水，服一粒，渐加四五粒，微利，忌猪油。

补治肺经口眼㖞斜方

防风　黄芩　草决明　柴胡　归身　银花　芍药　蔓荆子　羌活　薄荷　甘草

灯心引，服五剂。

补气泄营汤

升麻　连翘各六分　苏木　当归　全蝎　川连　地龙　北芪各五分　黄芩分半　甘草分半　人参二分　生地四分　桃仁五分　桔梗五分　麝香三厘　桐泪一分　水蛭三条　虻虫三个

上锉如麻豆大，去连翘，另锉梧桐泪，研白豆蔻二分，为细末，二味另放。麝香、梧桐泪、水蛭，三味为末，另放。外都作一服，水二大盏煎，酒一匙，入连翘煎至一盏六分，再入梧桐泪、白豆蔻二味，并麝香等三味，再上火煎一二沸，去渣，稍热，早饭后，午饭前服，忌酒、油、面、生冷硬物。《活法机要》云：先桦皮散从少至多，服五七日，承浆穴七壮，灸疮愈，再灸再愈，三灸之后，服二圣散，泄热祛血去邪，戒房室，三年病愈。此先治其卫，后治其营也。试效方治，段库使用补气泄营汤，此治营多于卫也。

补解砒霜毒方

米醋　芝麻油

生绿豆末，敷砒霜，患处作痛或腐溃，用湿泥频涂换之。若毒入胸膈，苦楚或作吐泄，饮米醋三杯，即止。多少不妨，或生绿豆、芝麻油俱可。

补解雄黄毒方

防己

敷贴，雄黄药闷乱或吐泄，用此前汤解之。

补解川乌草乌毒方

大豆　远志　防风　甘草

盖中其毒者，闷乱流涎，或昏愦呕吐，或出血吐血，仍用四味煎汤解之。未应，用生姜汁、甘草解之。

补**解巴豆毒方**

生川连

敷贴，巴豆之药，患处作痛，肌肉溃烂，用水调末敷之。若毒入内，吐泄频作，急以水调二钱饮之，或赤小豆菖蒲汁可。

解藜芦毒方

生葱

敷贴，毒入内急煎汤解。

疯 门 辨 症

序 一

　　方伯乃以侯郑二子《疯门辨症》一书刊刻，其好善之心则一也。余思夫圣贤心无弃物，尧舜道在并生，共此血气心知，不幸成疠，父子异席，夫妇别室，亲戚朋友，且掩鼻而过之。古今之憾事，莫大于是。诚能按斯图而明辨之，即是书而详究之。安在残疾疲癃，不可享康乐福耶？余嘉侯郑二子之志，与夫乐善不倦者之多也。故喜而叙其缘起如此。

光绪二年丙子葭月中浣愚弟沈锦波拜序

序　二

　　夫学医必先学儒，明德成己也，新民成人也。学医克己成己也，活人成人也。古之庖犧氏知天而八卦列，神农氏知地而百草辨，黄帝知人而脏腑别。故君臣问答，两相发明，著《素问》《灵枢》各九卷，垂不朽之仁慈，开生民之寿域。然其理渊深，文辞古雅，非精思明辨，鲜有得其旨者。至伊尹方有汤液病之法，扁鹊因之著《难经》，发《内经》之未发。王叔和撰《脉经》，演成十卷，而脉法始灿明于世。至张仲师出，而《伤寒杂病》专以方药为治，断而名贤辈出，著述甚富，各有所长。盖病有万变，药亦万变。至我朝御纂《医宗金鉴》一书，集群圣之大成，启后学之宗旨，内外并传，风行海内，足以寿世而福民矣。学者恭遵方药治病，犹射之于的也。苟不先识其的，欲学穿杨，杨安在乎？知其的矣，又须知古今元气之不同，贫富处境之各异，药材异地，禀气厚薄，大相径庭。苟非穷理格物，医药安能效如桴鼓！故必先克己而后学医，学医而辨脉，辨脉而审症，审症而愈疾，愈疾而寿世，则儒与医，成己成人，其功一也。

　　　　　　　　　　　　　光绪二年七月既望三山后学侯敬序

847

序 三

　　自先儒有癞之名，而后世麻疯之症所由起。然往往非麻疯卒成麻疯者，以辨症之无其法，施治之无其方也。闽省涉海苦湿，此症恒多，亦地气使然。但中有似是麻疯，与未成麻疯者，辄为时医误认乱投，弄假成真，种种弊端，殊堪深悯。山家严普龄公，精岐黄术，每于趋庭之下，谆谆以此垂训，并嘱务将祖传经验方法，随证施治，以期普济，不可终秘失传。山恭承先志，博览群书，得江右萧晓亭先生《疯门全书》，读之如获异宝。既又搜辑各家之说，揭要绘图，并同侯君敬庵，就正于福州医局凌君，以达丁抚军，荷蒙批准，饬属按方验治。一见凌君婆心济世，一见抚军轸念民艰。此书盛行于世，不特麻首无从勒迫，抑自通都大邑，以迄僻坏退陬，无人不可照法认证施治。与张子云：疲癃残疾，皆吾昆弟，同是心也。虽然，山才疏学浅，只采昔贤之用意，其中保无缺略之处，当世君子，匡余不逮，是则区区之心所属望者。兹因叶方伯乐善为心，怂恿付梓，以广其传。因掇鄙语于简端，惟希高明鉴之。

光绪二年腊月上浣侯官郑凤山谨跋

凡 例

通邑大都，无难延医觅药。若山野村境，延觅甚难。兹故偷间随为集录，词谢浮华，惟期平易。但句俚词俗，门类不论，未免有乖体例。是专为外府州县，穷乡僻壤之区，马足船唇之地，虽粗通一二文字者亦可一目了然。轻者按症即可医治，重者细查《疯门全书》内或正治或类治，依方按症，则不致被俗医所误。

集中，虽集录古圣名贤方法，内亦有从《疯门全书》中，择其最紧要之语，和盘托出，欲人着眼，次则再参本文，庶不致误，非敢掠美沽名，高明谅之。

凡遇闺女幼童、妇人婢女偶沾，似是而实非之症，医者切不可妄指其为麻疯。即或病深失治之人，诊视者何妨一隐其恶疾之名，俾患者疾愈，则终身无玷矣。若稍存射利之心，捏词惊吓，傍观者则随声附和，百啄无辞。至于无与为婚，因兹绝嗣者不少。悲夫抱是疾者，失治误治，骨肉离散，戚里恶闻，甚至有投水悬梁，自戕其命者。而衔冤泉下，抱恨难言，是谁之过欤！

患麻疯疠疡者，然其气血，无有不伤，切不可概施攻毒之药。即常用和之药，亦必有效。医者当先助胃气，使根本坚固，而后再治其标症可也。不然，因药克伐过度，变成坏症者有之。斯时若非大补元气，何以起死回生。即外治制药，亦不可忽略。宜细心照法精制，其药纯，则其效速矣。

用药。大黄、皂刺、牵牛等药，惟体实者可用。气血虚者，反耗元气。至蛇蝎、蜈蚣、斑蝥，症之极重者，不得已而用之，不可恃此以为常用。若服轻粉，多生轻粉之毒者，是一疾未愈，又生一疾矣，可不慎欤！如川乌、草乌、附子、肉桂，虚寒之人，病愈后以之收功则可，以之治病则不可。盖辛热之品，能燥血耗血，血亏而病愈加，故录此数语以为吾辈者戒。

真麻疯病，亦有浅深，医亦有迟速。轻者脚未吊，手未拳，鼻未塌，肉未崩，症尚可治。所谓在外而浮者易愈，在内而沉者杂痊，气血盛者易治，衰者难医。在外而浮者，病本不久而浅，重扭则痛，毒发在外，尚可速愈。在内而沉者，面上手脚，背腿各处，红紫之色，浸入肉内，重扭不疼，针刺不知，治之必须一二年，方可痊愈。若富足之家，宽以岁月，尚可医治。然此症，每多贫寒之辈得之。或药饵难继，或半痊囊空，或治之未尽，有一二点痹肉未活。或痹肉虽活，而皮色尚未复原。或痊后，不戒食物，不守禁忌，以致复作。当是时也，虽悔无从，空乏资财，则延医不至，购药无方，惟望好善诸君，遇斯人随力求济，遇良方即为广传，俾患者得超苦海，种德无涯矣。

闽中风俗。精医之士，恶麻疯之秽污，而不经心，或目为正报，而托于数定，不思张子云：疲癃残疾，皆吾兄弟之颠连而无告者也。惟江西萧晓亭先生集录名贤医论，苦心冥索，三易寒暑，详加注释，成书二卷。尝言全医得愈，不下数百人矣。其救人济世之心，彰彰可见也。而福州省会，并无刻本，惟一二家抄写以为秘本，不肯轻示于人。庵于《验方新编》疯门论中所云：版藏广东省城双门底刻字店，后因购得是书，并庵手录辨症，不揣冒昧，禀请上宪广刊，俾随地利人，免斯人而有斯疾也。

麻疯谚谓正报，似非妄谈。卮自信罪愆难逃果报，能矢志为善，力可回天，即自信并无过恶，亦当力行善事，种后代之福根。所谓守礼守法，常存善念，见善必为。果能如此，尤当戒杀放生，则所患之疾，不但易愈，且为后嗣，获福无穷，所益匪浅矣。

真麻疯之症。千百年来，明哲代出，无不为之束手。圣如丹溪先生医治四人，后三人复发而毙，若非病者铁心，医者神手，罕有效乎。故庵所集，皆为似疯而实非疯者。辨之更恐庸医以攻破毒药，遂致假者变真，实者变虎，虚者死矣，此必然之理也。有狂妄无知之人，平晨不守礼法，贪淫纵欲，病入膏肓，竟有求治。服一二剂，即欲速效。偶稍未效，而辄弃去。遂至恶症俱彰，难以挽回，良可悲矣。

《准绳》书曰：果系真疬疯，用疯门之经必效。若脾肝经血热，脾经血虚，肾经虚火，脾肺气虚，遍身作痒，搔破成疮，或内热生风，而眉毛脱落，或皮肤赤晕，或搔起白屑，而类于疬疯者，服疯门之药，反成疬疯矣。

按类于疬疾者，当审何经之风热，何经之部位，用药治之，气虚则补气，血虚则补血。外有火衰作痒一证，并无红点，亦无白屑，当重用附、桂，大补元阳则善矣。

疯 门 辨 症

福州医局委员凌汝曾参校 三山侯敬庵 闽中郑凤山 同集录

辨症须分阴阳虚实。疑似之处，最要识辨。今于麻疯一门，恭遵御纂《医宗金鉴》，并古圣名贤，辨治方法于下。《素问》论云：风寒客于血脉而不去，营气虚，则不仁。《灵枢》云：卫气不行，则为麻木。孙真人《千金翼》云：五风伤人，生五种虫，失治食人五脏，入于骨髓，坏于人身，诚堪悲悯。名医薛新甫云：外邪所乘，卫气内伏，湿热日久。血随火化，以凉血和血为主，驱风驱湿为佐，以各引经之药为使，少加清热解毒之品，无不痊愈，俱宜分轻重内外治之。不可以似是而非，妄指而误人也。

心经受病，面起紫云。初起邪在皮毛，瘾疹风疮，搔之不痛，亦名皮痹，非麻疯也。盖心主血而行气，气血凝滞而生诸毒，切不可作麻疯治之。若用疯门套药则成疯，宜疏风养血之剂主之，失治变重。以《疯门全书》，心经受病，栀仁主之。损眼目，黄连主之。

肝经受病，面起紫泡，相貌憔悴，毛发干枯，须鬓雕落，手足拘挛，身痛体重，非麻疯也，切不可用药门套药。初起欲舒筋必先治血为主，失治变重，眉睫先落，皮肤瘙痒，用《疯门全书》治法，荆芥、川芎主之。损目，蔓荆、菊花主之。若手足拘挛，乳香、没药主之，钩藤、天麻为佐。

脾经受病，遍身如癣，白屑红斑，四肢麻木，非麻疯也。初起切不可用疯门套药，法当恭遵御纂《医宗金鉴》方法，照癣门中治之。癣有六种，俱似麻疯，在用疯门套药，则成麻

疯矣。一曰干癣，搔痒则起白屑，索然凋枯。二曰湿癣，搔痒则出黏汁，浸淫或如虫行。三曰风癣，即年久不愈之顽癣也，搔则痹顽，不知痛痒。四曰牛皮癣，状如牛领之皮，厚而且坚。五曰松皮癣，状如苍松之皮，红白斑点相连，时时作痒。六曰刀癣，轮廓全无纵横不定，总以杀虫渗湿，消毒之药主之。又有妇人闺女幼童，多有面生风癣，或如喑瘰，或渐成细疮，时作痛痒，即名桃花癣也。此由肺胃风热，随阳气上升而成。近日俗医，不辨是非，胸存射利，直指为麻疯初起，诚为可笑。不顾人之性命，若用疯门套药，反引邪入里。今录桃花癣治法，内宜疏风清热之剂，外用消风玉容散，绿豆面三两，白菊花一两，白附子一两，白芷一两，熬白盐五钱，共研细末。加上好冰片五分，再研匀，收贮，每日洗面以代肥皂。又治以上顽癣之法：以楝树皮一两，白薇一两，轻粉三钱，冰片一钱，生甘草一钱，蜗牛三钱，火焙细末。先以荔枝壳，扒碎其癣皮，而后以此药末用麻油调搽之，三日即结靥。荔枝壳京果店名元红，即是干的荔枝，其壳可用。其余验方颇多，举其最稳者敬录之。

肺经受病，皮肤瘙痒，眉毛渐落，皆因冒雨乘凉恶风袭之，非麻疯也初起，切不可作麻疯治之。更有面生紫块，名为肺风疮。方用川山甲十片，烧存性，生姜、野大黄根各四两，取汁，川椒末五钱，四味和匀，生绢渗擦患处，再以醋搽之即愈。若失治误治日久，即成麻疯，

眉毛脱尽，声哑语变，鼻梁崩塌，则难治矣。《疯门全书》治法，栀仁桑皮主之。鼻中或生息肉，黄芩主之。外加杏仁。

肾经受病，面起黑云，耳鸣啾啾，两足麻木，非麻疯也。初起切不可作麻疯治之，用内外分治之法。方宜白芍、柴胡、栀子、熟地、山萸、麦冬、白芥子，酌轻重以定分两煎服。方中纯是补肾平肝之剂，缓服即愈，外治两足麻木法。用大竹筒一个，去其中间之节，以圆木一根穿入，以圆木两头，余长者缚在桌脚下，病人脚心，先踏竹筒，而圆转至如踏车者。一日不许次数，再以后方与之。方用。

正潞参一钱，有力者用人参更妙 黄芪三钱 当归一钱 白芍三钱 茯苓三钱 薏仁五钱 白术五钱 半夏一钱 陈皮五分 肉桂三分

水煎服，此方补药之中有行湿之品。若两足麻木，早治不至成为偏废，误治久则不仁之症成矣，故用内外分治之法以愈之。

湿痹一症，闽中风欲，归于麻疯一门，实为可骇。前论俱各叮咛，非疯。若用麻门套药，反致成疯。此录疯门萧晓亭先生语也。俗人一见身中有一二处顽痹，头面四肢，偶袭风邪，发如疮癣。良医分明者，力辨其非。庸医胸存射利，则直指为麻疯成矣。六亲不识病症，焉能辨其是非，惟暗伤其得斯疾矣。悲夫！数百年来，并未有人辨及于此。使患者抱疾莫诉，待毙而已。更有治不得法，遍身针刺，甚至溃烂，腐臭不堪，非麻讽竟目为麻疯矣。麻疯丐首，则告其邻里迫其入院。男者则勒索使费，以为利市。女者则离其本夫，任其强配。似此恶习，与强奸妇女、诈勒民财者何异？更可惨者，贞者往往因以自戕，愚者每每遭其所陷。至于外县僻处，往往自甘活埋而死，闻者无不伤心庵生居闽地。洞悉情形，目睹心伤，实所不忍，窃念上苍有好生之德，庵有所知，岂敢坐观成败，不为之力辨真假是非乎？故自不揣菲陋，甘冒愆尤，谨录古圣《内经》为证云：

风寒湿，三气杂至，合而为痹也。风气胜为行痹，寒气胜为痛痹，湿气胜为着痹，着痹者即湿痹也。其症肢体沉重，或疼痛，或为麻木不仁，湿从木化，病多发于肌肉，治湿痹法以利湿为主，祛风解寒，亦不可缺。大抵补脾补气之剂为要，盖土强可以胜湿，而气足自无顽痹也。一曰皮痹，邪在皮毛，瘾疹风疮，搔之不痛，不可认作麻疯，宜疏风养血之剂主之。一曰热痹，脏腑移热，复遇之邪，客搏经络，留而不行。故癣痹肌肉，热极唇裂口破，皮肤色变，亦不可认作麻疯，以升麻汤主之。又录李士材先生医案一则，以辨时医用药之误。文学陆文湖两足麻木，自服活血之剂不效，次服攻痰之剂亦不效，经半载两手亦麻，左胁下有尺许不知痛痒。余曰：此所谓着痹也。六脉大而无力，血气皆损，用神效黄芪汤加茯苓、当归、白术、地黄，十剂，后有小效，更用十全大补五十剂始安。

再辨明非是症而误用斯药，或未至斯疾而先预服，皆不可也。今录陈修园先生《中风论》云：若中指麻木三年，内必有中风之患。薛氏云：服风药以预防中风，适以招风以取中，即诸症亦同是理也。如柴胡一味，少阳经半表半里之药，病在太阳者。服之太早，则引贼入门。病在阴经，复用柴胡，则重伤其表。今举柴胡一味，可知众药，亦不可轻辨也。医为苍生司命，可不慎之？《名医》论云：男人血少，养血和血为主，驱风行湿为佐。女人血多，以活血行血为主，驱风燥湿为佐。男人最忌房事，女人尤忌，必兼一二味调经之品为妥。萧晓亭先生按薛氏云：邪之所凑，其气必虚，然其方偏于用补，后人未可全靠。李士材先生云：故东汉之世，处方辄以两计，宋元而后，东垣、丹溪不过钱计而已，今去李朱之世又五百年，元气转薄，必然之理。临症施治，多事调养，专防克伐，多事温补，痛戒寒凉，此今时治法之变通也。假令病宜用热，亦当先之以温，宜用寒，先之以清。纵有积宜消，必须先养胃气，

纵有邪宜祛，必须随时逐散。不得过剂，以伤气血。气血者，人之所赖以生者也。气血充盈，则百邪外御。病安从来，气血虚损，则诸邪辐凑。嗟乎！世人之病，十有九虚，医师之药，百无一补。宁知投药少差，实者虚，虚者即死，是死于医药，非死于疾病也。古语为之戒曰：病伤犹可疗，药伤最难医。故夫其难，属诸司命，临症之顷，宜加战兢，若执成方，或矜家秘，惟知尽剂，不顾本元。惟知古法，不审时宜。皆理未明之过，未窥元会运世之微者也。古云：医一人病，不如医一庸医之病。庸医果能医，则成为良医矣。望同志者，莫执人我之见，虚心同参至理，以活人为念，则成为名医矣。

麻疯论，三十六种，旧本非萧晓亭先生所作，内落失一种，只三十五种。今照原本刊刻，未敢增添。其三十六种内，有紫白癜疯、侵寒疯、侵湿疯、面游疯、金钱疯、疹毒疯、破伤疯、暗滞疯等症，俱系类于似疯，而实非疯，照理不应列于麻疯门中。又考《医宗金鉴》内，亦有面游疯、赤白游疯、紫白癜疯、白驳疯、疬疡疯，已列于外科门中，须敬遵之。因于闽省风俗，最畏麻疯之名，若妄指麻疯之疾，则六亲必至暌违，戚友行道，避之呲之。非若他疾，所可妄指。望同志者，速为之急辨，各宜恭遵外科《医宗金鉴》治法为是。其余方药，可向《全书》原本，取其对症者治之。又有小神丸，改名蒺藜苦参丸，八宝丹、搜风散俱载《疯门全书》中。又有狗宝丹，前已请为戒杀放生，此条杀生，不可用也，同此方有验者甚多，何必用此杀生之剂，天神亦不佐也。今录岐伯天师，统治三十六种，疬端方药，切须病人身中，未有重复，感冒风寒者，方可服之。此系王道治法，非他方可比，切须珍之。切戒房事，犯则不验，并附华元化师传，统治三十六种疯疾方药，并列于下。

岐伯天师，统治三十六种，大麻疯验方。

盖大麻疯，纯是热毒之气，裹于皮肤之间，

湿气又藏遇于肌骨之内，所以外症皮红生点，须眉尽落，遍体腐烂，臭气既不可闻，人又安肯近而与治？余心痛之，乃立一奇方，用元参四两，苍术四两，熟地四两，苍耳子四两，薏仁四两，茯苓四两，名为四六汤。各为末，蜜为丸，每日吞用一两，二三料必然痊愈。盖此方之妙，能补肾健脾，而加入散风去湿，正补则邪自退。不必治大风，而大风自治矣。急宜先刻一张，广行施舍，功德又何可量哉，止忌房事而已。

华陀师曰：大麻疯，余有奇方，用苍术二两，熟地二两，元参二两，苍耳子二两，车前子二两，生甘草二两，金银花十两，蒲公英四两，白芥子二两。各为末，蜜为丸，一二料可愈。此方中和之中，有妙理存焉，幸勿轻视毁谤以误人也。

治疬疡，顽癣恶疮，痒不可忍者。方用硫黄研末，银朱、白矾，看症轻重多少，酌用分两，外先以金银花、生甘草，亦看症酌用分两，煎浓汤，加上三味药，调匀温洗，即止痒。

麻疯三十六种真假辨症图式

大麻疯

唇翻齿露，眼扯脚吊，手足指脱，鼻梁崩塌，损形变颜。种种恶状，年深病重，无药可治，必用毒药攻之，久久方效，蒺藜散之类主之。此麻疯也。①

暑湿疯

手足先有麻木，次则身有死肉，或如疮疹，或如疹癣，或皮肉常似虫行，或耳肿长大，或虎口肉焦，身有红块红堆，脸有红云油光，筋跳肉痛，遍身瘙痒，或起白屑，或起黑皮。此大麻疯之次也，小神散主之。此麻疯也。②

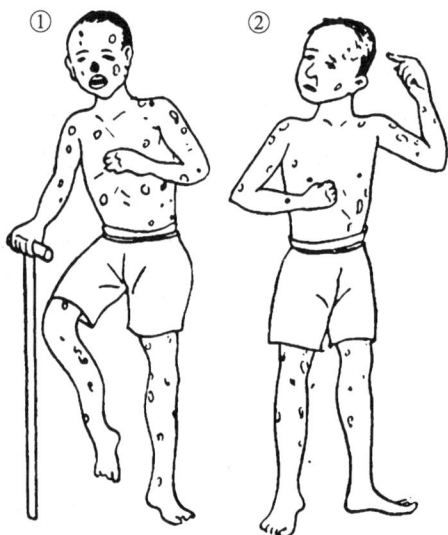

紫癜疯

皮血光亮，如油珠状，近火必红，眉须先脱，手足麻痹，肉中结核，穿烂成疮，愈而复发，以小神丸治之。此非麻疯，宜遵《医宗金鉴》，紫癜疯治之。⑤

白癜疯

毛发俱白，脸如敷粉，自少至老，发于遍身，四体一色，手足软弱，间有红粒，一发不治。又有轻粉毒，亦类于此。此非麻疯，遵《医宗金鉴》，白癜疯治之。⑥

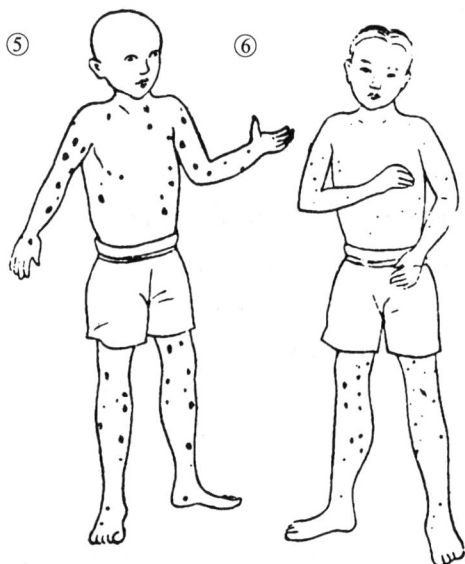

紫癜疯

手足无痹，耳脸红光，身有红斑，或有紫块，或有红块，内红外白，时浮时沉，或出风珠，或出风团，用前方主之。此似麻疯，而实非麻疯也。③

白癜疯

遍身花白点，仍有痹肉，状似汗斑，白转红，红转白，痹肉不甚死，非风湿，即轻粉毒也。治之当兼擦洗，立效。此非麻疯，似是实非也。④

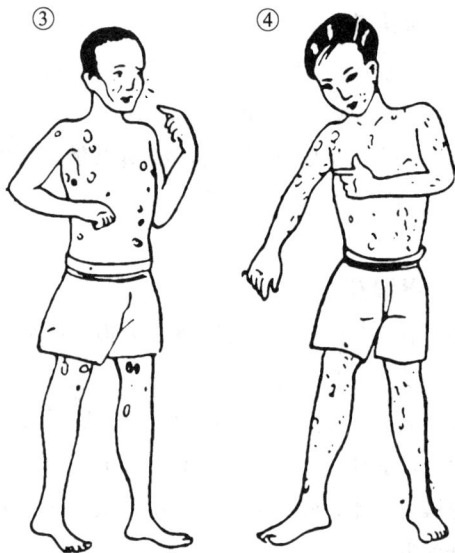

隐疯内发

染者不觉，劳热则红，近火则光，耳脸常热，足有痹肉，脸似虫行，拭之不见，隐隐而出，一发即烂，小神丸主之。此非麻疯，初起照各经得病之因，用药治之即愈。⑦

干疯

身有粗皮，脸淡红色，身有痹肉，手足焦枯。此非麻疯，择以上诸方，照症用药治之。⑧

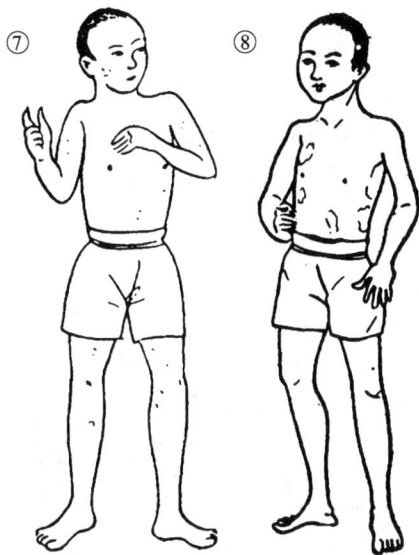

侵热疯

初起势骤，遍体蒸热，然后病发。用通泻之剂，佐以凉血。如脸有红块，以八宝丹治之。此非麻疯也。审症用药，治无不愈。⑪

侵寒疯

体既虚弱，因受地气、地湿所侵，初亦不觉，身有痹肉，手足焦枯，肢体拘挛。蒺藜散主之。此非麻疯，照疯门书中医之。⑫

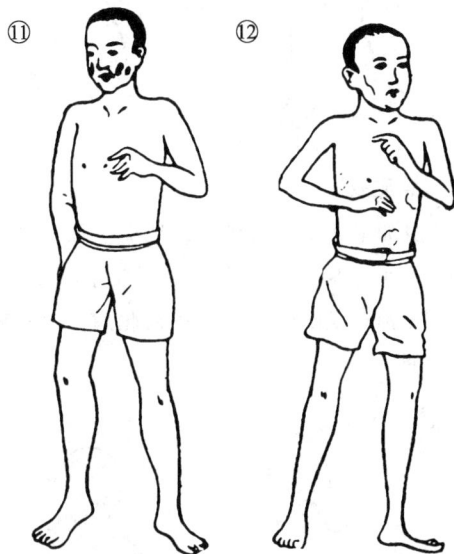

猪头疯

脸红耳肿，磊磊红团，手足肿痹，身热痰多，鼻塞声哑，发之甚凶，治之易愈。此非麻疯，不可妄指，照《疯门全书》，择方治之。⑨

拔发疯

眉发脱尽，然后疾出，手足麻痹，身有红块，预穿脚底，耳热眼跳，手拳足吊，痒痛无时，蒺藜散主之。此麻疯也。⑩

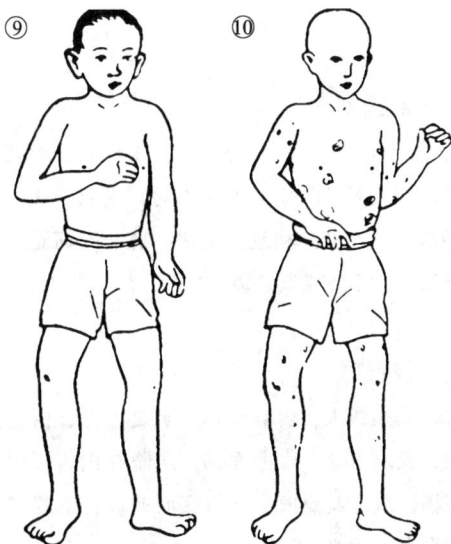

癣癞疯

患如癣癞，遍身瘙痒，身多死肉，皮多麻木，久则拘挛，眉发脱落，蒺藜散主之。此麻疯也。⑬

癞皮疯

如猪癞，有密疹，耳脸俱发，手足破烂，眉发稀少，搔之皮飞，身体瘦弱。轻用搜风散，重则蒺藜散。此麻疯也。⑭

牛皮疯

皮破色淡，抓之如竹壳，不知痛痒。色如瓜皮，面苍黄，手足瘦削。轻用蒺藜散，重则不治。此麻疯也。⑮

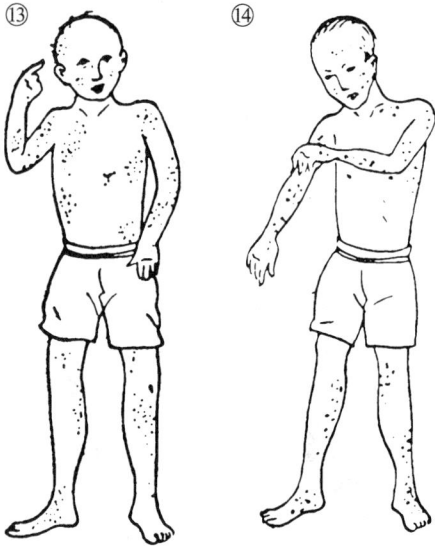

⑬　⑭

蛇皮疯

身如蛇鳞，足有破烂，红而兼黑，身体瘦削，手足麻木，且多痰嗽。轻用蒺藜散，重则不治。或吃蛇中毒，亦致此病。此麻疯也。⑯

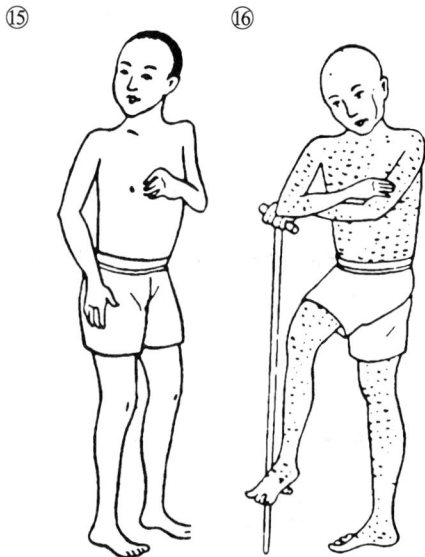

⑮　⑯

牛蹄疯

风痒多年，十指脱落，筋骨损伤，状如牛蹄不治。此麻疯也，因失治误治，以致于此，可不慎之。⑰

鸡爪疯

受病多年，血不荣筋，麻木不仁，十指蜷曲，状如鸡爪。蒺藜散主之。此似疯而非疯，失治误治，以至于此，照疯门书中治之。⑱

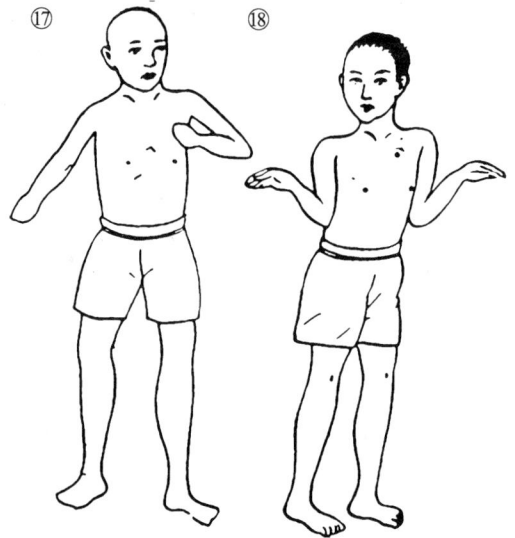

⑰　⑱

面游疯

面如虫走，拭之不觉，身如虱咬，寻之又无，渐渐麻木，微发红块，大麻疯之根也。用搜风散治之。此非麻疯也，若误治失治，则成麻疯。⑲

金钱疯

红圈如钱，内红外白，麻木不知，或则痛痒。妇人多患此症，因月事时，受湿而发，或经水滞于皮肤。狗宝丹治之。此非麻疯也，急早治之，不致成疯。⑳

银钱疯

块如钱大，内红外白，刺之无血，白色如银，先发于身，后上面部，隐隐在内。轻用狗宝汤，重用蒺藜散。此似疯而非疯，急照《疯门全书》治之。㉑

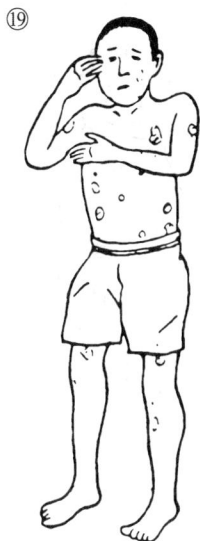

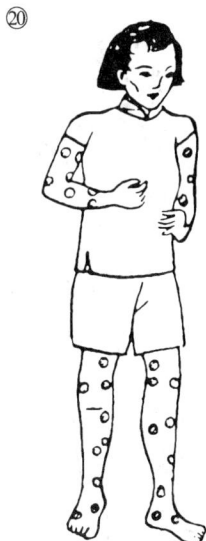

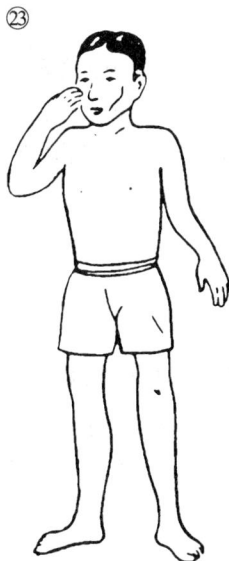

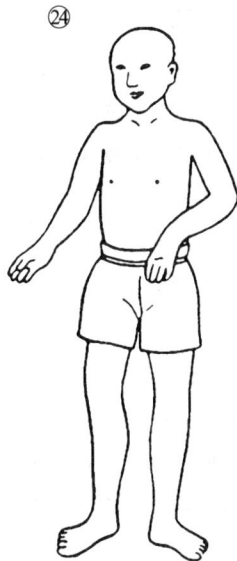

⑲　⑳　㉓　㉔

胎毒疯

父精母血，遗毒子女，治法不一，相证用药。此非麻疯也。㉒

㉑　㉒

淫毒疯

夫妻传染，身觉多痛痒，脸如虫行，面时作热，用八宝丹，或狗宝汤。此偶传染，而非麻疯，急治则愈。㉓

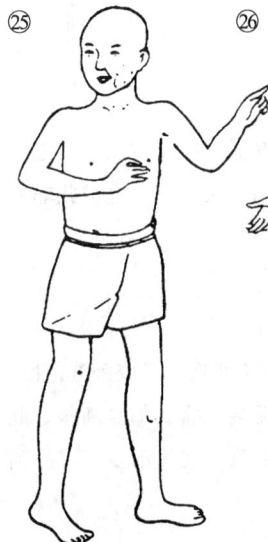

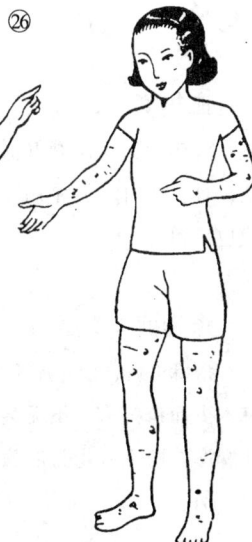

肺毒疯

大肠燥结，风痰时发，脸如酒醉，又现红云，眉毛先脱，四肢浮肿。用小神丸。此非麻疯，照肺经相症用药。㉔

心毒疯

心经受病，面多紫云，且多鼻衄。此非麻疯，照心经得病，用药治之。重则照《疯门全书》方法治之。㉕

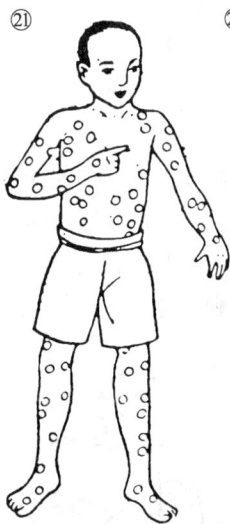

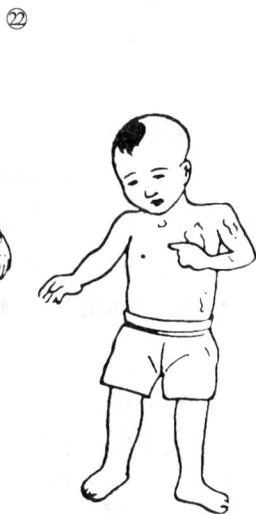

肝毒疯

厥阴受病，伤目损筋，肉中结核，皮肤燥裂，或穿烂成疮，以小神丸治之。此似麻疯，而非麻疯，初起急治，小神丸最妥。㉖

㉕　㉖

脾毒疯

太阴受病，四肢焦枯，虎口无肉，身多麻木，遍身红癣，刺之又无血，发稀足裂，轻用小神散，重则蒺藜散。本非麻疯，初起失治，延久则成，照方治之。㉗

肾毒疯

少阴受病，脚底先穿，骨节疼痛。多因房劳传染，或病已发，不禁房事。此症多因风俗，妇女卖疯，而所买者，则成疯。因贪淫传染，不禁房事，法在不治。若能改过迁善，向《疯门全书》求之，按症用药方妥。㉘

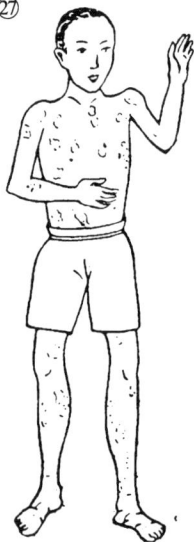

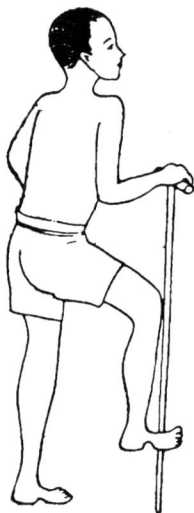

血热疯

湿热相搏，血凝气滞，结于皮肤，发泡生疮，且多痹肉。小神丸、八宝丹主之。此非麻疯也。㉙

疹毒疯

痘麻失调，余毒流于肌肉，又或卧湿浴冷，麻木少而疹痘多，虽无甚利害，却难断根。此非麻疯，切不可指为麻疯，其过不少，审症治之。㉚

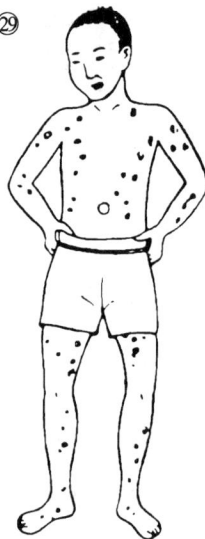

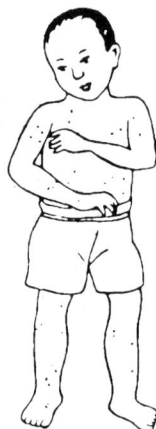

瘕毒疯

面有油光，疹粒如珠，身有死肉，重者粒大，脸红用蒺藜散，粒小者小神丸。此似是而非，初起速治，照上方主之。㉛

软脚疯

身上病少，湿热入筋，足痿难行，虽屡针刺，不知疼痛。蒺藜散主之。此湿热入于筋，足痿难行，虽针刺不知痛。可照湿痹门治法，或参上方，此非麻疯也。㉜

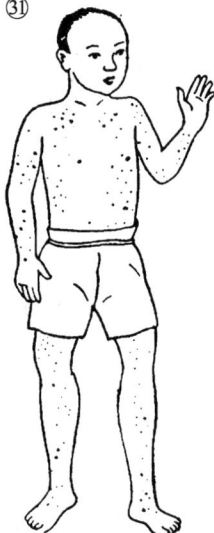

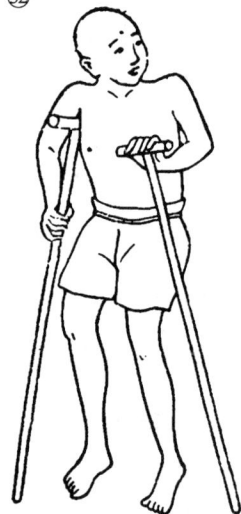

破伤疯

打破跌伤，致风寒暑湿，客于经络支节之间，年深月久，遂成痹肉。或红或肿，治法不一，相症用药，并治病源。此非麻疯也。因久失治，以成等症，急向《疯门全书》中，参酌方法治之。㉝

暗滞疯

手足有痹，遍身淡点，眉疏皮痒，足似蛇行，染者不觉。小神丸主之。此非麻疯也。审症用药，或以上方治之。㉞

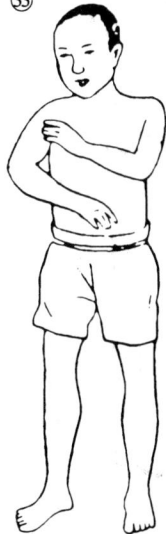
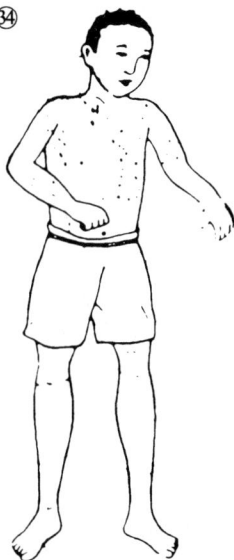

流毒疯

前因染病，曾饵轻粉，屡发疮疹，因成麻木，仍有红块，或破或烂，眉稀发少。前方治之立效。此非麻疯也。初起治之即愈。㉟

感疬疯

纯是热毒之气，裹于皮肤之间，湿气又藏骨肌之内。皮红生点，须眉尽落，遍体腐烂，臭气不可闻。以补肾健脾、散风去湿之剂主之。此感瘴疬之气，而成大麻疯也。岐伯天师立方救世，照方治之。㊱

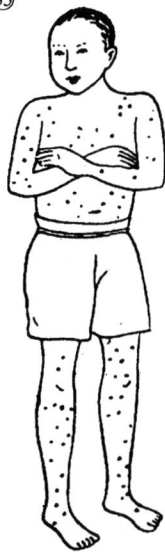
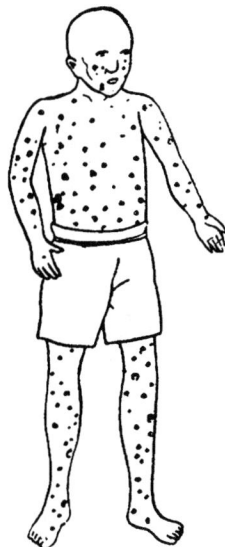

萧晓亭先生云：按以上种类虽多，苟能审其表里虚实，察其病源之浅深，寒热之轻重，系何经之症，兼何经之部位，以何药为主，何药为使引，入其经有是症，即用是药，又何必区别其名目哉。今恭遵御纂《医宗金鉴》，辨明真假麻疯，真者只有十种，其余二十六种，俱非麻疯也。于三十六种，论说之下，细为分别，或似是而非，理应敬遵《金鉴》，入于外科门内，治法则不至一概混指为麻疯，以一言以误后人，非斯疾者。一经妄指，抱不白之恶名，甚至自戕其命，诚为可恨。医者临症，谅不至不为分剖，设或妄指，自取愆尤，近报自己，远报儿孙，可不慎乎！

外　科　类

（凡三种）

外科传薪集

（清）马培之　纂

内容提要

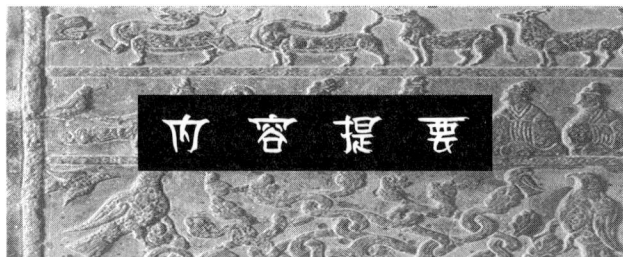

　　《外科传薪集》，清孟河马培之徵君生平备用之方。由近贤周小农先生得之于邓星伯君。邓君为徵君之门生。抄录本书之许恒氏，又从星伯君学，故尽得囊中之秘。卷末许氏附列之传用，不啻为外科开业法，洵可珍也。

序

　　余素不习外科，壬辰岁初，就郑羹和先生读内科书，知其胞侄星伯，从孟河马培之征君，征君擅长外科，有方书备载外科诸方，即《传薪集》也。许恒氏曾从星伯君学，故得是书，余向之假录一过，什袭藏之。会丁酉，家慈背患搭手，重如负数千钱，因家境艰难，未延专科治，自外敷出毒收口止，均将此书检方用药。化重为轻，幸而获痊，故将得书缘由，识之如上。

无锡周镇小农别署伯华识

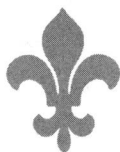

目　录

外科传薪集

孟河马培之纂　后学许恒抄传　浙杭桂良溥校订

冰梅丸　治咽喉风痰紧闭，不能言语，红肿疼痛，用之立效。

大青时梅二十个　大梅片一钱　川雅连一钱　西瓜霜二钱　硼砂一钱半　水飞青黛一钱　细薄荷一钱半　苦甘草一钱　荆芥穗二钱　象贝去心，四钱　制僵蚕四钱　淡黄芩盐水炒，一钱半　上雄精三钱　制半夏三钱

上十三味。各研细末，将大青梅去核，纳以明矾，放瓦上煅至矾枯，去矾，将梅肉捣烂，和上药末为丸，如龙眼核大，以瓷瓶收贮，临症用一丸，放舌上化下为度。

阳和丸

上桂心一两　麻黄五钱　炮姜炭五钱

共为细末，酒水为丸。新增白芥子三钱，鹿角霜五钱。

西黄丸　治乳痈瘰疬，痰核流注，肺痈，小肠痈毒等，每服三钱，陈酒送下，上部临卧服，下部空心服。

炙净乳香　没药各一两　麝香一钱半　西牛黄三分　雄精五钱

上药共研末，取饭一两，打烂，入末药，再打为丸，如萝卜子大，晒干忌烘，每服三钱，热陈酒送下，醉盖取汗，酒醒，痈消痛息。

琥珀蜡丸　治痈疽发背，已成未脓之际，恐毒气不能外出，必致内攻，预服此丸，护膜护心，散血解毒，功效甚大，每服在日晚三十丸，白汤送，甚者日二次。

白明矾一两五钱　黄蜡一两　雄黄一钱二分　琥珀一钱，另研极细　朱砂一钱二分　蜂蜜二钱

先将矾、雄、珀、砂四味，先研细末，再将蜜蜡入铜勺内熔化，离火片时，四边稍凝，入上药末搅匀，共成一块，以一人将药火上微烘，众人急丸，如小绿豆子大，用朱砂为衣，瓷罐收贮。

三黄丸　治悬痈红肿，热毒疼痛，大痈杨梅，广疮结毒等症，速服十次，甚险痊愈。

熟大黄三两　乳香　没药去净油，各二两　雄精五钱　麝香一钱五分　西黄三分　新增雅连三钱　淡芩酒拌晒干，一两

先将熟大黄酒浸透，入碗，隔汤蒸软，捣烂，然后以乳香、没药、雄、麝、犀五味末和入，再打千捶为丸，如梧子大，每服五钱。

通圣丸　治一切阳毒，小儿秃疮。

防风　桔梗　麻黄去节　甘草各一两　当归　川芎酒炒　滑石各一两　白芍酒炒　石膏煨　白术土炒　芒硝酒浸，焙干　连翘　黄芩酒炒　黑栀　薄荷　荆芥各二钱五分

共为细末，水泛为丸，如绿豆大。

蛇咬解毒丸　甚效。

白矾一两　甘草五钱　雄黄一两　三七一两　白芷一两　青木香五钱　川贝一两　五灵脂一两　朱砂一钱

共为细末，饭糊为丸，朱砂为衣。

金龙丸

治一切疗肿，并跌仆损伤，筋挛，贴骨痈疽兼治男妇大小头项瘰疬及乳串流核，痰气滞凝，痘后发痈。

番木鳖四两，以米泔水浸三日，刮去毛皮，切晒，麻油炒透　甲片一两五钱，炒断丝

共为末，以黄米饭捣匀为丸，桐子大，每服五分，量人酌减，按部位用引经药，煎汤送下，宜暖睡，勿冒风，如冒风觉周身麻木，或发抖，不必惊慌，过片时即安，初起一二服即消，已成脓者。服此自能出毒，不必咬头开刀，诚外科家第一妙方也。引经：头面，川芎五分，羌活五分。腰间，杜仲五分。足膝，牛膝五分，木瓜五分。肩背，角针五分。两臂，桂枝五分。两胁，柴胡五分。咽头，桔梗五分，甘草五分。跌仆，红花五分，归身五分。年老气血衰，只服四分。新产半月内，只服四分。满月服五分。男妇瘰疬痰毒，夏枯草汤服，或酒送。小儿周岁以内，服九粒。周岁以外，服十一粒。三岁，服十五粒。四五岁，服十九粒。六七岁，服二十一粒。八九岁，服三十一粒。十岁，服三分。十五岁，服四分。二十岁，照大人服法，小儿不能吞服，以开水送，或甜酒调化送下。

五龙丸 即散流注丸

治半阴半阳及眼痈、鱼口、便毒、鹤膝疯症。

甲片土炒　全蝎酒炒　槐末炒　僵蚕炙　土贝母研，各一两

面糊为丸，每服三钱，陈酒送下。

自制霹雳丸

专治一切吐泻，冷麻痧。

桂枝三两　川椒二两五钱　良姜五钱　干姜一两半　苡仁二两五钱　小茴香二两　公丁香二两　防己一两五钱　降香二两五钱　附子一两五钱　葱白头二两　槟榔二两　乌药一两五钱　木香二两　荜澄茄二两　草果一两　吴萸一两　菖蒲一两　细辛一两

生晒研末，水泛为丸。每服三钱，开水送下，小儿减半，孕妇忌服。

琥珀射星丸

治痰迷心窍。

辰砂　琥珀　射干　真陈胆星各一钱

研细末，用猪心血和丸，金箔为衣，如小梧桐子大。

回阳散

治痈疽阴疮，皮色不变，漫肿无头，坚硬疼痛，风痹脚气，手足麻木，筋骨不舒，寒热流注，鹤膝风等，一概敷之。

煨姜三两　肉桂五钱　赤芍炒，三两　南星一两　草乌炒，三两　白芷一两

共为细末，以热酒调敷。

拔疔散

治一切疔疮，以膏盖之。未脓即散，或用荔枝肉打烂敷之，亦效。

月石一钱　雄精二钱　千金霜一钱　巴散二钱　铁锈二钱　活磁石炒，五钱　麝香三分　梅片二分　朱砂五分　蟾酥三分

研极细，以瓷瓶收贮。

黑虎散

治一切无名肿毒，以膏盖之。

麝香五分　梅片五分　公、母丁香各二钱　蜈蚣七条　大全蝎七个　穿山甲七片　大蜘蛛七个，以瓦焙

加硇砂三分，更妙，共为细末，用瓷石器收贮。

金黄散

治痈疽发背，诸般疔疮，跌仆，湿痰流注，大头时肿，漆疮火丹，风热天泡，肌肤赤肿，干湿脚气，妇女乳痈，小儿丹毒等。

天花粉一两　黄柏五两　姜黄　大黄各五钱　白芷五钱　紫川朴　陈皮　甘草　苍术各二两　天南星二两

晒干为末，以瓷器收贮，凡遇红肿，及夏月火令时，用茶汤同蜜水调敷。如微热，欲作

脓者，以葱汤同蜜水调敷。如漫肿无头，皮色不变，附骨痛疽鹤膝等，俱以葱酒并调。如天泡火赤游丹，黄水疮，俱以板蓝根叶，捣汁调和，烫伤麻油调。其次诸引，又在临用之际，顺合天时调，窥病势也。

麝香散

川草乌各二钱　细辛二钱　肉桂二钱　麝香五分　乳香五分　没药五分　丁香二钱　附子二钱

雄麝散

治一切痈疽发背，初溃时用之。化腐定痛之要药也。杨梅初方。

顶字麝香三钱　真雄精五钱　净巴霜三钱

上研细末，将瓷器收贮，勿令出气。

二味拔毒散

治风湿诸肿，痛痒疥疮。

雄精　明白矾各等份

为细末，用茶调，以鹅翎蘸扫患上。

四虎散

治痈疽硬肿，厚如牛领之皮，不作脓腐，用此甚效。

天南星　草乌　半夏　狼毒各等份

细研，用猪脑子同捣敷，留顶出气。

铁箍散

治发背，将溃已溃时，根脚走散，不收透者用此。

铜绿五钱　明矾四钱　胆矾三钱　五倍子微炒，一两　白及五钱　轻粉　郁金各二钱　麝香三分

研细末，用陈米醋一碗，勺内慢火热至一小杯。候起金色为度，待温，用上药末搅入膏内，每用炖温，用新笔涂，以棉纸盖上，根自全收不散。

推车散

去多骨，又治疮出血，香油调。

蜣螂虫煅，存性为末，掺于骨上，骨自出

移毒消肿散

生于骨际及膝上，不急治，难以收功，以此药移之。

紫槿皮炒，五两　赤芍炒，一两　香白芷一两，晒燥，不可炒　石菖蒲一两，晒，不可炒　独活炒，一两五钱

共为细末，以好酒和葱白五茎，煎滚调搽，不必留顶，一日一换，以消为度。

追疮散

用治一切疮痈疥癞。

大黄　石膏　黄柏　蛇床子各五钱　硫黄七分　明矾二钱　樟冰八分　金炉底三分　椒目二分

共为细末，用桐油调搽。新增苦参、人中黄。

胜金散

好醋涂，痛患消，又治刀伤吐衄，调服。

台参　野山膝各一两

研极细末。

螵蛸散

治破烂诸疮。

海螵蛸　人中白煅，各一两

共为细末，掺之神效。

退管散

猪肺管一个，不可伤，将管上油膜去净，以瓦焙干　鹅管石一钱　白砒四分　枪硝三分

共为细末，以白扫葱水，面浆为药条插入管内。如此三次，其管退出。

平疮散

专治白泡疮。脓窠肥疮，痛痒立效。

寒水石二两　东丹一两　扫盆一钱　硫黄五钱　明矾七钱　川椒一钱　黄柏五钱　牛烟胶五钱　人中黄二钱

为细末，以板猪油，鸡脚，大黄根同打烂，擦立效。

截疮散　治一切疥癞脓窠诸疮。

嫩松香一两　雄精一钱

共为细末，入竹沥，纸卷成条，浸菜油一宿，取出，倒挂火烧，滴油涂之即愈。

枯矾散　治一切风火，开痰闭，吹之立效，加麝香少许更妙。

枯矾一钱　制蚕一钱　硼砂三分　薄荷三分　大梅片一分　雄精一钱　加胆矾一分　山豆根二分　苦甘草一分

研。

吹喉散　治缠喉风痹，乳蛾，喉痹，重舌等，吹之神效。

僵蚕　薄荷　青黛　朴硝　白矾　火硝　黄连　硼砂各五钱

共为细末，以猪胆七个袋之。埋于土下，久之取出，捣烂，干为末。

柳青散　治口舌破碎，先用蔷薇根汤漱口，后吹之。

薄荷五分　儿茶八分　黄连四分　青黛三分　冰片一分

共为细末。

金乌散　治头耳眉癣、燕窝疮。

皂荚炭一两　枯白矾一钱

共为细末，香油调敷。

天疮散　治天泡疮。

滑石一两　粉草五钱　枯矾三钱　绿豆粉五钱

共为细末。

吹耳散　治耳疳脓水不止。

水龙骨煅，一钱　海螵蛸一钱　飞青黛一钱　枯矾三分　五倍子炒黄一钱　黄鱼齿煅，五分　细薄荷五分　梅片三分　川雅连三分　蛀竹屑三分　石榴花瓣炙脆，一钱

为末（必细末）。

平安散　即乌龙散　去胬肉。

乌梅一两

煅存性，为末掺之。又方，胆矾，烧，敷上。

代刀散　去顽肉，亦可代开刀。

金顶砒五分　潮脑一钱　螺蛳肉晒干，二两　轻粉三钱　巴豆仁去油，五钱

为末，用麻油调搽。

硇砂散　治鼻痔耳挺及菌。

硇砂一钱　轻粉三分　冰片五分　雄黄三分

共为细末，每日点五六次，渐渐化水为愈。

五龙散　治痈疽，疔毒，瘰疬初起，调涂，火盛以芙蓉汁调，寒重用姜汁调。

生南星一两　生半夏五钱　全当归五钱　生大黄五钱　陈小粉一斤四两，炒黑

共为细末。

圣金散　治咽喉红肿痛，微碎，痰涎喉痹等，吹之。

淡秋石三钱　淡黄芩一钱半　川雅连五分　滴乳香一钱　真西黄一分　灯心炭五厘　薄荷头三分　大梅片三分

共为细末吹之。

中白散　治喉中腐烂。

人中白一两　儿茶五钱　黄柏三钱　薄荷一钱半　青黛三分　大梅片二分半

研为末。

清阳散　治咽喉肿痛，胀痛红肿。

月石　飞青砂各二钱　大梅片一分半

上药研为末。

清涎散　专治牙痛。

月石一两　元明粉三钱　大梅片三分

平安散　与前别散膏用，专消火症痰核。

牛黄二分　火硝三钱　煅月石三钱　雄黄三钱　原寸香三分　大梅片二分

清凉散此药未注　大约用火症。

熟石膏一两　黄柏二钱

为末。

凉血散　专长肉收功。

熟石膏一两　黄丹二钱

为末。

生肌散

滑石一两　冰片二分　朱砂一钱

为末。

清阳柳华散　治咽喉一切红肿。

黄柏一两　青黛一两　月石一两　人中白煅，一两

为末。

牛黄冰连散　专治（未注）大约亦咽喉药也。

牛黄一分　黄连二钱　冰片一分

为末。

丁桂散　治头痛，在伤膏内用之神效也。

丁香三钱　肉桂一两

为末。

姜芷散　专治火湿毒。

姜黄　白芷各一斤

为末。

清凉膏

桐油一斤　菜油一斤　铅粉一两　头发（散瘀血）四两

熬至发尽，入丹收膏，先发油烧，烧至化后，铅粉和入，再用丹收。

阳和解凝膏　专治寒证。

附子　桂枝　官桂　大黄　归身　川乌　草乌　地龙　僵蚕　赤芍　白芷　白蔹　白及各二两　续断　防风　荆芥　五灵脂　木香二圆　陈皮　鲜牛蒡草三斤　活白凤仙花梗四两　麻油十斤

先将牛蒡、凤仙二味，入油煎枯，去渣，再将上药入煎，至枯沥渣，隔宿油冷，见过斤两，每斤油加炒黄丹七两，搅匀，文火熬，至滴水成珠为度，以油锅移阳处，再以乳香、没药各二两，细研，苏合香四两，麝香一两，入膏搅匀，半月后摊贴。

背疽夹青

炙乳香　炙没药　银朱　黄丹　血竭　儿茶各一两　铜绿八分

共为细末。

化腐丹

红升药一斤　铜绿八钱　石膏一斤，煅　炙乳没各三两二钱　降药一两八钱

上为细末，以瓷器藏。

九一丹　拔毒生肌。

尿浸石膏九两　三仙丹一两

共为细末掺之。

赤灵丹　治疗毒腐毒，不透敷之立起。

上血竭一钱　月石一两

为末。

三黄丹　治风毒黄水疮。

大黄三两　黄柏一两　黄连三钱　石膏煅，二两　炉底少许

共研，川连水调敷。

金素丹　治背疽，腐肉黑点，死肌，臭气难闻，以此掺之。

生明矾六钱　枯矾三钱　腰黄一钱

共为细末，如霜。

黑龙丹　去突出肉，治阴虚或脱肛，以此掺之。

先用防风、升麻各一钱，煎汤调搽，立收入。熟地炒炭一两，乌梅炙三钱，为末掺。

蛭蟾丹　治漏管。

蛎蝗十条，以泥封罐，纳入炭火煅之　蟾酥一钱　熊胆八分　麝香五分　冰片二分

共为细末，饭糊为条，插入，其管退后，用生肌药。

蟾酥散

蟾酥一钱　没药炒，四钱　乳香炙二钱　甲片一钱　蜈蚣二钱　雄黄二钱　麝香五分　川草乌各二钱　藤黄二钱

为末。

补脬丹　治产后尿胞伤损。

白牡丹根一钱　黄绢一尺　白及一钱

煎浓半碗，徐服之后，忌言语。

八宝丹　一切不收口可掺。

大濂珠同豆腐煮过，三钱　真青龙骨一两　上血竭　嫩儿茶各一两　石膏童便浸百日，漂，二

两　西血珀五钱　上浮甘石煅，二两　鸡内金炙，一两

共为细末如霜，瓷瓶藏贮。

四宝丹　治臁疮。

川黄柏　赤石脂　大贝母去心　青黛飞

共为细末掺之。

黑虎丹　治一切无名肿毒，同膏贴。

麝香五分　顶梅片五分　公、母丁香各一钱　蜈蚣大七条　灵磁石煅，一钱半　大全蝎七个　炙甲片七片　大蜘蛛煅，七个　制蚕七条　红硵砂三分

研细如霜，瓶贮，不可泄气。

八将丹　治疽毒不起，疔毒不透，腐肉不脱，用此提毒。

西黄三分　火泥三分　蝉衣烘，一钱　大蜈蚣七个　炙甲片三钱　麝香三分　大全蝎炙，七条　五倍子焙，三钱

共为细末掺之，以膏盖贴。

十宝丹　治久不收口。

花龙骨一两　童便浸石膏二两　血竭五钱　制炉甘石一两　龙眼核煅，五钱　水龙骨煅，五钱　炙乳、没各三钱　鸡内金炙，三钱　人中白煅，三钱　大梅片一钱

共为细末，瓷瓶盛之。

消疳丹　治一切牙痛，臭烂不止，吹之立效。

胡连五分　胆矾三分　儿茶五分　铜绿五分　麝香一分　绿矾一钱　滑石一钱　杏仁霜五分　西黄五分　青黛一钱　鸡内金五分　冰片一钱　干蟾炭三分　上芦荟五分　皂矾五分　人中白煅，一钱　葶苈子五分　雄黄一钱

共为细末。

三星丹 治走马牙疳，黑腐不去，近腮穿肿，危险不堪，吹之。

北枣三个 白砒二分 雄黄五分 胆矾三分

将枣去核，三味研，入枣内，湿纸包，于炭火煨脆，冷定，研细，加梅片二分，为末收贮。

文星丹 治走马牙疳。

五倍子一个 入乌梅肉一个 白矾一钱 南星一个 雄黄一块

皆用面裹，煅，纳入大梅片三分，麝香五厘，研。

辄马丹 治牙疳作痒。

胡连二钱 川柏二钱 硼砂一分 雄精一钱 川连一钱 儿茶五分 薄荷一钱 人中白煅，一钱 冰片八分

共为细末，（附法）此症热瘟而起者。当以绿豆饮浓汁频用。

敛疳丹 治腐肉不脱，吹之生肌。

真西黄一钱 血珀二钱 大濂珠一钱 青龙骨三钱 鸡肉金一钱 梅片八分

研。

金丹 吹走马牙疳腐烂，吹之立效。

黄牛粪煅 黄柏 人中白盐泥固封煅，各一两 大梅片一钱

研。

金不换 治痘疳，牙疳，喉蛾，喉间溃烂，吹入神效。

西瓜霜六钱 青黛六钱半 人中白煅，五钱 川黄柏三钱 硼砂三钱 元明粉一钱半 大梅片五分

共为细末。

大金丹 治咽喉圣药，虚火上升，吹之神效。

朱砂三钱 雄精一钱 硼砂一钱 川连三钱 西黄一分 甘草一钱 枯矾三分 黄精三钱 淡秋石一钱 制熟附一钱半

共为细末。

家宝丹 治咽喉，风喉，吹之神效。

薄荷头二钱 枪硝二钱 灯心灰二分 雄精五分 大梅片三分

五宝丹 治诸疮腐烂，定痛，又治疔毒腐烂，掺。

灵磁石一两二钱 飞朱砂六钱 上雄精三钱 梅片三分 麝香三分

共为细末。

九转丹 出脓后用。

红升一两 熟石膏四两

共为细末。

去解丹 拔毒去脓。

熟石膏一两 黄升一钱五分 青黛三钱

去腐丹 顽腐不脱，不可常用。

黄丹一两 熟石膏一两

海浮散 长肉，止血定痛，伤科亦用却效。

炙净乳、没各等份

研极细末。

二仙丹马氏 疗久不敛，四围颜色多好肉，孔中无管用之。

明矾一两 银朱一两

研极细末。

青敷药 马氏方

大黄八两　姜黄四两　黄柏四两　白芷二两
青黛二两　白及二两　花粉一两　陈皮二两　甘
草一两

黄敷药

大黄四两　姜黄四两　花粉半斤　黄柏四两
苍术二两　陈皮二两　白芷四两　甘草二两

黑敷药

大黄四两　陈小粉炒黑，一斤　毛菇二两
白及二两　陈皮二两　南星二两　花粉四两　白
芷三两　厚朴四两　甘草一两　血竭二两　芙蓉
叶四两　五倍子炒，半斤

八宝丹 （马氏方）

煅龙骨六钱　槟榔二钱　水飞甘石六钱　白
占六钱　煅石膏八钱　寒水石六钱　东丹二钱
铅粉二钱

五宝丹 （又马氏方）

熟石膏一两　上白占二两　赤石脂二钱　黄
丹二钱　冰片二分

东坡方　癣疮蔓延。

草决明子一两
研末，入水银轻粉少许研，擦破涂之。

秘药加料　治烂喉及喉痛实火。

上犀黄一分　滴水石五分　硼砂三分　川雅
连二分　淡芩二分　大梅片一分

小儿头疮　胎毒及头痒等。

川黄柏五钱　乌金散五钱　人中白三钱
以研细后，菜油调。

定心化痰丸

明矾四两　郁金九两
共为细末，饭粒丸。

青黛散　专治耳肿痛，初起用之吹耳。

青黛　薄荷　木鳖子煅，去皮　冰片
等份。

参末散

苦参一斤，研

定痛丸 （马氏方）　立止诸痛。

炙没药　炙乳香各二钱　甘草一钱　真绿豆
一两
共为细末，朱砂为衣。

又方

加洋烟灰少许更灵（许云：星伯常用此
药）。一方无甘豆二物，有洋烟，和枣肉为丸，
如桐子大，每服二丸，朱砂为衣。

马氏八将散

五倍子四钱　雄黄二钱　乳香三钱　角针二
钱　全蝎二钱　蜈蚣二条　麝香一分　冰片一分

秘制白龙丹　专治肺痈。

真川贝母一斤
淡蜜水为丸。

又方

真川贝母一钱　柿霜五分

止嗽散 马氏　专治咳嗽。

宋半夏研，五钱　白冰糖箍碎，三钱

解毒散

熟石膏一两　青黛二钱

和中丸

木瓜一两　人参三两　白术三两　炙草一两　陈皮一两　干姜一两

清水泛丸。

收痔散

五倍子研细　用麻油调敷。

三黄丸

川雅连五钱　黄芩一两　制大黄三两

白蜜为丸。

蛇咬洗方

白凡榆　苋菜松花　川椒　蒲公英　青麻皮叶　荷叶　豆叶　葱白

牙痛散

荜茇　石膏

研末掺。

移花散 马氏方　小儿痘出眼中，左眼吹右耳，右眼吹左耳。

东丹　轻粉　猪牙皂各一钱　大梅片五分

为细末。

燥湿丹

蛇床子

研末。

定痛丹

三七末

截疟丹

威灵仙

研末，贴脐。

白灵丹

石膏一钱　白占二钱　冰片二分

止血丹

生蒲黄炒黑

研。

太乙丹

大戟一两五钱　五倍子一两　毛菇二两　朱砂三钱　麝香五钱　千金子一两　雄黄三钱

截疟丸

巴霜六分　冰片一分　雄黄六分　斑蝥十四个　白土二分　麝香一分　朱砂六分　轻粉六分

研细末，糯米丸，约一百粒。

阳和丸

麻黄　肉桂　炮姜各等份

蜜丸。

治目多眵泪药

鲫鱼胆一个　人乳一盏

和匀，饭上蒸一二次，点眼，泪自收也。

治螳螂子方 即妒乳

青黛一钱　元明粉三钱　硼砂一钱　薄荷四分　冰片一分

同研细末，擦口内，一日三五次。

仿西洋眼药

猪苦胆取出，东丹拌匀，加冰片、青黛少许，搓成条于盘中大约磨搽。（卖者如此）

伤丸

怀牛膝一两　参山七三钱　当归一两　落得打一两　杜仲一两　骨碎补一两　山羊血二钱　白及五钱　自然铜二钱　儿茶一钱　甜瓜子二两　红花五钱　厚朴三钱　乳香三钱　木瓜五钱　川续断二两　肉桂二钱　朱砂三钱　原寸香八分

研细末，稀粥为丸，朱砂为衣，弹子大，每服一丸，陈酒送下。

哮喘神效丸

青皮一枚，去瓤，入巴豆一粒去壳，煅仁，研末服，亦可泛丸。

五痫丸

鱼线胶一两　飞朱砂三钱　明矾一两　铅粉一两　明雄黄三钱　煅皂矾五钱

用皂角水泛为丸，每服一钱。

五香丸

广木香一两　沉香二两　降香二两　肉桂六钱　檀香一两

王九峰治吐血丸

大生地八两　犀角一两　怀山药四两　丹皮三两　当归二两　大白芍三两　云茯苓二两　女贞二两　猪肺一个

童便浸洗，煅化，再用藕汁一碗熬胶，加粳米粉八合，糯粉四合，和前药捣丸，每服五钱，开水下。

兑金丸

黑丑二钱　大黄二钱　雄黄三分　黄连三分　神曲五分　胆星五分　青黛　熟石膏各二两　飞滑石一两　胡黄连三分　黑大虾蟆一个

泥包虾蟆，煅存性，为丸。

哮喘丸

杏仁三钱　马兜铃三钱　蝉衣三钱　桑皮二钱五分　白果肉二钱五分　白矾五分　白信三分

上药为末，红枣肉为丸，如绿豆大，食后冷茶送下，男七丸，女六丸为止，即刻吐痰，神效无比。

蟾酥丸

蟾酥二钱　胆矾一钱　铜绿一钱　寒水石一钱　扫盆五分　雄黄一钱　朱砂二钱　枯矾一钱　乳香一钱　没药一钱　麝香一钱　蜗牛二十六个　加白及一钱　蜈蚣一条　（即飞仙夺命丹）

醒消丸

乳香　没药末各一两　麝香一钱五分　雄精五钱

共研和，取黄米饭一两，捣烂，入末再捣为丸，如萝卜子大，晒干，忌烘，每服三钱，热陈酒送，酒醒痛息。

贵金丸

大黄一斤　白芷一两

平安丸

黄沉香二钱　丁香一钱　寸香三分　蟾酥一钱　牛黄五分　朱砂一钱　木香五分　月石一钱　冰片三分　苍术一钱　雄黄一钱　明矾一钱

共研细末，粽尖为丸。

琥珀多寐丸　治健忘恍惚，神虚不寐。

琥珀　羚羊角　茯神　人参　白术　远志　甘草

胡连追毒丸

猬皮炙，去刺，一两　胡连姜汁炒，一两　原寸香二分

烂饭为丸，每服一钱，酒下。

胡连闭管丸　遍身诸漏，皆妙。

石决明五钱，煅　槐米五钱，微炒　炙甲片麻油炒，五钱　胡连净末，一两

蜜丸，每服空心米汤下，早、晚两服。如漏之四边有硬肉突出者，加蚕茧二十个炒末，和入药中。

七香丸

香附三两　麦芽一两　甘松一两　甘草二两五钱　乌药二两　藿香三两　木香二两

上药为末，水叠为丸，如弹子大。

保童肥儿丸

参叶五钱　金樱子去核，一两　山楂肉二两　麦芽一两　建莲四两　五谷虫二两　茯苓一两　芡实一两　薄橘红一两　白术二两　使君子五钱　肥知母一两　鸡内金一两　砂仁五钱　青皮一两　地骨皮一两，炙

共为细末，莲子粉捣烂为丸，弹子大，米汤化服，肠风下血，石榴皮烧灰调服。

祛风换肌丸

马齿苋二两，炒　熟军一两　蔓荆子四两　连翘六两　浮萍草一钱半　防风八两　淡芩四两　荆芥八两　苦参一钱半　白蒺藜一钱半　大胡麻一钱半　黄柏八两　川膝四两　藓皮八两　粉皮三两　白芷三两

神效种子丸　此方云寡妇服下，且有孕，神验方也。

大熟地二两四钱　肉苁蓉二两四钱　萆薢四钱　灯草五尺　木香二两四钱　山萸肉二两四钱　澄茄二两　大茴香二两　马兰实阴干，研，八分　干漆二两　巴戟肉二两　蛇床子一两四钱　龙骨二两　全当归一两　牡蛎粉二两　母丁香二两　桑螵蛸二两二钱　全蝎去毛，五钱　茯苓一两半　蜘蛛十四个　威灵仙二两　菟丝子二两　沉香二钱　车前子二两　木通二两四钱　远志肉二两

上各味，研细末，炼蜜丸，如绿豆大，每日清晨服一二钱，开水下。

又煎药　每于经期转时，服一剂，煎方如下。

桂枝三分　白芍二钱　甘草二钱　姜皮三钱　再加玉盆二钱　枣三枚

蜡矾丸

白占一两二钱　黄占一两　雄黄一钱三分　琥珀一钱　朱砂一钱二分　白蜜一钱

炼之为丸。

青龙丸　治疗肿，内伤贴骨疽，瘰疬，乳串，痰气硬块。

番木鳖去皮，切片，四两　炙甲片一两五钱　僵蚕一两五钱

研末，饭糊为丸，桐子大，每服五分，勿冒风，临卧时服。头面，羌活、川芎五分。肩背，角针五分。两臂，桂枝五分。胸腹，枳壳五分。腰，杜仲五分。足，牛膝四分，木瓜四分。咽颈，甘草四分，桔梗四分。跌仆挛筋，当归五分，红花五分。酒制为引，妇人新产服五分，一日服五分。瘰疬，桑枝炒，酒送服。小儿一岁九丸，三岁十丸，四五岁十九丸，五六岁二十一丸，八九岁二十三丸，十四岁一分，十四岁以上四分。

雀斑丸

玉兰花瓣　肥皂　皮硝

上药捣烂为丸，日日洗面时搽。

龟背丸

儿茶一钱　阿魏二钱　乳香五分　没药五分　肉桂二分　冰片一分

各研细末，用猪尿和丸，贴突处亦可。

通音丸

川贝母一两　款冬花二两　炒桃肉去皮，十二两　白蜜

上药研末打丸，如龙眼大，饭上蒸，用水冲服。

消管丸

苦参四钱　川连酒炒，二两　当归　槐花荜澄茄各一两　五倍子五钱

各为细末，用小鳖二个（大约八九斤），真柿饼四钱，二味共煮，以日捣烂，入前药末捣丸，每日空心服四钱，开水送下，其管自出。

鲤鳞丸　治无名肿毒、瘰疬，尤妙。

归尾五钱　大黄　荆芥去梗　乳香　没药各二钱　黄芩　连翘各三钱　防风　羌活各三钱半全竭一钱　蝉衣二十个　僵蚕二十四条　牛皮胶一两　雄精土炒，七分　金头蜈蚣四条，去头足，一条用姜汁涂，焙干，一条用酥炙，一条用香油，一条用醋　穿山甲四两，一两用细红花五钱煎汤，土炒，焙干，一两用皂角五钱，煎汤煮，一两用苏木五钱，煎汤煮，一两用当归八分，煎汤煮

焙干为末，米醋打糊为丸，朱砂为衣，贮瓶，麝香五分养之。每服一丸，滚酒下，未成内消，已成出脓，神效。

蜜犀丸　治半身不遂，言语不利，小儿惊风梦搐。

槐花四两　当归　元参　川乌各二两　炒麻黄　茯苓乳拌　防风　薄荷　甘草各一两　牙皂去皮净子，炒，五钱　冰片五分

蜜丸如樱桃大，每服一丸，小儿半丸，茶下。

仙桃丸　治手足麻痹，瘫痪疼痛，跌仆损伤，腰膝痹痛，甚效。

川乌四两　五灵脂四两　威灵仙五钱

洗晒为末，酒糊丸，如梧子大，或七丸或十丸，盐汤下，忌药。

治老人不寐丸

六味地黄丸一料　加麦冬四两　黄连三钱炒枣仁五两　肉桂五两　当归三两　甘菊花三两，要家种者　白芥子三两

共为细末，蜜丸，每日白滚水送下五钱，服后用饭，此丸老人可服至百岁云。

致和丸

熟地五两　厚朴二两　胡桃肉十一两　茅术二两　川椒一两　当归二两　甘草二两　乌附四两　砂仁一两　广皮黑枣煮丸，一两

戒烟丸

党参二钱　玉竹二钱　粟壳二钱　橘红一钱二分　沉香五分　黄芪炙，二钱　茯苓二钱　炮姜二钱　杜仲一钱二分　肉桂五分　枣仁一钱二分制半夏一钱五分　益智仁一钱二分　覆花一钱二分红枣二两

同煎，用布沥汁，再入烟灰三钱，赤砂糖二两同煎，姜汁和在一处，熬五日为丸。此平淡之方，看体质用，烟瘾重者，加烟。

痧丸

茅术五钱　天麻六钱　朱砂五钱　麻黄六钱麝香六分　甘草四钱　雄黄六钱　丁香一钱　大黄一两　蟾酥一钱五分

醋泛丸。

卫生丸　广东陈利济出

熟地　川芎　炙黄芪　砂仁　香附　橘红归身　野於术　条芩　元胡索　茯苓　肉桂白芍　木香　人参　麻黄　益母草　炙甘草

胃灵丹

木香　延胡

白眼药

月石一两　荸粉三钱　冰片五分　麝香五分研令极细，不细则痛。

水眼药

甘石一两　月石五钱　螵蛸一钱　冰片四分

朱砂一钱

眼药

珊瑚三分　朱砂三分　荸粉二分　珠子四分　琥珀四分　原寸香三分

止嗽散本氏

法半夏八两　冰糖六两　盐一两

井水煎服。

桃花散

熟石膏四两　黄丹四钱

治火烫烂腿疮，用菜油调，又能长肉生肌。

八宝丹

熟石膏一两　冰片一分　西黄七分　血竭三钱

拔肉长肉。

吹药

上西黄二分　大梅片三分　西月石二两

吹药

西月石一两　冰片二分　青黛五分

解毒丹

青黛三钱　熟石膏四两

治同桃花散。

翠云散

熟石膏五钱　牛黄一钱　铜绿一钱

治小儿耳中漏脓，用葱管一根，约一寸半长，一头置菜油中，然后再蘸此药置耳中，每日换两次。

珍珠散

濂珠五钱　石膏煅，五钱　西黄一分　冰片

二分

生肌长肉。

梅花丹　治一切痈肿。每服一分半，多至三分，丸黄豆大，研末，又能敷对口疮。

麝香三分　冰片三分　乳香炙，去油，七钱　蜈蚣五条　寒水石三钱

同烧酒浸烂，打腻如浆丸。

轻粉一钱　腰黄一两　炙没药七钱　血竭三钱　杜蟾酥二钱　金箔十张为衣。

虚痰方

蝙蝠瓦上炙，为末，二只　冰片二分

掺膏上贴。

化毒丹

金银花二两　夏枯草四两

共研细末，白蜜为丸，解热毒如神。

枬药　治一切火毒。

熟石膏四两　大黄生晒，不可炙，炙则无力，二两　天花粉一两

上方治一切热毒，或用马菜根汁调，或丝瓜叶汁，或侧柏叶汁调，随时拣择，又治疗温火等症，菊花叶打汁调。

眼癣用

干眼药三十五文，熬鸡子油，调搽。

蛇床子散　治湿毒脓滚疥疮。

蛇床子二斤　川黄柏二斤　生石膏四斤

湿毒疮，小青油调，脓滚疥疮，麻油调。

提泡药　治骱穴酸疼，膏药上贴之，约二点钟时即起泡，然后用针挑之，其酸即休。

斑蝥一物

研细，掺膏药上贴之。

红膏药

蓖麻子去壳，二斤　老松香一斤　纬丹五钱

先将蓖麻研烂，加松香打和，再加麝香二钱，用打，看老嫩。老者加蓖麻子，嫩者加松香。

黑疮药

皂荚子

煅极透，研末调搽。

白疮药

蛇床子　石膏

对半，研细，用麻油调敷，比黑疮药灵。

臁疮膏

胆矾二钱　轻粉三钱　炉甘石二钱　黄、白占各四两　板猪油一两

以上三味为细末，先将猪油熬烊，又入黄、白占化透，再入末药，然后调摊于油纸。

黄连膏　治多年臁疮湿毒、鼻疮结毒等症，治之神效。

黄连五钱　黄柏五钱　姜黄三钱　归尾三钱　白芷三钱　丹皮三钱　赤芍三钱　生地一两　合欢皮一两　大黄一钱　黄芩三钱　秦艽三钱　紫草一两　白苏皮五钱

上药用麻油二十两，炸枯捞去渣，下黄白蜡各二两，熔化收膏，入瓷瓶内，以油纸摊贴患处。

夹纸膏　治多年新起臁疮并效。

紫草　归身　细生地　黄柏　白芷　冬青桑　川椒各一两　黄、白占　飞丹　密陀僧　血竭各二两　轻粉三钱　银粉一两　铜绿五钱　乳、没药各五钱　冰片二钱

用麻油一斤，入前七味煎枯，去渣，入二占熔化，再将后药研细和匀，摊纸上贴之。如

干，加公猪油调亦可。

又方

煅石膏一两　炉甘石一两，童便浸，煅　龙骨醋煅，三次　轻粉　寒水石煅，各五钱　嫩松香五钱

放铜勺内，熬至黑色起烟，倒在水内候冷，用葱白煮滚。上味为末，以公猪油调匀，作夹膏，以葱汤洗净贴之。将裹脚紧紧缚定，开看黑色即换。

乌金膏　治足三阴湿热，腿脚红肿，皮破脂脓，类乎血风疮，浸淫不止，痛痒非常者。

先用桐油一斤，入锅熬，起白星为度，加黄蜡一两五钱溶化，入研细炒大黄末一斤，搅匀，再入冰片二分，摊贴。

清凉膏　专治一切热毒疮疖，此方是正，其前抄是又方。

长头发一斤，菜油四斤，煎枯去渣，再以活牛蒡、甘菊、金银藤、马鞭草、苍耳草、仙人对坐草各一斤，入菜油十斤，煎枯沥出，再加白芷、甘草、五灵脂、当归各八两，煎枯去渣，再将煎熬发油并入，共见斤两，每一斤油，入桃丹七两，熬膏摊贴，熬嫩膏再添丹四两。煮和。

又方　即已抄清凉膏　日前已抄一方又得后方，就以备应用，甚好，熬法，先将油发用文火，渐渐熬至发化为水，约要大半日功夫，次得铅粉和入，后用丹收膏。师曰：头发消瘀止血，生肌长肉甚妙。若热膏，无用别药杂入。

玉仁膏

当归一两　白芷五钱　紫草二钱　甘草一两二钱

用真麻油一斤，将前药浸五日，煎至药枯，去渣，将油再熬至滴水成珠，下血竭细末四钱，搅匀，再下白蜡二两熔化，离火微冷，再下轻粉四钱，研细，搅和成膏。

北庭丹

人中白　番硇各五分　溏鸡粪　瓦上青苔　瓦松各一钱

用倾银罐子二只，将药装内，将口封用盐泥固济，炭火烧三炷香为度，候冷，用罐取出，入冰片、麝香各一分，共研细末，用针破舌菌，以丹少许点上，以蒲黄末盖之。

蛇咬解毒丹　溃烂掺之神效。

野三七一两　胆矾一钱　麝香三分　白芷五钱　五灵脂五钱　雄黄五钱　雄鼠粪三钱　千金霜二钱　小茴一钱　白枯矾二钱　川贝母一两

上味共为细末。

又洗方　即抄在牙痛散上者

人参胎产金丹　马氏方

人参一两　全当归一两　丹皮一两　川芎一两　元胡索一两　白芷一两　野於术一两　生甘草一两　藁本一两　上桂心一两　白薇一两　赤石脂煅，一两　怀山药一两　没药一两　女贞子蒸，二两　白蒺藜去刺，三两　春砂仁二钱　白茯苓一两　白芍一两　杜仲二两，盐水炒

上药为末，白蜜为丸，如龙眼核大，朱砂为衣，以蜡固封。

—临产，参汤化服。

—产后，童便陈酒化服。

—经后，当归汤化服。

—怀孕后，每日白术条芩化服三五丸。

—胎动不安，白莲花汤化服。

—屡经小产不受孕，当归熟地汤化服。永无堕胎之患。

—劳役虚弱，中气不足，人参汤化服。

—劳役虚损，小黄米汤化服。

—胎漏下血，藕节棕灰汤化服。

—妊孕，腹痛胀满，木香磨水化服。

—妊孕赤带，红鸡冠花汤化服，如白带，白鸡冠花汤化服。

—妊孕，腰腿酸痛，桑寄生汤化服。

—产后儿枕痛，山楂煎陈酒，黑糖化服。

—横生逆产，并子死腹中，当归川芎汤化服。

—胞衣不下，红花益母草汤化服。

—头胎交骨不开，龟甲汤化服。

—产后乳汁不得，以好酒当归山甲煎汤化服。

—妊孕转胞，小便不通，琥珀磨水化服。

—妊孕四肢浮肿，桑皮汤化服。

—妊孕子胀，香附腹皮汤化服。

—妊孕子痫抽搐，钩钩汤化服。

—经脉不调，月事参差，有余不足，诸虚百损，癥瘕积聚，干血劳伤，子宫虚冷，血海枯涸。一切妇人女子百病，俱用煮陈酒化服。

秘药饼

秘药饼六枚三钱，临用时研极细末，每二分加后药七味

大梅片四分　珍珠四分　西黄二分　麝香六分　轻粉一厘　硼砂二分

共为细末，和匀收贮，吹之。此饼诚不可解，七味又只六味而云临用再加，则似尚有上药数味也。

神灯照

上雄精　硇砂　血竭　没药各二两　麝香四分

共为细末。

专治颈项瘰疬痰核马刀失荣等症方

蛇床子草五两　烧酒五斤

先将瓶酒晒热，然后入草浸之。每日早晚，照量大小服之。若症势年数未久，服之一年，即可痊愈。

一扫光　小儿头疮等，治一切疮疥，破皮者不用。

烟胶二斤　苦参二斤　明生矾半斤　川椒炒，半斤　升药底半斤　硫黄半斤　樟冰四两　枯矾半斤　红砒一两　蛇床子炒，半斤　大枫子肉八百粒八合

红铜片　专治油脓窠疮。

硫黄四两　明矾二钱　红砒五分　土朱一钱

共为细末，将药入锅溶化，倾出，做成锭子，每用以毛钵，用香油磨下，涂疮上。

贴散膏方

升麻三钱　甘遂三钱　贯众三钱　斑蝥廿双　白芷三钱　苦参三钱　昆布三钱　羌活三钱　全蝎三钱　蜂房三钱　商陆三钱　海藻三钱　白及三钱　赤芍三钱　瞿麦三钱　竹箬三钱　白蔹三钱　大蓟三钱　蛇蜕三钱　花粉三钱　苍术三钱　防风三钱　荆芥三钱　白附子三钱　姜黄三钱　细辛三钱　泽兰三钱　棱术各三钱　香附三钱　川、草乌各三钱　远志三钱　官桂三钱　延胡三钱　河车三钱　蓖麻子三钱　水仙根七钱　生首乌五钱　金星草三钱　野蔷薇根七钱　蒲公英三钱　地丁草三钱　角针三钱　穿山甲五钱　牛蒡三钱　皂荚二块　夏枯草三钱　忍冬藤七分　芙蓉花二十朵　巴豆肉三钱　野菊花三钱　苍耳子三钱　血见愁三钱　防己三钱　川椒三钱　归尾三钱　寄生三钱　王不留行三钱　草大戟三钱　木鳖子一两　白鲜皮三钱　威灵仙三钱　五灵脂三钱　紫草三钱　僵蚕三钱　童子发三钱　透骨草三钱　生姜三钱

用大麻油十五斤，浸七日，下锅内，熬至药渣枯，滤去渣再熬，滴水成珠，然后投下炒黄丹六斤收膏。

烂喉痧方

斑蝥去足、翅，米炒　麝香三分　白及三分　全蝎三分　玄参三分　冰片四分　京川贝一两　白蜜五钱

此方斑蝥不开分两，又用白蜜，不知如何用法。

五效丸　治带下、肠风、尿血等症。

豆腐锅巴

晒干或焙新瓦上，炙焦研细，每两加黄连一钱，共研细末，加饭共捣为丸，每服五钱。赤带蜜汤下，白带砂糖汤下。

头耳诸疮方　眉癣及燕窝疮。

用肥皂煅存性一钱，枯矾一钱研细，香油调涂。

瘌痢头疮方　不拘大人、小儿。

独核肥皂，去核，填入砂糖及巴豆二枚，以泥包煅，存性，入槟榔、轻粉五六分，研细，香油调涂。

小儿头疮方

皂角煅黑为末，去痂敷之。不三次即愈，白秃肥疮皆效。（即笔峰卫生杂典）

狼毒膏

狼毒　川椒　硫黄　槟榔　文蛤　蛇床子　大枫子　枯白矾各三钱

共研细末，用茶盅取香油一盅，煎滚，下公猪胆汁一枚，和匀，调前药，搽患处。

治囊漏　皮厚而出水宝方。

苍术　川芎　吴茱萸炒　归身各一钱　官桂　木通各八分　青木香一钱半　黄芪二钱　白术　花粉各八分　蛇盘果二钱，如无甘草代之　龙胆草五分

白酒煎服。

专治肾囊风　去风消痒除湿。

威灵仙五钱　蛇胆子五钱　当归尾五钱　缩砂壳三钱　土大黄五钱　苦参五钱　老葱头七个

用水五碗，煎数滚，倾入盆内，先熏，候温浸洗。

敷药方

炙乳、没　海螵蛸　赤石脂

各等份研末，和黄蜡化开，作饼敷之。扎好。

药丝线

芫花五钱　壁钱二钱　草乌五钱　白蔻线三钱

水一碗，瓷罐内慢火煮干，不晒，阴干，遇症将丝线扎系，每日收紧，其患自然枯黑。

耳出臭脓

龙骨煅　五倍子炒　乳香去油　枯矾　血余炭各等份

共研细末，卷尽脓水，掺之。

耳中脓水不干方

胭脂　蛀竹屑　石榴花瓣炙　冰片

共研细末，掺之。

专治颈项怪症丸

花椒一钱　熟矾二钱　火硝一钱　雄黄一钱　麝香六分

共研细末为丸。

掺舌黑虎散 （泰梅初秘方）

麝香一钱　大蜘蛛七个　大蜈蚣七个　大梅片一钱　公、母丁香各一钱　穿山甲七个　天香七条　全竭七只　灵磁石一钱半

火症，加犀黄五分，大濂珠五分。

癣药

槿末　参末　姜芷散

和匀，掺之神效。

活络丹

制川草乌各六两　胆星六两　地龙二两三钱　乳香三两三钱　没药三两三钱

酒化旦心为丸，每重五分（"旦心"疑似"胆星"）。

林文忠公戒烟灵丹

明党参二钱　玉竹二钱　半夏二钱　黄芪二钱　杜仲一钱半　茯苓二钱　粟壳二钱　杞子二钱　益智一钱半　炮姜二钱　枣仁一钱半　橘红一钱半　沉香一钱　炙草一钱半　覆花二钱

加上桂心五分，姜枣砂糖汤为丸。

长肉商红膏

老松香四钱　潮脑二钱　轻粉八分　铜绿一分半　银朱七分　冰片一分半　麝香一分　蓖麻仁二钱

生地膏

细生地四两　白占一两半　麻油八两

百部膏

百部　白鲜皮　鹤虱　蓖麻仁　生地黄　黄柏　当归各一两　麻油半斤

各药熬枯，去渣，入黄占。

厉疯膏

大枫子肉五钱　木鳖子五钱　当归一两　小生地一两　防风五钱　紫草五钱　黄柏五钱　元参五钱　麻黄五钱　黄占　麻油八两

消瘤散

南星

黄夷戒烟丸

高丽参　西洋参　东洋参　北沙参　潞党参　韭菜子　怀牛膝　粉草各五钱

上药用陈酒四斤浸服，瘾到时服三四杯，即不知所苦，初服七日，忌猪肉，后忌醋、鸭子、虾、蟹、生冷、面食，断瘾方可食。

法制半夏（苏州戈氏）

大半夏十斤

用陈石灰十斤，滚水泡化，待温，投半夏，日晒夜露，频搅之。七日取出，换清水浸三日，取出晒干，再明矾五斤，皮硝二斤，用滚水泡化，待温投半夏，如前制法，晒干。

甘草　薄荷　茯苓各一两　陈皮三两　白蔻仁　枳实　大砂仁　木香　青皮　川芎　五味子

上桂心各五两　丁香　沉香各三两　生姜十斤

上药用滚水泡，待温，投半夏，浸十四日，日晒夜露，频搅之。至期满后，拣出半夏，将余药煎浓汁，去渣澄清，即将药汁，煮半夏，收干为度，或为丸，或为块，收贮听用。

—凡有痰饮者。开水送服，痰从大便出，如鱼鳔即愈。

—凡有老年积痰，陈皮茯苓汤服。

—凡中风痰厥，羌活前胡汤服。

—凡寒痰呕恶，生姜陈皮汤服。

—冷哮痰饮，苏子陈皮汤服。

—肝胃厥气，青蒿陈皮汤服。

—三阴久疟，生姜汤服。

—小儿寒闭，前胡陈皮汤服。

—酒湿，砂仁汤服。

—痰迷痴癫，石菖蒲叶冲汤服。

—寒湿疝气，荔枝核炙灰冲汤服。

小蟾酥丸（抄砚农选录中）

蟾酥一分　明雄三分　蜈蚣一条

研细，酒糊丸，桐子大，每服五丸，葱汤下。

清凉散（抄白红纸）

煅石膏九钱　陈黄升一钱

八宝丹

煅龙骨六钱　轻粉二钱

药兜肚方（抄静香楼案下）

干姜八分　官桂一钱　白芥子一钱半　枳实一钱　阿魏四分　半夏一钱　水仙子一钱半　麝香五分

上药共为粗末，用艾绵拌匀，大红沙布作夹兜肚一个，将药置于中。

铁箍散

三年陈小粉四两，炒黑至烟出，取出研细，节去粗头，用好醋调，如薄浆样，然后敷之。善治一切红白肿毒，其效如神，无脓即散，有脓即溃，使其不致蔓延，故名铁箍。此方云系坊前倪氏秘方，不可以小粉轻贱之物，置而勿信，惜之惜之。

红膏药（即外科至宝千捶膏，倪氏家藏之方）　老松香半斤　东丹三钱　银朱一钱

用蓖麻子去壳，打成胶。

附： 许恒君传用法

外科要用

铜春筒 铁碾铁研船，皂角等必碾 石臼 小筛子 药线木 大黄切片晒脆，然后放铁船中研筛，筛后再放研盂中研，余可类推 石膏火炉一只，将石膏煅，其色雪白，然后置船中研 又石膏必须煅至极热透，热透要雪白，研时要去头、脚、粗滓 炒药铲刀炼膏用 铁丫勺 绞渣药布炼膏火煎，急尽之，否则药枯

瓶一共总要三四元，末药五十个，大丸瓶葫芦三四个，小丸者五个

炼膏者，必须场上用行灶铁锅，先配料，东丹宜用真，叫药店人值事，大约数百文药是苏办。

九一丹即清凉药加青黛，名生解，且又贱又灵。用石膏十成，黄升一成，长肉甚良，研要细有毒拔毒，无毒长肉。

马氏八宝丹发背长肉，必须用，甚灵

陈小粉炒至黑如漆，用醋调搭阴证合宜，如痰块立小，手掌大者，可收至手心样

证候好时，如发毒背症，上半有脓，下半无脓，半长半拔，白腐者，毒也。红鳞者，新肉也。拔毒长肉之药，要研至无声为度，不然，非但痛，且不灵。舌齿出血，炒蒲黄末吹之灵。

大楦架一只下木架之，硬木为之，高与人高，如方方各式，临地作抽屉，架心陷以放钵，架左右立两木，上横木架之中馈，圆空柄杆承之 圆药钵大一小二 个小帚三把 研药线木秤二根 针一只 匾一对晒丸者，霉潮及僵腐等用 做摊膏药布，先买青红之布，大约三四，十一尺，以洋皮纸糊，榆白矾面帚扫揩之。以二层为度，厚者一层，背后贴向墙壁上，待干用。

摊膏药法：小铁锅一只下放炉，在中底，放铁盏，一点燃灯草熏，洋铁针卷摊

剪油纸刀一把，薄油纸十张，照小大裁

白纸五十张，包药用，裁好，针穿挂 膏药用法伤湿风痛等用红，除毒流注用青 白铜匙大四把，小二把 药瓶塞头爆竹店做结实者百个，需百文 敷药多则黏滞，撮软而不烈，去敷药看去，汗孔有汗乃药气散 毒门不看

凡贴伤膏用生姜擦再贴，则药气速，无他虑 除毒贴膏亦宜如上，外食盐喷炒，散在膏上，摩运及姜片艾灸等 熬膏先备柳木棍，俟药须搅时，入搅之。以膏黑如漆为度，其亮如镜矣，搅匀，倾于水内，要用扯一块用之。大盖缸绿者，敷药贮三只 小盖缸四只，碗店取，则贮去解凉血 毛缸盆置长肉膏，百部膏 头风膏以肉桂、丁香搅膏贴，热痛薄荷末、白芷末入之，烘热用 阳和膏另锅炉 瘄腐小膏用油纸贴散膏场面用布 灸法方砖小座，新瓦仰如盂，瓦下注火，砖需用七八块 炼蜜蜜注铜勺，下放芦片炀之 牙片一根，压舌看喉，及调敷药 代刀药阔则口大，厚则口深矣 敷药似成留顶，未成偏敷，瘙痒之疮已开者，不宜用 掺药笔旧笔去头，染着掺 大毒未尽，不可生肌，生肌逼毒内攻，或别生疡矣，半腐半肌，即去腐生肌，凡肿高赤痛敷凉药，漫肿不红不痛，似有头敷温散 生管者忌走动下部 疔以银针刺头，然后以拔疔散用之，根脚易之。

烧膏药，桐油一斤，铅粉头发，五日可做，先武火，后文火，不然要烧焦，宜丫叉系锅盖上，防烧成焦块，空地上防失慎，有油之巴豆、蒌仁，宜纸包，石压去油。

外症如乳癌、内疽、发背、对口，宜三复

详看，然后用药，势大跻，求功效，听别就，疡先发散，后托补，虚则用之助脓，脓未成宜消者，按之坚，不热多红。

用膏药法：疡坚而屡涂难陷，突者不用，如深而脓左右注乃用。疡溃，膏药不可嫩，宜老而薄，庶易于贴耳，惟贴伤要嫩。

疡虚漫轻，实高肿，热肿红坚，寒疡木暗，湿肿按如烂棉破则流黄水，风肿皮皱红，微热，痰肿软如棉，硬如鳗不红不热，气肿按之皮紧肉软遇喜则软、怒则长，不红不热，跌仆瘀血肿不热不红。暴肿已成，如溃，其色必紫。

疡属阳，十四日熟，属阴，念一日熟。无脓不软，脓熟方软。未成按之即起，已成深按速起，则有黄水，深按缓起，内有污脓。

按之实痛，是血；按之实而不疼，是气；轻按即疼，是脓成。

重按方痛，脓深，胖人脓宜多，瘦人脓宜少。脓出后，切忌用寒凉，属火者，去脓后，宜平性药。近筋处，凡症起痒者，宜灸之。

瘿瘤结核，不宜开刀，近毛发之疮，须剪去毛发，贴膏，以免粘疼。

诸疮及跌打，一经房室，立时作痛。妇人刀伤，遇经来，疮必痛，四物柴胡汤。打伤皮不破，必内有瘀，宜攻之通之。痛十日，好期二十日。

毒气攻心，护心散不及，急服白砂糖三四两亦可。

王洪绪有言，惟疔用刺，禁用升降二丹，以防腐烂。

痈疽遗精者，须看好而治，痔病亦然，大痈须戒污积，如行经妇人近前，肿痛更甚，难以收功。如妇人自想，适经来，医治鲜效，经后始能见功，亦忌房。长肉药少许，即结靥，若多盖，就硬，反要攻脓，症未软者，不可敷寒凉。若半肿半暗，宜带辛热。

其症肿痛起，渴大便秘，或是阳，专治寒凉药，焮肿作痛，寒热头痛者，皆在表也。发散。焮痛作痛甚者，邪在经络也，和解之。

漫肿痛而不溃者，血气虚弱也，急托补之。色暗而不溃，或溃，或不敛，阳气衰也，温补之。若大便结，邪在内也，疏利之。

薛立斋谓：形伤痛，气伤肿，皆因厚味炙煿，食毒所致。无问何部，但赤肿者必消。若烦躁饮冷，赤痛发热，二便不通，火热内炽也四味清凉饮，或活命饮加大黄。微肿红肿痛，阳气虚弱也，参芪内托散。微暗恶寒，不作脓，或熟而不溃，阳虚寒也，千金托里散。如此则未成立消。

溃疡若脓溃后，二便仍闭者，毒未解也清热消毒汤。热退而渴不退，津液不足也八珍加麦冬。热不止，肿痛反甚，虚热内作也保元汤清心净血之品。

热退肌肉不生十全大补。疮白下陷，寒气烈也五味异功。手足并冷六君子加姜、桂等。

骨槽风 清胃散 牛蒡解肌汤
又方 解石斛 元参 羚羊角

牙漏 玉女煎（牙咬牙宣牙疳） 清胃散
玉女煎 犀角地黄汤 凉膈饮 牛蒡解肌汤
芦荟消毒饮

又方 解石斛 炒山栀 元参 桑叶 杏仁 花粉 连翘 薄荷 麦冬 雪梨汁 荆芥 羚羊角 淡芩 淡豆豉 瓜蒌 忍冬藤 鲜薄荷根（牙菌牙岩） 犀角地黄汤 甘露饮 玉女煎 泻黄散 清胃散加石决明

走马牙疳 犀角地黄汤
又方 鲜石斛 荆芥 元参 前胡 忍冬藤 牛蒡 连翘 葛根 豆豉 薄荷 六一散 香薷 蝉衣 青蒿 黑栀 丹皮 白薇 茅根

肺痈肠痈方 竹灯台一只，烧红时，闷息之。研为细末，陈酒送下。

痈疽煎方　金银花六两　甘草二两　皂角刺五钱

水酒煎，一剂立消。

乳痈方　白芷　贝母八两

为末，酒服之。

疗疮初起　白芷　生姜一两

擂酒一盏，温服。

喉症方　鲜竹叶一把，煎汤常服，重症鲜石斛五钱半，醋少许，冷饮。

口舌疮方　黄柏一钱　僵蚕一钱　枳壳灰五分　炙草末五分　薄荷末五分　冰片三厘　山豆根五分

各为末，一日拌三次，明日愈。

中焦统治方　金银花　元参　生草　白芍　炒栀子　荆芥　连翘　桑寄子

如属阴，去栀子，加桂末。

下焦统治方　天花粉三钱　生草二钱　银花三钱　蒲公英五钱

上下统治方　生甘草二钱　蒲公英一两　黄芩一钱　银花三钱

煎乳香、没药各一钱调服。

上消痈毒散　金银花一两　当归一两　川芎五钱　蒲公英三钱　生甘草五钱　桔梗三钱　黄芩一钱　荆芥一钱　连翘二钱　牛蒡一钱半　芙蓉叶一片

上中下皆治方　金银花四两　蒲公英一两　当归三两　元参一两

疹瘰方　草麻三钱　元参一两　干葛二两　青蒿二两　黄芪三两

喉痛方　生地一两　粉丹皮四钱　白芍二钱　麦冬六钱　川贝三钱　甘草三钱　元参五钱　薄荷二钱　青果五个，打

乳癌方　初生可治青皮　石膏行污　生甘草节消肿导毒　瓜蒌　橘络行经络　皂角刺　银花

此症不可用刀，因寒痰结凝，当用阳和汤，外敷宜留意，不可寒凉。

乳痈方　金银花五钱　白芍二钱　青皮一钱　蜜芪三钱　柴胡一钱　连翘一钱半　当归三钱　蒲公英五钱　生草一钱　鲜橘叶十片　砂仁末冲四分

又方　加浙贝　白芷　灵仙　夏枯草天冬

肺痈方　元参八钱　麦冬八钱　生草一钱　银花一两

女人羞隐治方　白芍三钱　川芎一钱　熟地五钱　当归三钱　甘草一钱　柴胡一钱　白芥四钱　黄芩三分　炮姜三分

症热，加栀子三钱。

又方　痛痒兼治。当归五钱　栀子三钱　白芍五钱　柴胡一钱　茯苓五钱　楝树根五分

有火加黄芩一钱，有寒加桂一钱。

外科方外奇方

(清) 凌晓五　著

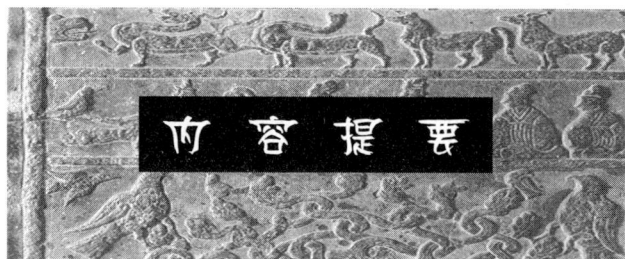

内 容 提 要

　　本书四卷，为清凌晓五先生遗著。分升降部、围药部、内消部、化毒部、点头部、拔毒部、去腐部、止痛部、生肌收口部、去管部、膏药部、疔疮部、喉部、诸疮部、臁疮部、癣疮部、痔疮部、口牙部、鼻耳部、脚部及补遗等门。收辑者皆外科不传之秘方，用之自奏奇效。又因传自方外，故曰方外奇方。

序

今之论医者曰：中医善治内证，西医长于外科，询其何以知其然也。则曰：西医精解剖，断截渝洗，目为常事耳。是言也，谓目下之中医则可，谓古昔之中医则不可。盖古之医师类多解此，扁鹊、华佗，尤其著者。试读《山西医学杂志》（纂辑中西解剖病理）一通，当知吾言之非妄，然斯妙法神技，何为不传至今日而与西人颉颃耶，曰守秘而已。

余谓中医之日渐陵替，西医之月异日新，其因虽有种种，而守秘与公开，实为至大之原，盖学理以研究而愈明，方剂以试用而的知，设有新理良方，惟知自秘，不肯公布，微特不能更有发明，即此一端，亦必终归湮没。吾国医界，不明乎此，以致古医麻醉刳剥之术，失传于后世，反使西医后进，矜炫其法。抚今思昔，能毋慨欤！为今之计，亟宜开诚布公，相互研求，一扫向日守秘之恶习，则中华医学，庶有豸乎！

凌师晓五，有清吴郡之名医也。学问渊博，精验宏富，家藏医书，奚啻万卷，胥熟读精思，舍短取长，故为人治病，辄多奇效。惜冗于诊务，乏暇著述，所作仅数种耳。《医学薪传》《饲鹤亭集方》已由哲嗣合刊流传，尚有《方外奇方》《凌临灵方》《本草害利》等书，未付剞劂，今岁裘公有《三三医书》之创刊，圭思中医外科之见拙于人，良由外科佳籍鲜于流通所致，爰将凌师《方外奇方》一书，商诸裘公，编入印行，并缀数语，以告世医。至本书所列各方，实凌氏一生经验之所萃，用者自知其妙，无待不佞之喋喋也。

民国十三祀四月　沈仲圭谨序

重 刻 序

　　世人对于中西医学之评判，辄谓西医擅外科，中医精内病。按之实际，西医诊疗内病，固多特过中医之处，中医对于外科，讵无捷效良方，以内外科疾患衡量中西医学之高下，实至无据之谈也。今就简册所载，撮述数事，以明中医确有愈外症之经验效方焉。《冷庐医话》卷五云：同邑郑拙言学博，性喜单方，言其经验最灵者有四。道光壬寅年，馆乐平汪军门家，粪门前，肾囊后，起一坚块，渐觉疼痛，虚寒虚热时作，案头有《同寿录》，检一方云：跨马痈初起，用甘草五钱，酒、水各一碗，煎服。如方服之，块渐软，次日略出清水，不数日痊愈。（圭按：跨马痈即悬痈，喜多春香城亦认粉甘草膏为此症良药），毛达可《便易经验集》"缠喉风秘方"条下云：常熟赵氏祖传缠喉风药甚效，而方极秘惜。一日，赵氏子与友章某饮，询其方不答，酒次，赵喉间痛不可忍，乃大声曰：为求猪牙皂角来。来则细捣，以醋调入喉五匙，嗽痰大吐，痛立止，余药涂颈上，干则易之。其乳蛾即破而愈，后章传人颇众（圭按：皂角治喉风，李氏《纲目》亦极言其效）。梅氏《验方新编》天虚我生弁言云：先慈每年必以芙蓉花浸盐卤中，明年夏日，小儿有患疮疖者，敷之立愈。又以初生之鼠，渍菜油中，患烫火伤者，得此立止其痛。又于梅雨时捕集蜒蚰，与梅子同腌，遇喉症辄应手而愈。余皆亲身所曾实验者也。《南京医学报》第五期包蘅村曰：咸丰十一年及同治二年，先父行医香港，是时港埠未辟，居民犹鲜，风俗强悍，不受法律，且好食禾虫，以故下流社会之人，每患疔毒。一患疔毒，又不肯忌荤，故走黄之症独多。先父每以芭蕉根捣汁，令冷饮之。虽遍体走黄者，无不愈。上举四例，虽病之轻重不同，而收效之速则一。且余所述，仅四事耳，若博稽方书，类夫此项之记载与良方，正难屈指而计。讵医籍所记，尽皆子虚乌有耶？故余以为中医外科之治疗，除器械、消毒、手术外，其余方药，正不让泰西医术也。仲圭少习内科于王香岩夫子，读书之暇，录有《方外奇方》《凌临灵方》《医学体用》等书，业由吉生先生采入《三三医书》行世。乃者，上海世界书局辑印《珍本医书集成》，宣扬国粹，良足钦佩。仲圭寝馈此道，垂二十年，深信中医之效方妙药，不至废弃，故于本书重版之日，再抒其管见，以就正世之贤达焉。

民国二十五年四月下浣　　杭州沈仲圭叙于粮道山

弁　言

溯此藁之蓝本，由一云游戒德僧，雅慕我湖城南道场山碧浪湖，天然山青水绿，钟灵毓秀，文笔峰高，生成一幅好图画，爰驻锡于皈云禅院。此僧深知医理，外科尤精，出其技以济世活人，远近闻名，求治者众，日无暇晷。道场浜以费姓为大族，即明末刺虎费宫娥之母族也。子若弟从僧为师襄事之，僧因佛家以慈悲为本，方便为门，经年不辞劳苦，遂致一病圆寂，弥留时，将渠经验秘藏，修炼升降膏丹方药，抄本书，传授费氏子弟，继续施送，故名其书曰《方外奇方》。缘我师晓五胞伯，昔从下昂村吴古年太夫子门下时，与五湖散人大钱口外科名医费大鳌先生同学，彼此友爱莫逆，得获此稿，照方修施合治，颇有效验。什袭珍藏，旋以避难新市之东新开河时，苏州伪忠王李，湖州伪慕王杨，闻名延治，枪林弹雨中，尝以活鸡皮及桑根白皮，缝补刀伤头颈，用麻醉药，剖挖中枪子弹，皆得此书膏丹之力为多。咏成童舞勺时，侍诊于傍，亲眼目睹也。湖郡克复，归返里门，日夕应诊勤劳，我师致遘环跳痛、附骨疽，卢医不自医，呻吟床褥，痛苦异常，乃央妻弟李蓉青，表母舅宗莲，延请伊外舅菱湖镇外科名医费杏林先生至郡医治。伊知凌氏有费氏抄本《方外奇方》，诸药齐备，故不携药箱而来，惟带有止痛仙丹两小粒，质黑外黏金箔为衣，嘱即囫囵咽下，不可嚼碎。吞下一时许，抽痛顿除，家人喜出望外，何其技矣神乎！学生等环求请益再三，方知此仙丹即鸦片烟泡，云：悉此间勿有，我故带来。此物本西医治痛症之要药，非我之神技耳，一笑置之。当将凌氏抄本《方外奇方》，寓目一过，为纠正之，损益之。先有晓五公门下士，我湖长超山奚家坎外科世医朱宝纶先生长子，朱皆春师兄受业时，曾将此稿《方外奇方》与朱氏习用外科方药膏丹，悉心研究，去芜存菁，增益除害，一派正宗，是以医林知之者，尤觉宝贵也。咏自离师门后，曾经利薮名场，五十年中不弹此调者久矣。记有师承心得，习外科医学者，应宜留心焉。盖开刀如劈柴，须看缕理，宜直缕开刀，挤出脓血即合。若不辨明，误开横缕，截断缕丝，一时翻口难合，收功不易。至于男子龟头，妇女乳房，头面手指间生疮毒，勿得率尔奏刀，重待自溃，取脓敛口，幸勿妄用升降药品，戒之慎之。又凡摊膏手技，夏天摊膏宜薄，谓如铜锣边菊花心者，有圈边胶黏易贴；冬天宜厚好贴，不致有犯破伤风病，亦应留意者焉。此书拔毒门中，有名十面埋伏散者，其中所用全蝎，宜将滚开水泡捏多次，尝之味淡勿咸，方能用有效力。又有蝉蜕，微焙研极细末，不嫌其劳。方中麝香，切勿可嫌价贵减用，不生效力。有此二项经验，勿得勿表而出之，以竟全功也。此稿兹由同门四明王香岩师兄之执经弟子沈君仲圭抄录，邮致古越裘君吉生社中，今于《三三医书》一集中排印行世，公诸同好，不自秘藏，勿致湮没不彰，亦保存国粹之一端。先得我心，同一阐扬先哲遗书，庶几知其内容之原旨缘起，屡经专科名医研究而成，此本得之者，自能心领神会，不难明了。若将徐洄溪批陈实功《外科正宗》、窦汉卿《疮疡经验全书》及近刊华亭高文晋《外科图说》，并斯《方外奇方》，简练揣摩，循途而进，不啻习外科医学之导师也。

己酉诞生　两次重逢甲子年岁朝春　吴兴永言医叟凌咏　识于上海寓居尚素轩内

清故资政大夫二品封典凌公晓五行状

公凌氏，讳奂，原名维正，字晓五，一字晓邬，晚号折肱老人。元秘书监吴兴郡侯吉川公之后，由安吉迁居归安之苕㵖，至公曾祖汉飞，又由苕㵖迁郡横塘，遂世为归安人。《明史·方技传》有字汉章，而以针灸名者，公十一世祖也。以医传世，代有闻人。公生而体弱善病，遂弃举子业，习岐黄家言，资性警敏异常人，广搜汉唐以来名医方书，昕夕研求，必究其原而穷其理。吾湖织里多书贾，有以乌镇僧逸林旧藏秘籍求售者，公爱不忍释，时近岁暮，罄囊不足，至典新裘以易之。前后弆藏万余卷，多海内未见之本，著《饲鹤亭藏书志》三卷，考核精审。弱冠后，名稍稍出闾巷，郡南下昂村，吴瘰生，明经芹，儒医也，见公方案，赞叹不去口，公遂从而受业焉。归而学益进，名益起，男妇大小方脉，以至疮疡损伤诸科，无不精求。诊者趾错于户，治病多奇效，生死一言可决，妇竖无所不知，皆称凌仙人，远近币聘争迎，寒暑靡间，不言劳，不责酬，贫而病者，兼施以珍药无少惜，五十年如一日。当世名公卿，如侯官郭远堂制军，番禺杨黼香太守，咸旌其庐。四方执籍来学者数十辈，中多知名士，若中七子，俞劲叔刚，其一也。亦间有乡曲之子，素鲜读书，公有教无类，一以《内经》《灵》《素》为根柢，更取古今专家著述，口讲指书，听者忘疲，并时举古人名医无后之言相告诫，及门诸子沾溉余绪，学成以去，各本所得师承，出而问世，率多运用不竭，医名藉甚。以余所知，长超朱皆春，镇海王香岩，乌程李季青，及公胞侄永言表兄，其尤著者也。公既于医有心得，不自珍秘，临证课徒之暇，手订《本草害利》八卷及《医学薪传》一卷、《饲鹤亭集方》二卷，族子霞序而行之。其《六科良方集要》一书，则就钱塘周氏旧本，重为校补刊印者也。为人任侠好义，勇于赴事。浙省钱粮耗羡，程安二县为最重，民不能堪，公先世隐于吏，有田文焚券盛德，故田间疾苦，知之独详。咸丰戊午岁大祲，官督漕急，奸民吴士勤与叶邦杰、沈元虎等争雄长，聚群不逞之徒哄于市，毁及公祖屋，当事以抗粮诬揭大府，株连百余村。公有田在苕㵖，又痛覆巢之祸，义忿所激，奋不顾身，时粤寇已逼郡西之泗安，间道奔控台省，复谒段廉使光清行营，下其事于县，又自扭士勤解案，纵弗治，虑益滋后患，不得已仓皇走京师，申理得直，会省城陷，事遂寝。而公之出入贼中，备历艰险，濒死者数矣。因绘脱难图，自识事之颠末，以示子孙，凡患难中，一饭之恩，一钱之惠，无不缕载，直道在人，卒以挽回天心，隐弭钜案，生还故里，骨肉重圆，未始非公先人公门积德所致。庚申湖防告急，重关不启，时公昆弟六人已析产，独先奉二亲，避兵于新市东五里之新开河村，而悬壶于新市，旦出暮入，以博菽水之资，烽烟弥眼，晨昏无恙。同治壬戌，郡城不守，诸族姓及亲故往投者，不绝于道，公一一款留，推食解衣，有从者如归之乐。即平居不相通问，而但能识公姓名者，皆就食焉。其时斗米千钱，食指累百，医之所入，仅堪一饱。尝因天雨断炊，徒跣泥淖中，走十里外，乞贷以举火，有知其穷而他去者，更质衣物以资其行。二亲相继殁于乡，公独行殡葬，悉如礼。乡居三年，盗不入其闾，人以为好善之报，诸戚族避地者，亦受庇焉。甲子官军复郡城，公携家归，首命长君初平，收埋战骨以万计，又合诸难裔，于五月初三城陷纪念日，就郡县城隍祠，延僧道作道场，荐度殉难官民，岁以为常，亦安不忘危之意。并请地方有司，禁屠宰一日。顾屠沽仍有违禁私宰者，公劝之不可，则投其肉于河。公殁后，遂无有能阻之者。今则世变境迁，并难日纪念而已成告朔矣。燹劫遗黎，继之疫疠，复与姚公守梅诸善董，创立仁济善堂，拯荒救生，诸事皆隶焉，而尤以施送医药为急务。贫民持善堂联单求医者，公一律待遇，无少歧视，改革后公私扫地，旧时地方，慈善事业，半多中辍，惟善堂施医，历久不废。推原本始，实公提倡之力为多。乡里有不平事，力为排解，有鲁仲连之遗风。光绪甲申，各乡被水成灾，岁收不及二成，安邑宰谭公恩戡格于吏，议征如额，民情汹汹，相率停斛，要挟粮艘，齐集城内外，数以千计，聚众鸣鼓，势将捣毁官署，几重酿戊午之变。事机危迫，间不容发，公道经便民仓外，乡民遮舆罗拜，共庆得生。公慨然引为己任，遂偕姚公守梅，入谒谭公，为民请命，得照八折减收，人心大定，官民咸受其赐。急人之难，常恐不及，出死入生，一言足重。公弟子有妙喜朱竹士者，愤族叔某横行无状，手刃之而自首于官，直承不讳，将论重辟。公乘程邑宰周公锐延诊之便，从容陈竹士母老子幼，宜在矜原之例。竹士得减等律，拟遇赦出狱去。公殁时，甫逾年耳，公虽医道大行，不事居积，终岁所得，随手散尽，产不及中人，而乐善之诚，根于天性，未尝为有无计。尝有华楼桥下舟居，一江北苦力，浼公往诊，病不治，且无以为殓，公奔走喘汗，既为募得乐寿善会施棺，复晨叩月河王氏门，乞旧绵衣一袭，以为裹尸之具。二十年后，王氏诸孙旅沪者，追怀轶事，犹为公后人津津道之。其他好义力行多类此，敬宗收族，倡修苕濠支祠，以联城乡，同宗睦谊，春秋飨祀，至今子孙率行不替。平时礼遇族人，尤重名节。族嫂氏，潘忠介嫡裔也，贫无依赖，恃纺织为生活，公以其矢志苦节，无忝宗风，谋诸族人，使守祠宇以终老，并为列状请旌节孝，悬额祠旁，与忠介同传不朽，用意深远，足资观感。堂侄绍曾，少孤贫，不能自立，公既为绸缪家室，复令继承小庄，公分遗庄书旧业，顾性谨愿，拙于催科，岁计恒不及额，公必为弥缝匡救，公私赖以两全。族兄鹿樵，出亡于外，死未归骨，嫂氏史，先曾留养公家，子象曾，幼遭离散，公多方物色，卒使母子完聚。象曾虽不善治生业，而事母能尽孝养，公始终周恤之。谊笃宗亲，昭昭在人耳目，公虽专精一艺，而能背诵经史大义，旁及佛书道藏经咒符录之属，无所不通。龙虎天师张真人，遣法官至湖，授公天医院治病仙官，并颁经录。公响道素笃，奉金盖山龙门正派，为费拨云衣钵弟子，道号壶隐，劫后宗坛香火不绝如线。归安孝子程抱云处士符，弃官寻亲，先寄居郡城天后宫，公重其为人，遂合诸同宗，延主梅观讲席，以正谊表率后学，远近响慕，宗风为之一振。含山讯詹千戒抡元，严于治盗，侦得者十九就擒，公劝之济以宽，遂指引入云山问道，师事公，其后詹君卒为盗党所报复，论者谓公有前知焉。又尝受正乙五雷法于章法师元敬，师常住郡城之玉皇殿，年老有足疾，殿为茅山道众所据，将逐章，公力为之争，遂分雷祖殿一区，俾收香火，资以终老。先是有郡城东关外某庙住僧发心者，一苦行头陀也，能结善信缘，他寺僧中以蜚语，愤而自宫。公闻之，飞舆往救，始复苏，并给参药以善其后，得终主其庙者十余年。郡城武圣宫，俗名大关帝庙，古刹也，遭兵久圮，发心既庆更生，沿街诵佛募资，重新庙貌，安邑宰沈公宝清，从公之请，拨留茶捐公款以成其志。古天医庙，在郡南横塘，去公祖居不远，自经兵火，废为桑园，代远年湮，几不可考，为他业所侵占，将于其地改建轩辕公所，公联合医林同志，按图定界，至今赖以保存。公之扶翼正教，德及方外，远近名山福地，黄冠缁流，皆依为护法善神焉，应世余间，不废翰墨，书法米襄阳，兼工篆隶，亦善绘事，写水墨鱼龙，尤饶生致，然皆为医名所掩。少解音律，通元人词曲，老而豪气不减，岁时逢吉，宾朋满座，兴至则引吭高唱大江东去一阕，以为笑乐。余少时，犹数闻之。至其善拳术，不自矜膂力，尝于燕齐道中，为人捍卫，则更无有知之者矣。教子弟以读书为乐，择名师课之，未尝加以督责，而谢庭群彦，卒皆学成名立，光大门闾，为善者后必兴，不其宜欤！公年五十一，时创发甚剧，长君初平，刮股疗父，复延菱湖疡科世医先外祖杏林费公，施以刀圭而愈。病中虑有不讳，伏枕手书遗训数千言，处分身后家事甚悉，无一字不从血性忠告，读之令人油然生孝友之心。天相吉人，卒获大寿，于光绪癸巳四月八日浴佛节考终里第，春秋七十有二。元配李太夫人，余长姑母也，圣善宜家，四德纯备，天夺贤母，先公四十五年卒，生子二，女一，长子绂曾，即初平征君，诂经精舍高才生，少有文名，并承家学，精医术。清光绪间，两膺特召，为醇贤亲王治疾，叠蒙两宫召见五次，独对二次，温语褒嘉，有医学颇有根柢等谕。历官粤鲁牧宰，体先世积德之训，所至多惠政，案无留狱，暇辄为民诊治，公庭出入无禁，活国活人，民爱之如慈母，并分鹤俸，购求古籍，有鸿术堂藏书二万余卷，中多宋明精刻。读书读律，日手一编，时以经术润色文治，自署安静之吏，有两汉儒生临民气象。次汝曾，字颖士，以知县官闽省，值台疆多故，迭著劳勋，亦以能吏闻于时。长女适同邑诸生沈家骏，公高足弟子也，世居新市之西句城，新市为公旧游地，沈氏接踵而起，渊源有自，尤精妇人科，至今子孙犹世其业。三子可曾，字定孚，附贡生。四子缓曾，字爽泉，皆能医，得公真传，无时医习气，缓曾于侍诊时，辑有公临证医案四卷。五步曾，字颂武。六企曾，字谦六。七景曾，字仰止，先后入邑痒，各能与时变通，不沾沾于章句。步曾先经桐庐袁忠节公招往芜湖，任以校刊志乘诗文之役，后遂转入仕途。企曾弃书就贾，历辨营口苏沪茧丝实业。景曾与余共几席，相契尤厚。次女适德清胡安澜，亦诸生。自可曾以下子女六人，徐太夫人出，绂曾、步曾皆李出。嗣孙十三，绂曾生长孙祖寿，字铭之，以附生贡成均，奉讳后，侨寓沪滨，娱亲养志，不乐仕进，续修支祠宗谱，并独力捐立正记公堂，克成祖若父未竟之志，光绪甲辰，捐助直隶善后赈款，奖给祖父母父父乐善好施字样，仍准自行建坊。又遵母命，捐资兴学，同乡公推为湖州旅沪公学校长，兼南洋女子师范学校校长，乐育多才，成绩久著，得奖励学功宏匾额，加一等金质嘉祥章，又以故父遗书，捐入吴兴地方图书馆，以公众览。汝曾生人寿、之寿、昶寿，可曾生颐寿、恒寿、升寿，缓曾生金寿，步曾生南寿、磻寿、尧寿，企曾生曼寿，景曾生牟寿。孙女四人，已嫁者三，皆适士族。曾孙八，华隽、华俦、华仁、华伦、华俋、华佶、华侃、华伸，曾孙女五，玄孙三，尚贤、齐贤、希贤。先以次子汝曾阶封公夫妇四品，继以长子绂曾，山东潍县任内，遇覃恩加级，捐请二品封典。凌氏世有隐德，积久流光，生荣死哀，乡村称羡。自公高曾祖父，以至伯叔兄弟，率登寿考。公以少时羸弱之躯，又更多难，蒙犯风雪，致成喘哮之疾，善自摄卫，中年气体，转益强固，食量兼人，处境亦渐亨，终其身无不如意事。捐馆迄今三十年，七子二女，半尚生存，而冢妇沈夫人，且已寿开入秩，贤孝特著，例得褒扬。一门礼教无亏，人才辈出，各以所学，涉历政商学界，辙迹遍长江上下，远及东瀛。德泽之久长，枝叶之蕃衍，求诸并世亲知中，殆无伦比。盖清门世胄，其所留贻者远矣，曾今岁辛酉，距公与先长姑道光壬午始降之年，适同届百龄仙寿，将循世俗成例，先后举行追庆礼，藉申报本之忱，百世令名，表彰宜亟，中表诸昆季，以同时至戚后进。知公之详，与相关之切，未有如余者，属为文以状其事，余生也晚，幸免于洪杨之难，顾早岁过庭，侧闻先大夫暨诸父老辈，述乱离相依情况历历在目，心识之不敢忘，长而与竹林诸阮，驰骋名场，以学行相砥砺，且衡门咫尺，朝夕趋陪杖履者十余年。又尝橐笔入初平表兄海阳县幕，于公一生学术道德大节，与夫遗言往行，访求有素，钦折亦最深，故不敢以不文辞。乃即今昔见知闻知所得，证以孝子贤孙之所陈述者，略本编年纪事之例，以次类叙，条系时地，并参物论，以诒来者。事必征实，语不惮烦，庶备修志乘者采择焉，谨状。

中华民国纪元十年夏正辛酉五月　　内侄李毓璠顿首拜撰

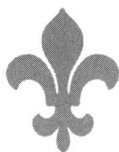

目　录

外科方外奇方

卷　一

清浙湖凌晓五先生遗著　　后学

杭州沈仲圭录存
杭州蔡燮阳校刊

升降部

大红升

辰州大劈砂五钱　明雄黄五钱　水银一两
火硝四两　白矾一两　皂矾六钱

先将二矾、火硝研碎，入大铜勺内，加火
酒一杯炖化，一干即起研细。另将汞、朱、雄
研细，至不见星为度，再入硝矾末研匀，先将
阳城罐用纸筋泥，搪指厚阴干，常轻轻扑之，
不使生裂纹，搪泥罐子泥亦可用。如有裂纹，
以罐子泥补之极干，再晒无裂纹，放入前药在
内。罐口以铁油盏盖定，加铁梁，盏上下，用
铁襻铁丝扎紧，用绵纸捻条护密周围塞罐口缝
间，外用熟石膏细末，醋调封固盏上，加炭火
二块，使盏热罐口封固易干也。用大钉三根，
钉放地下，将罐下放钉上，罐底下置鳖大炭火
一块，外砌百眼炉，升三炷香，第一炷香，惟
用底火，如火大则汞先飞上；二炷香用大半罐
火，以笔蘸水擦尽；三炷香火平罐口，用扇扇
之，频用水擦尽，弗令干，干则汞先飞上。三
炷香完去火，冷定开看，方气足盏上，约六七
钱，刮下研细，瓷罐盛用，再预以盐卤汁调罐
子稀泥，用笔蘸泥水，扫罐口周围勿令泄气，
盖恐有绿烟起，汞走也。绿烟一走，即无用
矣。此丹治一切疮疡溃后，拔毒去腐，生肌长
肉，疮口坚硬，肉暗紫黑，用丹少许，鸡翎扫
上，立刻红活。疡医若无红白二丹，绝难立刻
取效。

大白升

水银　枯皂矾　焰硝　食盐各一两

共研至水银不见星为度，入阳城罐内，口
上一铁油盏盖之。铁丝扎紧，铁盏四围，用白
绵丝条箍紧，外用盐五两，光粉和泥捣匀擦罐，
入百眼炉内，初用文火一炷香，盏上常以微水
润之。至三炷香，用武火完为度，俟冷定打开，
取升在盏上色白者，刮下研细盛用。此丹可服
可敷，如疮口有黄水用此，无水用红粉霜。

一方加硼砂、黄丹、朱砂、胆矾、雄黄。

附　封罐口神胶方

破砂罐末、草鞋灰、黄泥、倾银药末、烧
盐粽子各一两，共研细末，用盐卤调和胶丹，
入乳钵擂细，用抿子挑封罐口。

小红升

真水银二两　净明矾二两　提净火硝二两

上三味捣和研匀，安铁耳锅内，盖以高深
宫碗，居中平稳，用煅石膏研细，揪满碗垎，
用围平锅口封好，放于风炉上，以先文后武之
火，炼三炷香为度。过夜待冷，以刀刮去封口
石盖，轻轻坍抹碗垎，将碗揭起，用小刀刮下
升丹，或绿或黄或红，各自贮开，瓷瓶盛之，
听用。颜色虽殊，功效则一，陈一年者，出尽
火气，愈陈愈佳。此药治一切疮疡疔肿疬各毒。
初起出脓时，用此掺疮口，自能呼脓拔毒，外
用膏药盖之。如脓腐去净者，另用生肌长肉粉

霜。如男子肾囊，女子乳头，及眼珠上下两角，或生疮毒，切勿用此丹，恐受水银之气，受患莫测，慎之。

六仙升丹

水银三两　火硝三两　明矾五两　东丹四两　轻粉六钱　皂矾一两五钱

如红升法。

白降丹（即夏冰对配丹）

水银　净火硝　白矾　皂矾　炒白盐各九钱

上五味共研至不见水银星为度，盛于新大倾银罐内，以微火熔化，火急则水银上升走炉，须用烀炭为妙，熬至罐上无白烟起，再以竹木枝拨之。无药屑拨起为度，则药吸于罐底，谓之结胎。胎成用大木盆一个盛水，水内置净铁火盆一个，以水盆内水及铁盆之半腰为度，然后将前结就之胎，连罐覆于铁盆内之居中，以盐卤和黄土封固罐口，勿令出气，出气即走炉。再用净灰铺于铁盆内，灰及罐腰，将灰按平，不可摇动药罐，恐伤封口，即要走炉。铺灰毕，取烧红栗炭，攒围罐底，用扇微扇，炼一炷香，谓之文火，再略重扇，炼一炷香，谓之武火，炭随少随添，勿令间断，而见罐底。再炼一炷香即退火。待次日盆炭冷定，用帚扫去盆灰，并将封口上去净，开罐铁盆内所有白霜，即谓之丹，将瓷瓶收贮待用，愈陈愈佳。其罐内原胎，研掺，癣疮神效。若恐胎结不老，罐覆盆内，一遇火炼，胎落铁盆，便无丹降，亦为走炉。一法用铁丝扎作三脚小架，顶炉内撑住丹胎，最为稳妥。此丹如遇痈疽发背毒，一切恶毒，用一厘许，以津唾调点毒顶上，以膏药盖之，次日毒根尽拔于毒顶上，顶上结成黑肉一块，三四日即脱落，再用升药敷此，即收功。此丹用蒸粉糕，以水少润，共和极匀为细条，晒干收竹筒内，各为锭子。凡毒成管，即约量管之深浅，插入锭子，上盖膏药，次日挤脓，如此一二次，其管即化为脓，管尽再上升药数

次，即收功。此丹比升丹功速十倍，但性最烈，点毒甚痛，法用生半夏对搽，再加冰片少许。一方加辰砂二钱，雄黄二钱，硼砂五钱，水银用一两，余四味各用一两五钱。

大白降

水银一两　青盐二两　皂矾二两　火硝二两五钱　硇砂三钱　雄黄三钱　辰砂三钱　白砒五分　明矾二两

上药共研匀，放阳城罐内，微火煨干后，如前法降三炷香。候冷取药，不可被生人、鸡、犬冲破。此丹凡肿毒未成名件者，用醋调点患处头上，看毒大小，如桐子大疱起，毒即消。若已成不肯穿者，亦用此丸，将膏药贴头上，半日即穿。

小白降

水银　火硝　生矾各五分　食盐二分

上共研末，入倾银罐内，放炭火上，文火煎滚，滚至边上起焦黄色，候至满面俱焦黄米色为度。将罐离火候冷，再用圆正擂盆一个，里面须拣光细者，将银罐连药轻轻倒合在擂盆内，罐口与擂盆缝间，须用绵纸条墨水润湿，加盐泥封固，然后将擂盆坐于大水盆中，罐底先加文火，用扇扇之。先文后武，煅至五寸线香为度，退去炭火候冷，先扫去罐口外盐泥，然后开罐取降于擂盆底内之药，药色以洁白如霜者为上。若青黄黑色，不可用。或以银簪脚，与磨亮刀头，略沾微唾，蘸药在上，即刻起锈者为佳。用时用新绵花蘸药，敲些许于膏药上，比升药更要少些，贴后两杯热茶时，即发痛，半日即止。毒重者，每日一换膏；毒轻者，贴两三日亦不妨。若贴大肿毒上膏，先放些麝香、阿魏，然后上此药少许贴之。若要做咬头膏药代针丸，将面糊以竹片拌和做成细条，切作芝麻粒大小，放膏心中对肿头贴之。此药不可沾在指头上，沾则要疼痛发疱退皮。此药陈久者，少痛，性和

缓，却要多用些。如第一次降完，药色不白，可将罐内之药刮净，此药无所用处，只将降于擂盆底内之药刮出，另将水银、火硝、生矾各五分，食盐二分，并将擂盆内降不透之药，与四味一并研和，从新再入银罐，照依前法降之。此药若一次降不如法，不妨两次三次连降，即降至十数次方能降好，计算已有水银五钱在内矣。每次只将银罐刷净，或另换新罐，每次只要用水银、火硝、生矾各五分，食盐二分，直降到好方止。初起煎时，须要火候得法，若火候不及，则罐中结胎尚嫩，水银尚活，倒合转来，非连胎坠入擂盆底内，即活水银先流入擂盆底中。若火候太过，结胎太老，非水银先已飞去，即有降不下之病，总以结胎不嫩不老为度，用烀炭火最得法。凡疮毒已穿破，用水炼降药法，新炼出白降丹研细，用元色缎五寸，将降药筛匀撒上，卷紧以麻线捆扎极紧，放瓦桃内，清水煮约一伏时内，换水三次，将缎先取起挂风处阴干，然后打开以鸡翎扫下，收贮瓷瓶用之，并不痛楚。

一 降

水银六钱　朱砂二钱　雄黄二钱　硼砂二钱　甘草水煮硝一两　绿豆煮白砒一钱　青盐三钱　制明矾一两　食盐一两

共研末，用阳城罐装药在内，用火熔化结硬，再将新茶杯合在罐口上，四围泥固，用铜勺一个，边上画后天八卦图，内放水六七分，将茶杯放在水内，阳城罐底朝上，四面以瓦合好，上放梗炭，文武火炼三炷香为度，去火候冷开看，茶杯内药有七八钱重，刮下研末，同二降再炼。

二 降

水银一钱　朱砂一钱　雄黄一钱五分　硼砂二钱五分　火硝一两二钱　明矾二两　皂矾二两　食盐一两二钱

同前炼过药，共和为末，同前炼法，炼完再同后炼。

三 降

硼砂二钱　青黛四钱　白砒一钱五分　水银六钱　明矾六钱

同前炼过丹药共研极细，同前丹炼三降，灵丹俱已炼成，其色雪白，勿见铁器研细，加冰片五厘，蟾酥五厘，共研极细，瓷罐收贮，勿令出气。凡遇痔漏、疬块，将成药线插在毒内。治一切肿毒，及发背、痈疽、疬块、痔漏等毒，以去腐生新，立刻见效。

五色灵药

食盐五钱　黑铅六钱　枯皂矾　枯白矾　水银　火硝各二两

先将盐、铅二味熔化，入水银结成砂子，再入二矾、火硝同炒干研细，入铅、汞再研，以不见星为度。入罐内盐泥固济封口，打三炷香，不可太过。又及一宿，取出视之，其白如雪，约有二两，为火候得中之灵药。如要色紫者，加硫黄五钱；要黄者，加明雄黄五钱；要红者，用黑铅九钱，水银一两，枯白矾二两，火硝三两，辰砂四钱，明雄黄三钱，升炼火候，俱如前法。凡升打灵药，硝要炒燥，矾要煅枯。一方用烧酒煮干炒燥，方研入罐。一法凡打出灵药，倍加石膏和匀，复入新罐内，打一炷香，用之不痛。此五色灵药，治痈疽诸疮已溃，余腐不尽，新肉不生，撒之最妙。

升打灵药固罐法

用阳城罐，将罐煏热，捣大蒜于罐外遍擦之。再煏再擦，如是三四次。再以姜、醋入罐内荡之煮之，以干为度。次用黄土二分，煤炭二分，以马毛与盐水，合之固罐一指厚阴干，裂缝再固，必要完固听用。

升打灵药封口法

入药毕，盖铁盏，用铁丝襻毕，用石膏、无名异等份，食盐减半，俱煅过为极细末，醋调成膏。次加炭火二三块于盏内，外热以笔蘸药，周围搽之，随干随搽，以口平为率。一用石膏、生白矾、食盐等份为末，水调搽之如前。

金蟾化管丸

水银三钱　明雄黄一两

以二斤火酒渐煮添，酒尽为度，共乳细。用纸包好，取大虾蟆将药包入于肚内，去肠只留肝肺，以线缝好。再用银硝一两、白矾一两，研匀，入阳城罐内，加水半茶盅，放火上熬令枯干，罐底取放地上，再纳虾蟆于内，铁盏盖好，将盐泥固济，升文火二炷香，中火一炷香，武火一炷香。冷定开看盏上灵药，刮下研细。用蟾酥乳化为丸，如芥子大，阴干。凡一切诸漏有管者，虽弯曲之处，用一丸放膏药上，对管口自入到底方回。嫩管自化，老管自退，七日见效。如未全退，再用一丸，无不除根。

围药部

离宫锭

真蟾酥三钱　血竭三钱　胆矾三钱　朱砂三钱　陈金墨一两　麝香一钱五分

各研为细末和匀，火酒化蟾酥糊成锭，如筋粗寸长，晒干清茶研敷。治一切无名肿毒。

坎宫锭

陈金墨三钱　熊胆三钱　胡连三钱　牛黄三钱　冰片一钱　麝香五分　或加木香少许　京墨一两　胡连二钱　牛黄五分　冰片七分　麝香五分

共研细末，用猪胆汁加生姜、大黄，水浸取汁，酽醋水少许，和成锭，冷水磨搽。治阳毒红肿赤游丹。

蟾酥锭

蟾酥二钱，火酒化　金脚蜈蚣一条　胆矾一

钱　乳香一钱　雄黄二钱　麝香一钱　没药一钱　铜青一钱　冰片五分　寒水石二钱　血竭一钱　大蜗牛二十一个

共制末，蜗牛捣作锭，每用米醋磨搽，或用辰砂、金箔为衣更妙。治阴证疔疮。

紫金锭

当门子三钱，一方五钱四分　川五倍一两，一方六钱　块辰砂四钱，一方五钱　红芽大戟一两五钱，一方六两　千金子霜一两，一方五两　山慈菇二两，一方六两　雄精三钱，一方一两

上药共为细末，糯米饮捣成锭，每重一钱，用冷水腐化内服外敷。能治阴阳诸症，无不见效。一方加草河车六两。

驱毒散

白及一两六钱　紫花地丁八钱　乌骨鸡骨一两，煅　朱砂一钱　雄黄末一钱　轻粉一钱　五倍子二钱，炒黄　大黄二钱　牙皂八分

上药共为末，以醋调敷。凡毒生于骨节之间，能使移上移下，无残症之患。

银箍散

草乌　生南星　乳香　生半夏　五倍子　没药　陈绿豆粉

共为末，酒调搽，能治阴证。

金箍散

赤小豆一两　番木鳖二两　白及五钱　芙蓉叶二两　白蔹五钱　生大黄五钱　黄柏五钱

共为末，葱、蜜调涂。治阳证。

又方

凤仙花子　大黄　五倍子各十两　人中白一两五钱，如无用皮硝代　陈小粉十三两，炒黄

为末醋调。

铁箍散

干芙蓉叶五钱　姜黄五钱　白及五钱　五倍子五钱　白蔹五钱　生大黄一两　蟹壳五片　陈小粉一两, 炒黄

共为细末, 米醋和成锭, 临用醋磨搽。治一切毒未溃者。

白围药

天花粉三两　生南星四两　生半夏四两　一法又白蔹一两　白及一两　白芥子二两

为细末, 用酸醋调涂。治一切痰毒最效验。

抑阴散

川五倍五钱　肉桂三钱　麝香三分　川郁金一钱五分　生南星一钱五分

共为末, 姜、葱捣汁, 调敷。治阳毒。

如意金黄散

天花粉十两　川黄柏五两　姜黄五两　白芷五两　广陈皮二两　甘草二两　苍术二两　南星二两　厚朴二两　石菖蒲二两　川郁金二两　生半夏二两

共为细末, 或醋、或蜜、或水、或葱汁水调敷。治痈疽发背, 诸般疔肿, 跌打损伤, 湿痰流注, 大头时肿, 漆疮火丹, 湿热天疱, 肌肤赤肿, 干湿脚气, 妇女乳痈, 小儿丹毒, 外科一切顽恶肿毒, 无不应验。

一笔消

雄黄二两　麝香三两　真藤黄一两　人中白五钱　辰砂二钱　蟾酥一两　白及二钱　白蔹二钱

共为细末, 用广胶三钱, 熟化和成锭。治痈疽发背, 五疔毒疮, 对口搭手, 诸般恶疮及一切无名肿毒初起者。用醋磨搽患处, 立消如神。

阴证痈疡围药

红药子四两, 如无, 用黄药子代　白及一两五钱　黑狗下颏一个, 煅存性　白蔹一两五钱　豌豆粉三钱　冰片三钱　乳香六钱, 去油　朱砂三钱　雄黄三钱

各为细末, 和匀醋蜜调敷, 四围用极滚热醋蘸调, 并可服。治外势平而不起, 色黑暗, 其痛在肉里者。

如意散

生南星　生大黄　生半夏　朴硝

共为末, 姜汁调。治痰毒。

卤水围药

麝香一钱　没药　雄黄　血竭各三钱　蟾酥一钱　五倍子一两　麻黄五钱

上多用荞麦干灰, 淋浓汁七八碗, 文武火煎, 遇疮毒, 用新笔蘸汁周围涂之, 则一切恶疮肿痛自消。

一笔消

大黄二两　藤黄一两　明矾五钱　蟾酥五钱, 酒炒　麝香二钱　乳香　没药各二钱

上用蜗牛捣成锭, 醋磨圈围。

又方

用雄黄一两　胆矾一两　月石一两　铜青一两　皮硝一两　草乌一两　去大黄　明矾　乳香　没药

蝌蚪拔毒散

寒水石　净皮硝　川大黄等份

研极细末, 蝌蚪不拘多少, 装瓮内, 埋入地中三月, 自化成水。每蝌蚪水一大碗, 入前药末各二两, 阴干, 再研匀收瓷罐内, 用时水调敷。治一切无名大毒、火毒、瘟毒, 神效。

一笔钩

天南星一两　生半夏一两　白及一两　生大

黄四两　冰片一钱

共为末，用雄猪胆汁和成锭子。

北京盐水锭

马牙硝一斤，入铁锅内烈火烧成水，次下皂矾末一两，次下黄丹一两，朱砂七钱，雄黄一钱，共搅极匀，倾光平石上凝硬收用。

——一切肿毒疥癣，蛇、蝎、蜘蛛、蜈蚣咬伤，夏月毒蚊虱咬伤，肿疡疼痛，用醋磨或水磨。

——口舌生疮，乳蛾、喉风、咽痛，用一粒，口内噙化。

——九种心痛，点眼角三次即愈。牙痛含于患处。

——暴发风眼火眼，及老年眼沿赤烂，以滚水化入杯内，洗之皆良。

——牛马有病，以点眼角。

大铁箍散

生大黄二钱　苍术一钱　芙蓉叶二钱　姜黄二钱　天花粉　川柏各二钱　白芷一钱　川羌活二钱　毛慈菇二钱　川乌一钱　乳香一钱，去油　陈皮一钱　没药一钱，去油　南星一钱　雄黄一钱　厚朴一钱　冰片一分　麝香一分

共为极细末，凡遇皮无二色者，是为阴毒，葱汁和蜜调敷。漫肿无头，用陈黄酒米醋和敷。红赤肿痛发热，用清茶调敷。

金不换仙方

枳壳三钱六分　白丑　黑丑各一两　甘遂三钱　麝香一钱　甘草五分

共为极细末，掺少许于膏药上贴之。治百种无名肿毒，立刻止痛，未成即消，已成即溃。

立消散

雄黄一两五钱　炒甲片三两　生军五两　芙蓉叶五钱　炒五倍子五两

共为细末，醋调涂患处。

立马消

川斑蝥去翅足，米粉炒　全蝎尾各十个，漂淡　蜈蚣三条　乳香　没药各四分　蟾酥三分，火酒浸化，再研成膏　用冰片二分　麝香二分

为极细末，麻黄四钱，熬膏为丸如桐子大，辰砂为衣，晒干密贮。

治发背痈疽肿毒，每用一丸，势大者，用二三丸，研细掺于膏药上贴之。如疮未破，以热手摸百余下，次日即消。如疮已破，先以薄绵纸盖上，再将膏药贴之，神效。

家秘金箍散

当门子一两　大梅片一两　飞黄丹一两　红银朱一两

共研极细极匀，收贮玻璃瓶中，切勿泄气。临用，用净羊毛笔蘸洒膏上贴之。治一切结肿，成饼成核，即刻消散。

内消部

梅花点舌丹

西黄一钱　月石一钱　熊胆三分　血竭一钱，去油　乳香一钱五分，去油　没药一钱五分　珍珠四分　蟾酥一钱　葶苈一钱　麝香三分　冰片五分　沉香五钱　雄黄一钱

上共为细末，以人乳将酥化开和丸，再加辰砂一钱，金箔为衣，每重三分，或三四厘，晒三日收贮瓷瓶听用。每临卧时，温酒送服一二丸，可消一切无名肿毒，疔疮初起。一方中加白花一钱二分。

飞龙夺命丹

真蟾酥一钱　去油乳香一钱　铜绿一钱　轻粉一钱　胆矾一钱　血竭一钱　辰砂一钱　明矾

一钱　雄黄一钱　冰片三分　麝香三分

共研细末，同大蜗牛二十个，捣匀和丸如绿豆大，每服七丸，或九丸，或十一丸，用葱白三五寸，病人自嚼吐于手心，包药在内，用温酒和葱送下，如人行五里汗出为度，无汗再用葱研烂，裹药服之。治一切疔肿恶疮，痈疽初起时，黑陷不痛，或麻木不仁，毒气内攻，呕吐昏愦之症。一方蟾酥丸，加蜈蚣两条。一方前方加蜈蚣一钱，川山甲一钱，寒水石三钱，僵蚕一钱，全蝎一钱，角刺三分，红信二分。

一粒珠

金川山甲一只重二十四两，分四足，一足用米醋炙，一足用松花汤炙，一足用麻油炙，一足用真苏合油炙黄用　真西黄三钱　镜劈砂四钱　真濂珠三钱，水飞　麝香四钱　大梅片四钱　明雄黄四钱　杜蟾酥一钱二分，火酒化

上药择吉日法制，和研极细末，以蟾酥化入，再加苏合油拌，捣千遍至光亮为度，为丸，每重五分，晒干用腊壳护。专治一切无名肿毒、痈疽、发背等症，每服一丸，将人乳化开，陈黄酒冲服，暖卧避风。兼治小儿惊风，每丸均分二次，用纯钩、橘红煎汤送下。

五香追毒丸

老君须　母丁香不见火　苦丁香即香瓜蒂去油乳香　去油没药　巴豆霜　广木香　炒黑牛蒡子　上沉香　血竭　辰砂　蟾酥火酒另化

上各等份，共为细末，将所化蟾酥，加陈蜜和丸，如芡实大，辰砂为衣，每服一丸或二丸，空心食前绍酒化服。泻二三次后，用冷粥补之，毒即消。治痈疽一切无名肿毒，初起壮实者宜之，兼去疔疮毒定痛如神。

寸金丹

麝香一分　乳香　乌金石即石灰　轻粉　雄黄　狗宝　没药各一钱　蟾酥二钱　粉霜　黄蜡各三钱　硼砂五钱　鲤鱼胆　狗胆各二个，阴干

金头蜈蚣七条，全用焙用　头生男儿乳一合

上为细末，以黄蜡、乳汁熬膏和丸如绿豆大，小儿丸如芥子大，每服一丸，重者加至三丸，以白丁香七粒研烂，新汲水调送，暖尽得汗为度，三次即愈。治极重肿毒痈疽疔疮，四肢壮热，沉重者，即噤口不开，撬开化三丸灌下神效。

皂矾丸

牙皂三钱，切碎炒研细末　白矾三钱，生研真干蟾酥一两，切片火酒化和丸如绿豆大　麝香三分，和入

每服一丸，以葱白裹药，黄酒送服，势重者，每日服二次。此药每次止可服一粒，如服二粒，恐致呕吐，慎之慎之。治大毒初起，疔疮走黄黑陷、昏愦呕恶之症。

青龙丸

番木鳖四两，米泔浸三日，刮去皮毛，切片晒燥，麻油炒透　炒甲片一两二钱　白僵蚕一两二钱，炒断丝

共为细末，黄米饭捣和为丸，如桐子大，每服五分，量人虚实酌减，临卧时按部位，用引经药，煎汤送下，盖暖睡勿冒风。如冒觉周身麻木，抽掣发抖，不必惊慌，过片刻即安。治一切疔疮肿毒，并跌仆闪腰，伤筋挛痛，贴骨痈疽，男妇大小颈项瘰疬，及乳串结核，痰凝气滞硬块成毒，小儿痘后痈疽初起者，一二服即消；已成脓者，服之自能出毒，不必咬头开刀，诚外科第一妙方也。头面，用羌活五分，川芎五分，煎汤送下；肩背，用角刺尖五分；两臂，用桂枝五分；胸腹，用枳壳五分；两肋，用柴胡五分；腰间，用杜仲五分；两足膝，用牛膝五分，木瓜五分；咽颈，用桔梗五分，甘草五分；跌仆挛筋，用红花五分，当归五分，黄酒煎汤送下。

紫霞丹

犀黄四分　雄黄二钱　大黄四钱　天竺黄四

钱　藤黄二钱，九晒去酸味　冰片四分　儿茶二钱
参三七四钱　血竭二钱　乳香四钱，去油　没药
四钱，去油　麝香四分　阿魏一钱，用蜜化

除乳香、没药、藤黄、阿魏外，余皆忌火，秤准各末和匀，再研极细，以阿魏蒸好，和蜜捣极匀为丸，每服重四分。专治痈疽发背、破伤风、疔疮、无名肿毒、跌打损伤、小儿惊风等症。用绍酒调服，忌生冷，孕妇戒投。

七厘散

大赤练蛇一条，烧灰存性，研极细末，勿犯铁器，米糊为丸，如芥子大。治一切无名肿毒，诸药不效者。每服七粒，重者加十四粒。若平陷不痛楚者，加姜黄、藤黄研细醋调搽之，即能奏效。孕妇忌投。

九龙丹

木香　乳香　没药　儿茶　血竭　去油巴豆各等份

共为极细末，生蜜调成一块，瓷盒收贮，用时旋丸如豌豆大。治痈毒、鱼口、便毒、横痃。初起未成脓者，每服九丸，空心热酒送，泻四五次后，服薄粥一碗，其泻即止。如肿甚者，间日再送一服，其毒自消。

龟蜡丹

血龟甲一大个，用下半爿，烘热，用白蜡渐渐掺上，板自炙枯，放泥地上出火气，研细黄酒调服至醉，暖盖取汗即愈。治一切无名肿毒、对口、发背、流注、痈疽、疔疮等症。

八圣散

天虫二钱　蜈蚣八钱　斑蝥去翅、足　穿山甲炒　巴豆霜各四钱　乳香一钱五分　没药一钱五分

共为末，凡鱼口、便毒重者，每服一钱，轻者每服六分，酒下二服，自效。

五虎下西川

炙鳖甲一两　蜈蚣二十条，瓦上焙　全蝎一两　土炒天虫一两　生军二两

共为末，凡无名肿毒痰症，每服一钱，小儿每服，黄酒送下，无不应效。

内护部

护膜蜡矾丸

白明矾四两，研细　黄蜡二两　辰砂六钱，水飞　或加葱花四两更妙

先将黄蜡熔化，待稍冷，入矾末、辰砂不住手搅匀，加炼白蜜七八钱和匀，众手丸如梧子。如蜡凝不能丸，以滚水炖之。凡护膜防毒内攻，如未破即消，已破即合。每服三四十丸，白汤送下，或酒送亦可。一日之中，服一百粒方有功，始终如一，服过半斤，必万全矣。病已愈，服之亦佳。

琥珀蜡矾丸

黄蜡一两　明矾一两二钱　雄黄二钱二分　琥珀一钱　辰砂一钱　一方加白蜜

先将葡萄肉十枚，同蜡打如泥，加诸药末捣和为丸，珀末、辰砂为衣。凡护膜化毒，每服一钱，食后白汤下。

护心散

生绿豆衣一两五钱　甘草节一两　琥珀同灯心研　乳香　辰砂　雄黄各一钱

共为末。凡预防毒气内陷，每服一钱，空心送下。

卷　二

清浙湖凌晓五先生遗著　后学　杭州沈仲圭录存　杭州蔡燮阳校刊

外科方外奇方

化毒部

无敌丹

桑柴灰汁　茄杆灰汁　矿灰汁各一斗

三汁熬调和匀，名三仙膏，亦可点痈疽之稍轻者。再用碱水熬膏一两，加入后开各药末，则成全方。每三仙丹五两，配蟾酥三钱五分，酒化，明矾、火硝各三钱，牛黄、麝香各一钱，冰片、珍珠、硼砂、雄黄、轻粉、乳香各一钱，人乳浸铜绿、朱砂各一钱五分，各研极细末和匀，再碾数千下，将前膏加入，搅得极匀，收瓷罐内，罐须小口，以乌金纸塞口，封以黄蜡，勿令一毫泄气。遇毒取少许，搽其顶，干则以米醋和蜜少许润之。其血黑色，或毒水爆出，即时松解，切不可着好肉上，或用荞麦面调。若遇疔疮加铁锈一分，研如飞尘和入，多搽其正顶，过宿其根烂出。内服紫金锭，若是痈疽，再服蜡矾丸及托里解毒之剂。此药痈疽、对口、疔疮、发背、一切无名肿毒，有夺命之功，难以尽述。

恶疮锭子

白砒一钱　麝香五分　归尾五分　五味五分　蟾酥一钱　草乌一钱　轻粉二钱　川乌一钱　月石五分　血竭一钱　全蝎二只　硼砂一钱　铜绿五分　银朱五分　雄黄五分

共为极细末，用人乳化蟾酥拌成锭子，如大麦冬样，一分锭作两段，治二人，将疮用针刺破见血，纳入药粒，用纸贴上，内成脓去药，

洗净为度。

万应针头丸

麝香二钱　血竭三钱　轻粉三钱　蟾酥三钱　硼砂三钱　大梅片一钱　全头赤足蜈蚣一条

共为末炼蜜丸。凡一切痈疽，生于胸背，毒大欲死，向其头上用针撬破去血，以药一黍米大，放疮口内，用纸花吐津周围湿之，贴疮毫定，顷刻可愈。

化腐紫霞膏

轻粉三钱　蓖麻仁三钱，研　血竭二钱　巴豆霜五钱　金顶砒五钱　螺蛳肉水二钱　潮脑一钱

共研匀罐贮。凡发背已成、瘀肉不腐及不作脓者，又诸疮内有脓，外不穿者，俱用此膏。不腐烂者自腐，不溃者自溃，其功甚于乌金膏及碧霞锭子。临用以麻油调搽顽硬肉上，以绵纸盖之，或以膏药贴之亦可。

元珠膏

木鳖子肉十四个　斑蝥八十个　柳枝四十九寸　驴蹄甲片三钱　草乌一钱　麻油二两

上药浸油内七日，用文火炸枯去渣，入巴豆仁三个，煎至黑，倾于钵内研如泥，加麝香一分，搅匀，入罐内。凡肿疡将溃，搽之脓从毛孔吸出；已开刀者，用指护送孔内，脓腐立刻能化。

隔皮取脓法

驴蹄皮一两，炒为末　砂炒荞麦面一两　草乌四钱，刮去皮，研末　食盐五钱

共研细，水糊作薄饼丸，上炙微黄，再研细，以醋摊白纸上贴患处，其脓水从毛孔而出，盖以粗纸，掺湿再换，水尽纸燥肿即消。或患毒深远，刀难直取，并患者惧开刀，候脓熟时，用此法最宜。如不从毛窍出者，其擦药之处，剩一洞，自为出脓。

点头部

代刀丸

白丁香一钱　蓖麻仁一钱　生白砒三分

共研为丸如黍米大。凡一切肿毒，内肿已成，惧开刀者，用一粒放患顶，外以膏封之，次日即能破头。

又方

斑蝥二十个　巴豆四十粒

共为末和丸，如胡椒大，每用一丸放患顶上膏封。

万应代针膏

硼砂一钱五分　血竭一钱五分　轻粉一钱五分　蟾酥五分　连头蜈蚣一条，炙　麝香一分　冰片少许　雄黄一钱

共为末，用好蜜和成膏。凡一切恶疽生于胸背，毒大欲死者，用小针将头拨破，以药搽上一粒，膏封过夜，次早即破脓。

咬头膏

铜青　松香　乳香　没药　杏仁　生木鳖粉　蓖麻仁各等份　巴豆不去油，加倍

捣成膏，每两膏内加白砒一分，捣匀。临用，取绿豆大一粒，放患顶，用膏药盖之。溃后即揭下洗净，换贴另药。凡胎前产后忌用。

替针丸

川乌　草乌　五灵脂各二钱　轻粉一分　粉霜一分　斑蝥二十个，去翅、足　巴豆二十个，去皮

上先将二乌、灵脂为末研匀，次入轻粉、粉霜研匀后，入巴豆、斑蝥，以水调和为锭子。

拔毒部

十面埋伏散

麝香一钱　蜈蚣十条　炙甲片五钱　乳香　没药各六钱，去油　蝉衣六钱　银朱四钱　僵蚕八钱，炒断丝　全蝎五钱，漂淡　带子蜂房六钱，焙燥

一切痈毒用之，自能拔毒收功。

九龙丹

斑蝥五分，去头、足，糯米炒黄　乳香　没药各三分，去油　雄黄二分　血竭一分　麝香一分五厘　冰片七厘　元胡五厘　元参五厘

共为极细末掺之，拔毒生肌化腐。

附：吊药

真蟾酥火酒化　雄黄　明矾　紫石英　硫黄各等份

共为末，用好酒调一日，次日作条。

八仙丹

蜈蚣五条，全用　全蝎五只，全用，漂淡　阿魏三钱　僵蚕二钱，炒断丝　炙甲片二钱　血余炭二钱　乳香　没药各二钱，去油　血竭二钱　轻粉二钱　大梅片三分　儿茶二钱　麝香三分　浮肉不去　加巴豆霜一钱；如生肌拔毒，则以原方用

八将擒王散

蜈蚣去头、足　炒甲片　漂全蝎　蝉衣去头、足，各四钱　炒僵蚕　炒蛇蜕各二钱　生五倍子一两，另研极细末　麝香一钱　雄黄五钱，水飞

共为细末，疔毒忌用。

太白九转还元丹

南星　白芷　半夏　花粉　川乌酒浸，去皮　川贝母各三钱　草乌三钱，去皮尖　麝香一钱　山慈菇五钱，去毛　真磁石五钱

上俱生晒为末掺，勿令出气。治一切痈毒，未成即消，已成即溃，已溃即收功。

八将丹

川文蛤一两六钱，去毛　乳香　没药各三钱去油　雄黄三钱　蜈蚣七条，酒洗，瓦上焙　全蝎七个，漂，勿焙　炙蝉衣七只　炙甲片七钱

共研末掺，治一切痈疽，惟疔毒不宜用。

犀黄拔毒散

真正顶犀黄五分　明乳香一钱　净没药一钱　豆瓣斑蝥一钱　原麝五分

共制细末掺，治痈疽发背，腐肉难化，势垂危者，立刻见效。此包氏之家藏方也。

去腐部

黑灵丹

大巴豆十六两　蓖麻子五钱，俱不可去壳

安石臼内捶匀，候天晴之日，将风炉放露天，上用铁锅以枥炭火，用长柄刀炒焦黑，无白油可末为度，研极细末。凡一切顽恶毒，升丹所不能提出者，用此丹掺之神效。

黄灵丹

生白矾六钱　枯白矾三钱　腰黄一钱

共为极细末罐贮，勿使有尘杂内。凡一切毒臭腐死肉不去，掺之自能生新肉，若新肉上掺之，要片刻，一见脓水湿气，其痛即止。如肉腐作痛，先将金花散掺好肉上，再用此丹掺腐上，自不疼痛，或用粉作条子亦可。

止痛部

醉仙丹　川乌　草乌　乳香　没药去油　木鳖子仁　法用豆腐一块，将鳖入其中，瓦上煅至腐枯，取出去皮毛　白酒药　鸦片各一钱　木香五分

共为细末，火酒法丸，如弹子大，每重七分，凡痛疽疮毒，值内托药化毒之时，痛不可当，酒送一丸，即能止痛。

动刀针外敷麻药

川乌　草乌　细辛　南星　半夏　蟾酥各等份

共为细末，用好酒炖熟调搽，待麻木不知痛痒时，方可下手。

内服大麻药

香白芷　川芎　制半夏　木鳖肉　紫金皮　大茴香　牙皂　台乌药　当归各二两　木香五分，不见火　生川乌　生草乌各一两

共为末，每服一钱，好酒调下，待麻不知疼痛，方可下手。若人昏沉，用盐水灌之。

生肌收口部

十宝散

白龙骨三钱　真象皮三钱　漂海螵蛸一钱五分　赤石脂五钱　乳香二钱五分，去油　没药二钱五分，去油　血竭三钱　儿茶一钱五分　麝香二分　冰片二分五厘

共研细末，用以收口生肌。

又方

赤石脂一两，煅　冰片三钱　煅龙骨三钱　血竭　儿茶各二钱　琥珀一钱，灯心同研　乳香　没药各一钱，去油　真象皮三钱　濂珠一钱

白云丹

轻白炉甘石一两，将倾银罐内，煅至通红，倾好醋内淬七次为度　轻粉一钱　白蜡二钱　冰片一分

赤云丹

轻白炉甘石一两，黄连汁煅淬七次　大梅片三钱　水飞辰砂八钱

又方

木香三钱不见火　水飞黄丹五钱　枯矾五钱　轻粉二钱

共为细末，用猪胆汁拌匀晒干，再研细掺之神效。

生肌散

辰砂二钱　血竭二钱　海螵蛸三钱　川贝三钱　轻粉二钱　冰片五分　龙骨三钱　寒水石五钱，煅，研细末，可代大升

又方

煨嫩石膏二两　飞滑石二两　白龙骨二两　枯矾五钱　海螵蛸二两　铅粉五钱　干胭脂五钱　密陀僧五钱

研细末用，如无脓水，掺之微作疼。

又方

赤石脂六两　轻白炉甘石三两，二味用防风、荆芥、黄芩、黄连、黄柏、连翘、银花、羌活、甘草等份煎浓汤，煅红淬汁内九次　嫩石膏二两，冬煨

夏生为末　甘草水飞浸　白龙骨二两，煅，用童便淬七次用　冰片一钱　粉口儿茶一两　轻粉三两　川连一钱五分

共为细末。

又方

川文蛤二钱，炒　乳香去油　没药各一钱　枯矾五分

又方

黄灵药四钱　乳香　没药　儿茶各二钱　珍珠一钱，同腐制

共为细末。

又方

煅龙骨　海螵蛸　乳香　没药　象皮锉末或炙　血竭　轻粉各一钱　赤石脂二钱　冰片三分　珍珠六分，同腐制，研至无声　麝香少许

共为细末用。

又方

儿茶　白龙骨各一钱　轻粉　滑石各五分　冰片五厘

共为细末用，神效。

八宝丹

乳香　没药　血竭　轻粉各二钱　儿茶　白龙骨　铅粉各一钱　大梅片五分，或加白占二钱　赤石脂三钱　儿脂骨一钱，用之更妙

生肌五宝丹

制甘石一两　珍珠五钱　轻粉三钱　琥珀二钱　冰片二分

生肌七宝丹

没药　乳香各五分　铅粉三钱　桃丹三钱　辰砂三分　六仙红升五分　川贝三钱，去心

用于乳疬最妙。

八宝丹

人参　犀黄各五钱　轻粉　白龙骨各一两　濂珠　真象皮各八钱，炙　上冰片二钱

又方

珍珠乳细　犀黄各五钱　象皮锉末　琥珀同灯心研　煅龙骨　轻粉各一两五钱　轻白炉甘石三两，用童便、米醋、黄连汁煅淬各三次　冰片三钱

生肌定痛散

生石膏一两为末　甘草水飞　辰砂三钱，飞冰片二分　月石五钱

一方

去辰砂，入轻粉五钱，共研末，用以化腐生肌定痛。

神效生肌散

煨石膏四钱　赤石脂　乳香　没药　轻粉煅龙骨各二钱　血竭一钱　儿茶一钱五分　冰片五分　红升丹五钱

神妙生肌散

乳香　没药各二钱，二味灯心同研　儿茶血竭　海螵蛸　赤石脂各一钱　轻粉三分　龟甲鳖甲各一钱，炒　月石二钱　水银一钱　黑铅一钱

先将铅、水银同煎化，另将前药研末，入铅汞于其中，再研极细末。凡痈疽发背，诸般疮毒，溃烂疼痛者，掺之神效。初起者，加黄桐一钱，作痒者，加白芷一钱。

九一丹

红升丹一钱　煨石膏九钱

研匀掺之，能生肌收口，然须浮肉去净，方可用此。

珍珠散

又名奇效八宝丹。

珍珠母即大蚌壳，须露天之左顾者半爿，刮去背后黑衣，火上煅研细，入后药研　炉甘石三两黄连二钱煎汁煅淬七次用　血竭三钱　儿茶一两煨石膏三两　赤石脂三两，煅　陈年丝吐渣一两，煅存性　大梅片临用时，每五钱用一分

珍珠十宝散

炉甘石　黄连　当归煎浓汁，煅净九次，用净末八两　珍珠母一钱，煅净　琥珀净末，七分　龙骨煅，水飞净，四分　血竭二分　赤石脂煅，水飞净，四分　辰砂水飞净，五分　钟乳石甘草汤制一伏时　水飞净六分　象皮焙乳为末，五分　冰片每药一钱，加入二分，研细掺，生骨长肉

生肌红玉丹

炒黄丹二钱　煅龙骨二钱　煨石膏三钱

共研细掺。

鲫鱼散

一尾，不落水去肠用之。羯羊粪倾满鱼腹为度，将炭火烘焦存性。

凡背疽大溃，脏腑仅隔一膜，候脓少欲收时，为细末，大有神效，兼治一切溃疡生肌收功。

又方

川连二钱　密陀僧五钱　胭脂二钱　绿豆粉二钱　雄黄　轻粉各一钱

十宝丹

去油乳香粉一钱五分　去油没药一钱五分血竭一钱五分　辰砂一钱五分　粉口儿茶一钱五分制甘石二两　赤石脂二两　小梅片一分五厘　煨石膏二两

共研极细末掺之，能生肌长肉，收功神效。

去管部

上品锭子

红矾一两五钱　乳香　没药　辰砂飞，各三钱　牛黄五分五厘　硼砂一钱四分，生熟各半　白信一两，煅净黑烟为度

治漏管大症。

中品锭子

白矾一两八钱五分　没药　乳香各五钱五分　辰砂五钱　牛黄四分五厘　硼砂一钱，生熟对品　金信一两五钱，煅净黑烟为度

治翻花瘿瘤等症。

下品锭子

治疔疮发背等症。

红矾三两二钱　乳香六钱　没药五钱　辰砂三钱，飞　牛黄四分五厘　硼砂一钱，生熟各半，白信三两，煅净黑烟，半月取起可用

上各依法制用，面糊和匀，拟成锭子，看痔漏大小深浅插入锭，如肉内黑色，勿上生肌散，只待黑肉落尽，方可上。或疮无头，太乙膏一个，加用后各药粘一粒贴之。白矾二两，乳香三钱二分，没药三钱七分，辰砂四分，牛黄五分，姜黄二钱五分，须酌用，白丁香一钱五分，巴豆三钱二分，去净油。

共为末，或吐沫调疮，一日三次，疮破插上前锭子。

三品一条枪

明矾二两　白信一两五钱

二味共研极细，入小罐内，炭火煅红，青烟已净，旋起白烟片时，待上下红彻，住火取罐，倾地上，宿一夜取出，约其末一两，配入雄黄二钱四分，乳香一钱二分。共研极细厚糊调稠，搓成线香式，阴干。凡以上三品之症，遇有孔者，插入孔内，无孔者，先用针放孔窍，早晚插药二条。插至三日后孔大，每插十余条，插至七日，患孔药条满足。往后所患四边，自尽裂开大缝。候至十四日前后，疔核瘰痹，痔漏诸管，自然落下，随用汤洗膏贴用药。

拔管方

紫硇砂四分　蜣螂五分　红升丹四分　冰片四分

共研细末吹入。

消漏管方

大蜣螂一个，阴干　冰片三厘

共研细，以纸拟蘸末入孔内，渐渐生肌肉，药自退出即愈。并治多骨疽，多骨退出即愈。

去疮疽中多骨法

乌骨鸡脚胫骨一对，白砒研细实骨内，盐泥固济，火煅通红，去泥研末掺之。或以饭丸如粟米大纳入。

蛲龙丸

韭菜地上地龙一斤，以酒洗去泥，瓦上炙干为末　蜣螂虫八个，炙干为末　刺猬皮连刺五钱，炙为末　真象牙屑一两，另为细末　川山甲一两，麻油炒黄细末用

上共和匀再研，炼蜜为丸如桐子大。凡一切远年疮毒成管，脓水时流，不收口者，大人每服八分，小儿每服五分，开水送下。服药未完，其管自能逐节推出，以剪去败管，药毕管自退尽，即可收功，忌口百日。

八将擒王丸

带子蜂房三钱　象牙屑五钱　僵蚕三钱　蝉蜕三钱　全蝎一对　木香三钱　乳香三钱　没药二钱

上共为细末，以黄占八两滚化熬过，入药末搅匀，倾水中取出为丸如枣仁大。

凡一切痈疽、发背、疮痔成漏，每服一丸，空心滚酒送下，连服三日。待其药从满口透出，隔一日再服一丸，至第五日，再服一丸神效。

漏管内消丸

刺猬皮炙　真象皮各五钱　甘草节鳖血拌炒燥，一两　小赤豆晒，二两　赤芍炒，一两　松花焙，一两　炙甲片二钱　象牙屑晒，二两　黄明胶蛤粉炒，二两　金银花炒，七钱

共为细末，以米仁磨粉，水煎将糊丸如桐子大，每钱半滚水送下。

退管神方

陈年废琉璃底庙内者，三钱，麸炒透研细末　辰砂一钱，水飞另研　人指甲一钱，麸炒研　蝉衣一钱五分，炒研　去油乳香八分　去油没药八分　象牙末一钱，另研　枯矾八分，研末

共和匀，用黄占三钱滚化，入药搅匀，乘热为丸，如绿豆大。无论远近成管，初服十粒，逐日渐加一粒，加至十六粒为止，以无灰酒送下。如患上身者，加川芎六分；下身者，加入牛膝六分；远年者，一料必愈；近年者，半服收功。忌葱百日。

拔管丸

炒生地四两　炒槐米二两　炙猬皮二张　象牙屑四两　酒归身二两　炒黄芪二两　广胶二两，土炒成胶　川山甲一两二钱，土炒

共为末，砂糖烊为丸，如梧子大胆，每服三钱，晨起灯心汤下。此方验过，年久生数管者，服两料必愈，服药时，须善节养，愈后俭制，好饮火酒尤宜戒之。

化管万应条子

砂虱三分　大升吊七分

共研极细末，米糕捣匀，搓条如线香式。

收胬黑龙丹

大熟地切片烘干，炒枯研细，一两　乌梅肉三钱，炒炭为末

凡恶疮疽毒，生于筋窠之间，挤脓太重，胬肉突出，久不收缩。此乃伤气脉使然，不可用降蚀腐化，用此药不过三五收功。

拔管神方

白信一两　鹅管石一两　生明白矾一两　飞净明雄黄一两　薄荷水三钱

法先将雄黄一半铺底，次将四味放中，再用雄黄盖顶，炼如升丹法，炼成后约六七钱，再加冰片三分，薄荷六分，没药三钱，去油，和匀。临用以猪棕粘白茹果成线，晒干入纳患处，每日一次，三四次后，自能拔出，再用收功神效。

膏药部

三妙膏

紫荆皮二两　独活二两　白芷二两　赤芍二两　石菖蒲二两　红花　羌活　乌梅　川黄柏　大黄　麻黄　真贝母　肉桂　细辛　黄芪　片芩　当归　防风　半夏　连翘　桃仁　续随子　荆芥　牙皂　柴胡　苦参　全蝎　牛膝　汉防己　真川连　天虫　猬皮　大戟　天花粉　良姜　鳖甲　草乌　牛蒡子各五钱　血余　甲片　白附子　海风藤各五钱　蛇蜕一条　蜈蚣三条

共药四十四味，咀切片，用香麻油二百两，入大锅内，浸七日夜，再入桃、柳、槐叶枝各二两，每段一寸，慢火熬至药黑枯，滤去渣，将锅拭净以密绢仍滤，入锅务要清洁为美，再用文火熬油至滴水成珠，拱起不散，大约净油一斤，配上好漂黄丹八两炒，以一手持柳木棍，搅不住手，一手下丹，待匀自然成膏。入预制研细末药，乳香、没药各去油八钱，血竭、雄黄各五钱，四味另研，先入搅匀，再入香珍十味，木香、沉香、降香、枫香、藿香、麝香、

母丁香、真珠、冰片各一钱，共研极细末，徐徐添入搅匀，再入潮脑五钱，成膏收用。凡毒贴之，未成即消，已成即溃，已溃即敛，故名。

万应清凉膏

木鳖　蓖麻子　当归　生地　苦参　苍耳子各二两　生大黄　黄芩　黄柏　赤芍　元参　天花粉　桃仁　白芷　角刺各一两　川山甲　直僵蚕　全蝎　黄蜂房各五钱　甘草八钱　槐枝二两　虾蟆十四只

用麻油七片，入前药浸，春五夏三，秋七冬十日，入锅熬药枯之。去渣滤净，复入锅内，武火熬至滴水成珠为度。称净油一斤，入炒黄铅粉八两，研细，徐徐搅入，俟白烟起，倾井水内七日，出火气，摊贴。治外科一切大小疽毒，能提毒生肌长肉，其效如神。

治一切无名肿毒膏药

川柏三两　白芷二两四钱　当归二两四钱　蓖麻子一两二钱　去油乳香三两　去油没药三两　生地二两四钱　全蝎九十只　马钱子切片，四十二个　蝉衣一两八钱　蛇蜕六条　男子发一大团

用赤芍四斤，另研细收膏，不老不嫩，浸水内出火气，摊贴，无论红肿已成未成，俱效。此方自京都得来。

神效千捶膏

土木鳖子五个，去壳　白嫩松香四两，拣净　铜绿一钱，研细　明乳香二钱　没药二钱　蓖麻子肉七钱　巴豆肉五粒　白杏仁一钱

安石臼内，捣三十余下即收膏，浸凉水中，临时随疮大小，用手捻成薄片贴上，疮用绢盖之。治疮疡疔毒，初起即消，并治瘰疬连根拔出，大人臁疮，小儿鳝拱头俱妙。

会通灵应膏

元参一两　马钱子二两　蓖麻子五钱，去壳

五倍子五钱　杏仁二两　蛇蜕三钱　带子蜂房五钱　男子发一团　麻油一斤四两

如法熬膏。

千捶绿云膏

麻油三两，以蓖麻子仁四十九粒，安麻油内炸枯拣去渣，用麻油、葱制松香八两，大猪胆汁三个，铜绿二两研末。先将松脂放铜勺内炉火上滚化，乃下麻油、铜绿、猪胆汁熬匀，捣千余下，再烘烊倾入水，用手扯拔百余遍，愈拔其色愈绿，贮瓦罐内盖好听用，以油纸摊贴疮，能吸脓拔毒，消肿定痛。如遇鳝拱头，用细布摊贴一次，其脓自能拔净，不必再换。

生肌玉红膏

当归二两　白芷五钱　紫草二钱　甘草一两二钱　白占二两，研细　轻粉四钱，研细

用麻油一斤，将前药浸七日，煎至药枯滤去渣，将药再熬至滴水成珠，下白占搅匀，次下血竭待冷，再下轻粉待成膏，盖好。凡一切痈疽发背，对口大毒，腐去孔深，见膈膜者，此膏填塞疮口，自能生肌长肉收口，为外科圣药。

拔疔红膏

上血标水飞，一钱　蓖麻子仁二钱　松香五钱　黄丹一钱　轻粉五分。

共捣成膏，凡一切无名肿毒，将疔头用银针挑破，用膏一小团，安膏药上，居中贴之，疔即拔出，或畏疼不挑破亦可。

拔疔黑膏

松香二两，先用桑柴灰汁，入锅内同煮烂取出，纳冷水中，少时再同灰汤煮，煮后再纳水中，至松香色如玉为度　白占一两，研末　乳香三钱，去油研末　黄占一两，研末　没药三钱，去油研　铜绿五钱，

研　真百草霜五钱，研细，须要野山人家将锅底刮后专烧茅草柴取烂煤灰　麻油六钱

择吉净室修合，忌妇人、鸡、犬及孝服人见。用桑柴火煎，先将麻油入锅滚，次下松香末候稍滚，三下白占末候稍滚，四下黄占末候稍滚，五下乳香末候稍滚，六下没药末候稍滚，七下铜绿末候稍滚，八下百草霜末滚过数次，于锅冷透，搓成条子，瓷器内蜡封口。临用时以龙眼核大一粒，呵软贴患处。如疔毒一贴即咬住不放，若非疔毒，则屡贴屡落，此能立刻止疔毒痛，次日即愈。贴后忌腥辣、沸汤、热食、豆腐、生冷、煎炒、茄子、黄瓜、酒面、发物、葱蒜、饮酒、行房，又忌冷水洗，及大麻花。已走黄者，一服必愈，真妙方也。

又方

松香六两，以白布一方包浸童便中，每五六日一换，浸至一月取出，用葱汤于石罐内，将松香煮之极透而软，放冷水如挂粉状，细细握捏，仍令其硬，再还原汤中煮软，煮后再捏如前法，令其色白如粉者　用蓖麻子肉二两，去油　千金霜二两，去油净　乳香没药各去油，七钱　桃仁一两五钱，去皮尖　铜青灵磁石各一两五钱，火煅通红，醋淬七次

以上各拣道地，多办分两，如法制好，称准分两。先将蓖麻子肉桃仁捣烂如泥，次将五味入捣成膏，后入松香等捣成团，盛瓷器内，上口封好放在地。每用不可见火，以津液润软摊蓝布上贴，先将银针挑破疔头，患痛不挑亦可，以一丸可治二三人。

发背膏

去油乳香　去油没药　血竭　儿茶　铅粉黄丹九炒九淘　红银朱漂，各四两　铜绿三钱

共研至无声为度，用时随症大小，取夹油连史纸一块，以针多刺小孔，每张准称药末五钱，真麻油调摊纸上，再用油纸一块盖之，周围用线缝好，贴患处，用软绢扎紧。过三日将膏揭开，浓煎葱汤洗净，软绢拭干，将膏翻过，再用针如前刺小孔贴之，至重者用两张。

鲫鱼膏

大虾蟆七个　活乌背鲫鱼十二两　麻油二斤

文武火熬枯去药渣，再熬至滴水成珠离火，再入轻粉四两，铅粉十二两，搅成膏收藏，临用摊贴。

白膏药

净巴豆油十三两　净蓖麻肉十二两　香油三斤　虾蟆五只，口内各衔男子发一团　活鲫鱼十尾

先将巴豆、蓖麻肉浸油内三日，再入虾蟆浸一宿，临熬入鲫鱼共炸枯滤去渣，再熬至滴水成珠离火，倾净锅内，加铅粉二斤半，炒黄研细，乳香五钱研末，搅成膏。凡诸疮肿毒，溃破流脓，摊贴。

京都硇砂膏

鲜桃、柳、桑、槐枝各五尺　红山栀八十个头发一两二钱　炙甲片六钱　象皮六钱

以麻油四斤，炸枯去渣，再熬至滴水成珠，加入飞黄丹一斤半，搅成膏，再入真硇砂三钱，血竭一钱，儿茶二钱，三味另研末，共搅极匀出火气。凡除疔疮外，一切恶疮、痈疽、发背，摊贴能去腐消坚，并诸般疮疖痰核硬块，其势成者，亦能大为小。

九香膏

白及一两　丁香五钱　白芷一两　乳香没药各一两，去油　辰砂三钱　麝香五分　冰片一钱

为极细末，用前清凉膏油一斤四两，滚化和匀。凡一切痈疽发背疮毒，量毒大小，以柿漆银粉纸摊贴，未成即消，已成即溃，已溃即拔毒收功。

巴鲫膏

巴豆肉五钱　闹羊花二两　番木鳖五钱，切

碎　川乌五钱，切片　草乌五钱，切片　蓖麻肉三两　川山甲二两　商陆一两切　漏芦一两　苍耳子四两　全当归二两　元参二两　白及五钱　白蔹二两　大黄三两　黄牛爪一两　两头尖三两　猪甲爪一两　虾蟆干二两，挂死者　大羊角三只　大鲫鱼一对

用麻油五斤浸，春五、夏三、秋七、冬十日，候日数毕，入锅内，桑柴火熬至药枯，用绢滤净渣，将油再入锅内，慢火熬沸，渐入飞净血丹二十四两，以槐柳条不住手搅，待滴水成珠，将锅掇下，取水盆相稳，搅至烟净，再入上安桂四钱，乳香末四钱，没药末四钱，轻粉末、好芸香末各四钱。各渐入搅匀，倾入水内，以柳棍搂成块，再换冷水，将膏作数十团，用坛水浸埋地下退火毒。凡小疖大痈，用细纸摊贴。

大土膏

大黄二两　香附七钱　生地一两　蓖麻子二两　木鳖子一两　五倍子七钱　大戟八钱　甘遂七钱　芫花七钱　肉桂八钱　川连五钱　麻黄八钱　三棱一两　杏仁七钱　蓬莪术八钱　槟榔　全蝎　川山甲　草乌　独活　细辛　防风　厚朴　元参　天花粉　桃仁　皂角　川乌　巴豆　羌活　白芷各八钱　当归一两五钱　川柏八钱　枳实八钱　蛇蜕五钱　蜈蚣五钱

用真香油六斤浸，五日熬去渣，至滴水成珠，加密陀僧四两，飞黄丹二斤四两，熬至不老不嫩，收贮埋地下三日出火毒。凡一切外症，并肝胃气，随时摊贴，治法另有引单，熬膏时，须要虔诚，切忌污秽及妇人、鸡、犬之类。

白膏药

炉甘石一两，先用黄芩、黄连、黄柏，以童便滤汁，将甘石倾银罐内，煅通红淬九次　水龙骨一两　去油乳香　去油没药各五钱　川连五钱　煅龙骨五钱　宫粉一两　麝香五分　冰片一钱　真轻粉三钱　黄占三两　白占一两

共为细末，用公猪油四两，先熬去渣，入二占滚化略冷，然后入药末搅成膏，若硬加香油一些。凡一切夏月疮毒不收口，并伤筋，手疮臁疮，摊贴神效。

阳和解凝膏

香油十斤生用，入鲜大力子根叶梗全用三斤，活白凤仙梗四两，同煎枯去渣，次日入当归、肉桂、附子、桂枝、大黄、官桂、川乌、地龙、僵蚕、赤芍、白芷、白蔹、白及各二两，川芎四钱，防风、荆芥、木香、陈皮、香橼、川断、五灵脂各一两，候煎枯滤去渣，隔一宿油冷后，见过斤两，每油一斤，入炒透淘丹七两，搅匀以文武火熬至滴水成珠，不粘指为度。离火取乳香末二两，去油，没药末二两，去油，苏合油四两，麝香一两，研细，入膏内，搅匀，半月后，即可摊贴。凡一切腐烂阴疽冻疮，贴一夜全消，溃者三张痊愈，如疟疾贴背亦妙。

乌龙膏

当归　白及　连翘　蝉衣　大红各二两　羌活　独活　川乌　草乌各一两　细生地　血余　大黄　净银花　番木鳖各四两　麻黄一两五钱　泽兰五钱　全蝎二两　炒甲片二两　虾蟆五十只　瞎地鳖蛇两条　大蜈蚣百条，三毒俱要活　麻油五斤　桐油八两　桃　柳　桑枝各三十段，每长三寸　姜八两　葱八两

法先将枝熬枯取出，令丐者将瞎地鳖蛇活放锅，急将锅盖揿住，至蛇不动时，再入虾蟆，后将前药川山甲、蜈蚣、全蝎等熬至药枯黑滤去渣，将锅抹净，再以密绢滤油入锅，用文武火熬至滴水成珠离火，再入上好洋丹三斤，一手下丹，一手扬硬木棍，不住手搅匀成膏，再入乳香、没药各三钱去油，麝香、冰片各五钱，四味预另研和匀，徐徐掺入，搅极匀成膏，收贮出火毒。凡痈疽发背，对口搭手，一切无名肿毒、恶疮，贴之未成即消，已成即溃，可以不假升丹之力，而能去腐止痛，拔毒收功。

不二膏

金石斛十六两，去根　乳香四两八钱，去油　川贝十六两，去心　没药四两八钱，去油　明天麻六两八钱　粉草六两四钱　巴豆肉五两四钱，去油

用大麻油十二斤，浸数日，煎时下以活雄鲫鱼两尾，煎枯去渣存油，另用铅粉炒黄，研细，二斤，筛下收膏。凡痰症疬串乳疬，一切无名肿毒，贴之神效，如乳疬未溃者，少加潮脑于膏上。

仙授神效药纸

端午蕲艾四五斤，煎浓汁去渣，入粒子红花四两，煎一炷香，再入去油乳香、去油没药各八两，研细末，煎一炷香，再入真象皮末四两，煎一炷香，加入牛皮胶二斤，煎至胶化汁黏为度。用羊毫排笔蘸药汁，搽刷大红纸上阴干。凡狗咬虫蜇蛇伤，并跌打破皮及一切烂膀疬，用津唾润软贴之，速能奏效，真神方也。

巴豆油膏

巴豆三两，用麻油煎片时，勿令枯，再用绵料纸滚尽外面油，以擂盆打自然油，用夏布绞出，加入轻粉三分，拌匀瓷瓶收贮，勿令出气。凡发背痈疽疔疮等症，看患大小，以油照样涂抹膏药上贴之，日换三次。

加味太乙膏

肉桂、白芷、当归、元参、赤芍、大黄各二两，土木鳖子二两，血余一两，真阿魏二钱，切片滚化，去油乳香末、没药末各五钱，槐枝、柳枝各百段，东丹四两，真麻油十斤，如法熬炼后，加轻粉四钱研细，收膏。凡痈疽发背，一切恶疮湿痰流注，筋骨疼痛，跌仆损伤，遗精白带等症，贴之神效。

简易玉红膏

真香油二十两，火上熬滚，下净头发五钱，渣令净，鸡子十个，打破黄白搅匀，徐入油内，熬枯去渣，下黄占五两，化开离火，再入飞丹五两，搅匀之。用能生肌收功，止痛拔毒。

烂腿夹纸膏

梅片四分　煅甘石一两二钱　轻粉五钱　白占三两五钱　菜油一斤，夏天用

先将菜油煎滚，再入白占化开，再将药三味同煎。

卷 三

清浙湖凌晓五先生遗著　后学　杭州沈仲圭录存
杭州蔡燮阳校刊

疔疮部

立马回疔丹

全脚信五分　蟾酥　血竭　辰砂　没药各五分　轻粉　冰片　麝香各二分半

共为极细末，用草乌头煎汁和匀作细条。能治一切疔疮疔毒，走黄险症。

又方

去血竭、没药、冰片，加硼砂、白丁香、蜈蚣、乳香末、雄黄末。

拔疔毒方

硇砂　白矾　朱砂　食盐各三钱

择丁日午时，先将矾、盐二味，放铁锈刀头上煅干，共研极细，罐贮听用。

散疔丸

蟾酥　明矾各三钱　僵蚕　辰砂各一钱半　牛黄　冰片各一钱　麝香七分

共为极细末，用炼白黄占，滚化稍冷定，入前药末，和丸如麻子大，每服七分，葱头白酒送下，取微汗为度。

拔疔丹

蛣螂一个，去头翅　硇砂五分　白信五分

共捣为丸如椒子大，先以三棱针刺疮约深几许，将此丹纳入，以顶针捺下，须臾大痛，皆变黄水而出，然后以野菊花，不拘根叶捣汁一盏，和酒服之。连进三服，尽醉为度。再以人中黄为丸，日日服，用好酒送下痊愈。

疔疮走黄丸

雄黄　生军　巴豆肉去心皮，各等份

共捣如泥，以飞面陈醋煮糊为丸，如凤仙子大，重者每服二十三丸，轻者每服二十一丸，放舌上，热水服送下，服后打噎为愈，如泻更妙，三五次后，米汤水下止之。如不省人事，以二十三丸，水化灌之。此方去雄黄，加川郁金少许，治缠喉急痹，并湿痰流注，杨梅初起。

疔毒秘丸

人指甲不拘多少，炒黄研细　麝香一分　便壶底一匙

共研匀，和丸如米大。

又方

加耳垢、齿垢、脚爪，更妙。

保生锭子

巴豆肉四十九粒，连壳文武火炒研　硼砂二钱　轻粉半大匣　金顶砒二钱　雄黄二钱　麝香一钱

共为极细末，用黄占五钱，熔开，将药和成锭子，冷水浸少时取出，旋丸捏作饼子，如钱眼大。将疮头拨开，安一饼于顶上膏盖，能治疔疮背疽瘰疬，一切恶疮。

回疔散

土蜂窠带子一两　蛇蜕一条，泥固火煅存性

研极细末，能治走黄危症。白汤送服二钱，或酒送亦可。少刻大痛，痛则许救，毒化黄水，痛止令活。

五香散

丁香四分　木香　乳香　沉香各四分　麝香五厘　腰黄六分

共研，好醋调，须于端午日午时合之，或天德吉日亦可。用针挑破疮头，将醋一点，用药少许，安膏药上贴之。能治疔疮赤黄危急，二三日即愈。

人龙散

蛔虫干燥一钱，如无用五谷虫代　白矾三分　蟾酥三分，火酒化

共调匀搽之。治翻唇疔毒，少刻疔破，流毒水即愈。

拔疔散

硇砂　白丁香　轻粉　蜈蚣各一钱　全蝎　麝香各二钱　金顶砒六分

共为极细末，取蟾酥一钱，火酒化，同捣和丸，如芥子大，带长，以便插入疔孔。

又方

麝香　血竭　乳香　没药　灵磁石　冰片　苍耳子虫瓦上炙净油，各等份

研细末贴。

急治疔疮神效方

乳香、没药各六分　赤芍二钱　元参一钱　冰片　麝香各六分　龙虎斗五钱，即青小蛇与壁虎斗死者。如无以斑蝥六钱，糯米同炒黄去米研　全蝎六个，去头、足，立马回疔丹代之

共研极细末，收贮勿泄气。临用掺膏药上

贴之，自能穿破，候挤出血根即愈，真神方也。

喉症部

金余散

此方凌府备用，照方不可增减。

人指甲五分，煅　鹅管石三分，煅　真腰黄二分　硼砂三分，漂　大梅片一分　僵蚕二分，炒断丝

共研至无声为度，吹之能治烂喉痧及紧喉风。

冰硼散

龙脑　薄荷一钱，烘燥为末　硼砂一钱，漂　人中白八分　川连生末，八分　青黛五分　元明粉五分　九制陈胆星五分　山豆根八分　大梅片二分

共研极细末吹之。能治一切咽喉各症。

冰硼散金钥匙方

火硝一钱五分　白月石五分　冰片三厘

研细吹之。能治咽喉诸症，双单乳蛾。

又方

冰片五分　月石五钱　元明粉五钱　辰砂六分

七宝散

西牛黄五分　真濂珠三钱　大梅片二分　真象牙屑三钱，焙黄　净真青黛六钱　人指甲五分，男用女，女用男　壁蟢窠四五个，多多益善，板上不用

共乳无声为度，吹之。能治喉痧，一切喉风急症。

珠黄散

珍珠　犀牛黄各一分　青鱼胆一钱，真者阴

干 大冰片 麝香各一分

共研无声，不可泄气，吹之能治咽喉十八症。

吹喉散

青黛 龙脑薄荷各八分 飞净雄黄三分 粉口儿茶五分 大梅片一分 月石三分 珍珠三分 犀黄一分五厘

研极细末，罐贮勿泄气，吹之能治咽喉十八症。

吹喉散

珍珠末二钱 青黛三钱 犀黄一钱 月石三钱 麝香二分五厘 儿茶二钱 梅片三钱 血竭三钱 熊胆三钱 山豆根八钱 去油乳香三钱 没药三钱

共为细末吹。

小清凉散

犀黄四分 粉口儿茶一钱 龙脑薄荷尖四分 青黛五钱 月石二钱 元明粉一钱 人中白三钱，煅 生珠一钱，乳细 大梅片一钱

共为极细末吹之，能治咽喉十八症。

清凉散

宋半夏末一钱 龙脑薄荷尖末一钱 桔梗末一钱 生大黄末一钱 漂芒硝一钱 漂月石一钱 珠母粉二钱 青黛一钱 冰片三分 雄精 炒天虫末 射干末各一钱 山豆根末一钱 元参末一钱 粉草末一钱 枯矾一钱 青果核十个，煅存性 威灵仙末一钱 九制胆星一钱

共研匀吹之，能治咽喉十八症。

宝珠丹

白硼砂二钱 川连一钱二分 番木鳖去壳，麻油炸松 黄柏 青黛水飞 薄荷尖 水飞雄黄 人中白煅 儿茶 胆矾 血竭 冰片各五分 灯

心灰三分

共为细末，收贮勿泄气，吹之能治咽喉及口疳。

人中白散

此方凌府备用，应验如神。

真青黛 月石各一钱 龙脑薄荷末五分 人中白一钱 梅片二分 粉口儿茶一钱 元明粉五分 马屁勃五分

研吹能治咽喉口舌诸症，或加犀黄三分，珍珠五分，其效更速。

咽喉急症异功散

斑蝥去翅、足，同米炒黄去米，取净末四钱 血竭六分 没药六分 全蝎 元参各六分 麝香三分 冰片三分

共为细末，收贮勿令出气。不论烂喉痧、喉风、喉痹、双单乳蛾，用膏药一张，取药如黄豆大，贴项间，左贴左，右贴右，中贴中，至三四时即起疱，用针挑破即愈，险症起疱更速也。

玉钥匙

月片五钱 牙硝一两五钱 炒天虫一钱 冰片三分

共为末吹之，能治风热喉痹及缠喉风症。

紫袍散

真石青 青黛 辰砂 月石各一两 胆矾煅 人中白 元明粉各五钱 山豆根二钱

共为末，能治咽喉十八症。

冰梅丸

南星生用，二十五个，切片子 鲜大半夏十五个，切片 皂角去弦，四两 白矾 食盐 防风 朴硝各四两 桔梗二两 大半熟青梅百个

先将硝、盐水浸一周时，然后将各药研碎入水拌，再将梅子置水中，其水过梅子为度，

浸七日取出晒干，再入水中浸透，再晒干，如是以水干为度，收贮瓷器中，起霜为妙。每含口中，咽其汁而痰自出，能治咽喉十八症，一梅可治三人，不可轻弃。

霹雳锭

牙皂一百四十个，火煨　延胡索二两，生晒研飞青黛六分　麝香一钱

共为细末，水和成锭，每重二三分，日干收贮，勿令泄气。不论喉风喉痹风、双单乳蛾、斑痧、小儿惊风诸险症，立即奏效。如遇牙关紧闭，即从鼻孔灌入，药下即开。每服一锭，重者加服，小锭磨汁冲服，真神方也。

仙露梅

大青梅子三斤　青盐四两　食盐二两　活蜗牛四十个，杵烂

共拌匀隔一夜，以后日晒夜收，盐尽为度，瓷器收贮。每取肉少许含咽，能治咽喉大症垂危者，立愈。

喉风吊痰方

紫菀、牙硝，等份为末，含之。

又方

用七叶一枝梅。

阴干研细吹，如新鲜捣干用根磨汁涂，能消无名肿毒。

喉癣吹药方

哺胎鸡蛋壳一钱，连衣烧灰存性　儿茶五分橄榄核五分　犀牛黄五分　濂珠五分　人乳粉五分，银瓢制　明雄黄五分　真梅片三分　樟冰片不可误用，切嘱

共研极细末吹患处。

诸疮部

一抹光

上白猪板油一斤，去膜　麻黄四两，去根节木鳖肉四个　全斑蝥四只　明矾三钱　大枫子肉四十个

先将猪油放瓦罐内，文武火熔化。宜先入水半杯于罐中，恐罐烧破，以夏布作袋，将麻黄袋于其中，以钱扎口，放油内。先要芦根数条放罐底，煎半枝香为度，取出。再将斑蝥、木鳖袋入原袋中扎口，仍煎半枝香取出沥干。将大枫子敲碎同明矾入油内略煎，掇放地上一夜，取油搽擦。

又方

麻黄三两，去根　小磨麻油二两

同入铜锅内熬黑捞去渣，将油沥清后，入锅内熬热，投入白蜡二两，研末，黄蜡二两，切碎，搅匀离火。再入研细硫黄一两二钱，炒花椒六钱，生明矾六钱，枯白矾八钱，炒甘草四钱，调成膏，隔宿取出搽擦。

又方

热猪油一碗　麻油一两　川椒二钱

同熬去渣，再投研细之硫黄五钱，樟脑三钱，血竭三钱，轻粉一钱，明矾二钱，搅成膏擦。

脓窠痒疮方

枯矾一两　川椒三钱　硫黄三钱　猪毛灰二钱

共研细末，猪油调搽。一方加丁香一钱。

又方

大枫肉五钱　油核桃肉五钱　信五分　水银一钱　柏油烛三文一枝

先将枫、桃二肉捣如泥，次入水银、烛，

研至不见星，再入信末和匀，分作六丸，每日卧时用一丸，将绢包裹在心窝擂烊为度，手不可摸秽物。擂至五日，停一日，至第七日再擂药一次，次早胸前必发细瘰，以手摩之微痛，当日即愈。甚者用一料，七日痊愈，永不再发。

又方

烟胶　蛇床子　血竭　黄丹　轻粉　大枫子　硫黄　樟脑　水银如脓窠疮不用蜈蚣

一切疮疥方

樟脑一钱　蜈蚣两条　冰片五分　大枫肉二钱　猪板油一两　白矾二钱　雄黄二钱　白砒二钱

共捣匀搽。

陆定圃先生方

厨房倒挂灰尘三钱，煅，伏地气　松香　茴香　花椒　枯矾　煅硫黄　癞虾蟆　苍术　白芷　朱砂各一钱

共研细末，用鸡子一个，中挖小孔，灌药其中，纸封口，置幽火中炖熟，轻去其壳存衣。再用生猪油和药捣烂，葛布包，时擦痒处，其效如神。

疥疮剪草散

蛇床子三钱　寒水石二前　芜荑二钱　剪草一钱　吴茱萸　枯矾　黄柏各一钱　苍术五分　厚朴五分　明雄黄五分　轻粉一钱

共为末，香油调敷，专治癣疥等症。

一扫光

轻粉五钱　樟脑五钱　大枫肉一钱三分　雄黄一钱三分　蛇床子二钱五分　苦参二钱五分　芜荑二钱五分　硫黄一钱三分　枯矾三钱　川椒一钱三分

共为细末，猪油调搽。

又方

胡椒一钱　雄黄二钱　枯矾二钱　生矾一钱　硫黄二钱　樟脑一钱

共为末，用大枫子油，或猪板油调搽，能治痛痒脓窠肥疮。

又方

苦参一两六钱　雄黄末一两六钱　烟胶三两　枯矾　木鳖子　川椒　大枫子　蛇床子　樟脑　硫黄　明矾　水银　轻粉各二两　白信五钱

热猪油调搽，能治一切多痒少疼，干湿诸疮。

又方

水银　轻粉　潮脑各一钱　大枫子肉十个　杏仁一粒，去皮尖　蛇床子一钱

共研末，用柏烛油调匀搽擦，干疥肿痒神效。

又方

白胡椒壳、枯矾、猪油同捣擦。

又方

大枫油、水银、明矾、烛油共捣匀搽，名杀痒散。

又方

用白茅藤汁，擦之。

又方

钟苋菜，煎汤浴之。

又方

山芥菜，煎汤浴之。

又方

用千里马更妙。

又方

鸡子黄七个，人发一团，熬油调赤石脂末搽之。

三仙丹

雄黄一钱　胡椒八分　硫黄一钱

共研细末，香油调过一夜，取油调擦，能治脓窠疮疥。

又方

加升底，名四仙丹，治同。

疥疮搽药方

白薇三钱　白芷二钱　炒花椒二钱　细茶叶二钱　寒水石二钱　大黄五钱　明矾五钱　蛇床子一钱　雄黄一钱　百部二钱　潮脑一钱

共为细末，用生腊猪油，和匀捣烂擦。

仙拈散

寒水石三两　飞滑石三两，二味同研　蛇床子四两　炙鳖甲五两　地肤子四两　东白薇四两　香白芷三两　大黄五两　白鲜皮三钱　百部三两　樟脑二两

研极细末，麻油调搽，能治男女远年风湿，皮疮，寒湿浸淫，流水发痒，搔之疼痛，两腿肌肤黑肿，似溃非溃，时或烘热麻木等症。

脓窠疮方

黄柏片二钱　硫黄一钱五分　雄黄　煨石膏　海螵蛸各二钱　轻粉五分

共为细末，麻油调搽。

脓窠疮疥

蜈蚣　全蝎　雄黄　明矾　绿柳树根　真潮脑　白砒　花椒　猪油

共捣匀，以火纸卷成筒，烧取油，搽之

神效。

痒疮初起方

五倍子大者，一斤

逐个钻一小孔，绿矾不拘多少，装五倍子满为度。二味用粗纸包好，火灰中煨存性研细，每药二两，配入大枫子肉一两，小升底一两，共研极细，以猪板油捣擦，或用麻油亦可。

疮疥方

大枫子肉三钱　蛇床子一钱　花椒一钱　雄黄三钱　樟脑一分　硫黄五钱　明矾一钱　水银四钱　腌猪油七钱

研和搽之。

卷疮散

松香一钱　水银二钱　硫黄二钱　枯矾二钱　樟脑一钱

松香、水银先研，再同余三味，用麻油和成丸。每取此丸，在脉上滚揩，凡一切痛痒诸疮，自能痊愈。

又方

用大枫子油二两，蛇床子二两，淡底、川椒、雄黄、枯矾、樟脑各一两，狗油捣成丸。

一切疮疥脓窠痛痒诸疮方

大赤练蛇头一个，瓦上煅存性　蜈蚣三条枯矾一钱五分　砒一钱　大枫子十个　川椒一钱五分　雄黄一钱五分　白蜡一钱

以上先研细和匀，腌猪油三两，肚上全网油二张，烛油不拘多少，法用银封纸一张，将药末同腌猪油烛油共捣匀在内，再将猪网油包在外，如作筒式，铁钳夹好，火上烧着，下置瓷瓶，承其油待凝取擦。

又方

蜈蚣二十条　全蝎十个　大枫子七个　蛇床

子五个　轻粉一钱　水银一钱　斑蝥五个　麻黄二钱　雄黄三钱　明矾二钱　花椒一钱　茶叶一撮

共研极细末，生猪油调擦。

痒疮神墨

土硫黄一斤　东丹　水银　白信　白矾各一两

共为末，锅内同熔化匀，倾净青石上，结成罐片，香油磨擦。扬州妙积寺僧，做成锭如鼠屎，计重一钱，每价纹银五分，即此方也。

一上散

蛇床子一两炒　贯众一两　白胶香一两　寒水石一两　枯矾五钱　川黄连五钱　雄黄三钱五分　硫黄三钱　吴茱萸三钱　斑蝥十四个，去足、翅

共为末，腊猪油或香油调擦。先以苍耳煎汤洗去痂，掌中擦药令热，鼻中嗅二三次，擦之能治疥癣痛痒疮。

赛金黄

硫黄四两五钱　白砒一两　火硝二两　明矾五钱　雄黄一钱五分　樟脑一钱五分

共研为细末，入铜勺内慢火熔化搅匀，以醋喷地，然后倾药于地，如浇汤状，结成一片收贮。脓窠痒痛疮，用香油或猪油磨擦。癣疮先以土大黄打烂擦破，用火酒搽擦，能效。

水银膏

大枫子肉一两　杏仁一两，去尖皮　轻粉二钱　水银二钱　枯矾五钱

共为末，用柏油三两，调擦。凡疥癣烂风等疮，三日即愈。如加雄黄更妙。

一擦无踪

上血竭一钱　硫黄五分　腰黄五分　明矾五分

共为细末，用青布卷药作筒，浸真菜油内令透，钳火上烧着，瓷盆盛油待凝取擦，能治疥癣肥疮。

合掌散

硫黄一两　铁锈一钱　红砒六分

共研极细如面，取葱汁调和之。搽入大碗内，勿使厚薄，以碗覆瓦上为度，取艾置碗下熏药至干，敲碗内与碗同声为度，取药研细。能治癫疥阴囊痒，药一钱，敷数次痊愈。

椒矾散

白占一钱　柏油烛一对　明矾一钱　川椒一钱　水银一钱

共研搽擦，能治诸疮。

扫尽曹家百万兵

大枫子肉二两　枯矾四两　樟脑三钱　蛇蜕五分，烧存性　蜂房五个，烧存性

共为末，入柏油四两，水银五钱，同捣成膏，能治脓窠黄水痒痛、疥癣诸疮。

疥灵丹

硫黄　水银各一钱　油核桃肉一两　生猪板油一两

共捣如泥，闻臭及擦患处，能治疥疮。

二妙丹

吴茱萸焙　硫黄等份

研末，凡脓疥间杂者，人手心合掌摩擦，每日二次，三四日痊愈。

五虎下西川

大枫肉末　蛇床子末各五钱　枯矾末一钱　水银二钱　白锅一钱

先将锅化开，次入水银，再入三味，柏油或柏油，捣极匀，擦疮宜干些，腊猪油捣亦可。

能治血风、癣虫、坐板疥癞诸疮。

不传妙方

绿柳树根皮　川椒二味等份，炒燥，取净末四两　枯矾一两　全蝎五只，焙
共为细末，猪板油调搽。

松黄散

专治腿上湿疮。

雄黄六钱　川柏一两五钱　炒蛇床子一两　炒川椒、轻粉　水银各二钱共末　密陀僧四两　硫黄二钱　明矾一钱二分　烟胶九钱　松香一两三钱

研末，法用葱三两捣汁拌，熬烊入阴水内取起，再拌入水取起，三次为度，共研极细。专治腿上湿疮，红紫流水奇痒，久不得愈，并治一切疥癣诸疮。湿疮用桐油调敷，诸疮用木鳖子煎菜油调搽。如脓窠疮，方中去水银。

又方

黄丹一两，水飞，炒紫　铅粉一两　白龙骨一两煅　松香一两二钱

如前法制，共为细末，麻油调敷。专治肥疮生发中，黄水疮生周身，坐板疮生臀上等症。

二妙散

茅山苍术一斤　川黄柏一斤
共炒存性研末，麻油调，治湿风烂疮。

清凉散

轻粉　杭粉　蛤粉各一钱　青黛五分　煅石膏三钱　六一散三钱

共研细末，天疱疮，用丝瓜汁调搽，或叶亦可。发火丹，用火丹草捣汁调搽。余湿火疮等，俱用麻油调搽。

附：慢惊吊心窝法

胡椒七粒　生栀子七个　葱白头七个　白散面一撮

上各研和匀，用鸡蛋白半个调摊青布上，贴小孩心窝，日夜取去，有青布黑色即愈。如不愈，再照煎法贴之。

卷　　四

清浙湖凌晓五先生遗著　　后学　　杭州沈仲圭录存
杭州蔡燮阳校刊

臁疮部

夹纸膏

冰片二分　麝香一分　铜绿五分　轻粉五分
水银二分

共研至不见水银星为度，再用黄占五钱，
雄黄猪板油一两，共熬匀，入前药捣成膏，隔
纸摊贴好，多刺针孔贴之。

又方

龙骨四钱　铜青八钱　制甘石六钱，黄连汁淬
黄柏六钱　制茅术六钱　左牡蛎二两，煅　铅粉
八钱　黄丹八钱　冰片二分

生猪板油捣成膏。

又方

龙骨五钱　没药二钱，去油　明矾一钱　象
皮河泥炒，如无可不用　冰片一钱　石膏五钱，男
人不用　制甘石三钱

共为细末，用猪油熬熟捣成膏，隔纸摊贴，
用布绑紧。

又方

去油乳香三钱　铜青八钱　冰片一分　黄占
三钱　白占三钱

各为细末，先将菜油四两，鸡蛋四枚，同
熬枯去渣，将二占熔入，次入乳、青二味，后
入冰片倾候冷，搅成膏，罐贮勿令泄气，隔纸

摊贴。膏药之外，须绵花裹脚，布包好，亦不
可泄气，两周时一换。如不收口，用生饥散掺
之。凡一切远年近时烂腿，十日之内，包好，
永不再发。

又方

鸡子黄二十个，同男子发熬取油，约半杯　麻
油一酒杯同发熬　白占　黄占各一两五钱　血余炭
一钱为末　轻粉一钱为末

先将麻油熬清，投入黄、白二占离火，搅
不住手，加入鸡子油再搅，待稍冷，下余三味
和成膏。

又方

桐油二两　白占四两　儿茶　轻粉　松香各
二钱　铜青一钱　冰片三分

先将桐油、白占略熬，不可太老，再下余
药调成膏。旧伞纸做夹纸膏贴，多刺针孔，三
日一换。须先用当归、苍术煎汤洗净患处，然
后贴膏，所贴过之膏，不可弃露天。

又方

海螵蛸　头发灰　水龙骨即旧船底石灰　轻
粉等份

桐油调，做夹纸膏贴之。

又方

儿茶　黄丹　胡粉　水龙骨　粉霜　龙骨

白蜡　黄柏　猪胆汁炙

共为末，猪油捣成膏。

隔纸膏

明矾　胡椒　川椒　皮硝　淮盐砖用火煅透
白占等份

共为细末，用青油烛调油纸上贴之，须令
忍痛。

又方

先将麻油三两，炼川山甲一钱，煅末，再
下白占五钱五分，化匀，又下煅陀僧末五分，
飞黄凡一钱，和匀取起，临用以油纸摊上，夹
纸一层，多刺针孔。先用楝树根煎汤洗净患处，
然后贴上，外用薄绢一层扎紧，十日即愈。如
烂脚亦可将前法洗净，贴之数日即愈。

又方

龟甲炙，研　醋煅炉甘石各三钱　轻粉二钱
冰片三分

共研细末，用麻油半酒杯，铜勺内熬滚，
再入黄占二钱，熔化离火待凝，入前药末搅匀，
先以葱椒甘草汤洗净患处，油纸做夹纸摊贴。

白玉膏

白龙骨　煨石膏　制甘石　铅粉等份
猪油成膏。

又方

人中白一钱五分　寒水石一钱　冰片五厘
枯矾八分　赤石脂一钱，白者更妙，另煅　海螵蛸
一钱　白占三分　麻油五钱

先将麻油熬清，次下占熔化，后下余药搅
成膏。

又方

炉甘石一两，火煅　猪胆汁淬七日　海螵蛸

一钱　白占五钱　枯矾一钱或五六分，多则作痛
用猪板油捣成膏。

又方

乳香、没药各去油　象皮各五钱，为末　白
占五钱　铅粉研细　黄占　密陀僧各二两，为末
轻粉四钱　上上真桐油一斤

入铜锅内熬至无沫澄清，先入陀僧末搅匀
取起，入二占浓化搅匀，侯油温放入五种药末
搅匀，以大绵纸摊上阴干，随疮大小剪贴，远
年定效。

金华散

煨石膏八两　生石膏八两　飞血丹一两

共为细末，干者香油调敷，湿者干掺。专
治男女新久烂腿臁疮，及一切痈疖疮毒用之。
且能去腐生肌。

臁疮拔毒方

沥青四两　矾红二两

共为细末，香油调搽，须忍痛则疮内出其
毒，可拔毒水尽，再用收口药，并治坐板流
脓疮。

臁疮收口方

冰片三分　石决明二钱，煅　川连一钱　血
竭五分　琥珀末一钱　寒水石三钱，煅　乳香一
钱，去油　黄柏末五钱

共为细末，如痒甚者，加飞矾五分。凡毒
尽后疮不起，边肉有红色，先将温苦茶洗一次，
敷药一次，不数日收口，并治诸毒疮不敛。

臁疮阡张膏

香油四饭碗　乱头发四两　杉木皮三两，烧
灰研末　白占二两　麝香五分，研细

先将香油熬将熟，入发熬化，次下杉木灰、
白占熔化，后将余药投入滚化搅匀，以阡张纸

入油内收尽为度，贴三日翻一面，七日痊愈。无论远近烂见骨者，半月收功。

臁疮收口方

象皮七钱　血竭二钱　龙骨五钱　冰片一钱
乳香二钱　没药二钱　海螵蛸一钱

共为细末掺。

烂腿臁疮方

象皮　八宝丹　冰片　炉甘石各等份

共研细，先以葱汤洗净患处，然后掺药。

誓不传方

荆芥一两　防风一两　川柏一两　陀僧五钱
铜绿五钱

共为细末，先用水银三钱，蓖麻子十粒，同研至不见星为度，用桐油煎数沸，入前药，用油纸看疮大小摊膏折好，刺孔千下，用米泔洗净患处贴之，一日换一转，收膏擦净，不拘远近烂腿，数次即效。

独圣散

水龙骨炒干为末，麻油调敷。治臁疮，并治妇人裙鞭疮恙。

癣疮部

秘制癣疮药灵丹

鲜白槿皮一两二钱　土槿皮六钱　白及四两
冬术六钱　斑蝥一钱　槟榔四钱　大枫子油四钱
川椒三钱　番木鳖四钱

共为粗末，好滴花烧酒浸一月，取酒搽擦。专治风湿内郁阳分，变生癣癞汗斑，并治脚缝湿痒，一切风湿远年坐板痒疮等症，其效如神。

又方

生大黄　皮硝　荔枝核等份为末

米醋调搽。牛皮顽癣，加旧牛皮灰；铜钱癣，加古钱灰；荷叶癣，加荷叶灰。

又方

土槿皮二钱　雄黄　槟榔各一钱　斑蝥四只
轻粉一分五厘　樟冰一分

各研细，火酒浸搽。

遍身顽癣

川槿皮一两　牙皂五钱　大枫子肉三钱　米醋一碗

共煎至半碗，去渣澄清，入明矾五钱，研细，皮硝五钱，研细，又煎至一小杯，和入土大黄根自然汁一小杯，先以川山甲刮微破，将笔蘸搽，数日即愈。

癣药酒

海风藤　土大黄根　白果肉各五钱　白芷
白及各二钱　槟榔五钱　斑蝥七只　鲜金钱松根
皮一两　雄黄三钱　滴花烧酒半斤

浸药七日后，凡远年牛皮蛇皮，一切顽阴癣，以酒搽患处，五七遍自愈。

又方

槿树皮一钱　生南星五钱　槟榔一钱　樟脑
五分　番木鳖五分　蟾酥三分　斑蝥三只

用火酒浸擦。

治癣神效方

硫黄五两　红矾四两　火酒四两

先将硫黄入铜勺内化开，用酒煮干，与红矾同研细末，米醋调搽，或先用川山甲刮微破。一杨梅癣，前药加粉霜四分，如前法擦；狗疥癣，前药加入木鳖三分；牛皮癣，前药加白砒四分；顽癣，前药加轻粉一钱；乳癣，前药加松香二钱；荷叶癣，前药加枯矾二钱；鸡皮癣，前药加轻粉二钱，同大黄捣烂，以麻布包之，蘸煎药擦之；白风癣，前药加药皮硝二钱。

又方

白及　白蔹　槟榔　土槿皮各二钱　轻粉一钱

火酒浸擦。

又方

松树根皮四两　海桐皮　白鲜皮　白槟榔　雷丸各三两　斑蝥四十九，下身加倍

共为末，醋水对调，隔一夜用笔蘸搽，一日三次，七日痊愈。

又方

土大黄根三钱　蚯蚓粪三钱　雷公藤五分　大枫子肉一钱五分　防风一钱五分　山槿皮三钱

共为末，陈醋调搽。

痔疮部

外痔搽药

顶大五倍子十个，钻孔去子　金头蜈蚣三条碎　儿茶研，一两五钱

将二味装入倍子内，用银纸封固，瓦上煅以青烟尽，取起研末。配熊胆一钱，冰片五分，再研极细。先用皮硝泡汤洗痔后，以猪汁调搽。

追管丸

姜汁炒胡黄连一两　炙刺猬皮一两　当门子二分

共为末，饭和丸如麻子大，每服一钱，食前酒下。专治痔漏不拘远近，服后管内脓水反多，是药力到也。脓水追尽，服后消管丸自能奏效，不必疑忌。

消管丸

胡黄连二两，炒　炒甲片一两　石决明一两，

煅　炒槐米一两

各取净末称准和匀，炼蜜丸如麻子大，每服一钱，早、晚二次米汤下，至重者四十日痊愈，再服完善丸。如四边疮口有硬肉突出，可加蚕茧二十个，炒研和入药内。

闭管丸（即完善丸）

夏枯草十两　连翘壳五两　甘草节五钱　金银花四两

共炒为末，净银花一斤，煎浓汁和丸，如绿豆大，每服三钱，空心淡盐汤下。若起漏三五年，两服痊愈；一二年者，一料即愈。

外痔搽药

寒水石四两，研极细末　大蛞蝓百个

同捣极烂阴干，再捣千余下如香灰样收贮。临用，每末二钱，配冰片一分，和匀以蛞水调搽，或猪胆汁掺入真麻油亦可。初起者，半月愈；年久者，一月断根。若痔内出血，配入蒲黄三四分，外洗用瓦花枳壳煎汤。

治痔神枣散

顶大南枣一枚，去核　真铜绿须铜上刮下者，不拘多少　鳖头一个，煮取净骨，打碎

将铜绿、鳖骨填满枣内，将枣合紧线扎，煅存性为末。先将秋海棠根叶煎汤洗疮，后用清水调敷。

洗痔极效方

葱白十个　瓦花一两　马齿苋五钱　皮硝五钱　五倍子五钱　槐花五钱　茄根五个　花椒五钱

煎汤频洗。

又方

烂石榴三只　五倍子五钱　乌梅七个　槐米五钱　地骨皮五钱

煎汤。

痔漏插药

百草霜　黄连各二钱五分　冰片五分　麝香五分　旱莲草头炒　蜣螂虫各五钱　蚂蝗五条，瓦上炒焦

研细为末，丸如粟米大，纳入管内，三日后，管即化出。用轻粉、乳香、麝香、韶粉、东丹、血竭末，掺之收功。

痔疮化管方

田鸡皮炙灰　血余炭　黄明胶牡蛎拌炒

研末，每朝三钱冲服。

痔漏插药

小茴香一两　白芷三两　白矾一两

研细，铜勺内熔成饼，再入炭火上煅，令烟尽，取出出火毒，为细末，用面糊成条，插入漏内，直透至痛处为止。每日三次，七日为止，十余日结痂而愈。如结只一孔，十日痊愈。

洗痔疮方

遍地香　过冬青　凤尾草各一种，俱要鲜

煎汤熏洗二三次，即好。如无鲜者，干者亦可。

痔漏精方

乌梅肉半斤　韭菜地蚯蚓七条，瓦上焙燥　陈仓老米八合

研细饮和丸，夜露早收。每晨开水下，每服三钱。不论久远，一料除根。

枯痔散

明矾一两　白砒三钱

共研细，入阳城罐内，外围炭火炼至烟起，烟即砒毒，人不可闻。俟烟尽矾枯去炭，次日取研至无声为度，四围搽之。不可使药流入中

孔，致令大痛。

神散元珍丹

明矾煅熟存性不碎，如绿豆大，以桂圆肉包之。日服一粒，虽重症服之，百日断根，治痔以手搓之。

又方

透明白矾一斤，捣如豆大，入罐内，如前法炼至矾笑罐外而枯，其顶如痔形者，即灵药成也。出火毒研极细，或顶大雪梅片一二厘，取津吐调于手心，搽痔上，不可多搽。再取竹白衣作膏药式糊痔上，数次即愈，其灵药底可合一切药。

又方

红砒不拘多少，瓦上煅至白烟尽为度　飞白矾各一钱　乌梅肉二钱，烧存性

共研极细，用时以津吐湿手，指蘸药于痔头痔身搓捻，一日二次。初敷不肿，五六日出臭，如出尽，其痔干枯，此药不用。一方加白灵丹五分。

灵秘丹药

片脑一分　朴硝五分　熊胆二分　蜗牛一两　螺肉一两　橄榄炭五钱

捣烂水浸一夜，取水并药敷痔上。

胎元七味丸

头胎男子脐带三个，瓦上焙存性　陈棕炭七钱　京牛黄三分　槐米二钱　刺猬皮三钱　象皮四钱　地榆三钱

共研，酥油糯米糊丸，如蚕豆大，每服七丸，空心白滚汤下。专治痔漏，三日化管，七日平满，血清脓止，十日除根。

眼痔

用五倍子烧炭，麻油调搽。

口牙部

牙疳方

川柏三钱　寒水石三钱　黄丹一钱　千层蚌
壳一钱　人中白三钱　梅冰片一分

共研细末。

牙疳回疳散

真人中白五分，煅　陈蚕茧二钱五分，煅存性
五倍子一钱，打碎，去虫　制明矾法用整五倍子一
钱，内装明矾一钱，煅枯研细末用　川连末五分
芦荟末五分　犀牛黄三分　青黛五分　冰片四分
蟢子窠十七个，煅存性

共为细末，先用河蚌煎汤漱口，用少许
吹之。

砒枣散

红枣三枚，法每个去核，入红砒黄豆大一
粒，扎好炭火上煅尽白烟为度，出火气，共为
细末。再入之以人中白煅五分，冰片五厘，芦
荟三分，共为细末擦之。专治走马牙疳。

人龙散

戍腹粮即狗屎中骨头，瓦上煅存性，为末，
每一钱加冰片少许敷之。能治牙疳之疾。

又方

人龙瓦上焙，为研极细末，加青黛冰片少
许和搽，治同。

龙虎止疳散

屋上白猫屎　煨石膏等份

研末加入蛔虫一条炙灰，冰片少许，共研
极细吹之。专治痘后牙疳，极凶危者，及走马
牙疳，吹之神效。再服清火解毒之剂。

又方

绿矾一钱，炒红　煨石膏三钱　儿茶一钱

月石一钱　人中白一钱　冰片二分　人中黄一钱

研细吹之立效。

牙痛方

薄荷尖五分　荜茇五分　月石三分　黄丹五
分　梅片三分　樟脑五分　青盐五分　骨碎补去
毛皮，晒干，五分　麝香一分

共为细末擦。

又方

生石膏一钱　细辛一钱　儿茶五分　川连一
钱　冰片二分

共为极细末，擦之。无论实火虚火，虫蚀
疼痛，俱可以治。如虚疼，加人参末三分；虫
蛆，加樟脑五分。

牙痛方

蟾酥一钱，陈酒化透　五灵脂一钱　麝香一钱

研和为丸，均丸二百粒，新零绸包，丝线
扎固，装瓷瓶内，每遇风火虫疼牙痛，取一丸
咬于患处，丸化自愈。

牙痛方

荜茇一钱　川椒五分　石膏五分　青盐四分

共为细末，点于痛处立止。

一笑散

初平方去火硝，加荜茇等份，青盐、火硝、
硼砂、樟脑各等份。

研细擦之，立止牙痛。

牙痛一笑散

火硝一钱　元明粉　生石膏　黄柏各五分
全蝎茶洗，炙研　青盐　月石　雄黄各三分　真
蟾酥五分　冰片二分

共研细末搽擦。

玉带膏

煅白龙骨五钱，用生栀子仁三钱，生川柏五钱，生黄芩五钱。铜锅内熬汁，煮干龙骨为度，取出为末，再用铅粉五钱，麝香三分，并煮好龙骨，同研细入碗内，加黄占一两，坐滚汤中熔化拌匀，用重连史纸铺火炉盖上，将药刷在纸上，剪成碎条。卧时贴在患处，次早起时取出，有黑色可验，专治牙痛。

哭来笑去方

潮脑、川椒去目，各五钱

用粗碗一只，椒铺碗底，樟脑盖面，上覆一碗，盐泥固济，火上升二炷香，取出为末，每用一二厘擦之。专治牙痛，至重者二次即效。

去牙痛方

雄活鲫鱼一尾，约四五两重，破开去肠不落水，用白信六钱为末，填入鱼腹，待其肉烂，去砒不用肉，用净鱼骨晒干为末，每用些些，安于患牙龈上，膏盖一时许自落。

柳华散

川柏末　真青黛　人中白　蒲黄等份

为细末掺之。此方能治口舌烂久不愈。如去人中白、蒲黄，名华云散；加枯矾、五倍子炒等份，治牙痛。

赴筵散

北细辛　黄芩　黄柏　黄连　干姜　山栀子等份

共研细末，或加冰片少许，擦之。专治口疮。

牙痛方

濂珠一分　朱砂一分　斑蝥二钱，去羽头尾

上三味研细末，用少许放膏上，贴痛牙外面，切勿贴口内。

鼻耳部

鼻渊方（即脑漏）

蟾酥　龙骨　石首鱼脑煅

共为细末吹之。或加辛夷、冰片各少许。

又方

上血珀、真广藿香叶等份，研细吹之。

又方

白石脂一味研细吹之。内服补中益气汤，或六味丸。

又方

搅朱漆绵兜一两，白鸽子翎，去硬管，卷入绵内一两，同煅存性，每灰一钱，加片脑七厘，共研末吹之。

鼻衄方

真石青、藜芦、胆矾等份，共研细末，少许吹之。

赤鼻方

硫黄入布袋内，用豆腐泔制三次，净重一两
轻粉　陀僧　白芷各一钱　白矾五分

共研末，唾搽。晚则搽，日则洗，自能奏功。

聤耳方

橘皮烧存性　血余炭　龙骨　江鱼牙等份

加冰片少许，研细吹之。

红绵散

煅龙骨　枯矾各三钱　海螵蛸　胭脂各一钱烧灰　飞丹二钱　冰片三分

共为细末，先以绵纸搅去脓后吹之。专治聤耳出脓。

斫伤脑衣方

用南枣核仁，焙燥研末吹之。

脑漏臭涕方

用五谷虫焙、赤石脂等份，研细嗅之。

附：混元一气丹方

荆芥穗一钱　鬼箭羽一钱　香白芷一钱　公丁香一钱　川郁金三钱　北细辛一钱五分　苏合香一钱　寒食面二钱　西香薷一钱五分　广藿香三钱　降真香三钱　红灵丹三分

上各研细，将寒食面煎汤泛丸，如粟米大，将红灵丹三分为衣，每服五分。

治牙虫风牙疼痛方

此方屡试神效。

大梅片五分　飞辰砂五分　马牙硝二钱　月石二钱

共研细末，擦痛甚效。

脚部

青螺散

真铜青　六一散等份

共为细末掺，专治脚痔脚疸。

阴湿脚疮久烂方

铜青、胆矾各五分　飞黄丹二钱　密陀僧轻粉　煨石膏各一钱

共为末，临卧掺上，痛一夕即结痂。或有痒处，毒水不干，又掺上，痒极掺之。

烂脚丫方

月石　滑石各三钱　龙骨　川柏各二钱　百部二钱　陈茶叶六钱

共为末，临用加冰片一分敷之。

又方

用陈茶叶，陈黄泥砖，共末掺之。

烂腿方

轻粉一钱，漂净　铜绿一钱漂，净　海螵蛸四钱　赤石脂一两　滑石四钱　东丹一钱，漂

上药研细过筛，麻油敷患处。

补遗

小儿肺风痰喘方

雪里青，即过冬青草，捣取汁调天竺黄一二钱服之。

又方

用白茄子磨水服之。

小儿胎疮方

苦参一两研细，用母发一团，鸡子黄十个，熬出油，调入候凝抹之。

小儿头上诸疮方（名一抹全）

藜芦　蛇床　飞黄丹各一钱六分　硫黄　白矾　赤石脂　五倍子　川柏各一钱五分　轻粉五分

共研末，猪油调敷，或清油亦可。

小儿胎癞方

明矾五钱　松香五钱　葱头七枝

饭锅上同炖热，待冷研细，加入东丹三钱，冰片三分，用麻油调敷。

小儿白颓方

用炮长药油调，先以米泔腐泔洗后，敷一二次即愈。

又方

用鲟鱼骨煅研敷。

又方

用猪脚爪壳，煅研油调搽。

柏叶散

石柏末一钱五分　轻粉一钱　雄黄一钱　青黛二钱　滑石一钱　寒水石二钱，煅　银朱一钱五分　辰砂五分　铅粉二钱　侧柏叶末一钱

共为细末，丝瓜叶汁调搽，治天疱疮。

天疱疮方

明雄黄五分　川柏三分，研末　陀僧六分　女人扑面粉五分　石膏八分

共为末，丝瓜汁麻油调搽，二三次即愈。

妙灵丹

白芷四两，炒黑研末，圆眼核四两，炒黑性，研末和匀。干者香油调搽，湿者干掺，专治湿烂蛇疮。

一擦无踪

臭硫黄三钱，鸡子两个，用真香油一酒盅入锅内，将鸡子放锅内，同熬取油，以鸡子两面焦黄色为度，取出食之。将硫黄末放锅内，令熬数滚，随手搅匀，候冷取起，调搽疮上甚效，已经试过，三五日即痊愈，永无再发之理。

不二散

密陀僧三钱　硫黄一两　草乌三钱　红砒一钱

共为细末，米醋调搽，专治汗斑。

又方

硫黄　明矾　雄黄　白附子　海金沙　密陀僧

共研末，姜汁调搽，或用醋亦可。一年者，去皮一次，十年者，去皮十次。擦后勿当风，勿行房扇扇。

汤火疮方

生大黄　川柏　当归等份

好酒炒炭研末，麻油调搽，或加之以地榆炭。

又方

赤石脂、寒水石、大黄、川柏等各一两，蒲黄二两，红丹五钱，为末麻油调敷。

又方

猪毛炭　轻粉少许　硼砂少许

研匀麻油调敷，且无疤痕。

又方

地榆炭研末，麻油调敷。

又方

无毛胎鼠，菜油浸之，愈久愈佳，取油搽之。

螵蛸散

海螵蛸五钱　五倍子炒焦　枯矾　儿茶　黄丹　赤石脂　密陀僧　铅粉各二钱

共为末，湿者干掺，干者柏油调搽。专治黄水流脓疮。陆定圃先生方，脓窠类屡久不痊，此方甚效。

又方

麝香一厘半　硫黄二厘半　白蔹五分　白及五分　密陀僧一钱　腰黄二分半　白芷五分　生附子一钱五分

各生为末，和匀以生白附、生姜汁，捣成饼擦之。专治白点风汗斑等症。

紫苏散

六一散四钱　紫苏叶一钱五分　儿茶一钱
赤石脂二钱

共为细末，先以紫苏、紫背浮萍煎汤重洗，然后敷之。专治阴囊烂，名绣球风。

又方

用铅粉研细，生桐油调搽。

珠母散

陈蚌壳煅　儿茶　轻粉　飞滑石　人中白
各二钱，煅　煅龙骨　枯矾各一钱　冰片三分

共研末，专治妇人阴痒，甚者令人发热如劳。先以鸡肝或猪肝切作长条，蒸熟插入阴户，过一夜次早取出，如此二三次，痒减虫净，然后用麻油调搽。

坐板疮

飞滑石　生大黄　人中白　密陀僧等份
共研细掺患处。

肺风疮

蜈蚣一条，焙　雄黄一钱　硫黄一钱

共为细末，夏月用白茄子捣汁调搽，冬月用柏油杵膏搽之，临卧搽上，次早洗去，半月痊愈。

缠腰火丹方

挑瞎蛇头上眼，用坑缸上旧箍炙炭为末，麻油调搽。

又方

蛇蜕烧存性，坑厕上浮泥同研，用童便调敷。

金甲散

穿山甲一只，全者　生漆一斤

每日将山甲漆数次，漆完用瓦器将山甲炙灰。如病人要头身先好，即服穿山甲头身起一钱，足先好，即服川山甲足四只起。兑陈酒服完即愈。如山甲有一不全，病人亦缺一不全，为专治大麻风仙方。

地耳散

地踏菜晒干为末，猪油调敷，治汤泡伤。

又方

泡过烂茶叶藏鬓内，取抹并治火伤。

又方

秋葵花手未捏过，浸麻油，如遇烫火伤者，取油搽之。

黄水秃疮方

嫩松黄葱制过，二两　黄丹一两　无名异一钱　炒铅粉一钱　轻粉三分

共研末，先以米泔洗净患处，用香油调敷。

鳝拱头方

用化铜旧罐研细末，加轻粉、冰片少许，香油调搽神效。

手足鸡眼方

用大蜈蚣干一对，炙，研细掺膏药上贴之。一周时即化黄水。

又方

蜈蚣一钱　硇砂一钱　白矾少许
用麻油浸，埋地下一日，取出点之。

冻疮方

白及研末，用萝卜一个挖空，入柏油于内蒸透，取油调搽。

又方

旧泥盒烧灰，研细，油调搽。

冻疮汤火疮方

用煅瓦楞子研极细末，加冰片少许，麻油调敷。

天蛇头方

用猪胆一枚，入全蜈蚣一条研末，雄黄少许，套上即瘥。

羊须疮方

旋覆花一钱，焙　旧绵絮胎一两，烧存性

共研末麻油调搽。

损伤方

当归二钱　丁香五分　枳壳二钱　川芎二钱　辰砂五分　沉香一钱　乳香二钱　木香二钱　苏木二钱　川乌五分　桂枝二钱　牛膝二钱　血竭一钱五分　肉桂一钱　杜仲二钱　麝香三分　参三七一钱　草乌五分

共研细末和匀，用好酒冲服。

悬梁死急救法

吊死者切不可剪断绳带，先用软泥将人粪门封好，若女子封好阴户、粪门两处。将人慢慢放下落地，用细辛一分，牙皂一分，共研极细末，用葱管吹入鼻中，候其喉中有声，此药吹完。再用九死还魂草三钱，飞净真辰砂一钱，将水煎浓，吹耳鼻候其面红，再用生姜汁一杯饮下，盖被出汗，再服米泔水一杯即愈。

九龙神咒丹

专治跌打疯气立效神方，累试累愈。

川乌三钱　草乌三钱　朱砂二钱　硼砂六分　梅片二分　原香二分　丁香二分　硫黄六分

以上八味，各研极细末，用黄表纸朱笔书九龙字符九张，用铜锅一只洗净，用新布三块揩干，又备新竹板一片，炒药用的，先将炉炭加好听用。将锅先焚龙字符一张，再烧龙字符一张亦焚在锅内，将川乌放下，再烧龙字符一张，将草乌放下炒，余皆仿此。次第龙字符药味均炒，至硫黄入锅熔化，即倒干瓷盆内，薄薄摊开，均分作三四盆候冷，冰成片块，瓷瓶收贮，切勿泄气。如遇患病，用筷一只频点，点至痛处，用老姜一薄片，姜上置药一块，如黄豆大，用明火烧药，燃着忍痛，候药性烧尽为度，再点仍烧，以不痛为止，即愈。试验无算，用朱笔书"龙"字样，一口气书一张，不可二口气，为要为要。

附符式例下

龙 龙龙龙龙
　 龙龙龙龙

照此符式，写九"龙"字，及制药之日，务要斋戒沐浴，处心静室，至要至要。

桃花散（即刀伤药）

千年石灰二两　生大黄六钱

共炒黄同研极细末，敷患处即效。

疯气药酒方

钻地风　宣木瓜　汉防己　秦艽　野桑梗　川羌活　粒红花　千年健　当归

以上九味各四钱，加南枣二十枚，冰糖二两，陈酒四斤，外用大瓦瓶一只，将药连酒浸入瓶内，封口隔水煮滚，点一炷香，缓缓再滚，香尽药好。每日清晨，随量饮之。再滚二次，如不见效，再服一剂即愈。

下疳方

橄榄灰四钱　大梅片二分　红小升四钱

如自生用菜油调敷，研丧用麻油调，无论干湿，先须干撒一次，再调涂如法。

武定侯府方

治杨梅结毒疮。

轻粉一钱　杏仁三十粒，去皮　雄黄一钱半

冰片少许

共为末，先以甘草汤洗净，用雄猪胆汁，调药搽上，二三日即愈，百发百中。

赤白泻痢神方

干桑椹三两　雄精一两五钱　赤白砂糖各三两　砂仁三两

上药研细，用囫囵荸荠三斤，原烧酒三斤，浸入大砂锅内，盖好不泄气，用菜油灯心文火煎滚收贮。临服荸荠一枚即愈，即此药渣药酒服之，亦无不愈，其效如神。

广疮方

轻粉三钱　大黑枣二十枚

法将大枣去核，轻粉研细，同河泥少许，嵌入枣内，用厚面糊裹，勿令泄气，炭火炙成炭。每服两枣，分三日，用黄酒化送。

神验化毒五虎丹

炙牛角　炙羊角　炙甲片各二钱　角刺三钱　生大黄十二两

法以牛羊甲片三味，湿纸包煨焦，取净末，同角刺大黄净末研匀，每服五钱，弱者三钱，绍酒送下，候泻，宜于空地上，利完将土掩之，恐恶气害人。间二日再一服，甚者不过三服神效。后服珠黄十宝丹以愈为度，结毒亦效。

珠黄十宝丹

滴乳石人乳煅　真琥珀　乳香去油　没药去油　辰砂水飞　山慈菇各三钱　败龟甲炙　雄黄各四钱　犀角　珍珠各一钱　真正人中黄五钱　当门子五分

各取净末称准，共为极细末，山药打糊为丸，如桐子大，辰砂为衣。专治一切广疮，杨梅结毒，下疳溃烂，小儿胎毒。分一月服完即愈，甚者再服一料必愈，功胜五宝丹。以上三方，即治杨梅疮方。

王枢丹方

毛慈菇二两，晒　红芽大戟一两五钱，炒　千金子霜一两　冰片三钱　文蛤二两，去垢晒　雄黄三钱　飞辰砂三钱　麝香三钱　草河车一两五钱，晒　山豆根一两，炒　丁香三两，晒　灯草炭一钱

以上药各研末和匀，糯米饭打成锭晒干，收贮重出。

绝痫丹

治跌仆眼直，口吐痰沫，或作羊鸣，不省人事，此因惊恐得之。

硝煅礞石五钱　天竺黄六钱　当门子二分　煅明天麻三钱　辰州朱砂三钱　蛇含石五钱，醋煅　陈胆星四钱　法半夏八钱

等份为末，以姜汁五钱，竹沥二两，和于蜜中，炼熟杵丸，如龙眼大，童便磨服半丸立止，服三一丸痊愈。蛇蜕四分（煅净），绿矾二分，犀黄四分，石膏三钱（煨），紫草二钱，川连一钱，蜂窠一钱（煅净），紫荆皮一钱五分。上味同研细末，用马兰汁调药涂于患处。

伤 科 方 书

江考卿 著

内 容 提 要

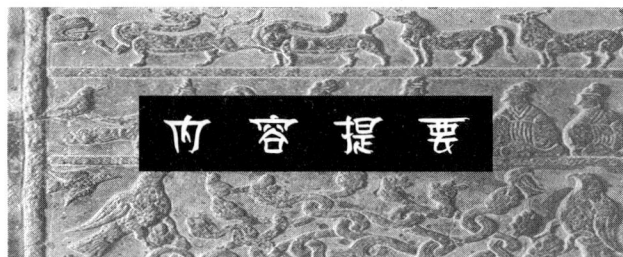

本书为未刊稿，荷金履升君录寄。此书内容真是中国不传之秘。如断死证秘诀，秘受不治各法，一切受伤治法及秘传各方，皆非历经试验，岂能有此斩钉截铁之说。吾知此类中医失传之方法，近世医界中，有切实学问，留心古书者，必得作一大好之参考材料也。末附金君施送多年之验方为尤佳。

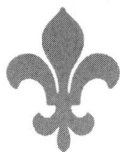

目 录

伤科方书

伤科方书

江考卿先生著　休宁金履升录存
杭州李锦章校刊

断死证秘诀

金伤身损眼皮青，定主身亡难救命；若是气喘与呃噎，且在一七内中亡；人中书满唇又青，三日须知命必倾；神仙留下真秘诀，不说凡人不知音。

秘受不治法

凡矢柱骨折，不治。

凡两目损伤，不治。

凡口开气出不收，不治。

凡口如鱼口，不治。

凡伤食喉，不治。

凡打破头鼻流黄白水，不治。

凡脊骨折断，不治。

凡心胞紧痛，红色高肿，不治。

凡心口青色，不治。

凡小腹阴阳不分，不治。

凡小腹伤吐粪，不治。

凡跌打大小腹痛，不治。

凡肾子伤入小腹，不治。

凡孕妇伤犯胎，不治。

凡女人伤乳，不治。

凡男人两乳堂伤，不治。

凡腰伤自笑，不治。

凡两臂堕下，尽力叫嚎，汗出如油者，不治。

凡人手骨出一胫可治，两股齐出，不可治。

受伤治法

凡脑受伤，使人轻轻扶正，皮未破，用二十号黑龙散，已破，用十四号桃花散，填破口避风，禁口自愈。

凡顶门受伤，用二十四号止血散，搽服俱用此药。

凡气喉受伤，令人扶头托凑喉管，不使出气，用银针连好，外用十八号贴膏，内服上部药方。

凡眉甲骨出，用椅圈将软衣垫好，令伤人坐圈中，使一人捉定，以绢缚之。外用十八号贴膏，内服上部药方。

凡肩胜骨折，必先使骨平正，用十八号贴膏，以油纸扎好，内服六号接骨丹。

凡金井骨在胁下，若损伤，不宜夹缚，扶平，用二十六号黑龙散。

凡两胁骨折，如金井骨治法。

凡肩臂脱出，令人抵住，以抱着手臂，轻轻送入故位，内服六号接骨丹，外贴十八号膏。

凡人膝盖，乃另生者，跌出不治。跌破者，用篾箍以带缚定，外用二十四号止血散。

凡伤破腹，大肠跌出，被风吹其肠干，不能收口，用麻油操上，使肠润泽。用一人托肠，一人默含冷水，喷泼伤人身上，其人必然一惊，托肠人即随惊送入，再用银针连好。先敷二十四号止血散，后用十八号膏贴，伤破目难看见，用好酒一杯，令伤者饮下，即使人嗅伤。如若有酒气，其肠已破，难已救治。

凡人骨跌出内外折肉中，用二十号宝麻药一服，再将肉破开，取膏整换用二十四号止血散，十八号贴膏，外以笋箬包好，内服六号接骨丹。

凡打伤跌肿，肉中之骨，不知碎而不碎，医人以手轻轻摸肿处，若有声者，其骨已破，先用二十号宝麻药一服，然后割开。如血来不止，用二十四号止血丹，又用二十号宝麻药一服，再取骨出。若骨碎甚，即以别骨填接，外贴十八号膏药，内服六号接骨丹。

凡平直处，跌打骨伤，皮不破，先用二十号黑龙散敷好，再用板夹缚平正，如曲折之处，只宜敷药，不宜挟缚，免愈后不能伸屈。

凡服跌打药，要忌冷水冷物，其药必要热服。

凡跌打伤重，必先用二十七号药水洗过，然后敷药，轻伤不必如此。

凡跌打血来不止，用二十五号桃花散，或二十四号止血丹，再不止，用三七山羊血，外用桃花散圈上。

凡骨未碎有轻者，外用十八号贴膏，内服上中下三部之药，照伤何部，即用何部药方。

凡山谷乡村无药铺之处，若遇跌打，暂用糯米水、酒、姜、葱，同捣包熨，不使血凝，内服老酒，再治可也。

凡跌打药，宜瓷瓶收贮，不使出气。

凡人周身一百另八穴，小穴七十二处，大穴三十六处，打中小穴，重亦无妨，打中大穴，虽轻亦死。今将三十六个大穴，道明受伤治法。

头顶心名为元宫穴，打中者二日死，轻者耳聋头眩，六十四日死。先用加减汤，加羌活一钱，苍耳子一钱五分，次用夺命丹二三服，再加药酒常服。

前胸名华盖穴，打中者人事不省，血迷心窍，三日而死。先用加减汤，加枳实一钱，良姜一钱，次用七厘散二分，后用夺命丹二三服。

后背心名肺底穴，打中者两鼻出血，九日而死。先用加减汤，加百部八分，桑皮一钱，

次用七厘散二分，后用夺命丹二三服，再用紫金丹。

左乳上一寸三分，名上气穴，打中者发寒热，三十二日而死。先用加减汤，加沉香五分，肉桂一钱五分，次用七厘散二分，后用夺命丹二三服。

左乳下一分，名中气穴，打中者十二日而死。先用加减汤，加青皮一钱，乳香一钱，次用七厘散二分，后用夺命丹二三服。

左乳下一寸四分，名下气穴，打中者七日而死。先用加减汤，加枳实一钱五分，石菖蒲一钱，次用七厘散二分，后用夺命丹二三服。

右乳上一寸三分，名上血海，打中者口中吐血，十六日死。先用加减汤，加郁金一钱二分，沉香一钱，次用七厘散二分，再用夺命丹二三服。

右乳下一分，名正血穴，打中者口中吐血，十八日死。先用加减汤，加郁金一钱五分，寄奴一钱五分，次用七厘散二分，再用夺命丹一二服。

右乳下一寸四分，名下血海，打中者三十六日吐血而死。先用加减汤，加五灵脂一钱二分，蒲黄一钱炒黑，次用七厘散二分，再用夺命丹二三服。

心中名黑虎偷心穴，打中者立刻眼目昏花，人事不省，拳回气绝，速宜治之。先用加减汤，加官桂一钱，丁香六分，次用七厘散二分，再用夺命丹二三分，再用紫金丹三四服。

心下一分，名霍肺穴，又下半分，名肺底穴，打中者，劈面一把即醒，然后用药。先用加减汤，加桂枝一钱二分，贝母一钱，次用七厘散二分，再用夺命丹二三服，又服加减汤，后用紫金丹。

心下一寸三分，偏左一分，名翻肚穴，打中者，比日而死。先用加减汤，加红花一钱五分，木香一钱，次用七厘散二分，仍用加减汤二三服，再用夺命丹二三服，又用紫金丹三四服，或吊药一敷。

脐下一寸五分，名气海穴，打中者二十八日而死。先用加减汤，加杏仁一钱，延胡索一钱，次用七厘散二分，再用夺命丹二三服。

脐下三寸，名丹田穴，打中者，十九日而死。先用加减汤，加木通一钱五分，三棱一钱五分，次用七厘散三分。

脐下四寸五分，名分水穴，打中者二便不通，十三日而死。先用加减汤，加三棱一钱五分，莪术一钱，生军三钱，次用七厘散二分，再用紫金丹二三服。

脐下六寸，名关元穴，打中者五日而死。先用加减汤，加车前子一钱，青皮一钱，次用七厘散二三分，再用夺命丹二三服。

左边胁脐毛中，名气海穴，打中者六个月而死。先用加减汤，加五加皮一钱，羌活一钱，次用七厘散二三分，再用夺命丹三四服。

右边胁脐毛中，名血海门，打中者，五个月死。先用加减汤，加柴胡一钱二分，当归一钱，次用七厘散二分，再用夺命丹二三服，或用药酒常服。

左边胁梢软骨，名章门穴，打中者一百五十四日死。先用加减汤，加归尾一钱，苏木一钱，次用紫金丹三四服。

右边胁梢软骨，名地门穴，打中者六十日而死。先用加减汤，加丹皮一钱，红花一钱五分，次用夺命丹二三服，仍服加减汤。

下一分，名血囊穴，打中者四十日而死。先用加减汤，加蒲黄一钱，韭菜子一钱，次用夺命丹二三服，再服药酒。

两耳下半分空处，名听耳穴，打中者二十四日死。先用加减汤，加川芎一钱，细辛五分，次用夺命丹一二服，再服药酒。

背心第七个节两边下一分，名石骨穴，打中者吐痰吐血，二个月而死。先用加减汤，加杜仲一钱，骨碎补一钱，次服夺命丹三四服。

下一寸一分，名后气穴，打中者一季而死。先用加减汤，加补骨脂一钱，乌药一钱，次用紫金丹三服，再用药酒。

两腰眼中左边，名肾经穴，打中者三日大哭而死。先用加减汤，加桃仁一钱五分，红花一钱，次用夺命丹二三服。

右边名命门穴，打中者，日事而死。先用加减汤，加桃仁一钱五分，前胡一钱，次用夺命丹三服。

尾梢尽下一分，名海底穴，打中者七日而死。先用加减汤，加生军一钱，朴硝一钱，次用夺命丹二三服，再用紫金丹三四服。

两腿中，同名鹤口穴，打中者一季而死。先用加减汤，加牛膝一钱，苡仁一钱，次用紫金丹二三服。

左右脚底中，同名涌泉穴，打中者十四个月死。先用加减汤，加牛膝一钱，宣木瓜一钱，次用夺命丹二三服。

以上三十六大穴，指明受伤之法。然用药虽无大异，不过加减汤及七厘散、夺命、紫金等药，惟加减方中，所加二味零药，不可错误，切宜紧记。

大凡人于既跌之后，或相打受伤之后，感冒经风，发寒发热，头身皆痛，先用解肌汤或小柴胡汤治之，然后再服跌打之药。

通用方

解肌汤

广皮一钱　防风一钱　葛根一钱　木通一钱羌活一钱二分　荆芥一钱五分　前胡一钱　桔梗一钱　苏叶一钱五分

加葱白三根，姜三片，水煎服。

小柴胡汤

柴胡一钱　桔梗八分　连翘一钱二分　花粉一钱五分　葛根一钱　黄芩一钱　广皮一钱　木通一钱五分　加灯心十根　砂仁末五分

水煎服。

十三味加减汤

五加皮一钱五分　枳壳一钱　刘寄奴一钱　肉桂一钱　杜仲一钱　五灵脂一钱　蒲黄一钱　归尾一钱五分　广皮一钱二分　红花八分　延胡索一钱　香附一钱五分　青皮一钱　加砂仁五分

用陈酒煎服。

金疮药方

生南星五钱　生半夏五钱

共研细末搽之。

吊药方

专治接骨入骱，打伤骨头，止痛去伤。

赤芍二钱　麝香五分　乳香二钱　没药二钱

各研细末，临用糯米饭，烧酒，调涂。

七厘散

专治跌打，血迷心窍，人事不省，服之可行，用冷粥即止。

硼砂八钱　朱砂四钱　血竭八钱　土狗六钱　土鳖八钱　归尾五钱　红花五钱　苏木四钱　加皮四钱　枳实五钱　木香五钱　大黄六钱　巴霜三钱　蒲黄三钱　青皮三钱　广皮四钱　乌药三钱　灵脂五钱　三棱五钱　莪术五钱　寸香一钱　肉桂三钱　猴骨三钱

以上共研细末，重者二分，半轻者一分，再轻七厘，陈酒下。

飞龙夺命丹

专治跌打接骨，皆可服之。

当归五钱　赤芍二钱　三棱四钱　寸香二钱　土狗三钱　土鳖八钱　莪术四钱　青皮三钱　蒲黄二钱　碎补三钱　加皮八钱　广皮二钱　硼砂八钱　然铜八钱　木香六钱　乌药三钱　朱砂二钱　胡索四钱　桂心三钱　香附四钱　寄奴三钱　桂枝三钱　血竭八钱　羌活三钱　前胡三钱　贝母二钱　葛根三钱　秦艽三钱　桃仁五钱　苏木

四钱　杜仲二钱　猴骨二钱　韭菜子二钱　古钱四个，醋酒浸

共研细末，重服三分，轻分半，再轻一分，酒下。

土鳖紫金丹

专治远近跌打内伤，面黄肌瘦，四肢无力，并腰痛皆服之。

青皮三钱　黄芩三钱　赤芩三钱　乌药三钱　红花三钱　赤芍三钱　血竭八钱　朱砂二钱　然铜八钱　土狗五钱　土鳖三钱　猴骨三钱　虎骨八钱　牛膝三钱　灵仙三钱　灵脂五钱　木香二钱　寸香三钱　香附四钱　肉桂三钱　枳壳二钱　丹皮四钱　桃仁五钱　贝母三钱　寄奴三钱　广皮三钱　苏木三钱　远志二钱　归尾五钱　桂枝三钱　木通三钱　三棱四钱　莪术四钱　秦艽三钱　加皮五钱　续断三钱　杜仲三钱　骨脂四钱　碎补三钱　羌活三钱　葛根三钱　蒲黄四钱　泽泻三钱　松节五钱　枸杞三钱　韭菜子三钱　硼砂八钱

共研细末，重服三分，轻二分，再轻一分，酒下。

万应回生膏

专治远近跌打，接骨，风气，周身大穴受伤，贴即效。

生地五钱　熟地五钱　当归二钱五分　川乌二钱五分　草乌五钱　红花五钱　灵仙二钱五分　寄奴二钱五分　杜仲一钱五分　木瓜一钱五分　牛膝二钱五分　胡索三钱　桂枝二钱五分　防风二钱五分　骨脂二钱五分　荆芥二钱五分　独活二钱　赤芍一钱五分　碎补五钱　香附三钱　桃仁三十粒　升麻三钱　丹皮二钱五分　苏木二钱五分　青皮二钱五分　乌药二钱五分　韭子二钱五分　松节二钱五分　秦艽二钱五分　续断二钱五分　元参二钱　麻黄二钱　蒲黄二钱五分　虎骨五钱　猴骨三钱

共研细末，将麻油一斤，血余四两，煎好

共熬成膏。

临用加膏上末药：寸香七分　丁香一钱　血竭一钱　木香一钱　桂心一钱　乳香一钱　没药一钱　香附一钱　东母一钱　苏合油一钱

劳伤药酒方

（女人加益母草、油发灰、阿胶各四钱）

红花二钱　黄芩五钱　乌药五钱　白茯苓五钱　生地五钱　当归六钱　加皮五钱　骨脂三钱　杜仲五钱　牛膝五钱　枳壳三钱　桃仁四钱　远志五钱　续断三钱　麦冬五钱　秦艽五钱　丹皮五钱　枸节五钱　桂枝三钱　香附三钱　泽泻五钱　胡索五钱　虎骨八钱　枸杞子六钱　白胡根三两　胡桃肉四两　大枣头三两

以上等药，共置入好酒中随饮。

劳伤丸药方

生地　熟地　加皮　当归　丹皮　黄芩　杜仲　黄芪　麦冬　天冬　远志　川牛膝　补骨脂　柏子仁　白茯苓各等份

以上共研细末，白蜜和丸，白汤送下。

体仁子曰：跌打损伤之症，皆从血论，损有重轻之不同，伤有浅深之各异，岂能一概而治乎？盖皮未破，多用串皮破血之剂；皮既已破，多用通利兼补之方。此乃跌打中之大要也，学者用心详焉。今将秘方开列于后。

秘传方

君臣散（第一）

肉桂童便浸，一两　红花酒洗，五钱　归尾五钱　生地五钱　甘草梢五钱　赤芍五钱　乌药五钱　牛膝五钱　延胡索五钱　杜仲三钱　桃仁去油，五钱　碎补去毛，五钱　续断二钱　花粉二钱　川芎三钱　羌活二钱　牡丹皮五钱　加皮二钱　防风二钱

共研细末，临用加姜末少许。

紫金散（第二）

紫金皮，酒浸一宿，瓦上焙干，为末用。

黑神散（第三）

黄金子，麻油拌炒黑，为末。

桃花散（第四）

乳香炙　没药炙　血竭炙

各等份，共研细末。

玉龙散（第五）

人中白，醋炙七次，研末。

乳香散（第六）

乳香炙　没药炙　碎补去毛　当归酒浸　硼砂煅　血竭　土鳖去头足，醋炙　各等份，酒醉瓦焙，为末。

一粒金丹（第七）

半夏二钱，醋炙　土鳖炙，两半　瓜蒌仁去油，三钱

共研细末，以饭丸粟米大，上部一钱，下部一钱五分，酒下。

八仙丹（第八）

乳香二钱　没药二钱　巴霜二钱　碎补二钱　半夏二钱　归尾酒洗，五钱　硼砂三钱　大黄五钱　血竭三钱　自然铜醋炒，三钱　无名异醋炙，二钱

以上共研细末，每服八厘酒下。

川芎散（第九）

上部头伤痛用。

川芎一钱　白芷一钱　防风一钱　赤芍一钱　生地一钱　当归一钱二分　羌活一钱二分　花粉一钱二分　陈皮一钱　桔梗一钱　黄金子一钱二分

加姜三片，水酒煎服。

桂枝汤（第十）

上部手臂伤痛用。

桂枝　枳壳　陈皮　红花　香附　生地
防风　当归　赤芍　独活　延胡索各等份

加童便煎服。

蔓荆散（第十一）

上部眼目伤用。

白芍一钱　生地一钱二分　红花一钱二分
白术一钱二分　川芎一钱二分　当归一钱二分　蔓
荆子一钱

水酒煎服。

杜仲散（第十二）

中部腰痛伤用。

肉桂一钱　乌药一钱　杜仲一钱二分　赤芍
一钱　当归一钱　丹皮一钱　桃仁一钱　续断一
钱　延胡索一钱

童便煎服。

杏仁汤（第十三）

中部肚痛伤用。

甘草三钱　归尾一钱　生军三钱　杏仁去皮，
三钱　桃仁去皮，三钱

童便煎服。

桔梗汤（第十四）

下部二便闭用。

红花　苏木　芒硝各五钱　煨大军七钱　桔
梗二钱　桃仁二十五粒　猪苓　泽泻各三钱

加姜三片，童便一盏，酒半斤，煎服。

车前散（第十五）

下部二便闭用。

当归　枳壳　赤芍　车前子　木通　桔梗
大黄　芒硝

以上各等份，童便水酒煎服。

海桐散（第十六）

手足伤亦可用。

独活　牛膝　秦艽　桂心　生地　陈皮
赤芍　续断　当归　防风　丹皮　加皮　姜黄
海桐皮

以上各等份，童便水酒煎服。

麝香膏（第十七）

红花五钱　归尾一两　苏木三钱　加皮五
钱　肉桂五钱　地黄五钱　白芷五钱　紫金皮
五钱　防风五钱　荆芥五钱　牛膝五钱　续断
五钱　灵仙三钱　独活五钱　麻黄五钱　黄柏
五钱　丹皮五钱　桃仁五钱　苦参五钱　血余
五钱　大黄一两

以上用麻油斤半，将上等药浸下，夏二日，
冬四日，为度，用铜锅熬至枯色，入姜少许再
熬，去渣又熬，入片、黄、霜三味，又熬数沸
取起，收拾。听用时，加麝香、乳香、没药三
味药末于膏上。

象皮膏（第十八）

凡跌打骨断皮破皆用。

大黄一两　川归一两　肉桂三钱　生地一两
红花三钱　川连三钱　甘草五钱　荆芥三钱　白
及五钱　白蔹五钱

以上肉桂、白及、白蔹、黄占共研细末，
余药油浸，照前熬法成膏。收用时加膏上末药，
土鳖、血竭、龙骨、象皮、螵蛸、珍珠、乳香、
没药，八味再帖。

药酒方（第十九）

凡打伤跌损可用。

当归　生地　乌药　三七　肉桂　乳香
没药　牛膝　丹皮　红花　胡索　防风　独活
杜仲　加皮　落得草　川芎　虎骨　干姜　姜
黄　紫荆皮　海桐皮各五钱

米酒浸煮，早、晚服。

八厘宝麻药（第二十）

川乌　草乌　蟾酥　半夏　南星　黄麻花　闹羊花共等份

研末，苎叶汁拌末晒干，再研末收好，每服八厘酒下。

羊花散（第二十一）

闹杨花二钱　南星二钱　草乌一钱　半夏二钱

共研末，用麻黄根、蓖麻根、蓖麻叶三味绞汁，拌上末药，再研末，开割肉用者，搽上。

续筋骨（第二十二）

土鳖　血竭　龙骨共等份
研细末唾调涂。

又方（第二十三）

旋覆花，取汁调涂。

止血散（第二十四）

血见愁　马兰头　川三七　旱莲草
共研细末，取好便用。

桃花散（第二十五）

陈平石灰一斤，用牛胆浸七次，取出同大黄炒，如桃花色，去大黄用。

黑龙散（第二十六）

穿山甲　丁皮各六两　川芎二两　枇杷叶去毛，五钱　百草霜五钱　当归二两
共研细末用。

洗伤药方（第二十七）

艾　葱　桂枝　荆芥　归尾　槐花　苍术　防风　延胡索
以上各五钱，水酒童便煎服。

阴江汤（第二十八）

妇人损伤用。
阿胶　没药　油发灰
水酒煎服。

血竭汤（第二十九）

跌打血从口出用。
发灰　茅根　血竭　韭菜根
水酒童便煎服。

跌打既好筋不伸方（第三十）

黄荆子一两　续断八钱　海桐皮八钱　虎骨八钱　鸡骨八钱　犬骨八钱　秦艽七钱　独活七钱
共研细末，每服一钱五分，合下宽筋汤服。

宽筋汤（第三十一）

肉桂　牛膝　姜黄　黄芪　川芎　地黄　独活　续断　白茯苓　海桐皮各等份
用水酒煎，空心服。

人参散（第三十二）

凡接骨之后，无力，不能行动用。
人参　白术　肉桂　续断　黄芪　当归　乌药各等份。
用水煎服。

桂枝汤（第三十三）

凡治一切跌打通用。
陈皮　芍药　枳壳　丹皮　香附　生地　桂枝　归尾　桃仁　乳香　没药　川芎　牛膝　藿香叶
水煎服。

姜黄汤（第三十四）

凡一切跌打通用。
桃仁　兰叶　丹皮　姜黄　苏木　当归

陈皮　牛膝　川芎　生地　肉桂　乳香　没药

水酒童便煎服。

消风散（第三十五）

凡跌打损伤牙关紧闭。

赤芍一钱二分　川芎一钱二分　当归五分　升麻一钱　羌活一钱　陈皮一钱二分　半夏一钱二分　防风七分　南星五分　甘草三分　老姜三片

煎服。

麻黄汤（第三十六）

凡破伤风发寒用。

肉桂三分　干姜五分　半夏一钱二分　厚朴七分　桔梗七分　枳壳七分　麻黄去节，二钱　苏木五分　川芎七分　陈皮姜汁制，一钱

煎浓热服。

升麻汤（第三十七）

凡损伤头用。

白术　附子　升麻　麻黄　红花　川芎　干姜　肉桂　甘草各等份

用加老姜三片，葱头三节，水煎服。

杏仁汤（第三十八）

肉桂　麻黄　桑皮　杏仁　桔梗　细茶　甘草各等份

加灯心煎服。

治破风（第三十九）

荃草一两，水酒煎服。

金疮方（第四十）

上三七三钱，水粉炒黄五分，片香制三两，共研细末用。

又方（第四十一）

旧毡帽边三两，烧灰存性用香油调涂。

刑杖方（第四十二）

歌云：既救诸伤又救刑，乳香没药合无名；土鳖再加真猴骨，然铜宜以醋来烹。六味一同研细末，炼蜜合成打弹丸；临用须饮三杯酒，那怕黄昏打到明。

乳香　没药　土鳖　无名异　猴骨　自然铜

又方（第四十三）

治刑杖。

白芷三钱　赤芍三钱　乳香炙，一两　没药炙，一两　黄金子一两　陈年尿坑瓦童便酒煅，一两

共研细末，未杖之前，酒调服之。若既杖伤甚，只宜用下药。

红花散（第四十四）

治刑杖。

酒醉土鳖醋煅　古钱炙　乳香炙　没药　苏木节　巴霜各等份

研末，一板一厘，水酒调服。

刑伤夹梭方（第四十五）

大黄四两　半夏二两　白芷二两　官桂四两　甘草二两

共研末，酒调杖伤处，内服上桃花散。

治足骨挟碎（第四十六）

土鳖二个，生蟹一个，共捣敷患处，内服六号乳香散。

治打足拐（第四十七）

牛膝二钱，土鳖二钱，共捣敷患处。

被人咬伤方（第四十八）

栗子一撮，口中嚼碎，敷患处。

抓破脸皮方（第四十九）

用姜汁调轻粉一钱，敷患处。

打伤接气方（第五十）

参须一钱　朱砂三钱　乳香一钱　川乌一钱　北细辛三钱　寸香一分

共研细末，每服五七厘，童便下。

开关吹鼻散（第五十一）

细辛二钱　牙皂二钱　三奈一钱　良姜二钱　寸香一分

共研细末，吹鼻即苏。

撬开吹喉散（第五十二）

治牙关紧闭。

牙皂二钱　细辛二钱　巴霜二钱

共研末，入喉即苏。

撬开灌下方（第五十三）

蝉蜕三钱　朱砂一钱一分

共研末，酒或童便下。

急救灌转方（第五十四）

乳香去油，四钱　没药去油，四钱　名异煅，四钱　枳壳面炒，三钱　寸香二分　木鳖便炒，三钱　土鳖火煅，四钱　土狗面炒，四钱　川铜醋煅，四钱　血竭五钱　闹羊花酒蒸去心，五钱

共研细末，重服七厘，或酒或童便下。

欲吐痰方（第五十五）

胆矾三分　铜绿三分

以上共研细末。用神仙醋调，服即吐痰。

鸡鸣散（第五十六）

治跌打瘀血攻心，脉欲死服。

生地二钱　大黄三钱　杏仁去衣，一钱　当归酒洗，一钱五分

用生水酒煎服。

脑头引：藁本，川芎，白芷，白芍，苏叶，升麻，木香，羌活。

咽喉引：玄胡，碎补，干姜，防风，桔梗，薄荷，桔梗，连翘。

胸前引：枳壳，厚朴，干姜，郁金，陈皮，乌药，木香，甘草。

腰上引：杜仲，小茴，菟丝，木香，补骨脂，枸杞，玄胡，加皮。

手上引：桂枝，当归，透骨草，甘草，羌活，防风，神仙剑。（即千年健十指全伤用）

脚上引：川膝，独活，木瓜，苡仁，怀膝，苍术，加皮，木香。

脚脊引：怀膝，南藤，棕根，木瓜，苡仁，螺蛳，透骨草。

潮热引：柴胡，羌活，黄芩，陈皮，厚朴，甘草，人中白。

浮肿引：生地，防己，漏芦，防风，乌药，甘草。

气急引：沉香，枳实，陈皮，木香，郁金，乌药。

腹内痛引：玄胡，吴萸，石蒲，白芍，木香，蕲艾。

二便闭引：大黄，车前，泽泻，木通，枳壳，猪苓。

血聚引：红花，桃仁，生地，苏木，血竭，当归。

气聚引：沉香，小茴，三棱，莪术，灵脂，乳香。

遍身引：乳香，碎补，木香，没药，吴萸，寄奴。

消风引：荆芥，白芷，犀角，薄荷，葛根，草乌。

止呕引：炮姜，砂仁，藿香，白苓，酸车草。取自然汁。

失气引：金凤花叶，佛指甲花，寸香。三味共研细末，姜汁服。

接骨引：然铜，虎骨，小茴，当归，土鳖，猴骨，枸杞。

体之虚者：加附子肉桂，洋参，黄芪。

体之健者：加黄连，黄芩，紫苏，薄荷。

接骨膏（第五十七）

当归酒炒一两五钱　羌活五钱　骨碎补去皮，五钱　牛膝酒洗炒，一两　木香五钱　威灵仙一两五钱　桂枝一两　川芎五钱　川乌去皮，净五钱　加皮酒炒，去皮一两　杜仲五钱　北细辛五钱　防风五钱，要鲜拣净　香附五钱　滴乳香去油后放，五钱　没药去油后放，五钱　桃丹后放收膏，二两五钱　嫩松香二两，后放

以上共药十八味，外加四叶对三钱，土茯苓三钱，海风藤五钱，将真正菜油数斤熬滚，将药十四味先入锅内，再将草药三味，共浸油内，春天浸五日，夏三，秋七，冬十天，期满入锅内，慢火熬根浮起，滤渣，再入乳香、没药、松香三味，又熬数沸，滴水成珠，再下黄丹收膏。俟退火三日再用。此膏专治骨跌打伤者，皮未破者，将此膏贴之，其骨陆续如初。并一切跌打损伤，贴患处，伤骨自好，其肿自消，散血通气效验。

凡跌打不能言语，人不知打坏何处，急用不满尺丛树，连根拔来，洗净去泥捣汁，量人酒量若干，如饮约一壶者，即用一壶，和丛树内搅汁，令伤人饮之，免其血瘀冲心。再请先生，医治可也。

又十直路口，尿桶底砖瓦片取来，炒干研末，亦医跌打。

按：江先生乳名祥，号瑞屏，住婺源北乡清华街，双河头，道光庚子年已七旬，善于跌打，此书珍之宝之。

附：录验方四则

三合济生丸

专治四时不正之气，头疼身热，腹痛胀闷，霍乱转筋，呕吐泄泻，四肢厥冷，绞肠痧气，伤寒伤暑，伤食疟痢诸症。每服一钱，重症加倍，舌苔白者，用藿香汤，下黄者，用荷叶汤，下寒重用姜汤下。

吐泻转筋，用丸四服，加生姜、灶心土，煎服，忌食米粒。此方历年合药施送，活人甚多，而需费甚少，务望诸方善士，或合药或刻方，广为施送，则费小而功极大矣。方列于下。

川厚朴六两五钱　姜汁炒乌药二两　枳壳三两五钱　羌活四两　广藿香七两　木瓜一两三钱　紫豆蔻二两　茅术三两　半夏四两五钱　苏叶七两　香薷二两　草果二两　赤苓六两　香附三两　桔梗二两五钱　甘草三两　茯苓二两　川芎三两　白术一两五钱　檀香一两　陈皮六两五钱　防风三两　木香三两六钱　柴胡八钱　白芷五两　神曲五两　砂仁三两

以上药料，须拣选明净，同研为细末，用薄荷、荷叶、大腹皮熬汁米汤一碗法丸，朱砂为衣，每丸重七分，晒干收入小口瓷瓶，不可泄气为要。

跌打损伤膏验方

生地　薄荷　独活　赤芍　川芎　川羌　连翘以上每味各一两　香附　荆芥　当归　防风　桃仁　米仁　青皮　加皮　丹皮　杜仲　川柏　元胡　白芍　白芷　牛膝　红花　鲜皮　木通　苏木　木瓜　甘草　厚朴　苏梗　枳实　枳壳　秦艽　川断　黄芪　甘松　三棱　山奈　元参　刘寄奴　骨碎补去毛

以上每味各六钱，外加铅粉七十二两，炒黄色

用上等好麻油十斤，以上各药，先浸两三日，后入锅煎熬，去渣，再入铅粉，用桑枝搅匀，扇至烟尽候冷，浸水中愈陈愈妙。

又末药方

摊膏时临用，加入每油一斤，加放药末一两，肉桂一两，制乳香二两，制没药二两，血竭一两，龙骨一两，丁香一两。

以上共研极细末，收藏瓷瓶内听用，升每遇疯气，贴以此膏，较市上所售之万应膏，功效尤捷。

秘制朱砂膏

专治疗疮，痈疽，对口发背，颈项一切无名恶毒均效。

松香一斤 葱水煮麝香五分，如嫌麝香贵，可另改加入八将散 冰片五分 制乳香五钱 制没药五钱 樟脑三两五钱 银朱一两 漂朱砂二钱，研 漂蓖麻子肉五两 杏仁一百五十粒，去皮尖 明雄黄二钱 全蝎二钱五分，葱水洗

各为细末，打数千捶为膏，瓷罐收贮。临用时隔水炖软，入平常油纸膏药上，贴之当看疮形之大小，酌量用之。

八将散古方

治痈疽大毒，拔脓去腐，生肌等症。

川五倍一两六钱 焙研 川雄黄三钱 水飞 冰片五分 蜈蚣七条，去钳足，炙净一钱二分 全蝎十个，漂净，去尾炙末净，七分 麝香五分 山甲十片，炙净二钱 蝉蜕二十个，去头足，焙研净七分

各研细末，和匀再研细末，瓷瓶收贮。

按：附录验方，乃敝典施送方药，垂已念余年，颇为灵验，特附于末，以望诸善士广传为幸，升寄居余杭同和典录。

中华民国十三年岁次甲子孟秋月

伤科方书

959

妇 科 类

（凡四种）

产　宝

（清）倪凤宾　著

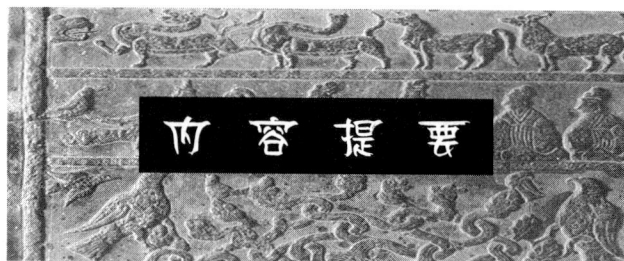

内 容 提 要

　　《产宝》一卷，清浦江倪枝维先生著。先生字佩玉，号凤宾，雍正六年成是书，向无刻本。道光壬寅，海昌许氏为之镌板，同治辛未，石阳黄氏为之重刊。因施送于人，咸获其益。光绪年间，杭州高氏又付石印。因此书为家家应备之书，爰再辑入本集。

产 宝 序

人之所以生，气血而已；血之所以生，气而已。气，火也；血，水也。贮水于金，厝火而烹之。其蒸蒸然浮动者，水也。其所以然者，非水也，气也，火之用也。故治血必先理气，气行血行，气滞血滞，行则生，滞则死。见血之滞而攻之使下，是犹见水之滞而激之使行也。今之业产科者，操此术以杀人，盖不知其几矣。嘉庆癸酉，余室人卫氏，产后患瘀滞。医曰：是非逐以莪术、荆三棱不可。一剂而神昏谵语。则云：药轻不胜病。益以大剂而气上逆暴脱矣。余是时初未知医，以为证固不治，但有悼痛。厥后稍稍习岐黄家言，得浦江倪氏所著《产宝》读之，遇戚鄯中有患此者，照是书于生化汤中加生芪一二两，恒获十全。他证按方取治，靡不愈，然后知前此为医所误。凡莪术、荆三棱之属，破血而因以蚀气，气蚀则血无以生，虽神奇亦化为臭腐。而生化汤于行血中理气，增以生芪，气壮而血以行以生，故能奏效若此也。余既悼逝者之不可作，复闵医之庸，顷承乏平度，听断之暇，因取是书略加删润，镂版传布，俾业产科者有所据依，毋徒以破血蚀气之药杀人也。嗟乎，是岂独产后然哉！四明高鼓峰论治血证，以固元汤先回其气，汤中重用参、芪，而今世粗工，惟知用寒凉，直折重遏其心肺之阳，驯致生生之气绝而不可复救，岂不悲哉！附著弁言，为世之治血而不知理气者告焉。倪氏名枝维，字佩玉，号凤宾，雍正六年成是书，向无刊本，余友赵文学魏寄视写本，弃之箧，衍二十五年矣。生平所见治产诸书，未有出此上者，洵可宝也。

道光壬寅春仲海昌许楗序于平度州署之行吾素斋

序

　　治产方书多矣，类皆见证治证，不审本原，间有一二善本，而博引繁征，纷然杂出。读其书者，奚所折衷也？夫产后劳倦异常，腠理不密，脾胃恒弱，气血多亏，急宜滋补，以回其元，而他证概从末治。其需补而不遽补者，特以恶露未净，收固升提之品，碍难骤进耳。若痛块既除，调理失当，则正气久衰，变证百出，害将不可胜言。世医不明此旨，或因烦热而妄用清凉，或因瘀滞而误施攻下，或因外感而谬加表散，或因内结而专主消耗、治其标而舍其本。究之，本愈亏而标亦不可治，其不危者几希矣。道光丙午，家君光禄公，宦京师，得许珊林刺史所刊倪氏《产宝》读之，窃叹为济人宝筏，欲付梓以公于世久矣。归里后，值赭寇滋扰，练兵筹饷，昕夕不遑，致稽寿枣。今先君弃养三年矣，偶理遗箧，睹是书，重为黯然，爰悉心校正，付剞劂氏，以承先志。吾知流传日广，必有同志之士，什袭珍藏，相继刊布者。由此家置一编，俾宇内共庆达生，是则余之厚望也夫。

　　　　　　　　　　　　　　　　同治辛未秋仲石阳黄祖经序于三余家塾

序

　　余家得是书，曾镌印万数千本，以广其传，数十年来，戚友乡里中，按方施治，靡不奏效。年远者不能记忆，若近事之奇验者，可略举一二焉。余宦浙，侄宝芝宦金陵，光绪甲午，宝芝以同知权监城县篆，遣眷属来杭，其侧室杨氏，体质素强，夏月生子极速。绷儿甫毕，即出房料理他务，仝止之。入室后，又以冷水浣手，推窗挥扇，当风而坐，复止之。日晡忽发寒热眩晕，仝云：强壮如此，冒风贪凉如此，是因产后腠理不密，护卫失宜，致受外感也。余窃疑之。诊其脉有虚象，进以养正通幽汤，一服而症减，再服则全瘳矣。甲辰秋，余孙媳生子，产后三日，患痰闭搐搦之证，此血虚生风也。以滋荣活络汤，加半夏、竹沥、姜汁进之，应手而愈。盖产妇当忍痛用力之时，出汗多则亡阳，阳虚故畏寒，失血多则伤阴，阴虚故发热，气血两亏，则神散而有眩晕，甚至痰闭搐搦，状类中风，自应用扶正之品，以调和营卫。设使目为客邪，任意表散，鲜有不由虚弱而成危殆者也。丙午夏，偶谈及此，笏堂太守，欣然以石印是编为任，嘱余补记于简端，因振笔书之。

黄子畬谨识

序

　　慨自仲景越人而后，秘典弗著，至道无闻，流迁以迄于今，风气日趋于下，医学之不明也久矣。黄子畬观察宦浙三十年，公余之暇，博览群书，于《灵枢》《素问》之奥旨，《千金》《肘后》之奇方，尤为研究靡遗，深有心得。每聆其论说，觉疑义与晰不烦言而自解。今岁夏与二三知己谈及产科，极称赏倪氏《产宝》一书，并述其神效，历历如绘。余索书读之，言近而旨远，词简而义赅。盖融贯诸家之说，崇正以辟谬，由博而求精，惟能握要探原，是以泛应曲当也。赵忠献谓：半部《论语》，可治天下，良以得其纲领，斯事无不治耳。政术有然，医术亦何尝不然？方今医道失传，流品日杂，庸手误人，滔滔皆是，手此而欲治产者合乎准绳，生产者安于衽席，非以是编救正之不为功。爰借原本手录成帙，用西法石印，公诸同好。至于论证立方，各有妙义，前序已阐发其蕴，无俟鄙人赘述也。

光绪丙午夏高尚缙序于拳石山房

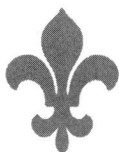

目 录

产　宝

浦江倪枝维凤宾著　绍兴裘吟五句读

产后总论

凡病皆起于气血之衰，脾胃之弱，而产后为尤甚，是以丹溪论产，必当大补气血为先，虽有他症以末治之。此言已尽医产大旨，若能扩充立方，则治产思过半矣。夫产后症变百出，不可以常病之药，一概论治，如有气勿专疏散，有食勿专消导，热不可妄用芩、连，寒不可多用桂、附。至若虚中外感，见三阳表证之多，似可汗也，在产后而用麻黄，则重竭其阳；见三阴里证之多，似可下也，在产后而用承气，则重亡其阴。耳聋胁痛乃肾虚，恶露之停，休用柴胡；谵语汗出，乃元弱似邪之症，毋同胃实；厥由阳气之衰，难分寒热，非大补不能回阳而起弱；痉由阴血之亏，毋论刚柔，非滋荣不能舒筋而活络。又如乍寒乍热，发作有期，症类疟也，若以疟治，迁延难愈；神不守舍，言语无伦，病似邪也，若同邪论，危殆可虞。去血多而大便燥结，苁蓉加于生化，非润肠承气之能通；患汗多而小便短涩，生脉倍用参、芪，必生津助液之可利。加参生化频服，救产后之危，六和调胃并行，苏绝谷之厄。颏产脱肛，多是气虚下陷，宜补中益气之方；拳挛口噤，乃是血燥类风，当加参生化之剂。产户入风而痛甚，宜服羌活养荣汤；玉门伤冷而不闭，洗用茱硫合蛇茋（吴茱萸、硫黄、蛇床子、茋丝子各五钱，煎汤熏洗）。怔忡惊悸，生化加以远志；似邪恍惚，安神佐以归脾。因气而满闷虚烦，生化加木香为佐；因食而嗳酸恶食，六君加神曲为良。苏木棱蓬，最能破血，用之必殆。青皮、枳实，大能耗气，服之非宜。凡一应破血耗气之品，汗吐宣下之剂，只可施于少壮，岂宜用于产危！大抵生产之后，先问恶露如何。块痛未除，不可遽加参、术；腹中痛止，补中益气为良。至若亡阳脱汗，气虚喘促，频灌生化加参，是从权也；亡阴大热，血崩昏厥，速煎生化原方，乃救急也。凡此治法，先为提纲，庶使开卷了然，不至茫无头绪，则未必无小补云。

生化汤

川芎一钱二分　当归五钱　干姜炙黑，五分　甘草炙，三分　桃仁去皮尖，研，十一粒

上药用水一盏，陈酒半盏，煎作一盏，稍热服。

生化者，因药性功用而立名也。夫产后宿血当消，新血当生，若专消则新血不生，专生则宿血反滞。考诸药性，川芎、当归、桃仁，三品善治宿血，专生新血，佐以黑姜、甘草，引三品入于肝脾，生血理气，莫善于此。所谓行中有补，化中有生，实产后圣药也。凡怀孕至八九月，预备二三剂，至胞衣破时，速煎一剂，俟儿分身即速服之。不问正产半产，虽少壮产妇，平安无恙者，亦宜服二三剂，则恶自消而新自生。第须初产一二时辰之内未进饮食之先，相继煎服，以恶露在下焦，故服多而频使恶易化而新易生，庶免血晕之恶。若胎前素弱，及产后劳倦，又当多服二剂，以防昏倦。若照常每日一服，岂能救将危绝之气血乎？至虚人见危症及热疾堕胎，或劳甚身热头痛，服

药四五剂，虽觉稍安，块痛未除仍当服之。

胞衣不下

有由产母才送儿出，无力送衣者；有历时既久或乘冷气，则血道凝涩，而衣不下者；有胎前素弱，至血枯而衣停者。凡此当急进生化汤一二剂，兼服益母膏，次服鹿角灰，则血旺腹和，而衣自下。世每以济坤丹，又名回生丹，专攻血块落胞胎，虽见速效，而其元气未免受伤，慎之慎之。（制益母膏法：端午后，小暑前，取鲜益母草，用铜锅熬膏，贮瓷瓶内，勿令泄气，临用以生化汤调服神效。）

凡儿下而衣不下，产妇不可睡倒，必须先断脐带，用草鞋坠之。如寒月扶产妇至床，倚人坐，盖被以火笼置被中，再以绵衣烘热替换暖腹。胞下后防虚，必须连服生化汤二三剂，不可厌药之频，自有大效。

块痛

产后腹有血块，是胎前余血之所积也。夫妇人以经脉为主，二七而天癸至，三旬一见，以象月盈则亏，行之有常，名之曰经。有孕则经不行，其余血注于胞中，以护元，一月曰始胚，二月曰始膏，三月成形，而名胎，方受母血之荫，胎形尚小，食母血故有留余，并前两月之血积于胞中，久而成块，至产时，随儿当下。亦有因产妇送儿劳倦，调护欠温，以致块痛不散者，慎勿轻用攻血峻药，宜饮姜艾酒，多服生化汤，加以热衣暖腹，自然渐散。俗师有用红花、生地以行之，苏木、牛膝以攻之，鲜有不至危亡者。

小腹有块作痛，名曰儿枕。世多专先消散，然后议补，或消补兼施，更为夹杂。殊不知旧血须当消化，新血尤当滋生。若专主攻旧，新亦不能生矣。产后血气暴虚，理当大补，当恶露未净，用补须知无滞血，攻块不致损元气，

行中兼补，方是万全。世以四物汤理产，误人多矣。地黄性寒滞血，芍药酸寒伐肝，治产者察之。

产后七日内，未曾服生化汤，块痛未除，仍以生化汤治之。

暑月产后，内服生化汤以除块痛，外用热衣暖腹，方能消恶止痛，若失于盖暖，亦难取效。

产后一二日内，块痛未止，忽脱晕，汗多而厥，口气渐冷，即于生化汤中加用人参、黄芪，以扶危急，日夜频服三四剂必效。

产后七日内，因食冷物，血块凝结痛甚，宜于生化汤内加肉桂五七分。

产后三四日内，服生化汤三四剂，块痛未减，得按揉而稍安者虚也，可加参二三钱。

产后三日内，血块痛，人参当缓，如遇危症，从权加参救急可也。病势一转，则当减参，只服本方，自能取效。

血崩血晕

血崩宜审血色之红紫，形色之虚实。如血紫有块，宜去其败血，若留之反作痛，不可以崩论。如鲜红之血大来，乃是心因惊伤不能生血，肝因怒伤不能藏血，脾因劳伤，不能统血，当以崩治之。宜于生化汤中加荆芥穗五分，连服几剂，则行中有补而血安矣。若形脱气促，或有汗晕厥，牙关紧闭，昏乱将绝，先用韭菜数十茎，细切放酒壶内，以滚醋一碗泡入，将大口塞住，以小口对鼻孔熏之，速煎生化夺命汤灌救。如气欲绝，药不能入，即将鹅毛管插口内，用酒杯盛三四分灌之。如灌下腹渐温暖，连服数剂可活。再用绵衣烘热，替换揉腹，方无他患。如产后半月崩来，又宜滋荣益气汤以升举之。世医治崩，每以棕灰止之，此治末之法，即有偶效，祸不旋踵，慎之。

生化夺命汤

川芎二钱　当归四钱　干姜炙黑，五分　甘

草炙，三分　桃仁去皮尖，研，十一粒　肉桂三分，服二剂去此味

上药加黑枣一枚，用水一盏半煎七分，稍热服。

汗多加人参二钱，生黄芪二钱。两手脉伏，或右手脉绝，加麦冬二钱，五味子十粒。如灌药得苏，其块痛未除，当减去参、芪，只服生化汤，除块定痛。若块痛已除，仍加参、芪。口渴加麦冬，腹泻加茯苓，有痰加竹沥一匙，姜汁半匙。若胃中久不纳食，闻药气即呕，先用人参一二钱煎汤，调饭锅焦末服之，以通胃气。此等危症，一日内须服二三剂，方保无虞。

滋荣益气汤

川芎一钱　当归二钱　人参二钱　黄芪生用，二钱　生地二钱　於术二钱　麦冬一钱　陈皮五分　升麻四分　防风三分　白芷四分　甘草炙，四分　荆芥穗四分

上药加黑枣一枚，用水一盏半煎七分，稍热服。

汗多加麻黄根（麻黄发汗，根止汗，宜用根）五分，浮小麦一撮；大便不通，加肉苁蓉二钱；气不舒展，加木香一钱；有痰，加竹沥一匙，姜汁半匙；咳嗽，加苦杏仁二钱；惊悸，加炒酸枣仁一钱，柏子仁一钱；伤食，加神曲一钱，炒麦芽一钱；伤肉食，加炒山楂一钱，砂仁八分。

眼黑头眩，昏迷不省人事，即是血晕，其因有三：一因劳倦甚而气竭神昏，二因血大脱而气欲绝，三因痰火乘虚泛上而神不清。患此三者，急服生化汤，以行块定痛，化旧生新，斯血遂生而气转清。频服数剂，治其昏乱，气血即定矣，外用前韭醋熏鼻之法治之。切勿认为恶血上冲，昏迷心窍，以致轻用散血之剂，亦勿认为痰火而用消耗之品，庶无贻患。

血晕形色俱脱，服生化夺命汤，倍加人参，万勿疑为太补，以致迁延不救。如痰火乘虚泛上而晕，于生化汤中加橘红四分，甚虚亦加人参二钱，肥人多痰加竹沥一匙，姜汁半匙。

晕症切勿用苏木破血等药，若血块痛甚，以生化汤调益母膏，或送鹿角灰，或送延胡索散俱效。

延胡索散

延胡索一钱　肉桂六分

上药用生化汤调服。

儿已产下，烧铁称锤，令红投醋盆中，使产妇闻醋气，可免血晕之患。

手足厥冷

产时用力过多，劳倦伤脾，孤脏不能自主，故手足逆冷而厥气上行。经云：阳气衰于下，则为寒厥是也。非大补不能回阳，岂是芎、归数钱，照常一日一服，而能扶将绝之气血耶？必于生化汤中倍加人参，一昼夜服二三剂，使药气接续不断，则气血旺而精神复，厥证自止矣。若服药而口渴，另用生脉散以代茶助津，以救脏燥也。或四肢逆冷泻痢，有类伤寒阴证，仍服生化汤倍加人参，酌加附子四五分，生黄芪二钱，则可回阳止逆。经云：厥气上行，满脉去形。谓逆气上行满于经络，则神气渐散矣。大抵手足厥冷，由于气血并竭，神将离而机欲息。仅此呼吸一线之留，设非大剂参、芪，断难倚仗。此数十年经验之论，非敢凭虚臆造，以误人也。

生脉散

人参一钱　麦冬一钱　五味子十粒

上药用水七分盏，煎四分，热服。

类伤寒

产后发热，恶寒头痛，勿误为太阳证；寒热往来，胸满胁痛，勿误为少阳证。凡此皆因气血两虚，阴阳不和，有类外感而实非外感也。

即或偶冒风寒，亦当以末治之。夫以脱血之后，而有发热恶寒、头疼胁痛等症，设投以散剂，重发其汗，则病未消，而元气已消，其害可胜言哉！仲景云：亡血家慎勿发汗。丹溪云：产后万不可表。斯言尽之矣。况生化汤有芎、姜二味，亦寓发散之义，就本方照后量加之法，速服数剂，诸症自除。

生化汤量加法

感冒风寒，加防风四分，不应加连须葱头两个。呕吐，加藿香三分，生姜二钱。汗多气短，加人参二钱。汗出微喘，亦加人参二钱。烦渴，加麦冬二钱，五味子十粒。有痰，加橘红四分。伤食，加神曲一钱。伤肉食，加山楂一钱，砂仁末六分。

潮热自汗，谵语便闭，勿认为阳明证；口燥舌干咽痛，勿认为少阴证。夫产后潮热自汗谵语，悉属阳虚，与阳明证之热邪入腑迥异；口燥舌干咽痛，多由血竭，与少阴证之热邪烁肾悬殊。至于便闭，并非热邪结聚胃中，致有燥屎，岂可妄议攻下！盖产后劳倦伤脾，运化为难，兼之津液内竭，十九患此，并宜服养正通幽汤以润之，保无他患。

养正通幽汤

川芎二钱　当归六钱　甘草炙，五分　人参一钱　黄芪生，二钱　陈皮一钱　桃仁去皮尖，研，十一粒　黑芝麻炒研，二钱　肉苁蓉酒洗，一钱

上药用水二盏，煎七分稍热服。

汗多，加麻黄根（麻黄发汗，根止汗，宜用根）五分。口燥，加麦冬二钱。腹满咽干便结，加枳壳六分。汗多谵语便实，加茯神二钱，炒酸枣仁一钱，柏子仁一钱，生白术二钱。

类中风

气血暴竭，肢体无以濡养，忽然牙关紧闭，

筋脉拘挛，两手搐搦，有类中风，或虚火上泛有痰，切勿误用治风消痰之剂，以重其虚，当以滋荣活络汤治之。

滋荣活络汤

川芎二钱　当归三钱　甘草炙，五分　人参一钱　黄芪生，二钱　麦冬一钱　茯苓二钱　天麻一钱　荆芥四分　防风五分　橘红五分

上药用水二盏，煎七分稍热服。

汗多，加麻黄根（麻黄发汗，根止汗，宜用根）五分。惊悸，加炒酸枣仁二钱。大便不通，加肉苁蓉二钱。有痰，加姜制半夏一钱，竹沥一匙，姜汁半匙。伤食，加神曲一钱。

类疟

产后半月内外，寒热往来，其发有期，有类疟症，此由气血两竭，阳虚寒作而阴虚发热也。惟调其气，补其血，则寒热自除，慎勿用柴胡以发表，芩、连、栀、柏以退热，多致危殆不救。当以人参养胃汤、参术膏，日夜间服。

人参养胃汤

人参一钱　黄芪生，二钱　白术生，二钱　当归二钱　半夏姜制，一钱　青皮四分　茯苓一钱五分　藿香五分　乌梅一枚

上药用水一盏半，煎七分热服。

参术膏

人参五钱　白术生，八两

上药用砂锅盛水，煎三次取汁熬膏，每日早、晚以一小盅，开水调服。

妄言妄见

心藏神，肝藏魂，心有血而神存，肝得血而能视，产后气血暴虚，神魂无所依倚，以致

言语无伦，而目多妄见。万弗认为鬼邪，信用符水，往往不救。如块痛未除，先服安神汤。块痛已除，急须服补元汤，以培养气血，自获全效，此一定法也。

生化安神汤

川芎二钱　当归四钱　干姜炙黑，五分　甘草炙，三分　茯神二钱　枣仁炒，一钱　桃仁去皮尖，研，十一粒

上药加黑枣二枚，用水二盏，煎七分，热服。

生化补元汤

川芎一钱　当归三钱　干姜炙黑，四分　甘草炙，四分　人参二钱　黄芪生二钱　於术生，二钱　茯神二钱　枣仁炒一钱　橘红三分　桃仁去皮尖，研，七粒

上药加莲子十粒，黑枣二枚，用水二盏，煎七分食远热服。

汗多加麻黄根（麻黄发汗，根止汗，宜用根），五分。有痰加竹沥一匙，姜汁半匙。大便不通加肉苁蓉二钱。

气短

似喘非喘，气不相续，有兼痰、兼热之分。亦或头痛发热恶寒，有似外感，切勿作外感治，以生化益气汤主之。

生化益气汤

川芎一钱　当归二钱　干姜炙黑，三分　人参二钱　黄芪生，二钱　枣仁炒，二钱　甘草炙，四分　麻黄根麻黄发汗，根止汗，宜用根，五分　桃仁去皮尖，研，九粒　浮小麦二钱

上药用水一盏半，煎七分热服。

有痰加竹沥一匙，姜汁半匙。咳嗽加苦杏仁十一粒，姜制半夏八分。口渴加麦冬一钱，五味子七粒。

发喘

发喘乃产后第一危症，盖肺受脾禀，此时血亡气脱，肺不能运气生脉以顺呼吸，而喘作矣。若不速治，多致不救。如气血犹未大竭，块痛未除，补剂稍缓，先服生化汤一二剂，以行块定痛，然后加参。若血崩喘甚，形色大脱，则危极矣，难论块痛，宜从权于生化汤内加人参四钱，以救危急，须于一二时辰之内连进二剂，俟其稍定即服生化益气汤，除去黑姜、麻黄根二味，间有得生者。

生化益气汤 （方见前）

咳嗽

产后七日内，偶感风寒，鼻塞咳嗽声重者。于生化汤中加杏仁、苏子、陈皮，以顺气化痰，切勿发表，兼忌凉药。

自汗

经云：摇体劳苦，汗出于脾；惊而夺精，汗出于心；有所恐惧，汗出于肝。产后因劳伤脾，因惊伤心，因恐伤肝，每多心慌。自汗之症，惟块痛未除，参、术未可遽用，于生化汤中加炒枣仁二钱。设心慌无主，溅溅汗出，形色又脱，此是汗多亡阳，又当从权于生化汤中，倍用人参，以救危急。服后汗仍不止，以调胃参芪汤治之，冀可活十之四五。

调胃参芪汤

人参三钱　黄芪生，二钱　当归二钱　桂枝四分　防风三分　麻黄根麻黄发汗，根止汗，宜用根，五分

上药加黑枣一枚，用水一盏半，煎七分食远热服。

口渴加麦冬一钱五分，五味子九粒。有痰

加橘红四分。虚脱手足冷加熟附子五分，黑姜四分，牡蛎一钱。

盗汗

睡中汗出，觉则止，此为盗汗，属阴虚，然不可偏用阴药，宜兼服参、芪，俾气旺则能生阴，效如影响，生化汤调牡蛎散服。

牡蛎散

牡蛎煅，二钱　人参二钱　黄芪生，二钱　当归三钱　熟地三钱　麻黄根麻黄发汗，根止汗，宜用根，一钱　小麦麸皮炒黄，二钱

上药研末和匀，每服三钱。

大便不通

产后血少肠燥，传化为难，大便恒多秘结。经云：脏得血而能液。当补血为主，加以益气之品，服养正通幽汤数剂而安。设妄用下利峻药，愈通愈秘，卒至不救，慎之。

养正通幽汤 (方见类伤寒)

小便不通

产后脾胃气虚，不能通调水道，下输膀胱，往往小便短涩，切忌分利，当补以提之，益气生脉汤极验。

益气生脉汤

人参二钱　黄芪生，二钱　五味子九粒　麦冬二钱　当归三钱　茯苓一钱　升麻四分　葛根一钱　甘草炙，四分

上药用水一盏半，煎七分，热服。

呕吐不纳谷

呕者声与物俱出，吐者有物无声，此由脾胃虚弱，或寒气所客，或饮食所伤，以致气逆而食不得下，在七日内块痛未除，宜服安胃行血汤。块痛已除，而呕不止，谷气不纳，服加减六和汤。服前二方，胃和呕止，服补中调胃汤。惟呕吐而见呃逆者，是谓土败木贼，大率难治。

安胃行血汤

川芎二钱　当归四钱　干姜炙黑，五分　人参一钱　砂仁四分　藿香四分　甘草炙，三分　桃仁去皮尖，研，十四粒

加减六和汤

川芎一钱五分　当归三钱　干姜炙黑，四分　人参一钱　茯苓二钱　陈皮五分　扁豆炒，二钱　山药炒，三钱　藿香三分　白豆蔻四分，呕止减去

补中调胃汤

人参二钱　於术生，二钱　当归二钱　干姜炙黑，四分　陈皮八分　茯苓一钱　扁豆炒，二钱　山药炒，二钱　甘草炙，四分

伤食

伤食必于补气血药中审所伤何物，以消导药佐之。如伤谷食宜神曲、谷芽，伤肉食宜麦芽、山楂，伤果食腹内痛甚宜吴茱萸、砂仁。世医每遇此症，专消无补，反伤胃气，不应又误认为原伤，食物未消，倍加宽胸耗气之品，甚至绝谷数日以垂危者。此际已无药可用，惟煎独参汤二三钱，调饭锅焦末，渐渐与之，或可十救四五。

膨胀

产妇素弱，临产又劳，中气不足，胸膈室

滞，胃虽纳谷，传化艰难。医者误认伤食，而擅用消导之剂，或因气郁，而专事疏散，或因大便秘结，而妄议攻下，此膨胀所由来也。治法当大补气血为主，所谓塞因塞用，其效甚捷。先服独参汤，调饭锅焦末，以通胃气，次服养生化滞汤，则脾运而胀消矣。

养生化滞汤

川芎二钱　当归三钱　人参一钱　於术生，二钱　陈皮八分　香附制，五分　茯苓二钱　甘草炙，三分　大腹皮四钱　桃仁去皮尖，研，十一粒

上药用水一盏半，加黄酒一小盅，煎七分热服。

大便秘结，加肉苁蓉二钱。误服大黄加生黄芪四钱，倍用人参。胀甚人参可加至四五钱。丹溪先生治产后膨胀，参、芪服至半斤以上，大便方通，肿胀方退。

泄泻

产后泄泻，悉属脾虚，亦有因寒因食之殊。惟热泻甚少，治法与杂症诸泻不同，诚以恶露未消，难以遽补，元气暴竭，难以议消。太温恐新血流崩，骤寒虑血凝变症。大抵产后患此，先宜服生化汤，加茯苓一钱五分，俟二三剂后块痛已除，方能补脾，消食温中，随症施治。产毕即泻，服诃皮生化，胎前久泻至产后不止，服参苓生化汤从权以济甚危。块痛已除，服加味生化汤，因寒因食，分别调治。惟审系实在热泻，去黑姜、肉果二味，切勿加以凉药，免致血寒贻患，不可不慎。

诃皮生化汤

川芎二钱　当归三钱　诃子皮八分　干姜炙黑，五分　茯苓一钱五分　肉果霜五分　莲子十粒　桃仁去皮尖，研，十四粒　甘草炙，五分

两服后不止，加人参一钱五分。口渴加麦冬一钱，五味子九粒，人参一钱。

参苓生化汤

川芎二钱　当归三钱　诃子皮八皮　人参一钱　干姜炙黑，五分　肉果霜五分　茯苓一钱五分　山药炒，二钱　甘草炙，五分　莲子九粒　糯米炒黄，三钱

块痛未除，去肉果，块痛已除，加生於术二钱，陈皮三分。

加味生化汤

川芎一钱五分　当归炒，二钱　干姜炙黑，四分　人参二钱　於术生二钱　茯苓一钱五分　陈皮五分　泽泻八分　肉果霜五分　甘草炙，五分　莲子九粒

因寒作泻，倍用黑姜。腹痛泄水，饮食不化，加砂仁八分，炒山楂二钱，炒麦芽二钱。久泻不止，加升麻一钱。

痢疾

七日内外，患赤白痢后重便脓，最为难治。夫痢以通利为主，然产后而欲推荡秽邪，虑元气之虚弱，欲滋补气血，恐积滞之留连。余于此症，斟酌数四，只有服生化汤，去黑姜，加木香四分，方能并行不悖。服二三剂不应，接服香连生化汤，应手可愈。惟产妇体气素厚，已及一月，可用推荡之法。若体气素弱，虽产月余，难议攻下。如槟榔、枳实、厚朴、大黄之属用之，产后鲜有不成败症者，可不谨欤？

香连生化汤

川芎一钱五分　当归三钱　赤芍酒炒，一钱　茯苓一钱　木香三分　黄连姜汁炒，四分　甘草炙，四分　枳壳五分　陈皮三分

上药用水一盏，煎五分，空心服。

烦闷

烦为虚烦，闷为满闷。虚烦者血液耗散，心神不守，宜猛进独参汤；满闷者胸膈郁滞，恶露攻心，宜生化汤，用水磨木香二分冲服，虚甚加参。此二症，设误用枳壳、香附、乌药峻烈之品，则元气蚀损，而病转加剧。

产后调护法

产毕须闭目稍坐，然后上床，以被褥靠之。暑月以席卷，数枕靠之。若自己把持不住，令老练女人靠之。不可即时睡倒，常以手从心至脐，随意按摩，俾恶露下行。房中安放醋盆，以烧红烈炭淬之，以防血晕。

腹上用小衣烘热，替换温之。虽暑月不可仅盖单被，毋令腹寒而血块作痛。

冬末春初，天气严寒，宜闭密产室，紧塞隙孔，四围置火，常令暖气和融，以免他患。但不宜熏香，走泄真气。

才产不宜食物，即服生化汤二三剂，饥甚先服白米汤一盏，次食白粥。十日内食物宜淡，切忌饮冷。半月后方可食鸡子，亦须打开煮之，以防脾虚难化。满月食猪羊肉，亦须搏节。酒虽活血，然气性慓悍，亦不宜多。七日内不宜梳洗，尤忌濯足，惟恐招风受湿，疾病蜂起。昼夜令人陪侍，毋致虚惊，变症百出。

言语宜慎，勿以多言，耗散元气；勿以爱憎，辄生恼闷。以中气馁弱，二者均能致病。

产 孕 集

（清）张曜孙　著

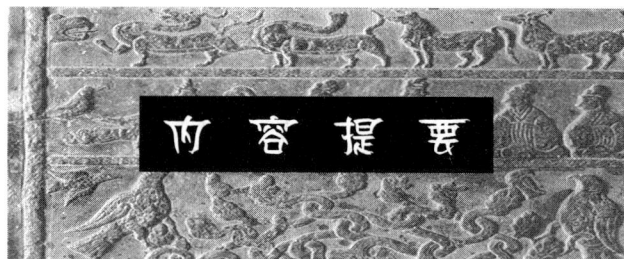

内 容 提 要

　　本书二卷，阳湖张曜孙先生著。上卷分辨孕、养孕、孕宜、孕忌、孕疾，下卷分辨产、产戒、用药、应变、调摄、怀婴、拯危、去疾，计十三篇。篇篇为家家人人切用之法。虽有一二刻本，一则流传不广，二则错讹颇多。是编系清同治年间潘志厚先生在闽中校刻。

产 孕 集 序

粤稽古来产书，惟《产宝》诸方及《产育宝庆》方，见于《永乐大典》，藏于我朝四库，世间多不传，所传者《胎产心法》《达生篇》诸书，择焉不精，语为不详，皆不得为善本。阳湖张仲远先生有《产孕集》一书，推原人生受命之始，因时调护之力，变故挽回之法，无乎不备。而其措词雅驯，推本阴阳生化之原，关雎之乱，尤以隐维世道，默挽人心，所以端本于闺门，立极于椎轳，其用心深矣至矣，其济世广矣久矣。是书向有刻本，风行海内，先生自序剀切详明，行箧擦损，无可仿写，梓人重刊，聊叙颠末。

光绪二十四年岁在戊戌冬十月长白济世谨序

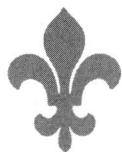

目 录

上　篇

阳湖张曜孙著

武进徐星钺校

绍兴裘吉生重校

辨孕第一

二气相感，合而生神，两精相搏，聚而成形，阳奇而施，阴偶而承，阳施而静，阴承而动，静则阳凝，动则阴摄，动静互根，形神交倚，而孕以成。易曰：天地氤氲，万物化醇，男女构精，万物化生。故乾坤消息而变万类，日月运行而生寒暑。鸟兽草木昆虫鳞介之属，莫不附阴化阳，因气成质，其生虽不同，而所以生者一也。人为万物之灵，得天地之正，具五德之全，经纬蕃变，与上下参。男禀阳，得乾道；女禀阴，得坤道。乾主动而生静，坤主静而生动。乾动则阳施，坤静则阴承。阳生静则气化而神生，阴生动则精融而形成。神裕其始，而形要其终，故孕者始于神而终于形，生于阳而成于阴也。凡物生易而成难，未孕之先，两气相感，如磁引针，如珀黏芥，适然而合，其动以天，非阴阳离决，气急精涸者，鲜不凝合，自然生化，绝无人功。即孕之后，积气成形，分别百体，营建脏腑，条理络脉，灌溉筋骨，阅三百余日，乃成为人。日滋月遂，尽取给于母气，苟失其道，或生而不育，形体不具，气血薄弱，寿命夭折，譬之果实之属，风雪侵之，非立见萎落，即不适于口，故未孕之先，无俟人力，既孕之后，半由人功。摄养以安之，药物以助之，调其阴阳以煦之，绝其贼害以固之，祛其疾痛以卫之，皆人力之所为也。古者，妇人别立治法，以有月事产孕之异，而产孕尤

重。盖产孕者，生人之始，而保护又产孕之始也。愚者不察，或误孕为疾，而肆其攻击，或误疾为孕，而养虎贻患，小则伤体，大则伤生，深可悯焉。辨孕之法，《素问》曰：阴搏阳别，谓之有子。又曰：足少阴脉动甚者，妊子也。《脉经》曰：脉滑疾而重，按之散者胎已三月。脉重按之不散，但疾不滑者，五月也。又曰：三部浮沉正等，按之无绝者，妊也。《千金方》论曰：脉平而虚者，乳子法也。手少阴脉动甚者，妊子也。尺中之脉，按之不绝者，法妊娠也。诸家论脉，其说不一，要不外滑利和平，不偏不弊，所谓身有病而无病脉，身无病而有病脉，为简而易明。经闭吐逆，体怠恶食，而脉反平和，是有病而无病脉也；外无吐逆诸病，体旺如昔，而脉反滑利动疾，是无病而有病脉也。脉象微妙，骤不易知，差之毫厘，谬以千里。善诊者，心领神会，毋事固执，斯为善也。怀妊之候，必病恶阻，若沉重愦闷，不欲饮食，又不知患所在，头重眩晕，四肢惰懈，不欲执作，喜啖酸咸果实，多卧少起，气逆呕吐，盖由经血既闭，水渍于脏，脏气不宣，血脉不行，故有此候。察其候，合其脉，孕之是非，无所遁矣。若兼有表里诸疾，脉不可辨，则别有验之之法：以雀脑芎䓖一两，当归七钱为末，分二服，煮艾汤，或醇酒下之，二三时间，觉腹中脐间微动，即为有孕，或以醋煮艾汤半盏服之，有孕必大痛，无孕则否。妊娠四月，男女可分。脉法：左疾为男，右疾为女，左右俱疾，

为产二子。左手沉实为男，右手浮大为女，左右俱沉实，生二男，左右俱浮大，生二女。左尺偏大为男，右尺偏大为女，左右尺俱大为产二子。又法：左尺中浮大者男，右尺中沉细者女。若脉不可知，则有辨法：令人按其腹，如覆杯者，男也，如肘项参差起者，女也。左乳房有核者，男也。右乳房有核者，女也。孕妇行坐，自后急呼之，左回首者男，右回首者女。盖左右者，阴阳之道路也，阳亲其左，阴亲其右，自然投托，各就其所。气血因之，故脉象应之，盛于左，则左疾而大，盛于右，则右疾而大。其有异孕，无所归属，则两者皆见。尺中者，肾部也。肾主胞门，孕之所在，阳具于左，故浮大，阴具于右，故沉细也。男形常伏，女形常仰，故揣腹可知。乳为阴府，下通胞门，阴盛则结，各就其位，气血偏盛，则身有偏重，视其回首可知者，必慎护其重也。《千金方》又言：男子左乳房结核者生男，右乳房结核者生女。妇有孕而验其夫，原其所始，理亦可通，而所以结核之故，终不可解矣。

养孕第二

妊娠一月，名始胚，足厥阴脉养之。其经内属于肝，肝主筋及血，是时血行否涩，毋为力事，必令安静，嗜酸咸，食宜麦，毋食腥辛。若曾孕一月而堕者，宜预服补胎汤以养之。

补胎汤

干地黄一两　白术一两　生姜一两　防风六钱　大麦二合　乌梅三合　细辛三钱　吴茱萸一合

八味，以水三升，煮一升，分三服。热而渴者，去吴茱萸、细辛，加栝楼根三钱，见《千金方》。

二月，名始膏，足少阳脉养之。其经内属于胆，主精，是时精成于胞里。若曾孕二月而堕者，宜预服黄连汤以养之。

黄连汤

黄连二钱　人参三钱　吴茱萸一合五勺　生姜一两　生地黄一两六钱

共五味，以水三升，煮一升，分四服，日一。若觉不安，加乌梅三合，见《千金方》。

三月，名始胞，未有定仪，见物而化，手心主脉养之。其经内属于心，当静谧以定心气，食谷宜稻，羹宜鱼。若曾孕三月而堕者，宜预服茯神汤以养之。

茯神汤

茯神　丹参　龙骨各三钱　阿胶　当归　甘草　人参各一两　大枣二十一枚　赤小豆二十一枚

九味，水三升，煮一升，分四服，七日后，更作。腰痛者，加桑寄生六钱，见《千金方》。

四月，始受水精，以成血脉，手少阳脉养之。其经内输于三焦，是时形体已具，当盛其气血，以通耳目而行经络。若曾孕四月而堕者，宜预服菊花汤以养之。

菊花汤

菊花如鸡子大一把　麦门冬三合　大枣十二枚　人参五钱　当归　甘草各六钱　阿胶一两　生姜一两六钱

八味，以水三升，煮半，纳清酒一升，并胶煎取一升，分二服。若受寒者，加麻黄，见《千金方》。

五月，始受火精，以成其气，足太阴脉养之。其经内属于脾，是时四肢皆成，当适饥饱，其食宜甘，羹宜牛羊，和以茱萸，养气以定五脏。若曾孕五月而堕者，宜预服安中汤以养之。

安中汤

黄芩三钱　当归　芎藭　干地黄　人参各六钱　甘草　芍药各一两　生姜二两　麦门冬三合　五味子一合五勺　大枣三十五枚

十二味，以水二升三合，清酒一升五合，煮取一升，分四服，日三，夜一，七日后，更作，见《千金方》。

六月，始受金精，以成其筋，足阳明脉养

之。其经内属于胃，主口目，是时口目皆成，身欲微劳，以变腠理，纫筋以养其力，以坚背膂。若曾孕六月而堕者，宜预服麦门冬汤以养之。

麦门冬汤

麦门冬三合　人参　甘草　黄芩各六钱　干地黄一两　阿胶一两三钱　生姜二两　大枣十五枚

八味，以水二升三合，煮减半，纳清酒六合，并胶，煎一升，分三服，中间进糜粥。见《千金方》。

七月，始受木精，以成其骨，手太阴脉养之。其经内属于肺，主皮毛，是时皮毛已成，宜劳身动作，以运血气，食谷宜粳稻，避寒就燥，以密腠理，以养骨而坚齿。若曾孕七月而堕者，宜预服葱白汤以养之。

葱白汤

葱白长二寸十四茎　麦冬三合　旋覆花六勺　黄芩三钱　人参五钱　甘草　当归　黄芪各一两　阿胶一两三钱　生姜二两六钱

十味，水二升六合，煮减半，纳清酒一升，及胶，煎一升余，分四服，日一服，温进。见《千金方》。

八月，始受土精，以成肤革，手阳明脉养之。其经内属于大肠，主九窍，是时九窍皆成，无使气极，以密腠理而泽颜色。若曾孕八月而堕者，宜预服芍药汤以养之。

芍药汤

芍药一两三钱　生姜一两三钱　厚朴六钱　甘草　当归　白术　人参各一两　薤白三合

八味，以水一升六合，酒一升，煮一升，分三服，日一。见《千金方》。

九月，始受石精，六腑百节，莫不毕具，足少阴脉养之。其经内属于肾，肾主续缕，是时经脉续缕皆成，谷气入胃，毋犯冷湿，饮宜体，食宜黍，缓带自持，以养毛发，致才力。若曾孕九月而堕者，宜预服猪肾汤以养之。

猪肾汤

猪肾一具　茯苓　桑寄生　干姜　干地黄

芎䓖各一两　白术一两三钱　附子三钱　大豆一合　麦门冬三合

十味，以水三升，煮肾令熟，去肾，纳诸药，煎取一升，分三服，日一。见《千金方》。

十月，足太阳脉养之。其经内属于膀胱，五脏完备，六腑齐通，纳天地气于丹田，使关节人神皆备，待时而出，宜服滑药以速其生以上本徐之才说。若曾孕十月而不产者，宜预服八物汤。

八物汤

人参三钱　白术三钱　茯苓三钱　甘草一钱　陈皮一钱　芎䓖一钱五分　当归三钱　熟地黄三钱　白芍一钱五分

共作一服，以水一升，煮四合，日一服。见《万病回春》。

凡孕十月，三阴三阳各养三十日，内输五精，外受五气，惟手少阴太阳不养。心为君主，统摄百脉，下主月水，上为乳汁，手太阳合之，故不专养。天气盛于东南，地气盛于西北，故万物之生，始于东南而成于西北。养孕之脉，始于足厥阴，东方木，生气之源也。继之以手心主，南方火，长气育之也。继之以足太阴阳明，中央土，化气宣之也。继之以手太阴阳明，西方金，收气坚之也。继之以足少阴太阳，北方水，脏气成之也。天一生水，故始受水精；土载万物，故终受土精。气以顺养，精以逆受，相生无不及，相克无太过，犹之四时递嬗，自春而夏而长夏而秋而冬而一岁成，五气互生，自木而火而土而金而水而一人成，其理一也。孕之生也，阴阳相合，气含阴阳，则有清浊，清者浮升而善动，浊者沉浊而善静，动静相交，阳中之阴沉而下降，阴中之阳浮而上升。阳之升也，自东而南；阴之降也，自西而北。阳升于东，则魂具而化神；阴降于西，则魄藏而凝精。神化则气生精，凝则质结，故孕一月如露珠，太极也，阴阳之未判者也。二月如花蕊，太极生两仪也。阳升阴降，阴阳之已分者也。三月至五月，形体具而四肢成。阳自东而南，阴自西而北，五神既宅，四维乃张，两仪生四象也。六月以后，筋骨皮毛，九窍百节，无不毕具，阴阳交育，精气旋生，四象生八卦也。八卦生而天道备，十月尽而人道具，所谓万物一太极，一物一太极也。知孕之所以生，则知所以养之之道矣。凡孕三月，体虚者宜常服滋生汤。

滋生汤

熟地黄三钱　白芍　甘草　芎劳　当归　阿胶各一钱　黄芩六分　砂仁一钱　糯米百粒

或参术养胎饮

参术养胎饮

人参一钱　白术三钱　茯苓二钱　炙甘草八分　归身　白芍各一钱五分　阿胶二钱　陈皮八分

体过实者，宜金匮当归散。

金匮当归散

当归　川芎劳　黄芩　白术　白芍各一两

治为末，每服一钱，百沸汤调下。见《丹溪心法》。

挟寒者，宜减味保胎丸。

减味保胎丸

白术　熟地　阿胶各二两　当归　杜仲各一两五钱　川断　川芎劳各一两　艾五钱

八味，捣末，杵枣为丸，每服五十丸。

挟热者，宜黄芩散。

黄芩散

黄芩一钱

捣末，浓煎白术汤调下，日一。见《丹溪心法》。

或芩术汤。

芩术汤

黄芩三钱　白术一钱五分

二味作一服。见《丹溪心法》。

或白术丸。

即前方十倍为丸，如桐子大，日三十丸。见《丹溪心法》。

将产体实而旺者，宜达生散以速之。

达生散

大腹皮二钱　甘草一钱五分　当归　白术　白芍各一钱　人参　陈皮　紫苏　枳壳　砂仁各五分　青葱五寸

十一味，作一剂，孕九月后服之。日一服，体旺者，至产而止。见《丹溪心法》。

凡孕无论虚实，皆宜服便产方，三四月后，三十日服一剂，八九月，二十日服一剂，将产之月，日一服之。是方制合精良，无可增减，俗传谓宫中十二味，系明嘉靖间太医所作，如法服之，绝无难产之患，真良方也。

便产方

当归一钱五分　芎劳一钱五分　厚朴七分，姜汁炒　枳壳六分，炒　菟丝子二钱，酒洗　艾叶　羌活各五分　贝母一钱　荆芥八分　黄芪七分，蜜炙　白芍一钱二分，炒　甘草五分

水煎随宜服之。见《保产辑要》。

孕宜第三

人有清浊厚薄之异，智愚善恶之殊。揆其所始，皆由祖气。祖气者，先天之气也。气清则善，气浊则恶，清则圣哲，浊则昏愚。然而凶顽之质，亦生圣人，贤哲之嗣，或多昏昧，何也？是岂祖气之有所变易乎？盖生成有消息之理，长养寓补救之方也。凡物阳生而阴成，生人之初，禀气于父，两气既合，胚胎以凝，自此以往，日滋月遂。至于成人，皆由母气，蕴为五神，发为五气，育为五精，结为五脏，开为五官，气以煦之，血以濡之，得其道则气厚而神清，失其道则气浊而神昏。清则可以反浊，浊则可以害清，自然之理也。譬之稼穑，良莠不同，由于种之美恶，然使土瘠气薄，旸雨不时，灌溉失度，则虽美种，不如莨莠；上沃气厚，燥湿均平，种虽不良，亦必大熟。故祖气者，稼穑之种也。母气者，土气也。气煦血濡者，旸雨也。摄养之道，灌溉之力也。稼

稽不能专恃天时，因有灌溉之法，生人不能专恃父气，必有补救之方，调之使均，摄之使平，反昧为哲，易浊为清，精微之道也。子居母腹，以母气为气，以母血为血，母呼亦呼，母吸亦吸，善心生，则气血清和，而子性醇；恶心生，则气血浑浊，而子性劣。而母气之清浊善恶，又随时而迁，触物而变，非有一成不易之常。气主于心，心之神主内而应外，外有所接，则神动而气随之。所接善，则阳气动而为清；所接恶，则阴气动而为浊。故妊子之时，必慎所感，人生而肖万物者，皆母之感而肖化也。古者，妇人妊子，寝不侧，坐不边，立不跸，不食邪味，割不正不食，席不正不坐，目不视邪色，耳不听淫声，则生子端正，才德过人。昔大任有身，能以胎教，乃生文王之圣，君子美之以本《列女传》。故旧说谓受孕三月，逐物变化，使妊母常观犀象珠玉宝玩之物，礼乐钟磬俎豆之事，诵诗书箴诫，琴瑟咏歌，欲得贤人长者。论述古今忠孝之事，盛德大业之人，则生子多男，气正而质纯，贤良而寿考，亦不过欲和其心志，绝其嗜欲，使心静于内，虑谧于中，清气充满，浊气自消，即胎教之道也。夫草木之生，其形色臭味，皆秉天理自然之化，而何以迁地则形色皆殊，而技者又有栽种灌溉之法，可以转白为赤，易苦为甘。草木尚然，况人之至灵者乎？至男女之分，定于祖气，非人力所能转移，旧有转女为男之法，如系弓弩弦《千金方》，取弓弩弦一枚，绛囊盛带左臂，或系腰下，百日后，乃去之。佩雄黄，《千金方》，雄黄一两，绛囊盛带之置斧床下《千金方》，以斧一柄，置妊母床下，系刃向上，勿令人知。或验或否，会其适然。然亦可以祛邪辟恶，以卫阳气，无损于事。若欲服药物以改之，无是理也。妊母常食松子，令子坚实，常食砂仁，可令速产。《达生编》云：常以麻子油和腐皮食，可令滑胎。又云：始觉有妊，以布一幅，横束之，上紧下宽，至临产始去，可令易生。盖使腹中遏窄，胎不上长，乍去则骤宽，产时便利故也。大凡

摄养之道，在善调其心气，此非医者所能为。夫生子不善，人之所恶，人之不善，虽由习欲，实本性生。孔子曰：惟上知与下愚不移。推原其故，皆由未生以前，理微而显，事小而大，在智者心知其意而变通之。教于已生之后，莫若教于未生之时。以可为者责之人，以不可为者听之天，是亦为人父母者所当究也。

孕忌第四

生人诞育，天理自然，阴阳滋化，本无灾害。而每有孕而不固，固而不育，育而辄夭者，岂生化之理有所异哉？摄养有乖，逆其滋生之道也。古者妇人有孕，即退居别室，谨持胎教，故弥月而生，无灾无害。今人不然，或有孕而不知，不事养护，其知者又不知所忌，不慎起居，劳役失宜，举止违理，欲其无患，不亦难乎？夫人有富贵贫贱之异，而诞育则皆同，而产孕之变，多起于富贵之家，人与禽兽，各禀气血以生，而禽兽之生，初无堕落难产之患，岂非嗜欲有多寡之异，生理有顺逆之分乎？

怀孕之后，首忌交合，盖阴气动而外泄，则分其养孕之力，而扰其固孕之权，且火动于内，营血不安，神魂不密，形体劳乏，筋脉震惊，动而漏下，半产难产，生子多疾而夭，淫浊而钝，甚至孕犹未固，辄动而堕之。一再堕后，胞室寒滑，随孕随堕，终身无子而不知，亦可慨矣。居处动作，最易损伤，起于细微，人所不觉。体候虚羸者，尤宜慎之。毋登高，毋作力，毋疾行，毋侧坐，毋曲腰，毋跂倚，毋高处取物，毋向非常处大小便，毋久立，毋久坐，毋久卧，毋犯寒热，毋冒霜雪、露雾、暴雨、酷日、烈风、疾雷，毋视日月薄蚀、虹霓星变，毋观土木工作及怪兽异鸟奇诡之物，毋入神庙寺院，睹狰狞险恶之状，一举一动，必谨饬之。五志之发，鲜能和平，而产孕最宜调抑。孕藉母气以生，呼吸相通，喜怒相应，一有偏倚，即致子疾，宜和其心志，毋暴喜，

毋过思，毋怒，毋恐，毋悲，毋忧虑，毋郁结，颜无忤色，口无恶声，心无杂念，使血气和平，德性凝定，不特孕安，且生子英贤，无疾而寿矣。其饮食，则以冲和澹泊为正，节厚味，禁腥浊，毋饮醇酒，毋食异味。《千金方》云：食山羊，令子多疾；食兔，令子缺唇；食犬肉，令子无声；食桑椹、鸭卵，令子侧出心寒；食雀，令子性淫；食鳖，令子项短；食姜芽，令子多指；鸡合糯米食，令子生寸白虫；鸡及干鲤鱼食，令子生疮；食鲜菌，令子惊风；食冰浆，令胎绝；食骡马驴肉、无鳞鱼、螃蟹，皆令难产；食薏苡、苋菜、蒜、葱、麦芽，皆令堕胎。其药味则宜和平调摄，毋犯金石，毋近毒药，大热大燥、大攻大表、大寒大凉、走窜迅疾泄利之品，咸宜禁止，即需施用，宜详酌而慎处之。凡妊娠，起居饮食，惟以和平为上，不可太逸，逸则气滞，不可太劳，劳则气衰。五月以前宜逸，五月以后宜劳。冬毋太温，夏毋太凉，食毋过饱，饮毋过多。养孕之经，不可灸刺。无故不宜服药，调之抑之，务使无偏则得之矣。

孕疾第五

妊娠诸疾，与常人殊，故治法亦异。子居母腹，藉母气固之。母气不顺，子不得安，必有堕落之患。子气既损，母气亦伤。治之者，或仅护胎孕，不敢攻疾，或亟于治疾，不顾子气，致子母交损，大小殒亡，惨烈之祸，于此为甚。《素问》曰：妇人重身，毒之何如？曰：有故无殒，亦无殒也。大积大聚，可犯之也，衰其大半而止。夫大积大聚，病之重者。苟不亟治，立见危迫，故必毒之，使邪去而孕安。然恐药势太过，正气易伤，故衰其大半，即止不治。古人立法，动出万全，不可不究也。

怀妊之后，必患恶阻。恶阻者，谓恶心阻其饮食也。由于经脉既闭，脏气不宣，津液停瘀，水湿为患，故其候四肢沉重，恶食呕吐，偏嗜一物，头痛眩晕，多卧少起。若面色如故，脉象和平，此不须医，但调其饮食，适其寒温，缓缓可愈。其甚者，大吐呕血，食饮不下，寒热往来，心中愦闷，恶闻食臭，肢节疼痛，疲怠自汗，色萎肢瘦，势若危殆，或施治不善，逆其胎气，致暴作吐下，困顿欲绝，则宜橘皮茯苓汤。

橘皮茯苓汤

橘皮一钱　茯苓二钱　苏梗八分　归身一钱五分　白芍一钱五分，炒　砂仁五分　生姜捣去汁，三钱　青竹茹八分　炙甘草五分

作一服。三四服不愈，宜半夏茯苓汤，三五服必愈。

半夏茯苓汤

半夏　茯苓各三钱　干地黄　生姜各二钱二分　橘皮　旋覆花　细辛　人参　芍药　芎藭　桔梗　甘草各一钱七分

十二味，以水三升，煮取一升，分三服。若客热烦渴，去细辛，加前胡、知母各一钱七分。若冷痢者，去干地黄，加桂心一钱五分。熬服后，忌生冷醋滑油腻等物。见《千金方》。

妊娠伤寒，以安胎为主，无犯胃气。不可妄汗吐下，泄利小便。其候轻者，头痛，烦热，宜芎苏饮。

芎苏饮

芎藭　紫苏叶　白芍药　白术　麦门冬　陈皮　干葛各一钱　甘草五分　生姜三片　葱白三茎

十味，作一服。见《东医宝鉴》。

甚者，壮热不解，欲汗之，宜葱白汤。

葱白汤

葱白十茎　生姜六钱

二味，以水一升，煮五合，作二服。见《千金方》。

不解，宜拭身法。

拭身法

麻黄二两六钱　竹叶三合　石膏一升，为末

三味，以水二升六合，煮取一升，去滓，冷拭身体，以故布掩头额、心胸，燥则易之。见《千金方》。

热病者，宜豆豉汤。

豆豉汤

豆豉三合　葱白一两六钱

二味，以水二升，煮一升，分三服，取汗。见《千金方》。

大烦热，宜葛根汁饮解之。

葛根汁饮

葛根汁六合

分三服，间四刻许进一服。见《千金方》。

皆须用固孕法，以安其孕。

固孕法

取灶中黄土，水和涂脐，干复涂之。见《千金方》。

又方

萍、朴硝、大黄、蛤粉、蓝根等份，贴脐上，见《得效方》。

妊娠烦懑闷瞀，谓之子烦。此由痰湿埋郁，热气熏蒸，上焦之气不得流畅，热郁过甚，则胎动漏下，宜竹沥汤。

竹沥汤

竹沥三合　麦门冬　防风　黄芩　茯苓各一两

五味，以水一升，煮六合，分三服，日一。见《千金方》。

中风口噤，项背强直，筋脉拘挛，发搐不止，痰盛昏迷，或时作时止，名曰子痫，宜四物汤，量加驱风逐饮之药，甚则宜羚羊角汤。

羚羊角汤

羚羊角镑　枣仁　独活　五加皮各一钱二分
防风　薏苡仁　当归　芎藭　茯神　杏仁各七分
甘草　木香各五分　　姜三片

作一服。见《医学正传》。

水肿胀满，谓之子肿，其候或遍身浮壮，或手足挛肿，或肚腹壅大，高过心胸，气逆喘急，甚则损胎，此因水气过甚，正气不化，溢于皮肉，轻者产后即愈，不必施治，甚者宜鲤鱼汤。

鲤鱼汤

鲤鱼一头重十两　白术　生姜各一两六钱
芍药　当归各一两　茯苓一两三钱

六味，以水四升，煮鱼熟，澄清取二升六合，内药煎取一升，分三服。见《千金方》。

或苓术汤。

苓术汤

茯苓　白术各一两三钱　黄芩　杏仁各一两
旋覆花三钱

五味，以水二升，煮八合，分三服。见《千金方》。

小水淋痛，谓之子淋，此由下焦气化，壅闭不行，故水道不利，郁而为痛，宜葵子散解之。

葵子散

冬葵子　赤茯苓

各等份，为末，每服二钱，米饮调下。见《金匮要略》。

若便闭不通者，谓之转胞，乃胎气陷下，壅遏过甚，气道梗阻，故水不得通，虚人多有之。宜参术饮。

参术饮

人参　白术　半夏　陈皮　芎藭　当归
芍药　干地黄各一钱　甘草五分　生姜三片

作一剂，服后，探吐之。见《丹溪心法》。

甚者宜肾气丸。

肾气丸

熟地八两　山茱萸四两　山药四两　丹皮三两　茯苓三两　泽泻三两　附子一两制　肉桂一两

丸如桐子大，每服十五丸，米饮下。见《金匮要略》。

若遗溺者，白薇方主之。

白薇方

白薇　芍药

各等份，为末，酒服一钱。见《千金方》。

久嗽不止，谓之子嗽，此外感风寒也。甚则动胎，宜百合汤。

百合汤

百合三钱　紫菀一钱　贝母一钱　白芍一钱五分　当归一钱五分　前胡五分　茯苓二钱　桔梗一钱五分　苏叶五分

九味，作一服。

下痢赤白，谓之子痢。其候腹中疼痛，里急后重，不得以寻常治法施之，宜薤白饮。

薤白饮

薤白三合　石榴皮　黄连各六钱　阿胶一两　地榆一两，炙

以水二升，煮六合，分三服。见《千金方》。

若注下不止，宜胶艾汤。

胶艾汤

阿胶　艾叶　石榴皮各六钱五分

以水二升，煮六合，分三服。见《千金方》。

若下脓血，宜白术汤。

白术汤

白术　当归　黄芩各三钱

作一服。见《医学正传》。

寒热往来，一日一作，或间日一作，若有定期，谓之子疟。发当夏秋，宜香薷保安汤。

香薷保安汤

香薷八分　柴胡　羌活各五分　陈皮六分　白术二钱　黄芩一钱　炙甘草四分　当归一钱五分　生姜一片　枣二枚

作一服。

在冬春，宜驱邪汤。

驱邪汤

白术　藿香　砂仁　茯苓各一钱　橘红　草果各八分　甘草五分　姜三片

作一服。见《丹溪心法》。

胸满腹胀，气逆上干，谓之子悬。此由中焦气结之故，多得之愤郁惊惶，宜紫苏饮。

紫苏饮

紫苏叶一钱五分　人参　大腹皮　芎藭　陈皮　白芍　当归各一钱　甘草五分　姜三片　葱三茎

作一服。

或葱白汤。

葱白汤

葱白二十茎

以水一升五合，于银石器内，煮取半升，顿服，并食葱。见《妇人良方》。

若心痛者，宜竹皮汤。

竹皮汤

青竹皮三合

以酒六合，煮三两沸，顿服。见《千金方》。

腹痛者，宜芩术汤。

芩术汤

黄芩一两　芍药一两三钱　白术六两

以水二升，煮取一升，分三服。见《千金方》。

腰痛者，大豆酒主之。

大豆酒

大豆三合

以酒一升，煮取六合，顿服。见《千金方》。

妊娠下血，谓之漏胞，甚则崩决不止，阴气不固，热动于内，伤其脉络，故营血内溢，血尽则死，宜地黄饮。

地黄饮

生地黄二两六钱

清酒一升，煮三沸，去滓，频频服之。或入鸡血少许。见《千金方》。

或地黄散。

地黄散

干地黄

捣末，酒服三指撮许，三服瘥。见《千金方》。

若胎动不安，腹痛绕脐，腰背皆痛，卒有所下，或叫号口噤，四肢厥冷者，宜艾叶汤。

艾叶汤

艾叶　阿胶　芎藭　当归各一两　甘草六钱

以水二升六合，煮一升，分三服。见《千金方》。

若因交合而动胎者。宜八物胶艾汤。

八物胶艾汤

人参　白术　茯苓各二钱　芎藭一钱五分　当归一钱五分　白芍二钱　干地黄三钱　阿胶二钱　艾叶八分

见《医学入门》。

因饮酒而伤者，宜黄芩汤。

黄芩汤

黄芩　白术　当归　砂仁各一钱

作一服，日二。见《得效方》。

因喜怒而伤者，宜佛手散。

佛手散

当归五钱　川芎藭三钱

作一服。见《丹溪心法》。

因郁闷而伤者，宜葱白汤见前子悬下。

因劳役而伤者，宜安脉汤。

安脉汤

人参　白术各二钱　当归一钱五分　阿胶三钱　炙甘草　陈皮各五分　芎藭一钱　菟丝子　黄芪各一钱五分　杜仲二钱

因跌坠而伤者，宜续杜丸。

续杜丸

续断　杜仲各二两

枣肉捣为丸，如梧桐子大，每服五十丸，米饮下。见《医学入门》。

若腰痛损伤下血不止，宜马通汤。

马通汤

马通汁三合　干地黄　阿胶各一两三钱　当归　艾叶各一两

以水一升六合，煮取八合，纳马通汁，及胶令烊，分三服。见《千金方》。

若胎奔上抢心，危急之候，宜艾叶地黄汤。

艾叶地黄汤

艾叶一两　阿胶　芎藭　芍药　甘草　当归各六钱　干地黄一两三钱

以水一升六合，煮取一升，纳好酒一升，纳胶，令消，分三服。见《千金方》。

甚者，血从口出，逆不得息，宜蟹爪汤。

蟹爪汤

蟹爪三合　甘草　桂心各三钱　阿胶六钱

以东流水三升，煮一升，纳胶，分二服，口噤不能服者，抉口灌之，药下便活也。生胎即安，死胎即下。见《千金方》。

若因毒药攻胎，胎动欲堕，血逆冲心，闷乱喘促，大汗不止者，宜白扁豆散，以解其毒。

白扁豆散

白扁豆

为末，新汲水调下二三钱。口噤者，斡开灌之。见《得效方》。

若因高取物胞系有伤，儿啼腹中，则令妊母曲身，向地拾物，须臾即止。若腹中作钟鸣声者，取鼠穴中土噙之。

八九月暗不能言者，不须治之，产后即愈。

凡胎动，无故而动，及体素羸弱者，乃冲任脉虚，不得固摄，当大补之。腹痛者，宜行其气。损伤者，宜行其血。余各因其所由治之。

未及期而产，谓之半产，即堕胎也。损气耗血，甚于正产，二三月犹轻，六七月为最重，譬之果未熟而强摘之，其根蒂必伤也。故凡半产，当与正产同其调养，而尤加意焉。宜因其所伤而补益之，以善其后。前列诸法，皆可参用。若轻易视之，则一次半产，后遂习以为常，不得谓非失治之过也。半产后，治疾之法与正产稍异，盖正产恶露多，半产恶露少也。若有腹痛等疾，宜温补之。逐瘀破血之药，用宜审察。若数日后大热而渴，面红眼赤，欲饮凉水，昼夜不息，此大虚也。寒凉下咽，即死不治，宜当归补血汤。

当归补血汤

黄芪一两　当归二钱

水煎，作一服。见《内外伤辨》。

若血崩不止者，宜摄阴汤。

摄阴汤

黄芪五钱　阿胶三钱　归身二钱　白术二钱　甘草五分，炙　棕榈皮一钱，炙　乌贼骨一钱五分，炙　荆芥一钱，炒

其他诸症，并详正产，相时度势，消息用之，未可拘泥为也。

下　篇

阳湖张曜孙著

武进徐星钺校

绍兴裘吉生重校

辨产第六

孕满十月，待时而生，自然之道，无所勉强。而世俗不察，或未产而强速之，致有横逆之变。推其故，由于不明其理，不辨其候而然。故初觉腹痛，遂谓欲生，稍事迟延，遂谓难产，方药以攻之，非法以扰之，使气瞀神乱，子母俱死。富室巨家，其弊尤多，本安也而自危之，本生也而自杀之，可悯也矣。辨产之法，《脉经》曰：妊妇月满，则脉离经。离经者，《难经》所谓一呼三至，曰离经，一呼一至，亦曰离经也。又曰：尺脉转急，如切绳转珠者，欲产也。《千金方》论曰：将产者离经，离经者其脉浮。朱彦修曰：离经六至，沉细而滑。按：切绳转珠，动疾之象，即一呼三至之义，一呼三至，一吸三至，呼吸定息，脉七至，闰以太息；脉八至，疾之甚也。朱说与《千金方》不同，当以《难经》《脉经》为正，要之胎动欲产，无论浮沉迟速，皆有动象，无动象者，非正产也。

正产腹痛，必连腰及脐，或牵引脊背，胎气陷下，或目中生火，谷道挺进，浆血下后，腹痛愈紧，乃为欲生。若渐痛渐缓，或乍紧乍慢，即浆血交下，皆非正生。《达生编》言试痛正产之辨，误以试痛为正产之害，推勘极精，多可采者。《达生编》云：初觉腹痛，第一以忍痛为主，无论为主产，为试痛，痛久自生。更宜养神惜力，以安睡为妙，不可轻易临盆。盖

子居母腹，端坐不动，至生时转身向下，妊母安卧，腹中不至逼窄，易于转身。若未及转身，遽使坐草，则婴儿难于转运，复用力以注之，则是先出而成逆产；转身未定，用力逼之，则手先出而为横生，或首骨偏碍，而为偏产。种种弊端，皆基于欲速之故。故临盆以缓为正，即使过迟，亦无妨碍也。又曰：孕至八九月，或妊母有火，起居不时，令孕不安，因而作痛，所谓试痛也。但须照常眠食，甚则服安胎药一二剂即止。若误作欲产，遽令坐草，即使勉强能生，母气必损，子亦多夭，犹之剖卵出雏，裂茧取蛹，安望生耶？又曰：腹痛有感寒伤食之候，亦宜辨别。伤食者，当脐而痛，手按转加，或脐旁如有脐起者，不连腰及脊，寒痛多在脐下，绵绵延延，无所增减，得暖稍安也。凡此皆极言欲速之害，而归于辨产未明。盖妊母多畏难产而欲速产者，在主者察脉析理，明辨而调抑之。事常而易变，苟不慎察，戕害生命，亦非俯育之道，慎毋谓闺房琐屑之事，非丈夫所宜知，而忽略视之也。

产戒第七

产育顺事，而俗人多扰乱之，致反顺为逆。此虽习俗使然，亦不知之过也。辑产时所当戒者著于篇，使览者凛焉。

妊母将产，率多疑惧，腹痛紧急，气血下注，神不能安，易于惊惶，初次产育，尤为易

扰。而不知者，稍有不顺，辄恐惧无主，大事张皇，致妊母心乱神散，气急而逆。气逆则血涌，气急则力衰。婴儿之生，虽自能转动，亦藉母气助之，气逆力衰，何以能下？惟宜温慰妊母，使勿惊疑，即有不顺，勿使知觉。俾心定气凝，神安力旺，无论本属顺生，即遇恶候，亦可反逆为顺也。

《千金方》论云：产事虽系秽恶，然不得令死丧污秽之人视之，犯者多致难产。又忌多人瞻视，惟得一二人在室，产后乃可告人，亦以人众则易于惊扰，致妊母心神不定故也。

室中宜适温凉，夏暑过甚，勿掩门户，以器贮新汲水石许，置室中以避热气，免致昏晕。天寒，宜置火暖之，毋得太炽，令火气熏灼。室中人毋大声，毋多语，毋嗟咨太息，参讶骇，毋叱咤，毋祈神问卜，宜安静如常。

妊母宜惜力，宜安卧，卧宜正，不可左右，毋摩腹，毋按腰，毋妄动，毋轻坐草，初产及天寒尤忌，美其饮食，频频与之。若虚羸者，不能多食，以糜粥杂入参末饮之。毋乱服方药，毋轻试异术，必辨明正产。胞水已下，交骨不开，或交骨已开，而子久不下，择平和之药，稍稍助之。要之产前调摄既善，亦无须此。

接儿老妪，俗谓稳婆，宜预择妥善者用之。盖隐曲之事，非此辈不能为，而愚蠢奸狡之辈，或妄为动作，故事恐吓，戕人性命，以炫己之术，不可不慎。大率以年老为佳，盖年老则历事多而性稍醇也。

产后勿问男女，须收拾既定，然后告人，世有急于求嗣者，堕地得男，而产母暴喜，遂致昏晕，得女，则产母不悦，家人又从旁懊恼之，致有郁厥血逆之患，宜预防也。

大凡产厄，误于张皇者半，误于怠忽者亦半。产育固生人常事，然苟主者不察，而漫然听之，则产母无主而惊疑，为害亦大。往见拘迂者，矫张皇之弊，谓婴儿可以自出，无藉乎人，因闭门安卧，勿令人知，而产母体素羸弱，气血虚少，又性本娇怯，不能忍痛，曲腰护之，

偏倚妨之，辗转敧仄，致婴儿不得转动，交骨不得开张，气血下注，久无泄路，势必逆而上行，一日之间，而子母俱死。如此者，何啻无故而自杀之哉！此皆不明其理，不究其道，愚而自用，残贼人偷。夫产孕者，生生之本，天理之原，似续攸关，断宜详慎也。

用药第八

产时用药，有二弊焉。方技之士，多取速效，肆用峻利之药，以炫己之术。其效者，药甫入口，而难产即下，众人骇服，推为神奇。而不知一时便利，子母大伤，至产后发疾，遂至不起，婴儿或坠地不举，或举而辄夭，而又委之天命，归咎后医，日杀生命，而人莫之知，深可痛惜。古方如兔脑、鼠肾、蛇蜕、回生诸药，只堪备至急之用，安可妄试？尤有甚者，挟不经之术，无稽之方，辗转传布，谬为仙授，乘人之急，以胁人之利，功则归己，过则归人，世俗愦愦，多为所愚，不可譬晓，此一弊也。而矫其弊者，遂谓产孕本无须用药，常变顺逆，悉静而听之于天，斯言诚善，然必自怀妊至临产，摄养无乖，然后可也。苟或不善，即可反顺为逆，而仍执勿药之说以自愚，是何异未能辟谷，而谓人可勿食耶，此二弊也。且天下亦或有生而难产者，或未孕之先，即有宿疾，或气血羸弱，骨骼紧密，脉络坚致，皆令难产，亦藉临时药力以扶助之。但宜斟酌尽善，择平和之品，醇正之法，相不得不用之时，而后用之。如加味芎归汤、佛手散，味和而力厚，气平而效速，斯为善也。

加味芎归汤

当归一两　川芎七钱　龟甲手大一片，醋炙，研　妇人发如鸡卵大一枚，瓦为焙存性

水一升，煎四合服之。见《医学入门》。

佛手散

见前孕疾篇。

富贵之家，产后必服人参，而致死者多。

矫其弊者，并倡产后无补益之说，而致死者亦多。盖不明其理，左右皆误。夫产后诸疾，多出于虚，人参非不可用，而用之亦自有法。得其法，益身而却疾，不得其法，致疾而促生，不可不辨。服参之法，在子方坠地，参已入口，一刻之间，过此一刻，便不可服。盖产时气血下注，上中二焦，尽属虚寒，产后气复上行，下焦恶血填凑，血道梗塞，气道亦滞，骤加补中之药，血道未开，气道益阻，遂有恶露不行，瘀血上逆之患。若当儿甫堕地，一刻之间，气血犹未上行，脏腑空虚，脉络困乏，人参入腹，甘温之性，宅中土而运脾精，辅正气而逐恶血，洒播精微，灌溉经脉，气强则行速，脉润则道通，恶露顺下，乳汁通流，焉有他患？且新产之后，百脉皆动而下行，自下而上，瘀浊者去，精华者留，有更新之象。妇人宿疾，多在血分，平时所不能除者，此时可以除之。却病益身，非妄说也。

凡欲服参者，将产时，即宜制就，汁宜浓厚，可以一饮而尽，或以人参一二钱，研为末，另以钱余煮汁调服，亦可，令一人司之，俟儿首既出，即与服之。参尽而儿适堕地，乃为合法。苟失其法，为害非小，而复归咎于参之不可用，岂不谬哉！

产时应变，皆仓猝之际，所有药物，亦宜预筹，有备无患，不可渴而掘井，斗而铸兵也。

应变第九

产育本顺事，不幸而至于逆，变起仓卒，安危系于片时，亦人生至急之事，极难之治也。应变之术，宜切究焉。凡产之变有五：曰横产，曰逆产，曰偏产，曰碍产，曰盘肠产。

横产者，儿横腹中，手臂先出。治法：令产母仰卧，嘱收生妪，徐徐推儿下身，令直上，以手中指摩其肩推上而正之。又以手摩其耳，令头正自生。或以小针，刺儿手，入一半分，徐徐送入，不入，以盐涂之。

逆产者，儿未转身，两足先出，以盐涂儿足心，针刺如上法，或以爪搔之。并以盐摩母腹，儿得痛痒，惊缩而转，自当回顺。

偏产者，产时，儿首偏挂一傍，虽近产门，只露颏角，终不得下。治法：令收生妪，以手徐徐正其头，若因脑骨偏挂谷道，当以绵衣炙火令热，裹手于谷道外，徐徐推之。俟正，然后坐草。若产时儿不向产门，直趋谷道者，宜熬盐令热，以绸裹于谷道外熨之。

碍产者，儿首正抵产门，久而不下。此必转身时，脐带攀挂儿项，或肩。当急令安卧，令收生妪，推儿近上，徐徐通手以中指按儿两肩，理脱之。然后坐草，盖此候最为险恶，慎毋轻易用力。若缠绕于项，复用力以注之，则其缠愈紧，致子死腹中，不可不慎。凡横逆诸产，如法拯救，皆宜内服，加味芎归汤、佛手散，加味芎归汤见用药篇，佛手散见孕疾篇，以助之。若不能用法，但令静心安卧，服前药一二剂，亦效。

盘肠产，子肠先出，儿即随下，或肠随儿下。此由下焦素虚，不得收摄，气血下注，无以固之。或用力太过，一次如此，凡产皆然，宜以温汤润之。温谕产母勿令惊慌，以好醋半盏，新汲水加醋十之七，调和，骤喷产母面或背，三喷则收，或以磨刀水，微润肠，煎磁石汤一盏饮之。或以蓖麻子捣敷产母顶心，视收入，速洗去，迟则为害。内宜服补益升提之药，慎护其肠，勿令见风，或遭风侵，多有不能收入者。

产时交骨不开，最为恶候，此由阴气大虚，血液衰少，宜加味芎归汤方见前。甚者，加桂少许。

子死腹中，其候心腹胀闷，重坠异常，产母面赤舌青，指甲皆青，或口出恶臭者是也。若面舌唇口俱青，口沫出者，子母俱死。面青舌赤者，母死子生，宜佛手散方见前或平胃散。

平胃散

苍术 厚朴姜汁炒 陈皮各三钱 甘草一钱

二分

水煎，加朴硝二钱，化服，其效颇速，见《局方》。

或蟹爪汤。

蟹爪汤

蟹爪一升　甘草一尺　阿胶一两

以东流水三升，煮蟹爪、甘草，得一升，去滓，纳胶，令烊，分二服。见《千金方》。

若双胎，一死一生者，服之能令生者安而死者出。若干燥着脊不能下者，宜葵子汤、脂蜜酒，以滑之。

葵子汤

葵子三合　阿胶一两六钱

以水一升六合，煮六合，顿服未效，再作一服。见《千金方》。

脂蜜酒

猪脂　白蜜各三合　醇酒六合

合煎取六合，分二服。见《妇人良方》。

按：无猪脂，以麻子油易之亦可。产时用力太过，水衣早破，浆水尽下，产户干涩，或坐草日久，为风所吹，因而肿胀，多致难产。或产时子忽不动，是妊母力乏之故，勿误为死，肆用攻逐，皆宜加味芎归汤方见前。

产时，妊母忽猝然气痿晕绝，目翻口噤，面黑唇青，口沫流出，子母俱殒。若两颧微见红色，子死母生。此至危之候，宜霹雳丹救之。

霹雳丹

蛇蜕一条　蚕蜕纸并烧存性各用二钱　男子头发烧灰　路旁左足草鞋烧存性，各用一钱　乳香五分　黑铅二钱五分　水银七分五厘

以铅和水银，入锅中，火上熔化，结如砂子，研治为末，和诸药以豮猪心血和丸，如梧桐子大，金箔为衣，每用三丸，流水下，或煎化灌之。见《医学入门》。

婴儿既生，胞衣不下，亦多危险。《达生编》云：用力太早，交骨强开，儿甫出而骨即随闭，以致不下。宜急断脐带，以麻线将脐带系紧又双折之，再系一道，勿令风入，以轻物堕之。但令产母，安心定气，稍迟当痿而下，慎勿令收生妪，妄用手取，致损及脏腑，因成恶疾。若血流入衣中，为血所胀，致不得下，腹中胀满，下冲心胸，疼痛喘急者，宜佛手散方见前。

若以手按之，痛稍缓者，此气虚也，宜益母汤。

益母汤

益母草一两

酒煎，加童便一杯服之。见《达生编》。

若危者，宜牛膝汤。

牛膝汤

滑石二钱，研末　木通　当归　牛膝　瞿麦各一钱五分　冬葵子二钱

共作一服。见《局方》。

若急上抢心者，或死胎上抢心者，宜用熨法。

熨法，取蚁垤土一升，熬热囊盛熨心下，令不得上。见《千金方》。

若轻者，以草纸烧烟，熏产母之鼻，令纳气即下。或以发入口作呕，亦佳。《千金方》载产时襀法，虽未明其理，而颇有效验，并附著以备用。凡欲产宜脱寻常所着衣，笼灶头及灶口，令至密，即易生。若逆生者，以手中指取釜底墨，书儿足下，作×形，即顺生，或书父名于足心，或以车辖屑如上法书画。若胞衣不下，取夫内衣盖井上，即出。本草载临产取赤马皮铺身下，又以海马石燕两手持之，皆令速产云。

凡应变，皆以凝神息虑为主，毋得张皇，以扰产母。心欲细而定，智欲敏而速，法欲简而捷，药欲峻而安。毋取劫功，毋贻后患。凡遇危急，无不皆然，不特产孕之一端也。

调摄第十

产后调摄,最宜详慎。盖产后气血虚少,络脉空乏,肢节懈怠,腠理开张,皮毛不实,营卫不固,血道易塞,气道易滞,故致疾之易,而去疾之难,莫甚于此。产后致疾,皆起于纤细易忽之间,其源甚微,其发至钜。闺房琐屑之事,主者所不及检,医书所不能详,不识避忌,不知防范,或致疾而终身不愈,或疾作而危在片时。往见一妇,产时至速,不及告人,遂产于地,产后人知,始扶卧于榻。三日后,大热不止,医以为血瘀也,而以桃仁承气投之,数日而死。一时不谨,为害如此,况其大焉者乎!故善调摄者,不使致疾,并可去宿患之疾,不可不知也。

凡产后,产母勿令安卧,宜以高枕倚之。膝宜竖起,勿得伸直,须闭目静神,勿令熟睡,历十二时乃可安卧少须八九时。若倦怠者,宜频频呼之,常令欲醒。亦毋高声急语,致使惊恐。盖产后气血上行,若遽令安睡,则气逆而血壅,多致昏晕,必预防之。膝宜竖者,膝伸则筋骨内掩,恐碍恶露也。

婴儿坠地,即取铁秤锤或石子,入火烧红,以醋向产母淬之,使气入鼻,不特可以辟秽,且能收敛神气,散解恶血以杜血晕,或日淬一二次,三日后止,更佳。

室中宜避风,丝毫罅隙,必掩塞之。宜适温凉,母犯寒暑,将寒即衣,骤暖毋易。夏虽大暑,勿得解衣,毋浴,毋以扇招风,宁失过暖,毋失过寒。

产后宜益母草煮汁,和童便服之。或和清酒,日三五服,三日而止。自产之次日始,日服生化汤一剂。

生化汤

川芎一钱　当归五钱,炙　甘草五分,炙
干姜五分　桃仁十粒,去皮尖

以水二盏煎一盏,入清酒一合,温服。五日而止,瘀未尽者,七日止。大虚者,可加人

参少许服之。二三日后,或寒热交作,此骨合也,虚人多有之,但诊无他患,如法服生化汤,勿妄用他药。十二日后,恶露将尽,气血更新。体虚者,宜服补虚汤。

补虚汤

人参　白术各三钱　当归　川芎　黄芪各二钱　炙甘草　陈皮各八分　干姜五分,炒

八味作一剂,日一服。见《医学入门》。

十数服,有宿疾者,宜服永安汤。

永安汤

人参一钱　熟地三钱　当归三钱　芎蒻二钱　阿胶一钱五分　白术二钱　续断一钱五分　桃仁　乌贼骨各一钱　吴茱萸四分

十味,作一服,食前温进,日一。
或泽兰汤。

泽兰汤

泽兰二钱　香附二钱　当归　芎蒻各一钱五分　芍药　乌药各一钱　人参一钱　阿胶　黄芪　白术各三钱　红花五分　生姜二钱

作一服,食前温进。
或羊肉汤。

羊肉汤

羊肉十两　黄芪一两　大枣三十枚　茯苓　甘草　当归　麦冬　地黄　芍药各六钱　肉桂心三钱

以水六升,煮羊肉,取三升,纳药,煎取一升,分三服,温进。见《千金方》。

相疾之轻重、体之偏寒偏热而用之,或十余服,或数十服,可使宿疾尽去,体弱反强。

饮食宜澹泊,毋食盐,犯之令无乳,毋食生冷坚硬,一切异物,参食炙煿煎炒,毋过于肥腻,皆令致疾。十日内毋食猪肉,一月内毋食猪脂,犯之令经络壅塞。凡食肥甘之物,皆宜去油脂,以清淡为上,清本乎阳,可以益神而育精,浊本乎阴,足以致滞而成积。而酸咸之味,凝血阻脉,尤为切忌也。产后一月,俗

谓之满月，二月谓之大满月。此二月内，不宜力役动作，不宜交合，心志宜和，思虑宜绝，悲恐忧郁，大喜大怒皆不可犯，七情伤人，甚于六气。世有产后羸瘵，谓之蓐劳，多至不治，皆不知调摄之故也。

怀婴第十一

《千金方》论曰：婴儿初生，当即举之。举之稍晚，则令中寒。先浴之，然后断脐。断脐不得以刃，令人隔衣咬断之，以暖气呵之，然后缠结。所留脐带须令至小儿足趺，短则儿腹中不调，常下痢。若先断脐，然后浴者，则脐中水，令常腹痛。其脐断讫，连脐带中多有虫，宜急拨去之。不尔，则入儿腹成疾。裹儿脐法，椎治白练，令柔软，方四寸，新绵厚半寸，与帛等合之，调其缓急，急则令儿吐。若十许日，儿怒啼，似衣中有刺者，此或脐燥，还刺其腹，当解之。易衣更裹时，闭户下帷，燃火令温暖，仍以温粉粉之。若脐不愈，烧绛帛末粉之。若脐中水，当炙粉絮以熨之，不时治护。

浴儿法，汤须调冷热，冷热失宜，令儿惊。凡儿冬不可久浴，久则伤寒，夏不可久浴，久则伤热。浴儿者，以猪胆汁一枚，取汁投汤中以浴之，终身不患疮疥。儿生三日，宜用桃根汤浴之良。

桃根汤

桃　梅　李根各三两

以水三升，煮二十沸，去滓，无根，枝亦可。

生男，宜用父故衣裹之。生女，宜用母故衣裹之。皆勿用新帛衣，不可过厚，令伤儿皮肤，害血脉。婴儿始生，宜时见风日，凡天气和暖无风，宜令乳母将儿于日中嬉戏，则血凝气刚，肌肉牢密，堪耐风寒，不致有疾病。

《达生编》云：儿生三日，浴之，俗谓之洗三。如冬寒切不可洗。然《千金方》谓小儿不浴，令毛落，则不浴，亦非良法。宜如上法蔽

风燃火，下帷而浴之。又云：断脐必以艾蘸油为燃，燎断之，令暖气入腹，常视之，勿令湿，较《千金》法为佳。南中收生妪断脐，多于连胞衣处断之，并留胞衣少许，先系紧，然后断之。虽脐带稍长，易于妨碍，然可免入风泄气之患，亦可用也。

婴儿甫生，气欲绝不能啼，以暖水灌之。不啼以绵絮包裹之，勿断脐，以纸捻蘸油燃火于脐带上熏之，令暖气入腹，更以热醋汤，荡洗脐带，令气回啼哭如常，方可断脐。

若面青身冷口噤者，乃胎寒也，宜僵蚕散急救之。

僵蚕散

白僵蚕　木香　肉桂　陈皮　炙甘草　槟榔各五分

水煎取汁，以帛蘸入儿口中。见《医学入门》。

若因脐缠喉管碍产者，急去其所缠之脐，轻按其背俞及胸口，徐摩其喉管，即气复而啼。

初生有即死者，急看儿口中悬雍，前腭上有泡，如石榴子，以指摘破出血，以帛拭去，以发灰糁之。若令恶血入口中即死。初生撮口不饮乳，名曰马牙，不治则死。马牙之候，儿齿龈有小泡，如粟米状，急以针挑出血，用墨磨薄荷汁，断母发裹手指，蘸擦口中令遍，勿饮乳，一时许，即瘥。

初生谷道无孔，不得大便，急用金玉簪，揣其是孔处，刺通之。以苏合香少许，作小铤，纳孔中，或以油纸铤，纳孔中，勿令复合。

若非无孔，而大小便不通者，气胀欲绝。令妇人以温汤漱口，吸咂前后心并脐下、手足心，共七处，每咂三五次，漱口更咂，取红色为度，须臾自通，不尔则死。或以葱汁、乳汁各半，调匀抹儿口中，与乳吮下，亦通。

若小便不通，不欲饮乳者，以葱白一寸，四破之，以乳汁入银石器内煎灌之。

若生鹅口疮者，其候口内白屑遍生，舌上、鼻上皆有之，不能吮乳。急以乱发缠指，蘸薄

荷汁，或井华水，拭之。三日当脱，若不脱，可煮楸木汁，令浓，以帛缠箸头，拭之。无楸木，栗木亦可，或以白杨枝烧沥涂之。

初生遍体无皮者，以白早米粉扑之，候生皮乃止。若如鱼泡，如水晶，碎则水流者，以密陀僧为末糁之。

初生患连舌，以爪摘断之。微有血出，无害，若血出不止，以发灰敷之。连舌者，舌下有膜，如榴子中隔连接舌下，令儿言语不转也。

生六七日后，气血收敛成肉，则口舌喉颊清净。若喉里舌上，有物如芦管中盛水状者，若如胀起者，可以绵缠长针，留刃如粟米大，刺决之，令气泄，去青黄汁，日一刺之，不过三刺即愈。着舌下者，名曰重舌，着上腭者，名曰重腭，治如前法。

初生感风，鼻塞不通者，取皂角、草乌，等份为末，姜汁调敷囟门，或以姜汁调天南星末敷之。

外肾缩入不得出者，以硫黄、茱萸各五钱，为末，以蒜汁调涂脐腹，仍以蛇床子烧烟熏之。

初生遍体发丹毒，赤肿游走，若入腹即死，名曰赤游，乃胎热也。宜以细针，随赤晕周匝，刺出恶血，仍以芭蕉汁或蚯蚓汁涂之。或以赤小豆末，和鸡卵白涂之，亦良。

初生二三日，面目绕鼻，左右皆黄，闭目撮口而啼，口中干燥，四肢不得伸缩者，乃血脉不敛也。血气沮败，不成肌肉，故有此候，宜龙胆汤。

龙胆汤

龙胆草 钩藤皮 柴胡 黄芩 桔梗 芍药 茯苓 甘草各八分

以水三合，煮二合，儿生一日至七日，以三勺，分三服，八日至十五日，以四勺，分三服，十六日至二十日，以六勺，分三服，二十日至三十日，以一合，分三服，三十日以外，以二合，分三服。凡寒热、惊掣、变蒸、不解、客忤、惊痫、食积，皆可服之。见《千金方》。

凡婴儿甫出，先以绵裹指拭口中及舌上恶血。若啼声发，便入腹中，以成百病，断脐后宜与甘草汤。

甘草汤

以甘草如手中指一节，打碎，以水六勺，煮取三勺。见《千金方》。以绵裹蘸取，与儿吮之，计得一蚬壳许入腹止。儿胸中有恶物者，当快吐之。若不吐，须臾更与。尽之若不吐，是无恶物，勿更与也。

凡母乳儿不欲太饱，饱则呕吐，如太饱，则以空乳乳之，自消。夏不去热乳，令儿呕，冬不去寒乳，令儿咳且痢，甫交合即乳，令儿羸瘠交胫不能行。将乳，当先去宿乳，又用力极揉之，勿令乳急出，令儿噎。若急出，以指按夹之，噎则夺之，令得息然后乳之。儿若卧，乳母当以臂枕之，令乳与儿平，令儿不噎。欲寐，则夺其乳，恐填塞口鼻，且或致过饱。母卧，母以口鼻向儿，恐气吹其巅顶。母有热，勿乳，犯之令儿变黄。母怒，勿乳，犯之令生惊，发疝，上气颠狂。母醉，勿乳，犯之令身热腹痛。母新吐下，勿乳，犯之令儿虚羸，皆所当慎。

富贵家，多置乳妇，而愚蠢之辈，不知慎护，不识避忌，寒暖失候，饥饱违理，因而致疾者最多。故善怀婴者，当自乳为善，必欲置乳妇，宜择气血清和，肥白壮盛之妇，毋犯胡臭、瘿瘘、癧疥、痴癫、白秃、疬疡、耳聋、齆鼻、癫痫之疾。夫乳者，血气之所为也。儿之性情未定，藉血气以涵养之，苟饮以恶浊之乳，则气血日昏，性情日劣，变清明而为愚蠢，为患实深，又不特致疾之一端也。

大凡婴儿气血薄弱，施治难于常人，小有不慎，即生重疾。愚医不察，拘执谬说，肆用毒药，往往而殇。夫疾作而治之于后，曷若未疾而慎之于先？未生则调之于母，既生则适其饥饱，量其寒温，疾从何生？而烦广施谬方，遍倡邪说耶，集《怀婴》一篇，有心保赤者，所当览也。

拯危第十二

产后诸疾，危迫者多，顷刻生变，有延医治药所不及者。孙子所谓发于秋毫，广于嵩岱也。而世俗治此，恒昧其道，稍有不顺，辄谓不治。治之不善，又不啻下石而杀之。盖能起死而定乱者鲜矣，著"拯危"一篇以政惑焉。产后血晕，最为危急，其候儿甫堕地，母即昏绝，不省人事，急令妇女以膝裹绵软旧衣曲抵产户，勿令气泄，一人以一手挽头发，一手掩口鼻，俟稍转动，乃可用药。若不醒，以韭菜一把，细切，瓶盛之，灌以热醋，以瓶口向产母鼻管熏之。仍以铁石器火烧淬醋，令室中常得醋气，或以醋喂其面，或以漆器烧之。用药宜辨虚实，虚者其候昏闷烦乱，卒然晕倒，口张，手撒遗尿，鼾声，四肢厥冷，寸口脉微细散乱，或伏匿不至，此正气大虚，微阳欲脱，阴离阳决，危在俄顷，救之稍迟，则气不复返，宜清魂散。

清魂散

人参 泽兰各一钱二分 炙甘草一钱 当归 芎藭各二钱 荆芥穗一钱

作一服，水煎，加清酒引。见《妇人良方》。

定气饮。

定气饮

人参 白术 阿胶各三钱 炮姜 熟附子各一钱 大枣五枚 炒粳米一撮

浓煎，分二服，温进。

独参汤。

独参汤

人参四五钱

长流水浓煎厚汁灌之。见《医说》。或加炒米一撮，炮姜一钱尤妙。

六味回阳饮。

六味回阳饮

熟地黄五钱 当归三钱 炮姜二钱 熟附子二钱 肉桂二钱 人参三钱

见《幼幼集成》。

相度用之实者，心下满急，神昏口噤，腹胀气粗，两手拳握，脉无虚象，乃下血过少，恶露上逆，当破其恶血，宜黑神散。

黑神散

肉桂 当归 白芍 炮姜各二钱 干地黄炒黑大豆各五钱

见《幼幼集成》。

夺命散救之。

夺命散

没药，血竭各等份，治为末，每用三钱，童便、清酒各半，煎数沸服，神效。见《丹溪心法》。

若舌强不语者，败血壅其脉络也，宜四味散。

四味散

当归 延胡索 血竭 没药各一钱

每用二钱，童便或清酒调下，或并煎作汤，亦可。见《丹溪心法》。

若见鬼谵妄，言语颠倒，眼见黑花者，宜辨虚实，误者即死。体素虚弱，下血过多，昏迷不省，瞑目无所知，甚则循衣撮空，错语失神者，虚也。又谓之郁冒，暴亡其血，阳神无所依附，宜安神饮治之。

安神饮

人参 柏子仁去油，各三钱 黄芪 阿胶 当归 茯神各一钱 肉桂 炙甘草各一钱

共作一服。

体素壮实，下血未多，发狂见鬼，面青口噤，角弓反张者，实也。败血干心，乱其神明，宜苏合香丸一钱，童便调服，或夺命散、四味散皆宜方俱见上。

血崩不止，是谓重伤，其候血暴下如注，急若山崩，故名曰崩。唇青肉冷，汗出目瞑。此由阳气大虚，不得收摄，故直下无制，溃决而不可止，宜朝宗汤。

朝宗汤

归身一两 芎藭 干地黄各五钱 芍药三钱

人参　黄芪　肉桂　炙甘草各二钱

分二服。

补气养血汤。

补气养血汤

人参　黄芪　当归　白术　芍药　阿胶

芎䓖各二钱　艾叶　青皮　香附　甘草各五分

熟附子一钱　缩砂仁一钱

共作一服。见《万病回春》。

或摄阴汤治之。若少腹满痛，肝脏已坏，不可治矣。

摄阴汤

熟地黄五钱　人参三钱　黄芪二钱　当归一

钱五分　荆芥穗炙　棕榈皮炙　甘草炙，各一钱

熟附子一钱五分

作一服。

衄血者，口鼻血出不止，口鼻起黑色如烟煤，是胃绝也。气血散乱，多不可治，急以绯线一条，并产母顶心发二茎，合系产母手中指节，令极紧，仍用荆芥散。荆芥穗为末，每服二钱，童便调下，口噤开灌之。见《妇人良方》。产后大喘，乃死候也。此由阳气素衰，所下过多，血竭于下，气留于上，无所依附，独聚肺中，孤阳绝阴，命在呼吸，宜独参汤方见上、定气饮方见上，炮姜，宜易干姜、六味回阳饮方见上，轻者小参苏饮。

小参苏饮

浓煎苏木汁，调人参末二钱，或三钱，作一服。见《东医宝鉴》。

若血下少而作喘者，其喘不甚，由于瘀血入肺，窒碍气道，宜桃仁汤治之。

桃仁汤

桃仁二钱，炒　杏仁二钱，炒　当归　贝母

各二钱　茯苓二钱　干姜　人参各五分

若咳逆不止欲死者，以肉桂五钱，姜汁三合，同熬，稍服半合许，以手摩肺俞令热，以余汁涂之。时摩时涂，汁尽即愈。见《妇人良方》。

阴脱者，子宫脱出，或脱出如脱肛者，盖产时努力所致，宜当归黄芪饮。

当归黄芪饮

黄芪三钱，酒炒　人参　当归各二钱　升麻

五分　甘草八分

上作一服，水煎，日二。见《丹溪心法》。

若脱出如线，长三四尺，手触之则痛甚者，宜慎护之。不可令断，断则死。以姜三片，连皮捣之，清油二斤，和炒，以油干为度，以熟绢五尺许，叠数层，承其线，屈曲作圆形，纳户口，以绢袋盛姜，温熨之。冷即易，一日夜当入其半，二日当愈，仍内服失笑散助之。

失笑散

五灵脂，蒲黄等份为末，每服二钱，童便或酒调下。见《局方》。

凡产后危症，皆属虚寒，恶血为患，仅十之三四。而昧者多以去瘀破血赅之，肆用攻伐，复杂寒凉，邪说盛行，古法晦昧。夫血已亡而复破之，阳已衰而复泄之，危如转烛。主救犹恐不及，而尚妄谬为之耶！有识者尚其慎之，毋为邪说所惑也。

去疾第十三

产后治疾，当以温补为主，去瘀次之。《千金方》论曰：妇人产讫，五脏虚羸，惟得将补，不可转泻，若其有病，不须快药，若行快药，转更增虚。就中更虚，向生路远。朱彦修曰：胎前毋滞，产后毋虚，亮哉斯言，不易之法也。而方今医者，用法多殊，阳虚发热，妄用滋降，气逆作喘，谓之痰火，岂未见《千金》诸说耶？朱氏为滋阴降火之祖，而于产后大热，亦用干姜，虽说理未明，而用法则合，而宗其说者，并此而背之，可异也已。

《脉经》曰：产后之脉，洪实不调者死，沉微附骨者生。又曰：沉小者生，实大坚强急者死。盖产后当虚，沉小而微，虚寒之象也。当虚反实，则阴阳相并，气血瞀乱。《素问》所谓

气并则无血，故脉象反盛，犹之真脏之脉，多属坚强，绝无生意者也。知脉理则知治法，知治法则知病情矣。

大凡产后诸疾，虚寒者十之六七，瘀滞半之，内伤外感又半之，而总不外温、补二法。常有之候，曰恶露不行，曰发热，曰尿血，曰无乳汁，曰头脑心腹腰胁痛，曰呕吐，曰淋沥，曰遗溺，曰泄痢，曰便秘，曰阴肿痛痒，曰交骨不合。其甚者，曰伤寒，曰中风，曰浮肿，曰虚实。凡此数者，世俗犯之，有终身不愈者。至中风虚劳，多归不治，由古法久废，下士多愚，非必死之症也。

恶露之候，产后下血过少，腹满而胀，痛引少腹，牵掣腰背，宜加味生化汤。

生化汤

加泽兰二钱　延胡一钱五分　益母草三钱

甚者，逆抢心胸，手足厥冷，唇干腹大，短气促喘，宜甘草汤。

甘草汤

甘草　芍药　桂心　阿胶各一两　大黄一两三钱

以东流水三升，煮一升，纳胶，令烊，分三服。见《千金方》。

若败血不下，成块作痛，俗谓之儿枕痛，乃血瘕也，宜失笑散方见拯危篇、立效散。

立效散

五灵脂

为末，每服二钱，温酒调下。见《局方》。

古铁酒

古铁五钱，火烧令赤，以酒三合，入淬之，温服。见《千金方》。

乌贼骨汤治之。

乌贼骨汤

乌贼骨三钱　桃仁二钱　当归　芎藭　芍药　阿胶各一钱五分　肉桂五分　五灵脂一钱

作一服。

产后发热，其候大热烦躁，昼轻夜重，或

谵语神昏，脉虚大者，虚也，宜当归补血汤方见孕疾篇。腹内痛，有块者，瘀也，宜生化汤方见调摄篇。感冒者，宜补虚加干姜汤。

补虚汤

加干姜一钱，作一服。见《丹溪心法》。四物炮姜汤。

四物炮姜汤

芎藭一钱五分　芍药二钱　干地黄三钱　炮姜二钱　当归三钱

若因蒸乳而热者，乳必胀痛，去乳汁即愈。若往来寒热者，宜柴胡汤主之。

柴胡汤

柴胡八钱　黄芩　人参　甘草各一两　生姜六钱　大枣十二枚　半夏三合

以水三升。煮一升五合，分三服。见《千金方》。

新产无乳，其故有二：阳虚阴盛，无以化之，营血不得温升，故不能生乳，体素羸弱者多有之。旧说所谓血虚无乳者，即此候也。宜益阳以化阴，温经以通络，宜营汤主之。

宣营汤

当归　黄芪　阿胶各三钱　人参五钱　芎藭芍药各二钱　川贝母一钱　炮姜一钱　红花甘草各五分

十味作一服。

气滞血阻，脉络不通，乳道壅闭，亦无乳，宜猪蹄汤。

猪蹄汤

猪蹄二枚　通草二两

以清酒三升，浸之，加水一升，煮一升，饮之。见《千金方》。《达生编》无通草，加生黄芪一两，当归五钱，白芷五钱，名通脉汤。或贝母汤主之。

贝母汤

贝母一钱五分　连翘二钱　当归　川芎藭各二钱　桔梗　白芷各一钱　赤芍　川续断各一钱红花五分

头痛者，血虚也，其候痛连巅项，掣引脑项，紧急欲死。厥阴、少阳、阳明之脉，会于巅，络于额，贯于脑，骤亡其血，脉络不安，故震动而痛，宜小补血汤。

小补血汤

川芎䓖三钱　党参一两　阿胶五钱　生姜二钱

即少挟风邪，不可发散，宜一奇散主之。

一奇散

川芎䓖　当归各二钱　荆芥穗一钱

作一服。见《东医宝鉴》。

心腹疼痛，多由血瘀气结，挟寒而起，宜芎归理中汤。

芎归理中汤

穹䓖一钱五分　当归　党参　白术各三钱　炮姜　枳实各一钱　桃仁一钱五分

若虚羸而腹痛，少气不得息，少腹拘急，牵引腰背，不能饮食者，宜内补当归建中汤。

内补当归建中汤

当归一两三钱　芍药一两六钱　甘草三钱　生姜二两　桂心六钱　大枣十八枚

以水三升，煮一升，分三服。见《千金方》。

腰痛者，下焦虚寒，血滞不行也，宜续断饮。

续断饮

续断三钱　当归　阿胶各二钱　杜仲三钱　桃仁　延胡各一钱五分　肉桂五分

胁痛者，肝虚也，宜四物干姜汤。

四物干姜汤

当归　干地黄　芍药各三钱　川芎䓖　干姜各一钱五分　枣五枚

冬月产后脐下痛者，宜羊肉汤。

羊肉汤

羊肉四两　当归　陈皮各二两　生姜一两

水一升，酒五合，煮八合，分三服。见《医学正传》。

呕逆之候，腹胀溏闷，食入即吐，此败血瘀阻，胃气不降也，宜抵胜汤。

抵胜汤

芍药　半夏　泽兰　人参　陈皮各一钱五分　甘草五分　姜七片

作一服。见《医学正传》。

淋沥遗溺，由于下焦虚寒，或产理不顺，妄用谬法，损伤腑络，宜桑螵蛸散。

桑螵蛸散

桑螵蛸十五枚　鹿茸　黄芪各一两五钱　牡蛎　人参　赤石脂　厚朴各一两

治为末，每服一钱，米饮调下。见《东医宝鉴》。

鹿角霜饮。

鹿角霜饮

鹿角霜五钱　熟地黄八钱　党参　黄芪各三钱　韭子一钱　肉桂一钱　菟丝子二钱

损者，宜参术膏。

参术膏

人参　白术　黄芪各二斤

熬膏，每服二钱，米饮下。见《丹溪心法》。

或参术饮，然宜速治，缓则无及矣。

参术饮

人参二钱五分　白术二钱　黄芪一钱五分　陈皮　桃仁　茯苓各一钱　甘草五分

以猪羊脬一个煮汤，入药再煎去滓，作一服。见《丹溪心法》。

尿血者，血随溺下，渗沥不已，甚则溺孔作痛，宜竹茹汤。

竹茹汤

竹茹六合　人参　芍药　桔梗　芎䓖　当归　甘草　桂心各三钱　熟地黄二两三钱

以水三升，煮取一升，分三服。见《千金方》。

若渴，或淋而渴者，宜竹叶汤。

竹叶汤

竹叶一升　生姜　半夏各一两　大枣十四枚
小麦二合　甘草　茯苓　人参各三两　麦门冬一
两六钱

以水三升，煮竹叶、小麦取二升，纳药，
煮取九合，分三服。见《千金方》。

产后泄痢，多因脾虚感寒，其候杂下五色，
或赤白脓血，日十数行，腹痛困顿，宜芍药汤。

芍药汤

芍药　干地黄各一两六钱　甘草　阿胶　艾
叶　当归各六钱

以水二升，煮八合，纳胶，分三服。见
《千金方》。

甚者，桂蜜汤。

桂蜜汤

桂心　甘草各六钱　干姜六钱　附子三钱
蜜三合　当归一两　赤石脂三两

以水六升，煮一升，纳蜜煮数沸，分三服，
日一。见《千金方》。

禹余粮汤。

禹余粮汤

禹余粮五钱　白术　干姜各二钱　党参一两
茯苓三钱　陈皮　川芎劳各一钱　炙甘草　木香
各一钱

分二服。

久不已者，宜豆麦饮。

豆麦饮

大豆微熬　小麦　蒲黄各三合　吴茱萸一合

以水三升，煮一升，分三服。见《千金
方》。

泄泻者，宜安中汤。

安中汤

白术三钱　当归　党参各二钱　炙甘草　陈
皮　砂仁　麦芽各一钱　生姜七片　大枣五枚

或补中益气汤。

补中益气汤

黄芪一钱　人参　白术　当归各五分　甘草
三分　陈皮　升麻各四分　柴胡五分　姜三片
枣三枚

作一服。见《脾胃论》。

便秘不通，多由津亏之故，或误发其汗，
阳泄于外，胃气不降，宜泽府汤。

泽府汤

阿胶　当归各三钱　桃仁　麻仁各二钱　党
参三钱　红花五分

降胃汤。

降胃汤

人参　陈皮各一钱

作一服。

阴肿痒痛，木郁下陷也，宜温肝汤。

温肝汤

柴胡　白芍　川芎各一钱　当归　首乌　白
术　苡仁各三钱　葱白七枚

外以蛇床子煮汤熏洗之。

交骨不合，阳气大虚也，宜十全大补汤。

十全大补汤

人参　茯苓　白术各二钱　干地黄　黄芪
当归各三钱　白芍　川芎各一钱五分　肉桂一钱
甘草五分

或加味芎归汤方见前。

产后伤寒，治法与产前同，产前宜安胎，
产后宜补血，小柴胡汤主之。

小柴胡汤

柴胡三钱　黄芩一钱　人参　半夏各一钱
甘草五分　姜三片　枣二枚

作一服。见《医学入门》。

若因伤寒时疾，热入血室者，宜小柴胡加
桃仁五灵脂汤。

小柴胡汤加桃仁、五灵脂各一钱。

或柴胡地黄汤。

柴胡地黄汤

柴胡　地黄各三钱　人参　半夏　黄芩各二
钱　甘草五分　姜三片　枣二枚

作一服。见《得效方》。

热渴者，熟地黄汤。

熟地黄汤

栝楼根三钱　人参　麦门冬各一钱五分　熟地黄一钱　甘草五分　糯米百粒　姜三片

见《得效方》。

人参当归饮治之。

人参当归饮

人参　熟地黄　当归　白芍药　麦门冬各一钱　桂皮五分　青竹叶十片　粳米一合　姜三片　枣二枚

见《医学入门》。

中风之候，舌寒唇急，手指振动，甚则牙关紧急，手足瘛疭，背项强直，一身皆重，或痛或痒，呕逆直视，角弓反张，名曰蓐风。此因虚风冷湿，及劳伤所为。《千金方》论曰：凡产后诸风，不得用毒药，不得发汗，特忌吐利，犯之必死。盖阳虚阴惫之候，中气未定，乙木不得温升，郁而生风，播煽脏腑，外则风冷袭之，束其皮腠，表气壅遏，激烈愈增，内外交煽，津液消亡，筋脉挛缩，故手足瘛疭，牙关紧急，项背强直，角弓反张，诸症作焉。较之寻常中风之候，其甚十倍，治亦如之，非可忽略为也，《千金》大豆紫汤。

大豆紫汤

大豆二升　清酒三升

以铁铛猛火炒豆焦，令烟出，以酒沃之。去豆，服三合，一日尽之。见《千金方》。

独活汤。

独活汤

独活五两三钱　大豆二升　旧酒三升

以渍独活再宿，若急用，微火煮令减一升，另炒大豆焦，以此沃之，去豆，分五服，日三，夜二。见《千金方》。

华陀愈风散。

华陀愈风散

荆芥炒为末，每服三钱，豆淋酒调下。见《得效方》。按：豆淋酒，即上大豆紫汤，每服

一合。

海藏防风当归散。

防风当归散

防风　当归　芎䓖　熟地黄各二钱五分

作一服。见《东医宝鉴》。

皆精当可用。若中柔风者，举体疼痛，自汗出，宜独活当归汤。

独活当归汤

独活二两六钱　当归一两三钱

以酒二升六合，煮取一升三合，分四服。见《千金方》。

若夏秋，宜用浴法。

浴法　盐一升六合　鸡毛一把

烧作灰，以水二斗三升，煮盐作汤，纳鸡毛灰浴之。见《千金方》。

产后浮肿，乃大虚也。脾恃中气以运阴阳，中气者，阳气也。产后亡血，阳气大虚，脾无所恃，失转运之正，水气停蓄，津液阻梗。木郁于左，无升达之力。金逆于右，无下行之路。气位于上，水位于下。肺不降则水上逆，肝不升则气下陷，上逆则肿头目，下陷则肿肚腹。四肢者，诸阳之本，脾之所属也。血亡阳散，失所依附，渔于四末，而水湿随之，无所泄越，故壅阻而为肿。前人论此，谓恶血流入四肢。夫恶血瘀滞，能为痿痹而不为浮肿，浅小之见，无足深辨。前人诸方，精者绝少，宜驭中汤。

驭中汤

黄芪　人参　白术各五钱　茯苓　当归各三钱　炙甘草一钱　陈皮一钱　苡仁一两　肉桂一钱　生姜三钱　大枣十二枚

作一服。

小肾气汤。

小肾气汤

熟地黄　当归　人参各三钱　泽泻一钱五分　白术五钱　熟附子二钱　肉桂一钱　茯苓三钱

作一服。

若因中风而肿者，宜大豆酒治之。

大豆酒

大豆一升

以水六升，煮取一升半，去豆，更煎，减半升，纳白术二两六钱，附子一两，独活一两，生姜二两六钱。添水三升，煮二升，纳好酒一升六合，再煎，取一升五合，分五服。见《千金方》。

产后虚劳，名曰蓐劳。其候乍起乍卧，饮食不化，时作嗽咳，目昏头痛，口渴盗汗，寒热往来，喘乏自汗，少气惊悸。此由摄养不善，内伤七情，阳陷阴逆，升降倒置，脏腑交病，表里均亏，误用寒凉，即死不治，宜羊肉汤。

羊肉汤

羊肉一斤，去脂　当归　桂心　甘草各六钱　芎藭一两　芍药　生姜各一两三钱　干地黄一两六钱

以水五升，先煮羊肉，取二升三合，纳药，煮取一升，分三服。见《千金方》。

猪肾汤。

猪肾汤

猪肾一具，去脂，四破之　香豉用绵裹　白粳米　葱白各三钱

以水一斗，煮取二升，任意服之。见《千金方》，或加当归、人参各六钱，见《广济方》。

羊肉黄芪汤。

羊肉黄芪汤

羊肉十两　黄芪一两　大枣三十枚　茯苓　甘草　当归　桂心　麦门冬　干地黄　芍药各六钱

以水六升，煮羊肉，取三升，纳诸药，共煮六合，分三服，一日尽。见《千金方》。

鹿肉汤。

鹿肉汤

鹿肉一斤五两　干地黄　甘草　芎藭　黄芪　芍药　麦门冬　茯苓各六钱　人参　当归　生姜各三钱　半夏三合　大枣二十枚

以水八升，煮肉取四升，纳药，取一升六合，分四服。见《千金方》。

当归芍药汤，消息治之。

当归芍药汤

当归一两二钱　芍药　人参　桂心　生姜　干地黄　甘草各三钱　大枣二十枚

以水二升，煮取一升，分三服。见《千金方》。

若流汗不止者，宜鲤鱼汤。

鲤鱼汤

鲤鱼十两　豉葱各三合　干姜　桂心各六钱

以水二升，煮鱼取二升，纳药，煎六合，去滓，分二服。见《千金方》。

虚烦者，人参汤。

人参汤

人参　当归　麦冬　干地黄　桂心各三钱　大枣二十枚　粳米三合　芍药一两三钱　淡竹叶一升

以水四升，先煎竹叶及米，取二升六合，纳药，煮一升，分三服。见《千金方》。

甘竹茹汤。

甘竹茹汤

甘竹茹三合　人参　茯苓　甘草各六钱　黄芩一两

水二升，煮六合，分三服。见《千金方》。

兼见大热者，宜知母汤。

知母汤

知母一两　芍药　黄芩各六钱　桂心　甘草各三钱

水二升，煮八合，分三服。见《千金方》。

胸中逆气者，宜薤白汤主之。

薤白汤

薤白　半夏　甘草　人参　知母各六钱　石膏一两六钱　栝楼根一两　麦门冬一合五勺

以水四升，煮取一升三合，分五服。见《千金方》。

若因交合过早，劳损下血者，宜熟地黄汤。

熟地黄汤

熟地黄一钱五分　当归　蟹爪　鹿角胶
男子裤裆烧存性，各一钱　伏龙肝七分　白
茯苓　芍药各五分　桂心　甘草各二分半

作一服。见《医学正传》。

凡此诸候，皆常见之疾，达其理，通其法，无有不瘳。外此则有跌仆损伤，一切非常异候，皆不具著。明其大旨，推广而贯通之，亦可无所窒滞矣。

跋

圣贤中庸工夫，全讲平易近人，医小术耳，而理亦不能外。是编豹人弟向仲远借读，赴蜀时留在案头，偶阅一过，觉天地进化之理，已了了在人心目。理虽至精，而愚夫愚妇无不可知，始叹近世医家好读奇僻，皆醉人呓语耳。仲远家学渊源，抱负不浅，乃读书数十年而无所试，只此偏长薄技，见重于时，亦可哀也，然而已足千古矣。

道光丁酉十月维扬史丙荣

跋

　　二五氤氲，妙合而凝。诞弥厥月，瓜熟蒂落。此天地自然之道，不必以人事计之者也。然妊子之妇，调护识别，自有法度，七情交战，六气横攻，一有不慎，不得不藉药饵为补救之术。是书阳湖张子所手集，曾刻于吴中三松堂潘氏，法多经验，世推善本。潘子子宜随侍闽省，箧中携有是编，锓之版以广其传。夫僻壤穷乡，胎教不明，药石误投，号呼莫救者多矣。拯闺阃之呻吟，杜婴孩之夭枉，妇子熙熙，咸登仁寿，安知非是书之一助也，小道云乎哉。

同治辛未秋八月平江吴大彬跋

跋

　　《产孕集》十三篇，阳湖张子所著。济世利人，实非浅鲜。道光乙巳家补之叔祖为之校订，刊于吴门，一时风行，不胫而走，嗣煅于兵火。同治戊辰，重付剞劂志厚，随侍十闽，箧中携有是编，见之者咸以为善，接踵向索，而版存里中，猝无以应，因复为锓版以广流传，并识其缘起于此。

　　　　　　　　　　　　　　　　　　　　同治辛未秋八月潘志厚谨跋

胎 产 新 书

（清）静光禅师考定

（清）轮应禅师纂

（清）雪岩禅师纂辑

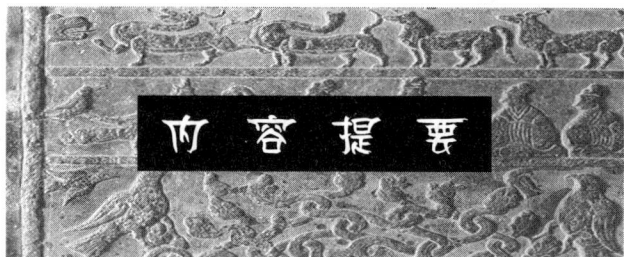

本书二十卷，总名曰《胎产新书》，系萧山竹林寺师师相传之秘本，与市上流传本及常见之传抄本，完全不同。内计《女科秘要》八卷，为静光禅师考定。《女科秘旨》八卷，为轮应禅师纂辑。《女科旨要》四卷，为雪岩禅师增广。书系扬州名医叶子雨所藏，转辗而入绍兴裘氏读有用书楼。为一部临证切用之妇科书，爰为刊传。

叙

东坡云：药虽进于医手，方多传于古人。旨哉是言！谈岐黄者讵得昧所自来乎？胎产之系人，祸福大矣，而竹林寺独闻名于天下。闻渠有秘方一帙，递相师承，久而弗替，惜世莫得而见之也。余友陈子秉元，自言其祖昔寄居竹林，与寺僧最厚，尝乘间取其秘本数卷以归。余曾向陈子借录，而陈子未之许也。今年春，陈子馆于郡城之清道桥，余往候之。陈子他适，启其笥，曩所谓胎产秘本在焉，亟携回抄录数日，而还其原本，陈子犹未知也。嗟乎！竹林不肯以传之人者，陈子之祖计而得之。陈子不欲以授之，乃祖者示好友，而余录而归之。于以知物苟有济于人，不容终秘，大抵如斯矣。顾余不知医，且所录系陈氏家藏，真赝尚未可定，又其间方症恐犹未备，行将诣善于女科者，别白而校正之。如果系良方，当设法传流，表余济世之微衷云。爰志其自来于上。

叙

　　余孩提时，闻嫂氏数小产，而不能成孕，诸药罔效。家大兄往竹林寺取药数服，而后有孕，竟得十月满足而生男。其时因心知竹林寺女科之名。后又闻张姓戴姓之女、妇，得奇疾皆往竹林取药而愈，始知竹林寺女科，师弟相承，其来已久，秘方不传之世。其视病或说病原，彼不立方，但包药以应，是以人亦不知其方。今年秋暮，余偶至襟丈樊元圃家，元圃知余能视药书，谓余曰：兄亦知竹林寺之女科乎？我有抄录秘本，曷为我校订之。余闻之色喜，即阅其书，见条分缕析，立案用方，与世不同，虽用药或有过不及之处，然望之令人了了，真女科之秘要。因袖归而抄录之。抄竟，并志余欣幸之意。

　　　　　　　　　　乾隆癸丑孟冬望后二日茶坨吴煜书于清晖书屋

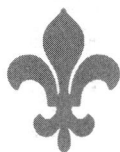

目 录

珍本
中医
古籍
集成

胎产新书

胎产新书

女科秘要卷一

静光轮应禅师考定　　仁和吴煜茶垞校订
杭州徐志源句读

脉法

左手寸脉洪，主胸中之怒气；关脉洪，主胸中之冷；尺脉洪，主肾虚。左三指脉一般大，主孕，有孕在内。尺脉细如丝发，主作胀，女人血室病，月水或前或后。右手寸脉洪，主上焦热，咳嗽有痰，身发潮热；关脉洪，主冷气作痛；尺脉洪，主孕。尺脉小，主子宫冷。两手六脉，一般洪缓而清利，主寿高；六脉俱小，如线大，主脾胃弱，不能饮食，腰痛头痛，头晕败血；六脉俱洪大浮弦，主有疯气，女人除此并产后，余与男子同。男子左手脉洪，右手弱，主大利；女人右手脉洪，左手弱，主大利。

辨男女脉法

左手实大是男胎，右手弦洪女孕来；两尺偏大分男女，命门滑实主怀胎。

调经

趱前为热，退后为虚。血滞宜破，血枯宜补。时常经前作痛为血积，经后作痛为血虚。当时发热为血虚有积，经后发热为血虚有热。

主意

妇人坤道血如期，气血调和体最宜。血盛气衰应可治，血衰气旺渐乖违。血热先期风热紫，寒痰黄淡湿违期。作痛行经气血滞，行过作痛气血虚。经血欲调宗四物，温胆枳术二陈推。脉数黄芩荆芥穗，气虚力弱用参芪。沉迟气滞槟榔佐，作痛满闷入青皮。虚热逍遥补心类，清其经血自如期。

经闭

夫经闭不通，或堕胎及多产伤血，或久患潮热消血，或久发盗汗耗血，或脾胃不和，食少而不生血，或痢疾肠风失血，或七情伤心，气结郁结，致血闭而不行也。治宜生血，补血，调血。

主意

经凝气滞不流通，启闭将来紫淡红。病后汗多思损血，或因湿热冷兼风。气郁沉微当利气，紧寒积血又疏通。四物槟榔附莪术，桃仁牛膝桂虻虫。弦濡气虚参白术，黄芪甘草牡丹芎。其间胃火干枯涸，酒佐将军大有功。

崩漏

皆由劳伤气血，损任冲二脉，气血俱虚，不能约制其经血，故血漏下，或渐成淋漓。盖妇人多由心事不足，或伏事人少，或故贵势衰，先富后贫，致心火上炎，治当劝谕，而行镇压心火之药。

主意

崩漏皆由气血伤，脉来弦细大而长。东垣下陷不言热，学者须知要忖量。丹溪要论虚湿热，阳搏阴弱病之详。脉弦而数当清热，荆芥黄芩末服良。百草霜研宗四物，痛入元胡炒黑姜。脉濡气弱参白术，续断防芪功效强。久崩下陷宜升举，养血调脾泻二阳。

赤白带

赤属血，白属气，湿热为病漏为带，俱是胃中痰积下流，渗入膀胱，稠黏者是。又有如白汤者，名曰白浊，主燥湿为先，法当升之，甚用吐法以提其气，宜断厚味。

主意

白带根因湿热多，赤由营卫不调和。来时骨膝皆酸痛，漏若多时真水磨。脉弦而缓伤风火，炒姜栀子绝其疴。伏龙肝散多灵验，脉数樗根效如何。

伏龙肝散

伏龙肝 艾叶 川芎各一钱五分 赤石脂麦冬各四分 干姜五分 川归三钱 肉桂一钱甘草 熟地各二钱 枣二枚

煎服，或为末米汤送，或酒送。

安胎

胎气宜清不宜热，宜静不宜动。有因胎病而母不安者，有因母病而胎气不安者，宜详察之。

主意

妊妇全凭气血偕，伤情冷热便为灾。伤血脉濡宜四物，四君脉大渐安排。挫气缩砂为末服，芎归芩术不伤胎。

安胎散

当归 川芎 白芍 熟地各二钱 白术 茯苓 黄芪炙 甘草 阿胶蛤粉炒 地榆各钱半半夏一钱 艾叶三分 姜三片

研末米汤调送。

〔吴按〕半夏碍胎，宜少用为妥。

脾气虚弱者，六君子汤加枳壳一钱，紫苏六分，姜二片，枣五枚。胎气郁滞者，参苏饮。

参苏饮

人参二钱 苏叶五分

煎服。

郁结伤脾者，归脾汤。

归脾汤

人参 黄芪 茯苓 炙草各二钱 木香八分白术 枣仁 元眼肉各二钱

加柴胡、砂仁各等份，姜一片，煎服。

郁怒肝脾伤者，四七汤。

四七汤

姜炒厚朴 茯苓 苏叶各一钱 姜夏一钱五分

加川芎、川归各二钱，姜二片，枣二枚，煎服

怒动肝火者，四七汤加柴胡六分，五味子四分，同煎。

漏胎

妊娠月水时下，皆因冲任脉虚，不能约制经血，血漏尽则胎毙矣。亦有劳后喜怒不节，或饮食触冒风寒，或母有宿疾，为风冷所乘者。或气失度，而漏下者。

主意

漏胎血少气偏虚，不能卫护热伤之。脉数黄芩加白术，安胎圣药善扶持。弱脉血虚全四物，艾胶制炒要知宜。下陷升提分湿热，气虚应可用参芪。

胎痛

夫胎痛皆娠妇不知禁忌，或因生冷，或触风寒，邪正相击，随气上下，冲于心则心痛，攻于腹则腹痛，伤于胎则胎痛也。

主意

胎痛分明胎气伤，致令娠妇痛声长。脉来

细紧寒食气，缩砂四七最为良。脉涩脉虚宜四物，紫苏香附服安祥。尺数热痛黄连炒，诊脉须分阴与阳。

恶阻

由妇人禀气怯弱，或有风疾，或有痰饮。凡娠便是有痰，其妇颜色如故，脉息和顺，但觉肢体沉重，头目昏眩，择食恶闻气味，好食酸咸，甚者作寒热，呕吐痰水。轻者不必服药，重者以半夏汤、茯苓丸可也。

主意

血夺胃中呕吐下，一云痰火自相搏。饮食下咽随口出，致令恶阻食难吞。半夏茯苓汤要药，二陈藿香亦为尊。脉分冷热间虚实，顺气和平胎自宁。

半夏汤

姜半夏　茯苓各二钱　煨姜六分　白术　杏仁　陈皮　白芍各钱半　竹叶二十片　大枣五枚

煎服。

茯苓丸

赤茯苓一两　人参五钱　桂心三钱　干姜八分　半夏　陈皮　白术　甘葛各四钱　甘草二钱　枳壳二钱

为末，蜜丸，每日三服，每服三十丸。

半夏茯苓汤

半夏　茯苓各八分　砂仁　陈皮　甘草各四分

加乌梅一枚，姜二片，枣五枚，煎服。

回春方

茯苓　半夏　厚朴　苍术各一钱　陈皮　砂仁各五分　炙甘草　干姜各三分　藿香八分　乌梅一个　姜三片

煎服。

胎肿

凡娠妇有通身肿者，有脚肿者，俗呼为胎

肿，又曰胎水。有脾虚不能制水，血散四肢而肿者；有胎挟水，水血相搏者；有脾胃虚湿者；有乘风冷者；有痢疾后而肿者；有饮食太过者；有腹胀而肿者。治宜详察。

主意

肿胀皆因湿热多，山栀莱菔炒宜过。研末米稠调服下，管教虚肿尽消磨。

子烦

夫娠妇而子烦者，是肺脏虚而热乘于心，则心烦。停痰积饮在心胸之间，或冲于心则亦烦也。若热烦者，但热而已。如有痰而烦者，口吐涎沫，恶闻食气，则烦躁也。

主意

娠妇心惊闷子烦，病因二火在其间。竹叶汤除虚燥病，门冬饮子似仙丹。

犀角散

牛犀角六分　地骨皮　麦冬　赤茯苓　甘草各二钱

研末水送。

竹叶汤

白茯苓二钱　防风一钱　麦冬　黄芩各一钱五分　竹叶二十片

煎服。

门冬饮子

麦冬　人参　知母各一钱　五味子　瓜蒌葛根各五分　生地八分　茯神七分　甘草三分竹叶二十片

煎服。

子痫

孕妇忽然冒闷，不省人事，角弓反张，须臾则苏，状如中风，名曰子痫，亦谓之风症，又名子冒。治宜四物养血，加芩、连降火，姜夏汤破逆。

主意

娠妇筋强语塞痰，或时发搐故名痫。脉浮弦滑羚羊角，煎服除风渐渐宽。

羚羊角散

羚羊角　枣仁　独活　五加皮各八分　防风川芎　川归　茯神　杏仁各四分　木香　甘草各三分　加姜三片

研末酒送。

子悬

胎气不和，怀胎逆上，胀满疼痛，谓之子悬，恐难产。

主意

胎气凑上胸膈间，满闷胀痛曰子悬。紫苏散子安胎气，顿教一服遂安然。

紫苏散

苏叶　人参　橘红　归尾　川芎各二钱　粉草　白芍　大腹皮各钱半，酒洗净　姜五片　葱白五寸

胎前诸症，俱用此方加减。如腹痛加木香、香附，嗽加枳壳、桑白皮，热加条芩，呕加砂仁，泻加白术、茯苓。均研末，米汤调送。

子淋

妊妇肾虚，膀胱热也。肾虚不能制水，则小便数也。膀胱热则小便涩而不宣。怀孕之妇，胞系于肾，肾间虚热而成淋症，甚者心烦闷乱，名曰子淋。

主意

子淋水聚在胞中，热结便难气不通。安荣散子殊多效，服之宽快有奇功。

安荣散

麦冬　通草　滑石　当归　人参　甘草各八分　细辛三分　灯心一个

研末，米汤水送。

胎死上喘

因母患热证，至六七月，以致脏腑极热，熏蒸其胎，而至胎死，不能自出，故作此喘，胎死母舌青者是。

主意

脉沉病喘死胎中，动热伤胎气上冲。桂麝和匀酒调下，黑神散子自然通。

黑神散

干姜　当归　白芍　桂心　蒲黄各三钱　熟地　炙甘草各三分　炒黑豆去皮，二合半

为末，每服二钱，童便和酒服。

难产横生

妊妇失忌，或气逆而然。

主意

妇人气逆胎遂横，益母童便酒下行。但将神应催生散，服之不久儿郎生。

如圣散

黄蜀葵花焙

为末，热汤调服二钱。若漏血胎胞干涩难产，速进二帖，即产。若无花，用子合半为末，酒服催生如神。

胎衣不下

产时用力，恶血逆上，胎衣亦随气上。而闷迷，须臾不下即死。

主意

胎衣不下为如何，疲倦皆因用力过。停风衣冷或血入，胞胀令人无奈何。急服夺命丹行血，牛膝汤煎效亦多。益母童便酒调下，胎衣下利便清和。

夺命丹

附子炮，五钱　丹皮　大黄各一两　干漆炒

烟尽为度

为末，大黄成膏，丸桐子大，酒下五十丸。

牛膝汤

牛膝　川芎　朴硝　蒲黄各三两　川归一两五钱　桂心五钱

为末和匀，每服五钱，姜三片，生地三钱，煎汤送。

又方

牛膝　瞿麦　归尾　木通　枳壳各一钱　冬葵子酒洗，一钱五分　滑石二钱

水煎热服。

凡生产不顺，用此方滑利水道，令儿易生。

产后寒热

凡发热乃气虚甚，非有实热也。有内伤发热者，有外感发热恶寒者乃气血虚甚，又有瘀血停滞者。

主意

产后发热又憎寒，伤感须知有几般。外邪身热脉浮紧，五积交加疾自安。上寸脉大头必痛，发热皆因宿食存。香砂二陈加麦用，内伤莫作外伤看。小腹满痛有恶血，憎寒壮热掌心温。弦急脉宜五积散，元胡葱白散为尊。日晡潮热宜八物，脉虚弦大补中论。医临脉药如临阵，虚实分明仔细寻。

产后血晕

有去血多而晕者，宜大补血；有气虚而晕者，宜大补气；有痰火泛上者，宜清痰降火；有瘀血不行者，宜清瘀血。

主意

血晕皆由去血多，血虚痰动耳鸣锣。脉体沉微如冷厥，若然不治染沉疴。

产后中风

中风不语，或胎前先染风邪未发，致产后

失于调理而然，或兼产难感冒，转成此症。

主意

产后乘风口眼歪，血虚气弱故招来。脉浮愈风汤有效，濡弱弦微续命裁。

愈风汤

荆芥穗炒

为末，每服三钱，以炒黑豆淋酒调服，童便亦可。

又方

上方加当归等份，酒少许煎服即苏。此方加当归七分，名交加散。

续命汤

人参　麻黄　黄芩　白术　防己　川芎杏仁　甘草　肉桂各一钱五分　附子一钱　防风一钱　姜五片

食前热服。

宿血肿胀

产妇脾胃虚弱，血气衰败，亦有伤风邪而肿者。

主意

败血归脾肿胀灾，胎前宿食湿招来。致令余血游经络，遂使平胸气满怀。脉沉解散调还易，宿食须当琥珀开。叮咛后学宜切记，莫作脾伤水气猜。

琥珀散

真琥珀二钱　滑石三钱　粉甘草一钱五分

为末，每服三钱，灯心汤送。

产后腹痛

若腹满者，当去恶血；腹不满者，此虚痛也。

主意

恶血不尽痛尤疑，脉来细紧与沉迟。聚宝丹磨随引子，童便和酒最相宜。脉弦而紧黑神散，血滞元胡桂与归。心满腹痛并儿枕，蒲黄

宜入五灵脂。

聚宝丹

没药　琥珀另研　当归酒洗，焙干　木香各一两　滴乳五钱　辰砂　麝香各一钱

为末，酒糊丸，每服二三十丸，童便送下。

失笑散

五灵脂　蒲黄各一钱

醋酒煎服。

半产

月数不足，劳伤血气而致。

主意

半产多因是嗽生，内伤寒热暴而行。东垣升举全生剂，活命汤方妙莫名。

全生活命汤

柴胡　川归　升麻　白芍各二钱　生地　熟地　川芎　藁本各一钱五分　防风　羌活　独活　葛根　炙草各一钱　细辛二分　蔓荆子五分　红花三分

水煎热服。

阴户脱

气血虚甚，所以脱下，但宜养气和血，腰肚常宜暖之。治宜补中益气汤，或十全大补汤。

主意

户物形如帕下垂，俗名呼作产门颓。治宜补气兼升法，浊气清时物自回。

恶血入心

闷乱欲绝者是。

主意

产后昏迷血入心，令人颠倒失精神。脉浮

而滑宜续命，弦脉须当用七珍。

七珍散

人参　川芎　石菖蒲　生地各二两　防风　辰砂各五钱　细辛一钱

为末，每用一钱，薄荷汤下。

恶血入脾

产后呕吐不食者是。

主意

产后因虚血入脾，令人呕吐食还希。脉来弦缓多微细，抵圣汤煎功效奇。

抵圣汤

赤芍　半夏　泽泻　人参　陈皮　炙甘草各二钱　生姜焙干，一钱

酒水煎服。

恶血入肺

产后恶血，游入经络，气喘咳嗽，胸膈不利。

主意

肺喘多因恶血侵，故令气促作痰声。寸口脉来浮兼滑，参苏霹雳遂安宁。

恶血入肝

产后手足筋脉抽搐，血晕似风状。

主意

弦脉筋抽血入肝，面疮发怒病多般。或时血晕如风状，丹皮散服遂平安。

丹皮散

丹皮　防风等份

为末，每服一钱，温酒或盐汤调服。

女科秘要卷二

静光轮应禅师考定

仁和吴煜茶坨校订
杭州徐志源句读

胎前恶阻

胎前吐逆，不思饮食，腹中作痛，此胎气不和，因而恶阻，宜用和气散，去丁香、木香，一帖可愈。

和气散

陈皮　桔梗　厚朴　小茴　益智　藿香各八分　砂仁五分　苍术四分　甘草三分　丁香三分　木香五分

胎前潮热气痛

此症乃受热毒而致，宜服五苓散，去肉桂，二三帖可愈。

五苓散

猪苓二钱　泽泻钱半　茯苓　白术各三钱　肉桂三分

水煎温服。

胎前寒热

胎前发疟后，小腹作痛，口燥咽干，乃受热也。多吃生冷，阴阳不分，故成此症。

草果饮

草果一个　青皮　柴胡　黄芩各八分　甘草三分

空心煎服。

孩儿攻心

胎前孩儿攻心，不知人事，此过食椒、姜、鸡热毒物，积在胎中。譬如六月，人盖絮被，受热难过，手足乱动，攻上心胞，母不能安也。宜用调中和气散，同胜红丸，通利二三剂，母子俱安。

调中和气散

大黄　石膏各一钱　槟榔　枳壳　黄芩　知母各六分　黄连六分　　柴胡三分　黄柏五分

空心服。

胜红丸

红花子去油，十粒　百草霜一钱

为末，早米糊丸，葱汤下七丸。

胎前气急不得卧

此乃过食生冷，兼有风寒中胃肺经，因而生痰气急。

紫苏安胎散

紫苏　枳实　桔梗　大腹皮　贝母　知母当归各八分　五味子　甘草　石膏各三分　桑白皮八分

研末冲服。

胎前咳嗽

此食生冷，又食椒、姜，冲损胎气，胃火胜，方作此嗽。

五虎汤

苏子　陈皮　知母　桔梗各八分　杏仁　石膏　枳实各一钱　麻黄四分　五味子　甘草各三分

煎服。

胎前衄血

胎前衄血，常从口鼻中来，此因母伤热物，血热则乱行，冲伤胞络，只有凉胎之法。

衄血丸

丹皮　白芍　黄芩各一两　蒲黄炒　侧柏叶各一两

为末，早米糊丸，白汤下百丸。

胎前泄痢

此因母伤椒、姜，热毒入脾，大肠火燥，变成痢也。初起一二日，用甘连汤，三帖立安。如泻日久，妊妇形瘦，精神短少者，产后母子两亡。

胎前漏红

有孕红来如行经，应期每月一至，此是漏也。

小乌金丸

海金沙煅，三钱　僵蚕　小茴　侧柏叶　百草霜　川芎各五钱　防风　川归各八钱　苍术四钱　厚朴六钱

为末，早米糊丸，白汤下百丸。

胎前赤带

胎前漏赤带，来如猪肝水，日夜不止，精神不宁，急服下方。

侧柏丸

侧柏叶　黄芩各四两

为末，蜜丸，空心白汤下百丸。

胎前白带

此胎气虚，先服梨花酒，后用闭白丸。

梨花酒

梨头花炒

为末，酒送下。

闭白丸

龙骨　海螵蛸　牡蛎　赤石脂各五钱

为末，早米糊丸，空心酒送下百丸。

胎前气紧咳嗽动红

胎前气紧动红，夜多咳嗽不止，其经每月应期而至，日午心热，气急，咳嗽，人皆作痨症治，不效，宜先服逍遥散，热退，用紫菀汤以止嗽而安。

胎前动红

此因失跌动伤，恶血破来，如水流不止，急用胶艾汤，以止其血，再服安胎散，以护其胎。然此症如孕妇形盛，而在三五日内可治，若弱而久者难治。

安胎散

阿胶　人参　茯苓　川归　生地各一钱　川芎　甘草各五分　小茴　八角茴各八分　空心服。

胎前小便不通

此症名曰转胞，医者多用车前、八珍汤，不效，宜服八味丸空心下。

胎前大便不通

此乃大肠热结，胎气虚弱闭塞，忌用芒硝

等药，大能伤胎，只服大黄汤。

大黄汤

熟大黄二钱　枳壳一钱

水煎温服。

胎前半产

有孕三五月或七月而小产，若不调治，再孕复然。服益母丸有奇功。

益母丸

益母草一斤　川归四两

为末，蜜丸弹子大，空心白汤化三丸。

胎前怔忡

有孕常心中恍惚，遍身烦热，此血衰受孕不适而致。

朱砂汤

猪心一个

水一碗，煎半碗，调朱砂一钱服。

胎前浮肿

此气血俱虚衰而致，切忌通泄之药，恐伤胎也。

大腹皮汤

大腹皮　五加皮各二钱　青皮　陈皮各一钱姜皮五分

空心服。

胎前阴门肿

此胎气不能游动而致。

安胎顺血散

诃子制

水煎温服。

胎前遍身酸懒

其症面色青黄，饮食不思，精神困倦，形容憔悴，此因血少不养胎元之故，宜服四物汤。

胎前下血

胎前下血动胎，有孕妇形盛而在三五日者，急投安胎散可愈。如形瘦弱者，冷汗大出，面色如灰，四肢无力，此日久病也，因而神色失去，不治。

胎前脚痛

此下元气血虚弱，又兼风邪。宜行气行血，服乌药顺气散。

胎前中风

其症牙关紧闭，痰气壅满，不知人事，皆因食生冷，兼在风前坐卧而致。先用黄蜡丸擦牙，再进排风散一二帖。

黄蜡丸

枯矾一钱　麻油　黄蜡

共熔化，调擦牙关上。

排风散

麻黄三分　白术二钱　防风八分　甘草六分杏仁　川芎各二钱　白鲜皮八分　当归　茯苓各三钱　独活一钱　姜三片　枣一枚

煎热服。

胎前瘫痪

其症手足不能动，乃胃中痰闭气血而致，服乌药顺气散，取汗见效。

胎前腰痛

此血去荫胎，不能养肾，故肾水枯，以致腰痛难忍。

猪肾丸

猪腰子一对　青盐二钱

晒干为末，蜜丸空心酒下三四十丸。

胎前头痛

此风邪入脑，阳气衰也。投芎芷汤一二帖，即安。若原有头风者，不效。

芎芷汤

川芎　白芷　菊花　甘草　白芍　茯苓各一钱　藁本　石膏各六分

加姜三片煎服。若不效，加细辛。

胎前泄泻

此症有四治，春用二苓汤，夏用三和汤，秋用藿香正气散，冬用理中汤。

藿香正气散

藿香二钱　紫苏　陈皮　厚朴　半夏　大腹皮　白术　茯苓　桔梗　白芷　甘草各一钱

加姜三片，枣三枚，研末冲服。

胎前心痛

胎前心痛不可忍，胎气不顺之故。

顺气手拈散

五灵脂一钱　草果一个　元胡索　没药各八分

酒煎服。

又方

乌梅一个　红枣三枚　杏仁去皮尖，七粒

用捣成膏服。

胎前昏迷

胎前昏迷，忽然倒地，乃血去养胎，母无精神，承儿不住，故眼花头晕。此症无药方，只以补为主。

胎前大便虚急

此因脾土燥，大肠经涩，只宜理脾通大肠，不可用芒硝峻剂。

一枳汤

枳实三钱

水煎，不拘时服。

胎前遍体瘙痒

胎前遍体瘙痒，出风疹。此皮中有风，不可服药，宜用樟脑调烧酒，擦之即安。

胎前阴门痒

有孕房事不节，阳精留蓄，因而作痒，用川椒白芷散二帖。

川椒白芷散

川椒一两　白芷一两五钱

水煎，服头煎，以二煎日洗患处数次。

胎前湿热不化阴门痒

酒炒条芩八分　酒炒归身一钱五分　酒炒白芍一钱五分　老苏梗一钱五分　酒炒川断肉三钱　酒炒川黄柏六分　川草薢三钱　蜜橘红一钱　炙甘草四分

煎服。

胎前乳肿

胎前两乳肿，生寒作热，名内吹乳。

皂角散

皂角一条，烧灰

酒调服。

胎前咽痛

此内伤寒攻上咽中，胃有痰涎，宜攻寒化痰为先。

升麻桔梗汤

升麻三分　甘草　桔梗各八分　防风一钱

加元参一钱，服二帖。

胎前消渴

此乃血少，三焦火胜而然。

加味四物汤

川芎　当归　熟地　白芍各三钱　生地八分

黄柏　麦冬各五分　姜二片　枣五枚

煎服，或六味地黄汤亦效。

胎前耳鸣

此肾虚，宜服猪肾丸，空心酒下，七日立安。

胎前潮热不退

胎前大渴，潮热不退，腹中痛，孩儿十月满足无妨。若在七八月孕时潮热起，恐母子两亡。

临产胎不降生

临产先有水，水干孩儿不下，可用益母散生其水，水泛舟行，孩儿方下。若不生则必死。

益母散

益母草三钱　麝香一分　白芷　川归　川芎

滑石各一钱　肉桂八分

水煎服。

秘传难产方

墙上或高处，蛇蜕壳一条，要头向下而完全者。瓦上焙干为末，每一钱加麝香二分，用乳调膏药，贴产母脐上即生。生毕即去此膏药，迟则肠出，万勿误事。如已至误者，即将此膏药贴产母顶门，肠即收。收尽速去此膏药，断不可再误事。

死胎不下

妊妇面赤口舌焦，指甲黑，此子死也。用斩烂散打下死胎，急救其母。若面不青黑，指甲犹红，其子尚未死，不可轻用此方。

斩烂散

肉桂一钱　白芷钱半　斑蝥五个　滑石三钱

水煎服，若能连渣服更效。

胎衣不下

此症当审其妇，如胞在胸膈难治，其妇必死，若在小腹可治。

破灵丹

红花一两　苏木五钱

生酒煎服。

产后血气痛

产后余血未尽，腹中疼痛，遍身潮热，此恶血在腹故也。去其余血，潮热自退矣。宜服红花当归散。

产后血尽作痛

此腹中虚痛，若有潮热，亦属虚潮，不可认作恶露未尽，宜以四物汤，如小茴、乌药、乳香、没药、五灵脂、元胡索。

产后恶露发热

此内伤外感症。宜用五积散，去麻黄，加草果、柴胡、黄芩，服一二帖后加减。

产后咳嗽

此风寒伤肺，变为咳嗽。

小青龙汤

甘草　干姜各五分　五味子三分　半夏一钱
杏仁一钱五分　姜三片
水煎温服。

产后子宫突出

此症不必服药，用鲤鱼灰。活鲤鱼一个烧灰，调青油搽患处。

产后瘕疸突出

此症先服连翘散，后用黄蜡膏贴之。

连翘散

连翘　黄芪炙　花粉　防风　栀子各一钱

甘草五分

产后一月恶露重来

此症来如流水不止，昏迷倒地，不省人事。此乃未满一月，夫妇交媾房事，摇动筋骨，血不归络，以致血崩不止。急服金狗散。

产后气急

产后泄泻，气紧不止，大烦大热，口渴不止。此内虚外热之症，不治。

产后舌黑

产后舌黑如尘，口干无津液。此肾经已绝之症，不治。

产后谵语

产后泄泻，谵语乱言。此恶血攻心，上盛下虚之症，不治。

女科秘要卷三

静光轮应禅师考定　　仁和吴煜茶垞校订
　　　　　　　　　　　杭州徐志源句读

月经前期

其症血来如猪肝水，五心作热，腰痛，小腹痛，面色萎黄，不思饮食，此乃血气皆虚。先服黄芩散退其烦热，后用调经丸。次月血胜人安。

黄芩散

黄芩六分　川归一钱　川芎八分　白芍　苍术　知母　花粉各七分

水煎温服一方无苍术、白芍，有甘草七分。

调经丸

三棱　莪术　川归　白芍　生地　熟地　元胡　白茯苓各一两　川穹　砂仁　乌药各八钱　香附一两二钱　大小茴各二两

共为末，米糊丸，桐子大。早每服百丸，温酒下。

月经后期

其症经来如屋漏水，头昏目眩，小腹作痛，更兼白带，咽中如鱼腥，恶心吐逆。先用理经四物汤，次服内补当归丸，次月即愈。

理经四物汤

川芎　川归　白芍　生地　白术　柴胡　香附　元胡索各一钱　黄芩　三棱各八分

水煎临卧服。

内补当归丸

川断　阿胶　白芷　苁蓉　蒲黄炒黑　厚朴　吴茱萸　附子　当归　茯苓各一两　川芎

白芍各八钱　甘草　干姜各五钱　熟地一两五钱

为末，蜜丸桐子大，空心白汤下八十丸。

月经或前或后

此症因脾土不胜，不思饮食，由此血衰，月水往后。或次月饮食多进，月水又往前矣。用药只宜理脾，脾土胜旺，血匀气顺，自然应期。

紫金丸

青皮　陈皮各五钱　苍术　槟榔　砂仁　红豆各六钱　良姜　枳壳　乌药　香附各八钱　三棱一两　莪术二两

为末，米糊丸，食后米汤下百丸一方无莪术、苍术、香附。

血虚发热

其症因妇人性急，或当行经时，房事触伤，腹中结块，如鸡子大，左右而动，月水不行，变作五心烦热，头昏目眩，咳嗽生痰。先用逍遥散止其五心之热，次用紫菀汤止其嗽。若半年失医，肉瘦泄泻必死。

逍遥散

白术　川归　白芍　花粉　元胡各八分　地骨皮　石莲子各一钱　黄芩　薄荷各四分　龙胆草五分

为散服，或煎服一方无黄芩。

紫菀汤

紫菀　阿胶蛤粉炒，研末冲　川贝去心　桔梗　苏子各八分　五味子五分　款冬花六分　桑白皮蜜炙　知母蜜炙　枳壳各一钱　杏仁去皮尖，一钱二分　陈皮一钱

水煎临卧服一方无陈皮。

血闭发热

其症因行经时及产后，过食生冷并水果，血见水则滞故也。初起一二月，生寒作热，五心烦躁，口苦舌干，面色青黄易治，先用逍遥散退其寒热，后用紫金丸渐纳谷气，脾土一胜，自然经血流通。若年久不治，变成骨蒸，子午而发，肌肉消瘦，骨露，泄泻不止者，百死无生。若患家照前治之，倘病更急，或用鸦片三厘，调甘草汤服之，屡试屡验。

行经气痛

经来一半，余血未尽，腹中作痛，变作潮热，或无热。当用红花当归散，破其余血，则痛止人安。

红花炒　川归　牛膝　苏木各一钱　川芎五分　枳壳六分　赤芍　三棱　莪术　芫花各八分

临卧煎服。

经来不止

经来十日半月不止，乃血妄行。当审其妇，曾吃椒、姜、热物过度。此热证易治，可用金狗散。

〔吴按〕亦有因虚弱瘀滞，淋漓不断，非仅属热证也。又当审其脉症而治之。

金狗散

金毛狗脊　川断　阿胶　地榆　川芎　川归　白芷各一钱　白芍　黄芩各八分　熟地二钱

空心服。

经来如黄泥水

此大虚证，忌用凉药，宜服加味四物汤，以暖其经，并和其血，次月血胜而止。

加味四物汤

川芎　川归　元胡索各一钱　乌药一钱　白芍　小茴各八分　熟地二钱　姜二片

空心服。

经来如铜绿水

其症经来全无红色，此乃大虚大冷，亦忌凉剂。当服乌鸡丸半月，非特病愈，且因有孕。

乌鸡丸

乌鸡肉去皮油，净肉三两，酒蒸　山药　肉桂　苁蓉　蒲黄炒黑　川归　山萸　白芍各一两　熟地一两五钱　大附子三钱　川芎五钱　鹿茸一钱

为末，米糊丸，空心酒下百丸。

经来全白色

此症五心烦热，小便作痛，面色青黄，乃血气虚也。不宜凉药，亦宜服乌鸡丸半月，次月定有孕。

经来成块如葱白色

经来成块，又如葱白色，或如死猪血黑色，头昏目眩，口唇麻木。此虚冷，忌用凉药，急服内补当归丸，可愈。

经来臭如夏月腐

此乃血弱，更伤热物而致。譬如沟渠水干，天气无雨，久则臭也。妇人身衰，旧血少，新血不接，则亦臭如夏月腐也。宜服龙骨丸，兼汤药。

龙骨丸

龙骨　海螵蛸　生地各一钱　牡蛎　川归

白芍　川芎　黄芩　白茯苓各八分

为末，蜜丸，空心酒服百丸。

汤药方

当归　三棱　莪术　赤芍　丹皮　白术

香附　猪苓　陈皮　木通各八分　姜一片

煎服。

经来如鱼髓

每月经来如鱼髓，双脚疼痛，不能移动。

此乃下元虚冷，更兼风邪所致，行血行气为宜。

苏风止痛散

天麻　僵蚕　乌药　牛膝各钱半　独活　川

芎　紫金皮　川归　乳香　楠藤　骨碎补各一钱

姜二片　葱白二根

酒煎空心服。

经来如牛膜片

经来不止，兼下牛膜一样片色，昏迷倒地，

乃血气结聚，变成此症。症虽惊人，却无事，

服朱雄丸立安。

朱雄丸

朱砂　雄黄各一钱　白茯苓二两

为末，水丸，姜汤下五十丸。

经来下肉胞

经来不止，忽然下肉胞三五个，如鸡子大，

其软如絮，用刀割开，肉似石榴子。其妇昏迷，

不省人事。症亦惊人，亦不妨。用十全大补汤，

五帖即安。

十全大补汤

人参　白术　茯苓　炙甘草各三钱　黄芪三

钱　肉桂六分　川芎　川归　白芍各钱半　熟地

四钱　姜三片　枣二枚

空心煎服。

经来吊阴痛不可忍

此症有两条筋，从阴吊至两乳疼痛，身上

发热，服川楝汤，二帖即安。

川楝汤

川楝子　猪苓　泽泻　白术　小茴　八角

茴各一钱　木香五分　麻黄三分　乌药　槟榔

乳香　元胡索各八分　姜三片　葱一根

煎服，发汗。

经来小便痛如刀割

此乃血门不通。人多用八珍散不效，急用

牛膝汤，一帖见功。

牛膝汤

土牛膝三两　麝香半分　乳香三钱

水杯半，煎牛膝至一杯，磨二香入内，空

心服。

经来未尽潮热气痛

经来一半，觉口渴小便痛，遍身潮热头痛。

此伤食生冷，故血滞不行，有余血在内。不宜

用补，只服莪术散，热去经尽，痛止潮安。

莪术散

莪术　三棱各钱半　红花五分　苏木　牛膝

各二钱

空心煎服。

经来尽作痛

此症手足麻痹，乃腹中虚冷，血气衰弱。

四物汤

川芎　当归　白芍各三钱　熟地四钱　姜三

片　枣七枚

煎服。

经来胁气痛

经来胁肉一块如杯，其色淡黑。宜治气为先。

四物元胡汤加入前方

元胡索四两　沉香五钱

酒煎服，或为末，酒调服。

经来小腹有血块痛

经来小腹结成块，或如皂角一条横过，痛不可忍，不思饮食，面色青黄。服元胡散半月，其块自消。

元胡散

元胡索四两　头发灰四钱

为末，酒调送。

经来遍身疼痛

经来二三日，遍身痛，此寒邪入骨，或热或不热，俱宜解表。

乌药顺气散

乌药　僵蚕　川芎　白芷　陈皮　枳壳各八分　干姜　甘草各五分　麻黄四分　姜三片葱一根

水煎温服。

触经伤寒

经来忽然作渴，误食生冷，遍身潮热，痰气急满，恶寒四肢厥冷，名触经伤寒。急投五积散可安。

五积散

厚朴　陈皮　桔梗　苍术　川芎　白芷

白茯苓　香附　半夏　当归　枳壳各二钱　肉桂五分　甘草八分　白芍一钱半　麻黄三分　青皮一钱　加姜三片　葱一根

水煎热服。

附：五积交加散照上方加

羌活　独活各一钱　柴胡一钱五分　人参邪胜者人参不可用

逆经

经从口鼻中出。此因过食椒、姜、热毒之物，以致物伤其血，热则乱行，服犀角地黄汤数帖。

犀角地黄汤

犀角　白芍　丹皮　枳壳各一钱　生地二钱黄芩　桔梗　百草霜各八分　甘草三分　陈皮七分

空心服。

经从口鼻出咳嗽气急

经不往下，五心发热，咳嗽气紧。治宜推血下行，先服红花散七帖，再服冬花散，止嗽下气，不须五七帖即安。

红花散

红花　黄芩　苏木各八分　花粉六分

空心服。

冬花散

款冬花　桔梗　枳壳　苏子　紫菀　知母粟壳蜜炙，各八分　石膏　桑白皮蜜炙　杏仁各一钱　苏梗八分

水煎温服。

每月经来二三次

经来几点而止，过五六日或旬日，又来几点，一月常行二三次，面色青黄。先用胶艾汤一二帖，次服紫金丸。

胶艾汤

阿胶　白芍　熟地各一钱　艾叶三钱　川芎八分　枣三枚

空心服。

经来狂言如见鬼神

经来或家事怒气触阻，逆血攻心，不知人事，狂言谬语。先服麝香散定其心志，后用茯神丸，以除病根。

麝香散

麝香　甘草　辰砂各三分　木香五分　人参　茯神　桔梗　柴胡各八分　远志一钱

茯神丸

茯神　茯苓　远志各八钱　朱砂三钱　猪心一个

为末，早米糊丸，如豆大，金银汤送五十丸。

经来呕吐

经来时常呕吐，不思饮食，宜服丁香散，半月方愈。

丁香散

丁香　干姜各五分　白术一钱

为末，每晨米汤调送三匙。

经来饮食后即吐

此因痰在胸膈，有阻米谷，不能下胃。急服乌梅丸，化其痰涎，后服九仙夺命丹。

乌梅丸

朱砂　雄黄　木香各五钱　木香　硼砂　乳香　没药各一钱　草果一个　胡椒　绿豆各三十五粒

为末，乌梅肉丸如杨梅大，每服嚼化一丸咽下。

九仙夺命丹

豆豉　木香　陈皮　山楂各一钱　枳壳三钱　草果一个　厚朴　茯苓　苍术各二钱

为末，姜汤调下。

经来遍身浮肿

此乃脾土不能克化，水变为肿。

木香调胃散

木香　陈皮　甘草各钱半　三棱　莪术　车前子　大腹皮　红豆　砂仁　苍术　木通　山楂　草薢各一钱　姜皮五分

空心服。

经来泄泻

经动之时，五更泄泻，如乳儿屎。此乃肾虚，不必治脾，服理中汤七帖即安。

理中汤

人参　白术各八分　五味子　甘草各三分　干姜五分

空心服。

经前经后痢疾

月水将临，伤食椒、姜、鸡、热毒物，毒攻五脏，变作痢疾，诸药无效，惟服甘连汤，二三帖可安。

甘连汤

甘草五分　黄连二钱

水煎服。

经来大小便俱出

此症名曰差经，因食热物过多，积久而成，宜解其热毒，顺其阴阳。

分利五苓散

猪苓　泽泻　白术　赤芍各一钱　阿胶　当

归　川芎各八分
空心服。

经来常咳嗽

此症因血虚，咳乃肺燥金枯。急用茯苓补心汤，止其嗽；再服鸡苏丸，除其根。

茯苓补心汤

茯苓　川芎　当归　白芍各钱半　生地三钱苏叶　人参　前胡　陈皮　甘葛　甘草　半夏桑皮　桔梗各一钱　枳实八分　姜三片
空心服。

鸡苏丸

川贝四两　萝卜子一升
为末，蜜丸。空心白汤下五十丸。

经阻腹大如鼓

月水不来二三月，腹大如鼓，人疑是孕。一日崩来，其血内有物，如虾蟆子，其妇昏迷不知。体盛者急投十全大补汤可愈，体弱形瘦者死。

经来小便出白虫

经来血内有白虫，形如鸡肠，满肚疼痛。先用迫虫丸，通其虫于大便而出，后用建中散补之。

迫虫丸

麝香五分　续随子　槟榔　牵牛　大戟各五分　芫花一钱　大黄一两
为末，面糊丸如元眼核大，每服一丸酒下。

建中散

黄芪　肉桂　甘草各五钱　白芍一两
为末，白酒调下。

经来吐蛔虫

经来寒热，四体厥冷，大汗，呕吐蛔虫，痰气紧满。百死无生，不治。

经来潮热旬日不思饮食

经来胃气不开，不思饮食。此症以开胃为先，服鸭血酒即安。

鸭血酒

白鸭一只，用铜刀取血
乘热调陈熟酒服。

室女经闭

室女月水初出血海，不识保养，将衣服用冷水洗之，水浸手足。血见冷而凝，不出血海，面色青黄，遍身浮肿。人多作水肿治，不效。宜通经丸，通其血则肿自消。

通经丸

三棱　莪术各五钱　川归　川芎　赤芍各一两　穿山甲六钱　芫花四钱　刘寄奴三钱
为末，米糊丸，酒下。

血山崩

此症若初起，宜服十灰散。若久崩者，宜服鸡子汤。如小腹痛，则用加味四物汤。

十灰散　宜研极细末，连灰服下

阿胶　侧柏叶各二钱　棕　艾　绵　绢各一钱　胎发三分　苎根一钱　百草霜三分　白茅花根一钱，俱烧灰存性
为末，白汤调下。
〔吴按〕若无胎发，可用无油头发。

鸡子汤

鸡子或云落袋子，五个　葱三根　姜一两
共捣烂如泥，入麻油锅内炒，酒淬，去渣热服。

女科秘要卷四

静光轮应禅师考定

仁和吴煜茶垞校订
杭州徐志源句读

胎产新书

原经水不调

一由脾胃虚损。经曰：二阳之病，发于心脾。夫二阳者，阳明胃经也。主纳水谷，长养气血，灌溉腑脏，流行经络，乃水谷之海，气血之升。惟忧愁思虑伤心，心气受伤，脾气失养，郁而不通，腐化不行。胃虽能受，而谓长养灌溉者，安在哉？故脾胃虚弱，饮食少思，血气耗衰，斯有血枯经闭之症。盖血少色必淡，或过期始行，或数月一行矣。

一由冲任损伤。气以顺之，血以濡之，故气行则血行，气滞则血逆。大抵妇人，情多执拗，偏僻忿怒妒忌，多伤肝气。肝为血海，冲任之脉，冲任失守，血气妄行。或女子未及二七天癸之期，而男强与之合，或月事适未尽，而男与合，纵欲不已，皆致冲任内损，血气不固。或为崩，或为漏，有一月再行，有未及期先行诸症。

一由脂痰凝滞。肥盛之妇，肠胃多痰，壅滞经络，或闭经带下。

以上三症，皆不能孕育。

经水不调症

形瘦多痰多郁，血虚气热，宜四物汤合开郁二陈汤，加赤芍、黄芩、黄连，姜为引。

开郁二陈汤

苍术　香附　川芎各一钱　青皮　莪术　槟榔各七分　木香五分　姜引

形瘦多痰且热，此冲任受伤，宜四物汤，加人参、知母、麦冬、甘草，姜枣引，并服地黄丸，空心白汤下。

冲任伤损，肾虚血少枯闭，误服辛热暖子宫药，致经不调，冲任伏火。宜四物汤，加赤芍、知母、木通、黄柏、甘草，食前服，兼服三补丸。

三补丸

黄芩　黄柏各等份，俱酒炒

蜜丸，白汤下。

性急多怒而妒，气血俱热，必有郁症。宜四物汤，加柴胡、酒炒黄芩、黄连酒炒、香附童便制，空心服。

肥盛肠胃多痰，壅滞经络，闭血带下。

地骨皮汤

地骨皮　当归　川芎　知母　麦冬各一钱
甘草五分

空心服。

形瘦经不调，素无他症，此血热也。宜四物汤加黄芩、黄连、知母、酒炒黄柏各等份，甘草五分。空心服，兼三补丸。

过期经行症

情性温和有痰，此气血两虚。宜八物汤合青皮汤，加香附，兼服苍莎丸。

苍莎丸 香附亦名莎草根

苍术米汁浸炒，二两　香附童便浸，炒，三两
条芩酒炒，一两

为末，神曲糊丸，白汤下。

形瘦素无他症，此血气不足，宜十全大
补汤。

形瘦食少，此脾胃虚弱，血气衰少，宜异
功散合芎归汤，加人参、白术、茯苓、甘草、
陈皮，姜枣引，食前服，兼地黄丸。

芎归汤

川芎　归身　香附　枳壳炒，各一钱五分
滑石二钱　姜引

肥胖饮食过多，此湿痰壅滞，躯脂逼迫。
宜六君子汤合芎归汤，加香附，姜枣引，空
心服。

一月经再行症

性躁多气，伤肝而动冲任之脉。宜四物汤
加人参、柴胡、黄芩、黄连、甘草，空心服，
兼用知母、黄柏为丸，滚汤下。

性躁多气，伤肝而动冲任之脉，误服辛热
药，致经再行。可照上服药，更服三补丸。

数月行经症

形盛多痰气虚，宜六君子汤合苍莎丸，加
川芎、当归、枳壳，食前服，苍莎导痰丸亦在
食前兼服。

苍莎导痰丸

苍术　香附　枳壳各二两　陈皮　茯苓各一
两五钱　胆星　甘草各一两

为末，姜汁和神曲为丸，淡姜汤下。

形瘦脾胃弱，气血虚，宜十全大补汤。

经期或前或后症

脾胃虚弱，气血不足，宜从虚治，服加减
八物汤，兼乌鸡丸。

加减八物汤

人参三钱　白术　茯苓　炙草各五钱　白芍
归身　陈皮　香附　丹皮各一钱

食前服。

乌鸡丸

专治脾胃虚弱，冲任伤损，气血不足，经
候不调。凡无子者，服之神效。

白毛乌骨鸡未骟雄鸡者一只，约重一斤，
以粳米喂养，七日勿令食虫蚁，以绳缢死，干
拺去其毛，酒洗净，内杂不用，纳生地、熟地、
天冬、麦冬，各二两，于鸡肚内。以好鲢鱼，
酒十碗，熬烂，即出肚内药，将鸡用桑柴火连
骨焙干，仍以前生地等药酒，又浸又焙，至鸡
骨肉枯为末

〔吴按〕此酒不知出处，只用无灰陈米酒，
亦可。

人参五钱　苁蓉酒洗，焙　补骨脂炒　砂仁
归身　白术　川芎　丹参　茯苓　杜仲盐水炒
炙甘草各一两　香附醋浸，四两

为末，入上鸡骨肉末，和匀，酒面糊丸，
空心酒下，或米汤下五十丸。

行经腰腹作痛症

气滞血实，人瘦有火，宜桃仁四物汤，加
条芩、黄连。

桃仁四物汤

归尾　赤芍　川芎　生地　香附各二钱　丹
皮　红花　元胡各一钱　桃仁十一粒，临服研入
空心服。

气滞血实，人肥多痰，宜桃仁四物汤加枳

壳、苍术、半夏。

经后腹痛症

此虚中有滞，宜八物汤加木香、香附、青皮，姜枣引，食前服。

经水多少症

形瘦经少，此气血弱，宜四物汤加人参、香附、甘草，姜枣引。

肥胖经少，此痰凝经隧，宜二陈汤合芎归汤，姜枣引。

经来多，不问肥瘦，皆属热，宜四物汤加黄芩、黄连、知母、黄柏、甘草，姜为引，兼服三补丸。

〔吴按〕此条不尽然，宜以脉症为凭。

验经色症

经水色紫者，热也。宜四物连附汤。

四物连附汤

归尾　赤芍　香附各二钱　黄连　丹皮　甘草各一钱

食前服。

经水色淡者，血虚也，宜八物汤加黄芪、香附，姜为引，兼服地黄丸。

浮肿症

因经闭败血停积五脏，流入四肢，作浮肿者，不可误认水气，宜调其经，经调则肿消矣。然煎药必须十余服，则下次无愆期之患。至丸药更宜久服，庶疾无反复。

调经汤

川芎七分　当归　生地　益母草各一钱　白

芍　香附　丹皮　茯苓各八分　甘草三分　姜三片　枣一枚

空心温服。如血热先期，及血热过期，紫黑成块等症，加黄连七分酒炒。血寒过期，加煨姜、肉桂各三分。临期正行作痛，加元胡、青皮各八分。临行续断不来，积块刺痛，加红花、苏木、桃仁各五分。经水过多，加黄芩一钱，蒲黄炒八分。经来饮食不思，加白术八分，陈皮、砂仁各五分。肥人多痰，赤白带下，加南星、苍术各八分。气虚血弱，四肢虚软，面无颜色，加人参、黄芪各五分。此方调理之大概，如有兼症，可照方随机加减用之。

金匮丸

香附童便制，酒醋盐水各分制，共四两　没药六钱　枣皮焙，去油　当归童便制　茯苓　白术米泔水浸　白薇洗，去芦　阿胶蛤粉炒　白芍各四两　生地酒浸洗，用益智仁二两，以酒同炒，去益智仁净，八两　人参二两　川断酒洗，五倍子炒，净，六两　黄芩酒浸，洗净，四两　砂仁炒，去衣，二两

上药法制为细末，用山药十二两为末，水打丸，空心白汤下五十丸。

〔吴按〕枣皮即山茱萸。

原经水不行

脾胃伤损，饮食减少，气耗血枯而不行，宜补脾胃，养气血，气充血生，经自调矣。切忌通用经药，恐伤中气，阴血已干，误成劳瘵，则不治矣。

思虑恼怒，怨恨气郁，血滞而不行，宜开郁行滞。苟以为虚而用补，则气得补而益结，血益凝，至成癥瘕肿痛者，有之矣。

躯脂迫塞，痰涎壅盛，滞经而不行。宜行气导痰，则经自行矣。

经闭不行症

脾胃伤损，气血不行。

加减补中益气汤

人参三钱　黄芪炙　白术土炒　白芍酒炒　归身　川芎　陈皮各一钱　柴胡七分　炙草五分

加神曲、麦芽炒各五钱，姜、枣为引，兼服乌鸡丸。

气郁血闭不行，宜服开郁二陈汤，兼四制乌附丸。

四制乌附丸

香附一斤，分四，主醋、酒、童便、盐水各浸三日三夜，以砂罐煮干所浸之水，研细末　天台乌药半斤，同附制研细末

和匀，醋糊丸。

躯脂迫塞，痰涎壅盛，滞经不行，宜服苍莎导痰丸，兼开郁二陈汤，去莪术，加枳壳。

偏房宠妾寡妇，并愆期未嫁室女，欲动不得遂，恨积不得伸，亦有经闭之症，害羞难对人言，致成痨瘵。宜服四制乌附丸，及参术大补之剂，攻补兼行，可疗七情变症，经闭骨蒸作热，而脉虚难治。

加减八物柴胡汤

人参三钱　茯苓　白芍　地黄　知母　麦冬　柴胡各一钱　炙甘草五分

食远服。如有汗，加丹皮、淡竹叶。如热甚，此方不平，加炒黑干姜一钱。

经闭发热，咽燥唇干而脉实。

四物凉膈散

归身　川芎　赤芍　生地各二钱　黄芩酒炒　黄连酒炒　连翘　桔梗各一钱　薄荷　甘草　竹叶各七分

煎服。此方凡血实形盛，脉有力者，及有热者宜服。阴虚血弱，火甚水亏，而经闭忌用毒药。

柏子仁丸

柏子仁炒，另研　牛膝　薄荷各五钱　泽兰叶川断各二两　地黄三两

为末，蜜丸空心米汤下，兼服泽兰汤。

泽兰汤

泽兰叶五钱　当归一钱　甘草五分

空心服。

按：《灵枢经》妇人有石瘕、肠覃二症，俗医不识，故特表而出之。

石瘕症

石瘕症，因行经之后，寒气自阴户入，客于胞门，以致血凝。月经不行，而腹渐大，如怀胎状。其妇壮盛，或半年之后小水长自消。若虚弱妇，必成肿症。

温经汤

归尾　川芎　赤芍　肉桂　桂枝　莪术醋炙　补骨脂盐水炒　小茴　牛膝各二钱　甘草三分

姜引，兼服四制乌附丸。

肠覃症

肠覃症，亦行经时，寒气入阴户，客于大肠，以致血凝。经虽行而血少，其腹渐大，亦如孕状，俗呼漏胎。如壮盛妇，半年自消，若弱虚妇人，必成胀满。

桂枝桃仁汤

桂枝　槟榔　白芍　生地　枳壳炒，各一钱五分　炙甘草五分　桃仁二十粒，研泥

姜、枣为引，空心服。

治崩漏次第

凡治崩漏，先止血以塞其流，次清热凉血，以清其源，后补气血，以复其旧。如不清源，则滔天之势不可遏。清源而不复旧，则孤子之阳，无以久立。必本末兼举，前后不紊，乃可治之。要之崩疾皆因中气虚，不能收敛其血，加以积热在里，迫血妄行，故血暴下为崩，崩久不止，遂成为漏。《脉诀》云：崩中日久，为白带漏下，时多骨髓枯是也。

崩漏症

崩漏初起，宜先止血，所谓急则治其标也。

加味四物汤

归尾　生地　川芎　赤芍各二钱　白芷　荆芥炒　甘草各一钱

空心服，兼服十灰散。

十灰散

藕节　艾叶　柏叶　棕榈　大小蓟　丹皮　山栀　胎发　干姜俱烧灰存性，去火毒

合匀为末，每服二钱，用上加味四物汤调送，以血止为度。

〔吴按〕胎发难觅，即用无油发亦可。

崩漏止后，宜服清凉之剂，以除热清源。

地黄汤

生地　归身　川芎各二钱　黄芩　黄连　知母　黄柏　藁本　柴胡　羌活　防风　荆芥各一钱　细辛　蔓荆　升麻　红花各六分　甘草八分

姜引，空心服，或用下加味四物汤亦可。

加味四物汤

生地　川芎　当归　白芍各二钱　阿胶炒　艾叶　条芩各一钱

姜引，如血未尽，再兼服十灰散。

崩漏止后，里热已除，宜补气血，以复其旧。宜服补中益气汤加白芷、茯苓、黄柏、知母、生地、姜汁少许，大枣引。

补中益气汤

人参三钱　炙黄芪　炒白术　酒芍　归身　川芎　陈皮各一钱　柴胡七分　炙草三分

煎服。如气滞作痛，加青皮、香附、木香各等份。或用五灵脂，炒烟尽，一钱为末，温酒送，亦能止滞气痛。

久崩成漏，远年不休，此中气虚下陷，下元不固，宜服补中益气汤，兼鹿角霜丸。

鹿角霜丸

鹿角霜　归身　茯神　龙骨煅　阿胶蛤粉炒　柏子仁炒　香附酒炒　山药各二两　川芎　川断各一两　炙草五钱

为末，醋糊丸空心服。

又崩有系冲任之气虚损，不能约制经血者，宜大补气血，养其脾胃，少加镇坠心火之药，以治其心，补阴泄阳，崩自止矣。若经妄行，或吐血腥者，用四物、凉膈，入生韭汁服。然必先服五积散一二帖，次服五苓散，及各顺气、去旧生新药，自然愈矣。盖崩乃经脉错乱妄行，若先用急敛之方，恐有积聚凝滞之患。

原赤白带

妇人患带者最多，赤者属热，虚而兼火，白者属湿，虚而兼痰。治法总以补脾为主，又兼升提。然大抵瘦人多火，患赤带，肥人多痰，患白带。医人于此，亦宜详审，不可执一而混施也。

赤白带症

形瘦多火，因虚兼热，患赤带，宜四物芩

连汤加升麻、丹皮，兼服三补丸。

〔吴按〕带有五色，乃因人之寒热而变化。

形肥多痰，因虚兼湿，患白带，宜六君子汤加升麻、柴胡、苍术，姜引，兼服苍莎导痰丸。

附孕妇白带

芩连芷柏丸

苍术　条芩各一两　黄连　黄柏各五钱　白芍　白芷　椿白皮　山茱萸各四钱

为末，酒丸，开水送。

带久不止，以补为主。宜十全大补汤去地黄，加陈皮、半夏、煨姜，更服参术大补之剂，以补脾胃之虚，又服补宫丸，以固下元之脱。

补宫丸

鹿角霜　茯苓　白芍各一两　白芷　山药各六钱　龙骨煅　赤石脂各四钱，童便煅碎　煨姜二钱

为末，醋糊丸，空心米汤下。

按：妇人又有白淫、白浊二症，与带症似是而实非者。

白淫症

白淫者，时常随小便而来，浑浊如米泔。此胃中浊气，渗入膀胱而成。

加味二陈汤

陈皮　茯苓　白术　甘草　苍术制，各一钱　升麻　柴胡各四分　益智仁盐水炒，一钱

姜引。一方有香附一钱，木香二分。

白浊症

白浊症，时常流出清冷稠黏，或于小便后，来亦不多。此乃下元虚损，精不能摄，因滑而出。

分清饮

川萆薢　益智仁去壳，盐水炒　乌药　茯苓各二钱　石菖蒲去毛，炒　枳壳　生草各一钱

水煎，乘热入盐少许服。

女科秘要卷五

静光轮应禅师考定　仁和吴煜茶坨校订
杭州徐志源句读

保胎法

保胎第一宜绝欲为主，其次寡欲。然绝欲者难，苟能寡欲则心清，胎气宁谧，胎安而产易，虽婴儿亦可少病而多寿。

宜小劳。劳则气血流通，筋骨坚固，胎在腹中，习以为常，虽微闪挫，不至坏事。然非孕后方劳，正云平日不宜逸耳。

宜以布缠腰。当妇人孕已知觉，用布一幅，阔六七寸，长可横束腰间两转者，常束腰间，直至临盆方解。盖胎当未长成，得此腰膂有力，偶或仆跌，不至损胎，及临盆解开，腹中乍宽，胎儿转身亦易。

宜谨饮食。苟忽略不知避忌，伤胎甚易。大约宜淡薄，不宜肥浓，宜轻清，不宜重浊，宜甘平，不宜辛热，宜温补，不宜耗散。食物不能备述，总在临时酌其物情而已。

宜忌诸事。凡七情六欲，运砖弄石，劳神用力，严寒酷暑，上高下低，换房移床。并勿入产妇房，勿到丧服家，勿进热闹场，勿早起晚寝，勿用《妇人良方》，勿饮古人成方，勿服过路医生方药。

宜常服药。盖妇人怀孕，则脾不运化者多。脾不运化，则生湿，湿乃生热，故补脾燥湿之药不可少。况胎赖气血以养，孕妇恒气血不足，则必又补血顺气以安胎。至若胎动漏红，以及素有半产者，服药更不可缓。今撮要方列服。

孕后月月数帖。

安胎散

人参　川芎各五分　黄芩　当归头各七分　白芍　黄芪各六分　白术　熟地　蛤粉炒　阿胶各一钱　炙甘草三分

食远服。如腹痛，加杜仲去粗皮炒断丝，砂仁各五分。有忧怒郁结，加紫苏、香附各五分，以安胎气。

孕后可常服。

金匮当归丸

川芎　当归　白芍　黄芩各四两　白术　阿胶各二两　人参一两五钱　砂仁一两

为末，面糊丸，每服六十丸，空心米汤下。此方养血清热，补脾燥湿，补血安胎，顺气止痛，且去胎毒。服之临产易生，胎儿易育。

胎至九月后，服十余帖。

达生汤

全当归酒洗，一钱五分　川芎　牛膝酒浸一宿，各六分　益母草不犯铁器　冬葵子炒研　白术米汁水浸炒，各一钱　车前子炒，研细　枳壳面炒，各五分　大腹皮酒净，四分　炙甘草三分　广木香忌火，研末，和服三分　姜一片

食远服。如腹痛加白芷、沉香各五分。

将产催生神效。

催生益母丸

益母草五月五日采茎阴干，不令见日，忌铁器，

1047

研末，半斤　车前子一两，研　冬葵子　枳壳
牛膝各五钱

为末，蜜丸弹子大，每服一丸。临产以酒和童便化送，米汤亦可。如体气不顺，腰痛阵痛，血先行太多，欲产未产，加川芎、当归、生地各二钱，煎汤磨木香二钱入药。如虚晕加人参五分。夏月热产加滑石一钱五分，甘草三分煎送。冬月冷产加官桂三分煎送。

当浆水频下时服。

施氏催生丹

人参　乳香焙，去油，各一钱　辰砂五厘
为末，白酒送，白汤亦可。

保产撮要

产妇房中，宜老成安静者二三人，坐守。夏月更不宜多，恐热气壅盛，能令产母发晕。宜轻言缓步，不可大惊小怪。宜劝安睡待时，不可交头接耳，致令忧疑。水温再易凉者，宜预烧红秤锤，置醋瓶，以防产毕血晕。宜预煎生化汤，以候儿下地即服。

产妇第一宜慢临盆。盖早必揉腰擦肚，若系试痛，则生采强取而出，即或正生，恐儿身未转，逼之则有横逆之异。惟忍痛以待，产母手中指节或本节跳动，此时浑身骨节疏解，胸前陷下，腰腹重坠，大小便齐急，目中金花爆溅，此乃瓜熟蒂落之候，临盆用力得其时矣。

产妇切忌听稳婆言。盖此辈惟利自图，不顾他人性命，一进门来，即令坐草，或适当其时，则夸自己手段高强。如非其时，欲了此适彼，则生采活剥，甚有逼死胎儿在腹，用碎割之法，以见己功，借此尚欲居奇射利，以至母则受伤，子则惨死，祸不胜言。

〔吴按〕既有此辈，要在我用他，不可他用我。

临产全赖养精神，惜气力，夫欲惜力，莫如安睡，欲养精神，全赖药食。故产妇能上床安睡，务令闭目静养，即或时至，何妨产下裤中，能进饮食，凡无大碍，适意之物，不妨随意食之，以壮神力。如不欲饮食，亦当将鸡鸭肉清汁汤，或补药食，勉强饮之，以接神力。

临产催生药，切忌兔脑、鼠肾二丸，并回生丹。盖兔、鼠二丸，例用香窜之味。产时百脉解散，气血亏虚，服此散气之药，至儿出而香味未消，其损多矣。且令毛窍开张，招风入内，祸不可言。若回生丹，以大黄、红花为君，其余亦多消导。夫产妇血已耗，而又破多，致产后发热等症。夫此二方，古今称为灵宝者，尚如此，外此更无论矣。如必须用药，莫若加味芎归汤、佛手散。二方顿去宿血，骤生新血，有益无损，可称易得而利产者也，慎勿以熟方忽之。

加味芎归汤

专治交骨不开，子死腹中。

当归一两　川芎七钱　龟甲手掌大一片，醋炙，研细末　头发妇人油发，鸡子大一丸，瓦上焙存性

水煎服。

佛手散

治一切难产等症。

当归五钱　川芎三钱

水七分，酒三分，煎服。如横生倒产，子死腹中，加黑马料豆一合（炒黑），乘热入水中，加童便一半，煎上药服。少刻再进一服，无不效。

竹林寺真传生化汤论

产后血气大虚，理应大补，但恶露未尽，用补须知无滞血，能化又能生，攻块无损元气，行中又得补，方谓万全无失。世以四物汤理产后，误人多矣。因地黄性寒滞血，芍药酸敛滞血，无补故也。产后恶露作块痛，名曰儿枕，

世多专用逍遥散，然后议补，又有消补混施，终无成效。不知旧血虽急当消化，新血亦宜生养。若专攻旧血，则新血亦不宁矣。世以济坤丸又名回生丹，用以攻块下胎落胎，虽见速效，其元气未免亏损。即幸平安，究非良剂，不得已而用以下胞下胎，只可一丸，决不宜多服。盖生化汤因药性功用而立名者也，夫产后血块宜消，新血宜生，若专消则新血不宁，专生则旧血反滞。考药性川芎、当归、桃仁三品，善破恶血，骤生新血，佐以炙黑干姜、甘草，引三品入于脾、肝，生血理气，五味共方，则行中有补，化中有生，实产后之要药也，故名曰生化汤。凡病起于气血之衰，脾胃之虚，而产后则血气脾胃之衰尤甚，是以丹溪先生论产后曰：必当大补气血以为生，虽兼他症，以末治之。此三言已尽医产之大旨，若能扩充其意，用药立方，则治产可以无大过矣。夫产后惊忧劳倦，血气暴虚，诸症乘虚易入。如有气无专耗散，或有食勿轻消导，热不可用芩、连，寒不可用桂、附，寒则血块凝滞，热则新血崩流。至若中虚外感，见三阳表证之多，似可汗也。在产后而用麻黄，则重竭其阳，见三阴里证之多，似可下也。在产后而用承气，则重亡其阴，耳聋胁痛，乃肝肾虚，恶血之停，休用柴胡，谵语汗出，乃元气虚弱，似邪之症，勿同胃实。厥有阳气之衰，难分寒热，非大补不能回阳而起弱。因血虚之亏，不论刚柔，非滋荣不能舒筋而活络。又如乍寒乍热，发作有期，症似疟也，若以疟治，则迁延难愈。神不守舍，言语无伦，病似邪也，若以邪治，危亡可待。去血多而大便结燥，苁蓉加于生化，非润燥承气之能通。患汗多而小便短涩，六君子倍用参、芪、茯苓，必生液助津之可利，加参生化频服。救产后之危，长生活命屡用，苏绝谷之症。预散脱肛，多是气血下陷，补中益气之汤堪用。口噤拳挛，乃因血燥类风，加参生化之汤宜服。若产户入风而痛甚，宜用羌活养荣汤。玉门寒冷而不闭，洗宜蛇床黄硫黄。怔忡惊悸，生化

远志安神之药，似邪恍惚，安神丸助归脾。因气而满闷虚烦，生化汤加木香为佐。因食而酸嗳恶食，六君子加神曲、麦芽为良。苏木、棱、莪能破恶血，青皮、枳壳最消胀满。一应耗血散气之剂，发汗吐下之方，只可施于少壮，岂宜用于产中！大抵新产之后，先问恶露如何，块痛未除未可遽加芪、术，腹中痛止，补中益气汤无疑。至若亡阳脱汗，气虚喘促，速服生化加参，是用权也。又以阴亡大热，血崩厥晕，速服生化原方，乃救急也。王太仆曰：治下补下，制以缓急，缓则道路远而力微，急则气味厚而力重，故治产当遵丹溪而固本，服药法宜效太仆以加频。凡任生死之奇术，须着意以救危。欲俯仰之无愧，用存心于爱物。此虽未尽产中之详，然所闻之症，皆缘近乡治验为据，未必无小补云。

凡有孕妇之家，照生化汤方于孕至七八月，预制二三帖。至产妇胞衣一破，连煎一帖，候儿下地，于未进食之先，即服其余二帖，亦相从而进。不论正生小产，年纪少壮，服此方以消血块，生新血，能保产后一切危症，且长精神。

生化汤

全当归酒洗，八钱　川芎三钱　姜炭五分，夏令四分　炙甘草五分　桃仁十粒，去皮尖

水煎熟，加陈酒六七匙于药内服，渣另贮。俟三帖煎完，头煎服后，合三帖渣于一处，再煎服。此方产后至实，如虚产人见危症，及热证堕胎，或产后劳甚，身热头痛，虽服过二三帖，痛稍安而块痛未除，又当再制服之。盖产妇不厌药频，况产后诸症，俱以生化汤为君，其余不过随症加减而已。

〔吴按〕饮热童便最妙。

胞衣不下

凡产母才送孩儿，无力送胞，或因临盆停

久，外乘冷气，故血道凝涩，及胎前素弱，血气洞泄，皆能停胞不下。治法惟速服大料生化汤二三帖，使血旺腹和，或兼服益母丸及鹿角灰，外帖如神膏而已。至如济坤丸，万不得已而用之，只可一丸。若朴硝等药，产后腹内空虚，服之有大害，断不可用。

益母丸

益母草紫花者，不拘多少，端午日收挂，当风阴干

石臼内杵末，蜜丸弹子大，临服生化汤送。

如神膏

蓖麻仁二两　雄黄二钱

研成膏，涂产母两足心，立下胞。下后速去此膏，迟则肠出。如至误事，速披开产母顶发，将此膏敷上顶门，肠即收。收后亦须速去顶上之膏，断不可至再误。

产后调护法

凡儿下胞不下，务要坐守，不可睡倒，先剪断脐带，用轻物坠住胞带头。如寒月，扶产母上床，倚人，拥被，置火桃于被内烘之。又频用热衣暖腹，但不可使阴户进风，并频服大料生化汤。

胞下后须防虚，恐血晕，将预烧红秤锤投醋瓶中，将瓶口包紧，以瓶嘴向产母鼻孔，远远熏之，使收敛神气，解去秽气，且免晕厥。

产毕上床，宜高枕靠垫，倚人而坐，切勿睡倒。两膝宜竖，勿令伸直。令一人以热手，从心口轻轻揉按至腹间，数百次，即饮热童便一盏，使闭目静养，但勿睡熟，恐倦极血气上壅，能致晕厥。

产妇腹中，时用小衣烘热温之。虽暑月下体亦不宜盖单被，至若寒月，长用火烘被内，否则腹寒，血块不行，且要作痛。

产妇恶血冲心，不知人事，速用韭菜切碎，冬月用根，放有嘴壶内，以热醋灌入，密扎壶口，扶产妇起，以壶嘴向其鼻熏之即苏。

产妇七日内，毋洗下部，毋梳头以劳神力，毋起早以冒风寒，毋行走以动筋骨。至七日外，可用温水，坐洗下部，但须紧防产门入风。月内毋多言并劳女工，毋用凉水以洗手足，即温水亦宜少洗，毋要惊恐，毋动怒气，毋多饮食，切忌房事动欲火。即百二十日内，不可劳神过度。产后饮食，较胎前尤宜知忌，毋食重浊，盖以脾胃大虚，必难克化，即壅滞经络，使气血不通，毋食热物，使新血不宁。毋食水果、凉茶、冷水、冷物，使血块凝结。毋食消导耗散物，以损气，毋多饮醇酒，多食盐味，以烧干乳汁。

产后药不厌频，如无怪症，只服生化汤方足矣。若有他症，则于对症之药，加数味于生化汤之内，或按集中对症服方，切勿用《产宝百问》方，勿用《妇人良方》，毋用古人成方，毋用过路医生丹方。

女科秘要卷六

静光轮应禅师考定　仁和吴煜茶坨校订
杭州徐志源句读

产后便览

产后七日内，未服生化汤，块痛未除，可用生化汤以清块痛。即三日内已服生化汤二三帖，块痛犹未除，仍可再服几帖，其块痛自除。

产后七日内，未可轻用参、术、黄芪，恐块痛不止。若气血虚脱，或晕厥，或汗多而厥，或形色脱，口气渐冷，或烦渴不止，或气喘急脉脱，皆危急之症，亦须从权多用参芪生化汤以救之。如服后病有生机，又当减去参、芪，只服生化汤，以消其块痛。俟块痛已止，再用参、芪。

暑月产妇服生化汤，本以消块痛，若腹失盖护，虽服生化汤，块痛终不消止。

产妇大便八九日不通，此血少肠燥也。宜用生化汤加麻仁以通润之。服归、芎以斤数，自然通顺矣。若虚甚，并加人参一二钱，慎勿用大黄等药以下之。

产后一二日内，已服生化汤二三帖，腹仍痛，然可揉按而止者，此虚也，宜生化汤加人参二三钱。

〔吴按〕若拒按者，实也，宜用加味生化汤。

又产后七日内，感寒冷物，血凝作痛，宜生化汤加肉桂四五分。及至半月外，或一月以上，则服四消丸，及补中益气汤。

产后危症，从权用参以救也。若系肥人多痰，或暴怒卒中，只宜生化汤，加竹沥、姜汁。

产毕血晕，速服大料生化汤，神效。若实由禀弱，或胎前虚证所致，故产后倦厥。服生化汤一帖后，即宜加人参一二钱，连进两帖可救。至或身热汗出，气促咽塞，神昏不舒，及胎前泻，产后不止，昏倦等症，可与生化汤二帖，加人参一钱以救急。

产后血崩，晕倦厥去，如身心温暖，即挖开产妇口，灌加参生化汤。如不下咽，用鹅毛插入喉中，渐渐灌之，灌下腹渐热，药不拘数帖方可活。

产后血崩气脱，烦躁不宁，目瞑似邪，语言不正，速服生化汤。头煎后，即服定志养荣汤。毋信邪以惊之，此所谓挟血如见鬼也。

产后手足冷厥，或口燥大渴，乃大虚危症，须大补以回生。如服加参生化汤后，犹渴，必用人参麦冬散作茶服。产后日久不食，服药即吐，用人参一二钱，加姜二三片，陈米一撮，另用新罐煎服，以安胃气。凡产后诸危症，一日夜内，连服药三四帖乃可。若照常法服药，岂能接将绝之气，救已急之危耶？

〔吴按〕生谷芽、灶心土、煎代茶亦效。

产后厥

产后手足冷厥，发由阴气虚，阳气亦虚故也。经曰：阳气衰于下则为寒厥。厥气上行，满脉去形，盖逆气上满于经络，则神气浮越，去身而散也。

1051

加参生化理中汤

川芎一钱　当归　人参各三钱　姜炭　炙甘草各五分　黄芪一钱

水煎服。服后厥回，痛块未除，暂减参、芪。俟块痛已除，仍用参、芪加桃仁十五粒，姜水煎服。如渴加人参一钱，麦冬一钱，五味子十粒。手足微冷，加熟附子五分。痰加橘红五分，竹沥半杯，姜汁二匙。汗多加黄芪一钱。白块痛加肉桂五分。虚甚加人参一二钱。大便不通，加麻仁一钱五分。再服五仁丸，慎勿用承气汤。至如热厥，不可用白虎汤，寒厥不可用四逆汤。盖产后厥症，气血两虚，多脉脱，用药必须大补，少佐姜、附以回阳也。

产后诸症，俱用生化汤加减，如前条兼症，药味附载者。后有兼症，可仿而用之，下不备载。

产后气短汗喘痰嗽声重

产后气短，似喘非喘，气不接续，或兼热，或兼痰，或痰热俱兼，皆危急症也。治当大补血气。虽有风寒之邪，而兼头痛发热之症，惟当重产。专门治伤寒者，慎勿发散，丹溪云"产后切不可发表"是也。

加味生化汤

川芎　枣仁各一钱　当归一钱五分　姜炭四分　炙草五分　桃仁十五粒　人参二钱

如虚脱厥去，再加人参一二钱，枣汤煎服。如脉与形脱将绝，加人参三四钱，频灌救。如汗不止，加人参、麦冬各一钱。汗多痰甚，加人参三钱，竹沥半杯，姜汁三匙，杏仁十粒。汗多，喘嗽，声重，加桔梗、杏仁各五分。无汗喘嗽，加半夏一钱，杏仁十粒，桔梗五分。汗不止，三四帖后，加黄芪一钱。

如产后，汗出气短，加参生化汤。

加参生化汤

川芎　当归　人参各三钱　桃仁十粒　枣仁炒一钱　浮麦一撮　麻黄根五分

煎服。

胎后气短，痰嗽，声重，汗出，二加生化汤。

二加生化汤

川芎一钱　当归三钱　炙甘草四分　杏仁十粒　枣仁炒，一钱　桔梗四分　人参二钱　半夏一钱

水煎服。凡产后汗多，气喘气短，出言懒倦之甚，是气血虚脱，速服上方外，须用醋炭，以防晕。

加味补中益气汤

此方须服生化汤三帖之后，血块不痛者用。

人参二钱　当归三钱　炙草五分　川芎一钱　陈皮三分　黄芪八分　山药　麦冬各一钱

如小便不行，加茯苓八分。切忌用猪苓、泽泻、木通等药。

产后头痛发热气急喘汗

产后头痛，发热，气急，喘汗，或喘甚者，是气暴竭，或坐起久劳所致，宜生化汤加人参治之。勿视为气实发喘，误投降气、顺气之药。

加参生化万安汤

川芎二钱　当归三钱　人参二三钱　炙甘草五分　广皮三分　杏仁七粒

如在七日内加黄芪三钱　枣仁二钱　麦冬一钱

夫产后汗喘，危症也。人皆以参为助喘，而不敢用，致莫救者不少。今加于芎归汤内，万安无失。又有一等庸医，即或用参而多加陈皮、枳壳，以监制之，反从耗散，切不可信，宁独参汤可保万全。

血虚极产毕即汗

产后血虚之极，产毕即汗，宜服生化汤二三帖，消块痛，后服下方。

调卫止汗汤

黄芪　麻黄根各一钱　当归二钱　炙草五分　防风三分　人参一钱五分

虚甚加桂枝四分，七日外，减桂枝勿用。如汗多而渴，当回液生脉，加麦冬一钱，五味子十粒。汗多小便不通，津液不足，毋用利水药。有痰毋用半夏、生姜，只可用橘红四分。

产后气血竭汗多形色脱

产后气暴竭，虚汗溅溅然出，形色俱脱，此危急症。难拘常法，先定块痛，从权速服调卫参芪汤二三帖救之。待产妇少有精神，如块痛未除，减去参、芪。

调卫参芪汤

黄芪一钱五分　人参三四钱　麻黄根　当归各一钱　甘草炙，五分　防风二分　桂枝五分

汗少去桂枝，多加人参。如块不痛，加枣二枚。口渴禁用半夏、生姜。寒热往来，毋用柴胡等药。头痛发热，毋用麻黄、黄芩、黄连、黄柏等药。盖产后汗多，当作亡阴论，阴亡则阳随而亡，急服上方，或可保全。

产后气短似喘

产后气短似喘，气血犹未竭，补剂可少缓，速服生化汤一二帖，以行血定痛，然后加参。若产时甚劳，及血大崩，形色又脱，而喘急，不特急服加参生化汤，并且于一时速服两帖，如迟而照常一帖，死亡立至。若医者作痰火症治，而误用枳壳、青皮、贝母、香附、黄柏、黄连等药，不知误死多少矣。

加味生化补中益气汤

川芎一钱　当归三钱　干姜四分　炙草五分　人参三钱　桃仁十二粒　茯苓一钱

如汗多不用茯苓，加黄芪一钱，五味子十粒。若日久食少，闻药即吐，及误用寒药，食寒物以致呕不纳谷者，急用人参二三钱，姜三片，仓米一大撮，用新罐煎服。如汗多气短，气喘不受补者，此虚甚之极，不治。

产后汗多口噤筋搐类伤寒

产后汗多，项强，口噤，牙紧，筋搐，类伤寒证，慎勿作伤寒治。《难经》云：汗多亡阴，阴亡则阳随而亡。故曰：汗多无阳。产后血脱，多汗亡阴阳，此危症也。

三加生化汤

川芎六分　当归三钱　黄芪　麻黄根　天麻枣仁各一钱　人参二钱　甘草　荆芥各四分　防风三分　枣三枚

煎服。如脉脱再加人参二三钱，附子四五分，忌食姜、葱、煎、炒、生冷。如身热毋用风药，并勿用芩、连、栀、柏。小便不通，因汗多亡液，毋用利水药，并毋用小续命汤、愈风汤，即半夏、南星，亦宜少用。毋信用邪术，法尺符水等事。

产后崩脱晕厥

产后血崩，气急气脱，昏乱将绝，或晕厥牙紧，速煎清神返魂汤灌之。如气将绝，灌药不下，用鹅毛管插入喉中，以酒杯盛二三分灌之。灌下腹渐温暖，不拘帖数，可活。又须另用一人，以热手从产妇单衣上，由心揉按至腹下数百次。

清神返魂汤

川芎二钱　当归四钱　炙甘草五分　人参一

钱　荆芥　干姜各四分　桃仁十粒　肉桂五分
枣二枚

水煎服。如两手脉伏，右手脉绝，加麦冬
一钱，五味子十粒。灌醒后，块痛未除，减去
参等，仍服生化汤。俟块痛已除，再加人参、
黄芪。若血块已消，减去桃仁、肉桂。若泻加
茯苓三钱。此危症，须一日一夜内，服二三帖，
可保终吉。

产后崩泄

产妇日久，血崩不止，或如鸡子大，或成
片。治宜大补脾胃，升举气血，消平心火之药。

升举大补汤

并治老壮妇人血淋。

白术三钱　人参　熟地各二钱　当归二钱五
分　黄芪一钱　炙甘草五分　升麻　荆芥　白芷
陈皮　黄连炒　黄柏炒　羌活各四分　防风三分

如泄泻加泽泻五分，莲子十粒，减去黄柏。
如白带加半夏、苍术各一钱。

产后脾泄不止。

参芪莲子汤

并治日久不止脾泄症。

人参二钱　白芍酒炒，八分　白术二钱　当
归一钱五分　莲子十二粒，去心　姜二片

煎好取药，纳莲子送药，大忌房劳火动。
年久脾泄者，须百余帖，甚者肚痛，加姜炭五
分。虚甚加人参二三钱。血崩脾泄症，服此方，
活人多矣。但虽有热，忌用栀、柏、芩、连。

产后泻

产后脾胃虚，产毕即泻，必先服生化汤一
帖，第二帖内，加茯苓一钱，肉果一个，面包煨
熟，去面用，诃子皮一钱，去油，莲子十粒，姜一
片。煎服两帖后，不止，加人参一二钱。小便不

通，因泻亡津液，切勿用利水药。

产前久泻，产后不止，产妇虚脱，从权服
下方，以扶其虚。若块痛不止，俟脱稍减，去
人参、肉果，以除块痛。

加味参苓生化汤

川芎一钱　当归二钱　干姜　甘草各五分
茯苓一钱五分　山药一钱　肉果一个，面煨熟　诃
子皮一钱，去油　莲子七粒　人参二钱　糯米一
大撮

虚甚多加人参，产后七日外，血块尚痛，
亦服此方，血块不痛，加白术二钱，陈皮三分。
泻兼热，毋用栀、柏、芩、连。有痰，毋用半
夏、瓜蒌。泻兼渴，用生脉散，以回津液。

产后赤白痢

产后七日内，患赤白痢，后重频仍，最为
难治。欲调气行血，推荡痢邪，犹虑产后之元
气虚弱；欲滋荣益气，大补产虚，又恐助邪痢
之初盛。其行不损元气，补不助邪，惟生化汤
去炮姜，加木香顺气，则并治而不悖，再服加
味香连丸，以候一二日，视病势加减，可保无
虞。若患褐色后重频仍，《丹溪纂要》内有方
论。若产妇素厚产，及一月，可用驱荡之方，
及芩、连性寒之药。若产妇素弱，虽产后月余，
未可峻剂以行积。再噤口痢，《摘刊奇方》中，
自有治法，慎毋按古方用厚朴、枳壳，以治产
痢，宜用香连丸代之。香连丸方在续集。

四加生化汤

川芎二钱　当归四钱　甘草四分　桃仁十粒
茯苓一钱　陈皮五分　木香三分

水煎熟，去渣，送香连丸三十粒。如产后
已服生化汤二三帖，产妇精神甚好，可服芩、
连、芍药之类。若大黄等药，决不可用。

产后半月，患痢后重。

加连生化汤

川芎二钱　当归三钱　白芍酒炒，一钱　黄连姜汁炒，六分　枳壳五分　甘草四分　茯苓一钱　木香三分

加红糖煎服。

产后患血痢久不愈，属阴虚，宜四物汤加人参。

产后泻痢，已论立方，大率因初产气血暴竭，必用生化汤加减。未曾论产后泻痢，多由饮食伤脾而得，故重出治法方症。然必先服生化汤，行块止痛后，可用后方耳。产痢黄色，乃脾土真气虚，宜补中益气汤加木香、肉果。久痢元气下陷，大便不禁，肛门如脱，宜六君子汤加木香、肉果、干姜。

伤面食，宜六君子汤，加麦芽。

停谷，宜六君子汤，加神曲。

停肉食，宜六君子汤加山楂四个，砂仁四分，神曲一钱。

胃气虚弱泻痢，完谷不化，宜温助胃气，六君子汤加肉果一个，木香四分。

胃气虚，脾气弱，四肢浮肿，宜补中益气汤合五皮饮。

五皮饮

陈皮　桑白皮　大腹皮　茯苓皮　姜皮各一钱

〔吴按〕亦有以五加易桑白者，更妥。

诸症兼呕吐，加藿香。兼痰加半夏八分。兼小便短涩，加茯苓一钱，泽泻五分，灯心三十支。泻久不止，加莲子十粒。赤痢血多，加姜、砂、木香之类。然不可多用，恐热则愈行。久痢不止，加人参一钱，黄连一钱，同煎服。

产后呕不纳谷

产后胃气不和，呕吐不止，全不纳谷。在七日内，血块未除，当重消块，佐以温胃。

安胃行血汤

川芎　人参各一钱　当归二钱　干姜　砂仁藿香各四分　炙甘草五分　桃仁十粒　姜一片

如有汗，不用姜。

七日内外，已服生化汤三四帖，血块不痛，呕吐不纳谷。

加味六和汤

川芎一钱　当归　扁豆各二钱　干姜　豆蔻各四分　甘草三分　人参　茯苓各一钱　藿香三分　山药一钱五分　陈皮三分　姜一片

煎服，呕止后，减去豆蔻。

〔吴按〕扁豆宜用壳。

产后呕吐，服前二方，而胃和呕止痛止，但气血不行，食少。

调中和胃汤

人参　白术　当归　扁豆各一钱　茯苓二钱　甘草　陈皮　干姜各四分　山药一钱五分

煎服。

女科秘要卷七

静光轮应禅师考定

仁和吴煜茶垞校订
杭州徐志源句读

产后伤食服消食药致满闷

产后形体劳倦，虽少食亦运化羁迟，胸腹欠舒，故无嗳酸气味，不可即投消导。纵伤食而嗳酸、恶心、恶食、饱闷，当于生化汤内佐消导。若血块消尽，宜以参、术为主，消导为佐。若夫因伤诸食，服消食开胃药多，反损胃气，必增虚饱满闷，多不思谷。医者又误认原伤食物未消，不敢用补助胃气之药，多致不救。余治此症，用长生活命丹，活人多矣。

长生活命丹

人参三四钱

水煎，调锅底饭焦末服。

〔吴按〕锅底饭焦即俗名锅粑。

产后类外感

产后发热、恶寒、头痛，毋认为伤寒太阳证。发热头痛，乍寒乍冷，或兼腹痛，毋认为少阳证。皆由气血两虚，阴阳不和，而类外感，切不可用麻黄、柴胡等发汗，重亡阴血。即明知虚中真感风寒，口伤冷物，若用药能调和营卫，诸症自退矣。

加味生化汤

当归四钱　川芎二钱　姜皮四分　桃仁十粒
枣二枚

煎温服，速服二帖。若诸症未退，加羌活、防风各四分。服之后，病又不减，加连根葱四根。如呕吐，加藿香三分，姜一片。

产后服消耗药增满闷积久成胀

凡产妇素弱，临产又劳，气血不足，胸膈不舒，胃虽纳谷，脾难转舒。若产后即服生化汤，助脾强胃，自无虚中之满。其产后或中满膨胀者，大率因伤食而误用消导，因气郁而误用顺散，又因多食冷物而停恶露，又因血虚大便燥结误下而愈胀。殊不知产后血气两虚，血块消后，便当大补气血，以补中虚。治者但知伤食当消，气郁当顺，恶露当攻，便秘当下，投药一帖不效，又投一帖。病者医者，不知新产妇服消耗药多，满闷益增，气不升降，温热助邪，积郁之久，遂成膨胀。医工以为尽技，病家咎于时气。又有喜食橘饼、橙丁，中满助成。岂知消导佐于补中汤，则脾强而所伤之物自消，则气亦散。助泻兼行，大便自通，而恶露即行矣。每见误用消导、耗气、攻下之药，以致绝谷食久者，用长生活命丹而更生者，百试百验。又误用而致膨胀者，仍用大补益气之剂，而不至夭折者，十救八九。治者毋以余言为过，余盖先用人参送锅焦粉，试引加之，以救绝谷。再遵《丹溪医案》，以救绝谷。产后中气不足中满，或嗳气虚饱，及误用耗气顺气药，致膨胀危症。

救误益气汤

人参二钱，虚加二钱　白术三钱　白芍　神曲炒，各一钱　大腹皮洗　陈皮各四分　当归三钱　茯苓一钱五分　甘草三分　川芎七分

如腹胸痛，或块痛，加砂仁五分。腹大痛加吴茱萸一钱。

产后大便不通，误服大黄等药，致成膨胀，或腹中痛块不止。

养生化滞汤

川芎　人参　茯苓　酒芍各一钱　当归四钱　陈皮四分　甘草　香附各三分　桃仁十粒　大腹皮五分　苁蓉酒洗，去甲，一钱五分

如胀甚，加人参二三钱。如血块痛，将药送三消丸。

以上三方，大率相同，可通用，俱遵丹溪方加减，屡治屡验。然治误服大黄，必须服归、参至半斤以上，大便方通，肿胀渐消也。

丹溪三消丸

治妇人死血、食积、痰饮等症。

黄连一两五钱，纳一两用吴茱萸四钱，煎汁炒干；五钱用益智仁炒黄色，净用黄连

〔吴按〕净用者，去同炒之药也。

萝卜子一两五钱，炒　川芎　山栀炒　青皮　山棱醋炙　莪术醋炙，各五钱　桃仁去皮尖，十粒　香附童便浸炒，一两　楂肉一两

为末，和匀，蒸饼为丸，用上煎药送，每服五六十丸。

产后感风寒嗽鼻塞声重恶寒

产后七日内外，感风寒嗽，鼻塞声重，恶寒，宜服生化汤，加杏仁、桔梗。如有痰加花粉，勿用麻黄，以动汗。如嗽而血块不痛，用小柴胡汤。若患火嗽而声重，痰少，面赤，毋用凉药。大凡产妇有火并痰嗽，必调理产过半月后，方可用寒凉之剂。若半月前，还当重产。

丹溪云：产后不可发表，盖因其虚也。

产后七日内外，感风寒嗽，鼻塞声重。

加味生化汤

川芎一钱　当归二钱五分　桃仁十粒　甘草　桔梗各四分　知母八分

有痰加花粉、姜，煎服。虚弱有汗厥，加人参一二钱

产后半月内外，患嗽，有声痰少。

加味生化汤

川芎　当归　白芍各三钱　诃子皮　瓜蒌仁　知母各一钱　甘草　兜铃　桔梗各四分　款冬花六分

姜水煎服。

产后虚弱，百日内患风寒嗽，声重有痰，或身热，头痛，无汗。

加参宁肺止嗽生化汤

川芎　知母　诃子皮　瓜蒌仁　生地各一钱　当归三钱　兜铃　桔梗　甘草各四分　款冬花六分

煎服。

产后类疟

产后半月内外感，寒热往来，或午，或日晡，或夜间，发寒热，其发有期，其症类疟。此由血气并弱，阳虚寒作，而阴虚发热也。慎勿以疟治，虽柴胡亦不可用，惟调补气血，而寒热自除矣。毋用芩、连、栀、柏以退热，毋用草果、槟榔、常山以绝疟。如汗，气短，加人参、黄芪，热加当归、人参。若产已及一月，其人尚虚，有患疟症，则用人参养胃汤加减调理，再煎参术膏服。仲景云：伤寒寒热往来，一日二三度发者，阴阳俱虚，不可更发汗、更下、更吐，与此意同。

产后半月内外类疟。

加味生化汤

川芎　人参　白术各一钱　当归　青皮各二钱　甘草三分　茯苓　藿香各八分　乌梅一个

汗多加黄芪、枣仁各一钱。

产后已及一月类疟。

参术汤

人参二钱五分　白术　当归　茯苓　半夏各一钱　草果三分　甘草　青皮各四分　藿香五分　乌梅三个

水煎服，再服参术膏。

参术膏

白术洗净，焙干　人参各四两

用水六碗，煎汁碗半，再将渣如法煎三次，共取汁六碗。每日服半酒杯，以上药调服，或白汤下亦可。

产后恶露凝结成块虚证百出

产后儿下地时，恶露随下，则腹无块痛，而自舒畅。若腹失盖被，或伤寒凉物，则恶露凝结成块，虚证百出。腹胀，身热，骨蒸，五心烦热，食少羸瘦，或似疟，或月水不行，或块在两胁作痛，肠作雷鸣，嘈杂，眩晕，身热时作时止等症。治法当遵丹溪所云：欲泄其邪，先补其虚。用补中益气汤送三消丸，使块消而人不弱。若消块无补，非惟块不可消尽，将食日减，甚至绝谷。

加减补中益气汤

人参　白芍　黄芪各一钱　白术二钱　当归二钱　陈皮　甘草各四分　姜三片

水煎，送三消丸五六十丸。

产后大便不通

产后大便不通，因血少阳燥，在虚弱产妇，

若多服生化汤，则气旺血盛，自无便涩之症。治者切勿用芒硝、大黄等药下之，使重亡津液，便闭愈甚，致成胀满。或致泻不止者，惟当以生化汤，加减治之。

助血调肠汤

川芎八钱　当归四钱　桃仁十粒　炙甘草五分　陈皮四分　麻仁炒研，一钱五分

如血块痛，加肉桂、元胡索各五分，水煎，食前稍热服。气虚汗，加人参、黄芪各一钱。汗多而渴，加人参、麦冬各一钱五分，五味子八粒。如大便燥结，十日以上，肛门必有燥粪，用蜜枣纳入肛门，其粪自化。或用麻油，竹管吹入肛门，或用猪胆汁亦可。

煎蜜枣法

以白蜜煎褐色成膏，入水成枣。

产后妄言妄见

产后妄言妄见，由气血大虚，精夺神昏，妄有所见而妄言也。轻则梦中呢喃，重则不睡亦语。又有痰乘虚客于中焦，以致五官失其职。视听言动，俱有虚妄，毋认邪鬼，误用符水，以致不救。朱丹溪云：虚证有似邪祟是也。屡治此症，服药多，方能见效。

〔吴按〕痰火逆传心胞，为虚中实证，急治不任攻伐，缓调恐成痼疾。况值产后，尤以扶正驱邪，消息而医之。

产后三日内，血块未除，患妄言妄见症，服下方三四帖后加减。

加味安神生化汤

川芎二钱　当归四钱　茯苓一钱　甘草四分　干姜四分　桃仁十粒　枣仁一钱　枣二枚

水煎，食远服。

产后三日内外，血块不痛，妄言妄见，此

虚极之症，服下方但见平稳，虽未见大效，候药力充足，诸症方除。盖除痛须二十帖外，方见全效。

益荣安神汤

川芎一钱五分　当归三钱　茯苓　人参　柏子仁　枣仁各一钱　甘草五分　龙眼肉八个陈皮去白三分　竹茹四分

如汗，加黄芪、麻黄根各一钱。泻加白术一钱五分。大便不通，切忌大下发汗。

产后少乳

产后乳汁不通，或乳少。

通脉汤

生黄芪一两　当归　白芷共五钱　七孔猪蹄一对

将猪蹄煮汤，吹去浮油，煎药一大碗服。服后被覆面睡一觉，即有乳。或未效，再一服，无不通矣。若新产无乳，不用猪蹄，只以药料用水和酒各半煎服。体壮者加好红花三四分，以消恶露。

〔吴按〕黄芪当归补血汤也。再加王不留行、通草叶、馒头，卧时煎服，乳即涌出，屡经试验。

产后育子乳少，无钱雇乳母，勉强乳子，以至母子俱疲，日食减少，急断儿乳，连服下方。

参术地黄汤

川芎　当归　黄芪　茯苓　麦冬各一钱　炙

草五分　五味子十粒　人参　熟地　白术各二钱陈皮四分　枣二个

如发热兼作骨蒸，兼服紫河车丸。惊悸有汗，加枣仁五钱。

产后乳痈

产后生乳痈，未成脓。

瓜蒌乳没散

瓜蒌一个，连皮捣碎　当归　银花　白芷各一钱　青皮　乳香　没药　甘草各五分

水煎服，此方并治胎前乳痈。

〔吴按〕未溃时用蒲公英一两，酒煮捣烂。先饮酒，将渣敷患处，屡效。

产后乳生痈，脓出后虚弱甚。

十全大补银花汤

人参　白术　熟地　黄芪各二钱　当归　银花各三钱　茯苓　川芎各八分　甘草五分

如泄泻加莲子十粒，肉果一个，煨用。

产后乳生痈，已破出脓，寒热往来如疟，一日一发，或二三日一发，不可作疟治，不可全用攻毒消痈药，亦不可用绝疟等药。当补气血，少佐去毒之剂数品，以除余邪。

补中去毒散

黄芪　银花　茯苓各一钱　人参　白术　生地各二钱　甘草　连翘各四分　当归二钱　青皮三分　白芷五分　乌梅一个　枣一枚

女科秘要卷八

静光轮应禅师考定　　仁和吴煜茶坨校订
杭州徐志源句读

方症补遗

妇人以气血为主，心主血，肝藏血。若血弱气盛由心虚不能生血，心火又不能制肺金，使肝亏虚，则血不藏，以致血枯涸，不荣经络，月信不调。治宜补心源，以抑肺金之气，和营养卫，血脉自然调和。

补心汤

茯苓　川芎　地黄　当归各二钱　陈皮　半夏　桔梗　枳壳各钱半　前胡　甘草　甘葛　苏叶　木香　人参各一钱　姜二片　枣五枚

煎服。

月信趱前为热，宜用凉药以退热。退后为虚，宜用温药以补虚，分而为二，皆审而用之。然能服养血益血补脾胃诸药，而经自生矣。

正经养血汤

白芍酒炒　当归酒洗　茯苓　白术土炒　阿胶蛤粉炒，各二钱　炙草　川椒炒　五味子各一钱　姜半夏　人参各七分　柴胡八分　姜三片

水煎稍热食前服。如五心烦热，日晡潮热，加胡连五分。不思饮食，加神曲、麦芽（炒）各五分。头痛加川芎七分，煎服。

妇女经水不行，时作胀痛。

行经红花汤

归尾　赤芍　牛膝　元胡　红花　苏木　桃仁泥　紫薇花　刘寄奴各一钱　青皮　香附各

八分　桂枝五分

水煎空心服。

妇女月经不通，或积瘀血，时作腹痛，攻刺小腹，坚硬有块。

通经散

刘寄奴二钱　归尾　赤芍　红花　川山甲炒　元胡　莪术醋炒　乌药　丹皮酒炒　川牛膝酒洗　山棱醋炒，各一两　辰砂三钱，另研　官桂三钱

共为末，每服二钱，空心热酒下，或薄荷汤和醋送。此方大能通经，用之于血滞者则可。若对症者畏而不服，此养病自害也。然后能服之，尚未有误。

妇人血热，经水先期，气旺痰火者，服下方易孕。

加味调经丸

香附五斤，分五份，一斤用盐水浸，一斤用醋浸，一斤用童便浸，一斤用无灰酒浸，一斤用米泔水浸。每样春三日，夏二日，秋五日，冬七日，仍用原水煎，不犯铁器，晒干，用葱五斤，取白切细，拌香附焙干，以葱白黄香为度　当归　白芍　生地各四两　青皮一两五钱　黄连　黄芩各三两　川芎　杏仁　柴胡各二两　白芷二两五钱　滑石水飞，净，五两　荆芥五两

为末，醋面糊丸，空心白汤下八十丸。

妇人羸弱，血虚有热，经水不调，赤白带下，不能成胎，及骨蒸等症，服下方有孕。

乌鸡丸

白毛乌骨鸡一只，要肥重者，闭死，去毛，肠洗净，同京酒和水并鸡放砂罐内，浸过鸡二寸，以文武火煮极熟，拆去骨，捣烂作饼，瓦上焙干，为细末

熟地　当归各三两　白芍酒炒　生地　川芎　白术　黄芪　人参　杜仲姜炒　知母酒炒　茯苓　砂仁　续断酒炒　鹿角胶各二两　川牛膝酒浸，一两五钱

为末，先将鹿角胶用酒熔化，入药内捣匀，再以山药半斤为末，酒糊丸。每早晨温酒送六十丸，渐加至八九十丸，或米汤送亦可。忌煎炒辛辣物，并苋菜。

论妇人崩漏，失血过多，由气血俱虚，损伤子宫血海也。血气之行，外循经络，内荣脏腑，重则为崩，轻则为漏，而冲任之气虚，不能约制其经血，故脾不能统血，肝不能藏血，忽然血崩暴下。此等证候，皆由气血虚，脾胃先损，能受补者可治。若医者误用止涩寒凉之剂，复伤脾胃生气，使血反不归经矣。

〔吴按〕不受补者，将成痨症，难治。

补中养胃汤

人参　白术　当归头　侧柏叶炒　生地各一钱　炙甘草五分　茯苓　川芎　紫苏各八分

水煎服。如血晕加荆芥、泽兰叶各八分。虚汗加炙黄芪一钱，枣仁八分。崩中日久，白带不止，加龙骨、牡蛎（煅）各一钱。血来不止，加旧棕烧灰、绵灰各三分。经血得热，崩漏不止，口苦咽干，小便短，大便燥结，加黄连、黄芩、山栀各五分，俱酒炒。血多而紫黑如泥，凝块者，亦当用之。

妇人血崩不止，由胃弱阴虚，不能镇胞络相火，故血走成崩。

凉血汤

当归　地黄各一钱　黄芩　黄连　黄柏　知母　防风　荆芥各八分　细辛二分　蔓荆　羌活各六分　藁本四分　甘草　升麻各三分

水煎，食前服。

妇人大怒后，经血暴下。

养血平肝散

当归　香附各二钱　川芎　白芍　青皮醋炒　柴胡各一钱　甘草三分

水煎食前服。

妇人胎前产后，崩漏虚损诸症。

加味四物丸

川芎　当归酒洗　酒芍　人参　黄芩蜜炙　陈皮各一钱　熟地酒蒸　白术炒　鹿角胶各一两五钱　砂仁五钱

为末，蜜丸每服八十丸，空心白汤下。

妇人月经不断，崩漏带下。

九霄丸

艾叶酒浸一宿，煮干为度　牡蛎盐泥包，煅　龙骨煅，各一两　赤石脂醋煅七次，一两五钱　吴茱萸炮　当归酒蒸，各七钱

为末，酒丸，每服三四十丸，酒送，或淡盐汤亦可。

论妇人赤白带症，皆荣卫滞气之所成也。赤者属荣，白者属卫，乃病之常。然其症皆因喜、怒、忧、思，素有湿热，伤于荣卫胞络，使浊气渗入膀胱，故流带下。轻则来而不来，重则来而无度，使腰膝酸痛，饮食减常，精神短少。法当清上实下，清浊自分，理脾养气，湿热自解。更能薄滋味，然后温补下元，则带症自除矣。

带症经验方

当归　生地　酒芍　川芎　白术　莲肉　白鸡冠花子各一钱　炙甘草七分　扁豆花炒，七分，白者治白带，赤者治赤带

水煎，食远微热服。如瘦人热多，加黄连、黄柏、香附各五分。肥人多湿痰，加苍术、天

南星、半夏各六分，椿根皮一钱。久下，加熟
地一钱，山茱萸八分。气虚，加人参、黄芪各
七分。赤带，加黄芩酒炒一钱，荆芥六分。腹
痛，加煨姜一片，或云加葵花五朵，更效，白
者治白，赤者治赤。

〔吴按〕以红白鲜木槿花，同海螺蛳煨汤，
饮之，甚效。

赤白带有时腹痛，丹溪经验方。

丹溪经验方

龟甲酒炙，一两　黄柏　枳壳各五钱　干姜
三钱，炒

为末，醋糊丸，日二服白汤下。

又方

人参　黄芩酒炒　黄柏酒炒　柴胡　陈皮各
一钱　炙甘草　干姜各六分　郁李仁酒蒸，一钱
葵花子一钱，赤用赤，白用白

水煎服。

妇人骨蒸，劳热，咳嗽，或汗，或无汗。

清金养血汤

当归一钱　白芍　香附　麦冬　生地　丹皮
地骨皮　川芎各六分　甘草三分　五味子九粒

水煎服。

妇人瘦怯不孕，以子宫血少故也。养血滋
阴，自然血足而孕。

养荣丸

川芎　归身　酒芍　茯苓　山药炒　萸肉
知母炒，各二两　熟地酒蒸　丹皮酒洗　泽泻一两

五钱　黄柏酒炒，四两

为末，蜜丸，每服八九十丸，空心盐汤下，
如冬月酒下。

求嗣经验育孕方

紫河车一具，要头产男胎带脐带　丹雄鸡肾八
副，要赤尾童鸡，候合药日煮　干益母草细末，三
两　熟地六两　茯苓三两　萸肉三两

上药共为末，拣壬子日修合，蜜丸龙眼大，
待经事尽，空心服二丸，用腊酒化送，连服三
日。又候下月经尽，如前服之，以受孕为度，
已孕不可再服。服时忌煎、炒、姜、椒、葱、
蒜、辛热等物。

〔吴按〕胎衣有毒而难觅，亦未见真实效
验，古无此药，不必用为是。

妇人气虚，血弱，子宫寒，不孕，宜服下
种子奇方。

加味济坤大造丸

紫河车一具，须壮妇人头产男胎连带者。洗净，
用砂罐内隔竹片三五根，剪蒲包一块，架住，放河车
蒲包上，下用白酒，不可令胞黏着，取酒气蒸极熟
人参一两五钱　当归　生地酒洗，蒸熟，各二两
山药　天冬去心　牛膝酒浸，各一两　黄柏炒
杜仲姜汁酒炒断丝，各八钱　麦冬去心，一两五钱
五味子五钱

如虚弱多汗、潮热，加黄芪、地骨皮、知母
各一两。脾胃弱久泻，加白术、莲肉各一两。血
虚惊悸少睡，加枣仁（炒）一两，元眼肉二两。

共为末，捣河车于内，使极匀。空心每服
六七十丸。

女科秘旨卷一

轮应禅师纂

仁和吴煜茶垞校订
杭州徐志源句读

安胎论

凡孕妇脾胃旺，气血充足，则胎安产正，子亦多寿，何用安胎？若气血衰，脾胃弱，而饮食少，则虚证百出，或孕成数坠，而子不寿，是必资药力以助母胎，并寿子也。夫精血曾凝而成孕，精气蒸胃而遂呕，血少肝虚，加爱醋物，胃气受伤，厌阻饮食。若人素弱，呕阻，橘半量加，禀孕而然。竹沥、姜汁，胎痛宜缓，少加带壳砂仁。胎漏宜凉，须用地黄生熟。至若倾扑动胎下血，胶、艾宜加。怒气胎遂上冲，木香为使。小便短涩成淋沥，安荣不应用升提。若还滞血流于腓，逍遥、栀子宜加入。子肿面目虚浮，而肢体水气，全生白术堪医。子烦心惊胆怯，而时见闷烦，竹叶安胎可疗。天仙藤治子气，脚缝水出，人虚多用术、参。羚羊角理子痫，项强筋搐，应用人参、竹沥。脾气虚而胎压尿胞，则脐腹痛而小便淋闭，安胎饮虽宜，法当升提探吐。脾气弱而转运淹迟，则饮食停而胃家胀呕，安胎饮力缓加参，平胃调和。又若胸满腹胀，便闭，遍身浮肿，鲤鱼汤治胎水攸宜。恐脾胃气虚，四君、五皮为佐。胎气上攻，心腹胀痛，紫苏饮疗子悬甚当。若食少晡热，逍遥加味相兼，柴前梅连为丸，骨蒸劳热可退。当归六黄作引，盗汗晡热堪除。孕成屡堕，因母血弱，不能分荫其胎，娩子无气，由母气虚，仅可滋荣于己。老夫得其少妇，须寡欲以候经期，壮阳若遇衰阴，必宜频药以全胎力。参、术、条芩，为安胎之圣药；芎、归、怀熟，实补血之良规；佐以苏叶、陈皮，可为常服之方。孕成六月之前，其胎尚未转运，茯苓性降，不宜多用，黄芪肥胎，岂可常加？香附虽胎喘宜加，久服虚人有害。砂仁可止呕定痛，多用动血行胎。历考丹溪之论，不过数言，安胎之方，止于三四，若能加减治病，可以十全八九矣。

辨胎歌

肝为血兮肺为气，血为荣兮气为卫；荣卫和谐胎必成，血衰气盛未有体；寸微关滑尺带数，流利往来如雀啄；孕妇之脉已见形，数月怀耽休认错；三部浮沉平正等，尺按不绝胎其确无止方是；滑而且散三月胎散者，心脉三月，心胞养胎故尔，但滑不散五月母经云：妇人手少阴脉动甚者妊也，动如豆厥厥动摇也。心主血，胎成则血聚护胎，故心脉动，或亦有不动而是胎者，乃作足少阴非也。盖动者壮妇血盛也，不动者弱妇血少也。阴搏阳别谓之有子。左阴右阳，尺阴寸阳，沉阴浮阳，搏者瘕触于手也，胎必热故脉搏。阴者胎之所居也。妇人时时蛆血而转筋者，躯蛆时噎而动者，非躯，妇人寸口脉卫浮而大，荣反弱，浮大气强，反弱血少，孤阳独呼，阴不能吸，二气不停，卫强荣弱，积为阴寒，阳为聚热，阳盛不润，经络不足，阴虚阳旺，故令少血，时发喘息，咽燥汗出，或溲稠数，多吐涎沫，乃是重虚津液。漏泄经血，三月不来，名曰居经，非躯也。诸阳为男诸阴女，左右分明肺肾取左盛男，右盛女，左右俱盛一男一女；左手带纵两个儿，右手带横一双女夫乘妻为纵，妻乘夫为横；左手脉逆生三男，右手脉盛生三女子乘母为逆气，母乘子为顺气。

又男胎居左，女胎居右。胎之所居，气血聚焉。其脉滑利而盛，故左盛则男，右盛则女。尝观痈疖发上则寸脉盛，发下则尺脉盛，发左则左脉盛，发右则右脉盛，此所以悟胎居之理也。

验胎散

真雀脑芎一两　当归全用，七钱

为细末，作两股，浓煎胶汤一盏，酒调服。服后二三时觉脐腹作动，此有胎也。动罢即愈，安稳无虞。如不是，胎不动，所滞恶物自行。如一服不觉，再煎红花汤调下，一服必效。

探胎散

皂角去皮　炙甘草各一钱　黄连五分

为末，温酒调服，有胎则吐，无胎不吐。

一法经水三月不行，用川芎三钱为末，煎艾汤调服，服后一时腹内微动，非胎不动。大约尺脉调而不月水者，孕也。如经闭，脉必不正，或不至。

养胎

妇人童幼，天癸未行之先属少阴，天癸既行属厥阴，天癸既绝属太阴。或妊娠养胎，始于厥阴者，是祖气生化之源也。阴阳配合，故次及少阳胆经，五行相生，正是肝胆之木，次及胞络，三焦之火，历脾、肾、肺、大肠、胃、膀胱而终十月之期焉。惟手少阴、太阳二经，无专养者，君主之官，无为而已。

一月肝足厥阴经。

二月胆足少阳经。

三月胞络手厥阴经。

四月三焦手少阳经。

五月脾足太阴经。

六月胃足阳明经。

七月肺手太阴经。

八月大肠手阳明经。

九月肾足少阴经。

十月膀胱足太阳经。

按回回国译天文书，七曜相照，所属与前不同，今并载以备参考初曜胎宫极热，将外肤蒸干后为胞衣。

一月土星照。

二月木星照色变红。

三月火星照心肝脑成。

四月太阳照身体全成。

五月金星照毛发成。

六月水星照舌动，口开。

七月太阴照此月胎中有力，若是月生，养得长成。

八月又土星照土星性燥，胎气动，儿昏沉，是月生，养不长成。

九月又水星照热润，有力转动。

十月既足，气全力生。

安胎

安胎之法，以养血气、理脾胃为主。白术益脾以培万物之母，条芩固中泻火气，能滋子户之阴，使火不妄动，所以为安胎圣药。砂仁安胎以其止痛行气故耳。劳神动怒，情欲之火，俱能堕胎。推原其本，皆因于热。火能消物，造化自然，古方谓风冷伤于子宫而堕，未达病情者也。如惯堕胎之妇，或中气不调，食少，且不必养血，先理脾胃，次服补中益气汤，使气血自生。因母病而动胎者，但治母病，其胎自安。因胎病而致母病者，但安胎则母病自愈。胎多在三月份而堕者，尔时手厥阴心胞络主养胎儿，劳心多虑，心胞络虚，不能养胎则堕。治宜兼制火，用四物汤加黄柏、元参、白术、条芩。左脉微弱，身痛，夜热，腰痛，胎不安，属血虚，用四物汤，加杜仲、黄芩、白术、秦艽。

右脉寸关大而无力，似滑，且不流利，倦怠懒于言动，属气虚。用补中益气汤，加山药、杜仲、条芩。

两手脉俱弱，胎常坠，属气血两虚，用八珍汤，加山栀、杜仲、续断、条芩、白术。孕妇忽然下黄汁如胶，或如豆汁，胎动腹痛，是气虚也，用佛手散，加黄芪、糯米，浓煎汁服。如腹不痛，单用芪、糯米佛手散方见《秘要》。

孕妇下赤汁，属血虚有火，正方用子芩、当归、川芎，煎服。若奇兵则用银苎酒。

银苎酒

苎根去黑皮，研碎，五钱　白银一两

以水、酒各半煎服。

治胎动不安，一法取苎根，如足指大者一尺煎服，即愈。丹溪云：以苎根能补血行滞也。

怀胎宜养血，益气，健脾，清火，当常服固胎饮。

固胎饮

川芎一钱　当归　白芍　熟地各二钱　人参　白术　陈皮　甘草各一钱

少佐黄连、黄柏、桑上羊儿藤（要七叶完全者）、糯米一钱。如见血不安，加阿胶。痛而气滞，加缩砂仁。

胎至七月后，宜服方。

束胎丸

黄芩酒炒，夏月一两，秋七钱，冬五钱　茯苓七钱五分　白术二两　陈皮三两

为末，粥丸，每服钱五分。

胎至临月，服束胎散易产。

束胎散 即达生散

人参　陈皮各五分　白术　白芍　全当归各一钱　炙甘草二分　苏叶五分　大腹皮二钱

难产之妇，多气血虚弱，荣卫涩滞使然。是方用人参、白术、甘草以益气，当归、芍药以益血，紫苏、腹皮、陈皮以疏滞气，则其生易矣。如腹胀或痛，加砂仁、枳壳，青葱五叶，黄杨脑七个。有火加黄芩。头目眩闷，加川芎。如气虚，倍参、术。气实加香附，倍陈皮。血虚倍当归，加地黄。形实倍紫苏。性急加黄连。热极加黄芩。湿痰加海石、半夏。食积加山楂。食后易饥加黄杨脑。腹痛加木香、官桂、黄芩冬月不可用桂。

临产当服补血顺气药，使胎易产。

保生无忧散

兼治小产瘀血腹痛。

南木香　当归　川芎　白芍　枳壳　乳香　血余即头发洗净，煅灰，各等份

水煎，日二服，均用五分。

小产

半产多在三个月及五七月，除跌仆损伤外，若前次怀胎三个月而堕者，下次有孕，如期复然。盖先于此时受伤，故后期必应，乘其虚也。必须预服健脾、益气、养荣药于一有孕之日，日日不可缺乃可。

胎元不足倦怠，或胎动不安，或身微热，减食。

单氏安胎散

人参　当归　怀熟地各二钱　白术二钱五分　条芩八分　陈皮　苏叶各四分　砂仁三分

如烦渴，加麦冬一钱，枣五枚，水煎服。如腰疼髀腿痛，必一日夜服三帖可安。

呕吐痰水，心烦闷，头重，目眩，恶闻食气，胎动，腰腹痛，下血等症，用四物汤加黄芪、白术、甘草、黄芩、阿胶、人参、桑寄生。如无真寄生，以续断代之。

女科秘旨卷二

轮应禅师纂

仁和吴煜茶垞校订
杭州徐志源句读

恶阻

怀孕三月，恶心而阻隔饮食是也。亦有六七个月，尚病呕者，治同。然肥人责之痰，瘦人责之火，俱宜二陈汤，加白术、黄芩，或加香附、砂仁、姜汁、竹茹，与吐家同。如或因气者，脉必沉，治兼舒郁，加抚芎、香附，不可过用辛药。妊娠禀受怯弱，使有阻病，状如病酒，颜色如故，脉息和顺，但觉肢体沉重，头目昏眩，择食恶食，好酸咸物。若甚者，则作寒热，心下愦闷，呕吐痰水，恍惚不支，古名恶阻。治先脾胃而清火化痰。如吐甚者，愈止愈吐。仲景云：停药月余自安。

孕妇饮食失宜，停滞作呕，宜和平消导，不可作恶阻治。如脾胃弱者，加人参、白术。治恶阻必用大半夏汤加减，如头眩痰多，加旋覆花，有火加姜汁、炒黄连、竹茹。

大半夏汤

半夏　陈皮　茯苓各二钱五分　生姜一钱
水煎服。

日久津液损，胃燥干哕，不纳汤水，用二陈汤合四物汤，加竹沥、姜汁，润以降之。此症右脉必弦数，左脉必微弱。昧者谓半夏犯胎，地黄腻膈，乃知常而不达变也。

吐多脉弱，体倦不纳谷，用六君子汤，加麦蘖、生姜。

左脉弦急，心下胀闷，恶心不止者，挟肝气上冲也，宜茯苓汤下抑青丸。

抑青丸

黄连一两

为末，丸如麻子大，每服白汤下二三十丸。

左脉弱而呕，当服理血归脾药，盖以无阴而作呕也。

胁胀或寒热往来，面色青黄，此木克土也。宜六君子汤加柴胡、桔梗、枳壳。兼腰痛胎欲堕，宜二陈汤合四物汤，加白术、黄芪、黄芩、阿胶。

如胀闷，加缩砂仁。

吐而心烦，用竹茹、麦冬、前胡、橘红、芦根，煎汤徐服。

因食冷物及凉药，吐不止，以丁香、炮姜，加半夏汤温之。恶阻渐退，则徐服后方。

归芩参附汤

当归三钱五分　川芎一钱七分　茯苓　人参
生地　香附子各二钱　白术一钱五分　黄芩七分
麦冬一钱五分

姜枣引。

吐虽定，每食粥则口酸，此肝火盛。宜用川芎、陈皮、栀子炒、茯苓、生姜，煎汤下抑青丸。

吐定之后，须用大补，宜人参、白术、当归、黄芪、陈皮、茯苓，煎服。如有火加条芩，腰痛加杜仲、川断，每日一服。

晕眩倦怠。

单氏参橘饮

人参一钱　橘红　藿香　甘草各四分　白术　当归各二钱　半夏八分　砂仁三分　竹茹四分

如肥人，加竹沥半匙。

仲仁治恶阻方

人参　陈皮　竹茹各一钱　麦冬　木瓜各三钱　藿香五分　枇杷叶三大片，无则芦根代之

一法妊娠恶食，以所思食任意食之，必愈。

胎痛

孕妇腹中不时作痛，或小腹重坠，名曰胎痛，宜地黄当归汤主之。如不应，加人参、白术、陈皮。如因血气，加砂仁。因中气虚下坠而作痛，则服补中益气汤。

地黄当归汤

熟地三钱　当归一钱

煎服。

腹作痛升动，先将砂仁二钱（炒）研末，白汤调服，即时痛止。或入前方煎服，其效如神。

胎漏

壮实妇人，两手脉平和，饮食如故，都无所苦，而经暗下，此血气旺，养胎之余血也。儿大能饮自不来矣，不必治。然亦不可使之多下，当和血、凉血、健脾为主，用佛手散加黄芪、白术。如不已，加阿胶。去血多，用八珍汤，加胶、艾。一说壮盛妇胎漏，腰腿不酸痛，过于小心，只服安胎饮，孕妇经水蓄于胎，若下漏则本于气衰，而不能循于经也，胎干则子损矣。若因热，用逍遥散；因肝火，用柴胡山栀散；因脾火，用加味归脾汤；因脾气虚不能摄血，用补中益气汤。

胎漏有母因宿疾，子脏为风冷所乘，血气失度，使胎不安而下血者。有荣经风胜，经血喜动，而时下者。此二症，若作漏胎治，胎必堕。若以一药治风可止，即不治风亦无害。又有冲任脉虚，不能制经血，则月水时下。若不早治，使血尽则人毙矣。更有气血虚，血热风热，肝火脾火，脾胃虚陷，湿热郁怒等而致，治者宜详察之。

大怒伤肝而动血者，宜用佛手散加栀子（炒）、白芍。盖以佛手散胎动能安，胎损能下也。

胎漏经血妄行，淋漓不已。

桑寄生散

当归酒炒　桑寄生　川断　白术　香附醋炙　阿胶蛤粉炒　川芎　人参　白茯苓各一钱　甘草五分，炙　姜一片

煎服。桑寄生安胎妙品，若他树寄生，有毒不用。

胎漏下血。

陆氏胎漏方

当归　川芎各二钱　人参七分　白术一钱五分　茯苓一钱　黄芪五钱，炙　升麻五分　香附三钱

加姜、枣引。若胎不转动，去白术，加苏梗五分。

二黄散

生地　熟地各等份

为末，煎白术、枳壳汤，食前服，每服二钱。

跌仆伤胎

胎为跌仆所伤，以逐污生新为主，服佛手散神效。如腹动加益母子，服下痛止，母子俱安。若胎已损，则污血频下，再加香附（童便制）、益母草、陈皮，煎浓汁服。系从高坠下，

腹痛，下血，烦闷，加生地、黄芪，补以安之。若腹内大痛，下血，加人参、白术、茯苓、炙甘草、陈皮、砂仁研服。痛甚，加五灵脂一钱。搋犯胎不安，腰腹痛，或下浆水、血水，或上抢心气促，用四物汤，加阿胶、黄芪、枣、姜引。

损伤胎，腰腹痛，经血淋漓，胎下坠。

陆氏伤胎方

当归三钱　川芎　香附　黄芩各二钱　升麻一钱　砂仁一钱五分　姜三片　枣二个

单氏治伤胎腹痛，先服安胎散，日二帖。如不止，再服胶艾安胎饮。

胶艾安胎饮

人参　条芩　阿胶蛤粉炒　熟地各一钱　白术　当归各二钱　川芎八分　紫苏　陈皮　甘草各四分　艾叶八片

加姜、枣引，如感寒头痛，加连须葱头四个。腹痛减，去艾叶，加带壳砂仁四分。

胎偶有所伤动，痛不可忍。

救急方

缩砂连壳炒黑

为末，热酒调服二钱，或米饮亦可。服后腹中觉热，胎即安，屡试验。

毒药伤胎

误服毒药，伤胎欲堕。

甘豆竹叶汤

甘草　黑豆　淡竹叶各等份

煎浓汁服。

服毒药草药，下血胎动。

夺命丹

并治小产，子死腹中。

丹皮　茯苓　桂枝　桃仁　赤芍各等份

为末丸，淡醋汤嚼下。

胎动

下血而腹重胎动，此胎欲堕也。治宜行气安胎，急服佛手散，加砂仁。如脉大有火，加黄芩、白术。腹痛下黄汁，加黄芪、川芎各一两，糯米一合，水一升，煮至半升服。

孕妇脉弦急，憎寒壮热，唇爪俱青，面黄黑色，是胎气损也。当问胎动否，若不动，反觉上攻，抢心闷绝，或下血，当作死胎治之。

满闷

有外感风寒，内伤饮食者，用藿香正气散。有食伤脾胃者，用六君子汤。有阳气壅滞者，用紫苏饮。又有常多怒气，胸腹满闷，服顺气药而甚者，宜参归芩术汤。

参归芩术汤

当归　人参各二钱　川芎　黄芩各八分　白术二钱　甘草　紫苏　陈皮各四分　木香二分

心腹胀满，气冲心膈烦闷，并腹胀满，两胁妨闷，不下饮食，四肢无力。

仓公下气汤

羌活　赤芍　赤苓　甘草　半夏　槟榔各八分　桂心四分　苏梗六分　青皮　陈皮　大腹皮　桑白皮各一钱

和匀，每服三钱，姜三片，枣一个，煎服。

心腹胀满，气冲心膈，烦闷，四肢无力，不思饮食。

诃黎勒散

诃黎勒　赤苓　前胡各一钱　陈皮　大腹皮桑白皮各七分　枳壳　川芎　白术各五分

研末，每服四钱，姜、枣引。

孕六七月时，脉弦发热，其胎愈胀，腹痛恶寒，小腹如扇，此子脏虚寒也。

附子汤

附子八分　人参　白术　茯苓各一钱　芍药一钱

水煎服。

子肿

面目虚浮，四肢作肿如水，此皆脾虚不运，清浊不分所致。以补脾分利为主，当多用参、术。单氏云：或水泻所致，当服全生白术散。

全生白术散

陈皮　白术　姜皮　大腹皮　茯苓皮各五分

如大便不实，加泽泻、山药、扁豆、秦艽。有火加子芩为末，每服米汤下二钱。

胎水，寻常脾虚肿满。

五皮饮

大腹皮　桑皮　茯苓皮　陈皮　姜皮各等份

加木香，浓煎汁半盏服。

〔吴按〕或有以五加易桑皮者，亦妥。

妊娠腹大，胎间有水气。

三因鲤鱼汤

白术五两　茯苓四两　当归　川芎各二两

锉片，以鲤鱼一尾洗净，煮汁，将药和匀，每服四钱，用鱼汁盏半，姜三片，陈皮少许，煎药空心服。

治子肿

单氏全生白术散

白术　当归各二钱　人参一钱　川芎八分
甘草三分　陈皮四分　大腹皮　茯苓皮各七分

研末服。

大约胸腹胀，小水不通，遍身浮肿，宜三因鲤鱼汤。若虚弱以四君子汤。治面目虚浮，肢体如水气，宜全生白术散。如不应，用六君子汤。治脾胃虚，湿热，下部作肿，宜补中益气汤，加茯苓。治腿足肿，喘闷，或指缝出水，宜天仙藤散。治脾肺气滞，宜加味归脾汤，佐以加味逍遥散。治脾气虚，宜补中益气汤。

子气

怀胎三月以后，两足浮肿，行步艰难，食不甘味，且喘状如水气，名曰子气。古方一主于湿，大率浮肿，因脾虚者多，若喘则因肺肾，盖以脾主四肢，脾气虚弱，不能制水而发肿，肺肾少母气滋赖，则气促满闷。治宜补兼分利，与子肿互考。日肿夜消，如血虚更健脾兼养其血，用川芎、当归、茯苓、白术、白芍、陈皮、秦艽。如心下胀，是浊气碍于上焦，加厚朴、贝母、香附、前胡、大腹皮、苏叶等一二味。若喘加杏仁，甚者加炒苏子。

按：此症始自两足，渐至喘闷似水，足趾出水，谓之子气。乃妇人素有风气，或冲任有血风，不可作水，妄投汤药，当以天仙藤散主之。

天仙藤散

天仙藤即青木香，洗，略炒　香附炒　陈皮　甘草　乌药各等份

和匀为末，每服三钱，姜三片，苏叶三片，木瓜三片，同煎空心服，三服后肿消。此方单氏作煎汤，加紫苏四分，如虚加人参、白术、当归。如不效，兼服补中健脾之药。

〔吴按〕以后三味，另煎水，送前药末。

女科秘旨卷三

轮应禅师纂　　　仁和吴煜茶坨校订
杭州徐志源句读

子悬

胎气不和，浊气举胎而上凑，胸腹胀满，谓之子悬。然必面不赤，目不青者方是，不然则胎坏矣。

紫苏饮

苏叶八分　人参　大腹皮　川芎　白芍
陈皮去白　甘草各一钱　当归酒浸，二钱　姜三片
葱白一根

空心服。此症挟气者多，非紫苏、腹皮、陈皮、川芎无以疏其气，非当归、白芍无以利其血，气利血流而胎自下矣。邪之所凑，其气必虚，故用人参、甘草补之。一补一泻，推陈而致新也。

单氏子悬方

人参一钱　白术　当归各二钱　黄芩　川芎
各八分　紫苏　陈皮　砂仁　甘草各四分

如有气加木香三分，姜水煎。

子悬症，虽以紫苏饮主之，若饮食不甘，兼以四君子；若内热晡热，兼以逍遥散；若胃火所致，则用四君子汤，加黄芩、枳壳、柴胡、栀子；若脾郁所致，则用归脾汤，加柴胡、枳壳。

子烦

心中烦懑不宁者是也。责之心虚有火，《简易方》以竹叶汤主之。若左手寸脉微弱，则服柏子养心丸，或调补心丹，临卧服。

竹叶汤

白茯苓二钱　防风八分　麦冬　黄芩各一钱
竹叶九片

心惊胆怯，烦闷不安。

单氏竹叶安胎散

人参　枣仁各一钱　白术　当归各二钱　黄芩　远志各八分　川芎七分　怀生地一钱五分
竹叶十片　陈皮三分　麦冬一钱　甘草四分

姜、枣引。如烦渴加竹茹一丸；有痰加竹沥、姜汁；虚多用人参；脾常泻，减去生地、麦冬、枣仁。

夫人肺脏寒而热乘于心，则令心烦；停痰积饮，在心胸之间，或冲于心，亦令心烦。若热而烦者，但热而已；若有痰饮而烦者，呕吐涎沫，恶闻食气，烦躁不安也。治内热用竹叶汤，痰滞用二陈汤加白术、黄芩、枳壳，气滞用紫苏饮，气郁用分气饮加川芎，脾胃虚用六君子汤加紫苏、山栀。再人足太阴脾经之气通于口，手少阴心经之气通于舌。若孕妇脏腑气虚，荣卫不理，阴阳隔绝，热乘于心脾，津液枯少，故心烦而口干也。若系胃经实火，竹叶石膏汤；系胃经虚火，人参黄芪散；系胃经虚，补中益气汤；系脾气郁结，加味归脾汤；系肺经虚热，紫苏饮；系肝经火动，加味逍遥散；系肾经火动，加味地黄丸。

〔吴按〕烦轻躁重，躁为阴虚，阳无所附，虚阳外越，孤阴失守，久则暴脱。经云：阴虚无骤补法，计在潜阳。此至精微之旨也。

子痫

孕妇痰涎壅盛阻塞，或时发搐，不省人事，名曰子痫。治宜清气化痰为主。盖此症因于气者多，治法与痫症同，惟剂稍小耳。若恶心甚者，煎二陈汤探吐。吐定则理气化痰，兼用黄芩、白术保胎。古方羚羊角散、葛根汤，药味偏于辛散，治者当因时制宜可也。

〔吴按〕痫者，俗名羊癫疯，皆痰火凝聚心胞。男女皆有，最难除根。孕妇子痫，又当别论。

羚羊角散

羚羊角一钱 当归二钱 独活 五加皮 茯神各八分 枣仁 米仁各一钱 防风五分 川芎 杏仁各七分 木香二分 甘草四分

如虚加人参；若痰气盛缓，而人参、姜引；如痰多，加竹沥、姜汁；脾胃弱，加白术二钱五分，研末服。

治临月因发风痉，闷愦不识人，吐逆眩倒。

〔吴按〕痉必兼咳，以咳止为毒尽，总当辛凉托散，使其外达，而免内陷，不可轻忽。

葛根汤

葛根 贝母 丹皮各一钱 木防己六分 防风八分 当归 川芎 茯苓各二钱 桂枝五分 泽泻 甘草 独活 石膏各四分 人参八分

水煎服。忌海藻、粉菜、酢物。

孕妇无故忽然僵扑，左脉微数而右脉滑大者，是血虚。阴火炎上，鼓动其痰，四物汤养血，加芩、连降火，兼用二陈汤化痰下气，或加竹沥、姜汁。

子淋

此症以茯苓、灯心、条芩为主。若痰闭上焦，寸关必滑，宜探吐以提之。然必胸膈迷闷乃可。

〔吴按〕不可过于通利，亦不宜急用升提，只用草薢分清饮最妥。

日久倦怠，右脉微弱，属气虚，用人参、黄芪、白术、麦冬、茯苓，加栀子、知母、条芩等清火药。

左脉细数形羸，每便则痛，属血虚，用四物汤加黄柏、知母、条芩。《济生方》中，治子淋症，用安荣散，煎麦冬汤下，但滑石、细辛二味稍峻。人之虚实、气血各有不同，达士变而通之可也。安荣散方具《秘要》中。

单氏子淋方

人参 茯苓 通草各一钱 白术 当归 麦冬各二钱 甘草四分 灯心五分

如有痰，宜清肺金，加黄芩七分。

淋闭

脐腹作胀，小便淋闭，盖孕妇胎系于肾之间，虚热而成斯疾。若项强筋挛，语涩痰盛，用羚羊角。小便淋痛涩少，用安荣散。肝经风热，用加味逍遥散。腿足转筋，而小便不利，急服八味丸，迟则不救。服燥药而小便频数，或不利，用生地、茯苓、牛膝、黄柏、知母、川芎、当归、甘草，煎汤。频数而黄，用四物汤，加黄柏、知母、五味、麦冬、元参。肺气虚而短少，用补中益气汤，加山药、麦冬。阴挺痿痹而频数，用地黄丸。热结膀胱而不利，用五苓散。脾肺燥不能小便，用生黄芩清肺热。膀胱阳虚，阴无所化，用肾气丸。膀胱阴虚，阳无所生，用滋肾丸。

滋肾丸

肉桂一两五钱 黄柏三两 知母二两

共研末为丸。

溺血

形体劳苦，或过食炒、炙等物，小便中带血，宜清膀胱。

〔吴按〕小水带血，频数而痛，为血淋，小水清长，带血不痛，为虚火。

加味逍遥散

当归二钱　白芍　柴胡各一钱　茯苓　丹皮　山栀各七分　白术一钱五分　炙草四分

遗尿

孕妇遗尿，有虚与热之分，医者当审其因。如系脬中有热，用加味逍遥散；系脾肺气虚，用补中益气汤加益智；系肝肾阴虚，宜六味丸。

如孕遗尿。

白薇散

白薇　白芍等份

为末，米饮送下，空心服。

遗尿不知而出。

桑螵蛸散

桑螵蛸七个

炒黄，研为细末，空心米饮下二钱。

转胞

孕妇六个月以后，觉胎坠，一边小水不通。其症有因火，有气虚，有痰滞，有血虚。

两寸脉弦急，或两尺弦急有力，兼口干心烦等火症者，属热。宜用冬葵子、滑石、栀子、木通、条芩、白术以清之。外以冬葵子、滑石、栀子为末，以田螺研成膏，或生葱捣膏帖脐上，立通。

〔吴按〕譬如水壶，若贮水太满，则倾之不出，去其上盖，其嘴即通，亦此理也。

上三部微弱无力，或气口虚大，兼倦怠不食者，属气虚。以补中益气汤，服下探吐，以提其气。

左脉不足，或涩而数，兼夜热心烦，或大肠闭者属血虚，宜四物汤加黄芩、知母、黄柏、调益元散服。

益元散

滑石六钱　生甘草一钱

共为末，加入前药服。

〔吴按〕此系六一散，而益元散尚有朱砂也。

肥盛妇人，右寸脉沉滑，症兼恶心心胀，小水不利，属痰滞，以二陈汤加青皮、升麻、柴胡，煎服探吐，使药汁与痰同出，然后用参、芪大补之。

大抵有孕小水不利，月份浅者当清之，兼保胎，月份多而虚者当补之，兼升提，治分两途。

丹溪云：转胞之症，胎妇之禀赋弱者，忧闷多食厚味者，庸有之。法用四物、二陈、四君子汤，去茯苓，煎服探吐，上窍通，下窍自利此症汇载甚详，须当合看。

陆氏谓转胞系脾气下陷，塞住胞户，以致小水不利，非热闭之故。宜用二陈汤加芎、归、参、术，煎服探吐。如不通，再服再探吐，以小水已利为度。然后用上药，加升麻十余帖。如倦怠乏力，则服补中益气汤兼六味丸。若急切无丸，以丸药料合补中益气汤，煎服。若见效，六味丸宜日服三次，每见治此症，服利小便或通大便药，以致胎堕而殒妇命者，岂不惜哉！

〔吴按〕升麻可暂用以升提，不可多服而受害。

单氏云：转胞由脾胃气虚，以致胎压尿胞。

单氏转胞方

白术　生地各一钱五分　陈皮去白　甘草　柴胡　升麻各四分　人参　半夏各一钱　川芎八分　当归二钱　姜一片

一方

白萝卜子炒香，白汤吞下立通。

一法

空心屡饮盐汤探吐，则气上升，使下通行，亦一治法。

中风

孕妇口噤项强，手足缩挛，言语謇涩，痰涎壅盛，不省人事，可作中风治，用羚羊角散。若无痰，言语如常，但见似中风症，多是血燥类风，切不可以风治，误人性命。

有毒药伤胎，状类中风，牙关紧闭，口不能言，两手强直握拳，头低自汗，身微热，其脉浮而软。若作中风治，必死。宜用白扁豆二两，生去皮为末，取新汲水调下，立愈。

中风症中腑者，多着四肢，脉浮恶寒，拘急不仁，宜汗之。中脏者多着七窍，唇缓失音，耳聋鼻塞，宜下之。表里皆和，宜治在经，以大药养之，而佐以安胎。

〔吴按〕中风有真、类之分，中脏者多不治。若中腑血脉经络为真中，而中皮毛偏枯，为类中。肥人居多，又有瘦人血虚火燥，木旺生风，为内风、虚风，尤难调理。更有遍身关节走痛，为历节风。盖风为百病之长，变态最多，当寻源施治。况胎产遇此危症，尤当立方周到，庶可保全母子性命也。

孕妇中风。

防风散

防风　葛根各二钱　桑寄生　羚羊角各三钱　细辛四分　当归三钱　菊花一钱五分　汉防己钱半　秦艽钱半　桂心六分　茯神三钱　甘草一钱

和匀，每服八钱，加姜五片煎好，入竹沥半合，温服。

〔吴按〕以朱砂雄黄末酒冲服，外以艾灸手足大指尖上。

中恶

孕妇忽然心腹刺急绞痛，如鬼击之状，不可按摩，闷绝欲死，或衄或吐血，以调补正气为主。治用金银藤煎汤饮神效，或用熟艾，拳大一圆，煮汁频服。

中恶心腹疼痛。

当归散

当归　川芎各二两　丁香六钱　青皮一两　吴茱萸五钱，用桔梗汤泡，炒黑

共和匀为末，温酒调，每服五钱。

木香散

生地二钱　枳壳　木香各七钱五分

和匀为末，温酒下三钱。

苦梗散

苦梗一两炒　生姜五钱

水煎服。

又方

男子汗衣烧灰存性，百沸汤调服。

一法

用盐水探吐，或用灶心土为末，并水调服二钱。

痓

心主脉属火，肝主筋属气，气火相炽，则为

瘛。治法平脉降火，兼养气血，用钩藤汤加柴胡、山栀、黄芩、白术。若风痰上涌，加竹沥、南星、半夏。如风邪急搐，加全蝎、僵蚕。若亏损气血，宜八珍汤加钩藤、山栀。若无力抽搐，角弓反张，汗出如珠等症，此肝经绝也，不治。

〔吴按〕瘛者，即刚、柔二痉，如类中风，乃伤寒之变症也。

钩藤汤

钩藤　当归　茯苓　人参各一钱　桔梗　桑寄生各五分

水煎服。忌猪肉，炒、煎。若烦热，加石膏一钱五分；临产，加桂心四分。

眩晕

肝热上攻太阳穴，胸膈涎壅，头旋，目眩晕，或腮项肿核。

〔吴按〕两腮肿核为痄腮。以靛花、柿油调涂，即消。柿油乃补伞人所用。

消风散

煅石膏　防风　羌活　甘菊　川芎　羚羊角　当归　白芷　荆芥穗　大头黄芩各一钱　炙甘草　芽茶各五分

水煎，食远服。

治诸风热困倦，时发昏眩。

犀角散

犀角　拣参各钱半　山栀仁　羌活　黄连　青黛各八分　川芎　茯苓　白芷　甘草各一钱　生姜三片

研，食远服三钱。

女科秘旨卷四

轮应禅师纂　　仁和吴煜茶坨校订
杭州徐志源句读

心痛

风寒邪气痰饮交结，而伤心支结，则乍寒乍止者是。当审其因而治，如饮食所伤，用平胃散加枳壳、山楂。

火龙散

川楝子　小茴香炒，各三钱　艾叶末盐炒，一钱五分

水煎服。

卒然心痛，欲死不可忍。

白术汤

白术　白芍各二两　黄芩一两五钱

分三帖煎服。或沉香降气汤，或茯苓补心汤，或四七汤，或紫苏饮，或延胡为末调服，皆可治。

治临产卒然心痛。

归苓散

当归　川芎　茯苓各三钱　厚朴一钱五分

水煎服。

心腹痛

多由风寒、湿热、痰饮与脏气相击，上冲于心则心痛，下攻于腹则腹痛，攻痛不已，则胎动矣，宜用金沸草汤。若胎气郁结，加香附、川芎。如饮食伤滞，用六君子汤加紫苏、枳壳。

如怒气伤肝，加柴胡、山栀。若郁结伤脾，用归脾汤加枳壳、山栀。

孕妇腹中不时作痛，小腹重坠，多由血虚气陷，间有兼寒热者。

单氏加味安胎散

人参一钱五分　白术　熟地各二钱　川芎八分　紫苏　当归　甘草　陈皮各四分

姜引。如兼寒加吴茱萸，或干姜五分，砂仁一钱五分，研末服。

孕妇腹中绞痛。

当归芍药散

芍药半斤　当归　茯苓　白术各四两　泽泻　川芎各二两

共研末，每服二两，用姜三片，枣一枚，煎水送。

小腹痛

此症如因风寒所搏，用紫苏饮加生姜。系气血虚，加八珍汤。系中气虚，用补中益气汤。如胀痛，用安胎饮，加升麻、白术。服之不应，兼服补中益气汤。

腰腹背痛

风冷乘虚入滞则痛，若使腰痛甚则堕胎矣。如因外邪所伤，用独活寄生汤。因气血滞郁，

用紫苏饮，加枳壳。因劳伤元气，用八珍汤，加杜仲、砂仁、阿胶、艾叶。因脾肾阴虚，加白术、补骨脂。因肝火所伤，用小柴胡汤，加白术、枳壳、山栀。因肝脾郁结，用归脾汤，加柴胡、枳壳。

治腰痛不可忍。

神效通气散

补骨脂瓦上焙，五钱，熟为末　胡桃一个

空心温酒嚼下三钱。

子鸣

此症或云儿口含脐带上疙瘩，因母高举臂脱出，故啼。令母曲腰就地，如拾物状，仍令入儿口即止。

子鸣散

空房鼠窟前后土为细末，研麝香一二厘入内，酒下二钱。

又方

黄连煎汁呷。上二方麝香开窍，黄连性寒，俱宜酌用。

积聚

岐伯云：大积大聚其可犯也，衰其大半而止，过者死。故重身毒之，有故无殒，亦无殒也。

丹溪曰：血块如盘，有难服峻药者，以后方主之。

香附海粉丸

醋煮香附四两　桃仁去皮尖　蛤粉醋煮　白术各一两

为末，面糊丸服。

咳嗽

嗽有风寒、痰热、虚损、气喘之异，咳有心、肝、脾、肾、肺之分。治当知其因，审所属，则咳嗽止，而胎自安矣。

肺咳则喘息有声，甚者唾血。肺藏气而应息，故喘息有声，肝络逆，故吐血。

心咳心痛，喉中介介如梗状，甚者咽肿喉痹。小肠失气。

肝咳则两胁下痛，甚至不可转，转则两胁下满。呕水胆汁。

脾咳右胁下痛，隐隐引肩，甚则不可动，动则咳剧。胃呕而食虫出。

肾咳则腰背引痛，甚则咳涎，膀胱遗溺。三焦腹满，不欲饮食。

治嗽因风寒。

宁肺止嗽饮

天冬二钱　桔梗　紫苏　甘草各四分　知母一钱　杏仁十粒　桑皮八分

因痰嗽，加橘红四分，竹沥、姜汁。因热嗽，去杏仁，加黄芩八分。因虚嗽，加紫菀、款冬各五分。因喘夜嗽，加麻黄（蜜炙）三分；虚损嗽，加瓜蒌一个，竹沥、姜汁。若心胸不舒，加贝母、百合各一钱。

治嗽不止，胎不安。

止嗽紫菀汤

杏仁二钱　甘草八分　紫菀　桑皮各二钱桔梗　天冬各一钱

水煎服。

治嗽带血。

止嗽凉血饮

紫菀　知母　白术　麦冬　当归各一钱　陈皮　甘草各四分　黄芩　犀角各八分　天冬二钱

如喘，加瓜蒌一钱。

治肺痈，咳嗽喘急。

苦梗散

桔梗　紫苏　桑枝　贝母　人参　甘草各
五钱　天冬　赤苓各一两　麻黄二钱五分

共研末，每服四钱，加姜引。

治胎气壅滞，咳嗽喘急。

马兜铃散

马兜铃　桔梗　人参　甘草　贝母各五钱
橘红　大腹皮　桑皮　紫苏各二两　五味子二钱

共研末，每服四钱，加姜三片。如不嗽而
喘，当求别治。

霍乱

吐泻频腹痛，服六和汤，次用丹溪安胎饮。

丹溪安胎饮

白术　当归　熟地各二钱　川芎　条芩各八
分　人参一钱　紫苏　陈皮　甘草各四分　砂仁
三分

姜、枣引。

治内伤饮食，外感风寒，用藿香正气散。
若因食滞，用平胃散。如果系脾胃损伤，阳气
虚寒，手足厥冷，必须温补，然后详审，毋使
胎动。

不语

重身九月而喑，不必服药，月足当复。盖
少阴之脉贯肾络舌本，胞系了戾，故不能言。

泄泻

此症以六君子汤为君，如因米饭伤，加谷
芽；面食伤，加麦芽；肉食伤，加山楂；兼寒
热作呕，肝木侮脾土，加柴胡、生姜；兼呕腹
痛，手足逆冷，乃寒侮土，加姜、桂。如不应，
再服钱氏益黄散。若泻黄色，乃脾土之真色，

加木香、姜、桂。若泻在五更清晨，饮食少思，
乃脾肾虚弱，五更服四神丸，日间服白术散。
如不应，或愈而复作，饮食少思，用八味丸，
补命门火，以生脾土。至如元气下陷，发热作
渴，肢体倦怠，则用补中益气汤。

痢

痢下黄水，乃土色，此脾气下陷，当升补
中气；兼青黄色，乃木克土，泄肝补脾；黄兼
白，此子令母虚，宜补脾胃；黄兼黑，此水侮
土，必温补脾胃；黄兼赤色，当补母益子，宜
补中益气。至于肠胃虚弱，风寒客之，须胃风
汤。或胎不安，急补胃自安。凡安胎之药，临
病制宜，不拘胶、艾之类。

归芍汤

当归　白芍各二钱　黄芩八分　白术三钱
川芎三钱　泽泻一钱五分

水煎服。

凡胎前痢，宜用黄芩、黄连、白芍、炙草、
橘红、红曲、枳壳、莲肉，略用升麻。未满七
月，勿用滑石，如症急必须用者，不拘此例。

疟疾

妊娠患疟，多伤乎胎，宜早治。若系饮食
停滞，宜用六君子汤，加桔梗、苍术、藿香。
外邪多而饮食少，用藿香正气散；外邪少而饮
食多，用人参养胃汤；劳伤元气，用补中益气
汤；郁怒所伤，用小柴胡兼归脾汤；若木旺侮
于土，久而不愈，用六君子汤，佐以安胎药，
仍参三阳三阴而治之。

单氏治胎前患疟方

半夏七分　草果　青皮各五分　乌梅一个
人参　黄芩各一钱　白术　当归各二钱　紫苏
甘草各四分　藿香五分

姜引。

烦渴

心脾二经，气行口舌。孕妇脏腑气虚，荣卫不理，阴阳隔绝，热乘于心脾，津液枯少，故令烦躁而口干也。若胃经实火，竹叶石膏汤；胃经虚热，人参黄芪散；胃经气虚，补中益气汤；肺经虚热，紫苏饮；肝经火动，加味逍遥散；肾经火动，加味地黄丸；孕妇烦热，兼咽间作痛，用知母散加山栀。

知母散

黄芪　赤茯苓　子芩各七钱五分　门冬　知母　甘草各五钱

共研末，每服四钱，竹沥引。

热病

孕妇口干，不得卧，用丹溪安胎饮，加麦冬、干葛。

壅热，心神烦躁，口干渴。

参芩犀角汤

人参　知母　麦冬　栀子仁各一钱　甘草　条芩各五分　栝楼根　犀角各八分

如夏令，加竹沥五匙，姜汁二匙，冲服。

热病呕吐不食，胸中烦躁。

芦根汤

芦根　葛根各一钱五分　人参　麦冬　知母各一钱　竹茹一圆　栀子一钱　葱白三寸

斑出赤黑色，小便如血，气急欲绝，此胎落矣。

青黛豆豉汤

栀子　黄芩　升麻各一钱　青黛七分　淡豆豉四十九粒　生地二钱　杏仁十粒　石膏一钱五分　葱白七寸

热病，骨节疼痛，不急治，则胎落。

葛根汤

葛根　石膏各二钱　升麻三分　前胡八分　青黛八分

如有痰，加竹沥、姜汁。

胎蒸

面肿赤色，口苦咽干，日晡寒热，日渐羸瘦，胎气不见升动，用银柴胡、胡黄连各一钱，煎服。治从气血虚加味。

治胎不转动。

芎归苏芩汤

当归二钱　川芎　枳壳　茯苓　砂仁各一钱　苏叶五分

吐衄

凡忧思惊怒，伤其脏腑，气升于上，血随而溢，心闷胸满，久而不已，至堕胎则不治矣。若系肝经怒火，先用小柴胡汤，加山栀、生地，次用前药，合四物汤，后用加味逍遥散。系肝经风热，用防风子芩丸。系心经有热，用朱砂安神丸。系心气不足，用补心汤。系思虑伤心，用妙香散。系胃经有火，犀角地黄汤。系膏粱积热，加味清胃散。系郁结伤脾，用加味归脾汤。系肺经有火，黄芩清肺饮。系子气不摄血，补中益气汤。系肾经虚火，加味六味丸。

加味逍遥散

当归　芍药各二钱　黄芩八分　白术　柴胡　甘草各一钱　薄荷　山栀各四分　丹皮六分

防风子芩丸

条芩炒焦 防风等份

为末，酒糊丸，米饮下，或温酒亦可。

朱砂安神丸

黄连酒炒，六分 朱砂五钱 炙甘草五分
生地 当归各三钱五分

为末，糊丸，每服十五丸。

补心汤

人参 茯苓各二钱 甘草一钱 桂心五分
麦冬二钱 紫石英煅 赤小豆各一钱 大枣七枚

妙香散

甘草二钱 远志 山药 茯苓 茯神 黄
芪各一两 人参 桔梗各五钱五分 辰砂三钱
麝香二钱 木香二钱五分

为末，温酒下二钱。

犀角地黄汤

犀角八分 丹皮一钱五分 生地 白芍各二钱

加味清胃散

升麻四分 黄连三分 丹皮五分 生地 当
归各二钱

加味归脾汤

人参 白术 茯神 黄芪 枣仁各一钱五分
炙甘草 木香各五分 当归 远志各一钱 龙眼
肉二钱五分

加丹皮、山栀各一钱，姜、枣引。

清肺饮

五味 黄芪各二钱 归身 麦冬 生地 人
参各一钱

治男妇诸血逆上。

必胜散

熟地 小蓟并根用 人参 蒲黄炒 川芎
当归各五钱 乌梅肉五钱

煎，不拘时服。

治吐衄或破伤失血，蓦患口噤、项强、背
直，类中风症，此皆由失血而然。

单氏吐衄方

人参 当归 白术各二钱 生地 条芩 天
麻各二钱 陈皮 防风 荆芥各四分 麦冬一钱

爽期

妇人怀胎有七月八月而似欲生者，宜凉血
安胎；有过一年二年数年而不生者，宜补血
行气。

治月份未足，痛甚欲产。

知母丸

兼治难产子烦。

知母为末

蜜丸，温酒下，或米饮亦可，每服二十丸，
日三服。

槐子丸

槐子 蒲黄等份

为末，蜜丸，温酒下二十丸，以痛止为度。

又方

梁上尘 灶突煤

同为末，空心温酒下，二三钱。

〔吴按〕灶突煤即百草霜，烧草者佳。

治过期不产。

加味四物汤

川芎 当归 熟地 白芍各二钱 香附钱半
桃仁 枳壳各七分 缩砂 紫苏各一钱

女科秘旨卷五

轮应禅师纂

仁和吴煜荼垞校订
杭州徐志源句读

有孕妇家预知修合

益母丸，催生丸散，鹿角灰，大料参归汤，生化汤。

临产须知

痛阵未紧，交骨未开，虽胞水来，不可临盆。若胞水来久，交骨犹未开，宜服大料参归汤，并补助气血饮食。产户开，儿头未正，不可服催生丸散。

服催生药，不可用败血、耗气、香窜等剂。儿下胞停，不可卧倒，宜频服生化汤。胞下后，不可令寒气入腹，更紧防贼风入产户。产毕，将烧红秤锤入醋瓶，以瓶嘴向产母鼻孔熏之，可免血晕，并解秽气。产后月内，宜戒怒气，勿受惊恐，勿劳神力，谨慎饮食。

论产后调护

妇人病倍男子，以胎产之症偏多也。在胎前最宜慎谨，然时日尚宽，苟非危急症，犹可渐渐挽回，且不至终身受累。若夫产后，少有不谨，或医治失宜，祸同反掌，即幸不至殒命，目前受苦非小，终身得病恒多。故特列章首，普告产妇，并事产者郑重自持，庶几彼此不至后悔也。

论治血块

产后血块，产科所当首重，毋视为轻症而忽之。盖因孕成余血，若产妇壮旺而产易，则儿下后，亦随而俱下，必不至久停作痛。多由产母送儿送胞劳倦之甚，或调护失宜，或腹欠温暖所致。若不加意调理，变症百出。论治此症，在古方偏用苏木、棱、术，以迅攻之，在时俗多用生地、红花，以急行之。或用苏木、牛膝，以大破之。此三者重虚产妇，非徒无益，并致产后危急大症，无异操刀杀人。盖产后血块虽宜消，新血亦宜生。必须行中带补，化中有生者，方称善治。是则生化汤一方，能使块消而痛止，神清而气复，实新产之至宝也。即世用山楂、砂糖消块，姜、椒、艾、酒定痛，亦能致淋、崩、昏、晕等症，皆非良剂。又如气胀用乌药、香附以顺之，枳壳、厚朴以舒之，甚有用青皮、枳实、苏子以下气定喘，芩、连、栀、柏以退热除烦。若夫血枯便实，反用承气汤下之而愈结，汗多小便涩短，反用五苓散通之而愈秘，此则更无足论。盖产后诸症，总以生化汤为君，其余不过随症加减。治产后者，慎毋执偏门，遵古方。余于此条下，分症立方，可考而用也。

产后血晕

分娩后，眼见黑花，头眩昏晕，不知人事，谓之血晕。其因有三：一由劳倦甚而气竭神昏，二由血大脱而气绝晕厥，三由痰火乘虚泛上，而神气不清。此三者，皆魂不随神往来，而机运几息也。医者若偏信古方，认晕为恶血抢心，而轻用散血之剂，或偏认为痰火而无补，专一消降之方，此误人之命者也。当急服大料生化汤，先行块定痛。如实系形色脱，或汗多而晕脱，皆急服生化汤一帖后，即加人参二三钱。如系劳倦甚而晕，及血崩气脱而晕，并连灌两帖后，加人参二三钱，断不可疑参为补而缓用。如或真系痰火乘虚泛上而晕，可于生化汤内加橘红四分，若虚甚亦加人参。如系肥人多痰，再加竹沥七分，生姜汁少许。以上三等晕症，并不可用破血等方，如块痛甚，将药煎送益母丸，或鹿角灰，或元胡散，或独行散。

产后形色脱晕，或汗多脱晕。

加参生化汤

川芎　当归各四钱　姜炭　炙甘草各四分　桃仁十粒　人参三钱　荆芥四分　枣一枚

煎服。如脉脱形脱将绝之症，可加人参三四钱，频灌救，汗多亦然。若无汗不脱，只服大料生化汤，不必加参。如左手足脉脱，亦系危症，必须加参。如血块痛甚，加肉桂七分。渴加麦冬一钱，五味子十粒。汗多加麻黄根一钱。如块不痛，可参、芪并用以止汗。

凡治产后诸危急症，必一日一夜，频服三四帖，方可扶危变吉，否则若照常则不及矣。

产后厥

产时用力过多，劳倦伤脾经曰脾中脏也，脾乃中脏，不能注于四旁四旁也，心肝肺肾也，故逆厥而气上行经曰：厥气上行，满脉去形。经云：阳气衰于上则为寒厥，神气浮越，去身而将散，非大补不能回阳而复神，岂数钱芎、归而能扶救将绝之气血耶？必用加参生化汤，倍人参，连服二三帖，则气血旺而神气生，厥自止矣。若服药反渴，另用多参生脉散代茶，

以助救脏燥。此经验之确论，毋得有议。如四肢逆冷，泄痢类伤寒阴证，又难用四逆汤，则用人参生化汤，加附子一片，以回阳止逆，又可行参归之功。下立二方，分先后用。

新产后发厥，块痛未止，不用芪术方。

加参生化汤

川芎　人参各二钱　当归四钱　炙草五分　姜炭四分　桃仁十二粒　枣二枚

连服二帖。

产后发厥，块痛已除方。

滋荣益气复神汤

人参　当归各三钱　黄芪　白术　麦冬　川芎各一钱　炙草　陈皮各四分　五味子十粒　熟地二钱　附子五分

如汗多加麻黄根，枣仁各一钱。大便不通，加肉苁蓉二钱。

大抵产后晕厥二症相类，皆由气血并竭，神将去而机运几息，仅有一丝之生意耳。若非重方急服，岂能挽回将绝之元神耶？但晕在临盆症急，虽甚于厥，然能频灌生化汤几帖，先补血分之亏，即时块化血旺，而神清晕止，产妇精神复矣。若夫汗多气促，形脱症见，则参、芪必须加也。至厥在分娩之后，气血两竭，宜用倍参生化汤，并补气血之亏，止厥以复神，又非偏补血分之可愈也。要之晕有块痛，芪、术未可遂加，厥无块痛，芪、术、地黄并用无疑也。

产后血崩

产后血大来，当审血之红紫，视形色之虚实。如血紫有块，乃当去之败血，止留反作痛，不可论崩。如鲜红之血大来，乃是惊伤心不能主血，怒伤肝不能藏血，劳伤脾不能统血归经耳。当以崩治，先宜频服生化汤几帖，则行中有补，血宁生旺矣。若形脱或多汗气促，宜服

倍参生化汤以益气，斯阳生而阴长矣。此非棕灰等之可止者。再如产已半月外患崩，又宜升举大补汤治之。

分娩后血崩。

生血止崩汤

川芎一钱　当归去尾，四钱　姜炭四分　炙甘草　荆芥　乌梅煅灰　蒲黄炒，各五分　桃仁十粒　枣二枚

煎服，忌姜、椒、热物，并生冷。如鲜血大来，加白芷五分。血竭形脱，并汗多气促，俱加人参三四钱。若无汗不脱不促，只服生化汤多几帖，则血自宁。世有言芎、归但能活血不可治崩，此误人之论。

块痛已除，血崩。

滋荣益气止崩汤

黄芪　白术　人参　当归　生地　麦冬　川芎各一钱　陈皮　炙草　升麻　白芷　荆芥穗各四分　黄连四分

如汗多加麻黄根一钱，浮麦一撮。大便不通，加肉苁蓉一钱，禁用大黄。如有气，磨木香一钱。痰，加贝母六分，竹沥、姜汁。寒嗽，加杏仁、桔梗、知母各一钱。惊悸，加枣仁、柏子仁各一钱。伤面食，加麦芽一钱。伤米食，加神曲一钱。伤肉食，加山楂、砂仁各八分。身热不可用芩、连、黄柏。伤食及怒气，均不可专用耗散无补之方，宜上方加减，药引俱用枣，煎服。

产后短气似喘

凡产血脱劳倦之甚，气无倚恃而呼吸止息，违其常度。世有妄论痰火，反用散气化痰之方，误人夭折多矣。夫肺受脾禀，运气生脉，通水道，顺呼吸，清肃上下，调和荣卫，而为平人之常候也。值产血气脱，呼吸短，言语不相接续，似喘危症，当大补气血为主。如有块痛，不可加芪、术。若无块痛，可用生化汤，加熟地二钱，附子一片，去桃仁。如足冷，加熟附子一钱，黄芪、白术各一钱五分，陈皮四分。

分娩后即患气短，有块痛。

加参生化汤

川芎二钱　当归四钱　炙甘草五分　姜炭四分　桃仁十粒　人参一钱　枣二枚

服二三帖后，加减。

产后气短促，无块痛。

续气养荣汤

黄芪　白术　川芎各一钱　当归四钱　人参三钱　陈皮　炙甘草　姜炭各四分　熟地二钱

如足冷，加熟附子五分。

女科秘旨卷六

轮应禅师纂

仁和吴煜茶垞校订
杭州徐志源句读

产后妄言妄见

产后妄言妄见，由气血两虚，而神魂无依也。夫心藏神，主血，而言乃心之声也，心有血而神存则言不妄发。又肝藏血，而目乃肝之窍也。目得血而司视，则瞳瞭而视正。若夫产后血气暴竭，则心神失守，故言语无伦，肝魂无依，则瞳眊无见。况心为一身之主，目乃百脉之形，虚证见于心目，则十二官失其职可知矣。是以视听言动，皆有虚妄，专治法当论块痛有无，证候缓急。若块痛未除，连服生化汤二三帖，化块定痛，继服加参生化汤或补中益气汤，加以安神定志之药调治之。若产日久，形气血气俱虚，即当大补为主，使生养气血，宁神定志，服至药力充足，其症可愈。病家毋求速效，医者毋论邪祟。若喷以法水，惊以法尺，多致不救。屡治此症，服药至十余帖方见效。朱丹溪云：病虚有似邪祟是也。又云：欲泄其邪，先补其虚，调其气，次论诸疾，此古人治产后虚证及年老虚喘，弱人妄言妄见症之用心也。

产后块痛未除，患妄言妄见。

宁神生化汤

川芎 茯神 柏子仁各一钱 当归三钱 姜炭 炙草各四分 桃仁十二粒 人参二钱 益智炒八分 陈皮三分 枣二枚

产后块痛已止，患妄言妄见。

滋荣养气复神汤

黄芪 白术 人参 麦冬 川芎 枣仁 茯神 柏子仁 益智炒 当归 熟地各二钱 炙草 陈皮三分 莲子八粒 五味子七粒 元眼肉八个 枣二个

大凡产后患崩血脱，短气似喘气脱，妄言妄见神脱。三症虽有血阴、气阳之分，其精散神去无异，比前晕症，治可少缓，然亦危症也。若非厚药妥方频服，失之者多矣。若医者误论气实痰火，皆误人也。如新产有血块痛三症，并用加参生化汤。此行中有补，斯免滞血虚晕之失也。其块痛既止，宜用升举大补药，少佐黄连清火，以治崩脱，摄气归源也。宜用滋荣益气复神汤，少佐痰药，以清心火，宁君主之官也。每见人妄论气脱妄言之症，误用气实痰火方药，屡夭人命，故重复录告，倘执论痰气而致病愈重者，或能试以补剂，救之犹可活也，毋害人以受天殃。

〔吴按〕治病先分虚实，尤以脉为凭。经云：血脱有生血之机，尤须补气，而气脱亦应加入补血药，所谓阴阳互相为根，不可偏重也。

产后伤食

凡产形体劳倦，脾胃俱伤，是以新产之后，禁膏粱，远厚味，食粥茹蔬，乃切务也。不善调治之家，惟虑产妇之虚，以多食为有益，以厚味为补本，产妇不思而强与，致厌食则有伤。胃虽纳受，脾难转输，食停痞塞，酸嗳恶食。

治宜保元为主，温补气血，健脾助胃。审伤何物，佐以消导，使脾气复而转输，散积则滞物行而胃始思食。夫饮食，脾虚之滋味，在产后未尝不藉此为补助，但劳倦伤食，不胜甘饫，薄味渐进，运化易速，乃事产者不知此意，业已受伤。须知服生化汤，佐神曲、麦芽，以消面食，山楂、砂仁，以消肉食，吴茱萸、肉桂，以消冷物。如此则补消并济，无有不安。屡见治产者不重产虚人弱，惟知速消伤物，反损其气，益增满闷，一帖不效，又加峻药，一医无功，又更一医，先后方类，轻症加重，致使少食之人反虚，而绝不思食者，十常八九，病家自归数命，医家以为尽技，惜哉！

产后块痛未消，服下方以消食。
加味生化汤
　　川芎二钱　当归五钱　姜炭五分　炙甘草五分　桃仁十粒
　　伤面饭，加神曲、麦芽炒用各一钱。伤肉食，加山楂、砂仁各五分。伤寒冷物作痛，加吴茱萸、肉桂五分。如虚甚，加人参一二钱。

块痛已止，服下方以消食。
健脾消食生化汤
　　川芎　神曲各一钱　当归　人参各二钱　炙草　麦芽各五分　白术一钱五分
　　伤肉食，加山楂、砂仁。伤寒冷物，加吴茱萸、肉桂。如停寒物日久，脾胃虚弱，恐药不能运用，可用炒神曲研末，乘热以绸帕包，揉按胸腹间，冷则熨斗熨之。
　　伤食误服消导药，致绝粥几日，并杂症误服消耗，以致绝食者，俱用长生活命丹可救。如系服寒药伤者，加姜三大片。长生活命丹据《秘要》。

产后忿怒
　　凡产后因忿怒气逆，胸膈不舒，血块又痛，

宜用生化汤去桃仁，临服时磨木香二分，入药服之，则血块自化，怒气自散，并治而不悖也。若轻产重气，偏用香附、乌药、枳壳、香砂之类，以散气行块，则元气反损而满闷益增，非善治产者也。又如怒后即食，胃弱停闷，当审所伤何物，于对症之药，加一二味于生化汤中，无有不治，慎毋用克削消积丸、泻气之方，以散气化食，否则虚弱产妇，重伤元气，害不可胜言者矣。

木香生化汤
　　川芎二钱　当归六钱　姜炭四分　木香临服磨，二分　陈皮二分

产后无块痛，受气伤食，服下方。
健脾化食散气汤
　　白术二钱　当归三钱　川芎一钱　姜炭　炙草各四分　人参二钱　陈皮三分
　　如伤肉食，加山楂、砂仁。伤饭食，加神曲。伤面食，加麦芽。伤寒冷物，胁下作痛，加肉桂。
　　大抵产妇弱，受气停食，愈消则愈增满闷，必攻补并行，方可化滞进食。但时医所见，只知消耗，而疑人参为补，而不敢用，误人多矣。故屡治误服散气消导药，致使少食思食之人反绝食，日久者，皆用长生活命丹而活者甚多。
　　产后忿怒气逆及产后停食二症，善治者，重产而轻怒，治以补气血为主，佐以顺气调气，则怒郁散而元不损，非徒恃用消导，则停滞行而胃思谷，此治产后忿怒伤食之良法也。若专一理气消食，非惟气胀不散，停食不消，则正气尤减，甚至绝谷不救。

产后类疟
　　产后寒热往来，每日应期而发，其症类疟，切不可用疟疾方药治之。夫气血虚，而寒热更作，元气弱而外邪或侵。虽寒来股栗，汤火不

能温，热如燔炙，水冰不能寒，或昼轻夜重，或日晡寒热，虽所见症与疟同，其治法必当滋荣益气，以退寒热。有汗急当止汗，只头有汗，不及于足，此乃孤阳绝阴之症，须当加当归、地黄之剂。如阳明恶寒、头痛、无汗，宜于生化汤加羌活、防风、莲须、葱白以散之，慎不可作疟治，而用柴胡清肺饮等方，至常山、草果等药，更害人不可用。

产后寒热有汗，每午后应期而发，类疟。

滋荣益气扶正汤

人参　熟地各二钱　黄芪　白术　川芎　麦冬　麻黄根各一钱　当归三钱　陈皮四分　炙甘草五分

日间煎服，夜间兼服六味地黄丸，清汤下。

〔吴按〕麻黄根虽散中有收，又能止汗，究系猛药，不宜重用，以他药代之便妥。

产后寒热往来，头痛无汗，类疟。

加减养胃汤

冬白术　甘草　藿香各四分　白茯苓　川芎　陈皮各一钱　半夏八分　当归三钱　人参一钱五分　姜一片

如有痰，加竹沥、姜汁、半夏曲。如质弱，兼服河车丸。若久疟无汗不愈，兼服参术膏。

产后类伤寒二阳证

产后七日内，发热，头痛，恶寒，毋专论为伤寒太阳证。发热头疼，胁痛，毋专论为伤寒少阳证。二者皆由气血两虚，阴阳不和而类外感，治者慎勿轻产后，执偏门，而用麻黄汤以治类太阳证，又勿用柴胡汤以治类少阳证。且产妇血脱之后而重发汗，则虚虚之祸，有不可胜言者。昔仲景云：亡血家，不可发汗。丹溪云：产后切不可发表。二先生非谓产妇真无伤寒之病也，非谓麻黄、柴胡，方之不对症也。诚恐后学业偏门而轻产后，执成方以发表耳。

虽明知产后真感风寒，其生化汤内芎、姜亦能散之。又《内经》云：西北之气散而发之，东南之气收而温之。所谓病同而治异也。其经意谓东南人柔弱，而西北之人强盛，患病有异也。惟产后虚劳，治法不分南北，概用甘温以大补，少佐散剂，虽有他症，以末治之。又不可拘执以误人。

〔吴按〕经云二阳之病发心脾，乃指内伤，亦有发热恶寒，不可混入外感，况产后耶！学者当细心讲究。

产后发热头疼

加味生化汤

川芎一钱五分　当归三钱　甘草　姜炭　羌活　防风各四分　桃仁十粒

服二帖，如无块痛，去桃仁。若二帖后，头疼身热不除，加白芷八分，细辛二分。若发热不止，头疼如破，加莲须，葱头五个。若虚甚，加人参二三钱。

产后类伤寒阳明及三阴证

产后潮热，有汗，大便不通，毋专论为伤寒阳明症；口燥咽干而渴，毋专论为伤寒少阴证；腹满，咽干，大便实，毋专论为伤寒太阴证；又汗出，谵语，便闭，毋专论为胃中燥屎宜下。此数症多由劳倦伤脾，运化稽迟，气血枯竭，肠腑燥涸，乃虚证类实，当补之症，治者毋执偏门，轻产后妄议三承气汤，以治类三阴证。间有少壮产妇，患此症而误下，幸而无妨。若虚弱产妇，亦复误下，多致不救者。若因气血虚胀，误下反结，又有血少数日，大便不通，误服攻下，而泄不止者，危哉！

〔吴按〕六经病症，当查究《伤寒论》，则表里分明，所以学者博览群书，一以贯之。

产后类三阴伤寒证

养正通幽汤

人参二钱五分　当归六钱　炙草五分　桃仁十五粒　苁蓉酒洗，去甲　麻仁炒，各一钱　陈皮四分

如汗多便实，加黄芪、麻黄根、人参各一钱。口燥渴，加麦冬、人参各一钱。腹满，嗌干，便实，加麦冬一钱，枳壳六分，人参二钱。汗出，谵语，便实，乃气血并竭，精神失守，宜养荣安神，加茯苓、枣仁、远志各一钱，人参、白术各二钱，黄芪、柏子仁各一钱。以上大便燥结症，非用芎、归、人参至数斤，难见全效。

大抵产后，虚中伤寒，口伤寒物，外症虽见，头痛，发热，或胁痛，腰疼，是外感，宜汗，犹宜重产、亡血、禁汗。仲景《伤寒论》，亡血家禁汗、禁下，岂产后而可汗下乎！惟宜生化汤量为加减调理，方谓无失。又如大便秘结，犹当重产、亡血、禁下，长沙论伤寒之不可汗、不可下者，非谓不当汗、不当下，无奈脱血后，万万不敢耳。

产后大便不通

润肠粥

苏子一合，去壳　新米二合
煮粥食，润肠即通。

女科秘旨卷七

轮应禅师纂　仁和吴煜茶垞校订
杭州徐志源句读

产后类中风

产后血气暴虚，百骸少血濡养，率尔口噤牙紧，手足筋脉挛搐。症类中风，类痉痫，脉虽虚大，虚火泛上，有痰皆当以末治之，毋执偏门而用治风消痰之方。以重虚产妇，治法先当服生化汤，以生旺新血。如见危症，三帖后，加参益气，以救血脱也。如有痰有火，少佐橘红、炒黄芩之剂，竹沥、姜汁亦可。切忌黄连、黄柏并用。

产后血少，口噤项强筋搐，类中风。

滋荣活络汤

川芎一钱五分　当归三钱　熟地　人参各二钱　甘草　陈皮　羌活各四分　黄芪　茯神　天麻　麦冬各一钱　荆芥　防风各四分　黄连姜汁炒，八分

有痰加半夏曲、竹沥、姜汁。渴加麦冬、葛根。

产后中风，恍惚语涩，四肢不利。

天麻丸

天麻　防风各五钱　茯神　枣仁　人参　远志　山药　柏子仁　门冬各一两　川芎　羌活各七钱　细辛四钱　南星曲　半夏曲　石菖蒲各八钱　当归二两

共为末，蜜丸，朱砂为衣，清汤每服六七十丸。

产后汗

凡分娩时汗出，由劳伤脾，惊伤心，恐伤肝也。《内经》云：摇体劳苦，汗出于脾；惊而夺精，汗出于心；有所恐惧，汗出于肝。产妇多兼此三者而汗出，不须即加敛汗之剂，能宁神而汗自止。若血块作痛，芪、术未可遽加，宜服生化汤二三帖，以消痛，随服加参生化汤，以止虚汗。若分娩后倦甚，濈濈然汗出，形色又脱，此亡阳脱汗也。又当从权速灌加参生化汤，倍用人参，以救危急，毋拘块痛。夫汗乃心之液，荣于内为血，发于外为汗。值产妇亡血之后，又多汗，由劳惊恐惧所伤，神虚而不能镇守其液也。治当健脾而敛水液之精归脾，益荣卫以嘘血归源，灌溉四肢，不使其妄行而为外汗。在杂症虽有自汗、盗汗之分，其当归六黄汤不可以治产后之自汗，并宜服加参生化汤，又加味补中益气汤。若服参、芪而汗不止，及头出汗而不至腰足，乃危恶之症，必难疗。

产后虚汗不止

麻黄根汤

人参　当归各二钱　黄芪一钱五分　白术　麻黄根　牡蛎各一钱　桂枝　炙甘草各五分　浮小麦一撮

如虚脱汗多，手足冷，加熟附子一片，姜枣四分。渴加麦冬、五味子各六分。肥白人产

后多汗，加竹沥、姜汁以清痰火。若恶风寒，加防风五分。血块不痛，加熟地三钱。暮服八味丸，六味加五味子、炙黄芪。

凡产后汗不止，由产亡阴血，而阳气偏盛故也。《内经》云：阳加于阴则发汗。因而遇风，变为痉疯者有之矣。其治尤难，是以产后多汗之家，更宜谨避风寒也。

产后盗汗

产后睡梦中汗多，醒来即止，犹盗瞰人睡而出盗，谓之盗汗。此非自汗之比，在杂症论云：自汗阳亏，盗汗阴亏。然当归六黄汤又非产后盗汗方也。治当兼血分药品调理之，乃称善耳。

止汗散

人参二钱　当归三钱　熟地一钱五分　麻黄根　黄连酒炒，各五分　浮小麦一大撮

又方

牡蛎煅研，五分　小麦曲炒黄，研

产后口渴或兼小便不利

凡产后口燥咽干而渴，或兼小便不利，由产时失血，或汗多所致，是无水也。夫水谷入胃，脾肺散精，清气为津液。其气通心，受火色变为血，下行膀胱为小便。值产亡血而又汗多，且劳倦伤脾，不能为胃行其津液，生化之气不运，渗泄之令不行。是以上无津液，而有嗌干、燥渴之症；下气不升，而有胃肾闭关之候。治法必当助脾益肺，升举气血，则气化流行，阳升阴降，水入经而为血为液，谷入胃而气长脉行，自然津液充而便利调矣。若认咽干口燥为火，而用芩、连、栀、柏以降之；认小便闭涩为水滞，而用五苓散以通之，皆非也。必因其劳损而温之益之，因其渴燥而濡之行之。

量度病情，而施治无失也。

生津止渴益水散

人参　麦冬　生地　当归各三钱　五味十粒　黄芪一钱五分　茯苓八分　甘草　升麻各四分　葛根一钱

汗多，加浮麦、麻黄根、枣仁各一钱。如渴甚，加生脉散代茶，不可疑而不用。

产后遗尿

凡产后遗尿，由气血大虚，不能约束，宜用八珍汤，加升麻、柴胡，甚者加熟附子一片。

〔吴按〕曾有接生者以手入内，探扶小儿，损伤尿胞，以致终身渗漏，可不慎哉！

又有生理不顺，误损尿胞膀胱者，用参、芪为君，归、芎为臣，桃仁、茯苓、陈皮为佐。以猪羊尿胞煎汤煎药，须百服渐安。

薛氏补脬饮

黄丝绢一尺，碎剪　白牡丹根皮为末　白及末各一钱

水煎，至绢烂如饴，服之静卧，不可作声，如作声则不效。

产后类痉

产后汗出多而变痉症，口噤不开，背强而直，身反，气息如绝，宜速服下方。

加减生化汤

川芎　麻黄根各一钱　当归四钱　桂枝　防风　甘草　羌活各五分　人参二钱　附子一片　羚羊角　天麻各八分

产后中风，无汗类痉。

芎归活风汤

川芎　当归各三钱　防风　羌活各五分　枣

仁一钱

产后泄泻

产后泄泻非杂症，有食泄、洞泄、濡泄、湿泄，各如注下之论，大率属气虚、食积与湿也。气虚宜补，食积宜消，湿则宜燥。然恶露未浮，遽难骤补、骤消、骤燥，当先服生化汤二三帖，以化旧生新，内加茯苓以利水道。俟血化生，然后补气、消食、燥湿，以分水道，始无涩滞虚虚之失。若产经旬日外，方论杂症，犹量人虚实而施治也。如痛下清水，腹鸣米饮不化者，以寒泄治。如粪黄色、赤色，肛门作痛，以热泄治。有因饮食过多，伤脾成泻，噫气臭如败卵者，以食积泄治。又有脾气久虚少食，食下肠鸣腹急，尽下所食之物方宽快者，以虚寒泄治。治法寒则温之，热则清之。脾伤食积，分利健脾，兼消补虚，方谓善于调治，而可无失也。

产后虚泄，眼昏不识人，弱甚形脱，必用下方。

丹溪回生方 即附子理中汤
白术 茯苓各二钱 人参三钱 附子一钱

产后血块未消，患泻。

健脾利水生化汤
川芎 茯苓各二钱 当归四钱 姜炭 炙甘草各五分 桃仁十粒 莲子八粒

产后血块已消，患泻。

加减生化汤
川芎一钱 当归 白术各二钱 姜炭 炙甘草各四分 茯苓一钱五分 人参三钱 肉果一个制 陈皮五分 泽泻八分

如寒泄痛，加砂仁二钱。热泄，加黄连（炒）一钱。泻水腹痛，米饮不化，加砂仁、山楂、麦芽各二钱。泻有嗳酸臭气，加神曲、砂仁、山楂、麦芽各一钱。脾气久虚，泻出所食之物方宽快者，以虚寒论，加山楂、砂仁、神曲、麦芽各二钱。泻水者，加苍术一钱。脾气弱，元气虚，必须大补，佐消食，或清热，或祛寒，治宜详察加减之。再弱甚形气脱，必用丹溪回生方，始可回生。若脉浮弦，按之不鼓，即为中寒。此盖阴先亡而阳欲去也，速宜以大补气血药中，加附子、炮姜，以回元气，勿泛以寻常比也。以上诸症，俱加升麻（酒炒）三分，莲子十粒。

产后完谷不化

产后完谷不化，由劳倦伤脾，而输化稽迟也。《内经》曰：饮食入胃，游溢精气。上输于脾，脾气散精；上归于肺，通调水道；下输于膀胱，精气四布。五经并行，是脾主为胃行其精液者也。今产后劳倦伤脾，失输转之职，致清和之气不能化，而令完物出焉，名曰飧泄。又有饮食太过，肠胃受伤，亦致完谷不化，俗呼为水谷痢也。然产方三日内，血块未消。患此脾衰胃弱之症，未可遽加参、芪、白术，且服生化汤，加益智、香、砂，少温胃气。候块消散，可加参、芪、白术以补气，肉果、木香、砂仁、益智以温胃，柴胡、升麻以升胃中清气，泽泻、茯苓、陈皮以利水，此上策焉。

产后三日内，完谷不化血块未消。

加味生化汤
川芎 益智各一钱 当归四钱 炙甘草 姜炭各五分 桃仁十二粒 茯苓一钱五分

产后三日外，血块已消，完谷不化。此胎前素弱，故患此症。

参芪生化汤
川芎 茯苓 白芍 益智各一钱 当归 人参 白术各二钱 炙甘草 炙姜各五分 莲子八粒 肉果一个，制如泻水多，加泽泻、木通各一钱。腹痛，加砂仁八分。渴，加五味、麦冬各七分。寒泻，加干姜一钱，木香四分。

产后泻痢日久，胃气虚弱，完谷不化，宜温补助胃气，用六君子汤，加木香四分，肉果（制）一个。

产后痢

产后七日内外，患赤白痢，后重腹痛，前集《秘要》载治法，此集不再入。所遗方一症四，兹补附焉。

产痢无后重，但日久不止，宜六君子汤，加木香、肉果。

产后赤白痢，脐下痛，宜用当归、厚朴、黄连、肉果、甘草、桃仁、川芎，煎服。

产后痢久色白，属血气，宜四物汤，加荆芥、人参。痢久而形色羸白，故属血虚。

产后痢，形体羸困，心腹绞痛，宜用薤白、石榴皮、当归、黄连、地榆，煎服。如腹痛不止，用温汤布蘸暖腹则缓。

噤口痢

香连丸

黄连为末　莲肉研粉

各半和匀，或酒丸，或酒调送，每服四钱。

〔吴按〕古香连丸，乃黄连木香，与此不同。

附：产后积滞

产后滞下积滞，虽腹痛至极，不可用大黄等药下之，致伤胃气，遂不可救，宜服下方。

补血消滞汤

人参　芍药　当归各二钱　红曲一钱　升麻四分　益母草二钱

加炙甘草一钱，滑石二三钱，足矣。若恶露未净，兼用乳香、没药各二钱五分，砂仁末一钱。血虚，加阿胶（蛤粉炒）二钱，久之自愈。

女科秘旨卷八

轮应禅师纂　　仁和吴煜茶垞校订
杭州徐志源句读

产后霍乱

产后霍乱，由劳伤气血，脏腑虚损，不能运化食物，乃感风冷所致。凡阴阳升降不顺，清浊乱于肠胃，冷热不调，正邪相搏，上吐下泻，名曰霍乱。

产后块痛未除，患霍乱。

〔吴按〕此病多发于夏秋之间。若吐泻一齐俱作为真霍乱，必用附子理中汤，或转筋加木瓜，缓治则无救。

生化六和汤

川芎二钱　当归四钱　干姜　甘草　陈皮
藿香各四分　砂仁六分　茯苓一钱　姜三片
煎服。

产后霍乱吐泻，手足逆冷，无块痛。

附子散

白术　人参各一钱　当归二钱　陈皮　炮姜
丁香　甘草各四分　附子五分
为末，粥饮调，每服二钱。

产后霍乱，吐泻不止，无块痛。

温中汤

人参　白术　当归　厚朴各二钱　干姜八分
茯苓三钱　草豆蔻一钱　姜三片
煎服。

产后呕逆不食

人之胃腑为水谷之海，水谷化精，以为气血，荣润脏腑。产后劳伤脏腑，寒邪易乘于肠胃，则气逆呕吐，而不下食也。又有瘀血未净而呕者，亦有痰气入胃，胃口不清而呕作。医者能随症调治，斯无失矣。

产后呕逆不食。

加减生化汤

川芎一钱五分　当归三钱　炮姜　炙草各五分　砂仁五分　淡竹叶七片　姜汁二匙

产后七日外，患呕逆不食。

温胃丁香散

当归　白术各二钱　炙姜　丁香　陈皮　炙草各四分　人参一钱　前胡　藿香各四分　姜三片
煎服。

产后咳逆，呕吐，心忡，目眩。

石莲散

石莲子去壳，一两五钱　茯苓一两　丁香五钱
为末，米饮下二钱。

产后口渴

产后虚弱，口渴气少，由产后血少，汗多，内烦，不生津液。

生津益液汤

人参　麦冬　茯苓各二钱　大枣二枚　小麦
竹叶各六分　栝楼根　甘草各一钱

如大渴不止，加芦根。

产后水肿

产后水气，手足浮肿，皮肤间光莹色，乃脾虚不能制水，肾虚不能行水故也。治必大补气血为主，佐以苍术、白术、茯苓补脾。如壅满，用半夏、陈皮、香附监之。虚加人参、木通。有热加麦冬、黄芩，以清肺金。

〔吴按〕按之窝而不起者，气也。按之无窝，随手起者，水也。以此分别，乃要诀耳。

产后七日外水肿。

健脾利水补中益气汤

人参二钱　白术三钱　茯苓　白芍各一钱
陈皮五分　木瓜八分　紫苏　木通　大腹皮　苍术　厚朴各四分

如大便不通，加郁李仁、麻仁各一钱。

寒邪湿热气伤表，无汗，肿，宜补气血方中加姜皮、半夏、紫苏以表汗。

产后风湿，客伤脾经，气血凝滞，以致面目虚浮，四肢肿胀，气喘，宜服五皮饮。

产后怔忡惊悸

此由产中忧惊劳倦，去血过多，则心中躁动不宁，谓之怔忡。若惕惕然而惊，中心怯怯，如人将捕之状，谓之惊悸。治此二症，惟调和脾胃，补养心血，使志定气宁，气舒心安而病愈矣。然在分娩后，血块未消，宜服生化汤。且大补以行血块，血旺则怔定惊平，不必加定志安神之药。如块痛消止后，患此症，宜服下方。

加减养荣汤

川芎　当归各二钱　茯神　枣仁　人参　麦冬　远志肉　黄芪　白术各一钱　元眼肉八个　陈皮　炙草各四分

如虚烦，加竹茹一团；痰加竹沥、姜汁。

产后心血不宁，惊悸不安。

养心汤

黄芪　麦冬　枣仁　柏子仁各一钱　茯神　川芎　远志肉各八分　当归二钱　五味十粒　人参一钱五分　炙草四分　姜二片

煎服，兼服安神丸。

安神丸

黄连酒炒　生地　归身各三钱　炙草五分

为末，蒸饼糊丸，如绿豆大，朱砂二钱为衣，每服四十丸。

产后骨蒸

产后骨蒸，先用清骨散作汤药服，后以保真丸作汤药服。

清骨散

柴胡　前胡　黄连　乌梅去核，各二钱　猪脊髓一条　猪苦胆一个　韭菜白十根，各寸许

上药四味为末，将髓、胆、韭同捣成泥，入童便一盏，熬稀糊入药末，捣为丸，如绿豆大，名清骨丸。每服三四十丸，清汤下。如上膈热多食后服。凡男女骨蒸，俱可服。惟上症须作汤药服，效更速耳。

保真丸

黄芪　川芎　地骨皮各六分　人参　白术　当归　天冬　麦冬　白芍　枸杞　知母　生地各二钱　茯苓　黄柏炒，各八分　甘草五分　五味十粒

此丸方，上症加枣三个，作煎药服。

骨蒸劳热，服清骨散作汤药。不应，再服下方。

加味大造丸

人参　当归　山药　枸杞各一两　麦冬　石斛酒蒸，各八钱　银柴胡六分　生地二两　胡黄连五钱　黄柏酒炒，七钱

另将门冬、地黄，先捣如泥，加紫河车一具。如系蒸熟者亦另捣，然后入诸药末，和匀，捣匀为丸。若焙干河车则为末入药，捣匀蜜丸。

产后心痛

产后心痛，即胃脘疼。以胃脘在心之下，因伤寒气及冷物而作痛。且气近于心，故俗呼为心痛。殊不知心为君主之官，主血行气，统驭脏腑，血气盛则泰然安，血不足则怔忡惊悸而不安，心岂可痛乎？若真心痛，手足青黑色，且发夕死，夕发旦死，昔已论之详矣。治法当散胃中之寒气，消胃中之冷物，必用生化汤为主，而以散寒消食佐之，无有不安。若绵绵而痛，可按而止，又无块痛在腹，则当论虚而加补也。其产后心痛、腹痛二症，因寒食与气上攻于心则心痛，下攻于腹则腹痛。二症治法，大约相同，均当用生化汤加肉桂、吴茱萸等热药，以温散之可也。

〔吴按〕心者，君主之官，痛则无救。凡俗名心痛，皆胃脘气痛也。妇女最多，甚至呕逆发厥，用胡索、五灵脂、丹参、当归，名加味拈痛散，屡效。

加减生化汤

川芎一钱　当归三钱　炙姜五分　肉桂　吴茱萸　砂仁各八分

如伤食作痛，可照上伤食症条加减，下腹痛亦仿此。

产后腹痛

凡产后腹痛，先问血块有无。若无块痛，因遇风冷，乘虚入腹作痛，宜服加味生化汤。若有血块痛，只服生化汤调元胡索末一钱，块痛消止。

产后遇风寒，乘虚入腹作痛。

加味生化汤

川芎二钱　当归四钱　炙甘草　炙姜各四分桂枝七分，痛止减去　防风七分　吴茱萸六分　白豆蔻五分

如服之块未消，再煎一服，送失笑散一钱。

产后小腹痛

产后虚中感寒饮冷，寒气下攻，则小腹作痛。又有血块作痛者，亦有产后血虚、脐下痛者。并宜加减生化汤治之。

加减生化汤

川芎二钱　当归三钱　干姜　甘草各四分桃仁十粒

有血块痛，本汤送元胡索散一钱。亦治寒气痛，无血块痛，但小腹痛。

又可按而少止者，属血虚，上方加熟地三钱。

元胡索散

延胡索　肉桂各一钱
为末。

产后指节头痛

凡产后虚劳，指节疼，头痛，汗不止。

猪肾参芪汤

人参　黄芪各二钱　生姜一钱　淡豉一钱薤白一钱　当归三钱

用猪肾二个，先将肾煮熟，取汁二碗，煎

药八分盏，温服。

产后遍身痛

由产后百节开张，血脉流散，气弱则经络间血多阻滞，累日不散，故筋骨急引，诸节不利，至腰背不能转侧，手足不能动履，或身热，头痛。若误作伤寒发表使汗出，则筋脉动惕，手足厥冷，变症百出矣。

通痛散

当归三钱　甘草三分　黄芪　白术　牛膝独活　肉桂各八分　薤白五根　姜三片

产后腰痛

凡妇人肾位系胞，腰为肾府，至产劳伤肾气，损动胞络，或虚未平复，而风寒乘之。二者皆致腰痛也。

产后感风寒，腰痛不可转侧。

养荣壮肾汤

当归二钱　独活　桂心　川芎　杜仲　川断各八分　防风四分　桑寄生二钱　生姜三片

两帖后，痛未止，属肾虚，加熟地三钱。

产后日久气虚，腰疼肾弱，服加味大造丸。

产后淋

由产后气弱，热客于脬中，内虚则小便频数，热则小便淋涩作痛，名曰淋，产后冷、热、膏、石诸淋。

茅根汤

白茅根一两　瞿麦　茯苓各五钱　葵子　桃胶　人参各一钱五分　滑石一钱　紫贝二个　石首鱼头四个　灯心一团

先将石首鱼头研末，药熟入鱼首末，空心服。

产后淋，小便痛及血淋。

白茅汤

白茅根　瞿麦　车前子　冬葵子各二钱　通草七分　鲤鱼齿一百个

先将鱼齿研末，药熟入末，空心服。

产后小便数

由脬内宿有冷气，因产发动，冷气入脬，致小便数也。

小便数及遗尿。

益智散

益智大者，二十个

为末，每服二钱，米汤下。

桑螵蛸散

桑螵蛸炒，三十个　人参　黄芪各三钱　鹿茸　牡蛎　赤石脂各一两

为末，每服二钱，空心下。

产后流注

产后恶露流于腰、肾、腿、足关节之处，或漫肿，或结块，久则肿起作痛，肢体倦怠。治法急用葱熨方，以治外肿；内服参归生化汤，以散滞血，毋缓也。

治流注已成，自溃未成自消。

参归生化汤

川芎一钱五分　当归三钱　炙甘草五分　人参二钱　黄芪一钱五分　肉桂四分　马蹄香二钱

葱熨法

生葱一握

捣烂，炙熟作饼敷肿处，用厚布二三层盖上，以熨斗微火熨之。

流注漫肿微痛，属形气病，气俱不足，最难治。若已成脓，或未成脓，或不溃，此气血虚也，宜服人参汤。如憎寒恶寒，气虚也，宜十全大补汤。如日晡内热，宜四物汤，加人参、白术、丹皮。如呕逆胃气虚，宜六君子汤，加炮姜。如食少体倦，脾气虚也，宜补中益气汤，加倍升麻。如四肢逆冷，小便频数，肾气虚也，宜补中益气汤、加益智仁。

阴蚀五疳

妇人阴户中生疮，名曰䘌疮，或痛，或痒如虫行状，脓汁淋露，阴蚀几尽者。心肾烦郁，肾气虚弱，致血气留滞。经云：诸痛疮疡，皆属于心。治当补心养胃，外以药熏洗。

千金阴蚀散

当归　川芎　芍药　地榆　甘草各等份

用水五升，煎至二升，去渣熏洗，日三次，夜一次。

又方

猪油十斤　水一桶

煮极熟，以汁浸疮，冷再易热者，不过三五次可愈。

又方

虾蟆　兔屎等份

为末，敷疮亦良。

〔吴按〕兔屎，别名望月砂，为洗眼要药。

女 科 后 序

余岳丈陈贞甫太守，乃闽中修园先生后裔。素以医名，自幼受其指教，粗得皮毛。但医书汗牛充栋，惟择其最善者而从之。尝考岐黄，治病专精针灸，伊尹始传汤液，汉自仲景后，初分门类，而妇幼乃有专科。然皆医国寿民，存心利济，非如近世射利之徒，私秘良方，行同市侩，所以人多轻视而医学扫地矣。光绪乙酉冬，吴君幼筠，以家藏竹林寺妇科秘本，拟将镂版，以广流传。由翁君式如见示，属为校订。详细读之，胎产诸症，备举无遗。其方亦属王道，并非离奇，但非一手所著，不敢断鹤续凫，强为连贯。况抄本讹误，句读难明，汤丸颠倒，分两参差。所关非细，千里毫厘。因稍加修饰，补短截长，酌添分两，配合君臣，庶秘方可称全璧。苟居家者既获此书，再益以《达生》《福幼》等编，则穷僻之乡，审症用药，较以性命付诸庸医之手，得失奚如。吾知书成后，胎前谙治法，产后多良方，久秘之本，竟得广传，岂非生民之庆幸也哉！校竣，序其缘起而归之。

光绪丙戌年春正月仁和礼堂曹秉纲序于鄂匏斋

女科旨要卷一

雪岩禅师增广　　仁和吴煜茶圫校订
杭州徐志源句读

妇女逐年经症

室女十三四岁行经，或行或痛，或发热，身体不宁，口苦面红，寒热不定，头目晕花。

八物汤

白芷一钱五分　羌活上部身体不痛不用　砂仁桂枝无寒不用　白术各二钱　香附二钱五分

分二帖，加姜三片，葱三根，空心热服。如有血气攻心痛，加干漆、元胡索各三分。嗽痰气急，加半夏、桔梗、杏仁、五味各三分。

和气散

厚朴五分　陈皮　藿香六分　白术　延胡枳壳各三钱　香附炒，五钱　草果热不用　甘草砂仁　小茴各二钱　木香二钱

为末，或丸，或散，每服二钱，空心下。

室女十五六岁，经水不通，日夜寒热，手足麻痹，头痛，恶心，呕吐，腹中忽然结块冲痛。此因误食生冷所致。

四物调经汤

当归　川芎　柴胡　黄芩　白芍各三钱五分香附五钱　青皮　砂仁　甘草各一钱五分　熟地白术　陈皮　枳壳　小茴炒　三棱　莪术各一钱红花五分　白芷二钱五分　肉桂一钱

分四帖，加姜三片，葱三根，空心煎服。如上部痛，加羌活二钱。下部痛，加独活二钱。

咳嗽，加半夏三钱，延胡、干漆各二钱五分。寒热疟疾，加常山、草果、香附各三钱。泄泻，吐，心闷，加豆蔻、粟壳、木香各三钱。

妇女十七八岁，经脉不通，或阻半月，或阻百日半年，颜色青黄，饮食不思，寒热，头痛，目晕，肚中结块，烦闷，呕吐，膨胀。此因脾胃虚弱，气血不行而致。

和气八物汤

人参　茯苓　熟地　小茴各三钱　白术　川芎各四钱　甘草　黄芩　柴胡　枳壳各一钱　当归　白芍　香附各六钱

分四帖，加姜三片，灯心一团。

空心热服，如肚痛，加延胡、干漆各三钱。呕吐，恶心，加良姜、砂仁各三钱。手足麻痹，加肉桂一钱五分。咳嗽，加杏仁、五味、款冬花各二钱。

柴胡汤

当归五钱　白芍　柴胡　黄芩各三钱　熟地甘草各一钱　半夏　川芎各二钱　人参　麦冬各二钱

分四帖，加姜三片，空心热服，如少睡，加枣仁。呕吐，加砂仁三钱，白术二钱五分，香附三钱。嗽，加杏仁一钱五分，五味一钱，苏叶、桔梗各三钱。

调经丸

当归二两　白术　厚朴　赤芍　熟地　小

茴　枳壳各一两二钱　陈皮　砂仁　三棱　干漆
甘草　白芷各一两　青皮　陈艾各二钱　粉草五
钱　香附醋制，五两　川芎一两五钱

　　为末，米醋糊丸，空心米汤下，三四十丸。

　　妇人十九二十嫁出时，但遇经脉动时，遍
身疼痛，手足麻痹，或寒热，头目昏眩，或由
感冒而致。当急用乌金散，多二帖，少一帖
可愈。

乌金散

　　厚朴　苍术　川芎　茯苓　当归　半夏
白芍　羌活　独活　牛膝各三钱　陈皮　桔梗
白芷　枳壳各一钱五分　麻黄四分　甘草五分
桂枝一钱五分

　　分四帖，加姜三片，葱白二个，空心热服。
嗽，加杏仁、五味各二钱。泄泻，加枳壳、豆
蔻、粟壳各一钱五分。

　　妇人二十一二，经脉不调，赤白带，或如
梅汁，或片，或二三月不行，潮热咳嗽，饮食
不思，四肢困倦。若此症日久不治，则成骨蒸
痨，急服八物温经汤。若带如鱼脑者，冷极，
须继用乌金散。

八物温经汤

　　当归　香附　鹿茸醋炙，如热少用　川芎
熟地　白术　山萸　小茴各二钱　甘草一钱

　　分四帖，加姜三片，空心服。如盗汗，加
枣仁、黄芪各二钱。嗽，加杏仁、五味子各二
钱。潮热，加黄芩、柴胡各二钱。

　　妇人二十三四，腹心胀满，气升上膈，饮
食不思，腹结块成瘕。此因经后潮热，误食生
冷，聚成痰饮。若不早治，复成大患。

君子汤

　　陈皮　茯苓　枳实　川芎　赤芍　苏叶
槟榔　桔梗　白术　半夏各二钱　当归　香附

厚朴各三钱　甘草一钱　红花　黄连酒炒　柴胡
各一钱　砂仁一钱五分

　　分八帖，加姜三片，空心服。如嗽，加五味
子、杏仁各二钱。口渴潮热，加竹沥二匙，酒、
水各半煎。

　　妇人二十五六，血海虚冷，经脉不调，或
时腹下疼痛，或白带，或鱼脑髓，或米汁。信
期不定，每日淋漓不止，面色青黄，四肢无力，
头晕眼花。此气血两虚之证。

加味四物汤

　　当归　鹿茸　白芍　香附各三钱　川芎　熟
地各二钱五分　黄芪　白术　茯苓　黄芩　陈皮
去白　砂仁　人参　阿胶　小茴　山萸各二钱
沉香　粉草各一钱　延胡二钱

　　分四帖，加姜三片煎，空心服。如咳嗽潮
热，加五味子、杏仁各五分，竹沥少许。

乌鸡丸

　　此方善调经，如有热者忌用。

　　人参　砂仁各五钱　白术　川芎　熟地　当
归　厚朴　香附各一两　海金沙　银虫砂　柏叶
各二两　僵蚕　防风各五钱　粉草二钱五分

　　共为末，外用乌骨雄鸡一只，三年陈者，
用竹刀杀之，去毛血头足肝杂，洗净，用陈酒
一大升，将药末分三份，以一份纳鸡肚内，一
份入汤内，一份留下，听用。文武火煮熟，将
鸡骨拆开，熬干原汁，取鸡骨肉药末，晒干为
细末，同留下一份药末和匀，以米饭为丸，每
日空心酒下五十丸。

　　〔吴按〕前卷乌鸡丸药味纯和，与广东白凤
丸同功，乃妇科良剂。此丸重用金石，岂可常
服？若删去二砂，为八珍加减，亦可用也。

　　妇人二十七八，身体困倦，少食，经水时
时淋漓不止，或块或片，或流赤白黄水，面色
青黄，眼花，四肢酸痛，将成崩漏。

止经汤

当归五钱 白芍 川芎各四钱 阿胶炒 黄芩 蒲黄炒 柏叶盐水炒 白术各三钱 砂仁二钱 香附 熟地各四钱 炙甘草一钱

分四帖，加姜三片。如嗽，加五味子、杏仁各三钱。气急，加半夏、苏叶各二钱。泄泻，加豆蔻、粟壳各二钱。肚痛，加枳壳、延胡、干漆各三钱。若虚冷，可服前补经汤，或乌鸡丸，以补心血。若口干潮热，不可用乌鸡丸，可服八珍散，以扶脾胃。切忌乱服药。若已半年不调，用调经散可治。

妇人二十九三十，连年生育，气散血虚，经脉不和，或二三月不行，不时腹痛，结成血块，日倦夜热，饮食少思。此血虚胃热，抑或劳倦而致。先服红花当归散，后服八物汤。

红花当归散

当归六钱 川芎 赤芍 熟地 黄芩 香附 延胡 厚朴各四钱 小茴 柴胡 陈皮 莪术 牛膝各二钱 三棱先服二钱，后少用 甘草五分 红花一钱

先服分八帖，少加姜，水煎，空心服。如恶心，呕吐，加砂仁一钱五分，良姜一钱五分。泄泻，加豆蔻、粟壳各三钱。遍身痛，加羌活、独活各二钱。嗽，气急，加杏仁、五味、桔梗、苏叶各一钱。

妇人三十四五，血气脾胃俱虚，或经水动时，当风坐卧失避，身入虚邪，遍身麻痹，经脉受风，咳嗽有痰。用减味五积交加散，兼八物汤治之。

减味五积交加散

羌活五分 当归 川芎 独活二钱 白芷 厚朴 苍术 枳壳 防风 陈皮 半夏 柴胡 桔梗 茯苓各二钱 麻黄 桂枝 甘草各五分

分四帖，加姜三片，连根葱白五个，空心热服。如不能行动，去柴胡，加僵蚕、乌梅各五分，酒煎。嗽，加五味、杏仁各三钱。

妇人三十六七，若行经太多，此因血气虚甚，胃气不足，故血妄行。宜补调气血，养脾胃，庶年老可无血崩之患。

八珍散

人参 茯苓 川芎 熟地 白芍 香附各三钱 白术 当归各四钱 甘草一钱

分四剂，姜水煎服。如肚痛，加延胡三钱。潮热，加黄芩、柴胡各三钱。

妇人三十八九，经水断绝，腹中有块，疼痛，头晕眼花，饮食不思。此气血虚，恶血不散。急当散其瘀血，温调血脉，以除后患。

加减莪术散

当归 莪术 延胡 熟地 枳壳 青皮 白术 黄芩各二钱 川芎 三棱 小茴 砂仁各三钱 干漆 红花各一钱 香附五钱 甘草二钱

共为末，每日空心酒下三钱。

妇人四十二三，经水断绝，五十一二，其经不定，常常淋漓，或块或条，或漏不止，阴阳相反，血气妄行，失其调理，最难得痊，百中三五可治。急服和经汤兼四物汤、补经汤或乌鸡丸。

和经汤

当归 山药 茯神 黄芩 香附 白术各一两 白芍一两五钱 枣仁 炒蒲黄 炒阿胶 白芷 陈皮 小茴各六钱 甘草三钱

和匀，一两三钱一帖，加姜三片，空心热服。若一二帖后不止，即去香附、陈皮、小茴一半。

女科旨要卷二

雪岩禅师增广　　仁和吴煜茶垞校订
　　　　　　　　杭州徐志源句读

诊妇人有孕论

夫肝为血兮肺为气，血为荣兮气为卫。阴阳配偶不参差，两脏通知两类例。血衰气旺定无孕，血旺气急应有体。左疾为男，右疾为女。流利相通定来去，两指关脉大相应。已形双孕分男女，左手带纵两个儿，右手带横一双女，左手脉逆生三男，右手脉顺生三女，一关风部皆相应，一男一女分形证。有将儿死母身存，或即母亡存子命。往来三部通流利，滑数相参皆勿替。阳实阴虚脉得明，遍满胸堂皆逆气。左手太阳浮大男，右手太阴沉细女。指下分明长记取，三部沉正等无绝，尺内不止真胎矣。夫乘妻兮纵气露，妻乘夫兮横气助，子乘母兮逆气参，母乘子兮顺气护。小儿日足胎成聚，身热脉乱无所苦。汗出不食吐逆时，精神结备其中住。滑疾不散胎三月，但疾不散五月母。洪紧牢强滑各安，沉细而微归泉路。

〔吴按〕亦有虚弱孕妇，三月之前，不现于脉者。然细诊两尺，必有流利不绝之象。若五月之后，则洪滑等脉为有余，沉细微等脉为不足，所以未产预分其吉凶也。

按月受胎形症

初月胎形，一点精华，如草上露珠，未有宫室，在牝户之处，未入腹内，其形或聚或散。

初月胎症，少妇初次怀胎，一月满足，害羞不对人言。时医不识，误作阻经治，致有头晕，恶心，饮食少思，腹内作痛，六脉浮紧。并妇人禀气薄，及病后受胎，俱须用罩胎方保之。若只气不和，可服安胎和气散。

罩胎方

当归　白芍各四钱　枳壳三钱　砂仁二钱
甘草六分

分二帖，空心温服。

安胎和气散

藿香　陈皮　苍术　砂仁　黄芩　桔梗
益智仁各二钱　厚朴　枳壳各一钱　甘草　紫苏
各二钱　小茴一钱五分

分二帖，加灯心一团，空心温服。

二月胎形似花绽，以受胎一月满足，已受血近阳，形如桃花，分枝叶在母阴户内六七寸。其胎入腹，未入衣裹。

二月胎症，贫寒之妇，挑砖弄瓦，移床运物，伤触胎气，致有头晕，目花，恶心，呕吐，不思饮食，并虚弱妇，胎气不安。俱宜安胎和气散治之。若惯堕胎者，当一月内，两服安胎和气散，保过五个月，身孕而止。

〔吴按〕凡受孕一月之后，不劳动者，亦有恶阻。轻者不必治，重者只服药数剂而已。倘虚弱惯堕胎者，必须大补气血，庶根深蒂固。若和气散，只可治恶阻耳。

三月胎形似蚕茧，渐渐长形，一头大一头小，其头尖圆，未入宫室，已至脐下，渐有裹其形薄衣胞之。

三月胎症，虚弱之妇，胎气不和，恶心呕吐，或触动胎气，或秋天极寒极热相蒸。所染各症，俱用前安胎和气散加减。如患疟，加青皮二钱，草果三钱，切忌用常山。潮热，加黄芩、柴胡各三钱。嗽，加杏仁、五味子各二钱。气急，加沉香五分磨冲。

〔吴按〕沉香重坠不宜用。

四月胎形，已入子宫之室，衣裹已至丹田之所，忌食兔獐诸毒之物。

四月胎症，胎至四月，能令孕妇身体困倦，气急发热，饮食无味，贪眠，头晕，四肢酸软。宜用活胎和气散治之。

活胎和气散

枳壳　厚朴　香附　砂仁　苍术　陈皮去白，各二钱　苏叶一钱　甘草八分　小茴一钱

分三帖，温服。

五月胎形，男女分定，令胎母前行，使女于后呼之，左回头是男，右回头是女。思酸男，思淡女。此时已入宫室，其胎稳安也。

五月胎症，胎至是月，若胎妊困弱，能令胎母腹重，贪眠，饮食无味，肚中膨胀，胎有些动。可服瘦胎饮二三帖，能养聚胎气，而精神安好也。

〔吴按〕亦有至六七月而半产，小儿虽啼而不育。均因气虚，不能系胎，血弱不敷养胎。宜预为调补。倘系跌损，又当别论。

瘦胎饮

当归三钱　泽泻　白芍　益母草　枳壳茯苓各四钱　砂仁　香附　益智仁各三钱　白术二钱　甘草　柴胡各一钱五分

分三帖，空心服。

六月胎形，男左动，女右动，常在脐中，渐渐浮如鱼食水一般。

六月胎症，胎至六月，其妇瘦弱，可服瘦胎饮二三帖，护胎母之苦，使临产时，脉调和，且易生而无忧虑之患。若壮健妇，不必服药。

七月胎形，男向左胁动，女向右胁动，七月已足，亦有降生成人，所以胎母至此，行步艰难。

七月胎症，至七八月足，其胎重如石，行走甚艰，脾胃虚弱，或时气急冲心，胸前胀满，咳嗽。若误食热毒物，能令胎动不安，名曰子悬。俱用知母补胎饮治之。

知母补胎饮

知母　苏叶各二钱　枳壳四钱　益母草　黄芩　滑石　香附各三钱　甘草五分

分二帖，空心服。

八月胎形，毛发俱齐。盖以胎至是月，而始生毛发也。

八月胎症，胎儿长发，令母心烦闷躁，多致思食而不知味，四肢无力，脾胃虚弱而不和，温热相攻，脏腑欠安，或变痢疾，或伤胎气。宜服和气平胃散，以安胎利气。

和气平胃散

厚朴　黄连　猪苓　泽泻　地榆　苍术白术　白芍各二钱　柴胡　升麻各四分　豆蔻一钱　陈皮三钱　甘草一钱

分三帖，空心温服。

〔吴按〕此方宜去升、柴，则平稳可用。

九月胎形，七情开窍，眼有光，鼻有气，耳有闻，口有味，各道俱全，方能左右转身大动。胎母觉知，忧闷烦也。

九月胎症，胎至九月，如胎欲产，急然肚痛，先行浆水，婴儿不降。此胎前误食热毒之物伤胎，使胎不顺，故婴儿不降，速服保生如圣散。

保生如圣散

柴胡二钱　益母草二两　枳壳一两　当归四钱，质弱者可多用　砂仁　陈皮　益智仁去壳，各二钱　白芍四钱　甘草一钱　苏叶五钱

分二帖，煎服之后，胎犹未降，用活鲤鱼

一尾，加醋一匙，同上药煎服外，再服乌金丸一粒，无不降矣乌金丸具下条。

其十月胎形，受胎满足，必待胎母四肢交骨缝缝俱开，方许降生。既生，莫令婴赤之儿下地，恐贼风吹，须人抱接包裹。至产母务谨慎调护，庶母子两保平安也。

其十月胎症，十月满足，临产有横逆之厄，皆因恣情内伤，或潮热所致。或胎前任用热毒之物，瘀血相搏，或七情怒气所伤，当此仓忙，又不加谨，辄使稳婆生生取出，必至触死。胎儿在腹，不能医治，今备妙方防之，以济此急。惟服活命无忧散一二帖，加乌金丸二枚，可救。

活命无忧散

益母草二两　急性子三钱　当归三两　枳壳一两　生地　苏叶　白芍各三钱　肉桂　川芎陈皮　艾各一两　甘草五分　小鲤鱼一尾

分二帖，水煎，临服加醋一匙，入药服，再服乌金丸一颗。倘死胎不能猝下，急取无根水再煎一服，并送乌金丸一颗，无不效。

乌金丸

蛤粉炒阿胶四两　熟艾一斤，五月五日收谷芽　麦芽　败笔即苏木，各二两　龙衣即蛇蜕，一条，要完全者

凡修炼此药，须择天月二德，天医吉日，画太极图，分两仪，定九宫，而生八卦，忌妇人鸡犬声。至夜间寂静，斋戒至诚，念净心净口净身净天地咒咒毕，发火炼药。口念咒曰：天精地精，精精灵灵，左朝北斗，右拱北辰，人逢此药，各保安宁。急急如律令。炼成包好，候五月五日，五家角黍米，同捣匀为丸，如桐子大，朱砂为衣。此药产后胎前，催生护生，无不立效。

〔吴按〕所谓炼者，炒研各药成末，候午节角黍为丸，非炼丹之比。

女科旨要卷三

雪岩禅师增广　　　仁和吴煜茶垞校订
杭州徐志源句读

诊产后证论

产后三四五日，或半月之间，忽然狂言乱语，目见鬼神者何也？因产后败血虚弱，邪气乘虚入于脏腑，血痰攻心所致。

乌金散

川芎　当归　远志　杏仁各三钱　枣仁　白术　赤芍　香附　砂仁研　羌活　熟地　防风　茯神各二钱　半夏三钱　全蝎　麦冬　人参　牛膝　天麻各一钱

分二帖，姜三片，葱三根，水煎，磨金银汁，和入药内，不时服。

产后发热，口干作渴，唇裂生疮者何也？因产后好食姜、椒、蒜、生鸡、嫩鸭、犬肉、热物过多，血热积于脾胃，气攻上焦，烦渴，皆因此致。

逍遥散

当归　白芍　干葛各二钱　生地一钱　川芎二钱五分　人参五分　麦冬九分　柴胡二钱　乌梅二个　甘草六分

分二帖，空心服。

产后发热，恶寒，疟者何也？败血虚弱，感冒风寒，四肢酸痛，头晕目眩，莫作时疟治，此虚弱而致。

乌金汤

厚朴　柴胡　黄芩各二钱　麻黄六分　陈皮　当归　川芎　桔梗　茯苓各一钱五分　桂枝　苍术　白芷　枳壳　羌活各一钱　草果　半夏各二钱　甘草九分　白芍　熟地各一钱五分

分二帖，加姜、葱引。如有汗，倍用当归、川芎、桂枝、白芍、熟地。胀，倍用厚朴、陈皮。寒，倍用半夏、苍术、草果、桂枝。热，倍用柴胡、黄芩。痰，倍半夏、茯苓。痢，倍当归，去枳壳、甘草。头痛，倍川芎、白芷、羌活。余血在腹，成块作痛，加三棱、莪术、元胡、大茴。遍身痛，加独活，倍羌活。浮肿，气急，泄泻，九死一生，若单气急，加枳壳、枳实、木香、杏仁。单泄泻，去枳壳，加粟壳、诃子、豆蔻。膈气急，加杏仁、苏叶，倍用桔梗、枳实。汗，去麻黄，加黄芪。嗽，加杏仁。渴，加乌梅、干姜。胀，加砂仁、香附。

产后遍身浮肿，气虚潮热，盖因脾胃虚弱，血气衰败，伤风在里。若脉浮强大，用药可治。如兼泄泻、气急，脉细者，难治。

加味八物汤

人参　茯苓　熟地　小茴各三钱　白术　川芎各四钱　当归　白芍　香附各五钱　甘草　黄芩　柴胡各三钱

分六帖，姜三片，水煎服。服尽，又用调经丸治之。如肚痛，加延胡、干漆、枳壳各三钱。嗽，加五味、麦冬、款冬花各三钱。手足麻痹，加肉桂五分。

调经丸

当归二钱　白术　厚朴各七分　赤芍　熟地各五分　小茴　枳壳各七分　陈皮　砂仁　牛膝　元胡各五分　莪术醋炙　白芷各五分　艾绵一两五钱　粉草三分　青皮六分　川芎七分　香附醋炙二两

为末，米糊丸。

产后语言恍惚，颠倒错乱。此血耗气散，本原不足，腹内空虚，睡卧不安，或邪不退之故。

四物补心汤

当归五钱　川芎　生地　白术　白芍　茯神　半夏　桔梗各四钱　陈皮三钱　防风五分　甘草一钱

分五帖，姜三片，温服。如热，加黄连酒炒三钱。

产后失音，言不出口，因心肺二经，被瘀血所侵，孔窍皆闭，或伤风所致。宜逐血补心，不可误服他药。

逐血补心汤

红花　赤芍　生地　桔梗　苏叶　前胡　胆星　黄连　茯苓　防风　粉草一钱

分三帖，姜三片，空心服。

产后痢疾，里急后重，因食热毒太过，后食生冷之物，冷热不和，能成此症。

加减和胃汤

厚朴五钱　陈皮　猪苓　泽泻　归尾　黄连　白芍　黄芩各三钱　地榆　豆蔻各二钱　升麻五分　甘草二钱

分五帖。

产后四肢骨节，遍身疼痛，盖产育之时，周身三百六十骨节开张，气血俱虚，劳伤，坐卧，又出房冒风所致。用乌金散治之。

产后小便紧涩不通，因血热积于小肠经，水道不利，误将热毒物食之，即成淋沥。

通苓散

赤苓　泽泻　木通　黄连　猪苓各三钱　白术　瞿麦　杞子　滑石　车前各二钱

分四帖，加姜三片，灯心十根，空心温服。

产后忽然下血成片，相似血崩。此因血气大虚，脾胃又弱，以致荣卫衰败。

正经四物汤

当归　白鸡冠花各五钱　白芍　白术　香附炒，各四钱　熟地　川芎　人参　阿胶炒　茯苓　侧柏叶炒　枣仁　陈皮去白　炒蒲黄各二钱　炙甘草一钱

分六帖，加姜三片

产后嗽，气急痰涎多者，因秋冬生产，失于调理，胎腹虚损，肺经欠安，所受风寒，能致此症，宜消风去痰。

青龙汤

白茯苓　白芍　杏仁　半夏各二钱　当归　桔梗各二钱五分　桂枝　川芎　五味　干姜　陈皮各二钱　麻黄一钱　细辛七分　甘草一钱

分四帖，加灯心一团，空心服。如虚肿加大腹皮、瞿麦各一钱。嗽，加苏叶、枳壳各三钱。四肢怕冷，加川芎、南星、木香各一钱。气急，加苏叶、枳壳各二钱。

产后呕吐，饮食不下，腹胀。因产后败血，血气攻于脾胃之间，气不顺而致，日久不疗，必成反胃。

香砂养胃汤

半夏四钱　白术　陈皮　茯苓　厚朴　香附　藿香各三钱　砂仁　槟榔　草果　甘草各一钱

分四帖，加乌梅一个，干姜一钱，温服。

产后忽然中风不语，因胎前先染风邪未发，以致产后中风。或兼产难，失于调理，感冒，

转成此症。

续命汤

当归 半夏各五钱 川芎 麻黄各四钱 防风 防己 白芍 杏仁 羌活 陈皮 茯苓 桂枝各三钱 天麻 人参 全蝎 僵蚕各二钱 甘草一钱

分四帖，加姜三片，同金银器煎服，如化苏合丸同服尤效。若不能下药，用鹅毛管插喉中，渐渐灌之自苏，苏后再服四物排风散，日二服。如药灌不下而唇青者必死。

四物排风散

南星 半夏各一钱 防风 人参 羌活 防己 牛膝 杏仁 五味 当归各五钱 川芎 白芍各八分 茯苓 枣仁 白术 瞿麦各六分 枳实 白芷 天麻各四分 甘草二钱 熟地七钱

分三帖，姜三片，空心服。如泄泻，去枳实，加豆蔻、粟壳各三钱。热，加黄芩、柴胡各五钱。怕寒有汗，加黄芪、桂枝各四钱。气急，加沉香五分磨。腹胀，不思饮食，加砂仁、香附各四钱。

产后取重物，忽然膀胱下垂不收者，因产后劳伤太过，拘重物用力太多，又伤脏血，气弱血冷，因而不收，甚至有三五月不能还原者。

收胎散

当归 川芎 白芍各四钱 升麻一钱 熟地 白术 枳壳各三钱 人参 陈皮各二钱 沉香五分，磨 肉桂 吴萸各一钱 甘草九分

分四帖，加姜三片，空心热服，服后夜卧。产母原冷，将脐下四寸，艾灸七壮。

产后心气攻痛，因产后心血虚弱，不顺七情怒气，诸风冲心，疼痛不可忍者，宜和心脏之药。若使结久不散，则难治矣。

七气手拈散

元胡 小茴 白芍 干姜各二钱 黄连 石菖蒲 香附 苏叶各一钱五分 枳实 枳壳各三钱 乳香 没药各一钱 甘草六分

分二帖，加姜三片，空心服。

产后百日外，面青浮肿，唇白气急，此乃大虚之症，有汗当服下方。

大补汤

瞿麦 大腹皮 当归头 川芎 白术 茯苓 白芍各三钱 人参二钱 黄芪 厚朴 五味子各二钱 熟地 甘草各一钱

分二帖，加灯心一团，煎服。服后症不退，加川乌、木香各五分。如泻，加诃子肉、豆蔻、粟壳各二钱。

女科旨要卷四

雪岩禅师增广　　仁和吴煜茶垞校订
　　　　　　　　杭州徐志源句读

治十八般难产论

子死腹中。因妊妇热旺不治，过六七日经传脏腑，热及其胎，故死腹中，坠在脐下。宜保母命，急服乌金散，或乌金丸，用车前子七分，酒煎化服，胎气转热即下。

难产者。因胎气成全，子食母血，前一二月时，胎形小而余血多，久而成块，俗呼儿枕。产时儿枕虽破，尚有裹其子者，故难产耳。用乌金丸，将红花、枳壳、益母草各三分，酒煎磨服，何惧横逆难产之症。

胞衣不下。因分娩时，母受其寒，血入其中，因寒，寒则作胀，胀则胞不下，令人胀闷，汤水不欲到口，服乌金丸，用葱头三个，当归三钱，酒煎化服，胞衣遂下，败血净尽。

产后血晕。起止不同，眼目昏花，凡总理一身者血气，血气未定，还走五脏，奔克于肝，故有此症，俗呼暗风。服乌金散，或乌金丸，用白芍、菊花各三分，酒煎化。

产后口干心闷。因经络未净，胃气未正，如食寒冷物，应有此症。盖败血犯心包络经，故为烦为渴，又呼胸膈壅闷之至。服乌金散，或乌金丸用酒化服。

产后乍寒乍热如疟者。盖寒热虚疟，只是败血入于心肺，邪热又入于脾胃，故有寒热而渴，此非疟也。服乌金散，或酒化乌金丸。

产后虚弱，四肢浮肿。因败血走五脏，转注四肢，停留不行，化作浮肿。若水肿者气闭小便涩也，血肿者气竭四肢冷也。治血肿当服乌金散，兼服朱砂丸，以茯苓末三钱，酒煎磨服，可消，另用煎药治之。

朱砂丸

益母草　沉香　小茴　白芍　香附　防风五味子各等份　白术倍用

枣肉为丸，朱砂为衣。

产后眼花，口言鬼神，癫狂。因败血热极冲心，非风邪所侵。服乌金丸，用灯心汤煎黄连三分，磨服，或乌金散。

产后月内失音不语。盖心有七孔三毛，散血走迷孔口，窍不能通。窍者，音也，故不言，非脱阴阳之症。服乌金散，或乌金丸，用甘菊、枳壳、桔梗各三分，煎汤化服。

产后腹内疼痛兼泻。因胎母月内食酸冷坚硬之物，血气不及，不能克化，流入大肠，作此泻痢。服乌金散，兼用止泻调气汤，或乌金丸，用神曲、白豆蔻各三分，煎汤化服。

产后百节酸痛。因产时百骨开张，百筋用力，新血未生，败血停经，聚滞不行，故作此症，亦非风邪所致。服乌金散，或乌金丸，用白芍、当归各三分，酒煎化服。

产后血来成片块，频下不净。因饮食前后恼怒，食中郁怒之气触血，败血成聚而不净。服乌金丸，用木通、香附各三分，酒煎化服。

产后血崩。如产后三不节者，应有此症。调理饮食不节，寒热不忌，房事不谨。此三者，必崩漏，身则潮热，筋则急拘，胸则烦闷。服乌金散，或乌金丸，用川断三分，酒煎化服。

产后膈满气逆，血气不通，咳嗽呕吐。此血入胃中，脾气相冲，遇食冲食，遇气上逆，故作呕胀而吐血，服乌金散，或乌金丸，用乌药、枳壳，各三分，煎汤化服。

产后心痛，寒热不常。此饮食不节，食痰相结，令人荣卫不宣，寒热不常，四肢冷热，心烦口燥，睡梦多惊，精神不爽，面常赤色。若此者，后必为骨蒸之症，不治。用乌金散，或乌金丸，以柴胡、半夏各三分，煎汤化服。

产后口鼻黑气，及鼻衄，并一身斑点绕顶。此败血流入于脏腑，溢满肌肤，一身四肢不能回走，故作热结之症。其人面黄便结。用乌金丸，以羌活、升麻各五分，酒煎化服三丸，或可回生。然此症十能救一。

产后喉中沙作蝉声。此败血走入孔窍，转入于脏腑。肺生气，气生血，气血走脏窍，败血冲遇，成块入喉，故作此症。急服乌金丸，用山豆根、归尾各三钱，煎汤化服，庶可回生。

产后中风，或眼目昏花，腰骨疼甚，如角弓形。盖产后未满百日，俱要调养身体。若多劳房事，及当风坐卧，应有此症，其人身重不能转侧。服乌金散，或乌金丸，用羌活、五灵脂各三分，大生地一钱，酒煎化服。

方症补遗

妇人月经不通。

通经散

川牛膝 当归 刘寄奴 红花 苏木 肉桂 白芷 急性子 白芍 甘草各等份

为末，每服四钱酒下。

妇人经水重来。

五灵丹

莲房 人发 棕榈 柏叶各烧灰存性 黄芩各等份

研末，每服二钱，米饮汤下，一日一服，五六服即愈。

妇人经水过多。

固经丸

黄柏炒，三钱 黄芩 龟甲各一两 白芍四钱 樗根皮各七钱 香附童便浸一宿，二钱五分

共为末，酒丸清汤下。

妇人月经不调。

调经散

三棱 小茴 白芍 香附 泽泻 当归各一两 苏叶 红花 青皮 生地各五钱 枳壳 丹皮各一两

先用煎服，分四帖，后为末。每服三钱，酒下六七服见效。若要温经，加人参、麦冬、阿胶各三钱。

妇人漏下不止，其色鲜红，先由劳役，脾胃虚损，气短气逆，自汗不止，身体发热，大便泄泻，四肢无力，不思饮食。

归芍二黄汤

黄芪一钱五分 白术 苍术 当归 白芍 陈皮各一钱 熟地五钱 生地 炙甘草各三钱 柴胡二钱

水煎服。

妇人带下，脉数，虚而兼热。

千金散

杞子一两 生地五两 酒一升

煎至三合服。

妇人气血俱损。

加减八物汤

人参 当归 黄芪 熟地各三钱 白芍 川芎 白术 茯苓各二钱 肉桂 甘草各六分 大枣三枚

水煎温服。

妇人怯损。

十全大补汤

沉香三分　生地　熟地　　当归各三钱　白芍　牛膝　藿香　川芎各一钱　人参五分　杞子二钱　壮鸭一只

将上药纳鸭肚煮极熟，去药，食鸭饮汤，连服数只，则身壮力健。

妇人新产，血气俱伤，五脏暴虚，肢体羸瘦，乏气多汗。

理中丸

白术　人参　干姜各五钱　甘草二两

为末，蜜丸，空心米汤下三钱，自新产可服至百日。

妇人暑月产乳，因取凉太多，得风冷，腹中积聚，百病竟起，迄至将死，百药不效，惟服桃仁煎。

桃仁煎

桃仁一千二百粒

去皮尖，共炒黄色，研细末，加好酒一斗，入桃仁研末，分三四次入瓦瓶中，密封口，以面封固，放热汤中，煮一日以瓶口有热汤气出为度，收藏，不时温服。

附：儿科问候

新产小儿，遍体如金色，此乃母受热而缠胎之故。儿身热便闭，口不吃乳，啼叫不止，用生地、当归、白芍、川芎、花粉各等份，母子同服。

小儿面色青白不常，此乃胎中受寒，生下感风，四肢厥冷，大便青黑，腹作盘肠之症。用炒当归、炙黄芪、细辛、黄芩、龙骨、桂心、白芍，共为末，每服二钱，以乳调服。三服后，加减。

小儿上唇白点者，病与伤寒相似，此变症之故。用麻黄去节、大黄、杏仁、各一钱，烧灰存性为末，以滚汤调服。服后有微汗，则身凉而愈。

〔吴按〕初生小儿，牙床上下唇有白点，即用银针挑破，取出白米，拭净恶血，再用百草霜擦之，俗名马牙脐米。若日久则挑之不破，则脐米切不可吞下，倘落肚，即难救矣。

小儿急慢惊风，用大蚕蛾一对，大葱一条，将蛾雌雄各一，纳入葱管，两头缚住，令阴干烧灰，清汤调服。

小儿鹅掌疯，用鹅掌黄皮不拘多少，棉花子、花椒，共捣。用火笼于被下，将上药入火内烘熏，三五次愈。

女 科 百 问

(宋) 齐仲甫 撰

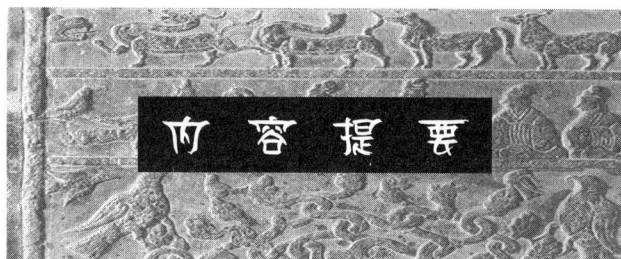

内容提要

本书二卷，齐仲甫先生著。以妇女诸病设为问答，论症列方，皆精湛绝伦。传本不多，且旧刻亦有缺简，爰为校雠补正。

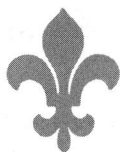

目　录

女科百问卷上

步军司医官兼太医局教授齐仲甫撰　绍兴裘诗福吟五校

第一问：精血以分男女之本源者，何也？

答曰：男子以精为本，女子以血为源。男子为阳，阳中必有阴，阴中之数八，故一八而阳精降，二八而阳精溢；女子为阴，阴中必有阳。阳中之数七，故一七而阴血升，二七而阴血溢。阳精阴血，皆饮食五味之实秀，为男女之本源也。方其升也，智虑开明，齿牙更始，发黄者黑，筋弱者强，暨其溢也。凡充身肢体，手足耳目之余，虽针芥之处，无有不至。凡子形肖父母者，盖其精血，尝于父母之身，无所不历也。是以父一肢废，则子一肢不肖其父母，一目亏，则子一目不肖其父母。然雌鸡牝兽，无天癸而成胎，何也？鸟兽精血往来尾间也。精未通而遇女子通其精，则五体有不满之处，异日有难状之疾。阴已痿而思色以降其精，则精不出而内败，小便道涩而为淋，精已耗而复竭矣。女人天癸既至，逾十年无男子合，则不调，未逾十年男子合，亦不调。不调则旧血不出，新血误行，或渍而入骨，或变而为肿，或虽合而难子。合男子多，则沥枯虚人。产乳众，则血枯杀人。观其精血，思过半矣。

第二问：古法男子三十而娶，女子二十而嫁者，何也？

答曰：天以刚阳为尊，地以柔阴而卑，则乾坤之体定矣。若天不刚阳，地不柔阴，是乾坤之体不定矣。夫乾道成男，男自子位左旋，积三十岁而至已。所以男及三十而娶，当是之时，天阳已刚也。坤道成女，自子位右旋，积二十岁而至已，所以女二十而嫁，至斯之际，地阴以顺也。故及其时得子皆强，所谓乾坤之体定矣。不及其时而嫁娶者，则刚阳柔阴，必有所亏也。

第三问：妇人感病，倍于男子者，何也？

答曰：夫妇人者，众阴之所集，常与湿居。十四以上，阴气浮溢，百想经心，内伤腑脏，外损姿容。月水去留，前来交互，瘀血停凝，中道绝断，其中伤堕，不可具论。冷热脏腑，虚实交错。恶血内满，气脉耗竭。或饮食无度，损伤非一，或胎疮未愈，合其阴阳。或行步风来，便利于悬厕之上，风从下入，便成十二瘕疾一作三瘕之疾，所以妇人别立其科也。若是四时节气，虚实冷热为患者，故与丈夫治法同也。惟妊娠而挟病者，避毒药，恐或伤胎耳。大抵妇人以其慈恋憎爱嫉妒忧恚，染着坚牢，情不自制，所以为病根深，疗之难瘥，故倍于男子之病者此也。

第四问：何以谓之天癸？

答曰：谓壬癸北方水干也。壬为阳水，配丁而化木，癸为阴水，合戊而化火。经云：水火者，阴阳之征兆也。且妇人者，众阴之所集，以阴类阴，故得水之癸干也。女至二七，肾气全盛，冲任流通，经血渐盈，应时而下，天真之气殊降与之从事，故云天癸也。《内经》云：

二七而天癸至，任脉通，太冲脉盛，月事以时下，故有子。然冲为血海，任主胞胎，阴静海满，二者相资，故令有子。

第五问：何以谓之经候？

答曰：夫女子十四天癸至，肾气全盛，冲流任通，血渐盈，应时而下，常以三旬一见，愆期者病，故谓之经候。然经者，常也。候者，谓候一身之阴阳也。经常之气，伺候而至，若潮候之应乎时也。天真之气，与之流通，故一月一次行。平和则不失乎期，所以谓之经候，又名月水也。

第六问：经候或前或后，多寡不定者，何也？

答曰：夫妇人病，多是月经乍多乍少，或前或后，时发疼痛，医者一例呼为经病，不曾说得是阴胜阳，是阳胜阴，所以服药少得有效。盖阴气盛乘阳，则胞寒气冷，血不运行，经所谓天寒地冻，水凝成冰，故令乍少而在月后。若阳气盛乘阴，则血流散溢，经所谓天暑地热，经水沸溢，故令乍多而在月前。当和其阴阳，调其气血，以平为福。

阳气胜阴，月假多者，**当归饮**，抑阳助阴，调理经脉。

当归去芦，微炒　熟地净洗，酒蒸，焙干　川芎　白芍　黄芩小半　白术各等份

上为粗末，每服三钱，水盏半煎至八分，食前热服。

沉香降气汤　顺气道，通气脉。

乌药　沉香　香附　甘草　砂仁各等份

上为细末，每服二钱，空心盐汤调下。

阴气胜阳，月假少者，七物汤，治妇人营卫气虚，经水愆期，或多或少而腹痛。

当归　芎䓖　白芍　蓬术　川姜　熟地酒蒸，焙干　木香各等份

上为粗末，每服四钱，水一盏煎八分，温服，不拘时。

紫石英圆　治妇人病多是月经乍少，或在月后，时发疼痛。

紫石英水研，飞　禹余粮烧，醋淬　人参　龙骨　川乌头泡，去皮尖脐　桂心不见火　杜仲去皮，姜制，炒黑　桑寄生　五味子　远志去心　泽泻　当归去芦　石斛去根，酒炒　苁蓉酒浸，洗　干姜炮，各一两　甘草炙，半两　川椒去目并合口，炒，地上出汗　牡蛎固济火烧通红，各半两

上为细末，炼蜜为丸，梧桐子大，空心米饮下三十丸，至五六十丸。

以上无求子方。

金华散　治妇人经血后热，崩漏不止，口苦舌干，经候不通，并宜服之。

延胡索　瞿麦　当归　牡丹皮　石膏二两　干葛各一两　蒲黄半两　桂心　威灵仙各三分。凡方中云一分者，二钱五分也

上为粗末，每服二钱，水一盏，姜三片，煎至六分，空心服。

以上养生席判官方。

通经丸　治妇人室女月候不通，疼痛，或成血瘕。

桂心不见火　青皮去白　大黄炮　干姜　川椒炒去目　蓬术　川乌泡，去皮尖　干漆炒去烟出　当归　桃仁炒去皮尖，以上各等份

上为细末，将四分用米醋熬成膏，和余六分末，成剂，臼中治之，丸如桐子大，阴干。每服二十丸，空心食前米饮汤下，加至三十丸，温酒亦得。

五灵脂散　治经候不止，拯济方。

五灵脂为末，炒令过熟出尽烟，每服二钱，当归二片，酒一中盏，煎至六分，去滓热服，

连三服立效。如血室有干血，用醋一盏煎七分，和滓空心热服。

温经汤 治冲任虚损，月候不调，或来多不断，或过期不来，或崩中去血，过多不止。又治曾经损孕，瘀血停留，少腹急痛，发热下利，手掌烦热，唇干口燥，及少腹有寒，久不受胎。

丹皮 阿胶碎炒 当归去芦 人参去芦 川芎 甘草炒 肉桂去粗皮 芍药各二两 半夏汤洗七次，二两半 吴茱萸三两 麦门冬去心，五两半

上为粗末，每服三钱，水一盏半，生姜五片，煎八分，去滓，空心食前热服。

第七问：月水依时，来不快利者，何也？

答曰：妇人月水，有四经之所主，一者冲任二脉，二者手太阳、少阴二经。然冲为血海，任为主胞胎，二者相资，故令有子。手太阳者，小肠之经，为腑而主表，表属阳；手少阴者，心之经，为脏而主里，里属阴。此二经，在上为乳汁，在下为月水。或劳伤气血，致令体虚而受乎风冷，风冷客于经络，搏于血气，血得冷则壅滞，故令月水不宣利也。

养荣汤 治妇人血海虚弱，心忪恍惚，时多惊悸，或发虚热，经候不调。

白芍 川芎 当归 熟地 青皮 姜黄 川姜 丹皮 海桐皮 五加皮 白芷

上为㕮咀，每服五钱，水盏半，姜五片，乌梅一个，煎至一盏，去滓，温服。不拘时候，将此药送下紫桂丸七十粒。紫桂丸方见四十九问

第八问：经水欲行，先身体痛，或腹痛者，何也？

答曰：经脉者，行血气，通阴阳，以营卫

周身者也。血气盛，阴阳和，则形体适平。或外亏卫气之充养，内乏营血之灌溉，血气不足，经候欲行，身体先痛也。或风冷之气，客于胞络，损伤冲任之脉，及手太阳、手太阴之经，故月水将下之际，血气与风冷相击，所以经欲行而腰痛也。

趁痛饮子 治经脉虚寒，身体疼痛。

虎骨五铢 茯苓 甘草 藁本 防风 白芷各二铢 当归 白芍 续断 吴术 附子各三铢

上为粗末，每服五钱，水二盏，姜五片，枣二枚，煎至一盏，去滓温服，不拘时。

温经汤 治风寒客搏经络，小腹作痛。

当归 川芎 白芍 官桂 丹皮 莪术各半两 人参 甘草 牛膝各一两

上为粗末，每服五钱，水二盏煎八分，食前服。

没药除痛散 逐寒邪，疗腹痛。

莪术炮，一两 当归焙 延胡索 五灵脂 肉桂 良姜炒 蒲黄炒，各七钱半 甘草 没药各半两

上为细末，每服三钱，温酒调下。

杨氏谓妇人每经欲行必先腹痛，令服撞气阿魏圆，酒调大圣散，下数服愈，经行不复痛矣。

撞气阿魏圆 大圣散见宋《局方·妇人门》。

茴香炒香 陈皮去白 青皮去白 川芎 丁香皮，炒 莪术炮 甘草 缩砂仁 肉桂去粗皮 白芷炮，各半两 生姜四两，切，盐半两腌一宿，炒黑 胡椒二钱半 阿魏二钱半，醋浸一宿，以面同为糊

上末阿魏糊为圆，鸡豆大，每药一斤，朱砂七钱为衣，常服一粒，嚼烂醋汤茶酒任下。

滋血汤　治血风虚，经候涩滞，经脉不通，四肢麻木，肌体浑身疼痛，倦怠，将成痨瘵。

马鞭草　荆芥穗各四两　丹皮一两　赤芍　枳壳　肉桂　当归　川芎各二两

上为粗末，每服四钱，乌梅一个，水煎，食前服。

琥珀散　治月经拥滞，心腹疼痛，及治产后恶露不快，血上抢心，迷闷不省，气绝欲死。

京三棱煮　莪术煮　赤芍药煮　刘寄奴煮　牡丹皮煮　官桂　菊花　蒲黄　熟地　当归各一两

上将前五味，用乌豆半升，生姜半斤切片，米醋四升同煮，豆腐烂为度。焙干入后五味同为末，每服二钱，温酒调下。

第九问：月水闭绝不通者，何也？

答曰：夫月水不通，因风冷客于胞络，或醉后入房，或为血枯、血瘕、血癥，或因堕坠惊恐，皆令月水不通也。《病源》云：血性得温宣流，得寒则涩闭。既为冷所结搏，则月水不得通行。若肠中鸣者，则月事不来，不来因冷干于胃腑。或醉入房者，则内气耗损，劳伤于肝经，或吐血唾血下血，谓之脱血，使血枯于中，为积块、血瘕、血癥，名曰血聚，使荣结于内。心主行血，堕坠惊恐，神无所倚而血散，亦令月水不通也。

顺荣汤　治妇人血积血块瘕癥，腹大内有块形，筑筑作痛，久无寒热。

大黄一两，酒浸，蒸熟，锉　当归一两　荜茇半两　鬼腰带各一两，腰带一本作箭　枳壳一两，去瓤，麸炒　赤芍药半两　猪牙皂角半两，火上炙者

上为㕮咀，每服一两，纯酒二盏，煎至一盏，去滓，食前温服。

滋血汤　治劳过度，致伤腑脏，冲任气虚，不能约制其经，血忽暴下，谓之崩中。或下鲜血，或下瘀血，或下血片，或下五色，连日不止，淋漓不断，形气羸劣，倦怠困乏，或月水闭绝，气不升降。

马鞭草　牛膝　荆芥穗各四两　丹皮　赤芍　枳壳　肉桂　当归　川芎各二两

每服四钱，乌梅一个，水煎空心服，至半月或一月，经脉自通。

桃仁煎丸　治血瘕血积，经候不通。

桃仁去皮尖，面炒黄　大黄湿纸裹，蒸　川朴硝各一两　虻虫半两，炒黄

上为末，以醇醋二升半，银石器中慢火煎取一升半，下大黄、桃仁、虻虫等，不住手搅。欲团圆，下朴硝，更不住手搅。良久出之，圆如桐子大。前一日不用吃晚食，五更初，用温酒吞下五粒。日午取下如赤豆汁、鸡肝、虾蟆衣，未下再服，血鲜红即止。续以调气血药补之。此《千金方》出。

万病丸见六问中

第十问：虚劳之病，何以得之？

答曰：夫有劳役之劳，有劳伤之劳。役之劳，所用太过，脏腑之气失其常度，所以致疾。虚则已有所亏，劳则因有所损，其积之有渐，成之有日，岂一朝一夕而骤致哉？巢氏云：五劳六极七伤，谓之虚劳也。今寻原指要而论之。若腹胁有块，大小成形，按之不动，推之不移，久久令人寒热如疟，咳嗽，面目浮肿，动辄微喘，日就羸瘦。此由暴怒惊恐，气上而不下，动伤于肝，气聚而不散，结而成形，结久而变劳。又有日顿羸瘦，气短乏力，腰背牵急，膝胫酸痿，小便或赤，或白而浊，带下不禁，梦与鬼交，翕翕如热，骨肉烦疼。此由房劳过度，精耗气竭，得之于肾，为劳尤速也。

柏子仁圆 治妇人血闭不通，渐成痨瘵。

柏子仁另研　当归洗　熟地　白茯苓　丹皮
卷柏　白芍药　石斛　巴戟去心　肉苁蓉酒浸
山药　杜仲　白薇　蒲黄　枳壳　肉桂　京
三棱煨　莪术煨　覆盆子　枸杞子各一两　附子
炮去皮脐，半两

上为细末，炼蜜丸梧桐子大，每服五十丸，
温酒或米饮下，空心食前。

人参锉散 去热解劳，调顺经水，滋养新
血，药性中和，退热，无大寒极冷之剂。

黄芪三分　黄芩　赤茯苓　白术　熟地
赤芍药　麦冬各一两　柴胡半两　人参　知母
当归　甘草炙，各三钱五分

上并生锉如麻豆大，焙干，入瓷器中收。
每服四钱，水一盏半，竹叶、灯心三寸长，各
七茎，同煎七分，去滓温服，不拘时候，日三
服。如病退，不必服。

沉香煎 治暴怒惊恐，气逆上而不下，动
伤于肝，气聚而不散，结而成形。

石斛五两　川椒炒，去目　附子炮，去皮、脐
秦艽去土　柴胡去苗　沉香　木香　鳖甲醋煮，
刮去筋膜　黄芪　槟榔各二两

上为细末，先用新枸杞十斤，洗略捶碎，
法酒二斗，煮取七升。取枸杞根，另用法酒三
升，洗拍令净，与酒一处，更入蜜四两，煮成
膏，和前件药末，丸如桐子大，米饮下三十丸，
食前日二服。一方加柴胡二两。杨氏方妇人患
脾血病，时觉腹痛恶心，五心烦热，如劳之状，
或进或退，经候行而食，惊恐所致。令服《局
方》四物汤加吴茱萸同煎，温服病愈。

逍遥散 四物汤加柴胡。

又正方

白茯苓　白术　白芍　柴胡　当归　甘草
人参

每服用煨姜一块，薄荷少许，不拘时煎服。

胶艾汤 治劳伤气血，冲任虚损，月水过
多，淋漓漏下，连日不断，腹脐疼痛。及妊娠
将摄失宜，胎动不安，腹痛下坠，劳伤胞络，
胎损漏血，腰痛闷乱。因损动胎上抢心，奔冲
短气。因产冲任气虚，不能约制经血，淋漓不
断，延引日久，渐成羸瘦。

熟地　白芍　当归　艾叶微炒　阿胶炒黄
芎劳　甘草炙，各二两

上为㕮咀，每服四钱，水一盏酒六分，煎
八分，去滓，食前热服。甚者连服内补当归丸
见五十二问。

第十一问：妇人卦数已尽，经水当止，而复行者，何也？

答曰：经云：男子生于寅，寅为木，阳也。
女生于申，申为金，阴也。寅属木，阳中有阴，
男子得八数，故八岁齿更发长，骨之余生齿。
男子以气为本，八八则卦数已尽，尽则阴精痿；
申属金，阴中有阳，女子得七数，七岁齿更发
长，血之余生发。女以血为主，七七则卦数以
终，终则经水绝止。《内经》云：七七任脉虚，
太冲脉衰少，天癸竭，地道不通，故形坏而无
子也。或劳伤过度，喜怒不时，经脉虚衰之余，
又为邪气攻冲，所以当止而不止也。

茸附养真汤 补冲任，调血气。

干姜四两　肉佳　当归　附子炮，各二两
鹿茸三两，酒炙　牡蛎煅，二两　防风二两　龙骨
二两，生

上为㕮咀，每服半两，水二大盏煎至八分，
去滓，不拘时温服。

补中芎劳汤 治风虚冷热，劳损冲任，
月水不调，崩中暴下，产后失血过多，虚羸腹
痛。或妊娠胎动不安，血下。

1119

当归 干姜炮，各三两 川芎 黄芪蜜炙 茱萸汤洗七次 白芍 甘草炙 熟地 杜仲炒，令丝断 人参各一两

上为㕮咀，每服三钱，水盏半，煎一盏，去滓，热服，空心食前。

当归散 天癸已过期，经脉不匀，或三四月不行，或一月再至。问云七损七益，谓女子七数尽，是经候不依时者，血有余也，不可止之，但令依时不腰痛为善。

当归 川芎 白芍药各一两 白术半两 山茱萸炮，一两半 黄芩各锉碎，炒，各一两，如冷去芩，加官桂

上为细末，每服二钱，酒调下，空心服，一日三服。

第十二问：何谓避年？

答曰：王氏云：有一妇人，女年十五岁，来诊，言女年十四时，经水自下，今经反断，其母言恐怖。师曰：此女为是夫人亲女非耶？若亲者当相为说之。妇人因答言是自女耳。师曰：所以问者无他，夫人年十四，亦以经水下，所以女至此而断，是谓避年，勿怪，后当自下。

拱辰丹 夫方当壮年，而真气犹怯，此乃赋禀素弱，非虚衰而然也。僭燥之药，尤宜速戒，勿谓手足厥逆，便云阴多，如斯治之，不惟不能愈疾，大病自此生矣。滋益之方，群品稍众，药方微细，难见功效。但固天元一气，使水升火降，则五脏自和，百病自去，此方主之。行在孙琳郎中方，葛丞相夫人少时服之，极效。

鹿茸酥炙，去皮毛，四两 山茱萸新好红者，四两 当归四两 麝香半两，另研

上三件为末，入麝拌和，酒煮面糊为丸，如桐子大，每服一百粒或五十粒，温酒或盐汤下。

第十三问：室女经候，当行不行者，何也？

答曰：室女者，乃未出闺门之女也。不以妍丑，至十四五岁，容貌皆红嫩者，谓之质朴未散。庄子云绰约如处子者是也。当此之际，经脉来时，俗呼为红脉。或因惊恐，或冷气击搏，所以当行而不行也。

通经圆 治妇人室女月候不通，疼痛或成血瘕。严氏方内加延胡索、赤芍，减川乌。

桂心不见火 青皮去白 大黄炮 干姜炮 莪术 川乌炮，去皮、脐 干漆炒 当归 桃仁去皮，炒 川椒去目，炒出汗，各等份

上为细末，将四分用米醋煮成膏，和余六分末剂，臼中治之，如梧桐子大，阴干。每服二十丸，用淡醋汤下。加至三十丸，温酒亦得，食前服。

桃仁散 治妇人室女血闭不通，五心烦热。

红花 当归 杜牛膝 桃仁另研

上四味各等份为细末，每服三钱，温酒调下，空心食前。

第十四问：未出闺门女，有三病者，何也？

答曰：未出闺门女，即室女也。一病者，经水初下，阴中热，或有当风，或有扇风者。二病者，太冲脉盛，气则内热，以寒水洗之。三病者，或见血下惊怖。若三病者，有一之所受，后必生带下之疾也。

神仙聚宝丹 治妇人血海虚寒，外乘风冷，搏结不散，积聚成块，或成坚瘕。及血气攻注，腹胁疼痛，小腹急胀，或时虚鸣，呕吐痰沫，头旋眼花，腿膝重痛，面色萎黄，肢体浮肿，经候欲行，先若重病，或多或少，带下

赤白，崩漏不止，惊悸健忘，小便频数或下白水，时发虚热，盗汗羸瘦。此药不论胎前产后，室女，并宜服之。常服安心神，去邪气，逐败血，养新血，令有子，亦能除诸病。

木香研令末　琥珀另研　当归　没药另研，各一两　滴乳一分，另研　麝香一钱，另研　辰砂一钱，另研

上研令细，和滴冷熟水捣为丸，每一两作一十五丸，每服一丸，温酒磨下。胎息不顺，腹内疼痛，一切难产，温酒和童便磨下，不拘时候。产后血晕，败血奔心，口噤舌强，或恶露未尽，发渴面浮，煎乌梅汤和童便磨下。产后气力虚羸，诸药不效，和童便磨下。室女经候不调，每半丸温酒磨下。

第十五问：妇人多惊者，何也？

答曰：妇人者，众阴之所集，而以血为主。夫心主行血，脾主裹血，肝主藏血。因产蓐过伤，或因喜怒攻损，是致营血亏耗。《内经》云：血气者，人之神，血既不足，神亦不定，所以惊怖。巢氏有"风惊悸候"云：心藏神，为诸脏之主。若血气调和，则心神安定。若亏损，则心神怯弱，故风邪乘虚干之，妨以惊悸。若久不止，则变为恍惚也。

经济丹　治妇人血气不足，营卫俱虚，心气不定，夜卧惊怖，梦寐不祥。心虚自汗，乏力倦怠，饮食减少，咳嗽痰实。常服补心养血，安神定志，令人血壮气实，极有神效。

白茯苓　白茯神　白芍药各一两　远志去心，一两　乳香半两，另研　当归一两，酒浸　酸枣仁去壳，炒　人参一两　没药一两，研　朱砂另研，半两　石菖蒲一两，真者

只用枣仁丸亦得。

上十味为末，炼蜜为丸桐子大，将朱砂为衣，每服三十丸，加至五十丸，枣汤、参汤食前任下，饮后亦可。

坎离丹　既济水火，补心滋肾，白浊梦遗。

辰砂一两，另研　酸枣仁酒浸，去壳，研，一两，净　附子一个，去皮、脐　乳香半两，令隔水乳钵细研入

上先用附子碾细罗末，次入三味和匀，炼蜜丸如鸡头大，每服一粒温酒下，空心一服。须是腊月合，瓷器盛之。

石斛散　治虚劳羸瘦，乏力少食，倦怠，多惊畏。

石斛四钱，去根，净洗，锉，酒炒　牛膝酒浸　柏子仁去皮，研　五味子　远志炒　杏仁去皮尖，炒　木香　肉苁蓉酒浸，焙干　诃子肉炮　青橘皮　柴胡　人参　熟地蒸，各三钱　白茯苓四钱　甘草二钱，炙　干姜一钱半，炮　神曲研炒　麦芽各六钱

上为细末，每服二钱，米饮调下，食前日二三服。

第十六问：妇人多因风冷而生诸疾者，何也？

答曰：风乃阳邪也，冷乃寒气也。风随虚入，冷由劳伤。夫人将摄顺理，则血气调和，风寒暑湿不能为害。若劳伤血气，便致虚损，则风冷乘虚而干之。或客于经络，则气血凝涩，不能温养于肌肤。或入于腹内，则冲气亏虚，不能消化于饮食。大肠虚则多利，子脏寒则不生。或为断绝，或为不通者，随所伤而成病，皆不逃乎风冷之气也。

补阴丸　治妇人百疾，或经不调，或崩中漏不止，腰腿沉重，脐腹作痛，潮热往来，虚烦自汗，中满气短，呕哕不时，肢体烦疼，不思饮食，日渐瘦弱。此药顺肌体，悦颜色，调营卫，逐风寒，进饮食，化痰涎。

熟地　生地各七两　白术五两　苍术五两半，

泔浸一宿　藁本去土　牡丹皮　当归　秦艽四味各十两　细辛七两　肉桂去皮，八两　甘草炙，六两半　蚕蜕布烧存性，七两　大豆黄卷炒烟去，六两半　枳壳六两，麸炒　陈皮六两，去白　干姜炮羌活各五两　白芷六两　白茯苓六两　糯米三升，炒黑色火烟出

上件细末，蜜丸，每一两作十丸，每服一丸，温酒化下。醋汤亦得，食前。

丹铅丹　治一切虚寒冷病。

鹿茸　灵砂　白龙骨　川椒　阳起石　牡蛎粉　肉桂　肉苁蓉　石斛　川巴戟　木贼泽泻　天雄酒浸，炮　沉香　菟丝子酒浸　腽肭脐各一两　磁石醋淬　麝香各半两

上为细末，炼蜜为丸，梧桐子大，每服一百丸，温酒或盐汤下。

第十七问：妇人多头眩而冒者，何也？

答曰：眩者，晕也，谓转运之运，世之为头运者是也。冒者，冒蒙之冒，世为昏冒者是也。《明理论》曰：眊非毛而见其毛，眩非玄而见其玄。眊谓眼花也，眩谓眼黑也。《针经》云：上虚则眩，下虚则厥。眩虽为虚，盖风家亦有之者，风主运动故也。妇人头运，挟痰多呕吐者，状若醉头风也。

芎藭散　治妇人患头风者十居其半，每发必掉眩，如在车上。盖因血虚，肝有风邪袭之耳。《素问》云：徇蒙招尤，目瞑耳聋，下实上虚，过在足少阳、厥阴，甚则入肝，盖谓此也。方比他药，捷而效速。

川芎一两　当归三钱　羌活　旋覆花　细辛蔓荆子　石膏生　藁本　荆芥穗　半夏　防风　熟地　甘草炙，各半两

上为粗末，每服二钱，水一大盏，姜五片，煎至七分，去滓温服，不拘时候。气虚者，此

药送养正丹五七十粒。

玉真圆　治肾气不足，气逆上行，头痛不可忍，谓之肾厥。其脉举之弦，按之石坚一本作不坚。

硫黄二两　石膏硬者不煅研　半夏汤洗七次，各一两　硝石一分，研

上为细末，研和生姜汁糊为丸，如桐子大，阴干。每服三十丸，生姜汤米饮汤下。更灸关元穴百壮，《良方》中硫黄丸亦佳。

醉头风饼儿

僵蚕去丝、嘴　天南星

上件各等份细末，生姜自然汁和作饼，如折二钱大，厚五分，阴干，每服一饼。同平胃散四味者三钱重，水三大盏，姜五片，枣二个，先煎平胃散一沸，次下饼子，捶碎入，同煎一二沸，通口服。

桃红散　治男子妇人气虚，攻注头目昏眩，偏正头疼，夹脑风，两太阳穴疼，眉棱骨痛。及治风痰恶心，头运欲倒，小儿伤风鼻塞，痰涎咳嗽，并宜服之。

川乌一两　草乌八钱　天南星半两，以上三味水洗三次　麝香　脑子各一钱　朱砂半两，另研细

上为细末，每服半钱，薄荷茶调下，温酒亦得。

第十八问：身体疼痛，流注不定者，何也？

答曰：身体疼者，其证不一。太阳证表未解，法当身体疼痛，太阳中湿，一身尽痛。若脉沉身体自利痛者，阴也。身重背强，腹中绞痛，咽喉不利，身如被杖者，阴毒证也。若风邪乘虚在于皮肤之间，淫淫跃跃，若刺一身尽痛，伤侵血气，动作如蛊毒之状者，巢氏谓之风蛊也。

虎骨散　治妇人血风攻注，身体疼痛。

虎胫骨一两半　桂心　芎䓖　海桐皮　当归　牛膝　天麻　附子　骨碎补各一两　羌活半两

上为细末，每服一钱，空心温酒调下。

透经汤　治身体疼痛。

五积散半两　生附子二钱

上件用水二盏，姜七片，枣二枚，煎至八分，去滓，入麝少许，再煎三四沸，通口服，不拘时候。

麝香丸　治白虎历节，诸风疼痛，游走无定，状如虫啮，昼静夜剧，及一切手足不测疼痛。

川乌大八角者三个，生　全蝎二十一个，生　黑豆二十一粒，生　地龙半两，生

上为细末，入麝，半字，同研，和糯米糊为丸，如绿豆大，每服七丸，甚者十丸，夜令膈空，温酒下，微出冷汗一身便瘥。余得此方，凡是历节及不测疼痛，一二服便瘥。在歙川日，有一贵家妇人，遍身走注疼痛，至暮则发，如虫啮其肌，多作鬼邪治之。余曰：此正历节病也。三服愈凡云一字者，二分半也。

第十九问：朝食暮吐者，何也？

答曰：呕吐之病，皆由三焦不调，脾胃不和，清浊相干之所致也。大抵呕、吐本二症，呕者，呕而有声，俗所谓哕是也。吐者，吐而有物，胃中虚冷则吐。若心下牢大如杯，或时寒热，朝食暮吐，脉如弦紧，则为虚寒相搏，胃气日亏，所以不能停留水谷，名曰胃反。

紫金丹　治呕吐，心腹疼。

丁香　木香　荜澄茄　胡椒　五灵脂西者　肉豆蔻煨　干姜炮　半夏末半两　附子炮　硫黄水　银砂子二件如灵砂法炒青金头角，一两

上为细末，半夏末、姜汁打糊丸，如桐子大，每服七十丸，空心米饮下。

姜合圆　疗中脘停寒，胸膈结痞，呕吐恶心，不思饮食。

木香　肉桂　附子　硇砂纸上飞，各一两　陈皮　丁香　沉香　荜澄茄　青皮去白，各一两　茴香一分，炒

上为细末，次入硇砂研，酒煮面糊为丸，每一两作二十丸，每服一丸，以生姜一块，剜如盒子，安药在内，湿纸裹煨，令香，去纸放温，细嚼盐汤送下。

第二十问：妇人之病，多因气生者，何也？

答曰：气以形载，形以气充。惟气与形，两者相待，气和则生，气戾则病。结为积聚，气不舒也。逆为狂厥，气不降也。宜通而塞则为痛，气不达也。宜消而息则为痞，婴之为瘿，留之为瘤，亦气之凝耳。《内经》曰：怒则气上，喜则气缓，悲则气消，恐则气下，寒则气收，热则气泄，劳则气耗，思则气结，惊则气乱。九气不同，故妇人之病，多因气之所生也。

大七气汤　治惊恚恚怒相搏而痛。

京三棱　莪术　青橘皮净洗　陈皮　藿香叶　桔梗　官桂　益智各一两　香附子去毛，二两　甘草半两

上为粗末散，每服五钱，水二盏，姜三片，枣一枚，煎至一盏，去滓温服。

木香顺气散　理卫气，顺三焦。

乌药　木香　香附子　姜黄　砂仁　甘草

上为㕮咀，每服半两，水二盅，姜五片，枣二枚，煎至八分，去滓温服，不拘时。

紫金丹　治气癖，气瘕，蛊胀病。天台陈秀山传到不系产方。

针砂十两　余粮石　硫黄各二两

上先用药三件，同好醋入铁锅内煮干，碾

为末。

平胃散十两　莪术二两　缩砂仁　丁香　木
香　独活　黄芪　枳壳各一两　白茯苓　大黄
黄连　黑牵牛　甘草　茱萸　槟榔　补骨脂各
三两　干漆一两，须好者，生漆二两亦得

上件为细末，同前药末用酒糊为丸，桐子
大，每日三五服不拘数。如病重则多服，忌盐、
酱油、面、生冷等物。

第二十一问：猝然而死，少间复苏者，何也？

答曰：世言气中者，虽不见于方书，然暴
喜伤阳，暴怒伤阴，亦气中之源也。况忧愁不
意，气多厥逆，往往多得此疾，便觉涎潮昏塞，
牙关紧急。若概作中风候用药，非止不相当，
多致杀人。经云：无故而喑，脉不至，不治自
已，谓气暴逆也，气复则已。故猝然而死，少
间复苏者，正谓此也。

苏合香丸　疗传尸骨蒸，殗殜肺痿疰忤，
鬼猝心痛，霍乱吐利时气，鬼魅瘴疟，赤白暴
利，瘀血月闭，痃癖下肿，惊痫鬼忤中人，小
儿吐利乳，大人狐狸等病。

苏合香油一两，入安息香膏内　白术二两　丁
香二两　朱砂二两，水飞研　安息香二两，另为
末，用无灰好酒一升熬膏　木香二两　白檀香二两
薰陆香另研，一两　沉香二两　乌犀屑二两
荜茇二两　香附子二两，炒　诃梨勒煨，去核，取
皮，二两　麝香另研，二两　龙脑研，一两

上为细末研药和，用安息膏并炼白蜜和剂，
每服旋圆如梧桐子大，早朝取井华水，温冷任
意，化服四丸。

第二十二问：病非疟之邪，四时多病寒热者，何也？

答曰：风者，阳之气也；寒者，阴之邪也。
阴气上升入阳中则发寒，阳气下陷入阴中则发
热。阴阳偏胜，寒热互作。经曰"夏伤于暑，
秋必病疟者"是也。妇人之病，症见寒热，邪
非暑气者，皆由营卫之兆作也。且卫者气也，
气为阳，阳微则恶寒；营者血也，血为阴，阴
弱则发热。故妇人寒热，多因气血之所使也。
或劳伤而体弱，或经闭而寒热，若此之类，久
而不已，则成虚损之疾也。

必应散　治久寒热，如疟状。

熟地　槟榔　陈皮　草果去皮　当归　砂
仁　甘草炙　柴胡以上各等份

上为粗末，每服三钱，水二盏，姜五片，
煎八分，去滓无时温服。合药时，忌鸡、犬、
妇人见。

神健饮子　治妇人寒热。

赤芍　白术各二两　赤茯　当归　肉桂　鳖
甲　川芎　枳壳　柴胡　黄芪　秦艽　桔梗
橘红　甘草各一两　木香

上为㕮咀，每服三钱，水二盏，姜五片，枣
一枚，煎至八分，去滓温服，不拘时。

第二十三问：因咳嗽，经候不行者，何也？

答曰：咳嗽之说，古书有咳而无嗽，后人
兼言之。大抵皆从肺出，其声响亮。不因痰涎
而发者，谓之咳，言其声音闻于人；痰涎上下
随声而发者，谓之嗽，如水之嗽荡，能荡其真
气也。况肺主乎气？经云：营气之行，常与卫
气相随，久嗽损气，则血亦不足，遂致经闭不
行，时发寒热，久久成劳者，气血俱损之故也。

六神散　治妇人热劳咳嗽，月水不通。

柴胡去苗　白术　青皮去白　当归　牛膝
牡丹皮各一两

上为粗末，每用六两，入蜜四两，炒令焦，
入酒并童便各一碗，煎八九沸，去滓，分作六

服，空心食前。

紫菀圆 治肺气咳嗽。

紫菀　防风　桑白皮炙　木香　贝母　人参　款冬花　葶苈隔纸炒　槟榔各一两　杏仁炒　天门冬去心一两　甘草

上为细末，蜜丸桐子大，每服三十丸，清米饮送下，食后服。

第二十四问：咳嗽有红痰者，何也？

答曰：经称五脏六腑皆令人咳，原其至理，虽因寒邪之为患，当分内外所伤。《难经》云：形寒饮冷则伤肺。肺主皮毛，自皮毛而入中者，谓之形寒；胃脉络肺，食寒而为嗽者，谓之饮冷。水饮停积于胸膈，所以为痰。痰中有血者，乃心肺之相克也。肺属金而主气，心属火而行血。以五脏而言之，心、肺皆居膈上，以五行论之，金火应乎相制。故痰中有血者，此火克乎金，心胜乎肺，久而不已，亦变成劳。《难经》所谓七传者死，亦此之类也。《褚氏遗书》云：喉有窍，则咳血杀人；肠有窍，则便血羸人。便血犹可止，咳血不易医，所以咳嗽有红痰者，多成虚劳之疾也。

平肺汤 定喘治嗽。

五味子　紫菀洗去土　陈皮去白　甘草炙　杏仁泡，去皮尖　半夏汤浸七次　紫苏子　桑白皮

上为末，每服二钱，水一盏，姜四片，煎至七分，去滓温服食后。

立验丸 治肺热而咳，上气喘急，不得坐卧，身面浮肿，不下饮食，消肿下气，止嗽。

葶苈十分，研炒为末　贝母三分　杏仁一两半，炒，去皮尖　赤茯苓　紫菀　五味子各三分　人参一两　桑白皮一两，炙

上为细末，蜜丸，梧桐子大。每服十丸，日二服，甚者夜一服，加至三十丸，枣汤下。

肿盛者食后服。

止红散 治心肺客热，咳嗽吐血。

柴胡去苗，一两　胡黄连　宣连各半两

上为末，入朱砂少许研和，每服二钱，水一盏，煎半盏，通口服。

第二十五问：吐血，衄血，齿衄，舌上出血，汗血者，何也？

答曰：气属乎阳，血属乎阴，阴盛则阳亏，阳盛则阴亏。经所谓：阳胜则阴病，阴胜则阳病。诸吐血、衄血，由阳气胜，阴之气被伤，血失常道，或从口出，或从鼻出，皆谓之妄行。其脉洪数者逆，微细者顺。阳明之经，行络于颐颔，阳明受邪，热血从齿出也。脾气通于口，心气通于舌，心、脾二经被伤，血故从舌出也。营血内通于脏腑，外萦于经络，藏则舍于肝经，行则出于心脏，又心之液为汗，令肝、心二脏俱虚，血随汗液出也。

内补芎归汤 治妇人血气羸弱，或崩伤过多，少气伤绝，腹中拘急，四肢烦热，面目无色，及唾血吐血。

芎劳　熟地各四两　白芍五两　桂心二两　甘草　干姜各三两　大枣四十枚　当归二两

上为粗末，每服五钱，水一盏半，煎至八分，去滓温服，不拘时。

柔脾汤 治吐血下血衄血。

白芍　黄芪　甘草各一两　熟地三两

上为㕮咀，每服三钱，水、酒各一盏，煎八分，去滓，通口服，不拘时。

琥珀散 治小便出血。

琥珀　猪苓去皮　茯苓　泽泻　滑石各一两　阿胶炒，三两　车前子一两

上为粗末，每服五钱，水二盏，煎一盏，

去渣，温服。

第二十六问：妇人偏喜酸物，或嗜冷者，何也?

答曰：天食人以五气，地食人以五味者，酸苦甘辛咸是也。五味各有所入，酸入肝，辛入肺，苦入心，甘入脾，咸入肾，是谓"五入"也。肝藏血，妇人以血为主，所以偏喜酸物食者。酸入肝而养血，血得其酸物，所以舍藏也。血虚多热，邪热蓄于上焦，烦躁内生，妇人虚烦，往往多嗜冷物也。

茯苓半夏汤　治妊娠恶阻，心中愦闷，呕吐恶心，好啖咸酸物。

旋覆花　陈皮　桔梗　白芍　人参　甘草炙　芎劳各半两　赤茯苓三分　干、熟地　半夏汤洗十遍，一两一分

上为粗末，每服二钱，水盏半，姜四片，煎八分，去滓，食前稍热服。

清平汤　治血虚口燥，咽干喜饮。

人参　半夏　麦门冬　芍药　白术　甘草当归　茯苓　柴胡各等份

上㕮咀，每服二钱，水盏半，烧生姜一块切破，薄荷少许，同煎七分，去滓，热服，不拘时。

第二十七问：妇人喜少怒多，悲泣不止者，何也?

答曰：妇人无故悲泣不止，象如神灵，或以祟祈祷，终不应，《金匮》谓之"脏躁"是也。为所欲不称其意，大枣汤主之。

大枣汤　治妇人脏躁。

甘草一两　小麦三合

上㕮咀，每服三钱，水盏半，枣五枚，煎八分，去渣温服。

第二十八问：咽中状如梅核，或如炙肉者，何也?

答曰：有喉咙，有咽门，二者各有所司。喉咙者，空虚也，肺之系，气之道路也。肺应天，故属天气所生，有九节以通九窍之气。咽者，咽也，言可咽物，为胃之系。胃属土，地气所生，谓之嗌也。或阴阳之气痞结，咽膈噎塞，状若梅核，妨碍饮食，久而不愈，即成反胃。或胸膈痰结，与气相搏上逆，咽喉之间结聚，状如炙肉之脔也。

四七汤　治喜怒悲思忧恐惊之气，结成痰涎，状如破絮。或如梅核在咽喉，咯不出，咽不下。此七气所为，或中脘痞满，气不舒快，或痰涎壅盛，上气喘急，或因痰饮节注，呕吐恶心。

半夏五两　茯苓四两　厚朴三两　紫苏叶二两

上为㕮咀，每服四钱，水盏半，姜七片，枣一枚，煎六分，去滓热服，不拘时。

二气散　治阴阳痞结，咽膈噎塞，状若梅核，妨碍饮食，久而不愈，即成反胃。

山栀子炒　干姜炮，各一两

上为粗末，每服二钱，水一盏，煎五分，去滓热服，食远。

第二十九问：妇人足十指痛如油煎，覆之则热痛，风吹则冷痛者，何也?

答曰：孙真人云：有脚气之人，先从脚起，或先缓弱，起行忽倒，或两胫肿满，或膝枯细，或心中忪悸，或小腹不仁，或举动转筋，或见食呕逆，恶闻食气，或胸满气急，或遍体酸痛，皆脚气候也。黄帝所谓"缓气湿痹"是也。顽弱名缓风，疼痛为湿痹，寒中三阳，所患必冷，暑中三阴，所患必热，妇人足十指如热油煎者，此由营卫气虚，湿毒之气留

滞经络，上攻心则心痛，下攻脚则脚疼。其脚指如热油所煎，亦气之类，经云"热厥"是也。

换腿丸　治一切脚气，即石楠丸。

石楠叶　天南星炮　金钗石斛　萆薢　牛膝酒浸一宿　薏苡仁　羌活不蛀者　川续断　天麻锉　防风去芦　当归　黄芪　甘草各一两　槟榔二两半　干木瓜四两

上为细末，酒糊为丸，桐子大，每服五十丸，渐加至一百丸，温酒或木瓜汤下，空心食前。

万灵散　治妇人脚气。

当归　赤芍　乌药　青皮各一两　白术　肉桂各半两　黑牵牛二两

上为粗末，每服三钱，水盏半，酒少许，煎八分，去滓温服，食前。

活血丹　治妇人脾血久冷，诸般风邪湿毒之气留滞经络，流注脚手，筋脉拳挛。或发赤肿，行步艰辛，腰腿沉重，脚心吊痛，及上冲胁腹膨胀，胸膈痞闷，不思饮食，冲心闷乱，及一切痛风走注，浑身疼痛。

川乌一两　乳香一钱半，另研　草乌一两　地龙一两　天南星一两　没药三钱半，另研　牛膝一两　木瓜一两

上为细末，入研药，酒糊丸，梧子大。每服二十丸，空心日午冷酒下，或荆芥汤清茶亦得。

第三十问：妇人少年发少者，何也？

答曰：足少阳胆之经，其荣在发，足少阴肾之经，其华在发。冲任之脉为十二经之海，谓之血海，其脉络上唇口。若血盛，则荣于头，鬓发美；若血海弱，则经脉虚竭，不能荣润，故发少而秃，或有纯赤黄者。

生发药

蔓荆子　青葙子　莲子草各一两　附子二字　头发灰一匙

上为末，以酒渍纳瓷器中，封闭经二七日，药成，以乌鸡脂和涂之。先以米泔洗发，然后敷之，数月生长一尺也。

生眉毛

七月七日乌麻，阴干为末，乌麻油和涂，眉即生妙。

滋阴养血丸　治劳虚血弱，肌肉枯燥，手足多烦，肢节酸疼，髫发脱落，面少颜色，腹拘急，痛引腰背，去血过多，崩伤内竭，胸中短气，昼夜不能眠，情思不乐，怔忡多汗。

熟地　当归各一两　鹿茸二两，酥炙

上为细末，蜜丸桐子大，每服五十丸，米饮汤任下，不拘时。

第三十一问：四肢如故，但腹胀者，何也？

答曰：身肿及四肢者，本起于水，手足瘦削腹大者，本起于脾，或胀满或散者，气也。然腹胀之状，上下膨亨，或鼓之有声，喘息不便，由上者不降，下者不升，气痞于中，无所归息，三焦乱乱。若猝然胀满，余无所苦，此由脾胃不调，冷气暴折，客乘于中寒之，则气收聚，壅遏不通，是以胀满。《内经》云脏寒生满病是也。若脐凸者难治，大便利者为逆。

沉香导气丸　顺气消肿。

黑白牵牛各一两，炒，共取末一两　青皮去白，同巴豆　陈皮去白，同巴豆　沉香　槟榔半两，锉碎，用巴豆五十粒，去皮、膜，将三味炒黄色，去巴豆不用　全竭炒　荜澄茄　丁香　胡椒各半

两 续随子一钱，研 萝卜子三两，炒 甘遂半两，锉，炒黄色

上为细末，用葱白研如膏和丸，桐子大。每服二十丸，炒酒醇煎汤下，醋汤亦得。

神助丸 治四肢瘦，肚大。

三棱 草果子仁 川楝子各一两，醋一碗煮干，焙燥 茴香 萝卜子 栗子内皮各一两

上为末，醋糊丸，桐子大，萝卜汤送下五十丸，虚者三十丸。

第三十二问：病有血分，有水分，何以别之？

答曰：妇人月经通流，流则水血消化，若风寒搏于经脉，血结不通，血积为水，故曰血分。若先病，于后经水或断，名曰水分。其病易治，去其水，经自下也。若病人觉腹内胀，外视如常，大便黑，小便赤，是其证也。

椒仁丸 治因经水断绝，后致四肢面目浮肿，小便不通，名曰血分。水化为血，血不通则为水矣。

五灵脂 吴茱萸汤洗七次，醋浸，炒 延胡索各半两 芫花醋浸一宿，炒焦，一分 椒仁 甘遂炒黄 续随子 郁李仁去皮，研 牵牛炒熟，各半两 信砒一钱，研 石膏煅通赤，研细，一分 附子炮熟，半两 木香半两 胆矾一钱

上为细末，面糊为丸，如绿豆大，橘皮汤下一丸，临卧未通空心加一丸，腹未通日午再一服。

葶苈丸 治因小便不利后，身面浮肿，致经水不通，名曰水分。其余逆顺，并同水气。

葶苈炒 续随子去皮，研，各半两 干漆一两

上为末，枣肉和丸，桐子大，煎扁竹汤下七丸。如大便利者，减葶苈、续随子各一分，加白术半两。

第三十三问：心腹痛，或又有小腹痛者，何也？

答曰：经云：五脏猝痛，何气使然？岐伯对曰：寒气稽留于脉外，故猝然而痛也。《举痛论》中所载痛病，共有一十七证，皆由寒气之所致也。巢氏云：痛是脏虚受风冷，邪气乘心也。其痛发有死者，有不死成疹者，心为诸脏主而藏神，其正经不可伤，伤之而痛者，名为真心痛，朝发夕死，夕发朝死。若腑脏虚弱，风邪客于其间，痛随气之上下，或上攻于心则心痛，下攻于腹则腹痛，上下相攻则心腹俱痛，或宿有风冷搏于血，血气停结，小腹痛也。

醋煎散 治妇人血气腹胁刺痛，及产后败血，儿枕急痛。

高良姜一两 当归 肉桂 白芍 橘红 乌药各半两

上为细末，每服三钱，水、醋各半盏，煎七分，通口服，不拘时。

木香通气圆 治气刺疼痛。

京三棱 莪术各四两 芫花 木香 槟榔 大腹子各一两

上将米醋三斤同煮，令醋尽，独去芫花，炒令干，余五味切片子，焙为末，白面糊和丸，如豌豆大，橘皮汤下三十丸，以止为度。

玉抱肚 治停寒癖冷疾，心腹刺痛，常系于脐腹间甚妙。郑主薄传一方，用针砂如上法炒讫，止入硇砂半两，并不用余药。

针砂一两，铁铫内炒，用柳条或小竹不住手搅，烟出为度，放冷 白矾 粉霜各二钱 硇砂半两

上件，白矾等三味同研为细末，与针砂拌和作一服，以水数点洒，用匙拌拥令厚，皮纸为贴，阔二寸以上，长四五寸，贴之。外以帕

子系疼处，或常系脐下，如觉太热，即以衣衬之。若药力过，再洒水如前拌用。其热如初，可用四五次，药力退则将针砂再炒过，另入余药，仍可用。

五香拈痛丸

木香　官桂　丁香　乳香　藿香叶　沉香各半两　斑蝥七枚　巴豆三粒，去油

上八味为细末，白面糊丸，梧桐子大，每服五十丸，姜汤送下。

第三十四问：下利，经水反断者，何也？

答曰：谷入于胃，脉道乃行，水入于经，其血乃成。胃，水谷之海也。肠胃虚弱，为风邪冷热之气所乘，不能腐化谷食，先泄后变成利也。受热则赤，虚寒则白，谷气内亏，津液耗减，所以下利而经水反断也。经云：利止经当自下，故宜先治利也。

大断下丸　治下利不止。

附子二两　细辛去芦，一两半　干姜三两　高良姜五两　肉豆蔻　诃子皮各二两　龙骨　赤石脂各三两　牡蛎醋纸泥固济火煅，二两　酸石榴皮去瓤，醋炙，黑心存性，二两　白矾二两，火飞　阳起石火烧赤，醋淬，另研，三两

上为细末，面糊丸，梧桐子大，每服五十丸，米饮空心下。

渗湿汤　治湿胜濡泄。

白术一两半　苍术半两，炒　厚朴　肉桂　丁香　干姜各一两　陈皮　细辛　白茯苓各一两　肉豆蔻半两　砂仁二两　附子二只八钱者，同姜炒，令赤，去姜，先炮，切片

上为粗末，每服四钱，水盏半，姜五片，枣二枚，煎一盏，食前热服。

第三十五问：妇人昼则明了，暮则谵语，如见鬼状者，何也？

答曰：此妇人因伤寒之病，热入于血室也。何以明之？室者，屋室也，谓可以停止之处。人身之血室者，营血停止之所，经脉留会之处，即冲脉也。冲为血海，王冰云：阴静海满而去血。《内经》云：任脉通，太冲脉盛，月事以时下者是也。若经水适来，感其寒邪之所搏，则热入血室，其证昼则明了，暮则谵语，如见鬼状者，此为热入血室也。若施治其病者，当无犯胃气及上二焦，必自愈。

地黄汤　治热入血室。

生地三两　柴胡八两　人参　黄芩　甘草炙，各二两　半夏汤泡七次，二两半

上为粗末，每服五钱，水二盏，姜五片，枣一枚，煎一盏，去滓温服。

龙齿琥珀散　治产前产后血虚，心神恍惚，语言失度，睡卧不安。

茯神一两　人参　龙齿　琥珀　赤芍　黄芪　牛膝去芦，各三分　麦门冬去心　生地各一两半　当归半两

上为粗末，每服三钱，水盏半，煎六分，去滓温服，不拘时。

小柴胡加地黄汤　治伤寒发热，或发寒热，经水适来或适断，昼则明了，夜则谵语，如见鬼神。亦治产后恶露方来，忽然断绝。

柴胡一两一分　人参　半夏　黄芩　甘草　生地各半两

上咀片，每服五钱，水二盏，姜三片，枣二枚，煎八分，去滓温服。

来复丹　亦名正一丹，此药配类二气，均调阴阳，夺天地冲和之气，乃水火既济之方，

可冷可热，可缓可急，善治营卫不交养，心肾不升降，上实下虚，气闭痰厥，心腹冷痛，脏腑虚滑。但有胃气，无不获安。

硫黄舶上透明者，一两 硝石一两，同硫黄并为细末，入定锅内微火炒，用木箆子不住手搅，令阴阳气相入，不可火太过，恐药力竭，再研细名二氧末

太阴玄精石研水飞，二两 五灵脂须五台山者，水澄去砂，日干研 陈皮去白 青皮去白，各二两

上用五灵脂二橘皮为细末，次入玄精石末及前二药末拌匀，好醋打糊为丸，豌豆大，每服三十粒，盐汤下，甚者五十粒。

第三十六问：癫狂之病，何以别之？

答曰：入并于阴则为癫，入并于阳则为狂，皆由风邪之所致也。癫者，猝然仆地，呕吐涎沫，口㖞目急，手足撩戾，无所觉知，良久乃苏。狂者，或言语不避亲疏，或因自高贤，或弃衣逾走，亦有自定之时。又在有胎之时，其母猝大惊，亦令子气发痫。其癫有五：一曰阳癫，二曰阴癫，三曰风癫，四曰湿癫，五曰劳癫，此皆随其感病之由而命名也。又有牛、马、猪、狗癫，以其癫发之时，声形状似于牛马等，故以为名也。俗云：病癫之人，忌食六畜肉，癫发之状，悉皆象之。

大圣一粒金丹 治诸风惊痫。

大川乌头 黑附子 白附子各二两 白蒺藜炒，去刺 五灵脂各一两 没药半两，另研 白矾枯，半两，另研 白僵蚕一两，去丝，炒 麝香半两，净肉 细香墨半两，另研 朱砂半两，另研 金箔二百片，为衣

上将前六味同为细末，后四味研细合和，用井华水一盏，研黑尽为度，将墨汁搜和，杵臼内捣五百下，丸如弹子大，金箔为衣阴干，每服一粒，食后临卧，生姜自然汁磨化，入热酒服，再以热酒随意多少饮之。应无风暖处卧，衣被盖覆，汗出即瘥。病小者，每粒分作二服，忌发风物，孕妇不可服。

黄牛丸 治风狂，喜怒不常，或欲狂走。

白龙骨烧 铁粉研 茯神 人参 黄连 铅霜 犀角屑 防风 朱砂各一两，研 牛黄一钱，研 远志一两，去心 龙脑一钱，研 甘草半两，炙 麦门冬一两半，去心

上为细末，如桐子大，每服二十丸，熟水送下，不拘时服。

祛邪散 治癫邪恶候。

白矾三两，生研 黄丹半两

上为研细，用桑柴于瓦中烧一伏时，服半钱以乳香汤下，不拘时。

小柴胡加地黄汤

方见三十五问，每服五钱，水二盏，姜五片，枣二枚，煎八分，去滓温服。

来复丹 治产后热入血室，如见鬼神狂语者。方见三十五问，以醋汤下十来服。

第三十七问：病有一臂痛，有两臂痛，何也？

答曰：臂痛有数证，有因寒而得之者，或因伏痰者，有形寒饮冷伤肺者，有汗出伤阴者。夫肝主诸筋，肝经虚弱，风寒入伤，与气血相搏，筋寒则急，上连两臂俱痛，宜服醒风汤、理气汤主之。若或左或右，痛不能举臂者，此由伏痰在内，中脘停滞，脾气不能流行，止与气搏，流伏于左则左痛，在右则右痛。若右臂痛深连于骨，如斧捶，其气自嗌已下至脐，左右气不相通彻，其痛发时，气上奔急，令人闷绝，肌肉日消，浆粥不下，心中烦闷，此由形寒饮冷，肺被寒结留滞于右边。若无故一臂无力，痛不能举，袭袭似汗，偏阻一边，肌肉时复掣痛，或有不仁，手不能近头，久成偏枯，宜服百风汤主之。

百风汤 治四肢垂曳，骨节疼痛。又名省风汤。

独活三钱　芎劳　防风　当归　桂心各二两

茯苓　附子　细辛　天麻一两　干蝎炒　甘草一两

上为㕮咀，每服三钱，水一盏半，姜五片，煎七分，去滓，食前稍热服。

茯苓丸 治伏痰臂痛。

茯苓一两　半夏二两　枳壳去瓢，麸炒，半两　风化朴硝一分

上为细末，姜汁煮糊为丸，如桐子大，每服三十丸，食前姜汤下。

理气汤 治痰饮臂痛。

半夏汤洗，二两　桔梗一两　官桂二两　人参一两　橘皮洗干，二两　甘草半两

上为粗末，每服五钱，水二盏，姜五片，煎一盏，去滓，食前服。

第三十八问：妇人渴病，与三消之病同异？

答曰：夫渴之为病一也，推其受病之源，所得各异。《指迷方》论消渴之病，自来有二。多缘嗜欲太甚，自为虚寒，服五石汤丸，猛烈燥药，积之在脏，遂至精血枯涸；又久饮酒者，酒性酷热，熏蒸于脏肺，是致津液耗竭，渴乃生焉。妇人之渴，多因损血，血虚则热，热则能消饮，所以多渴，故与男子之病有异也。

柏子仁汤 滋养营卫，调心顺气，亦治上焦虚热，烦躁口苦，四肢倦怠，津液内燥，服之效。

新萝参　黄芪　茯神　栝楼根　天门冬去心　麦门冬去心　甘草各一两　北五味半两，炒　柏子仁半两　熟地二两

上为粗末，每服五钱，水一盏半，姜三片，

枣三枚，煎七分，去滓温服，不拘时。

辰砂聚宝丹 治心肺积蕴虚热，口苦舌干面赤，大便渗泄，肌肉瘦瘁，四肢少力，精神恍惚。又治消渴，消中，消肾，三焦留热。

铁粉三钱半　牡蛎三钱半　辰砂半两　栝楼根半两　黄连二钱半　金银箔各五十片，为衣　知母三钱半　新萝参半两　白扁豆汤浸，去皮，取末，半两

上件栝楼根末等五味，同前药末，用生栝楼根去皮，取汁一盏，白砂蜜一小盏，同银器中炼七八沸，候冷，和药为丸，如梧桐子大，每服三十丸，煎麦门冬汤放冷送下，食后，一日之间三服。

第三十九问：腰痛如折者，何也？

答曰：腰者，肾之外候，足太阳经之所流注。若痛连小腹，不得俯仰，惙惙短气，此由肾气虚弱，劳伤过度，风冷乘之。有所不荣，故腰痛也。《内经》云：腰者，肾之府，转摇不能，肾将惫矣。若妊娠腰痛者，其胎必堕也。

杜仲散

杜仲去皮，杵烂，酒浸一宿，焙，一两　官桂　牡丹皮各一两

上为细末，温酒调二钱，不拘时服。

当归丸

当归切洗，三两　水蛭炒，三十枚　桃仁去皮，研，三十粒

上为细末，酒煮糊丸，如桐子大，温酒下十丸，未愈，加至三十丸。

肾着汤 治身体重，腰冷痹，如坐水中状，反不渴，小便血利，饮食如故，病属下焦，从身劳汗出，衣里冷湿，久而得之。腰以下冷痛，腰重如带五贯钱重者。

甘草　干姜各二两　茯苓　白术各四两

上为粗末，每服五钱，水二盏，去滓温服，不拘时。

第四十问：妇人面多生黑𪒟与黑子者，何也？

答曰：黑𪒟、黑子者，皆生于面上，本是二症也。五脏六腑之经，血华充于面，或痰饮渍脏，或腠理受风，致血气不和，或涩或渴，不能荣于皮肤，故变生黑𪒟。若黑点凝聚，谓之黑子。若生而有之者，非药可治也。

洗风散　治面上游风，或瘾疹，或风刺，或黑𪒟。

芫蔚草　晚蚕砂　赤小豆　黑牵牛　白芷　藁本　僵蚕　白附子　草乌头　白蔹　蔓荆子

上件等份为末，每一钱澡面用之。

第四十一问：身目黄者，何也？

答曰：黄疸之病，皆属于脾，脾属土而色黄，湿胜则土气不流，瘀热郁发，则真色见矣。大抵黄疸本得之于湿，湿热相搏，身必发黄，若先有流热，后有湿气者，先治其热，栀子柏皮汤、茵陈五苓散主之。若先感其湿，后加其热者，先去其湿，五苓散、瓜蒂散主之。亦有因冷气痃结于脾阴，湿郁而为黄，先泻其痃，半夏泻心汤、枳实理中汤主之，然后利其小便。若病人一身面目悉黄，四肢微肿，胸满不得卧，汗出如黄柏汁者，此由大汗出，猝入水中所致，谓之黄汗，宜苦酒汤。若非湿热所郁，妇人面萎黄者，亡血之过也，宜服地黄散、滋阴养血丸方见第三十问。

苦酒汤

黄芪五两　芍药三两　官桂三两

上为㕮咀，每服五钱，水盏半，苦酒半盏，煎一盏，去滓温服，不拘时。

地黄散　治妇人血少，气血寒，面色青白。

地黄　干姜各一两

上为细末，每服二钱，温酒调下，不拘时。

茵陈五苓散

猪苓去皮　茯苓　泽泻　白术各一两　官桂去皮，五钱

上为细末，以茵陈一分，水一盏，煎七分，去滓调服，加盐点妙。

瓜蒂散

瓜蒂　赤小豆　秫米各一两

上为细末，粥饮调下半钱，以吐为度。

柏皮汤

柏皮三两　栀子二两　甘草一两

上为粗末，每服五钱，水二盏，煎八分，去渣温服。

第四十二问：阴崩阳崩，何以别之？

答曰：夫血气之行，外行经络，内荣腑脏，皆冲、任二脉之所主也。倘若劳伤过度，致腑脏俱伤，冲任经虚，不能约制其血，故忽然暴下，谓之崩下。经云：三焦绝经，名曰血崩，受热而赤者，谓之阳崩，受冷而白者，谓之阴崩。其白者形如涕，赤者形如绛，黄者形如烂瓜，青者形如蓝色，黑者形如衃血，是谓五崩也当与第六问兼看。

阳崩胶艾汤　治妇劳伤血气，冲任虚损，月水过多，淋漓漏下，连夕不断，脐腹疼痛。

阿胶炒　川芎　甘草各二两　艾叶　当归各三两　白芍　熟地各四两

上为饮子，每服三钱，水一盏，煎六分，

去滓热服，空心食前，甚者连夜并服之。

黄芩散　治崩中下血。

黄芩为末，每服一钱，烧秤锤酒调下。崩中多是止血药，此法治乘阴，经所谓"天暑地热，经水沸溢"者也。

阴崩固经丸　治妇人冲任虚弱，月候不调，来多不断，淋漓不止。

艾叶醋炒　鹿角霜　伏龙肝各等份　干姜

上为末，熔鹿角胶和药，乘热丸梧桐子大，食前淡醋汤下五十丸。

赤龙丹　治崩漏不止，余血作痛。

禹余粮煅　乌贼骨　鹿茸酒炙　龙骨　干姜　当归　石燕子煅　阿胶炒

上等份为末，酒醋糊丸，桐子大，每服五十丸温酒下，艾醋汤亦得。

第四十三问：眠卧多汗者，何也？

答曰：盗汗者因眠卧而身体流汗也，此由阳虚所致。久不已令人羸瘦，心虚不足，亡津液故也。诊其脉虚弱细微，皆盗汗脉也。

大建中汤　治热自腹中，或从背膂，渐渐蒸热，或寐而汗，日渐羸瘦。

白芍六两　黄芪　远志　当归　泽泻各三两　龙骨　人参　甘草炙，各二两　吴术一分

上为粗末，每服五钱，水二盏，姜三片，枣一枚擘破，入饧少许，煎一盏，食前温服。

黄芪饮子　治妇人血气不足，夜间虚乏，有汗倦怠者。

黄芪　五味子　当归　白茯苓各半两　白芍　远志　麦子一方用麦门冬　人参　吴术各一分　甘草三铢

上㕮咀，每服三钱，水盏半，姜三片，煎七分，去滓温服，不拘时，神验。

加味理建汤　治男子妇人夜多盗汗，并便浊者。此方昌国州方顺斋传到，经验。

干姜　吴术　人参　黄芪　白芍　肉桂　甘草　牡蛎　浮麦　当归

上件㕮咀，每服水二盏，姜五片，枣一枚，煎八分，食前热服，渣再煎。

第四十四问：左胁痛如刀刺，不得喘息者，何也？

答曰：肝居胁之左，以藏血。《针经》云：邪在肝，两胁痛。巢氏云：左胁偏痛者，由经络偏邪，客于傍之故也。人之经络，旋环于身，左右表里皆周遍。若血气调和，不生虚实痛证，或偏者邪伤之也。其左胁痛如刀刺者，则知其邪偏客于左也，甚者不得喘息也。

醋煎散　治妇人血气腹胁刺痛。

良姜一两　当归　肉桂　白芍　陈皮　乌药各半两

上为细末，每服三钱，水、醋各半盏，煎七分，通口服。

趁痛散　治血气刺痛，起于一边，或左或右，行环上下，或在肌肉之间，如锥刀所刺，其气不得息。

莪术　官桂各一两　槟榔半两　芫花醋炙　附子各一两　细辛半两

上为饮子，每服三钱，水盏半，煎七分，去滓温服，姜、枣同煎。

第四十五问：积聚之病，何以别之？

答曰：积聚者，由阴阳不和，腑脏虚弱，受其风邪，搏于腑脏之气所为也。积者，五脏

所生。聚者，六腑所生。然阳化气，气属于六腑。阴成形，形主于五脏，阳则动而不息，故聚者始发无根本，上下无所留止，其痛无常处，故谓之聚也。阴则定而守住，故积者始发有常处，其痛不离其部，上下有所终始，左右有所穷处，乃谓之积也。积脉阳沉而伏，象阴体之沉静，聚脉阴浮而动，法阳性之浮高。然积病有五，随其五脏相传而生焉。经云：在肝则曰肥气，在心则曰伏梁，在脾则曰痞气，在肺则曰息贲，在肾则曰奔豚，故曰积聚之病，此可别也。

鳖甲丸 治小腹中积聚，大如七八寸盘面，上下周旋，痛不可忍。

鳖甲 官桂各一两半 蜂房半两 川椒 细辛 人参 苦参 丹参 沙参 吴茱萸各十八铢

䗪虫 干姜 牡丹皮 附子 水蛭 皂角一本牛白角䚡 当归 赤芍 甘草 防葵各一两 蛴螬二十枚 大黄 虻虫 玄参十八铢

上为细末，蜜丸桐子大，每服七丸，温酒下，日三服，加之，以效为度。

没药散 治妇人一切血气脐腹撮痛。

血竭另研 肉桂 当归 蒲黄 红花 木香 没药 延胡索 干漆炒，令烟出尽 赤芍各等份

上为细末，每服二钱，热酒调下，食前。

紫金散 治妇人血气不和，血块疼痛，常服暖子宫，通经络。

橘红 枳壳 肉桂 延胡索 甘草炙，各一两 紫金牛五两，一本紫金皮 当归酒浸一宿，焙干，锉 香附炒，去毛，各三两 南木香半两，生

上为末，妇人室女月水不调，久闭羸瘦，苏木煎汤调下，白鸡冠花末煎酒调下亦得，每服一匙，常服安胎养气。临产横逆，葱白煎酒下。血气胀满，催生下死胎，煎枳壳酒下，地榆末煎酒下亦得。产后血运，头旋中风口禁，

恶证发动，虚肿，豆淋酒下。产后恶血不止，血海衰败，赤白带下，胞漏，棕榈灰酒下，绵灰亦得。胎气绞刺，肋胁腹肚疼痛，炒姜酒下。心气不足，陈皮汤下。产后败血停积，攻刺腰痛，无灰酒下。日、午、临睡三服，忌生冷淹藏毒鱼。

第四十六问：身体常瘙痒者，何也？

答曰：身瘙痒者，是体虚受风，风入腠理，与血气相搏而俱往来，在皮肤之间，邪气散而不能冲击为痛也，故但瘙痒也。仲景云：痒者名泄气风，久久成痂癞，亦由体虚，受风邪之所致也。

胡麻散 治脾肺风毒，攻冲遍身，皮肤瘙痒，或生疮疥，或生瘾疹，用手搔时，浸淫成疮，久而不瘥，愈而复作，面上游风，或如虫行，紫癜、白癜、顽麻等风，或肾脏风，攻注脚膝生疮，并宜服之。

胡麻三两 苦参二两 何首乌二两，洗 甘草炙，半两 荆芥三两 威灵仙一两半

上为细末，每服二钱，薄荷汤茶点，食后服，或酒调蜜汤点亦得。服此后频频洗浴，得出汗而立效。

苦参丸 治心肺积热，肾脏风毒，攻于皮肤，时生疥癞，瘙痒难忍，时出黄水。及大风手足烂坏，眉毛脱落，一切风疾，并皆治之。

苦参四两 荆芥去梗，三两

上为细末，水糊丸，如桐子大，每服二十丸，好茶吞下，或荆芥汤，食后。

第四十七问：夜与鬼交者，何也？

答曰：人有五脏，脏有七神，脏气盛则神强，外邪鬼魅不能干犯。若摄养失节，而血气虚衰，鬼邪侵损，故妇人梦中多与鬼魅交通。其状不欲见人，如有对忤，并独言独笑，或时

悲泣者是也。其脉来迟，或如鸟啄，颜色不变，皆邪物病也。说今宫中人、尼师、寡妇曾梦中与鬼魅交通，邪气怀感，久作癥瘕，或成鬼胎，往往有之。

茯神散　治妇人风虚，鬼神交通，妄有所见闻，语言杂乱。

茯神一两半　茯苓　人参　菖蒲各一两　赤小豆半两

上㕮咀，每服三钱，水一盏半，煎六分，去滓温服，食前。

治女人与鬼神交通，独言独笑，或悲或思，或讴谣恍惚。

松脂三两，炒　雄黄一两，研末

上二味，用虎爪搅匀，丸如弹大，夜内笼中烧之。令女裸坐笼上，彼急自蒙，惟出头耳，过三熏即断。

秦丞相灸法

狐魅神邪，及癫狂病，诸般医治不瘥者。以并两手大拇指，用绿丝绳急缚之。灸三壮，艾着四处，半在甲上，半有肉上，四处尽烧，一处不烧，其疾不愈，神效不可量也。小儿胎痫惊痫，一依此法灸之一壮，炷如小麦。妊痫亦妙。

黄帝灸法

治疗神邪鬼魅，及癫狂病，言语不择尊卑，灸上唇里面中央肉弦上一壮，炷如小麦子大，用钢刀决断更佳也。

第四十八问：大小便不通者，何也？

答曰：大肠者，传导之官，变化出焉。传者，传其不洁之物也，上与肺合。膀胱者，州都之官，津液藏焉，气化则能出矣。化者，化其溲便之泄注也，内与肾合。或脏腑不和，营卫不调，使阴阳二气失升降之道，致大小二肠

为秘结之患。巢氏云：热则秘结，寒则鸭溏。热搏于大肠，则大便不通，热结于小肠，则小便不通。令大小便不通者，是大小二肠受客热所结也。小肠受热，化物不出，是致膀胱不能使溲也。故便血尿血者，皆由热之所使也。

枳杏丸　治脏腑坚秘涩少。

杏仁一两，汤泡，去皮尖，另研　枳壳二两，先研为末

上为细末，神曲为丸，桐子大，每服四十或五十丸，食前米饮姜汤下。

麻仁丸　治津液亏少，大便结秘。

麻仁二两，去皮　枳实四两，去白，麸炒　芍药四两　大黄炮，四两　厚朴二两　杏仁二两

上为末，蜜丸桐子大，米饮下二十丸。未通，加至三十丸。

石韦饮子　治气淋，小遗涩痛。

石韦浸，刷皮，一两　瞿麦　木通各一两　陈皮　茯苓　芍药　桑白皮　人参　黄芩各三分

上为细末，每服二钱，水一盏半，姜五片，煎七分，去滓温服，㕮咀亦得。

真珠丸　常观血之流行，起自于心，聚之于脾，藏之于肝，此三经者，皆心血所系之处也。若三经守节，则血濡养而安和。苟一脏有伤，则血散溢而为咎。《指迷方》云：小便赤色，不痛不涩者，非热非淋，由经气乘心，心气散溢，血无所归，渗入下经，故治之多用心药，宜服真珠丸。

真珠母三分，研如粉　柏子仁研　当归各一两　人参　沉香半两　酸枣仁炒，去皮，研　犀角镑　熟地酒浸，洗，蒸干，一两半　茯神去木　龙齿各半两

上为细末，蜜丸桐子大，辰砂为衣，每服四十丸加至五十丸，金银薄荷汤下，日、午、

临卧时各一服。

第四十九问：带下三十六疾者，何也？

答曰：带下者，由劳伤过度，损动经血，致令体虚受冷，风冷入于胞络，搏其血之所成也。诸方说带下三十六疾者，是十二瘕、九痛、七害、五伤、三因，谓之三十六疾也。十二瘕者，是所下之物，一者如膏，二者如青，三者如紫，四者如赤皮，五者如脓痂，六者如豆汁，七者如葵羹，八者如凝血，九者如青血，血似水，十者如米汁，十一者如月浣，十二者经度不应期也。九痛者，一者阴中痛伤，二者阴中淋痛，三者小便刺痛，四者寒冷痛，五者月水来腹痛，六者气满并痛，七者汗出，阴中如虫啮痛，八者胁下皮肤痛，九者腰痛。七害者，一者害食，二者害冷，三者害气，四者害劳，五者害房，六者害妊，七者害睡。五伤者，一者腹吼痛，二者阴中寒热痛，三者小便急牢痛，四者藏不仁，五者子门不正引背痛。三因"因"字一本或作"固"，一者月水闭塞不通，其余二固者，文缺不载。《三因方》论云：三固者，形羸不生肌肉，断绪不产，经水闭塞。名品虽殊，无非血病。多因经络失于调理，产蓐不善调护，内作七情，外感六淫，阴阳劳逸饮生冷，遂致营卫不和，新陈相干，随经败浊淋露，凝为瘕痕，流溢秽恶，痛害伤痼，犯时微若秋毫，作病重如山岳。古人所谓妇人病比男子十倍难治，而张仲景所说三十六种疾，皆由子脏冷热劳损，而夹带起于阴内也。条目混混，与诸方不同，但仲景义最玄深，非愚浅者能解，恐其文虽异而义同也。

养气活血丹 治劳伤冲任，带下异色。

大艾叶炒焦，取细末，五两　干姜炮，细末，二两

上二件，用好醋二升半，无灰好酒二升，生姜自然汁一升，艾叶末同调，于银器内慢火熬成膏，方入后药末。

附子　白芍　白术　椒红各三两半　川芎　当归　人参　五味子　紫巴戟去心，糯米炒，各二两

上为细末，入前药膏子，并炒熟白面二两半，同和匀为剂，入杵臼内捣千下，丸如桐子大，每服五十丸，温酒或米饮，食前任下。

紫桂丸 补益血海，治冲任气虚，经脉不调，或多或少，腰疼腹冷，带下崩漏。

禹余粮火煅，醋淬七次，三两　龙骨　艾叶醋炒　牡蛎　赤石脂　地榆各二两　厚朴　牡丹皮　阿胶蛤粉炒　当归　白芷　吴茱萸汤洗七次　肉桂各一两　附子半两

上为细末，面糊丸桐子大，每服三十丸，浓煎艾醋汤空心下，常服。

第五十问：妇人有带下，或淋漓不断，何以别之？

答曰：产户有三门，一曰胞门，二曰龙门，三曰玉门。冲任二脉行于中，已产者属胞门，未产者属龙门，未嫁者属玉门。《病源》云：阴阳过度，劳伤经络，故风冷乘虚而入胞门，损冲任之经，伤太阳、少阴之气，致令胞络之间，秽液与血相称兼带而下，冷则多白，热则多赤，久而则为淋漓之病也。

大补益当归丸 治妇人诸虚不足。

当归　续断　干姜　阿胶　甘草　川芎各一两　吴术　吴茱萸　附子　白芷　芍药　官桂　地黄各一两半

上为细末，面糊丸如桐子大，每服五十丸，温酒或盐汤下，食前。

女科百问卷下

步军司医官兼太医局教授齐仲甫撰　绍兴裘诗福吟五校

第五十一问：男女受形之始何以别之？

答曰：男女之合，二情交畅，阴血先至，阳精后冲，血开裹精，精入为骨，而男形成矣。阳精先入，阴血后渗，精开裹血，血入居本，而女形成矣。阳气聚面，故男子面重，溺死者必伏；阴气聚背，故女子背重，溺死者必仰。鸟兽溺死者，伏背皆然。阴阳均至，非男非女之身，精血散分，骈胎、品胎之兆。父少母老，产女必羸，母壮父衰，生男必弱。古之良士也者，首察乎此，气受偏疾，与之补之。补羸女，则养血壮脾；补弱男，则壮脾节色。羸女宜及时而嫁，弱男宜待壮而婚。此疾外所务之本，不可不察也。

第五十二问：何以谓之有娠？

答曰：经云：经候一月日后，觉不通，诊其脉理平和，妇无他疾，欲作胎也。《脉经》云：有一妇人来诊，自道经断不来，师言一月为胚，二月为始膏，三月为居经。今既居经，正是为作胎也。

人参丸　养阴生血补虚。

人参　鹿角胶　熟地　川芎　白芍　当归　白术各一两

上为细末，蜜丸桐子大，每服三十丸，空心米饮下。

第五十三问：何以谓之居经？

答曰：阳施则别，阳者气也。阴化则搏，阴者血也。二情交畅，血气和调，故令有子也。经云：肝主藏血，故一月谓之血凝，阴气方始凝结，足厥阴肝经养之。肝与胆合，二月为之胚，兆未成器，犹之胚也，足少阴胆经养之。三月阳神为魂，手心主包经络养之。且经者，常也，天真之气，与之流通，故三旬一见，今既三月不行，所以谓之居经也。

白术散　调补冲任，扶养胎气，治妊娠宿有风冷，胎痿不长，或失于调理，动伤胎气，多致损堕。怀妊常服，壮气益血，保护胎藏。

牡蛎三分　白术四分　芎劳四分　蜀椒去目及闭口者，炒出汗，三分

上为细末，每服二钱，温酒空心调服。

内补当归丸

熟地酒浸洗，九蒸九晒，焙干，二两　当归去芦，洗切，焙，微炒，一两

上为细末，蜜丸桐子大，每服五十丸，温酒下。余尝观许学士论枳壳散、四物汤、内补当归丸，此三方皆载之，在人用之何如耳？大率妊娠，惟在抑阳助阴。《素问》云：阴搏阳别，为之有子。盖关前为阳，关后为阴，尺中之脉，按之搏手而不绝者，妊子也。妇人平居，阳气微盛无害，及其妊子，则方闭经，遂以养胎。若阳盛搏之，则经脉妄行，胎乃不固。《素问》所谓阴虚阳搏，谓之崩也。抑阳助阴之方甚多，然胎前药惟恶群队。若阴阳交杂，别生他病，惟是枳壳散所以抑阳，四物汤所以助阴故尔。枳壳散差寒，若单服之，恐有胎寒腹痛

之病，以内补丸佐之，则阳不致强，阴不致弱，阴阳调和，有益胎嗣，此前人未尝论及也。

四物汤

当归　熟地　白芍　川芎各等份

上㕮咀，每服四钱，水二盏，煎八分，去滓温服，不拘时。

枳壳散

枳壳二两　甘草一两

上为细末，每服二钱，百沸汤点服，空心食前三服。

第五十四问：妇人居经之后，心中愤闷，不欲执作，恶闻食气者，何也？

答曰：妊娠心中愤闷头晕，四肢烦痛，懈堕不欲执作，恶闻食气，欲啖咸酸果实，多睡少起者，世云恶食，又云恶字是也。乃至三四月以上，大剧者不能自胜举也。此由妇人原本虚羸，血气不足，肾气又弱，兼当风饮冷太过，心下有痰水，水渍于脏，故心烦愤闷，气挟而呕吐也，挟风则头目运，此名恶阻。所谓阻者，经血既闭，痰水积于中，阻其脏气，不得宣通也。

竹茹汤
治初有妊，择食呕逆，头痛颠倒，寒热烦闷。

陈皮　人参　白术　麦门冬各一两　甘草炙，一钱　厚朴　茯苓各半两　淡竹茹先刮下，临煎旋入，一本有淡竹一钱

上㕮咀，每服四钱，水盏半，入姜、竹茹各一块如栗大，拍破，同煎八分，频服，去滓温服。

茯苓丸
治妊娠阻病，心中烦愦，头目眩重，恶闻食气，呕逆吐闷。

葛根　枳壳　白术　甘草炙，各二两　赤茯苓　人参　干姜　肉桂　陈皮　半夏各一两

上为细末，蜜丸桐子大，每服五十丸，温米饮空心送下。

小地黄丸
治妊娠酸心吐清水，腹痛不能饮食。

人参　干姜炮，各等份

上为末，用生地黄汁丸，桐子大，每服五十丸，食前服。

半夏茯苓汤
治妊娠恶阻，心中愤闷，头目眩晕，四肢怠惰，百节烦疼，痰逆呕吐，嫌闻食气，好啖酸咸，多卧少起，不进饮食。

半夏　白茯苓　熟地酒浸，各一两八钱　陈皮　细辛　人参　芍药　川芎　紫苏　桔梗　甘草以上各一两二钱

上每服四钱，水二盏，姜七片，煎七分，空腹服。有热烦渴，口生疮者，去陈皮、细辛，加前胡、知母。腹冷下痢者，去地黄，入桂心。胃中虚热，大小便秘涩者，加大黄一两八钱，去地黄，加黄芩。

四七汤
治同前方，见二十八问中。

二陈汤
治妊娠恶阻，产后饮食不进。

半夏　陈皮各五两　白茯苓三两　甘草二两

上㕮咀，每服四钱，水盏半，姜七片，乌梅一枚，煎六分，去滓热服，不拘时。

白术散
治妊娠宿风冷，胎痿不长，或失于腠理，动伤胎气，多致损胎等疾。

牡蛎二钱　蜀椒去目，炒出汗，三分　白术　芎劳各四钱

上为细末，每二钱，温酒空心服。腹痛，加白芍药。心毒痛，加川芎。心烦呕吐，加细辛一两，半夏五十粒。消渴者，以大麦汁调服。兼治室女带下诸疾，常服则保护胎脏。

人参散　治初妊恶食，呕吐痰逆。

人参一两　枳壳炒，三钱　厚朴半两　甘草半两

上为细末，每服二钱，百沸汤调下，空心食前日三服。

严氏第十三问：妊娠头目眩，视物不见，腮项结核者，何也？曰：盖因胎气有伤，肝脏毒热上攻，太阳穴痛，呕逆，背项拘急，致令头晕生花，若加涎壅，危在片时，宜急服消风散主之。

消风散

石膏煅　甘菊花　防风　荆芥穗　羌活　羚羊角　川芎　大豆黄卷炒　当归酒浸　白芷各一两　甘草炙，半两

上㕮咀，每服四钱，水盏半，入好茶半钱，煎八分，通口服，食前。

第五十五问：居经之后，或复有漏下者，何也？

答曰：冲任二脉，为经血之海，皆起于胞中。手太阳小肠、手少阴心经，互为表里，作胞之际，壅之以养胎。既产之后，积之为乳汁。或冲任气虚，不能制其经血，故妊娠数月，经水不调时下者，此名漏胞。漏不止则毙也。

止漏散　疗妊娠漏胞。

熟地四两　干姜二两

上为细末，每服二钱，空心米饮调下。

又方

益智，不拘多少，为细末，米饮下，次用香附、甘草为末，醋糊丸，用四物汤去地黄，理中汤去干姜，煎吞下二三十丸甚妙。

阿胶散　治胎动不安，及漏胎腹中痛。

阿胶一两，蛤粉炒令黄　熟地　桑寄生各一两

半　龙骨三分　当归一两，锉，炒　甘草一两，炙　白茯苓三钱　白术一两　芎䓖三钱　干姜半两，炮制，锉

上㕮咀，每服四钱，水盏半，枣三枚，煎六分，去滓热服，不拘时。

佛手散　治妇人妊娠五七月，因事筑磕着胎，或子死腹中，恶漏下，疼痛不已，口噤欲绝，用此药探之。若不损则疼止，子母俱安；若胎损，立便逐下。安胎者不用酒。

当归六两　川芎三两

上为粗末，每服三钱，水一盏，煎令泣泣欲干，投酒一盏半，止一沸，去滓温服，口噤灌之。如人行五七里再进，不过两三服，服之便生。

胶艾汤　妊娠不问深浅月数，因顿仆胎动不安，腰腹中急逼，血或从口出，或有所下，或胎奔上，刺心短气，安胎。

熟地二两　白艾炒　当归　甘草炙　芍药　川芎　阿胶炒，各一两

上㕮咀，每服水一盏半，煎七分，去滓热服。胸中逆冷，加生姜五片，枣三枚，煎服食前。若虚人，加黄芪一两。

桂枝茯苓汤　治宿有癥瘕，妊娠经断，未及三月即动，此瘕也。经断三月而漏下不止，胎动在脐上者，为癥痼害，当去其癥。又论云：妊娠六月胎动者，前三月经水利时胎下血者，后断三月脉也，所以下血不止，癥不去故也。

桂心　白茯苓　牡丹皮　桃仁炒　白芍药

上为细末，炼蜜丸如弹子大，每服一丸，温酒或米饮汤，食前细嚼下。

严氏第三问：胎漏经血妄行者，何也？答曰：妊娠或成形，胎息未定，或因房室惊触，劳力过度，动伤胎胞，或食毒物，致令子宫虚滑，经血淋漓。若不急治，败血凑心，子母难保，月渐胎干，危亡不久。

桑寄生散 治妊娠胎动不安，下血不止。

桑寄生 当归酒浸 川续断酒浸 茯神去木 芎䓖 香附 阿胶蛤粉炒 白术各一两 人参 甘草炙，各半两

上㕮咀，每服四钱，水盏半，姜五片，煎七分，热服，不拘时。

第五十六问：胎在腹中，时时撞动不安者，何也？

答曰：怀则以身依也，娠则以时动也。若腹中不时撞动者，谓之胎动也。多因劳役气力，触冒冷热，饮食不适，居处失宜，轻者止转动不安，重者便致损坠。若母有疾，以疾动胎者，治母则胎安。若胎不固，动致母病者，治胎则母瘥。若胎不牢固，其胎必致损也。

保安散 治妊娠胎气不安，心腹疼痛胎动，安胎。

当归一两半 人参一两 阿胶半两，蛤粉炒成珠 甘草半两，炙

上㕮咀，每服三钱，水盏半，葱白一茎拍破，煎八分，去滓温服，食前，未定再服。

安胎饮 治妊娠偶因所触，或从高堕下，致胎动不安，腰中疼痛，服此药后，觉胎动处热，即胎已安。

缩砂不拘多少，慢火炒令热透后去皮取仁用

上为细末，每服三钱，热酒调下，不饮酒者煎盐艾汤调下，食前。

严氏第一问：妊娠两三月，胎动不安者，何也？曰：男女阴阳会通，血气调匀，乃成其孕。设若下血腹痛，盖由子宫久虚，致令胎堕，其危甚于正产。若妊娠曾受此苦，可预服杜仲丸。

杜仲去皮，锉，姜汁浸，炒，去丝 川续断酒浸，各三两

上为细末，枣肉丸，桐子大，每服七十丸，空心米饮下，一日三服。

第五十七问：何谓子满？

答曰：妊娠之人，经血拥闭以养其胎，或掩水气，血水相搏以致体肿，皆由脾胃虚弱，脏腑之间宿有停水之所掩也，谓之子满。若水停不去，浸渍于胎，则令胎坏。诊其脉浮，腹满兼喘者，其胎必堕也。

泽泻散 治妊娠气壅，身体腹胁浮肿，喘息促急，大小便秘涩。

泽泻 桑白皮 枳壳麸炒黄 槟榔 赤茯苓 木通各一两

上㕮咀，每服四钱，水盏半，姜五片，煎八分，去滓温服，食前，稍利为度效。

木通散 治妊娠身体浮肿，心腹胀满，小水不通。

木通一两 诃梨勒皮 木香各三分 香薷一两，一本茹 枳壳半两，面炒 槟榔半两 桑根皮一两，用白 赤茯苓三分 鸡苏茎叶，一两

上㕮咀，每服四钱，水盏半，姜五片，煎六分，去滓温服，食前。

商陆赤小豆汤

赤小豆 干商陆各等份

上㕮咀，每服一两，水一盏煎七分，去滓温服。

严氏第五问：论胎冷腹胀虚痛，两胁虚鸣，脐下冷痛欲泄，小便频数，大便虚滑者，何也？曰：胎气既全，子形成质，或食瓜果甘甜，饮冷不时之物，当风取凉，受不时之气则令胎冷，子身不能安处，皮毛疼痛，筋骨拘急，手足挛拳，致使母有危证，急宜服**安胎和气散**。

诃子煨 白术各一两 陈皮 良姜炒 木香煨 白芍药 陈米炒 甘草炙，各半两

上㕮咀，每四钱，水盏半，姜五片，煎七分，去滓温服，不拘时，忌生冷。

第五十八问：妊娠三月，曾经堕胎，至其月日复堕者，何也？

答曰：阳施阴化，则有胎也。若血气和调，胎气乃成。若血气虚损，子脏为风冷所乘，致亏营卫，不能荫养其胎，故数堕也。假令妊娠三月，当手心主包络经养之。不善摄生伤经，则胎堕，后虽再有妊，至其月日，仍前犯之，所以复堕也。又有因坠堕惊恐，或吐血下血者，皆能殒胎。若妊娠常腰疼者，喜堕胎也。盖腰为肾府，女子以系胎也。

地榆散　治妊娠损动胎胞，下血不止。

地榆三钱　干姜三分　当归三钱　龙骨三钱　芎䓖三钱　艾叶半两　阿胶三钱　蒲黄半两　熟地一两　黄牛骨䚡一两，烧灰　乌鲗骨二钱，烧灰　白术半两

上为细末，每服二钱，以粥饮调下，不拘时。

卷柏丸　治妊娠数堕胎，皆因血气虚损，子脏受风冷，致令胎不坚固，故频有伤。

卷柏　钟乳粉　鹿角胶捣碎，炒令黄燥　紫石英火煅，研细，水飞过　阳起石火煅，研细　桑螵蛸炒　熟地　禹余粮烧，醋淬七次，各一两　杜仲　芎䓖　当归锉，炒　桂心　牛膝　桑寄生　五味子　蛇床子　牡丹皮各三分　玄及

上为细末，炼蜜丸桐子大，每服五十丸，空心温酒送下。

严氏第二问：胎动腹痛者，何也？曰：胎动腹痛，其理盖缘饮食冷热动风毒物，或因再交，摇动骨节，伤犯胞胎。其候多呕，气不调匀，或服热药太过，血气相干，急服顺气药安胎，不然，变成漏胎，则难疗矣。

如圣汤

鲤鱼皮　当归　熟地　阿胶　白芍药　川芎　续断酒浸　甘草炙，各等份

上㕮咀，每服四钱，水盏半，入苎根少许，姜五片，煎七分，去滓，空心服。

第五十九问：大小二便秘结不通者，何也？

答曰：阳虚不能运阴，故气无阴以清其阳，则阳独治而为热；阴虚不能运阳，故气无阳以和其阴，则阴独治而为厥。是以二气和则气道平，二便顺则气道通。今二便秘结，明阴气之独治也。夫人有腑脏气实而生热者，随其停积之处而成病也。若热结大肠，则大便不通，热结小肠，则小便不通。若大小便俱为热所结，故烦满而二便结闭。热盛则肠胃气逆，冷则变为呕也。

槟榔散　治产后大小便秘，心腹胀满气促。

槟榔一两　车前子三分　冬瓜子三分　川大黄一两，微炒　木通一两　桂心半两　甘草炙，半两　当归炒，半两　滑石一两　川朴硝一两，秘甚者入硝

上㕮咀，每服三钱，水盏半，煎半盏，去滓温服，不拘时。

木通散　治产后大小便秘涩。

木通　大麻仁　葵子一本冬瓜子　滑石　槟榔各一两　枳实半两，麸炒　甘草炙，半两

上㕮咀，每服三钱，水盏半煎八分，去滓温服不拘时。

严氏第四问：妊娠面赤，口苦舌干，心烦腹胀者何？曰：盖缘恣情饮酒，因食桃、梨、羊肉、鸡、面、鱼、腥膻、毒物等，致令百节酸疼，大小便结秘，可服**归凉节命散**。

川芎　苎根　白芍药　麦门冬去心　当归　白术各一两　糯米半合　甘草炙，半两

上㕮咀，每服四钱，水盏半，煎九分，去滓温服，不拘时。

大腹皮散　治妊娠大小便不通。

枳壳　大腹皮　甘草炙，各一两　赤茯苓去皮，三钱

上为细末，每服二钱，浓煎葱白汤调下，不拘时服。

冬葵子散　治妊娠小便不利，身恶重寒，起则眩晕，及水肿。

冬葵三钱　赤茯苓二钱

上为细末，每服三钱，米饮调下不拘时。若利则歇服。不通，恐是转胞，加发灰少许，神效。曾有妊妇腹胀，小便不利，吐逆，诸医杂进温脾胃、宽气去胀等药，服之反吐，药食不纳，转加胀满凑心，验之胎死腹中。又服诸下胎药不能解，举家惊惶，因得鲤鱼汤。论曰：脚肿，俗呼为皱脚，亦有通身肿满，心胸急胀，名曰胎水。遂去妊妇心前衣服看之，胸肚不分，急以鲤鱼汤四五服，大小便皆下恶水，肿消胀去，方得分娩死胎，可谓生之幸也。此证盖缘怀身腹大，妊妇不自知觉，人人皆以为身娠如此，终不以为胎水病。医人何以得知？故书此论，病家当自觉察。

鲤鱼汤

当归　白芍药去皮，各四钱　白术半两

上㕮咀，每服四钱，用鲤鱼一尾，不拘大小，破洗，去鳞肠，白水煮熟去鱼，每服鱼汁一盏半，姜五片，橘皮少许，煎一盏，空心服。如胎水去未尽绝，再服。

第六十问：妊娠伤寒，与常人治法同异，何如？

答曰：四时有不正之气，如春夏亦有寒温时，秋冬亦有暄暑时。是故一岁之中，病无长幼，率相似者，此则时行之气，俗谓之天行。若春温暖而清气折之，则责邪在肝，夏应暑而寒气折之，则责邪在心，秋应凉而反大热折之，则责邪在肺，冬应寒而反大温折之，则责邪在肾。仲景云：冬温之毒，与伤寒大异。盖伤寒者，因冒寒而作也。其候发热恶寒，头疼腰脊痛，其脉浮紧。无汗者可发汗，宜服麻黄汤。脉浮缓而有汗者，可解肌，宜服桂枝汤。切详麻黄、桂枝皆能堕胎，以此言之，则妊娠伤寒，常人之治法大不相侔也。

十全散　即败毒散，又名人参羌活散。治伤寒瘟疫。

人参　白茯苓　羌活　独活　甘草炙　川芎　枳壳　柴胡　白术　桔梗各等份

上㕮咀，每服三钱，水盏半，姜五片，薄荷七叶，煎七分，热服。如头疼发热，连二服，汗出即愈。

阿胶散　治妊娠妇伤寒安胎。

阿胶　桑寄生　吴白术　人参各等份

上为细末，每服二钱，煎糯米饮调下，不拘时。

罩胎散

卷荷叶一两，焙干　蚌粉花

上为细末，每服二钱，入蜜少许，新汲水调下，食前服。

严氏第十问：妊娠妇外感风寒，浑身壮热，眼晕头眩者何？曰：盖因风寒客于皮肤，伤于营卫，或洗项背，或当风取凉，致令头目昏痛，憎寒发热，甚致心胸烦闷。大抵产前二命，所以不可轻易妄投汤剂，感冒之初，止宜进芎苏饮以发散表邪，其病自愈。

芎苏饮

川芎　紫苏叶　白芍药　白术　麦门冬　陈皮　干姜各一两　甘草炙，半两

上㕮咀，每服四钱，水盏半，姜三片，葱白一寸，煎八分，温服不拘时。

第六十一问：妊娠伤寒，瘥后复发热者，何也？

答曰：伤寒瘥后发热者何？此名劳食复也。《内经》云：多食则复，食肉则复。缘病瘥后，气尚虚，津液未复，因劳动生热，气既还复入经络，名曰劳复。仲景云：伤寒瘥后更发热者，小柴胡汤主之。脉浮者，以汗解。脉沉者，以下解。又伤寒瘥后劳复者，枳实栀子汤主之。《千金方》劳复起死，人参麦门冬汤。又有食复者，大病新瘥，脾胃尚弱，谷气未复，强食过多，停积不化，因尔发热，名曰食复。仲景于枳实栀子汤证云：若有宿食，内加大黄如博棋子大五六枚，服之愈。

枳实栀子汤

枳实一枚，去瓤，麸炒　栀子三枚半，肥者　豉一两半

上以清浆水二盏半，煎九分，下豉再煎五六沸，去滓温服，覆令汗出。

若有宿食，加内大黄如博棋子大五六枚服之，日煎服之。

第六十二问：时气温病，皆能损胎者，何也？

答曰：《阴阳大论》云：春气温和，夏气暑热，秋气清凉，冬气凛冽，此则四时正气之序也。冬时严寒，万类深藏，君子固密，则不伤于寒。若伤于寒者，凡名伤寒耳。其一岁之中，长幼之病多相似者，故名时行之气也。其伤于四时之气，皆能为病，以伤寒为毒者，以其最盛杀厉之气，中而即病者，名曰伤寒。不即病，寒毒藏于肌肤，至春变而为温病，至夏变而为暑病。暑病者，热极重于温也。详此三证，皆因寒气而受邪，寒极生热，热气熏煮其胎，故损也。

罩胎散见六十问中

人参羌活汤　治妊娠感冒，发热头疼，身体痛。

白茯苓　羌活　独活　前胡　芎藭　枳壳炒　桔梗　人参各一两　甘草炙，半两　干葛　陈皮各一两

上为细末，每服三钱，水一盏，姜五片，枣一枚，煎七分，去滓温服。

黄龙汤　治妊娠瘟疾，寒热头痛，默默不欲饮食，胁下痛，呕逆痰气，及产后伤风，热入胞宫，寒热如疟。

柴胡　黄芩　甘草　人参各一两

上锉如麻豆大，每服五钱，水盏半，煎八分，去滓温服，不拘时。

治妊娠患时疾。

黄芩尖者　出锥郁金

上为细末，每服一钱，板蓝根、地黄水调下，汗出效。未愈，再服即愈。

治妊娠患时疾。

鸡子坠井底泥上，隔宿取出，吞之必无虞矣

第六十三问：妊娠寒热，或因暑气者，有不因伤暑而得之者，何也？

答曰：疟者，寒热之疾，皆由风寒入中也。夫风为阳邪，阳化气而为热，寒为阴邪，阴化气而为寒，阴阳上下交争，虚实邪正更作。或阴并于阳，则阴实而阳虚。若阳并于阴，则阳实而阴虚。或先伤于寒而后伤于风，其为候也，则先寒而后热。或先伤于风而后伤于寒，其为证也，则先热而后寒。休作有时，与伤寒颇异者，故名为疟也。经曰夏伤于暑，秋必病疟者，此因暑气之所伤也。若妊娠寒热者，皆由血气虚损，风邪乘之，致阴阳关隔，寒热互见也。经云：阳微恶寒，阴弱发热，若此之类，皆由虚之所致，此不因暑气之作也。若热极不已，

则伤胎。

大安散 治脾寒如疟，发热无时。

草豆蔻七个，和皮细切　厚朴半两　乌梅十个，去核仁　甘草　人参各一分　大枣十枚　肥姜一分，连皮　陈皮七个，全者，洗净，切　良姜一分

上共锉拌匀，分作五裹，先以盐水蘸纸湿，裹煨香熟。第一服一裹，水一碗，煎一碗，温服；第二服用二裹，并煎滓，以水二碗，煎一碗，温服；第三服用三裹，并煎滓，以水三碗，煎一碗，作两服，并空心食前温服。

妊娠患疟热者可服。

常山　竹叶各半两　人参　石膏各一两，研　糯米一百粒

上为咬咀，每服三钱，水盏半，煎八分，去滓，通口服，不拘时。

地黄丸 治寒热类疟，久之为劳。

生地二两　柴胡洗　秦艽　黄芩各半两　赤芍

上为细末，蜜丸桐子大，每服三十丸，乌梅汤下，不拘时。

清肌汤 治头目昏重不悦，颊赤口燥咽干，发热盗汗，饮食减少。

甘草炙，半两　草果仁五钱　当归微炒　白术一两　白茯苓　芍药　柴胡各一两　川芎半两

上咬咀，每服三钱，水一盏半，煨姜一块切碎，薄荷少许，煎七分，去滓热服，不拘时。

第六十四问：下痢与滞痢，何以别之？

答曰：春伤于风，邪气运留，遇肠胃虚弱，风邪因时伤之。肠虚则泄，故为水谷之痢也。或肠虚受热气者，下痢则赤，受冷气者，下痢则白，冷热相交，其痢如鱼脑鼻涕，相杂连滞

不已者，谓之滞痢也。

香连丸 治泄痢不止。

木香　黄连　吴茱萸　白芍各等份

上为细末，面糊丸，桐子大，每服二十丸，浓煎米饮汤下，空心日三服。

妊娠下痢不止。

黄柏　干姜　赤石脂各二两　酸榴皮一具

上为粗末，每服五钱，水盏半，煎六分，去滓，食前温服。

赤石脂散 治肠胃虚弱，水谷不化，冷热不调，下痢赤白，肠滑腹痛，肢体困倦，饮食减少。

赤石脂　甘草各二两　肉豆蔻仁十两　砂仁五两

上为细末，每服二钱，温粟米饮汤下，食前。

归连丸 治一切下痢，无以新久，及冷热脓血，肠滑里急，日夜无度，脐腹绞痛不可忍。

阿胶捣碎，炒如珠，三两，以醋四升煮成膏　黄连　当归各三两　干姜二两　木香一两五钱

上共为末，用阿胶膏丸，桐子大，每服三十丸，食前米饮下。

当归芍药散 治妊娠腹中绞痛，心下急胀，及产血晕，内虚气乏，崩中久痢，常服通畅血脉，不生痈疡。消痰，养胃，明目，益津。

白芍八两　当归　白茯苓　白术各二两　泽泻　川芎各四两

上为细末，每服二钱，温酒调下，食前。《元和纪用经》云：本六气经纬，能补虚劳，养真阳，退邪热，缓中，和神志，润泽颜色，散邪寒温瘴时疫。安期先生赐君少久饵之药，后仲景增减为妇人怀妊腹痛本方。用芍药四两，泽泻、茯苓、川芎一两，当归、白术二两，亦可

以蜜丸服。又方等份，每服三钱。温酒米饮任下。

鸡黄散　治怀妊下痢赤白，绞刺疼痛。

鸡子一个，乌者为妙，就头作一窍，倾出清留黄，以黄丹一钱入前鸡子内，打令黄匀，以厚纸裹，盐泥固济，煨，取出焙干

上为末，每服二钱，米饮调下。一服愈者是男，二服愈者是女。

严氏第九问：妊娠下痢赤白者何？曰：盖因冷物停脾，辛酸损胃，冷热不调，胎气不安，凝滞下痢频频，时有时无，或赤或白，肠鸣后重，谷道疼痛，急服黄连丸。不问冷、热二证，皆可服之。

蒙姜黄连丸

干姜炮　黄连　川芎　砂仁微炒　阿胶蛤粉炒，各一两　白术一两　乳香三钱，另研　枳壳半两

上为细末，同盐梅三个取肉，入少醋糊用杵匀，丸如桐子大，每服四十丸。白痢干姜汤下，赤痢甘草汤，赤白痢干姜甘草汤下。

第六十五问：喘病何以得之？

答曰：喘急之病，皆由营卫之气，流行失度，气经于脏而脏不能受，诸气上并于肺，肺管隘而气争，故令喘急。其始得之，或因坠堕恐惧，则精神怯怯，上焦闭而气不行，气不行则流于肝，肝气乘肺，此喘出于肝。或因惊恐，惊则心无所倚，神无所归，气乱于中，心乘于肺，此喘出于心。或因渡水跌仆，肾气暴伤而不通行，气流于肾，肾气上乘于脾，此喘出于脾。或因饮食过伤，动作用力，谷气不行，脾气逆而凝肺，此喘出于肺。凡诸脏相乘而喘，其证各不同也。

神秘汤　治夜不得卧，卧则喘，此由水气逆行，上乘于肺，肺得水则浮而开，使气不得

通流，其脉沉大。

陈橘皮汤洗，焙　生姜　紫苏叶　人参　桑白皮各半两

上为咬咀，每服三钱，水盏半，煎八分，去滓温服。

平肺汤　治喘急。

天门冬去心，一两　马兜铃　百部各半两

上为粗末，每服五钱，水盏半，煎八分，去滓温服。

第六十六问：妊娠多痰者，缘何而生？

答曰：痰因饮生也。气道壅滞，津液不通，水饮气滞，停在胸膈，结而成痰，人皆有之。少则不能为害，多则成病，乃至呕吐，妊娠呕吐甚者，多伤胎也。

细辛五味子汤　治痰饮壅滞。

细辛一两　五味子三两　白茯苓　人参　白术　甘草炙，各一两　干姜一两，炮

上为饮子，每服三钱，水盏半，煎八分，去滓温服，食后。

赤茯苓汤　治妊娠呕哕，心下满，胸膈间宿有停水，停水心悸。

赤茯苓　人参　陈皮各一两　芎藭　白术半夏各半两

上为饮子，每服四钱，水盏半，姜五片，煎七分，去滓温服，不拘时。

第六十七问：妊娠霍乱者，何也？

答曰：阴阳不顺，清浊相干，气射中焦，名曰霍乱。本因饱食豚脍，复啖生冷，或饮寒浆，眠卧冷席，风冷之气，伤于脾胃，诸食结而不消，阴阳二气壅而不散，交错于中，变成吐痢。邪在于上者，先心痛而吐，邪在于下者，

1145

女科百问

先腹痛而痢。心腹俱痛，吐痢并发，挟风者身热头痛，冒暑者吐痢冷饮。若不已，则百脉昏乱，营卫俱虚，冷搏于筋，令人转筋，邪干于胎，其胎必损。挥霍之间，便成缭乱，故名霍乱也。

白术散 治产后霍乱，吐痢腹痛烦渴，手足逆冷。

白术 麦门冬 陈皮 干姜炮 人参各一两 甘草炙，半两

上为粗散，每服四钱，水盏半，姜五片，煎六分，去滓温服，不拘时。

寒者，理中汤。治里寒外热，霍乱吐痢，手足厥冷，胸脾心痛，逆气结气。

丁香一两 人参 甘草 白术 干姜炮，各三两

上为饮子，每服三钱，水盏半，煎八分，去滓，空心稍热服。

丁香散 治霍乱吐痢不止。

丁香 桂心 白术各半两 诃黎勒 厚朴 高良姜 附子各三分 木瓜干者 陈皮各一两

上为细末，每服二钱，米饮调下，不拘时。

渴者，五苓散。治霍乱吐痢，躁渴引饮。

泽泻五两 白术 猪苓各三两 肉桂二两 赤茯苓三两

上为细末，每服二钱，热汤调下，不拘时。服讫多饮热汤，有汗即愈。

参苓白术散 治胃气不顺，吐痢止后，躁渴不解。

干姜二两 人参 白茯苓各一两 木香一分 甘草炙，一分 藿香叶

上为粗末，每服二钱，水盏半，煎七分，去滓温服，不拘时。

香薷饮 治清浊相干，霍乱吐痢。

香薷一两半 厚朴 黄连各二两

上为饮子，每服三钱，水盏半，煎七分，去滓，用新汲水频频顿极冷服之，药冷则效速也。

第六十八问：何谓子烦？

答曰：烦有四证，有心中烦，有胸中烦，有虚烦，有子烦。诸如此者，皆热也。若脏虚而热气乘心，则令心烦。但烦热而已，别无他证者，名曰虚烦。若积痰饮而呕吐涎沫者，谓之胸中烦。或血饮停积，虚热相搏，以其妊娠而烦，故谓之子烦也。

犀角散 治妊娠心烦热闷。

犀角屑 地骨皮 黄芩 麦门冬 赤茯苓各一两 甘草炙，半两

上为饮子，每服四钱，水盏半，煎八分，去滓，入竹沥一合，更煎数沸，温服不拘时。

当归饮子 治妊娠胎动，心烦热闷。

当归 芎䓖 阿胶 豆豉 桑寄生各半两 葱白七茎

上为饮子，每服三钱，水二盏，煎八分，去滓温服，不拘时。

竹沥汤 疗妊娠常苦烦闷，此子烦也。

竹沥二合 防风三两 黄芩三两 茯苓四两 麦门冬三两

上为饮子，水四升，合竹沥煮取二升半，分三服。不瘥重作。

第六十九问：何谓子嗽？

答曰：肺主气，外合皮毛，风寒外感入射于肺，故为咳也。有涎者谓之嗽，无痰者名曰咳。夫五脏六腑，俱受气于肺，各以其时，感于寒而为病也。秋则肺受之，冬则肾受之，春则肝受之，夏则心受之，长夏则脾受之。长夏

者，夏末秋初也。诸脏不已，各传于腑也。妊娠而嗽者，谓之子嗽，久而不已，则伤胎。

天门冬汤 治恶热咽燥，脉数咳嗽，甚则咯血。

天门冬半两 紫菀 知母各一两 桑白皮 五味子 桔梗

上为饮子，每服五钱，水二盏，煎一盏，去滓温服。有血者，加阿胶半两；大便涩而喘者，加葶苈半两。

百合散 治妊娠咳嗽，心胸不利，烦闷不欲饮食。

百合 紫菀 麦门冬 桔梗 桑白皮各一两 甘草炙，半两

上为㕮咀，每服四钱，水盏半，入竹茹一分，煎八分，去滓，入蜜半匙，更煎三四沸方可，不拘时候，温服。

缓息丹 治肺气不调，痰壅咳嗽，上气喘满，咳嗽唾痰沫，日夕不安止。

半夏曲二两，半夏汤洗七次，研成末，姜汁和，候干再为末，姜汁再和，共七八次，取吃之，不辣为度 橘红五钱 天门冬半两 杏仁一两，去皮尖，另研成霜

上三味为末，次拌研细杏仁霜，炼蜜和，每两分十五丸，每服一丸，随津调之，食后服。

第七十问：何谓胸痹？

答曰：胸痹者，由寒气客于脏腑，气上冲心，胸下愊愊如满，噎塞习习痹痛，饮食不下，谓之胸痹也。脾胃渐弱，乃至毙人。妊妇为患，亦损伤胎也。

枳实理中汤丸 治结胸欲绝，心膈高起，手不可近。

白茯苓 人参各二两 枳实十六片 干姜炮 白术各二两 甘草炙，二两

上为细末，蜜丸如鸡子黄大，每服一丸，热汤化下。连进二三服，胸中豁然而开。渴者加栝楼根二两，下痢者加牡蛎二两。

桔梗枳壳汤 治痞气胸满欲绝。

枳壳 桔梗汤洗，去瓤，各一两

上锉麻豆大，分二服，水二盏，煎一盏，去滓温服，不拘时。

沉香理气汤 治气滞不和，胸膈虚痞。

丁香 檀香 木香各半两 藿香二两 甘草二两 砂仁半两 白豆蔻一两，用仁 沉香 乌药 人参各一两

上为末，每服一钱，入盐一字，沸汤点服，不拘时。

调气丸 治气道不顺，胸膈壅塞。

青皮炒 陈皮炒 木香各一两，不见火

上各锉碎，用牵牛末四两炒，牵牛末焦黄，筛去不用，以三味为细末。

蜜丸桐子大，每服五十丸，空心姜汤送下。

第七十一问：何谓子痫？

答曰：风是四时八方之气，常以冬至日候之。风从其方来者，长养万物，不从其方来者，乃名虚邪贼风。体虚之人中之者，随其虚而为病也。夫五脏六腑之俞，皆在于背。脏腑既虚，则邪乘虚而入伤，随其脏腑所感而发。时能言者可治，不能言者难治。若伤太阳之经，复遇寒湿相搏，口噤背强，名之曰痉。故妊娠而发者，闷冒不识人，须臾则醒，醒而复发，名曰子痫，又名子冒，久则成变痉。妊娠忽闷，眼直不识人，须臾醒，醒复发似不醒者，名曰痉病，亦号子痫，亦号子冒，以葛根汤。若有竹近可速办，当先作竹沥汤。其竹远不可即办者，当先办葛汤，此二物偏疗诸痉，绝可以起死也。

小儿忽痫瘆,与金疮疗之亦验,作竹沥法于后。

取新伐青淡竹断之,除两头节,作片,以砖并侧,令竹两头虚,布列其上,烧中央,两头汁出,以器盛之取服。

葛根汤 疗妊娠临月,因发风痉,忽闷惯不识人,吐逆睡少醒复发,名为子痫。

贝母 葛根 牡丹皮去心 防己 防风 当归 芍药 肉桂取肉 白茯苓 泽泻 甘草炙各二两 独活 石膏 人参

上件以水六升,煮取三升,分三服,其贝母令人易产,若未临月者,以升麻代之。忌海藻、菘菜、鲊物。

第七十二问:胎瘘过年不产,又两胎一死一生者,何也?

答曰:阳施阴化,精盛有余者,则成二胎。《脉经》云:左右脉俱疾为二子。又云:俱沉实,谓生二男;俱浮大,谓生二女。且胎之在胞,以气血滋养。若寒温节适,血气强盛,则无伤。若冷热失宜,气血损弱,则胎瘘燥而不育,或过年久而不产。若双胎遇寒,经养不周,故偏夭伤。候其胎上冷,是胎已死,如鸡乳子,热者为禄,寒者多渴,正谓此也。

干地黄丸 治妊娠气血虚弱,胎气不长。

熟地黄一两 芎劳 白茯苓 人参 当归各五分 柴胡半两 刺蓟 桑寄生各半两 厚朴一两 龙骨 阿胶各三分 白石脂三分 黄芪半两 甘草一分,炙

上为细末,蜜和捣二三百杵,丸如桐子大,每服三十丸,清粥饮汤送下,不拘时。

雄黄丸 治妊娠是鬼胎,致腹中黑血数下,腹痛。

雄黄细研 累臼去毛,一本鬼臼去心 莽草 丹砂细研 巴豆去皮、心、油 獭肝炙黄,各半两

蜈蚣一枚,炙黄 蜥蜴一枚,炙黄

上为细末,炼蜜和捣三百杵,丸如桐子大,空腹温酒下二丸,日进二服。服后当下痢,如不痢加至三丸,初下清水,次下虫如马尾状无数。病极者下蛇虫,或如虾卵鸡子,或如白膏,或如豆汁,其病悉愈。

白术散 调补冲任,扶养胎气,治妊娠宿有风冷,胎瘘不长,或失于将理,动伤胎气,多致损堕。怀妊常服,壮气益血,保和胎脏。

牡蛎三分 白术四分 芎劳四分 川椒去目,炒,三分

疗妊娠两儿,腹中一死一活,令死者出,生者安。此方神验,万不失一。

蟹爪一升 甘草二尺,炙 阿胶三两

上以东流水一斗,先煮二味,取三升,纳阿胶令烊,顿服,不能顿服,分再服。若人困,拗开口下,药入即活。煎药宜向东,以茅苇薪煮之。

第七十三问:妊娠堕胎,或血出不止,或血不出者,何也?

答曰:血寒则凝,温则散,堕胎损经,血出不止有二。一则因热而流散,二则血气虚而不敛。泻血多者,必烦闷而死,或因风冷堕胎者,血冷相搏,气虚逆上,则血结不出,抢上攻心,则烦闷,亦多致死。当温经逐寒,其血自行也。

胶艾汤 治劳伤血气,冲任虚损,月水过多,淋漓漏下,连日不断,脐腹疼痛。及妊娠将摄失宜,胎动不安,腹痛下坠,或劳伤胞络,胞阻漏血,腰痛闷乱,或因损动,胎上抢心,奔冲短气。及因产乳,冲任气虚,不能约制经血,淋漓不断,延引日月,渐成羸瘦。

阿胶 芎劳 甘草各二两,炙 当归 艾叶微炒,各三两 熟地 白芍各四两

上㕮咀,每服三钱,水一盏,酒六分,煎八分,去滓,稍热服,空心日服三次,甚者连夜并服。

伏龙肝散 治血气劳伤,冲任脉虚,经血非时忽然崩下,或成豆汁,或成片,或五色相杂,或赤白相兼,脐腹冷痛,经久未止,令人黄瘦口干,饮食减少,四肢无力,虚烦惊悸。

伏龙肝一两,灶口土 熟地二两 甘草炙,半两 芎劳二两 肉桂半两 当归炒,三分 干姜炮,三分 艾叶微炒,二两 赤石脂一两 麦门冬一两

上为粗散,每服四钱,水盏半,枣三枚,煎八分,去渣温服,食前。

当归散 治妊娠猝惊奔走,或从高坠下,腹痛下血不止。

当归一两半,炒 阿胶二两,捣碎令黄色 艾叶炒,一两 芎劳一两

上为饮子每服四钱,水盏半,煎至六分,次入生姜汁一匙,地黄汁半合,马通汁半合,更煎三两沸,去渣温服,不拘时。

第七十四问:何以谓之子淋?

答曰:肾者,作强之官,伎巧出焉,与膀胱为合,男子以藏精,女子以系胞。启玄子云:强于作用,故曰作强。造化形容,故曰伎巧。在女则当伎巧,在男则正当作强。夫淋者,肾虚膀胱热也。肾虚不能制水,则小便数也。客热乘膀胱,则水行涩而且数,淋沥不宣,妊娠之人,系胞于肾,肾患虚热成淋,故谓子淋也。

治疗妊娠患子淋,小便数而少,或热痛酸疼。

地肤草三两

以水四升,煮取二升半,分三次服。

疗妊娠患子淋,宜地肤汤。

地肤草 车前子各三两 知母 黄芩 赤茯苓 赤芍 枳实炙 升麻 通草 甘草炙,各二两

上㕮咀,每服四钱,水盏半,煎八分,去滓,空心温服,或无地肤,葵根汁亦妙。

石韦散 治产后小便淋沥溺血。

石韦去毛 榆白皮 木通各一两 黄芩三钱 赤芍 葵子各半两

上为粗散,每服三钱,水盏半,入生地黄一分,煎六分,去滓,日三四服。

第七十五问:小便或有利者,或有不通者,何也?

答曰:小肠为盛受之腑,膀胱乃州都之官。启玄子云:位当孤府,故谓都官。居下内空,故藏津液。若得气海之气,则能泄注也。或受热渗于胕,胕屈擗而系转,故使小便不通利也。或肾胞有冷,不能温制于水道,故小便日夜十数行,甚者至于乱梦恍惚。寒者宜大建中汤、苏蓉丸;热者琥珀散,方见《指迷方》。

萆薢丸 益肾固气,小便频数。

萆薢青盐三铢,水半盏,煮熟,称取半两 金毛狗脊炮,三分 益智子捶碎,盐炒,半两 肉苁蓉一两,切,焙 菟丝子半两,酒浸,研 巴戟半两 杜仲麸炒,半两 黄芪一钱

上为细末,酒糊丸如桐子大,每服四十丸,空心淡盐汤米汤下。

冬葵子散 治妊娠胎不安,小便淋沥,小肚疼痛。

冬葵子炒 柴胡 桑白皮 赤茯苓 赤芍 当归各等份

上为㕮咀,每服四钱,水盏半,姜五片,葱白七寸,煎七分,去滓温服。

车前子散　除下焦留热，小便不通，淋沥作痛。

车前子　槟榔　木通　陈皮　赤芍　赤茯苓　当归　滑石　石韦炙，去毛，各一两

上㕮咀，每服五钱，水二盏，煎一盏，温服，以利为度。未利者再服，食前。

忘忧散　治心经蓄热，小便赤涩不通，淋沥作痛。

琥珀不拘多少

上为细末，每服五分，浓煎萱草根汤调下，食前。

第七十六问：大便或利或秘者，何也？

答曰：大肠者，传导之官，变化出焉。独受阴阳之浊，化其糟粕，传不洁之道。若三焦不调，脏腑不和，受热则津液竭燥，肠胃痞涩，大便不通，有寒则腹痛肠鸣，水谷并下。故热则宜清而通之，寒则宜温而固之。

建中散　治脾胃不和，中脘气滞，宿寒留饮，停积不消。心腹刺痛，胁肋膨胀。呕吐痰涎，逆噫气，吞酸，肠鸣泄痢，水谷不化，肢体倦怠，不思饮食。

青皮一本无青皮　枣子一斤　厚朴一斤　甘草半夏汤泡，洗浸，五两　陈皮八两　干姜炮，五两

以上六味，用水三斗煮，令水尽，焙干。

人参去芦，一两　藿香一两　诃子炮，取二两　白术一两　白茯苓一两　草豆蔻去皮，一两

上为饮子，每服二钱，水二盏，姜三片，煎六分，去渣温服，食前。

四味换肠丸　治便下觉脏腑疼痛，泄痢饮食不美，因多思所致，或寒气积，遂成其痢。一名白术止痢丸。

白术三分　诃子炮，去核，取肉，三分　肉豆蔻三分　钟乳粉一两

上为细末，入钟乳粉拌面糊为丸，桐子大，每服五十丸，空心熟水送下，只进三两服便效。

热者，服四顺饮子。治大便不通，面赤身热。

大黄　白芍　甘草　当归各等份

上为粗散，每服五钱，水盏半，煎一盏，去滓温服，不拘时。

麻仁丸　治肠中受风，津液燥少，往往大便秘。

麻仁去皮，研，二两　枳实四两，麸炒　白芍四两　大黄四两，炮　厚朴二两　杏仁二两

上为细末，蜜丸，梧桐子大，米饮下二十丸。未通，加至三十丸。

寒者，理中汤。治肠胃冷热湿，泄泻注下，水谷不分，腹中雷鸣，及伤时气，里寒外热，霍乱吐痢，手足厥冷，胸脾心疼，逆气结气，并皆治之。

人参　甘草　白术　干姜炮，各二两　肉豆蔻　砂仁各二两

上为饮子，每服三钱，水盏半，煎一盏，去滓热服，食前。

煮朴丸　治脏寒泄痢。

北枣半斤　川芎四两　生姜切片，四两

以上三味，水三碗煎干，将生姜厚杵烂，入枣肉一处，再杵令细，以麻油涂手，担如小钱，慢火焙干，入后药。

苍术米泔浸　茴香炒　甘草炙　官桂去皮，新者　神曲　麦蘖炒净称　莪术煨，各四两　砂仁　良姜炒，各二两　肉豆蔻煨，二两　丁香一两　川姜二两

上为细末，水煮薄糊为丸，梧桐子大，每服百丸，米饮汤下，不拘时。

豆蔻橘红散　温脾养胃，消谷嗜食。

丁香　木香一两　白豆蔻仁　人参　白术

厚朴　神曲　干姜炮　半夏曲炒　陈皮去白　藿香叶去土　甘草炙，各半两

上为细末，每服三钱，水一盏，姜三片，枣一个，煎七分，去滓，空心温服。

第七十七问：妊娠至八九个月，两脚俱肿，何也？

答曰：妊娠至八九月腿脚肿者，不可为水病治之，恐导其真气。见此状者，则知其易产也。盖胞藏水血俱多，不致胎燥，故云易产也。当服顺气滑胎之药。若初妊而肿者，是水气过多，儿未成体，恐坏胎也。

枳壳散　养胎气，安和子脏。治胎中一切恶疾，能令胎滑易产。

枳壳去瓤，炒，四两　甘草炙，一两

上为细末，每服二钱，沸汤调服，空心，入月日进三服。

榆白皮汤　滑胎易产，治妊娠曾因漏胎去血，临产惊动太早，产未至，秽露先下，致胎胞干燥，临产艰难。

冬葵子一两　木通半两　榆白皮一两　瞿麦一两　牛膝去苗，酒浸，焙　大麻仁去壳，各三分

上为粗末，每服三钱水盏半，煎八分，去滓温服，不拘时。

救生散　安胎益气，易产。

人参　诃子湿纸裹煨熟，去核　陈皮炒　白术炒　大麦肉炒　神曲炒，各半两

上为细末，每服二钱，水一盏，煎六分，去滓。入月加一倍，用水二盏，煎一盏，空心温服。服之能令儿紧小，乳母无患。

第七十八问：妊娠十月将养之法，何如？

答曰：阴搏阳别，谓之有子。此是血气和调，阳施阴化也。诊其手少阴脉动甚者，妊子也。所谓妊者，阳既授始，阴妊之也。娠则以时而动，故曰妊娠也。

妊娠一月，名始胚，饮食精熟，酸美受御，宜食大麦，无食腥辛，是谓正才。妊娠一月，足厥阴脉养，不可针灸其经。足厥阴内属于肝，肝主于筋及血，一月之时，血行痞涩，不为力事。寝必安静，无令恐畏。

妊娠一月，阴阳新合为胎，寒多为痛，热多猝惊，举重腰疼，腹满饱急，猝有所下，当预安之，宜服乌雌鸡汤。

乌雌鸡一只，炙，如常法食　茯苓二两　吴茱萸一升　芍药　人参　白术各三两　麦门冬五合　阿胶二两　甘草一两

上九味㕮咀，水一斗二升煮鸡，取汁六升，去鸡下药，煎取三升，纳酒三升，并胶烊尽，取三升放温，每服一升，日三服。

妊娠曾于第一个月堕胎者，入月，预服此药治之。**补胎汤。**

人参　防风　细辛　乌梅肉　白术各一两　大麦一合　熟地一两　吴茱萸半两，洗，七次

上为饮子，每服三钱，水盏半，姜三片，煎七分，去滓，空心服。寒多者，倍细辛、茱萸。渴者，去细辛，加栝楼根。若有所思，去大麦，加柏子仁三合服之。

妊娠二月，名始膏，无食腥辛之物，居心静处，男子勿劳，百节皆痛，是谓胎藏也。少阳者胆之脉也，主于精，二月之时，儿精成于胞里，故足少阳养之。足少阳在足小指间，本节后附骨上一寸陷中者是。妊娠二月，阴阳居经，若有寒，多坏不成，有热，则痿悴怯弱。中风寒有所动摇，心满，脐下胀急，腰背强痛，猝有所下，乍寒乍热，服**艾叶汤。**

人参　当归　艾叶　甘草　麻黄去根节　丹参各一两　阿胶炒，二两

上为㕮咀，每用一两，水盏半，枣三枚，姜五片，好酒一盏，煎半盏，去滓，分为二服，食前。

妊娠曾于第二个月堕胎者，入月，预当养其胎藏，服**黄芩汤**。

黄芩　人参　阿胶各一两，炒，碎　当归半两，炒干　吴茱萸一分，洗七次，焙干，微炒

上为咬咀，每服三钱，水盏半，姜三片，煎八分，去滓，食前。如觉大段不安，加乌梅一两。

妊娠三月始胎，当此之时，血不流通，形像始化，未有定仪，见物而变，欲令见贵盛王公好人，端正庄严，不欲令见伛偻侏儒，丑恶形人，及猿猴之类。无食姜兔，无怀刀绳。欲得见男者，操弓矢，射雄鸡，乘肥马于田野，观虎豹及走犬。其欲得女者，则箸簪珂环，弄珠玑。欲令子美好端正者，数视白璧美玉，看孔雀，食鲤鱼。欲令儿多智有力，则唼牛肉心，食大麦。欲令子贤良盛德，端心正坐，清和虚一，坐无邪席，立无偏倚，行无邪径，目无邪视，口无邪言，心无邪念，无妄喜怒，无得思虑，食无到脔，无邪卧，无横足，思欲瓜果，唼味酸菹，好芬芳，恶见秽臭，是谓外像而变者也，手心主养之。手心主者，脉中精神，内属于心，能混神，故手心主养之。手心主穴在掌后横纹者是。诊其妊娠脉滑疾，重以手按之散者，胎已三月也。妊娠三月为定形，有寒则大便青，有热则小便赤，不赤则黄。若猝惊恐惧，忧愁嗔恚，伤动于筋脉，绕脐痛，或腰背痛猝有所下，服**雄鸡汤**。

人参　麦门冬　白茯苓　当归　白术　甘草　川芎　白芍各一两　阿胶二两

上为咬咀，每服用一两，入煮乌鸡汁一盏半，枣二枚，好酒一盏，煎至一盏半，去滓，分作二服，食前。

妊娠曾于第三个月堕胎者，入月宜服**茯神饮子**。

茯苓　丹参　龙骨各一两　人参　阿胶炒　当归　甘草炙，各二两　赤小豆炒一合

上为咬咀，每服三钱，水盏半，枣一枚，煎八分，去滓温服。腰痛者，加寄生二两，空心服。

妊娠四月之时，始受水精以成血脉。其食宜麦粳，其羹宜鱼雁，是谓盛荣，以通耳目而行经络，洗浴远避寒暑。是手少阳者，三焦之脉也，内属于腑。四月之时，儿六腑顺成，故手少阳养之。手少阳穴在手小指间，本节后二寸是也。诊其妊娠四月，欲知男女，左脉疾为男，右脉疾为女，俱疾为生二男。当此之时，慎勿泻之，必致产后之殃，何谓也？是手少阳三焦之脉，内属于三焦，静形体，和心志，节饮食。妊娠四月若有寒，心中欲呕，胸满不食，有热则小便频数如淋状，脐下若急，卒风寒，项颈强痛，寒热惊惕，腰背及腹痛，往来不定，或胎上急迫，心头烦闷不安，卒有所下，宜服**菊花汤**。

当归　人参　麦门冬　甘草　麻黄去节　半夏汤洗七次　阿胶炒，二两　菊花半两

上为咬咀，每服四钱，水盏半，姜三片，枣一枚，煎八分，去滓，空心温服。

非风寒项强者，当去麻黄、半夏，缘二药能损胎。

调中汤

白芍　白术　柴胡　甘草炙　乌梅肉　续断　当归　川芎　枳实　厚朴　甘李根皮羸人去之，各等份

上为咬咀，每服三钱，水盏半，姜四片，煎八分，去滓温服，空心。

妊娠五月，始受火精以成其气，卧必晏起，洗浣衣服，净室，必厚其裳，朝吸天光以避寒殃。其食宜稻麦，其羹宜牛羊，和以茱萸，调以五味，是谓养气以定五脏者也。一本云：宜食鱼鳖，足太阴养之。足太阴脾之脉主四季。五月之时，儿四肢皆成，故足太阴养之。足太阴之穴，在足内踝上三寸也。诊其妊娠之脉，重手按之不散，但疾不滑者，五月也。又其脉数者，以向怀。脉紧者，必胞阻。脉迟者，心腹满喘。脉浮者，必水怀为肿。

妊娠五月若有热，头眩心乱欲呕者，有寒，则腹痛小便难，猝悸恐，四肢疼痛，寒热胎动无常，或损仆腹痛，有所不安，服**旋覆花汤**。

旋覆花　当归　人参　黄芪一本黄芩　麦门冬　赤芍　吴茱萸洗七次，各一两　阿胶炒，二两　甘草炙，半两

上为㕮咀，每服四钱，水盏半，姜三片，好酒三分，煎八分，空心温服。

妊娠六月，始受金精，以成其筋，身欲微劳，无得静处，出游于野，数观走犬及视走马，宜食鸷鸟猛兽之肉，是谓变腠胜筋，以养其爪，以牢其背脊，足阳明养之。足阳明胃之脉，主其口目。六月之时，儿口目皆成，故足阳明养之。足阳明穴在太冲上二寸是也。

妊娠六月，猝胎动不安，寒热往来，腹痛满身肿，惊怖血下，腹痛状如欲产，手足烦热，并宜服**麦门冬汤**。

麦门冬　人参　甘草炙　黄芩各一两　熟地　阿胶蛤粉炒，各二两

上为㕮咀，每服四钱，水盏半，入酒五分，姜五片，枣二枚，煎八分，去滓温服，食前。

妊娠曾于六个月殒堕者，入月预服**柴胡散**。

柴胡去苗　白芍　麦门冬　熟地　苁蓉酒浸，焙　川芎　白术各一两　甘草炙，半两

上为㕮咀，每服四钱，水盏半，枣三枚，煎八分，去滓温服，空心。

妊娠七月，始受木精以成骨，劳躬摇肢，无使身安，动作屈伸，居处必燥，饮食避寒，常宜食粳稻，以密腠理，是谓养骨牢齿者也，手太阴养之。手太阴者肺，肺主皮毛。七月之时，儿皮已成，故手太阴之。手太阴穴，在手大指本节后白肉际陷中是。诊其妊娠七月脉，实大牢强者生，沉细者死。怀躯七月，暴下斗余水，其胎必伤而堕。此非时孤浆预下故也。喘促，颈项腰背强，服**葱白汤**。

半夏洗七次　黄芪　人参　当归　黄芩各一两　阿胶炒，二两　旋覆花　甘草炙　麦门冬去心，各等份

上为㕮咀，每服四钱，水盏半，姜三片，葱白二寸，好酒半盏，煎至八分，去滓温服，空心。

妊娠曾于第七个月伤堕者，宜预服**杏仁汤**。

杏仁泡，去皮尖　钟乳粉　紫菀　吴茱萸　甘草炙　干姜炮　五味子　麦门冬　粳米各等份

上为㕮咀，每服四钱，水盏半，煎八分，去滓，空心服。

妊娠八月，始受土以成肤革，和心静息，无使气极，是谓密腠理而光泽颜色，手阳明养之。手阳明者，大肠之脉，大肠主九窍，八月之时，儿九窍皆成，故手阳明养之。手阳明穴在大指本节后宛宛中是。诊其妊娠八月脉，实大牢强弦紧者生，沉细者死。妊娠八月，忽中风寒，有所犯触，身体疼痛，乍寒乍热，胎动不安，常若头眩，绕脐疼痛，有寒，小便白浊，或复漏下，颜色无定，腰背冷痛，目视茫茫，悉宜服**芍药汤**。

厚朴二两　甘草　当归　白术各三两　人参　白芍各一两

上为㕮咀，每服四钱，水一盏，酒半盏，姜五片，薤白七寸，煎八分，温服。

妊娠曾于八个月伤堕胎者，宜服**葵子汤**。

厚朴二两　甘草　当归　白术各三两　人参　白芍各一两　柴胡三两　葵子

上为㕮咀，每服四钱，水盏半，姜五片，枣一枚，煎八分，空心温服。

妊娠九月，始受石精以成皮毛，六腑百节，莫不毕备，饮丰食甘，缓带自持而待之。时为养毛发，多才力，足少阴养之。足少阴者肾之脉，肾主续缕。九月之时，儿脉续缕皆成，故足少阴养之。足少阴穴在足内踝后，微近下前动脉是也。妊娠九月，若猝得下痢，腹满胀急，胎上冲心，腰背不可转侧，短气满闷，并宜服**半夏汤**。

半夏汤洗七次　麦门冬　吴茱萸　当归　阿胶炒，各三两　干姜一两　大枣十二枚

上为㕮咀，每服五钱，水盏半，煎六分，去

滓，入蜜少许，空心服。一方，用乌雌鸡煮汁煎药。

妊娠曾于第九个月堕胎者，宜先服**茯苓猪肾汤**。

白茯苓　桑寄生　熟地　白术　川芎　麦门冬去心　人参各一两　干姜炮，半两

上为㕮咀，先以猪肾一对，切去脂膜，用水一碗，入黑豆一合同煮，取汁一盏半，入药八味五钱，煎至一盏，去滓，食前温服，分为二服。

妊娠十月，五脏俱备，六腑齐通，纳天地气于丹田，故使关节人神咸备。然可预备滑胎方法也。

妊娠十月满足，入月，预修正顺产理，滑胎易产，**甘草散**。

甘草炙　黑豆炒　大麻仁另研入　糯米各一两　干姜炮，半两　白茯苓半两　吴茱萸半两，洗七次

上为细末，入麻仁末同拌，每服二钱，温酒调下，未入月不可调服。

第七十九问：横生逆产者，何也？

答曰：将产坐卧，须顺四时方面，并避五行禁忌，若有触犯，多令产难。或因漏胎去血脏燥，或子脏宿挟疹病，并触禁忌。或觉腹痛，产时未到，便即惊动，秽露下早，致子道干涩，产妇力疲。又有横逆不顺者，皆难产也。或有子上逼心者，皆由妊娠之人，失于将养也。大抵临产之际，腹痛而腰不痛者，未产也。若腹痛连腰甚者，即产。所以然者，肾候于腰，胞系于肾故也。诊其尺脉转大，如切绳转珠者，谓之离经，日中觉，夜半生。若腰痛甚者，即产也。愚谓横生逆产者，皆因少母未经生育，将产之时，不肯忍痛，务欲逼下为妙。殊不知时候未到，胎气未至，其子未能翻身，受逼不过，只得一任离胎迳下，以致倒生。其有横生者，其子离胎，将欲翻身投下，半中之间，被母逼紧，

转身不及，以致横下。古人云：瓜熟蒂落，粟熟自出，自然之理。凡有横逆，皆由母不能忍痛也。

乌金散　治横生难产，及催生。此方救子母于顷刻。

百草霜　香白芷

上等份为细末，每服二钱，以童便、醋各少许调，更以热汤化下，未愈再服。

乳香丸　治难产。

乳香一两，研为细末

上用猪心血和作十丸，每服一丸，煎乳香汤化下。

出衣法　治妊娠胎死腹中，衣不出，及产后猝有别病，欲至狼狈。

若胎衣未下腹满，宜水一盏半，煮猪脂一两，煎五七沸，和脂服下之。

窟生丸　治难产。

枳实六两，一本枳壳　桑白皮干，六两

已上二味，入大铛内，以长河水煮半日许，候枳实透软，去桑白皮不用，取枳实去瓤，薄切作小片子，焙干，再入后药。

木香半两　甘草炙，半两

上四件和为细末，炼蜜丸桐子大，晒干，每日空心日、午、临卧各用温米饮送下三十丸，加至五七十丸，日三服，怀七个月后服。

第八十问：热疾胎死腹中者，何也？

答曰：因母患热疾，至六日以后，脏腑极热，熏煮其胎，是以致死。缘儿身死冷，不能自出，但服黑神散暖其胎，须臾，胎气温暖，即自出。何以知其胎之已死？但看产妇舌青色者，是其验。

黑神散

官桂　当归　芍药　甘草　干姜炮　生地各一两　黑豆炒焦，去皮，二两　附子炮，半两，一本作蒲黄

上为细末，每服一钱，空心温酒调下。

乌金散

治产后血迷血运，败血不止，淋漓不断，脐腹疼痛，头目昏眩，无力多汗，及治崩中下血，过多不止，宜服。

麒麟竭　乱发　松墨煅，醋淬　百草霜　当归头　肉桂　赤芍　延胡索　鲤鱼鳞烧

上等份为细末，每服二钱，温酒调服下。

黑龙丹

治产后一切血疾垂死者，但灌药无有不效。

五灵脂　生地　当归　川芎　高良姜

以上各等份，入沙盒内，赤石脂抿缝，纸筋盐泥固济封盒，炭火十斤煅通红，去火候冷，开取盒子看，成黑糟乃取出，细研入后药。

硫黄研，一分半　花乳石煅，一分　乳香另研，一分半　琥珀研，一分　百草霜另研，五两

上同为细末，醋煮糊丸弹子大，每服一丸，炭火烧通红，投生姜自然汁，与无灰好酒各一小盒，小便半盏内，研开顿服，立效。

芎蒡汤

治产后去血过多，运闷不省，及伤治去血多，崩中去血多，金疮去血多，拔牙齿去血多，不止。缘虚心烦眩运，头目暗，耳聋满塞，举头欲倒，并皆治之。

当归　芎蒡各等份

上为饮子，每服三钱，水盏半，煎一盏，去滓，稍热服，不拘时。

第八十一问：胎衣不下者，何也？

答曰：母生子讫，血流入衣中，衣为血所胀，故不得下。治之稍缓，胀满腹中，以次上冲心胸，疼痛喘息，急者难治，但服夺命丹，以速去衣中之血，血散胀消，胎衣自下而无所患。

夺命丹

附子半两　牡丹皮一两　干漆碎炒烟尽，二分半

上为末，醋一升，大黄末一两，同熬成膏，和药丸如桐子大，温酒送下，每服五十丸，不拘时。

牛膝汤

治产儿已出，胞衣不下，脐腹坚满，胀急疼痛，及子死腹中不得出者，宜服。

滑石八两　当归　木通各六两　冬葵子五两　牛膝去苗，酒浸，焙　瞿麦各四两

上为㕮咀，每服三钱，水二盏，煎八分，去滓，稍热服，不以时候。

第八十二问：难生者，何也？

答曰：胎侧有成形块，另呼为儿枕。子欲生时，枕破与败血裹其子，故难生。但服胜金散，逐其败血，即自生。逆生、横生，并皆治之。

胜金散

麝香一钱　盐豉一两，旧青衣裹烧令通红，急以乳钵研为细末

上为细末，取秤锤烧红，以酒淬之。调药一钱七服。

琥珀黑散

治产妇一切疾病，产前胎死，产难逆横生，产后胎衣不下，衣带先断，遍身疼痛，口干心闷，非时乱语。如血晕眼花，误以为暗风；乍寒乍热，误以为疟疾；四肢浮肿，误以为水气；言语颠倒，见鬼见神，误以为邪祟；腹胁胀满，呕逆不定，误以为反胃；大便秘涩，小便出血，误以为五淋。及恶露未尽，经候未还，起居饮食，便不戒忌。血气之疾，

聚即成块，散即上冲，气急心痛，咳嗽多睡，四肢虚热，睡惊盗汗，崩中败藏，绕脐刺痛，或头面赤，因变骨蒸，皆宜多服。若产后鼻衄，口鼻黑色气起，喉中喘急，中风口噤，皆为难治，须急服之。凡产前宜进一二服，皆能安神顺胎。产后虽无疾，七日内亦进一二服，能散诸疾。或因惊恐，变生他证，当连服取效。

琥珀另研　朱砂另研　松墨　百草霜　新罗白附子　白僵蚕炒，去丝　当归去芦　黑衣灶屋尘，各半两，一作突烟　麝香另研　血苗灰鲤鱼鳞各二分半

上为细末，每二钱，炒姜温酒，和童便调下，食前。

第八十三问：产后血运者，何也？

答曰：产后气血暴虚，未得安静，血随气上，迷乱心神，故眼花，甚者令人迷绝，口噤神昏气冷。医者不识，呼为暗风，若作此治，病必难愈，但服清魂散。

泽兰叶二分半　人参二分半　荆芥穗一两川芎半两　甘草炙，一分

上为细末，每服一钱，热汤、温酒各半盏调，下咽喉即开眼气定，人事省。

七宝散　初产后调血和气，补虚，压惊悸，治虚运。

朱砂研　桂心　干姜炮　当归　羚羊角川芎　人参　茯苓各半分

上为细末，若产妇平和，三日以前，直至满月，每日各取一字，以羌活豆淋酒调下，空心服。若觉心胸烦热，即减桂、姜，冷即加之。腹痛加当归，心闷加羚羊角，心胸气短加桂，不下食或恶心加人参，虚颤加茯苓。以意斟酌，日二服，夜一服。不饮酒者，童便酒少许调下。

第八十四问：产后口干痞闷者，何也？

答曰：产后宫胃太虚，血气未定，食面太早，胃不能消化，面毒结聚于胃脘，上熏胸中，是以口干烦渴，心下痞闷。医者不识，认为胸膈壅滞，此宜服见晛丸。

姜黄　京三棱　荜澄茄　人参　青皮　高良姜　莪术各等份

上为末，用细萝卜慢火煮令烂，研细，将汁煮糊为丸，桐子大，萝卜汤下，不拘时。

木香丸　治妇人有妊伤食。

京三棱此药能落胎，不可用，前胡五分代之，产后用之无碍　木香　人参　茯苓去皮，各二钱

上为细末，面糊丸如绿豆大，每服三十丸，熟水送下。

白术散　治气不调和饮食。许学士云：妊妇伤食难得药，惟此二方稳捷。

白术炒，一两　干紫苏一两　白芷微炒，三钱人参七钱半　川芎　诃子皮一本作肉　青皮各半两　甘草二钱半

上为粗末，每服二钱，水一盏，姜三片，煎七分，温服，不拘时候。

六君子汤　治胸膈痞塞，脾寒不嗜食，燥药不得服。

枳壳麸炒　陈皮　人参　白术　白茯苓半夏洗，各等份

上为㕮咀，每服五钱，水二盏，姜五片，煎一盏，去滓温服，无时。

第八十五问：产后乍寒乍热者，何也？

答曰：阴阳不和，败血不散，皆令乍寒乍热。产后血气虚损，阴阳不和，阴胜则乍寒，阳胜则乍热。阴阳相胜，则或寒或热。若因产劳伤脏腑，血弱不得宣越，故令败血不散，入于肺则热，入于脾则寒。医人误作疟疾治，谬矣。阴阳不和，宜增损四物汤；败血不散，宜夺命丹。又问：二者何以别之？答曰：时有刺

痛者，败血也。但寒热无他证者，阴阳不和也。

增损四物汤

当归　芍药　人参　川芎　干姜各一两　甘草炙，四分

上为㕮咀，每服二钱，水一盏，姜五片，煎六分，去滓，热服。

增损柴胡汤　治妇人产后虚羸，发寒，饮食少，腹胀。

柴胡三钱　人参　甘草　半夏　白芍　陈皮　川芎

上为㕮咀，每服四钱，水盏半，姜三片，枣一枚，煎七分，温服，食后，日三服。

猪肾汤　治产后日浅，久坐，视听言语多，或运动劳力，遂觉头项及肢节、皮肉疼痛，乍寒乍热，此是蓐劳。

猪肾一对，去脂膜　当归　芍药　生姜各三两　桂心　葱白二合

上以水八升，缓火煮肾汁六升，澄清纳入诸药，煮取二升，分三次温服。

加减八珍汤

当归一钱半　川芎一钱　熟地姜汁炒，五钱　白术一钱　白茯苓一钱　人参三分　益母草一钱　陈皮五分　砂仁五分

上为㕮咀，水一盅半，煎七分，食前温服，二剂后，与益母丸间服，服益母丸用芎归汤送下。

第八十六问：产后四肢虚肿者，何也？

答曰：产后败血乘虚，停积于五脏，不行经络，流入于四肢，留滞日深，却还不得，腐坏如水，故令四肢面目浮肿。医人不识，便作水气治。凡治水气，多用导水药，极虚。夫产

后既虚，是谓重虚，往往因致夭枉。但服调经散，自然血行肿消。

调经散　此方百发百中

没药研　琥珀研，各一分　官桂　赤芍　当归各一两　细辛　麝香研，各半分　甘草炙，二钱，严氏方中多此一味药

上为细末，每服五分匕，生姜汁、温酒各少许调服。

正脾散　治大病之后，脾气虚弱，中满腹胀，四肢虚浮，状若水气，此药治之，及产后四肢浮肿。

莪术　香附　茴香炒　甘草炙　陈皮各等份

上为细末，每服二钱，煎灯心木瓜汤调下。

第八十七问：产后乍见鬼神者，何也？

答曰：心主身之血脉，因产伤耗血脉，心气则虚，败血停积，上干于心，心不受触，遂致心中烦躁，卧起不安，乍见鬼神，言语颠倒。医人不识，呼为风邪，如此治之，必不得愈。但服调经散，加生龙齿一捻，得睡即安。

调经散　方见八十六问

上件药如前，每服加龙齿一捻。

柏子仁散　治产后谎言乱语，由内虚少血，邪气攻心。

柏子仁　远志　人参　桑寄生　防风　琥珀细研　当归　熟地　甘草各半两

上为㕮咀，每服以水二盏，入白羊心一个，切碎，先煎七分，去心滓，须下药五钱，更煎四分，去滓温服，不拘时。

琥珀散　治产后血邪攻心，迷闷，言语错乱。

琥珀研　铁粉各一两　人参　茯苓　干生地　阿胶各七分半，炒令黄色　朱砂研，半两　远志七钱半，去心　甘草　麝香研，各二钱半

上为细末，入研了药同和极细，每服一钱，金银汤调下，无时。

第八十八问：产后不语者，何也？

答曰：人心有七孔三毛，产后血气多端，致停积败血，闭于心窍，神志不能明了。又心气通于舌，心气闭塞，则舌亦强矣，故令不语如此。但服七珍散。

人参　石菖蒲　熟地　川芎各一两　细辛一钱半　防风半两　朱砂半两，研

上为细末，每服一钱，金银薄荷汤调下，不拘时。

交感地黄丸　治妇人产前产后，眼见黑色，或即发狂，如见鬼状，胞衣不下，失音不语，心腹胀满，水谷不化。

生地洗净，研，以布绞汁留滓，以姜汁炒地黄滓，地黄汁炒生姜滓，一至干为度　生姜洗，刮净，研，以布绞取汁，留滓，各二斤　当归一两　琥珀另研，一两　延胡索糯米炒令赤，去米　蒲黄炒小茴香四两

上为细末，蜜丸弹子大，当归汤化下一丸，食前。

第八十九问：产后腹痛，又泻痢者，何也？

答曰：产后肠胃虚怯，寒邪易侵，若未满月，饮冷当风，乘虚进袭，留于胸膈，散于腹肋，故腹痛作阵，如锥刀所刺。流入大肠，水谷不化，洞泄肠鸣，或下赤白，胁肋膨胀，或走痛不定，急服调中汤立愈。若医者以为积滞取之，则祸不旋踵。

调中汤

高良姜　当归　官桂　白芍　附子　川芎各一两　甘草半两　人参半两

上为咬咀，每服三钱，水二盏，煎一盏，去滓热服，空心食前。

定痛散　治产后恶血不止，腹内热痛不可忍，及儿未定。

当归　芍药各二两　桂心一两

上为咬咀，每服二钱，各盏半，生子大拍破，煎至六分，去滓温服。如洞泄肠鸣者，加附子、干姜下服。

又方　治产后瘀血，怯痛不已。

生料五积散，加干姜、良姜、丁香、官桂，用煮酒、童便各一盏，热服立效。

又方　独用肉桂末调好酒服之，立效。

第九十问：产后遍身疼痛者，何也？

答曰：产后百节开张，血脉流走，遇气弱，则经络、肉分之间，血多留滞，累日不散，则骨节不利，筋脉引急，故腰背不得转侧，手足不能动摇，身热头痛也。若医以伤寒治之，则汗出而筋脉伤，手足厥冷，变生他病，但服趁痛散以嘿除之。

趁痛散

牛膝酒浸　当归　官桂　白术　黄芪各半两　薤白二钱半　生姜半两　甘草二钱半　独活半两

上为粗末，每服二钱，水一盏半，煎七分，去滓温服。本方每服半两，水五盏，煎二盏，分作二次温服。

透经汤方见十八问中

第九十一问：产后大便秘涩者，何也？

答曰：产卧水血俱下，肠胃虚弱，津液不

足，是以大便秘涩不通也。若五六日腹中闷胀者，有燥粪在脏腑，以其干涩未能出耳，宜服麻仁丸以津润之。若误以为有热而投之以寒药，则阳消阴长，变动百出，性命危矣。此是小柴胡汤之证误，不可不谨。

麻仁丸 《三因方》云：去血过多，脏躁大便秘涩，则固当润之。大黄似难轻用，候葱涎调醋茶为丸，次以葱茶下之，必通。愚按：此言大黄不可轻用者是。

麻仁研　枳壳麸炒　人参　大黄各半两

上为细末，蜜丸桐子大，空心温酒下，未通加丸数服。

滋肠五仁丸 治血气不足，大肠闭滞，传送艰难。

桃仁　杏仁各一两，炒，去皮尖　柏子仁半两　松子仁一钱三字　郁李仁麸炒　陈皮另为末，四两

上五仁另研为膏，合橘皮同研，炼蜜为丸，桐子大，每服三十丸至五十丸，食前米饮下，更看虚实加减。

第九十二问：产后血崩者，何也？

答曰：产卧伤耗经络，脉未平复，劳役损动，致血暴崩，淋漓不止，或因咸酸不节，伤蠹营卫，亦变崩中。若小腹满痛，肝经已坏，为难治，当急服固经丸。

艾叶　赤石脂煅　补骨脂炒　木贼各半两　附子一只，炮，去皮脐

上为末，陈米糊和，丸桐子大，食前温酒下三十丸，米饮亦得。

熟干地黄散 治崩中下血不止，心神烦闷，头目昏重。

熟地一两半　甘草　蒲黄各半两　蟹爪微炒，二合　白茯苓　伏龙肝七钱半　桂心　白芍　当归微炒，各三钱　阿胶炒黄，一两　熟布烧灰，三两，一本昆布

上为粗末，每服四钱，水盏半，入竹茹一分，煎六分，去滓温服，不拘时。

第九十三问：产后腹胀闷满，呕吐不定者，何也？

答曰：败血散于脾胃，脾受之不能运化精微而致胀满，胃受之不得受纳，水谷不化而生呕逆。医者不识，若以寻常服止吐药疗之，病与药不相干，转更伤动正气，疾愈难治。

匠胜汤 《三因方》名抵胜汤

赤芍　半夏泡　泽兰叶　人参　陈皮各一钱　甘草一钱　生姜半两

上为粗末，每服三钱，水盏半，煎七分，去滓热服，食前。

八顺理中丸 治新产血气俱伤，五脏暴虚，肢体羸乏，少气多汗，才产直百晬日，每日常服，壮气补虚，止呕吐。

甘草　人参　白茯苓　神曲炒，各半两　干姜炮，一两　砂仁二两　麦蘖二两　白术四两

上为末蜜丸，每服三十丸，食前姜汤下，或加半夏曲一两，入盐点服。

第九十四问：产后口鼻黑气起，及鼻衄者，何也？

答曰：阳明者，经脉之海，起于鼻，交额中，入上齿，还出颊口，交人中，左之右，右之左。产后气消血散，营卫不理，散乱入于诸经，却还不得，故令口鼻黑气起，及变鼻衄。此缘产后虚热，变生此疾，其疾不可治，名曰胃绝肺败。详此一证，保庆府无方，可急服琥珀黑散，视其病人鼻黑退，衄止者活。方见第八十二问中。

第九十五问：产后喉中气急喘者，何也？

答曰：营者血也，卫者气也。营行脉中，卫行脉外，相随上下，谓之营卫。因产所下过多，营血暴竭，卫气无主，独聚于肺中，故令喘也。此名孤阳绝阴，难治。若产后恶露不快，败血停凝，上熏于肺，亦令喘急。如此但服夺命丹，血去，喘急自止。夺命丹方见八十一问。

旋覆花汤　治产后伤风，或风寒暑湿，咳嗽喘满，痰涎壅塞。如服夺命丹喘不定，可服此药。

前胡　麻黄　杏仁　五味子　茯苓　甘草　赤芍　旋覆花　半夏曲　人参　玄及各等份

上为饮子，每服四钱，水盏半，姜五片，枣一枚，煎七分，温服，食前。

第九十六问：产后中风者，何也？

答曰：产后五七日内，强力下床，或月内伤于房室，或忧怒，扰荡冲和，或灼灸，伤动脏腑。初眼涩口噤，肌肉眴搐，以渐腰脊筋急强直者，不治。此乃人作，非偶尔中风所得，本集无方，《三因方》评之颇详。

八风汤　治迷惑如醉，狂言惊悸，恍惚见鬼。

天雄　当归　人参各五两　附子　防风　天门冬　蜀椒　独活各四两　乌头　秦艽　细辛　白术　干姜各三两　山茱萸　五味子　桔梗　香白芷　柴胡　莽草各半两

上为末，每服二钱，温酒调下，日三服，以身中觉如针刺者，药行也。

独活散　治产后中风口噤，肩项强直，四肢拘急。

独活　桂心　甘草炙　当归炒，一本作川芎　麻黄　附子炮　细辛半两　防风八味

每服四钱，水酒各半盏，煎七分，拗开口灌之。

第九十七问：产后心痛者，何也？

答曰：心者血之主也。有伏宿寒气，因产大虚，寒搏于血，血凝不得消散，其气逆冲击于心之经脉，故心痛。但以大岩蜜汤治之，寒去则血脉温而经络通，心痛自止。若误以为所伤疗之，则虚极寒益甚矣。心络寒甚，传之正经，则变真心痛，朝发夕死，夕发朝死，不可轻用药如此。

大岩蜜汤

熟地　当归　独活　吴茱萸洗　官桂　芍药　干姜　甘草各二两　细辛　小草远志苗也，各一两

上为粗末，每服五钱，水三盏，煎一盏，去滓温服，不拘时。

四神散　治产后留血不消，积聚作块，急切疼痛，及心腹酸痛，下痢。

当归　干姜炮　川芎　赤芍

上为末每服三钱，温酒调下，不拘时。

第九十八问：产后热闷气上，转为脚气者，何也？

答曰：产卧血虚生热，复因春秋取凉过多，地之蒸湿，因足履之所着而为脚气。其状热闷掣疭，惊悸心烦，呕吐气上，皆其候也。但服小续命汤，三两剂必愈。若医者误用逐败血药攻之，则血去而疾增益剧。

小续命汤　此药不论胎前产后，或入风邪虚极，遍身疼痛，或疾喘不定者宜服之。加麝香、半夏入，每服水二盏，候煎熟倾药汁后，另以麝入于内，再煎一二沸，食前服，一二服神效。

人参　黄芩　官桂　麻黄　防己各一两　生姜五两　芎䓖　芍药　甘草　白术各一两　附子一只，去皮　防风一两半

上为咬咀，每服三钱，水二盏，煎八分，去滓温服，不拘时。

大驱风散　治猝中欲死，风攻身体及五脏，言语謇涩，神思冒昧，或履湿气，变为脚气，此方尤妙。

麻黄二两　芎䓖一两半　肉桂　石膏煅，一两半　白芷　甘草　干姜炮　当归　黄芩　杏仁去皮尖，炒，各二分

上为咬咀，每服四钱，水盏半，煎六分，去滓，有以时候稍热服，汗出为度。一方入荆沥五合同煎，大验。如脚气加白术一两，干木瓜一两，去干姜。

第九十九问：产后汗出多而变风者，何也？

答曰：产后血虚，内理不腠密，故多汗。因遇风邪，搏变痉风。痉者，口噤不开，背强而直，如风发痫状，摇头，马鸣，身反折，须臾十发，气息如绝。宜速斡口灌之小续命汤，稍缓即汗出如雨，手拭不及者，不可治。《三因方》云：既汗多，如何更服麻黄、桂等。不若《局方》大圣散，亦良药。

小续命汤方见九十八问

防风汤　治产后中，如角弓时时反张，口噤。

防风一两　葛根一两　芎䓖　生地　藁本　杏仁去皮尖，各一两　独活二两　甘草　桂心　防己　蔓荆子各七钱半　麻黄一两

上为咬咀，每服四钱，水盏半，煎六分，去滓温服，不拘时。

第一百问：产后所下过多，虚极生风者，何也？

答曰：妇人以营血为主，因产血下太多，气无所主，唇青，肉冷，汗出，目瞑，神昏，命在须臾，此但虚极生风也。如此急服**济危上丹**良，以风药治之，则误矣。

乳香　五灵脂　硫黄　太阴玄精石研　桑寄生　真阿胶　卷柏生　陈皮各等份

上将上四味同研，石器内微火炒动，勿令焦，炒了再研极细，后入余药末，用地黄汁和糊，丸如桐子大，温酒下二十九，当归酒下尤妙。

神授散　治产后一切疼痛，不论大小，以致危笃者皆可服。

百合水浸洗　干姜炮　甘草　当归　川芎各二两　青皮　桂心　牡丹皮　白芍　陈皮各五两　神曲炒　麦肉一本麦冬，王宇泰书作麦芽　人参各三两　红花一两半

上为咬咀，每服二钱，水一盏，姜三片，枣一枚，煎七分，空心去滓温服。妊妇不可服。虚者，去牡丹皮、红花，加附子三两。

儿 科 类

（凡二种）

儿 科 醒

内容提要

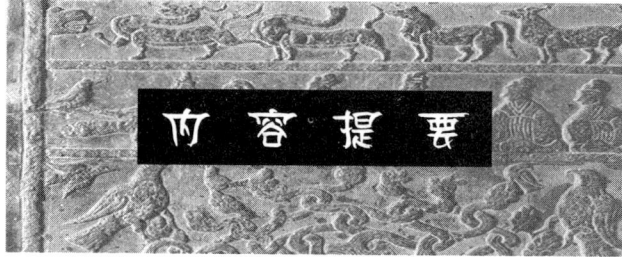

本书十二卷，芝屿樵客著。樵客不知何许人。其于儿科各症，分寒热表里虚实论治，颇为精湛。且书少传本，宜为刊行。

序

　　且言之无关于民生，不足以传于后世，与无补于当时者，虽言如弗言也。是故役神敝精，立言著书，而无所用于天下者，君子不为焉。医之为道也，圣人所以前民用而传后世者也，夫岂小道云尔哉！粤自黄帝三代而下，贤哲吐辞为经，烺烺炳炳，其泐为成书也已彰彰矣，而吾徒尚何言哉！尚何言哉，虽然，言今之医而吾心戚矣，言今之儿医而吾心益大戚矣。何则？人有所欲喻于当世者，而当世先有所执持而莫能明，有所欲白于斯人者，而斯人亦有所胶固而不能解，则余愈不得不憬然而心恻矣。嗟乎嗟乎！古今来因陋就简，锢蔽沉溺，与夫抱愤懑而不能明，就危亡而不知悟，若是者岂少哉！余弟子芝屿，受余意为儿科书，盖悯童稚之无辜，而挽当时之陋习也。其言综前贤之奥旨，发《金匮》之英华，别径分门，了若观火，精纯泮涣，法简而赅。此诚可以大补当时，传后世以卫民生者矣。夫岂役神敝精而无所用于天下哉！且夫人之惑溺而莫能破其懵昧者，诚以成书庞杂，靡所适从，简陋苟安，讹传沿习，衢谈巷说，比比而然。苟得乎妇人女子之情，通乎闾阎闺闱之见，则其所挟持而噪为良医者，正其惑溺于己而厚诬于人者也。悲夫！晚近之人，师心立说，妄意著书，蔑古成法，争鸣新奇，揆之于古人折臂折肱之义，不已大谬不然乎？无怪乎惑溺者而终莫之破已，吾于是益不禁怦然心动矣。苟以局中之见，参一局外之观，则以己之赤子，为人之赤子，以己之轻意肆志，为人之轻意肆志，则固未有不涕泣而漫骂者，则吾知是编之出，必有始则戚然悲，慨然叹者，而继则可知其辗然喜，翻然笑也。吾安得默默而不言乎？是可见信于天下，是可大白于天下。

　　　　　　　　　　　　　　　　　　　　　　　华阳山人序

题　辞

这段功非小，悯孩提惺惺救世，许多头脑，药当通神原有据，此意须人探讨。寿群生几行梨枣，石室兰台开奥义，只一编可把群言扫。授儿医，传家宝，世情可笑都颠倒。论而今心头眼底，谁人分晓？痘疹痧麻童稚劫，只是沉冤不少。是书成金针度了，斯世斯人如梦觉，便晨钟那抵斯编好，保赤子，长生道（调寄金缕曲）。

赐福谨题

凡　　例

幼科古称哑科，以其言语不通，病情难测。故谚云：宁治十男子，不治一妇人，宁治十妇人，不治一小儿。盖甚言其难也如此。然果能扼其要领，则亦何难之有？是书所列，虽似限于篇幅，然深得提纲之妙，读者幸毋忽焉。

小儿医自仲阳而下，代不乏人。然可传可守者，仅数家而已。是书所集，颇多采录，诚以理之所在，有不容别措一词者，读者慎毋以剿袭陈言见诮。

治病莫要于辨寒热、虚实，而小儿之病，亦只惟表里二证而已。果能于表里证中辨出寒热虚实，则自是高手。学者熟玩此书，自有会悟处。

惊风一症，前人凿空而谈，遂成千古疑城，千篇一律，比比皆然。虽间有辟之者，又未足以大破其惑，故遗祸至今，无有底止。是书辨列，实具苦心，阅者慎毋漠视。

近世谓有病宜饿，传讹袭谬，大率皆出自庸医、妇人之口。自此说行，因饿而死者不知凡几。余甚伤之，因述不可饿论。然所援引，悉本圣经贤论，非余臆见，宜为医所共知。世有贤者，果能同余矫革此偏，则积德不浅矣，余尤于此有厚望焉。

痘疮果能不事寒凉攻下，则失手处自少。自《痘疹正宗》出，而死者更多，非至愚者，必不宗其说。余于论内，尤殷殷致意焉。

种痘，诚为避危就安，万全良法。有力之家，固知早种，而单寒之子欲种弗能。今春博爱堂举行此法，广为贫家儿女种痘，悉奏全功，良堪嘉尚。一切章程，载在论中。吾愿有力仁人，在在行之，则造福不小矣。

是书旁稽远核，言简意赅，化出成书，参以心得，故能出深入浅，法密方纯。虽多引陈言，然发前人所未发者，正复不少，读者其亦细心而体玩之。

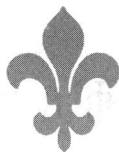

目 录

儿科醒

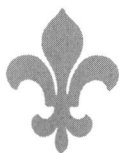

引用方目

---

❶ 原书当归散下有匀气散、参苓白术散、白芍药汤、调中丸四方，仅存目而正文未见，故删。

儿 科 醒

华阳山人阅定

芝屿樵客著

绍兴裘吉生校

本草汇成

儿科醒

总论第一

易曰：天地氤氲，万物化醇，男女构精，万物化生。盖人之生也，必禀天地之正气以成形，藉阴阳之化育而赋命。而上古元气浑庞，太和洋溢，八风正而寒暑调，六气和而雨旸若，人情朴实，风俗贞纯。是以上古之民，恒多寿而少病，即《内经》所谓上古之人，和于阴阳，明於术数，起居有度，不妄作劳，春秋皆度百岁而去者是也。迨于后世，元气渐薄，风俗烦偷，人情穿凿，名利有不时之扰，嗜欲多无厌之求，是以近日之民，恒多病而少寿，即《内经》所谓中古之人，以酒为浆，以妄为常，醉以入房，以欲竭其精，以耗散其真，不知持满，不时御神，未至半百而衰者是也。夫以黄帝之时，即称中古，迄今复数千年来，权其气化，不更薄耶？是凡习儿医者，须知今昔气运不同，禀赋根荄愈薄。凡于小儿之病，更宜加意培植，保护元气，不可妄用攻伐之剂，以贻人夭札之祸也。乃近日幼科，不明此理，动辄攻伐，而又绝其乳食，其呱呱者，口不能言，任医冤杀，束手待毙，底于死亡。悲夫！此等恶习，不知始自何人，遂至相习成风，流祸无已。愚夫愚妇，溺于其说，至死不悟，为婴儿之大患，而惟扬属为尤甚。吁！可恨也！至若书称若药弗瞑眩，厥疾弗瘳。此盖当时因事取譬之辞，非教人服药务宜瞑眩也。其如愚人引为口实，乃一概投之以瞑眩，殊不思小儿向称芽儿之养，夫所谓芽儿者，如草木之萌芽，其一点方生之

气甚微，栽培护养，惟恐不及，而堪加之以剥削之挠，施之以斧斤之利乎？此诚不可也。原夫《易·无妄九五爻辞》云：无妄之疾，勿药有喜。象曰：无妄之药，不可试也。观此则知圣人或亦有以鉴夫瞑眩之非，故特示勿药有喜之戒。而我夫子亦有未达不敢尝之语。又张仲景先生《伤寒论》内，亦有勿药为中工之训。又张子和著《儒门事亲》书，其中有语友人陈敬之云：小儿有病，不如勿用庸医，但恐妻妾怪其不医，宜用汤浸蒸饼令软，丸作白丸，给其妻妾，以为真药，服之以听天命，最为上药。后丙戌岁，群儿病泄泻，用药者皆死。惟敬之守子和之戒，其儿虽病，得以无恙。以上所引，一为圣人之至训，一为名医之精论，载在简册，昭于日月，人第习而不察耳。夫以伤寒剧病，抑且可以勿药，而况小儿气血几何，岂可委之以庸医之手，试之以无妄之药乎？此子和之所以教敬之之不服药为愈也。仆承师训，久悯于此，欲效忠告之良谋，用救方今之恶习，爰列若干门于后，以贻夫世之贵小儿而好服药者，奉为金鉴云。

诊治法论第二

凡诊小儿之法，诸书皆以面部及手纹为识病之资。其所援引，率皆渺昧难凭，烦琐无要。其于诸大家所谓望、闻、问、切四者之诊，置闻问切三者于不讲，可得谓之为良医乎？夫小儿言语不通，病情难识，则尤当以望、闻、问、

切为诊治之要。盖望其形色，则有以知其邪正之盛衰；审其声音，则有以别其禀赋之强弱；询其向背，则有以识其性情之好恶；察其脉息，则有以明其表里之寒热。苟能细心求之，则表里寒热虚实，皆得其真，用药自无不当。奈何近日幼科，学术更浅，一遇小儿有病，不是从事于表，便是攻伐其里。迨至真阳外越，虚热日增，则清凉并进，一味胡猜，不独望、闻、问、切四者不知，抑且置虚寒二证于不问。嗟乎！曾不知迩来气化日薄，今人禀赋更虚，加以婴儿气血未坚，脏腑柔脆，些小病痛，其元气已不能支，而堪庸劣之徒，寒热不分，虚实莫辨，妄意揣摩，任情剥削者乎？兹则掀翻底蕴，直指精微，专以望、闻、问、切四者为纲，以揭明表、里、寒、热、虚、实六者之要，俾学者有所依据，庶几不致颠倒混施，诛伐无过，或于婴儿有厚幸矣。至于用药之法，宁勿药，毋过剂，宁轻毋重，毋偏寒，毋偏热，毋过散，毋过攻，须遵《内经》邪之所凑，其气必虚之训，时以保护元气为主。知乎此，于婴儿诊治之道，思过半矣。至于虚寒败证，则非峻用温补，不可挽回。毋得稍涉因循，致令不救，此又不可不知也。

表论第三

小儿表证，谓外感风寒，其见证必先发热。然发热之证有三，最宜详辨，不可一概混同施治也。其在冬月感于寒者，头痛，身痛，项背强，恶寒，壮热无汗，脉浮而紧，此太阳表证。用药得法，一汗即解，详见实论。其感于风者，头痛，鼻塞，流涕，发热，或有汗恶风，或无汗恶寒，或咳嗽干呕，脉浮而数，或紧，此四时之感冒是也。治法不可大发散，微表之即已，如易简参苏饮、惺惺散之类主之。大抵近日人情，爱护小儿者众，富贵之家，重衣厚褥，贫贱之子，亦皆衣絮，以致汗液不断，腠理疏泄，偶触微风，即成感冒。是以迩来小儿，冬月感

寒之证，百无一二，而伤风发热之证恒多也。至若内因于虚，发热之症极多，最为疑似，人殊不知，更宜详辨。如阳虚生寒，阴虚发热，血虚发躁而热，气虚自汗不能食而热，气虚注夏而热，暑湿合病而热，汗后阴虚，阳无所附而热，汗后阳虚，阴无所附而热，阳气下入阴中，昼安静夜烦躁而热，重阳无阴，夜安静昼烦躁而热。以上诸症，同一发热也。若误表之必死。其次则又有变蒸之热，将发痘疹之热，亦同一发热也，而援守各异。每见庸医，一遇发热，动皆表散。殊不知病有微甚，热有虚实，虽同一发热，而治法殊途，攻补迥别。业幼科者，于临证之际，务宜细心体认，必先问其病之新久，曾未服药，以及一切爱恶情状。然后再察其热之温壮，形之强弱，脉之虚实，色之夭泽，合四者以决之，庶无误人于夭札也。盖外感为暴病，其发热也骤，必手背热，脉浮，身热无汗，仍须分别虚实以治之，详见虚实门。若无手背热、脉浮、身热无汗等症，或发热已久，则非外感证矣，治者审焉。

附方

易简参苏饮

治感冒发热头痛，与因痰饮凝积，发而为热，并宜服之。亦治中脘痞闷，呕逆恶心，小儿室女，尤宜服之。

前胡　人参如无以好党参代之　紫苏　干葛　半夏　茯苓各三分　枳壳　陈皮　甘草　桔梗　木香各二分

上㕮咀，每服四钱，水一盏，生姜七片，枣一枚，煎至六分，去渣服。

惺惺散

治小儿伤寒时气，风热头痛，目眵多睡，痰壅咳嗽喘急，或痘疹已出未出疑似之间。

人参　白术炒　茯苓　甘草　北细辛　川

芎　桔梗炒，各等份

上为末，每服二钱，入薄荷五叶，水煎服。一方有防风、天花粉。

里论第四

凡治小儿里证，亦惟宜忌二字而已，要在辨之明而见之确耳。夫小儿元气无多，脏腑脆嫩，若夫当下而不下，则津液消烁，所谓急下以救胃中津液是也。不当下而下，则里气受伤，邪反乘虚内陷，其祸更甚。今将宜忌诸形症，辨析于下。如禀气素实，汗不解，发热谵语，舌苔黄厚，渴而引饮，大便秘，小便赤，腹满拒按，手足心热，脉沉而实。此为阳邪入里，宜下之。虽二三日，若见上项诸症，亦宜下之。如调胃承气汤、四顺清凉饮之类，少少与之。贵在与病相值，恐多下亡阴也。不可拘于庸医下不厌迟之说，谬称稳当，必待至七日之后始下也。如太阳证，表未罢，脉浮大恶寒者，此邪在表，虽十余日，亦不宜下。呕多者不可下，太阳阳明合病，喘而胸满者，不可下，恶水者，不可下，禀赋虚者，不可下，逆厥者，不可下。仲景先生云：日数虽多，但有表证而脉浮者，独宜发汗；日数虽少，若有里证而脉沉者，即宜下之。此不可不知也。此外有因气虚阳脱而谵语者，乃大虚之证，当用参、附之剂，不得认为实证而误下之也。慎之慎之！至于伤食停积，小儿虽间亦有之，然皆必由脾虚不运而致，经所谓邪之所凑，其气必虚者是矣。每见庸医肆行克伐，或遇表证，亦云有里，以致小儿外邪未解，里气已伤，往往变症蜂起而不可救。受此害者，不知凡几，殊堪痛恨。曾不知下者，下其邪耳，非饮食积滞之谓也。世人阴受此害者比比矣，故特表而出之，兼详实论。

附方

调胃承气汤　治太阳阳明，不恶寒，反恶热，大便秘结，日晡潮热。凡阳明病，有二证，在经者，当解肌，入腑者当攻下。

大黄　芒硝　甘草各等份

上咬咀，每用一二钱，量儿大小，水煎消息服之。

四顺清凉饮　治大人小儿血脉壅实，脏腑生热，面赤烦渴，睡卧不宁，大便秘结。

大黄　当归　芍药　甘草各等份

上咬咀，量儿大小，每服一二钱，水煎服。

寒论第五

小儿属寒之证，有外感，有内伤，有证变虚寒。三者不同，治法各异。假如内伤，必由脾土虚寒，或禀赋不足，或将护失宜，或乳哺不节，以致食不运化，而见清冷吐泻者，但察其面色萎黄，肢凉神倦，脉沉无力，安静不渴，此属阳虚生寒，宜五君子煎，理中汤主之。抑或能食之儿，过餐生冷，而见上项诸症者，亦理中汤主之。至若症变虚寒，则由元气素虚，五脏亏损，或因寒凉克伐，阳气受伤，而见面青唇暗，吐泻，手足并冷者，此属脾土虚寒，干姜理中汤主之。若面色㿠白，吐泻腹痛，口鼻气冷者，属寒水侮土，益黄散主之。若更兼气逆，手足指冷，用六君子汤加炮姜、肉桂。如不应，急加附子。其次，或以病后，或以吐泻，或以误用药饵，或受风寒而致气微神缓，昏睡露睛，痰鸣气促，惊跳搐搦，如俗所谓慢惊者，此属脾肾虚寒之候，宜温补之，详见辨惊风之误论。再其次，则脾肾虚寒之甚，以致吐泻不止者，宜附子理阴煎，或六味回阳饮，量儿大小与之。若但泄泻不止者，宜胃关煎主之。第吐泻之症，亦间有属热者，但当以手足寒温，脉象迟数，面色青赤，渴与不渴为辨。至如外感寒邪，则其病在表，宜详表论，兹不复赘。此外，则又有初生小儿，百日之内，觉口冷腹痛，身起寒粟，时发战栗，曲足握拳，昼夜啼哭不已，或口噤不开者，名曰胎寒。亦或生后昏昏多睡，间或呃乳泻白。若不早治，必变虚寒败症，宜以冲和饮、当归散合和，水煨姜煎服之，使之微泄。泄行，进匀气散调补。泄止气匀，神安痛定，手足舒伸，次用参苓白术散以养胃气，白芍药汤去其寒湿。乳母宜节生冷饮食，庶易瘥也。又手足梢冷，唇面微青，额上汗出，不愿乳食，至夜多啼，夜重日轻，腹痛肠鸣，泄泻清水，间有不泄，颇似前症，但无口冷寒战者，名曰脏寒。亦在百日之内有之，皆因临产在地稍久，冷气侵逼，或以凉水搅汤洗儿，或断脐带短而又结缚不紧，为寒气所伤。如此宜以白芍药汤及冲和饮，加盐、炒茴香、茱萸、水、姜煎，乳母同服。又胃中虚冷，面色㿠白，腹痛不思食者，益黄散主之。若不下利，调中丸主之。大都小儿病症，虚寒者多，凡一见面色青白，肢冷神疲，脉沉无力，蜷曲而卧，食少不渴，声音迟缓者，皆是虚寒之候，急宜温补。业幼科者，毋得狃于俗见，谬谓小儿阳体多热，不敢温补，致多害事，宜深戒之。

附方

五君子煎　治脾胃虚寒，呕吐泄泻而兼湿者。

人参　白术炒　茯苓　干姜各等份　炙甘草减半

上㕮咀，水煎服。

理中汤　治太阴病，自利不渴，阴寒腹痛，短气咳嗽，霍乱呕吐，饮食难化，胸膈噎塞，或疟疾瘴气瘟疫，中气虚损，久不能愈，或中虚生寒等证。

人参　白术炒　干姜炒　炙甘草各三两

上为末，每服二三钱，水煎温服。

益黄散　治脾胃虚寒。又名补脾散。

陈橘皮一两　青橘皮　诃子肉　甘草各半两，锉，炒　丁香二钱

上为细末，每服二钱，水一盏，煎至六分，食前温服。东垣先生云：阎孝忠编集《钱氏方》，以益黄散补土。又言，风旺必克脾土，当先实其脾。昧者不审脾中寒热，一例用补脾药，又不审药中有丁香、青皮，辛热大泻肺金。脾虚之证，岂可反泻其子？惟寒水反来侮土，中寒呕吐，腹痛，泻痢青白，口鼻中气冷，益黄散神治之药也。如因服热药巴豆之类，过剂损其脾胃，或因暑天伤热，积热损其脾胃而成吐泻，口鼻中气热而成慢惊者，不可服之。

六君子汤　治脾胃虚弱，饮食少思，或久患疟痢，或食饮难化，或呕吐吞酸，或咳嗽喘促。若虚火等证，须加炮姜，其功尤速。

人参　白术炒　茯苓各二钱　炙甘草　制半夏　陈皮各一钱

上姜、枣水煎。

附子理阴煎　治真阴虚弱，胀满呕哕。有物无声曰吐，有声无物曰哕，有物有声曰呕。痰饮恶心，吐泻腹痛，及命门火衰，阴中无阳等证。

熟地三五七钱或一二两　当归二三钱或五七钱　制附子一二三钱　炙甘草一二钱　干姜炒黄，一二钱　或加肉桂一二钱

水二盅，煎七八分热服。此方系理阴煎加附子，故名附子理阴煎。其理阴煎功用甚宏，详见本书，兹未细录。

六味回阳饮　治阴阳将脱等症。

人参一二两或数钱　制附子二三钱　炮干姜二三钱　炙甘草一钱　熟地五钱或一两　当归身三钱，如泄泻者或血动者，以冬术易之，多多益善

水二盅，武火煎七八分，温服。如肉振汗多者，加炙黄芪四五钱或一两，或冬白术三五

钱。如泄泻者，加乌梅二枚，或北五味二十粒，亦可。如阳虚上浮者，加茯苓二钱。如肝经郁滞者，加肉桂二三钱。

胃关煎 治脾肾虚寒作泻，或甚至久泻腹痛不止，冷痢等症。

熟地三五钱或一两　山药炒，二钱　白扁豆炒，二钱　炙甘草一二钱　焦干姜一二三钱　吴茱萸制，五七分　白术炒，一二三钱

水二盅，煎七分，食远温服。泻甚者，加肉豆蔻一二钱，面炒用，或补骨脂亦可。气虚势甚者，加人参，随宜用。阳虚下脱不固者，加制附子一二三钱。腹痛甚者，加木香七八分，或加厚朴八分。滞痛不通者，加当归二三钱。滑脱不禁者，加乌梅二个，或北五味子二十粒。若肝邪侮脾者，加肉桂一二钱。

冲和饮 治感冒风寒，头疼发热，肩背拘急，恶心呕吐，腹痛膨胀，兼寒湿相搏，四肢拘急，冷气侵袭，腰足疼痛。

苍术米泔水浸一宿，去粗皮，锉片，炒微黄色，一两二钱　人参去芦　前胡去芦　桔梗炒，各五钱　枳壳去瓤麸炒微黄色　麻黄去节　陈皮去白，各三钱　川芎　白芷　半夏汤洗七次，姜汁浸，晒干炒　当归酒洗　薄桂去粗皮　赤茯苓去皮　白芍药各一钱半　干姜　厚朴去粗皮，姜汁浸一宿，慢火炒干，各二钱　甘草炙，七钱半

上锉，每服二钱，水一盏，姜二斤，葱白一根，煎七分，无时温服。伤冷恶心呕吐，煨姜同煎。开胃进食，加枣子煎，空心温投。寒疝痛，入盐炒茱萸、茴香同煎。

当归散 顺调气血，和解表里，爽利心腹，疏理百病，及治温热停积自痢，烦躁不宁。

当归去芦，酒洗　赤芍药各二两　甘草半生半炙，一两　大黄半生半泡，一两二钱　川芎　麻黄制，各半两

热论第六

小儿属热之证，脉必洪数而实，色赤作渴，烦躁饮冷，声音雄壮，二便秘结。然其中有属虚者，最宜明辨，不可不慎也。假如心热，则额间色赤，烦躁惊悸，若饮水，或叫哭者，属心经实热，宜泻心散以清心火。若色微赤，困卧惊悸，热渴饮汤，则属心经虚热，宜秘旨安神丸以生心血。肝热，则左脸青赤，项强顿闷，目札瘛疭，此属肝经风热，宜柴胡清肝散主之。若色微赤，倏热咬牙，则属肝经虚热，宜地黄丸主之。肺热，则右脸赤，或主风邪，气粗咳嗽发热，宜参苏饮，或惺惺散主之。若饮水者，属肺经实热，宜泻白散主之。若色微赤，小便不利，乃脾肺燥热，不能化生肾水，宜黄芩清肺饮主之。若哽气出气，唇白气短，则属肺经虚热，宜五味异功散主之。脾热，则鼻赤身热，饮水，乳食如常，属脾胃实热，宜泻黄散清热理脾。若色微赤，身凉饮汤，乳食少思，则属脾经虚热，宜五味异功散补中健脾。肾热，则额间色赤，足不欲覆。若肾与膀胱气滞热结而小便不通者，宜五苓散主之。若色微赤，则属膀胱阳虚，阴无所化，宜六味地黄丸主之。至若吐、泻二症，间有因于热者，亦宜详辨。假如吐乳色黄，不能受纳，此属胃经有热，宜先用泻黄散，次用人参安胃散。然当验其手指热，则属胃热，若手指冷，则属胃寒矣，宜兼详寒论。至如因热而泻者，则必大便黄赤有沫，小便赤少，口干烦躁，宜四苓散主之。如更兼右腮色赤，饮冷者，属胃经实热，宜泻黄散主之。若右腮微赤，喜热恶冷，则属胃经虚热矣，宜白术散主之。若右腮及额间俱赤，属心脾禽热，宜泻黄散加炒黑黄连。若左颊右腮俱赤，属肝火乘脾，宜四君子汤加柴胡。大抵泻症最伤元气，若热泻过甚，必变虚寒，宜兼参寒论。盖始病而热者，邪气胜则实也。终变为寒者，真气夺则虚也。久病而热者，内真寒而外假热也。久泻元气虚寒，急宜温补，不得误执热论。再

如阳虚发躁，内实真寒，而外似热证者，如目赤作渴，身热恶衣，扬手掷足，欲投于水，但诊其脉，洪数无伦，重按无力，是为假热，宜急投参、附之剂，引火归元。若误进清凉，入口必死。症之疑似，有如此者，医者可不慎欤？此外，如胎毒火丹、口疮重舌、衄血便血，以及疳热等症，虽亦云属热，然皆各有虚实之不同，是亦不可不明察之也。

附方

泻心散　治心经实热。

黄连

上为末，每服五分，临卧温水调下。

秘旨安神丸　治心血虚而睡中惊悸，或受惊吓而作。

人参　半夏制　酸枣仁炒　茯神各一钱　当归酒洗　橘红　赤芍药炒，各七分　五味子杵，五粒　甘草炙，三分

上为末，姜汁糊丸，芡实大，每服一丸，生姜汤下。

柴胡清肝散　治肝、胆、三焦风热怒火，或乍寒乍热，往来寒热发热，或头发疮毒等症。

柴胡一钱半　黄芩炒，一钱　人参一钱　川芎一钱　山栀炒，一钱半　连翘五分　甘草五分　桔梗八分

上水煎服。

地黄丸　治肾肝血虚，燥热作渴，小便淋沥，痰气上壅，或风客淫气，患瘰疬结核，或四肢发搐，眼目眴动。或咳嗽吐血，头目眩晕，或咽喉燥痛，口舌疮裂。或自汗盗汗，便血诸血。或禀赋不足，肢体瘦弱，解颅失音。或畏明下窜，五迟五软，肾疳肝疳。或早近女色，

精血亏耗，五脏齐损。凡属肾、肝诸虚不足之症，宜用此以滋化源，其功不可尽述。

熟地黄八钱，杵膏　山茱萸肉　干山药各四钱　泽泻　牡丹皮　白茯苓各三钱

上为末，入地黄膏，量加米糊丸，桐子大，每服数钱，量儿大小，温水空心化下。行迟鹤膝，加鹿茸、牛膝、五加皮。

参苏饮　治感冒发热头痛，伤风咳嗽，伤寒呕吐，胸膈不快，痰饮凝结。

紫苏　前胡　陈皮　制半夏　干葛　茯苓　枳壳炒　桔梗　人参各三分　甘草一分

上为末，每用一二钱，姜枣水煎服。

泻白散

地骨皮　桑白皮炒，各一两　甘草炙，一钱

上为末，每服一二钱，入粳米百粒，水煎。

黄芩清肺饮　治肺热，小便不利，宜用此清之。

栀子　黄芩减半

上为末，每服一二钱，水煎。如不利，加盐豉二十粒。

五味异功散　治脾胃虚寒，饮食少思，呕吐，或久患咳嗽，虚浮气逆，腹满等症。

人参　白术炒　茯苓各等份　甘草炙　陈皮减半

上加姜、枣，水煎服。

泻黄散　治脾热吐舌。

藿香叶　甘草各七分半　山栀一钱　石膏五分　防风二钱

上用蜜、酒微炒为末，每服一二钱，水煎。

五苓散　治暑热烦躁，霍乱泄泻，小便不利而渴，淋涩作痛，下部湿热。

白术　猪苓　茯各各七分半　肉桂五分　泽泻一钱二分

上为细末，每服一二钱，水煎。

人参安胃散　治脾胃虚弱，伤热乳食呕吐，泻痢。

人参一钱　黄芪二钱　生甘草　炙甘草各五分　白芍药酒炒，七分　白茯苓四分　陈皮三分　黄连炒，二分

上每服二三钱，水煎。

四苓散即前五苓散去肉桂

白术散　治脾胃气虚，作渴饮汤，或因吐泻，津液亏损，烦渴引饮，或脾胃虚弱，腹胀泻渴，弄舌流涎，手足指冷，宜服之。和胃气，生津液。

人参　白术炒　藿香叶　木香　甘草　白茯苓各一两　干葛二两

上为末，每服二钱，水煎。

四君子汤　治脾胃虚弱，饮食少思，或大便不实，体瘦面黄，或胸膈虚痞，吞酸痰嗽，或脾胃虚弱，善患疟痢等症。

人参　白术炒　茯苓各二钱　甘草炙，一钱

上加姜、枣，水煎服，或加粳米百粒。

惺惺散方见表论

虚论第七

小儿虚证，无论病之新久，邪之有无，但见面色青白，恍惚神疲，口鼻虚冷，嘘气怫郁，肢体倦怠软弱，喜热恶凉，泄泻多尿，或乍冷乍温，呕恶惊惕，上盛下泄，夜则虚汗，睡而露睛，屈体而卧，手足指冷，声音短怯，脉象缓弱虚细，是皆属虚之症，急宜温补脾胃为要，

仍须分别以治之。如气虚者，四君子汤；血虚者，四物汤；气血俱虚者，八珍汤。气虚自汗者，四君子汤；血虚发躁者，当归补血汤。表虚者，宜固其气；里虚者，宜实其中。阳虚恶寒者，宜温分肉；阴虚发热者，宜滋肾肝。脾肺气虚者，四君子汤、五味异功散、补中益气汤；肝肾血虚者，六味丸、加味四物汤。汗后阴虚，阳无所附而热者，四物加参、芪；汗后阳虚，阴无所附而热者，四君加芪、归。久事表散，而身热不退者，阳气虚也，补中益气汤；过用攻下，而滑泄不禁者，脾肾虚也，六神散、胃关煎。又虚必生寒，宜详寒论。至于虚热，亦详见热论。此外虚证尚多，详见各条，宜并玩之。

附方

四物汤　治血虚营弱，一切血病，当以此为主。

熟地黄
当归各三钱　川芎一钱　白芍药二钱
水二盅，煎服。

八珍汤　治气血两虚，调和阴阳。

人参　白术　茯苓等份　炙甘草减半　熟地
当归等份　白芍减半　川芎倍减
水煎，或加姜、枣、粳米同煎。

当归补血汤　治血气损伤，或因误攻致虚，肌热口渴，目赤面红，脉大而虚，重按全无，及病因饥饱劳役者。

黄芪炙，一两　当归三钱
水一盅半，煎八分服。

补中益气汤　治劳倦伤脾，中气不足，清阳不升，外感不解，体倦食少，寒热疟痢，

气虚不能摄血等证。

人参　黄芪炙　白术炒　甘草炙,各一钱五分　当归一钱　陈皮五分　升麻　柴胡各三分

上加姜、枣,水煎,空心午前服。

加味四物汤即前四物汤加山栀、柴胡、丹皮

六神散　治面青啼哭,口出气冷,或泄泻不乳,腹痛曲腰,四肢厥冷。

人参　白术炒　山药炒,各五钱　白茯苓　白扁豆炒,各一两　甘草炙,二钱

上为末,每服二三钱,姜、枣,水煎。

四君子汤方见热论

五味异功散方见热论

六味丸方见热论

胃关煎方见寒论

实论第八

小儿属实之证,惟表、里、食积,三者而已。盖表邪实者,必头项体痛,腰痛背强,壮热无汗,脉象浮紧有力,宜从表散。如在冬月,宜羌活冲和汤主之。若在春、夏、秋三时,则宜易简参苏饮或惺惺散之类主之。若兼倦怠昏睡,则属正不胜邪,宜四柴胡饮或五柴胡饮之类主之。里邪实者,必舌苔黄厚,口燥唇疮,作渴喜饮,大小便秘,腹痛拒按,声音洪壮,伸体而卧,睡不露睛,手足指热,脉象沉数有力,宜从攻下,如调胃承气汤或四顺清凉饮之类主之。若汗后身热不退,脉象弦洪数实,大便坚秘者,柴胡饮子。夫所谓实者,邪气实耳,非元气有余之谓也。医者临证之际,果属实邪,于应表、应下之药,皆当作小剂,少少与之,

要在中病即止,不可过剂,务宜顾定元气,斯无孟浪偾事之非。至于饮食停积,必寸口脉浮大,按之反涩,腹皮热,大便馊臭,然必由脾虚不运而致,于消导药中,慎毋损及中气,宜多温中健脾之品。俾得自强不息之妙,如消乳丸、香橘饼、理中汤之类主之。若伤食甚而或兼厚味积热者,宜大安丸,少少与之。俟食积稍消,仍当以五味异功散调补之。此外,如目直大叫,项急烦闷,肝之实也,泻青丸、抑肝散主之。若筋急血燥,抽搐劲强,斜视目瞪,则属肝之虚矣,地黄丸主之。叫哭发热,饮水而搐,心之实也,导赤散、泻心汤主之。若惊惕不安,则属心之虚矣,秘旨安神丸主之。困睡身热,饮水,脾之实也,泻黄散主之。若呕吐泄泻,不食痞满,蜷卧,牙紧流涎,手足牵动,则属脾之虚矣,益黄散,或六君子加炮姜、木香主之。闷乱喘促,饮水,肺之实也,泻白散主之。若气促多汗,则属肺之虚矣,四君子汤或五味异功散主之。肾无实,惟痘疮黑陷,为邪气实而肾则虚也,地黄丸主之。若二便不禁,津液枯槁,声喑目戴,肢体厥逆,肾虚极也,补中益气汤兼六味地黄丸主之。大抵小儿实证无多,若禀赋素虚,或病患已久,或过服克伐之剂,皆当作虚证施治,不得概以为实也。慎之慎之!

附方

羌活冲和汤　治四时不正之气,感冒风寒,憎寒壮热,头痛身痛,口渴,人人相似者,此方主之。薛氏云:治太阳无汗,发热头痛,恶寒脊强,脉浮紧。又治非时暴寒,人中之,头痛、恶寒、发热,宜此方治之,以代麻黄汤用,太阳经之神药也。

羌活　防风　苍术　白芷　川芎　生地　黄芩　甘草　细辛减半

上加姜、枣,水煎,热服取汗。

四柴胡饮　治元气不足，或忍饥劳倦而外感风寒，或六脉紧数微细，正不胜邪等证。必须培助元气，兼之解散，庶可保全，宜此主之。若但知散邪，不顾根本，未有不元气先败者。慎之慎之。

柴胡一二三钱　甘草炙，一钱　生姜三五七片

当归二三钱，泻者少用　人参二三钱或五七钱，酌而用之

水二盅，煎七八分，温服。如胸膈滞闷，加陈皮一钱。

五柴胡饮　脾土为五脏之本，凡中气不足，而外邪有不散者，非此不可。此与四柴胡饮相表里，但四柴胡饮止调气分，此则兼培血气，以逐寒邪，尤切于时用者也。凡伤寒、疟疾、痘疮，皆所宜用。

柴胡一二三钱　当归二三钱　熟地三五钱　白术二三钱　白芍炒用，一钱五分　甘草炙，三钱　陈皮酌用或不必用

水一盅半，煎七分，食远热服。寒胜无火者，减芍药，加生姜三五七片，或炮干姜一二钱，或再加桂枝一二钱，则更妙。脾滞者，减白术。气虚者，加人参随宜。腰痛者，加杜仲。头痛者，加川芎。劳倦伤脾阳虚者，加升麻一钱。

柴胡饮子　解肌热、蒸热、积热，或汗后余热，脉洪实弦数，大便坚实者。

柴胡　人参各五分　黄芩　白芍各七分　当归一钱　甘草四分　大黄八分

上每服一二钱，水煎。按：此方用药颇善，但大便如常者，勿得轻用大黄。

消乳丸　治呕吐，消乳食，脉沉者，伤食不化也。

香附炒　砂仁　陈皮　神曲炒　甘草炙　麦芽炒，等份

上为末，米糊丸，黍米大，每服二十丸，姜汤下。

香橘饼　治伤冷积泻。

木香　青皮各一钱　陈皮二钱半　厚朴　神曲炒　麦芽炒，各半两

上为末，蜜和为饼，每服一枚，米饮调下。病久及元气虚者勿用。

大安丸　治饮食、酒积停滞，胸膈痞满腹胀。

神曲炒　陈皮　半夏制　茯苓各一两　山楂肉蒸晒，三两　连翘　萝卜子炒，各五钱　白术二两

上为末，粥丸绿豆大，量大小，每服一二十粒，米饮下。一方尚有炒麦芽一两，黄芪五钱。

泻青丸　治肝胆火，并小儿急惊发搐，眼赤睛疼。

龙胆草　当归　川芎　防风　羌活　山栀　大黄等份

上为末，炼蜜丸桐子大，量大小，每服十丸。

抑肝散　治肝经虚热发搐，或发热咬牙，或惊悸寒热，或木乘土而呕吐痰涎，腹胀少食，睡不安。

软柴胡　甘草各五分　川芎八分　当归　白术炒　茯苓　钩藤钩各一钱

上水煎，子母同服，以蜜丸，名抑青丸。

导赤散　治心火，及小肠热证，小便赤涩而渴。

生地　木通　生甘草各等份

上加竹叶二十片，水煎服。一方加人参、麦门冬。

易简参苏饮方见表论

惺惺散方见表论

调胃承气汤方见里论

四顺清凉饮方见里论

理中汤方见寒论

五味异功散方见热论

地黄丸方见热论

泻心汤即泻心散方见热论

秘旨安神丸方见热论

泻黄散方见热论

益黄散方见寒论

六君子汤方见寒论

泻白散方见热论

四君子汤方见热论

补中益气汤方见虚论

辨惊风之误论第九

小儿急慢惊风之说，古书不载，后人妄立名目，概用金石、脑、麝之品，贻害至今，杀人不知凡几。虽代有名哲，因世俗胶结既久，猝难更正，故著作之家不得不仍以"惊风"二字目之矣。夫小儿形气未充，易生恐怖，又何尝无惊吓之症？是凡骤闻异声，骤见异形，或跌仆叫呼，雷声鼓乐，鸡鸣犬吠，一切闻所未闻，见所未见，皆能致病。治法急宜收复神气为要。此即《内经》所谓大惊猝恐之症是也。但当以"惊吓"二字立名，不当以"惊风"二字目之矣。此立名之妄，其误一也。其次，亦有因惊吓而致肝心二脏，木火俱病者，用药但宜泻心平肝，其病自已，亦非金石、脑、麝所宜投，其误二也。至于慢惊，或因吐泻，或因病后，或因过服克伐之剂，或脾胃素虚，以致脏腑虚损已极，全属虚寒败症，急宜温补，无风可逐，无惊可疗，而名之曰慢惊，更属谬妄，其误三也。此外，如伤风发搐，伤食发搐，潮热发搐，将见痘疹发搐，太阳病变痉，以及天钓、内钓、痫证之类，皆有搐掣反张强直之状，世人不知，昧于分别，往往亦混作惊风施治，且或委之于无知妇人之手，致令无辜赤子，横遭夭折，其误四也。今将以上各条，辨证论治之法，汇列于后，俾临证者有所指归，一洗从前陋习，庶几登赤子于寿域矣乎。

大惊猝恐

小儿气怯神弱，猝见异形，猝闻异声，最伤心胆之气。《内经》云：大惊猝恐，则气血分离，阴阳破散，经络厥绝，脉道不通，阴阳相逆，经脉空虚，血气不次，乃失其常。又惊则气散，又恐伤肾，惊伤胆。其候则面青粪青，多烦多哭，睡卧惊惕，振动不宁。治法急宜收复神气为要，宜秘旨安神丸，或独参汤、茯神汤之类主之。若妄进金石、脑、麝之品，是犹落井而又下之以石矣。

因惊吓而致肝心二脏木火俱病者

乳儿之母，嗜食肥甘，或酒后乳儿，或将护失宜，衣衾太暖，致令小儿邪热郁蒸，积于心而传于肝。盖心藏神而肝藏魂，猝被惊触，神魂恐怖，心肝之气亦伤。心虚则邪热得以乘之，肝虚则内风旋扰，以致夜卧不稳，或笑或哭，忽尔闷绝，目直上视，牙关紧急，口噤不关，手足搐掣，身热面赤，脉数引饮，口中气热，二便黄赤或秘，搐而有力，为邪气实。宜导赤散，更加干地黄、防风、竹叶，连进三服。或兼辰砂抱龙丸，少少与之。用以导心经之邪热，息肝脏之虚风，其病即愈。倘肆用香散走窜，或寒凉攻伐之剂，必变为虚寒败证，不治者多矣，宜兼详虚实二论。

虚寒败证

凡小儿病后，或吐后泻后，或脾胃素虚，或误服药饵，或过服克伐之剂，或感受风寒，而致气微神缓，昏睡露睛，手足厥冷，身体或冷或热，或吐或泻，涎鸣气促，口鼻气冷，惊跳瘛疭，搐而无力，乍发乍静，面色淡白，或眉唇青赤，脉象沉迟散缓，或细数无神，此盖举世共诧为慢惊风者是也。殊不知病本于虚，脏腑亏损已极，无风可逐，无惊可疗，全属虚寒败证，不必尽由惊吓而致。盖脾虚不能摄涎，故津液妄泛而似痰。火虚则身寒，口中气冷，木虚故搐而无力。每见世医狃于陋习，辄作惊风施治，致令百无一救，此无他良，由前人立名之不慎以致此耳。若更乞灵于无知妇人，则其死更速。盖斯时一点真气，已届半续半离之际，一经动摇，鲜有不随手而脱者。吁可哀也！主治之法，急宜温补脾胃为要，如四君子汤，五味异功散加当归、酸枣仁，东垣黄芪汤。若脾土虚寒甚者，六君子加炮姜、木香；不应者，急加附子。脾肾虚寒之甚，或吐泻不止者，附子理阴煎，或六味回阳饮。若但泄泻不止者，胃关煎。若元气亏损已极而至昏愦者，急灸百会穴 百会在头顶正中，取之之法，用线量前后发际及两耳尖，折中乃是穴也，兼服金液丹。凡此贵在辨之于早，而急为温补之，始克有济。倘稍涉迟疑，则必致不救，慎之慎之。宜兼详虚论。

伤风发搐

凡小儿身热脉浮，口中气热，呵欠顿闷，

手足搐搦者，此因伤风而得之，宜大青膏，或人参羌活散之类主之。若搐而肢体倦怠，口气不热，则属虚矣，宜异功散以补脾，钩藤饮以制肝，则搐自止矣。若月内小儿搐而鼻塞，亦属风邪所伤，宜用葱白七茎，生姜一片，细擂摊纸上，合置大人掌中令热，急贴囟门 按方书，顶中央旋毛中为百会，百会前一寸为前顶，百会前三寸即囟门，少顷即搐止而鼻亦利矣。寻常小儿伤风，亦可用之。愈后取去，仍当以绵胭脂一片，周围以热面糊护之，以蔽大人口鼻之气为善。

伤食发搐

凡小儿饮食过度，致伤脾胃，呕吐多睡，不思乳食，忽然而搐者，此因伤食得之，宜消食丸。若食既消而前症仍作，或见虚象者，此脾土伤而肝木乘之也，宜六君子加钩藤以健脾平肝，慎勿肆用消导，而致变坏证也。

潮发热搐

小儿潮热发搐，谓因潮热不已，血虚筋急而发搐也。所谓潮热者，谓时间发热，过时即退，来日依时而发，如江海之潮汐，而罔或愆期也。原其所自，由于因热而致搐，不由惊吓而致病。若妄作荒诞之惊风施治，则大误矣。主治之法，要不外乎虚实寒热四者而已。假如病因于肝，其候则身体壮热，目上视，手足动摇，口生热涎，颈项强急，当用地黄丸以补肾，泻青丸以治肝。若兼作渴饮冷便结，属肝胆经虚热，用柴芍参苓散。若更兼自汗、盗汗，属肝胆经血虚，用地黄丸。若口吻流涎，属肝木克脾土，用六君子汤主之。假如病因于心，其候则心悸，目上视，白睛赤，牙关紧急，口内涎生，或渴而饮水，手足动摇，当用导赤散以治心，地黄丸以补肝。若渴而饮汤，体倦不乳，属土虚木旺，用六君子、地黄丸主之。假如病因于肺，其候则不甚搐而喘，目微斜视，身热如火，睡露睛，手足冷，大便淡黄水，当用益黄散以补脾，泻青丸以治肝，导赤散以治心。

若身体微热，属脾肺虚热，用异功散。若喘泻不食，手足逆冷，属脾肺虚寒，用六君子加炮姜、木香。若久病而元气虚者，用六君子、地黄丸主之。假如病因于肾，其候则不甚搐而卧不稳，身体温壮，目睛紧斜，喉中有痰，大便银褐色，乳食不消，多睡不省，当用益黄散以补脾，导赤散以治心。若吐泻不乳，厥冷多睡，属寒水侮土，用益黄散；不应者，用六君子加姜、桂主之。大都治搐之法，皆当以固脾肺之气为先。盖土旺金生，则肝木有制，不来乘脾，其搐自止。治者审焉，宜兼详虚、实二论。

将见痘疹发搐

凡小儿于将见痘疹之时，必先发热。热甚则阴分受伤，或心移热于肝，以致风火相搏，而见手足搐搦，口眼歪斜者，亦常有之。经云：诸风掉眩，皆属于肝。又云：诸痛痒疮，皆属于心。盖心主热，热甚则肺经受克，不能制伏肝木，热则生风，风火相搏，神气不安，故惊惕而发搐也。苟或妄以惊药治之，则心寒而肌敛，毒必内陷，害可胜言哉！主治之法，当察其所属而调剂之。如发热无汗，表邪甚而搐者，柴归饮或惺惺散之类主之。烦渴饮冷，里热甚而搐者，导赤散或辰砂六一散之类主之。肝胆热甚，大便秘结，烦躁而搐者，泻青丸主之。热甚见血而搐者，犀角地黄汤主之。风热既退，则痘随出而搐自止矣。然此皆治实之法。此外，有因禀赋素虚，心脾不足而搐者，但当以面色青白、神气怯弱为辨，宜七福饮或养心汤，或六气煎加枣仁主之。

太阳病变痉

仲景先生云：身热足寒，头项强急，恶寒时头热，面赤，目脉赤，独头面摇，卒口噤，背反张者，痉病也。发热无汗，反恶寒者，名刚痉。发热汗出，不恶寒者，名柔痉。又曰：太阳病，发汗过多，因致痉，小儿肌肤嫩薄，腠理不密，血液未充，易于感冒，往往初传太

阳一经，便觉身强多汗，筋脉牵动，人事昏沉，是即变痉证也。良由热甚伤阴，汗多伤液，血气内虚，筋失所养，以致此耳。主治之法，若初病便痉，表邪未解，阴虚无汗身热者，宜人参羌活散，或三柴胡饮，或四柴胡饮之类主之。若因汗出太多，或过事表散，阳气虚甚者，宜参附汤、参归汤、人参建中汤之类主之。若汗出兼火，脉见洪滑，症见烦躁，或痰热甚者，用丹溪人参竹沥之法主之。若身微热，脉不紧数，此表邪已随汗解，不必再用发散，只宜专顾正气为要，宜五福饮之类主之。若大虚而脉见沉细阴胜者，宜大营煎、大补元煎、十全大补汤之类主之。其次，有以误下伤阴，或泄泻过度，或湿证误汗，或疮家误汗，或亡血过多，或妇人产后，或伤暑，或中风之类，种种不一，皆能致痉。奈何世医不明此理，以小儿太阳初病变痉，而谬名之曰急惊风；以汗下过度，神气微弱，口开眼张，而名之曰慢惊风。以妇人产后，血虚发痉，而名之曰产后惊风；以损伤亡血过多变痉，而名之曰破伤风；以暑伤正气，汗多厥逆，而名之曰暑惊风。以及体虚非风之类，不知皆属极虚之证，动以惊风为名，辄投开关镇坠之品，致使真气益虚，邪反内陷，死亡相继，何生民之不幸，若此其甚也。业幼科者，毋得以头摇口噤，反张搐搦，便妄作惊风施治，以致误人不救也。

天钓内钓

天钓之状，发时头目仰视，惊悸壮热，两目反张，泪出不流，手足搐掣，不时悲笑，如鬼祟所附。甚者爪甲皆青，由乳母厚味积热，贻儿为患，或外感风邪所致，宜内服钩藤饮，外用双金散吹鼻。至于内钓，其状则腹痛多喘，唇黑囊肿，伛偻反张，眼尾赤色，或内脏抽掣，作痛狂叫，或泄泻缩脚，亦由乳母起居不慎，或为寒气所乘而致，宜钩藤饮、五味异功散加干姜、木香。甚者宜加肉桂，进乳食者可治。若因乳母郁怒伤肝，宜兼治其母，宜用逍遥散

加熟地，或加味归脾汤，俱加漏芦，子母同服。

痫证

小儿痫证，多因禀受先天不足，或因妊母七情所伤，传儿为患。发之之状，其候则神气怫郁，眼瞪面目牵引，口噤涎流，肚腹膨胀，手足搐掣，或项背反张，或腰脊强直，或仆地作声，醒时吐沫，但当以四体柔弱，发而时醒者，是即痫证也。第五脏不同，治法各异，阴阳有别，难易殊途，宜详言之。假如面赤目瞪，吐舌啮唇，心烦气短，其声如羊者，此心痫也，宜养心汤、妙香散主之。假如面青唇青，两眼上窜，手足牵掣反折，其声如犬者，此肝痫也，宜地黄丸主之。若搐而有力，宜柴胡清肝散主之。假如面黑目振，口吐涎沫，形体如尸，其声如猪者，此肾痫也，宜地黄丸大剂煎汤主之。假如面如枯骨，目白反视，惊跳反折，摇头吐沫，其声如鸡者，此肺痫也，宜补肺散主之。若面色萎黄，土不生金也，宜异功散主之。若面赤色，阴火上冲于肺也，宜地黄丸主之。假如面色萎黄，目直腹满，四肢不收，其声如牛者，此脾痫也，宜异功散主之。若面青泻利，饮食少思，木来乘土也，宜六君子加木香、柴胡主之。以上五脏所属，主治之大法也。至若阴阳难易，则以发热，抽掣仰卧，面色光泽，脉浮者为阳，易治；若身冷，不搐，覆卧，面色点黑，脉沉者为阴，难治。要皆元气不足之证也。通宜用紫河车研膏，加人参、当归末，糯米粥糊丸，多服取愈。若妄用祛风化痰克伐之剂，或初发时，误作惊风施治者，必死。大凡小儿平日，宜察其耳后高骨间，若有青脉纹者，宜即抓破出血，可免斯患。此外，又有因汗出当风，或脱换衣服，风邪乘虚暗袭，致见目青面红，迷闷搐掣，涎潮屈指，如计数者，名曰风痫。宜先用消风丸少少与之，继即用补中益气汤，兼六味地黄丸，或八珍汤之类主之，兼宜服紫河车丸。又有因伤食过甚，以致嗳吐馊气、发搐、大便馊臭者，名曰食痫，即俗所谓食厥者是也。宜详伤食发搐条，兹不再赘。

上凡十条，其候虽各有不同，而其搐搦之状，似与世之所谓惊风者相仿佛，其实病各不同，主治亦互异，真不啻有霄壤之别，冰炭之分焉。究其相沿，概谓惊风之说。由于不细心探讨前人之书，但概谓之惊风，则其法为较通俗而易耳。殊不知此门一开，遂令天下业幼科者，只抱数方，便为神术，或更独标其名曰惊科，大可叹也。吾今而立是说，非发前人所未发，实启后来之大觉耳。吾于操缦者，有厚望焉。

附方

独参汤　治诸气虚气脱，及反胃呕吐喘促，粥汤入胃即吐，凡诸虚证垂危者。

人参二两，如无力之家，以上好党参代之

用水一升，煎取四合，乘热顿服，日再进之。兼以人参煮粥食之，尤妙。

茯神汤　治胆气虚寒，头痛目眩，心神恐惧，或是惊痫。

人参　黄芪炒　枣仁炒　熟地　白芍炒　柏子仁炒　五味子　茯神各一两　桂心　甘草炒，各五钱

上为末，每服二三钱，水煎。

辰砂抱龙丸　此药利惊疏风，豁痰清热，并治伤寒伤风，咳嗽生痰，喘急，昏沉发热，鼻流清涕，或风暑热证，睡中惊掣，瘀疹斑疮，胎风、胎惊、胎热等症，邪气实者。

天竺黄四钱，须要嫩白者　牛胆星一两　朱砂四钱，一半为衣　天麻五钱　雄黄秋冬三钱，春减半，夏二钱　麝香三分，痘疹中不用　防风三钱　甘草三钱

上为细末，蜜丸芡实大，雪水糊丸尤佳，姜汤或薄荷汤磨服。痘疹时行，加天花粉四钱，

同药糊丸。

东垣黄芪汤　治惊论，外物惊，宜镇心，又黄连安神丸。若气动所惊，宜寒水石安神丸，大忌防风丸。治风辛温之药必杀人，何也？辛散浮温热者，火也，能令母实，助风之气盛，皆杀人也。因惊而泄青色，先镇肝，以朱砂之类，勿用寒凉之气，大禁凉惊丸。风木旺，必克脾胃，当先实其土，后泻其木。阎孝忠编集《钱氏方》，以益黄补土，误矣。其药有丁香辛热助火，火旺土愈虚矣，青橘皮泻肺金，丁香辛热，大泻肺与大肠。脾实当泻子，今脾胃虚，反更泻子而助火，重虚其土，杀人无疑矣。其风木旺证，右关脉洪大，掌中热，腹皮热，岂可以助火泻金。如寒水来乘脾土，其病呕吐、腹痛、泻痢青白，益黄散圣药也。今立一方，先泻火补金，大补其土，是为神治之法。

黄芪二钱　人参一钱　甘草炙，五分

上咬咀作一服，水一大盏，煎至半盏，去渣，食远服，加白芍药，尤妙。

此三味皆甘温，能补元气，甘能泻火。《内经》云：热淫于内，以甘泻之，以酸收之。白芍药酸寒，寒能泻火，酸味能泻肝而大补肺金，所补得金土之位大旺。火虚，风木何由而来克土，然后泻风之邪。

金液丹　旧方主病甚多，大抵治气羸。凡久疾虚困，久吐利不瘥，老人脏秘，伤寒脉微，阴厥之类，皆气羸所致，服此多瘥。大人数十丸，至百丸，小儿以意裁度多少，皆粥饮下，羸甚者，化灌下。小儿久吐利垂困，药乳皆不入，委顿待尽者，并与数十丸，往往自死得生，少与即无益。尝亲见小儿吐利已极，已气绝弃诸地，知其不救，试慢与服之，复活者数人。

硫黄十两

上取精莹者，研碎入罐子，及八分为度，不可满。外用益母草，同井泥捣，固济罐外，约厚半寸，置平地，以瓦片覆罐口，四面炭五斤拥定，以熟火一斤自上燃之。候罐子九分赤口缝有碧烟，急退火，以润灰三斗覆至冷，剖罐取药，削去沉底滓浊，准前再煅，通五煅为足急用可三煅止。药加熟鸡卵气，取瓶罐埋润地一夜，又以水煎半日，取药，柳木捶研细，滴水候扬之无滓，更研令干，每药一两，用蒸饼一两汤释化，同捣丸之。曝干密贮听用。

大青膏　治伤风，痰热发搐。

天麻　青黛各一钱　白附子煨　乌蛇酒浸，取肉，焙　蝎尾各五分　天竺黄　麝香各一字，按古法用一字者，以药堆满钱上之一字也。用二字者同，亦有只用半字者。

上为末，生蜜丸豆大。每用半粒，薄荷汤化下。

人参羌活散　治伤风惊热。

人参　羌活　川芎　白茯苓　柴胡　前胡　独活　桔梗　枳壳　地骨皮　天麻等份　甘草炙，减半

上用生姜、薄荷，水煎。治惊热，加蝉蜕。

钩藤饮　治天钓潮热。

钩藤　人参　犀角屑各半两　全蝎　天麻各二分　甘草半分

上为末，每服一钱，水煎。

消食丸　治乳食过多，胃气不能消化。

砂仁　陈皮　神曲炒　麦芽炒　三棱　莪术各半两　香附炒，一两

上为末，神曲糊丸，麻子大，量儿大小，每服数分，白汤送下。

柴芍参苓散　治肝胆经分，患天泡等疮，或热毒瘰疬之类。

柴胡　白芍　人参　白术炒　茯苓　陈皮　当归各五分　丹皮　山栀炒　甘草各三分

上每服二钱，水煎。

柴归饮　治痘疮初起，发热未退。无论是痘是邪，疑似之间，均宜用此平和养营之剂，以为先着。有毒者可托，有邪者可散，实者不致助邪，虚者不致损气。凡阳明实热邪盛者，宜升麻葛根汤。如无实邪，则悉宜用此，增减主之。

当归二三钱　白芍或生或炒，一钱五分　柴胡一钱或一钱半　荆芥穗一钱　甘草炙，七分或一钱

水一盅半，煎服，或加生姜三片。血热者，加生地。阴虚者，加熟地。气虚脉弱者，加人参。虚寒者，加炮姜、肉桂。火盛者，加黄芩。热渴者，加干葛。腹痛者，加木香、砂仁。呕恶者，加炮姜、陈皮。若治麻疹，或以荆芥易干葛，阴寒盛而邪不能解者，加麻黄、桂枝。

辰砂六一散　解烦热，止渴，利小水。

粉甘草一两　桂府滑石飞，六两　朱砂三钱

上为极细末，量儿大小，每服一二三钱，开水调下。

犀角地黄汤　治劳心动火，热入血室，吐血衄血，发狂发黄，及小儿疮痘血热等症。

生地四钱　白芍　丹皮　犀角镑，各一钱五分，如欲取汗退热，必用尖，生磨，搅入，和服，方妙

上水一盅半，煎八分服。或入桃仁，去皮尖。七粒，同煎，以治血证。

七福饮　治气血俱虚而心脾为甚者。

人参随宜　熟地随宜　当归二三钱　白术炒，一钱五分　甘草炙，一钱　枣仁二钱　远志制，三五分

上水二盅，煎七分，食远温服，或加生姜三五片。

养心汤　治心血虚怯，惊痫或惊悸征忡，

盗汗无寐，发热烦躁。

人参　黄芪　远志　当归　川芎　枣仁　五味子　肉桂　柏子仁　白茯苓　茯神　半夏曲各三钱　甘草炙，四钱

上每服二三钱，姜、枣水煎。

六气煎　治痘疮气虚，痒塌倒陷，寒战咬牙，并治男妇阳气虚寒等证。

黄芪炙　肉桂　人参　白术炒　当归　甘草炙

上分量随宜，水煎，加减照六物煎法。详见痘论六物煎下。

三柴胡饮　凡素禀阴分不足，或肝经血少而偶感风寒者。或感邪不深，可兼补而散者。或病后、产后感冒，有不得不从解散，而血气虚弱，不能外达者，宜此主之。

柴胡二三钱　白芍一钱半　甘草炙，一钱　陈皮一钱　生姜三五片　当归二钱

上水一盅半，煎七分，温服。如微寒咳呕者，加半夏一二钱。溏泄者，以当归易熟地。

参附汤　治真阳不足，上气喘急，呃逆自利，脐腹疼痛，手足厥冷，呕恶不食，自汗，盗汗，气短，头晕等症。

人参　制附子须参倍于附或等份，不拘五钱或一两，酌宜

姜、水煎服。

参归汤　治心虚血热，自汗，盗汗一名团参散，一名人参汤。

人参　当归等份

上为末，每服二钱，用雄猪心一个，切三片，以一片煎汤调服。

人参建中汤　治虚劳自汗。

甘草炙　桂枝　生姜各三两　大枣十二枚

白芍六两　胶饴一升，即麦芽糖　人参二两

上水七升，煮取三升，去渣，入胶饴，更上微火消解，温服一升，日三服此汉时分量权量，与今时不同，酌宜用之可也。呕家不可用建中汤，以甜故也。

丹溪人参竹沥之法　凡溪云：痓比痫为虚，宜带补，多是气虚，有火兼痰。用人参、竹沥治之，不用兼风药。

人参　竹沥

上将人参煎汤，入竹沥和服。

五福散　凡五脏气血亏损者，此能兼治之，足称王道之最。

人参主心　熟地主肾，俱随宜用　当归主肝，二三钱　白术主肺，炒，一钱半　甘草主脾，炙，一钱

水二盅，煎七分，温服。或加生姜三五片。凡治气血俱虚等证，以此为主。或宜温者，加姜、附。宜散者，加升麻、柴、葛。左右逢源，无不可也。

大营煎　治真阴精血亏损及妇人经迟血少，腰膝筋骨疼痛，或气血虚寒，心腹疼痛等症。

当归二三钱或五钱　熟地三五七钱　枸杞二钱　甘草炙，一二钱　杜仲二钱　牛膝一钱五分　肉桂一二钱

水二盅，煎七分，食远温服。如寒滞在经，气血不能流通，筋骨疼痛之甚者，必加制附子一二钱，方效。如带浊腹痛者，加补骨脂一钱，炒用。如气虚者，加人参、白术。中气虚寒呕恶者，加炒焦干姜一二钱。

大补元煎　治男妇气血大坏，精神失守，危剧等症。此回天赞化，救本培元，第一要方。

人参补气、补阳，以此为主，少则用一二钱，多则用一二两　熟地补精、补阴，以此为主，少则用

二三钱，多则用二三两　山药炒，二钱　杜仲二钱　当归二三钱，若泄泻者去之　山萸一钱，如畏酸、吞酸者去之　枸杞二三钱　甘草炙，一二钱

水二盅，煎七分，食远温服。如元阳不足多寒者，加附子、肉桂、炮姜之类，随宜用之。如气分偏虚者，加黄芪、白术，如胃口多滞者，不必加。如血滞者加川芎，去山萸。如滑泄者，加五味、补骨脂之属。

十全大补汤　治气血俱虚，恶寒发热，自汗盗汗，肢体困倦，眩晕惊悸，晡热作渴，遗精白浊，二便见血，小便短少，便泄闭结，喘咳下坠等症。

人参　白术炒　茯苓　甘草炙，减半　熟地黄　当归　白芍药减半　川芎照芍药更减一半　黄芪炙　肉桂钱许

上水煎温服。

双金散　治天钓，目久不下。

蜈蚣一个，去头、足、尾，用真酥涂抹，慢火炙黄，置砧子上，面南立，用竹刀子当脊缝中亭，利作两半个，左边者入一帖子内，写左字，右边者，亦入一帖子内，写右字，不得交错，错即大误矣，慎之慎之　麝香一钱，细研

先将左边者同于乳钵内，研作细末，却入在左字帖内收起，另用乳钵将右边字者入麝香同研极细，却入右字帖内收，不得相犯。

每有病者，眼睛钓上，只见白睛，兼角弓反张，更不能出声者，用细苇筒子取左字帖内药少许，吹在左边鼻里，右亦如之。用药不可多，若眼未全下，更添些少，以意量度，其眼随手便下，即止。

逍遥散　治肝脾血虚，及郁怒伤肝，少血目暗，发热胁痛等症。

当归　白芍　白术炒　茯苓　甘草炙　柴胡各等份

上加煨姜、薄荷少许，水煎。

加味归脾汤 治脾经血虚发热等症。

人参　黄芪炙　白术炒　茯苓　枣仁各二钱

远志　当归各一钱　木香　甘草炙，各五分
柴胡　山栀各一钱

水二盅，加圆眼肉七枚，煎七分，温服。

妙香散 治心气不足，惊痫，或精神恍惚，虚烦少寐，盗汗等症。

辰砂三钱　麝香一钱　木香煨，二钱五分
茯苓　山药　茯神　远志　黄芪炙，各一两　桔
梗　甘草　人参各五钱

上为极细末，每服一钱，温酒或白汤调服。

补肺散 治肺虚，恶心喘急，久患咳嗽有痰。

阿胶一两五钱，炒　鼠黏子炒　马兜铃各五
钱　杏仁七粒　糯米一两　甘草三钱

上每服二三钱，水煎。

紫河车丸 治癫痫。

紫河车肥大者，一具　人参　当归二味酌用，
为末

上将河车生研烂，入二药，加糯米粥少许，
捣丸桐子大，每服五七十丸，日进三服，人乳
化下。凡先天不足，后天亏败者，俱可随宜增
用药物，照此制服，无不可也。或将河车用酒
顿熟亦佳。

消风丸 治风痫，先宜此药。

胆星二钱　羌活　独活　防风　天麻　人
参　荆芥　川芎　细辛各一钱

上为末，蜜丸桐子大，每服二丸，薄荷紫
苏汤调化下。

秘旨安神丸 方见热论

导赤散 方见实论

四君子汤 方见热论

五味异功散 方见热论

六君子汤 方见寒论

附子理阴煎 方见寒论

六味回阳饮 方见寒论

胃关煎 方见寒论

异功散 即五味异功散，方见热论

地黄丸 方见热论

泻青丸 方见实论

益黄散 方见寒论

惺惺散 方见表论

四柴胡饮 方见实论

柴胡清肝散 方见热论

补中益气汤 方见虚论

八珍汤 方见虚论

不可饿论第十

《内经》云：人之所受气者，谷也。谷之所
注者，胃也。胃者，水谷气血之海也。又曰：
人以水谷为本，故人绝水谷则死。又曰：人受
气于谷，谷入于胃，以传于肺，五脏六腑，皆

以受气。又曰：真气者，所受于天，与谷气并而充身也。又曰：谷不入，半日则气衰，一日则气少矣。又曰：营气之道，纳谷为宝。又曰：脾者，仓廪之官，胃者水谷之海，六腑之大源也。又曰：五脏皆禀气于胃，胃者，五脏之本也。又曰：有胃气则生，无胃气则死。李士材曰：婴儿既生，一日不再食则饥，七日不食，则肠胃涸绝而死。经云：安谷则昌，绝谷则亡，犹兵家之饷道也。饷道一绝，万众立散，胃气一败，百药难施。一有此身，必资谷气，顾饮食之于人，不綦重欤？岂知近日医流，毋论大人小儿，凡遇发热，不分表里虚实，便一概禁绝其饮食，而惟扬属为尤甚。至有饿不死伤寒之说，愚夫愚妇，习焉不察，至死不悟。嗟乎！胃气者，元气也。饮食者，人之所赖以生者也。人非饮食，何以生乎？且夫风寒外感，未曾传里之时，其邪在表里本无病，其人自能食；若表不解，邪传入里，其人自不能食。方其在表能食之时，医者妄绝其饮食，是先绝其胃气也。胃气一伤，则诸脏无所禀气而皆伤矣。诸脏之气皆伤，则正不胜邪，正不胜邪，则无以捍御外侮，势必邪气乘虚内陷，而直入堂奥矣。若曰风寒宜饿，试问仲景先生《伤寒论》第一条，风伤卫，服桂枝汤后，令人啜热稀粥一升余，以助药力，谷气内充，则邪不能入，且俾胃中阳气鼓动，邪自作汗而解者，为何说也？况汗生于阴，非饮食无以生阴长阳。所宜禁者，生冷黏滑，肉面五辛，酒酪臭恶等物耳。此或因从前病家，不耐甘淡，仍食黏滑肉面之物。医者不免有勿多食之戒，愚者闻之，错会其说，遂至承认袭谬，贻害至今，杀人无已。在大人或可自知饥甚难支，犹可追呼索食，在小儿则口不能言，任人布置，势必轻病变重，辗转呻吟，不至饿死不止。伤心惨目，莫此为甚！间有愈者，亦必羸弱不堪，致使壮者怯而弱者夭。孙真人云：小儿有病，宜单乳不哺。足可证今人清饿之谬。历览名家所著之书，亦从未有饿之一字。盖人之既长，全资谷气以为生，婴孺之时，必赖乳饮以为命。吾今与医家病家约，凡于外感之证，毋论大人小儿，若其能食者，不必禁其食，不能食者，当思所以食之。要之能食之病，其病必不死，虽弗药可也。不能食之病，除伤食、恶食外，医者务求其所以而治之。俾其能食，则其病亦自愈。有志于生命者，慎毋以习俗相沿，亦蹈饿人之弊也。吾特于此谆谆而详戒之。

治痘论第十一

痘疮一证，由先天伏毒，触后天时行之气而后发。在上古民物贞淳，并无所谓痘疮之说。至于后世，乃至人人不免，为婴儿生死一大关头。虽曰天地之气运使然，要亦人事之不古耳。其候有三：曰顺、险、逆。辨之有四：曰寒、热、虚、实。盖顺症可不必治自愈，逆症难治难愈，所宜治者，惟险症而已。所谓险症者，或由天时不正，或因禀赋素虚，或兼外感，或挟内伤，或将护失宜，或服药谬妄，率皆人事之不济，非痘疮之自为险逆也。尝见近日幼科，动称火毒，大黄、石膏之属，率意轻投，致使脾肾生气大伤，势必毒气乘虚内陷，冤乎冤乎！此非医为之乎？且夫痘疮见点之后，毒气悉已发越在表，最忌攻里，前人戒妄汗、妄下，已不胜谆切详尽，何后人之懵懵也！主治之法，辨列于后，宜详观之。然欲无险逆而求万全，莫如种痘。附种痘说。

表虚见证主治之法

表虚之状，初发热时，其热必微，或恶寒，身振振摇动，如疟之状，宜柴葛桂枝汤加黄芪主之。或寒热往来，四肢厥冷，面色青白，或多汗恶风，或怠惰嗜卧，脉必浮细而弱，宜温中益气汤、参芪内托散，或十宣散之类主之。若初见点便作痒者，宜六气煎加川芎、白芷、防风、荆芥，或十宣散之类主之。若表虚不能约束毒气，以致一齐涌出，颗粒细碎者，实表解毒汤主之。若表虚无力托送，以致痘出不快者，实表解毒汤、十宣散、保元汤之类主之。若已见齐，而痘色灰白，顶陷，或伏陷，或不起发，不光泽，或色嫩皮薄，或痒塌，或如水泡，或摸不碍手，或根窠不红，或倒靥，或不能结痂者，脉必细数无力，悉是表虚之候，宜保元汤、十全大补汤、六气煎之类主之。若已成浆，不因吐泻，而忽见寒战者，表虚甚也，养卫化毒汤主之。

表实见证主治之法

表实之状，初热之时，壮热无汗，恶寒头疼身痛，脉浮紧数。如在冬月寒胜之时，宜人参败毒散主之。如时令暄热，宜升麻葛根汤主之。如不寒不热，天气温和之时，宜柴归饮主之。然此皆为表实者宜。设或禀赋素虚，或表邪不甚，或肢体潮润，或已见点，虽升麻葛根汤亦不宜用，矧败毒散乎？倘误表之，必致溃烂之变。其次若面赤唇紫，眼红鼻塞，皮焦肤赤，手足热甚者，宜搜毒煎，或加柴胡，或柴归饮主之。若已见点，而痘色红紫，焮肿疼痛，或皮厚而硬，或痈肿斑疔，脉见浮洪滑实，里气亦实者，四味消毒饮、鼠黏子汤之类主之。若已见点，而身热不退者，宜滋营气，芎归汤主之，不得肆用表散。盖妄汗能致斑烂也，慎之慎之。若已见点，而偶为风寒所感，痘出不快，身热加增者，此又宜微表之也，柴归饮主之。

表寒见证主治之法

表寒之状，不起发，不红活，根窠淡白，宜保元汤、六物煎、参芪内托散之类，少加酒同煎主之。若已起发，而身凉痒塌，倒陷干枯者，宜保元汤、六气煎、十全大补汤之类作大剂，亦少加酒煎主之。不应者，加鹿茸、附子。

表热见证主治之法

表热之状，肌肤大热，气粗喘满，烦躁狂

言，宜羌活散郁汤、柴归饮之类主之。若身外热甚，而唇润不渴，目无赤脉，大小便调，身虽大热，但熇熇然，柴归饮主之。若已出而根窠红紫，宜四物汤、凉血养营煎之类主之。若已见点，而顶赤发斑，凉血养营煎、犀角散之类主之。若头面红肿，紫黑焦枯，紫草快斑汤、凉血养营煎、六味地黄汤之类主之。若夹斑夹疹，眼红唇裂，凉血养营煎主之。

里虚见证主治之法

里虚之状，或因先病吐泻，或因误服寒凉之剂，或痘疮已出未出之间，而为吐泻呕恶，精神倦怠，喜热饮食者，宜六君子汤、五君子煎、理中汤、参姜饮之类主之。若少食，或不思食，或食亦不化，此脾胃之气虚也，宜五味异功散、四君子汤之类主之。若二便清利，或溏泄不渴，或气促声微，或神昏多睡，或腹膨嗳气，吞酸，脉见弱而无力者，宜人参理中汤、保元汤、六气煎之类主之。若痘未出，发热之初，而见吐泻一二次即止者，其痘出必轻，不必治之。此又不可不知也。要之痘疮全赖里气完固，若里气虚损，则生机息矣，喜用石膏、大黄者，吾诚不知其为何心也。

里实见证主治之法

里实之状，二便秘结，胸膈胀满，作渴喜冷，或唇燥咽干，口疮舌黑，脉见沉数有力，痘形未见之时，宜微下之，四顺清凉饮、当归丸之类，少少与之。若肢体热甚，柴胡饮子。若烦躁惊狂，声高谵语，脉见洪滑者，辰砂六一散、退火丹、导赤散之类主之。若痘已隐隐见于皮肤之间，此痘已发越在表。若里证果急，宜微通其二便，断不可过用攻里之剂也。若妄下之，必致里虚而变内陷矣，慎之慎之。要之近日属实之症不多，若妄用之，则大误矣。且痘疮最喜里气完实，自必能食，虽兼他症，以末治之可也。

里寒见证主治之法

里寒之状，大小便利，面青目白，或因脏腑素虚，或因误服凉药，而见疮白神倦，吐泻呕恶，气促肢冷，或腹胀腹痛，以致痘出不快，或已出而陷伏倒靥者，宜六气煎、九味异功煎、十二味异功散之类主之。若已见齐，若行浆之际，为凉药所误，以致吐泻、寒战、咬牙者，木香散、十二味异功散之类主之。然此二方，温则有余，补则不足，不若用九味异功煎为最妙。若因误食生冷，而致腹胀腹痛，或吐泻者，理中汤加肉桂、木香，或四君子加干姜、木香之类主之。若胃气虚寒，腹痛喜按者，黄芪建中汤主之。若脾肾虚寒，小腹作痛，泻利不止者，胃关煎主之。大抵里寒之症，必由误服寒凉攻伐之剂所致。奈何近日幼科，胸中毫无的确明见，粗浅浮躁，肆用寒凉，致令小儿阳气受伤，里虚变逆，死者多矣，深堪哀悯。有人心者，其亦知所以自省矣。

里热见证主治之法

里热之状，烦躁狂言，口干大渴，内热自汗，小便赤涩，大便秘结，脉见沉数有力，宜退火丹、四顺清凉饮之类主之。若衄血，元参地黄汤，加陈墨汁主之。溺血，大分清饮主之。若已出未出之际，衄血或溺血者，并宜犀角地黄汤主之。血止后，即宜用调元汤主之，或少加木通。若初见发热，便觉大渴，唇焦舌燥者，宜葛根解毒汤主之。若火迫庚金而协热作泻者，必其脉见洪数，身有大热，口有大渴，喜冷恶热，烦躁多汗，中满气粗，痘色焮肿红紫，口鼻热赤，小水涩痛，禀赋素实者，宜黄芩汤主之。然此证不多，断不可以此汤误治虚寒泄泻也，慎之慎之。又或已未见点之时，咽肿喉痛者，甘桔汤加牛蒡主之。若已见齐，起胀灌浆之时，而见喉痛者，此因喉内有痘作痛，收靥时自愈，不必治之。若痘已出齐，而脾肺有热，作渴喜冷者，宜人参麦门冬散主之。若痘出而夹斑夹疹，烦躁大渴，妄言妄见，双解散主之。

以上皆当与各条参看，果属里热，始无贻误，倘稍涉疑似，则害人不浅矣。慎之慎之。

顺逆

身无大热，痘脚稀疏，根窠红绽，不泻不渴，乳食不减，四肢温和，声音清亮，精神如常，脉象和缓，此属顺症，不须服药自愈。至若逆症，咳嗽声哑，饮食挫喉，一恶也；腹胀气促，闷乱不宁，二恶也；渴泻不止，咬牙寒战，三恶也；疮嫩易破，痒塌不止，四恶也；紫黑灰色，顶陷喘渴，五恶也。若按上法急为救疗，十中尚可全活八九，慎勿以其恶，遂弃而不治也。此外尚有轻变为重，所犯者七：一不忌口味生冷滑腻，致令脾胃受伤；二先曾泄泻，里虚不能托毒外出；三过服表药，或不避风寒，致损表气；四饵凉药，及妄用攻里之剂，致令里气虚寒，毒气不能发出；五秽气所触，详见种痘说内。盖血气闻香则顺，闻臭则逆，顺则易出易靥，逆则难愈；六生人辄至，及僧尼孝服；七犯房屋。又重变为轻，返凶为吉，所慎者五：一谨避风寒；二身常和暖，寒则添衣，热则减去，务得中和，毋令太过不及；三节饮食，大忌西瓜、柿橘、菱角、水蜜等冷物，恐内伤胃气，及肥肉油腻，滑肠作泻，酸咸作渴，酒、葱、蒜、鱼、羊、腥物作痒，务使脾胃充实，则痘疮易出易靥也；四大便稠，饮食调和，不致泄泻。一日二日一次为调，日行二三次为利，宜急用甘温补脾药。若值灌浆之时，虽三四日不行，不得误以为秘；五按法调理，补气血，顾脾胃，避风寒，节饮食，毋妄汗，毋妄下。斯皆可以转重就轻，返逆为顺，庶几不致变轻为重矣。

戒妄汗妄下

人之一身，本乎气血。气为卫，血为荣，气阳而血阴也。阳主动，所以冲畅隧道，运动枢机者也；阴主静，所以充溢脏腑，灌溉周身者也。然其所重，则又在乎脾胃，是故脾胃者，五脏六腑，生化之大源也。经云：人之所受气者，谷也。谷之所注者，胃也。胃者，水谷气血之海也。至于痘疮，则全资气血，但得气血充畅，则易出易收，气血不足，则变症百出。故始出之际，赖气血以载毒外出，继则因气血以起胀灌浆，终之以结靥落痂，莫非气血为之运化。倘气血稍虚，脾胃一损，则生机息而化源绝矣。奈何宋麟祥之《痘疹正宗》，误用寒凉攻伐，致令愚盲幼科，避诸大家之烦，贪《痘疹正宗》归宗汤一方之易，遂至一时翕然用之，不分虚实寒热，妄行攻下，以致阴阳脾胃之气俱伤，变症因之蜂起，因而死者多矣。盖妄汗伤阳，则凡起发灌浆收靥之力，皆失所赖，势必变为斑烂音哑，皮薄痒塌，外剥而死。故前人于痘疮见点之后，便禁用升麻葛根汤，恐发得表虚也。妄下伤阴，则凡脏腑化源，精神锁钥，饮食仓廪，皆为所败，是必变为陷伏。不起发，不灌浆，灰白倒靥，手足逆冷，吐利不食，寒战咬牙，腹痛虚胀，内攻而死。故前人禁用大黄、石膏、枳壳、生地、鼠黏、紫草、芩、连、栀子之属，恐攻得里虚也。故钱氏曰：疮疹惟用温平药治之，不可妄下及妄攻伐。良有以也。陈氏云：痘以太阴脾肺二经为主，肺宜温而脾宜燥。万氏云：痘疮始终以脾胃为主，胃当养而脾当补。马氏云：痘以少阴心经为主，火不可太清，血不可太凉。三说皆是也。盖脾为孤脏，能灌四傍，则四脏皆赖一脏以养之。况脾属土而主肌肉，若能化水谷，成津液，灌溉诸经，令肌肉不枯，气血得其助，痘何难成？但寒土不能生物，必有阳气熏蒸于下，而后能成发育也。如草木之根在土，而冬月何以不生，以真阳之气息也。可见脾受水谷，化生津液，必藉火气，始能成腐化之功。所谓火能生土，火乃土之母也。心为君火，能役相火，主乎血脉。若心火不息，血不寒凝，自能与脾之津液相为流通，痘自红润而鲜艳，所谓血主濡之，气主煦之。气无血不走，血无气不行，气乃血之帅也，气行血亦行，肺统一身之气，主乎皮

毛，若肺气充盈，自能与心之血脉相为周运，痘自尖圆而肥润，是血气充足，交会于前，脾生津液，助养于后，痘之成功，三脏缺一不可，若肝脏则无与焉。至于肾脏，如攻伐太过，或经泄泻，肾气损伤，则痘疮变黑，归肾而死矣。薛氏曰：凡痘疮在四五日之间死者，毒气盛，真气虚而不能起发也。六七日之间死者，元气虚而不能灌脓也。旬日之外死者，邪气去，脾胃败，而元气内脱也。治者但能决其死，而不知其死必本于气血亏损。苟能逆推其因，而预为调补，岂断无生理哉？盖起发灌脓结痂，三者皆由脾胃荣养，不可妄投表下攻伐之剂，庶不误人于夭札也。业幼科者，可不戒哉？请更言之。试问《痘疹正宗》，专以归宗汤一方，肆用寒凉攻伐，欲以应无穷之痘，有是理乎？不待明智之士，自能觉其非矣。何幼科昧心丧良，故蹈其辙也。有力仁人，若能火其书煅其版，使邪说息而正道行，则于婴儿造福不浅矣。

痘后

痘疮收靥落痂之后，其婴儿气血必虚，盖自初热伤阴，以至出齐、起发、灌浆、结靥、落痂，莫非气血之所为。且或体虚痘密，遍体不留余隙，果能一一冲托成实，则是周身气血，皆为痘用。周身气血皆为痘用，则未有不耗伤者。气血既皆为痘耗伤，则凡于落痂之后，必宜加意培补，纵有他症，皆当以末治之。务令气血得以充足复原，不致遗后日多疾之患。譬如以人搏虎，虎虽毙而人之气力伤矣，人之气力既伤，未有不需饮食酒肉以将息者。奈何近日俗习，不知此理，每于痘疮，皆喜进清凉之剂，于落痂之后，亦妄用黄连、栀子苦寒之属，谬曰败毒，致使脾胃生气大伤，饮食减少，尪羸屡弱，卒难复原。或即变生他症，仍归夭亡，可胜浩叹。嗟乎！痘不成浆，由气血不能运化，痘既成浆，毒气已解，果使浆稠痂厚，则毒气全解。痂落之后，尚何余毒之可清？在禀赋壮实，血热斑紫者，或堪其谬，若斑色红淡，或

雪白者，服之必死。妇人无知，庸医谬习，沉迷痼结，祸世已深。仆思挽救，是以不惜谆复其词，用以代铎，以振世之聋聩云。

附种痘说

粤稽上古之世，民物贞淳，人心恬淡，并无所谓痘疮一症者。迨至有唐以后，风俗浇漓，人情穿凿，淫洪嗜好，醇酒膏粱，六淫外干，七情内扰，脏腑郁蒸，气精滓浊。及至分形受质，两情相感，一气浑融，错杂之邪，交相施泻，胚胎之始，毒即伏焉。既生之后，必待天地时行疫疠之气，或挟外感内伤之邪，触之斯发，乃至递为传染，比户皆然。为婴儿所必不能免，此父母遗毒之为害也如此。加以近日医无善术，用药乖离，遂至险逆相寻，死亡略半，此庸医之为害也又如此。嗟乎！父母爱子之心，何所不至，劬劳鞠育，惟疾之忧。一旦为庸医所误，呼救何从？甚且宗祀攸关，赖此一线，抑或贞孽忘死，守此藐孤，一遇差迟，含冤更惨。真令人言之痛心，闻之堕泪者也。幸至有宋，有神人出，而立种痘一法，乘儿无病之时而种之。其种出之痘，少者不过数粒，多者不过数十粒而已。且不需服药，诚挽回造化，避危就安，万举万全之良法也。

本朝高宗纯皇帝，仁被万方，德逾千古，悯兹良法，方书未载，恐日久湮没失传，特于《御纂医宗金鉴》书内，编辑种痘心法要旨，仰见仁慈，恩深保赤者矣。第迩来能种之子，皆有力之家，单寒之儿，犹然自出，岂不大负国家及在昔神人之初念乎？原其所以，屈于力有所不能耳。今喜博爱堂诸君子，发心择请种师，并资助衣食，广为贫家儿女种痘，洵慈幼之盛举也。余甚乐焉，用是特缀数语，并冀广为劝导，使人人皆能效法诸君子，于以修福而广皇仁，端在是矣，功德岂有量哉！

一种痘原所以去险履平，避危就安而设，务宜用种出之痘，所落之痂作苗，其气纯正，无天行时毒外感内伤之邪夹杂于中，种出自然稀疏顺吉，应时成功，决无愆忒。若夫时痂，则断不可用。至于种法，宜以水苗为上。

一下苗之后，调摄禁忌，不可不慎。自始至终，不可稍忽，如避寒热，慎饮食是也。假令天气严寒，盖覆宜温暖，勿使受寒，恐被寒气所触，则痘不得出，亦不可过于重棉叠褥，火器熏靠衣被，致热气壅滞，使痘不得宣发。天气和暖，盖覆宜适中，恐客热与毒相并，致增烦热。亦不可轻易着单露体，致风寒外侵，阻遏生发之气，此寒热所以贵得其平也。卧处常要无风，夜静不断灯火，不离亲人看守，一切食饮，宜预为现成，以备不时之需。如时有迅雷烈风之变，宜谨帷帐，添盖覆，多烧辟秽香，以辟一时不正之气。至于饮食，人之气血，藉以生化，痘之始终，全赖乎此。若饮食亏少，气血何所资助乎？但不可过甚。若过饮，则饮停不化津液，过食则食滞壅遏气机。大凡吮乳之儿，不多乳，不缺乳，能食之儿，勿餐生冷黏硬，勿啖辛热炙煿，勿恣意茶水，勿饮凉浆，食不过饱，亦不令饥，此饮食所以贵得其平也。寒热饮食而外，则凡举止动作，既不可任意骄纵，亦不可过于拂逆，惟在调摄之人，耐其性情，兢兢业业，善为保护。不但慎于既种之后，且当慎于未种之先，不但慎于见苗之初，犹当慎于落痂之后。种师宜谆谆告诫，务期详细，使彼知关系非轻，心存谨慎，如法调摄，可保万全。至于禁忌，亦最紧要。凡种痘之家，房中最要洁净，切忌冲犯，宜明亮，不宜幽暗，勿詈骂呼怒，勿言语惊慌，勿对梳头，勿对搔痒，勿嗜酒，勿歌唱。凡房中淫洪气，妇人经候气，腋下狐臭气，行远劳汗气，误烧头发气，误烧鱼骨气，吹灭灯烛气，硫黄蚊烟柴烟气，煎炒炙煿气，葱蒜醉酒气，沟渠污浊气，霉烂蒸湿气，溷圊厕桶气，病人秽恶气，新丧殡殡秽气。以上务宜谨慎遵守，毋稍懈忽。倘自不经心，致令触犯，咎难他诿也。仍宜谨伺房门，勿令生人及僧尼、孝服人辄入。宜将此刷印，人给一张，俾各自慎。

辟秽香方

苍术　大黄减半

上二味共为细末，红枣煮汤，连肉和成条晒干，宜预制给人。

凡房屋宽深者，自宜听其在家，谨慎将护。倘室庐狭隘，或不足以蔽风雨者，果能筹屋以备暂居，则更妙矣，并且随时酌借帐被。

每一小儿，宜给红兴布扎头一条，红稀布小裯一件，取其新洁而又和软也。若极贫之儿，于冬令严寒之时，则当改给絮袄矣。此宜随时斟酌，在于发热之时与之，以杜冒滥。既见点后，给灯油鱼馒钱，三百六十文。倘不守禁忌，将护失宜，致生他症。设有不测者，亦宜量给小费。此虽万中之一，然不得不预为之筹也。

一岁之内，四时宜否，要在活人，非富贵之家自种可比。但于五六七月间，借以深邃房屋，少少种之，以为接苗之计。其余各月，不妨随到随种，多多益善也。下苗日期，宜避破闭，及四立二分二至之前一日，并年命刑冲破害，及岁煞灾煞却煞，天克地冲比冲之日。

凡验看小儿，以耳后筋纹为主，红而纹少者为上，纹多而色不紫赤者次之。若纹多而色兼青紫，此虽不可与种，然听其自出，则更难矣。宜赠以稀痘药。数服后，令其再诣师验看，若转为红色，则又宜亟为之种矣。此外如病后，或现有病，或未及周岁，皆当缓种，必俟其气血和平，始与之种。除此以往，无不可种之儿也。稀痘药方附后。

消毒救苦汤

羌活　防风　连翘　生地　酒黄柏　升麻　麻黄根各五分　川芎　藁本　柴胡　葛根　生黄芩　酒黄芩　苍术各二分　细辛　生甘草　白术　陈皮　红花　苏木各一分　当归身　黄连各三分　吴茱萸半分

共为粗末，周岁之儿，每用三钱，两三岁者用五钱，于四立前一日，东流水煎，调制朱砂服。

制朱砂法

当归　川芎　升麻　甘草各六两

东流水六大碗，新砂锅，桑柴文火煎减半，倾出，滤去渣，用好朱砂四两，绢包线扎，悬胎离砂锅底寸许，挂定，将前所滤之汤，陆续入于锅内，桑柴火缓煮。俟汤将干，取起研极细末，一岁一分。

下苗后，必以七日，五脏传遍而后发热为则。然亦有六日而即热者，亦有九日十一日而始热者，此其常也。若发热于五日以前，此际苗气尚未传遍，热何由作？必因将护不慎，致犯外感、内伤，或已染时行之气，而欲出天花也。与种痘无涉，种师宜预申明其说焉。若逾十一日不热，宜更为补种。

附方

柴葛桂枝汤　主表散痘热。

柴胡　干葛　桂枝　防风　白芍　甘草　人参

水一盏，加生姜三片，煎七分温服。表虚加黄芪。

温中益气汤　气血双补，疏通隧道，并达四肢。

人参　白术炒，各五分，炙　生黄芪八分　归身　白茯苓各六分　甘草炙　川芎各四分　白芷　防风各四分　木香　官桂去粗皮，各二分　山楂肉六分

生姜一片，枣一枚，去核，水一大盅，煎四分，温服。

参芪内托散　痘虚发痒，或不化脓，或为倒靥。

人参　黄芪蜜炙　当归　川芎　厚朴姜制　防风　桔梗炒　白芷　紫草　官桂去粗皮　木香

甘草各等份

糯米一撮，水煎。色淡白者，去防风、紫草、白芷，宜多加糯米。一方有芍药。

十宣散
调气补血，内托疮毒，五日后必用之方也。亦治痈疽。

人参　黄芪　当归各二钱　川芎　防风　桔梗　白芷　炙草　厚朴各一钱　桂心三分

上为细末，每服一钱，或二钱，木香汤调下。

实表解毒汤

人参　黄芪　当归　生地　甘草　白芍　柴胡　升麻　片芩酒炒　元参　地骨皮

上入薄荷叶少许，淡竹叶十片，水煎。

保元汤
治痘疮气虚塌陷者。

人参二三钱　甘草炙，一钱　肉桂五七分　黄芪二三钱，灌脓时酒炒，回浆时蜜炙

水一盅半，加糯米一撮，煎服。此药煎熟，加人乳、好酒各半盏，和服更妙。酌宜用之。头额不起，加川芎三五分。面上，加升麻三四分。胸腹，加桔梗三四分。腰膝，加牛膝四分。四肢不起，加桂枝二三分。呕恶，加丁香三四分。元气虚寒，加大附子（制）七八分或一钱。

养卫化毒汤

人参　黄芪炙　桂枝　甘草　当归

上水煎服。

人参败毒散
治时疫斑疹。

人参　茯苓　枳壳　甘草　川芎　羌活　独活　前胡　柴胡　桔梗各等份

水一盅半，姜三片，煎服。

升麻葛根汤
解发痘毒。

升麻　葛根　白芍　甘草各等份

水一盅，煎七分，温服。

搜毒煎
解痘疹热毒炽盛，紫黑干枯，烦热便结，纯阳等症。

紫草　地骨皮　牛蒡子研　黄芩　木通　连翘　蝉蜕　芍药各等份

水一盅半，煎服。表热者，加柴胡。

四味消毒饮
治痘疮热盛，毒气壅遏，无问前后皆可服。

人参　甘草炙　黄连　牛蒡子各等份

上为粗末，每服一钱，加姜一片，水一盏，煎四分，去滓，温服不拘时。

鼠黏子汤
治痘稠身热毒盛，服此以防青干黑陷，并治斑疹稠密。

牛蒡子炒，研　归身　黄芪　甘草炙　柴胡　黄芩酒炒　连翘　地骨皮

水煎服，热退则止。

芎归汤
养营起痘。

当归　川芎减半

上为细末，每服一钱，红花汤调服。

六物煎
治痘疹血气不充，随症加减用之。神效不可尽述。

甘草炙　当归　熟地或用生地　川芎三四人不宜多　白芍俱随宜加减　人参或有或无，随虚实用之，气不虚者不必用

水煎服。如发热不解，或痘未出之先，宜加柴胡以疏表，或加防风佐之。如见点后，痘不起发，或起而不灌，或灌而浆薄，均宜单用此汤，或加糯米、人乳、好酒、肉桂，以助营气。如气虚痒塌不起，加川山甲炒用。如红紫血热不起，宜加紫草，或犀角。如脾气稍滞，宜加陈皮、山楂。如胃气虚寒多呕者，加干姜

炒用，或加丁香。如腹痛兼滞者，加木香、陈皮。表虚气陷不起，或多汗者，加黄芪。气血俱虚，未起未灌而先痒者，加肉桂、白芷。如元气大虚，寒战咬牙，泄泻，宜去芍药，加黄芪、大附子、干姜、肉桂。

羌活散郁汤 治实热壅盛郁遏，不得达表，气粗喘满，腹胀烦躁，狂言谵语，睡卧不宁，大小便秘，毛竖面浮，眼张若怒，并有神效。并为风寒外搏，出不快者同治。

防风 羌活 白芷 荆芥 桔梗 地骨皮 川芎 连翘 甘草 紫草 大腹皮 鼠黏子

上为粗末，水一盏，灯心十四根，煎六分温服。

凉血养营煎 治痘疮血虚血热，地红热渴，或色燥不起，及便结溺赤。凡阳盛、阴虚等症，悉宜用此。

生地 当归 白芍 生甘草 地骨皮 紫草 黄芩 红花

水一盏半，煎服，量儿大小加减用之。渴，加天花粉。肌热无汗，加柴胡。热毒盛者，加牛蒡子、木通、连翘之属。血热毒不透者，加犀角。

犀角散 治痘疮痛毒时毒，热盛烦躁多渴，小便赤涩，或赤斑。

犀角镑 甘草炙，各五分 防风 黄芩各一钱

上为粗末，每服二钱，水一小盏，煎五分，温服无时。

紫草快斑汤 治痘疹血气不足，或血热不能起发灌脓，色不红活。

紫草 人参 白术炒 当归 川芎 白芍 茯苓 甘草 木通等份

上加糯米，每服三五钱，水煎。

参姜饮 治脾肺胃气虚寒，呕吐，咳嗽，气短，小儿吐乳等症。

人参三五钱或倍之 甘草炙，三五分 干姜炮，五分或一二钱，或用煨生姜三五片

水一盏半，煎七八分，徐徐服之。

当归丸 治便坚三五日不通，里气实而禀赋强者。

当归五钱 紫草三钱 黄连一钱五分，炒 甘草炙，一钱 大黄二钱五分

上以当归、紫草熬成膏，下三味研为细末，以膏和为丸，如胡椒大。三岁以下儿服十丸，七八岁儿二十丸，食前清米饮下，渐加之以和为度。

退火丹 治痘中狂妄神方。

滑石 朱砂飞，各一钱 冰片三厘

共为细末，冷水调一分服，得睡少时，神安气宁，痘转红活矣。

九味异功煎 治痘疮寒战咬牙，倒陷呕吐，泄泻腹痛，虚寒等症。用代陈氏十二味异功散等方。

人参二三钱 黄芪炙，一二钱 附子制，一二钱 熟地二三钱 甘草炙，七分或一钱 当归二三钱 肉桂一钱 干姜炮，一二钱 丁香三五分或一钱

上量儿大小加减用。水一盏半，煎七分，徐徐与服。泄泻腹痛，可再加肉豆蔻，面炒，一钱，或白术一二钱。

十二味异功散 治元气虚寒，痘疮色白，寒战咬牙，泄泻喘嗽等症。

人参 丁香 木香 肉豆蔻 陈皮 厚朴各二钱五分 白术炒 茯苓 官桂去粗皮，各二钱 当归三钱五分 半夏制 附子制，各一钱五分

上为粗末，每服二三钱，姜、枣水煎，去

渣服。

木香散　治痘疮虚寒多滞者。

木香　丁香　大腹皮　人参　桂心　甘草炙　半夏制　诃黎勒　赤茯苓　青皮　前胡各等份

上为粗末，每服二三钱，姜水煎，去渣服。薛立斋先生曰：前方治痘疮已出未愈之间，其疮不光泽，不起发，不红活，五七日内，泄泻作渴，或肚腹作胀，气促作喘，或身虽热而腹胀，足指冷，或惊悸，或汗出，或寒战咬牙，或欲靥不靥，疮不结痂，或靥后腹胀，泄泻，渴。此皆脾胃虚寒，津液衰少，急用此药治之。若误认为实热，用寒凉之剂，及饮蜜水、生冷、瓜果之类，必不救。张景岳先生云：以上二方，温性有余，补性不足，用治寒证则可，用治虚证则不及也。

黄芪建中汤　治诸虚羸瘠百病。

甘草炙　桂枝　生姜等份　白芍倍用　大枣　胶饴即麦芽糖　黄芪炙

上水煎减半去渣，入胶饴，更上微火消解，温服。

元参地黄汤　治痘疹衄血。

元参　生地黄　丹皮　栀子仁　甘草　升麻各五分　白芍一钱　蒲黄炒，五分

水一盅，煎七分，温服。本方宜减去升麻，恶其上升也。加陈墨汁和服，黑色象水，能制火也。

大分清饮　治积热闭结，小水不利，或溺血蓄血，腹痛淋闭等症。

茯苓　泽泻　木通　猪苓　栀子　枳壳　车前子

水一盅半，煎八分，食远，温服。如内热甚者，加黄芩、黄柏、龙胆草之属。如大便坚硬胀满者，加大黄。

调元汤

人参　黄芪炙　甘草炙

上水煎服。按：此即保元汤无肉桂者，名为调元汤，即东垣先生之黄芪汤也。东垣用为小儿治惊之剂，魏桂严用以治痘多效，因美之名调元汤也。盖小儿元气未充，最易伤残，用此保全，诚幼科王道之妙方。但能因此扩充，则凡气分、血分、虚寒、虚陷等证，皆可随证增减，无不可奏神效也。

葛根解毒汤　治痘毒止渴良方。

葛根　升麻减半　生地　麦冬　天花粉等份　甘草减半

上取糯米泔水一盏，煎七分，入茅根自然汁一杯服之。

黄芩汤　治太阳与少阳合病自下发汗。

黄芩　甘草炙　白芍　大枣

上水煎，温服。若呕者，加半夏、生姜。按：此方系治泄泻，第此症不多，不可以此方误治虚寒泄泻也。宜详前热论。

甘桔汤　治一切风热上壅，咽喉肿痛。

甘草二钱　桔梗一钱

水煎，食后服。喉中有痘，初见点时痛甚者，加牛蒡子。

人参麦门冬散　治痘疮微渴。

麦门冬一钱　人参　甘草炙　白术炒　陈皮　厚朴姜制，各五分

水煎温服，量儿增减。薛氏曰：此方治痘疮热毒，气虚宜用之。若因气虚作渴，宜人参白术散。

双解散　治痘疹表里俱实者。

防风　川芎　当归　连翘　白芍　薄荷　大黄各五分　石膏　桔梗　黄芩各八分　荆芥穗　白术炒　桂枝各二分　滑石二钱四分　甘草二钱

水二盅，加生姜三片，煎一盅，温服无时。

六气煎方见辨惊风之误论

十全大补汤方见辨惊风之误论

柴归饮方见辨惊风之误论

四物汤方见虚论

六味地黄汤即地黄丸作煎剂，方见热论

六君子汤方见寒论

五君子汤方见寒论

理中汤方见寒论

五味异功散方见热论

四君子汤方见热论

人参理中汤即理中汤人参分量加重用，方见寒论

四顺清凉饮方见里论

柴胡饮子方见实论

辰砂六一散方见辨惊风之误论

导赤散方见实论

胃关煎方见寒论

犀角地黄汤方见辨惊风之误论

治疹论第十二

疹，天行时毒之气也，亦禀受胎毒之气也。出于痘前者，名奶疹子，出于痘后者，名正疹子，要亦生人必不能免之数也。初发热时，咳嗽喷嚏，鼻流清涕，面浮腮赤，两目胞肿，眼泪汪汪，有如醉状，或呕恶，或泄利，或手捐眉目鼻面，是即出疹之候也。然必发热五七日，或多至十一二日，始见疹子者，宜徐徐升托表邪，俾疹毒出尽，则儿无事矣。切忌妄汗、妄下。若妄汗，则增其热，为鼻衄，为咳血，为口疮咽痛，为目赤痛，为烦躁，为大小便不通；妄下，则虚其里，为滑泄，为下痢赤白，为隐伏，为喘逆，多至不救，慎之慎之。主治之法，轻者宜升麻葛根汤、透邪煎、柴归饮之类主之，重者宜金沸草散主之。兼泄痢者，合升麻葛根汤，去葛根，加白芷主之。若发热至六七日，明是疹子，却不见出，此皮肤坚厚，腠理闭密，又或为风寒外袭，或曾有吐利，乃伏也。宜急用麻黄汤，调桎叶散发之，外用胡荽酒，麻蘸熨之。如一向未更衣者，此毒甚于里也，以七物升麻丸解之。若咳嗽不止，上气喘急，面浮目胞肿者，宜甘桔汤、消毒散、泻白散，三方合用。若更兼热盛烦渴，加石膏、知母、黄芩、天花粉之类主之。若自汗出，或鼻衄者，不须止之。但不可太过，如汗太多，人参白虎汤或黄连汤之类主之。若衄太多，元参地黄汤或茅花汤之类主之。若吐甚者，黄芩汤加茅根、芦根、枇杷叶主之。若利甚者，黄芩汤吞香连丸主之。若咽喉肿痛者，甘桔汤加元参、牛蒡、连翘，或射干鼠黏子汤之类主之。既见疹后，色贵通红，必以三日周身普遍而渐没者为轻。若色淡白者，此心血不足也，养血化斑汤主之。若色太殷红，或微紫者，此血分有热也，大青

1201

汤主之。疹收之后，清涕复来，始为正候。若疹既收后，身有微热，不须施治。若身热太甚，或日久不减者，柴胡麦门冬散主之。若发枯毛竖，肉消骨立，渐见羸瘦者，柴胡四物汤主之。若疹后发热不除，忽作搐者，导赤散加人参、麦门冬，兼安神丸主之。若疹后咳嗽者，泻白散合消毒散主之。若咳甚气喘，甚至饮食汤水俱呛出者，门冬清肺汤加枇杷叶，见血，加茅根汁、阿胶珠主之。若疹后下痢赤白，里急后重，日夜无度者，黄芩汤兼香连丸主之。虚者加人参，滑者加椿根白皮，俱为丸药内加之。大抵疹属阳邪，用药最宜养阴，然亦有属虚寒者，但当合色脉形证以治之，始无贻误。若果热甚气粗，渴而饮冷，便秘溺涩，脉象洪数有力，悉宜按上法治之。若神气怠惰，渴而饮汤，二便调和，脉象虚数，即宜用归、芍养阴，略加表托之品。矧泻痢气喘，尤多虚证乎！断不可泥为疹毒，而不敢用补剂也。慎之慎之！

附方

透邪煎　凡麻疹初热未出之时，惟恐误药，故云未出之先，不宜用药。然解利得宜，则毒必易散，而势自轻减。欲求妥当，当先用此方为主。

当归二三钱　白芍酒炒，一二钱　防风七八分　荆芥一钱　甘草炙，七分　升麻三分

水一盅半，煎服。如热甚脉洪滑者，加柴胡一钱。此外凡有杂症，俱可随宜加减。

加味金沸草散

旋覆花去梗　麻黄去节，水煮去沫，晒干　前胡去芦，各七钱　荆芥穗一两　甘草炙　半夏汤泡七次，姜汁拌炒　赤芍各五钱　鼠黏子炒　浮萍各七钱

上为末，每服三钱，生姜二片，薄荷叶三五片，煎。

麻黄汤

麻黄去根节，水煮去沫，晒干　升麻　牛蒡子炒　蝉蜕洗净，去翅、足　甘草各一钱

上加腊茶叶一钱，为细末，每服二三钱，水一盏，煎七分，去渣服。烦渴，加石膏末四钱。

柽叶散

柽，亦名西河柳，亦名垂丝柳。青茂时，采叶晒干，为末，每服一二钱，茅根煎汤调下。

胡荽酒　辟秽气，使痘疹出快。

胡荽一把　好酒二盏

上煎一两沸，令乳母每含一两口，喷儿遍身，或喷头面，房中须烧胡荽香，以辟除秽气，能使痘疹出快。煎过胡荽悬房门上，更妙。按：此酒惟未出之前，及初报之时，宜用之。若起胀之后，则宜避酒气，亦忌发散，皆不可用也。

七物升麻丸

升麻　犀角　黄芩　朴硝　栀子仁　大黄各二两　淡豉二升，微炒

上共为末，蜜丸如黍米大。凡觉四肢大热，大便秘者，少服十余粒，取微利为止。

消毒散　治痘疮六七日间，身壮热，不大便，其脉紧盛者，用此药微利之。

荆芥穗　甘草炙，各一两　牛蒡子四两，杵，炒

上共为粗散，每用二三钱，水一盏，煎七分服。

人参白虎汤

人参　甘草各一钱　知母三钱　石膏五钱　粳米一合

上量儿大小，水煎，待米熟，去渣温服。

黄连汤

黄连　麦冬去心　当归　黄柏　黄芩　生
地　黄芪

上分量随宜，水煎去渣，调败蒲扇灰
服之。

茅花汤

茅花　真郁金　生地黄　栀子仁　黄芩

上水煎，调百草霜服。

香连丸　治热泻痢疾，赤白脓血，湿热侵脾，里急后重。

黄连净，十两，切如豆大　吴茱萸净，五两

上二味，用热水拌和一处，入瓷罐内，
置热汤中，顿一日，取起同炒，至黄连紫黄
色为度，去茱萸不用，每制净黄连一两，加
木香二钱五分，共为细末，醋糊丸，桐子大，
每服一二十粒，量大小增减，空心米饮下。

射干鼠黏子汤　治痘疹后痈疽疮毒。

鼠黏子二钱　升麻　甘草　射干各五分

上锉散，水一盏，煎六分，量大小服。忌
鱼腥、葱、蒜。

养血化斑汤

当归　生地黄　红花　蝉蜕　人参各等份

上锉细，水一盏，生姜一片，煎六分，去
渣，温服无时。

大青汤

大青　元参　生地黄　石膏　知母　木通
甘草　地骨皮　荆芥穗各等份

上锉细，水一盏，淡竹叶十二片，煎七分，
去渣，量大小温服。

柴胡麦门冬散

柴胡五分　龙胆草三分　麦门冬八分　甘草
二分　人参　元参各五分

上锉细，水煎服。

柴胡四物汤

柴胡　人参　当归身　黄芩　川芎　生地
黄　白芍　地骨皮　知母　麦门冬　淡竹叶

上锉细，水一盏，煎七分，去渣，量大小
温服。

安神丸

黄连　当归身　麦门冬　白茯神　甘草各
五钱　朱砂一两　龙脑二分半

上为极细末，汤浸蒸饼，和獖猪心血捣匀，
丸和黍米大，每服十丸，灯心汤下。

门冬清肺汤

天门冬去心　麦门冬去心　知母　贝母　桔
梗　款冬花　甘草　牛蒡子　杏仁去皮尖，研
马兜铃　桑白皮　地骨皮各等份

上锉细，水一盏，煎七分，去渣，量大小
食后温服。

升麻葛根汤 方见痘论

柴归饮 方见辨惊风之误论

甘桔汤 方见痘论

泻白散 方见热论

元参地黄汤 方见痘论

黄芩汤 方见痘论

导赤散 方见实论

麻 疹 阐 注

（清）张霞谿　著

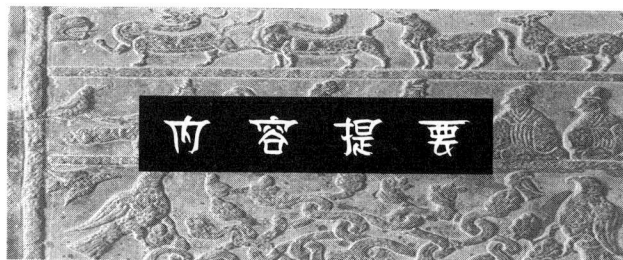

内容提要

　　本书为清诸暨张霞谿著。于麻疹一症，穷源竟委，阐发无遗。麻疹，江浙人曰瘄子，与痘并重。凡育儿者皆视之为难关。痘已有引种法，瘄则无法预防，每年因瘄夭殇之孩提，不可胜计。治瘄之书，岂可不传。

刻麻疹阐注序

张子霞谿先生讳廉，字通源。为我邑名贡士，天资高迈，而性耽经史，旁及艺术。屡不得志于名场，因以素所蕴蓄者笔于书，大抵有关于世道人心，而《麻疹阐注》，则先生之绪余而经效于世者也。夫麻疹莫醇于《金鉴》，赵氏既集为《汇补》，而谢氏又有《七十二症》之书，则《金鉴》之阐注，似可不作，顾乃以简约烦琐变易之故，而必疏解而融贯之，并先示以读书之法，先生盖有深意焉。乡里鲰生，以医师自命，凡疾病之临门者，无论症之平险，每不肯以不知辞，而平日于岐黄家言，或未尽见，即见之而简约者不能扩充，烦琐者不能审择，变易者不能条贯，则仍即其平生耳食之谬说，卤莽灭裂而治之，而民命遂等于草芥。阐注之作，所以教人读医书，固不第为麻科者言也。而麻科之精且详，卒非他书所能及，顾是书向无硬板，郦子非霞谿先生曾为校订，拟刻不果。往岁春夏，麻症多危，其侄孙蕙坡在越，以霞谿先生族侄辑园语及，遂从家邮致，与其尊甫紫庭叔耶溪从弟重皋分参而登诸梨枣，嘱余一言以志其巅末云。

道光二十有八年岁次戊申孟夏之月后学煦斋徐渐逵书于蠡城试寓

麻疹阐注叙

张子，诸暨老宿也。博通经史，工举业，善古文词，一时经其口授指画者，皆有名于时。掇巍科而去者岁有之，所著书积高至三四尺许，皆明理学，辨是非，论治乱，有关身心性命天下国家之言，旁及艺术小数，无不曲通其旨。浦阳戴太史东珊先生，题其孝感里志，曰非张子之积学有素，精心果力，其孰能是？赵子耀绪题其章氏季汉书评曰：张子惟熟于肃常郝经谢少连之书，故知章氏之书为独善。然非有才学识三长，虽熟于三子之书，不能知其善。何能言其所以善，朱子得章氏而其义益彰，章氏得张子而其意始显。赵子思恭题其春秋说曰：六通四辟之论，如万斛源泉，自天而下，飞沫溅衣，令人不敢逼视。文十年次于厥貉以后，多右楚左晋，是先生独具手眼处。孝廉蒋子锦川题其文集曰：张子学宗新建，文学老苏，皆能升堂而入其室，故其所言多可为世用。是数子皆知张子之深者。世人谓张子不幸而穷故著书，不知不穷不足以著书。张子之不幸，后人之幸也。近年吾暨麻疹大剧，诸医束手，谢不治者。问之张子，应手而愈，人咸神之，请其秘方。张子曰：方无秘，方有秘，方之所以穷也。出其《阐注御定医宗金鉴麻疹》。授之曰：读其书，得其意，忘其言，庶几有豸乎。人珍为拱璧，恐积久残毁不传，即传，抄录不广，为惠有限。以余颇明岐黄，又为张子老友，嘱言其本末，付梓以公诸世。余览之废卷而叹曰：此张子之绪余也。乌足珍，虽然，绪余验则其诸书之足为世用也益信。张子谓谁，水霞廉通源霞谿也。

道光二年十月同学弟寿椿怀玉书

麻疹阐注自叙

　　麻疹一科，古无专书，惟于痘症后略见之。痘重而麻轻也。近数十年，麻多剧症，较重于痘，于是有心济世者，各著书以传之。然犹少刊本，往往私相传抄，矜为秘方，其实瑕瑜不掩，醇驳杂出，甚至有以蜈蚣全虫五虎散治麻疹，夸为神方，笔之于书，而互相传授者。是可哀也。余所见麻科，自万氏而后，以《谢氏七十二症》《赵氏麻疹汇补》，最为平稳。然谢氏未免烦琐，愈烦琐则愈挂漏。盖言其常，风痰食火四者可该，穷其变，则千变成化，非七十二症所能尽也。赵氏《汇补》，悉本《御定医宗金鉴》，故较谢氏尤醇，但变易其方药词句，使若不出于金鉴者以神为心得，又条款倒置，线索不清，未为善本，总不若《金鉴》之醇而又醇也。但《金鉴》言简而赅，非得其言外之意，必疑其略而不详。余所阐发，未必得其奥旨，然悉本前贤，未敢杜撰，而所采之说，赵氏尤多，不注姓名者，以便文势耳，非敢掠美也。

御定医宗金鉴麻疹

读书之法，当逐字读，逐句读，逐节读，复举全篇融会贯通而读，斯能得其言外之意，而为善读书者矣。医门之书，如我朝《御定医宗金鉴》，言简而意赅，义近而旨远，非易读也。即其麻疹一科，凡言某方主之者，言主之必有转之者矣。所谓逐字读也，于见形条云：有不透彻，须察所因，言因则因之者广，不可枚举，因之者猝不可预揣，故下第列因风、因火、因虚可知之三项，以见举一反三之意。所谓逐句读也，于收没条，言当散不散，内有虚热，不可纯用寒凉之剂，以柴胡四物汤治之。于身热不退条，言麻既出透，身仍大热，此毒盛壅遏，宜化毒清表汤治之。疹已没落而身热者，此余热留于肌表，宜柴胡清热饮治之。何言之相反乃尔？盖分观则偏，合观则全。所谓逐节读也，详于正症，略于变症，正症可言，变症不胜言也。详于麻前，略于麻后，麻前得法，麻后自无患也。只言实证，不言虚证，麻为阳毒，绝少虚证，麻后之虚，不言可知也。所谓统举全篇，融会贯通而读也。故于主治条曰：此首尾主治之大法，至于临时权变，惟神而明之而已，富哉言乎，一篇微旨，已揭于此，读是书者，当无不领略而会悟之。而余复为之阐发者，为浅学通其旨也。然而高明之家，已窃笑其蛇足矣。

乙亥仲夏霞溪张廉书于白硪湖旗山之指川书塾

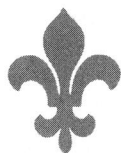

目 录

麻疹阐注卷一

诸暨张霞溪阐注　杭州徐志源校订

疹原

疹非一类，有瘙疹，瘾疹，温疹。盖痘疹，皆非正疹也。惟麻疹则为正疹。亦胎元之毒，伏于六腑，感天地邪阳火旺之气，自肺脾而出，故多咳嗽喷嚏，鼻流清涕，眼泪汪汪，两胞浮肿，身热二三日或四五日，始见点于皮肤之上，形如麻粒，色若桃花，间有类于痘大者。此麻疹初发之状也。形尖疏稀，渐次稠密，有颗粒而无根晕，微起泛而不生浆，此麻疹见形之后，大异于痘。须留神调治，始终不可一毫疏忽。较之于痘虽稍轻，而变化之速，则在顷刻也。

廉按：身热一二日，疹点一齐涌出者重，三四日出者轻，五日后出者重，至六七日隐隐皮肤之间而不见点者尤重。

轻重

麻症出时，有轻重之分，临时须要详察。若气血平和，素无他病者，虽感时气，而正能制邪，故发热和缓，微微汗出，神气清爽，二便调匀，见点则透彻，散没不疾不徐，为轻而易治者也。若素有风寒食滞，表里交杂，一触邪阳火旺之气，内外合发，而正不能制邪，必大热无汗，烦躁口渴，神气不清，便闭尿涩，见点不能透彻，收散或太紧速，则为重而难治者也。

廉按：风甚者，宜疏风为主。寒郁者，宜用麻黄。食滞者，宜用消导。痰甚者，宜化痰。

火盛者，宜清火。无汗，风寒闭也。烦躁，毒闭于内，发不出也。口渴，火盛也。便闭，大肠火郁而兼食滞也。尿涩，膀胱与心火相煽也。喘急，毒郁于肺而兼痰壅也。神气不清，毒盛也。又疹脉，以浮大滑数有神者为吉，细软微弱无神者为凶。尤以肺脾脉洪大有神，虽有别症，亦不为害。若细软无神，则阳证得阴脉矣，脉症不相合，恐有变卦，必先察其虚实，庶乎无误。至于收完热退，虽细软微弱无害也。形色，桃红润泽者轻，其毒轻微也；深红者重，火毒盛也。紫黑灰暗隐伏不明者重极，火毒伏于脏也。阳部多者轻，阴部多者重，头为诸阳之首，面为阳中之阳，背为太阳，四肢外向为阳，胸为阴中之阴，四肢内向为阴，腰亦为阴。阳部多而阴部少者顺，阴部多而阳部少者逆，必有后患。二部俱少，火毒轻；二部俱多，火毒重。头面胸腹手足不出，惟背上有红块者，不治。热极，喘促，胸高，肩胁，狂言，衄血，搦手，摇头，寻衣，摸床，哕恶，便闭，口出尸气者，不治。黑暗干枯如灰煤者，不治。鼻扇，口张，眼胞陷，目无神者，不治。痰声在喉内，气喘，胸高者，不治。鼻面俱青，粪色青黑如烂鱼肠者，不治。瘥后牙疳臭烂，齿落无血者，不治。两颊浮肿，环口青黑，颊漏，齿脱，唇崩，鼻坏者，不治。口如鱼嘴，气急作鸦声者，不治。瘥后大便不通，气喘，皮肉渐乌者，不治。瘥后余热内攻，谵言妄语，神昏丧志者，不治。瘥后阴虚血燥，疳痨肉脱者，不治。

麻疹主治大法

凡麻疹出贵透彻，宜先用表发，使毒尽达于肌表。若过用寒凉，冰伏毒热，则必不能出透，多致毒气内攻，喘闷而毙。至若已出透者，又当用清利之品，使内无余热，以免疹后诸证。且麻疹属阳，热甚则阴分受伤，血为所耗，故没后须以养血为主，可保方全。此首尾治疹之大法。至于临时权变，惟神而明之而已。

廉按：主治大法，以表发、清利、养血三项该之。此真的确不磨之论。仲景复起，不能易斯言也。诚能依此用药，何有危症？然此其大法也。表发固忌清利，亦有火闭而宜兼用清凉者，食闭而宜兼用消导者，痰闭而宜兼用化痰者。没后固宜养血，亦有匿表而宜兼用疏散者，火郁而宜兼用清凉者，食积而宜兼用消导者，痰壅而宜兼用化痰者。且有元气本虚，初发而即宜兼补气血，没后而即用温补者。亦有初发而兼补气血，没后而反用清凉者。麻疹千变万化，医者亦当以千变万化应之。初非谢氏七十二症所能尽也。故又曰临时权变，惟神而明之而已。旨哉言乎！此在读其书者，明其意而推广之耳。

麻疹未出证治

麻疹一证，非热不出，故欲出时，身先热也。表里无邪者，热必和缓，毒气松重，则易出而易透。若兼风寒食热诸证，其热必壮盛，毒气郁闭，则难出而难透。治以宣毒发表汤，其间或有交杂之症，亦照本方随证加减治之。

宣毒发表汤 治麻疹将出未出。

升麻 葛根 前胡 桔梗 枳壳 荆芥 防风 薄荷 木通 连翘 鼠黏子 淡竹叶 甘草

引加芫荽，水煎服。感寒邪者，加麻黄，夏月勿用。食滞，加南山楂。内热，加黄芩。气急，去升麻，加苏叶、葱白，甚者并去桔梗。孕妇依前法，再去木通。

廉按：风闭者，面色微青，舌苔微白，洒淅恶寒，毛窍竖起，鼻塞气粗，喘闷不宁，甚至角弓反张，手足拘挛，眼白足冷，大便清利，重用荆芥、防风、薄荷、升麻、粉葛、前胡、桔梗、杏仁、蝉蜕、葱白以发之。冬月用麻黄。火闭者，面红目赤，肌肤焦热，舌燥唇裂，大便或闭或泻，甚至气喘狂叫，神昏错语，扬手掷足，喜就冷处，宜于表药中重用石膏、黄芩、知母、或犀角、川连、栀子等药，重甚者加大黄。食闭者，面色微黄，四肢倦怠，吞酸嗳腐，身热口燥，舌上黄白厚苔，胸膈痞满，甚至肚腹坚实，昏睡气急，大便不通，宜于表散药中用枳壳、厚朴、山楂、麦芽以消其食，卜子、大黄以通其闭。若食火冲心，时发谵语，四肢厥冷，名为食厥，急用芩、连、石膏、蒌仁、大黄，仍佐以发散之药。又有痰闭者，满口痰涎，喉间有声，气急发喘，咯痰不出，宜重用桔梗、杏仁、桑皮、胆星、蒌仁、白芥子、竹沥等药，仍佐以疏散之剂。以上四症，已甚者俱谓闷瘄，宜审其所重而用药，或四症俱全，宜用三黄石膏汤，再加风药、痰药、消食药。又闷瘄多痰喘，一法用明亮雄黄，盛以竹筒，于饭中蒸七次为末，酒浆调服，痰喘即止。闷瘄之症，有热六七日而不出者，有一出而即隐者，有头面微出而身上俱无者，有身上微影而头面胸背俱无者，有影迹在内而外不见形者，有皮肤隐隐紫赤者，有红紫遍身紫黑成块者，此皆九死一生之症。然能审其受病之的，而大剂治之，亦可挽救，切勿弃而不治也。凡遇闷瘄，分其顶心细看，有红筋红瘰，挑破即出，或头面手足有瘄疔，用银针挑破方出，或顶心中有发，比众发更粗，其色黄赤者，拔去发根见血即出。又曰有交杂之症，宜随症加减治之，固不止此四症已也，学者当推广之。

三黄石膏汤 治风寒毒热郁滞闷症。

麻黄　石膏　淡竹叶　黄柏　黄连　栀子
黄芩

麻疹见形证治

麻疹见形，贵乎透彻。出后细密红润，则为佳美。有不透彻者，须察所因。如风寒闭塞，必有身热无汗，头痛，呕恶，疹色淡红而暗之证，宜用升麻葛根汤，加苏叶、川芎、牛蒡子。因毒热壅滞者，必面赤身热，谵语烦渴，疹色赤紫滞暗，宜用三黄石膏汤。又有正气虚弱，不能送毒外出者，必面色㿠白，身微热，精神倦怠，疹色白而不红，以人参败毒散主之。

升麻葛根汤 治风寒闭塞。

升麻　粉葛　甘草

三黄石膏汤 治毒热壅滞。

麻黄　石膏　淡豆豉　黄柏　黄连　栀子
黄芩

人参败毒散 治气虚白麻。

人参　川芎　羌活　独活　前胡　枳壳
桔梗　柴胡　甘草　赤苓
引用生姜。

廉按：此亦大略也。云有不透彻者，须察所因，则所因者广，不可枚举，下列三项，亦举一反三之意。如食重则宜消食，痰重则宜化痰之类，触类而旁通之，斯为善读书者矣。或因身体手足厥冷而不透。经曰：厥深热亦深，厥微热亦微。此乃阳气郁遏，热极反寒之象，宜重用升、葛、荆、防、甘桔、黏、蝉蜕之类，甚者加麻杏石甘汤。便闭，加卜子、大黄，使上升下泄，郁热达外，自然出透。或因咬牙而不透，咬牙者，胃火盛也，宜用石膏，或因呃逆而不透，呃逆者，火毒上攻也，疹未出透，

于升阳透发中，重加石膏一二三两以救之。疹已出透，或白虎汤、凉膈散，随症加减治之。疹后气虚而呃逆者，用人参、扁豆、柿蒂、姜、枣之类。或因沉睡而不透，沉睡者，火郁于内，未得发扬于外也，宜用升阳散火之剂。余治一侄孙，年未满周，一见形而即隐，既隐而沉睡，重用升、葛、荆、防、前胡、桔梗、杏仁、黏子、蝉蜕、胡荽、角针以表之。麻疹略现而又隐，沉睡如故，次日加黄芩、石膏、知母、枳壳、山楂服之。亦略现而又隐，隐而变黑，三日服原方如故，至第四日，用三黄石膏汤，一泻而汗出，神气清爽，麻终不见而愈。盖毒从泻出，不必复现也。疹后沉睡多属虚。或因吐蛔解蛔而不透，吐蛔解蛔者，热毒壅迫而出也。胃热则吐蛔，肠热则解蛔。此热极之症，解者稍轻，吐者尤重。疹未出而吐蛔者，宜于升葛荆防散中，重用石膏及栀子、使君子、芦根之类。疹已透而吐蛔者，宜用白虎汤，加连、芩等药，便闭用大黄。又有麻后胃中空虚，闻饮食香气上行而呕出者，宜用山药、扁豆、茯苓、广皮、使君子、半夏曲、姜炒黄连之类。凡吐蛔，不可用甘草及甜物。余见一人年方八九岁，疹未见点，隐隐在皮肤之间，一日吐蛔十一条，一医治之，用升、葛、荆、防、前胡、桔梗、杏仁、黏子、石膏四钱，知母一钱，服之如故。此由方是而分两太轻，杯水不能救车薪之火也。一医于表药中用肉桂三分，其疹一涌而出，数日而死，可不痛哉？或因夹斑而不透，发斑者，胃热也，疹色稀而红绽，斑则大而干塌，色赤如锦纹，宜石膏托里清热。紫黑者热极也，宜升麻白虎汤、化斑解毒汤，兼以表发之药。青蓝者胃烂也，十不一生。余三弟染疫发蓝斑，治以十四味延中汤而愈，此亦万死一生之症。若在麻疹，原由阳毒逼致胃烂，恐难用此。余所见麻疹发青蓝斑者，惟马舒之女。有大如钱者，如围棋子者，满身青蓝而肿，此亦不救。有疹出已透，而根地颗粒，混成一块，形色红紫者，用白虎汤之类。有疹出时遍身凹陷而黑

者，内有伏毒，外有风邪，内服犀角地黄汤加减，外以羊须豆煎汤，时时洗之，红豆亦可，须要避风为主。又白麻有血虚而色白者，宜于疏散中加当归、赤芍、丹皮、红花等药。有见点三四日而转红者，有不红而渐次收没者，有没后而翻出火症者，随症治之可也，切勿拘于初为白麻，而作虚热论。

麻杏石甘汤　治风热厥冷。

麻黄蜜炙　杏仁　石膏　甘草

白虎汤　治咬牙呃逆。

石膏　知母　甘草

加粳米数十粒。

凉膈散　治呃逆。

栀子　连翘　黄芩　薄荷　桔梗　甘草　淡竹叶

本方加大黄，名加减凉膈散，加黄连、黄柏、大黄、芒硝，名凉膈散合解毒汤。

三黄石膏汤

见第六页。

升麻白虎汤　治斑。

石膏　知母　甘草　升麻

化斑解毒汤　治斑。

石膏　升麻　知母　黏子　甘草　元参淡竹叶

大便闭，加大黄。

麻疹收没证治

麻疹见形三日之后，当渐次没落，不疾不徐，始为无病。若一二日疹即收没，此为太速。因调摄不谨，或为风寒所袭，或为邪秽所触，以致毒反内攻，轻则烦渴谵狂，重则神昏闷乱，急宜内服荆防解毒汤，外用胡荽酒熏其衣被，使疹透出，方保无虞。当散不散者，内有虚热留滞于肌表也。其证潮热，烦渴，口燥，咽干，切不可纯用寒凉之剂，以柴胡四物汤治之。使血分和畅，余热悉除，疹即没矣。

荆防角毒汤　治麻毒内攻。

薄荷　连翘　荆芥　防风　黄芩　黄连黏子　大青叶　犀角　人中黄

引用灯心、芦根，水煎服。

柴胡四物汤　治虚热留滞，当没不没。

白芍　当归　川芎　生地　人参　柴胡淡竹叶　地骨皮　知母　黄芩　麦冬

引加生姜、红枣。

廉按：荆防解毒汤，治麻毒内攻，此诚万金良方，余用之屡试屡效，从此可悟其未言者矣。如冬月风寒甚而内隐者，可再加麻黄、杏仁，或竟用三拗汤加黏子、蝉蜕、荆、防等药。或因伤食而内伏者，可于荆防解毒汤内加枳壳、卜子、神曲等药。或遍身青紫热肿，腹胀喘促，溺涩脐凸者，此毒滞血凝，半匿肌表，急投凉膈散，加麻黄、石膏、葶苈子、大黄，庶或可救。若内夹痰热，火毒亢极，伏匿烦躁，或腹胀喘急，不省人事，白虎汤加元参、淡竹叶。此二说本于《医通》，余意后说。夹痰者，宜加杏仁、胆星。腹胀者，宜加枳壳、大黄，并不可离荆芥、前胡，斟酌用之可也。云当散不散，内有虚热留滞于肌表，不可纯用寒凉之剂，此亦经常之大法。言不可纯用寒凉，则有宜寒凉者矣。张玉潞曰：西北水土刚劲，禀质亦厚，麻必五七日乃收，东南风气柔弱，麻出不过二三日即化。迩来地运变迁，未有不绵延数日者，当非难没之比，此说是也。又麻疹难没，多属于热，亦有表里未净而迁延五七日不没者。风则表之，食则消之、下之，痰则化之，火则凉之，毒则解之。又宜兼用鲜生地、丹皮等药，凉血养血以顾其本耳。又张玉潞曰：麻见点三四日后，点燥色白，隐隐于肌肉而难没者，此必卫气素弱，不能炕发，或衣被单薄，身贪凉快，阻其发越之机，以致绵延多日。法当辛散透达，不可遽用寒凉，蔽塞开泄之路也。

三拗汤 治风寒外袭，麻毒内攻。

麻黄　石膏　杏仁

凉膈散

见第八页。

麻疹阐注卷二

诸暨张霞溪阐注　杭州徐志源校订

身热不退

麻疹非热不出，若既出透，其热当减。倘仍大热者，此毒盛壅遏也，宜用化毒清表汤治之。疹已没落而身热者，此余热留于肌表也，宜柴胡清热饮治之。

化毒清表汤　治麻既出透而身犹大热者。

粉葛　薄荷　地骨皮　黏子炒，研　连翘去心　防风　黄芩　黄连　元参　知母　木通　甘草　桔梗　加灯心

柴胡清热饮　治没后身热。

柴胡　黄芩　赤芍　生地　麦冬　地骨皮　知母　甘草　加灯心

廉按：此亦言其大略也。身热而兼他症者，宜随症加减治之。合下并看自见，且益见前收没条所云当散不散为虚热之止言常法也。然而此条亦当合前条观之。倘有虚证，不至过于寒凉矣。

烦渴

凡出麻疹烦渴者，乃毒热壅盛也。盖心为热扰则烦，胃为热郁则渴。当未出时，宜升麻葛根汤加麦冬、花粉；已出者，宜白虎汤；没后烦渴者，用竹叶石膏汤。

升麻葛根汤

见第六页。

白虎汤

见第八页。

竹叶石膏汤

人参　麦冬　石膏　知母　淡竹叶　甘草

廉按：烦渴而兼他症，当随症加减治之。或他症重于烦渴，当以他症为主，烦渴为兼，此当统前后而观也。亦有火毒内蕴而不烦渴者。

谵妄

谵妄一证，乃毒火太盛，热昏心神而然也。疹未出而谵妄者，宜三黄石膏汤主之。疹已出而谵妄者，黄连解毒汤主之。

三黄石膏汤

见第五页。

黄连解毒汤

黄连　黄芩　黄柏　栀子炒　加灯心

廉按：云主之者，必有辅之者也。病至谵妄，必不止谵妄一疹矣。如风寒痰食，以及诸变症，各宜随症用药辅之。故《金鉴》下一字宜细细揣摩，不同他书之一条止一事，所谓言简而赅也。

喘急

喘为恶候，麻疹尤忌之。如初出未透，无

汗喘急者，此表实拂郁其毒也，宜用麻杏石甘汤发之。疹已出，胸满喘急，此毒气内攻，肺金受克，宜用清气化毒饮清之。若迟延失治，以致肺叶焦枯，则难救矣。

麻杏石甘汤

见第八页。

清气化毒饮

前胡　桔梗　瓜蒌仁　连翘去心　桑皮　杏仁　黄芩　黄连　元参　甘草　麦冬　重用芦根

廉按：此二方，余屡用之而屡效，诚万金良方也。然前云临时权变，神而明之，此语直贯全部，读是书者，疑其太简，由不能融会贯通耳。如此二方，诚为治喘之良方。然人各异症，症各异治，风火痰食，自宜随症加减。余治出未透而喘急者，于麻杏石甘汤内加荆、防、桔梗、桑皮、黏子、知母、荸荠子等药。治已透而喘急，及隐伏而喘急者，于清气化毒汤内加石膏、枳壳、胆星、大黄等药，皆应手而效。故《麻瘄汇补》云：风、痰、食、火四者，皆能气喘，治宜祛风化痰、消食清火是也。但不宜用苏合香丸、抱龙、牛黄等丸，亦不可纯用降气之药。初发而喘者三拗汤加淡竹叶、石膏，已出而喘，鼻干口燥者，用白虎汤加疏表药，或羚羊泻白散。便闭者，加前胡、蒌仁、杏仁、大黄、黏子、西河柳，火喘，羚羊、蒌仁、石膏最妙，花粉、海石次之。此亦脱胎于《金鉴》二方，但少为加减耳，故备载之，以供采用。至于麻后喘急，有虚实之分。楼全善曰：喘而有汗，须扶正气，喘而无汗，须散邪火。虚者气乏，身凉，冷痰如冰，实者气壮，胸满，身热便闭。《麻瘄汇补》曰：虚者宜用补肺化痰之药，如人参、阿胶、熟地、蛤蚧、核桃肉，纳气归元，实者宜用白虎汤，减羚羊泻白散，加减治之。《活人书》曰：时医每见喘急，不将麻毒外出，发表清火，而徒用苏子顺气等药，不

反耗其血气而致变，日有瘄毒痰喘甚者，宜用瓜蒌仁、桔梗、花粉、海石、金沸草等药，消痰清火。如痰逆壅盛者，可用牛黄珍珠散，气虚者加人参立应。楼全善曰：鼻孔掀开，黑如烟煤，或鼻尖连人中生疮枯焦，或鼻干胸高者，皆肺绝也。急则三日，缓则十二日，死于丙丁日，火克金也。至于发直如麻，头汗如油，鼻扇如炉，腹胀如鼓，面青唇黑者，死更速。

三拗汤

见第十一页。

羚羊泻白散

生桑皮　地骨皮　甘草　羚羊角

珠黄散

珍珠　牛黄

等份为末，灯心汤冲服。

咳嗽

麻疹发自脾肺，故多咳嗽。若咳嗽太甚者，当分初没治之。初起咳嗽，此为风邪所郁，以升麻葛根汤加前胡、桔梗、苏叶、杏仁治之。已出咳嗽，乃肺为火灼，以清金宁嗽汤主之。

廉按：云治之，不必加减也。云主之，当随症加减也。

升麻葛根汤

见第六页。

清金宁嗽汤

橘红　前胡　甘草　杏仁　桑皮　川连　蒌仁　桔梗　浙贝

喉痛

疹毒热盛，上攻咽喉，轻则肿痛，甚则汤

水难下，最为可虑。表邪郁遏，疹毒不能发舒于外，致咽喉作痛者，元参升麻汤主之。里热壅盛，或疹已发于外，而咽喉作痛，以凉膈消毒饮主之。

元参升麻汤　治表郁喉痛。

荆芥　防风　升麻　黏子　元参　甘草

凉膈消毒饮

荆芥　防风　连翘　薄荷　黄芩　栀子生　甘草　黏子　芒硝　大黄生　加灯心

失音

失音者，乃热毒闭塞肺窍而然也。疹初失音者，元参升麻汤主之。疹已发而失音者，加减凉膈散主之。疹没后声哑者，儿茶散主之。

元参升麻汤

见上页喉痛。

加减凉膈散

薄荷　栀子生　元参　连翘　甘草　桔梗　麦冬　黏子　黄芩

儿茶散

硼砂二钱　孩儿茶五钱

共为细末，凉水一盏，调药一匙服之。

廉按：喉痛，可于元参升麻汤内再加射干、山豆根，其余随症加减。疹后失音而至不能出声者，名哑瘴，多不治，宜用甘、桔、元参、粘子、蝉蜕、射干、黄芩、花粉、杏仁、卜子、沙参、麦冬、川贝、竹肉、山豆根之类。或以竹沥八匙，姜汁二匙冲服，再用丹参、茯神、石菖蒲、麦冬、花粉、桔梗、陈皮、甘草、诃子肉之类。痰盛，加川连、蒌仁、羚羊，或牛

黄散吹入。终不开声者，不救。若但声音低微不清，与此不同，养阴润肺自愈。又有其声哑嗄，默睡不食，上唇有疮，则虫蚀其肺，下唇有疮，则虫蚀其肛，上下不定，名为狐惑。此由内热生虫，水谷久虚，虫无所食，故内食脏腑及肛，而外见唇口也。此候最恶，治宜黄连化蟸丸主之。便结，桃仁承气汤加减服之。先用苦参煎汤洗之，后用末药敷治。京山郭某有子患此疹，向系金竺天医治，病既大危，令其生邀余看视。其声哑嗄，呛饮，上下唇内及舌上、舌根、喉间，俱有疮，其脉软微，余决为不治，果死。

牛黄散

牛黄　青黛　黄柏　硼砂　雄黄　冰片

共为末，先用薄荷汤，漱咽后次入，神效。

黄连化蟸丸　治狐惑疮。

黄连二钱　芦荟一钱二分　干蝉一钱二分　芜荑一钱五分　川楝子肉一钱　使君子肉二钱五分

可加槟榔、雄黄、青黛、黄芩、胡连。共为末，用乌梅洗净去核，捣膏和丸，米汤下，或杏仁汤下。

清热黄连犀角汤　治狐惑。

犀角二钱，磨冲　黄连一钱　木香三分，研，冲　乌梅四个

桃仁汤　治狐惑蟸唇口生疮，声哑不出。

桃仁　槐子　蕲艾各三钱

枣十个，水二盅，煎至一盅，分二次服。

狐惑疮末药

川连　黄柏　青黛　槟榔各一钱　雄黄　杏仁　使君子肉各一钱五分　石膏五钱　芜荑　松花各七分　枯矾五分

共研细末，先用香油调成块，次用凉水调薄，涂疮上数次，自愈。亦可加兰香叶，烧存性研末，共调。此方再加胡连、芦荟化虫丸，可治鼻疳。

牙疳

廉按：牙疳为麻后之大症，此编不见者，见于外科牙部也。口臭生疮，为牙疳之兆，白虎汤、清胃散主之。戴元礼用甘桔汤、黄连解毒汤、凉膈散。若兼泄泻，脾虚有湿者，加味连理汤，外以姜柏散抹之。阴虚者，甘露饮主之。经曰：上牙疼阳明受热，下牙疼肾虚不能制火。大抵胃热即血热，治宜凉血清胃，各依经络加引经药。上正四牙属心，加川连、麦冬；下正四牙属肾，加黄柏、知母。上边四牙属胃，加葛根、川芎；下边四牙属脾，加升麻、白芍。上左尽牙属胆，加连翘、胆草；下左尽牙属肝，加柴胡、栀子。上右尽牙属大肠，加枳壳、大黄；下右尽牙属肺，加黄芩、桔梗。上下牙床肿，凉膈散加石膏、知母、升麻。内床曰齿，外板曰牙，牙齿肾之标，若齿缝疏豁，动摇脱落，六味地黄丸主之。口糜者，口中糜烂或时出血，宜清心脾胃，三经之火，兼润大肠，用金花消毒饮为主，化毒汤、清胃散俱可用。阴虚有火者，犀角地黄汤加麦冬、元参，或甘露饮主之。至若脉弱热微，唇白形寒，口中不臭，下利，不思饮食，此由脾虚火炎，宜用理中汤，外以上桂末吹之。牙宣者，口臭龈肿，牙缝出血，欲成牙疳也，宜清胃化毒等方加侧柏叶，或白虎汤加升麻、青黛、栀子、连翘、元参、丹皮，或用益元散，冷水调服。如阴虚火旺，用甘露饮。牙疳者，上下齿腐烂也，此由阳明火毒，其症最危，十死七八。必须内外兼治，内服犀角地黄汤加葛根、川连、石膏、大黄，外以玉阿散、黄龙散调治。至于身体大热，面目浮肿，环口青黑，今日方见黑点，明日即至穿腮，落齿，鼻崩，唇脱，不能饮食而死，名曰

走马，喻其速也。外面患处用猪肉贴之，吹口丹调治，或灸唇下陷中承浆穴。岐伯曰：口臭可治，鼻臭不医，鼻梁上发红点如珠不治，上唇龙门牙落者死，蒂中红肿、难于饮食者死。总之，此症皆当以石膏重剂治之。必胃强能食，堪胜重剂，否则难治也。切忌冰、麝。余有女学生金某之女，年二十余，见疹六七日，俱已收没，惟鼻梁上一点未收，其色如珠，上唇龙门牙微痛，身亦微微潮热，前医以参麦六味汤治之，历五六日渐甚。其弟至余斋中乞方，余曰：此症甚危，非数日可愈。余至其家，按脉，右寸关独强弦，余亦有余。余饮以白虎承气汤，兼生地、白芍、丹皮、黄芩、麦冬等药，连服十六大剂。其初所下者，如泄泻，或红或黑，至是始吐紫血数碗，鼻梁红点随散，齿痛亦愈，其人困倦已甚，奄奄若无生气，举家彷徨，余曰无畏，其病已愈，但补其元气可也。余饮以六味地黄汤，加人参、麦冬、归身、白芍数剂，元气稍复，去人参、麦冬，服归芍六味汤五十剂而愈。此症若非用如此重剂，则必不救。然非余之学生及其家之相信，余亦不敢担抬。甚矣，医之难也。然而认证不的而误药之，则又为杀人之刃矣。冯楚瞻曰：脉微无力脾虚，口不臭者，宜用理中汤之类。阴虚胃热，宜甘露饮加石膏。羸瘦阴虚者，六味地黄丸加犀角。总宜凭脉用药，勿执定麻为阳毒，盖诸病皆有始中终之殊也。牙床腐烂无脓血者不治，口臭涎秽穿腮破唇者不治，通口色白者不治，黑腐不脱牙落无血者不治。吹药涎从外出者生，涎毒内收者死。

清胃散 治牙痛牙宣，口臭口疮。

黄连　石膏　升麻　生地　丹皮　连翘
元参　甘草　粳米

出血，加侧柏叶。

白虎汤 统治牙症，见第八页。

甘桔汤

甘草　桔梗

黄连解毒汤

见第十四页。

凉膈散

见第八页。

加味连理汤　治麻后口臭，脾虚泄泻。

黄连　干姜　人参　茯苓　白术炒

姜柏散

干姜　黄柏

等份为末，干搽口内，温水漱口。

甘露饮

生地　熟地　天冬　麦冬　黄芩　甘草
钗斛　茵陈　枳壳　枇杷叶

金花消毒饮　治口糜。

黄连　黄芩　黄柏　大黄

清胃化毒汤　治麻后热极，口疳。

石膏　连翘　元参　银花　丹皮　芥穗
防风　花粉　广皮　山楂　甘草　地骨皮

犀角地黄汤

犀角　生地　丹皮　白芍

一方加黄连、黄芩、大黄。

理中汤

人参　白术炒　炮姜　甘草

益元散

即六一散加辰砂五分。

玉阿散　治走马牙疳。

猫屎

在屋上日晒，两灌风吹白色者，煅存性，不拘多少，配冰片、青黛少许，研为细末，敷上神效。如无真青黛，用靛青花水飞净化之。又一方，用蜗牛连壳煅存性，研末吹患处，立愈。

缪氏黄龙散　治走马牙疳。

黄牛粪尖雄者佳

煅存性，研末，每钱加冰片一分，擂匀，吹入牙根自愈。

猪肉贴法

先用黄连煎浓汁，将生精肉切薄片，投入黄连汁内片时，以猪肉贴患上，拔出积毒。猪肉干黑再易，换过数次，即效。

吹口丹　治穿腮落齿，鼻崩唇烂，神效。

醋荠草捣汁　青草鹅屙调汁

将二汁同放于麻蚬壳内，于炭火上煅过数次研末，加冰片、倍子，尤妙。

生芪汤　治穿腮落齿，唇脱鼻坏。

黄芪三钱，生　黏子三钱　僵蚕一钱五分
蝉蜕一钱　滑石三钱　甘草五分

不拘帖数，神效。

六一散

滑石六钱　甘草一钱

共研细末，冷水调服，不拘数目。

搽牙散　治余毒攻牙，腐烂欲死者。

木鳖子煅存性，为君　川贝为臣　月石为佐
白矾少许，制

共研细末，用米汤拭净患处搽上。制矾法：用白矾入枳壳内，用线缠住，入好酒一盏，煮，去砒毒。

呕吐

麻疹呕吐，由于火邪内迫，胃气冲逆也。须以竹茹石膏汤和中清热，其吐自止。

竹茹石膏汤

法夏　赤苓　广皮　竹茹　甘草　石膏煅加姜

廉按：刘河间曰：胃膈热盛则为呕，火气炎上之象，忌用升麻，服之必喘，须以竹茹、葛根、西河柳、陈皮、石膏、甘草、姜炒黄连之类。若痰吐如丝，或成块，吐清涎而有白沫者，俱宜清肺消痰降火为主。朱丹溪曰：呕吐药，忌瓜蒌仁、杏仁、山栀、萝卜子。又按：初时固宜疏表，但不可过用升提药。至于麻后呕吐，有实有虚，经云胃虚则吐是也。胃实宜消食清火，胃虚用七味白术散、理中汤。

七味白术汤

人参　白术炒　茯苓　炙甘　木香　藿香葛根

理中汤

人参　焦术　炮姜　炙草
甚者，加附子。

泻泄

麻疹泻泄，乃毒热移入肠胃，使传化失常也。治者切不可用温热诸剂。疹初作泻者，以升麻葛根汤加赤苓、猪苓、泽泻主之。疹已出作泻者，以黄连解毒汤加赤苓、木通主之。

升麻葛根汤

见第六页。

黄连解毒汤

见第十四页。

痢疾

麻疹作痢，谓之夹疹痢。因毒热未解，移于大肠所致也。有腹痛欲解，或赤或白，与赤白相兼者，悉用清热导滞汤主之，不可轻投涩剂。

清热导滞汤

山楂　厚朴　甘草　枳壳　槟榔　当归酒芍　条芩酒炙　连翘　黏子　青皮　黄连吴萸炒　引用生姜

廉按：泄泻则云切不用温热诸剂，痢疾则云不可轻投涩剂，其叮咛惩戒之意深矣。余看麻疹数十年矣，泄泻痢疾从不见有虚证。但窃意麻后日久，或有脾虚而作泻痢者，必其脉弱唇白，舌苔滑白，统舌不见紫红，不口渴而精神倦怠者，方可作脾虚论，或四苓散，或四君子汤，或补中益气汤，谨慎审择用之。张玉潞曰：麻瘄泻痢，属热者多，但不可令其泻久，泻久则中气下陷，或成肿满，宜枳壳理中之类，以理脾胃为主。又有下痢如直肠者，所食何物，即泻何物，此火盛也。次性急速，故下如直肠，用山栀二十枚，煎汤频服自愈。总之，痢疾惟宜升散，初起可用大黄，火盛再加芩、连，或犀角丸，俱可用。如积毒已除，下多亡阴者，六味亦可。

四苓散

白术炒　茯苓　猪苓　泽泻

四君子汤

人参　焦术　茯苓　炙草

补中益气汤

人参　黄芪　焦术　当归　柴胡　升麻

炙草　广皮

理中汤

见第二十三页。

犀角丸　《准绳》云：但是痢服之无不瘥者。

犀角屑　黄连　苦参　黄柏　当归

各捣研细末，等份和匀，空腹煮糯米饭调方寸大服之，日再服，忌油腻，生冷。

黄连丸

黄连　羚羊角　黄柏　赤苓各一两五钱

共为细末，蜜丸如桐子大，每服二十丸，姜蜜汤下。

六味丸

生地　茯苓　怀药　萸肉　丹皮　泽泻

腹痛

麻疹腹痛者，由食滞凝结，毒气不得宣发于外，故不时曲腰啼叫，两眉频蹙，须以加味平胃散治之。滞消毒解，而痛自除矣。

加味平胃散

防风　升麻　枳壳　葛根　苍术　陈皮
厚朴　山楂　麦芽　甘草

廉按：袁某之女，年十四，出疹即没，喉痛腹胀。接余看视，面色黧暗，鼻黑，唇裂口渴，舌赤如朱，并无点苔，喉痛难咽，心如火烧，腹胀而冷，手足亦厥，此热极反寒之象。观其前方，川连、黄芩、射干、元参、石膏、升麻、大黄、卜子、知母、犀角等药，已服三四剂矣，且重用石膏、大黄。每药下咽，则胀满愈甚，四围訇訇而走。略下清水，则口渴，喉痛，胸满益甚，昼夜不安，眼不合缝，诸医无

策，坐以待毙。余按其脉，脾脉独洪大坚实，腹中拒按更甚，此由食积于中，胃火上冲，以致喉痛诸症也。时医拘定枳壳、山楂、厚朴酸涩，麦芽消疹之论，不敢用以消食，而惟用凉药以清其火，大黄以硬通之。不知愈凉则愈滞，大黄直走，不能消化，所以腹中冰冷，火毒聚于上焦，每服药而胀满欲死也。余用枳壳、厚朴、山楂、麦芽、神曲、粉葛、槟榔七味，诸医以为人已干燥，用此燥烈之药，当无不死。且枳壳、山楂等酸收之性，麻隐何能复发？其父谓女已垂危，死生惟命，排众议而服之。药方下咽，即已睡去，酣眠半日而醒，诸症顿减，舌苔极厚而黄。余复以前方饮之，酣睡一夜，次日原方加大黄六钱而愈。又有毒盛作痛者，余用蝉蜕二两，桔梗三钱，一剂而愈。

衄血

肺开窍于鼻，毒热上冲，肺气载血妄行，则衄作矣。然衄中有发散之义，以毒从衄解，不须止之。但不可太过，过则血脱而阴亡也。如衄甚者，宜外用发灰散吹入鼻中，内服犀角地黄汤，其血可止。

发灰散

以皂角水煮，洗净油气，用新阴阳瓦煅成灰，放在地上，去火性，研末用。

犀角地黄汤

见第二十三页。

廉按：麻疹初起衄血，宜用黑荆芥、黑栀子、黄芩、元参、连翘、生地、丹皮、麦冬之类，甚者加犀角、茅草根，如用犀角地黄汤，宜去白芍。如口中出血，惟用发散，毒清而血自止。没后衄血，四物汤加茅草根、麦冬等药。又无论初中后衄血，用黄酒烫温以足浸之神效。咳血嗽血出于肺，吐血咯血出于肾。先痰后血是积热，治宜清肺，先血后痰乃阴虚，法宜滋

补。清肺者，二冬、芩、连、川贝、紫菀、元参、百合之类，滋补者，沙参、麦冬、六味地黄丸之类。最佳者童便，衄血吐血俱可用。如妇人出疹适遇经行，则毒随经解，乃吉兆也，宜于治疹药中，加生地、丹皮、赤芍、红花之类。如孕妇出疹，竟可照常治法，总以凉表清火解毒为主，切勿用香砂及补胎之药，用之其胎必坠。余堂弟媳，怀孕六七月而出疹，用宣毒发表汤去升麻、木通，加芩连、石膏。上身已透，色紫，而下身绝无半点，以胎横亘于中故也。忽然谵妄，目直视而瞑，余用白虎汤合承气汤，石膏二两，大黄一两，再加芩、连灌下，片刻而苏。二剂，而腰腹两足，俱已出透，故孕妇出疹，以大黄为安胎之圣药。如因出疹落胎，当以养阴为主，然后随症用药，断断不可温补。至于麻黄、川连、羚羊、犀角、大黄等药，亦不可用。若石膏尽有用之者。仲景治产后，白虎汤亦所不废也。然有素向阴虚，一经落胎而汗出，心烦，口燥，潮热，咳嗽，气促，不眠，四肢麻木，是谓阴脱之候，当重用大剂阴药，如熟地、生地、丹参、沙参、麦冬、川贝、丹皮、元参、枣仁、阿胶、人参、知母、地骨皮之类，皆当选用。又有孕妇元气不足，一经分娩，气血两脱，手足厥冷，自汗不止，当以温补为主。又当看其疹色，红活者吉。如产后出疹，半月之前重产，半月之后重疹。重产，则以当归、川芎、桃仁、红花为主，发表用荆、防、前胡、桔梗、葛根之类，清凉用黄芩、连翘、花粉、知母之类，活血用生地、元参、丹皮、丹参之类，酌量轻重用之。若黄连、犀角、大黄、麻黄、桂、附、干姜等药，亦不可用。如真阴已竭，当重用补阴之药，与小产参看。重疹，则于治疹药中，加养阴活血之药可也。又有水蓄之症，孙一奎《赤水玄珠》曰：发热之时，恣饮冷水，恐生水蓄之症。故水入于肺为喘，为嗽，宜用桑皮、葶苈子，以泄肺中之水。水入于脾，为肿，为胀，为自利，水入于胃，为呕，为利，宜用猪苓、泽泻、茯苓，以泻脾胃之水。水入于心，为惊，为悸，宜赤白茯苓、灯心汤以泄心胸之水。水入于肝，为胁痛，用芫花以泄之。水入于肾与膀胱，为小便不利，为阴囊肿，宜车前、木通以泄之。皆当随症而治。又妇人有经水适来适断，寒热往来，神昏语乱。此谓热入血室，宜用小柴胡汤去人参、半夏，加当归、红花、赤芍、丹皮之类。亦有火盛而宜加犀角地黄汤者，酌量用之。小腹急痛，而小便自利，大便黑色，与蓄血之症同治，亦宜用桃仁承气汤者。又有麻后浮肿者，有身热、不热之分。身热者，水气在表，宜用荆、防、苏叶、桑皮、茯苓、米仁、广皮、蒺藜、大腹皮、银花之类。身不热者，宜用茵陈、栀子、滑石、猪苓、泽泻、赤苓、杏仁、枳壳之类。如系脾虚发肿，加人参、茯苓、扁豆、山药等药，或用金枣儿汤。蒋春圃之弟，麻后腹胀而硬，四肢赤浮肿，其脉沉迟，舌苔滑白，不思饮食，余用附子理中汤，加大腹皮、茯苓，数剂而愈。同时赵圣元之孙，亦患此病，外症皆同，其脉洪数有力，舌苔黄厚，余用承气汤一剂而愈。旨哉，《金鉴》之言曰：临事权变，惟神而明之而已。

承气汤

大黄　枳壳　甘草

金枣儿汤　治肿胀仙方。

红牙大戟四两　红枣十二两

水煮一日，去戟，取枣，晒干，食之立消。

瘄疹

瘄疹者，儿在胎中，受母血热之气，所蒸已久，及生后外遇凉风，以致遍身红点，如粟米之状。月内见者，名为烂衣疮，百日内见者，又名百日疮，未出痘疮之先见者，即名为瘄疹。调摄谨慎，不治自愈。

痘疹

盖痘疹者，谓痘方愈而疹随发也。因痘后余毒未尽，更兼恣意饮食，外感风寒，以致遍身出疹，色赤作痒，始如粟米，渐成云片。宜加味消毒饮疏风清热，疹即愈矣。

加味消毒散

荆芥　防风　粘子　升麻　甘草　赤芍　山楂　连翘

瘾疹

瘾疹者，乃心火灼于肺金，又兼外受风湿而成也。发必多痒，色则红赤，隐隐于皮肤之中，故名曰瘾疹。先用加味羌活散，疏风散湿，继以加味消毒饮清热解毒，表里清而疹愈矣。

加味羌活散

羌活　前胡　薄荷　防风　川芎　枳壳　桔梗　蝉蜕　连翘　甘草　赤苓

加味消毒饮

见前盖痘疹。

麻疹阐注卷三 (附采诸家麻后证治)

诸暨张霞溪阐注　杭州徐志源校订

麻后龟胸

龟胸者，麻后余毒，留于肺经，阳火熏灼而致也。治宜清肺化痰降火，先用清气化毒饮，或凉膈散，再加苏子、枳壳、橘红、麦冬、羚羊、地骨皮、葶苈子、枇杷叶等药，以开导其气，继用九味平胸丸治之。

清气化毒饮

见第十五页。

凉膈散

见第八页。

九味平胸丸

百合　天冬　杏仁　桑皮　石膏　大黄
葶苈　木通　枳壳

共为末，蜜丸如绿豆大，清汤送下。

麻后肺痿肺痈

麻后久嗽不止，时吐白沫如米糊者，名肺痿，火盛而金消也。宜养血补气，保肺清火。初用加味二冬汤，后用门冬清肺饮。久嗽痛引胸胁，或吐脓血，或吐如米粥者，此肺内生毒也，名肺痈，宜泄热豁痰，开提升散，解毒排脓，宁肺桔梗汤主之。痿为正虚，痈为外邪，不可误治。《脉诀》云：寸数而实，肺痈已成，寸数虚涩，肺痿之形。

加味二冬汤

天冬　麦冬　熟地　生地　桔梗　款冬花
贝母　米仁　蒌仁　沙参　紫菀　甘草

门冬清肺饮

麦冬　天冬　知母　贝母　桔梗　黏子
杏仁　冬花　桑皮　地骨皮　马兜铃　甘草
加晚米百粒

宁肺桔梗汤

桔梗　贝母　枳壳　杏仁　栝楼根　生芪
防风　桑皮　米仁　知母　地骨皮　甘草节
葶苈子　五味子　加姜引

初起加防风，去黄芪、五味子。咳甚，加百合，身热，加柴胡、黄芩。小水不利，加木通、灯心。大便不利，加制军。烦躁痰血，加茅草根。胸痛甚，加人参、白芷。

白及末　治肺叶烂去。

用白及净末一两，分作三服，白汤送下一服止痛，二服全长，三服完后，用猪肺一个，加花椒一两在内，煮食之。忌铁器，如痰火咳嗽，每猪肺一个，加白及二两，煮食三个，自愈。

皂荚丸　治肺痈百药无效者。

刮去皮、弦，酥炙为末，蜜丸，以枣膏和汤服三丸。

麻后疳瘵

麻后夜热，有汗即退，发枯肤痒，渐成疳瘵。此症极危，治以柴胡四物汤主之。或清骨散，或五疳保童丸，俱可用。气虚，宜加参芪。若旧有疳病，当参五疳门治之。

柴胡四物汤

见卷一第九页。

有火，加黄芩、知母、胡连、麦冬。阴虚，加鳖甲、地骨皮、丹皮。有食，加山楂、麦芽。有虫，加五谷虫、芦荟、川楝子、使君子。

清骨散

柴胡　秦艽　知母各一钱五分　鳖甲童便炙，三钱　地骨皮二钱五分　胡连一钱　青蒿子五分　炙草五分

本方可加丹参、丹皮、麦冬、银花。

五疳保童丸　治五疳神方。

柴胡　青皮　芦荟　丹皮　白芍　鳖甲　槟榔　炙草　香附　枳壳　使君子　青蒿子各五钱　白术　丹参　当归　茯苓　山楂　神曲各一两　胡连　芜荑　雷丸　鹤虱　五谷虫各三钱

共为细末，神曲糊为丸，空心米汤送下。

麻后发搐

麻后忽然发热而搐者，血虚生风也。忌天麻、南星燥血之药，宜导赤散加丹参、丹皮、沙参、麦冬、竹叶之类，或安神丸、牛黄镇惊丸，俱可用。

导赤散

生地　木通　甘草梢　淡竹叶

安神丸　治麻后壮热搐掣。

黄连　当归　茯神　石菖蒲各一钱　全蝎七只，酒洗

共为末，捣猪心血为丸，朱砂为衣，灯心汤下。

牛黄镇惊丸　治惊神效。

天竺黄一两　胆星一两　雄黄　琥珀　僵蚕各五钱　全蝎三十只　牛黄一钱五分　珍珠一钱五分　麝香三分　冰片三分

各研细末听用。再用麻黄、蝉蜕、天花粉各三钱，防风、麦冬、银花、甘草、款冬花、钩藤钩各五钱，共煎浓汁，去渣，加蜜再煎，百沸成膏，和前药末，捣匀为丸，朱砂水飞三钱，金箔三十张为衣。

麻后急慢惊风

急惊者，内热痰壅，腹胀便闭，脉数有力，法当驱风豁痰清火为主，宜用荆芥、防风、薄荷、前胡、桔梗、杏仁、粘子、僵蚕、蝎梢、黄芩、知母、栀子、木通之类。慢惊者，脾胃损伤，中气不足，其脉沉迟无力，宜用醒脾饮加减，或六君子汤，加全蝎、姜、枣之类，牛黄镇惊丸亦可用。虚寒甚者，附子理中汤。

醒脾饮　治慢脾神效。

人参　白术炒　茯苓　广皮　半夏　木香　天麻　胆星　藿香　加姜　枣　陈米

六君子汤

人参　焦术　茯苓　广皮　炙草　法夏

附子理中汤

见第廿五页。

麻后眼病

麻后眼如红肿赤胀是风火上攻，宜用防风、

荆芥、桔梗、黄芩、桑皮、地骨皮、生地、丹皮、甘菊、栀子、连翘、甘草、蝉蜕、决明等药。如有星障，加木贼、蒺藜、杏仁、羚羊、青葙子、蔓荆子、谷精草、密蒙花之类。红肿突出者，用川连、石膏、大黄以泻之。目生翳障者，宜用清热退翳汤，或羚羊角散，或通神散、密蒙散，加减治之。如双目畏明，由水亏也，宜用六味地黄丸，加甘菊、当归、石决明之类。若小儿兼面青骨瘦者，宜服健脾肥儿丸。如眼皮外翻，以泻黄散加莶草，服之即愈。

清热退翳汤

栀子　胡连　木贼　赤芍　生地　羚羊胆草　柴胡　蝉蜕　甘草　甘菊　蒺藜生　灯心

羚羊角散

羚羊　黄芩　草决明　车前子　升麻　防风　黄芪　大黄

通神散

白菊花　绿豆皮　谷精草各一两，去根梗

加蒙花、甘草，亦名菊花散，共为末，每服一二钱。

密蒙散

蒙花　青葙子　决明子　车前子各一钱

共为末，羊肝一片，破开，掺药在内和好，湿纸裹煨热食之。

泻黄散

石膏煨，五钱　栀子仁生，一两　生甘草三两　防风二两，酒微和，炒　枳壳三钱，炒　豨莶草四两，酒蒸，晒

共研细末，壮人每服三钱，弱人一钱，小儿七八分，白滚汤下。

肥儿丸

人参二钱五分　焦术五钱　茯苓三钱　黄连二钱五分　胡连五钱　使君子肉四钱　神曲　麦芽　楂肉各三钱五分　炙草一钱五分　芦荟二钱五分，煨

共为末，黄米糊丸，如黍米大，每服二三十粒，米汤下。

麻后脱肛

麻后脱肛，有实有虚。一由大肠积热，下攻脱肛，肿硬疼痛，或时下血，或粪细小，唇赤齿燥，其腹坚实，其脉洪数有力，宜甘桔升麻汤加枳壳、蒌仁、黄芩、山楂、白芍、滑石、元参、丹皮、黑荆芥之类；一由气血两虚，不能内守，遂致脱肛，面青唇淡，指梢或冷，精神倦怠，其脉沉细无力，宜补中益气汤加羌活、白芍、煨姜主之，或四君加黄芪、升麻，或四物加黄芪、升麻，或血热肠风，加黄柏、荆芥、槐花，斟酌用之。虚甚者，十全大补，加升提药。

甘桔升麻汤

元明粉三钱　杏仁　当归各二钱五分　桔梗一钱　甘草五分　升麻七分　或加蒌仁

补中益气汤

人参　黄芪　白术　当归　柴胡　升麻　炙草　广皮　加姜、枣

四君子汤

人参　白术　茯苓　炙草

四物汤

见第九页。

二灵散

龙骨煅，五钱　木贼烧存性，二钱五分

共为细末，敷肛自敛，干燥者清油调涂。

洗法

五倍子八个　川椒二十粒　葱五根

泔水煎洗。

麻疹达权

万密斋曰：凡出瘄自起至收，但看右手寸关脉，洪大有力，虽有别症，亦不为害，此即阳证得阳脉之义。张景岳云：若细软无力，则阳证得阴脉矣。脉症不相合，当知变通，速救元神，宜用温补托法，参酌用之。若执麻瘄为阳毒，而概用清凉，则死必不免矣。冯楚瞻曰：病之实者邪气实，非真实也。病一退而正气必虚，乃真虚也。今医徒守古人疹多实热之论，以有形有余之药，攻无形多变之虚，不知阳毒之有余，实由阴血之不足，舍其实在之虚，攻其无形之毒，势必愈热烦躁，而增泄泻喘促，甚至不起者多矣。

全真益气汤

人参一钱　白术三钱，炒　附子三钱，淡五味八分，研　熟地八钱　麦冬三钱　牛膝二钱

冯氏立此方，治麻瘄见点之后，壮热昏沉，喘嗽烦躁，口渴不食，泄泻吐蛔，或头面先没，额热、身烙、足冷等症，无一不效。

更有向患阴虚久嗽，寸强尺弱，麻疹隐伏，但脉宜于地黄汤，而不宜于疏表者，冯氏竟照脉立方，用六味地黄汤。

康熙乙亥年间，斑疹大发，甚危，诸医或用表托，或用清解，俱莫能疗。有身体俱见，而面上隐隐退缩，有身面俱见，面赤壮热，喘嗽烦躁，不食泄泻者。要知皆阳外越而阴内竭，中气弱而肺气伤。其火之有余，乃由水之不足，昧者概云麻瘄余毒，不知实系气血大伤也。其脉寸强尺弱，或细数无力者，并以全真益气汤去人参，一二剂而愈。

薛氏发热作渴，用人参麦冬汤，倦怠发搐，用和肝补脾汤。喻嘉言以人参败毒散治斑症，吴鹤皋以参、芪、桂、附治斑，皆法之变也。医不达权，安足语此？惟脉洪大有力，人强气壮者，方用正治。

张景岳曰：十喘九虚。若本非火症，又非外邪，或以大泻大汗而致者，必皆气脱之候。宜补其元气，使以气促作气喘，则大误也。盖喘者，邪阻清道也。促者，真气不足也。故曰促者断之机，切勿以瘄家之促，悉认为实火，而不知虚火之为害也。

徐东皋曰：瘄家有胃气原弱，因泻痢而发者。发或未透，随现随隐，因之邪气渐入于胃，泄泻不已，出而复没，加之喘促，则必危矣，急宜先补脾胃也。

麻疹阐注卷四

诸暨张霞溪阐注　杭州徐志源校订

谢心阳痧子家传

心阳曰：痘之发也，因天行时气，由父母胎毒，本乎五脏先天之症也。至于痧子之发，亦因天行时气，与伤寒相似，即所谓发斑伤寒也。自人受形而后，肥甘炙煿，熏灼于胃腑，胃腑清洁，其发也轻，胃腑垢腻，其发也重，此后天之症也。当发时，身热面赤，咳嗽，耳后筋红，若青紫者重，眼睛水淋淋，总以表发升散为主。夫痧本乎胃腑，传于肺家，与肝肾无涉，亦有用黄连而得效者，诸火皆统于心故也。其起初发散之药，必用升麻、干葛、前胡、桔梗、薄荷、防风、荆芥、蝉蜕、黏子、连翘、苏叶亦可用。消食用谷芽。出不快，点子模糊，要用麻黄，切不可用羌活，以其性燥。切不可用柴胡，以其为少阳胆经药。痧子自肺胃两经，与肝胆经无涉，若用柴胡，将胃火引入少阳，痧后不无目疾，所谓引邪入门也。至山楂、枳壳、麦芽三味，痧中必用之药。然枳壳、山楂，治小儿乳痧，见点一二日，不骤用者，以其味酸，酸则敛，痧子以表发出透为主。若出到脚踝，则二味在所必用也。书云：寒凉过盛未免有冰伏之患，故黄芩一味，不用于见点之初，而用于将齐之际。经云：胃火不清，不用石膏之故，则发而为牙疳，口烂，目痛，目赤。肺火不清，不用大黄之故，则热入大肠，流而为泄泻下痢。此痧后之症，皆由痧前治不得法耳。

辨痧诀

凡痧，五液兼见者顺，二三液不见者逆，一液不见者死。汗为心液，泄为肾液，涕为肺液，吐为脾液，泪为肝液。盖痧发于阳，火毒炎灼，五液属水，水能制火，所以轻也。如大便闭结，肾液枯也。遍身干燥，心液竭也。鼻扇无涕，肺液亏也。目无眵泪，肝液少也。干呕无物，脾液燥也。五液不足，痧后必成余毒，肾无液者小痢，心无液者发热，肺无液者咳嗽，肝无液者目翳，脾无液者牙疳。

致五液法

心主汗

凡痧已出未出，鼻扇，面青，气喘，此邪毒犯肺，肺叶张也。急服麻黄取汗，水柳煎汤熏洗最妙。又生葱一握，芫荽一握，煎汤五七沸，住火，稍温，洗儿头额太阳面颊，次洗手足毕，即将渣敷贴，热者互换。儿熨不可太热，恐伤儿肌。又胡荽四两，好酒糟八两，煎法擦法同前。又绵纱不拘多少，煎汤乘热，先熏后洗，次则刮之，如刮痧之法，额角、天庭、头项、腰膊皆可，刮红再洗，仍频饮此汤以取汗。

肝主泪

皂角搐鼻取泪，令儿哭。

脾主吐

鲜虾汤、生葱汤发吐。

肺主涕

皂角末搐鼻取嚏。

肾主泄

虾汤笋汤发泻。

痧子初发表主方

防风，荆芥，苏叶，薄荷，前胡，桔梗，干葛，蝉蜕，连翘，谷芽，甘草，葱白七个，灯心一丸。

见点一日方

升麻、葛根、荆芥、防风、前胡、薄荷、桔梗、甘草、蝉蜕、黏子、连翘、谷芽、灯心一丸。见点之日，痧子隐子皮肤之际，当用麻黄。舌苔白，有口气，续用生石膏以清胃火，则痧子自然透出，切不可因石膏寒胃而不用。若见舌苔白，反以为寒胃而不能放胆用石膏，胃火不能清，不但痧子出不快，当时就有鼻扇、胸满、气粗之患，日后又有牙疳、口烂、目痛、目赤之害，总以胃火不清，上炽于口牙，牙为胃所属也。又上炽于目，胃脉起于目内眦，故胃火寻到本经来也。夫富贵之家多食肥甘，一见舌苔白，有口气，须重用石膏。若贫贱之家，不吃甘甜之物，胃火到牙，牙不受，到目，目不受，胃火无从发泄，直上至于头顶，红肿高起寸许。或医月余不效，仍宜大用石膏，合荆芥、防风，清火败毒药，再加鹿角屑，盖鹿之所运者在角，直至巅顶，故用之而效。

见点一二日方

干葛、前胡、荆芥、防风、薄荷、桔梗、蝉蜕、黏子、连翘、甘草、谷芽、灯心一丸。点子不透，仍用升麻。隐于皮肤，可用麻黄。点子焦紫干枯，当用黄连、羚羊角、葶苈子、马兜铃。有痰火，用花粉、杏仁。

见点二三日方

干葛、荆芥、防风、前胡、桔梗、蝉蜕、黏子、元参、知母、山楂、枳壳、黄芩、麦芽。嗽加枇杷叶，去毛蜜炙。舌白有口气，用生石膏，加炒糯米，盖石膏寒胃，糯米温胃，用以相救。又有用石膏兼用升麻，取其升阳以发散之。舌尖红，用黄连、栀子。有食，用枳实、萝卜子。有痰，用川贝、花粉、杏仁。气粗用苏子。

见点三四日方

前胡、荆芥、防风、根生、元参、知母、石斛、山楂、枳壳、黄芩、麦冬、桑皮、杏仁。见症加减如前法。

见点五六七日方

昔人出痧子，一日子午两潮，三日已消，不必服药。近今或五六七日不消，身壮热，竟似发斑伤寒，一火毒未净，一表里未清，用荆芥、防风、薄荷、黄连、知母、元参、生地、连翘、山楂、枳壳、栀子。见症加减如前法。

痧子消后方 痧前以发散出透为主，消后以滋阴清胃为主

生地、骨皮、甘草、麦冬、桑皮、杏仁、荆芥、山楂、枳壳、川贝、知母、石膏、米仁、元参。有痰，用北沙参、白芥子。有食，用萝卜子。见症加减如前法。痧前不易，痧后更难。一因痧前胃火不清，以致牙疳臭烂，一因肺火不清，移热大肠，变成泄痢。泄痢初起，急用大黄以泻其毒。若大黄难用，用黄芩、黄连以清其火。牙疳者，急用石膏。目红赤者，须用大黄以泻之。目痛者，须用石膏、黄连。痧后重感风寒者，仍用表散。痧后阴虚发热者，仍用滋阴养血药，当归、白芍可用。痧后食积不清，仍用消导药。痧后小儿乳疳难治，只有五

谷虫一法，可救万中之一。瘄后余毒，仍用清凉化毒药。瘄后痰壅气喘，仍用化痰清肺药。瘄后忽然心胸绞痛，还是元气虚弱，曾受疫疠之气，谓之中恶，宜用蝉蜕四两，槟榔二钱，升麻八分，煎服。

又瘄无补法，故人参、白术不用，然真虚者用之而效。瘄子以养阴为主，故肉桂不用，然真寒者亦可用之。麻黄一味，服之过多，肺中燥极，渴不可止，惟用梨汁敛之可止。凡眼中有星，以三白草根掩之。或掩后枕司，或缚手臂，其星自落。凡出痘而瘄又出者，最难治也，用青大麦草袱于席下，以阴其瘄子，然后治痘。《内经》云：漆得蟹而解，麻得麦而消也。若无青大麦草，大麦亦可代。